Rothenberg   Medizin für jedermann

Dr. med. Robert E. Rothenberg

Medizin für jedermann

Fragen und Antworten

Aus dem Amerikanischen übersetzt
von Dr. med. G. Gollmann

Herausgegeben und bearbeitet
von Prof. Dr. med. Hermann Sebastian Füeßl

Mit 207 Abbildungen und 10 Tabellen

TRIAS THIEME HIPPOKRATES ENKE

Abbildungen: Atelier für Illustration & Freie Kunst, Martina Berge
Titelgrafik: Volkmar Sachsse unter Verwendung
einer airbrush-Zeichnung von Hans-Ulrich Osterwalder

Die Deutsche Bibliothek – CIP-Einheitsaufnahme

Medizin für jedermann : Frage und Antwort / Robert E.
Rothenberg. Hrsg. und bearb. von Hermann Sebastian Füessl.
Aus dem Amerikan. übers. von G. Gollmann. [Abb.: Martina
Berge]. – Orig.-Ausg., 5., neubearb. und erw. Aufl. – Stuttgart :
TRIAS Thieme Hippokrates Enke, 1995
  Einheitssacht.: The new illustrated medical encyclopedia for home use
  <dt.>
  NE: Rothenberg, Robert E. [Hrsg.]; Füessl, Hermann [Bearb.]; EST

© 1995 Georg Thieme Verlag
Rüdigerstraße 14, D-70469 Stuttgart
5., neubearbeitete und erweiterte Auflage

Originalausgabe:
Enlarged and Revised 7th Edition, Updated 1986
© 1986, 1982, 1978, 1974, 1970 by Medbook Publications, Inc.
© 1967, 1963, 1959 by Robert E. Rothenberg, M.D., F.A.C.S.
First published in 1982 in the Englisch language by
Harry N. Abrams, Incorporated, New York. Original American title:
THE NEW ILLUSTRATED MEDICAL ENCYCLOPEDIA
FOR HOME USE

Satz: Gulde-Druck GmbH, 72070 Tübingen
Druck und Bindung: Clausen & Bosse, Leck
Printed in Germany

ISBN 3-89373-288-8 (kartonierte Ausgabe)
ISBN 3-89373-309-4 (gebundene Ausgabe)

Vorwort des Autors

Es ist eine bedauerliche Tatsache, daß dem Arzt häufig die Zeit fehlt, alle Fragen, die ihm der Patient oder dessen Familie stellen möchte, zu beantworten, weil ihn die Betreuung dringender Fälle vollauf beschäftigt. Außerdem haben die meisten Leute ganz einfach Hemmungen, die kostbare Zeit ihres Arztes mit allzu vielen Fragen zu beanspruchen. Noch schwieriger ist die Lage oft für Patienten, die, lange nachdem sie beim Arzt waren, noch ausführlichere Angaben über ihre Krankheit bekommen möchten. Die Information über wichtige medizinische Tatsachen versagt also oft gerade dann, wenn sie besonders helfen könnte.

Die Grundlage für dieses Werk bildet die Überzeugung, daß jedermann ein Recht auf medizinisches Wissen hat, wenn er es sucht, und daß es nur von Vorteil sein kann, wenn exakte Informationen über Gesundheit und Krankheit weite Verbreitung finden.

In diesem Werk sind mehr als 7500 Fragen und Antworten aus den einzelnen medizinischen Fachgebieten enthalten. Die Kapitel wurden von qualifizierten Fachärzten geschrieben, die jene Fragen zusammengetragen haben, die ihnen von ihren Patienten am häufigsten gestellt worden sind. Um den Text allgemein verständlich zu halten, wurde die Fachsprache so weit wie möglich vermieden.

Die Ausführungen der einzelne Autoren stellen ihre eigene, unabhängige ärztliche Meinung dar. Bei der Besprechung der gleichen Fragen könnten auch etwas abweichende Antworten gegeben werden, doch ist zu bedenken, daß die Medizin immer verschiedenen Ansichten Raum gegeben hat und daß ihr Ziel, die Erreichung und Erhaltung der Gesundheit, auf verschiedenen Wegen erreicht werden kann.

Der Gebrauch dieser Bücher wird erleichtert, wenn man sich im Inhaltsverzeichnis orientiert, wo das gesuchte Thema abgehandelt wird. Läßt sich ein Begriff nicht gleich im Inhaltsverzeichnis ermitteln, so empfiehlt es sich, im Stichwortverzeichnis nachzuschlagen.

Die Verfasser der Beiträge haben alles unternommen, um Information und Rat sachlich vollkommen zuverlässig und den neuesten Erkenntnissen entsprechend zu gestalten. In der medizinischen Welt ereignet sich Neues oft mit großer und manchmal überraschender Geschwindigkeit; vielleicht kommt es sogar, während diese Bücher im Druck sind, zu neuen Entdeckungen. Jeder Mitarbeiter hat seinen Stoff im Licht der laufenden Entwicklung im allerletzten Augenblick überprüft, so daß diese Bände nach unserer Überzeugung so vollständig wie nur möglich sind. Das Verzeichnis der Mitarbeiter befindet sich am Schluß des Buches.

Robert E. Rothenberg

Vorwort des Herausgebers

Seit den letzten Auflagen des »Rothenberg« sind mehr als zehn Jahre ins Land gegangen, für die rasante Entwicklung in der Medizin fast eine Epoche. Daher wurde eine gründliche Neubearbeitung des Werkes erforderlich, die weit über die bloße Übersetzung der neuesten amerikanischen Ausgabe und eine reine Durchsicht der bereits vorhandenen Teile hinausgehen mußte. Heute gängige Begriffe wie z.B. AIDS, laparoskopische Chirurgie oder Endosonographie existierten damals noch nicht oder waren eben erst entstanden. Heute begegnen wir ihnen fast täglich in den Massenmedien. Das Bedürfnis nach kompetenter und zuverlässiger Information, auch gerade im Bereich der Medizin, ist in einer komplexer werdenden Welt größer den je. Diesem Wunsch versucht die vollständig neubearbeitete Auflage Rechnung zu tragen, ohne das bewährte und übersichtliche Konzept der alphabetischen Anordnung und zugleich das Frage-und-Antwort-Systems aufzugeben. Die alphabetische Anordnung, das Frage-Antwort-Prinzip, das sozusagen den Dialog zwischen Patient und Arzt wiedergibt, die einfachen Erklärungen und die sehr praktischen Ratschläge machen diese Werk in seiner Art einzigartig und benutzerfreundlich.

Immer noch gültig ist, was der Autor in seinem persönlichen Vorwort zur letzten Auflage sagt. Bei aller Fülle der zusammengetragenen Information bleibt jedoch ein Faktum unverändert bestehen: Kein noch so gutes und umfangreiches Buch wird je den Rat eines erfahrenen und kompetenten Arztes ersetzen können, der zu seinem Patienten ein Vertrauensverhältnis aufgebaut hat. Wohl aber kann es zum besseren Verständnis von Gesundheit und Medizin einen entscheidenden Beitrag leisten.

H. S. Füeßl

Inhaltsverzeichnis

1. Kapitel

Allgemeine Hinweise 1

    Arztbesuch 1
    Krankenhausaufenthalt 3
    Regelmäßige Gesundheitskontrolluntersuchungen 6
    Behandlung 7

2. Kapitel

AIDS 9

3. Kapitel

Alkoholismus 12

4. Kapitel

Allergie 18

    Heuschnupfen 26
    Bronchialasthma 30
    Nahrungsmittelallergie 33
    Allergische Krankheiten der Haut 34
    Arzneimittelallergie 36
    Insektenstichallergie 37
    Physikalische Allergie 38

5. Kapitel

Altern 39

6. Kapitel

Alternative Medizin 45

    Alternative Medizin von A–Z 47

7. Kapitel

Anästhesie 52

8. Kapitel

Augen 59

    Kurzsichtigkeit 62
    Weitsichtigkeit 64
    Alterssichtigkeit 65
    Astigmatismus 67
    Bindehautentzündung 67
    Verletzungen, Geschwüre und Fremdkörper der Hornhaut 69
    Gerstenkorn und Hagelkorn 71
    Entropium und Ektropium 73
    Tränensackentzündung 74
    Regenbogenhautentzündung 74
    Grüner Star 75
    Grauer Star 78
    Schielen 82
    Netzhautablösung und Netzhautriß 86
    Zuckerkrankheit (Diabetes mellitus) und Auge 89
    Augentumoren 90
    Netzhautthrombose 91
    Sympathische Ophthalmie 91
    Trachom 92

9. Kapitel

Bauchfellentzündung 93

10. Kapitel

Bauchspeicheldrüse 96

    Bauchspeicheldrüsenentzündung 98
    Abszeß der Bauchspeicheldrüse 100
    Zuckerkrankheit 100
    Hyperinsulinismus 101
    Zysten der Bauchspeicheldrüse 103
    Gutartige Geschwülste der Bauchspeicheldrüse 104
    Krebs der Bauchspeicheldrüse 104

Kapitel 11

Befindensstörungen 106

12. Kapitel

Bewegungsapparat: Knochen, Muskeln, Sehnen und Gelenke 109

    Angeborene Mißbildungen der Gliedmaßen 109
    Amputationen 112
    Kreuzschmerzen 114
    Seitliche Rückgratverkrümmung und Wirbelgleiten 118
    Schleimbeutelentzündung 121
    Schiefhals 123
    Entzündete Ballen und Hühneraugen 123
    Sohlenwarzen 125
    Plattfuß 126
    Hammerzehe 127
    Meniskusverletzung 128
    Bakterielle Knochenmarkseiterung 130
    Neuromuskuläre Erkrankungen 131
    Ostitis deformans Paget 133
    Osteodystrophia fibrosa generalisata 134
    Knochenerweichung 135
    Osteoporose 136
    Wiederherstellungschirurgie des Bewegungsapparates 137
    Gelenkplastik und Gelenkersatz 138
    Knochenbrüche 139
    Knochengeschwülste 145

13. Kapitel

Blinddarmentzündung 150

14. Kapitel

Blutgefäße und Gefäßchirurgie. 156

Blutgefäße 156
    Arteriosklerose 156
    Raynaud-Krankheit 162
    Endangiitis obliterans 163
    Thrombose 164
    Embolie 166
    Aneurysma 167
    Thrombophlebitis – Phlebothrombose 168
Gefäßchirurgie 173
    Gefäßverletzungen 173
    Arteriosklerose 174
    Thrombose 178

Thrombophlebitis 179
Embolie 179
Aneurysma 179
Leberzirrhose 180
Krampfadern 182
Blutgefäßgeschwülste 186
Arteriovenöse Fisteln 187

15. Kapitel

Blut und lymphatisches System 189

Blutarmut 191
Echte Polyzythämie 195
Blutvergiftung 196
Hämophilie und andere Blutungsübel 197
Lymphknoteninfektionen 199
Leukämie 201
Lymphom 203
Hodgkin-Krankheit 203
Non-Hodgkin-Lymphom 204

16. Kapitel

Bruchleiden 206

17. Kapitel

Brustdrüse 214

Selbstuntersuchung der Brust 217
Infektionen der Brustdrüse 218
Tumoren und Zysten der Brustdrüse 219
Die Brustdrüse des Mannes 220
Chirurgie der Brustdrüse 220
Plastische Chirurgie der Brustdrüse 225

18. Kapitel

Ernährung 228
Übergewicht 230
Untergewicht 244

19. Kapitel

Endoskopie 246

20. Kapitel

Erbliche und »angeborene« Merkmale und Krankheiten 251

    Erbliche oder angeborene Störungen, die mit einem
Zurückbleiben der geistigen und körperlichen Entwicklung
einhergehen 256
    Medizinische Genetik 258

21. Kapitel

Erste Hilfe 261

    Schürf-, Riß- und Quetschwunden 261
    Bißwunden 261
    Insektenstiche 262
    Bisse und Stiche von Spinnentieren 263
    Schlangenbisse 263
    Verbrennungen 264
    Erfrierungen 266
    Erstickungsanfälle durch Fremdkörper in den Atemwegen 266
    Erdrosselung 269
    Krämpfe und »Anfälle« 269
    Ertrinken 271
    Unfälle durch elektrischen Strom 277
    Ohnmacht und Schwindelanfall 277
    Fremdkörper 278
    Knochenbrüche, Verrenkungen, Verstauchungen 279
    Gasvergiftung 284
    Hitzschlag und Hitzekollaps 284
    Blutungen 285
    Vergiftungen 290
    Strahlenverseuchung 292
    Schock 292
    Kardiopulmonale Wiederbelebung 293
    Verbände 296

22. Kapitel

Geschlechtskrankheiten 300

    Syphilis 301
    Tripper (Gonorrhöe) 306
    Herpes genitalis 308
    Genitale Chlamydieninfektion 309
    Weicher Schanker 310

23. Kapitel

Hals, Nase, Ohren und Speicheldrüse 311

Hals 311
    Gaumen- und Rachenmandeln 311
    Rachenentzündung 318
    Kehlkopf 320
    Kehlkopfgeschwülste 323
    Luftröhre 325
    Luftröhrenschnitt 326
    Seitliche Halszysten 328
Nase und Nebenhöhlen 329
    Nasenbeinbruch 330
    Verkrümmung der Nasenscheidewand 332
    Nasenpolypen 333
    Nasennebenhöhlen 334
    Geschwülste der Nase und ihrer Nebenhöhlen 337
    Nasenbluten 338
    Plastische Chirurgie der Nase 340
Ohr 343
    Ohrenschmalz 345
    Schmerzen im Gehörgang 345
    Mittelohr 346
    Mittelohrentzündung 347
    Taubheit und Schwerhörigkeit 350
    Ohrgeräusche (Tinuitus) und Hörsturz 355
    Gleichgewicht 357
    Geschwülste des Hörnervs 357
    Ménière-Krankheit 358
    Plastische Chirurgie des Ohrs 358
    Angeborene Mißbildungen des Ohrs 360
Speicheldrüsen 361
    Geschwülste der Speicheldrüsen 363

24. Kapitel

Hand 365

25. Kapitel

Haut 371

    Akne 373
    Impetigo contagiosa 374
    Furunkel und Karbunkel 375

Ekzem ... 379
Das Bad und die Haut ... 380
Schweiß- und Körpergeruch ... 380
Fieberbläschen ... 381
Gürtelrose ... 381
Pilzkrankheiten der Haut ... 383
Fußpilzerkrankung ... 384
Haar ... 385
Seborrhöe und Schuppen ... 388
Frostbeulen ... 388
Keloid ... 388
Krätze ... 389
Läuse ... 390
Schuppenflechte ... 391
Lupus ... 391
Pityriasis rosea ... 392
Vitiligo ... 393
Allergische Hautreaktionen durch Pflanzen ... 393
Krankheiten der Haut und des Unterhautzellgewebes,
die einer chirurgischen Behandlung bedürfen ... 394
Atherome ... 395
Muttermale ... 396
Warzen ... 396
Blutgefäßgeschwülste ... 397
Bindegewebsgeschwülste ... 398
Fettgewebsgeschwülste ... 398
Ganglien ... 399
Hautkrebs und Epitheliom ... 399
Pilonidalzyste ... 401

26. Kapitel

Herz ... 403

Verminderte Herzleistung und Herzkrankheit ... 408
Herzversagen ... 409
Blutdruck ... 414
Angeborene Herzfehler ... 417
Erkrankungen der Herzkranzgefäße ... 419
Unregelmäßige Schlagfolge des Herzens (Arrhythmie) ... 424
Sportlerherz ... 426
Herzklopfen ... 426
Paroxysmale Tachykardie ... 426
Herzblock ... 427
Vorhofflimmern ... 428

Herzgeräusche 429
Infektionen der Herzklappen 430
Herzchirurgie (Herztransplantation) 431
Herz-Intensivstation 438

27. Kapitel

Hirnanhangsdrüse 440

28. Kapitel

HIV-Infektionen 447

29. Kapitel

Immunität und Impfungen 450

Schick-Test 455
Tuberkulinproben 455
Pockenschutzimpfung 456
Kinderlähmungsimpfung 458
Masernimpfung 459
Rötelnimpfung 460
Mumpsimpfung 461
Keuchhustenimpfung 461
Typhusimpfung 462
Frühsommermeningoenzephalitis-Impfung (FSME) 463
Hepatitis-Impfung 464
Grippeschutzimpfung (Influenza) 464
Andere Impfungen 465

30. Kapitel

Infektionskrankheiten 470

Windpocken 472
Diphtherie 475
Röteln 478
Masern 481
Mumps 485
Epidemische Kinderlähmung 488
Dreitagefieber 493
Scharlach 494
Keuchhusten 498
Typhus abdominalis 502
Paratyphus 508
Bakterienruhr 509

Viruspneumonie ... 510
Frühsommermeningoenzephalitis (FSME) ... 510
Lyme-Borreliose ... 511
Malaria ... 513
Gelbfieber ... 515
Denguefieber ... 515
Rückfallfieber ... 516
Weil-Krankheit ... 516
Rickettsieninfektionen ... 517
Tularämie ... 517
Brucellosen ... 518
Pest ... 519
Lepra ... 520
Infektiöse Mononukleose ... 521
Tollwut ... 522
Wundstarrkrampf ... 523
Milzbrand ... 525
ECHO-Viruserkrankungen ... 526
Cholera asiatica ... 526

31. Kapitel

Intensivstation ... 528

32. Kapitel

Kindliche Verhaltensweisen ... 531

Schreien ... 531
Daumenlutschen und ähnliche Gewohnheiten ... 532
Wegbleiben ... 534
Wutausbrüche ... 535
Ticks ... 535
Selbstbefriedigung ... 537
Nächtliches Aufschrecken ... 538
Alpdrücken ... 538
Schlafwandeln ... 539
Angst ... 539
Sprachfehler ... 540
Bettnässen ... 542
Schlafprobleme ... 545
Lernschwierigkeiten ... 548
Hyperaktivität ... 548
Verhalten der Eltern ... 549

33. Kapitel

Krebs und andere bösartige Geschwülste 551

    Nichtoperative Krebsbehandlung 559

34. Kapitel

Laboratoriumsdiagnostik 562

    Hämatologische Untersuchungen 563
    Die chemische Untersuchung des Blutes 566
    Glukosetoleranztest 568
    Blutgase und Säure-Basen-Verhältnis 569
    Untersuchung des Harns 570
    Schwangerschaftsnachweis 571
    Bestimmung des Rhesusfaktors 572
    Untersuchung des Magensafts 574
    Papanicolaou-Test 574
    Biopsie 576
    Untersuchung des Auswurfs 578
    Untersuchung des Stuhls 578
    Mikrobiologisch-serologische Untersuchungen 579
    Blutkulturen 580
    Eiterkulturen 580
    Tierversuch zum Tuberkulosenachweis 581

35. Kapitel

Leber, Gallenblase und Gallenwege 582

Leber 582
    Zirrhose 586
    Fettleber 588
    Leberkrebs 588
    Infektiöse Hepatitis 589
    Toxische Hepatitis 593
    Leberchirurgie 593
Gallenblase und Gallenwege 596

36. Kapitel

Lippen, Kiefer, Mund, Zähne und Zunge 609

Lippen 609
    Gesichtsspalten 611
    Gaumenspalte 612
Kiefer 614

Inhaltsverzeichnis

Mund 616
   Leukoplakie 618
Zähne 618
Zunge 620

37. Kapitel

Lunge und Atemwege 623

Lunge 623
   Atelektase 626
   Lungenblähung 627
   Spontanpneumothorax 628
   Lungenentzündung 629
   Brustfellentzündung 631
   Lungenabszeß 633
   Lungenembolie und -infarkt 633
   Staubkrankheiten der Lunge 635
   Sarkoidose 636
   Mukoviszidose 637
   Lungenchirurgie 638
   Infektionen 639
   Verletzungen der Lunge oder der Brusthöhle 640
   Lungenzysten 641
   Geschwulstkrankheiten der Lunge 641
Erkrankungen der oberen Atemwege 643
   Erkältungskrankheiten 643
   Kehlkopf 647
   Bronchien 648
   Bronchiektasen 650
   Grippe 653
   Asiatische und Hongkong-Grippe 654

38. Kapitel

Medikamente und Suchtgifte 656

   Antibiotika 662
   Sulfonamide 663
   Schmerzstillende Mittel 664
   Schlaf- und Beruhigungsmittel 666
   Tranquillantien 667
   Anregungsmittel 668
   Halluzinogene 670
   Narkotika (stark wirksame Analgetika, Opiate) 671
   Abführmittel 672

Abmagerungsmittel 674
Hormone 674
Antiseptika 677
Zytostatika 677
Vitamine 678
Zytokine 678

39. Kapitel

Milz 679

40. Kapitel

Nebennieren 685

41. Kapitel

Nebenschilddrüsen 690

42. Kapitel

Nervensystem und Neurochirurgie 695

Nervensystem 695
   Nervenentzündung 699
   Zerebrale Kinderlähmung 704
   Wasserkopf 705
   Hirngeschwülste 706
   Gehirnentzündung 707
   Hirnhautentzündung 708
   Syphilis des Nervensystems 709
   Schlaganfall 709
   Fallsucht 713
   Ohnmacht 716
   Koma 717
   Kopfschmerz 717
   Drehschwindel 719
   Ménière-Krankheit 719
   Progressive Muskeldystrophie 720
   Multiple Sklerose 720
   Parkinson-Erkrankung, Alzheimer u. a. 721
   Schädelbruch 723
   Gehirnerschütterung 724
   Lumbalpunktion 725
Untersuchungsmethoden des Gehirns und des Rückenmarks 726
   Pneumenzephalographie 726

Myelographie 726
Computertomographie 726
Kernspintomographie 727
Nuklearmedizinische Untersuchungsverfahren 727
    Hirnszintigraphie 727
    Liquorszintigraphie 727
    Emissionscomputertomographie 728
    Arteriographie 728
Neurophysiologische Untersuchungen 729
    Elektroenzephalographie (EEG) 729
    Evozierte Potentiale 729
    Elektromyographie (EMG) 730
    Elektroneurographie 730
Neurochirurgie 730
    Schädel- und Hirnverletzungen 731
    Operative Behandlung von Infektionen des Schädels
    und Gehirns 735
    Hirngeschwülste 735
    Schlaganfall durch Blutung im Schädelinnern 739
    Andere Hirnoperationen 740
    Rückenmark 742
    Angeborene Fehlbildungen/Entwicklungsanomalien 742
    Geschwülste des Rückenmarks 743
    Bandscheibenvorfall 744
    Rückenmarksverletzungen 746
    Die Chirurgie unbeeinflußbarer Schmerzzustände 747
    Periphere Nerven 747

43. Kapitel

Das Neugeborene 749

    Frühgeburt 755

44. Kapitel

Nieren und Harnwege 759

Nieren 759
    Glomerulonephritis 765
    Nephrotisches Syndrom 766
    Urämie 767
    Hydronephrose 768
    Pyelonephritis 769
    Nierensteine 771
    Nierengeschwülste 775

Inhaltsverzeichnis

    Nierenzysten 777
    Angeborene Fehlbildungen der Niere 778
    Nierenverletzungen 780
    Nierentuberkulose 780
    »Nierensenkung« oder »Wanderniere« 781
    Harnleitergeschwülste 783
    Ureterocele 783
    Nierentransplantation 784
    Künstliche Niere 787
Harnblase 789
    Harnblasenentzündung 789
    Zystoskopie 791
    Blasenfisteln 793
    Blasensteine 794
    Harnblasengeschwülste 795
Harnröhre 797
    Strikturen 798
    Harnröhrenkarunkel 799
    Harnröhrendivertikel 799
    Harnröhreninfektionen 799
    Hypospadie und Epispadie 801
    Phimose 802

45. Kapitel

Operationsvorbereitung und Nachbehandlung, Bluttransfusionen und Punktionen 804

Operationsvorbereitung 804
Maßnahmen im Anschluß an die Operation 806
Bluttransfusionen 809
Punktionen 813
    Leberpunktion 813
    Nierenpunktion 813
    Pleurapunktion 814
    Bauchpunktion 814
    Lumbalpunktion 814
    Gelenkspunktion 815
    Weitere Punktionen 815
    Herzbeutelpunktion 816

46. Kapitel

Organtransplantationen 817

47. Kapitel

Parasiten und parasitäre Erkrankungen 822

Amöbenruhr 824
Trichomonadenkolpitis 825
Leishmaniosen 825
Afrikanische Schlafkrankheit 825
Chagas-Krankheit 826
Malaria 826
Wurmkrankheiten 828

48. Kapitel

Physikalische Therapie und Rehabilitation 835

Wärmetherapie 837
Ultraviolettlicht-Therapie 838
Hydrotherapie 839
Elektrotherapie 840
Massage 840
Übungstherapie 841
Rehabilitation 842
Physikalische Therapie und Rehabilitation für Ältere 843

49. Kapitel

Plastische Chirurgie 847

50. Kapitel

Pubertät und Jugendalter 854

51. Kapitel

Replantationschirurgie 860

52. Kapitel

Rheumatische Krankheiten und andere Gelenksleiden 863

Chronische Polyarthritis 864
Lupus erythematodes 868
HLA-B27-assoziierte seronegative Spondylarthritiden 869
Spondylitis ankylosans (Morbus Bechterew) 869
Infektarthritis 870
Rheumatisches Fieber 871
Gicht-Arthritis 874
Arthrosis deformans 876

Traumatische Arthritis 878
Bakterielle Arthritis 879
Weichteilrheumatismus 879
Behandlung von rheumatischen Krankheiten 881

53. Kapitel

Säuglingsernährung und Darmfunktion 884

Natürliche Ernährung an der Mutterbrust 884
Künstliche Ernährung mit der Flasche 890
Darmkolik des Säuglings 897
Stuhlgang 898
Durchfall 900

54. Kapitel

Säuglings- und Kinderkrankheiten 904

Krupp und Pseudokrupp 904
Zöliakie 906
Mukoviszidose 908
Hirschsprung-Krankheit 910
Fetale Erythroblastose 911
Speicherkrankheiten 914
Familiäre amaurotische Idiotie 915
Niemann-Pick-Krankheit 916
Down-Syndrom (Trisomie 21) 916
Retrolentale Fibroplasie 919
Hyalin-Membran-Krankheit 919
Atelektase des Neugeborenen 920
Blutungsneigung des Neugeborenen 921
Neugeborenen-Spasmophilie 922
Neugeborenen-Sepsis 922
Soor 923
Nabelentzündung 924
Angeborener Kehlkopfstridor 925

55. Kapitel

Schilddrüse 926

Thyreoiditis 932
Schilddrüsenoperation 933

56. Kapitel

Schwangerschaft und Entbindung 937

Die Vorgeburtsperiode 937
Niederkunft und Entbindung 949
    Eingeleitete Geburt 952
    Natürliche Geburt 953
    Zangenentbindung 958
    Steißlage 963
    Nabelschnurvorfall 964
    Mehrlingsgeburten 967
    Wehenschwäche 968
    Schnittentbindung 969
    Blutungen nach der Geburt 973
    Wochenbett 974
Schwangerschaftskomplikationen 977
    Herzleiden in der Schwangerschaft 977
    Nierenbeckenentzündung in der Schwangerschaft 978
    Zuckerkrankheit in der Schwangerschaft 979
    Schwangerschaftstoxikosen 981
    Präeklampsie 982
    Eklampsie 984
    Placenta praevia 985
    Vorzeitige Plazentalösung 987

57. Kapitel

Seelische Störungen und Geisteskrankheiten 989

    Streß 1006

58. Kapitel

Sexualorgane, Sexualverhalten und Fortpflanzung 1009

Die männlichen Geschlechtsorgane 1009
    Glied 1009
    Beschneidung 1009
    Geschwulstkrankheiten des männlichen Glieds 1012
    Hodensack und Hoden 1013
    Hodenverletzungen 1013
    Hodengeschwülste 1014
    Hodenhochstand 1014
    Wasserbruch 1016
    Stieldrehung des Hodens 1018
    Hodenentzündung 1018

Nebenhodenentzündung 1019
Krampfaderbruch 1020
Vorsteherdrüse 1021
Gutartige Vergrößerung der Vorsteherdrüse 1023
Krebs der Vorsteherdrüse 1028
Die weiblichen Geschlechtsorgane 1032
Die äußeren Geschlechtsteile 1032
Menstruation 1047
Gebärmutterhals 1054
Gebärmutter 1062
Fehlgeburt 1077
Eileiter 1084
Eierstöcke 1091
Wechseljahre 1100
Geschlechtsentwicklung und Geschlechtsbestimmung 1103
Sexualverhalten 1105
Fruchtbarkeit und Unfruchtbarkeit 1113
Die Sterilität der Frau 1114
Die Sterilität des Mannes 1121
Potenz und Impotenz 1124
Geburtenregelung 1126
Biologische Methode nach Knaus-Ogino 1131
Coitus interruptus 1132
Kondom 1133
Scheidenspülung 1135
Scheidendiaphragmen und spermizide Substanzen als Gelee,
Schaum oder Creme 1136
Intrauterinschlingen und -spiralen 1137
Hormonale Empfängnisverhütung mit Ovulationshemmern 1139
Empfängnisverhütung durch operative Maßnahmen 1141

59. Kapitel

Strahlendiagnostik und Strahlenbehandlung 1144

Strahlendiagnostik 1144
Strahlenbehandlung 1157

60. Kapitel

Tuberkulose 1163

Tuberkulosebehandlung 1171

61. Kapitel

Ultraschalldiagnostik 1175

62. Kapitel

Verdauungstrakt 1180

Speiseröhre 1180
    Angeborene Mißbildungen 1183
    Speiseröhrenentzündung 1184
    Speiseröhrenverletzungen 1185
    Speiseröhrendivertikel 1186
    Achalasie 1187
    Ösophagusvarizen 1188
    Speiseröhrengeschwülste 1189
Magen und Zwölffingerdarm 1191
    Reizmagen 1193
    Magensäure 1196
    Akute Gastritis und Gastroenteritis 1197
    Chronische Gastritis 1198
    Ulcus pepticum 1200
    Pylorusstenose, Pylorospasmus 1206
    Zwerchfellgleithernie 1208
    Magenkrebs 1208
Dünndarm und Dickdarm 1210
    Chronische Verstopfung 1211
    Durchfall 1215
    Gastroenteritis 1217
    Morbus Crohn 1219
    Meckel-Divertikel 1220
    Invagination 1221
    Volvulus 1222
    Divertikulitis und Divertikulose 1224
    Reizkolon 1226
    Kolitis 1228
    Colitis ulcerosa 1228
    Bakteriell oder parasitär bedingte Kolitis 1230
    Darmverschluß 1231
    Hirschsprung-Krankheit 1234
    Geschwülste des Dünn- und Dickdarms 1235
Mastdarm und After 1241
    Hämorrhoiden 1242
    Mastdarm- und Afterpolypen 1246
    Analfissur 1247

Abszesse und bakterielle Infektionen in der Umgebung
des Afters 1249
Analfistel 1250
Afterjucken 1251
Mastdarmvorfall 1252
Krebs des Mastdarms und Afters 1253

63. Kapitel

Vitamine 1255

64. Kapitel

Zuckerkrankheit 1261

Liste amerik. Autoren 1271

Bildnachweis 1273

Sachverzeichnis 1274

1 Allgemeine Hinweise

Arztbesuch

Ist es sinnvoll, wenn man sich gleich an einen Facharzt, statt an den praktischen Arzt oder Hausarzt wendet? Nein. Oft verbergen sich hinter den Beschwerden ganz andere Ursachen, als der Laie vermutet. Nur der Arzt kann beurteilen, in welcher Richtung die Untersuchung geführt werden soll. Wenn es notwendig ist, wird der Hausarzt den Patienten an einen Facharzt überweisen, aber viele Befunde kann er auch selbst erheben. Meistens laufen die einzelnen Fachbefunde beim Hausarzt zusammen, der sich dann ein Gesamtbild vom Zustand des Patienten machen und eine entsprechende Behandlung einleiten kann. Im Zeitalter der immer weiter zunehmenden Spezialisierung von Ärzten ist es nötiger denn je, daß bei einem Arzt, der sich für den ganzen Patienten zuständig fühlt, alle Fäden zusammenlaufen. Idealerweise sollte das auch der Arzt sein, zu dem der Patient am meisten Vertrauen hat.

Welche Rolle kann der Hausarzt in der heutigen Zeit der Spezialisierung noch spielen? Es ist heute wie früher ein Idealfall, wenn ein Arzt seinen Patienten und womöglich auch dessen Familie schon lange kennt. Für die Beurteilung von Krankheitszuständen ist das Wissen um die Reaktionslage des Patienten, seine äußeren Lebensumstände usw. oft viel entscheidender, als der Laie glaubt, der dazu neigt, Zahlenwerte auf Befundformularen ein zu großes Gewicht beizumessen. Das gilt für körperliche wie auch besonders für seelisch bedingte Krankheiten. Die Krankenbehandlung liegt nach wie vor überwiegend in der Hand des praktischen Arztes. Gerade durch die immer weitergehende Spezialisierung gewinnt die zentrale Stellung des Allgemeinarztes immer mehr an Bedeutung.

Muß man sofort zum Arzt gehen, wenn man Beschwerden hat? Wenn man im Zweifel ist, kann man den Arzt anrufen. Er wird sich die Beschwerden beschreiben lassen und entscheiden, ob der Patient zur Untersuchung kommen soll. Viele sogenannte »Befindensstörungen« (siehe Kap. 11) erfordern nicht unbedingt ärztliche Hilfe, sondern verschwinden in aller Regel mit oder ohne ärztliche Hilfe.

Allgemeine Hinweise

Wann soll man den Arzt ins Haus rufen? Im allgemeinen wird man den Arzt um seinen Besuch bitten müssen, wenn man Fieber hat, gehunfähig oder bettlägrig ist, wenn bei heftigen Schmerzen oder aus anderen Gründen Ohnmachten oder sogar Bewußtlosigkeit eintreten, wenn bei einer Hochschwangeren plötzlich Blut oder Fruchtwasser abgeht und dergleichen mehr. Bedrohliche Zustände vermag auch der Laie leicht zu erkennen, und meist ergibt sich schon aus der Situation die Notwendigkeit eines Hausbesuchs. In Zweifelsfällen läßt sich diese Frage durch einem Anruf beim Arzt klären.

Darf man eine Selbstbehandlung versuchen? Bei leichten Beschwerden, z.B. bekannten Kopfschmerzen oder Bauchbeschwerden, kann man zunächst eine Selbstbehandlung versuchen, doch sollte man sich bald zumindest telefonisch von seinem Hausarzt beraten lassen. Schwere Schmerzen oder völlig unbekannte, bislang nie aufgetretene Symptome sollten einen möglichst bald zum Arzt führen.

Wann soll man den Notarztwagen, wann den ärztlichen Notdienst rufen? Zumindest in den größeren Städten ist ein gut ausgebautes Notarztsystem vorhanden. Der Notarztwagen ist mit einem erfahrenen Notfallarzt und mit zwei Rettungssanitätern besetzt. Er ist erforderlich bei allen schweren Gesundheitsstörungen wie Verdacht auf Herzinfarkt, Atemnot, Schockzustand, Bewußtseinstörungen und stark blutenden Verletzungen. Der ärztliche Notdienst oder der Hausarzt ist zu rufen bei leichteren Störungen wie Fieber, Schmerzen, Schwindel usw.

Verstößt es gegen den Anstand, wenn man den Arzt oder seine Sprechstundenhilfe nach der Höhe des Honorars oder der Behandlungskosten fragt? Keineswegs. Man kann diese Fragen ruhig offen besprechen. Besonders bei langwierigeren oder kostspieligen Behandlungsverfahren oder Kuren ist es zweckmäßig, wenn man sich vorher über die Kostenfrage informiert.

Kann man seinem Arzt unbedenklich intime persönliche Dinge anvertrauen? Ja. Ohne ausdrückliche Erlaubnis des Patienten wird der Arzt niemandem, auch nicht den nächsten Angehörigen, Mitteilungen über die Dinge machen, die er im Rahmen seiner Berufsausübung erfährt. Die ärztliche Schweigepflicht ist gesetzlich verankert, auch das ärztliche Hilfspersonal ist zum Schweigen verpflichtet. Der Inhalt der Krankengeschichte ist ebenfalls streng vertraulich.

Warum legt der Arzt eine Krankengeschichte an? In der Krankengeschichte werden alle durchgemachten Krankheiten, Untersuchungsergebnisse und Behandlungsverfahren aufgezeichnet. Sie dient dem Arzt als Gedächtnisstütze. Eine über Jahre sorgfältig geführte Krankengeschichte ist ein wichtiges Dokument; sie liefert ein Bild vom Gesundheitszustand des Patienten und kann entscheidende Hinweise auf bestimmte krankhafte Entwicklungen geben, die sich im Lauf der Jahre anbahnen. Die genaue Kenntnis der Vorgeschichte bildet oft den Schlüssel zur Diagnose.

Muß man dem Arzt immer die Wahrheit sagen? Es liegt im eigenen Interesse des Patienten, wenn er dem Arzt gegenüber offen ist und auch Dinge, die ihm vielleicht peinlich sind, berichtet. Der Patient soll immer bedenken, daß der Arzt schon so viel gesehen hat, daß er allen körperlichen und seelischen Nöten Verständnis entgegenbringt. Leider kommt es immer wieder vor, daß ein Mastdarm-, Unterleibs- oder Brustkrebs ein fortgeschrittenes Stadium erreicht, in dem die Behandlungsaussichten nicht mehr so günstig sind, nur weil Frühsymptome aus falscher Scham oder aus Angst vor unangenehmen Untersuchungen verschwiegen wurden. Ähnliches gilt für die Geschlechtskrankheiten.

Darf man den Arzt um eine Überweisung zum Spezialisten bitten? Wenn man das Gefühl hat, daß man nicht richtig behandelt wird, so sollte man dieses Gefühl höflich, aber bestimmt ausdrücken. Zwar kann man den Arzt nicht zu einer Überweisung zwingen, er wird aber in den meisten Fällen diesem Wunsch durchaus nachkommen. Eine Überweisung ist ohnehin nicht mehr so wichtig wie früher, da die meisten Krankenkassen es ermöglichen, daß der Patient direkt und ohne Überweisung einen Spezialisten aufsuchen kann.

Wem gehört die Krankengeschichte? Sie ist Eigentum des Arztes bzw. des Krankenhauses. Auf Wunsch des Patienten kann der Arzt ihren Inhalt anderen Ärzten übermitteln, das Original wird er aber im allgemeinen behalten. Der Patient hat das Recht, in die Krankengeschichte Einsicht zu nehmen, falls er dies wünscht.

Wem gehören die Röntgenbilder, die der Arzt macht? Dem Arzt. In der Regel übermittelt der Röntgenfacharzt seinen Befund dem behandelnden Arzt des Patienten, behält aber die Bilder. Auf Ersuchen kann er sie natürlich einem Nachuntersucher oder dem Krankenhaus, in dem der Patient vielleicht behandelt wird, zu Vergleichszwecken zur Verfügung stellen.

Krankenhausaufenthalt

Wann muß man ins Krankenhaus? Der Arzt wird seinen Patienten in erster Linie dann in ein Krankenhaus einweisen, wenn besondere diagnostische Verfahren zur Klärung der Krankheit notwendig sind, oder wenn die Behandlung entweder spezielle Einrichtungen oder eine ständige Überwa-

Allgemeine Hinweise

chung verlangt. Heute drängen allerdings auch viele Patienten, die vom ärztlichen Standpunkt aus zu Hause behandelt werden könnten, auf eine Krankenhausaufnahme, weil sie daheim nicht die nötige Pflege und Betreuung finden. Leider führt das zu einer Überlastung der Krankenanstalten mit Patienten, die nicht unbedingt in einem Akutkrankenhaus behandelt werden müßten.

Was soll der Patient ins Krankenhaus mitnehmen?
a) Den Einweisungsschein des Arztes und alle Vorbefunde, die in seinen Händen sind;
b) Unterlagen seiner Krankenversicherung oder Zusatzversicherung, wenn vorhanden;
c) Hausschuhe, Schlafanzug, Morgenmantel;
d) Toilettengegenstände;
e) Uhr;
f) Schreibzeug;
g) gegebenenfalls Lesestoff;
h) nach Möglichkeit keine großen Bargeldbeträge und keinen wertvollen Schmuck.

Kommt es öfter vor, daß ein Patient unnötigerweise zu lange im Krankenhaus zurückgehalten wird? Da Krankenhäuser auf volle Betten achten müssen, konnte das beim bisherigen Finanzierungssystem gelegentlich vorkommen. Mit Inkrafttreten des Gesundheitsstrukturgesetzes in Deutschland auch für den Bereich des Krankenhauses dürfte das in Zukunft aber keine Rolle mehr spielen, da die Krankenhäuser für bestimmte Eingriffe und Krankheiten nur einen fixen Satz ersetzt bekommen. Wenn einem Patienten empfohlen wird, noch im Krankenhaus zu bleiben, so hat das aber meistens triftige medizinische Gründe; vielleicht erhebt sich der Verdacht auf die Entwicklung einer Komplikation oder es besteht die Gefahr eines Wiederaufflackerns der Krankheit, wenn die Behandlung zu früh abgebrochen wird.

Kann der Patient nach Hause gehen, obwohl ihm die Ärzte davon abraten? Ja, er kann die Anstalt gegen ärztlichen Rat verlassen, das heißt, er muß unterschreiben, daß er auf eigenen Wunsch und gegen den Rat der Ärzte nach Hause geht. Für ungünstige gesundheitliche Folgen ist der Patient dann selbst verantwortlich.

Wie soll man sich als Besucher im Krankenhaus verhalten? Man sollte möglichst die vorgeschriebenen Besuchszeiten einhalten. Wenn das aus triftigen Gründen unmöglich ist, kann vielleicht der behandelnde Arzt eine Lösung finden. Wenn der Patient nicht allein im Krankenzimmer liegt, muß man auf die anderen Kranken Rücksicht nehmen. Ein Patient, der akut krank oder frisch operiert ist, wird wahrscheinlich über gutgemeinte Besuche von entfernteren Bekannten nicht übermäßig erfreut sein; für einen chronisch Kranken, der schon lange im Krankenhaus liegt, können jedoch Besuche eine willkommene Abwechslung bedeuten. Der Arzt oder die Schwester können Auskunft geben, ob Besuche erwünscht sind, wie lange man sie ausdehnen darf und was man dem Patienten mitbringen kann. Wenn zur Behandlung des Patienten eine spezielle Diät gehört, hat es keinen Sinn, ihm Eßwaren zu bringen. Blumen sind eine Freude für das Auge, im Übermaß schaffen sie jedoch im Krankenhaus Probleme.

Warum wird in den meisten Krankenanstalten eine Beschränkung der Besuchszeit vorgenommen? Das hat mehrere Gründe. Kranke brauchen viel Ruhe und werden durch lange Besuche nur ermüdet. Wenn der Patient nicht allein im Zimmer liegt, werden auch seine Bettnachbarn durch zu ausgedehnte Besuche gestört. Der Betrieb im Krankenhaus läßt sich nur abwickeln, wenn alle Pflege- und Betreuungsmaßnahmen zu den festgesetzten Zeiten vorgenommen werden können. Die Regelung der Besuchszeiten ist daher keineswegs eine Schikane, sondern liegt im Interesse der Kranken. Ausnahmen werden in der Regel bei Krebskranken und Kleinkindern gemacht. Bei kleinen Kindern, die lange Zeit im Krankenhaus bleiben müssen, besteht heute in vielen Krankenhäusern auch die Möglichkeit, daß Mutter und Kind gleichzeitig aufgenommen werden.

Darf man Kinder ins Krankenhaus mitnehmen? Kleinkinder sollte man lieber nicht mitnehmen. Besuche von Kindern sind im Interesse des Kranken und des Kindes kurz zu halten. Auf manchen Abteilungen haben Kinder unter 14 Jahren wegen der Gefahr einer Einschleppung von Infektionskrankheiten überhaupt keinen Zutritt.

Kann man Angehörige auf geschlossenen psychiatrischen Abteilungen besuchen? Ja, im Besuchsraum der Abteilung, wenn es der Zustand des Patienten erlaubt.

Darf man Angehörige auf Infektionsabteilungen besuchen? Es liegt in der Natur der Sache, daß man Isolierabteilungen nicht betreten darf; vielfach besteht aber die Möglichkeit, den Kranken durch eine Glaswand zu sehen.

Wie soll man sich mit Besuchen verhalten, wenn man sein Kind ins Krankenhaus geben mußte? Das muß man im Einzelfall mit dem Arzt besprechen. In vielen Krankehäusern gibt es heute die Möglichkeit, daß Mutter und Kind gleichzeitig stationär aufgenommen werden können. Wenn es sich die Mutter zeitlich erlauben kann, ist es sicher gut, wenn sie bei allen Untersuchungen und Behandlungsmaßnahmen mit dabei ist. Es kann aber auch sein, daß weniger sensible Kinder die Umstellung gut vertragen. Viele Kinder finden sich mit ihrer Krankheit und dem Krankenhausleben erstaunlich rasch

Allgemeine Hinweise

und gut ab. Man wird das Vorgehen unter Beratung mit dem Kinderarzt im Einzelfall entscheiden müssen.

Was soll man seinem Kind ins Krankenhaus mitgeben oder mitbringen? Kleinkinder finden oft Trost bei ihrem Lieblingsspielzeug, etwa einer Puppe oder einem Stofftier. Größere Kinder lesen meist gerne oder hören Kassetten. Bei längeren Krankenhausaufenthalten kann man den Kindern auch mit Zeichen- oder Bastelmaterial einen Zeitvertreib verschaffen. Bei teureren Stücken sollte man daran denken, daß sie von Isolierabteilungen vielleicht nicht mehr mit nach Hause genommen werden können.

Warum gibt es mit ausländischen Kindern gelegentlich Probleme im Krankenhaus? Menschen aus anderen Kulturkreisen fällt es oft schwer, die hier üblichen Sitten und Gewohnheiten anzunehmen. Für sie ist es selbstverständlich, daß sich die ganze Großfamilie um ein Kind kümmert, wenn es im Krankenhaus bleiben muß. Vor allem strenggläubige Moslems fühlen sich durch die westliche Freizügigkeit im Bereich des Sexuellen vor den Kopf gestoßen und verweigern z. B. die Untersuchung von Mädchen durch einen männlichen Arzt. Man sollte für dieses Verhalten Toleranz und Verständnis aufbringen, da es nicht aus böser Absicht geschieht, sondern Ausdruck tief verwurzelter Traditionen und Religiosität ist.

Regelmäßige Gesundheitskontrolluntersuchungen

Wie oft soll man sich einer Kontrolluntersuchung unterziehen? Menschen unter 45 Jahren sollten ihren Gesundheitszustand einmal im Jahr kontrollieren lassen, bei älteren Menschen ist zweimal jährlich eine Kontrolluntersuchung empfehlenswert.

Welche Früherkennungsmaßnahmen werden von den gesetzlichen Krankenkassen übernommen? Dazu gehören die Untersuchung der Haut, die Blutdruckmessung, die rektale Untersuchung der Vorsteherdrüse (Prostata) bei Männern, der Abstrich vom Gebärmutterhals, die Brustuntersuchung (ohne Mammographie), die Urinuntersuchung mit einem Streifentest, die Untersuchung des Stuhls auf nicht sichtbares Blut (Hämoccult-Test) und die Blutuntersuchung auf Blutzucker, Harnsäure, Cholesterin und Kreatinin. Bei Kindern sind es die regelmäßigen Früherkennungsuntersuchungen U1 – U9.

Haben regelmäßige Gesundheitskontrollen einen Sinn, wenn man sich ganz gesund fühlt? Ja, auch dann sind sie sehr wichtig, denn viele ernste Leiden können lange bestehen, ohne sich bemerkbar zu machen. Dazu gehören vor allem hoher Blutdruck, erhöhter Blutzucker und hohes Cholesterin. Außerdem bieten diese Untersuchungen Gelegenheit zur Erkennung von Frühsymptomen, so daß eine Behandlung eingeleitet werden kann, solange die Krankheit noch verhältnismäßig leicht beeinflußbar ist.

Soll man sich regelmäßig einer Krebsvorsorgeuntersuchung unterziehen? Ja. Beim Krebs ist die Früherkennung der einzige Weg zur Heilung. Besonders hervorzuheben sind die regelmäßige Untersuchung der weiblichen Brust, des Gebärmutterhalses ab dem 30. Lebensjahr und der männlichen Vorsteherdrüse und des Mastdarms ab dem 45. Lebensjahr.

Ersetzt eine Krebsvorsorgeuntersuchung eine gründliche allgemeine Gesundheitskontrolle? Nein. Eine negative Krebsuntersuchung sollte einen nicht zu der falschen Überzeugung verleiten, daß andere Untersuchungen unnötig sind. Außer Krebs gibt es viele andere ernste Krankheiten, die wesentlich häufiger vorkommen und ebenfalls rechtzeitig erkannt und behandelt werden müssen.

Ist eine Ganzkörper-Computertomographie als Untersuchung von Gesunden empfehlenswert? Nein. Diese kostspielige Untersuchung ist Fällen vorbehalten, in denen sie gezielt eingesetzt werden kann, wenn aufgrund von Symptomen Verdacht auf eine Erkrankung besteht.

Wohin soll man zu Gesundheitskontrolluntersuchungen und Krebsvorsorgeuntersuchungen gehen? Der Hausarzt bzw. Frauenarzt ist am besten in der Lage, diese Untersuchungen selbst in die Hand zu nehmen oder in die Wege zu leiten.

Behandlung

Was bedeutet der Ausdruck »konservative« Behandlung oder »konservative« Therapie? »Konservativ« bedeutet in der Medizin »organerhaltend«; ganz allgemein bezeichnet man alle nichtoperativen Behandlungsverfahren als konservativ.

Ist eine konservative oder eine operative Behandlung besser? Das hängt ganz von den Umständen ab. Im allgemeinen wird man überall dort, wo es überhaupt möglich ist, zunächst den konservativen Weg einschlagen. Es gibt natürlich eine Reihe von Fällen, in denen nur eine Operation Hilfe bringen kann.

Was heißt Therapie? Genau dasselbe wie Behandlung.

Allgemeine Hinweise

Was versteht man unter »symptomatischer Behandlung«? Man meint damit eine Behandlung, die sich auf die Beseitigung von Krankheitserscheinungen richtet, ohne deren Ursache ausschalten zu können.

Ist eine symptomatische oder eine ursächliche Behandlung besser? Ganz gewiß wird man immer der ursächlichen Behandlung den Vorzug geben, wenn sie im Bereich der Möglichkeit liegt. Leider stehen auch der modernen Medizin nicht gegen alle Krankheiten geeignete Mittel zur Verfügung; in solchen Fällen trachtet man, mit symptomatischen Maßnahmen die Beschwerden des Patienten zu erleichtern und den Heilungsprozeß zu fördern bzw. das Fortschreiten der Erkrankung zu verlangsamen.

Was versteht man unter »ambulanter Behandlung«? Wenn der Patient zur Behandlung kommt und dann wieder nach Hause geht, spricht man von ambulanter Behandlung.

Was versteht man unter »stationärer Behandlung«? Das bedeutet, daß der Patient im Krankenhaus liegt.

Was versteht man unter ambulantem Operieren? Im Zuge der Begrenzung der Kosten im Gesundheitswesen wurde in den letzten Jahren das sog. ambulante Operieren propagiert. Man versucht heute, viele Operationen so schonend durchzuführen, daß der Patient nach einer kurzen Nachbeobachtung oft noch am Operationstag wieder nach Hause gehen kann. Ein wichtiges Instrument dazu ist die sog. laparoskopische Operationstechnik.

Was versteht man unter homöopathischer Behandlung? Dieses medikamentöse Behandlungsverfahren beruht auf der von dem deutschen Arzt Samuel Hahnemann begründeten Theorie, wonach Krankheiten mit Mitteln geheilt werden sollen, welche Symptome der Krankheit in abgeschwächter Form hervorrufen (»Gleiches mit Gleichem behandeln«). Die homöopathische Behandlungsweise gilt als besonders schonend und nebenwirkungsarm, doch ist sie in ihrer Wirksamkeit umstritten.

Was bedeuten die Ausdrücke »allgemeine Behandlung« und »Lokalbehandlung«? Die Allgemeinbehandlung umfaßt Maßnahmen, die den gesamten Organismus des Kranken beeinflussen, während die Lokalbehandlung nur örtlich auf den Krankheitsherd einwirkt. Bei manchen Krankheiten wendet man beide Behandlungsformen zugleich an, das heißt, der Patient bekommt beispielsweise innerlich Medikamente und äußerlich vielleicht Umschläge, Salbenverbände oder ähnliches.

2 AIDS

Siehe auch Kapitel 28 HIV-Infektion

Was versteht man unter AIDS? AIDS ist die Abkürzung für den englischen Ausdruck »acquired immuno deficiency syndrome«, das erworbene Immundefekt-Syndrom. Man versteht darunter ein klinisches Syndrom mit einer Reihe von körperlichen Symptomen und Zweiterkrankungen, wie sie bei einer schweren Störung der zellulären Immunität auftreten können.

Gibt es einen AIDS-Test? Nein, AIDS ist eine klinische Diagnose, die der Arzt nur durch die Erhebung der Vorgeschichte, eine sorgfältige körperliche Untersuchung und mehrere Laboruntersuchungen stellen kann. In den Massenmedien wird oft vom AIDS-Test gesprochen, man meint damit aber den Nachweis von Antikörpern gegen das humane Immundefizienzvirus, dem Erreger der HIV-Infektion. Eine HIV-Infektion ist aber nicht gleichbedeutend mit AIDS.

Was löst AIDS aus? Als Auslöser von AIDS gilt eine fortschreitende Zerstörung des Immunsystems durch ein Retrovirus, das humane Immundefekt-Virus HIV. Diese Zerstörung läuft zunächst über viele Jahre hinweg schleichend ab, ehe sie sich in einer Zweitinfektion oder Folgeerkrankungen bemerkbar macht.

Bei welchen Krankheiten besteht Verdacht auf AIDS? AIDS liegt mit größter Wahrscheinlichkeit vor, wenn der Patient sog. opportunistische Infektionen oder bestimmte Tumoren hat. Dazu gehören Lungenentzündungen, Durchfallerkrankungen, Erkrankungen des Gehirns, Kaposi-Sarkome der Haut und bösartige Tumoren des lymphatischen Systems. Der Erregernachweis kann im Einzelfall sehr schwierig sein, so daß die Diagnose AIDS manchmal nicht bewiesen werden kann, obgleich man den starken Verdacht hat.

Ist AIDS heilbar? Nein, bislang noch nicht, obgleich sich die Prognose in den letzten Jahren durch erweiterte Behandlungsmöglichkeiten vor allem der Zweitinfektionen gebessert hat.

Wie ist die Lebenserwartung von Patienten mit AIDS? Nach der Diagnosestellung von AIDS leben die betroffenen Patienten im statistischen Durchschnitt noch etwa drei Jahre, wobei starke individuelle Schwankungen vorkommen.

AIDS

Können Menschen gesund aussehen, aber AIDS haben? Ja, in einigen Fällen kommt es vor, daß eine Zweitinfektion zwar ausgeheilt ist und lange zurückliegt, jedoch ihr Auftreten den Patienten als AIDS-krank einstuft. Körperlich völlig gesund aussehende Menschen können einen frühzeitigen Befall des Gehirns mit dem HIV haben und damit ebenfalls in das Stadium AIDS eingetreten sein.

Woran sterben Menschen mit AIDS heute meistens? Durch die verbesserten Behandlungsmöglichkeiten sterben die Patienten meist nicht mehr an akuten Zweitinfektionen, sondern an allgemeiner Auszehrung.

Sind Patienten mit AIDS infektiös? Ja, vor allem im Endstadium der Erkrankung mehr als in frühen Stadien der HIV-Infektion. Die Infektion erfolgt allerdings nur über den Blutweg z. B. durch Geschlechtsverkehr, gemeinsame Benützung von Nadeln oder Kontakt offener Wunden mit Sekreten des Patienten. Eine Übertragung der Infektion durch Kontakte, wie sie bei der normalen Krankenpflege vorkommen, ist zwar theoretisch möglich, praktisch aber so gut wie nie vorgekommen.

Ist AIDS eine meldepflichtige Erkrankung? Nein, nicht im Sinne des Bundesseuchengesetzes oder des Gesetzes über die Bekämpfung von Geschlechtskrankheiten. Allerdings sind alle Ärzte, die AIDS-Patienten betreuen oder einen Totenschein für einen an AIDS verstorbenen Patienten ausstellen, gehalten, diesen Fall ohne Nennung des Namens an das Bundesgesundheitsamt zu melden.

Welche Ärzte behandeln AIDS-Kranke? Im Grunde haben Ärzte aller Fachdisziplinen mit AIDS-Patienten zu tun, da es fast kein Organ gibt, das bei AIDS nicht betroffen sein kann. Da es sich aber um eine chronische Infektionskrankheit mit vielen möglichen Komplikationen handelt, sollten AIDS-Patienten einen Hausarzt oder einen Internisten haben, der die Langzeitbetreuung übernimmt und die verschiedenen nötigen Behandlungsmaßnahmen koordiniert. In den letzten Jahren haben sich einige Ärzte mit speziellen Kenntnissen und Erfahrungen in der Betreuung AIDS-Kranker in sog. AIDS-Fachpraxen niedergelassen.

Müssen AIDS-Patienten immer stationär im Krankenhaus behandelt werden? Nicht unbedingt. Gerade weil es sich um eine nicht heilbare, langsam unter chronischem Siechtum zum Tode führende Krankheit handelt, hat man sich in den letzten Jahren verstärkt bemüht, die Behandlung und Pflege der Patienten möglichst lange in der gewohnten Umgebung durchzuführen. Dadurch wird die ohnehin starke seelische Belastung in vielen Fällen etwas gemildert. Spezialisierte Schwestern und Ärzte führen heute Infusionen,

Ernährung über Sonden und alle pflegerischen Maßnahmen in der Wohnung des Patienten durch.

Was ist ein Hospiz? Es handelt sich um ein Krankenhaus, in dem nicht mehr heilbare und sterbende Patienten aufgenommen werden, um dort einen möglichst angenehmen Tod zu erleben. Es werden in diesen Krankenhäusern keine diagnostischen und therapeutischen Bemühungen mit dem Ziel einer Besserung oder Heilung der Krankheit mehr unternommen. Im Vordergrund stehen Schmerzbehandlung, Ernährung, psychosoziale Betreuung und angenehme Gestaltung der Umgebung. Die Hospizbewegung hat großen Auftrieb erhalten durch das Auftreten von AIDS, aber auch durch die Kritik an der schulmedizinischen Maximalbehandlung krebskranker Patienten. Eine wachsende Zahl von Menschen wünscht nicht, das Sterben durch medizinische Maßnahmen unnötig zu verlängern, sondern fordert das Recht auf einen würdigen Tod.

3 Alkoholismus

Siehe auch Kapitel 35, Leber; Kapitel 38, Medikamente und Suchtgifte

Was ist Alkoholismus? Alkoholismus oder Alkoholabhängigkeit ist ein chronisches Leiden, das mit anhaltendem schwerem Alkoholmißbrauch verbunden ist. Es äußert sich in der Unfähigkeit zu kontrolliertem Trinken und in den Folgeerscheinungen der wiederholten Trunkenheit. Der Alkoholismus hat in der Regel eine Störung des Familien- und Berufslebens und häufig einen sozialen Abstieg zur Folge. Schließlich führt er zu körperlichen und geistigen Gesundheitsschäden.

Gibt es verschiedene Stadien der Trunksucht? Ja. In der Regel geht dem Alkoholismus ein Alkoholmißbrauch voraus. Dabei wird Alkohol in großen Mengen konsumiert trotz besseren Wissens über dauernde oder wiederkehrende Probleme auf sozialem, beruflichem, psychischem oder körperlichem Gebiet, die durch Alkohol verursacht sind. Außerdem wird Alkohol wiederholt in Situationen getrunken, in denen das gefährlich ist (z. B. beim Lenken von Fahrzeugen). Anfangs kommt es vielleicht nur gelegentlich zur Trunkenheit mit kurzdauernder Beeinträchtigung der Handlungsfähigkeit. Diese Episoden wiederholen sich immer häufiger, bis sich die Person regelmäßig schwer betrinkt. Schließlich verliert sie die Kontrolle über ihren Alkoholkonsum und weist deutliche Störungen im emotionalen, psychischen, sozialen und körperlichen Bereich auf. Bei Alkoholentzug treten schwere körperliche Entzugssymptome auf.

Welche Formen der Trunksucht gibt es?
Am weitesten verbreitet ist die Einteilung in fünf Kategorien (Alpha- bis Epsilon-Trinker) nach Jellinek. Man unterscheidet den Konflikt- und Erleichterungstrinker, den Gelegenheits- oder Verführungstrinker, den süchtigen Trinker mit körperlicher Abhängigkeit, den Gewohnheitstrinker mit psychischer und körperlicher Abhängigkeit und den periodischen Trinker (Quartalssäufer).

Wodurch unterscheidet sich ein echter Alkoholiker von einem Menschen, der viel trinkt, ohne süchtig zu sein? Ein echter Alkoholiker verliert die Kontrolle über seinen Alkoholkonsum und weist Zeichen eines körperlichen und seelischen Verfalls auf. Der Mensch, der in Gesellschaft viel trinkt, ist noch nicht soweit, sondern hält sich beim Trinken entsprechend unter Kontrolle.

Alkoholismus

Gibt es eine erbliche Neigung zum Alkoholismus? Zahlreiche Studien, vor allem Untersuchungen an eineiigen Zwillingen und adoptierten Söhnen von Alkoholikern belegen, daß die *Neigung* zum Alkoholismus von erblichen Faktoren beeinflußt wird. Es ist aber noch nicht klar, ob es sich dabei um eine psychische Grundstruktur, um einen biochemischen Stoffwechseldefekt oder um eine Kombination aus beidem handelt.

Was ist eine alkoholbedingte Amnesie? Eine Gedächtnislücke für einen bestimmten Zeitraum bei einem Betrunkenen. Er kann in diesem Zustand Handlungen ausführen oder Tätigkeiten verrichten, ohne sich daran erinnern zu können, wenn er aufwacht, nachdem die Episode vorüber ist.

Was gehört zu den Ursachen des Alkoholismus? Die genaue Ursache kennt man nicht, wohl aber begünstigende Faktoren. Dazu gehören:
a) Alkoholismus in der Familie;
b) Angstzustände, die dazu führen, daß der Betroffene seine Angst durch Trinken zu vermindern sucht;
c) ein Depressionszustand, der jemanden dazu bringt, Trost im Alkoholgenuß zu suchen;
d) soziale Zwänge in einer Familie, in der es einfach dazugehört, daß viel getrunken wird;
e) eine Kombination der genannten Faktoren kann zum Alkoholismus führen, besonders bei Menschen mit entsprechender Veranlagung.

Kann Alkoholismus verhütet werden? Ja, wenn sich die Bemühungen auf die Kinder aus Alkoholikerfamilien in ihren bildungsfähigen Jahren richten. Außerdem sollten Menschen, in deren Familie Alkoholismus vorkommt, unbedingt dazu angehalten werden, überhaupt nie zu trinken.

Läßt sich durch eine Untersuchung feststellen, ob jemand die Anlage zum Alkoholiker hat? Nein. Früher glaubte man, daß Menschen mit chronisch niedrigem Blutdruck oder einer Leistungsschwäche bestimmter Drüsen eher zum Alkoholismus neigen. Das hat sich nicht bewahrheitet.

Sind die Ergebnisse der Alkoholbestimmung aus der Atemluft oder dem Blut zuverlässig? Ja. Man kann mit jeder der beiden Proben feststellen, ob jemand unter Alkoholeinfluß steht und die Konzentration des Alkohols im Blut bestimmen. Die Messung der Ausatmungsluft ist aber ungenauer als die Messung im Blut. Bei angetrunkenen Autofahrern verwendet die Polizei als Suchtest die Untersuchung der Ausatmungsluft, für juristisch relevante Fragen ist aber eine genaue Bestimmung der Blutalkoholkonzentration erforderlich.

Alkoholismus

Welche Organe werden durch Alkoholismus am meisten geschädigt?
a) Das Nervensystem. Die Trunksucht kann zu einer bleibenden Schädigung von Hirnzellen sowie auch von Arm- und Beinnerven führen.
b) In Speiseröhre, Magen und Zwölffingerdarm kann sich als Folge von chronischem Alkoholismus eine schwere chronische Entzündung oder Geschwürsbildung entwickeln.
c) Eine Leberzirrhose mit Untergang von Leberzellen ist eine geläufige Komplikation des chronischen Alkoholmißbrauchs.
d) Das Herz. Es kann zu einer erheblichen Schwächung der Herzmuskulatur kommen.
e) Die Bauchspeicheldrüse. Akute und chronische Entzündungen mit fortschreitender Zerstörung der Drüse führen zu Durchfallserkrankungen, Gewichtsabnahme und Diabetes mellitus.

Wird durch chronischen Alkoholismus die Lebensdauer verkürzt? Ja, bestimmt. Erstens sind tödliche Unfälle bei Alkoholikern viel häufiger, und zweitens führen Schädigungen des Gehirns, des Nervensystems, der Leber, des Herzens und des Verdauungstrakts oft zum vorzeitigen Tod.

Welche Schäden des Nervensystems werden vom Alkoholismus am häufigsten verursacht?
a) Verlust der Geisteskräfte und der Intelligenz, wenn der Alkoholismus schon sehr lange besteht;
b) akute Episoden von vernunftwidrigem Verhalten mit Verlust des Wirklichkeitsbezugs, etwa beim Delirium tremens (Alkoholdelir) oder bei der Korsakow-Psychose;
c) Krampfanfälle des Gehirns ähnlich wie bei Epilepsie;
d) dauernde Gleichgewichtsstörung infolge einer Nervenschädigung;
e) Schmerzen und Gefühllosigkeit in den Armen und Beinen.

Welche Symptome treten bei einem Delirium tremens auf? Das Delirium tremens oder Alkoholdelir ist ein akut psychotischer Zustand, der meist bei ungewollter oder beabsichtigter Unterbrechung der regelmäßigen Alkoholzufuhr auftritt. Es ist durch starken Bewegungsdrang, optische Halluzinationen (der Kranke »sieht« häufig kleine Tiere herumlaufen), Zittern, starkes Schwitzen und Erschöpfung gekennzeichnet. Mitunter tritt hohes Fieber auf, und es kann zu einer Stoffwechselentgleisung und zum Tod kommen, wenn nicht sofort eine Behandlung einsetzt.

Wie wird ein Delirium tremens behandelt? Die Behandlung erfolgt am besten im Krankenhaus, wo beruhigende Mittel in Form von Tranquillanzien, intravenös zugeführte Medikamente und Vitamine verabreicht werden können. Gewöhnlich geht die Erkrankung in drei bis fünf Tagen vorüber.

Alkoholismus

Kann bei einer Schwangeren durch chronischen Alkoholmißbrauch das ungeborene Kind geschädigt werden? Ja. Man hat beobachtet, daß Kinder von Alkoholikerinnen bei der Geburt oft kleiner als normal und untergewichtig sind. Sie lernen später sprechen als normale Kinder und haben oft einen niedrigen Intelligenzquotienten (IQ). Wenn sie größer werden, haben sie außerdem unter Umständen Schwierigkeiten im Umgang mit anderen Kindern.

Was ist das »fetale Alkoholsyndrom«? Dazu gehören die eben genannten Störungen und charakteristische Veränderungen der Gesichtszüge, die bei Kindern von Alkoholikerinnen auftreten.

In welcher Schwangerschaftsperiode ist es am gefährlichsten, wenn die werdende Mutter trinkt? Während der ersten drei Monate, in denen die Anlage und rasche Entwicklung der Organe des ungeborenen Kindes erfolgt.

Kann bei einer Alkoholikerin eine Schädigung des Kindes in einer späteren Schwangerschaft vermieden werden, wenn sie das Trinken vor und während der Schwangerschaft einstellt? Ja.

Ist es für den Säugling gefährlich, wenn eine stillende Mutter Alkohol trinkt? Das kommt auf die Menge an. Jedenfalls sollte man sich darüber im klaren sein, daß der Alkohol aus dem Blut der Mutter in die Muttermilch übertritt und bei entsprechender Konzentration durchaus die Entwicklung des Kindes beeinträchtigen kann.

Sind Betrunkene gemeingefährlich? Ja. Die Statistik zeigt, daß 60 % der tödlichen Autounfälle, Selbstmorde und Morde unter Alkoholeinfluß erfolgen. Nach den Daten der Berufsgenossenschaften ist bei 70 % aller Unfälle am Arbeitsplatz Alkohol mit im Spiel.

Findet sich Alkoholismus nur in einem bestimmten Lebensalter? Nein. Es können Kinder, Jugendliche, Erwachsene in jüngeren und mittleren Jahren und Greise betroffen sein.

Ist Alkoholismus bei Männern häufiger? Früher war es so, aber heute ist er bei beiden Geschlechtern nahezu gleich häufig. Allerdings verheimlichen Frauen ihre Trunksucht öfter und werden im angetrunkenen Zustand weniger aggressiv, wodurch bei ihnen der Alkoholismus nicht so häufig auffällt.

Welche Wege werden heute zur Behandlung des Alkoholismus eingeschlagen? Sie bestehen aus medikamentösen, psychiatrischen, sozialen und Selbsthilfemaßnahmen. In der Kontaktphase muß der Alkoholkranke durch Gespräche in der Familie, im Freundeskreis oder bei Suchtberatungsstellen,

Alkoholismus

wie sie heute in vielen Großbetrieben bestehen, zur Einsicht in die Notwendigkeit einer Umkehr gebracht werden. Die Entgiftungsphase besteht in einem 2–4wöchigen stationären Aufenthalt in einer psychiatrischen Klinik oder einem Allgemeinkrankenhaus. Meist ist danach noch eine langfristige stationäre Behandlung in einem Fachkrankenhaus für Alkoholkranke erforderlich, wo man vor allem psychotherapeutische Verfahren anwendet. In der Jahre bis Jahrzehnte währenden Nachsorgephase wird der Patient durch Kontakte mit seinem Hausarzt, mit Selbsthilfevereinigungen (z. B. Anonyme Alkoholiker) und Abstinenzverbände (z. B. Blaues Kreuz) in dem Bemühen nach dauerhafter Abstinenz unterstützt.

Sollen Alkoholiker regelmäßig Beruhigungsmittel nehmen? Nein. Durch dauernde Einnahme von Tranquillanzien würde nur eine Abhängigkeit durch eine andere ersetzt. In bestimmten akuten Phasen des Alkoholismus, etwa beim Delirium tremens oder bei Alkoholikern, die gewalttätig werden, können Beruhigungsmittel jedoch eine günstige Wirkung haben.

Wann ist eine intensive psychiatrische Behandlung bei Alkoholismus angezeigt? Eine Psychotherapie ist bei Alkoholikern angezeigt, die auch emotionale oder psychische Störungen aufweisen. Gute Ergebnisse werden erzielt, wenn sich die Behandlung darauf richtet, die zugrundeliegende Depression zu beherrschen, die vielleicht ein wichtiger Faktor für die Entwicklung des Alkoholismus gewesen ist.

Stimmt es, daß Alkoholiker zu einem kontrollierten Trinken zurückfinden können? Einige Untersuchungen weisen zwar darauf hin, daß reduziertes Trinken als Heilmittel bei Alkoholikern eine Möglichkeit wäre, doch wird das allgemein als die Ausnahme und nicht als die Regel betrachtet.

Worin besteht ein umfassendes Behandlungsprogramm für Alkoholiker? Dazu gehören medizinische Maßnahmen, eine Psychotherapie, falls angezeigt, und Bestrebungen zur Wiedereingliederung ins Berufsleben auf Dauer. Diese Zielsetzungen lassen sich am besten in Zentren verwirklichen, in denen alle Hilfseinrichtungen zur Verfügung stehen. Im einzelnen umfaßt das Programm folgende Punkte:
a) eventuell akute Entgiftung in einem Krankenhaus;
b) befristeter Aufenthalt in einer Trinkerheilanstalt mit Entwöhnungskur;
c) nach der Entlassung weiterhin ärztliche Kontrolle und Betreuung durch Sozialhelfer;
d) Mitgliedschaft in einer Abstinenzgemeinschaft, etwa der Vereinigung Anonymer Alkoholiker, und volle Beteiligung an deren Aktivitäten;
e) häufige Teilnahme an gruppentherapeutischen Sitzungen;
f) Psychotherapie, falls angebracht.

Kann ein echter chronischer Alkoholismus jemals geheilt werden? Ja, wenn man sich an das oben umrissene Programm hält. Etwa 10–20 % der Alkoholiker schaffen es, ein Leben lang »trocken« zu bleiben. Allerdings bleibt das Risiko eines Rückfalls lebenslang bestehen.

4 Allergie

Siehe auch Kapitel 8, Augen; Kapitel 23, Hals, Nase und Ohren; Kapitel 25, Haut; Kapitel 38, Lunge und Atemwege; Kapitel 38, Medikamente und Suchtgifte

Was ist Allergie? Allergie ist ein Zustand abnormer Empfindlichkeit gegen eine oder mehrere Substanzen, die bei normal reagierenden Menschen gewöhnlich keine Reizwirkung zeigen.

Wodurch kann eine Allergie hervorgerufen werden? Fast alles was wir berühren, schlucken oder einatmen, kann eine allergische Reaktion auslösen. Substanzen, die Allergien erzeugen, werden Allergene genannt. Es gibt wahrscheinlich Tausende von Allergenen.

Welche Stoffe wirken am häufigsten als Allergene? Pollen von Bäumen, Gräsern und Getreide, Schimmelpilzsporen, Hausstaub, Tierhaare, bestimmte Nahrungsmittel, Medikamente, Farbstoffe, Kosmetika, Chemikalien usw.

Wie entstehen allergische Krankheiten? Wenn die eben genannten Substanzen in den Körper gelangen, zum Beispiel auf dem Atem- oder dem Nahrungsweg, so wirken sie bei manchen Menschen als »Antigene«. Antigene sind Substanzen, die den Organismus zur Antikörperbildung veranlassen. Antigene, die zu allergischen Krankheiten führen, nennt man auch Allergene. Jedes spezielle Antigen oder Allergen hat seinen spezifischen Antikörper; der Antikörper paßt in seiner Struktur genau zum Antigen und kann mit diesem reagieren und einen Komplex bilden. Durch wiederholte Antigen- (oder Allergen-)zufuhr wird die Bildung von Antikörpern gefördert; dieser Vorgang, der Monate oder Jahre dauern kann, wird als Sensibilisierung bezeichnet, das heißt, der Organismus wird gegen das Allergen »empfindlich gemacht«. Während dieser Zeit treten noch keine Krankheitserscheinungen auf. Erst wenn eine genügende Menge Antikörper vorhanden ist, kommt es bei einer neuerlichen Allergenzufuhr – zum Beispiel durch Einatmung von Pollen – zur überschießenden Antigen-Antikörper-Reaktion; der dabei gebildete Antigen-Antikörper-Komplex wirkt als Reiz auf die Gewebe des Körpers und löst die allergische Krankheit aus.

Wie äußern sich allergische Reaktionen? Am häufigsten sind Niesanfälle, Schwellung der Nasenschleimhaut, keuchendes und erschwertes Atmen, Hautjucken, Bindehautentzündung des Auges und Nesselausschläge. Ferner ist bekannt, daß allergische Reaktionen mit Erbrechen, Durchfall, Bauchkrämpfen, Kopfschmerzen, schweren Hautausschlägen und anderen Symptomen in Erscheinung treten können.

Allergie

Können allergische Reaktionen gefährlich sein? Ja, kurz- und langfristig. Kurzfristig kann eine akute Kreislaufreaktion bis hin zum Schock auftreten, langfristig können allergische Reaktionen zum Ausgangspunkt eines Asthmas oder einer Nebenhöhlenentzündung werden. Wenn das Asthma nicht beherrscht wird, kann es zur dauernden Arbeitsunfähigkeit führen und den Weg für andere schwerwiegende krankhafte Veränderungen der Atmungsorgane bereiten.

Ist die Frühdiagnose bei allergischen Krankheiten von Bedeutung? Ja. Wenn man bestimmte allergische Krankheiten im Frühstadium erkennt und behandelt, kann man die Entwicklung ernsterer Komplikationen, etwa eines Asthmas oder bleibender Lungenschäden, verhindern. Das ist besonders bei Kindern wichtig, die stark in der Entwicklung zurückbleiben können, wenn ihre allergischen Krankheiten nicht in früher Kindheit unter Kontrolle gebracht werden.

Was gehört zu den häufigsten allergischen Krankheiten?
a) Heuschnupfen;
b) nichtsaisongebundene allergische Rhinitis oder Rhinitis vasomotorica;
c) Bronchialasthma;
d) Ekzem, Neurodermitis;
e) Nesselausschlag oder Urtikaria und Quincke-Ödem;
f) Kontaktdermatitis, z. B. die Gräserhautentzündung;

Sind Allergien heilbar? Sehr oft kann der Patient für immer geheilt werden, wenn die Ursache der Allergie beseitigt wird – zum Beispiel durch die Entfernung eines Hundes oder einer Katze aus dem Haushalt. Falls das nicht möglich ist, kann eine Behandlung mit desensibilisierenden Injektionen zum Abbau der Überempfindlichkeit den Patienten vollständig von seiner Krankheit befreien.

Müssen Allergiker unbegrenzt lange behandelt werden? Nicht immer. Manchmal kann eine solche Abschwächung der Überempfindlichkeit erreicht werden, daß eine weitere Behandlung überflüssig ist. Bei vielen Patienten muß man aber die Behandlung fortsetzen, solange das Allergen Krankheitserscheinungen auslöst.

Kann man allergischen Reaktionen vorbeugen? Auf allgemeine Weise ja. Wenn man weiß, daß man allergisch ist, kann man den Substanzen ausweichen, die allergische Reaktionen auslösen. Man sollte also gegebenenfalls Ausflüge auf das Land während der Pollensaison unterlassen, dem Hausstaub soweit wie möglich aus dem Weg gehen, Nahrungsmittel meiden, auf die man allergisch ist, tunlichst keine Dämpfe von frischen Farbanstrichen einatmen und versuchen, Übermüdung und starke seelische Belastungen zu meiden.

Allergie

Wodurch werden allergische Krankheiten bei Säuglingen und Kleinkindern meistens verursacht? Durch Nahrungsbestandteile und durch Substanzen, die für ihre Körperpflege verwendet werden.

Kann man bei Kindern, die eine besondere allergische Reaktionsbereitschaft geerbt haben, allergischen Krankheiten vorbeugen? Ja. Stillen ist eine gute allgemeine Maßnahme, um Allergien bei Kindern vorzubeugen. Man soll abgekochte und kondensierte Milch verwenden, da sie nicht so leicht allergische Reaktionen auslöst wie rohe Milch. Bei Zulagen zur Säuglingsnahrung darf immer nur jeweils eine neue Substanz zugesetzt werden, damit die Mutter feststellen kann, welche Substanz eine allergische Reaktion hervorruft. Feste Kost wie Eier und Fisch sollte das Kind erst wenn es älter ist bekommen. Schlaf- und Spielzimmer müssen so staubfrei wie möglich sein. Tiere, wie Hunde, Katzen und Vögel, sogar Spieltiere aus Tierfellen sind diesen Kindern fernzuhalten. Es ist sehr wichtig, den behandelnden Kinderarzt vom Vorkommen allergischer Krankheiten in der Familie des Säuglings in Kenntnis zu setzen. Ein Hinweis auf eine allergische Reaktionsbereitschaft ist der Milchschorf junger Säuglinge.

Sind allergische Krankheiten vererbbar? Die meisten Allergieforscher sind der Ansicht, daß eher die Neigung zur Erkrankung als die Krankheit selbst vererbbar ist. Das bedeutet, daß ein Kind, dessen Vater oder Mutter Allergiker ist, mit größerer Wahrscheinlichkeit selbst eine allergische Krankheit bekommt als eines, das nicht von Allergikern abstammt.

Bekommen Kinder meist die gleichen allergischen Krankheiten wie ihre Eltern? Nicht unbedingt. Ein Kind eines Heuschnupfenpatienten kann ein Asthma, Ekzem oder eine andere allergische Krankheit bekommen.

Bekommen Kinder leichter allergische Krankheiten, wenn beide Eltern Allergiker sind, als wenn nur ein Elternteil Allergiker ist? Ja; allergische Krankheiten entwickeln sich bei ihnen früher und in schwererer Form.

Wie häufig sind Allergien bei Kindern zu erwarten, wenn beide Eltern Allergiker sind? 50 % dieser Kinder werden Allergiker. Wenn nur ein Elternteil Allergiker ist, sind es etwa 25 %.

Sind allergische Krankheiten heute häufiger als früher? Ja, man hat den Eindruck, daß allergische Krankheiten im Zunehmen begriffen sind. Als Ursache werden die zunehmende Luftverschmutzung, die modernen Wohnungseinrichtungen (Teppichböden) und der intensivere Kontakt zu chemischen Substanzen diskutiert.

Allergie

Können Allergien zurückgehen und von selbst verschwinden? Ja, aber nur selten.

Nehmen Allergien im Alter ab? Früher hatte das den Anschein. In den letzten Jahren treten aber auch immer häufiger allergische Krankheiten erst im höheren Lebensalter auf.

Kann es bei Allergien gegen bestimmte Substanzen nach der Heilung oder nach einem Stillstand Rückfälle geben? Ja, gelegentlich. Häufiger kommt es aber vor, daß sich bei dem Patienten eine Überempfindlichkeit gegen eine neue Substanz bildet.

Können allergische Krankheiten zum Tode führen? Nur in seltenen Fällen. In Einzelfällen kann eine außergewöhnliche Überempfindlichkeit gegen eine pharmazeutische Substanz eine tödliche Reaktion bedingen. Ferner gibt es ganz selten einmal Todesfälle durch Bienen-, Wespen- oder Hornissenstiche sowie Quallenverbrennungen bei extremer Überempfindlichkeit.

Treten allergische Krankheiten bevorzugt zu bestimmten Jahreszeiten auf? Einige schon, andere nicht. Der Heuschnupfen tritt in unseren Gegenden zwischen März und September auf, wenn die Pflanzen ihre Pollen abgeben. Die Heuschnupfenfälle, die auf eine Überempfindlichkeit gegen Gräserpollen zurückgehen, häufen sich im Mai und Juni, da zu dieser Zeit die Pollenbildung der Gräser erfolgt. Personen, die gegen Blütenstaub von Bäumen empfindlich sind, werden Reaktionen im April und Mai bekommen, jene, die gegen Schimmelsporen in der Luft allergisch sind, werden bei feuchtwarmem Wetter Beschwerden haben.

Was sind Pollen? Pollen sind die befruchtenden Elemente der blühenden Pflanzen: sie werden von Blumen, Gräsern, Kräutern, Sträuchern und Bäumen gebildet und sind pulverartige, gelbliche, mikroskopisch kleine Körnchen.

Sind bestimmte Altersgruppen für allergische Krankheiten besonders anfällig? Nein. Allergische Krankheiten können in jedem Alter auftreten, entwickeln sich aber am häufigsten im Kindesalter.

Können allergische Krankheiten ansteckend sein, ähnlich wie Erkältungskrankheiten? Nein. Allergische Krankheiten werden nicht von Mensch zu Mensch durch Kontakt übertragen.

Wie kommt es, daß jemand, der jahrelang gesund war, plötzlich allergisch reagiert? Es ist eine wohlbekannte Tatsache, daß in manchen Fällen ein langdauernder Kontakt mit bestimmten Substanzen notwendig ist, bis sich allergische Reaktionen entwickeln. Der unvermittelte Ausbruch allergischer Symptome bei jemandem, der früher beschwerdefrei war, kann auch unter dem Einfluß von emotionalen Störungen, Übermüdung und Infekten erfolgen. Die körperlichen Veränderungen während der Entwicklungsjahre, Wechseljahre oder einer Schwangerschaft können sich ebenfalls störend auf die Reaktionslage auswirken und das Auftreten einer allergischen Krankheit begünstigen.

Sind allergische Krankheiten psychosomatischen Ursprungs? Nein. Es ist richtig, daß Gefühle wie Angst, Sorgen, Zorn und starke Erregung eine allergische Attacke auslösen oder verstärken können. Es stimmt auch, daß bestimmte allergische Krankheiten eine Neigung zum Rückgang zeigen, wenn der Patient psychotherapeutisch behandelt wird. Dadurch wird aber die organische Grundlage der Allergie nicht widerlegt, denn die Bereitschaft zur allergischen Reaktion besteht unabhängig von der Gemütsverfassung. Eltern allergiekranker Kinder sollen sich bemühen, Ruhe zu bewahren und dem Kind Geborgenheit zu geben, denn in einer solchen Atmosphäre laufen die allergischen Reaktionen des Kindes weniger heftig ab.

Kann Nervosität Allergien erzeugen? Nein, aber es gibt entschieden einen Zusammenhang zwischen einer nervösen und einer allergischen Reaktionslage.

Sind Allergiker gewöhnlich gegen mehr als eine Substanz überempfindlich? Ja, meist richtet sich die Allergie gegen mehrere Allergene.

Was ist am häufigsten Ursache einer Allergie? Pollen, Schimmelpilzsporen, Staub, starke Dünste, Tierhaare, Federn und verschiedene Nahrungsmittel, ferner pharmazeutische Substanzen, Seren, Antitoxine, Farbstoffe, Parfums, Kunststoffe und zahlreiche Chemikalien, die im Haus und in der Industrie verwendet werden, desgleichen Insektenbisse oder -stiche.

Wie kann ein Patient erfahren, ob er allergisch ist oder nicht und welche Substanz die Ursache ist? Sein Arzt wird ihn eingehend nach der Vorgeschichte befragen und seine Umgebung zu Hause und am Arbeitsplatz, seine Lebensgewohnheiten und Freizeitbeschäftigungen studieren. Diese Untersuchung erlaubt ihm Schlüsse auf die in Frage kommenden Faktoren, die er mit bestimmten Laborproben näher festlegen kann. Mit Auszügen zahlreicher verbreiteter Allergene nimmt er verschiedene Hauttests zum Nachweis einer Überempfindlichkeit vor. Das ist eine Detektivarbeit, die Erfahrung und Geduld verlangt und meist von besonders spezialisierten Ärzten für Dermatologie, HNO-Heilkunde, Innere Medizin (Lungenheilkunde) durchgeführt wird (Abb. 1).

Allergie

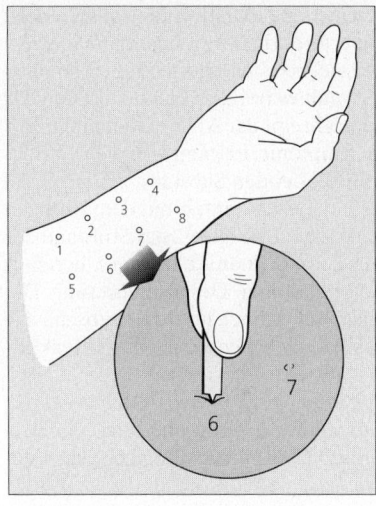

Abb. 1 *Positiver Hauttest zum Allergennachweis.* An der Injektionsstelle tritt eine Rötung und Quaddelbildung auf, die anzeigt, daß der Patient gegen die eingespritzte Substanz überempfindlich ist. Wenn er nicht dagegen allergisch ist, bleibt eine Hautreaktion aus.

Sind Hauttests immer verläßlich? Leider nein. Man kann bestimmte positive Reaktionen zeigen, ohne gegen die entsprechende Substanz wirklich überempfindlich zu sein, oder die Reaktionen können trotz vorhandener Überempfindlichkeit negativ ausfallen. Eingehende Kenntnisse und Erfahrungen des Arztes auf dem Gebiete der Allergologie sind Voraussetzung für die Auswertung der Hautproben. Hauttests mit Inhalationsallergenen – das sind Allergene, die durch die Atemwege in den Körper gelangen – sind viel verläßlicher als Tests mit Nahrungsmittelallergenen.

Sind Hauttests schmerzhaft? Nicht, wenn sie sachgemäß ausgeführt werden. Beim Einspritzen des Allergenauszugs kann ein leichter Stich spürbar werden.

Müssen Allergiker besonders vorsichtig sein, wenn sie Medikamente gegen sonstige, nichtallergisch bedingte Krankheiten bekommen? Ja! Es ist gut, wenn ein Allergiker seinen Arzt von seiner Neigung zu allergischen Reaktionen in Kenntnis setzt, bevor er ein neues Medikament oder eine Injektion erhält. Dies gilt vor allem auch für Röntgen-Kontrastmittel.

Wie werden allergische Krankheiten behandelt? Der erste und wichtigste Schritt ist die Diagnose. Der Allergologe versucht, durch die ins einzelne gehende Erhebung der Krankheitsvorgeschichte festzustellen, was die Beschwerden verursacht. Er wird vielleicht verlangen, daß der Patient ein Tagebuch über seine Tätigkeiten und über alle Speisen, die er zu sich nimmt,

Allergie

führt. Möglicherweise werden verschiedene Diätformen ausprobiert. Manchmal sind umfassende Hauttests erforderlich. Hat man dann die verantwortlichen Substanzen – oft sind es mehrere – herausgefunden, so müssen sie in Zukunft gemieden werden. Wenn es praktisch unmöglich ist, das verantwortliche Allergen zu meiden, verschreibt der Arzt Medikamente zur Unterdrückung der allergiebedingten Symptome. Er kann auch dem Patienten langsam ansteigende Mengen der betreffenden Substanz, zum Beispiel Pollen, injizieren. Damit wird die Fähigkeit des Patienten, mit dem Allergen fertigzuwerden, gesteigert und in der Folge ein Rückgang oder Stillstand der Beschwerden bewirkt. Diesen Vorgang, der auf einen Abbau der Überempfindlichkeit gegen das Allergen abzielt, nennt man Desensibilisierung. Die Behandlung wird meist ambulant durchgeführt, doch müssen Ärzte, die das Verfahren anwenden, auf eventuell eintretende lebensbedrohliche Reaktionen eingerichtet sein.

Muß der Patient sein Haustier aufgeben, wenn sich gezeigt hat, daß es die Ursache der Allergie ist? Ja. Es ist fast unmöglich, einen Allergiker gegen ein Haustier vollständig zu desensibilisieren.

Ist es immer möglich, einen bestimmten Nahrungsbestandteil zu meiden, der als Allergen erkannt worden ist? Das ist zwar oft sehr schwierig, weil man nicht jeder Speise ansieht, was sie enthält, doch muß der Patient trotzdem lernen, jene Speisen zu meiden, die ihm schaden können. Erfahrungsgemäß wenig allergieauslösend sind Kartoffeln, Karotten, Bananen, Weizenfeinmehlbrot, geschälter Reis, Fleisch, Mineralwasser, Bohnenkaffee, Raffinadezucker und Salz.

Wie groß ist die Wirkung der Antihistaminmedikamente? Es ist eine Reihe von Antihistaminika im Handel. Bei Heuschnupfen und Nesselausschlägen eignen sie sich sehr gut zur Milderung der Krankheitserscheinungen; gegen asthmatische Beschwerden sind sie aber nicht besonders wirksam. Eigentlich soll man sie erwachsenen Asthmatikern nicht geben; beim Asthma kleiner Kinder können sie manchmal helfen.

Wie gut wirken Kortison und andere Steroidhormone bei allergischen Krankheiten? Die Symptome aller allergischen Krankheiten – einschließlich Asthma – lassen sich mit diesen Mitteln sehr wirkungsvoll unterdrücken. Sobald man die Medikamente absetzt, kommt die Krankheit jedoch wieder, wenn die Ursache der Allergie nicht inzwischen auf andere Weise ausgeschaltet werden konnte. Da diese Medikamente mit zu vielen unerwünschten Nebenwirkungen behaftet sind, um sie über längere Zeit einzusetzen, verwendet man sie am besten nur in Notfällen oder für besonders hartnäckige Zustandsbilder.

Allergie

Ist es für den Patienten vorteilhaft, wenn er zu einem Facharzt geht, der sich auf die Allergologie spezialisiert hat, oder kann er ebensogut jeden anderen Arzt aufsuchen? Wo die Möglichkeit besteht, sollte der Patient zu einem Allergiespezialisten geschickt werden. Die Allergieforschung ist ein so komplexes Spezialgebiet geworden, daß nur der, der sich jahrelang mit diesem Fach eingehend beschäftigt und Kenntnisse und Erfahrungen gesammelt hat, das richtige Rüstzeug für die erfolgreiche Behandlung allergischer Krankheiten besitzt. Meist sind es Fachärzte für Dermatologie, die das Spezialgebiet der Allergologie betreiben.

Kann man mit der Zufuhr von Vitaminen Allergien ausschalten? Nein.

Entstehen Nebenhöhleninfektionen durch Allergien? Nein. Allergien sind nicht die Ursache von Nebenhöhleninfektionen, aber Allergiker sind für derartige Infektionen besonders empfänglich. Dagegen sind viele Zustände, die als Nebenhöhleninfektionen laufen, in Wirklichkeit nichts anderes als allergische Reaktionen der Nasen- und Nebenhöhlenschleimhaut. Der Unterschied ist oft nicht leicht festzustellen, doch sollte man bei immer wiederkehrenden oder chronischen Nebenhöhlenentzündungen auch an diese Möglichkeit denken.

Sind Akne oder Schuppenflechte allergische Krankheiten? Nein.

Was ist Schimmel? Schimmel ist ein Pilz, der auf pflanzlichem Material wächst. Jeder kennt ihn im Haushalt, wo er Brot verdirbt oder Stockflecken in Stoffen erzeugt. Schimmelpilze wachsen auf Weizen, Mais, Hafer, Gräsern, Blättern und Erde und gedeihen in der warmen Jahreszeit. Die Pilzsporen sind noch kleiner als Pollen und finden sich in großer Zahl in der Luft. Nach den Pollen sind die Pilzsporen die wichtigste Ursache jahreszeitlich bedingter allergischer Krankheiten der Atmungsorgane. Die Saison der Pilzallergien ist lang. Pilzsporen können das ganze Jahr hindurch in der Luft sein, außer wenn der Boden mit Schnee bedeckt ist.

Woher kommt der Hausstaub? Die Quellen des Hausstaubs sind wollene Teppiche und Vorleger, Federkissen und -oberbetten, Matratzen mit Roßhaar- oder Polsterwattefüllung, Steppdecken, Wolldecken, schwere Vorhänge und Polstermöbel. Es handelt sich überwiegend um den Kot der Hausstaubmilbe, einem Insekt, das sich gerade in unseren gemütlich eingerichteten Wohnungen besonders wohl fühlt. Die Milbenbesiedelung ist kein Problem mangelnder Hygiene. Trotz gründlicher Reinigung gibt es in Räumen, in denen sich solche Materialien finden, immer Hausstaub in großen Mengen. Eine Verringerung des Hausstaubs gelingt nur, wenn man diese Materialien in der Wohnung möglichst vermeidet, z. B. statt Teppichböden Holzböden einbaut.

Allergie

Heuschnupfen

Was ist Heuschnupfen? Der Heuschnupfen ist eine allergische Reaktion der Schleimhäute der oberen Atemwege und der Augen, die durch eine Überempfindlichkeit gegen Pollen oder Pilzsporen oder gegen beide verursacht wird. Die Pollensaison dauert in Mitteleuropa etwa von Ende März bis Anfang September; die meisten Heuschnupfenkranken sind gegen Gräser- und Getreidepollen allergisch und bekommen ihre Beschwerden hauptsächlich im Mai und Juni. Herbsterkrankungen, die bis zum ersten Frost auftreten können, sind gewöhnlich auf Schimmelpilzsporen zurückzuführen. Der Heuschnupfenpatient bekommt seine Symptome jährlich etwa zur gleichen Zeit, die der Saison seines speziellen Allergens entspricht.

Welche Krankheitserscheinungen gehen mit dem Heuschnupfen einher? Entzündete, juckende und tränende Augen, eine verstopfte, verklebte oder laufende Nase, Brennen und Jucken der Nase, der Augen, des Gaumens und des Rachens. Es kommt zu Niesanfällen, die plötzlich einsetzen und von einigen Minuten bis zu ein paar Stunden dauern. Zum Heuschnupfen gesellen sich oft Nebenhöhleninfektionen. In manchen Fällen kann sich während der Heuschnupfenzeit ein Asthma entwickeln; nach jahrelangem Auftreten von Heuschnupfen bekommt etwa ein Drittel der Erkrankten im Lauf der Zeit ein Asthma.

Wie entsteht der Heuschnupfen im Organismus? Die Pollen werden eingeatmet. Bei manchen Menschen kommt es zu einer Sensibilisierung und später zur Antigen-Antikörper-Reaktion.

Kann jeder Mensch gegen ein Allergen sensibilisiert werden? Grundsätzlich ja, doch liegt bei bestimmten Menschen eine erhöhte Sensibilisierungsbereitschaft vor.

Ist der Heuschnupfen erblich bedingt? Die Veranlagung dazu ist sicher ererbt.

Ist Heuschnupfen ansteckend? Nein.

Was ist ein »ganzjähriger Heuschnupfen«? Damit meint man eine allergische Rhinitis (Nasenschleimhautentzündung), die nicht nur während der Pollensaison, sondern das ganze Jahr hindurch auftreten kann. Sie wird häufig mit einer Nebenhöhlenentzündung verwechselt. Bei der nichtsaisongebundenen allergischen Rhinitis bleiben das Jucken und Tränen der Augen, das Niesen und das Laufen der Nase während des ganzen Jahres bestehen. Sie wird von nicht jahreszeitlich gebundenen Allergenen wie Hausstaub, Federn, Tierhaaren oder sogar Nahrungsmitteln hervorgerufen. In manchen Fällen können bakterielle Infektionen die Ursache sein.

Welchen Einfluß hat das Wetter auf den Heuschnupfen? Die Schwere des Heuschnupfens ist abhängig von der Pollenmenge in der Luft und vom Grad der Überempfindlichkeit des Patienten. An einem kühlen, bewölkten, windstillen oder regnerischen Tag sind die meisten Patienten oft praktisch beschwerdefrei. Wenn das Wetter heiß, trocken, sonnig oder windig ist, mehren sich die Krankheitserscheinungen. Die meisten Pollen werden von den Pflanzen zwischen 6 Uhr morgens und 1 Uhr mittags abgegeben, daher ist dies die schlimmste Tageszeit für Heuschnupfenpatienten. Zur Warnung für Allergiker dient die Pollenvorhersage in den Medien. An Tagen mit hoher Pollenbelastung sollte man sich überwiegend im Haus aufhalten.

Wie häufig kommt Heuschnupfen vor? An pollenbedingtem Heuschnupfen unterschiedlichen Schweregrads erkranken in der Bundesrepublik ungefähr 1 % der Bevölkerung.

In welchem Lebensalter treten die meisten Heuschnupfenerkrankungen auf? Die Häufigkeit steigt vom Kindesalter bis zu einem Gipfel zwischen dem 20. und 30. Lebensjahr an. Im höheren Lebensalter besteht eine Neigung zum langsamen Abflauen.

Wie wird ein Heuschnupfen diagnostiziert? Der Arzt studiert die Krankheitsvorgeschichte des Patienten und macht Hautproben mit Pollenextrakten.

Können noch andere Substanzen außer Pollen den Heuschnupfen verschlimmern? Ja. Während der Pollensaison können Tabakrauch, frische Farbanstriche, starke Parfums, Insektizidsprays und Hausstaub für die Verschlimmerung der Heuschnupfensymptome verantwortlich sein. Ferner kann der Genuß von Schokolade, Getreideprodukten, Melonen und anderen Früchten der Jahreszeit, wie Kirschen, Erdbeeren und Pfirsichen, die Beschwerden verstärken.

Kann ein Heuschnupfen ohne Behandlung zurückgehen? Ja, aber sehr selten.

Was kann geschehen, wenn der Heuschnupfen nicht behandelt wird? Bei etwa einem Drittel der Fälle entwickelt sich im Lauf der Jahre ein Asthma, das ebenfalls streng an die Pollensaison gebunden ist.

Wie wird der Heuschnupfen behandelt? Es gibt drei Grundmethoden zur Desensibilisierung:

Allergie

a) Die Behandlung während der Saison: in dem Zeitraum, in dem die Pflanzen ihre Pollen abgeben, muß der Patient täglich oder jeden zweiten Tag mit Injektionen behandelt werden, damit sich die Beschwerden beherrschen lassen.
b) Die Behandlung vor der Saison: etwa drei Monate vor Beginn der Pollensaison erhält der Patient Injektionen in fünf- bis siebentägigen Abständen zum Aufbau seiner Fähigkeit, mit dem Allergen fertigzuwerden, so daß gerade vor Beginn der Saison ein Höchstmaß an Verträglichkeit erreicht wird. Diese Behandlung muß evtl. mehrfach wiederholt werden.
c) Die ganzjährige Behandlung: zunächst wird mit Injektionen in wöchentlichen Abständen die Verträglichkeit nach und nach bis zu einem Maximum gesteigert, das dann mit Injektionen in drei- bis vierwöchigen Abständen während des ganzen Jahres aufrechterhalten werden soll.

Der Facharzt wandelt diese Methoden nach seiner persönlichen Erfahrung und Wahl ab.

Ist die Mitarbeit des Patienten für den Behandlungserfolg notwendig? Ja. Er muß Geduld haben, wenn die Beschwerden nicht rasch zurückgehen, und er darf das Schicksal nicht herausfordern, indem er sich absichtlich den schädigenden Einflüssen aussetzt, um zu sehen, ob die Spritzen überhaupt etwas nützen. Wenn er Diätvorschriften bekommen hat, muß er sie genau befolgen.

In welchem Alter kann man mit der Heuschnupfenbehandlung beginnen? Ein Kind ist für den Beginn der Behandlung nie zu jung. Je früher mit der Behandlung angefangen wird, um so besser sind die Ergebnisse.

Ist die Desensibilisierungsbehandlung gefährlich? In sehr seltenen Fällen kann es kurz nach der Injektion zu schweren allergischen Schockreaktionen kommen. Erfahrene Ärzte sind aber auf diese Reaktion vorbereitet und können rasch Hilfe leisten.

Können Heuschnupfenpatienten mit anderen schweren Leiden, zum Beispiel Herzkranke, einer Desensibilisierung unterzogen werden? Ja. Diese Injektionen schaden ihnen nicht.

Sind die Injektionen gegen Heuschnupfen schmerzhaft? Sie verursachen nur geringe Schmerzen.

Haben die Injektionen Nachwirkungen? Gelegentlich schwillt der Arm im Injektionsbereich an, es können Allgemeinsymptome auftreten, zum Beispiel ein Juckreiz am ganzen Körper, oder es kommt zu einer Verstärkung der allergischen Reaktionen. Diese Symptome erscheinen meistens einige Sekunden bis zu einer halben Stunde nach Verabreichung der Injektion. Der

Patient tut daher gut daran, bis zum Abklingen der Reaktion in Überwachung des Arztes zu bleiben.

Was kann man tun, um die Reaktionen auf eine Injektion zu mildern? Der Facharzt hat Medikamente zur Verfügung, mit denen er einen prompten Rückgang dieser Reaktionen erreichen kann.

Haben Antihistaminika beim Heuschnupfen eine günstige Wirkung? Sie können die Beschwerden erheblich verringern, haben aber oft unerwünschte Nebenwirkungen, wie Schläfrigkeit und Benommenheit. Als Ersatz für die Densensibilisierung sollten sie nicht verwendet werden. Außerdem sind sie nicht imstande, der Entwicklung eines Asthmas als Komplikation des Heuschnupfens vorzubeugen.

Eignen sich Kortison und ähnliche Präparate zu einer wirksamen Behandlung des Heuschnupfens? Sie helfen die Beschwerden mindern, sollten aber nicht an Stelle der Desensibilisierungs-Behandlung gebraucht werden.

Sind Klimaanlagen und Raumfilter eine Hilfe bei der Behandlung des Heuschnupfens? Ja. Das Ausmaß der Erleichterung hängt davon ab, wie lange man sich täglich in dieser Atmosphäre aufhält.

Können Klimaanlagen bei Heuschnupfen auch schaden? Bei einzelnen Patienten werden die Krankheitserscheinungen durch eine Klimaanlage verstärkt. Bevor man eine Klimaanlage anschafft, sollte man selbst feststellen, welche Wirkung sie auf die eigenen Beschwerden hat.

Kann ein Rückfall eintreten, wenn der Heuschnupfen bereits verschwunden und geheilt ist? Ja. Ein Patient kann jahrelang beschwerdefrei bleiben und dann plötzlich einen schweren Rückfall erleiden, wenn er z. B. gegen ein anderes Allergen sensibilisiert wurde.

Wann wird der Allergologe einen Heuschnupfenpatienten aus der Behandlung entlassen? Wenn der Patient unter dem Einfluß der Behandlung in zwei aufeinanderfolgenden Jahren beschwerdefrei geblieben ist.

Haben Gemütsbewegungen eine Auswirkung auf den Heuschnupfen? Ja. Heftige Gemütsbewegungen jeder Art sind dazu angetan, die Beschwerden zu verschlimmern.

Sollen Heuschnupfenpatienten anstrengende körperliche Tätigkeiten meiden? Ja. Übermäßige körperliche Belastungen, die zur Übermüdung führen, scheinen den Heuschnupfen zu verschlimmern.

Allergie

Kann sich ein Heuschnupfenpatient während der Heuschnupfensaison operieren lassen? Heuschnupfenkranke sollten sich während der Saison nur dringlichen Operationen unterziehen. Wenn der Patient heftig niest, vergrößert sich das chirurgische Risiko. Die Narkosemittel können die Nasenschleimhaut des Heuschnupfenpatienten reizen. Die Gefahr, daß ein Asthma auftritt, ist bei einem während der Saison operierten Heuschnupfenpatienten größer.

Wann soll man heuschnupfenkranken Kindern die Mandeln herausnehmen lassen? Nachdem die Heuschnupfensaison vorbei ist, im Spätherbst oder Frühwinter. Die Mandeloperation sollte nicht ausgerechnet vor Saisonbeginn vorgenommen werden.

Sollen schwangere Heuschnupfenpatientinnen behandelt werden? Ja. Viele Heuschnupfenpatientinnen haben während der Schwangerschaft verstärkte Beschwerden.

Welche Wirkung haben alkoholische Getränke auf den Heuschnupfen? Sie verschlimmern oft die Beschwerden während der Heuschnupfensaison.

Tritt der Heuschnupfen bevorzugt bei einem Geschlecht auf? Nein. Er kommt bei Männern ebenso häufig vor wie bei Frauen.

Hat es einen Sinn den Aufenthaltsort zu wechseln, wenn man an Heuschnupfen leidet? Ein Aufenthalt in Gegenden mit einer besonders niedrigen Pollenzahl (z. B. im Hochgebirge, am Meer) kann dem Heuschnupfenpatienten während der Hauptsaison große Erleichterung bringen.

In welchen Gegenden ist die Pollenzahl besonders niedrig? Am Meer und im Hochgebirge. Besonders vorteilhaft sind Seereisen.

Dürfen Heuschnupfenpatienten Haustiere halten? Es ist besser, wenn sie darauf verzichten. Allergiker neigen dazu, eine Allergie gegen Tierhaare zu entwickeln. Außerdem können Tiere, die ins Freie laufen, Pollen ins Haus bringen.

Bronchialasthma

Was ist ein Bronchialasthma? Diese Krankheit, bei der es zu einer Verengung der kleineren Bronchialäste kommt, ist durch Husten und erschwertes Atmen gekennzeichnet. Es ist ein chronisches Leiden, das meist in der Kindheit oder im frühen Erwachsenenalter beginnt. Der Verlauf ist gekennzeichnet durch anfallsartige Attacken, dazwischen können Phasen relativer Beschwerdefreiheit liegen.

Wodurch wird ein Bronchialasthma verursacht? Man unterscheidet ein allergisches Bronchialasthma, das durch von außen wirkende Allergene verursacht wird und ein nichtallergisches Bronchialasthma, das durch Infektionen, chemisch-physikalische Bronchialreize und eine chronische Bronchitis verursacht wird. Verbreitete Allergene sind Pollen, Schimmelpilzsporen, Hausstaub, Tierhaare, Nahrungsmittel oder Medikamente.

Wie findet man heraus, welche Allergene ein Asthma auslösen können? Am zuverlässigsten ist die gezielte Provokation, bei der man den Patienten unter laufender Kontrolle der Lungenfunktion bekannte Allergene einatmen läßt.

Zu welcher Tageszeit treten die Asthmaanfälle am häufigsten auf? In den frühen Morgenstunden.

Welche Symptome stehen beim Asthma im Vordergrund? Keuchende Atmung, vor allem erschwerte Ausatmung, Erstickungsgefühl, weitgehend trockener Husten mit gelegentlichem Abhusten von sehr zähem Schleim.

Was kann einen Asthmaanfall auslösen? Ein akuter Infekt im Atmungstrakt, eine besonders starke Allergeneinwirkung; ferner Gemütsbewegungen, Überanstrengung, vor allem wenn dabei sehr kalte Luft eingeatmet wird.

Treten Asthmaanfälle meist plötzlich auf? In den meisten Fällen verschlechtert sich die Atemfunktion über mehrere Tage bis Wochen hinweg kontinuierlich. Wenn die Patienten keine Selbstkontrolle der Atemfunktion betreiben, ignorieren sie diese Entwicklung oft und rufen erst bei stärkster Ruheatemnot den Notarzt. Daher entsteht der Eindruck, ein Asthma bronchiale würde anfallsartig auftreten. In Wirklichkeit bahnt sich diese Entwicklung meist über längere Zeit hinweg an.

Was geht im Körper während eines Asthmaanfalls vor? In den kleineren Bronchialästen und Bronchiolen der Lunge schwillt die Schleimhaut an, und die glatte Muskulatur der Bronchien zieht sich krampfartig zusammen; dadurch werden die Luftwege verengt. Die Schleimdrüsen in den Bronchialröhren scheiden vermehrt zähen Schleim aus, der den Luftdurchgang noch weiter behindert.

Können Kinder aus dem Asthma »herauswachsen«? Nein. Es ist ein verbreiteter Irrtum zu glauben, daß Kinder ihr Asthma verlieren, wenn sie älter werden.

Allergie

Kommt es oft vor, daß Asthma ohne Behandlung verschwindet? Nein. Es wird im Gegenteil eher schlimmer, wenn es nicht behandelt wird.

Wie wird das Asthma behandelt?
Man unterscheidet eine a) akute Behandlung und eine b) vorbeugende Dauerbehandlung.

a) Im akuten Zustand verwendet der Patient bronchialerweiternde Sprays, der Arzt injiziert entsprechende Medikamente. In schweren Fällen sind Steroide (Kortison) und Sauerstoffgabe erforderlich, bei akuten allergischen Reaktionen auch Adrenalin.

b) Zur Prophylaxe erneuter Asthmaanfälle verwendet der Patient selbst nur lokal wirksame Steroidsprays und Medikamente, welche die Ausschüttung von Histamin aus den Mastzellen des Bronchialsystems unterdrücken sollen.

Bei neu aufgetretenem Asthma muß versucht werden, ein eventuell auslösendes Allergen herauszufinden, um eine Desensibilisierung einleiten zu können. Patienten mit Asthma sollten ihre Atemfunktion regelmäßig mit einem einfachen Gerät zur Atemflußmessung bestimmen. Wenn sich die Werte fortlaufend verschlechtern, ist Gefahr im Verzug, und der Arzt sollte aufgesucht werden. Auf diese Weise lassen sich häufige stationäre Krankenhausaufenthalte vermeiden.

Kann für einen Asthmatiker eine Krankenhausbehandlung notwendig werden? Ja. Bei einem sehr schweren akuten Asthmaanfall muß der Patient oft wegen der drohenden Erstickung ins Krankenhaus gebracht werden.

Kann ein Asthma Tuberkulose oder Lungenkrebs verursachen? Nein.

Kann auch der schwerste Asthmaanfall vorübergehend unter Kontrolle gebracht werden? Ja. Es gibt Medikamente, die auch einen schweren akuten Anfall wirksam lindern können. Im äußersten Fall ist eine Beatmung auf der Intensivstation erforderlich.

Kann Asthma zu einem Herzleiden führen? Beim chronischen Asthma kann in bestimmten Fällen als Folge der wiederholten Anfälle durch die erhöhte Belastung ein Herzleiden entstehen. Eine solche Entwicklung zieht sich aber über lange Jahre hin und ist eher selten.

Welche Erkrankungen des Brustraums können durch ein Asthma hervorgerufen werden? Lungenblähung, Bronchialerweiterungen und andere Lungenkrankheiten.

Hilft ein Klimawechsel bei Asthma? Ein Klimawechsel kann wertvoll sein, wenn die Asthmaallergene an dem neuen Ort fehlen. Besonders empfehlenswert sind Aufenthalte an der See und im Hochgebirge.

Nahrungsmittelallergie
(allergische Reaktionen des Verdauungstraktes)

Was versteht man unter allergischen Reaktionen des Verdauungstraktes? Magen- und Darmstörungen, die durch Nahrungsstoffe ausgelöst werden, gegen die man überempfindlich ist.

Welche Symptome können bei allergischen Magen-Darm-Krankheiten auftreten? Aufstoßen, Übelkeit, Erbrechen, Bauchschmerzen, Verstopfung, Durchfall sowie Geschwüre im und um den Mund.

Wie kann man feststellen, welcher Nahrungsbestandteil die allergische Reaktion auslöst? Ein oder zwei Tage lang läßt man alle verdächtigen Nahrungsmittel weg und setzt dann langsam eine Substanz nach der anderen der Nahrung zu. Wenn der schuldige Stoff ermittelt ist, wird er in Zukunft aus der Ernährung des Patienten ausgeschaltet.

Wie werden Nahrungsmittelallergien behandelt?
a) Durch die Ausschaltung der schuldigen Substanz;
b) mit der Verabreichung von Antihistaminika und anderen Medikamenten zur Behebung des akuten Anfalls.

Wie bald nach der Nahrungsaufnahme kann eine allergische Reaktion stattfinden? Die allergische Reaktion kann sofort oder binnen weniger Minuten einsetzen oder sich um einige Stunden verzögern; sie kann noch bis zu 36 Stunden nach der Nahrungsaufnahme eintreten.

Wird ein Nahrungsstoff, der einmal eine allergische Reaktion ausgelöst hat, immer solche Reaktionen hervorrufen? Nicht unbedingt. Der Organismus des Patienten kann sich umstellen und diesen Stoff vertragen.

Darf der Patient selbst ausprobieren, ob er ein Nahrungsmittel schon wieder verträgt, gegen das er bekanntlich überempfindlich ist? Lieber nicht, wenn die allergische Reaktion sehr heftig war. Wenn er es aber trotzdem versucht, sollte er nur eine sehr kleine Menge des Nahrungsmittels zu sich nehmen.

Können Nahrungsmittelallergien Symptome im Bauchraum hervorrufen, die eine operationsbedürftige Erkrankung vortäuschen? Ja. Gelegentlich wird die Diagnose einer Blinddarmentzündung oder Gallenblasenerkrankung gestellt, wenn der Patient in Wirklichkeit an einer Nahrungsmittelallergie leidet.

Allergie

Allergische Krankheiten der Haut

Welche bekannteren allergischen Krankheiten der Haut gibt es?
a) Die Kontaktdermatitis, die durch die Reizwirkung einer Substanz, gegen die eine Überempfindlichkeit besteht, hervorgerufen wird;
b) das Ekzem und die Neurodermitis disseminata;
c) den Nesselausschlag.

Was ist eine Kontaktdermatitis? Die Kontaktdermatitis ist eine der häufigsten allergischen Krankheiten. Sie entsteht, wenn eine Substanz, gegen die der Patient überempfindlich ist, auf die Haut einwirkt. Die Symptome dieser Hautentzündung sind Jucken und Rötung der Haut, mit Schwellung, Nässen, Blasen- und Krustenbildung, Abschuppen und Schälen der Oberflächenschicht. Diese Veränderungen treten entweder nur an einer Stelle oder an der ganzen Körperoberfläche auf.

Welche Substanzen können eine Kontaktdermatitis auslösen? Chemikalien, Pflanzenöle, Kosmetika, Deodorantien, Mundwässer, Medikamente, Kleider, Kunststoffe, Farbstoffe usw. Die Empfindlichkeit gegen derartige Substanzen ist sehr unterschiedlich.

Wie wird eine Kontaktdermatitis behandelt? Innerlich gibt man Antihistaminika zur Milderung der akuten Symptome, dazu kommt eine äußerliche örtliche Behandlung gegen die Hautreizung. Außerdem muß man die Ursache herausfinden, damit der schuldige Reizstoff gemieden werden kann. Häufig müssen Kortison und verwandte Präparate zur Behandlung herangezogen werden.

Was ist ein Ekzem? Ein Ekzem ist eine chronische entzündliche Reaktion auf einer überempfindlichen Haut.

Was ist ein Milchschorf? Als Milchschorf wird ein Ekzem von Säuglingen und Kleinkindern bezeichnet, das im Bereich von Kopf und Gesicht auftritt. Er weist auf eine allergische Disposition hin.

Was ist eine Neurodermitis disseminata? Dieses Ekzem kommt oft bei Kindern vor und wird meist durch eine Sensibilisierung gegen eine Reihe von Antigenen ausgelöst wie Nahrungsmittel, Tierhaare oder Pilze. In der Familienvorgeschichte dieser Patienten finden sich fast immer allergische Erkrankungen.

Was ist ein Nesselausschlag? Der Nesselausschlag, der auch Nesselfieber, Nesselsucht oder Urtikaria genannt wird, ist eine allergische Reaktion der Haut, deren Kennzeichen Hautquaddeln in verschiedener Größe und Zahl sind. Diese Quaddeln sind umschriebene Schwellungen, die manchmal sehr groß sind und heftig jucken. Sie können überall am Körper auftreten, zuweilen erscheinen sie an Lippen, Gesicht, Zunge, Rachen, Augenlidern oder Ohren.

Was versteht man unter Quincke-Ödem? Dem Nesselausschlag steht das von Quincke beschriebene Ödem, eine mehr oder weniger ausgedehnte örtliche Schwellung, nahe. In anatomischer Hinsicht spielt sich hier der Prozeß in tieferen Gewebeschichten als bei der Urtikaria ab. Die Schwellung tritt plötzlich, meist im Gesicht, auf. Die Schleimhäute des Mundes und des Rachens können ebenfalls anschwellen, so daß es zum Erstickungsanfall kommt und ein lebensbedrohlicher Zustand entsteht (Abb. 2).

Wodurch wird ein Nesselausschlag ausgelöst? Nesselausschläge sind gewöhnlich eine allergische Reaktion auf Nahrungsmittel oder Medikamente. Durch Kontakt mit den lokal wirksamen Giften von Brennesseln oder Quallen bekommen alle Menschen einen Nesselausschlag, der zwar genauso aussieht, wie ein allergischer Nesselausschlag, jedoch nichts mit einer allergischen Reaktion zu tun hat.

Welche Beschwerden macht ein Nesselausschlag? Am quälendsten ist der Juckreiz.

Welche Allergene rufen am häufigsten Nesselausschläge hervor? Fisch, Muscheln, Krebs, Eier, Erdbeeren und andere Obstsorten, Milch und Milchprodukte, Getreide-, Honig- und Fleischsorten, Nüsse und Gewürze. Unter den

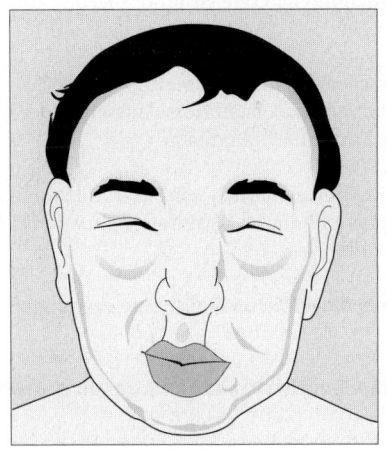

Abb. 2 *Quincke-Ödem.* Lid- und Gesichtsschwellung

Allergie

Medikamenten sind am häufigsten Antibiotika, vor allem Penzillin und Sulfonamide, Opiate, Kontrastmittel und Aspirin Auslöser von allergischen Reaktionen.

Wie wird ein Nesselausschlag behandelt? Mit der Ausschaltung des schuldigen Reizstoffes und mit der Verabreichung antiallergischer Medikamente und Salben. Die akuten Attacken lassen sich oft mit Adrenalin und ähnlichen Substanzen lindern.

Gibt es beim Nesselausschlag oft Rückfälle? Ja, wenn man den gleichen, für den Ausschlag verantwortlichen Reizstoff wieder zu sich nimmt.

Neigen Kinder mit allergischen Hautreaktionen zur Entwicklung anderer allergischer Krankheiten, wenn sie älter werden? Ja, denn die allergische Reaktion der Haut ist nur eine Erscheinungsform der allgemeinen allergischen Reaktionsbereitschaft.

Arzneimittelallergie

Welche Medikamente können eine allergische Reaktion auslösen? Praktisch jedes Medikament, wenn man dagegen überempfindlich ist.

Kann man im voraus wissen, ob man gegen ein Medikament allergisch ist? Nein.

Wie wird die Diagnose bei einer Arzneimittelallergie gestellt? Aus der Vorgeschichte der Erkrankung.

Welche Symptome treten bei allergischen Arzneimittelreaktionen auf? Es kann zu einer Nasenschleimhautentzündung, zu einem Nesselausschlag oder anderen Hautausschlägen und zu Asthmaanfällen kommen.

Können allergische Arzneimittelreaktionen gefährlich sein? Ja. Ein Patient, der beispielsweise gegen Aspirin überempfindlich ist, kann sterben, wenn er nur eine einzige Aspirintablette einnimmt.

Ist eine Arzneimittelallergie erblich bedingt? Nein. Sie ist eine erworbene Form der Überempfindlichkeit.

Kann man eine Arzneimittelüberempfindlichkeit mit Hauttests nachweisen? Ja, in bestimmten Fällen.

Wie werden allergische Arzneimittelreaktionen behandelt? Antihistaminika und kortisonähnliche Präparate helfen bei der Behandlung allergischer Arzneimittelreaktionen am besten.

Insektenstichallergie

Können Patienten, die gegen die Stiche von Bienen, Hornissen, Wespen und Hummeln überempfindlich sind, etwas tun, um Stiche zu vermeiden? Ja. Mit bestimmten einfachen Vorsichtsmaßnahmen kann man der Gefahr einigermaßen aus dem Weg gehen:
a) Alle Arten von Nahrungsmitteln ziehen diese Insekten an. Kochen oder Essen im Freien, Füttern von Haustieren im Freien, Offenlassen von Abfalleimern, abtröpfelndes »Eis am Stiel« oder andere Leckereien – all das wird die Insekten anlocken.
b) Da Parfüm, Haarspray, Haarwasser, Sonnenöl und viele andere Kosmetika Insekten anlocken, sollte man sie nicht verwenden. Von flatternden Kleidungsstücken, in denen sich Insekten verfangen könnten, leuchtenden Farben, Blumenmustern und Schwarz ist abzuraten.
c) Im Freien sollte man immer Schuhe tragen; nur auf einem harten, sandigen Strand ist das nicht nötig.
d) Mit gesundem Menschenverstand kann man manchen Stich vermeiden. Wenn man sich ruhig und gelassen verhält, sich nicht plötzlich bewegt oder mit den Armen wild um sich schlägt, wird man Schwierigkeiten verhüten können.

Kann man Insektenstiche völlig vermeiden? Nein, das Risiko läßt sich nicht völlig ausschalten. Daher sollten Patienten, die eine Überempfindlichkeitsreaktion durchgemacht haben, einen Allergologen aufsuchen und mit ihm die Möglichkeit einer Desensibilisierung mit Bienen/Wespengift besprechen.

Welche Vorsichtsmaßnahmen können insektenstichüberempfindliche Personen noch treffen? Sie sollten im Freien immer Adrenalin für Injektionen (Anaphylaxie-Besteck) bei sich tragen. Dieses enthält eine Fertigspritze mit Adrenalin, die sich der gestochene Patient auch selbst ohne große Probleme verabreichen kann. Nach einem Stich ist sofort Gebrauch von diesen Medikamenten zu machen und ein Arzt aufzusuchen (siehe auch Kapitel 18, Erste Hilfe).

Können Patienten, die gegen Insektenstiche überempfindlich sind, vorbeugend behandelt werden? Ja. Sie können mit Insektengiftextrakten desensibilisiert werden.

Physikalische Allergie

Was ist eine physikalische Allergie? Eine abnorme Reaktion auf physikalische Ursachen, etwa auf Hitze, Kälte, Licht oder mechanische Reizung.

Welche Symptome finden sich bei einer physikalischen Allergie? Es gibt zwei Arten von Reaktionen: die Kontaktreaktionen und die Reflexreaktionen. Die Kontaktreaktionen treten an den Stellen auf, wo die unmittelbare Einwirkung erfolgt ist; so kann zum Beispiel ein Nesselausschlag an Körperteilen, die der Kälte ausgesetzt waren, entstehen. Reflexreaktionen können sich im ganzen Organismus oder in entfernten Körpergeweben entwickeln; beispielsweise kann ein Asthmaanfall oder ein Nesselausschlag durch Hitze- oder Kälteeinwirkung ausgelöst werden.

Wie werden physikalische Allergien behandelt? Die Behandlung kann darin bestehen, daß man den Patienten langfristig täglich für kurze Zeit mäßiger Hitze oder Kälte oder einem anderen physikalischen Reiz aussetzt. Der Patient erwirbt dadurch unter Umständen eine Widerstandsfähigkeit gegen den spezifischen physikalischen Reiz.

5 Altern

Siehe auch Kapitel 15, Blutgefäße; Kapitel 26, Herz; Kapitel 46, Organtransplantationen; Kapitel 49, Plastische Chirurgie; Kapitel 52, Rheumatische Krankheiten und andere Gelenksleiden; Kapitel 57, Seelische Störungen und Geisteskrankheiten; Kapitel 58, Sexualorgane

Sind die Vorgänge des Alterns völlig geklärt? Nein. Alle damit zusammenhängenden Fragen werden zwar eingehend erforscht, doch ist letztlich noch nicht genau bekannt, was zum Altern führt. Wahrscheinlich hat jede Zelle des Körpers eine programmierte Lebensdauer und damit auch der ganze Organismus ein absehbares Ende.

Wann fängt man an, alt zu werden? Die Zeichen des Alterns sind nicht an bestimmte Lebensjahre gebunden. Manche Leute zeigen schon im dritten Jahrzehnt Alterserscheinungen, während andere noch mit sechzig oder siebzig Jahren jung wirken.

Gibt es schon in der Kindheit Anzeichen des Alterns? Ja. Gewisse anatomische Veränderungen deuten darauf hin, daß der Alterungsprozeß bei der Geburt beginnt. Unsere Lebensdauer hängt weitgehend davon ab, wie langsam oder schnell dieser Prozeß verläuft.

Altern die einzelnen Organe des Körpers verschieden rasch? Ja. Einzelne Organe eines Siebzigjährigen zeigen oft praktisch keine Rückbildungserscheinungen, während bei anderen Organen der Abbau sehr stark ausgeprägt ist. Bei der Frau altern zum Beispiel die Eierstöcke in den Wechseljahren, oft lange bevor sonstige Alterserscheinungen augenfällig werden.

Altert der Geist meist gleichzeitig mit dem Körper? Nicht unbedingt. In vielen Fällen tritt die Vergreisung des Geistes, die sogenannte Senilität, schon in Zeiten einer noch guten körperlichen Verfassung ein; häufig aber bleibt der Geist noch frisch und jung, wenn der Körper schon längst gealtert ist.

Wovon hängt es ab, ob man lange lebt? Hier spielen so viele wichtige und bestimmende Faktoren mit, daß man sie unmöglich einzeln anführen kann. Der ererbte Organ- und Gewebetyp ist ein wichtiger Faktor, ebenso bedeutend sind aber die Krankheiten, Belastungen und die mehr oder minder starke Abnützung, der der Körper im Laufe eines Lebens unterliegt.

Ist Langlebigkeit erblich? Der individuelle Körper- und Organbau wie auch die Widerstandskraft gegen Belastungen und die Anfälligkeit für Krankheiten sind weitgehend erblich bedingt. Die Langlebigkeit hängt jedoch davon ab, was diesen Organen im Laufe eines Lebens zustößt. Gute Blutgefäße

Altern

schützen beispielsweise nicht davor, von einem tödlichen Infekt oder einer bösartigen Geschwulst befallen zu werden. Daher kann gesagt werden, daß man nur eine *Anlage* zur Langlebigkeit erbt.

Hat eine frühe Pubertät etwas damit zu tun, wann man Alterserscheinungen bekommt? Nein.

Welchen Einfluß hat eine späte Pubertät auf das Altern? Keinen.

Ist die Anlage zum frühen oder späten Altern bei allen Mitgliedern einer Familie gleich? Nein. Die Erbanlagen, die sogenannten Gene, liegen bei jedem Familienmitglied in einer anderen Kombination vor. Die *Anlage* zur Langlebigkeit kann bei manchen Familienmitgliedern vorhanden sein und bei anderen fehlen.

Hat es einen Einfluß auf ein rascheres Altern, wenn man in der Jugend hart trainiert oder anstrengenden Sport betreibt? Nein, wenn man sich nicht eine schwere Organschädigung in der Jugend zugezogen hat, was nur selten vorkommt. Es stimmt *nicht*, daß Sportler oft jung sterben.

Besteht ein Zusammenhang zwischen der geschlechtlichen Aktivität und einem raschen oder langsamen Altern? Nein.

Welche Auswirkungen haben Krankheiten in jüngeren Jahren auf das Altern? Ein ernstes chronisches oder mit Rückfällen einhergehendes Leiden im jüngeren Lebensalter kann durch Schädigung wichtiger Organe zu vorzeitigem Altern führen.

Kann eine richtig bemessene körperliche Betätigung im jungen und mittleren Lebensalter zur Verlängerung des Lebens beitragen? Leibesübungen und Sport in vernünftigem Ausmaß fördern die Langlebigkeit insoweit, als sie einem helfen, sich körperlich in Form zu halten. Laut Statistik und nach allgemeiner Ansicht der meisten Herzspezialisten wirkt sich eine maßvolle sportliche Betätigung, z.B. Jogging, Schwimmen, Gymnastik, Radfahren usw., günstig auf den Herzmuskel und die Herzgefäße aus; Herzinfarkte und hoher Blutdruck sind bei Personen, die Sport auf diese Art betreiben, seltener.

Hat der Arzt die Möglichkeit vorauszusagen, in welchem Lebensalter ein junger Mensch die ersten Alterserscheinungen zeigen wird? Nur, wenn deutliche krankhafte Veränderungen in lebenswichtigen Organen nachweisbar sind.

Gibt es Labortests oder klinische Nachweisverfahren, mit denen sich Anzeichen eines frühen Alterns erfassen lassen? Nein, aber bestimmte Tests können eine verminderte Funktion lebenswichtiger Organe anzeigen. Auf diese Weise kann man Klarheit über die Aussichten, weiterhin gesund zu bleiben, gewinnen.

Wovon hängt es ab, in welchem Alter ein Mann seine Potenz verliert? Das ist recht unterschiedlich, denn der Verlust der Beischlaffähigkeit ist wahrscheinlich eher seelisch als körperlich bedingt. Viele Männer können ihre Potenz bis weit ins achte Lebensjahrzehnt bewahren.

Kann man mit der Zufuhr irgendwelcher Medikamente oder Hormone das Altern hinausschieben? Gegenwärtig nicht, doch gibt es gewisse Substanzen, von denen man vielleicht einmal in Zukunft in dieser Hinsicht etwas erwarten kann.

Gibt es erfolgversprechende Verjüngungsoperationen? Kosmetische Operationen, z. B. Gesichtslifting, bewirken zwar jüngeres Aussehen, jedoch keine Verlängerung der Lebenserwartung.

Hat Alkoholmißbrauch ein vorzeitiges Altern zur Folge? Das kann bei fortgesetztem jahrelangem Trinken der Fall sein. Reichlicher Alkoholgenuß steht oft einer gesunden und vielseitigen Ernährung im Wege und kann zu Erkrankungen der Leber oder anderer lebenswichtiger Organe führen.

Spielt es für den Vorgang des Alterns eine Rolle, ob man ausreichend schläft? Ungenügender Schlaf wirkt sich entschieden ungünstig aus und kann mitbestimmend für ein vorzeitiges Altern sein. Verlorener Schlaf kann nicht nachgeholt werden.

Kann das Rauchen ein vorzeitiges Altern bewirken? Rauchen – besonders wenn täglich eine ganze Packung Zigaretten oder mehr verbraucht wird – begünstigt die Entstehung von Lungenkrebs, Mundbodenkrebs, Herzkranzgefäßerkrankungen und Herzinfarkt, chronischer Bronchitis und Lungenblähung. Es ist statistisch nachgewiesen, daß verhältnismäßig starke Zigarettenraucher eine verkürzte Lebenserwartung haben.

Ist die Ernährung ausschlaggebend dafür, wie rasch man altert? Die Ernährung spielt für die Lebensdauer eine außerordentlich wichtige Rolle. Eine falsche oder unzureichende Ernährung hat häufig eine Stoffwechselschädigung zur Folge. Andererseits kann eine fett- und cholesterinreiche Kost vorzeitig zur Arteriosklerose führen. Fettleibigkeit infolge Überernährung kann eine Überbelastung für Herz und Gefäße bedingen.

Altern

Können seelische Erkrankungen ein vorzeitiges Altern bedingen? Ja.

Bewirken zahlreiche Schwangerschaften ein verfrühtes Altern der Frau? Grunsätzlich nein. Allerdings sind Krampfadern, Beckenbodensenkung und Übergewicht bei Frauen, die viele Kinder geboren haben, häufiger zu finden.

Stimmt es, daß Leute, die besonders schwere körperliche Arbeit verrichten, früher altern? Nein. Bei sonst gleichen Voraussetzungen neigen eher Leute mit sitzender Lebensweise dazu, früher zu altern.

Welche Krankheiten führen zu einem vorzeitigen Altern? Jedes schwere, chronische oder mit Rückfällen einhergehende Leiden.

Wird die medizinische Wissenschaft die Lebensspanne je über das neunte Lebensjahrzehnt hinaus verlängern? Ja. Doch ist die Zunahme der Lebenserwartung nur zum Teil auf die Erfolge der Medizin selbst zurückzuführen. Einen mindestens eben so großen Anteil hat die Verbesserung der allgemeinen Lebensbedingungen, die Verminderung der Säuglingssterblichkeit durch bessere hygienische Verhältnisse und die Ausrottung häufiger Infektionskrankheiten durch die moderne Wasserversorgung und Kanalisation sowie gesündere Wohnungen. Es gibt aber keine Anzeichen dafür, daß sich die Lebensspanne des Menschen über 120 Jahre im Maximum hinaus bewegt.

Ist die Lebenserwartung heute anders als vor 50 Jahren? Die Lebensdauer ist jetzt viel länger.

Wie hoch ist heute die durchschnittliche Lebenserwartung für gesunde, junge Erwachsene? Anfang der neunziger Jahre betrug die durchschnittliche Lebenserwartung in Deutschland für Männer 72,1 Jahre, für Frauen 78,7 Jahre.

Ist es wahr, daß ein warmes, ausgeglichenes Klima eine längere Lebensdauer begünstigt? Nicht unbedingt, es stimmt aber, daß manche Menschen Temperaturextreme schlecht vertragen; die dadurch bedingten häufigeren Erkrankungen können eine lebensverkürzende Rolle spielen.

Leben Verheiratete im allgemeinen länger? Ja, es ist bekannt, daß der eher regelmäßige und geruhsamere Lebensstil von verheirateten Personen mit einer längeren Lebenserwartung einhergeht.

Kann der Arzt feststellen, ob ein Patient vor der Zeit gealtert ist? Ja, mit einer gründlichen Untersuchung.

Zeigen Gedächtnislücken in mittleren Jahren an, daß man vorzeitig altert? Nicht unbedingt, sie können auch ein Zeichen von Unkonzentriertheit sein. Allerdings kann sich die Alzheimersche Erkrankung auch schon im fünften Lebensjahrzehnt bemerkbar machen.

Soll man den Sport aufgeben, wenn man ein mittleres Lebensalter erreicht? Wenn man früher gewöhnt war, regelmäßig Sport zu treiben, soll man nicht damit aufhören. Sportliche Betätigung kann zur Verhütung von hohem Blutdruck und Arteriosklerose der Herzkranzgefäße beitragen.

Hat die Vitaminaufnahme einen Einfluß auf die Lebensdauer? Chronischer Vitaminmangel bei falscher Ernährung kann lebensverkürzend wirken. Die Lebensdauer wird nicht verlängert, wenn ein gesunder Mensch Vitamine im Übermaß zu sich nimmt.

Zeigt eine frühe Menopause ein verfrühtes Altern der Frau an? Nein. Das frühe Aufhören der Regelblutungen zeigt lediglich an, daß die Eierstöcke vorzeitig altern. Das kann mit dem vorzeitigen Altern anderer Organe verbunden sein oder auch nicht.

Ist es vorteilhaft, wenn man zur Zeit der Menopause mit der Zufuhr weiblicher Geschlechtshormone künstlich periodische Menstruationszyklen auslöst? Während der letzten Jahre konnte in mehreren Studien gezeigt werden, daß man mit der zyklischen Verabreichung von Hormonen in Tabletten- oder Injektionsform die Alterungsvorgänge nach der Menopause hinausschieben kann. Zu den Alterserscheinungen, die nach dem Wechsel zu beobachten sind, gehören Veränderungen der Haut, der Knochen, der Herzkranzgefäße und andere Alterszeichen. Allerdings gibt es auch Hinweise, daß die Hormonzufuhr im höheren Alter die Entwicklung von Gebärmutterkrebs oder Brustkrebs begünstigen könnte. Ob eine Frau im Einzelfall Hormone einnehmen sollte oder nicht, muß durch eine Untersuchung und ein Gespräch mit dem Hausarzt bzw. Gynäkologen geklärt werden.

Stimmt es, daß man die besten Ideen in der Jugend und im mittleren Lebensalter hat und daß die schöpferischen Fähigkeiten im siebenten und achten Lebensjahrzehnt nachlassen? Das trifft in der Regel zu, doch gibt es zahllose Ausnahmen. Viele Künstler haben ihre größten Werke erst im höheren Alter geschaffen, Wissenschaftler ihre genialsten Ideen entwickelt.

Kann man, auch wenn man Arteriosklerose, hohen Blutdruck oder ein Herzleiden hat, über 70 oder 80 Jahre alt werden? Ja, aber die Wahrscheinlichkeit ist geringer.

Altern

Wird jemand, der alt aussieht, vermutlich kein höheres Alter erreichen? Nein. Das Aussehen der Haut ist nur ein kleiner Teilbefund und muß nicht unbedingt den Gesundheitszustand der lebenswichtigen Organe widerspiegeln.

Ist es ein Zeichen, daß man alt wird, wenn man früh graue Haare bekommt? Nein.

Leben magere Leute im allgemeinen länger als dicke? Ja.

Leben Leute mit gut entwickelter Muskulatur und kräftigem Körperbau meist länger als muskelschwache Personen? Das muß nicht sein, aber es ist richtig, daß eine vernünftige, regelmäßige körperliche Betätigung die Erhaltung eines guten Gesundheitszustands fördert.

Zeigt ein früher Zahnausfall an, daß man vor der Zeit alt wird? Nicht in jedem Fall. Ein vorzeitiger Zahnverlust kann auch auf Vernachlässigung zurückgehen.

6 Alternative Medizin

Was versteht man unter alternativer Medizin? An den Universitäten wird seit ungefähr 100 Jahren eine naturwissenschaftlich orientierte Medizin gelehrt und praktiziert (»Schulmedizin«), die Krankheiten mit morphologischen, physiologischen, biochemischen, genetischen und in jüngster Zeit auch molekularbiologischen Methoden identifiziert und erklärt und sie bestimmten Geweben, Organen und Organsystemen zuordnet. Diagnose- und Behandlungsverfahren, welche diese Methoden nicht verwenden und daher wissenschaftlich nicht oder noch nicht allgemein anerkannt sind, werden unter dem Begriff »alternative Medizin« zusammengefaßt. Ähnliche zusammenfassende Begriffe sind ganzheitliche Medizin, Naturheilverfahren und Erfahrungsheilkunde. Es liegt auf der Hand, daß es im Hinblick auf die wissenschaftliche Anerkennung eine Grauzone gibt. Das trifft aber auch für einige an der Universität gelehrte Verfahren zu.

Wie verbreitet sind alternative Heilmethoden? Erfahrungs- und Naturheilkunde scheinen »im Trend« zu liegen. Laut Umfragen wünschen sich 90 % aller Deutschen, bei Krankheit mit natürlichen, unschädlichen oder sog. »sanften« Heilmethoden behandelt zu werden. Mindestens 30 % der Bevölkerung sucht einmal im Leben einen Arzt oder Heilpraktiker auf, der mit alternativen Methoden arbeitet. Somit besteht eine Diskrepanz zwischen der an der Universität gelehrten und der von weiten Kreisen der Bevölkerung gewünschten Medizin.

Warum besteht offensichtlich ein Bedürfnis für die alternative Medizin? In der ärztlichen Praxis ist es keineswegs immer möglich, die Beschwerden des Patienten einer bestimmten, schulmedizinisch definierten Krankheit zuzuordnen, die mit entsprechenden, sog. »objektiven Befunden« (Labor, Röntgen, Ultraschall, Histologie, EKG, usw.) einhergeht. Im Gegenteil: man rechnet, daß je nach Fachgebiet zwischen 30 und 60 % der Patienten, die einen Arzt aufsuchen, unter Befindensstörungen oder funktionellen Beschwerden (siehe dort) leiden, bei denen der Arzt mit seinen Methoden keinen Befund erheben kann. Oft werden die Beschwerden dieser Patienten als »psychisch« abgetan, der Arzt mißt ihnen zu wenig Bedeutung bei und beschäftigt sich zu wenig damit. Mit der Auskunft: »Ihnen fehlt nichts!« sind die meisten Patienten unzufrieden und wenden sich, weil ihre Beschwerden weiter bestehen, alternativen Heilmethoden zu. Auch Patienten mit unheilbaren Leiden,

Alternative Medizin

z. B. Krebs oder multiple Sklerose, suchen in ihrer Not oft Hilfe bei alternativen Therapeuten.

Wer führt alternative Heilmethoden aus? Viele niedergelassene Allgemeinärzte und Internisten wenden gelegentlich auch alternative Heilmethoden an, obwohl sie keine besondere Ausbildung dafür haben. Ärzte, die sich hauptsächlich damit beschäftigen, führen auf ihrem Schild die Zusatzbezeichnung »Naturheilverfahren« oder »Homöopathie«. Seit 1992 müssen auch angehende Ärzte im Staatsexamen zeigen, daß sie über Grundlagen der Naturheilverfahren und Homöopathie Bescheid wissen. Die hauptsächlichen Anwender von alternativen Verfahren sind allerdings Heilpraktiker. Diesen Berufsstand, der ohne geregelte qualifizierte Ausbildung medizinisch tätig sein kann, gibt es nur in Deutschland. Wer sich einem Heilpraktiker anvertraut, weiß oft nicht, wie es um dessen Ausbildung und Mindestqualifikation bestellt ist.

Wie kann man Scharlatane von seriösen Heilbehandlern unterscheiden?
Folgende Punkte sollten einen stutzig machen:
1. Sofortiger Beginn der Behandlung, obwohl kein akuter Fall vorliegt;
2. Prophezeiung schwerer Krankheit und baldigen Todes, wenn man die Behandlung ablehnt;
3. Ablehnung des Verlangens, sich vor der Behandlung noch mit jemandem anderen zu beraten;
4. Behauptungen, die Behandlung heile alles, sei völlig ohne Risiko und Nebenwirkungen;
5. kein genauer Behandlungsplan, Absetzen aller bisher eingenommenen Medikamente;
6. gleichzeitige Anwendung von fünf oder sechs Behandlungsmethoden;
7. keine Berücksichtigung von oder Erkundigung nach bisherigen schulmedizinischen Diagnosen und Behandlungen;
8. Vorauszahlungen für eine längere Behandlung, unwirsche Reaktion auf die Bitte nach der Quittierung von Barzahlungen.

Wer bezahlt alternative Heilverfahren? In Deutschland werden auf dem alternativen Heilmarkt pro Jahr etwa 12 Milliarden DM umgesetzt. Zwei Drittel dieser Summe kommt direkt aus den Taschen der Patienten, ca. ein Drittel bezahlen die Krankenkassen.

Wann kann man mit einer Kostenübernahme durch die Krankenkasse rechnen? Die gesetzlichen Krankenkassen sind zur Übernahme der Kosten wissenschaftlich nicht anerkannter Behandlungsmethoden verpflichtet, wenn die schulmedizinischen Möglichkeiten ohne Erfolg genügend lange versucht wurden, wenn die Behandlung in Einzelfällen schon geholfen hat und wenn eine Krankheit unbekannter Ursache (z. B. Krebs oder multiple Sklerose) vorliegt. Die sog. »Wissenschaftlichkeitsklausel«, mit der private Krankenversicherungen bislang die Kostenerstattung alternativer Untersuchungs- oder Behandlungsmethoden und Arzneimittel abgelehnt haben, wurde durch das Urteil des Bundesgerichtshofs aus dem Jahr 1993 für unwirksam erklärt. Ein wesentliches Argument dabei war, daß es für eine Reihe von Krankheiten keine erfolgreichen, wissenschaftlich allgemein anerkannten Methoden gebe, dem Versicherten aber vertraglich die Kosten für Behandlungen ersetzt werden müßten, welche zur Linderung unheilbarer Krankheiten medizinisch erforderlich seien. Dabei genügt es, wenn die Methode sich in Einzelfällen nach den Erfahrungen des Heilbehandlers als nützlich und wirksam erwiesen hat.

Was sind Kulanz-Zahlungen? Viele Versicherungen leisten auch sog. Kulanz-Zahlungen, bei denen ein erheblicher Ermessensspielraum besteht. Man sollte sich daher vor Beginn einer Behandlung bei einem alternativen Heilbehandler bei seiner Krankenkasse erkundigen, ob und in welchem Umfang diese Behandlungskosten übernommen werden. Private Krankenversicherungen übernehmen auch die Kosten für Leistungen von Heilpraktikern.

Wo findet man Hilfe, wenn es Streit mit der Krankenkasse um die Kostenübernahme gibt? Im Streitfall bleibt einem letztlich nur der Weg zum Sozial- bzw. Zivilgericht, unter Umständen ein sehr kostspieliges Unterfangen. Ehe man Klage erhebt, sollte man sich bei den Verbraucherzentralen oder bei Selbsthilfeorganisationen nach den Chancen für einen Erfolg erkundigen. Auskünfte, für welche Krankheit es eine Selbsthilfeorganisation gibt, erhält man bei der Deutschen Arbeitsgemeinschaft Selbsthilfegruppen e.V., Friedrichstr. 28, 35392 Gießen, Tel. 06 41 / 7 02 24 78.

Alternative Medizin von A–Z

Wegen der Fülle von alternativen Verfahren zur Diagnose und Therapie können hier nur einige der populärsten und am häufigsten angewandten Methoden angeführt werden.

Was ist die Aderlaßbehandlung? Seit der Antike war der Aderlaß eine der wichtigsten Säulen der medizinischen Behandlung unter der vorwissenschaftlichen Annahme einer Verschiebung des Gleichgewichts der vier Säfte Blut, Schleim, schwarze und gelbe Galle. In dieser eher mystischen Vorstellung wird er heute noch von Heilpraktikern angewendet. Die Schulmedizin kennt die Aderlaßbehandlung nur bei zwei seltenen Blutkrankheiten. Es werden maximal 500 ml Blut durch eine Flügelkanüle abgenommen und durch die gleiche Menge physiologischer Kochsalzlösung ersetzt.

Alternative Medizin

Was ist Akupunktur? Die Akupunktur wurde etwa um das Jahr 1000 v. Chr. in China entwickelt und kam im 17. Jhdt. nach Europa. Ursprünglich wurde die Behandlung mit Nadeln nur an wenigen Körperstellen vorgenommen, später entwickelte sich die Vorstellung von 12 paarigen Meridianen, auf denen ca. 360 Akupunkturpunkte liegen. Jedem dieser Meridiane wird ein Organ oder Organsystem zugeordnet. Nach chinesischer Vorstellung soll der in Organen gestaute Energiefluß normalisiert und die gegensätzlichen Prinzipen Yin und Yang wieder ins Gleichgewicht gebracht werden. Mit 2 – 4/10 mm dicken Nadeln wird 1 – 20 cm tief in die jeweiligen Punkte eingestochen, die Nadeln werden dann bewegt oder unter Strom gesetzt. Im Westen wird Akupunktur vor allem zur Schmerzbehandlung eingesetzt. Migräne, Kopfschmerzen, Rückenschmerzen, Gesichtsschmerzen sowie funktionelle Störungen der Verdauung und Atmung sind die wichtigsten Indikationen. Die Behandlung ist nicht ungefährlich, Infektionen der Einstichstellen, Nadelbrüche, Übertragung von Infektionskrankheiten und Verletzungen innerer Organe können vorkommen. Kritisch ist anzumerken, daß es viele, einander widersprechende Akupunkturschulen gibt, die Meridiane keiner anatomischen Struktur entsprechen und der Behandlungserfolg offensichtlich stark vom Therapeuten abhängt. Damit ist eine Placebowirkung wahrscheinlich. Bei anderweitig nicht beeinflußbaren Schmerzzuständen ohne erkennbare Ursache ist ein Versuch gerechtfertigt.

Was ist Ayurveda? Ayurveda ist ein altindisches, schriftlich überliefertes Gesundheitssystem, die Wissenschaft vom gesunden Leben. Diese umfassende, philosophisch untermauerte Gesundheitslehre wird heute noch an vielen Ausbildungsstätten in Indien vermittelt, ayurvedisch orientierte Ärzte versorgen zwei Drittel der Inder. Diagnostiziert wird mit den fünf Sinnen, behandelt überwiegend mit mehr als 5000 Pflanzen in verschiedenen Zubereitungen, Reinigungsmaßnahmen, Mineralien und Metallen, Meditation sowie Farb-, Musik- und Aromatherapie. In Deutschland gibt es vier »Gesundheitszentren«, in denen Ayurveda praktiziert wird. Das Lebenskonzept ist für einen Angehörigen der westlichen Kultur kaum nachvollziehbar. Bei funktionellen Beschwerden (siehe dort) kann Ayurveda schulmedizinische Maßnahmen unterstützen.

Was ist die Bircher-Benner-Diät? Der Schweizer Arzt M. Bircher propagierte um die Jahrhundertwende eine neue Kostform, die sich im wesentlichen auf »Müsli« stützte. Dazu sollten Sonnenergie und eine geordnete Lebensführung Krankheiten vorbeugen und heilen. Die Ernährungsvorstellungen entsprechen auch heute noch durchaus ernährungswissenschaftlichen Erkenntnissen und sind mit dem Prinzip der Vollwertkost vergleichbar.

Was ist die Blutwäsche oder hämatogene Oxidationstherapie (HOT)? Bei dem 1956 in der Schweiz entwickelten Verfahren werden 50 bis 100 ml Blut aus dem Körper geleitet, in einem speziellen Apparat mit UV-Licht bestrahlt und/oder mit Sauerstoff durchperlt und wieder in den Körper zurückgeleitet bzw. intramuskulär injiziert. Die Liste der Indikationen umfaßt über 60 Krankheiten. In der Wirkung ist die HOT mit der Eigenblutinjektion zu vergleichen. Die Kosten werden von den Krankenkassen üblicherweise nicht übernommen.

Was ist Chiropraktik? Unter den verschiedenen Richtungen der manuellen Therapie hat sich in Deutschland die Chiropraktik als ein Zweig der Orthopädie oder der physikalischen Medizin etabliert. Durch Betasten werden »Blockierungen« gefunden, bestimmte Griffe, Druckanwendung und Drehbewegungen sollen die erhöhte Spannung vor allem der Rückenmuskulatur herabsetzen und die Wirbelgelenke frei beweglich machen. Seit 1979 gibt es in Deutschland die Zusatzbezeichnung »Arzt für Chirotherapie«. Masseure dürfen keine Chirotherapie anwenden. Die Behandlung ist oft erfolgreich, aber nicht ganz ungefährlich; schwere Verletzungen, Schlaganfälle und Todesfälle kamen vor. Personen über 60 Jahre sollten damit nicht behandelt werden. Vor einer chiropraktischen Therapie sind Röntgenaufnahmen erforderlich.

Was ist Eigenbluttherapie? Die Idee hinter der Eigenbluttherapie ist, daß der körpereigene Stoff den Organismus zu verstärkter Abwehrreaktion reizen soll. Die Behandlung wird meist von Heilpraktikern vorgenommen. Etwa 10 ml Blut werden entnommen und sofort wieder, meist in den Muskel, injiziert. Manchmal werden verschiedene Substanzen dem Blut zugesetzt bzw. das Blut anderen Verfahren wie Ozonisierung unterzogen. Eine Abwägung von Nutzen und Risiken (Infektion, Unverträglichkeitsreaktion) spricht nicht für die Eigenbluttherapie.

Was ist die Fußreflexzonenmassage? Nach einer willkürlichen Einteilung des Körpers in zweimal fünf Längszonen sollen von der Fußsohle aus alle Organe, die in dieser Zone liegen, durch entsprechenden Druck beeinflußbar sein. Neben den eigenen Fingern setzen Masseure Kugeln, Massagestäbe und elektrische Geräte ein. Umgekehrt sollen schmerzhafte Stellen an der Fußsohle auf Organschäden hinweisen. Das Verfahren kann nicht zur Diagnose empfohlen werden, Massage der Fußsohlen kann aber bei überlasteten Füßen oder Rückenschmerzen durchaus angenehm sein. Die Kosten werden von den Kassen nicht übernommen.

Was ist die Geopathie? Die Anhänger der Geopathie bzw. Radioästhesie glauben, mit Hilfe der Wünschelrute krankmachende Erdstrahlen und erkrankte Organe feststellen zu können. Als Ruten dienen Astgabeln eines Haselnußstrauchs sowie Bogen aus Kunststoff, Aluminium oder Messing. Der Rutengänger begeht die Wohnung, an Stellen, wo Erdstrahlen austreten, schlägt die Rute aus. Meist wird dann empfohlen, das Bett zu verstellen oder die Wohnung zu »entstrahlen«. Manche Radioästheten behaupten, sie könnten sogar anhand eines Fotos oder Plans des Gebäudes oder eines Blutstropfens des Klienten eine Ferndiagnose stellen. In mehreren kontrollierten Großversuchen wurde die Unsinnigkeit des Rutens nachgewiesen, mehrere Rutengänger in Gerichtsverfahren wegen Betrugs verurteilt. Die für viel Geld verkauften Geräte zur Abschirmung von Erdstrahlen enthalten banale Gegenstände und tragen oft die Aufschrift : »Bei Öffnung wirkungslos!«

Was ist Homöopathie? Das von dem deutschen Arzt Samuel Hahnemann (1755 – 1843) begründete Gedankengebäude ruht auf zwei Säulen: a) die Ähnlichkeitsregel besagt, daß ein Mittel, das Fieber oder andere Krankheiten hervorruft, Fieber senken bzw. andere Krankheiten heilen kann, wenn man es in starker Verdünnung schluckt; b) durch Prüfung von Arzneimitteln am gesunden Menschen erhält man sog. »Arzneimittelbilder«, welche therapeutisch genützt werden können. Durch schrittweise Verdünnung der konzentrierten Ursubstanzen in immer neuen Gefäßen (»potenzieren«) sollen die Arzneimittel immer höhere Wirksamkeit erlangen. Sie sollen den Körper anregen, seine »verstimmte Lebenskraft« wieder zu regulieren. Bei der Untersuchung des Patienten berücksichtigt der Homöopath auch die Konstitution, Neigungen, Interessen, den Charakter und die Reaktion auf Umweltreize. Insofern kommt die Homöopathie dem Bedürfnis der meisten Patienten nach mehr persönlicher Zuwendung durchaus entgegen.

Was ist von der Homöopathie zu halten? Die Homöopathie ist nicht ohne Nebenwirkungen: sie verwendet Gifte wie Arsen, Quecksilber, Blei oder Cadmium, die verwendeten Medikamente können Allergien auslösen und die Haut gegen Licht empfindlich machen. Die Hochverdünnungen enthalten kein einziges Molekül einer Substanz, so daß die Wirkung nicht der Substanz zugesprochen werden kann, sondern die eines Scheinmedikaments (»Placebo«) ist. Immerhin haben Ärzte mit der Zusatzbezeichnung Homöopathie meist eine längere fundierte Ausbildung hinter sich und gehen in der Regel auf die persönlichen Lebensumstände als mögliche Auslöser von Krankheiten ein. Die gesetzlichen Krankenkassen sind zwar nicht verpflichtet, homöopathische Behandlungen zu finanzieren, doch übernehmen sie häufig nach Prüfung des Einzelfalls die Kosten.

Was ist die Irisdiagnostik? In der Vorstellung, das Auge sei der Spiegel der Seele und des Körpers, glaubten die Verfechter der Irisdiagnostik, der gesamte Organismus sei in der Iris repräsentiert. Durch das Studium der Irisstrukturen und den Vergleich mit Iriskarten wollen sie erbliche Belastungen und aktuelle Krankheiten feststellen. Die Irisdiagnostik ist unter Heilpraktikern enorm verbreitet. Entsprechende kontrollierte Untersuchungen fällten allerdings ein vernichtendes Urteil über die Methode. Die Bundesärztekammer warnt vor dem Verfahren, Fehldiagnosen sind sehr wahrscheinlich.

Was ist Neuraltherapie? Die Neuraltherapie versucht, durch Injektionen von Lokalanästhetika (Procain, Lidocain) in bestimmte Hautsegmente die damit in Verbindung stehenden inneren Organe zu beeinflussen und Schmerzbahnen zu blockieren. Weiterhin sollen durch die Injektionen »Störfelder« ausgeschaltet werden. Die Injektionen erfolgen mit 2 – 12 cm langen Einwegkanülen in Haut, Muskel, Vene, Arterie, Gelenkweichteile usw., nachdem durch Fingerdruck die empfindliche Zone ertastet wurde. Insofern ist das Verfahren nicht ganz ungefährlich, da bei tiefen Stichen Verletzungen von Blutgefäßen und Organen vorkommen können. Bei chronischen Schmerzen in Gelenken und Muskeln ist die Neuraltherapie sinnvoll und etabliert. Die Neuraltherapie als Diagnose- und Behandlungsmethode von »Störfeldern« hält einer kritischen Überprüfung nicht stand.

Was ist die Ohrakupunktur? Die Ohrakupunktur ist eine eigenständige Spezialform der Akupunktur, bei der man sich den gesamten Körper auf das Ohr projiziert vorstellt und durch Nadeln der entsprechenden Ohrabschnitte mit nur 3 – 4 Nadeln die jeweiligen Organe beeinflussen möchte. Zu Anwendungen und Beurteilung siehe Akupunktur. Zusätzlich besteht die Gefahr einer gefährlichen Infektion des Ohrknorpels.

Wie ist das Pendeln zu beurteilen? Der Untersucher hält ein Pendel, ähnlich einem Maurerlot, über den Patienten und stellt anhand der Pendelausschläge eine Diagnose. Schlägt das Pendel, von kosmischen Kräften gelenkt, stark schräg aus, soll Krebs drohen. Die Methode ist als Diagnoseverfahren abzulehnen, es besteht die Gefahr von Fehldiagnosen und Auslösung von Panikreaktionen.

Was ist die Sauerstoff-Mehrschritt-Therapie? Das 1978 von dem Physiker M.v. Ardenne entwickelte Konzept geht von der Vorstellung aus, daß im Alter die Sauerstoffversorgung der Gewebe abnimmt und zu Funktionseinbußen führt. Nach der Einnahme eines Medikamentencocktails aus Vitaminen und Magnesium atmet der Patient entweder in Ruhe oder unter Belastung auf dem Zimmerfahrrad 50 – 90%igen Sauerstoff. Das Verfahren wird in über 600 Kurkliniken und Praxen zur allgemeinen Regeneration, zur Behandlung von Durchblutungsstörungen, hohem und niedrigem Blutdruck, Hör- und Sehverschlechterung, Hautleiden, Leberkrankheiten und sogar gegen Krebs angeboten. Die Wirkung steht theoretisch auf unsicherem Fundament, und geht über die einer allgemeinen Erholung durch Aufenthalt in angenehmer Umgebung nicht hinaus.

7 Anästhesie

Siehe auch Kapitel 45, Operationsvorbereitung und Nachbehandlung

Was bedeutet eigentlich »Anästhesie«? Wörtlich heißt dieser Ausdruck so viel wie Empfindungslosigkeit, im engeren Sinn wird er für die künstliche Schmerzausschaltung angewendet.

Sind Anästhesie und Narkose dasselbe? Anästhesie ist der umfassendere Begriff. Mit Narkose bezeichnet man in der Regel nur die allgemeine Betäubung (Allgemeinanästhesie).

Wer leitet bei einer Operation die Anästhesie? Der Anästhesist (Narkosespezialist).

Ist der Anästhesist ein Facharzt wie der Chirurg? Ja. Wie jeder Facharzt hat er sein Studium an einer medizinischen Fakultät beendet und sich anschließend einer allgemeinmedizinischen sowie einer mehrjährigen speziellen Ausbildung im Krankenhaus unterzogen.

Soll die Anästhesie von einem Facharzt durchgeführt werden? Wo es im Bereich der Möglichkeit liegt, soll die Anästhesie auf jeden Fall von einem Arzt, der sich darauf spezialisiert hat, vorgenommen werden. Die Anästhesiologie ist heute ein hochentwickeltes Spezialfach, und der Einsatz eines tüchtigen Anästhesisten ist eine der wichtigsten Sicherungen, die die gefahrlose Durchführung einer Operation gewährleisten.

Zum Aufgabenbereich des Anästhesisten gehört heute neben dem »Narkotisieren« auch die Intensivbetreuung Schwerverletzter oder Bewußtloser, die Dauerbeatmung und die Wiederbelebung sowie die Behandlung von Schmerzzuständen.

Kann auch eine Krankenschwester oder ein anderer Helfer eine Narkose geben? Das kommt nur in Notfällen in Betracht.

Ist es ratsam, bei der Entbindung einen Anästhesisten zuzuziehen? Ja. Durch den Einsatz von Anästhesisten in der Geburtshilfe wurden die Komplikationen bei Mutter und Kind beträchtlich herabgesetzt.

Ist es wirklich unumgänglich, daß eine Entbindung mit großen Schmerzen verbunden ist? Nein. Bei Anwendung moderner Anästhesiemethoden in der Geburtshilfe muß die Mutter nur im Beginn die Wehen ertragen; ohne Schaden für Kind oder Mutter kann man die Geburt so leiten und beenden, daß starke Schmerzen weitgehend ausgeschaltet werden.

Braucht man einen Anästhesisten bei einer Entbindung durch Kaiserschnitt? Ja. Eine Anästhesie bei einem Kaiserschnitt ist ein komplexes Verfahren, weil dabei auch auf das Kind Rücksicht genommen werden muß.

Was versteht man unter »präanästhetischer Beurteilung und Prämedikation«? Bevor sich der Anästhesist für die Wahl des Anästhesieverfahrens im Einzelfall entscheidet, studiert er die Krankengeschichte und Befunde des Patienten. Wenn er den Eindruck gewinnt, daß der Patient Operation und Anästhesie nicht gut überstehen würde, empfiehlt er die Verschiebung oder Absage der Operation. Unter Prämedikation versteht man die Verabreichung von Dämpfungs- und Beruhigungsmitteln, die der Patient gewöhnlich vor der Anästhesie in seinem Zimmer erhält. Er kommt dadurch in eine schläfrige, entspannte Verfassung, so daß der Betäubungszustand leicht und glatt erreicht wird.

Was sind die wichtigsten Arten der Anästhesie?
a) Allgemeinanästhesie. Sie ist als Inhalationsnarkose heute mehr als jede andere Anästhesieform in Gebrauch. In den meisten Fällen wird eine sogenannte *Kombinationsnarkose* angewandt. Das heißt, daß im Laufe der Narkose verschiedene Mittel zum Einsatz kommen. Um den Patienten einzuschläfern, wird ein Mittel wie Pentothal oder Thalamonal intravenös verabreicht. Dann werden Stickoxydul (Lachgas) und Sauerstoff auf dem Atemweg zugeführt, um Schmerzempfindungen auszuschalten. Schließlich wird ein muskelerschlaffendes Mittel intravenös injiziert, wenn eine Muskelerschlaffung erforderlich ist, damit der Chirurg seine Operation durchführen kann. Im Verlauf der Operation werden je nach Bedarf noch zusätzliche Dosen der genannten Mittel verabreicht. Die auf dem Atemweg zugeführten Narkosemittel werden über die Lunge ins Blut aufgenommen. Mit dem Blut gelangen sie ins Gehirn und schalten das Bewußtsein aus. Eine Inhalationsnarkose wird in der Regel mit einer sogenannten Intubation durchgeführt; dabei wird ein Rohr durch den Mund in das obere Ende der Luftröhre eingeführt. Durch das Rohr, den »endotrachealen Tubus«, strömt das Narkosemittel in die Lungen ein. Mit dieser Methode erreicht man eine größere Sicherheit und Steuerbarkeit der Narkose (Abb. 3). Die Zunahme der Verwendung von elektrischen Geräten verschiedener Art im Operationssaal hat zusammen mit der Entwicklung von nichtbrennbaren Narkosemitteln dazu geführt, daß explosive Mittel wie Äther und Cyclopropan praktisch aufgegeben wurden.

Halothan (Fluothan) ist eine nichtbrennbare und nichtexplosive Flüssigkeit, die zur Narkose verdampft wird. Man hat sie sehr viel benutzt. Leider ist wegen einer möglicherweise unter Halothaneinfluß entstandenen Leber-

Anästhesie

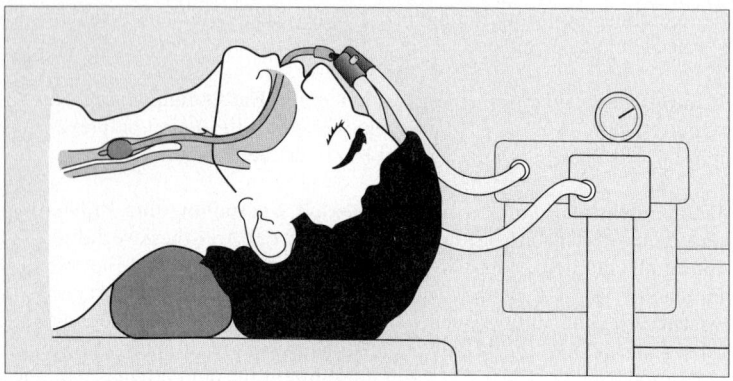

Abb. 3 *Intubationsnarkose*. In die Luftröhre wird ein Tubus eingeführt und an den Narkoseapparat angeschlossen. Mit dieser Methode läßt sich eine Inhalationsnarkose am besten steuern, da man die Menge des in die Lunge einströmenden Narkosegases und Sauerstoffs genau regulieren kann.

schädigung, die in sehr seltenen Fällen beobachtet worden ist, der Gebrauch dieses gut geeigneten Mittels zurückgegangen. Halothan ist aber eine der ungefährlichsten Narkosesubstanzen ist, die man bis jetzt entdeckt hat.

Ethran (Enfluran) ist ein potentes nichtbrennbares kurz wirkendes Mittel zur Inhalationsnarkose. Gegenüber Halothan hat es den Vorteil, daß es eine erhebliche Muskelerschlaffung bewirkt und daß es nicht ebenso mit Leberschädigungen in Zusammenhang gebracht worden ist.

b) Lumbal- oder Spinalanästhesie. Diese Form der Schmerzausschaltung wendet man oft bei Operationen im Bereich der unteren Körperhälfte an, sie besteht in der Einspritzung von Novocain oder einer ähnlichen Substanz in den Rückenmarkskanal (Abb. 4); dadurch wird der zu operierende Körperabschnitt gefühllos, der Patient bleibt aber wach. Heute verbindet man die Lumbalanästhesie sehr häufig mit der intravenösen Verabreichung eines Einschläferungsmittels.

c) Epidural- und Kaudalanästhesie. Dabei werden ebenso wie bei der Lumbalanästhesie die aus dem Rückenmark austretenden Nerven blockiert und dadurch bestimmte Körperregionen unempfindlich gemacht. Der Unterschied zur Lumbalanästhesie liegt nur darin, daß das Anästhesiemittel zwischen die äußeren Hüllen des Rückenmarks gespritzt wird und nicht direkt in die Flüssigkeit, die das Rückenmark umgibt.

d) Regionale Lokalanästhesie oder Leitungsanästhesie. Zur örtlichen Betäubung umschriebener Körperregionen wird am verbreitetsten Procain verwendet; zur sogenannten Leitungsanästhesie injiziert man es in Nerven, die bestimmte Gebiete des Körpers versorgen. Leider ist die Wirkung ziem-

Anästhesie

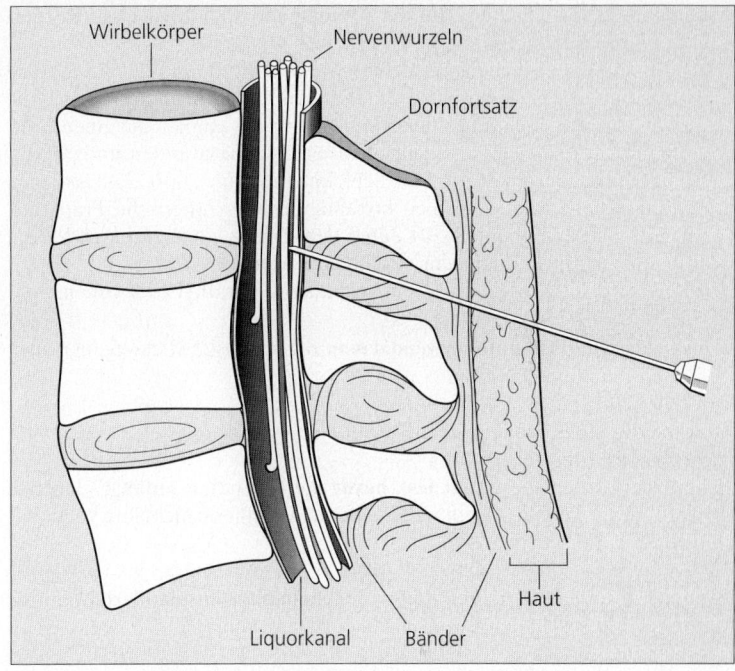

Abb. 4 *Lumbalanästhesie.* Durch eine Punktionsnadel wird im Bereich der Lendenwirbelsäule ein Anästhetikum in den Liquorraum eingespritzt. In dieser Höhe ist das Rückenmark bereits zu Ende, und es befinden sich innerhalb seiner häutigen Hüllen nur mehr die von ihm abgehenden Nervenwurzeln.

lich kurzfristig; wegen dieser ungünstigen Eigenschaft wurden andere Substanzen in dem Bestreben entwickelt, eine längere Dauer der Schmerzausschaltung zu erreichen. Zu diesen Mitteln gehören Xylocain, Marcain, Scandicain usw.

e) Intravenöse Narkose. Es gibt verschiedene Medikamente, die bei intravenöser Verabreichung Bewußtlosigkeit erzeugen; am häufigsten verwendet man verschiedene Barbiturate und Thiobarbiturate, etwa Pentothal, ferner Thalamonal sowie Valium. Allein genügen diese Mittel nicht für eine Narkose, da ihre Hauptfunktion die Einschläferung des Patienten und weniger die Schmerzausschaltung ist. Aus diesem Grund benützt man sie in erster Linie zur Unterstützung des Narkosemittels, und sobald der Patient schläft, wird der Betäubungszustand durch die Zufuhr von Lachgas aufrechterhalten. Bei einer auf diese Weise durchgeführten Narkose achtet der Anästhesist immer darauf, daß von den intravenösen Narkosemitteln nicht zuviel ge-

Anästhesie

geben wird, da es hemmend auf die Atmung und andere wichtige Körperfunktionen wirken kann.

f) Lokale Oberflächenanästhesie. Sie besteht darin, daß man eine anästhesierende Lösung direkt auf eine Schleimhaut aufbringt, z. B. in Mund, Nase, Auge usw.; manche anästhesierende Lösungen können mit einem Wattetupfer aufgetragen werden oder sind als Spray zu verwenden; andere werden mit einer Tropfpipette auf die Schleimhaut aufgetropft. Zur örtlichen Betäubung dienen hauptsächlich kokainähnliche synthetische Präparate. Ihre Wirkung kann ebenfalls oft durch den Zusatz einer geringen Menge Adrenalin zur Anästhesielösung verlängert werden.

Zur örtlichen »Vereisung« kann man auch Chloräthyl aufsprühen.

Welche Gase und Dämpfe verwendet man zur Narkose? Stickoxydul (Lachgas), Halothan und Enfluran.

Riechen diese Gase unangenehm? Nein.

Schläft der Patient bestimmt fest, bevor die Operation anfängt? Ja. Eine Operation wird niemals begonnen, bevor die Anästhesie nicht ihre volle Wirkung erreicht hat.

Kommt es vor, daß Patienten wichtige Geheimnisse ausplaudern, wenn sie während des Einschlafens sprechen? Nein. Das ist eine sehr verbreitete irrige Vorstellung.

Wie lange dauert es, bis die Betäubung nach Beendigung der Operation schwindet? Das ist je nach der Menge des zugeführten Anästhetikums und der Art der Anästhesie sehr verschieden. Eine Lumbalanästhesie hört gewöhnlich 1–3 Stunden nach dem Ende der Operation auf; eine Allgemeinanästhesie kann schon einige Minuten nach Beendigung der Operation vorüber sein oder noch stundenlang anhalten.

Welche Form der Anästhesie ist am ungefährlichsten? Heute sind alle Anästhesieverfahren in der Hand eines fachkundigen Anästhesisten ungefährlich. Ernste Narkosezwischenfälle sind so selten, daß sie in der Chirurgie der Gegenwart kaum noch ein Problem darstellen.

Wie kann Narkosekomplikationen vorgebeugt werden? Es muß darauf geachtet werden, daß der Patient während des ganzen Operationsverlaufs genügend Sauerstoff zugeführt bekommt, und es muß gewährleistet sein, daß die Luftwege frei sind. Für diese beiden Maßnahmen sorgt der Anästhesist.

Wie lange kann man eine Narkose ohne Gefährdung des Patienten fortsetzen? Auch eine mehrstündige Narkose ist unter richtiger Überwachung ge-

Tab. 1 Art der Anästhesie, die bei folgenden Operationen üblich ist

Operation	Anästhesie
Gehirn:	Allgemeinnarkose oder gelegentlich örtliche Betäubung, mit oder ohne intravenöse Narkose
Auge:	Allgemeinnarkose, Oberflächenanästhesie oder regionale Nervenblockierung
Knochen:	Allgemeinnarkose, Lumbalanästhesie oder regionale Nervenblockierung
Mund:	örtliche Betäubung oder Leitungsanästhesie
Mandeln:	bei Kindern Allgemeinnarkose; bei Erwachsenen regionale oder örtliche Schmerzausschaltung nur gelegentlich
Brust:	Allgemeinnarkose; in Ausnahmefällen örtliche Betäubung
Herz und Lunge:	Allgemeinnarkose
Bauchorgane:	Allgemeinnarkose oder Lumbalanästhesie je nach dem speziellen Fall; bei einer Lumbalanästhesie werden oft zusätzlich Mittel zur Einschläferung intravenös injiziert
Nieren, Harnblase Vorsteherdrüse:	Allgemeinnarkose oder Lumbalanästhesie
Mastdarm, After und Geschlechtsorgane:	Allgemeinnarkose, Lumbalanästhesie, Kaudalanästhesie oder örtliche Betäubung, oft mit intravenöser Narkose kombiniert
Arme:	Allgemeinnarkose, örtliche Betäubung oder regionale Nervenblockierung
Beine:	allgemeinnarkose, Lumbalanästhesie, örtliche oder regionale Schmerzausschaltung

fahrlos. Bei den neuen Operationsverfahren, die heute auf allen Gebieten der Chirurgie Anwendung finden, ist es keineswegs ungewöhnlich, daß ein Patient mehrere Stunden lang ständig unter Narkose gehalten wird.

Was versteht man unter Intubationsnarkose? Man bezeichnet damit eine Methode der Inhalationsnarkose, bei der Narkosegas und Sauerstoff durch einen Tubus (Rohr), der durch Mund oder Nase direkt in die Luftröhre eingelegt wurde, zugeführt wird. Diese Form der Inhalationsnarkose bietet die größte Sicherheit, weil dabei die Atmung am wirksamsten kontrolliert wer-

Anästhesie

den kann. Der Tubus wird erst eingeführt, nachdem der Patient eingeschlafen ist.

Kommt es oft vor, daß man nach einer Lumbalanästhesie Kopfschmerzen bekommt? Kopfschmerzen nach der Lumbalanästhesie treten bei einem von etwa zwanzig Patienten auf. Man kann sie aber heute erfolgreich verhüten oder behandeln.

Wie behandelt man Kopfschmerzen nach einer Lumbalanästhesie?
a) Man läßt reichlich trinken, 8–10 Gläser pro Tag; evtl. muß eine Infusion von 2–3 Litern pro Tag verabreicht werden.
b) mit schmerzstillenden Mitteln, z. B. mit Salizylaten;
c) mit bestimmten Injektionen zur Erhöhung der Flüssigkeitsmenge im Rückenmarkkanal.

Vertragen Kinder und Säuglinge eine Narkose ebenso gut wie Erwachsene? Ja. Die Verträglichkeit der Allgemeinnarkose ist bei Säuglingen und Kleinkindern außerordentlich gut.

Trägt der Anästhesist während der Operation die Verantwortung für den Allgemeinzustand des Patienten? Ja. Er beobachtet nicht nur die Atmung, sondern auch den Puls, die Herztätigkeit und den Blutdruck. Der Anästhesist gibt dem Operateur in regelmäßigen Abständen Bericht über den Zustand des narkotisierten Patienten.

Ist zu befürchten, daß ein Patient Narkosen immer schlecht vertragen wird, wenn früher einmal bei einer vorangegangenen Operation eine ungünstige Reaktion auf die Narkose eingetreten ist? Nein. Die Anästhesiologie hat so große Fortschritte gemacht, daß ein Patient, der seinerzeit eine Narkose schlecht vertragen hat, heute nicht unbedingt dasselbe erwarten muß.

Soll der Patient den Anästhesisten davon unterrichten, wenn er früher einmal eine Narkose schlecht vertragen hat? Ja. Es ist immer gut, wenn der Anästhesist von vorangegangenen Narkoseproblemen des Patienten oder seiner Familienangehörigen Kenntnis hat.

Soll es der Patient dem Anästhesisten sagen, wenn er vor der Operation gegessen hat? Ja. Es ist sehr wichtig, daß der Patient mit leerem Magen zur Anästhesie kommt. Wenn ein Patient gerade vor der Operation gegessen oder getrunken hat, ist es unbedingt notwendig, daß er das dem Anästhesisten erzählt.

8 Augen

Siehe auch Kapitel 4, Allergie; Kapitel 21, Erste Hilfe; Kapitel 30, Infektionskrankheiten; Kapitel 43, Das Neugeborene

Wie funktioniert der Sehapparat? Die durch das Sehloch (die Pupille) einfallenden Lichtstrahlen werden im normalen Auge durch die Linse so gebrochen, daß sie sich auf der Netzhaut im Augenhintergrund zu einem scharfen Bild vereinigen. Von den lichtempfindlichen Sinneszellen der Netzhaut werden die Impulse über die Sehbahn dem Gehirn übermittelt und treten als Sehwahrnehmung ins Bewußtsein (Abb. 5).

Muß eine Augenuntersuchung vom Augenfacharzt vorgenommen werden, oder genügt es, wenn man zum Optiker geht? Eine Augenuntersuchung sollte nur vom Augenfacharzt durchgeführt werden.

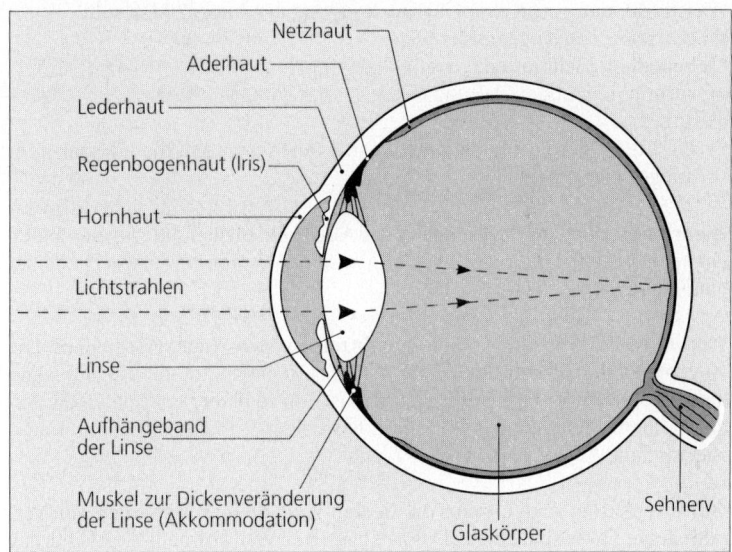

Abb. 5 *Normales Auge.* Die Lichtstrahlen treten durch das Sehloch ein und werden durch die Linse so gebrochen, daß sie ihren Brennpunkt genau auf der Netzhaut im Augenhintergrund haben. Man könnte den Sehapparat mit einer photographischen Kamera vergleichen, das Sehloch entspricht der Kameraöffnung, die Augenlinse der Kameralinse und die Netzhaut dem photographischen Film.

Augen

Wie oft sollte man sich routinemäßig einer Augenuntersuchung unterziehen? Menschen über 40 Jahre sollten sich alle ein bis zwei Jahre die Augen nachsehen lassen, alle Leute über 65 Jahre einmal jährlich, Kurzsichtige alle 6–12 Monate.

Was kann zu einer Überanstrengung der Augen führen?
a) Sehfehler, die der Korrektur durch Brillen bedürfen;
b) Lesen bei schlechtem Licht;
c) falsche, das heißt nicht aufrecht sitzende Haltung beim Lesen;
d) übermäßig langes Lesen ohne Ruhepause für die Augen;
e) sehr langes Arbeiten am Computer.

Wie zeigt sich eine Überanstrengung der Augen? Mit verschwommenem Sehen, Schmerzen und Brennen der Augen, leichtem Tränen und Kopfschmerzen.

Können die Augen überanstrengt werden, wenn man zu viel liest? Ja.

Was macht man gegen eine Überanstrengung der Augen? Man soll:
a) korrigierende Augengläser tragen;
b) bei gutem Licht lesen;
c) sitzend in richtiger Haltung lesen;
d) angemessene Ruhepausen einlegen;
e) die Augen mit Tropfen behandeln, die der Arzt gegen die Überanstrengung verschreibt.

Kann durch eine Überanstrengung der Augen ein bleibender Augenschaden entstehen? Nein. Die Augen erholen sich wieder, wenn sie entsprechend behandelt werden.

Warum ist die Augenfarbe bei den einzelnen Menschen verschieden? Die Augenfarbe hängt von der Pigment(Farbstoff)menge in der Regenbogenhaut ab. Je weniger Pigment vorhanden ist, um so blauer erscheinen die Augen, je mehr Pigment um so brauner. Je weniger Pigment, um so empfindlicher sind die Augen gegen grelles Licht.

Hat es etwas zu sagen, wenn die beiden Augen eines Menschen von verschiedener Farbe sind? Nein. Das ist abgesehen vom kosmetischen Eindruck bedeutungslos, wenn nicht eine Entzündung die Ursache der Verfärbung ist.

Ist es normal, daß die Pupille des Kinderauges besonders groß ist? Ja. Wenn das Kind älter wird, erscheinen die Pupillen kleiner.

Augen

Was kann am Tränen der Augen schuld sein? Eine Reizung durch zu grelles Licht, Allergien, scharfer Wind, Rauch, Augenentzündungen, ein Fremdkörper im Auge oder ein verlegter Tränengang. Bei älteren Leuten findet es sich häufiger, weil das Unterlid schlaffer wird und nach unten sinkt (seniles Ektropium).

Was ist gewöhnlich der Grund, wenn Augen und Lider jucken und geschwollen sind? Das Jucken kann durch eine allergische Reaktion entstehen, z. B. bei Heuschnupfen oder bei einer Überempfindlichkeit gegen Rauch, Gesichtspuder oder Seife. Eine Lidschwellung ist ein Signal, das einen zum Arzt führen sollte, damit sichergestellt wird, daß die Nierenfunktion in Ordnung ist. Eine leichte Schwellung der Lider ist manchmal die Folge von zu wenig Schlaf.

Wie können rote Lidränder entstehen? Eine Rötung der Lidränder kann mit starker Schuppenbildung oder Seborrhö der Kopfhaut in Zusammenhang stehen, ferner mit einer Reizung durch Rauch, Staub oder Wind, Überanstrengung der Augen, Allergien oder chronischer Bindehautentzündung.

Was ist die Ursache, wenn man Flocken vor den Augen treiben sieht? Diese Flocken werden durch Trübungen der Eiweißsubstanz im Glaskörper des Auges verursacht. Sie werden als kleine Pünktchen, Fäden oder »fliegende Mücken« sichtbar, und zwar gewöhnlich dann, wenn man gegen einen hellen Hintergrund blickt, etwa gegen einen klaren Himmel oder weißes Papier. In der Regel sind sie bedeutungslos, außer wenn sich gleichzeitig das Sehvermögen verschlechtert und/oder Lichtblitze auftreten. Wenn so etwas vorkommt, sollte man zum Augenarzt zu einer gründlichen Untersuchung gehen, damit festgestellt werden kann, ob nicht eine Entzündung oder andere Krankheit der Netzhaut vorliegt.

Was ist die Ursache vorstehender Augen? Vorquellende oder vorstehende Augen (»Glotzaugen«) können mit einer Schilddrüsenüberfunktion, einer Entzündung, einem Tumor hinter dem Auge oder mit besonders starker Kurzsichtigkeit in Zusammenhang stehen. Bei manchen Leuten sind sie eine anatomische Anomalie ohne krankhafte Bedeutung.

Wie behandelt man ein sogenanntes »blaues Auge«? Man soll zum Augenarzt gehen, damit sichergestellt wird, daß das Auge selbst unverletzt geblieben ist. Dann soll man während der ersten 24 Stunden kalte, feuchte Umschläge auflegen, um die Schwellung zu vermindern, nachher macht man warme Umschläge, um die Aufsaugung des Blutergusses zu beschleunigen.

Kurzsichtigkeit
(Myopie)

Was versteht man unter Kurzsichtigkeit? Bei der häufigsten Form der Kurzsichtigkeit ist der Augapfel länger, als es für diesen Menschen normal wäre. Der Kurzsichtige sieht entfernte Gegenstände unscharf (Abb. 6).

Wie häufig ist die Kurzsichtigkeit? Etwa ein Drittel aller Brillenträger ist kurzsichtig.

Sind mehr Knaben kurzsichtig als Mädchen? Nein.

Ist Kurzsichtigkeit erblich? Sie kommt oft familiär gehäuft vor, besonders wenn beide Eltern kurzsichtig sind.

Kann man vorbeugend etwas gegen Kurzsichtigkeit tun? Nein.

Bessert sich die Kurzsichtigkeit, wenn man die richtigen Gläser trägt? Nein. Mit der Brille wird nur die Fehlsichtigkeit korrigiert.

Wie bald kann ein kurzsichtiges Kind Brillen bekommen? Gewöhnlich im Alter von drei Jahren, in seltenen Fällen auch schon mit einem Jahr.

Wie kann der Arzt bei kleinen Kindern eine Kurzsichtigkeit erkennen? Er wirft mit dem Augenspiegel ein Licht auf die Pupille und macht die sogenannte Schattenprobe. Vor der Untersuchung werden die Pupillen mit Augentropfen erweitert.

Warum wird die Kurzsichtigkeit schlimmer, wenn man heranwächst? Mit dem Wachstum des gesamten Körpers werden auch die Augäpfel länger, während das optische System des Auges unverändert bleibt.

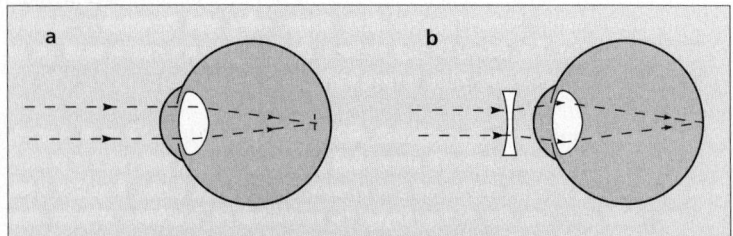

Abb. 6 *Kurzsichtiges Auge.* Das Bild im Brennpunkt der Lichtstrahlen liegt vor der Netzhaut. Mit einer Konkavlinse kann der Fehler so korrigiert werden, daß der Brennpunkt genau auf die Netzhaut fällt.

Sollen Kurzsichtige ihre Augen schonen und nicht so viel lesen? Nein. Das ist nur nötig, wenn die Kurzsichtigkeit sehr hochgradig ist und mit einer Entartung des Augenhintergrunds einhergeht.

Ist Fernsehen für Kurzsichtige schädlich? Keineswegs.

Was sind Kontaktlinsen? Kontaktlinsen oder Haftschalen sind geformte Kunststoff- oder Glaslinsen, die auf der Hornhaut im Tränenfilm schwimmen. Man unterscheidet harte (aus Glas) und weiche (aus Kunststoff) Kontaktlinsen. Es fällt nur bei genauerem Hinsehen auf, daß Korrekturlinsen getragen werden.

Wann sind Haftschalen bei Kurzsichtigkeit empfehlenswert? Wenn die Kurzsichtigkeit hochgradig ist oder der Patient nicht als Brillenträger erscheinen möchte. Man sollte sie aber erst ab dem 18. Lebensjahr tragen.

Schaden die Haftschalen, die direkt dem Augapfel aufliegen, den Augen? Nur in ganz seltenen Fällen kommt es zu Reizungen von Hornhaut oder Bindehaut.

Sind weiche Kontaktlinsen empfehlenswert? Ja, für viele stellen sie eine erhebliche Verbesserung gegenüber den starren Haftschalen dar. Bei Astigmatismus ermöglichen sie allerdings kein scharfes Sehen (siehe den Abschnitt über Astigmatismus in diesem Kapitel).

Gibt es Medikamente, die die Kurzsichtigkeit bessern? Nein, doch werden gewisse Augentropfen erprobt, die offenbar einigen Erfolg zeigen.

Gibt es Operationsverfahren zur Besserung der Kurzsichtigkeit? In Fällen von außerordentlicher Kurzsichtigkeit, die mit einer Schwäche der Augapfelwandung einhergeht, wird Bindegewebe an den weichen Stellen eingepflanzt. In jüngster Zeit wurde ein neues Operationsverfahren ausgearbeitet, die radiäre Keratomie, bei der die Krümmung der Hornhaut verändert wird. Dieses Verfahren kann sowohl bei Kurz- als auch bei Weitsichtigkeit Hilfe bringen, ist aber noch nicht genügend erprobt. Neuerdings wird die Hornhautkrümmung auch mit Hilfe von Laserstrahlen verändert.

Kann die Kurzsichtigkeit manchmal zur Erblindung führen? In sehr seltenen Fällen kann die Kurzsichtigkeit zu einer Entartung der Netzhaut mit oder ohne Netzhautablösung führen, so daß das Sehvermögen teilweise verloren geht (siehe den Abschnitt über Netzhautablösung in diesem Kapitel).

Weitsichtigkeit
(Hypermetropie)

Was versteht man unter Weitsichtigkeit? Bei der Weitsichtigkeit ist gewöhnlich der Augapfel kürzer, als er normalerweise sein sollte. Entfernte Gegenstände werden besser gesehen als nahe. Bei starker Weitsichtigkeit werden auch entfernte Gegenstände verschwommen wahrgenommen (Abb. 7).

Wie häufig ist die Weitsichtigkeit? Etwa ein Drittel aller Brillenträger ist weitsichtig.

Sind mehr Knaben weitsichtig als Mädchen? Nein.

Ist Weitsichtigkeit erblich bzw. liegt sie in der Familie? Ja, in manchen Fällen.

Kann man der Weitsichtigkeit vorbeugen? Nein.

Wie wird Weitsichtigkeit bemerkt? Oft treten Kopfschmerzen beim längeren Lesen auf, da das Auge den Sehfehler zunächst durch Akkommodation ausgleichen kann, dadurch jedoch bald überanstrengt wird.

Wird die Weitsichtigkeit manchmal von selbst besser? Nein, aber bei wachsenden Kindern kann sich die Weitsichtigkeit zur Kurzsichtigkeit wandeln.

Bessert sich die Weitsichtigkeit, wenn man die richtigen Brillen trägt? Man sieht besser, aber die Weitsichtigkeit selbst wird nicht geheilt.

Kann es einem Weitsichtigen auch schaden, wenn er Brillen trägt? Nein.

Wie bald kann man weitsichtige Kinder Brillen tragen lassen? In der Regel im Alter von 3 Jahren.

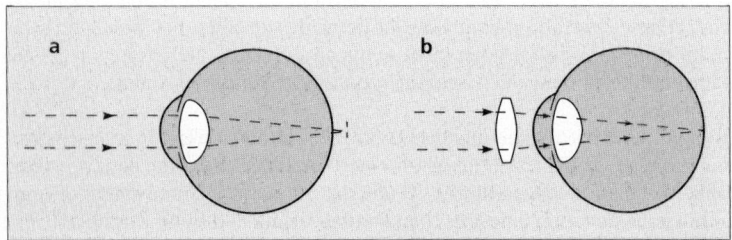

Abb. 7 *Weitsichtiges Auge*. Der Brennpunkt der Lichtstrahlen liegt hinter der Netzhaut, ein Ausgleich kann mit Konvexlinsen erfolgen.

Wie kann der Arzt eine Weitsichtigkeit bei kleinen Kindern erkennen? Durch eine spezielle Untersuchung mit dem Augenspiegel, die Schattenprobe.

Warum verschlechtert sich die Weitsichtigkeit, wenn man älter wird? Wenn man älter wird, wird die Augenlinse starrer, und der Patient kann den Fehler nicht mehr so gut durch die Anspannung des Ziliarmuskels, mit dessen Hilfe die Entfernungseinstellung der Linse erfolgt, ausgleichen.

Sollen Weitsichtige ihre Augen schonen und nicht zu viel lesen? Das ist nicht nötig, wenn der Patient die richtigen Brillen trägt.

Schadet Fernsehen dem weitsichtigen Auge? Nein.

Wann werden bei Weitsichtigkeit Haftschalen empfohlen? Wenn die Weitsichtigkeit das Sehvermögen so weit beeinträchtigt, daß ein ständiges Tragen von Gläsern nötig ist, und wenn es aus kosmetischen, beruflichen oder sportlichen Gründen wünschenswert ist, keine Brille zu tragen.

Gibt es Medikamente gegen Weitsichtigkeit? Nein.

Gibt es Operationsverfahren zur Besserung der Weitsichtigkeit? Ja, die radiäre Keratomie. Das Verfahren ist allerdings sehr umstritten, wird nur von wenigen Augenärzten empfohlen und von den Krankenkassen nicht erstattet. In den letzten Jahren wird auch die Laser-Behandlung der Hornhaut propagiert; durch Abtragung dünner oberflächlicher Hornhautschichten verändert man die Brechkraft der Hornhaut.

Kann Weitsichtigkeit zur Erblindung führen? Nein.

Alterssichtigkeit
(Presbyopie)

Was versteht man unter Alterssichtigkeit? Das gesunde, normale Auge besorgt selbst die Einstellung auf nahe oder entferntere Gegenstände, damit immer ein scharfes Bild gesehen wird. Diese Einstellung, die sogenannte Akkommodation, erfolgt durch den ringförmigen Ziliarmuskel, der einen Zug auf die Kapsel der Augenlinse ausübt; seine Erschlaffung bewirkt eine Abflachung der Linse und damit die Ferneinstellung; wenn er sich anspannt, läßt der Zug auf die Linse nach, die ihrer Elastizität zufolge eine stärkere Wölbung annimmt (Naheinstellung). Mit den Jahren verliert die Linse allmählich ihre Elastizität, und die Nahanpassung wird immer unvollkommener.

Augen

Der Alterssichtige sieht entfernte Gegenstände normal, nahe undeutlich. Der Abstand, bei dem noch gut gesehen werden kann, vergrößert sich nach und nach. Das erste Zeichen einer beginnenden Alterssichtigkeit ist gewöhnlich, daß »die Arme beim Lesen zu kurz werden«.

Sind Weitsichtigkeit und Alterssichtigkeit dasselbe? Nein. Die Weitsichtigkeit beruht meist auf einer fehlerhaften Anlage des Augapfels und ist schon bei jungen Menschen vorhanden. Die Alterssichtigkeit ist die Folge des natürlichen Elastizitätsverlustes der Linse mit zunehmenden Jahren. Die praktische Auswirkung ist allerdings in beiden Fällen ähnlich.

Wie wird die Alterssichtigkeit korrigiert? Durch entsprechende, dem jeweiligen Zustand des Auges angepaßte Brillen.

Muß der Alterssichtige immer Brillen tragen? Nein, gewöhnlich nur zum Lesen oder bei anderen Beschäftigungen, die scharfes Sehen in der Nähe erfordern.

Muß der Alterssichtige öfter eine neue Brille bekommen? Ja, solange der Prozeß des Elastizitätsrückgangs noch nicht zum Abschluß gekommen ist.

Wann beginnt die Alterssichtigkeit? Die Elastizitätsabnahme der Linse setzt eigentlich schon in der Jugend ein und schreitet langsam und gleichmäßig fort, macht sich aber gewöhnlich erst im Alter von 45–50 Jahren störend bemerkbar.

Werden alle Menschen alterssichtig? Grundsätzlich ja, denn es handelt sich um einen natürlichen Vorgang, doch ist der Grad der Sehstörung sehr unterschiedlich. Es hängt auch sehr vom Beruf und den Beschäftigungen jedes einzelnen ab, wie weit ihm das behinderte Nahsehen zum Bewußtsein kommt.

Schadet es, wenn man zu früh Brillen bekommt? Nein, der Prozeß verläuft völlig unabhängig davon, ob man die Brillen früh oder spät bekommt.

Brauchen manche Alterssichtige verschiedene Brillen? Ja, wenn es aus beruflichen oder sonstigen Gründen nötig ist, Scharfsehen in verschiedenen Entfernungen zu erreichen oder wenn gleichzeitig andere Sehfehler bestehen. Man kann zwei verschiedene Linsen auch in einer Brille kombinieren. Neuerdings gibt es auch Gläser mit kontinuierlichem Übergang vom Fern- zum Nahbereich.

Wie wirkt sich die Alterssichtigkeit bei Weitsichtigkeit aus? Die Alterssichtigkeit tritt gewöhnlich schon etwas früher als bei anderen Menschen in Erscheinung.

Wie wirkt sich die Alterssichtigkeit bei Kurzsichtigkeit aus? Kurzsichtige werden meist später als Normalsichtige oder überhaupt nicht alterssichtig. Die Elastizitätsabnahme der Linse erfolgt zwar wie im normalen Auge, macht sich aber nicht so bemerkbar.

Astigmatismus
(Stabsichtigkeit, Zerrsichtigkeit)

Was versteht man unter Astigmatismus? Eine Unregelmäßigkeit in der Krümmung der Hornhaut und/oder der Linse, die es verhindert, daß die einfallenden Lichtstrahlen die Netzhaut in einem gemeinsamen Brennpunkt treffen.

Wodurch entsteht der Astigmatismus? Durch die erblich bedingte Art und Weise, wie sich der Augapfel entwickelt. Auch Erkrankungen oder Verletzungen von Hornhaut und Linse können Astigmatismus bewirken.

Wie kommt man darauf, ob man astigmatisch ist? Astigmatiker überanstrengen leicht die Augen und sehen unscharf. Es fällt ihnen bald auf, daß etwas nicht stimmt.

Wie wird der Astigmatismus behandelt? Entsprechende Korrekturgläser beheben die Symptome und verbessern das Sehvermögen bedeutend.

Wird ein Astigmatismus manchmal von selbst besser? Nein.

Kann der Astigmatismus zur Erblindung führen? Nein.

Bindehautentzündung
(Konjunktivitis)

Was ist eine Bindehautentzündung? Die Bindehautentzündung ist eine Entzündung der dünnen Haut, die die Vorderfläche des Augapfels und die Innenfläche der Augenlider bekleidet, der sogenannten Bindehaut oder Konjunktiva.

Wodurch kann eine Bindehautentzündung entstehen? Durch Verletzung oder Reizung, Infektion oder Allergie. Die Reizung kann durch die Einwirkung von Sonnenlicht, Staub oder Wind hervorgerufen werden; die Infektion kann durch Streptokokken, Staphylokokken, Gonokokken oder andere Bakterien erfolgen.

Augen

Welche Krankheitserscheinungen finden sich bei der Bindehautentzündung? Bei einer durch Reizung oder Verletzung entstandenen Bindehautentzündung (traumatische Form) sind die Symptome Rötung, Jucken, Brennen und Tränen der Augen; die Symptome der infektiösen Form sind die gleichen, dazu kommt noch eine eitrige Absonderung, die aus der Lidspalte quillt; die Symptome der allergischen Form sind Rötung, Brennen, Tränenfluß und Jucken der Augen und Augenlider, die oft von Krankheitserscheinungen von seiten der Nase und des Rachens begleitet werden.

Wie wird die Bindehautentzündung behandelt? Die traumatische Form wird mit milden, entzündungshemmenden Augentropfen, die infektiöse Form mit antibiotischen Augentropfen und die allergische Form mit Antihistamin- oder Kortison-Augentropfen behandelt.

Ist eine Bindehautentzündung ansteckend? Nur die durch Krankheitserreger verursachte Form der Bindehautentzündung ist ansteckend.

Wie kann man der Übertragung einer ansteckenden Bindehautentzündung vorbeugen? Man sondert den Patienten ab und läßt ihn seine eigene Seife und sein eigenes Handtuch benützen.

Wie lange dauert es, bis eine Bindehautentzündung abheilt? Gewöhnlich 2–4 Tage, wenn keine Komplikationen eintreten und eine entsprechende Behandlung erfolgt.

Verursacht eine Bindehautentzündung einen bleibenden Sehschaden? Nein, außer bei Komplikationen.

Was ist die häufigste Komplikation einer Bindehautentzündung? Ein Übergreifen auf die Hornhaut mit der Folge eines Hornhautgeschwürs, das eine Narbe hinterlassen kann. Diese Narbe kann das Sehvermögen u. U. stark beeinträchtigen.

Ist eine Bindehautentzündung, die die Folge einer gonorrhoischen Infektion (Tripper) ist, heilbar? Ja, mit einer sachgemäßen antibiotischen Behandlung mit Penizillin.

Mit welchen Vorbeugungsmaßnahmen kann man die Entstehung einer gonorrhoischen Bindehautentzündung verhüten? Wenn man einen Tripper (Gonorrhö) hat, ist strengste persönliche Hygiene unbedingt erforderlich! Man darf die Hände nicht an die Augen bringen und soll vorbeugend Penizillin-Augentropfen anwenden.

Was ist eine epidemische Bindehautentzündung? Die epidemische Bindehautentzündung ist eine sehr ansteckende Form eines akuten Bindehautkatarrhs, die durch spezielle Viren hervorgerufen wird.

Welche Krankheitserscheinungen finden sich bei der epidemischen Bindehautentzündung? Die gleichen wie bei jeder anderen durch Krankheitserreger verursachten Bindehautentzündung.

Wie wird die epidemische Bindehautentzündung behandelt? Mit speziellen Augentropfen, die sie in 2–3 Tagen zur Abheilung bringt.

Was ist die »Schwimmbad-Konjunktivitis«? Man bezeichnet damit eine besondere Form der Bindehautentzündung, die öfter nach dem Besuch von Hallenbädern auftritt. Sie wird durch eine Reizwirkung des gechlorten Wasser hervorgerufen.

Verletzungen, Geschwüre und Fremdkörper der Hornhaut

Was macht man als Erste-Hilfe-Behandlung bei einem Kratzer oder Fremdkörper im Auge? Man gibt anästhesierende Augentropfen und bedeckt das Auge mit einem Verband. Man zieht das Ober- und Unterlid vom Augapfel und kann dann evtl. einen losen Fremdkörper entfernen. Ist das nicht möglich, so sollte man umgehend einen Augenarzt aufsuchen.

Was soll man tun, wenn eine derartige Verletzung in der Nacht eintritt und der Augenarzt nicht erreichbar ist? Anästhesierende Augentropfen und eine Augenbinde nehmen dem Patienten die Schmerzen und halten das Auge rein, bis er am Morgen den Augenarzt aufsuchen kann. Besser, als den Fremdkörper über Nacht im Auge zu lassen, ist es jedoch, in die Nothilfe des nächstgelegenen Krankenhauses zu gehen.

Kann eine schwere Schädigung des Auges eintreten, wenn man einige Stunden zuwartet, bevor man sich in ärztliche Behandlung begibt? Ja, das hängt von der Substanz ab, die in das Auge geraten ist. Bei einer Kalkspritzerverätzung darf man keinesfalls zuwarten, bis man sich in ärztliche Behandlung begibt.

Wie wird eine oberflächliche Verletzung (ein Kratzer) oder ein Geschwür der Hornhaut behandelt? Mit antibiotischen Augentropfen und manchmal mit Kortisontropfen oder -salben sowie mit einem Schutzverband für das Auge. Man muß unbedingt den Augenarzt aufsuchen.

Augen

Kann ein Hornhautriß mit Erfolg genäht werden? Ja. Tiefe oder ausgedehnte Risse werden genäht.

Ist ein Fremdkörper, z. B. ein Stahlsplitter, eine ernste Gefahr für das Auge? Wenn der Fremdkörper oberflächlich liegt, besteht im allgemeinen kaum eine Gefahr; wenn er jedoch in das Innere des Auges eingedrungen ist, ist das Auge ernstlich gefährdet.

Heilen oberflächliche Verletzungen, sogenannte Erosionen, und Risse der Hornhaut oft von selbst ab? Kleine Erosionen heilen von selbst; Risse müssen gewöhnlich behandelt werden.

Wie verhütet man bei der Abheilung von Erosionen oder Rissen eine Narbenbildung? Durch eine Behandlung mit Kortisonaugentropfen und Auflegen von warmen Umschlägen auf das Auge.

Führen Verletzungen dieser Art oft zu einer Beeinträchtigung des Sehvermögens? Wenn die Hornhautverletzung oberflächlich ist und nicht infiziert wird, kommt es in der Regel zu keiner Sehstörung. Fremdkörper im Inneren des Auges haben sehr oft eine Sehbehinderung zur Folge.

Wie lange brauchen Hornhauterosionen zur Heilung? Richtig behandelt heilen sie in 2–4 Tagen.

Wie lange brauchen Hornhautrisse zur Heilung? Gewöhnlich 2–3 Wochen.

Wodurch entstehen chronische Hornhautgeschwüre? Chronische Hornhautgeschwüre bilden sich, wenn die Widerstandskraft des Patienten herabgesetzt ist, z. B. bei Zuckerkrankheit oder bei Gesichtslähmung, wenn der Lidschluß nicht mehr vollständig erfolgen kann. Die Infektion einer Hornhauterosion kann ebenfalls zu einem chronischen Geschwür führen.

Wie werden chronische oder wiederkehrende Geschwüre der Hornhaut behandelt? Mit Antibiotika, Hitzeverschorfung des Geschwürs und einem Verband, der das Auge abdeckt und vor einer möglichen Verunreinigung oder Infektion von außen schützt.

Kann eine Hornhaut, deren Sehtüchtigkeit durch Narben unwiederbringlich zerstört wurde, ersetzt werden? Ja. In neuerer Zeit verwendet man zu diesem Zweck mit großem Erfolg Hornhauttransplantate. Es gibt heute Augenbanken, in denen man normale menschliche Hornhäute von Leichen langfristig konserviert, um sie zur Verpflanzung auf andere Menschen zur Verfügung zu haben.

Überlebt die verpflanzte Hornhaut in der Regel? Ja. In den allermeisten Fällen überlebt eine Hornhaut, die von einem Menschen auf einen anderen übertragen wurde, und erfüllt ihre Aufgabe normal.

Ist es möglich, das Sehvermögen durch eine Hornhautverpflanzung wieder herzustellen, wenn die Sehminderung durch Hornhauttrübungen bedingt ist? Ja, sehr oft. Es gibt heute schon Tausende von Menschen, die früher blind waren und jetzt dank einer Hornhautübertragung sehen können.

Kann man nochmals operieren, wenn die erste Hornhautverpflanzung fehlschlägt? Ja. Ab und zu stirbt eine verpflanzte Hornhaut ab. In solchen Fällen kann eine zweite Operation zum Erfolg führen.

Kann allen Blinden mit Hornhautverpflanzungen geholfen werden? Leider nicht. Man schätzt, daß nur etwa 5 % aller Blinden ihr Sehvermögen durch Hornhautnarben verloren haben. Nur bei dieser kleinen Gruppe können Hornhauttransplantationen Hilfe bringen.

Kann ein ganzes Auge transplantiert werden? Nein.

Gerstenkorn und Hagelkorn
(Hordeolum und Chalazion)

Was kann die Ursache sein, wenn immer wieder Gerstenkörner an den Augenlidern auftreten?
a) Herabgesetzte Widerstandskraft des Körpers bei schlechtem Gesundheitszustand;
b) Bindehautentzündung (Konjunktivitis);
c) Lidentzündung (Blepharitis);
d) mangelnde Sauberkeit.

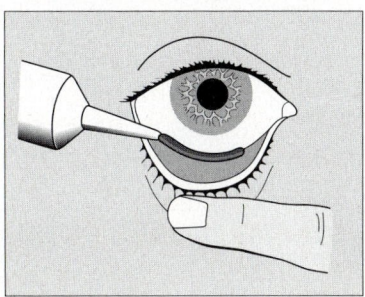

Abb. 8 Einbringen von Augensalbe in

Augen

Wie wird ein Gerstenkorn oder Hordeolum behandelt? Die meisten Gerstenkörner werden durch warme Kamillen- oder Augentrostumschläge und milde Antiseptika zur Heilung gebracht. Gelegentlich ist es nötig, daß sie vom Augenarzt geöffnet werden. Schwere Fälle werden mit Antibiotika behandelt.

Wie lange dauert es, bis ein gewöhnliches Gerstenkorn schwindet? Ungefähr 5–8 Tage.

Wodurch entsteht ein Hagelkorn oder Chalazion? Durch Entzündung einer der kleinen Lidranddrüsen mit Verstopfung ihrer Öffnung an der Oberfläche.

Welche Krankheitserscheinungen finden sich bei einem Gerstenkorn oder bei einem Hagelkorn? Eine sehr schmerzhafte Schwellung und Rötung des Lids. Der Prozeß verläuft beim Gerstenkorn akut, beim Hagelkorn chronisch.

Wie wird ein Hagelkorn behandelt? Die meisten Hagelkörner sprechen auf warme Umschläge und Augentropfen an. Wenn sie nicht von allein zurückgehen, müssen sie in der Sprechstunde des Augenarztes unter örtlicher Betäubung geöffnet und entfernt werden.

Kommt ein Hagelkorn nach der Heilung oft wieder? Nein, aber wenn man ein Hagelkorn gehabt hat, neigt man dazu, weitere zu bekommen.

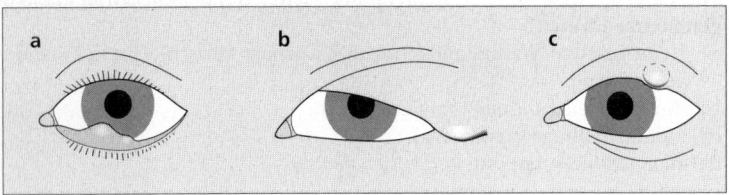

Abb. 9
a) Eiterkappe eines Gerstenkorns bei herabgezogenem Unterlid
b) Gerstenkorn des Oberlids am inneren Augenwinkel
c) Hagelkorn; schmerzloses Knötchen im Oberlid

Entropium und Ektropium

Was ist ein Entropium? Beim Entropium ist der Rand des Ober- oder Unterlids nach innen gerollt, so daß die Wimpern das Auge kratzen und reizen.

Wodurch entsteht ein Entropium? Es entwickelt sich gewöhnlich durch Narben, die von einer früheren Entzündung des Augenlids herrühren. Gelegentlich ist es die Folge einer narbig abgeheilten Verletzung. Eine andere Form des Entropiums entsteht durch eine zu starke Entwicklung des Augenschließmuskels bei lockerer, faltiger Lidhaut. Dazu kommt es beim übermäßigen Zusammenkneifen der Augen, besonders bei älteren, nervösen Leuten.

Soll ein Entropium unbedingt operativ korrigiert werden? Ja, da das ständige Kratzen der Wimpern auf dem Augapfel zu Entzündungen, Narbenbildung und zum Sehverlust führt.

Wie kann man ein Entropium operativ korrigieren? Je nach der Ursache kommen verschiedene Verfahren in Frage. Es handelt sich um einfache plastische Operationen, die in örtlicher Betäubung ausgeführt werden. So wird z. B. ein Hautstreifen am Augenlid in der Weise ausgeschnitten, daß sich das Lid nach außen dreht, oder es wird innen ein Streifen eingesetzt (Abb. 8 a–c).

Sind die Operationsergebnisse gut? Ja.

Was ist ein Ektropium? Beim Ektropium stülpt sich der Rand des Ober- oder Unterlids nach außen.

Was ist am häufigsten Ursache eines Ektropiums? Mit zunehmendem Alter kommt es im Augenlid zu einem Schwund von elastischem Gewebe, wodurch das Lid vom Augapfel heruntersinkt. Andere Fälle werden durch Narben nach einer Entzündung oder Verletzung hervorgerufen.

Wer bekommt am ehesten ein Ektropium? Ältere Leute, bei denen das elastische Gewebe des Augenlids schlaff wurde.

Welche Folge hat ein Ektropium? Da das Augenlid, gewöhnlich das untere, nicht mehr dem Augapfel anliegt und das Tränenpünktchen nicht mehr in den Tränensee eintaucht, rinnt die Tränenflüssigkeit über die Wangen herunter, statt durch den Tränengang abgeleitet zu werden.

Kann ein Ektropium chirurgisch korrigiert werden? Ja, mit einer einfachen Operation, bei der ein Stück an der Innenseite des Lids so ausgeschnitten wird, daß sich das Lid einwärts wendet (Abb. 9a–c).

Augen

Welche Ergebnisse bringen Ektropiumoperationen? Sie haben in den meisten Fällen sehr guten Erfolg.

Tränensackentzündung
(Dakryozystitis)

Was ist eine Dakryozystitis? Eine Entzündung des Tränensacks, der im inneren Augenwinkel liegt.

Wer bekommt am ehesten eine Tränensackentzündung? Säuglinge und Kleinkinder unter zwei Jahren haben sie nicht selten. Manchmal tritt sie auch bei älteren Leuten auf, bei denen es leicht zu einer Verstopfung oder bindegewebigen Verengung der ableitenden Tränenwege, also der Tränennasengänge, kommt.

Wodurch entsteht eine Tränensackentzündung? Sie ist gewöhnlich die Folge einer Blockierung des Tränennasengangs.

Welche Krankheitserscheinungen finden sich bei der Tränensackentzündung? Starke Schmerzen und eine Schwellung im inneren Augenwinkel, die sich manchmal abwärts gegen die Nase zu fortsetzt.

Wie wird eine Tränensackentzündung behandelt? Mit Antibiotika und mit einem kleinen Einschnitt zur Ableitung des Eiters.

Kommt es bei dieser Krankheit häufig zu Rückfällen? Ja, wenn die Blockierung des Tränennasengangs nicht durch Sondierungen oder durch eine Operation behoben wird.

Wie lange dauert es, bis eine Tränensackentzündung heilt? In der Regel etwa eine Woche.

Regenbogenhautentzündung
(Iritis)

Was ist eine Iritis? Eine Entzündung der Regenbogenhaut oder Iris, der gefärbten Augenhaut, die die Pupille umgibt.

Wodurch entsteht eine Regenbogenhautentzündung? Sie kann durch eine Immunreaktion auf eine örtliche Infektion, rheumatische Krankheiten, Tuberkulose, Syphilis oder andere Allgemeinerkrankung hervorgerufen werden.

Welche Krankheitszeichen finden sich bei der Regenbogenhautentzündung? Schmerzen, Rötung und Tränen des Auges, Verfärbung der Regenbogenhaut, Verengung der Pupille und Lichtscheu.

Wie wird die Regenbogenhautentzündung behandelt? Die Behandlung hängt von der Krankheitsursache ab. Sie besteht meist in der Verabreichung von Augentropfen, die Atropin und Kortison enthalten.

Kann eine Regenbogenhautentzündung ausheilen? Ja.

Ist das Sehvermögen nach einer Regenbogenhautentzündung häufig beeinträchtigt? In manchen Fällen kann eine schwere Regenbogenhautentzündung einen grünen Star und eine bleibende Sehstörung hinterlassen.

Wie lange dauert es, bis eine Regenbogenhautentzündung ausheilt? In manchen Fällen 1–2 Wochen, in anderen Fällen kann sie Monate und sogar Jahre anhalten, Rückfälle sind nicht selten.

Werden bei einer Regenbogenhautentzündung in manchen Fällen die tieferen Schichten des Auges befallen? Ja, und wenn die Aderhaut befallen wird, kann sich die Entzündung bis zur Netzhaut ausdehnen. In schweren Fällen kann eine schwere Störung oder sogar der Verlust des Sehvermögens eintreten.

Grüner Star
(Glaukom)

Was ist ein Glaukom? Das Glaukom, das auch grüner Star genannt wird, ist durch eine Erhöhung des Augeninnendrucks über die Norm gekennzeichnet.

Wodurch entsteht ein grüner Star? In den meisten Fällen handelt es sich um eine anlagebedingte Veränderung am Abflußsystem des Kammerwassers. Auch Entzündungen, Verletzungen, Blutungen in den Augapfel und/oder Verlagerungen der Linse können zum grünen Star führen.

Wie häufig ist der grüne Star? 2 % aller Erwachsenen, die über 40 Jahre alt sind, bekommen einen grünen Star.

Kommt er bei Männern häufiger vor als bei Frauen? Nein.

Kommt er bei Kindern vor? Es gibt eine seltene Form des grünen Stars, die bei Kindern angeboren vorkommt, das sogenannte kongenitale Glaukom.

Kann der grüne Star familiär gehäuft oder erblich auftreten? Ja.

Welche Folgen hat der grüne Star? Wenn er nicht behandelt wird, führt er zu einer schwerwiegenden Abnahme des Sehvermögens bis hin zur Erblindung.

Welche Krankheitszeichen finden sich beim grünen Star? Bei der akuten Form kommt es anfallsweise zu heftigen Augenschmerzen, Rötung des Auges, Erbrechen und Nebelsehen; bei der chronischen Form hat der Patient zunächst oft überhaupt keine Beschwerden, bis die Krankheit schon weit fortgeschritten und schwierig zu behandeln ist, oder bis es überhaupt zu spät zur Behandlung ist.

Wie kann man erkennen, ob man einen grünen Star hat? Bei der akuten Form kommt man durch die starken Schmerzen und die Sehtrübung sehr schnell darauf; die chronische Form des grünen Stars kann bei einer routinemäßigen Augenuntersuchung vom Augenarzt entdeckt werden.

Kann man dem grünen Star vorbeugen? Wenn der Augenarzt den Verdacht hat, daß bei einem Patient ein Glaukom droht, kann er vorbeugend Augentropfen verschreiben, die gegen die Erkrankung schützen. Außerdem ist eine ständige Überwachung nötig.

Aufgrund welcher Untersuchungen kann die Diagnose eines grünen Stars gestellt werden?
a) Der Druck des Auges wird mit einem Instrument, dem sog. Tonometer, gemessen;
b) Gesichtsfeldbestimmung;
c) Tests zur absichtlichen Auslösung einer Drucksteigerung bzw. Belastungsproben.

Soll man sich regelmäßig den Augendruck messen lassen? Ja. Die Tonometrie ist eine äußerst einfache Untersuchung, und jeder ältere Erwachsene sollte sie sich im Rahmen seiner jährlichen Augenuntersuchung machen lassen.

Ist die Augendruckmessung schmerzhaft? Überhaupt nicht.

Befällt der grüne Star gewöhnlich beide Augen gleichzeitig? Ja, außer beim akuten Anfall. Wenn bei einem Patienten das eine Auge erkrankt ist, neigt auch das andere Auge zum späteren Glaukombefall.

Grüner Star

Wie wird der grüne Star behandelt? Im akuten Anfall benützt man bestimmte Augentropfen sowie Medikamente, die eingenommen oder intravenös injiziert werden, zur Senkung des Augeninnendrucks. Wenn der Druck nach 8 Stunden nicht heruntergegangen ist, ist eine Operation angezeigt; beim chronischen grünen Star können Augentropfen jahrelang als einziges Behandlungsmittel dienen, sofern der Druck unter Kontrolle gehalten werden kann; ansonsten ist eine Operation nötig.

Ist eine Krankenhausbehandlung erforderlich, oder kann der Patient zu Hause ausreichend behandelt werden? Eine Krankenhausbetreuung ist notwendig, wenn eine Operation gemacht werden soll. Andernfalls kann der Patient zu Hause bleiben, aber nur, wenn er mit seinem Augenarzt in Kontakt bleibt.

Muß immer operiert werden? Das hängt vom Druck und vom Gesichtsfeld ab. Wenn unter der Augentropfenbehandlung keine Verschlechterung eintritt, ist keine Operation erforderlich.

Was geschieht, wenn man sich nicht operieren läßt, obwohl es angezeigt wäre? Es kommt zur laufenden Sehverschlechterung bis zur Erblindung.

Was geschieht, wenn der Patient die notwendige Tropfenbehandlung vernachlässigt? Der Patient kann schließlich das Sehvermögen auf dem betroffenen Auge verlieren.

Schwindet der grüne Star von selbst ohne Behandlung? Im allgemeinen nicht.

Ist eine Glaukomoperation gefährlich? Nein, aber die Ergebnisse sind nicht immer so gut, wie es wünschenswert wäre. Es ist jedoch in vielen Fällen gefährlicher, wenn man nicht operiert.

Welche Heilungsaussichten bietet die Operation? Beim akuten grünen Star sind die Aussichten ausgezeichnet; beim chronischen grünen Star sind die Aussichten auf ein gutes Ergebnis um so besser, je früher operiert wird.

Welche Operation macht man beim grünen Star? Eine Iridektomie, bei der ein kleines Stück der Regenbogenhaut ausgeschnitten wird, um eine Ableitung des Kammerwassers zu ermöglichen und den Druck im Auge zu mindern.

Wie erfolgt die Schmerzausschaltung? Mit örtlicher Betäubung oder Allgemeinnarkose.

Wie lange muß man im Krankenhaus bleiben? In der Regel 3–6 Tage.

Bleibt nach einer Glaukomoperation eine sichtbare Narbe zurück? Nein, abgesehen davon, daß man sehen kann, wo ein kleines Stück aus der Regenbogenhaut entfernt wurde.

Kann es nach der Operation zu einem Rückfall des Glaukoms kommen? Bei der akuten Form im allgemeinen nicht, bei der chronischen schon.

Muß man sich nach einer erfolgreichen Glaukomoperation irgendwelche Beschränkungen auferlegen?
a) Es ist äußerste Reinlichkeit erforderlich.
b) Nach einer fistulierenden Glaukomoperation darf kein Wasser ins Auge kommen.

Wie bald nach der Operation kann man folgendes tun?
Baden: nach 1 Woche
Das Haus verlassen: nach 1 Woche
Treppen steigen: nach 1 Woche
Hausarbeit verrichten: nach 2 Wochen
Ein Auto lenken: nach 2 Wochen
Geschlechtsverkehr wieder aufnehmen: nach 2 Wochen
Wieder zur Arbeit gehen: nach 2 Wochen
Alle körperlichen Betätigungen wieder aufnehmen: nach 4 Wochen

Ist es nach einem Glaukomanfall notwendig, daß man regelmäßig zur Untersuchung geht? Ja. Der Arzt wird der Gesundheit des nicht befallenen Auges seine besondere Aufmerksamkeit widmen.

Grauer Star
(Katarakt)

Was ist eine Katarakt? Die Katarakt oder der graue Star ist eine Trübung der Linse.

Wo liegt die Augenlinse? Sie liegt im Innern des Auges direkt hinter der Pupille.

Welche Aufgabe hat die Linse? Sie bricht die einfallenden Lichtstrahlen so, daß sie sich auf der Netzhaut im Augenhintergrund vereinigen und dort ein scharfes Bild erzeugen.

Was geschieht, wenn man einen grauen Star hat? Die trübe Linse behindert den Lichteintritt in das Auge. Dadurch vermindert sich das Sehvermögen.

Wodurch entsteht ein grauer Star? Gewöhnlich bleibt die Ursache unklar. Manchmal kann die Linsentrübung aber die Folge einer Zuckerkrankheit, einer hormonellen Störung, einer Strahleneinwirkung, einer Einwirkung von Medikamenten, einer Infektion innerhalb des Auges oder einer direkten Verletzung der Linse sein.

Kann der graue Star familiär gehäuft oder erblich vorkommen? Häufig findet man, daß die Anlage zur Starentwicklung erblich bedingt ist.

Welche Folgen kann es haben, wenn man einen grauen Star unbehandelt läßt? Mit fortschreitender Linsentrübung nimmt das Sehvermögen ab. Wird ein bereits lange bestehender grauer Star nicht operiert, so wird er überreif und verursacht eine schwere Entzündung und vielleicht sogar den Verlust des Auges.

Wie kann man es merken, wenn man einen grauen Star hat? Man soll an einen grauen Star denken, wenn sich eine Verschlechterung des Sehvermögens durch Brillen nicht beheben läßt. In den späteren Stadien ist der graue Star als weißliche Trübung in der Pupille erkennbar.

Befällt der graue Star meist beide Augen zugleich? Selten. Wenn aber jemand auf einem Auge einen grauen Star hat, neigt er dazu, ihn später auch auf dem anderen Auge zu bekommen.

Können Staroperierte Hornhautkontaktlinsen vertragen? Ja. Sie sind in vielen Fällen mehr zu empfehlen als die üblichen Starbrillen.

Was ist eine Intraokularlinse? Das ist eine Kunststofflinse, die nach der Entfernung der natürlichen Linse, welche die Trübung enthält, in den Augapfel eingesetzt und mit einer Naht fixiert wird. Man braucht dann nicht mehr dicke Starbrillen oder Haftschalen.

Werden Intraokularlinsen nach Staroperationen routinemäßig verwendet? Nein. Im gegenwärtigen Entwicklungsstadium ist die Häufigkeit von ernsten Komplikationen, zu denen die Infektion mit nachfolgendem Sehverlust gehört, noch zu groß. Man verwendet sie meist bei Patienten über 80 Jahre, da man annehmen kann, daß diese Patienten die Komplikationen wahrscheinlich nicht erleben werden.

Um wieviel ist das Risiko von ernsten Komplikationen bei Verwendung von Intraokularlinsen größer? Das Risiko ist etwa zehnmal größer, wenn derartige Linsen nach der Staroperation eingesetzt werden.

Eignen sich die ständig zu tragenden Haftschalen gut nach einer Staroperation? Ja, wenngleich ihre Anwendung noch nicht in allen Fällen ganz problemlos ist. Sie sind aber ungefährlicher als Intraokularlinsen und werden von vielen Leuten gut vertragen.

Kann man dem grauen Star irgendwie vorbeugen? Nein.

Mit welchen Untersuchungen läßt sich die Diagnose eines grauen Stars bestätigen? Mit dem Augenspiegel kann man die Trübung der Linse leicht erkennen.

Wie wird der graue Star behandelt? Die Linse wird operativ entfernt.

In welchem Stadium soll ein grauer Star entfernt werden? Wenn der Patient dadurch behindert ist. Meist ist es erst soweit, wenn das Sehvermögen in dem betroffenen Auge schon stark herabgesetzt ist.

Verschwindet ein grauer Star manchmal von selbst? Nein.

Wie groß sind die Heilungsaussichten bei der Staroperation? In über 90 % der Fälle werden gute Ergebnisse erreicht.

Wie lange dauert eine Staroperation? 40–60 Minuten.

Wie geht die Operation vor sich? An der Grenze von Hornhaut und weißer Augenhaut wird ein Einschnitt gemacht. Durch diesen Einschnitt führt der Operateur eine Sonde ein, läßt die Linse anfrieren und entfernt sie.

Welche neueren Operationsmethoden zur Entfernung eines grauen Stars gibt es?
a) Die Verwendung der Kryochirurgie zur Linsenentfernung. Dabei wird eine Kryosonde (Kältesonde) an der Linse angefroren und die Linse damit herausgehoben. Diese Methode hat die frühere Methode, die Linse mit einer Zange zu fassen und herauszuziehen, weitgehend ersetzt.
b) Die Verwendung eines Ultraschallgeräts zur Zerstückelung und Auflösung der Linse, die dann herausgesaugt wird. Diese Methode ist hauptsächlich der Behandlung des grauen Stars bei Kindern vorbehalten.

Wie erfolgt die Schmerzausschaltung? In der Regel mit einer Allgemeinnarkose, es kann aber auch eine örtliche Betäubung vorgenommen werden.

Wie lange muß man bei einer Staroperation im Krankenhaus bleiben? In unkomplizierten Fällen 5 Tage.

Hat man während der ersten Zeit nach der Operation starke Schmerzen? Nein.

Wie wird nach der Staroperation vorgegangen? Der Patient muß in den ersten 24 Stunden mit einem Verband über dem operierten Auge auf dem Rücken liegenbleiben. Danach darf er aufstehen, und der Verband wird abgenommen.

Welche Komplikationen können bei einer Staroperation eintreten? Eine Infektion oder ein Bluterguß im Augeninnern.

Wie lange dauert es nach der üblichen Staroperation, bis die Wunde heilt? Die Wunde braucht 6 Wochen bis zur völligen Heilung.

Bleibt eine Narbe zurück? Die Narbe ist praktisch unsichtbar.

Kommt ein grauer Star manchmal nach der Operation wieder? Ab und zu kann sich ein Häutchen bilden und die Sicht trüben. Es kann jedoch mit einer ziemlich einfachen Operation entfernt werden, durch die meist ein gutes Sehvermögen hergestellt wird.

Wie bald nach der Staroperation kann der Patient Brillen bekommen? Binnen eines Monats. Wenn die Sehkraft des nichtoperierten Auges gut ist, kann manchmal kein Starglas auf dem operierten Auge getragen werden, weil es zum Doppelsehen kommt, es sei denn, man verwendet eine Kontaktlinse.

Welche Vorsichtsmaßnahmen müssen nach der Operation befolgt werden? Der Patient soll nach der Staroperation etwa 4–6 Wochen lang keine anstrengende Arbeit verrichten oder mit nach unten geneigtem Kopf arbeiten.

Wie bald nach einer Staroperation kann man folgendes tun?
Baden: nach 2 Wochen
Das Haus verlassen: nach 1 Woche
Treppen steigen: nach 2 Wochen
Haushaltsarbeiten verrichten: nach 4 Wochen
Ein Auto lenken: nach 6 Wochen
Geschlechtsverkehr wieder aufnehmen: nach 6 Wochen
Leichte Arbeit wieder aufnehmen: nach 2 Wochen
Schwere Arbeit wieder aufnehmen: nach 8 Wochen
Alle körperlichen Betätigungen wieder aufnehmen: nach 6 Wochen

Augen

Schielen
(Strabismus)

Was versteht man unter Schielen? Vom Schielen spricht man, wenn die Blickrichtung des einen Auges vom Ziel nach innen oder außen abweicht, während das andere Auge das Ziel fixiert. Entweder schielt immer dasselbe Auge, oder das rechte und linke Auge schielen abwechselnd. Das Schielen kann dauernd oder nur zeitweilig vorhanden sein.

Wie kommt es zum Schielen? Schielen, das schon von Geburt an besteht, ist entweder die Folge kleiner Hirnblutungen oder eines abnormen Ansatzes der Augenmuskeln. Wenn das Schielen nach dem ersten oder zweiten Lebensjahr auftritt, ist es meist auf eine Schwäche des »Fusionszentrums« im Gehirn zurückzuführen. (Vereinfacht ausgedrückt versteht man unter Fusion die Verschmelzung der beiden Bilder, die vom rechten und linken Auge geliefert werden, zu einem einzigen einfachen Bild; bei mangelhafter Fusion sieht man Doppelbilder.) Das Schielen kann auch mit einer Schwäche oder Lähmung eines Augenmuskels zusammenhängen (Lähmungsschielen) (Abb. 10).
Strabismus convergens oder Einwärtsschielen, bei dem das Auge einwärts gerichtet ist, ist meist mit Weitsichtigkeit verbunden. Strabismus divergens oder Auswärtsschielen geht oft mit Kurzsichtigkeit einher.

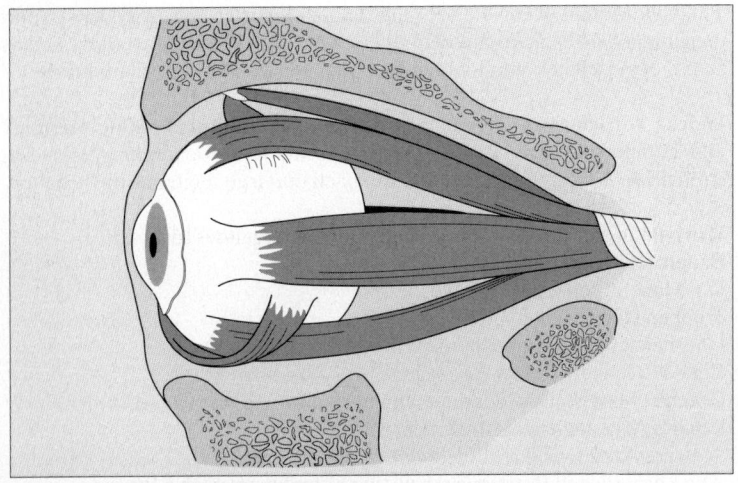

Abb. 10 *Augenmuskeln* mit ihrem Ansatz am Augapfel.

Tritt das Schielen familiär gehäuft auf, und ist es erblich? Ja.

Was versteht man unter »Silberblick«? Das ist ein volkstümlicher Ausdruck für leichtes Schielen.

Ist eine Heilung des Auswärtsschielens schwieriger als die des Einwärtsschielens? Nein.

Wie früh kann bei einem Kind ein Schielen erkannt werden? Oft schon nach der Geburt, mit Sicherheit aber im Laufe der ersten drei Lebensjahre. Es kann aber auch erst später beginnen. Die Achsenabweichung beider Augen, die man oft bei Säuglingen in den ersten Lebenswochen findet und die nur darauf beruht, daß das Kind noch nicht richtig fixieren kann, hat aber mit Schielen nichts zu tun (siehe auch Kapitel 43, über das Neugeborene.) Je früher das Schielen erkannt und behandelt wird, um so besser sind die Erfolgsaussichten.

Welcher Prozentsatz von Schielaugen kann mit nicht operativen Maßnahmen allein geheilt werden? Ungefähr 40–50 %.

Welche konservativen Behandlungsmaßnahmen kommen beim Schielen in Betracht?
a) Regelmäßige Durchführung spezieller, sog. orthoptischer Augenübungen;
b) regelmäßige Durchführung spezieller, sog. pleoptischer Augenübungen; diese dienen dazu, das Sehvermögen eines »faulen« Auges wiederherzustellen;
c) Tragen korrigierender Gläser und Anwendungen von Augentropfen zur Verengung der Pupille;
d) Abdeckung des gesunden Auges, um die Sehkraft des schielenden Auges zu fördern;
e) Korrektur der Weitsichtigkeit mit entsprechenden Brillen.

Wie lange muß man Gläser tragen, bis das Schielen aufhört? *Wenn* eine gerade Stellung der Augen zu erreichen ist, tritt sie sofort ein, doch müssen die Brillen jahrelang getragen werden.

Warum wird das Schielen auch manchmal nach dem Tragen der Gläser nicht besser? Weil es nicht auf Kurz- oder Weitsichtigkeit, sondern auf irgendeinem anderen Faktor beruht, etwa einem abnormen Ansatz der Muskeln, die das Auge bewegen, oder auf einem Defekt der Nerven, die diese Muskeln versorgen.

In welchem Alter ist ein Kind frühestens fähig, Schielbrillen zu tragen? Im Alter von zwei Jahren.

Welche nachteiligen Folgen hat das Schielen? Es ist entstellend und kann tiefgehende seelische Schäden erzeugen. Das Einwärtsschielen kann, wenn es unbehandelt bleibt, zur Herabsetzung oder sogar zum Verlust des Sehvermögens in dem einwärts gewendeten Auge führen. Das meint man, wenn man sagt, das Auge ist »zu faul« zum Sehen.

Gibt es eine Möglichkeit, dem Schielen vorzubeugen? Ja. Wenn sich ein Schielen zu entwickeln droht, kann man oft mit geeigneten Brillen eine Geradestellung des Auges erreichen.

Kann man verhindern, daß die Sehkraft eines einwärtsschielenden Auges verfällt? Ja. Man läßt den Patienten eine Augenbinde über dem gesunden Auge tragen, die ihn dazu zwingt, das schwache Auge zu benutzen; dadurch bessert sich sehr oft das Sehvermögen im schwachen Auge. Diese Behandlung muß in einem sehr frühen Alter begonnen werden. Ist das Kind einmal über 5 oder 6 Jahre alt, ist sie nicht mehr wirksam.

Ist zur Behebung des Schielens immer eine Operation nötig? Nein. Wenn das Schielen leicht ist und nicht ständig besteht, muß nicht operiert werden.

Wird das Schielen manchmal von selbst ohne Behandlung gut? Ja. Ein leichter Fall kann von selbst gut werden, das kommt aber selten vor.

Besteht ein Risiko bei einer Schieloperation? Das Risiko ist praktisch gleich Null, doch gelingt nicht immer die erste Korrektur des Defekts.

Wie lange dauert eine Schieloperation? Das hängt von der Zahl der Muskeln ab, an denen ein Eingriff vorgenommen werden muß. Bei einem Durchschnittsfall dauert sie eine Stunde.

Wie wird die Operation gemacht? Das hängt von der Art des Schielens ab. Wenn ein Muskel verstärkt werden soll, wird ein Stück des Muskels abgeschnitten, d. h. der Muskel wird verkürzt und wieder an seinem ursprünglichem Ansatz am Augapfel befestigt. Wenn es aber nötig ist, einen Muskel schwächer zu machen, wird er von seinem Ansatz abgelöst und weiter hinten am Augapfel neu befestigt.

Wie erfolgt die Schmerzausschaltung? Bei Kindern mit einer Allgemeinnarkose, bei Erwachsenen mit örtlicher Betäubung oder Allgemeinnarkose.

Schielen

Wie lange muß man im Krankenhaus bleiben? 2 Tage.

Ist eine besondere Operationsvorbereitung nötig? In bestimmten Fällen sind orthoptische Übungen und/oder das Tragen einer Augenbinde ratsam.

Welche Maßnahmen dienen zur Operationsnachbehandlung? Der Patient erhält Augentropfen und kalte Umschläge. Wenn die Augen nicht ganz gerade gerichtet sind, muß der Patient unter Umständen spezielle, sogenannte orthoptische Augenübungen durchführen.

Wie lange dauert die Wundheilung nach der Schieloperation? Etwa 2–4 Wochen.

Sehen die Patienten nach der Schieloperation manchmal doppelt? Ja, aber das gibt sich gewöhnlich binnen 3–4 Wochen.

Bleibt nach einer solchen Operation eine Narbe zurück? Die Narbe ist unsichtbar.

Kann das Schielen nach der Schieloperation wieder auftreten? Ja, in manchen Fällen.

Welche Vorsichtsmaßnahmen müssen nach der Operation befolgt werden? Nach der Operation darf man in manchen Fällen etwa eine Woche lang nicht lesen oder fernsehen. Ferner darf kein Schmutz ins Auge kommen, damit keine Infektion eintritt.

Muß der Patient nach der Operation weiter Augengläser tragen? Wenn der Patient vor der Operation kurz- oder weitsichtig war, ist es nötig, daß er weiterhin Brillen trägt. Diese Sehfehler werden durch die Schieloperation nicht beseitigt.

Wie bald nach einer Schieloperation kann man folgendes tun?
Baden: sobald man will
Das Haus verlassen: sofort
Treppen steigen: sofort
Leichte körperliche Arbeit verrichten: sofort
Schwere körperliche Arbeit verrichten: nach 2 Wochen

Augen

Netzhautablösung und Netzhautriß

Wo liegt die Netzhaut und welche Funktion hat sie? Die Netzhaut (Retina) kleidet den Augapfel in seinen hinteren zwei Dritteln innen aus. Sie ist der lichtempfindliche Teil des Auges, der die Lichtreize in Nervenreize übersetzt und sie zum Gehirn weiterleitet. Wenn man das Auge mit einer Kamera vergleicht, würde die Netzhaut dem Film entsprechen.

Was ist ein Netzhautriß? Ein Einriß in der Netzhaut, der oft durch eine Verletzung hervorgerufen wurde.

Hat ein Netzhautriß oft eine Netzhautablösung zur Folge? Ja.

Welche Symptome treten bei einem Netzhautriß auf? Lichtblitze und Flecken vor den Augen. Die Beschwerden sind ähnlich wie bei einer Netzhautablösung.

Wie wird ein Netzhautriß behandelt? Der Riß wird mittels Lichtkoagulation mit einem Laserstrahl verschlossen.

Kann einer Netzhautablösung durch die sofortige Behandlung eines Netzhautrisses vorgebeugt werden? Ja, in vielen Fällen.

Was ist eine Netzhautablösung? Eine krankhafte Veränderung, bei der die Netzhaut von ihrer Unterlage abgehoben und gegen das Innere des Augapfels hin gezogen wird (Abb. 11).

Wodurch entsteht eine Netzhautablösung? Sie kann durch einen Netzhautriß nach einer Verletzung, durch eine Entzündung, hochgradige Kurzsichtigkeit oder einen Tumor der Aderhaut zustande kommen. (Die Aderhaut oder Chorioidea ist die unter der Netzhaut gelegene Wandschicht des Augapfels.)

Kommt eine Netzhautablösung öfter bei Männern als bei Frauen vor? Nein.

Kommt sie familiär gehäuft oder erblich vor? Manchmal.

Welche Folgen hat eine Netzhautablösung? Eine Netzhautablösung kann, wenn sie unbehandelt bleibt, zur Erblindung führen.

Wie kann man es merken, wenn man eine Netzhautablösung hat? Verdacht auf eine Netzhautablösung besteht, wenn ein Schleier oder Flecken vor den Augen liegen oder wenn man in einem Teil des Gesichtsfelds schlecht sieht. Blitzartige Lichtempfindungen, sog. Lichtblitze oder Funkensehen, sind ebenfalls ein verdächtiges Symptom.

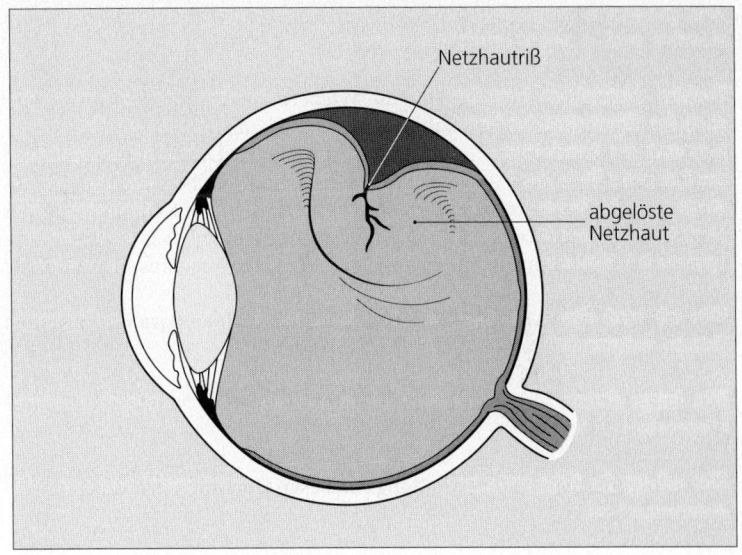

Abb. 11 *Netzhautablösung.* Die Netzhaut ist an einer Stelle eingerissen und hat sich von ihrer Unterlage abgehoben.

Kann man einer Netzhautablösung vorbeugen? Sehr stark Kurzsichtige sollen besonders darauf achten, sich vor Kopfverletzungen zu schützen. Außerdem sollte ein Netzhautriß sofort behandelt werden.

Welche Untersuchungen macht man zur Sicherung der Diagnose einer Netzhautablösung? Der Augenarzt untersucht das Auge mit dem Augenspiegel (Ophthalmoskop), mit dem er die Netzhaut beobachten kann. In Frühfällen, wenn die Abhebung noch geringfügig oder nicht zentral gelegen ist, können mehrere Untersuchungen erforderlich sein, bevor eine endgültige Diagnose gestellt werden kann.

Welche Operationsverfahren kommen bei einer Netzhautablösung in Frage?
1. Bei weitgehend anliegender Netzhaut:
a) Lichtkoagulation oder Laserkoagulation des Netzhautloches;
b) Kältekoagulation der weißen Augenhaut über dem Netzhautloch.
2. Bei weitgehend abgelöster Netzhaut:
a) Operationen zur Verkürzung des Augapfels, um die Netzhaut zur Wiederanlegung zu bringen;
b) wenn ein bösartiger Tumor die Ursache der Netzhautablösung ist, muß das Auge eventuell entfernt werden.

Augen

Was geschieht, wenn nicht operiert wird? Das Auge erblindet, unter Umständen muß es sogar entfernt werden.

Welche Aussichten bestehen für die Wiedererlangung des Sehvermögens nach der Operation der Netzhautablösung? Das hängt von der Art der Operation und der Ausdehnung der Netzhautablösung ab. Durch die Koagulation wird in etwa 90 % der Fälle die Netzhautablösung behoben und das Sehvermögen wieder hergestellt. Die Erfolgsaussichten bei einer Krümmungs- oder Verkürzungsoperation betragen etwa 75 %, und mit der Laser- bzw. Lichtkoagulation können annähernd 95 % der Netzhautrisse verschlossen werden.

Wie oft wird eine Abhebung der Netzhaut durch einen darunterliegenden Tumor verursacht? Nur in 1 % der Fälle.

Wie lange dauert eine Operation zur Behebung einer Netzhautablösung? Ungefähr 1–3 Stunden

Wie erfolgt die Schmerzausschaltung bei diesen Operationen? Mit einer Allgemeinnarkose.

Wie lange muß man im Krankenhaus bleiben? 1–3 Wochen.

Wie lange dauert die Wundheilung? 3–6 Wochen.

Sind nach der Operation Vorsichtsmaßnahmen notwendig? Ja. Der Patient darf sich 1–2 Monate lang nur begrenzt körperlich betätigen.

Kann eine Netzhautablösung nach einer erfolgreichen Behandlung wiederkommen? Ja, das kommt nicht selten vor.

Kann man nach der vollständigen Abheilung der Netzhautablösung wieder eine ganz normale Lebensweise aufnehmen? Ja.

Wie bald nach einer operativen Behandlung der Netzhautablösung kann man folgendes tun?
Baden: nach 3 Wochen
Das Haus verlassen: nach 2 Wochen
Treppen steigen: nach 4 bis 6 Wochen
Leichte körperliche Arbeit verrichten: nach 6 Wochen
Schwere körperliche Arbeit verrichten: nach 8 Wochen
Ein Auto lenken: nach 6 Wochen

Wann soll man nach einer Netzhautoperation zur Kontrolluntersuchung kommen? Die ersten drei Monate monatlich, dann alle 4–6 Monate.

Zuckerkrankheit (Diabetes mellitus) und Auge

Kann Zuckerkrankheit Auswirkungen auf die Augen haben? Ja. Kurzfristige Blutzuckerschwankungen können zu akuten Sehstörungen führen. Vor allem bei schlecht eingestelltem Blutzucker entstehen besondere Gefäßneubildungen am Augenhintergrund, die zu Blutungen führen können. **Insbesondere Patienten mit lange bestehendem Typ 1-Diabetes (siehe Kap. 64) sind für diabetische Augenschäden gefährdet.**

Kann Zuckerkrankheit Erblindung verursachen? Ja. In Europa und Nordamerika ist die Zuckerkrankheit eine der häufigsten Ursachen von Erblindung.

Wie kann man einem teilweisen oder vollständigen Sehverlust beim Zuckerkranken vorbeugen?
a) Durch eine möglichst gute Blutzuckereinstellung;
b) Der Zuckerkranke muß regelmäßig alle 4 Monate zum Augenarzt gehen.
c) Er muß sofort zum Augenarzt gehen, wenn er eine Veränderung seines Sehvermögens bemerkt.
d) Wenn Netzhautblutungen aufgetreten sind, muß eine Laserkoagulation durchgeführt werden.

Kann ein Zuckerkranker durch Blutaustritte aus kleinsten Netzhautgefäßen das Sehvermögen verlieren? Ja. Die Blutaustrittsstellen müssen sofort mittels Laserkoagulation behandelt werden.

Kann mit der Laserkoagulation das Sehvermögen wiederhergestellt werden? Ja, in sehr vielen Fällen.

Ist es möglich, das Sehvermögen eines Auges, das monate- oder jahrelang blind gewesen ist, wiederherzustellen? Ja, in manchen Fällen, wenn eine Glaskörperblutung die Ursache der Erblindung gewesen ist. Dann kann eine sogenannte *Vitrektomie* – die teilweise Entfernung des Glaskörpers –, bei der das Blut aus dem Glaskörper ausgeräumt wird, Hilfe bringen.

Tritt ein grauer Star bei Zuckerkranken häufiger und in einem früheren Lebensalter auf? Ja.

Augentumoren

Wie häufig sind Geschwülste im Innern des Auges? Sie sind selten.

Um welche Art von Geschwülsten handelt es sich meistens?
Um a) Melanome, die von der Aderhaut ausgehen;
b) Gliome, die von der Netzhaut ausgehen (Retinoblastom).

In welchen Altersgruppen ist die Tumorhäufigkeit am größten? Das Retinoblastom kommt in der Regel bei Kindern unter 5 Jahren vor. Meist befällt es ein Auge, aber in 30–40 % der Fälle auch beide. Das Aderhautmelanom tritt gewöhnlich bei Erwachsenen im Alter von 40–60 Jahren auf und entwickelt sich nur in einem Auge.

Wodurch entstehen Augentumoren? Die Ursache ist unbekannt.

Wie tritt ein Gliom beim Kind in Erscheinung? Wenn das Kind sehr klein ist, äußert es vielleicht überhaupt keine Beschwerden. Die Eltern bemerken jedoch unter Umständen einen eigenartigen gelblichen Schein in der Pupille. Ältere Kinder können über verschwommenes Sehen klagen; in manchen Fällen beginnt das Auge, auswärts zu schielen. Augentumoren beim Erwachsenen können zu verschwommenem Sehen führen. Bei manchen Patienten zeigen sich aber keine Krankheitserscheinungen, und der Tumor wird nur bei einer Routineuntersuchung vom Augenarzt erkannt. Oft ist Schielen das erste Symptom.

Wie wird ein Gliom behandelt, wenn nur ein Auge befallen ist? Wenn der Tumor groß ist, muß das Auge so rasch wie möglich entfernt werden; sonst kommt eine Lichtkoagulation oder eine Röntgenbestrahlung in Betracht. Wenn beide Augen betroffen sind, wird gewöhnlich das Auge mit dem größeren Tumor entfernt und der Tumor im anderen Auge wird mit Röntgenstrahlen oder mit Lichtkoagulation behandelt.

Was geschieht, wenn nicht operiert wird? Der Tumor breitet sich weiter im Körper aus und führt zum Tod.

Wie groß sind die Heilungsaussichten bei Erwachsenen? Die Heilungsaussichten sind von der Tumorgröße abhängig. Sie sind besser, wenn die Behandlung in einem frühen Entwicklungsstadium des Tumors erfolgt.

Wie groß sind die Heilungsaussichten bei Kindern mit Augentumoren? Bei Augentumoren von Kindern ist die Lage sehr ernst; 15 % können nicht gerettet werden.

Netzhautthrombose

Was ist eine Netzhautthrombose? Von Netzhautthrombose spricht man, wenn sich Blutgerinnsel in den Blutgefäßen der Netzhaut bilden. Als Folge kommt es zu Netzhautblutungen und zur Abnahme oder zum Verlust des Sehvermögens.

Wodurch entsteht eine Netzhautthrombose? Sie steht mit einer Gefäßverhärtung, der sogenannten Arteriosklerose, in Zusammenhang.

Wie macht sich eine Netzhautthrombose bemerkbar? Durch plötzlich eintretende Verschlechterung oder Verlust des Sehvermögens.

Wie wird eine Netzhautthrombose behandelt? In leichten Fällen ist nur eine Ruhigstellung der Augen nötig; in schweren Fällen kann eine medikamentöse Behandlung zur Herabsetzung der Gerinnselbildung erforderlich sein. Bei Neubildung von Blutgefäßen wird manchmal eine Laserkoagulation durchgeführt, um schweren Blutungen in das Augeninnere vorzubeugen.

Erholt sich das Sehvermögen nach einer Netzhautthrombose wieder? In leichten Fällen schon, schwere Fälle können Blindheit zur Folge haben.

Ist das verbliebene gesunde Auge ebenfalls gefährdet? Ja, da es sich um eine generalisierte Gefäßkrankheit handelt.

Sympathische Ophthalmie

Was ist die sympathische Ophthalmie? Eine eigenartige Entzündung unbekannter Ursache, die das gesunde Auge nach einer durchbohrenden Verletzung des anderen Auges befällt.

Wie erkennt man, ob sich eine sympathische Ophthalmie entwickelt? Wenn sich nach einer Augenverletzung mit Rötung und Schmerzhaftigkeit des verletzten Auges dann im anderen Auge eine Rötung oder eine Sehstörung einstellt, kann es sich um diese Erkrankung handeln. Der Patient soll sofort den Augenarzt aufsuchen.

Kann man die Entwicklung einer sympathischen Ophthalmie verhindern? Früher mußte man häufig das verletzte Auge entfernen, um das Sehvermögen im anderen Auge zu retten; heute verhütet oft eine Behandlung mit Kortison und Antibiotika die Entwicklung einer sympathischen Ophthalmie im unverletzten Auge.

Trachom
(Körnerkrankheit)

Was ist das Trachom? Das Trachom oder die Körnerkrankheit, früher auch ägyptische Augenkrankheit genannt, ist eine schwere, spezifische chronische Bindehautentzündung, die auch die Hornhaut und die Augenlider in Mitleidenschaft zieht.

Wodurch entsteht ein Trachom? Durch Infektion mit einem Erreger, der zwischen Bakterium und Virus steht (Chlamydien). Die Krankheit ist ansteckend, man findet sie vor allem in Ländern mit schlechten hygienischen Verhältnissen und Mangelernährung.

Wo ist das Trachom hauptsächlich anzutreffen? In Osteuropa und Nordafrika.

Welche Krankheitszeichen finden sich beim Trachom? Bei Frühfällen sind die Symptome Rötung und Tränen der Augen. Wenn die Hornhaut mitbefallen ist, bestehen Schmerzen und eine außerordentliche Lichtscheu.

Wie wird das Trachom behandelt? Die lokale Anwendung von Tetrazyklin- oder Sulfonamid-Salben bzw. Augentropfen zeigt in den Frühstadien der Erkrankung eine gute Wirkung.

Kann das Trachom zur Erblindung führen? Ja, weltweit gesehen ist das Trachom die häufigste Ursache der Erblindung.

Ist das Trachom heilbar? Ja, im Frühstadium.

9 Bauchfellentzündung

(Peritonitis)

Siehe auch Kapitel 13, Blinddarmentzündung; Kapitel 38, Medikamente und Suchtgifte; Kapitel 62, Verdauungstrakt

Was ist das Bauchfell? Das Bauchfell oder Peritoneum ist die glatte Membran, die die Wandungen der Bauchhöhle auskleidet und die in der Bauchhöhle gelegenen Organe bedeckt. Die Bauchorgane sind sozusagen in den Peritonealsack eingestülpt.

Was ist die Peritonealhöhle? Der freie Raum zwischen den einzelnen Bauchorganen – Magen, Gedärme und Blinddarm, Gallenblase, Leber, Milz usw. – wird Peritonealhöhle oder freie Bauchhöhle genannt. Beim Gesunden ist dieser Raum spaltförmig, unter krankhaften Verhältnissen kann sich darin Flüssigkeit, Eiter oder Blut ansammeln. Der glatte Bauchfellüberzug gewährleistet die Verschieblichkeit der Bauchorgane, durch Verwachsungen kann die Verschieblichkeit beeinträchtigt werden.

Was ist der Bauchraum? Der Bauchraum setzt sich aus der Bauchhöhle und dem dahinter gelegenen Retroperitonealraum zusammen. Dieser enthält unter anderem die Nieren und die großen Gefäßstämme. Er wird vom Brustraum durch das Zwerchfell getrennt.

Was ist eine Bauchfellentzündung? Mit Bauchfellentzündung oder Peritonitis bezeichnet man eine meist bakteriell bedingte Entzündung des Bauchfells. Es kommt dabei zur Absonderung einer Flüssigkeit, die im Verlauf der Erkrankung zunehmend eitrig wird. Eine Bauchfellentzündung kann auch durch chemische Reizung im Gefolge einer Bauchspeicheldrüsenentzündung, eines durchgebrochenen Geschwürs oder eines Gallenaustritts hervorgerufen werden.

Was ist am häufigsten Ursache einer Bauchfellentzündung?
a) Der Durchbruch eines Bauchorgans, zum Beispiel des Blinddarms, des Dünn- oder Dickdarms, der Gallenblase usw.;
b) die Ausbreitung einer Infektion von einem entzündeten Organ, etwa dem Eileiter oder Eierstock;
c) eine tiefgehende Bauchwandverletzung, welche die Bauchhöhle eröffnet hat, z. B. bei Schuß- oder Stichwunden.

Welche Symptome finden sich bei der Bauchfellentzündung?
a) Schmerzen im Bauch;
b) Druckempfindlichkeit der Bauchorgane;

c) Bauchdeckenspannung;
d) Auftreibung des Darmes;
e) Appetitlosigkeit, Übelkeit und Erbrechen;
f) Erhöhung der Körpertemperatur;
g) charakteristische Röntgenbefunde.

Ist eine akute Bauchfellentzündung gefährlich? Ja, weil sie sich auf den Gesamtorganismus auswirkt und schwerwiegende krankhafte Veränderungen der Blutzusammensetzung zur Folge hat. Unbehandelt führt sie oft zum Tode, da der Patient der bakteriellen Infektion erliegt.

Wie kann einer Bauchfellentzündung vorgebeugt werden?
a) Schmerzen im Bauchraum sind schon im Frühstadium zu beachten und die zugrundeliegende Erkrankung ist sofort zu behandeln. Wenn man eine Blinddarmentzündung oder eine akute Gallenblasenerkrankung unverzüglich behandelt, wird es zu keinen Komplikationen mit Durchbruch und nachfolgender Bauchfellentzündung kommen.
b) Bei akuten Bauchschmerzen darf man kein Abführmittel nehmen. Die unüberlegte Verabreichung eines Abführmittels kann zu einem Blinddarmdurchbruch führen.
c) Ein Tripper (Gonorrhö) bei der Frau muß frühzeitig und energisch behandelt werden, damit es zu keiner Ausbreitung der Infektion von der Scheide in die Gebärmutter, Eileiter und weiter in die Bauchhöhle kommt.

Wie wird eine Bauchfellentzündung behandelt?
a) Mit der sofortigen Operation zur Beseitigung des Ausgangsherdes, etwa eines akut entzündeten Blinddarms oder der Gallenblase;
b) mit der Absaugung des Eiters aus der Bauchhöhle und Einlegen eines Gummischlauches zur Eiterableitung nach außen, damit auch neugebildeter Eiter abfließt;
c) wenn die Bauchfellentzündung die Folge des Durchbruchs eines Organs – des Magens, Zwölffingerdarms oder eines anderen Darmabschnittes – war, muß die Stelle des Durchbruchs durch sofortige Operation verschlossen werden;
d) mit Antibiotika in hohen Dosen;
e) während der akuten Phasen der Bauchfellentzündung wird ein Schlauch durch die Nase in den Verdauungstrakt eingeführt und der Magensaft abgesaugt, damit der Darm entlastet wird. Der Patient bekommt zunächst nur Flüssigkeit durch die Venen zugeführt (Infusion).

Wie sind die Heilungsaussichten bei der Bauchfellentzündung? Bei sofortigem und zwecksentsprechendem chirurgischem Eingreifen und einer hochdosierten antibiotischen Behandlung sind die Heilungsaussichten ausgezeichnet, vorausgesetzt, die zugrundeliegende Ursache wurde beseitigt.

Wie lange dauert es, bis eine Bauchfellentzündung ausheilt? Das schwankt, je nachdem wodurch die Bauchfellentzündung bedingt war, um welche Bakterien es sich handelt, wie lange die Entzündung vor dem Einsetzen der aktiven Behandlung schon bestanden hat und wie weit sie sich in der Bauchhöhle ausgebreitet hat. Fälle im Anfangsstadium können innerhalb einer Woche zurückgehen; bei längerem Bestehen der Bauchfellentzündung kann es Wochen dauern, bis der Patient gesund wird.

Kann eine Bauchfellentzündung bleibende Folgen hinterlassen? Meist ist die Heilung vollständig, aber in manchen Fällen können sich ausgedehnte Verwachsungen bilden. Diese können Wochen, Monate oder sogar Jahre nach dem Rückgang der Bauchfellentzündung zur Entwicklung eines Darmverschlusses führen.

10 Bauchspeicheldrüse

(Pankreas)

Siehe auch Kapitel 35, Leber, Gallenblase und Gallenwege; Kapitel 62, Verdauungstrakt; Kapitel 64, Zuckerkrankheit

Wo liegt die Bauchspeicheldrüse und wie ist sie gebaut? Die Bauchspeicheldrüse oder das Pankreas ist eine wurstförmige, gelbliche Drüse von etwa 13 cm Länge, die quer im Oberbauch an der hinteren Bauchwand liegt; sie ist zwischen den untersten Teil des Magens und den oberen Rand des Quer-Dickdarms gebettet. An der langgestreckten Drüse unterscheidet man einen Kopf-, Körper- und Schwanzteil; der Kopf fügt sich in die Schleife des Zwölffingerdarms, mit der er fest verbunden ist (Abb. 12 u. 13).

Die Bauchspeicheldrüse hat einen lappigen Aufbau; sie ist in ihrer ganzen Länge von einem Ausführungsgang durchzogen, der die kleineren Seitengänge aus den einzelnen Läppchen aufnimmt. Der Hauptausführungsgang mündet in den Zwölffingerdarm, in vielen Fällen gemeinsam mit dem Gallenausführungsgang, mit dem er sich in seinem Endabschnitt vereinigt. Bei der feingeweblichen Untersuchung findet man charakteristische Zellgruppen in das Drüsengewebe eingestreut, die sogenannten Langerhansschen Inseln, die zusammen als Inselorgan bezeichnet werden. Diese Inseln stehen nicht mit dem Gangsystem der Bauchspeicheldrüse in Verbindung, sondern geben ihr Hormon in die Blutbahn ab.

Welche Funktionen hat die Bauchspeicheldrüse? Die Bauchspeicheldrüse hat zwei Hauptaufgaben:
a) Die Erzeugung verschiedener Enzyme, die die Nahrung im Darmtrakt verdauen helfen; diese chemischen Substanzen werden im Drüsengewebe gebildet und durch das Gangsystem in den Zwölffingerdarm abgeleitet;
b) die Herstellung der Hormone Insulin und Glukagon, die im Inselorgan gebildet und direkt in die Blutbahn ausgeschüttet werden. Sie spielen eine wichtige Rolle für die Regulation des Blutzuckers.

Wie macht sich eine Störung der Bauchspeicheldrüsentätigkeit bemerkbar?
Es kann zu akuten Schmerzen im Oberbauch mit Übelkeit und Erbrechen kommen, besonders nach üppigen Mahlzeiten. Bei chronischem Funktionsverlust treten Durchfälle und Gewichtsabnahme auf.
Eine mangelhafte Insulinproduktion führt zum Auftreten eines Diabetes mellitus (Zuckerkrankheit).

Bauchspeicheldrüse

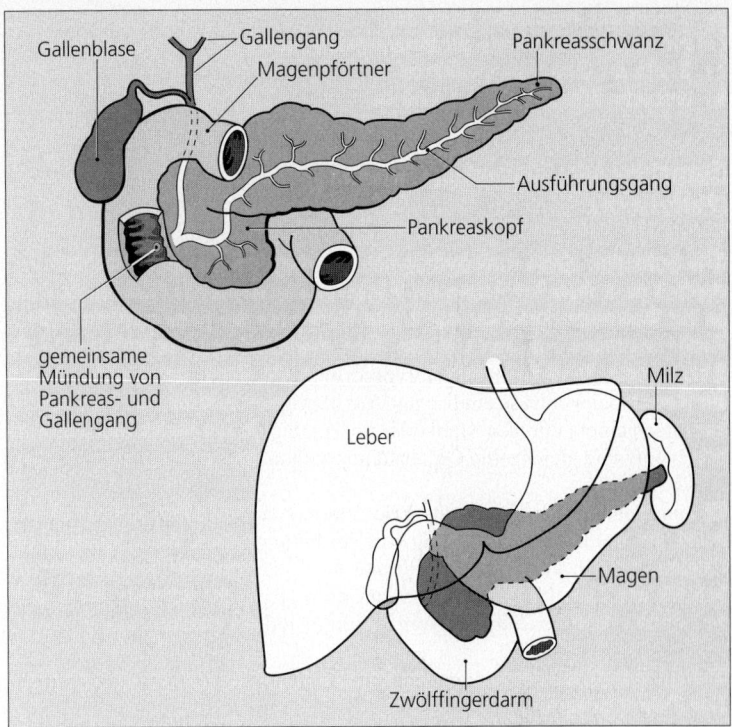

Abb. 12 *Die Bauchspeicheldrüse* und ihre Lagebeziehung zu den Nachbarorganen. Der Kopf der Bauchspeicheldrüse liegt in der Schlinge des Zwölffingerdarms. Der Ausführungsgang der lappig gebauten Drüse mündet in den Zwölffingerdarm, meist gemeinsam mit dem Gallengang.

Abb. 13 *Magen und Leber überlagern die Bauchspeicheldrüse.*

Was sind die häufigsten Erkrankungen der Bauchspeicheldrüse?
a) Entzündung der Bauchspeicheldrüse (Pankreatitis):
– akute Form,
– wiederkehrende akute Form,
– chronisch-wiederkehrende Form,
– chronische Form;
b) Abszeß der Bauchspeicheldrüse;
c) Zuckerkrankheit (Diabetes mellitus, siehe auch Kapitel 64);
d) Hyperinsulinismus: Überproduktion des Hormons, das die Verbrennung des Zuckers im Körper veranlaßt;

e) Zysten der Bauchspeicheldrüse;
f) gutartige Geschwülste der Bauchspeicheldrüse;
g) Krebs der Bauchspeicheldrüse;
h) zystische Fibrose (Mukoviszidose).

Bauchspeicheldrüsenentzündung
(Pankreatitis)

Wie kann eine akute Entzündung der Bauchspeicheldrüse entstehen? Vermutlich ist in manchen Fällen ein Rückstau von infizierter Galle in die Gänge der Bauchspeicheldrüse durch eine Verlegung des gemeinsamen Gallen-Pankreasganges, z. B. durch Steine, die Ursache; in anderen Fällen wird die Entzündung durch Bakterien hervorgerufen, die direkt auf dem Blutweg in die Bauchspeicheldrüse eindringen. Am häufigsten kommt eine Pankreatitis kurz nach einem üppigen Mahl oder übermäßigem Alkoholgenuß zum Ausbruch. Oft sind gleichzeitig Gallensteine vorhanden.

Ist eine Pankreatitis eine ernste Erkrankung? Ja, besonders in ihrer akuten Form, bei der es zur Freisetzung von Verdauungssäften mit Andauung des Organs, Austritt von Blut und Plasma in die Umgebung, Kreislaufverfall, Schock und dadurch zum Tod kommen kann. Trotz der Schwere des Krankheitsbilds erholen sich die meisten Patienten jedoch wieder.

Welche Krankheitserscheinungen finden sich bei der akuten Pankreatitis?
Der Patient bemerkt:
a) plötzlich einsetzende heftige Schmerzen im Oberbauch, die oft ringförmig in den Rücken ausstrahlen;
b) Übelkeit und Erbrechen;
der Arzt stellt fest:
a) Druckempfindlichkeit und Auftreibung im Oberbauch mit anfangs nur mäßiger Bauchdeckenspannung (90 %), Darmlähmung, gekrümmte Haltung des Patienten;
b) Erhöhung der Körpertemperatur (80 %);
c) erhöhte Amylase- und Lipasewerte im Blut (85 %); Amylase und Lipase sind Enzyme der Bauchspeicheldrüse;
d) in schweren Fällen Zeichen des Schocks, der zum Teil auf einer Verminderung der zirkulierenden Blutmenge, vorwiegend aber auf der Freisetzung verschiedener Enzyme beruht (60 %);
e) Erhöhung des Blutzuckerspiegels;
f) Eiweißausscheidung im Harn;
g) Elektrolytstörungen.

Bauchspeicheldrüsenentzündung

Welche Symptome treten bei der wiederkehrenden oder bei der chronischen Pankreatitis auf? Ein Rückfall verläuft gewöhnlich in Form einer akuten Attacke. Wenn das Drüsengewebe durch eine chronische Entzündung weitgehend zerstört ist, kommt es zu Verdauungsstörungen, vor allem massigen Durchfällen, Blähungen und wiederkehrenden Oberbauchschmerzen; in einzelnen Fällen besteht eine leichte Gelbsucht. Häufig ist eine Gewichtsabnahme zu verzeichnen. In manchen Fällen ist die chronische Form der Entzündung auch mit einer diabetischen Stoffwechselstörung verbunden.

Wie wird die akute Pankreatitis behandelt?
a) Wenn der Patient im Schock ist, steht im Vordergrund zunächst die Schockbekämpfung;
b) zur Schmerzlinderung werden Medikamente verabreicht;
c) die Nahrungs- und Flüssigkeitsaufnahme durch den Mund wird eingestellt, die Magensäureproduktion medikamentös unterbunden; Flüssigkeiten und Glukose (Zucker) werden dem Körper auf dem Venenweg zugeführt;
d) Dauerabsaugung des noch verbliebenen Magen- und Zwölffingerdarmsafts mit einer durch die Nase eingeführten Sonde;
e) Bekämpfung der Darmlähmung;
f) gegen eine bakterielle Infektion der Drüse werden Antibiotika gegeben.

Kann bei einer Pankreatitis eine Operation notwendig sein? Im akuten Stadium ist die Behandlung konservativ. Wenn jedoch Komplikationen eintreten, etwa die Bildung eines Abszesses oder eines großen Bezirks mit abgestorbenem Gewebe (Nekrose), so kann eine Operation erforderlich werden. Die chirurgische Behandlung von Pankreaszysten oder begleitenden Gallenwegserkrankungen erfolgt nach Abklingen der akuten Erscheinungen.

Lösen Erkrankungen der Gallenblase oder des Gallensystems oft eine Pankreatitis aus? Bei ungefähr einem Drittel aller Pankreatitisfälle bestehen Gallensteine; Gallenleiden werden als eine wichtige Ursachen für die Entwicklung der Pankreatitis angesehen. Daher fordern manche Experten, zumindest beim Auftreten der ersten Pankreatitis-Beschwerden sofort eine endoskopisch-röntgenologische Darstellung des Pankreas- und Gallengangs auf der Suche nach Steinen durchzuführen, die dann gleich über das Endoskop entfernt werden könnten.

Besteht oft ein Zusammenhang zwischen Alkoholismus und einer Pankreatitis? Ja, in etwa 50–70 % der Fälle.

Neigt die Pankreatitis zu Rückfällen? Ja, wenn die zugrundeliegende Störung, etwa eine Gallenblasenerkrankung, nicht behoben oder der erhöhte Alkoholkonsum beibehalten wird.

Wie kann man einer Pankreatitis vorbeugen? Am besten hält man sich an eine milde, fettarme Kost; man soll mäßig essen und den Alkoholgenuß einschränken. Außerdem muß jede Erkrankung der Gallenblase oder der Gallenwege behandelt werden.

Tritt bei einer Pankreatitis oft eine Zuckerkrankheit auf? Bei der akuten Pankreatitis findet sich in 55 % der Fälle eine vorübergehende Erhöhung des Blutzuckerspiegels. Bei der chronischen Pankreatitis besteht in ca. 25 % der Fälle eine Zuckerkrankheit.

Abszeß der Bauchspeicheldrüse
(Pankreasabszeß)

Wann bildet sich am ehesten ein Abszeß der Bauchspeicheldrüse? Nach einer akuten Pankreatitis.

Kommt das häufig vor? Nein. Man findet einen Abszeß gewöhnlich nur nach sehr schweren Fällen, bei denen ein Teil der Drüse durch die Pankreatitis zerstört worden ist.

Wie wird die Diagnose eines Pankreasabszesses gestellt? Tage oder Wochen, nachdem die akute Pankreatitis augenscheinlich abgeklungen ist, kommt es erneut zu Schmerzen und Druckempfindlichkeit im Oberbauch mit gleichzeitigem Temperaturanstieg. Diese Befunde und die Vorgeschichte sprechen für einen Abszeß. Er kann oft mit der Ultraschalluntersuchung oder mit der Computertomographie nachgewiesen werden (siehe Kapitel 55, Strahlendiagnostik).

Wie wird ein Pankreasabszeß behandelt?
a) der Abszeß wird operativ drainiert.
b) Man gibt Antibiotika;

Führt die Operation eines Pankreasabszesses zur Heilung? Die meisten Patienten werden gesund, doch ist unter Umständen eine länger dauernde Drainagebehandlung nötig.

Zuckerkrankheit

(Siehe Kapitel 64, Zuckerkrankheit)

Hyperinsulinismus
(Hypoglykämiesyndrom)

Was versteht man unter Hyperinsulinismus? Man versteht darunter im wesentlichen einen Zustand, bei dem die insulinproduzierenden Zellen (die Zellen der Langerhansschen Inseln) ein Übermaß an Insulin erzeugen und in die Blutbahn abgeben.

Welche Wirkungen hat Insulin? Insulin ist ein Hormon, das für die Regelung des Kohlenhydratstoffwechsels von entscheidender Bedeutung ist. Im Blut ist ständig Glukose (Zucker) vorhanden, über deren Konzentration uns der sogenannte Blutzuckerspiegel Auskunft gibt. Durch Regelung der Zuckerverwertung im Organismus beeinflußt Insulin die Höhe des Blutzuckerspiegels; wenn zu wenig Insulin in die Blutbahn abgegeben wird, steigt der Blutzuckerspiegel (Hyperglykämie); dies ist ein wichtiger Vorgang bei der Zuckerkrankheit. Wird zuviel Insulin abgegeben, sinkt der Blutzuckerspiegel (Hypoglykämie). Auch andere Regulationsmechanismen spielen dabei noch eine Rolle, die beim Gesunden so fein mit der Insulinausschüttung abgestimmt sind, daß der Blutzuckerspiegel nur in verhältnismäßig engen Grenzen schwankt.

Wie kommt es zum Hyperinsulinismus? Manche Fälle werden durch eine Geschwulst (Adenom) oder mehrere Geschwülste der Bauchspeicheldrüse, die durch eine Wucherung der insulinproduzierenden Zellen entstanden sind, verursacht. Andere Fälle beruhen auf einer Stoffwechselentgleisung der Drüse, die eine abnorm gesteigerte Insulinausschüttung in die Blutbahn zur Folge hat.

Welche Krankheitserscheinungen zeigen sich beim Hyperinsulinismus? Plötzliche Anfälle von Heißhunger, Zittern, Schweißausbrüche, Sehstörungen, Konzentrationsstörungen, Verwirrtheit, Halluzinationen, Bewußtseinstrübung und Ohnmacht und in schweren Fällen Krämpfe mit Bewußtlosigkeit. Wenn man das Blut während eines solchen Anfalls untersucht, findet man einen abnorm niedrigen Blutzuckerspiegel, der aber sofort nach einer Glukoseinjektion ansteigt. Viele Patienten mit Hyperinsulinismus werden zunächst unter der Verdachtsdiagnose einer Psychose in psychiatrische Kliniken aufgenommen, ehe man die wirkliche Krankheitsursache findet.

In welcher Altersgruppe kommt der Hyperinsulinismus am häufigsten vor? Junge Erwachsene neigen eher zur Entwicklung eines Hyperinsulinismus als ältere Leute.

Besteht beim Hyperinsulinismus immer ein insulinproduzierender Tumor (Insulinom)? Nein. Es gibt Fälle, bei denen die Untersuchung der Bauchspeicheldrüse keine krankhafte Veränderung des Organs aufdeckt. Manchmal läßt sich allerdings mit der mikroskopischen Untersuchung eines Bauchspeicheldrüsenabschnitts ein Wuchern der insulinproduzierenden Zellen ohne echte Geschwulstbildung nachweisen.

Wie diagnostiziert man Insulinome?
Während eines stationären Aufenthalts mit engmaschiger Überwachung wird ein 12- oder 24stündiger Hungerversuch duchgeführt, bei dem in regelmäßigen Abständen Blutzucker und Insulin bestimmt werden.

Welche Größe haben Pankreasadenome? Sie sind kleine Geschwülste, die nicht größer als 1,25–2,5 cm im Durchmesser sind. Sie können bei der Untersuchung des Bauches nicht getastet werden, sind aber unter Umständen mit einer normalen Ultraschalluntersuchung oder einer Endosonographie (siehe Kapitel 61, Ultraschalldiagnostik) bzw. mit der Computertomographie nachweisbar (siehe Kapitel 59, Strahlendiagnostik).

Wie wird der Hyperinsulinismus behandelt? Zunächst versucht man es mit konservativen Maßnahmen, die bezwecken sollen, daß die Insulinproduktion nicht zu stark in Gang gesetzt oder angeregt wird; dazu dient hauptsächlich eine zuckerarme Diät und die Einhaltung von häufigen kleinen Mahlzeiten. Meistens muß der Patient aber operiert werden, wobei man den Tumor oft sogar während der Operation nicht sehen oder tasten kann, sondern durch Blutabnahmen an verschiedenen Stellen der Pankreasvenen die Lokalisation über einen Unterschied in der Insulinkonzentration herausfinden muß.

Mit welchen chirurgischen Maßnahmen kann man den Hyperinsulinismus beeinflussen, wenn bei der Operation keine Pankreasgeschwulst gefunden wird? Bei winzigen Adenomen, oder bei einer Wucherung der Inselzellen kommt eine Teilentfernung der Bauchspeicheldrüse in Betracht.

Kann ein gutartiges Insulinom der Bauchspeicheldrüse chirurgisch entfernt werden? Ja. Diese Operation ist nicht gefährlich und heilt den Patienten meist von seinem Hyperinsulinismus.

Ist der Hyperinsulinismus heilbar? Ja, in den allermeisten Fällen. Es gibt allerdings auch sehr selten bösartige insulinproduzierende Tumoren. Allerdings muß durch eine gründliche Untersuchung sichergestellt werden, daß keine andere endokrine Drüse, wie zum Beispiel die Hypophyse, Schilddrüse oder Nebenniere, für die Entgleisung der Pankreasfunktion verantwortlich ist. Die Diagnose ist manchmal nicht leicht zu stellen.

Zysten der Bauchspeicheldrüse

Wie entstehen Pankreaszysten und wie häufig kommen sie vor? Es gibt (selten) harmlose angeborene Zysten der Bauchspeicheldrüse, die in der Regel keine Beschwerden verursachen. Häufiger sind die sog. Pankreaspseudozysten, die im Rahmen einer akuten Pankreatitis entstehen können. Dabei handelt es sich um flüssigkeitsgefüllte Hohlräume, die sich an Stelle des zerstörten Pankreasgewebes ausbilden. Solche Zysten können alle Größen zwischen einer Weinbeere und einer Wassermelone erreichen. Sie gehen häufig mit anhaltenden Bauchschmerzen einher und können auch zu lokalen Abflußbehinderungen, z. B. des Pankreas- oder Gallengangs führen.

Sind Pankreaszysten gefährlich? Nein. Kleine Zysten kann man ignorieren. Lediglich große Zysten verlangen Beachtung, wenn sie auf die umgebenden Organe drücken und deren Funktion beeinträchtigen. Pseudozysten können Schmerzen verursachen.

Wie kann eine Pankreaszyste diagnostiziert werden? Größere (angeborene) Zysten können vom untersuchenden Arzt als schmerzlose, rundliche Schwellungen im Oberbauch getastet werden. Pseudozysten gehen meist mit einem Druckschmerz einher. Am besten gelingt die Diagnose mit einer Ultraschalluntersuchung oder einer Computertomographie.

Welche Operation empfiehlt sich bei einer Pankreaszyste? Zunächst kann man versuchen, den Zysteninhalt mit einer Nadel abzupunktieren, wobei allerdings meistens wieder Flüssigkeit nachläuft. Zuverlässiger ist die operative Beseitigung. Wenn die Zyste wegen ihrer Größe, Fixierung oder Lage nicht vollständig entfernt werden kann, wird nur ihr flüssiger Inhalt entleert. Mehrere Gummidrains werden in den Zystenhohlraum eingeführt und dort einige Wochen belassen, bis die Zyste zusammenfällt und von selbst vernarbt. In manchen Fällen wird die Zystenwand so an den Magen oder Dünndarm genäht, daß sich ihr Inhalt dorthin entleeren kann. Diese Methode führt oft zur raschen Heilung.

Hinterlassen Pankreaszysten irgendwelche bleibenden Folgen? Die angeborenen Zysten nicht. Große Pankreaspseudozysten gehen allerdings mit einer ausgedehnten Zerstörung des Pankreas einher. Wird das Organ zu stark zerstört, so kommt es zu den oben geschilderten Beschwerden einer chronischen Pankreatitis mit Schmerzen, Durchfällen und Gewichtsabnahme.

Was ist eine zystische Fibrose oder Bauchspeicheldrüse? Im Rahmen einer Mukoviszidose (siehe auch Kapitel 50, Säuglings- und Kinderkrankheiten) kann es zu zystischen Veränderungen und einer Leistungsschwäche der Bauchspeicheldrüse kommen, die zu Verdauungsstörungen führt. Enzympräparate können hier Besserung bringen.

Gutartige Geschwülste der Bauchspeicheldrüse

Was ist der häufigste gutartige Pankreastumor? Eine Geschwulst, das sogenannte Insulinom, das von den insulinproduzierenden Zellen gebildet wird (siehe den Abschnitt über Hyperinsulinismus in diesem Kapitel). Insgesamt gesehen ist das Insulinom allerdings eine extrem seltene Krankheit (ca. 60 Fälle pro Jahr in Deutschland).

Können diese gutartigen Geschwülste krebsig entarten? Ja. Das ist einer der Hauptgründe warum man operieren soll, wenn Verdacht auf einen Pankreastumor besteht.

Gibt es außer den insulinproduzierenden Adenomen noch andere gutartige Pankreastumoren? Ja. Es gibt Adenome, die andere Hormone, z. B. Gastrin, Glukagon oder pankreatisches Polypeptid absondern. Im Fall von Gastrin kommt es zu einer überschießenden Anregung der Magensäuresekretion, wodurch Magen- und Zwölffingerdarmgeschwüre entstehen. Diese Krankheit wird auch Zollinger-Ellison-Syndrom genannt.

Wie wird das Zollinger-Ellison-Syndrom behandelt? Wenn sich ein isolierter Pankreastumor nachweisen läßt, soll er entfernt werden. Leider geht die Erkrankung nicht immer mit einer deutlich abgrenzbaren Geschwulst einher. In solchen Fällen gibt es heute eine medikamentöse Behandlung mit den sog. Protonenpumpen-Hemmstoffen (z. B. Omeprazol), welche die Magensäureproduktion weitgehend unterdrücken. Unter Umständen muß man aber auch eine Magenoperation vornehmen, um den Kranken von seinem Geschwürsleiden zu befreien.

Krebs der Bauchspeicheldrüse
(Pankreaskarzinom)

Findet sich ein Krebs der Bauchspeicheldrüse sehr häufig? Der Pankreaskrebs gehört zu den selteneren Karzinomen. Auf 100 000 Einwohner treten etwa fünf Fälle pro Jahr auf (Lungenkrebs 60/100 000). Die Prognose des Bauchspeicheldrüsenkrebses ist allerdings sehr schlecht.

Wie entsteht ein Krebs der Bauchspeicheldrüse? Die Ursache ist unbekannt.

Welche Krankheitserscheinungen ruft ein Pankreaskarzinom hervor? Schmerzen im Oberbauch, die gewöhnlich in den Rücken ausstrahlen. Da die Krebsgeschwulst meist im Kopf der Bauchspeicheldrüse liegt, erzeugt ihr Wachstum außerdem einen Druck auf die Gallenwege, der zu ihrem Verschluß und damit zu einer langsam einsetzenden Gelbsucht führt. Der Patient leidet an Appetitlosigkeit, Gewichtsverlust und zunehmendem Kräfteverfall. Wenn die Krebsgeschwulst im Körper- oder Schwanzteil der Drüse sitzt, kann eine Gelbsucht fehlen. Leider verursacht das Pankreaskarzinom erst sehr spät Beschwerden, so daß die Patienten den Arzt erst in einem Stadium aufsuchen, wenn keine vollständige Heilung durch eine Operation mehr möglich ist.

Wie sind die Heilungsaussichten bei einem Krebs der Bauchspeicheldrüse? Sehr schlecht, obwohl es heute operationstechnisch möglich ist, die gesamte Bauchspeicheldrüse und den umgebenden Zwölffingerdarm zu entfernen.

Wird der Patient nach der Entfernung der gesamten Bauchspeicheldrüse zuckerkrank? Ja, doch läßt sich die Störung des Zuckerstoffwechsels gut mit Insulin behandeln.

Wie groß ist die Lebenserwartung, nachdem die Diagnose eines Pankreaskarzinoms gestellt wurde? Annähernd 6–18 Monate. Fünf Jahre nach Diagnosestellung eines Pankreaskarzinoms sind fast alle Patienten verstorben.

Sind Fortschritte in der Diagnostik und Behandlung des Pankreaskarzinoms zu erwarten? Leider kaum. In den letzten Jahren hat sich trotz breiter Einführung von Sonographie, Computertomographie und Kernspintomographie die Prognose fast nicht gebessert. Das liegt daran, daß beim Bauchspeicheldrüsenkrebs die Patienten in der Regel erst Beschwerden bekommen und den Arzt aufsuchen, wenn der Tumor weit fortgeschritten ist und nicht mehr vollständig entfernt werden kann.

11 Befindensstörungen

(Funktionelle Störungen)

Was versteht man unter funktionellen Störungen? Ca. 30 – 60 % der Patienten in allgemeinärztlichen, internistischen, gynäkologischen, urologischen, neurologischen und HNO-ärztlichen Praxen leiden an Beschwerden, bei denen die naturwissenschaftlich orientierte Medizin (»Schulmedizin«) keinen morphologischen, physiologischen oder biochemischen Befund erheben kann. Trotz dieser Häufigkeit werden die funktionellen Syndrome im Medizinstudium stark vernachlässigt oder gar nicht besprochen. Viele junge Ärzte sind am Beginn ihrer Tätigkeit diesen Patienten gegenüber ratlos und reagieren mit Unverstand, Unwillen oder sogar aggressiven Tendenzen.

Welche Begriffe werden für funktionelle Störungen noch verwendet? Je weniger genau man über die Entstehung einer Krankheit Bescheid weiß, um so vielfältiger sind in der Regel die Bezeichnungen. Synonyma für funktionelle Störungen sind Befindensstörungen, vegetative Dystonie, Organneurose, psychogenes Syndrom, larvierte Depression, Neurasthenie, nervöse Erschöpfung und neuerdings somatoforme Störung oder Somatisierungsstörung.

Wie stellt man sich die Entstehung funktioneller Beschwerden vor? Wir fühlen uns wohl, wenn wir mit unserer Umgebung harmonisch zusammenwirken, wenn jede unserer Leistungen mit einer Gegenleistung anderer honoriert wird. Derartige Störungen der sozialen Integration erlebt jeder Mensch mehr oder weniger intensiv und häufig; während der Gesunde aber in der Lage ist, diese Störungen über Ausgleichsleistungen auf anderen Gebieten zu korrigieren, gelingt das Menschen mit Somatisierungsstörungen nicht. Sie reagieren mit allgemeinem Unwohlsein, Müdigkeit, Erschöpfung und einer Fülle von teilweise organbezogenen Symptomen.

Was sind auslösende Situationen für somatoforme Störungen? Typische Auslöser sind Verluste (Partner, Freunde, Arbeitsplatz usw.) oder andere einschneidende Veränderungen und Lebensereignisse (Heirat, Geburt eines Kindes, Umzug, berufliche Kränkungen). Daraus folgt, daß für die Erkennung von funktionellen Beschwerden nicht intensive apparative Untersuchungen entscheidend sind, sondern die Erhebung einer ausführlichen biographischen Vorgeschichte.

Welchen Gewinn zieht der Kranke aus seinen Symptomen? Psychische Krankheiten haben in unserer Kultur immer noch einen stigmatisierenden Charakter, körperliche Krankheit dagegen ist sozial akzeptiert und genießt besonderen Schutz. Durch die Betonung körperlicher Symptome kann der Befindensgestörte an der sozialen Rolle des körperlich Kranken und an der damit verbundenen Entlastung teilhaben. Nicht oder nur sehr schwer lösbare psychische und soziale Konflikte treten in den Hintergrund und werden schließlich ganz verdrängt, da man nur noch die begleitenden körperlichen Funktionsänderungen wahrnimmt. In diesen Tendenzen werden viele Patienten mit Befindensstörungen auch noch von Ärzten unterstützt.

Was sind die Charakteristika funktioneller Beschwerden? Meist vielgestaltige Beschwerden; Phasen von Beschwerdefreiheit wechseln mit Phasen von relativem Wohlbefinden; es bestehen Beziehungen zu äußeren Ereignissen; starke Ängstlichkeit bis hin zu Panik; Frauen sind häufiger als Männer betroffen; Beginn meist vor dem 30. Lebensjahr; starkes Verlangen nach ärztlicher Hilfe trotz wiederholter unauffälliger Untersuchungsergebnisse; häufiger Arztwechsel, Unzufriedenheit mit Ärzten; tendenzielle Besserung mit dem Alter; gehäuft in unteren sozialen Schichten.

Was sind die häufigsten funktionellen Beschwerden?
1. Allgemeine Erscheinungen: Müdigkeit, Erschöpfung, Schlafstörungen, Konzentrationsschwierigkeiten, Schmerzen (Kopf, Bauch, Extremitäten);
2. Organbezogene Erscheinungen:
a) Reizmagen: häufige Oberbauchschmerzen, Völlegefühl, Aufstoßen, Sodbrennen, Erbrechen ohne Organbefund am Magen;
b) Reizdarm: Blähungen, Wechsel zwischen dünnem Stuhl und Verstopfung, gelegentlicher Schleimabgang (negative Koloskopie);
c) Funktionelle Herz-Kreislaufbeschwerden: plötzliches Herzjagen, Brustschmerzen, die auf das Herz bezogen werden, Beklemmungsgefühle;
d) Atmungsorgane: plötzliche schnelle Atmung ohne Anstrengung, Gefühl von Luftnot, Enge im Halsbereich;
e) Urogenitaltrakt: Brennen beim Wasserlassen, häufiger Harndrang, Schmerzen im Genitalbereich (bei Menstruation und/oder Geschlechtsverkehr), Impotenz, Libidoverlust;
f) Bewegungsapparat: Muskelverspannungen, Rückenschmerzen, Gelenkschmerzen;
g) HNO-Bereich: Kloßgefühl im Hals, Schluckbeschwerden, Nasenlaufen, Schwindel, Ohrgeräusche;
h) Haut: Juckreiz, Schweißneigung, Nesselfieber.

Alle diese Symptome kommen natürlich auch bei einer Vielzahl von organisch bedingten Krankheiten vor, wodurch die Schwierigkeiten bei der Diagnosestellung und Behandlung dieser Patienten leicht ersichtlich werden.

Befindensstörungen

Warum sind Patienten mit Befindensstörungen ein Problem der modernen Medizin? In den meisten Fällen wenden Ärzte unter enormem Kostenaufwand wiederholt die gleichen Untersuchungsmethoden an. Wenn diese keinen Befund ergeben, wird der Patient mit der Auskunft entlassen: »Ihnen fehlt nichts!«, womit dem Patienten aber kaum gedient ist. Häufig sucht der Patient Ärzte verschiedener Fachdisziplinen auf, von denen jeder nur »seine« Symptome beachtet und einen Teilbefund erhebt, der ganze Patient aber auf der Strecke bleibt. Daher empfinden diese Patienten die »ganzheitliche« Behandlung von naturheilkundlich orientierten Ärzten oder Heilpraktikern noch am hilfreichsten.

Wie kann die Diagnose funktioneller Beschwerden gestellt werden? Die Diagnose kann durch eine entsprechend breit angelegte Vorgeschichte in den meisten Fällen positiv gestellt werden, wenngleich man zumindest beim ersten Auftreten der Beschwerden eine organische Krankheit durch entsprechende Labor- und technische Untersuchungen weitgehend ausschließen sollte. Im Grunde genügen dazu relativ einfache Untersuchungen, doch leider werden diese Patienten, insbesondere wenn sie privat versichert sind, von wenig verantwortungsbewußten Ärzten auch ausgenutzt.

Wie kann Patienten mit Befindensstörungen geholfen werden? Die Behandlung fußt im wesentlichen auf einer verständnisvollen ärztlichen Führung und Verlaufskontrollen, wobei nicht bei jedem Besuch neue Untersuchungen durchgeführt werden, sondern der Arzt nur in Gesprächen zugewandte Anteilnahme zeigt. Unterstützend wirken Medikamente, auch wenn sie nur den Charakter eines Placebo haben. In hartnäckigen Fällen frühzeitig psychotherapeutische Verfahren einsetzen, vor allem Verhaltenstherapie und Entspannungstechniken.

12 Bewegungsapparat: Knochen, Muskeln, Sehnen und Gelenke

Siehe auch Kapitel 20, Erbliche und »angeborene« Merkmale und Krankheiten; Kapitel 21, Erste Hilfe; Kapitel 42, Nervensystem und Neurochirurgie; Kapitel 48, Physikalische Therapie und Rehabilitation; Kapitel 52, Rheumatische Krankheiten

Angeborene Mißbildungen der Gliedmaßen

Welche angeborenen Mißbildungen der Gliedmaßen kommen hauptsächlich vor?
a) Klumpfuß;
b) angeborene Hüftgelenksluxation;
c) Fehlen eines Gliedes oder eines Gliedabschnittes (Mikromelie, Phokomelie);
d) überzähliger Finger oder Zehe (Vielfingrigkeit oder Polydaktylie);
e) überzähliges Glied oder überzähliger Gliedabschnitt;
f) durch Medikamente erzeugte Mißbildungen (z. B. Contergan).

Welche Medikamente können angeborene Knochenmißbildungen verursachen? Es sind viele. Einer werdenden Mutter ist daher anzuraten, daß sie *alle* Medikamente meidet, sofern sie nicht vom Arzt eigens in der Schwangerschaft verordnet worden sind.

Was ist ein Klumpfuß? Eine angeborene Mißbildung, bei der der Fuß verkürzt, am Knöchel abgebogen und einwärts gewendet ist (Abb. 14).

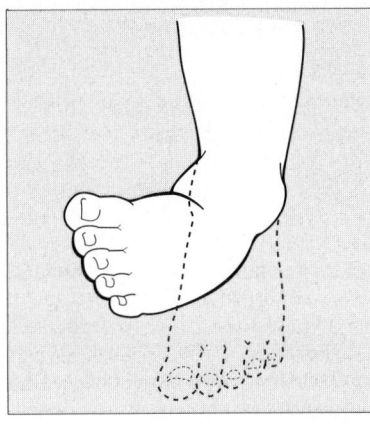

Abb. 14 *Klumpfuß*. Angeborene Mißbildung. Die normale Stellung des Fußes ist gestrichelt angedeutet.

Welche Ursache hat ein Klumpfuß? Die Anlage zum Klumpfuß ist erblich; in Familien, in denen sonst keine angeborenen Mißbildungen vorgekommen sind, findet er sich nur selten.

Wie wird ein Klumpfuß behandelt?
a) Bei der konservativen (unblutigen) Behandlung versucht man mit entsprechenden Handgriffen, den Fuß wieder in die richtige Lage zu bringen. Fuß und Bein werden in überkorrigierter Stellung für mehrere Monate in Gips gelegt.
b) Die chirurgische Behandlung kann darin bestehen, daß etwas von dem Fasergewebe unter der Haut des Fußes durchtrennt und abgetragen wird. Zusätzlich werden Sehnenverlängerungsoperationen vorgenommen.

Kann ein Klumpfuß erfolgreich behandelt werden? Ja. Bei einer langfristigen, zweckentsprechenden konservativen oder chirurgischen Behandlung sind die Ergebnisse außerordentlich günstig. Die Mitarbeit der Eltern ist für ein gutes Dauerergebnis von wesentlicher Bedeutung.

Was ist eine angeborene Hüftgelenksluxation? Eine angeborene Fehlbildung des Hüftgelenks, bei der der Kopf des Oberschenkelknochens in seiner Gelenkpfanne keinen Halt findet. Infolgedessen gleitet die Hüfte an den Beckenknochen nach oben. Von dieser Veränderung sind Mädchen weit häufiger als Knaben betroffen (Abb. 15).

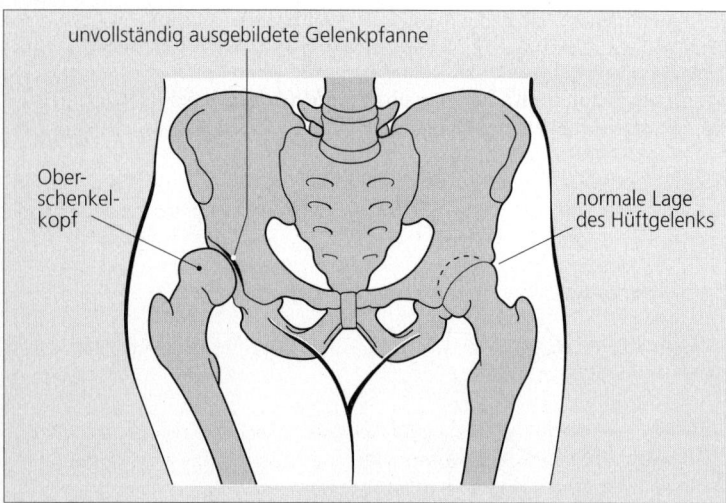

Abb. 15 *Angeborene Hüftgelenksluxation.* Der Oberschenkelkopf findet in der zu flachen Gelenkpfanne keinen Halt und gleitet nach oben.

Angeborene Mißbildungen der Gliedmaßen

Wie erkennt man eine angeborene Hüftgelenksluxation? Schon beim Säugling fällt auf, daß sich ein oder beide Oberschenkel nicht vollständig abspreizen lassen oder die Hautfalten am Gesäß asymmetrisch sind. Bei den meisten Säuglingen wird heute, vor allem wenn eine familiäre Vorbelastung bekannt ist, routinemäßig in der 4.–6. Lebenswoche (U3) eine Sonographie der Hüftgelenke durchgeführt, mit der ein erfahrener Arzt relativ zuverlässig eine Hüftgelenksluxation bzw. eine Fehlbildung der Gelenkpfanne erkennen kann. Es sollte heute nicht mehr passieren, daß man die Hüftgelenksluxation erst erkennt, wenn das Kind laufen lernt.

Wie wird eine angeborene Hüftluxation behandelt?
a) Die konservative, nichtoperative Behandlung, z.B. mit einer Spreizhose, führt in den meisten Fällen zur Heilung. Dabei muß das Kind mehrere Monate lang eine Spezialhose tragen, welche die Oberschenkel weit abspreizt und so den Oberschenkelkopf in die Pfanne bringt. Dadurch wird die Ausbildung einer ausreichend tiefen Gelenkpfanne gefördert.
b) Die chirurgische Behandlung bleibt Fällen vorbehalten, die nicht auf die konservativen Maßnahmen ansprechen. Am günstigsten ist es, wenn die operative Korrektur im frühen Lebensalter erfolgt.

Wie wird eine angeborene Hüftluxation operiert? Vorn am Oberschenkel wird über dem Hüftbein ein Hautschnitt angelegt; die darunterliegenden Muskeln werden getrennt, und der Schenkelkopf wird in seine richtige Lage im Hüftgelenk gebracht. Damit diese Position beibehalten wird, werden Eingriffe entweder an der Muskulatur oder am Knochen vorgenommen.

Hat die operative Korrektur einer angeborenen Hüftluxation im allgemeinen Erfolg? Ja, in der überwiegenden Mehrzahl der Fälle sind die Ergebnisse sehr zufriedenstellend.

Welche Ursache hat es, wenn ein Kind mit einem verstümmelten oder überhaupt fehlenden Glied zur Welt kommt? Fehlende oder mangelhaft ausgebildete Gliedmaßen sind die Folge einer Entwicklungshemmung des Keimlings im Mutterleib.

Findet sich eine solche Mißbildung bei Neugeborenen häufig? Nein, nur außerordentlich selten.

In welchen Fällen ist die Wahrscheinlichkeit für eine angeborene Hemmungsmißbildung eines Gliedes erhöht? Diese Mißbildungen kommen besonders in Familien vor, in denen schon andere angeborene Anomalien aufgetreten sind. Mitunter sieht man sie auch bei Kindern, deren Mütter in den ersten Schwangerschaftswochen bestimmte Medikamente eingenommen haben. Die sog. Contergan-Affäre Anfang der 60er Jahre war ein Beispiel dafür. Im Verlauf eines Jahres wurden Tausende von Kindern mit verstümmelten Armen geboren, deren Mütter in der Schwangerschaft das Schlafmittel Contergan eingenommen hatten.

Wann ist die Wahrscheinlichkeit, daß eine Frau ein Kind mit überzähligen Fingern oder Zehen bekommt, erhöht? Auch dies ist eine seltene, angeborene Mißbildung, die in Familien vorkommt, in denen bereits Fälle von gleichen oder ähnlichen Mißbildungen bekannt sind.

Wie geht man bei der Behandlung von überzähligen Fingern oder Zehen vor? Ein sechster Finger oder eine überzählige Zehe läßt sich recht einfach operativ entfernen; es bleibt dabei nicht einmal eine entstellende Narbe zurück.

Sind überzählige Gliedmaßen häufig zu beobachten? Nein. Sie gehören zu den seltensten aller angeborenen Mißbildungen überhaupt.

Was unternimmt man bei einem überzähligen Glied? Überzählige Glieder sind fast immer mißgestaltet und unterentwickelt. Sie sollten bald nach der Geburt des Kindes operativ entfernt werden, am besten bevor man das Neugeborene vom Krankenhaus nach Hause nimmt.

Amputationen

Was ist meist der Grund, warum ein Glied amputiert werden muß?
a) Schwere lebensbedrohliche Infektionen, die dazu führen, daß das Glied nicht mehr ausreichend durchblutet wird.
b) Brand (Gangrän) infolge einer Arteriosklerose oder Zuckerkrankheit.
c) Bösartige Tumoren der Knochen oder anderer Gewebe der Gliedmaßen.
d) Unbehebbare Schäden als Unfalls- oder Verletzungsfolge.
e) Verkrüppelnde Veränderungen, die das Tragen einer Prothese unmöglich machen oder die Funktion des Gliedes behindern.

Nach welchem chirurgischen Grundsatz richtet sich die Entscheidung, ob amputiert werden soll oder nicht?
a) Ausschlaggebend ist die Überlegung, ob Gefahr für das Leben des Patienten besteht oder nicht. Immer dann, wenn ein krankhafter Prozeß in einem Arm oder Bein lebensbedrohliche Formen annimmt, wird der Chirurg für die Amputation eintreten.
b) Eine Amputation empfiehlt sich auch in solchen Fällen, bei denen mit einer Prothese eine bessere Funktion erreicht werden kann.

Amputationen

Wovon hängt die Höhe der Amputation ab?
a) Man versucht, so viel von dem Glied zu erhalten, wie gefahrlos belassen werden kann.
b) Die Durchblutung im Amputationsbereich muß ausreichend sein. Je schlechter die Blutversorgung, um so höher muß die Amputation angesetzt werden.
c) Man wählt eine Stelle, die dem Patienten den bestmöglichen Gebrauch eines künstlichen Gliedes erlaubt. (Dieser wichtige Grundsatz bedeutet, daß die Amputation manchmal höher angesetzt wird, als es der Krankheitsprozeß erfordern würde.)

Ist die Amputation eines Gliedes eine gefährliche Operation? Grundsätzlich nein; weil aber viele Patienten, die amputiert werden müssen, kranke Leute im fortgeschrittenen Alter sind und Begleitinfektionen, Arteriosklerose und Herzleiden haben, können schwere Komplikationen auftreten.

Ist die zweckmäßige Handhabung der Prothese für die meisten Amputierten erlernbar? Ja. Die modernen leistungsfähigen Kunstglieder lassen sich sehr wirkungsvoll gebrauchen. Bei vielen Amputierten merkt man gar nicht, daß sie eine Prothese tragen, weil sie so geschickt damit umgehen. Sehr alte Patienten lernen aber das Gehen mit einer Prothese oft nicht mehr.

Wie bald nach der Amputation kann eine Prothese angepaßt werden? Das ist je nach der Höhe der Amputation, der Heilung des Amputationsstumpfes und dem allgemeinen Gesundheitszustand des Patienten sehr unterschiedlich. Wenn der Heilungsverlauf von normaler Dauer ist, kann ein Kunstglied 6–8 Wochen nach der Amputation angepaßt werden. Häufig wird unmittelbar nach der Amputation gleich im Operationssaal eine Interimsprothese als vorläufiger Behelf angepaßt.

Kann ein beidseitig Beinamputierter gehen lernen? Ja, aber mit größerer Schwierigkeit als bei einseitiger Amputation.

Sieht eine künstliche Hand so aus wie eine richtige Hand, und funktioniert sie auch so? Nein. Die leistungsfähigsten Handprothesen sind aus Metall gebaut, und eine Nachahmung des normalen Aussehens wird gar nicht angestrebt. Aus rein kosmetischen Gründen kann man aber auch nicht oder begrenzt funktionsfähige künstliche Hände, die der normalen menschlichen Hand gleichen, anfertigen.

Was bedeutet der Ausdruck »Phantomschmerz«? Man bezeichnet damit das Gefühl eines Amputierten, der Empfindungen in dem abgenommenen Glied spürt. Man nimmt an, daß dieses Gefühl durch Reizung der Nerven, die am Amputationsstumpf durchschnitten wurden, entsteht.

Ist manchmal eine Nachamputation notwendig? Ja. Bestimmte Amputationen werden als lebensrettende Notmaßnahme ohne Rücksicht auf die spätere Gebrauchsfähigkeit des Stumpfes durchgeführt. In solchen Fällen ist eine Nachamputation nötig, damit eine funktionstüchtige Prothese angepaßt werden kann.

Kann der amputierte Teil etwas nachwachsen? Niemals. Mitunter gelingt es jedoch, eine abgetrennte Gliedmaße wieder anzufügen (siehe Kapitel 51, Replantationschirurgie).

Kreuzschmerzen

Wo genau liegt das Kreuz? Im allgemeinen Sprachgebrauch wird mit dem unscharfen Begriff »Kreuz« der Bereich der Lendenwirbelsäule verstanden.

Was ist meist die Ursache von Kreuzschmerzen?
a) Die einseitige Belastung der Wirbelsäule, z. B. durch langes Sitzen in verkrampfter Haltung oder häufige gebückte Haltung, ohne daß entsprechende Ausgleichsgymnastik getrieben wird;
b) eine Verletzung, beispielsweise durch Heben schwerer Lasten oder durch einen Sturz mit Rückenzerrung;
c) Gelenkserkrankungen der Wirbelsäule (Spondylitis und Spondylose bzw. Spondylarthrose);
d) ein Bandscheibenvorfall (Bandscheibenhernie) oder eine Bandscheibendegeneration.

Was versteht man unter Lumbago und Hexenschuß? Mit Lumbago bezeichnet man Schmerzen, die auf schweren und langanhaltenden Muskelverspannungen in der unteren Rückengegend beruhen und die Folge einer Verletzung oder einer der oben angeführten anderen Ursachen sind. Die akut auftretende Lumbago ist als »Hexenschuß« bekannt und geht meist auf einen Bandscheibenvorfall zurück.

Was geht bei einem Bandscheibenvorfall vor sich? In der normalen Wirbelsäule liegen zwischen den einzelnen Wirbelkörpern – sozusagen als Polster – die sogenannten Bandscheiben; das sind ringförmige Faserknorpel, in deren Mitte der Gallertkern oder Nucleus pulposus liegt. Wenn ein Teil einer Bandscheibe aus der normalen Lage gleitet und auf die Umgebung (z. B. Nervenwurzeln) drückt, kommt es zu heftigen Schmerzen (Abb. 16).

Gibt es einen bestimmten Menschentyp, der besonders zu Kreuzschmerzen neigt? Ja, Menschen mit angeborenen Schwächen oder Anomalien im Bau

Kreuzschmerzen

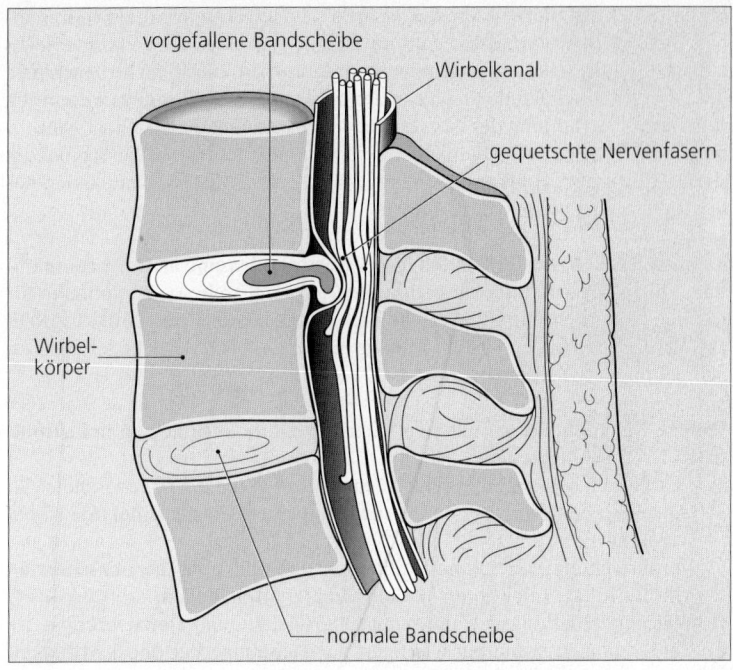

Abb. 16 *Bandscheibenvorfall.* Als Folge von Abnützungserscheinungen wölben sich Teile der Bandscheibe gegen den Wirbelkanal vor und drücken auf Nervenwurzeln. Die Bandscheiben bestehen aus einem ringförmigen Faserknorpel mit einem Gallertkern, dem Nucleus pulposus, in der Mitte.

der Lendenwirbel und des Kreuzbeins oder Menschen mit schlecht entwickelter Rückenmuskulatur.

Wie kann man im voraus wissen, ob man für Hexenschuß oder Bandscheibenvorfall anfällig ist? Meist ist eine Voraussage nicht möglich. In manchen Fällen zeigt das Röntgenbild Fehlbildungen, die einen davor warnen sollten, körperlich anstrengende Arbeiten zu verrichten. Der Röntgenbefund und der Schweregrad der Beschwerden gehen aber oft nicht parallel.

Bekommt man nach der ersten Kreuzschmerzattacke leicht Rückfälle oder chronische Beschwerden? Ja.

Was ist der Unterschied zwischen Hexenschuß und Ischias? Eine Ischias oder Ischialgie entsteht in der Mehrzahl der Fälle durch eine Reizung oder durch Druck auf die Wurzeln des Nervus ischiadicus, sehr oft also durch einen Bandscheibenvorfall. Sie geht mit Schmerzen längs des Nervenverlaufs einher, d. h. die Schmerzen strahlen vom Kreuz zur Gesäßbacke, Rückseite des Oberschenkels, Wade und bis in den Fuß aus. Eine (allerdings wesentlich seltenere) Entzündung des Nervus ischiadicus erzeugt die gleichen Symptome. Beim Hexenschuß fehlen Reizerscheinungen des Nervs; die Schmerzen sind auf die untere Rückenregion beschränkt, in der Mitte oder auf einer Seite, strahlen aber nicht in das Bein aus.

Können Rückengeradhalter, ein festes Korsett oder eine andere orthopädische Stütze Kreuzschmerzen verhindern? Wenn man besonders anfällig für ständig wiederkehrende Kreuzschmerzen ist, kann eine gute Stütze plötzliche Verdrehungen der Wirbelsäule verhindern, so daß der Entstehung von Schmerzen vorgebeugt wird.

Welche Behandlungsmaßnahmen wendet man im allgemeinen bei chronischen Kreuzschmerzen an?
a) Der Patient soll auf einer festen Matratze mit einem Brett zwischen Matratze und Federung des Bettes sowie mit einem Polster unter den Knien schlafen.
b) Verabreichung von schmerzstillenden und/oder muskelerschlaffenden Mitteln, lokale Injektionen in die schmerzhaften Stellen.
c) Wärmebehandlungsverfahren mit Oberflächen- und Tiefenwirkung.
d) Verordnung bestimmter Übungen zur Behebung der Muskelverspannungen und zur Stärkung der Rückenmuskulatur.
e) Der Patient muß plötzliche Bewegungen und schweres Heben oder Tragen meiden.

Gibt es erfolgversprechende chirurgische Behandlungsverfahren gegen chronische Rückenschmerzen? Wenn die Schmerzen auf einer angeborenen Fehlbildung der Wirbelsäule beruhen, lassen sie sich oft mit einer operativen Verschmelzung der Wirbel (Blockwirbelbildung) beheben, weil die schmerzhaften Wirbelbewegungen durch die Versteifung eingeschränkt werden. Wenn die Beschwerden durch einen Bandscheibenvorfall bedingt sind, bringt häufig die operative Entfernung der verschobenen Bandscheibe eine Heilung.

Sind fettleibige Personen für chronische Kreuzbeschwerden anfälliger als magere? Ja.

Können seelische Störungen chronische Kreuzschmerzen verursachen? Ja, sehr häufig. Auch Unzufriedenheit mit der beruflichen oder privaten Situation spielt eine Rolle. Bevor man sich auf die Annahme eines psychischen Ursprungs festlegt, müssen jedoch organische Ursachen ausgeschlossen werden.

Eignet sich schwere körperliche Arbeit für Personen mit chronischen Kreuzbeschwerden? Nein.

Was kann man vorbeugend gegen Kreuzschmerzen tun?
Regelmäßige Gymnastik bei sitzenden Berufen, Schwimmen, kein Übergewicht, »Aushängen« an der Sprossenwand oder an Ringen.

Welche Bewegungen führen besonders leicht zu Rückfällen bei Kreuzschmerzen oder Hexenschuß?
a) Plötzliches Vorbeugen mit gestreckten Knien;
b) plötzliche Drehbewegungen des Rumpfes;
c) Heben schwerer Lasten ohne Stütze.

Sind wiederholte Kreuzschmerzen allein durch ärztliche Behandlung zu beheben? In der Regel nicht. Langfristig gesehen ist die aktive Mitarbeit des Patienten nach entsprechender Anleitung wichtiger als der passive Konsum von ärztlichen Leistungen. Dazu gehören regelmäßige Gymnastik, Stärkung der Rücken- und Bauchmuskulatur, Sitztraining, zweckmäßiges Mobiliar usw.

Haben physikalische Behandlungsverfahren, wie Diathermie, Wirbelbäder oder Muskelübungen, bei chronischen Kreuzbeschwerden Erfolg? Wenn sie sachgerecht angewendet werden, leisten diese Behandlungsmethoden sehr viel zur Beseitigung von schmerzhaften Störungen in der Kreuz- und Lendengegend.

Wie kann man wissen, wann man Rückenstützen oder andere orthopädische Behelfe nicht mehr braucht? Erst wenn Schmerzen und Beschwerden aufgehört haben, darf man diese Hilfen zunächst nur kurzfristig weglassen, bis man schließlich mehrere Wochen beschwerdefrei geblieben ist und ganz darauf verzichten kann.

Lassen sich krankhafte Veränderungen im Bereich der unteren Wirbelsäule immer mit dem Röntgenbild nachweisen? Nein. Unter bestimmten Umständen sind hochspezialisierte Röntgenuntersuchungen zur Aufdeckung von Krankheitszeichen in der Lenden-Kreuzbein-Region notwendig, und sogar bei Spezialuntersuchungen klären die Röntgenbilder nicht immer die Natur der im Einzelfall vorliegenden Beschwerden, da die Schmerzen manchmal durch Veränderungen von Muskulatur und Bindegewebe bedingt sind, die sich im Röntgenbild ohnehin nicht darstellen lassen. Mindestens die Hälfte der Fälle von Kreuzschmerzen bleibt diagnostisch unklar.

Seitliche Rückgratverkrümmung und Wirbelgleiten
(Skoliose und Spondylolisthesis)

Was ist eine Skoliose? Eine seitliche Verkrümmung der Wirbelsäule (Abb. 17 a, b).

Wie häufig sind Rückgratverkrümmungen? Leichte Verkrümmungen sind sehr häufig, wobei allerdings oft keine Beschwerden bestehen. Schwere Verkrümmungen, die bereits auf den ersten Blick auffallen, sind dagegen selten.

Sieht man eine Skoliose bei Mädchen öfter als bei Jungen? Ja, sie wird am häufigsten während der Zeit des raschen Längenwachstums am Beginn der Entwicklungsjahre beobachtet.

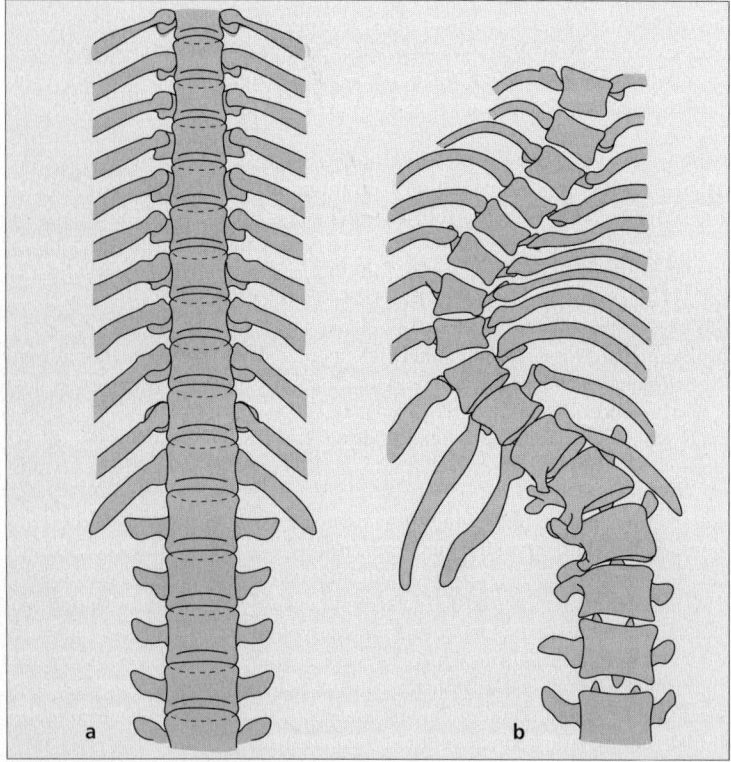

Abb. 17a *Normale Wirbelsäule* von vorn.
Abb. 17b *Skoliose.* Die Wirbelsäule ist seitlich verbogen.

Wodurch entsteht eine Skoliose? Die Ursache ist unbekannt, abgesehen von jenen Fällen, die als Folge von neurologischen Krankheiten auftreten.

Führt schlechte Haltung zur Rückgratverkrümmung? Nein, umgekehrt.

Ist eine Rückgratverkrümmung durch Turnübungen heilbar? Bei Kindern können leichte Formen der Rückgratverkrümmung durch gymnastische Übungen günstig beeinflußt werden.

Verursacht eine Skoliose starke Schmerzen? Nein.

Korrigiert sich eine Skoliose manchmal von selbst ohne Behandlung? Nein, aber die Verkrümmung ist in der Mehrzahl der Fälle leicht und erreicht schließlich ein Ruhestadium, in dem sie nicht mehr weiter fortschreitet.

Kann eine Skoliose auch ohne Operation geheilt werden? Mit einer Korsettbehandlung kann man in frühzeitig erfaßten Fällen von Skoliose das weitere Fortschreiten verhindern.

Ist manchmal zur Behandlung einer Skoliose eine Operation notwendig? Ja, wenn die Verkrümmung außergewöhnlich stark ist und unter Umständen die normale Herztätigkeit oder die normale Entwicklung der Lunge beeinträchtigt.

Welche Operationen kommen bei einer Skoliose in Frage?
a) Die operative Verschmelzung von Wirbeln (Blockwirbelbildung);
b) das Einsetzen von Metallstäben.

Sind diese Verfahren schwere Operationen? Ja. Außerdem muß sich der Patient oft nachher noch viele Monate oder Jahre hindurch einer Behandlung unterziehen.

Läßt sich mit den Skolioseoperationen ein Fortschreiten der Rückgratverkrümmung in der Regel verhindern? Ja.

Wie lange kann der Krankenhausaufenthalt bei einer Skoliosebehandlung dauern? 3–6 Wochen.

Wie verläuft eine Skoliose, wenn sie nicht behandelt wird? In den meisten Fällen kommt die Verbiegung der Wirbelsäule zum Stillstand, sobald die Geschlechtsreife erreicht ist. Doch kann dann schon eine starke Rückgratverkrümmung zurückbleiben, die die normale Herz- und Lungenfunktion beeinträchtigt.

Bewegungsapparat: Knochen, Muskeln, Sehnen und Gelenke

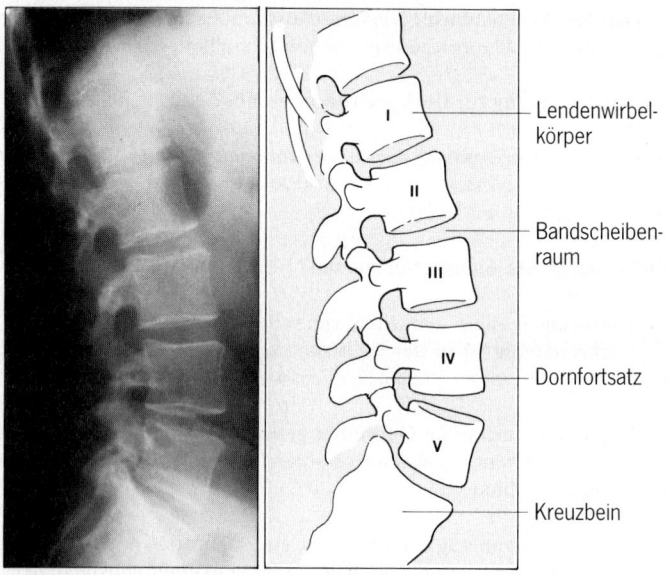

Abb. 18 Röntgenbild der Wirbelsäule von der Seite.

Was versteht man unter Spondylolisthesis? Von Spondylolisthesis oder Wirbelgleiten spricht man, wenn ein Wirbel infolge eines Baufehlers in der Wirbelsäule über den darunterliegenden Wirbel nach vorn gleitet. Am häufigsten findet sich eine Vorwärtsverschiebung des 5. Lendenwirbels über den 1. Kreuzbeinwirbel.

Können Kreuzschmerzen durch ein Wirbelgleiten bedingt sein? Ja, aber solche Fälle sind selten.

Wodurch entsteht ein Wirbelgleiten? Durch eine angeborene Fehlbildung der Wirbelsäule.

Wie wird das Wirbelgleiten diagnostiziert? Mit der Röntgenuntersuchung.

Bedarf ein Wirbelgleiten immer der Behandlung? Nur wenn es Beschwerden oder Schmerzen macht.

Wie wird ein schmerzhaftes Wirbelgleiten behandelt? a) Konservativ mit physikalischer Therapie; b) mit einem Korsett zur Entlastung der Wirbelsäule; c) operativ mit Verschmelzung der betroffenen Wirbel.

Sind die Behandlungsergebnisse gut? Ja, die Operation hat in den meisten Fällen Erfolg.

Schleimbeutelentzündung
(Bursitis)

Was ist ein Schleimbeutel? Ein Schleimbeutel ist ein sackartiges Gebilde, das zwischen Muskeln und Gelenken oder zwischen Bändern und Knochen liegt. Es gibt eine Reihe von Schleimbeuteln im ganzen Körper, die dazu dienen, Bändern, Muskeln und anderen Teilen des Bewegungsapparats freie Beweglichkeit mit möglichst wenig Reibung zu verschaffen. Die Schleimbeutel sind mit Zellen ausgekleidet, die eine geringe Menge Flüssigkeit ausscheiden.

Wo finden sich diese Schleimbeutel? Schleimbeutel finden sich über Knochenvorsprüngen – z. B. in der Ellenbogenregion –, zwischen Muskeln, Sehnen und Knochen – z. B. in der Schultergegend.

Was ist eine Schleimbeutelentzündung oder Bursitis? Bei einer Schleimbeutelentzündung ist die Flüssigkeit im Schleimbeutel vermehrt, oder es ist die Wandung des Schleimbeutels entzündet. Akute Schleimbeutelentzündungen verursachen sehr starke Schmerzen.

An welchen Stellen findet sich eine Schleimbeutelentzündung am häufigsten?
a) In der Schultergegend (Bursitis subdeltoidea und Bursitis subacromialis);
b) in der Ellbogengegend;
c) in der Hüftgegend;
d) in der Kniegegend;
e) am Großzehengrundgelenk. (Die Entzündung eines Ballens – Hallux valgus – ist meistens eine Schleimbeutelentzündung.)

Welche Symptome erzeugt eine akute Schleimbeutelentzündung?
a) Starke Schmerzen, die sich bei Bewegungsversuchen und nachts verschlimmern;
b) Bewegungseinschränkung des betroffenen Gliedes;
c) der Entzündungsbezirk ist geschwollen, schmerzhaft und heiß.

Welche Maßnahmen dienen zur Behandlung einer Schleimbeutelentzündung?
a) Ruhigstellung des betroffenen Gebiets;
b) kalte Umschläge im akuten Stadium;
c) durch eine Nadel wird die Entzündungsflüssigkeit aus dem Schleimbeutel abgesaugt, nachfolgend wird Hydrokortison und Novocain eingespritzt;
d) eine chronische Schleimbeutelentzündung wird zur Behebung der Gelenks- und Muskelversteifung physikalisch behandelt;
e) operative Entfernung des Schleimbeutels, wenn die obengenannten Maßnahmen versagen.

Wie groß ist der Behandlungserfolg bei der Schleimbeutelentzündung? In über 90 % der Fälle bringt das Absaugen der Flüssigkeit und die Injektion von Hydrokortison das akute Krankheitsgeschehen zum Abklingen.

Kann eine Operation Heilung bringen, wenn die konservativen Maßnahmen nicht zum Erfolg führen? Ja, in den meisten Fällen.

Ist die Entfernung eines Schleimbeutels eine schwere Operation? Sie wird den kleinen Operationsverfahren zugerechnet und ist nahezu risikolos.

Wie lange kann eine Schleimbeutelentzündung dauern? Wenn die akute Entzündung zurückgeht, aber Kalziumablagerungen und eine Versteifung im Erkrankungsbereich zurückbleiben, kann die Schleimbeutelentzündung einen chronischen Verlauf über Monate oder Jahre nehmen.

Neigt eine Schleimbeutelentzündung zu Rückfällen? Ja, besonders bei Personen, bei denen es berufsbedingt leicht zu wiederholten Verletzungen oder Schädigungen der Gegend kommt, z.B. bei Malern, Bedienungspersonal, Musikern, Sportlern usw.

Was kann man tun, um einem Rückfall der Schleimbeutelentzündung vorzubeugen? Die Aktivitäten meiden, die zu der Erkrankung geführt haben.

Kann ein Glied oder ein Gelenk nach der Entfernung des Schleimbeutels normal funktionieren? Ja. Wenngleich die Schleimbeutel zur Förderung der Bewegung von Muskeln und Sehnen über Knochenvorsprüngen beitragen, so sind sie doch für die normale Funktion nicht unentbehrlich.

Schiefhals
(Torticollis)

Was versteht man unter Schiefhals? Man bezeichnet damit eine Verziehung des Halses, die entweder auf einer Muskelverkrampfung oder auf einer angeborenen Verkürzung von Halsmuskeln beruht. Dadurch wird der Kopf nach einer Seite gedreht und kann nicht frei in alle Richtungen bewegt werden.

Wodurch entsteht ein Schiefhals?
a) Als angeborene Fehlbildung durch Verkürzung von Halsmuskeln;
b) durch eine Verletzung oder Infektion der Halsmuskeln oder Weichteile, die zu einer Muskelverspannung führt;
c) durch einen Krankheitsprozeß in der Halswirbelsäule.

Welche Beschwerden treten beim Schiefhals auf? Wenn – wie beim sogenannten rheumatischen Schiefhals – eine Muskelverkrampfung die Ursache ist, löst oft jeder Versuch, den Kopf zu bewegen, starke Schmerzen aus. Diese Beschwerden können plötzlich auftreten oder sich langsam steigern. Die Schmerzen im Hals und Nacken sind meist einseitig, und bestimmte Muskeln sind ausgesprochen druckschmerzhaft.

Wie wird ein Schiefhals behandelt?
a) Die konservative Behandlung besteht in der Verabreichung von Medikamenten zur Lösung der Muskelverkrampfung und in physikalischen Therapiemaßnahmen, zu denen verschiedene Wärmebehandlungsverfahren gehören. Außerdem gibt man wiederholt Injektionen von Novocain oder ähnlichen Stoffen gegen die Muskelverspannungen.
b) Eine Operation kann angezeigt sein, wenn es sich um einen angeborenen Zustand handelt. Dabei wird der verkürzte Halsmuskel durchtrennt, so daß der Muskelzug und die Verdrehung des Kopfes behoben werden.
c) Streckbehandlung.

Entzündete Ballen und Hühneraugen

Was ist ein entzündeter Ballen? Eine Entzündung des Schleimbeutels, der in der Gegend des Grundgelenks der großen Zehe liegt, bei gleichzeitig bestehender Abknickung der großen Zehe mit Hervortreten des Köpfchens des ersten Mittelfußknochens (Hallux valgus).

Bewegungsapparat: Knochen, Muskeln, Sehnen und Gelenke

Wodurch entsteht ein entzündeter Ballen?
a) Als Folge eines Spreizfußes, einer Fußdeformität mit Absinken des Fußquergewölbes;
b) durch das Tragen zu enger Schuhe und zu hoher Absätze.

Was macht man gegen entzündete Ballen?
a) Bequemere Schuhe mit niedrigeren Absätzen tragen;
b) operative Korrektur der Knochenveränderungen mit teilweiser Abtragung des Köpfchens und Schaftes des Mittelfußknochens am Ansatz der großen Zehe (Abb. 19).

Hat eine Operation bei entzündeten Ballen Erfolg? Die Operation bringt in fast allen Fällen Heilung.

Kann es nach der erfolgreichen Behandlung eines entzündeten Ballens zum Rückfall kommen? Nach einer sachgerechten Operation nicht, wenn der Patient keine unbequemen Schuhe mehr trägt.

Wodurch entstehen Hühneraugen?
Grundsätzlich durch großen Druck auf kleine Hautstellen, z. B.
a) durch angeborene Mißbildung der Zehen, etwa übereinanderliegende Zehen;

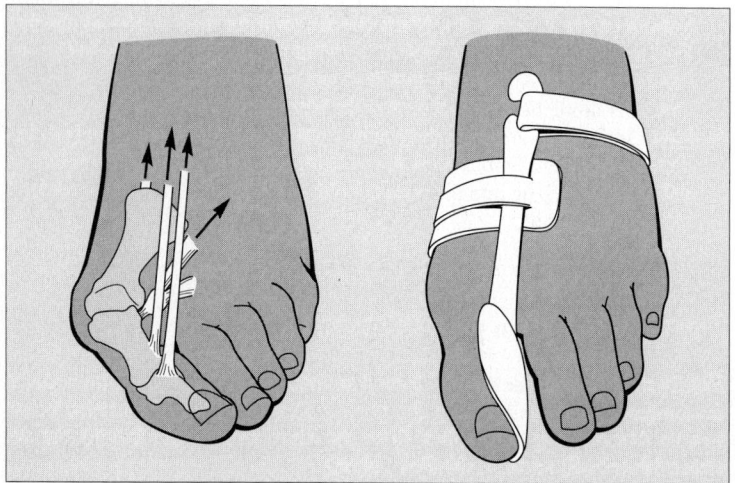

Abb. 19 links, *Deformation* und Muskelkontraktur im Großzehengrundgelenk
Abb. 19 rechts, *Hallux-valgus*-Nachtlagerungsschiene

b) durch eine mangelhafte Wölbung des Mittelfußes;
c) durch zu enge Schuhe.

Was kann man gegen Hühneraugen tun?
a) Orthopädische Schuhe zur Korrektur einer eingesunkenen Mittelfußwölbung tragen, in seltenen Fällen operative Korrektur der Fußwölbung;
b) bequemere Schuhe tragen, die nicht drücken;
c) entlastende Pflaster;
d) chirurgische Korrektur fehlgebildeter Zehen.

Wie wirkam sind die Hühneraugenmittel, für die so verbreitet geworben wird? Da sie keinen Einfluß auf die zugrundeliegende Ursache haben, können sie nur zur vorübergehenden Behebung der Beschwerden dienen.

Kann man durch schlecht passende Schuhe Hühneraugen bekommen? Ja, wenn sie an Stellen besonderer Reibung drücken.

Soll man zum Fußpfleger oder zum Facharzt für Orthopädie gehen, um sich die Hühneraugen behandeln zu lassen?
Ein Hühnerauge kann auch ein Fußpfleger entfernen, doch zur Behebung der Grundursache sollte man sich an den Orthopäden wenden.

Sohlenwarzen
(Plantarkeratosen, Verrucae plantares)

Was ist eine Sohlenwarze? Eine schmerzhafte, schwielig verhornte Stelle auf der Fußsohle.

Wodurch entstehen Sohlenwarzen? Vermutlich durch Viren.

Wie werden Sohlenwarzen behandelt? Man entfernt sie mit einer oder mehrerer der folgenden Methoden:
a) Operative Ausschneidung;
b) elektrische Verschorfung;
c) Verschorfen mit Ätzmitteln.

Plattfuß
(Pes planus)

Was ist ein Plattfuß? Vom Plattfuß spricht man, wenn die Längswölbung des Fußes flach oder eingesunken ist. Manchmal ist damit eine Auswärtsdrehung der Ferse (Knickfuß) verbunden (Abb. 20).

Welche Ursachen hat der Plattfuß?
a) Eine fehlerhafte Entwicklung des Knochengerüsts;
b) eine ererbte Schwäche bestimmter Teile des Bandapparats;
c) das Versäumnis einer gründlichen orthopädischen Korrektur von Fußschwächen während des Säuglings- und Kindesalters.

Finden sich Plattfüße häufig? Sie gehören zu den am meisten verbreiteten Körperbaufehlern des modernen Menschen.

Kann ungeeignetes Schuhwerk eine Plattfußentwicklung bei Kindern bewirken? Es ist vielleicht nicht die eigentliche Ursache von Plattfüßen, aber es fördert eine bestehende Anlage.

Welche Beschwerden treten bei Plattfüßen auf?
a) Müdigkeit in den Beinen;
b) Schmerzen im Bereich der Fußwölbung;
c) Schmerzen in den Fersen.

Was kann man gegen Plattfüße tun? Regelmäßig zum Orthopäden gehen, der Gegenmaßnahmen empfehlen wird, etwa Übungen, Tragen von entsprechenden Schuhen, Einlagen usw.

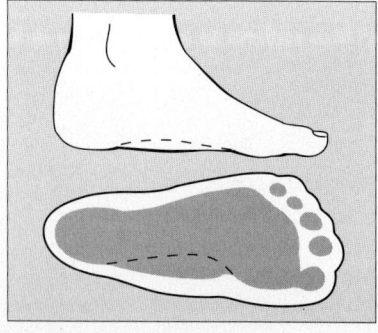

Abb. 20 Die gestrichelte Linie zeigt die normale Situation, der grauschattierte Fußabdruck die Plattfußsituation.

Normalisiert sich die Fußwölbung wieder, wenn man geeignetes Schuhwerk trägt? Nein, aber die Beschwerden lassen sich meist dadurch beheben.

Sollen Plattfüßige, die keine Beschwerden haben, Stützeinlagen oder orthopädische Schuhe tragen? Das ist in diesem Fall nicht nötig.

Welche Vorteile hat es, wenn man Stützeinlagen trägt? Bei kleinen Kindern ist es möglich, die Entwicklung des Fußlängsgewölbes durch andauerndes Tragen von Stützeinlagen günstig zu beeinflussen. Bei Erwachsenen dienen Einlagen nur zur Behebung der Beschwerden.

Hammerzehe

Was ist eine Hammerzehe? Eine fixierte Beugung im Zehenendgelenk bei gestrecktem Grundgelenk, so daß die Zehe hammerförmig wirkt (Abb. 21).

Wodurch entsteht eine Hammerzehe?
a) Meist als Begleiterscheinung beim Spreizfuß;
b) durch eine angeborene Fehlbildung;
c) durch ungeeignetes Schuhwerk.

Wie wird eine Hammerzehe behandelt? Mit der operativen Korrektur der verbogenen Hammerzehe und der benachbarten Zehen, die ebenfalls etwas verkrümmt sein können.

Ist die Operation einer Hammerzehe erfolgversprechend? Ja.

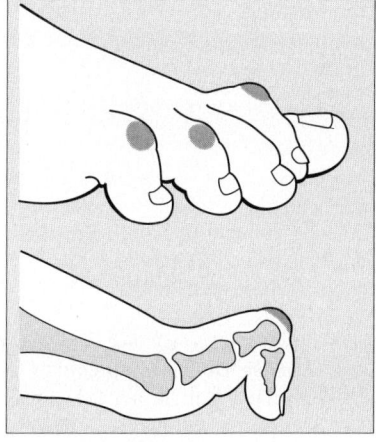

Abb. 21 *Hammerzehe*

Meniskusverletzung

Was ist ein Meniskus? Im Kniegelenk sind zwischen die Gelenksflächen des Oberschenkelknochens und des Schienbeins zwei halbmondförmige Knorpelscheiben eingelagert, die als innerer und äußerer Meniskus bezeichnet werden.

Was geschieht, wenn ein solcher Meniskus reißt? Der Meniskus reißt von seiner Befestigung am Schienbein (dem größeren der beiden Unterschenkelknochen) ab und behindert die Bewegungen des Kniegelenks (Abb. 22).

Wodurch entsteht ein Meniskusriß am häufigsten? Durch eine plötzliche, unvermittelte Drehbewegung des gebeugten Knies. Diese Verletzung kommt recht oft bei Sportlern vor.

Welche Symptome treten bei einem Meniskusriß auf?
a) Starke Schmerzen in der Kniegegend;
b) in etwa der Hälfte der Fälle kommt es zur »Gelenksperre« mit einer Streckhemmung des Knies; Beugestellung des Knies.

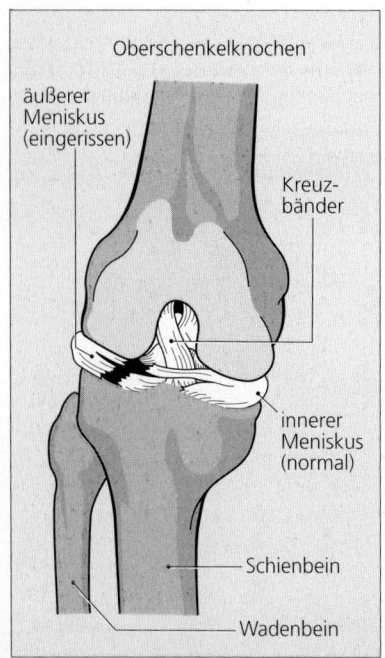

Abb. 22 *Kniegelenk mit Meniskusverletzung.* Der äußere Meniskus ist von seinem Ansatz am Schienbein abgerissen.

c) Druckempfindlichkeit und manchmal tastbare Vorwölbung in der Gegend des eingerissenen Meniskus;
d) starke Schwellung des Gelenks, die manchmal von einer Flüssigkeitsansammlung im Gelenk begleitet wird;
e) Unfähigkeit, auf dem Bein zu stehen oder damit zu gehen.

Heilt ein gerissener Meniskus von selbst? Nein. Gewöhnlich bleibt er so lange eine Quelle ständiger Beschwerden, bis er entsprechend behandelt wird.

Wie wird ein Meniskusriß diagnostiziert?
a) Mit einer genauen orthopädischen Untersuchung;
b) mit einer *Arthroskopie* (dabei wird das Kniegelenk mit einem in das Gelenk eingeführten optischen Instrument besichtigt);
c) mit einer *Arthrographie* (einer speziellen Röntgenuntersuchung des Gelenks).

Wie wird ein Meniskusriß behandelt? Bei einer Erstverletzung wird zunächst eine konservative Behandlung mit Ruhigstellung des Beins in einer Schiene oder im Gips versucht. Wenn die Beschwerden anhalten oder eine neuerliche Verletzung erfolgt, wird operiert.

Wie geht man bei der Operation eines Meniskusrisses vor? Die Operation erfolgt heute in der Regel nicht mehr offen, sondern über das Arthroskop. Dabei wird das abgerissene Knorpelstück entfernt. Die arthroskopische Operation hat vor allem den Vorteil, daß der Patient schneller nach Hause entlassen werden kann und weniger lange liegen muß. Viele Orthopäden operieren Meniskusrisse auch ambulant. Nur in komplizierten Fällen mit gleichzeitig vorliegenden Verletzungen der Bänder des Kniegelenks muß das Gelenk eröffnet werden.

Ist eine Meniskusoperation schwierig? Nein. Sie ist ein einfaches Operationsverfahren.

Sind die Operationsergebnisse zufriedenstellend? Ja. Es kann in den meisten Fällen Heilung erreicht werden.

Führt die Operation zur Kniegelenkversteifung? Nein. Schon sehr bald nach der Operation wird mit Bewegungsübungen begonnen, und nach einigen Wochen ist die Beweglichkeit wiederhergestellt.

Kann ein geheilter Patient nach der Meniskusoperation wieder Sport betreiben? Ja.

Soll ein Patient, der eine Meniskusoperation durchgemacht hat, eine Kniebinde oder Bandage tragen? Ja, in manchen Fällen.

Soll der Patient mit dem operierten Bein besondere Übungen machen? Ja. Beuge- und Streckübungen des Knies, die gewöhnlich gegen einen Widerstand auszuführen sind, führen rascher zur Kräftigung der Oberschenkelmuskulatur.

Muß jeder Meniskusriß operiert werden? Nein. Manchmal verschwinden die Beschwerden nach mehrwöchiger Ruhigstellung in Gips.

Welche Patienten sollen operiert werden? Die Operation ist ratsam, wenn Schmerzen und Schwellung nicht zurückgehen oder wenn erneut eine Gelenksperre eintritt. Sie ist ferner Patienten zu empfehlen, die immer wieder Verletzungen ausgesetzt sind oder deren Berufsarbeit eine Beugung des verletzten Knies verlangt.

Kommt es oft vor, daß ein Kniegelenk nach der erfolgreichen Operation neuerlich Schwierigkeiten macht? Nein, aber man darf nicht vergessen, daß es in jedem Kniegelenk zwei Menisken gibt. Es ist daher möglich, daß man einen Meniskus erfolgreich entfernt und später entdeckt, daß eine Verletzung des anderen Meniskus eingetreten ist.

Bakterielle Knochenmarkseiterung
(Osteomyelitis)

Was ist eine Osteomyelitis? Eine Entzündung des Knochens und Knochenmarks infolge einer bakteriellen Infektion.

Was ist die häufigste Ursache einer Osteomyelitis? Eine Infektion mit Eitererregern, etwa mit Staphylokokken, Streptokokken usw.

Wie häufig ist die Osteomyelitis? Vor dem Aufkommen der Antibiotika wurde eine von Eitererregern hervorgerufene Osteomyelitis nach Mandelentzündungen oder anderweitigen akuten Infekten ziemlich häufig beobachtet. Heute ist diese Erkrankung verhältnismäßig selten und findet sich nur gelegentlich bei kleinen Kindern oder nach schweren Verletzungen.

Mit welchen Krankheitserscheinungen geht eine Osteomyelitis einher? Im akuten Stadium bestehen hohes Fieber und Schmerzen im Bereich des Infektionsherdes im Knochen. Wenn der Herd nahe der Hautoberfläche liegt, kann man örtlich eine Anschwellung, Druckempfindlichkeit, Überwärmung und Rötung beobachten. Manchmal bilden sich Abszesse, die in der Tiefe des Knochens oder an seiner Oberfläche unter der Knochenhaut sitzen.

Zeigt sich eine Osteomyelitis im Röntgenbild? Ja, aber sie ist oft erst 2–3 Wochen nach dem akuten Beginn der Erkrankung zu erkennen. Die Knochenszintigraphie (siehe dort) liefert oft früher einen verdächtigen Befund.

Wie wird eine durch Eitererreger verursachte Osteomyelitis behandelt?
a) Operativ, mit vollständiger Ausräumung der infizierten Gewebe;
b) gezielt antibiotisch mit einem Präparat, gegen das die Bakterien empfindlich sind;
c) mit absoluter Bettruhe über einige Wochen oder Monate, bis der Knochen vollständig geheilt ist;
d) der Zustand der Knochenheilung mit wiederholten Röntgenuntersuchungen kontrolliert wird.

Wie gut sind die Erfolge der Osteomyelitisbehandlung? Mit einer entsprechenden Behandlung, wie sie oben umrissen wurde, kann eine Streptokokken- oder Staphylokokkenosteomyelitis in fast allen Fällen geheilt werden. Bei komplizierenden Grunderkrankungen, z. B. einem Diabetes mellitus, ist aber auch manchmal eine Amputation nicht zu umgehen.

Neuromuskuläre Erkrankungen

Was versteht man unter neuromuskulären Erkrankungen? Man wendet diese Bezeichnung auf eine Gruppe von Krankheiten an, bei denen sowohl die Nerven als auch die Muskeln befallen sind.

Welche Folgen haben Störungen des neuromuskulären Apparats?
a) Sie können zu Lähmungen oder zu einer erhöhten Anspannung und Verkrampfung von Muskeln führen;
b) es kann zur Rückbildung oder zum Schwund der Muskeln kommen;
c) bei manchen Störungen entwickelt sich eine hochgradige Muskelschwäche ohne erkennbare Veränderungen in der Nervenstruktur.

Welche Erkrankungen des neuromuskulären Apparats kennen wir unter anderem?
a) Die Poliomyelitis oder epidemische Kinderlähmung
   (siehe Kapitel 30, Infektionskrankheiten);
b) die zerebrale Kinderlähmung (siehe Kapitel 42, Nervensystem);
c) die Myasthenia gravis;
d) die progressive spinale Muskelatrophie;
e) die progressive Muskeldystrophie.

Bewegungsapparat: Knochen, Muskeln, Sehnen und Gelenke

Was ist die Myasthenia gravis? Es handelt sich um eine seltene Krankheit, die durch große Muskelschwäche und schnell eintretende Ermüdung gekennzeichnet ist und auf einer Störung der chemischen Vorgänge bei der Übertragung der Nervenerregung auf den Muskel beruht.

Welche Krankheitserscheinungen finden sich bei der Myasthenia gravis? Eine fortschreitende Schwäche der Arm-, Gesichts-, Kau- und Schluckmuskulatur.

Gibt es eine wirksame Behandlung der Myasthenia gravis? Durch die medikamentöse Behandlung mit Prostigmin kann eine bedeutende Besserung erzielt werden.

Ist die Myasthenia gravis eine akute Erkrankung? Nein. Sie dauert meist jahrelang an; charakteristisch ist der langsame Schwund der Muskeln.

Was ist die progressive spinale Muskelatrophie? Das ist eine Erkrankung des Rückenmarks, die durch einen langsamen Untergang von Nervenzellen im Rückenmark gekennzeichnet ist. Dieser Untergang von Nervenelementen führt zu einem Muskelschwund in bestimmten Muskelgruppen mit Schwäche der Hand-, Arm- und Schultermuskulatur.

Welche Altersgruppe ist von der progressiven spinalen Muskelatrophie hauptsächlich betroffen? Jüngere Erwachsene zwischen 25 und 45 Jahren.

Ist die progressive spinale Muskelatrophie eine erbliche Krankheit? Nein.

Gibt es eine wirksame Behandlung für diese Erkrankung? Nein. Eine wenn auch recht geringfügige günstige Wirkung haben Massage, Übungen und orthopädische Stützbehelfe.

Was versteht man unter progressiver Muskeldystrophie? Es handelt sich um eine Erkrankung der Muskeln selbst, die zumeist schon in früher Kindheit ihren Anfang nimmt, doch gibt es verschiedene Formen dieses Leidens (siehe Kapitel 42, Nervensystem).

Wer wird am häufigsten von der progressiven Muskeldystrophie befallen? Sie wird öfter bei Jungen als bei Mädchen gesehen und beginnt gewöhnlich im Alter von 5–6 Jahren.

Welche Krankheitserscheinungen finden sich bei der progressiven Muskeldystrophie? Das ist bei den einzelnen Typen unterschiedlich. Bei der häufigsten Form, die im Kindesalter beginnt, haben die Kinder schwache Beine und sind außerordentlich leicht ermüdbar. Charakteristisch ist ein eigentümlicher watschelnder Gang; die Kinder haben Schwierigkeiten beim Treppensteigen und fallen häufig aus geringfügigem Anlaß.

Wie verbreitet ist die progressive Muskeldystrophie? An dieser Krankheit leiden 0,2–0,3 % der Bevölkerung. Bei der häufigsten Form, die erblich ist und nur Jungen befällt, dem sogenannten Typ Duchenne, wird eine Häufigkeit von 279 auf eine Million männlicher Geburten angegeben.

Welche Ursache hat die progressive Muskeldystrophie? Die Ursache ist ungeklärt, aber die Vererbung spielt offenbar bei manchen Formen eine Rolle.

Können Patienten mit progressiver Muskeldystrophie wieder gesund werden? Vorübergehend kann es Zeiten der Besserung geben, aber völlig gesund werden sie nicht.

Gibt es eine wirksame Behandlung der progressiven Muskeldystrophie? Nein, aber durch systematisches Muskeltraining kann eine Besserung erreicht werden. Ferner helfen oft bestimmte Sehnenverlängerungsoperationen. Auch Stützapparate können dem Patienten das Gehen erleichtern.

Ist es möglich, daß in Zukunft eine Heilung für dieses Leiden gefunden wird? Ja, es zeichnen sich berechtigte Hoffnungen ab, daß diese Erkrankung einmal mit Hilfe der Genchirurgie geheilt werden kann.

Welchen Endverlauf nimmt dieses Leiden? Jener Typ, der bei Jungen im Kindesalter beginnt, zeigt einen ungünstigen Verlauf. Nach einem Zeitraum von 7–10 Jahren erliegt der Patient oft einer Infektion infolge seiner herabgesetzten Widerstandskraft. Bei anderen Formen werden der Allgemeinzustand und die Lebensdauer nicht so stark beeinflußt.

Ostitis deformans Paget

Was ist die Ostitis deformans Paget? Es handelt sich um eine chronische Krankheit des Knochengerüstes, die schleichend beginnt und durch fortschreitende Verformung der langen Röhrenknochen und des Schädels in Erscheinung tritt. Die Ursache ist unbekannt, man nimmt eine Virusinfektion an.

In welchen Altersstufen tritt die Ostitis deformans bevorzugt auf? In den mittleren und späteren Lebensjahren.

Befällt die Ostitis deformans immer sämtliche Knochen des Körpers, oder befällt sie einen einzelnen Knochen? Die Krankheit kann sich auf einen Knochen beschränken, häufiger aber sind viele Knochen befallen.

Welche wesentlichen Knochenveränderungen finden sich bei der Ostitis deformans? Es kommt zu einer langsam zunehmenden Auftreibung und Verbiegung der langen Röhrenknochen, insbesondere der Oberschenkelknochen und Schienbeine, und auch zu einer Verdickung der Schädelknochen.

Wie verläuft die Ostitis deformans im allgemeinen? Sie scheint die Lebensdauer nicht sonderlich zu beeinflussen. Es kann jedoch zu Funktionsstörungen von Nerven kommen, die aus dem knöchernen Schädel austreten, z.B. Hörminderung, Gesichtslähmung, Erblindung usw.

Gibt es eine Heilung für die Ostitis deformans? Nein, doch wirkt sich die Behandlung mit Kalzitonin oder Diphosphonaten günstig aus.

Osteodystrophia fibrosa generalisata
Morbus Recklinghausen
(Hyperparathyreoidismus)

Was versteht man unter einer generalisierten Osteodystrophia fibrosa? Es handelt sich um eine Allgemeinerkrankung des Knochensystems, die durch Umbauvorgänge in den Knochen mit der Bildung von Zysten gekennzeichnet ist. Diese Zysten treten besonders in den langen Röhrenknochen, im Schädel und in der Wirbelsäule auf.

Welche Symptome finden sich bei dieser Krankheit? Tiefsitzende Schmerzen im Knochengerüst mit örtlicher Auftreibung oder Verbiegung von Knochen und spontanen Knochenbrüchen im Bereich der zystischen Veränderungen; Nierensteine.

Welche Ursachen hat die Osteodystrophia fibrosa generalisata? Diese Krankheit wird durch eine Geschwulst – ein sogenanntes Adenom – einer der vier Nebenschilddrüsen, die hinter der Schilddrüse liegen, verursacht. Eine solche Geschwulst bewirkt eine Überproduktion des Nebenschilddrüsenhormons Parathormon (Hyperparathyreoidismus). Die Nebenschilddrüsen können aber auch bei Kalziummangel (Fehlernährung, Durchfälle) vermehrt Parathormon sezernieren, als Ausgleichsmechanismus des Körpers für den Kalziumverlust (sekundärer Hyperparathyreoidismus).

Wie wird diese Krankheit behandelt? Die erkrankte Nebenschilddrüse, in der die Geschwulst sitzt, wird operativ entfernt. Beim sekundären Hyperparathyreoidismus muß die Grunderkrankung behandelt werden, damit die Kalziumbilanz ausgeglichen wird.

Entfernt man alle Nebenschilddrüsen zur Beseitigung des Hyperparathyreoidismus? Nein, nur die mit einer Geschwulst behafteten. Mindestens eine Nebenschilddrüse sollte immer zur Aufrechterhaltung der lebenswichtigen Nebenschilddrüsenfunktion belassen werden.

Ist die Osteodystrophia fibrosa generalisata eine häufige Krankheit? Nein, sie kommt verhältnismäßig selten vor.

Knochenerweichung
(Osteomalazie)

Was ist eine Osteomalazie? Die Osteomalazie ist eine Allgemeinerkrankung, die sich auf das Knochengerüst auswirkt und infolge mangelhafter Kalkeinlagerung in die Knochen zur Knochenerweichung führt.

Welche Krankheitszeichen finden sich bei der Osteomalazie? Die Knochen werden weich und biegsam, sie können brechen oder sich stark verformen.

Befällt diese Erkrankung ein Geschlecht bevorzugt? Ja, hauptsächlich sind Frauen betroffen, aber gelegentlich erkranken auch Kinder und ältere Männer daran.

Welche Ursachen hat die Osteomalazie? Man weiß zwar nicht genau, was die eigentliche Ursache ist, doch nimmt man an, daß Vitamin-D-Mangel, Nierenleiden oder einseitige Ernährung am häufigsten ursächlich beteiligt sind.

Wie wird die Osteomalazie behandelt? Ein zugrundeliegendes Nierenleiden muß behandelt werden. Zur Normalisierung des Kalkstoffwechsels werden Kalzium-Phosphat-Präparate und Vitamin D gegeben. Auch Hormonpräparate kommen in Frage. Wichtig ist, daß für eine ausreichende und vielseitige Ernährung gesorgt wird und daß orthopädische Maßnahmen eingeleitet werden, um zu starken Verformungen der weichen Knochen vorzubeugen.

Osteoporose

Was ist die Osteoporose? Es handelt sich um eine Erkrankung, die durch Kalkarmut der Knochen und Schwund von Knochengewebe gekennzeichnet ist und sowohl bei Männern als auch bei Frauen, meistens im späteren Lebensalter, vorkommt. Am häufigsten sind allerdings Frauen in der Menopause betroffen.

Wodurch entsteht eine Osteoporose? Der normale Prozeß der Knochenzellerneuerung verlangsamt sich im alternden Organismus. Eine zusätzliche Rolle spielt der bei älteren Menschen vorherrschende Bewegungsmangel, bei älteren Frauen dürfte der wichtigste Faktor die nachlassende Produktion von Sexualhormonen sein. Auch lange Bettlägerigkeit, kalziumarme Ernährung, chronischer Alkoholmißbrauch oder eine Behandlung mit Steroidhormonen können zur Osteoporose führen.

In welchen Altersstufen tritt die Osteoporose hauptsächlich auf? Im 6., 7. und 8. Lebensjahrzehnt.

Welche Folgen hat eine Altersosteoporose? Die Osteoporose spielt sich zwar am gesamten Skelett ab, ihre häufigsten Folgen manifestieren sich aber im Bereich der Wirbelsäule und des Oberschenkelknochens. Die Folgen sind Rückenschmerzen, abnehmende Körpergröße in Verbindung mit einem zunehmender Buckel (»Witwenbuckel«) und Knochenbrüche.

Welche Knochenbrüche treten bei der Osteoporose am häufigsten auf? Vor allem Brüche des Halses des Oberschenkelknochens, Wirbelkörperbrüche und Handgelenksbrüche.

Wie wird die Osteoporose diagnostiziert? Mit einfachen Röntgenbildern der am häufigsten betroffenen Knochenabschnitte; genauer ist eine spezielle Computertomographie, mit welcher der Kalksalzgehalt der Knochen direkt quantitativ gemessen werden kann (Osteodesitometrie). Dieses Verfahren eignet sich auch zur Kontrolle, ob eine begonnene Behandlung erfolgreich war.

Welche Behandlungsmaßnahmen empfehlen sich bei einer Osteoporose?
a) Körperliche Betätigung, Gymnastik;
b) kalziumreiche Ernährung, die zur Vorbeugung bereits in der Jugend begonnen werden sollte; dazu gehören vor allem Milch und Milchprodukte;
c) Verabreichung von verschiedenen Hormonpräparaten zur Behebung der Schmerzen, z. B. Kalzitonin; Gabe von Östrogenen bei Frauen in der Menopause zur Hemmung des weiteren Knochenabbaus;

d) Zufuhr von Mineralien in Tablettenform, z. B. Kalzium und Fluoride;
e) Schmerzmittel und Muskeltonus-lösende Mittel;
e) physikalische Therapie.

Wiederherstellungschirurgie des Bewegungsapparates

Für welche Fälle kommen Wiederherstellungsoperationen an Knochen, Gelenken und Muskeln in Betracht?
a) Wenn die Bruchstücke bei einem Knochenbruch in schlechter Lage verheilt sind, kann man den Schaden mit einer Wiederherstellungsoperation korrigieren.
b) Man kann kranke und schmerzende Gelenke oder schlecht bewegliche und versteifte Gelenke mit entsprechenden Operationsverfahren wieder gebrauchsfähig machen.
c) Man kann für teilweise oder gänzlich gelähmte Muskeln Ersatz schaffen, indem man gesunde Muskeln oder ihre Sehnen aus anderen Bereichen des Gliedes verpflanzt.

Können Wiederherstellungsoperationen bei schweren arthritischen Gelenkveränderungen helfen? Ja, in vielen Fällen.

Hat der Chirurg die Möglichkeit, festzustellen, in welchem Fall mit einer Wiederherstellungsoperation viel zu erreichen sein wird? Ja. Eine genaue Analyse der Art der Erkrankung ermöglicht zumeist die Entscheidung, ob bei dem Patienten eine Muskel- oder Gelenkwiederherstellungsoperation erfolgversprechend ist.

Welche Arten von Wiederherstellungsoperationen gibt es?
a) Gelenkersatzoperationen an Hüft-, Schulter-, Ellbogen-, Fuß-, Knie-, Hand- und Fingergelenken;
b) Arthroplastik, eine Operation zur Neuformung eines Gelenks;
c) Operationen bei Arthritis zur Schmerzlinderung;
d) Osteotomie, eine Operation zur Korrektur von Knochendeformierungen oder Achsenabweichungen;
e) Gelenkversteifung (Arthrodese), um einem Glied besseren Halt zu geben.

Wann ist eine operative Gelenkversteifung ratsam? Wenn ein Gelenkersatz nicht erfolgversprechend oder wegen einer Infektion zu gefährlich ist.

Muß der Patient einen verpflanzten Muskel neu einüben, damit er ihn richtig gebrauchen kann? Das ist sogar sehr wichtig. Für den Erfolg der Transplantation spielt die Umschulung des Muskels tatsächlich eine ebenso große Rolle wie die Operation selbst.

Gelenkplastik und Gelenkersatz
(Arthroplastik)

Was ist eine Arthroplastik? Mit diesem Ausdruck bezeichnet man die plastische Neuformung oder den chirurgischen Ersatz eines Gelenks zur Wiederherstellung der Gelenkbeweglichkeit.

In welchen Fällen wird die Arthroplastik am häufigsten ausgeführt?
a) Bei jedem Zustand, der mit einer andauernden schmerzhaften Bewegungseinschränkung eines Gelenks einhergeht;
b) wenn ein Gelenk durch einen schweren Bruch, der nicht normal ausgeheilt ist, unrettbar zerstört wurde;
c) wenn die gelenkbildenden Knochen durch eine chronische Gelenkentzündung oder einen degenerativen Gelenkprozeß hoffnungslos zerstört sind;
d) wenn es nötig ist, ein Gelenk wegen eines Knochentumors ganz oder teilweise zu entfernen.

Welche Gelenke können u. a. durch eine Arthroplastik ersetzt werden?
a) Hüftgelenk;
b) Ellenbogengelenk;
c) Kniegelenk;
d) Fußgelenk;
e) Handgelenk;
f) Schultergelenk;
g) Fingergelenke.

Welche Metalle dienen als Knochenersatz? Verschiedene rostfreie Metalle.

Werden außer Metallen auch andere Stoffe zum Ersatz von Gelenkteilen verwendet? Ja, Plexiglas und verschiedene moderne Kunststoffe.

Wie groß ist der Erfolg von Hüftgelenkersatzoperationen? Gut über 90 % der Fälle können als erfolgreich bezeichnet werden.

Warum ist man bei jungen Menschen mit einem Gelenkersatz zurückhaltend? Die Lebensdauer auch der besten Gelenkprothesen ist noch nicht lange genug, als daß ein junger Patient damit bis ins hohe Alter leben könnte. Man rechnet heute damit, daß die Prothese nach etwa 15 Jahren abgenützt ist oder brüchig wird.

Knochenbrüche
(Frakturen)

Was ist eine Fraktur? Jede Unterbrechung im zusammenhängenden Gefüge eines Knochens nennt man Fraktur oder Knochenbruch (Abb. 23 a, b).

Welche Arten von Knochenbrüchen gibt es?
a) Den geschlossenen Bruch, bei dem die gebrochenen Knochen von der unversehrten Haut bedeckt sind;
b) den offenen Bruch, bei dem die Bruchstelle Zusammenhang mit einer Hautwunde hat.

Warum hat die Unterscheidung zwischen diesen beiden Bruchformen so große Bedeutung? Weil die Möglichkeit der Infektion und schlechten Heilung bei offenen Brüchen viel größer ist.

Nach welchen weiteren Merkmalen werden die Knochenbrüche eingeteilt?
a) Querbruch: Die Bruchlinie geht quer durch den Knochen.
b) Spiralbruch: Die Bruchlinie verläuft spiralig oder schraubenförmig durch den Knochen.
c) Schrägbruch: Der Bruch geht im Winkel durch den Knochen;

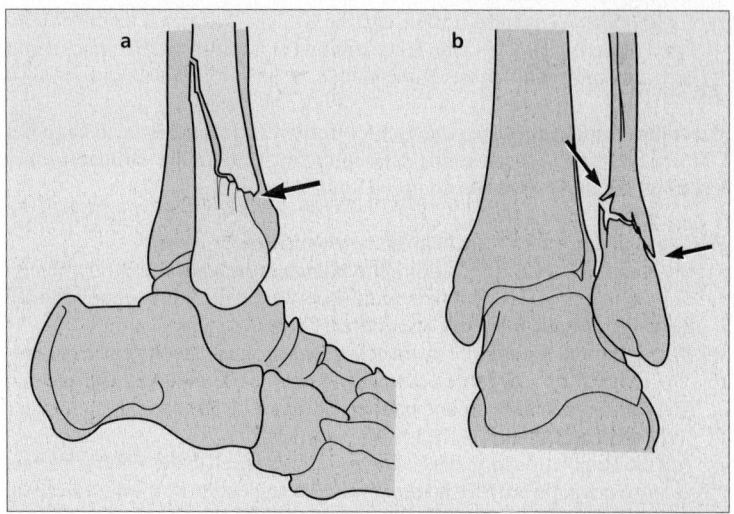

Abb. 23 *Knochenbruch;* Bruch des Wadenbeins. a) Seitenansicht b) Von vorn gesehen.

d) unvollständiger Bruch (»Grünholz-Fraktur«): Der Bruch geht nicht durch den ganzen Knochen, der Knochenhautschlauch bleibt erhalten.
e) Stück- und Trümmerbruch: Es sind mehr als zwei Bruchstücke vorhanden.

Wie kann man einen Knochenbruch erkennen? Am sichersten mit einer Röntgenuntersuchung.

Kann der Arzt auch ohne Röntgenbild erkennen, ob ein Knochen gebrochen ist? Ja, in vielen Fällen, doch sollte die Diagnose immer durch eine Röntgenaufnahme gestützt werden, damit die Art des Bruchs genau bestimmt werden kann.

Nach welchen Grundsätzen richtet sich die Behandlung jedes Knochenbruchs?
a) An erster Stelle steht die Sorge für den Allgemeinzustand des Patienten. Das heißt mit anderen Worten, daß der Patient, wenn er im Schock ist oder außer dem Bruch andere schwere Verletzungen hat, entsprechend behandelt werden muß, bevor sich die Aufmerksamkeit auf den Knochenbruch konzentriert.
b) Die Beseitigung einer Fehlstellung der Knochenbruchstücke, damit sie in normaler Lage zusammenheilen, nennt man die Einrichtung oder Reposition eines Bruchs.
c) Es sind Sicherungen zu treffen, daß die Knochenbruchstücke in der richtigen Lage bleiben, bis eine feste Heilung stattgefunden hat; man nennt dies die Ruhigstellung des Knochens.

Wo sollen Knochenbrüche eingerichtet werden? Kleinere Brüche kann der Chirurg in seiner Sprechstunde einrichten; ausgedehntere Brüche großer Knochen müssen im Krankenhaus behandelt werden.

Wie werden allgemein Knochenbrüche eingerichtet?
a) Mit geschlossener Reposition: Die Knochen werden durch Einrichten der Bruchstücke von außen ohne operativen Eingriff, hauptsächlich durch Zug, in die richtige Lage gebracht.
b) Mit offener Reposition: Die Bruchstelle wird mittels Operation freigelegt. Der Chirurg richtet die Knochen dann mit den Händen gerade und fügt die Bruchenden so aneinander, daß sie wieder normal zueinander stehen.
c) Auf die Reposition folgt die Fixierung der Knochen in der richtigen Lage; dazu gibt es mehrere Möglichkeiten, die im folgenden dargestellt werden.

Wie können die Knochenbruchstücke in der durch die Reposition erzielten richtigen Stellung fixiert werden?
a) Durch Anlegen eines Gipsverbands, der sie in der richtigen Lage von außen festhält;
b) durch Zug; dabei verwendet man ein System von Gewichten und Zügen, die am verletzten Glied befestigt werden, damit sich die Knochen geraderichten und der Muskelzug überwunden wird, der zu einer Verschiebung der Bruchstücke führen könnte;
c) durch Osteosynthese, d. h. durch operative Fixierung der Bruchstücke (Abb. 24):
  1. Anbringung von Metallschrauben. Die Knochenbruchstücke werden durch Verschraubung in der richtigen Lage festgehalten.
  2. Fixierung der Bruchstücke mittels Drahtumschlingung.
  3. Plattenverschraubung. Die Bruchstücke werden von einer Metallplatte, die seitlich am Knochen angebracht und festgeschraubt wird, in ihrer Lage festgehalten.
  4. Verwendung von Metallnägeln verschiedener Art, die zur Fixierung durch die beiden Bruchstücke gelegt werden.
  5. Marknagelung. Dabei wird ein langer Stahl- bzw. Metallnagel in die Markhöhle der beiden Bruchstücke eingeschlagen.
  6. Knochenverpflanzung. Dabei wird ein Stück Knochen an einer anderen Körperstelle entnommen und längs oder zwischen den knöchernen Bruchstücken eingesetzt und danach an dieser Stelle verankert.

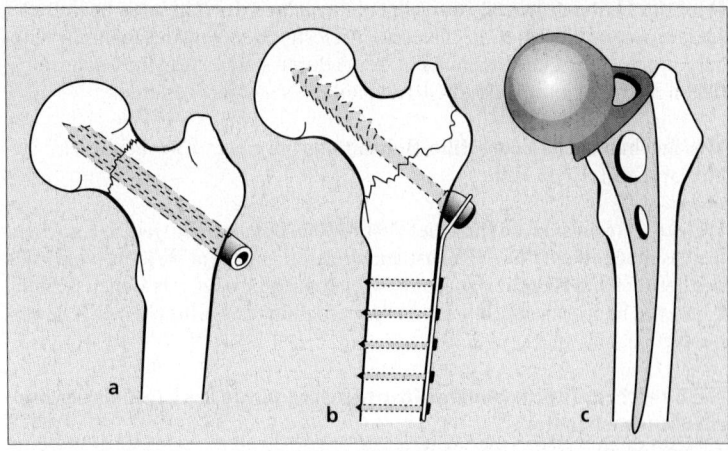

Abb. 24 *Osteosynthese:* operative Fixierung der Bruchstücke nach Schenkelhalsbruch. a) Schenkelhalsnagelung. b) Schraubenfixation. c) Ersatz des stark geschädigten Schenkelkopfes durch eine Prothese (Totalendoprothese – TEP).

Wie wird kontrolliert, ob die Stellung der Bruchenden auch richtig ist? Durch eine Röntgenaufnahme.

Was versteht man unter »knöcherner Konsolidierung« des Bruchs? Man meint damit das Zusammenheilen der knöchernen Bruchstücke.

Was ist am häufigsten der Grund für eine ausbleibende oder verzögerte Bruchheilung?
a) Unzureichende Ruhigstellung der knöchernen Bruchstücke;
b) Störung der Blutversorgung der Bruchstücke;
c) Verlust von Knochensubstanz, so daß die Bruchenden nicht zusammenkommen;
d) ausgedehnte Weichteilverletzungen, etwa von Muskeln oder Bändern, im Bruchbereich;
e) Infektion der Knochenwunde;
f) zu starker Zug an den Knochenbruchstücken;
g) Muskel- oder Bindegewebe, das sich zwischen die Bruchenden drängt und ihren Zusammenschluß verhindert;
h) schlechter Allgemeinzustand des Patienten.

Kann der Chirurg erfolgreich eingreifen, wenn die Bruchheilung ausbleibt oder verzögert ist? Ja, entweder mit einer Operation oder mit der elektrischen Stimulation.

Wird der Heilungsprozeß vom Allgemeinzustand des Patienten beeinflußt? Ja. Bei einem Patienten in schlechtem Gesundheitszustand heilt ein Knochenbruch unter Umständen nicht. Auch durch starkes Rauchen oder reichlichen Alkoholgenuß kann die Bruchheilung verzögert verlaufen.

Was macht man als Erste-Hilfe-Behandlung bei einem Knochenbruch? Siehe Kapitel 21, Erste Hilfe.

Welcher Grundsatz ist für die Erste-Hilfe-Behandlung jedes Knochenbruchs maßgebend? Die Bruchstücke müssen geschient werden, damit sich der gebrochene Knochen so wenig wie möglich bewegt. Als Behelfsschiene kann *alles* benützt werden, was eine Verschiebung der gebrochenen Teile verhindert.

Nach welchen Gesichtspunkten beurteilt der Chirurg das Ergebnis der Knochenbruchbehandlung?
a) Nach dem anatomischen Ergebnis;
b) nach dem funktionellen Ergebnis.

Welcher Unterschied besteht zwischen dem anatomischen und dem funktionellen Ergebnis? Wenn die Knochen ohne die geringste Fehlstellung eingerichtet sind, hat man ein schönes anatomisches Ergebnis erzielt; trotzdem bleibt vielleicht bei manchen dieser Fälle die Funktion des Gliedes mangelhaft. Umgekehrt kann es vorkommen, daß die Knochen zwar anatomisch nicht ganz richtig zusammengeheilt sind, aber dennoch eine völlig normale Funktion des Gliedes wiederhergestellt wurde: Das ist dann ein gutes funktionelles Ergebnis, wenn auch das anatomische Ergebnis nicht ideal ist.

Was ist wichtiger, ein gutes funktionelles oder ein gutes anatomisches Ergebnis? Es liegt auf der Hand, daß ein gutes funktionelles Ergebnis wichtiger ist.

Welche Knochenbrüche treten am häufigsten auf, und wie werden sie behandelt? Siehe die Frakturentabelle in diesem Kapitel.

Was ist eine pathologische Fraktur? Ein Knochenbruch, der ohne Verletzung oder durch eine ganz geringfügige Verletzung entsteht. Meistens geschieht das, wenn ein Knochen von einem Krankheitsprozeß, etwa einer Zyste oder einem Tumor, befallen ist.

Sollen alle Brüche sofort eingerichtet werden? Nein. Es gibt viele Brüche, die eine solche Verletzung und Schädigung der Weichteile verursacht haben, daß es unter Umständen günstiger ist, man wartet ein paar Tage, bis die Weichteilverletzungen heilen, bevor man versucht, die Knochenbruchstücke einzurichten.

Unterscheidet sich die Behandlung offener Brüche von der der geschlossenen Brüche? Ja.
a) Bei offenen Brüchen muß man die Wunde gründlich reinigen und allenfalls totes Gewebe oder Fremdkörper von der Bruchstelle entfernen.
b) Wenn die Wunde verschmutzt ist, muß man vielleicht Tetanusantitoxin oder Gasbrandantitoxin geben.
c) Man verabreicht Antibiotika in hohen Dosen, um einer Wundinfektion bei offenen Brüchen vorzubeugen. Das erübrigt sich bei geschlossenen Brüchen zumeist.
d) Eine Operation ist bei der Behandlung offener Brüche viel häufiger angezeigt.

Erfolgt die Einrichtung eines Knochenbruchs im allgemeinen unter Anästhesie? Ja. Bei einfachen und kleinen Brüchen kann man mit einer örtlichen Betäubung auskommen; bei größeren Brüchen bekommt der Patient gewöhnlich eine Allgemeinnarkose.

Bewegungsapparat: Knochen, Muskeln, Sehnen und Gelenke

Sind Anlegen und Abnahme eines Gipsverbands schmerzhaft? Nein.

Wird nur der unmittelbare Bruchbereich eingegipst? Nein. Ein Gipsverband muß so angelegt werden, daß er mindestens über ein Gelenk oberhalb und ein Gelenk unterhalb der Bruchstelle reicht.

Bleiben die Schmerzen auch nach Anlegen des Gipses noch ein, zwei Tage bestehen? Ja, sie verschwinden aber nach 2–3 Tagen.

Wie lange muß der Gips getragen werden? Siehe die Frakturentabelle in diesem Kapitel.

Kann man mit einem Gips am Bein überhaupt gehen? Ja, bei bestimmten Beinbrüchen ist das möglich. Zu diesem Zweck wird ein Gehbügel oder Gehstollen mit eingegipst.

Sind die Knochen nach einem Bruch wieder so belastungsfähig wie vorher? Ja. Ein gut geheilter Knochen erhält wieder seine normale Festigkeit.

Muß man die Muskeln üben, während man im Gips ist? Ja. Der Arzt verordnet isometrisches Muskeltraining, d. h. ein Anspannen der Muskulatur ohne Bewegung der Gelenke.

Darf man einen Gipsverband naß werden lassen? Nur wenn er aus einem speziellen wasserunempfindlichen Material besteht.

Muß der Gipsverband öfter gewechselt oder erneuert werden? Ja, das ergibt sich häufig mit dem Fortgang der Behandlung während eines mehrwöchigen oder mehrmonatigen Heilungsverlaufs.

Wie oft muß man bei einem Knochenbruch eine Röntgenaufnahme machen?
a) Unmittelbar vor dem Einrichten;
b) unmittelbar nach dem Einrichten;
c) ungefähr 7–10 Tage nach dem Einrichten;
d) rund alle paar Wochen, wenn es ein langsam heilender Bruch ist;
e) nach der Gipsabnahme.

Wie heilt ein Knochenbruch? Durch Bildung neuer Knochensubstanz, des sogenannten Kallus, zwischen den knöchernen Bruchstücken.

Wie lange brauchen Knochenbrüche zur Heilung? Siehe die Frakturentabelle in diesem Kapitel.

Muß man eine spezielle Diät zur Förderung einer raschen Bruchheilung einhalten? Kalziumreiche Ernährung (Milch, Milchprodukte), nicht rauchen, wenig Alkohol.

Ist das verletzte Glied nach einer längerdauernden Ruhigstellung im Gips gewöhnlich etwas dünner geworden? Ja. Die Muskulatur nimmt etwas ab, aber sie normalisiert sich wieder, sobald das Glied bewegt und belastet wird.

Ist die Funktion des Gliedes sofort nach der Gipsabnahme normal? Nein. Häufig muß man sich einer mehrwöchigen oder auch mehrmonatigen physikalischen Behandlung unterziehen, damit das Glied wieder seine normale Funktion erlangt.

Bricht ein Knochen leichter wieder, wenn er einmal gebrochen war? Nein.

Stimmt es, daß manche Leute noch Monate nach der Heilung eines Knochenbruchs bei Wetterumschlag Schmerzen an der Bruchstelle haben? Ja, aber man kennt den Grund dafür nicht.

Ist ein Arm oder Bein nach der Bruchstelle manchmal verkürzt? Ja, gewöhnlich handelt es sich nur um eine geringfügige Verkürzung, die die Funktion nicht beeinträchtigen sollte; anders ist es, wenn ein größerer Teil des Knochens zugrunde ging oder wenn es bei der Verletzung zu einem Knochenverlust gekommen ist. Unter Umständen ist dann ein Höhenausgleich durch eine dicke Schuhsohle nötig.

Knochengeschwülste

Welche Arten von Knochentumoren gibt es?
a) Gutartige Geschwülste des Knorpels (sogenannte Chondrome), gutartige Geschwülste des Knochens (sogenannte Osteome), Riesenzelltumoren usw.;
b) bösartige Geschwülste des Knochens, die sogenannten osteogenen Sarkome.

Woran kann man einen Knochentumor erkennen?
a) In der Umgebung des Tumors besteht eine Schwellung;
b) die Röntgenuntersuchung zeigt eine abnorme Knochenstruktur.

Wie kann man feststellen, ob ein Knochentumor gut- oder bösartig ist? Die Unterscheidung zwischen einem gutartigen und einem bösartigen Knochentumor ergibt sich in der Regel aus der Entstehungsgeschichte, aus dem

Ergebnis der fachärztlichen Untersuchung, dem charakteristischen Röntgenbefund und anhand der feingeweblichen Untersuchung.

Wie werden gutartige Chondrome, Osteome oder andere gutartige Knochentumoren behandelt? Die Behandlung ist chirurgisch: Über der Gegend der Geschwulst wird ein Hautschnitt angelegt, und der krankhaft veränderte Knochen wird mit Hammer und Meißel entfernt. Wenn ein Knochendefekt zurückbleibt, wird ein Knochentransplantat eingesetzt.

Ist die Entfernung eines gutartigen Tumors eine schwere Operation? Nein. In fast allen Fällen kommt es ohne Zwischenfall zur Heilung.

Wie werden bösartige Knochentumoren behandelt? Nachdem die Diagnose durch eine mikroskopische Untersuchung des Knochens erhärtet wurde, muß man oft das Glied abnehmen, um das Leben des Patienten zu retten. Der Amputation folgt in den meisten Fällen eine Strahlenbehandlung mit Röntgenstrahlen oder radioaktiven Substanzen und eine Chemotherapie.

Führen bösartige Knochentumoren immer zum Tode? Nein. Immer mehr Patienten können gerettet werden.

In welchen Altersgruppen finden sich die meisten Knochentumoren? Aus unbekannten Gründen treten bösartige Knochentumoren bei Kindern und jugendlichen Erwachsenen viel häufiger auf als in den späteren Lebensjahren.

Knochengerüst des Menschen

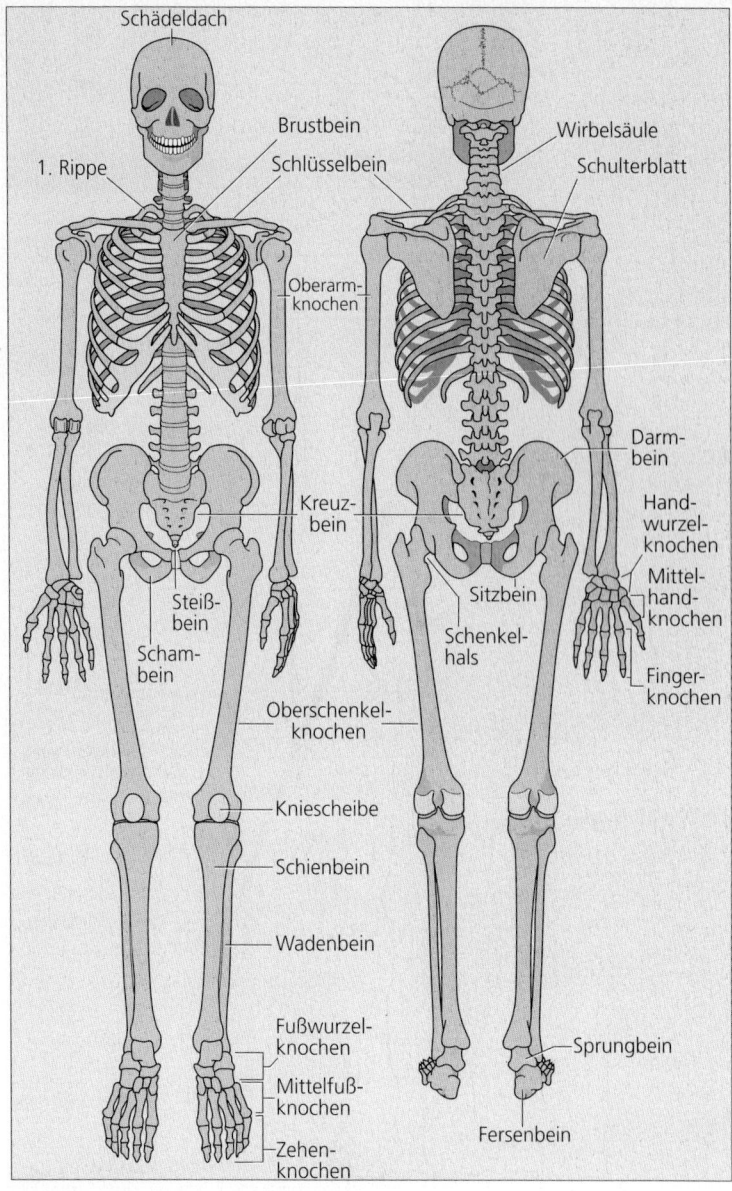

Abb. 25a Knochengerüst des Menschen.

Bewegungsapparat: Knochen, Muskeln, Sehnen und Gelenke

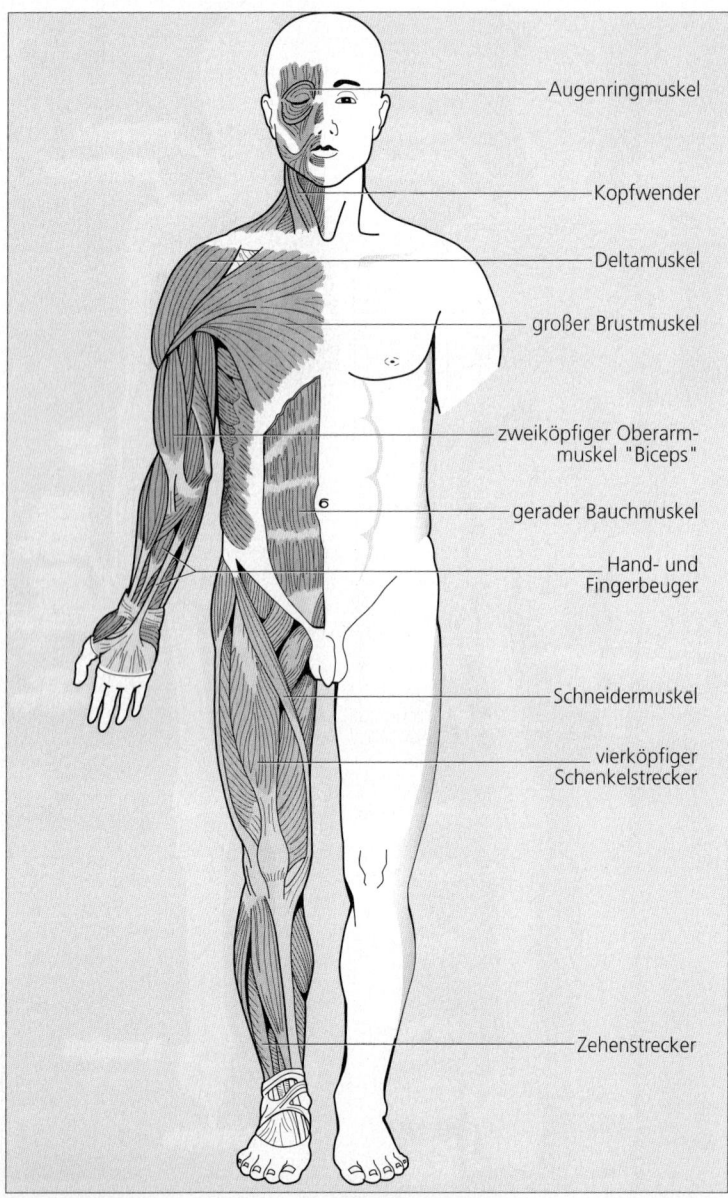

Abb. 25b Muskulatur des Menschen, Ansicht von vorn.

Muskulatur des Menschen

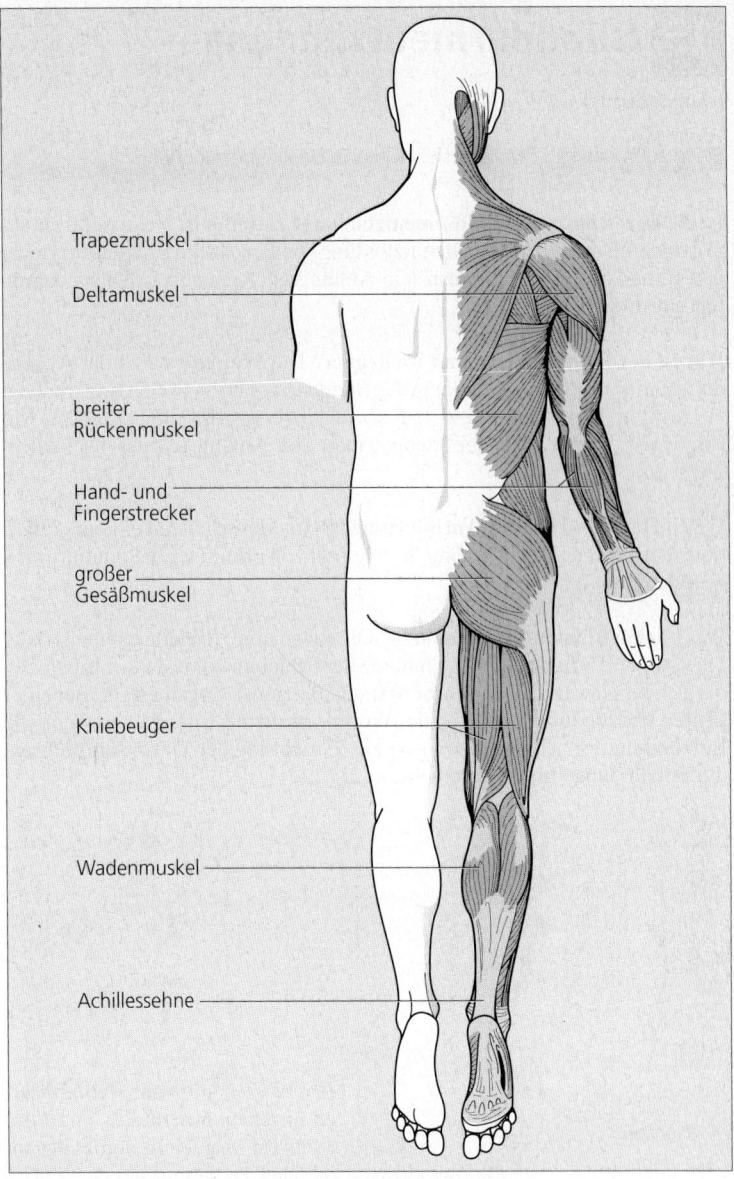

Abb. 25c Muskulatur des Menschen, Ansicht von hinten.

13 Blinddarmentzündung

(Appendizitis)

Siehe auch Kapitel 7, Anästhesie; Kapitel 9, Bauchfellentzündung

Ist die Bezeichnung »Blinddarmentzündung« zutreffend? Nein, richtig müßte es eigentlich »Wurmfortsatzentzündung« heißen, da die Entzündung nicht den Blinddarm selbst, sondern sein Anhängsel (Appendix), den sogenannten Wurmfortsatz, betrifft.

Was ist der Wurmfortsatz, und wo liegt er? Der Wurmfortsatz oder Appendix ist ein wurmförmiger Anhang des Blinddarms von 8–14 cm Länge; er liegt im rechten Unterbauch und hat normalerweise etwa Bleistiftdicke. Mit Blinddarm oder Zökum bezeichnet man den Anfangsteil des Dickdarms (Abb. 26).

Welche Funktion hat der Wurmfortsatz? Beim Menschen hat er keine Funktion; man nimmt an, daß er ein Überbleibsel von primitiveren Stammformen des Menschengeschlechts ist.

Was ist eine Blinddarmentzündung? Die sogenannte Blinddarmentzündung oder Appendizitis ist eine Entzündung der Schleimhaut des Wurmfortsatzes, die sich im Gewebe weiter ausbreitet und das ganze Organ erfaßt. Bei einer akuten Entzündung kann sich der Wurmfortsatz mit Eiter füllen. Wenn die Entzündung fortschreitet, kann sie zur Zerstörung der Darmwand führen; die Entzündung »bricht durch« (Abb. 27).

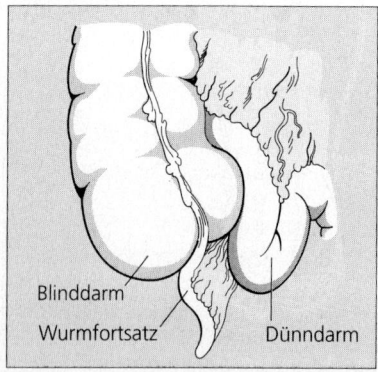

Abb. 26 *Der normale Wurmfortsatz* ist ungefähr bleistiftdick und etwa 8–14 cm lang; er ist von blaßgrau-rötlicher Farbe und hat einen glänzenden Überzug.

Blinddarmentzündung

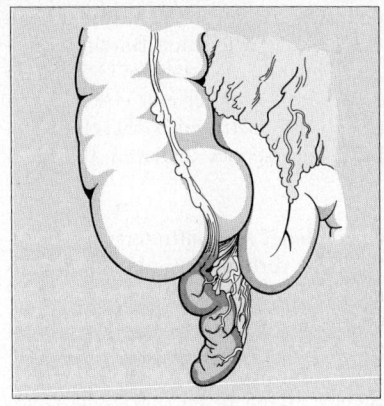

Abb. 27 *Ein entzündeter Wurmfortsatz* kann auf ein Mehrfaches seiner ursprünglichen Dicke anschwellen. Er ist verfärbt, seine Blutgefäße sind stark erweitert, und er enthält oft Eiter. Wenn der Entzündungsprozeß zu weit fortschreitet, kann der Wurmfortsatz durchbrechen und Eiter in die Bauchhöhle austreten lassen.

Wie kommt es zur Blinddarmentzündung? Der Wurmfortsatz des Blinddarms ist reichlich mit lymphatischem Gewebe versorgt, man hat ihn auch die »Tonsille des Bauchraums« genannt. Lymphatisches Gewebe ist einer der Hauptorte der Auseinandersetzung mit Bakterien. Daher gehört die Blinddarmentzündung zu den häufigsten Krankheiten des Bauchraums, insbesondere im Kindes- und Jugendalter.

Wie häufig ist eine Blinddarmentzündung? Sie ist eine der häufigsten operationsbedürftigen Erkrankungen des Bauchraums. Man sieht sie am meisten bei jüngeren Erwachsenen im dritten, vierten und fünften Lebensjahrzehnt, sie kann aber auch bei Säuglingen und Jugendlichen vorkommen. Bei Kindern unter drei Jahren ist sie selten.

Nimmt die Häufigkeit der Blinddarmentzündungsfälle ab? Ja. Aus ungeklärten Gründen tritt die Blinddarmentzündung heute seltener auf als vor 20–30 Jahren.

Können verschluckte Fremdkörper, wie Obstkerne, Kaugummi usw., eine Blinddarmentzündung hervorrufen? Nein.

Gibt es eine familiäre Häufung der Blinddarmentzündung oder eine erblich bedingte Erkrankungsbereitschaft? Nein.

Welche Formen der Blinddarmentzündung gibt es?
a) Die akute Blinddarmentzündung, die meist mit Bauchkrämpfen, Übelkeit, Erbrechen und nachfolgender örtlicher Begrenzung des Schmerzes auf den rechten Unterbauch beginnt. Diese Ereignisse entwickeln sich im Zeitraum von ein paar Stunden.

b) Die chronisch rezidivierende Blinddarmentzündung ist dadurch gekennzeichnet, daß es wiederholt zu Attacken einer leichten Blinddarmentzündung kommt, die spontan zurückgeht, um in Abständen von einigen Monaten oder Jahren wiederzukehren. Ob es wirklich eine chronisch rezidivierende Blinddarmentzündung gibt, ist umstritten. Nicht selten handelt es sich um eine Verlegenheitsdiagnose bei unklaren Bauchbeschwerden.

Woran erkennt man eine Blinddarmentzündung? Am Auftreten von Bauchschmerzen, die mit Übelkeit oder Erbrechen verbunden sind. Die Schmerzen werden vor allem im rechten Unterbauch angegeben, können aber bei anomaler Lage der Appendix auch in der Nabelgegend lokalisiert sein. Diese Beschwerden halten stundenlang an und werden zunehmend stärker. Außerdem ist gelegentlich die Temperatur leicht erhöht, wobei die rektal gemessene Temperatur um etwa 1 °C höher ist als die axillär gemessene. Gelegentlich ist die akute Blinddarmentzündung mit Appetitlosigkeit und Verstopfung verbunden.

Darf man bei Bauchschmerzen ein Abführmittel geben? Nein. Die Verabreichung eines Abführmittels ist gefährlich, weil es zum Durchbruch eines entzündeten Wurmfortsatzes führen kann.

Darf man gegen Bauchschmerzen einen Einlauf geben? Nein! Nur dann, wenn ein Arzt den Patienten untersucht und es ausdrücklich angeordnet hat!

Soll bei einer Blinddarmentzündung operiert werden, sobald die Diagnose feststeht? Ja, denn die akute Form klingt selten von selbst ab, und in vielen Fällen kann der entzündliche Prozeß zum Durchbruch und zur Bauchfellentzündung führen.

Kann man der Blinddarmentzündung vorbeugen? Nein.

Entsteht eine Blinddarmentzündung durch Diätfehler? Nein.

Welche Laboruntersuchung trägt zur Sicherung der Diagnose bei? Die Untersuchung des Blutbilds. Die Zahl der weißen Blutkörperchen ist bei einer akuten Blinddarmentzündung gewöhnlich höher als normal.

Wie bald, nachdem die Diagnose endgültig feststeht, soll die Operation vorgenommen werden? Innerhalb einiger Stunden.

Was geschieht, wenn der Wurmfortsatz durchbricht? Vom Wurmfortsatz aus verbreitet sich der Eiter in der Bauchhöhle und verursacht eine lebensbedrohliche Bauchfellentzündung (siehe Kapitel 9, Bauchfellentzündung).

Blinddarmentzündung

Kommt es nach dem spontanen Rückgang einer leichten Blinddarmentzündung später oft zu einer neuerlichen Attacke? Ja, und der folgende Anfall kann viel schwerer sein als die Ersterkrankung.

Welche Behandlung ist bei einer Blinddarmentzündung am zweckmäßigsten? Die operative Entfernung des Wurmfortsatzes, die sog. Appendektomie, die gewöhnlich einfach, wenn auch nicht ganz zutreffend, als »Blinddarmoperation« bezeichnet wird (Abb. 28).

Ist die Entfernung des Wurmfortsatzes eine schwere Operation? Wenn sie im Frühstadium der Blinddarmentzündung durchgeführt wird, ist sie durchaus keine schwere Operation, wohl aber, wenn der Wurmfortsatz durchgebrochen ist und bereits eine Bauchfellentzündung besteht.

Wie lange dauert eine Appendektomie? Von ca. 20 Minuten beim unkomplizierten Fall bis zu ein oder zwei Stunden bei einem komplizierten, verschleppten Fall.

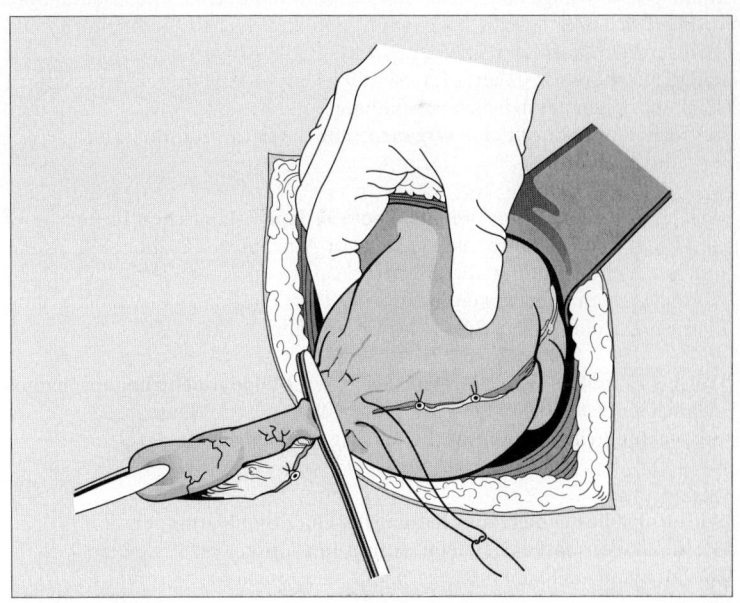

Abb. 28 *Blinddarmoperation*. Der kranke Wurmfortsatz wird nach Unterbindung der Blutgefäße abgetragen, und die Wunde wird mit einer sogenannten Tabaksbeutelnaht verschlossen.

Blinddarmentzündung

Wie sind die Heilungsaussichten bei der Appendektomie? In der heutigen Zeit der weitgehend optimierten Operationstechnik und der Antibiotika wird diese Operation in nahezu jedem Fall gut überstanden.

Kann die Appendix auch in der sog. laparoskopischen Operationstechnik entfernt werden? Ja, in den USA wird dieses Verfahren bereits wesentlich häufiger durchgeführt als die konventionelle Blinddarmoperation. Auch in Deutschland freunden sich immer mehr Chirurgen mit dieser Methode an, vor allem, weil sie auch ambulant durchgeführt werden kann.

Was versteht man unter der laparoskopischen Operationstechnik? Dabei wird die Bauchhöhle nicht mit einem Schnitt in die Bauchdecke eröffnet, sondern es werden verschiedene Röhren durch die Bauchhaut geschoben, durch die eine Lichtquelle, eine Optik und lange Spezialinstrumente in den Bauchraum eingebracht werden.

Was sind die Vorteile, was die Nachteile der laparoskopischen Operationstechnik? Vorteile: Der Patient hat keinen Hautschnitt, es bleiben nur sehr kleine punktförmige Narben zurück; der stationäre Krankenhausaufenthalt verkürzt sich oder entfällt fast ganz; die Schmerzen nach der Operation sind geringer, der Blutverlust kleiner. Nachteile: Das Instrumentarium ist sehr teuer; die Operation dauert oft wesentlich länger; die Chirurgen müssen sich einer speziellen zusätzlichen Ausbildung unterziehen; bei Komplikationen, z. B. Verletzung von anderen Organen, muß die Operation doch »offen« weitergeführt werden.

Welche anderen Organe werden heute in laparoskopischer Technik operiert? Seit einigen Jahren schon werden Appendix, Gallenblase, Leistenbrüche, Eileiter und Eierstöcke laparoskopisch operiert. Die Techniken und Geräte werden immer weiter verbessert, so daß man heute auch schon Darmstücke ohne Bauchschnitt entfernen kann.

Welche Komplikationen können bei einer Blinddarmentzündung hauptsächlich auftreten? Die schwerste Komplikation ist der Durchbruch mit der Entwicklung einer Bauchfellentzündung oder eines Abszesses im Bauchraum.

Wie erfolgt die Schmerzausschaltung bei einer Blinddarmoperation? Mit einer Inhalationsnarkose (Lachgas) und mit muskelerschlaffenden Mitteln oder in manchen Krankenhäusern mit einer Spinal- oder Epiduralanästhesie.

Wie lange muß man im Krankenhaus bleiben? Im unkomplizierten Fall etwa 5 Tage bis zu einer Woche. Wenn es zum Durchbruch gekommen ist, kann ein mehrwöchiger Krankenhausaufenthalt notwendig sein. Wurde die Operation in laparoskopischer Technik durchgeführt, genügen in unkomplizierten Fällen 1–2 Tage.

Wo wird der Hautschnitt für die Appendektomie angelegt? Im rechten Unterbauch. Der Hautschnitt verläuft entweder schräg oder in der Längsrichtung und ist meist 5–10 cm lang.

Wie bald nach der Blinddarmoperation darf der Patient aufstehen? Bei einem unkomplizierten Fall kann er am Tag nach der Operation das Bett verlassen. Wenn eine Bauchfellentzündung bestand, ist er vielleicht gezwungen, mehrere Tage oder sogar Wochen das Bett zu hüten.

Wie lange braucht die Wunde zur Abheilung? Beim einfachen, unkomplizierten Fall verheilt die Wunde nach ein paar Tagen oder einer Woche. Wenn ein Drain eingelegt wurde, wie es bei einem Wurmfortsatzdurchbruch geschieht, kann die Heilung der Operationswunde mehrere Wochen in Anspruch nehmen.

Kommt eine Infektion der Appendektomiewunde häufig vor? Ja, denn es kann leicht geschehen, daß Krankheitskeime in die Bauchwand verschleppt werden, während der infizierte Wurmfortsatz herausgenommen wird.

Wie bald nach einer unkomplizierten offenen Appendektomie kann man folgendes tun?
Baden: sobald die Wunde geheilt ist
Das Haus verlassen: nach 7 Tagen
Treppen steigen: nach 7 Tagen
Den Haushalt besorgen: nach 3 Wochen
Ein Auto lenken: nach 3–4 Wochen
Geschlechtsverkehr wieder aufnehmen: nach 3–4 Wochen
Wieder zur Arbeit gehen: nach 3–4 Wochen
Alle körperlichen Betätigungen wieder aufnehmen: nach 6 Wochen
Bei laparoskopischer Operationstechnik verringern sich diese Zeiten auf einen Tag bis eine Woche.

14 Blutgefäße und Gefäßchirurgie

Siehe auch Kapitel 5, Altern; Kapitel 26, Herz; Kapitel 42, Organtransplantationen; Kapitel 64, Zuckerkrankheit

Blutgefäße

Wie ist das Blutgefäßsystem gebaut? Aus der linken Herzkammer entspringt die Körperhauptschlagader, die Aorta, die in sämtliche Organe Äste entsendet. Diese Arterien oder Schlagadern verzweigen sich in immer kleinere Äste, bis sie schließlich in den Organen und Geweben in einem Netz feinster Haargefäße – sogenannten Kapillaren – enden. Im Kapillargebiet erfolgt der Stoffaustausch zwischen dem Blut und den Geweben: Die Gewebezellen entnehmen dem arteriellen Blut Sauerstoff und andere Stoffe, die der Ernährung und Funktion der Gewebe dienen, und geben Abbaustoffe und Substanzen, die sie selbst erzeugen (zum Beispiel Hormone aus Drüsenzellen), an das Blut ab. Nach dem Durchströmen des Kapillargebiets sammelt sich das Blut in kleinen Venen, die sich zu größeren Venenstämmen vereinigen und schließlich das Blut durch die großen Hohlvenen dem rechten Herzvorhof zuführen. Von dort gelangt das Blut über die rechte Herzkammer und den Lungenkreislauf (siehe auch Kapitel 26, Herz) wieder sauerstoffbeladen zum linken Herzen und neuerlich in den Körperkreislauf.

Die Arterien sind starke, elastische Gefäße und verfügen über eine kräftige Muskelschicht. Die Venen haben bedeutend dünnere Wände und enthalten Klappen, die einen Rückfluß des Blutes verhindern. Von großer Bedeutung ist die Versorgung der Gefäße mit Nerven, die eine Weiter- oder Engerstellung des Gefäßdurchmessers bewirken können (Abb. 29).

Arteriosklerose
(Verhärtung der Schlagadern)

Was ist die Arteriosklerose oder Schlagaderverhärtung? Die normale Arterienwand ist kräftig, nachgiebig und elastisch, so daß sie sich dem Blutdruckwechsel, der bei jeder Zusammenziehung und Erschlaffung des Herzmuskels stattfindet, durch Ausdehnung und Engerstellung anpassen kann. Wenn eine Arterie verhärtet oder sklerotisch wird, verlieren ihre Wände die Elastizität und werden starr und röhrenartig. Das kommt durch abnorme Ablagerungen in den Arterienwänden zustande, die zu einer zunehmenden

Blutgefäße

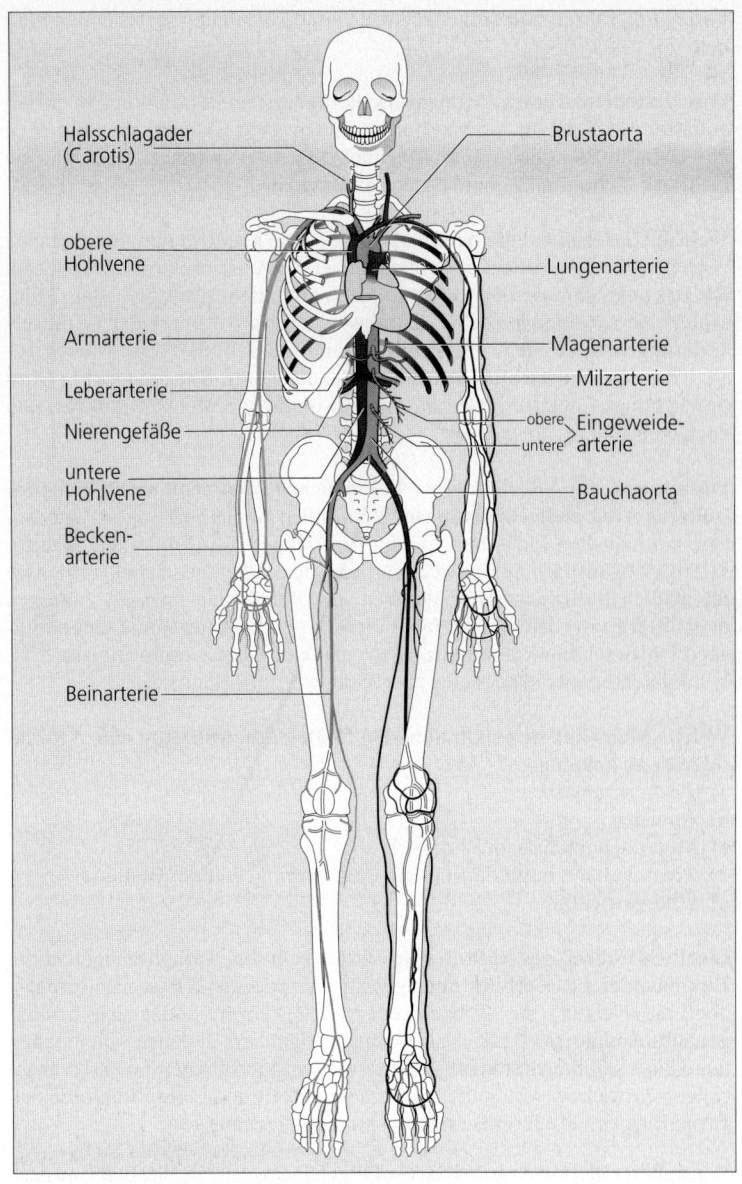

Abb. 29 Arterielles Gefäßsystem des Menschen.

Verengung führen und schließlich das Gefäß vollständig verschließen können.

Was versteht man unter Arterienverkalkung? Arterienverkalkung ist ein laienhafter Ausdruck für Arteriosklerose. In den arteriosklerotischen Bezirken der Gefäßwand können sich tatsächlich Kalksalze ablagern, doch sind sie nicht das wichtigste Element der Veränderungen.

Welche Ursachen hat die Arteriosklerose? Man kennt weder alle Ursachen noch den genauen Ablauf der Vorgänge bei der Arteriosklerose ganz genau. Bis zu einem gewissen Grad tritt mit zunehmendem Alter bei jedem Menschen eine Arteriosklerose auf. Für das vorzeitige Auftreten der Gefäßveränderungen bereits im 4.–5. Lebensjahrzehnt werden eine Reihe von sog. Risikofaktoren verantwortlich gemacht. Dazu gehören Rauchen, hoher Blutdruck, hohes Cholesterin, Ernährungsgewohnheiten, Zuckerkrankheit und auch eine genetische Anlage.

Warum tritt die Arteriosklerose bei manchen Menschen schon in einem früheren Alter als bei anderen ein? Vermutlich gibt es eine angeborene Anlage bei manchen Menschen, die ein frühzeitigeres Auftreten der Arteriosklerose begünstigt. Die Entwicklung der Arteriosklerose scheint von den individuellen Stoffwechselverhältnissen und den Ernährungsgewohnheiten beeinflußt zu werden. Bei der familiären Hypercholesterinämie, einer erblichen Stoffwechselerkrankung mit extrem hohen Cholesterinwerten im Blut, bekommen bereits Kinder eine ausgeprägte Arteriosklerose.

Welche Menschen neigen in höherem Maße dazu, frühzeitig eine Arteriosklerose zu bekommen? (Abb. 30)
a) Zuckerkranke
b) Raucher
c) Menschen mit hohem Blutdruck
d) Menschen mit besonders hohem Cholesteringehalt des Blutes
e) Übergewichtige

Liegt ein frühzeitiges Auftreten arteriosklerotischer Veränderungen in der Familie, oder ist es erblich bedingt? Die Arteriosklerose ist nicht erblich, aber die Neigung zur frühzeitigen Arteriosklerose findet sich familiär gehäuft. Andererseits gibt es auch manche Familien, in denen sich anscheinend bis ins hohe Alter keine nennenswerten sklerotischen Gefäßveränderungen entwickeln. Mit hoher Wahrscheinlichkeit sind Umweltfaktoren und Ernährung von größerer Bedeutung als die Vererbung.

Wie äußert sich eine Arteriosklerose? Das hängt ganz vom Sitz und vom Ausmaß der Veränderungen ab. Ihrem Wesen nach sind die Krankheitserschei-

Blutgefäße

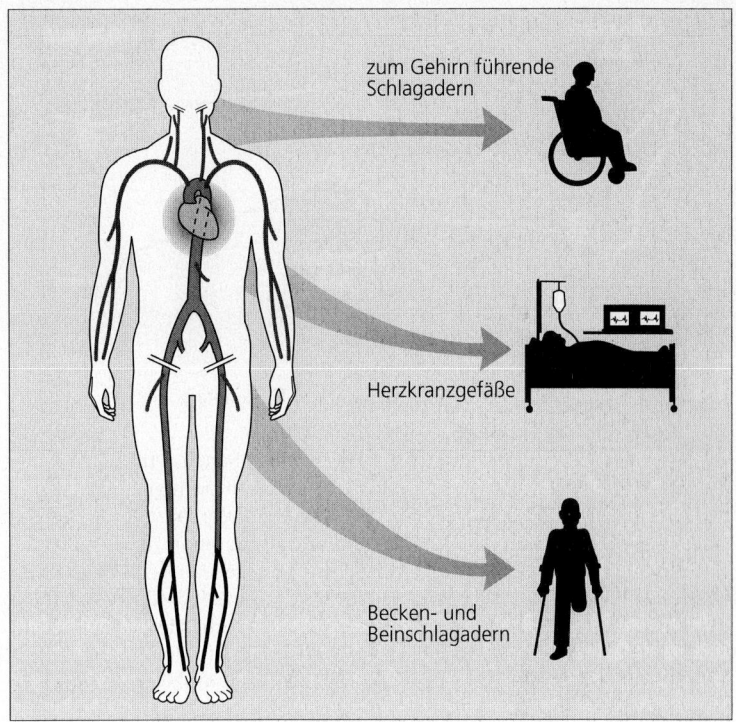

Abb. 30 Die wichtigsten Manifestationsorte der Arteriosklerose.

nungen die Folge der verringerten arteriellen Durchblutung. Wenn z. B. die Herzkranzarterien betroffen sind, kann körperliche Anstrengung eine Angina pectoris auslösen. Bei einer Sklerose der Beinarterien können beim Gehen heftige Schmerzen in den Beinmuskeln auftreten, es kommt zum intermittierenden Hinken (Claudicatio intermittens). Die Arteriosklerose der Hirngefäße kann zum Schlaganfall, die der Nierengefäße zu hohem Blutdruck und Nierenversagen führen.

Wie läßt sich im allgemeinen eine Arteriosklerose diagnostizieren? Dazu gibt es viele Wege. Zum Beispiel können bei der Untersuchung des Augenhintergrunds mit dem Augenspiegel die Netzhautarterien direkt betrachtet und eine Arteriosklerose festgestellt werden. Engstellen und Verschlüsse der Arm- und Beinschlagadern kann der Arzt diagnostizieren, indem er einen abgeschwächten oder gar keinen Puls fühlt (Abb. 31), mit dem Stethoskop Strömungsgeräusche hört oder wenn der Blutdruck in der schlecht durch-

Blutgefäße und Gefäßchirurgie

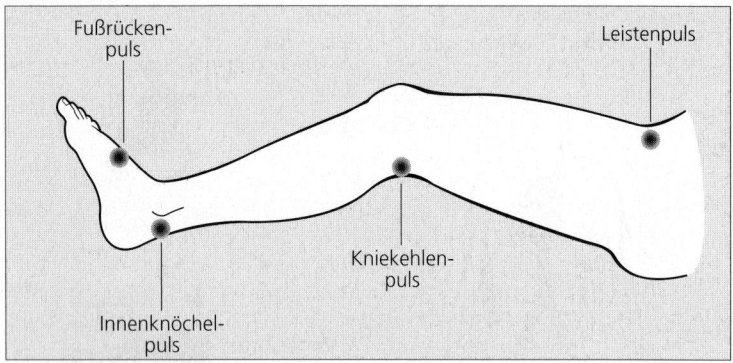

Abb. 31 Tastpunkte der Arterien an der unteren Extremität.

bluteten Extremität niedriger als auf der gesunden Seite ist. In vielen Fällen läßt sich auf Röntgenaufnahmen verschiedener Körperregionen das typische Bild von Gefäßverkalkungen erkennen. Mit einem speziellen Röntgen-Untersuchungsverfahren, der sogenannten Arteriographie, kann man eine verminderte Durchgängigkeit der Gefäße nachweisen.

Gibt es eine Möglichkeit, die Entwicklung einer Arteriosklerose mit Sicherheit zu verhüten? Nein. Allerdings kann man das Auftreten einer Arteriosklerose durch Beeinflussung der Risikofaktoren hinauszögern oder sogar ganz verhindern. Dazu gehören Nikotinkarenz, cholesterinarme Nahrung, Zufuhr mehrfach ungesättigter Fettsäuren (pflanzliches statt tierisches Fett), Gewichtsabnahme, regelmäßiges körperliches Training und Normalisierung des Blutdrucks.

Führt eine Arteriosklerose immer zu Krankheitserscheinungen? Nein. Eine geringfügige Gefäßverhärtung ist ein normaler Alterungsvorgang und braucht überhaupt keine Beschwerden zu machen. Außerdem bleibt nicht selten ein Teil der kleineren Blutgefäße von dem sklerosierenden Prozeß verschont. Diese Gefäße können die Aufgabe übernehmen, die früher von den größeren sklerotischen Arterien erfüllt worden ist. Ein solcher »Umgehungs-« oder »Kollateralkreislauf« kann es ermöglichen, daß die Funktion eines Beins trotz starker Sklerose seiner Hauptarterienstämme normal erhalten bleibt.

Kann die Arteriosklerose erfolgversprechend behandelt werden? Ja. Neben den genannten diätetischen Maßnahmen kann bei Verschlüssen der Beinarterien ein systematisches Gehtraining die Ausbildung von Kollateralkreisläufen fördern und somit die Beschwerden bessern. Mit bestimmten Medi-

Blutgefäße

kamenten kann bis zu einem gewissen Grad die Fließfähigkeit des Blutes gesteigert werden, so daß mehr Blut durch die Arterien fließen kann. Dazu kommt eine große Zahl röntgenologischer und chirurgischer Verfahren, die zur Behandlung der Arteriosklerose entwickelt worden sind (siehe den Abschnitt über Gefäßchirurgie in diesem Kapitel).

Ist Bettruhe bei Arteriosklerose günstig? Nur, wenn akute Komplikationen, etwa eine Infektion oder ein Geschwür, aufgetreten sind. Ansonsten ist Bettruhe eher von Nachteil.

Sollte ein Patient mit ausgeprägter Arteriosklerose seine körperlichen Leistungen begrenzen? Ja. Er muß lernen, sich bei seiner Tätigkeit nach den eingeschränkten Kreislaufverhältnissen zu richten. Allerdings kann er durch ein genau dosiertes und sich langsam steigerndes Training die Kreislauffunktion wesentlich bessern.

Bewirkt der anhaltende übertriebene Alkoholgenuß eine frühzeitige Arteriosklerose? Nein, eher das Gegenteil ist der Fall. Statistisch gesehen haben Menschen mit reichlichem Alkoholkonsum weniger arteriosklerotische Veränderungen der Gefäße. Allerdings macht sich dieser Effekt erst bei einer regelmäßig getrunkenen Alkoholmenge bemerkbar, die andere Organe (Leber, Gehirn, Nervensystem, Knochenmark) gefährdet, so daß man den reichlichen Alkoholkonsum nicht generell als Prophylaxe für die Arteriosklerose empfehlen kann. Welche Alkoholmenge für den einzelnen den optimalen Kompromiß darstellt, kann nicht vorhergesagt werden.

Führt das Rauchen zur frühzeitigen Arteriosklerose? Nach großangelegten statistischen Untersuchungen kommt dem Rauchen eine schwerwiegende ursächliche Bedeutung für die Arteriosklerose zu. Es ist sicher der wichtigste beeinflußbare Risikofaktor.

Fördert Fettleibigkeit die frühzeitige Entstehung einer Arteriosklerose? Ja, aber wahrscheinlich nur indirekt. Dicke Menschen haben häufiger hohes Cholesterin, hohen Blutdruck und bewegen sich weniger als normalgewichtige.

Kann ein arteriosklerotischer Prozeß, der bereits in Gang ist, mit spezieller Diät und entsprechender Schonung zum Rückgang oder Schwinden gebracht werden? In frühen Stadien der Arteriosklerose ist das bis zu einem gewissen Grad möglich. Wenn aber erst einmal regelrechte Verkalkungen aufgetreten sind, ist eine Rückbildung nicht mehr möglich.

Besteht zwischen einem hohen Cholesteringehalt des Blutes und der Arteriosklerose ein gesicherter Zusammenhang? Diese Tatsache kann als gesichert gelten. Allerdings stellt das hohe Cholesterin im Blut nur einen von mehreren Risikofaktoren dar, die alle additiv wirken. Wer nicht raucht, Normalgewicht hat, weder hohen Blutdruck noch Diabetes hat und sich regelmäßig körperlich betätigt, für den spielt ein leicht erhöhtes Cholesterin keine besondere Rolle. Mit jedem zusätzlichen Risikofaktor muß man an den Cholesterinspiegel im Blut strengere Maßstäbe anlegen. Es hat wenig Sinn, nur isoliert das Cholesterin im Blut zu berücksichtigen.

Was sind die größten Gefahren der Arteriosklerose? Die Arteriosklerose ist die »Killerkrankheit« Nr.1 in den westlichen Industrieländern. Sie führt zum Herzinfarkt, Schlaganfall, zur Demenz, zur peripheren arteriellen Verschlußkrankheit der Beinarterien (»Raucherbein«) und zum Nierenversagen. Ca. 50 % der Todesfälle sind auf Herz-Kreislauf-Krankheiten zurückzuführen.

Wie kann der Arzt feststellen, wie rasch eine Arteriosklerose fortschreitet? Mit regelmäßigen Untersuchungen des Patienten und Vergleich der einzelnen Befunde.

Raynaud-Krankheit

Was ist die Raynaud-Krankheit? Diese eigenartige Krankheit ist durch anfallsweise auftretende symmetrische Gefäßkrämpfe mit Weißwerden der Finger oder Zehen gekennzeichnet. Die Anfälle werden häufig durch seelische Erregung oder durch starke Kälte- oder Feuchtigkeitseinwirkung ausgelöst. Man unterscheidet die Raynaud-Krankheit als eigenständiges Krankheitsbild und das Raynaud-Phänomen, das zwar mit den gleichen Symptomen einhergeht, dessen Ursache aber in einer anderen Erkrankung liegt, z. B. einer Autoimmunerkrankung.

Welche Ursache hat die Raynaud-Krankheit? Die Ursache ist unbekannt; die Krankheit befällt jedoch bevorzugt magere, untergewichtige und ausnehmend gefühlsbetont veranlagte Personen.

Sind Frauen anfälliger für die Raynaud-Krankheit? Ja.

Welche Symptome finden sich bei der Raynaud-Krankheit? Bei seelischer Erregung oder starker Kälteeinwirkung können ein oder mehrere Finger beider Hände weiß und dann blau werden. Der Finger wird taub, prickelt und schmerzt. Dieser Anfall hält ein paar Minuten an, manchmal auch Stunden, dann läßt er nach, und die Durchblutung normalisiert sich wieder.

Blutgefäße

Wie verläuft die Raynaud-Krankheit? Die Krankheit kann jahrelang in milder Form unverändert bestehen bleiben. In einem kleinen Teil der Fälle verschlimmert sie sich zunehmend und kann sogar zu Gewebeuntergängen an den Fingerspitzen führen.

Welche Maßnahmen verordnet der Arzt bei der Raynaud-Krankheit?
a) Vermeidung von Feuchtigkeit und starker Kälte;
b) Tragen warmer Handschuhe und Strümpfe;
c) soweit wie möglich Ausschaltung von seelischen Belastungen;
d) Meiden von Tabak in jeder Form;
e) Verabreichung von bestimmten gefäßerweiternden Medikamenten.

Welche chirurgische Behandlung kommt bei der Raynaud-Krankheit in Betracht? In schweren Fällen wird eine Sympathektomie durchgeführt. Dabei werden bestimmte Nerven (Ganglien) durchtrennt, die die Engstellung und Erweiterung der Blutgefäße in den Gliedmaßen steuern. Der Chirurg legt in der unteren Halspartie beiderseits einen Operationsschnitt an und durchtrennt die gefäßverengenden Nerven, die die Armarterien versorgen. Diese Operation wird heute nur noch sehr selten durchgeführt, da die langfristigen Erfolge nicht sehr gut sind.

Hat die Sympathektomie bei der Raynaud-Krankheit Erfolg? Gelegentlich. Man führt diese Maßnahme nur in sehr schweren Fällen durch, die mit physikalischen oder medikamentösen Methoden nicht zu beeinflussen sind und zu Geschwürbildungen führen.

Kann es bei der Raynaud-Krankheit auch zur Bildung von Geschwüren oder zum Brand kommen? Ja, in seltenen Fällen.

Ist die Behandlung der Raynaud-Krankheit erfolgversprechend? Mit der einen oder anderen genannten Behandlungsmethode lassen sich in der Regel die Beschwerden beheben.

Endangiitis obliterans
(arterielle Verschlußkrankheit)

Was ist die Endangiitis obliterans? Die Endangiitis obliterans, genannt auch Thrombangiitis obliterans oder Winiwarter-Buerger-Krankheit, ist eine chronische entzündliche Erkrankung der Gliedmaßenarterien, die durch die Bildung von Blutgerinnseln häufig zu einem vollständigen Verschluß der Gefäße führt. Sie kommt am häufigsten bei stark rauchenden Männern im dritten, vierten und fünften Lebensjahrzehnt vor.

Wie kommt es zur Endangiitis obliterans? Die Ursache ist nicht genau bekannt, doch kommt die Erkrankung praktisch nur bei starken Rauchern vor.

Wie äußert sich die Endangiitis obliterans? Die Krankheitserscheinungen beruhen auf einer Entzündung der Gefäße, die schließlich zu deren Verschluß führt. Anfangs macht sich die Krankheit vielleicht mit einem Kältegefühl oder mit Schmerzen in einem Arm oder Bein bemerkbar, besonders bei Belastung, später auch in Ruhe. Schließlich können Folgeerscheinungen der unzureichenden Blutversorgung eintreten, das heißt, es bilden sich Geschwüre, oder einzelne Hautbezirke an den betroffenen Gliedmaßen werden brandig. Letzten Endes kann eine Zehe oder sogar ein ganzes Bein brandig werden.

Wie wird die Endangiitis obliterans medizinisch behandelt?
a) *Rauchen ist strengstens verboten.* Bei vielen Patienten zeigt sich schon wenige Wochen, nachdem sie das Rauchen aufgegeben haben, eine rasche, bemerkenswerte Besserung;
b) zur Verbesserung der Gliedmaßendurchblutung kann eine physikalische Heilbehandlung durchgeführt werden;
c) Infusionen mit gefäßerweiternden Substanzen werden versucht;
d) Nervenblockaden (das heißt Blockierung der gefäßverengenden Nerven mit Novocain) haben in bestimmten Fällen eine günstige Wirkung.

Ist manchmal eine operative Behandlung der Endangiitis erfolgversprechend? Ja. In bestimmten Einzelfällen hilft eine lumbale Sympathektomie im unteren Teil des Rückens, bei der die gefäßverengenden Nerven durchtrennt werden.

Welche Aussichten hat ein Endangiitispatient? Die Erkrankung neigt zu einem chronischen Verlauf und dauert viele Jahre. Wenn sie nicht zu weit fortgeschritten ist und wenn der Patient das Rauchen aufgibt und die übrigen aufgezählten Maßnahmen durchführt, ist die schwerste Komplikation, der Brand eines Gliedes mit der Notwendigkeit einer Amputation, meist vermeidbar.

Thrombose

Was versteht man unter Thrombose eines Blutgefäßes? Man versteht darunter die Bildung eines Blutgerinnsels, eines sogenannten Thrombus, in einer Arterie oder Vene.

Blutgefäße

Wie kommt es zur Thrombose? Es kommen viele Ursachen in Betracht, die zum Teil nicht ganz geklärt sind. Häufig besteht allerdings ein ursächlicher Zusammenhang mit Erkrankungen oder Schädigungen des Blutgefäßes. Es kann sich auch ein Gerinnsel von seiner Ursprungsstelle lösen und ein entferntes Gefäß verstopfen (siehe den Abschnitt über Embolie in diesem Kapitel). Ferner können Störungen des Blutgerinnungsmechanismus die Entstehung einer Thrombose begünstigen. Eine Venenthrombose kann auch zustande kommen, wenn nach einer Operation die Blutströmung in einem Gefäß stark verlangsamt ist oder wenn geschwächte Patienten ruhig und unbeweglich liegen (siehe Phlebothrombose, Kap. 14).

Welche Folgen kann ein Thrombus in einer Arterie haben?
a) Die Unterbrechung der Blutströmung in dem Gefäß mit nachfolgendem Untergang oder Brand des Organs, das normalerweise von diesem Gefäß mit Blut versorgt wurde;
b) ein Stück des Thrombus in einer großen Arterie, z. B. der Aorta, kann abreißen und mit dem Blutstrom in einen anderen Teil des Körpers geschwemmt werden (Embolisierung) und dadurch eine ernste Schädigung oder den Tod herbeiführen.

Wie bezeichnet man das, wenn sich ein Thrombus ablöst und an einen anderen Ort getragen wird? Diese Erscheinung nennt man Embolie.

Kann eine Embolie auch bei einer Venenthrombose vorkommen? Aus einer thrombosierten tiefen Beinvene kann sich ein Embolus ablösen, mit dem Blutstrom in die rechte Herzhälfte gelangen und von dort aus in die Lungenarterien ausgeworfen werden. In den sich verjüngenden Lungenarterien bleibt der Embolus dann stecken und verursacht dort eine akute Durchblutungsstörung der Lunge (Lungenembolie). Lungenembolien sind gefährliche, oft lebensbedrohliche Komplikationen von Beinvenenthrombosen.

Kann sich eine arterielle Gefäßthrombose von selbst zurückbilden? In der Regel wird das Gefäß nicht wieder durchgängig. Die Blutzufuhr zu den Geweben hinter dem Verschluß kann aber über Brückengefäße, sogenannte Kollateralen, aufrechterhalten werden.

Was geschieht mit einem Organ, wenn das versorgende Gefäß thrombosiert?
a) Das Organ kann zugrunde gehen oder brandig werden;
b) die Funktion kann schwer geschädigt werden;
c) kleinere benachbarte Blutgefäße können sich erweitern und dem Organ genügend Blut zuführen, damit es funktionstüchtig bleibt.

Blutgefäße und Gefäßchirurgie

Embolie

Was ist ein Embolus? Ein Embolus ist ein Stück eines Blutgerinnsels, das von einem in einem Blutgefäß – meist einer Vene – oder an der Herzwand gelegenen Thrombus abgerissen ist. Der Blutstrom verschleppt den Embolus von einer Körperregion zur anderen. Auch Luftblasen, Fetttröpfchen oder intravenös injizierte Fremdkörper (bei Drogenabhängigen) können unter besonderen Umständen zu einem Embolus werden.

Wie kommt es zur Bildung eines Embolus? Vermutlich kann Bewegung oder Anstrengung bewirken, daß von einem frischen Thrombus ein Teil abreißt. Blutgerinnsel an der Herzwand oder an den Herzklappen sind meist nicht sehr fest und bröckeln leicht ab. Bei einer Herzschwäche, nach Herzinfarkt oder bei Herzklappenentzündung kommt es besonders leicht zur Gerinnselbildung und nachfolgend zur Embolie.

Welche Symptome treten bei einer Embolie auf? Das kommt auf die Lokalisation an. Wenn sich der Embolus im Gehirn festgesetzt hat, kann ein Schlaganfall eintreten. Wenn der Embolus eine Lungenarterie verstopft, kann es zu einem plötzlichen Schock mit Schmerzen in der Brust, Bluthusten und Atemnot kommen. Die Embolie einer Gliedmaßenarterie führt dazu, daß der betroffene Teil kalt, bläulich und pulslos wird. Embolien in Darm-, Milz- oder Nierenarterien können plötzliche Bauch- oder Flankenschmerzen verursachen.

Kann eine Embolie zum plötzlichen Tod führen? Ja, vor allem Lungenembolien verursachen eine beträchtliche Sterblichkeit.

Kann man sich nach einer Embolie wieder erholen? Ja, in einem großen Prozentsatz der Fälle wird die Embolie überstanden, wenn nicht ein Embolus in Gehirn oder Lunge die Blutzufuhr zu diesen Organen zu sehr beeinträchtigt hat. In vielen Fällen von Hirn- oder Lungenembolie überlebt der Patient.

Besteht eine Möglichkeit, einen Embolus erfolgreich zu entfernen und damit die normalen Kreislaufverhältnisse wiederherzustellen? Ja, es gibt heute die Möglichkeit einer medikamentösen Auflösung des Embolus, vorausgesetzt, es handelt sich um ein Blutgerinnsel. Weiterhin kann ein Embolus mit einem Katheter oder mittels Gefäßoperation vom Chirurgen entfernt werden (siehe den Abschnitt über Gefäßchirurgie in diesem Kapitel).

Blutgefäße

Aneurysma

Was ist ein Aneurysma? Beim Aneurysma besteht eine Wandschwäche einer Arterie, die eine örtliche Erweiterung oder sackförmige Ausbuchtung zur Folge hat. Man könnte das mit einer blasigen Auftreibung in einem alten Fahrradschlauch vergleichen (Abb. 32 a, b).

Welche Ursachen können zu einem Aneurysma führen?
a) Eine angeborene Schwäche in der Muskelschicht der Gefäßwand;
b) Verletzung oder Schädigung eines Blutgefäßes;
c) Krankheit eines Blutgefäßes, zum Beispiel Arteriosklerose, Syphilis oder andere Infektionen.

An welchen Stellen finden sich Aneurysmen am häufigsten? Sie können überall im Körper vorkommen, am häufigsten sind sie aber im Bereich der Bauchaorta, der Kniekehle und an den Hirngefäßen.

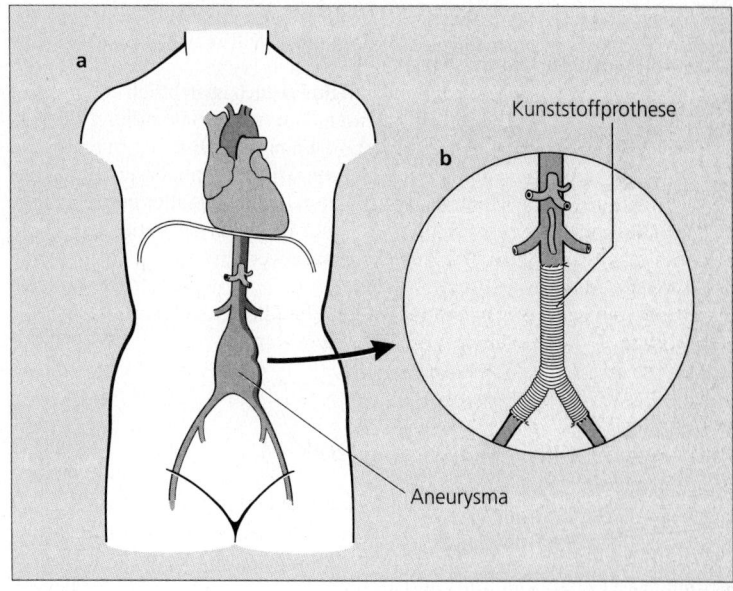

Abb. 32 *Gefäßersatz mit Kunststoffprothese.* a) Aortenaneurysma. b) Ersatz des erkrankten Gefäßabschnitts durch eine entsprechend geformte Kunstoffprothese.

Blutgefäße und Gefäßchirurgie

Welche Gefahr besteht bei einem Aneurysma? Die Wandung des Aneurysmas ist dünn, da die kräftige innere elastische Schicht der normalen Gefäßwand fehlt. Ein Aneurysma kann daher platzen und zur akuten Verblutung führen.

Bei welchen Aneurysmen besteht die Gefahr des Platzens besonders? Bei großen Aortenaneurysmen, besonders in der Bauchaorta.

Ist ein Patient überhaupt noch zu retten, wenn ein Aneurysma geplatzt ist? Ja, wenn die Diagnose sofort gestellt wird, bevor eine zu starke Blutung erfolgt ist, steigt die Chance des Überlebens (siehe den Abschnitt über Gefäßchirurgie in diesem Kapitel).

Was ist ein arteriovenöses Aneurysma? Eine Verbindung zwischen einer Arterie und einer Vene, häufig als Folge einer schweren Verletzung.

Welche schädlichen Auswirkungen hat ein arteriovenöses Aneurysma? Die Verbindung zwischen der Arterie und der Vene bildet einen Kurzschluß, so daß das Blut nicht in das Gewebe gelangt, das normalerweise von der Arterie versorgt wird. Wenn das Aneurysma eine große Arterie und Vene miteinander verbindet, bedeutet das eine große Belastung für das Herz.

Wird ein arteriovenöses Aneurysma manchmal auch absichtlich erzeugt? Ja, bei schwer Nierenkranken, die sich einer dauernden Behandlung mit der künstlichen Niere (Hämodialyse) unterziehen müssen. Bei diesen Patienten werden eine Arterie und eine Vene am Unterarm aneinandergenäht, so daß ein Kurzschluß (Shunt) entsteht. Die entstandene Gefäßerweiterung erleichtert das Einstechen der Nadel, so daß der Kreislauf des Patienten an den Dialyseapparat zur Blutwäsche angeschlossen werden kann.

Wie wird ein Aneurysma behandelt? Die Behandlung erfolgt operativ. Siehe den Abschnitt über Gefäßchirurgie in diesem Kapitel.

Thrombophlebitis – Phlebothrombose

Was ist eine Thrombophlebitis? Eine Thrombophlebitis ist eine Entzündung oberflächlich gelegener Venen, bei der die entzündlichen Veränderungen der Venenwand mit der Bildung eines Blutgerinnsels einhergehen und die Blutströmung im Gefäß zum Stillstand kommt.

Blutgefäße

Welche Faktoren fördern die Entstehung einer Thrombophlebitis?
a) Strömungsverlangsamung oder Versacken des Blutes in einer Vene infolge längerer Inaktivität, ständigen Stehens in derselben Haltung oder Unterbindung der Blutströmung in der Vene durch Druck (zum Beispiel durch zu enges Strumpfgummi oder Sockenhalter);
b) Schädigung, Infektion oder Reizung der Venenwand mit Bildung eines Blutgerinnsels, z. B. nach längerem Liegen einer Verweilkanüle in der Vene;
c) Krampfadern, in denen sich das Blut wegen der funktionsuntüchtigen Venenklappen staut;
d) erhöhte Gerinnungsbereitschaft des Blutes bei einer Blutkrankheit u. a. m.

Was ist der Unterschied zwischen einer Thrombophlebitis und einer Phlebothrombose? Im allgemeinen Sprachgebrauch versteht man unter einer Thrombophlebitis ein Entzündung von oberflächlich unter der Haut gelegenen Venen. Als Phlebothrombose bezeichnet man den weitgehenden Verschluß tiefer Venen, meist im Bein, durch einen Thrombus. Die Phlebothrombose ist wegen der Gefahr der Lungenembolie (siehe oben) wesentlich gefährlicher als die Thrombophlebitis.

Gibt es einen Unterschied zwischen der Entstehung von Thrombophlebitiden und Phlebothrombosen? Ja. Phlebothrombosen gehen meistens auf eine Verlangsamung des venösen Rückstroms im Bein zurück, z. B. nach Operationen oder allgemein bei bettlägerigen Patienten. Die entzündliche Komponente spielt bei der Phlebothrombose eine viel geringere Rolle. Die Thrombophlebitis ist dagegen eine echte Entzündung der Venenwand.

Ist es wichtig, daß man sich nach einer großen Operation genügend bewegt und aktiv bleibt, um einer Phlebothrombose vorzubeugen? Ja. Aus diesem Grund läßt man die Patienten nach einer großen Operation so bald wie möglich aufstehen.

Ist die Phlebothrombose eine häufige Krankheit? Ja, sie ist außerordentlich verbreitet, vor allem infolge unserer heutigen Lebensweise. Wenig körperliche Bewegung und langes Sitzen und Stehen führen zur Verlangsamung des venösen Rückstroms und erhöhen die Gefahr von Phlebothrombosen.

Wie kann man Phlebothrombosen nach Operationen vorbeugen? Man sollte möglichst früh aufstehen; falls das nicht möglich ist, wird Krankengymnastik im Bett durchgeführt. Man sollte Kompressionsstrümpfe tragen; es werden regelmäßig Heparin-Injektionen in die Bauchhaut gegeben; man sollte reichlich trinken.

Blutgefäße und Gefäßchirurgie

Ist die Phlebothrombose eine häufige Schwangerschaftskomplikation? Ja. Vermutlich entsteht sie durch den Druck des Kindes auf die großen Beckenvenen, der den freien Rückstrom des Blutes durch die großen Blutleiter zum Herzen behindert. Wenn sich das Blut staut, neigt es zur Bildung von Gerinnseln. Zusätzlich sind die Venen in der Schwangerschaft unter hormonalen Einflüssen weit gestellt.

Welche Menschen neigen besonders zu Phlebothrombosen? Patienten mit schlechter Herzfunktion und chronisch Kranke, Patienten mit Tumorleiden und Autoimmunerkrankungen.

Was sind riskante Situationen für Phlebothrombosen? Stundenlanges Sitzen im Flugzeug, Auto oder Bus, länger hockende oder kauernde Stellung. Man sollte auf langen Reisen öfter einmal aufstehen und sich die Beine vertreten.

Was sind die Zeichen einer Phlebothrombose? Eine Phlebothrombose läuft häufig mit nur geringen Krankheitszeichen ab, oft kann sie völlig unbemerkt bleiben. Klinische Zeichen sind Wadenschmerz, Schweregefühl in der Wade und Schwellung der Wade.

Wie wird eine Phlebothrombose diagnostiziert? Die körperliche Untersuchung durch den Arzt ist für die Entdeckung von Phlebothrombosen nicht sehr zuverlässig. Eher wird die Thrombose mit der Ultraschalluntersuchung entdeckt. Die zuverlässigsten Ergebnisse bringt eine spezielle Röntgen-Untersuchung mit Kontrastmittel, die Phlebographie.

Wie wird eine Phlebothrombose behandelt? Das hängt von der Ausdehnung ab. Wenn die Thrombose nur bis zum Kniegelenkspalt reicht, wird das Bein gewickelt, und der Patient kann mit dem gewickelten Bein gehen. Bei Thrombosen, die bis in die Oberschenkelvene oder sogar in die Beckenvene reichen, kann man eine auflösende Behandlung mit Streptokinase oder Plasminogen-Aktivator versuchen. Falls das nicht möglich ist, sollte für 1–2 Wochen Bettruhe eingehalten werden. Der Patient erhält über eine Dauerinfusion Heparin, anschließend wird er 3–6 Monate lang mit einem gerinnungshemmenden Medikament (Marcumar) behandelt. Diese Maßnahme dient der Verhinderung einer weiteren Größenzunahme der Thrombose bzw. einer Verschleppung von Thrombusmaterial in das rechte Herz und in die Lunge, wo es zu einer Lungenembolie kommen kann. Von einer operativen Behandlung bei Venenthrombosen ist man ganz abgekommen.

Kommen Venenentzündungen familiär gehäuft vor, oder sind sie erblich bedingt? Nein. Was vererbt werden kann, sind bestimmte Eigenschaften der Blutgefäße, z. B. die Neigung zu Krampfadern, die dann auch eher zu Entzündungen neigen.

Blutgefäße

Was geht vor sich, wenn ein Patient eine Venenentzündung hat? Die Entzündung der Gefäßinnenwand bewirkt, daß sich das vorbeiströmende Blut an dem entzündeten Bezirk festsetzt und gerinnt. Das Gefäß kann schließlich in einem solchen Ausmaß verstopft werden, daß das Blut durch andere Bahnen abfließen muß.

Welche Maßnahmen kann man treffen, um einer Venenentzündung vorzubeugen?
a) Man soll keine einschnürenden Kleidungsstücke am Bein tragen (zu enges Sockengummi, Sockenhalter, Kniestrumpfgummi, Kniebundhosen usw.);
b) Menschen, die stundenlang in der gleichen Haltung stehen (Friseure, Arbeiter an Maschinen, Platzanweiser u. ä.), müssen sich regelmäßig Bewegung verschaffen, zum Beispiel durch Spaziergänge oder Zehenstände.

Wie zeigt sich eine Phlebothrombose, wie eine Venenentzündung?
a) Eine Phlebothrombose geht mit Schwellung und Druckempfindlichkeit der gesamten Wade einher;
b) bei einer Venenentzündung ist die entzündete Vene als druckempfindlicher geröteter Strang tastbar;
c) bei beiden Zuständen kann Fieber bestehen.

Was ist die Hauptgefahr, wenn man die ärztlichen Anordnungen bei einer Venenentzündung nicht befolgt? Wenn es sich um eine tiefe Beinvenenthrombose handelt, besteht die Gefahr, daß ein Teil des Blutgerinnsels abreißt und in die Lunge verschleppt wird.

Welche Behandlung kommt bei einer Venenentzündung in Betracht?
a) Hochlagern des Beines, Bettruhe;
b) Verabreichung gerinnungshemmender Medikamente, um ein Anwachsen des Gerinnsels zu verhüten;
c) schmerzlindernde Medikamente;
d) Bandagierung, um den schmerzenden Venen Halt zu geben;
e) in bestimmten Fällen, in denen das Gerinnsel trotz entsprechender Behandlung Anzeichen einer Ausbreitung zeigt, kann eine Operation nötig werden; diese besteht in der Unterbindung der Vene körperwärts von der erkrankten Region, damit die Gerinnselbildung oder -verschleppung nicht weitergreifen kann;
f) in manchen Fällen wird die betroffene Vene chirurgisch freigelegt und geöffnet, das Gerinnsel wird entfernt und die Öffnung im Gefäß mittels Naht verschlossen.

Kann eine Venenentzündung von selbst abheilen? Ja, aber eine ärztliche Überwachung ist unbedingt notwendig.

Blutgefäße und Gefäßchirurgie

Wie verläuft eine Venenentzündung im allgemeinen? Beim unkomplizierten Verlauf dauert es drei bis sechs Wochen, bis sie ganz zurückgegangen ist.

Welche bleibenden Nachwirkungen kann eine Venenentzündung hinterlassen? Wenn eine große Anzahl von Venen durch den Prozeß geschädigt wurde, kann der Rückfluß des Blutes vom Arm oder Bein zum Herzen verlangsamt sein. In solchen Fällen kann das Glied ständig geschwollen bleiben, und es können sich Krampfadern bilden.

Ist bei einer Venenentzündung oder Phlebothrombose eine Krankenhausbehandlung nötig? Eine oberflächliche Venenentzündung kann ambulant mit Salbenverbänden und evtl. Medikamenten behandelt werden. Eine Phlebothrombose sollte zumindest in den ersten ein bis zwei Wochen stationär behandelt werden, vor allem, wenn die Thrombose bis über das Kniegelenk hinaus in den Oberschenkel reicht.

Kann eine Venenentzündung wieder aufflackern, nachdem sie abgeklungen ist? Ja. Wer einmal davon befallen war, muß sich vor einer neuerlichen Erkrankung in acht nehmen.

Wie kann man einem Rückfall der Venenentzündung vorbeugen?
a) Durch Hebung des Allgemeinzustandes und Behandlung jeder bestehenden Infektion;
b) mit entsprechenden gymnastischen Übungen nach den Anweisungen des Arztes;
c) Vermeiden festanliegender, einschnürender Kleidungsstücke am Bein;
d) in bestimmten Fällen kommt eine befristete Langzeitbehandlung mit gerinnungshemmenden Mitteln in Betracht.

Hilft das Tragen elastischer Strümpfe (Gummistrümpfe) oder elastischer Binden, wenn man für Venenentzündung anfällig ist? Ja, weil der Rückfluß des Blutes aus dem Bein dadurch gefördert wird.

Wie kann man einer neuerlichen Venenentzündung auf chirurgischem Weg vorbeugen? Mit der Unterbindung oder Unterbindung und Entfernung von funktionsuntüchtigen Krampfadern.

Gefäßchirurgie

In welchen Fällen können Gefäßoperationen helfen?
Bei Verletzungen größerer Arterien oder Venen;
bei Arteriosklerose;
bei Thrombose einer Arterie oder Vene;
bei Embolie;
bei Aneurysma;
bei Leberzirrhose;
bei Krampfadern;
bei Blutgefäßgeschwülsten;
bei Fisteln zwischen Arterien und Venen (arteriovenöse Fisteln).

Gefäßverletzungen

Kann ein Gefäßriß in einer Arterie oder Vene zum Verbluten führen? Ja; vor allem, wenn es sich um ein großes Gefäß handelt, etwa um die Halsschlagader, die Aorta oder um die Hauptarterien der Gliedmaßen. Blutungen aus kleineren Gefäßen lassen sich gewöhnlich durch direkte Kompression der Blutungsstelle oder durch vorübergehendes Abbinden mit einer Abschnürbinde stillen (siehe Kapitel 21, Erste Hilfe).

Soll ein verletztes Gefäß unterbunden oder chirurgisch wiederhergestellt werden? Wenn ein großes Gefäß wie die Brachialarterie im Oberarm oder die Femoralarterie im Oberschenkel verletzt ist, soll es operativ wiederhergestellt werden. Venen kann man meist unterbinden, da andere Venen die Aufgabe übernehmen, das Blut abzuleiten.

Wie rasch nach einer Verletzung eines großen Blutgefäßes soll die chirurgische Behandlung einsetzen? So schnell wie möglich, besonders, wenn es sich um eine große Schlagader handelt. Die Aufhebung der Blutversorgung wird vom Gewebe höchstens eine halbe bis eine Stunde vertragen. Überdies kann eine anhaltende Blutung aus einer größeren Schlagader zum Verblutungstod führen, wenn die Blutung nicht rechtzeitig beherrscht wird.

Können durchtrennte Arterien oder Venen erfolgreich wieder zusammengefügt werden? Ja, in sehr vielen Fällen ist es möglich, die Wundränder mit einer sorgfältigen Naht wieder zu vereinigen, besonders bei Arterien.

Was macht man, um eine Gerinnselbildung in einem verletzten Gefäß zu verhindern? Man entfernt bereits vorhandene Gerinnsel und gibt Heparin als Infusion, damit sich keine weiteren Gerinnsel bilden.

Blutgefäße und Gefäßchirurgie

Arteriosklerose

Kommen für die Behandlung arteriosklerotischer Veränderungen chirurgische Maßnahmen in Betracht? Ja, in bestimmten Fällen, wenn ein bestimmtes Organ oder eine bestimmte Körperregion von den Veränderungen betroffen ist.

In welchen Fällen kann die Gefäßchirurgie erfolgreich eingesetzt werden?
a) Bei arteriosklerotischen Veränderungen der Halsschlagader, die das Gehirn mit Blut versorgt;
b) bei arteriosklerotischen Veränderungen der Herzkranzgefäße (Koronararterien): Koronarbypass und Einpflanzung der Arteria thoracica interna (siehe auch Kapitel 26 über Herzchirurgie);
c) bei schweren, arteriosklerotisch bedingten Durchblutungsstörungen in den Gliedmaßen;
d) bei Arteriosklerose der Nierenarterie;
e) zur Beseitigung eines Aneurysmas
(siehe den Abschnitt Aneurysma in diesem Kapitel).

Welche Operationsverfahren werden bei arteriosklerotischen Veränderungen unter anderem durchgeführt?
a) Die Anlegung eines »Bypass« bei einem Arterienverschluß – das heißt, die Verschlußstelle wird mit einem körpereigenen Venenstück oder mit einem entsprechend geformten Kunststoffschlauch als Gefäßersatz überbrückt, so daß der Verschluß umgangen wird;
b) Endarteriektomie; Ausräumen des atheromatösen Materials mit einem Katheter oder offen operativ;
c) Einsetzen eines »Flickens« (»Patch«) nach einer Endarteriektomie;
d) Einsetzen von Gefäßprothesen entweder als Ersatz oder zur Umgehung arteriosklerotischer Arterien;
e) Behebung von arteriosklerotisch bedingten Gefäßverengungen mittels Ballonkatheter, Drillbohrer oder Laser;
f) lokale Auflösung eines Gerinnsels durch ein auflösendes Medikament, das mittels Katheter lokal am Gerinnsel appliziert wird;
g) Einsetzen eines sich selbst entfaltenden Metallgitterrohres (»Stent«), welches das Gefäß dauerhaft offen hält und in die Gefäßwand einwächst;
h) Sympathektomie.

Was ist eine Sympathektomie, und wann kommt sie in Frage? Zweck dieser Operation ist die Durchtrennung der Nervenstränge des Sympathikus, die für die Zusammenziehung und Verengung von Blutgefäßen verantwortlich sind. Diese Nerven verlaufen entlang der Wirbelsäule und werden von Operationsschnitten im Rücken oder in der Flanke aus chirurgisch angegangen. Diese Operation wird in bestimmten Fällen von Endangiitis obliterans und

Raynaud-Syndrom angewandt. Bei arterieller Verschlußkrankheit wird die Sympathektomie heute kaum noch durchgeführt, da die Gefäße bei Sauerstoffnot des Gewebes ohnehin maximal weit gestellt sind und durch die Aufhebung der nervösen Regulation nicht mehr zusätzlich erweitert werden können.

Was ist eine Endarteriektomie, und wann wird sie durchgeführt? Wie man weiß, betreffen die arteriosklerotischen Veränderungen hauptsächlich die innere Auskleidung einer Schlagader, die äußeren Wandschichten bleiben verhältnismäßig normal. Wenn man die sklerotische Innenschicht eines Gefäßes ausräumt oder ausschält, bildet sich in vielen Fällen wieder eine glatte Innenwand.

In welchen Fällen kann eine Endarteriektomie vorteilhaft sein?
a) Wenn Anzeichen eines drohenden Schlaganfalls vorhanden sind oder nach einem Schlaganfall, falls eine Arteriosklerose der Halsschlagader die Ursache dafür ist. In manchen dieser Fälle hat es eine sehr günstige Wirkung, wenn die Innenschicht der Arterie ausgeschält und ein Kunststoffflicken eingesetzt wird, so daß eine bessere Durchgängigkeit der Arterie erreicht wird.
b) Bei starken arteriosklerotischen Veränderungen der Beinschlagader – der Femoralarterie – kann in bestimmten Fällen eine Endarteriektomie mit nachfolgendem Einsatz eines Flickens eine wesentliche Besserung der Durchblutungsverhältnisse bewirken.
c) In Einzelfällen bei schwerer Arteriosklerose der Bauchaorta.

Wann verwendet man im Rahmen der Arteriosklerosebehandlung Gefäßprothesen? Wenn aufgrund von arteriosklerotischen Veränderungen in großen Gefäßen, etwa in der Bauchaorta oder in den Schlagadern, die die Beine mit Blut versorgen, Durchblutungsstörungen bestehen. Man verwendet diese oft aus Dacron angefertigten Gefäßprothesen entweder, um das sklerotische Gefäß zu ersetzen oder als Überbrückung neben dem erkrankten Gefäßabschnitt.

Bei einer schweren Arteriosklerose der Bauchaorta und der Iliakalarterien im Becken wird gewöhnlich eine Kunststoffprothese als Gefäßersatz eingepflanzt. Das obere Ende der Prothese wird mit dem gesunden Ende der Aorta vernäht und die beiden unteren Enden der Prothese, die wie ein umgekehrtes Ypsilon aussieht, mit den Stümpfen der beiden Iliakalarterien.

Wenn im oberen Teil des Oberschenkels eine Arteriosklerose der Femoralarterie besteht, wird ein Bypass von den Iliakalarterien im Becken bis zum gesunden Teil der Femoralarterie im unteren Oberschenkel eingesetzt – ein sogenannter *Iliofemoralbypass*. Sind die Veränderungen am unteren Ende der Femoralarterie weiter unten im Oberschenkel lokalisiert, so wird ein *Femoropoplitealbypass* angelegt, der vom oberen, gesunden Teil der Femoralarterie bis zu einer gesunden Arterie in der Knieregion reicht.

Wenn die untere Aorta, die Iliakalarterien und die oberen Abschnitte der Femoralarterien so ausgedehnte arteriosklerotische Veränderungen aufweisen, daß die genannten Bypassoperationen nicht durchführbar sind, kann ein Gefäßtransplantat von der Axillararterie in der Achselhöhle unter der Haut durch das Gewebe über Brust, Bauch und Becken bis zu einem gesunden Abschnitt der Femoralarterie im Oberschenkel geführt werden. Das wird als *axillofemoraler Bypass* bezeichnet.

Können arteriosklerotisch veränderte Gefäße in allen Fällen ersetzt oder mit einem Bypass umgangen werden? Nein. Es muß unbedingt ein verhältnismäßig gesunder Abschnitt der Arterie oberhalb *und* unterhalb des sklerotischen Gefäßabschnitts vorhanden sein. Wenn ein Gefäß in seinem ganzen Verlauf gleichmäßig arteriosklerotisch verändert ist, würde eine solche Operation nichts nützen.

Ist es möglich, daß Arterienersatzoperationen eines Tages zur Lebensverlängerung beitragen werden? Das ist sehr fraglich. Meistens ist die Arteriosklerose eine generalisierte Erkrankung, die fast alle Gefäßprovinzen (Herz, Organe, Gehirn, Extremitäten) betrifft. Man wird nicht alle Gefäße ersetzen können, sondern nur an den am schlimmsten betroffenen Stellen operieren.

Kann bei einer Arteriosklerose der Herzkranzgefäße eine Bypassoperation durchgeführt werden? Ja, Koronarbypass-Operationen werden heute in großem Umfang durchgeführt.

Worin besteht eine Koronarbypass-Operation? Die lange, oberflächliche Vena saphena, die von der Leiste zum Knöchel zieht, wird in einem Stück herausgenommen. Sie wird dann in Stücke von geeigneter Größe geteilt, die als Transplantate zur Umgehung von Verschlüssen oder Verengungen im Bereich der Koronararterien dienen sollen.

Während ein Chirurg die Vene zur Einpflanzung vorbereitet, öffnet ein anderer die Brust und legt die Stelle oder die Stellen an den Koronararterien frei, die undurchgängig sind und überbrückt werden müssen.

Das Venentransplantat wird dann einerseits in die Aorta oberhalb des Herzens und andererseits in jenen Abschnitt der Koronararterie, der sich jenseits der Verschlußstelle befindet, eingesetzt.

Verwendet man für einen Koronarbypass nur ein Transplantat? Nein. Man hat beobachtet, daß oft mehrere Verschlüsse oder Verengungen an den Koronararterien vorhanden sind. Man setzt daher zwei, drei, vier oder sogar fünf Venenstücke ein.

Wie sind die Ergebnisse der Koronarbypass-Operation? Wenn der Hauptgrund für die Operation Angina-pectoris-Schmerzen waren, werden die Beschwerden in der überwiegenden Mehrzahl der Fälle durch die Operation behoben. Statistisch gesehen wird mit der Bypassoperation eine Lebensverlängerung nur bei ganz bestimmten Konstellationen, nicht aber insgesamt bewirkt.

Wie gefährlich ist eine Koronarbypass-Operation? Wenn sie von einem Chirurgenteam mit großer Erfahrung durchgeführt wird, ist das Risiko sehr gering. Die Sterblichkeitsrate bei der Operation beträgt etwa 3 %.

Kann eine Koronarbypass-Operation bei jedem, der eine Koronarsklerose hat, durchgeführt werden? Nein. Es sind intensive präoperative Untersuchungen und Tests erforderlich, bevor beurteilt werden kann, ob ein Patient ein geeigneter Kandidat für die Operation ist. Ältere Menschen, die bereits vorhergehende Myokardinfarkte mit ausgedehnter Herzmuskelschädigung durchgemacht haben, sowie Patienten mit anderen schweren chronischen Leiden profitieren nicht von einer Bypassoperation.

Was versteht man unter einer Arteria-thoracica-interna-Implantation? Dieses Verfahren hat zum Zweck, die Durchblutung des Herzmuskels bei Koronarsklerose zu verbessern. Man verwendet dabei kein freies Venenimplantat, sondern legt die Arterie unter dem Brustbein frei und implantiert sie in der Herzmuskelwand.

Macht man diese Operation aus dem gleichen Grund wie die Koronarbypass-Operation? Ja, das Ziel beider Operationen ist die Steigerung der Blutversorgung des Herzmuskels.

Wie wirksam ist die Arteria-thoracica-interna-Implantation? Die Chirurgen, die diese Operation in großem Umfang durchführen, geben an, daß ihre Ergebnisse ebensogut sind wie jene der Bypassoperation. Das Verfahren wird dann angewandt, wenn der Patient keine Beinvene hat, die man für einen Bypass verwenden kann.

Welche Folgen kann eine Arteriosklerose der Nierenarterie haben? Wenn die Blutzufuhr zu einer Niere stark behindert wird, kann sich ein Bluthochdruck entwickeln. Bei einer Arteriosklerose beider Nierenarterien kann es zu einem Versagen der Nierenfunktion kommen; die Folge ist eine Urämie (Harnvergiftung).

Wie wird die Diagnose einer Nierenarterienverengung gestellt? Mit einer Arteriographie. Dazu wird ein Röntgenkontrastmittel in die Blutbahn injiziert, anschließend werden Röntgenaufnahmen von den Blutgefäßen gemacht, die die Niere versorgen. Hinweise auf eine Nierenarterienverengung erhält man auch bei der Ultraschalluntersuchung der Nieren.

Welche Operation wird bei einer starken Verengung einer Nierenarterie durchgeführt? Die Bauchhöhle wird geöffnet und die Nierenarterie freigelegt. Durch einen Einschnitt wird die innere arteriosklerotische Auskleidung der Arterie ausgeschält (Endarteriektomie). Dann wird ein Bypass angelegt oder ein Kunststoffflicken in die Arterie eingesetzt, so daß eine bessere Durchgängigkeit erreicht wird.

Sind diese Operationen an der Nierenarterie erfolgreich? Ja, in der überwiegenden Mehrzahl der Fälle. Nierenfunktion und Blutdruck normalisieren sich nach dieser Operation oft. Außerdem ist die Operation selbst mit einem geringen Risiko belastet, wenn sie von einem erfahrenen Chirurgen durchgeführt wird.

Thrombose

Kann sich sowohl in einer Arterie als auch in einer Vene eine Thrombose entwickeln? Ja. Ein Thrombus ist ein Blutgerinnsel; es kann eine Arterie oder eine Vene verstopfen.

Kann man operativ eingreifen, wenn sich in einer großen Vene des Beines ein Gerinnsel gebildet hat? Operationen im Bereich der Venen zur Ausräumung von Thrombosen haben sich nicht bewährt. Man sollte zunächst den Versuch machen, das Gerinnsel medikamentös aufzulösen (Lyse-Behandlung).

Kann ein Thrombus in einem großen Lungengefäß erfolgreich entfernt werden? Ja, gelegentlich. Eine Lungenembolie, bei der ein Gerinnsel von einer entfernten Vene in die Lunge geschwemmt worden ist, kommt öfter vor und führt meist plötzlich zum Tod. Manchmal gelingt es jedoch, mit einer sofortigen Operation das Gerinnsel zu entfernen.

Kann eine Operation bei einem frischen Myokardinfarkt helfen? Nein. Nach einem derartigen Herzanfall würde kaum ein Patient eine Operation überleben.

Welche Operationen werden durchgeführt, um ernsten Folgen einer Phlebothrombose vorzubeugen? Bei ausgedehnten Beckenvenenthrombosen kann man das Einsetzen eines Siebes in die Vena cava erwägen. Dadurch wird verhindert, daß abgelöste Gerinnselanteile bis in die Lunge verfrachtet werden können und dort Embolien hervorrufen.

Welche anderen Möglichkeiten zur Entfernung eines Gerinnsels in den Herzkranzgefäßen gibt es heute? In den letzten Jahren wird immer häufiger ein Katheterverfahren zur Entfernung von Gerinnseln und Beseitigung von Engstellen in Herzkranzarterien angewendet, die sog. *perkutane transluminale Koronarangioplastie (PTCA)*. Dabei führt man einen Katheter, an dessen Spitze sich ein kleiner aufblasbarer Ballon befindet, bis an die Stelle der Verengung. Dort wird der Ballon mit hohem Druck aufgeblasen und so das atheromatöse oder thrombotische Material an die Wand der Arterie gedrückt.

Thrombophlebitis

Kann bei einer Thrombophlebitis eine Operation in Frage kommen? Da diese Erkrankung mit einer Entzündung der Gefäßinnenwand einhergeht, ist von einer Operation kaum etwas zu erwarten.

Embolie

Ist es möglich, einen Embolus zu entfernen und die Durchblutung wieder zu normalisieren? Ja, in manchen Fällen.

Bei welchen Formen von Embolie kann man mit einer Operation erfolgreich eingreifen?
a) Wenn der Embolus eine Arterie im Arm oder Bein blockiert;
b) wenn der Embolus in einem zugänglichen Lungengefäß steckt;
c) in seltenen Fällen bei einer Embolie eines Hirngefäßes.

Muß die Operation rasch nach dem Eintreten der Embolie durchgeführt werden? Ja, es muß eine Notoperation vorgenommen werden. Wenn zwischen der Embolie und der Operation mehr als ein paar Stunden vergehen, kann die Operation nicht mehr viel helfen.

Warum muß eine Embolieoperation so rasch erfolgen? Weil das Gewebe, das normalerweise von der verstopften Arterie versorgt wird, abstirbt, wenn die Durchblutung nicht rasch wiederhergestellt wird.

Aneurysma

Kann ein Aneurysma operativ beseitigt werden? Ja, in bestimmten Fällen. Die Operation besteht in der Öffnung des Aneurysmas und im Ersatz des geschädigten Arterienabschnitts durch eine Kunststoffgefäßprothese. Diese wird mit einer Naht an den gesunden Abschnitten der Arterie oberhalb und unterhalb des Aneurysmas befestigt (siehe Abb. 32). Da Aneurysmen aber überwiegend bei sehr alten, allgemein gefäßkranken Patienten mit eingeschränkter Lebenserwartung vorkommen, muß man sich gut überlegen, ob man dem Patienten diesen großen Eigriff noch zumuten kann. Kleine Aneurysmen werden heute in derRegel nicht operiert, sondern nur beobachtet.

Muß der Arterienabschnitt mit dem Aneurysma nach dem Einsetzen der Gefäßprothese entfernt werden? Nein. Das zurückbleibende Gewebe kann als Umhüllung der Prothese verwendet werden, damit sich nicht so leicht Verwachsungen mit den umgebenden Gebilden entwickeln.

An welchen Stellen sind Aneurysmaoperationen durchführbar?
a) An der Bauchaorta;
b) an der Brustaorta in bestimmten Fällen;
c) an Hirnarterien in manchen Fällen;
d) an Arm- und Beinarterien.

Sind die meisten Aneurysmaoperationen erfolgreich? Ja, mehr als 95 % sind erfolgreich, vorausgesetzt, die Operation wird durchgeführt, *bevor* das Aneurysma geplatzt ist.

Soll man sich ein Aneurysma der Bauchaorta operieren lassen, auch wenn es kaum Beschwerden macht? Ja, bei einer bestimmten Größe, denn es könnte eines Tages platzen, so daß man schnell verbluten würde. Kleine Aneurysmen von weniger als 5 cm Durchmesser können zunächst unter Beobachtung bleiben. Wenn sie sich vergrößern, sollte eine Operation vorgenommen werden.

Leberzirrhose
Siehe auch Kapitel 35, Leber

Können bei einer Leberzirrhose Gefäßoperationen helfen? Ja. Bei einer Zirrhose besteht die große Gefahr von Blutungen aus varikös erweiterten Venen im unteren Teil der Speiseröhre. Zu dieser Überfüllung der Venen kommt es, weil ein großer Teil des Pfortaderblutes nicht durch die zirrhotisch veränderte Leber fließen kann. Man hat daher Operationsverfahren entwickelt, die das vom Eingeweidetrakt zurückströmende Blut an der Leber vorbeiführen und direkt in die Hohlvene (Vena cava) ableiten, so daß das Pfortadergefäßnetz entlastet wird.

Gefäßchirurgie

Welche Operationen dienen dazu, den Blutstrom an der Leber vorbeizuleiten?
a) Der mesenterikokavale Shunt;
b) der portokavale Shunt;
c) der lienorenale Shunt;
d) der transjuguläre intrahepatische portosystemische Shunt (TIPS).

Kann die Zirrhose mit diesen Operationen geheilt werden? Nein, aber die Gefahr einer tödlichen Blutung aus geplatzten variкösen Speiseröhrenvenen kann bedeutend vermindert werden. Auch andere Krankheitserscheinungen, die durch die Blutstauung im Pfortaderbereich bedingt sind, werden günstig beeinflußt.

Was ist ein mesenterikokavaler Shunt? Bei dieser Operation wird die Vena mesenterica superior, die den Großteil des Blutes vom Darm über die Pfortader zur Leber abführt, mittels einer Kunststoffgefäßprothese mit der unteren Hohlvene (der Vena cava inferior, dem Hauptgefäß, das das Blut aus dem Unterkörper zum Herzen leitet) verbunden (siehe Abb. 32).

Werden mit mesenterikokavalen Shunts oft Erfolge erzielt? Ja. Dieses Verfahren hat sogar in vielen Krankenhäusern den portokavalen und den lienorenalen Shunt verdrängt.

Was ist ein portokavaler Shunt? Bei dieser Operation wird die Pfortader, die den Großteil des vom Eingeweidetrakt kommenden Blutes zur Leber leitet, direkt mit der unteren Hohlvene verbunden.

Kann das Blut mit einem portokavalen Shunt erfolgreich von der Leber weggeleitet werden? Ja. Allerdings erleiden nicht wenige Patienten als Folge dieser Operation eine Verschlechterung ihrer Hirnleistung, da für das Gehirn giftige Substanzen aus dem Darm ohne Filterung durch die Leber in den großen Kreislauf gelangen (hepatische Enzephalopathie).

Was ist ein lienorenaler Shunt? Bei dieser Operation wird die Milzvene (Vena lienalis) mit der Nierenvene (Vena renalis) der linken Niere verbunden. Dieses Verfahren wird nicht so oft angewandt wie die beiden vorhergenannten Operationen, weil die Blutmenge geringer ist, die durch einen derartigen Shunt abgeleitet wird, und weil der Shunt mehr dazu neigt, sich nach einiger Zeit zu verschließen.

Was ist ein transjugulärer intrahepatischer portosystemischer Shunt (TIPS)? Es handelt sich dabei nicht um eine Operation, sondern um ein Katheter-Verfahren. Über die Drosselvene am Hals wird ein Katheter bis in die Lebervenen vorgeführt. Dann sticht man mit einer Nadel von der Lebervene aus in das Lebergewebe, bis man auf einen Ast der Pfortader trifft. Sobald die Verbindung zwischen Lebervene und Pfortader hergestellt ist, schiebt man über den Katheter ein Röhrchen, das einer dauerhafte Verbindung zwischen diesen beiden Gefäßen herstellt.

Krampfadern
(variköse Venen, Varizen)

Was sind Krampfadern? Als Krampfadern oder variköse Venen bezeichnet man erweiterte, funktionsuntüchtige Venen, in denen das Blut leicht versackt und liegen bleibt.

Wodurch werden Venen varikös? Eine anhaltende Behinderung der venösen Blutströmung führt oft zu einem Versagen der Venenklappen oberflächlich gelegener Venen, was eine Blutstauung und Gefäßerweiterung zur Folge hat. Manchmal entwickeln sich Krampfadern auch nach Thrombosen der tiefen Beinvenen.

Wer bekommt am ehesten Krampfadern an den Beinen? Personen, deren Arbeit langes Stehen in gleichbleibender Haltung erfordert.

Wie häufig sind Krampfadern? Schätzungsweise einer von vier Männern und eine von zwei Frauen im Alter von über vierzig Jahren haben Krampfadern unterschiedlicher Ausprägung.

Zu welchen Beschwerden führen Krampfadern in den Beinen? Kleine Krampfadern machen keine Beschwerden. Große und zahlreiche Krampfadern können ein Gefühl des Ziehens und der Schwere sowie Müdigkeit in den Beinen verursachen.

Spielt bei der Entstehung von Krampfadern ein Erbfaktor eine Rolle? Ja. Man erbt im allgemeinen den gleichen Blutgefäßtyp, den die Eltern haben.

Wo entwickeln sich Krampfadern bevorzugt?
a) Aus Venen der Unter- und Oberschenkel;
b) aus Venen im Hodensack (Varikozele);
c) Hämorrhoiden sind keine eigentlichen Krampfadern, sondern erweiterte arterielle Gefäße des Schwellkörpers, der den After verschließt; daher ist die Blutung aus Hämorrhoiden hellrot (arterielles Blut!) und nicht dunkelrot (wie venöses Blut).

Gefäßchirurgie

Wie kann man am besten eine Vergrößerung von Krampfadern verhüten?
a) Man sollte es vermeiden, lange in der gleichen Stellung zu stehen;
b) man sollte keine einschnürende Beinbekleidung tragen;
c) man sollte sich regelmäßig körperlich betätigen;
d) wenn man gezwungen ist, lange zu stehen, sollte man elastische Stützstrümpfe oder Binden tragen.

Welche Behandlung ist bei Krampfadern am vorteilhaftesten? Die Unterbindung und Durchtrennung der größten varikösen Vene (der Vena saphena) und ihrer Äste und Entfernung der Venen mit einem Verfahren, das als »Strippen« bezeichnet wird (Abb. 33 a–d).

Ist für die Operation ein Krankenhausaufenthalt nötig? Nicht unbedingt; solche Operationen werden heute auch ambulant durchgeführt.

Können Krampfadern nur operativ behandelt werden? Nein. Zur Beseitigung kleinerer Krampfadern genügt oft eine Verödung der Venen durch Injektion von Substanzen, die eine Gerinnung herbeiführen (sklerosierende Behandlung).

Können die Krampfadern nach der Injektionsbehandlung wiederkommen oder sich neu bilden? Ja.

Wie wirkungsvoll ist die Injektionsbehandlung im Vergleich zur Operation? Die Operation ist viel wirksamer; die Verödung bleibt den leichteren Fällen vorbehalten und dient auch als Operationsnachbehandlung für restliche Krampfadern, die trotz Operation bestehen bleiben.

Müssen alle Krampfadern operiert oder verödet werden? Nein. Kleine Krampfadern, die keine Beschwerden verursachen, kann man unbeachtet lassen.

Können sich Krampfadern von selbst wieder zurückbilden? Nein. Allerdings werden viele Krampfadern, die während der Schwangerschaft groß erscheinen, nach der Entbindung wieder kleiner.

Wann ist für Frauen die günstigste Zeit für eine Krampfaderoperation? Nach der Gebärperiode.

Wie erfolgt der Blutabfluß nach der Unterbindung oder Entfernung von Krampfadern? Das Blut kehrt über die tiefen, nichtvarikösen Venen zum Herzen zurück.

Blutgefäße und Gefäßchirurgie

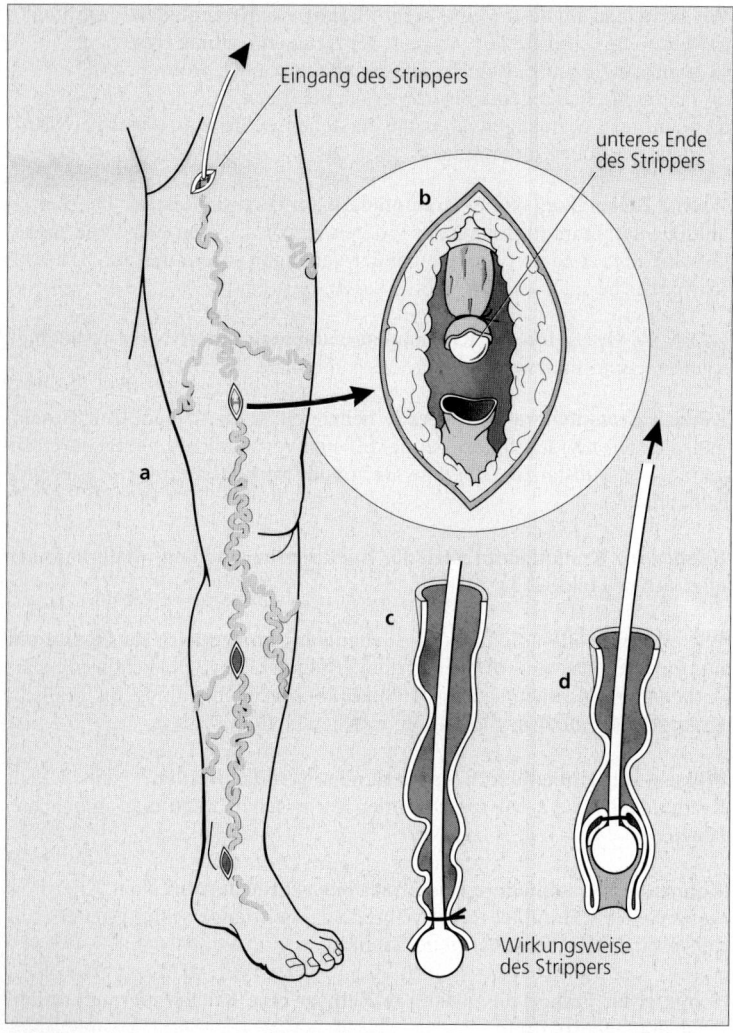

Abb. 33 Krampfadernoperation. a) Über den größten variköses Venen werden Hautschnitte angelegt, und der »Stripper« wird eingeführt. b) Die Venen werden durchtrennt und der Stripper eingebunden. c) Lage des Strippers im Gefäß. d) Beim Hochziehen des Strippers wird das krankhaft veränderte Gefäß herausgezogen und entfernt.

Gefäßchirurgie

Bessern sich die Kreislaufverhältnisse durch die Durchtrennung oder Entfernung von Krampfadern? Ja, weil das Versacken und Liegenbleiben des Blutes in den Krampfadern wegfällt.

Können Krampfadern durch Tragen von Gummistrümpfen geheilt werden? Nein. Es werden nur die Beschwerden behoben.

Was kann geschehen, wenn große Krampfadern unbehandelt bleiben?
a) Es können sich Geschwüre in der Haut der Unterschenkel bilden (variköses Geschwür, Ulcus cruris oder Unterschenkelgeschwür);
b) es kann sich ein Ekzem an den Beinen entwickeln;
c) im Krampfadergebiet kann eine Venenentzündung entstehen.

Heilen variköse Geschwüre und Ekzeme nach einer Krampfadernoperation leichter ab? Ja.

Kann es vorkommen, daß unbehandelte Krampfadern bluten? Ja. Eine oberflächliche Krampfader im Bereich eines Unterschenkelgeschwürs kann Quelle einer schweren Blutung sein.

Wann ist eine Krampfadernoperation angezeigt?
a) Bei Schmerzen in den Beinen und allgemeinem Müdigkeitsgefühl nach der Tagesarbeit;
b) bei Schwellung der Beine infolge der Krampfadern;
c) wenn große Krampfadern ein unvorteilhaftes Aussehen bewirken;
d) bei Blutung.

Welche Vorsichtsmaßnahmen muß ein Chirurg treffen, bevor er eine Krampfadernoperation vornimmt? Er muß sich vergewissern, daß der Rückfluß des Blutes durch die tiefen Venen entsprechend gewährleistet ist. Dies wird durch verschiedene einfache Proben in der Sprechstunde festgestellt. Sicherheitshalber sollte man die Durchgängigkeit der tiefen Venen mittels Phlebographie nachweisen, da oberflächlich gelegene Krampfadern nur entfernt werden dürfen, wenn die tiefen Beinvenen durchgängig sind.

Können die kleinen, bläulichen Venenerweiterungen (Besenreiser) durch Injektionen oder durch eine operative Behandlung beseitigt werden? In der Regel nicht. Außerdem ist bei diesen Venen nicht unbedingt eine Behandlung notwendig, weil sie keine Beschwerden machen, sondern allenfalls ein kosmetisches Problem darstellen.

Welche Ergebnisse bringen die verschiedenen Formen der Krampfadernbehandlung?
a) Die Injektionsbehandlung bewirkt in etwa 25 % der Fälle eine Dauerheilung;
b) die Operation hat in etwa 80 % der Fälle einen sehr guten Dauererfolg.

Wie erfolgt die Schmerzausschaltung bei diesen Operationen? Mit Spinalanästhesie, Epiduralanästhesie, örtlicher Betäubung oder Allgemeinnarkose.

Sind die Operationsnarben störend? Sie sind zwar sichtbar, aber viel weniger störend als die Krampfadern selbst.

Ist es normal, daß sich nach der Operation Blutgerinnsel in den Gefäßen bilden? Ja, besonders wenn eine Unterbindung und Durchtrennung der Venen vorgenommen wurde. Diese Gerinnsel verschließen die funktionsuntüchtigen Krampfadern.

Können Krampfadern auch nach einer Operation wieder auftreten? Ja, in einem kleinen Prozentsatz der Fälle.

Blutgefäßgeschwülste

Was ist der häufigste Blutgefäßtumor? Das Hämangiom. Eine solche Geschwulst kann ganz winzig oder auch recht ausgedehnt sein. Ein Hämangiom, das als roter Fleck in Hautebene liegt, bezeichnet man als Feuermal; wenn es eine bläulich-rote Vorwölbung über die Haut bildet, nennt man es Blutschwamm.

Werden Hämangiome oft bösartig? Nein, aber wenn sie störend oder entstellend wirken, ist unter Umständen ihre Entfernung erforderlich.

Finden sich Hämangiome manchmal auch an anderen Stellen des Körpers? Ja, sie können unter der Haut sitzen oder in inneren Organen – etwa der Leber oder der Darmschleimhaut – vorkommen.

Können Blutgefäßgeschwülste zu Krankheitserscheinungen Anlaß geben? In der Regel bleiben sie symptomlos, doch zeigen manche eine Blutungsneigung, die vor allem problematisch sein kann, wenn es an schwer zugänglichen Stellen, z. B. im Magen-Darm-Trakt, blutet. In solchen Fällen kann eine Operation nötig werden.

Gibt es auch bösartige Blutgefäßgeschwülste? Blutgefäßgeschwülste sind in der Mehrzahl gutartig. In seltenen Fällen kommen aber auch bösartige Blutgefäßgeschwülste vor, insbesondere an inneren Organen.

Wie werden Blutgefäßgeschwülste behandelt? Falls sie zugänglich sind, sollten sie chirurgisch entfernt werden. Manche, zum Beispiel die Blutgefäßgeschwülste der Leber, die häufig bei der routinemäßigen Ultraschalluntersuchung der Leber entdeckt werden, kann man sich selbst überlassen, wenn sie nicht zu raschem Wachstum oder zu Blutungen neigen. Wenn große Blutgefäßgeschwülste auf der Haut operativ entfernt werden, ist unter Umständen nachher eine Hautverpflanzung zur Wunddeckung notwendig. Bei kleinen Hämangiomen genügt oft eine Elektrokoagulation oder Laserbehandlung zur Entfernung. Auch die Kryochirurgie wird heute eingesetzt. Bestimmte Blutgefäßgeschwülste können mit einer Röntgenstrahlen- oder Radiumbehandlung beseitigt werden.

Arteriovenöse Fisteln

Was ist eine arteriovenöse Fistel? Eine Verbindung zwischen einer Arterie und einer Vene, die zur Folge hat, daß arterielles Blut in die venöse Strombahn umgeleitet wird – also eine Art Kurzschluß.

Welche Arten von arteriovenösen Fisteln finden sich gewöhnlich? Es gibt drei Hauptformen:
a) Kongenitale Fisteln, das heißt abnorme Verbindungen zwischen einer Arterie und einer Vene, die von Geburt an vorhanden sind;
b) traumatische Fisteln, die durch eine Verletzung entstanden sind, etwa eine Schuß- oder Stichverletzung;
c) chirurgisch erzeugte Fisteln, wie es die künstlich angelegten Fisteln am Unterarm sind, die als Hilfe für die Hämodialyse (Blutwäsche mit der künstlichen Niere) dienen.

Welche Folgen haben kongenitale oder traumatische Fisteln?
a) Das Herz muß eine zusätzliche Arbeitsleistung erbringen, um arterielles Blut in die Körperteile, die sich jenseits der Fistel befinden, zu pumpen.
b) Es tritt eine starke Erweiterung sowohl der Arterie als auch der Vene im Fistelbereich ein, so daß die Gefahr einer Blutung besteht.
c) Der Teil des Arms oder Beins, der hinter der Fistel liegt, kann stark anschwellen und wird so in seiner Funktion behindert.

Welchen Vorteil bietet eine künstlich geschaffene arteriovenöse Fistel? Die Gefäße im Fistelbereich erweitern sich ausreichend, um die mühelose Einführung einer Nadel zu gestatten. Das ist für eine Dauerdialysebehandlung wichtig, denn es muß in regelmäßigen Abständen eine Nadel eingestochen werden, damit der Patient an die künstliche Niere angeschlossen werden kann. Die Patienten können lernen, die Nadel an der Fistelstelle selbst einzuführen.

Wie werden kongenitale und traumatische arteriovenöse Fisteln behandelt?
Die Verbindung zwischen der Arterie und der Vene wird chirurgisch entfernt, anschließend werden beide Gefäße wieder vernäht.

15 Blut und lymphatisches System

Siehe auch Kapitel 14, Blutgefäße und Gefäßchirurgie; Kapitel 30, Infektionskrankheiten; Kapitel 34, Laboratoriumsdiagnostik; Kapitel 39, Milz; Kapitel 47, Parasiten und parasitäre Erkrankungen

Woraus besteht das Blut? Das Blut setzt sich aus roten Blutzellen, weißen Blutzellen, Blutplättchen und einer blaßgelblichen Flüssigkeit, dem sogenannten Plasma, zusammen (Abb. 34).

Welche Hauptaufgaben hat das Plasma?
a) Es dient als flüssiger Träger der Blutzellen;
b) es transportiert gelöste Nährstoffe, die im Verdauungstrakt aus der Nahrung aufgenommen wurden, zu den Geweben;
c) es bringt Abbaustoffe von den Geweben zu den Ausscheidungsorganen wie Lunge und Nieren;
d) es enthält Substanzen, die für die Blutgerinnung notwendig sind.

Welche Hauptaufgabe haben die roten Blutkörperchen? Die roten Blutkörperchen oder Erythrozyten enthalten den Blutfarbstoff Hämoglobin, der Sauerstoff locker binden und wieder abgeben kann. Sie besorgen also den Sauerstofftransport zu allen Geweben des Körpers.

Welche Hauptaufgabe haben die weißen Blutkörperchen? Die weißen Blutkörperchen oder Leukozyten sind ein Teil des Abwehrmechanismus des Körpers gegen Infektionen. Manche bekämpfen eingedrungene Bakterien und Viren, indem sie sie in sich aufnehmen und vernichten, andere erzeugen Proteine als Abwehrstoffe, sogenannte Antikörper.

Welche Funktion haben die Blutplättchen? Die Blutplättchen oder Thrombozyten sind kleine, im Blut vorhandene Zellen, die Blutungen verhindern und stillen, indem sie Löcher in Blutgefäßen verstopfen und die Blutgerinnung fördern.

Wo werden die zelligen Elemente des Blutes gebildet? Die Erythrozyten, Leukozyten und Thrombozyten bilden sich im Knochenmark. Während der Embryonalentwicklung wird das Blut auch in anderen Organen, z. B. in der Milz, gebildet. Die Lymphzellen entstehen in den lymphatischen Organen.

Blut und lymphatisches System

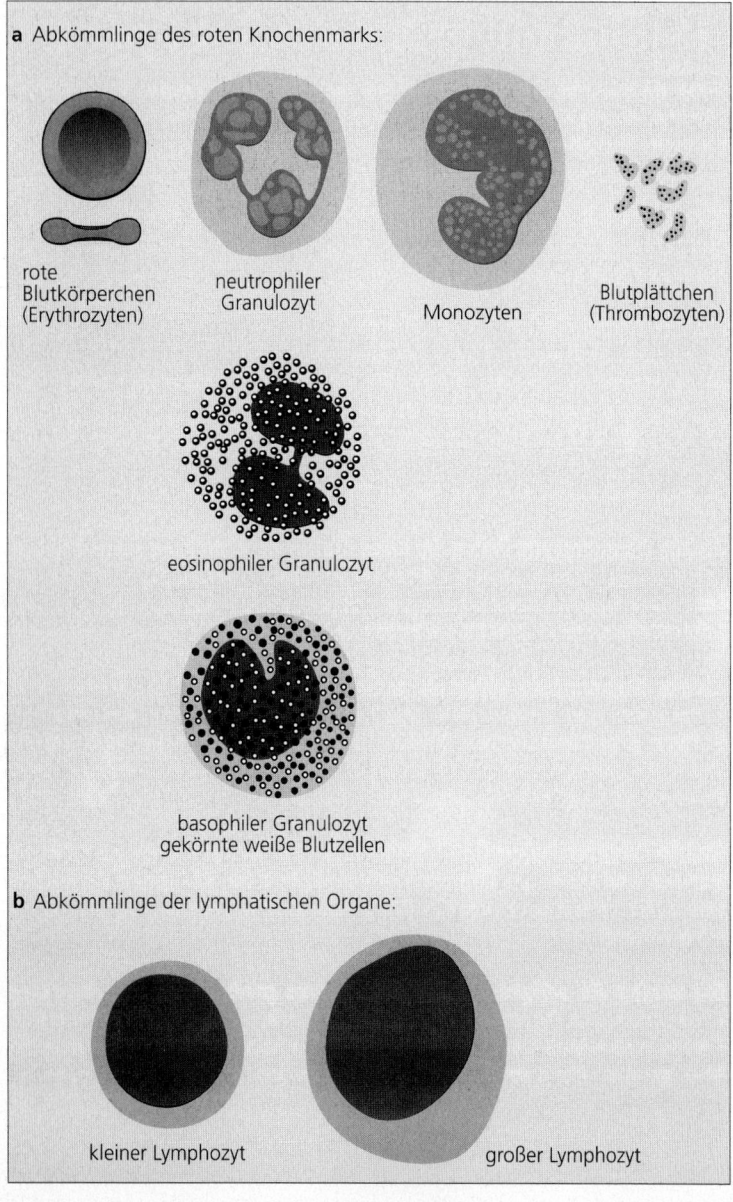

Blutarmut
(Anämie)

Was versteht man unter Blutarmut? Von Blutarmut oder Anämie spricht man, wenn die Zahl der roten Blutkörperchen oder deren Hämoglobingehalt verringert ist.

Wie wirkt sich eine Blutarmut aus? Hauptfolge der Blutarmut ist die verschlechterte Sauerstoffversorgung der Gewebe. Sie bewirkt Schwäche, Mattigkeit und Blässe.

Gibt es verschiedene Formen der Blutarmut? Ja. Sie werden gewöhnlich nach der Größe der roten Blutkörperchen (normozytär = normal große, mikrozytär = zu kleine, makrozytär = zu große rote Blutkörperchen) und nach dem Hämoglobingehalt des einzelnen Erythrozyten (normochrom, hypochrom, hyperchrom) eingeteilt. Diese Einteilung läßt gewisse Rückschlüsse auf die Ursache der Blutarmut zu.

Wie kann man feststellen, ob man blutarm ist? Man läßt ein Blutbild beim Hausarzt machen.

Kann man allein nach der Hautfarbe beurteilen, ob jemand blutarm ist? Nein. Wenn die Blutarmut nicht sehr ausgeprägt ist, ist es nicht möglich, sie an der Hautfarbe zu erkennen. Viele Leute, die blaß aussehen, haben normale rote Blutkörperchen und sind keineswegs blutarm.

Kommt es oft vor, daß Mädchen und Frauen im Menstruationsalter blutarm sind? Ja, sehr häufig. Der regelmäßige Blutverlust durch die Menstruation muß durch Neubildung von Blutkörperchen im Knochenmark ersetzt werden. Dazu ist es notwendig, daß genügend Eisen mit der Nahrung aufgenommen wird. Ein Eisenmangel wird zur Anämie führen.

Warum verordnet der Arzt zur Behandlung der Blutarmut in manchen Fällen Tabletten und in anderen Injektionen? Das richtet sich nach der Ursache der Blutarmut. Wenn sie auf einem Eisenmangel beruht, genügen Eisenpräparate, die man einnehmen kann. Wenn die Blutarmut aber mit einem Vitamin-B_{12}-Mangel zusammenhängt, muß das Vitamin mit Injektionen verabreicht werden.

◀ Abb. 34 *Die Blutzellen,* wie sie im Mikroskop bei ca. 400facher Vergrößerung und Anfärbung aussehen. a) Im Knochenmark werden die roten Blutkörperchen, bestimmte Formen der weißen Blutkörperchen (Granulozyten, Monozyten) und die Blutplättchen gebildet. b) Die Lymphozyten, die ebenfalls zu den weißen Blutkörperchen gehören, sind Abkömmlinge der lymphatischen Organe.

Ist es ausreichend, wenn man sich mit »blutbildenden« Präparaten auf eigene Faust behandelt? Nein. Wenn eine echte Blutarmut besteht, muß die Ursache festgestellt werden, und die medikamentöse Behandlung soll in der Hand des Arztes liegen.

Wie oft soll man sich ein Blutbild machen lassen? Ungefähr einmal im Jahr im Rahmen einer allgemeinen Gesundheitsuntersuchung.

Erhöht Blutarmut die Anfälligkeit für Infekte? Ja.

Gibt es einen Zusammenhang zwischen Ernährung und Blutarmut? Eine einseitige Kost, z. B. auch eine rein vegetarische Ernährung, ist eine häufige Ursache von Blutarmut, die auf einem Eisenmangel beruht.

Welchen Einfluß hat ein Vitaminmangel auf die Entstehung einer Blutarmut? Ein Mangel an Vitamin B und C, wie z. B. bei Beri-Beri und Skorbut, kann schwere Anämien verursachen. Geringgradigere Vitaminmangelzustände können als Teilfaktor zu einer Blutarmut beitragen.

Können kleinere Blutverluste über längere Zeit, wie z. B. Hämorrhoidal- oder andere Mastdarmblutungen, zu einer Blutarmut führen? Ja.

Was ist eine Mangelanämie? Das ist eine Blutarmut, deren Ursache der Mangel einer für die *Blutbildung* notwendigen Substanz ist.

Welche Mangelanämien kommen häufiger vor, und was fehlt dabei im Blut?
a) Einfache ernährungsbedingte Anämien sind zumeist die Folge eines ungenügenden Eisen- oder Vitamingehalts der Kost. Sie finden sich oft bei Säuglingen, die nur Milch bekommen, oder bei Erwachsenen, die sich einseitig ernähren (z. B. Alkoholiker oder Vegetarier).
b) Die perniziöse Anämie entsteht durch einen Vitamin-B_{12}-Mangel bei Personen, die nicht imstande sind, dieses Vitamin aus dem Darm aufzunehmen.
c) Eisenmangelanämien können auch durch einen akuten oder chronischen *Blutverlust* entstehen. Blutungsanämien können mit blutbildungsfördernden Eisenpräparaten oder Bluttransfusionen behandelt werden.

Ist die perniziöse Anämie eine ernste Erkrankung? Ja. In früherer Zeit führte sie oft zum Tode. Seit der Entdeckung des Vitamin B_{12} ist jetzt die Krankheit jedoch beherrschbar, und wer daran leidet, kann ein normales Alter erreichen.

Müssen Patienten mit perniziöser Anämie ihr ganzes Leben lang Vitamin B_{12} bekommen? Ja.

Wie läßt sich die Diagnose einer perniziösen Anämie mit Sicherheit stellen?
a) Anhand der charakteristischen Befunde bei der mikroskopischen Untersuchung des Blutes und des Knochenmarks;
b) durch Bestimmung des Vitamin-B_{12}-Spiegels im Blut.

Was sind angeborene Anämien? Diese Anämien treten bei Menschen auf, die angeborene Defekte im Blut haben; ihre roten Blutkörperchen sind ganz allgemein hinfälliger als normal und werden leichter im Körper zerstört. Diese Anämien zeigen oft familiäres Vorkommen und sind häufig an bestimmte Rassen gebunden.

Was gehört zu den angeborenen Anämien?
a) Die Thalassämie oder Mittelmeeranämie. Sie kommt am häufigsten bei Patienten italienischer oder griechischer Herkunft vor;
b) die Sichelzellanämie, die sich fast ausschließlich bei Afrikanern findet;
c) die hämolytischen Anämien; bei diesen zerfallen die roten Blutkörperchen rascher als normal; sie zeigen ein familiäres Auftreten und unterschiedliche Schweregrade.

Was ist die Sichelzellanämie? Diese Anämieform kommt am häufigsten bei Afrikanern vor. Sie ist durch eine chemische Anomalie des Blutfarbstoffs Hämoglobin gekennzeichnet, die die Sichelform der roten Blutkörperchen bedingt. Diese Zellen gehen leicht zugrunde, so daß sich eine Blutarmut entwickelt.

Kann eine Sichelzellanämie mit Tests nachgewiesen werden? Ja. Es läßt sich genau feststellen, ob jemand aufgrund seiner Erbanlagen ein Sichelzellträger ist oder ob er die Krankheit geerbt hat.

Wie sind die Aussichten der Weitervererbung auf die Nachkommenschaft? Wenn nur *ein Elternteil* Sichelzellträger ist, werden die Nachkommen nicht die Krankheit haben, aber 50 % der Nachkommen werden Sichelzellträger sein. Wenn *beide Eltern* Sichelzellträger sind, beträgt die Aussicht, daß ein Nachkomme die Sichelzellanämie bekommt, 25 %.

Welche Krankheitserscheinungen treten bei der Sichelzellanämie auf? Gewöhnlich besteht eine schwere Blutarmut, bei vielen Kindern findet sich eine mäßige Gelbsucht. In anderen Fällen beobachtet man bei Kindern mit Sichelzellanämie auffallend lange, dünne Arme und Beine, einen kurzen Rumpf und einen vorgewölbten Bauch. Es treten periodisch Schmerzen im Bauch und in den Beinen auf.

Wie wird die Sichelzellanämie behandelt? Bei schwerer Blutarmut werden Bluttransfusionen gegeben, um die roten Blutkörperchen zu ersetzen; zum Schutz vor Infektionen werden Antibiotika verabreicht.

Können zwei Sichelzellträger heiraten? Sicher. Sie sollten sich jedoch genetisch beraten lassen, bevor sie sich entschließen, Kinder zu bekommen.

Kann eine Blutarmut durch Schädigung des blutbildenden Knochenmarks entstehen? Ja.

Wodurch können Knochenmarkschädigungen hervorgerufen werden? Durch Einwirkung von Giften oder anderen gewebeschädigenden Einflüssen – etwa von Röntgenstrahlen, Radium, Benzol, Blei, bestimmten Arzneimitteln und vielen anderen Wirkstoffen.

Sind toxische Anämien ernste Krankheiten? Ja. Erst nach Beseitigung der Schadensursache kann Besserung eintreten.

Führen toxische Anämien zum Tode? Das kann gelegentlich geschehen. Eine Strahlenüberdosis (z. B. nach einem Nuklearunfall) oder eine Überdosis von toxischen Substanzen kann eine tödliche Anämie auslösen.

Was sind hämolytische Anämien? So bezeichnet man Anämien, die durch eine abnorme und übermäßige Zerstörung roter Blutkörperchen entstehen. Der Zellzerfall kann auf ererbten Defekten im Blut selbst beruhen, wie es beim familiären hämolytischen Ikterus der Fall ist, oder als erworbene Störung von spezifischen Giften, Serumtoxinen, Infekten oder anderen Erkrankungen ausgelöst werden.

Kann eine schwere Krankheit eine Blutarmut erzeugen? Ja, es handelt sich um eine der häufigsten Ursachen einer Blutarmut. Schwere Krankheiten können durch Hemmung des Knochenmarks die Blutbildung beeinträchtigen oder direkt eine Zerstörung der roten Blutkörperchen bewirken. Bei ausgedehntem Krebsbefall kommt es oft zu Anämien dieser Art (»Anämie der chronischen Krankheit«).

Wie äußert sich im allgemeinen eine Blutarmut? Der Patient fühlt sich meist schwach, sieht blaß aus, hat Herzklopfen, Atemnot bei körperlicher Belastung und außerdem Kopfschmerzen.

Wie wird die Blutarmut behandelt? Das hängt im Einzelfall von der jeweiligen Ursache der Blutarmut ab. Bei Mangelanämien muß die fehlende Substanz ersetzt werden; bei toxischen Anämien ist die Entfernung des schuldigen Wirkstoffes aus der Nahrung oder der Umwelt des Kranken erforderlich. Wenn die Blutarmut hochgradig ist, muß man als vorübergehend wirksame Überbrückungsmaßnahme Bluttransfusionen geben.

Eignen sich Bluttransfusionen als Heilmittel für die meisten Anämien?
Nein. Zur Heilung einer Blutarmut ist die Erforschung und Beseitigung der Grundursache notwendig. Bluttransfusionen bringen meist nur vorübergehende Besserung, abgesehen von jenen Fällen, wo die Blutübertragung dazu dient, einen plötzlichen Blutverlust auszugleichen.

Echte Polyzythämie
(Polycythaemia vera)

Was ist eine echte Polyzythämie? Unter echter Polyzythämie versteht man eine Vermehrung der roten Blutkörperchen, die auf einer bösartigen Neubildung von blutbildenden Zellen des Knochenmarks beruht. Davon zu unterscheiden ist die Polyglobulie, die zwar ebenfalls mit einer Vermehrung der roten Blutkörperchen einhergeht, die jedoch als Reaktion auf einen chronischen Sauerstoffmangel auftritt, z.B. bei Höhenaufenthalt, starkem Rauchen oder Lungenüberblähung.

Welche Bedeutung hat die Vermehrung der roten Blutkörperchen? Das Blut wird eingedickt und hat eine verstärkte Gerinnungsbereitschaft, was eine Bildung von Blutgerinnseln in den Gefäßen, sogenannte Thrombosen, zur Folge haben kann.

Ist eine Polyzythämie eine ernste Erkrankung? Ja, allerdings ist der Verlauf meistens langsam und chronisch. Komplikationen sind Thrombosen, langfristig geht die Polyzythämie nicht selten in eine akute Leukämie über.

Wie wird die Polyzythämie behandelt? Mit häufigen Aderlässen oder mit bestimmten Medikamenten, die die Zahl der roten Blutkörperchen herabsetzen.

Können Personen mit Polyzythämie ein normales Leben führen? Ja, aber sie müssen unter ständiger ärztlicher Beobachtung und Kontrolle bleiben.

Welche Ursache hat die echte Polyzythämie? Die Ursache ist unbekannt.

Woran kann man erkennen, ob jemand eine Polyzythämie hat? Der Patient klagt unter Umständen über Schwäche, Kopfschmerzen und andere uncharakteristische Beschwerden. Es können Haut- und Schleimhautblutungen auftreten. Häufig ist eine tiefrote, auch bläulich-rote Verfärbung der Haut zu beobachten. Die Untersuchung kann eine Vergrößerung der Milz ergeben, und das Blutbild zeigt eine starke Vermehrung der roten Blutkörperchen.

Wie läßt sich eine Polyzythämie nachweisen? Anhand der erhöhten Zahl von roten Blutkörperchen und einer Kombination von anderen Befunden, zu denen auch eine Milzvergrößerung gehört.

Ist die Polyzythämie erblich bedingt? Nein.

Blutvergiftung

Was versteht man unter Blutvergiftung? Blutvergiftung ist die volkstümliche Bezeichnung für ein Krankheitsbild, bei dem sich Bakterien im Blut befinden. Wenn die Bakterien Fieber und Vergiftungserscheinungen erzeugen, spricht man von Septikämie oder Sepsis. Wenn die Bakterien nur vorübergehend im Blutstrom vorhanden sind, spricht man von Bakteriämie.

Wie bekommt man eine Blutvergiftung? Durch Krankheitskeime, die von einem Infektionsherd aus irgendwo im Körper in die Blutbahn eindringen. Das kommt am häufigsten vor als Komplikation eines vernachlässigten oder schlecht behandelten Abszesses oder einer anderen bakteriell bedingten Entzündung.

Ist eine Sepsis eine tödliche Krankheit? Mitunter, vor allem bei älteren Patienten. Früher führte die Blutvergiftung in der Regel zum Tode. Heute kann vielen Patienten geholfen werden, weil man mit Blutkulturen die Krankheitserreger bestimmen und den Patienten mit dem entsprechenden Antibiotikum behandeln kann.

Wie läßt sich feststellen, welches Medikament bei einer Blutvergiftung geeignet ist? Man entnimmt Blut aus der Vene des Patienten und legt damit im Laboratorium eine Blutkultur auf einem Nährboden an. Die im Blut vorhandenen Bakterien vermehren sich in der Kultur, und man kann dann feststellen, um welchen Erreger es sich handelt. Dann bestimmt man die Empfindlichkeit des Krankheitserregers gegen verschiedene Antibiotika und verabreicht dem Patienten jenes, gegen das der Erreger am empfindlichsten ist.

Wie kann man erkennen, ob die Sepsis überwunden ist? Durch Verschwinden des Fiebers, Besserung des Allgemeinzustandes und Rückgang der Leukozytenvermehrung im Blut. Zur Bestätigung dienen wiederholte Blutkulturen, in denen keine Erreger mehr wachsen dürfen.

Welche Komplikationen der Sepsis können vorkommen? Da die Krankheitskeime im ganzen Blut kreisen, können sie sich irgendwo im Körper ansiedeln und Abszesse und Tochterinfektionen hervorrufen – z.B. in Lunge, Leber, Gehirn usw.

Ist bei einer Sepsis manchmal eine Operation angezeigt? Nicht zur Beseitigung der Bakterien aus dem Blut. Manchmal ist jedoch eine Operation wegen Komplikationen der Blutvergiftung nötig – z.B. die chirurgische Drainage eines Abszesses, der sich infolge einer Bakterienabsiedlung im Körper gebildet hat.

Hämophilie und andere Blutungsübel

Was ist die Hämophilie? Die Hämophilie oder Bluterkrankheit ist durch eine verzögerte Gerinnung des Blutes und eine sich daraus ergebende abnorme Blutungsneigung gekennzeichnet.

Ist die Hämophilie erblich? Ja, eindeutig.

Wie wird die Hämophilie übertragen? Sie wird auf männliche Individuen über die Mutter vererbt.

Welche Ursache hat die Hämophilie? Es besteht ein Mangel an einem Gerinnungsfaktor (Faktor VIII) im Blutplasma, der bei normalen Individuen vorhanden ist.

Bekommen weibliche Individuen eine echte Hämophilie? Die Hämophilie ist eine (fast) ausschließlich an das männliche Geschlecht gebundene Krankheit.

Wie häufig ist die Hämophilie? Sie ist eine seltene Krankheit.

Kann ein Bluter heiraten? Ja. Wenn er Kinder hat, werden seine Söhne normal sein, aber seine Töchter sind Überträgerinnen der Krankheit.

Darf ein weibliches Mitglied einer Bluterfamilie heiraten? Gegen eine Heirat ist überhaupt nichts einzuwenden, allerdings kann eine solche Frau Trägerin des hämophilen Faktors sein.

Was ist zu erwarten, wenn eine Frau aus einer Bluterfamilie Kinder bekommt? Statistisch gesehen werden 50 % der Söhne Bluter und 50 % der Töchter Überträgerinnen sein.

Wie wird die Diagnose der Hämophilie gestellt? Ein Bericht über ungewöhnliche Blutungen in der Vorgeschichte wird den Arzt veranlassen, eine gründliche Blutuntersuchung einschließlich der Prüfung des Gerinnungsmechanismus durchzuführen. Dabei wird sich das Fehlen des erwähnten Faktors herausstellen.

Sind die übrigen Blutbefunde bei Blutern normal? Ja. Die einzige Anomalie ist der Mangel an einem speziellen gerinnungsfördernden Faktor.

Wie tritt die Hämophilie meist in Erscheinung? Mit anhaltenden und langdauernden Blutungen nach geringfügigen Verletzungen, etwa bei Kratzern und kleinen Hautwunden. Auch Blutungen in Muskeln oder Gelenken sind für die Hämophilie charakteristisch. Die Krankheit wird oft schon im frühen Säuglingsalter oder in der Kindheit entdeckt, z. B. bei einer unbedeutenden Verletzung, beim Zahnziehen oder bei einer Mandeloperation.

Kann bei einem Bluter auch ohne äußere Hautverletzung eine Blutung eintreten? Ja. Wenn der Patient fällt oder sich stößt, kann es zu Blutungen unter die Haut, die große schwarze und blaue Flecken erzeugen, oder zu Blutungen in ein Gelenk mit Schwellung, Überwärmung und Schmerzen kommen.

Wie behandelt man eine Hautverletzung bei einem Bluter örtlich? Man übt einen festen Druck auf das Wundgebiet aus.

Wie wird ein Hämophiliepatient behandelt, der nicht aufhört zu bluten? Er bekommt sofort eine intravenöse Injektion von konzentriertem Plasma, das große Mengen des Gerinnungsfaktors VIII enthält.

Wie sind die Aussichten für einen Bluter? Seitdem Faktor-VIII-Konzentrate zur Verfügung stehen, haben sich die Aussichten wesentlich verbessert. In vielen Krankenhäusern gibt es spezielle Einrichtungen zur Behandlung von Blutern, so daß es heutzutage selten vorkommt, daß ein solcher Patient verblutet. Viele Bluter haben sogar gelernt, sich zu Hause selbst zu behandeln. Leider haben sich zwischen 1980 und 1986 viele Bluter mit HIV infiziert, da sie virushaltige Präparate verwendet haben. Diese Gefahr ist heute jedoch durch die Hitzeinaktivierung der Konzentrate so gut wie ausgeschlossen.

Kann ein Bluter eine normale Lebensdauer erreichen? Ja, vorausgesetzt, er wird sofort behandelt, wenn eine Blutung eintritt.

Wie wird sich die Hämophiliebehandlung in Zukunft gestalten? In absehbarer Zeit wird gentechnologisch hergestellter Faktor VIII zur Verfügung stehen, so daß die Plasmafaktoren weitgehend ersetzt werden können. Die Behandlung wird dadurch einfacher und vor allem sicherer.

Gibt es noch andere Gründe für eine erhöhte Blutungsneigung? Ja, eine ganze Reihe. Es können z.B. die Blutplättchen vermindert sein, wobei wieder nach der Ursache zu fragen ist (Autoimmunprozeß? Knochenmarkschädigung?); die Gerinnungsfaktoren können nicht in ausreichendem Maß von der Leber hergestellt werden, z.B. Leberzirrhose; die Haut kann zu dünn geworden sein (bei alten Menschen, nach Steroidbehandlung).

Welche Krankheiten gehen beispielsweise mit einer Blutungsneigung einher?
a) Thrombozytopenien, die durch einen Mangel an Blutplättchen gekennzeichnet sind, wie z.B. die essentielle Thrombozytopenie
   (siehe Kapitel 39, Milz);
b) Vitaminmangelkrankheiten wie Skorbut
   (siehe Kapitel 63, Vitamine);
c) Leberzirrhose (siehe Kapitel 35, Leber).

Lymphknoteninfektionen

Was sind Lymphknoten? Die Lymphknoten sind kleine ovale Gebilde, die in die Lymphbahn eingeschaltet sind. Sie finden sich im ganzen Körper und sind unter der Haut am Hals, in der Achselhöhle, in der Leistenbeuge usw. tastbar. Ihre Größe kann von wenigen Millimetern bis zu einigen Zentimetern schwanken.

Welche Aufgaben haben die Lymphknoten? Sie wehren Infektionen und Krankheiten ab und verhindern ihre Ausbreitung.

Was geschieht, wenn Bakterien oder Toxine (Giftstoffe) in diese Lymphknoten gelangen? Es kommt zu einer Entzündung der Lymphknoten, die man Lymphadenitis nennt.

Was ist eine Lymphangitis? Eine Entzündung der zu den Lymphknoten führenden Lymphgefäße.

Woran erkennt man eine Lymphgefäßinfektion (Lymphangitis)? Man sieht in der Haut entlang dem Lymphgefäßverlauf rote Streifen, die von einer infizierten Stelle an Fuß oder Hand ausgehen und sich am Bein oder Arm aufwärts ziehen. Auch diese Veränderung wird im Volksmund oft »Blutvergiftung« genannt. Sie zeigt aber nur an, daß der Körper sich gegen eindringende Bakterien oder Giftstoffe wehrt.

Blut und lymphatisches System

Wie wird eine Lymphangitis behandelt? Zunächst mit Antibiotika und Alkoholumschlägen. Wenn sich ein Abszeß entwickelt, muß chirurgisch eröffnet und der Eiter abgeleitet werden.

Was geschieht, wenn die Infektion die Lymphknoten ergriffen hat?
a) Der Lymphknoten vergrößert sich und wird druckempfindlich.
b) Wenn die Infektion von den Zellen des Lymphknotens mit der Zeit erfolgreich bekämpft werden kann, geht die Entzündung zurück, und die Lymphknotenschwellung schwindet.
c) Die Infektion kann im Lymphknoten zum Halten gebracht werden, aber den Lymphknoten selbst schwer schädigen. In diesem Fall entwickelt sich ein Lymphknotenabszeß.
d) Wenn die Infektionserreger übermächtig sind, können sie geradewegs durch die Lymphknoten in die abführenden Lymphbahnen aufsteigen und dann in den Blutstrom gelangen. In diesem Fall kann eine Blutvergiftung (Sepsis) die Folge sein.

Was muß unternommen werden, wenn sich ein Lymphknotenabszeß bildet?
Der Abszeß muß chirurgisch eröffnet und drainiert werden.

Kann eine Lymphknotenentzündung erfolgreich mit Medikamenten behandelt werden? Gewöhnlich läßt sich die Lymphknoteninfektion erfolgreich mit Antibiotika beherrschen. Wenn sich jedoch einmal Eiter gebildet hat, muß ihm chirurgisch Abfluß verschafft werden.

Wo wird häufig eine Lymphknotenentzündung beobachtet?
a) Wenn eine Infektion der Kopfhaut vorliegt, sind die Lymphknoten im Nacken vergrößert. Bei Ohrinfektionen können die Lymphknoten vor oder hinter dem Ohr geschwollen sein. Bei Infektionen im Bereich von Gesicht, Nase und Rachen sind meist die Halslymphknoten vergrößert und schmerzhaft.
b) Bei Infektionen an Zehen oder Füßen zeigen sich Leistendrüsenschwellungen.
c) Bei Infektionen an Finger oder Hand können die Lymphknoten der Achselhöhle vergrößert sein.

Können Lymphknotenschwellungen außer bei Infektionen auch bei anderen Krankheiten auftreten? Ja. Die Lymphbahnen gehören zu den bevorzugten Ausbreitungswegen von Krebsgeschwülsten. Es kommt daher oft zum Krebsbefall und dadurch zur Vergrößerung von Lymphknoten.

Welche Lymphknoten werden am häufigsten von Krebsabsiedlungen betroffen? Die Lymphknoten der Achselhöhle werden oft von einem Krebs befallen, der von der Brustdrüse seinen Ausgang genommen hat. Die

Halslymphknoten können bei einem Krebs von Nase und Rachen oder von der Schilddrüse ergriffen werden. Wenn sich ein Krebs von den unteren Gliedmaßen weiter ausbreitet, werden die Leistenlymphknoten in Mitleidenschaft gezogen. Alle inneren Organe haben zugehörige Lymphknoten, die häufig beim Fortschreiten einer Krebsgeschwulst erfaßt werden.

Können Lymphknoten von Tuberkulose befallen werden? Ja. Eine Tuberkulose der Halslymphknoten war früher eine geläufige Komplikation, ist aber in den letzten Jahrzehnten sehr selten geworden. Heute beobachtet man sie vor allem bei Patienten mit HIV-Infektion wieder häufiger.

Leukämie

Was versteht man unter Leukämie? Die Leukämie ist eine bösartige Krankheit der blutbildenden Gewebe, bei der sich abnorme weiße Blutkörperchen außerordentlich zahlreich in der Blutbahn finden.

Gibt es verschiedene Arten von Leukämien? Ja. Sie werden nicht nur nach der Art der Zellen, sondern auch nach dem Krankheitsverlauf eingeteilt. Der Verlauf kann rasch (akut) oder langsam fortschreitend (chronisch) sein.

Ist die Leukämie eine Form von Krebs? Ja.

Wie kann man die verschiedenen Formen der Leukämie diagnostizieren? Die Diagnose ergibt sich aus der genauen Untersuchung des Blutbildes und evtl. auch des Knochenmarks.

Was ist die Ursache der Leukämie? Die Ursache ist unbekannt. Die Häufigkeit von Leukämien scheint jedoch bei Personen, die der Einwirkung von Strahlen und bestimmten chemischen Substanzen ausgesetzt waren, größer zu sein.

Wie häufig ist die Leukämie? Die Leukämie ist keine ausgesprochen seltene Krankheit. Die häufigste Form der Leukämie, die chronisch lymphatische Leukämie, ist aber eine relativ gutartig und langsam verlaufende Krankheit.

Wer kann eine Leukämie bekommen? Die Leukämie kann bei beiden Geschlechtern und in jedem Alter auftreten.

Welche verschiedenen Formen der Leukämie gibt es? Es gibt zwei Formen der akuten oder rasch fortschreitenden Leukämie und zwei Formen der chronischen, langsam fortschreitenden Leukämie. Die einzelnen Formen

Blut und lymphatisches System

werden mit der mikroskopischen Untersuchung der Blutkörperchen und der Zellen, die aus dem Knochenmark entnommen werden, bestimmt.

Wo beginnt die Leukämie gewöhnlich? Wahrscheinlich im Knochenmark, wo die weißen Blutkörperchen gebildet werden. Sie kann klinisch zuerst durch eine Vergrößerung der Lymphknoten, der Milz oder der Leber in Erscheinung treten.

Welche Symptome erzeugt die Leukämie? Starke Blässe, Gewichtsabnahme und Appetitverlust, außerordentliche Schwäche und Mattigkeit. Oft bestehen eine Blutarmut und leichtes Fieber, es können auch starke Blutungen nach geringfügigen Verletzungen auftreten.

Wie lange ist die durchschnittliche Überlebenszeit bei der chronischen Leukämie? Ungefähr 3–5 Jahre vom Ausbruch der Erkrankung ab. Manchmal kann die Leukämie für unbegrenzte Zeit beherrscht werden.

Hat die Anzahl der weißen Blutkörperchen im Blut direkten Einfluß auf den Verlauf der Erkrankung? Nicht unbedingt. Bei der chronischen Leukämie kann eine starke Erhöhung der Zahl weißer Blutkörperchen bestehen. Dennoch handelt es sich um eine relativ gutartige Verlaufsform der Leukämie.

Welche Medikamente stehen zur Leukämiebehandlung zur Verfügung? Im allgemeinen werden Medikamente aus der Gruppe der sog. Zytostatika gegeben. Dabei handelt es sich um stark wirkende und auch nebenwirkungsreiche Medikamente, welche den Stoffwechsel der Blutzellen stark beeinträchtigen, so daß die Zellvermehrung gehemmt wird.

Was will man mit der Leukämiebehandlung ganz allgemein erreichen? Das Ziel ist die Heilung des Patienten von der Krankheit. Da das leider nur in einer Minderzahl der Fälle möglich ist, richten sich die Bestrebungen darauf, Remissionen herbeizuführen und über möglichst lange Zeit zu erhalten.

Was versteht man unter Remission? Den vorübergehenden Rückgang von Krankheitserscheinungen. Der Patient kann sich dabei ganz gesund fühlen, die Krankheit wird aber mit großer Wahrscheinlichkeit wiederkehren.

Kann in den meisten Fällen von Leukämie eine Remission erreicht werden? Ja. Die Remissionen können jahrelang anhalten.

Bringen die heutigen Behandlungsmöglichkeiten dem Leukämiepatienten im Durchschnitt eine Lebensverlängerung? Ja, ganz eindeutig.

Welche Zukunftsaussichten bieten sich bei der Leukämiebehandlung? Auf diesem Gebiet sind sehr viele fruchtbare Forschungen im Gange. Vor allem bei Kindern können Leukämien durch die modernen intensiven Behandlungsmethoden in vielen Fällen sogar geheilt werden. Die Transplantation des Knochenmarks von Blutsverwandten und die Behandlung mit gentechnologisch hergestellten Faktoren für die Blutbildung haben sich als sehr erfolgreich, allerdings auch als sehr kostspielig erwiesen.

Lymphom

Was versteht man unter einem Lymphom? Ein Lymphom ist ein maligner Tumor von lymphatischem Gewebe. Die Lymphome werden unterteilt in die Hodgkin-Krankheit und die Non-Hodgkin-Lymphome.

Wann ergibt sich der Verdacht auf ein Lymphom? Bei Beobachtung einer Lymphknotenschwellung – häufig am Hals, unter den Armen oder in der Leistenbeuge. Eine Vergrößerung der Milz oder Leber kann das erste Anzeichen dafür sein, daß ein Lymphom vorhanden ist. Es muß aber betont werden, daß eine einfache Schwellung lymphatischen Gewebes gewöhnlich nicht auf einen bösartigen Prozeß, sondern auf andere Ursachen zurückgeht.

Wie kann die Verdachtsdiagnose bestätigt werden? Einer der betroffenen Lymphknoten wird operativ entfernt und von einem Pathologen mikroskopisch untersucht.

Hodgkin-Krankheit
(maligne Lymphogranulomatose)

Was ist die Hodgkin-Krankheit? Eine zur Lymphomgruppe gehörende bösartige Lymphknotenerkrankung.

Wer bekommt am ehesten eine Hodgkin-Krankheit? Sie kann in jedem Alter vorkommen, findet sich aber am häufigsten im dritten und vierten Lebensjahrzehnt. Sie tritt bei Männern häufiger auf als bei Frauen.

Ist die Hodgkin-Krankheit erblich, oder kommt sie familiär vor? Nein.

Welche Ursache hat die Hodgkin-Krankheit? Die Ursache ist unbekannt.

Welche Krankheitserscheinungen zeigen sich bei der Hodgkin-Krankheit? Zu Beginn bestehen gewöhnlich keine Beschwerden, und der einzige Hinweis auf die Erkrankung können schmerzlose Lymphknotenschwellungen sein. Im späteren Verlauf der Krankheit kann es zu Bauchbeschwerden durch Milzvergrößerung und zu Fieberschüben kommen. Schließlich wird der Patient stark anämisch und leidet an allen damit zusammenhängenden Beschwerden.

Welche Organe werden von der Hodgkin-Krankheit betroffen? Lymphknoten, Leber, Milz und Knochenmark sind am häufigsten befallen, doch können auch andere Organe von dem Prozeß betroffen sein.

Wie wird die Diagnose der Hodgkin-Krankheit gestellt? Anhand der typischen Befunde bei der mikroskopischen Untersuchung eines Lymphknotens, der operativ entfernt wurde.

Wie verläuft die Hodgkin-Krankheit gewöhnlich? Die meisten Patienten können heute mit einer Strahlentherapie und/oder Chemotherapie geheilt werden, wenn die Diagnose und Behandlung in den Frühstadien der Krankheit erfolgt.

Ist die Hodgkin-Krankheit eine Form von Krebs? Die Hodgkin-Krankheit hat bösartigen Charakter und ist damit eine Art von Krebs. Sie trägt aber auch Züge einer chronischen Entzündung.

Wie wird die Hodgkin-Krankheit behandelt? Viele Fälle werden primär mit Bestrahlungen (Röntgenstrahlen, Kobalt usw.) behandelt, andere mit einer Chemotherapie. Oft bringt eine Kombination von beiden Methoden die besten Ergebnisse. Mit den modernen Behandlungsmethoden wurde bei dieser Krankheit eine dramatische Verbesserung der Heilungsrate und der Überlebensqualität erreicht.

Non-Hodgkin-Lymphom

Was ist ein Non-Hodgkin-Lymphom? Es ist eine Form des Lymphoms, die sich durch ihre mikroskopischen Charakteristika und durch die Art und Weise ihrer Ausbreitung von der Hodgkin-Krankheit unterscheidet.

Kann das Non-Hodgkin-Lymphom auf ein einziges Körpergebiet beschränkt sein? Das kommt gelegentlich vor, aber die meisten Fälle zeigen eine frühzeitige Ausbreitung der Erkrankung in allen lymphatischen Organen (Lymphknoten, Milz, Leber).

Wie wird das Non-Hodgkin-Lymphom behandelt? Bei der örtlich begrenzten Form der Erkrankung wird eine Strahlentherapie durchgeführt, wenn ein ausgebreiteter Befall vorliegt, eine Chemotherapie.

Können Patienten mit Non-Hodgkin-Lymphom über längere Zeit am Leben bleiben? Ja. Die Patienten überleben im allgemeinen viele Jahre, manche werden geheilt.

16 Bruchleiden

(Hernien)

Was ist eine Hernie? Man spricht von einer Hernie oder einem Bruch, wenn ein Organ, das normalerweise innerhalb einer Körperhöhle liegt, durch eine Wandlücke, die sogenannte Bruchpforte, austritt und in eine Gegend vorfällt, wo es nicht hingehört. Als Beispiel sei die Zwerchfellhernie genannt, bei der der Magen durch eine Zwerchfellücke aus der Bauchhöhle in die Brusthöhle hinaufsteigt.

Welche Bezeichnungen sind für »Hernie« noch gebräuchlich? »Eingeweidebruch« oder einfach »Bruch«.

Wodurch entsteht ein Bruch? In der überwiegenden Mehrzahl beruhen Brüche auf einer fehlerhaften Anlage oder Schwäche der Muskel und Bindegewebsschichten, die die einzelnen Abschnitte oder Hohlräume des Körpers voneinander abgrenzen, wie etwa den Brustraum vom Bauchraum oder den Bauchraum von den Extremitäten. Andere Brüche entstehen durch Verletzungen, die zu einer Zerreißung der Muskel- oder Bindegewebsschranken an den verschiedenen Austrittspforten der Körperhohlräume führen.

Sind viele Brüche schon von Geburt an vorhanden? Ja. Eine ziemlich große Zahl von Kindern kommt infolge von Entwicklungsfehlern mit Brüchen auf die Welt, und zwar zumeist mit Brüchen in der Nabelgegend (Umbilikalhernie) oder in der Leistengegend (Inguinalhernie).

Wo kann am leichtesten ein Bruch entstehen? An den verschiedenen Punkten, wo große Gebilde, etwa Blutgefäße oder Eingeweideteile, die einzelnen Körperhöhlen verlassen oder in sie eintreten. An diesen Stellen befindet sich lockeres Gewebe, das unter starker Belastung auseinanderweichen und reißen kann.

Welche Belastungen, Schäden oder Verletzungen führen am ehesten zu einem Bruch?
a) Heben schwerer Lasten;
b) plötzliche Verdrehung, Zug oder Muskelanspannung;
c) starke Gewichtszunahme, die zu einer Erhöhung des in der Bauchhöhle herrschenden Druckes führt;
d) Wachsen eines großen Bauchtumors, der die Organe verdrängt;

e) Schwangerschaft, mit der dadurch bedingten Erhöhung des Bauchinnendruckes;
f) chronische Verstopfung, mit dem damit verbundenen starken Pressen beim Stuhlgang;
g) wiederholte Hustenanfälle, die den Bauchinnendruck plötzlich stark ansteigen lassen.

Wie häufig sind Brüche? Sie gehören zu den häufigsten aller operationsbedürftigen krankhaften Veränderungen.

Bekommen Männer leichter einen Bruch als Frauen? Ja, das trifft für jene Formen zu, die durch körperliche Belastung und Anstrengung entstehen, wie es beim Leistenbruch (Inguinalhernie) der Fall ist. Frauen bekommen eher Brüche in der Nabelgegend (Umbilikalhernie) als Folge einer Schwangerschaft.

Treten Brüche familiär gehäuft auf, oder sind sie erblich bedingt? Nein, aber die Anlage zu einer Schwäche von Muskulatur und Bindegewebe ist erblich.

Was sind die häufigsten Bruchformen?
a) Der Leistenbruch oder die Inguinalhernie ist die am häufigsten vorkommende Bruchform. Ein solcher in der Leiste gelegene Bruch entwickelt sich oft beidseitig, man spricht dann von einer bilateralen Inguinalhernie (Abb. 35, Abb. 36).

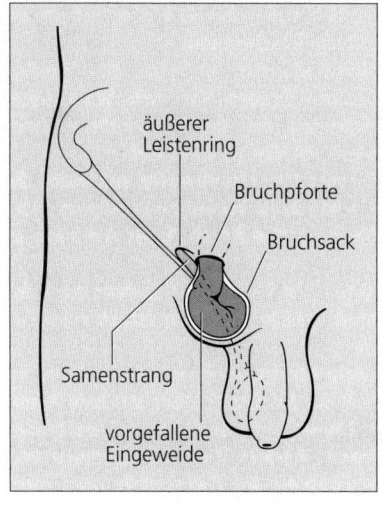

Abb. 35 *Direkter Leistenbruch.* Infolge einer Wandschwäche im Leistenbereich drängt sich eine Darmschlinge nach außen und nimmt den Bauchfellüberzug der Bauchwand als Bruchsack mit.

Bruchleiden

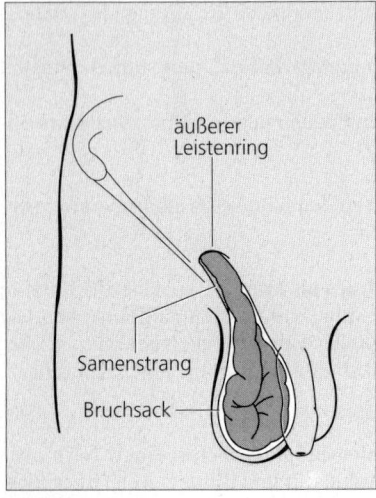

Abb. 36 *Indirekter Leistenbruch.* Vorfallende Eingeweide und Bruchsack folgen dem Leistenkanal entlang dem Samenstrang und nehmen damit den gleichen Weg wie die absteigenden Hoden während der vorgeburtlichen Entwicklung. Angeborene Leistenbrüche sind immer indirekte Leistenbrüche.

b) Der Schenkelbruch oder die Femoralhernie tritt direkt unter dem Leistenband aus und folgt den großen Blutgefäßen, die vom Stamm in die unteren Gliedmaßen ziehen.

c) Der Bauchwandbruch tritt zumeist in der Mittellinie des Bauches unter dem Nabel auf und kommt oft durch das Auseinanderweichen der Bauchmuskeln (Rektusdiastase) nach einer Schwangerschaft zustande.

d) Die epigastrische Hernie liegt in der Mittellinie des Bauches oberhalb des Nabels. Derartige Brüche bestehen wahrscheinlich von Geburt an, treten aber erst im Erwachsenenalter in Erscheinung.

e) Der Nabelbruch oder die Umbilikalhernie ist eine der häufigsten Bruchformen. Neugeborene sowie Frauen, die viele Schwangerschaften durchgemacht haben, scheinen für die Entwicklung eines Bruchs in der Nabelgegend besonders anfällig zu sein (Abb. 37).

f) Der Narbenbruch tritt im Bereich einer Operationsnarbe auf, wenn die Wunde entweder aufgrund eines schlechten Heilungsvermögens oder wegen einer Infektion schlecht geheilt ist. Ein Bruch dieser Art kann an jeder Stelle der Bauchwand liegen.

g) Die rezidivierende Hernie: Etwa einer von 10 Brüchen kommt nach der chirurgischen Korrektur wieder; man spricht dann von einem rekurrierenden oder rezidivierenden Bruch.

h) Die Zwerchfellhernie findet sich sehr häufig; als Bruchpforte dient am häufigsten die Zwerchfellücke, durch die die Speiseröhre aus dem Brustraum in den Bauchraum übertritt. Diese Stelle heißt Hiatus oesophagi, man spricht daher von Hiatushernien. Andere Zwerchfellhernien sind die Folge einer mangelhaften Entwicklung des Zwerchfells oder eines

Bruchleiden

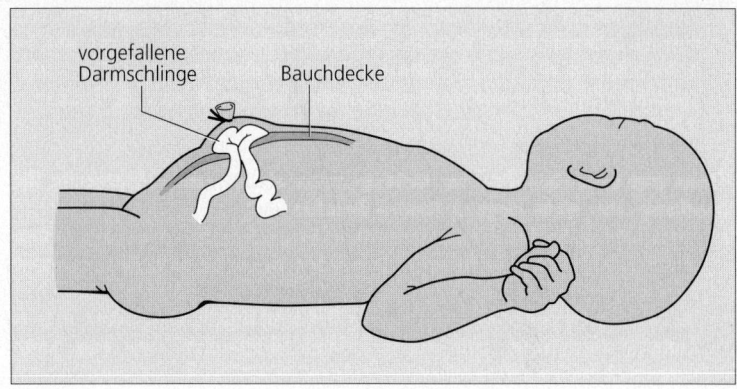

Abb. 37 *Nabelbruch*. Viele Kinder kommen mit kleinen Nabelbrüchen zur Welt. Die Bruchpforte liegt an jener Stelle, an der die Nabelschnurgefäße durch die Bauchwand treten.

verletzungsbedingten Zwerchfellrisses. Für Zwerchfellhernien ist charakteristisch, daß Bauchorgane, etwa Teile des Magens, Dünndarms oder Dickdarms, durch die Lücke in den Brustraum aufsteigen und dort zu liegen kommen (Abb. 38).
i) Die innere Hernie ist ein atypischer Bruch, bei dem ein inneres Organ, gewöhnlich der Dünndarm, in Spalten oder Buchten der Bauchhöhle vordringt, wo es nicht hingehört.

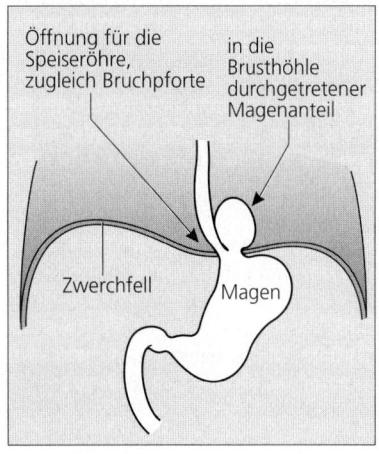

Abb. 38 *Zwerchfellhernie*. Durch eine Zwerchfellücke hat sich ein Teil des Dickdarms mit dem Blinddarm und Wurmfortsatz in den Brustraum verlagert. Durch die Zwerchfellücke, die der Speiseröhre zum Durchtritt vom Brust- in den Bauchraum dient, ist ein Teil des Magens in den Brustraum aufgestiegen.

j) Der Lendenbruch oder die Lumbalhernie und die Glutäalhernie oder Hernia ischiadica sind Brüche, die außerordentlich selten sind und auf Schwächen in der Gesäß- oder Rückenmuskulatur beruhen. Die vorgefallenen Organe treten als Vorwölbungen im Gesäß oder im Rücken in Erscheinung.

Wann tritt man eher für eine nichtoperative als für eine chirurgische Behandlung eines nicht eingeklemmten Bruches ein?
a) Stark übergewichtige Patienten ohne besondere Beschwerden seitens des Bruches sollten nicht operiert werden, bevor sie nicht abgenommen haben.
b) Bei Patienten mit schweren inneren Erkrankungen, etwa einer aktiven Lungentuberkulose oder einem ernsten Herzleiden, wird man wahrscheinlich auf eine Operation verzichten.
c) Patienten im 7. oder 8. Lebensjahrzehnt mit kleinen Brüchen werden wohl besser konservativ behandelt, sofern der Bruch nicht schwere Krankheitserscheinungen erzeugt.

Wie wird ein Bruch konservativ behandelt? Mit einem Stützmieder oder Bruchband, das den Bruchinhalt in der Bauchhöhle zurückhält.

Sollen Bruchbänder vor der Operation längere Zeit hindurch getragen werden? Nein. Bruchbänder können eine Schwächung der Gewebe, denen sie ständig aufliegen, bewirken. Sie sollten daher nicht länger als höchstens ein paar Wochen vor der Operation getragen werden.

Warum empfiehlt man nicht bei allen Brüchen lieber ein Bruchband als eine Operation? Weil ein Bruchband den Bruch nicht heilt. Es drängt nur den Inhalt des Bruchsackes zurück. Wenn der Patient älter und der Bruch größer wird, wirkt das Bruchband nicht mehr ausreichend.

Sind Gefahren damit verbunden, wenn man es versäumt, den Bruch operieren zu lassen? Ja, ganz gewiß. Die Gefahr einer Brucheinklemmung ist immer vorhanden. Eine solche »inkarzerierte Hernie« kann eine lebensbedrohliche Lage heraufbeschwören.

Ist die Injektionsbehandlung von Brüchen erfolgversprechend? Nein. Diese Methode wurde verlassen, da sie unwirksam und gefährlich ist.

Schwinden Brüche manchmal von selbst? Nein. Die einzigen Hernien, die von selbst schwinden können, sind Brüche bei Neugeborenen, und zwar kleine Nabelbrüche und gelegentlich einmal ein kleiner Leistenbruch.

Wie groß ist der Erfolg von Bruchoperationen? Die überwiegende Mehrzahl von Brüchen kann durch den Verschluß der Bruchpforte mit Verstärkung der Gewebeschichten erfolgreich behoben werden, nachdem man die vorgefallenen Organe in ihre normale anatomische Lage gebracht und die Ausbuchtung des Bauchfells, die den Bruchsack bildet, abgetragen hat.

Wann ist der günstigste Zeitpunkt für eine Bruchoperation? Wann sich der Patient für die Bruchoperation entscheidet, bleibt gewöhnlich seiner Wahl überlassen, und er kann sich den Zeitpunkt so aussuchen, wie es ihm am besten paßt. Es ist aber zu bedenken, daß die meisten Brüche zur Vergrößerung neigen; je ausgedehnter der Bruch, um so schwieriger ist seine Beseitigung und um so größer die Gefahr eines Rückfalls.

Wann ist eine Bruchoperation eine dringliche Notmaßnahme? Wenn der Bruch eingeklemmt ist. Der Inhalt des Bruchsackes, etwa eine Dünndarm- oder Dickdarmschlinge, wird dann abgeschnürt und erleidet eine Durchblutungsstörung. In einem solchen Fall muß der Patient sofort operiert werden. Wenn das nicht geschieht, kommt es zum Absterben des abgeschnürten Bruchinhalts, und der Patient kann an einer Bauchfellentzündung sterben.

Verschiebt der Chirurg in ausgewählten Fällen die Operation, wenn der Patient übergewichtig ist? Ja. Wenn der Patient zu fettleibig und der Bruch zu groß ist, wäre eine Behebung des Bruches vergleichbar mit dem Versuch, einen kleinen Koffer zu voll zu stopfen; wenn man den Koffer dann schließt, sprengt ihn wahrscheinlich der große Druck von innen wieder auf!

Sind Bruchoperationen gefährlich? Nein. Sie sind selten von Komplikationen gefolgt, abgesehen von den Operationen bei eingeklemmten Brüchen.

Wie geht der Chirurg vor, wenn sich in einem Bruch eine gangränöse Darmschlinge findet? Die gangränösen Teile des Darms werden entfernt. Das ist eine um vieles schwierigere, komplizierte und mit größeren Gefahren verbundene Operation als bei einem einfachen Bruch! Operationstechnische Fortschritte und antibiotische Behandlung haben jedoch die Sterblichkeit bei solchen Fällen beachtlich gesenkt.

Ist eine Zwerchfellhernienoperation besonders gefährlich? Nein, aber sie ist ein ausgedehnteres Operationsverfahren als eine Bruchoperation in der Bauchregion.

Wie werden Zwerchfellhernien behoben? In den meisten Fällen wird der Hautschnitt in der Brust entlang den Rippen angelegt, die Brusthöhle eröffnet und die Lücke oder der Riß im Zwerchfell genäht, nachdem die verlagerten Organe in die Bauchhöhle zurückgebracht wurden. Ein anderer gün-

Bruchleiden

stiger Zugang für diese Bruchoperation kann durch einen Hautschnitt in der Bauchdecke geschaffen werden.

Wie lange dauern Bruchoperationen? Einfache Leistenbrüche können in einer $1/2$–$3/4$ Stunde behoben werden; Operationen von ausgedehnteren Brüchen, etwa von Zwerchfellhernien oder eingeklemmten Brüchen, bei denen die vorgefallenen Organe fest mit der Bruchsackwandung verwachsen sind, können mehrere Stunden in Anspruch nehmen.

Wie erfolgt die Schmerzausschaltung bei der Operation? Bei Brüchen unter Nabelhöhe meist mit einer Allgemeinnarkose, Epidural- oder Spinalanästhesie; Zwerchfellhernien und Brüche im Oberbauch werden ausschließlich in Allgemeinnarkose (Inhalationsnarkose) operiert.

Wie bald nach der Operation darf der Patient das Bett verlassen? In den meisten Fällen am Tag der Operation oder am nächsten Tag.

Wie lange muß man nach einer gewöhnlichen Bruchoperation im Krankenhaus bleiben? Etwa vier Tage, in manchen Fällen nur 2–3 Tage. Bei älteren Patienten oder nach komplizierteren Operationen ist unter Umständen ein 7–10tägiger Krankenhausaufenthalt erforderlich. Wurde die Bruchoperation in laparoskopischer Technik durchgeführt, so kann man schon nach 1–2 Tagen wieder nach Hause gehen.

Kann Husten oder Niesen zu einem Rückfall des Bruches führen? Nein, trotz der Tatsache, daß die Patienten oft das Gefühl haben, als ob sie alle Nähte beim Husten gesprengt hätten.

Wie groß ist die Gefahr eines Rückfalls nach der Operation? Bei mehr als 90 % der Brüche bewirkt die Operation eine Dauerheilung. Die meisten Rückfälle sieht man bei älteren Leuten oder bei solchen, deren Muskel- und Bindegewebe besonders schwach ist.

Wie lange braucht eine Bruchoperationswunde im Durchschnittsfall zur Heilung? Bei offener Operation 7 Tage, bei Operation in laparoskopischer Technik nur 2–3 Tage.

Welche Vorsichtsmaßnahmen soll man treffen, um einem Bruchrückfall vorzubeugen?
a) Der Patient sollte eine starke Gewichtszunahme vermeiden.
b) Schieben, Ziehen oder Heben schwerer Gegenstände (über 15–25 kg) ist zu vermeiden.
c) Alle anstrengenden sportlichen Übungen sind 4–6 Monate lang zu unterlassen.

Bruchleiden

Was sollte geschehen, wenn ein Bruch wiederkommt? Bruchrezidive können in etwa $^4/_5$ der Fälle durch eine neuerliche Operation geheilt werden.

Sollen Bruchoperierte Bruchbänder oder Stützmieder tragen? Nein. Durch die Operation wurde ein ausreichender Schutz geschaffen.

Kommt es vor, daß einige Wochen oder Monate nach der Operation noch leichte Schmerzen, Taubheit oder ein Prickeln in der Wunde oder längs des Hodensacks spürbar bleiben? Ja. Das gibt es gelegentlich, schwindet aber von selbst.

Wird das Sexualleben durch eine Leistenbruchoperation beeinträchtigt? Nein. Die Hoden und die anderen Genitalorgane bleiben von der Operation unbehelligt.

Wie bald nach der Geburt kann ein Bruch bei einem Neugeborenen operiert werden? Neugeborene vertragen eine Operation außerordentlich gut. Wenn der Bruch groß ist oder wenn die Gefahr einer Einklemmung besteht, ist eine Operation während der ersten Lebenswochen oder Monate wünschenswert.

Treten Leistenbrüche bei Neugeborenen häufig beidseitig auf? Ja. Es ist allgemein üblich, Neugeborene beidseitig zu operieren, auch wenn ein Bruch nur auf einer Seite tastbar ist. Bei 3 von 4 Kindern mit einseitigem Bruch ist auch auf der anderen Seite ein Bruch vorhanden, der aber der Untersuchung entgehen kann.

Kann jemand, der bruchoperiert wurde, sich jemals wieder normal körperlich betätigen? Ja, ganz gewiß.

Kann sich eine Frau nach einer Bruchoperation eine Schwangerschaft zumuten? Ja, einige Monate nach der Wundheilung.

Wie bald nach einer Bruchoperation kann man folgendes tun?
Baden: nach 7 Tagen
Das Haus verlassen: nach 7 Tagen
Treppen steigen: nach 7 Tagen
Leichte körperliche Arbeiten verrichten: nach 3–4 Wochen
Ein Auto lenken: nach 5–6 Wochen
Geschlechtsverkehr wieder aufnehmen: nach 4 Wochen
Wieder zur Arbeit gehen: nach 6–8 Wochen
Alle körperlichen Tätigkeiten wieder aufnehmen: nach 3–6 Monaten

17 Brustdrüse

Siehe auch Kapitel 33, Krebs; Kapitel 49, Plastische Chirurgie; Kapitel 50, Pubertät und Jugendalter; Kapitel 53, Säuglingsernährung; Kapitel 56, Schwangerschaft und Entbindung; Kapitel 58, Sexualorgane

Sind beide Brüste immer gleich groß? Nein. Bei vielen Frauen ist die eine Brust etwas größer als die andere.

Entwickelt sich bei Mädchen die Brust meist in gleicher Weise wie bei der Mutter? Ja. Größe und Form der Brust sind in einer Familie oft vom gleichen Typ (Abb. 39).

Kann man kleine Brüste vergrößern? Bei den meisten Jugendlichen hängt die Unterentwicklung der Brust mit einer langsamen Entwicklung des übrigen Körpers und einer niedrigen Produktion weiblicher Geschlechtshormone zusammen. Wenn das der Fall ist, werden die Brüste mit dem Heranreifen

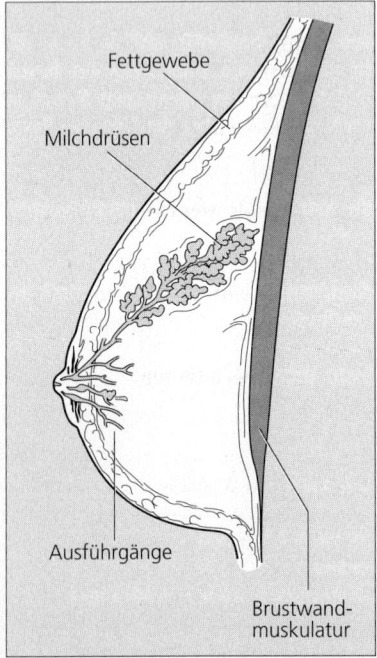

Abb. 39 *Bau der Brustdrüse.* Die Brustdrüse setzt sich aus zahlreichen kleinen Drüsenläppchen zusammen, deren Ausführungsgänge sich sammeln und an der Brustwarze ausmünden. Die Milchbildung erfolgt unter hormonellem Einfluß. Die äußere Form der Brust ist nicht nur vom Drüsenkörper, sondern auch von der Entwicklung des Fettgewebes abhängig.

des Mädchens größer. In der plastischen Chirurgie wurden in den letzten Jahren mit Kochsalzlösung oder Silikongel gefüllte Ballons zur Brustvergrößerung verwendet. Die kosmetischen Ergebnisse waren nicht schlecht, doch stellten sich bei vielen Frauen im Anschluß an diesen Eingriff zahlreiche Gesundheitsstörungen ein. Wegen der Nebenwirkungen, von unklaren rheumatischen Krankheiten bis zur Entstehung von Krebs, werden Silikonbeutel heute nur noch bei Frauen eingepflanzt, bei denen eine Brust abgenommen wurde, jedoch nicht mehr beim bloßen Wunsch nach einer Brustvergrößerung.

Gibt es gymnastische Übungen, mit denen man der Senkung der Brust vorbeugen kann? Man kann die Brust selbst, die aus Drüsen- und Fettgewebe besteht, nicht durch gymnastische Übungen trainieren. Wohl aber ist das möglich für den großen Brustmuskel, auf dem die Brust ruht und der sie bei gutem Trainingszustand besser zur Geltung bringt. Hängebrüste sind allerdings ein Körpermerkmal, das sich nicht durch Turnübungen beeinflussen läßt.

Was kann man tun, um die jugendliche Form der Brust zu bewahren? Man kann die Form der Brust kaum beeinflussen. Stärkere Gewichtsschwankungen, die zur Schwächung des stützenden Bindegewebes führen, sollten vermieden werden.

Verändert die Schwangerschaft die Form der Brust? Ja, aber nicht unbedingt zum Nachteil. Viele Frauen machen die Erfahrung, daß ihre Brust durch Schwangerschaft und Stillen schöner wurde. Während der Stillperiode sollte ein entsprechender Büstenhalter getragen werden, der die schwere Brust unterstützt.

Kann man sich auch mit vierzig, fünfzig Jahren und darüber noch die Form der Brust bewahren? Man kann viel dazu tun, um sich eine jugendliche Figur zu erhalten; sehr viel hilft es, wenn man vermeidet, übergewichtig zu werden.

Schaden Metallbügel in Büstenhaltern der Brust? Eigentlich nicht, wenn sie nicht an irgendeiner Stelle zu stark auf die Brust drücken.

Spielt das Stillen für die spätere Entwicklung von Brustgeschwülsten oder Brustkrebs eine Rolle? Es ist nicht endgültig bewiesen, daß die Tatsache, ob gestillt wurde oder nicht, für eine spätere Tumorentwicklung eine Rolle spielt. Allerdings kommt Brustkrebs häufiger bei Frauen vor, die keine Kinder haben.

Was ist eine eingezogene Brustwarze? Eine eingezogene Brustwarze oder Hohlwarze ist in den Warzenhof eingestülpt, statt hervorzutreten.

Brustdrüse

Kann man Hohlwarzen heilen? Wenn sie von frühester Jugend an behandelt werden, ist es möglich, eine stärkere Einziehung zu verhüten. Die Brustwarzen müssen dazu täglich herausgezogen und massiert werden. Es ist wichtig, daß man diese Behandlung während der Schwangerschaft durchführt, wenn man die Absicht hat zu stillen.

Soll man Medikamente nehmen, damit die Brustdrüsen nach der Entbindung auch bestimmt Milch produzieren können? Das ist nicht nötig, weil die Brustdrüsen nur bei einem kleinen Prozentsatz der Frauen zu einer ausreichenden Milchproduktion unfähig sind.

Kann man die Milchproduktion zum Versiegen bringen, wenn eine Mutter mit dem Stillen aufhören will? Ja. Es gibt verschiedene wirksame Mittel, die die Milchsekretion zum Stillstand bringen.

Kann eine Verletzung der Brust einen Krebs hervorrufen? Nein! Das ist ein verbreiteter Irrtum. Vielmehr fühlen sich Frauen durch Verletzungen veranlaßt, die Brust genauer zu untersuchen, und entdecken dann in zufälliger Koinzidenz einen Knoten.

Hat die Größe der Brust etwas mit der Entwicklung von Brusttumoren zu tun? Nein. Geschwülste finden sich in großen Brüsten ebenso häufig wie in kleinen.

Ist es normal, daß die Brüste kurz vor der Monatsblutung etwas vergrößert und empfindlich werden? Ja. Bei vielen Frauen tritt ein paar Tage vor Beginn der Regelblutung eine schmerzhafte Spannung und Anschwellung der Brust auf, die am ersten oder zweiten Tag der Blutung zurückgeht.

Was hat diese Spannung und Vergrößerung der Brust vor der Monatsblutung zu bedeuten? Es handelt sich um eine normale Erscheinung des Monatszyklus, die mit der Hormonsekretion in Zusammenhang steht.

Kann man etwas tun, um die Spannung und Schwellung der Brust vor der Regelblutung zu vermindern? Bei den wenigen Patientinnen, bei denen diese Beschwerden besonders stark sind, können sie durch Einschränkung der Salz- und Flüssigkeitszufuhr während der Tage vor der Blutung etwas gemildert werden. In seltenen Fällen kann eine Hormonbehandlung angezeigt sein.

Kann man sich gefahrlos Haare von der Brust und der Brustwarze entfernen lassen? Ja. Die Entfernung der Haare mit einer Elektrokaustikbehandlung gelingt meist und ist unschädlich.

Kommt es oft vor, daß eine Brust durch eine Manipulation verletzt wird? Nein.

Wie oft sollte sich eine Frau die Brust untersuchen lassen? Jede Frau über 40 Jahre sollte sich die Brust mindestens einmal jährlich vom Arzt untersuchen lassen; wenn sie irgend etwas Ungewöhnliches spüren oder Schmerzen in einer Brust bekommen sollte, soll sie sofort zum Arzt gehen. Familiär mit Brustkrebs vorbelastete Frauen sollten sich ab dem 45. Lebensjahr alle 1–2 Jahre einer Röntgenuntersuchung (Mammographie) der Brust unterziehen. Darüber hinaus sollten alle Frauen etwa alle 4–8 Wochen eine Selbstuntersuchung der Brust durchführen.

Ist die Selbstuntersuchung der Brust eine befriedigende Vorsorgemaßnahme? Ja, doch soll sie nicht die regelmäßige Kontrolluntersuchung durch den Arzt ersetzen.

Selbstuntersuchung der Brust

Wie wird die Selbstuntersuchung der Brust durchgeführt?
1. Man stellt sich unbekleidet bei guter Beleuchtung vor einen Spiegel und betrachtet die Brüste zunächst mit herabhängenden Armen. Dabei ist besonders auf folgendes zu achten:
    a) Veränderung des Aussehens der Haut über der Brust, besonders eine Grübchenbildung oder Einziehung?
    b) Einziehungen der Haut über der Brust oder der Brustwarze?
    c) Veränderung der Höhe einer Brustwarze, Einziehung einer Brustwarze?
    d) Wundsein oder Geschwür an der Brustwarze?
    e) Größenveränderung einer Brust?
    f) Knoten oder Vorwölbung in irgendeinem Teil der Brust?
    Dann legt man die Arme über den Kopf und wiederholt die Punkte a–f in dieser Armstellung.
2. Der rechte Arm wird über den Kopf gelegt.
3. Die innere Hälfte der rechten Brust wird mit der geschlossenen gestreckten linken Hand, und zwar mit der flachen Innenseite der Finger, nicht mit den Fingerspitzen, untersucht. Von oben beginnend, wird das Gewebe mit sanftem Druck schrittweise bis zum unteren Brustrand abgetastet. Knoten sind leichter zu fühlen, wenn die Finger mit etwas Körperöl oder Seife befeuchtet werden, damit sie besser über die Brust gleiten.
4. Dann nimmt man den rechten Arm herunter und läßt ihn seitlich neben dem Körper herabhängen.

Brustdrüse

5. Hierauf wird die äußere Hälfte der Brust – wieder mit der flachen Innenseite der Finger der linken Hand – von außen gegen die Brustwarze zu abgetastet, oben beginnend und schrittweise zum unteren Brustrand fortschreitend.
6. Auf die gleiche Weise wird mit seitenverkehrten Handgriffen die linke Brust untersucht.
7. Mit einer melkenden Bewegung streicht man vorsichtig beide Brustwarzen aus, um zu sehen, ob eine Absonderung auftritt. Normalerweise ist das nicht der Fall.

Infektionen der Brustdrüse

Sind Infektionen der Brustdrüse häufig? Ja, besonders bei stillenden Müttern oder bei Frauen, die vor kurzem eine Schwangerschaft durchgemacht haben.

Soll man abstillen, wenn eine Brust entzündet ist oder wenn sich ein Abszeß bildet? In leichten Fällen sollte man eine Stillpause machen und die Milch abpumpen, da das Saugen des Kindes die Brust zusätzlich reizt. In schweren Fällen muß abgestillt und antibiotisch behandelt werden.

Wie behandelt man einen Abszeß der Brustdrüse?
a) Mit warmen Umschlägen und mit Hochbinden der entzündeten Brust;
b) man muß den Arzt hinzuziehen, der antibiotische Mittel in hohen Dosen verschreiben wird;
c) wenn sich örtlich ein Abszeß gebildet hat, wird er geöffnet und drainiert;
d) Abstillen, wenn das Stillen zu schmerzhaft ist oder wenn eine Operation nötig wird.

Muß man in ein Krankenhaus gehen, um einen Brustdrüsenabszeß drainieren zu lassen? Bei kleinen Abszessen nicht; große Abszesse müssen in Allgemeinnarkose im Krankenhaus eröffnet werden.

Wie lange muß man gewöhnlich wegen eines Brustdrüsenabszesses im Krankenhaus bleiben? 2–3 Tage, je nach der Schwere des Falls.

Kann man nach der Drainage des Abszesses das Stillen wieder aufnehmen? Auf der gesunden Seite kann weitergestillt werden, auf der kranken muß man aber meistens aufhören.

Gibt es auch Infektionen der Brust, die nicht mit dem Stillen oder der Schwangerschaft in Beziehung stehen? Ja. Gelegentlich bilden sich Brustabszesse spontan bei Frauen, die nicht schwanger gewesen sind. Diese Infektionen werden in gleicher Weise behandelt wie oben beschrieben. In seltenen Fällen zieht ein tuberkulöser oder syphilitischer Prozeß eine Brustdrüse in Mitleidenschaft. Fast immer sind diese Erkrankungen die Folge einer Tuberkulose oder Syphilis anderer Organe, und die Behandlung beschränkt sich nicht auf den örtlichen Befall der Brust.

Tumoren und Zysten der Brustdrüse

Welche Gewächse finden sich in der Brust am häufigsten?
a) Zysten; sie treten am häufigsten bei 35–45jährigen Frauen auf und erscheinen als einzelne rundliche Verdichtungen; sie können erbsengroß sein oder bis zur Größe einer Zitrone oder Orange heranwachsen. Zysten finden sich oft in der Vielzahl.
b) Adenome, Fibroadenome oder Zystadenome sieht man oft als unempfindliche, schmerzlose Knoten bei jungen Frauen im Alter von 18–35 Jahren. Auch sie können Erbsen- bis Orangengröße erreichen.
c) Milchretentionszysten (Galaktozelen) entstehen durch die Blockierung eines Milchgangs bei Frauen, die geboren haben.
d) Milchgangspapillome sind warzenartige Gewächse innerhalb eines Milchgangs; das erste Zeichen, an dem sie zu erkennen sind, ist eine gelbliche, grünliche oder blutige Absonderung aus der Brustwarze. Unter Umständen sind sie so klein, daß sie vom untersuchenden Arzt nicht getastet werden können. Sie kommen am häufigsten bei Frauen im 4. oder 5. Lebensjahrzehnt vor.
e) Fettnekrose und Hämatom entstehen durch eine Verletzung der Brustdrüse, z. B. durch einen direkten Schlag. Dabei kommt es entweder zum Untergang von etwas Fettgewebe in der Brustdrüse oder zur Ansammlung eines Blutgerinnsels, wenn eine Blutung aus einem Blutgefäß des Drüsenkörpers erfolgt. Der Knoten, der durch die Fettnekrose entsteht, kann mitunter einem Krebsknoten ähneln.
f) Krebs. Die bösartigen Veränderungen treten zuerst als kleine, schmerzlose, harte Knoten, die sich an jeder beliebigen Stelle im Drüsenkörper bilden können, in Erscheinung. Frauen im 5. und 6. Lebensjahrzehnt neigen am meisten zur Entwicklung eines Brustkrebses, doch sieht man die Krankheit auch bei jungen Frauen von zwanzig, dreißig Jahren und bei älteren Frauen von sechzig, siebzig Jahren und darüber.

Welche technischen Untersuchungsverfahren der Brust gibt es heute?
Mit der völlig unschädlichen Sonographie können besonders gut Zysten erkannt werden, aber auch bösartige Geschwülste sind ab einer bestimmten Größe erkennbar. Die Thermographie gibt wichtige Hinweise, ob es sich bei einem

getasteten Knoten um eine gutartige oder eine bösartige Veränderung handelt. Am zuverlässigsten für die Erkennung von Tumoren der Brust ist die Mammographie, die allerdings mit einer gewissen Strahlenbelastung verbunden ist. Zur Klärung von Tumoren im Bereich der Milchgänge eignet sich eine Kontrastmittelfüllung der Milchgänge, die sog. Galaktographie.

Die Brustdrüse des Mannes

Erkrankt auch die Brustdrüse des Mannes manchmal? Ja, aber nicht so oft wie die der Frau.

Welche Veränderungen der männlichen Brustdrüse kommen am häufigsten vor?
a) Die Pubertätsgynäkomastie. Bei männlichen Jugendlichen im Alter von 11–17 Jahren kann eine feste, runde, schmerzhafte Schwellung unter den Brustwarzen auftreten. Eine Behandlung erübrigt sich; die Veränderung schwindet von selbst binnen weniger Monate.
b) Die Gynäkomastie des Erwachsenen. Das ist eine eigentümliche Veränderung, die darin besteht, daß sich die Brust vergrößert und die Merkmale einer weiblichen Brust annimmt. Die Untersuchung zeigt bei diesen Männern keine andere Anomalie der Hormondrüsen. Eine Behandlung ist nur erforderlich, wenn der Zustand den Patienten seelisch stark belastet. In einem solchen Fall entfernt man das Brustdrüsengewebe operativ. Eine Gynäkomastie sieht man recht oft bei Männern mit Leberzirrhose, gelegentlich auch als Nebenwirkung von Medikamenten.
c) Eine Adenomatose. Bei Männern von 50, 60 Jahren oder mehr unterliegen die Brustdrüsen manchmal einer allgemeinen Vergrößerung. Dieses Drüsengewebe wird am besten entfernt, damit man einen bösartigen Prozeß mit Sicherheit ausschließen kann.
d) Ein Krebs. Der Krebs der männlichen Brust ist selten, kommt aber vor. Er wird in gleicher Weise behandelt wie der Krebs der weiblichen Brustdrüse.

Chirurgie der Brustdrüse

Soll man alle örtlich begrenzten Knoten der Brust operieren? Ja. Es ist am sichersten, wenn man jeden umschriebenen Knoten in jedem Fall entfernt. Auf diese Weise werden viele beginnende bösartige Veränderungen zum frühestmöglichen Zeitpunkt entdeckt. In manchen Fällen, wenn es sich um eine einzelne Zyste handelt, kann man statt dessen auch eine Punktion der Zyste vornehmen.

Chirurgie der Brustdrüse

Gibt es für diese Regel eine Ausnahme? Ja. Bei Fällen einer chronischen Mastopathia cystica, wo die ganze Brust von unzähligen knotigen Verhärtungen durchsetzt sein kann, ist eine Operation nicht immer empfehlenswert. Man muß diese Veränderung aber sorgfältig beobachten und die Patientin häufig untersuchen.

Kann der Chirurg vor der Operation sagen, ob ein Knoten krebsig ist? In den allermeisten Fällen wird er dazu in der Lage sein. Da jedoch immer etwas Spielraum für einen Irrtum bleibt, empfiehlt sich die chirurgische Entfernung des Tumors, damit die Diagnose durch die mikroskopischen Untersuchung erhärtet werden kann.

Kann man manchmal das Vorliegen eines Tumors entdecken, noch bevor sich ein Knoten zeigt? Ja. In manchen Fällen kann eine Verdichtung mit einer Röntgenuntersuchung der Brust, der sogenannten Mammographie, nachgewiesen werden.

Hat man eine Garantie, daß kein Tumor besteht, wenn auf der Röntgenaufnahme keiner sichtbar ist? Nein. Das Mammogramm ist nur verwertbar, wenn es einen Tumor zeigt. Ein negativer Befund ist *kein* Beweis dafür, daß die Brust geschwulstfrei ist. 10 % der Brustkrebse stellen sich im Mammogramm nicht dar. Allerdings gibt es bislang kein zuverlässigeres diagnostisches Verfahren als die Mammographie.

Sind Mammographien ungefährlich? Nicht vollständig, da sie mit einer Strahlenbelastung verbunden sind. Der Arzt sollte zwischen dem Risiko für einen Brustkrebs und dem sehr geringen Risiko, das mit der Mammographie einhergeht, abwägen. Insbesondere bei Frauen über 40 Jahren mit familiärer Vorbelastung, mit Brustveränderungen, die ein hohes Risiko für ein Karzinom bedeuten, oder mit einem bereits operierten Karzinom fällt die Entscheidung eindeutig zugunsten einer regelmäßigen mammographischen Untersuchung aus. Die modernen Methoden haben die Strahlenbelastung stark reduziert.

Soll man sich routinemäßig jährlich eine Mammographie machen lassen? Nicht jede Frau. Liegen aber bestimmte Risiken vor, die man mit seinem Arzt durchsprechen sollte, so empfiehlt es sich durchaus, ab dem 40. oder 45. Lebensjahr jährlich eine Mammographie durchführen zu lassen (siehe auch Strahlendiagnostik).

Wie lange darf man mit der Operation zuwarten, wenn ein Knoten entdeckt wurde? Man soll innerhalb von 2–3 Wochen operieren, nicht später.

Wie wird ein Knoten in der Brust in der Regel operiert? Man legt über dem Knoten einen $2^1/_2$–5 cm langen Hautschnitt an und entfernt den ganzen Knoten. Hierauf untersucht man den Knoten unter dem Mikroskop, um festzustellen, ob die Entfernung der ganzen Brust notwendig ist oder nicht (Abb. 40 a–c).

Was versteht man unter Biopsie? Mit Biopsie bezeichnet man die mikroskopische Untersuchung einer dem lebenden Organismus entnommenen Gewebeprobe. Eine Biopsie kann mit Hilfe von dünnen Punktionsnadeln unter sonographischer Kontrolle entnommen und so oft eine Tumordiagnose ohne Operation gestellt werden. Hier ist allerdings nur der definitive Nachweis von Tumorzellen beweisend, ein unauffälliger Befund schließt einen bösartigen Tumor nicht aus.

Was versteht man unter Gefrierschnittuntersuchung? Während die Patientin noch in Narkose ist, wird der Knoten einer sofortigen mikroskopischen Untersuchung unterzogen. Man verwendet dazu eine Spezialtechnik, mit der das Gewebe durch Gefrieren vorbereitet wird, bevor man es schneidet und färbt.

Mit welcher Genauigkeit läßt sich durch die mikroskopische Untersuchung bestimmen, ob ein Knoten krebsig ist oder nicht? Der mikroskopische Untersuchungsbefund ist fast hundertprozentig verläßlich.

Sind Brustoperationen entstellend? Nicht, wenn ein kleiner Hautschnitt zur Entfernung eines einzelnen Knotens gemacht wird. Nach der Entfernung einer ganzen Brust bleibt eine lange Narbe schräg über der Brust zurück, und die natürlichen Umrisse sind verändert. Der Hautschnitt wird aber so angelegt, daß die Patientin ein ausgeschnittenes Kleid oder einen Badeanzug tragen kann, ohne daß etwas von der Narbe sichtbar wird (Abb. 41). Außerdem sind Spezialbüstenhalter erhältlich, mit denen sich das Fehlen der Brust verbergen läßt.

Wie erfolgt die Schmerzausschaltung bei Brustoperationen? Mit einer Allgemeinnarkose als Inhalationsnarkose, die oft mit der intravenösen Verabreichung eines Einschläferungsmittels eingeleitet wird.

Was ist eine Ablatio mammae? Mit Ablatio mammae oder Mamma-Amputation bezeichnet man die Entfernung einer Brust.

Kann man irgendwie verhindern, daß man einen Tumor in der Brust bekommt? Nein, doch kann mit der frühzeitigen Entdeckung einer Geschwulst durch regelmäßige Kontrolluntersuchungen oft verhindert werden, daß ein Brustkrebs ein unheilbares Stadium erreicht.

Welche Operation ist die anerkannte Behandlung beim Brustkrebs? Die Entfernung der Brust mit oder ohne die darunterliegenden Muskeln und Lymphknoten, die zum Lymphabzugsgebiet der Brust gehören. Manche

Chirurgie der Brustdrüse

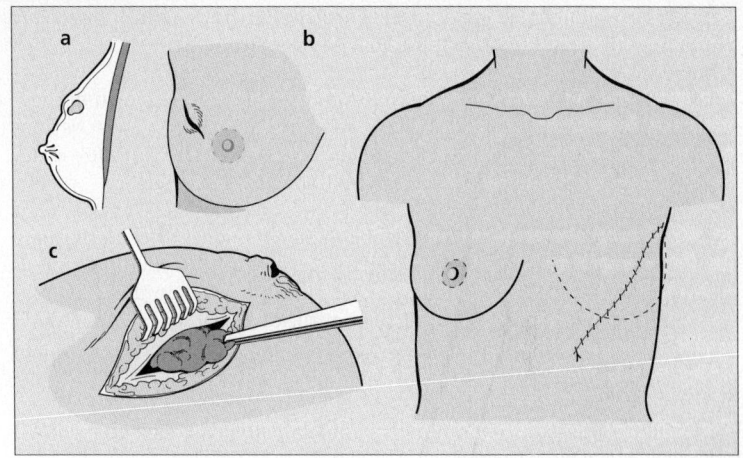

Abb. 40 *Entfernung einer gutartigen Geschwulst.* a) Lage einer gutartigen Geschwulst im Drüsenkörper. b) Hautschnitt zur Entfernung der Geschwulst. c) Das Geschwulstgewebe wird entfernt.

Abb. 41 (rechts im Bild) *Narbe nach Entfernung der Brust* wegen einer bösartigen Geschwulst.

Chirurgen befürworten eine weniger ausgedehnte Operation, bei der man nur die Brust entfernt, die Drüsen aber intakt läßt.

Kommt es vor, daß nach der Operation eine Schwellung des Arms auftritt?
Ja. Diese Schwellung kann ein Dauerzustand bleiben, behindert aber die Patientin meist nicht.

Kann die Patientin nach einer Mamma-Amputation ihren Arm voll gebrauchen? Ja.

Kann man etwas gegen die Schwellung des Arms nach der Operation tun?
Durch Hochheben der Bandagierung des Arms kann die Schwellung zeitweilig verringert werden.

Kann eine Frau verbergen, daß ihre Brust entfernt wurde? Ja. Es werden heute Büstenhalter hergestellt, die sich genau der Brustform der Patientin angleichen lassen.

Sagt der Chirurg der Patientin, wenn sich ein Krebs gefunden hat? Die meisten Chirurgen sagen der Patientin die Wahrheit.

Ist die Entfernung der Brust eine gefährliche Operation? Nein. Fast alle Patientinnen überstehen die Operation.

Wie groß sind die Aussichten auf vollständige Heilung bei einem nachgewiesenen Brustkrebs? Ungefähr vier von fünf Frauen mit Brustkrebs können gerettet werden, wenn die Operation durchgeführt wird, bevor der Krebs auf die Lymphknoten in der Achselhöhle übergegriffen hat.

Ist eine Röntgenbestrahlung oder Kobaltbehandlung nach der Entfernung der Brust angezeigt? Wenn sich ein Krebsbefall der Lymphknoten in der Achselhöhle gefunden hat, wird meist nachbestrahlt. Wenn diese Lymphknoten frei sind und der Chirurg den Eindruck hat, daß das Krebsgewebe restlos entfernt ist, erfolgt keine Nachbestrahlung. Meistens schließt man noch eine Chemotherapie nach der Entfernung der Brust an.

Wie bald nach der Brustoperation kann die Patientin das Bett verlassen? In der Regel gleich am nächsten Tag.

Entarten gutartige Tumoren zu Krebs, wenn man sie nicht entfernt? Die meisten gutartigen Tumoren tun dies nicht. Gutartige Tumoren sollen deshalb entfernt werden, weil sich vor der Operation nicht immer sicher sagen läßt, ob der Knoten gutartig oder bösartig ist.

Darf sich eine Frau nach der Entfernung eines Knotens in der Brust eine Schwangerschaft zumuten? Wenn es ein gutartiger Knoten war, ist eine Schwangerschaft ganz unbedenklich; wenn es ein Krebs war, ist eine Schwangerschaft nicht mehr zu empfehlen.

Kann man nach der Entfernung der Brust wieder ein normales Leben aufnehmen? Ja. Diese Operation sollte die gewohnte Lebensführung in keiner Weise verändern.

Kann nach der operativen Entfernung eines Brustkrebses die Rückfallshäufigkeit durch die Chemotherapie gesenkt werden? Ja, durch die Chemotherapie werden die Rückfallraten deutlich reduziert.

Wie lange muß die Chemotherapie nach der Entfernung der Brust fortgesetzt werden? Ein bis drei Jahre.

Sind Brusttumoren oder Brustkrebs erblich, oder treten sie familiär gehäuft auf? Kamen in der Familie einer Frau Brustgeschwülste vor (Mutter, Schwester), so trägt sie selbst ein erhöhtes Risiko im Vergleich zu Frauen ohne diese familiäre Vorbelastung. Die regelmäßigen Kontrollen sollten in diesem Fall früher beginnen, häufiger und intensiver durchgeführt werden. Man sollte das weitere Vorgehen in jedem Fall mit seinem Hausarzt oder Gynäkologen besprechen.

Wie oft soll eine Patientin nach einer Brustoperation zur Nachuntersuchung kommen? Zweimal im Jahr.

Geht es an, eine Brustoperation während der Regelblutung vornehmen zu lassen? Ja. Allerdings gibt es Hinweise, wonach die Prognose von Patientinnen, die in der ersten Zyklushälfte operiert wurden, deutlich schlechter ist als bei einem Operationszeitpunkt im Abstand von mindestens 13 Tagen nach Beginn der Periodenblutung. Man sollte, wenn irgend möglich, die Östrogenbestimmte Periode der Zyklustage 3–13 für die Operation meiden.

Plastische Chirurgie der Brustdrüse

Wann ist eine plastische Operation der Brust angezeigt?
a) Bei starker Vergrößerung oder Unterentwicklung;
b) bei ausgeprägter Hängebrust;
c) wenn das Gefühl, eine häßliche Brust zu haben, die Patientin seelisch stark belastet und unglücklich macht;
d) zur Brustrekonstruktion nach der operativen Entfernung der Brust.

Kann man mit einer plastischen Operation erreichen, daß die Brüste größer wirken? Ja. Man kann einen Beutel aus Kunststoffmaterial unter dem Brustdrüsengewebe einsetzen. Dieser Beutel wird dann mit Salzlösung oder Silikongel aufgefüllt. Der Beutel kann durch einen Hautschnitt unter der Brust oder rund um die Brustwarze eingeführt werden. Wegen zahlreicher Nebenwirkungen, auch auf den allgemeinen Gesundheitszustand, wird das Verfahren heute kaum noch angewendet.

Kann eine Brust nach einer Brustentfernung wegen eines Krebses rekonstruiert werden? Ja, in bestimmten Fällen. Zwischen der Brustentfernung und der Brustrekonstruktion sollte man mindestens ein Jahr verstreichen lassen.

Werden die Sinnesempfindungen in der Brust durch eine Brustplastik beeinträchtigt? Nein, aber in einer nach einer Brustentfernung rekonstruierten Brust können keine erotischen Empfindungen wahrgenommen werden.

Kann eine Frau nach einer Brustplastik schwanger werden? Ja.

Sind die Operationsergebnisse von Brustplastiken gut? Ja. Mit plastischen Operationen läßt sich heute viel zur Verschönerung der Brustform machen (Abb. 42 a–f).

Brustdrüse

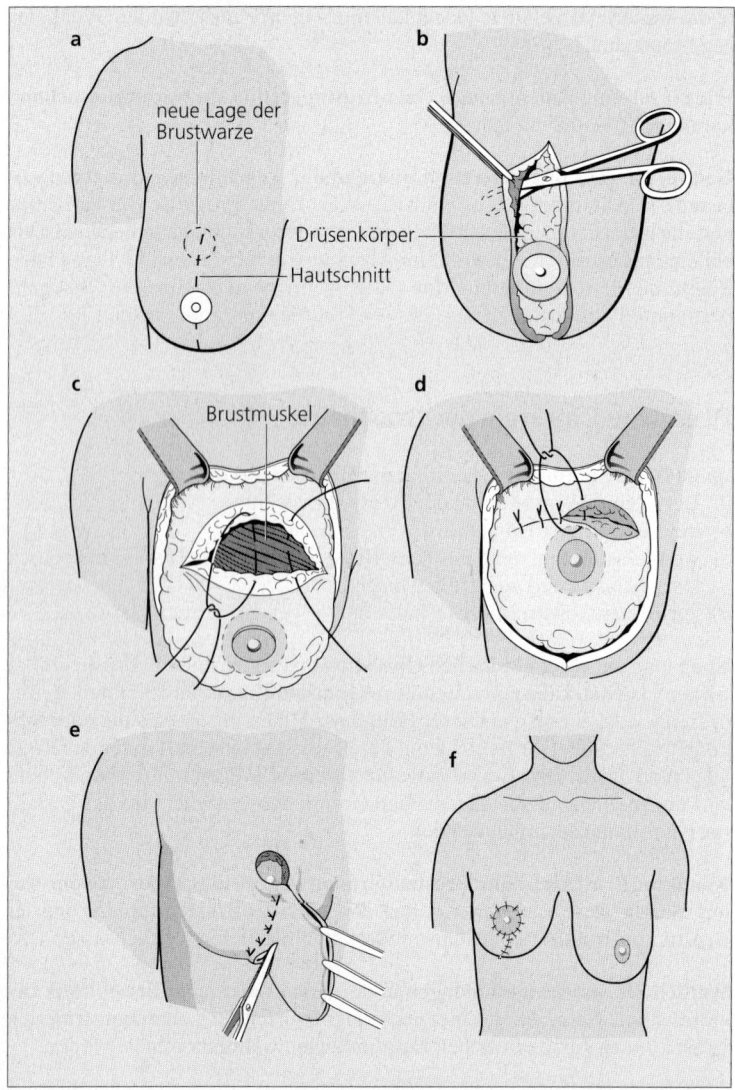

Abb. 42 *Plastische Operation zur Korrektur einer Hängebrust.* a) Hautschnitt unter Umschneidung der Brustwarze, b) Aushülsen der Brustwarze, c) keilförmige Ausschneidung von Drüsengewebe, d) tiefe und oberfächliche Naht, e) Entfernung überschüssiger Haut, f) fertige Naht.

Plastische Chirurgie der Brustdrüse

Wie wird nach der Entfernung der Brust eine Brustrekonstruktion durchgeführt?
a) Wenn der große Brustmuskel bei der Operation belassen wurde, kann ein Implantat unter diesen eingesetzt werden. Dadurch entsteht eine Vorwölbung der Brustwand, die den normalen Konturen einigermaßen entspricht.
b) Wenn der große Brustmuskel zusammen mit der Brustdrüse entfernt wurde, kann ein Haut- und Muskellappen vom Rücken oder von der Flanke nach dem Prinzip der Transplantation eines gestielten Lappens in mehreren Schritten auf die Brustwand überpflanzt werden (siehe Kapitel 17, Plastische Chirurgie).

Kann auch eine Brustwarze rekonstruiert werden? Ja, in manchen Fällen wird ein Gewebestreifen rund um die Brustwarze der anderen Brust entfernt und als freies Transplantat auf die neukonstruierte Brust verpflanzt (siehe Kapitel 17, Plastische Chirurgie).

Sieht eine rekonstruierte Brust normal aus? Nein, sie kann aber äußerlich den Eindruck einer wirklichen Brust machen.

Bringt eine Brustplastik immer den gewünschten Erfolg? Nicht immer. Es kann eine gewisse Asymmetrie entstehen.

Sind die Narben nach einer Brustplastik häßlich oder entstellend? Nein. Die Narben liegen am unteren Rand der Brust und sind nur als dünne weiße Linien sichtbar.

Muß man nach einer Brustplastik einen speziellen Büstenhalter tragen? Nein.

Wie bald nach einer Brustoperation kann man folgendes tun?
Baden: nach 10 Tagen
Aus dem Haus gehen: sobald man das Krankenhaus verläßt
Treppen steigen: sobald man das Krankenhaus verläßt
Leichte körperliche Arbeit aufnehmen: nach 3–4 Wochen
Ein Auto lenken: nach 4 Wochen
Geschlechtsverkehr wieder aufnehmen: nach 4 Wochen
Wieder zur Arbeit gehen: nach 4–6 Wochen

18 Ernährung

Siehe auch Kapitel 26, Herz; Kapitel 35, Leber; Kapitel 62, Verdauungstrakt; Kapitel 63, Vitamine; Kapitel 64, Zuckerkrankheit

Was sind die drei Grundnährstoffe? Die Grundnährstoffe sind Kohlenhydrate, Fett und Eiweiß. Kohlenhydrate werden vom Körper in verwertbaren Zucker umgewandelt und sind die wichtigsten Träger des Betriebsstoffwechsels. Fette und Eiweiß stellen nicht nur Energieträger dar, sondern liefern auch die Grundbestandteile des Baustoffwechsels zum Aufbau von biologischen Membranen und körpereigenen Eiweißen, aber auch Vitamine und Spurenelemente. Die drei Grundnährstoffe können sich bis zu einem gewissen Grad vertreten.

Was ist eine Kalorie? Die Kalorie (cal) oder Kilokalorie (kcal) ist eine Energie- oder Wärmeeinheit. Sie gibt an, welche Energie in dem zugeführten Nährstoff steckt und wieviel Brennstoff der Körper daraus gewinnen kann. Im Rahmen der Änderung unseres Meßsystems hört man heute auch oft den Begriff »Joule« (sprich »Dschuhl«), der sich jedoch nicht allgemein durchsetzen konnte. Eine Kalorie entspricht etwa 4 Joule (J).

Wie hoch ist der Brennwert der verschiedenen Nährstoffe? Aus einem Gramm Kohlenhydrat und einem Gramm Eiweiß gewinnt der Organismus 4,1 cal, aus einem Gramm Fett dagegen etwa 9 cal.

In welchen Nahrungsmitteln sind die drei Grundnährstoffe enthalten?
a) Kohlenhydrate
Zu den rasch und fast vollständig vom Körper verwertbaren Kohlenhydraten gehören Kartoffeln, Brot, Nudeln, Mehl, Reis, Zucker usw.; die meisten Gemüse und Früchte enthalten zwar verwertbare Kohlenhydrate, doch sind diese vom Körper schwerer aufzuspalten und hinterlassen unverdauliche Rückstände im Darm, die sog. Faserstoffe oder Ballaststoffe.

b) Fette
Die wichtigsten fetthaltigen Nahrungsmittel sind Butter, Margarine, Schmalz, Speck und Öl. Auch jedes Fleisch enthält bis zu einem gewissen Prozentsatz Fett.

c) Eiweiß
Man unterscheidet tierisches Eiweiß, das vor allem in Fleisch, Fisch, Eiern und Milchprodukten enthalten ist sowie pflanzliches Eiweiß, z. B. in Soja-

Ernährung

bohnen. Eiweiß ist aus Aminosäuren aufgebaut, von denen der menschliche Organismus nicht alle selbst erzeugen kann, sondern die unter allen Umständen mit der Nahrung zugeführt werden müssen (»essentielle« Aminosäuren). Daher sind einer Eiweißreduktion enge Grenzen gesetzt, d.h. eine kalorisch reduzierte Kost muß auf alle Fälle ausreichend Eiweiß enthalten, um gesundheitliche Störungen zu vermeiden.

Welche weiteren Nahrungsbestandteile brauchen wir für die Erhaltung der Gesundheit? Für den ungestörten Ablauf normaler Lebensfunktionen sind neben dem Wasser vor allem Salze, Spurenelemente und Vitamine (siehe dort) erforderlich. Zu den wichtigsten Salzen gehören Natrium, Kalium, Chlorid und Magnesium.

Was sind Spurenelemente? Spurenelemente sind anorganische Stoffe, meist Metalle, die in geringsten Konzentrationen im Körper vorkommen. Zum Teil ist ihre biologische Funktion nicht bekannt, zum Teil sind sie aber auch lebenswichtig (»essentielle« Spurenelemente). Zu den lebenswichtigen Spurenelementen gehören Eisen, Chrom, Kobalt, Fluor, Jod, Mangan, Molybdän, Selen und Zink. Sie sind oft Bestandteil von Enzymen, Hormonen und Farbproteinen.

Was versteht man unter Faserstoffen? Faserstoffe, auch mit dem mißverständlichen Namen Ballaststoffe belegt, sind die Bestandteile von Kohlenhydraten, die vom menschlichen Darm nicht vollständig aufgespalten und somit nicht resorbiert werden können. Sie quellen, füllen und stillen den Hunger, haben selbst kaum Kalorien und tragen zu einer Senkung der Blutfettwerte und des Blutzuckerspiegels nach zuckerreicher Kost bei. Außerdem stellen sie ein natürliches Mittel gegen Darmträgheit und Verstopfung, Hämorrhoiden, Divertikulitis und Darmkrebs dar.

Wo sind Faserstoffe enthalten? Die wichtigsten Faserstofflieferanten sind Zellulose und Pektine, die vor allem in möglichst unbehandelten pflanzlichen Nahrungsmitteln enthalten sind. Eine Vollwertnahrung aus Getreide, Vollkornprodukten, Gemüsen und Obst enthält genügend Faserstoffe, nicht dagegen industriell aufbereitete Nahrung aus Zucker, Weißmehlprodukten, Fertigkost usw. Diese Produkte bezeichnet man auch als sog. »leere Kalorien«, da sie zwar den Kalorienbedarf decken, nicht aber den Bedarf an Faserstoffen, Vitaminen und Spurenelementen.

Wieviel Ballaststoffe soll man täglich zu sich nehmen? 30–60 g täglich. Tatsächlich beträgt die tägliche durchschnittliche Aufnahme in Deutschland nur 20–25 g.

Ernährung

Wie sollte die Verteilung der Nährstoffe sein? Eine gesunde, ausgewogene Kost sollte kalorisch wie folgt zusammengesetzt sein: 55–60 % Kohlenhydrate, enthalten vor allem in faserreichen Nahrungsmitteln; 25–30 % Fett unter Bevorzugung pflanzlicher Fette und Öle; 10–15 % Eiweiß. Tatsächlich liegt der Fettkonsum in der Bundesrepublik bei 30–40 % der zugeführten Kalorien, und es werden Kohlenhydrate in hohem Maß als rasch resorbierbare, »leere« Zucker aufgenommen.

Übergewicht

Was versteht man unter Übergewicht? In weiten Kreisen der Bevölkerung bestehen überzogene Zielvorstellungen, wann ein Mensch übergewichtig ist. Gemessen am Schönheitsideal der Modezeitschriften, wäre fast jeder Normalbürger übergewichtig. Noch immer bestimmt auch das sog. Idealgewicht die Vorstellungen. Eine amerikanische Lebensversicherungs-Gesellschaft propagierte in den 50er Jahren die Körpergröße in cm minus 100, ausgedrückt in kg, weniger 10 % für Männer und weniger 15 % für Frauen als Idealgewicht mit der höchsten Lebenserwartung (Beispiel: Frau mit 168 cm Größe: 168 – 100 = 68 kg; minus 15 % = 57,8 kg). Mittlerweile hat sich gezeigt, daß das sog. Idealgewicht gar nicht das optimale Gewicht im Hinblick auf die Lebenserwartung ist. Besser wird der Grad des Übergewichts durch den Körpermasseindex (Body Mass Index, BMI) ausgedrückt.

Wie wird der Körpermasseindex berechnet? Er errechnet sich, indem man das Körpergewicht durch die ins Quadrat gesetzte Körpergröße in Metern teilt (Beispiel: 78 kg geteilt durch 1,8 m x 1,8 m = 78 kg : 3,24 = 24,07).

Wie wird der Grad des Übergewichts anhand des BMI ausgedrückt? Normalgewichtige haben einen BMI von 20–24, leicht bis mittelschwer Übergewichtige von 25–30 und Personen mit Fettsucht (Adipositas) von über 30. Aus medizinischer Sicht ist erst bei einer Adipositas eine Gewichtsabnahme erforderlich. Geringere Grade des Übergewichts sind eher ein kosmetisches Problem, wenngleich das Selbstwertgefühl damit durchaus beeinträchtigt sein kann.

Wovon wird man übergewichtig? In der überwiegenden Mehrzahl der Fälle ist die Ursache des Übergewichts einzig und allein eine zu reichliche Nahrungsaufnahme, das heißt mit anderen Worten, die Kaloriengesamtaufnahme übersteigt den Kaloriengesamtbedarf.

Haben die Drüsen einen Einfluß auf das Körpergewicht? Es gibt sehr wenige Fälle, in denen Übergewicht auf eine Drüsenstörung zurückzuführen ist.

Sogar Patienten mit Schilddrüsenunterfunktion können ein normales Körpergewicht beibehalten, wenn sie ihre Nahrungsaufnahme einschränken.

Wie häufig ist eine Drüsenstörung die Ursache des Übergewichts? Sehr selten. Die allermeisten fettleibigen Menschen sind deshalb übergewichtig, weil sie mehr essen, als sie brauchen. Offensichtlich gibt es aber tatsächlich individuelle Unterschiede im Stoffwechselverhalten der Menschen, so daß die zugeführte Nahrung nicht bei allen in der gleichen Weise verwertet wird. Auch gibt es große Unterschiede im Empfinden für »viel« oder »wenig«.

Wird ein Übergewichtiger unter der Zufuhr von Schilddrüsenhormon abnehmen, da doch das Schilddrüsenhormon den Stoffwechsel beschleunigt? Ja, aber nur in sehr geringem Ausmaß. Meistens reagiert der Organismus von Übergewichtigen in der Weise, daß durch die Schilddrüsenhormon-Zufuhr der Hunger gesteigert wird, man mehr Nahrung zuführt und somit das System auf höherem Niveau wieder stabil bleibt.

Kann die Zufuhr einer zu großen Dosis von Schilddrüsenhormon zu Abmagerungszwecken schädliche Auswirkungen haben? Wenn zuviel Schilddrüsenhormon zugeführt wird, bringt sich der Patient selbst in den Zustand einer Schilddrüsen-Überfunktion, der auf die Dauer z. B. mit einer Schädigung des Herzens einhergehen kann.

Sind wassertreibende Medikamente (Diuretika) zu Abmagerungszwecken empfehlenswert? Nein, dabei handelt es sich um eine Scheinbehandlung, die zwar durch Wasserausschwemmung raschen Erfolg auf der Waage bringt, aber nicht zu einem Abbau der Fettdepots führt. Der »Erfolg« hält meist nur kurzfristig an. Nach Absetzen der Diuretika nimmt man oft über das Ausgangsgewicht hinaus zu. Dieser Mechanismus veranlaßt nicht wenige, wieder zum Diuretikum zu greifen, woraus sich ein Teufelskreis entwickeln kann.

Sind Injektionen, die eine Gewichtsabnahme verursachen, gefährlich? Nein, wenn es sich nur um ein Diuretikum handelt. Wenn die Injektionen jedoch länger als ein paar Wochen gegeben werden, können diese Mittel ernste Störungen im Salz- und Wasserhaushalt des Körpers verursachen.

Gibt es wirksame Medikamente, die einen Gewichtsverlust hervorrufen? Bislang nicht, obwohl das die Werbung glauben machen möchte. Einige Substanzen können vorübergehend den Appetit vermindern und es dem Patienten dadurch erleichtern, weniger zu essen. Der Erfolg ist jedoch in den wenigsten Fällen anhaltend. Man sollte die Einnahme solcher Mittel vorher mit seinem Arzt besprechen.

Ernährung

Welche wirksamen Appetitzügler gibt es? Die meisten dieser Mittel gehören in die Amphetamingruppe. Sie setzen vielfach das Hungergefühl herab. Ferner gibt es gewisse Zelluloseprodukte, die stark aufquellen und damit dem Patienten das Gefühl eines vollen Magens vermitteln sollen. Die Amphetamine führen zur Gewöhnung und sollen nicht zu Abmagerungszwecken verwendet werden.

Schadet es, wenn man diese Mittel ohne ärztliche Anweisung nimmt? Ja. Sowohl die Amphetamine als auch die Zelluloseprodukte können sehr schädlich wirken.

Fördert es die Gewichtsabnahme, wenn man sich körperlich betätigt? Die körperliche Bewegung spielt eine entscheidend wichtige Rolle bei der Gewichtsabnahme. Es nützt zwar nichts, wenn man sich in kurzen, unregelmäßigen Energieanfällen sportlich betätigt, aber mit regelmäßigen körperlichen Übungen unter Aufsicht ist ein Gewichtsverlust zu erreichen, sofern nicht gleichzeitig auch die Nahrungszufuhr erhöht wird.

Wie geht man am besten vor, wenn man abnehmen will? Man soll eine richtig ausgewogene, ärztlich empfohlene kalorienarme Diät von 400–800 kcal pro Tag einhalten. Wenn das dem Patienten schwerfällt, ist unter Umständen eine kurzfristige künstliche Unterstützung mit Medikamenten günstig.

Was ist von einer Nulldiät zu halten? Die sog. Nulldiät, d.h. der Verzicht auf jegliche Kalorienzufuhr, ist keine gesunde Methode, Gewicht abzunehmen. Es führt nicht nur zu einem erwünschten Abbau von Fett, sondern auch von Körpereiweiß. Zudem fehlen bei der Nulldiät lebenswichtige Mineralien, Vitamine und essentielle Fettsäuren.

Soll jeder Fettleibige abnehmen? Ja, aber möglichst langsam und nur unter genauer ärztlicher Überwachung.

Welche Gewichtsabnahmen sind in welcher Zeit möglich? Mit einer Reduktionsdiät von 400–800 kcal sind Gewichtsverluste von 10–15 kg in etwa drei Monaten möglich.

Ist Fettleibigkeit erblich? Es handelt sich zwar nicht um eine vererbte Krankheit, die Anlage zur Fettleibigkeit kommt aber sicher familiär gehäuft vor. Noch ist unklar, welchen Anteil die Umwelt und welchen Anteil die Anlage bei der Entstehung der Fettleibigkeit hat. Kinder werden sicher auch von der Umgebung in ihrem Eßverhalten beeinflußt. Doch in Untersuchungen an Adoptivkindern hat man festgestellt, daß ihr Körpergewicht, unabhängig von den Eßgewohnheiten in der Familie, vom Körpergewicht ihrer leiblichen Eltern bestimmt wird.

Warum bleiben manche Leute, die sehr viel essen, trotzdem schlank? Diese Menschen scheinen enorm viel zu essen, aber in Wirklichkeit nehmen sie Speisen von niedrigem Kalorienwert zu sich und verzichten oft auf kleine Imbisse zwischendurch. Außerdem sind sie wahrscheinlich körperlich aktiver und verbrennen dadurch mehr Kalorien. Noch kennen wir nicht alle individuellen Unterschiede des Stoffwechsels, doch scheint es den sog. schlechten und guten Futterverwerter tatsächlich zu geben.

Warum nehmen manche Leute nicht ab, auch wenn sie strenge Diät einhalten? Eine genaue Untersuchung bringt gewöhnlich zutage, daß diese Leute nicht so sorgfältig Diät halten oder ihre Kalorienaufnahme nicht so niedrig ist, wie es nötig wäre, um eine nennenswerte Gewichtsabnahme zu erreichen. Unter kontrollierten Bedingungen nimmt jeder Mensch ab, wenn er sich an eine kalorienreduzierte Diät hält.

Nehmen alle übergewichtigen Menschen ab, die die Diät richtig einhalten? Ja, vorausgesetzt, daß ihre Kalorienaufnahme geringer ist als ihr Kalorienverbrauch.

Ist es natürlich, daß Frauen in der Menopause Gewicht ansetzen? Ja, aber die Menopause selbst hat verhältnismäßig wenig mit dem Problem zu tun. Der Körper des älteren Menschen hat auch physiologisch einen höheren Fettanteil als der eines jüngeren. Vermutlich wird der Kalorienbedarf bei jedermann mit zunehmendem Alter geringer, wenngleich sich das Eßverhalten und das Sättigungsgefühl nicht ändern. Als Faustregel kann gelten, daß man nach Überschreiten des mittleren Lebensalters für jedes weitere Jahrzehnt um je 100 Kalorien pro Tag weniger braucht. So kann eine ältere Frau, wenn sie gleichviel Kalorien wie bisher zuführt, alle 10 Tage um 1000 Kalorien mehr bekommen, als sie benötigt. Das kann zu einer Gewichtszunahme von nahezu $1/2$ kg pro Monat führen. Gleichzeitig nimmt mit zunehmendem Alter bei den meisten Menschen die Bewegungsintensität ab, d. h. es werden auch weniger Kalorien verbraucht als bei jungen Menschen.

Welchen Wert haben die »Diätwunderkuren«, für die in Zeitungen und Illustrierten so viel Reklame gemacht wird? Wenn sie einen geringen Kalorienwert haben, führen sie zur Gewichtsabnahme. Wenn es sich aber um einseitige Kostformen handelt, können sie bei zu langer Beibehaltung zu schweren Vitamin- oder Eiweißmangelzuständen führen. Oft versuchen diese Diäten nur, von der schmerzlich empfundenen Grundtatsache abzulenken, daß es ohne ein Kalorienreduktion keine Gewichtsabnahme geben kann. Man sollte nicht auf eigene Faust jede Diätform mitmachen, ohne zuvor ärztlichen Rat eingeholt zu haben.

Ernährung

Welchen Wert haben Diätprogramme, bei denen es angeblich nicht auf die Kalorien ankommt? Alle gewichtsvermindernden Kostformen müssen die gesamte Kalorienaufnahme berücksichtigen. Wenn man eine Kost ißt, die vollständig aus Fett besteht, kann man abnehmen, *vorausgesetzt, daß die gesamte Kalorienaufnahme unter dem Körperbedarf liegt.* Dagegen wird man sogar bei einer gänzlich fettlosen Diät, die aber einen Kalorienüberschuß über den Grundbedarf hinaus liefert, zunehmen!

Welchen Einfluß hat der Gemütszustand eines Menschen auf sein Gewicht? Menschen, die emotional gestört sind und unter Spannung stehen, essen manchmal zuviel (»Frustfraß«, »Kummerspeck«), manchmal auch zu wenig (Appetitlosigkeit bei Depression). Die Reaktionsweisen sind individuell sehr verschieden.

Welcher Zusammenhang besteht zwischen Übergewicht und Erkrankungen der Herzkranzgefäße? Es ist statistisch mit Sicherheit nachgewiesen, daß Erkrankungen der Herzkranzgefäße bei Menschen, die fettleibig sind und eine fettreiche Nahrung zu sich nehmen, häufiger auftreten.

Was ist Cholesterin? Cholesterin ist eine Substanz, die sich in bestimmten Nahrungsmitteln findet und auch im Blut chemisch nachweisbar ist. Der Cholesterinspiegel ist bei den einzelnen Menschen unterschiedlich hoch. Menschen der westlichen Industrieländer haben einen durchschnittlich wesentlich höheren Cholesterinspiegel als Menschen in Entwicklungsländern.

Besteht bei Personen mit erhöhtem Serumcholesterinspiegel eine größere Bereitschaft zu Erkrankungen der Herzkranzgefäße? Ja, wenngleich der Faktor Cholesterin nicht isoliert zu betrachten ist, sondern auch hoher Blutdruck, Rauchen, Übergewicht, Bewegungsmangel und erbliche Belastung eine wichtige Rolle spielen.

Wieso begünstigt ein zu hoher Serumcholesterinspiegel eine Erkrankung der Herzkranzgefäße? Vermutlich führt ein hoher Serumcholesterinspiegel zur vorzeitigen Arteriosklerose der Herzkranzarterien.

Kann man den Serumcholesterinspiegel mit einer fettarmen, cholesterinarmen Diät senken? Ja, aber oft nur in sehr geringem Ausmaß. Bei normaler Ernährung wird nämlich der größte Teil des Cholesterins im Blut unabhängig von der äußeren Zufuhr im Körper selbst erzeugt. Alle Patienten mit erhöhtem Cholesterinspiegel sollten dennoch als Basisbehandlung auf eine starke Verminderung cholesterinreicher Nahrungsmittel achten.

Welche Fette sollen gemieden werden? Tierische Fette. Pflanzliche Fette und Öle mit hohem Gehalt an mehrfach ungesättigten Fettsäuren beeinflussen den Serumcholesterinspiegel in günstiger Weise.

Übergewicht

Helfen Massagen, Behandlungen mit Apparaten und Bädern verschiedener Art usw. beim Abnehmen? Vielleicht im Empfinden des Betroffenen, in Wirklichkeit nicht. Sie fördern eher die Passivität und verlagern die Verantwortung für Erfolg oder Mißerfolg auf die Schultern anderer. Ohne die aktive Mitarbeit des übergewichtigen Menschen und die Annahme der Verantwortlichkeit für seinen eigenen Körper kann es keine dauerhafte Gewichtsabnahme geben.

Soll jeder, der eine strenge Diät einhält, zusätzlich Vitamine einnehmen? Im Grunde nicht, da eine gute Abmagerungsdiät auch die in kalorienarmen Nahrungsmitteln (Obst, Gemüse) enthaltenen Vitamine mit umfassen soll. Allerdings neigen manche Menschen extremen Diäten zu (z. B. Eier-Diät), die dann durch entsprechende Vitaminzusätze ergänzt werden müssen.

Können Vitamine den normalen Appetit verstärken? Nein.

Soll sich ein Patient, der streng Diät hält, häufig von seinem Arzt kontrollieren lassen? Ja.

Ist es wahr, daß man leicht an Gewicht zunimmt, wenn man das Rauchen aufgibt? Ja, denn Rauchen setzt oft den Appetit herab. Außerdem ersetzen viele Leute die gewohnte Zigarette durch Näschereien, wenn sie gerade nichts Besseres zu tun haben.

Kann man durch Einhaltung einer strengen Diät nervös werden? Nur wenn man es als Entbehrung empfindet, weniger zu essen, als man möchte.

Ist es normal, daß manche Leute unter Verstopfung leiden, wenn sie eine gewichtsvermindernde Diät einhalten? Das kommt gelegentlich vor, weil die Gesamtmasse der eingenommenen Nahrung geringer ist. In solchen Fällen soll man sich an den Arzt wenden, damit er entsprechende Maßnahmen zur Förderung der Verdauung verordnet.

Was kann man tun, um die Hungergefühle zu besänftigen, die bei einer strengen Diät auftreten? Wenn man einige Wochen lang Diät hält, gewöhnt man sich an die neue, kalorienarme Nahrungsaufnahme. Wenn man die Willenskraft aufbringen kann, die ersten paar Wochen durchzuhalten, wird man merken, daß der Hunger schwindet.

Sollen auch Kinder so wie Erwachsene eine kalorienarme Diät einhalten, wenn sie übergewichtig sind? Kinder sollen unbedingt normalgewichtig bleiben. Wenn man sich schon in der Kindheit angewöhnt, zu viel zu essen und wenn man dadurch fettleibig wird, ist es später, wenn man erwachsen wird, viel schwieriger, schlank zu bleiben.

Ernährung

Neigen Fettleibige mehr als Schlanke zu hohem Blutdruck? Ja.

Bekommen Fettleibige eher eine Zuckerkrankheit als Schlanke? Ja.

Ist die Bereitschaft zur Tumorentwicklung bei Fettleibigen größer als bei Schlanken? Die Statistik zeigt, daß Krebs bei fettleibigen Menschen häufiger auftritt als bei mageren.

Soll bei gewichtsvermindernden Kostformen die Salzzufuhr eingeschränkt werden? Eine Salzbeschränkung gestattet einen größeren Flüssigkeitsverlust und damit auch Gewichtsverlust, der jedoch nur vorübergehend ist.

Kann der Genuß alkoholischer Getränke zur Fettleibigkeit führen? Ja. Alkoholische Getränke können kalorienreich sein. $^1/_2$ Liter Bier enthält ca. 250 kcal.

Kann man erreichen, daß man nur an bestimmten Körperstellen abnimmt? Nein. Alle Werbeankündigungen für Mittel, die eine Abnahme an bestimmten Körperteilen herbeiführen sollen, während andere Körperteile unbeeinflußt bleiben, sind irreführend. Es gibt keine wirksame Methode zur Abmagerung in einer speziellen anatomischen Region.

Grundlagen verschiedener Diäten

Tab. 2a Abmagerungsdiät (kalorienarm: 1000 Kalorien)

	inbegriffen sind	zu meiden sind
Brot:	2 dünne Schnitten Vollkornbrot oder Weiß-, Grau- und Schwarzbrot	warmes Brot und Gebäck, süße Backwaren, Milch- und Kaffeebrot, Kuchen
Getreideprodukte wie Haferflocken, Cornflakes u.ä.:	keine	alle
Suppen:	klare Brühe, entfettete Bouillon, Gemüsesuppen aus Magermilch und Gemüse	Rahmsuppen und dicke (gebundene) Suppen
Fleisch, Fisch, Eier oder Käse:	140 g mageres Rindfleisch, Huhn, Schinken, Lamm- und Kalbfleisch, Nieren, Leber, Zunge, Dosenlachs, Thunfisch, Muscheln und Krustentiere, 1 Ei, magerer Quarkkäse	fettes Fleisch, z.B. von Gans, Schwein, Wurst, gebackenes Fleisch, Dosenfisch in Öl, alle Käsesorten außer magerem Quarkkäse

Tab. 2a Fortsetzung

	inbegriffen sind	zu meiden sind
Gemüse und Salate:	Aus der »5%-Gemüse«-Gruppe: bis zu 12 g Kohlenhydrate	getrocknete Bohnen und Erbsen
Kartoffeln und andere Beilagen:	keine	andere
Fette:	2 Teelöffel Butter, 2 Eßlöffel Sahne	alle anderen Fette
Obst:	frisches, ungesüßtes Obst entsprechend 30 g Kohlenhydraten	gesüßte, tiefgefrorene oder konservierte Früchte, Dörrobst, Avocados
Nachtisch:	ungesüßte Cremen mit Magermilch- und Eizusatz, ungesüßte Gelatinespeisen	alle Mehlspeisen wie Kuchen, Torten, Konditorwaren, Eis, Pudding u.a. ausgiebige Desserts
Süßstoffe:	keine, außer künstlichem Süßstoff (Saccharin u. ähnl.)	alle
Getränke:	Kaffee, Tee, 6 dl Magermilch oder fettlose Buttermilch	kohlensäurehaltige Getränke, andere gesüßte Getränke, Vollmilch, Alkohol
Verschiedenes:	Gewürze und Salze	Ketchup, scharfe Würze, Bratensaft, Rahm- und Sahnesoße, Nüsse, Mixed Pickles

Ernährung

Tab. 2b Fettarme Diät (mit niedrigem Cholesteringehalt)

	inbegriffen sind	zu meiden sind
Brot:	alle Sorten, die ohne Eier, Butter oder Milch hergestellt werden	alle Sorten, die mit Eiern, Butter oder Milch hergestellt werden
Getreideprodukte:	alle	alle
Suppen:	Gemüsesuppen ohne Milch oder Fleischbrühe	Rahm- und Cremesuppen, Fleischsuppen
Fleisch, Fisch, Eier oder Käse:	mageres Rindfleisch, Huhn, magerer Schinken, Lamm- und Kalbfleisch, Fisch (nicht ölig), Eiklar, magerer Quarkkäse verschiedener Sorten	fettes Fleisch, Fleisch von Drüsen (Bries), Dosenfisch in Öl, Eigelb, alle übrigen Käsesorten
Gemüse:	alle ohne Butter oder Fett zubereiteten Gemüse	keine
Kartoffeln oder andere Beilagen:	Kartoffeln, Maisbrei (Polenta), eierfreie Teigwaren, Reis, alles ohne Fett- oder Rahmsoße zubereitet	Eierteigwaren
Fette:	pflanzliche Kochfette und Öle (Öle sind vorzuziehen)	tierische Fette, Butter, Rahm (Sahne, Obers), Schweineschmalz, Talg
Obst:	alle Obstsorten	keine
Nachtisch:	Windbäckereien, Gelatinespeisen, Gefrorenes (nur aus Fruchtsaft und Zuckerwasser)	Speiseeis, Backwaren, Mehlspeisen, Coca Cola
Süßes:	Jam, Fruchtgelee, Zucker, hartes Zuckerwerk	alle Bonbons und Süßigkeiten, die Butter, Sahne, Schokolade und Kakao enthalten
Getränke:	Buttermilch, Magermilch, Kaffee, Tee, kohlensäurehaltige Getränke	Vollmilch, Kakao, Schokolade
Verschiedenes:	Popkorn (Puffmais), Salz, Gewürze, Essig	Rahmsoße, Bratensaft,

Diätpläne

Tab. 2c Salzarme Diät (Bluthochdruckdiät)

	inbegriffen sind	zu meiden sind
Brot:	salzloses Brot und Gebäck salzlose Kräcker	alle Sorten, die mit Natriumbikarbonat, Salz oder Backpulver hergestellt sind
Getreideprodukte:	salzfreie Getreideflocken, Puffreis und Weizen, Weizenschrot	alle anderen Sorten
Suppen:	salzlose Fleischbrühe, Rahmsuppen, Cremesuppen mit Milchzusatz	gesalzene Suppen
Fleisch, Fisch, Eier oder Käse:	alle Fleischsorten, Geflügel, Süßwasserfisch salzlos zubereitet, nicht mehr als ein Ei plus ein Eigelb täglich	gesalzenes Fleisch, geräucherte oder konservierte Fleisch- und Fischsorten, Seefisch, Muscheln und Krustentiere, Innereien außer Leber, alle Käsesorten
Gemüse:	alle salzlos zubereiteten Dosen-, gemüse, gegarte oder rohe Gemüsesorten	Gemüse mit Salz zubereitet (Herzkranke vertragen nicht gut: Broccoli, Blumenkohl, Rosenkohl, Kohl, Gurken, Zwiebel, gelbe Erbsen, grünen Pfeffer, Radieschen, Rüben)
Kartoffeln oder andere Beilagen:	Kartoffeln, Maisbrei, Teigwaren, Reis, alles salzlos zubereitet	Bratkartoffeln, Kartoffelchips
Fette:	salzlose Butter, $1/3$ Schale Rahm (Sahne) täglich, Schweinefett (Schmalz), Öl, Salatsoße, pflanzliche Fette	gesalzene Butter, Speckfett, gesalzene Salatsoße
Obst:	alle Obstsäfte sowie gekochtes, rohes und Dosenobst	Dörrobst mit Natriumbenzoat
Nachtisch:	salzlose Desserts, Eiercreme, Gelatinespeisen, Speiseeis mit Milchzusatz, salzfreie Obstkuchen, Pudding, Aufläufe	mit Salz, Backpulver, Natriumbikarbonat oder Eiweiß zubereitete Desserts

Ernährung

Tab. 2c Fortsetzung

	inbegriffen sind	zu meiden sind
Süßes	Zuckerwerk, Jam, Gelee ohne Natriumbenzoat, Zucker, Sirup	Jam und Gelee mit Natriumbenzoat
Getränke:	kohlensäurehaltige Getränke, Kaffee, Milch (6 Deziliter täglich, einschließlich der zum Kochen verwendeten)	enthärtetes Wasser
Verschiedenes:	salzfreier Kakao, Rahmsoße, Kräuter, Gewürze, Essig, ungesalzene Nüsse	Ketchup und scharfe Würzen, Bratensaft, Senf, Oliven, Erdnußbutter, Mixed Pickles, Popkorn, Appetithappen, Salz

Tab. 2d Fettarme Diät (mit niedrigem Cholesteringehalt)

	inbegriffen sind	zu meiden sind
Brot:	Vollkornbrot, Grahambrot, Schwarzbrot	Weißbrot, mit Weizenmehl gemischtes oder feines Roggenbrot, Weizenmehlkräcker, Toast und Weißgebäck
Getreideprodukte:	Vollkorngetreideprodukte	hochgereinigte Getreideprodukte, Mais-, Reis-, Weizenflocken, feines Hafermark und Hafermehlprodukte
Suppen:	Rahmsuppen, Gemüsesuppen	Bouillon, Fleischbrühe
Fleisch, Fisch, Eier oder Käse:	zähes, faserreiches Fleisch	Schinken, zarte Fleisch-, Fisch- und Geflügelsorten, Dosenfisch, Eier, Käse
Gemüse:	alle, besonders grüner Salat, Sellerie, Kohl, Endivie usw.	keine
Kartoffeln und andere Beilagen:	Maisbrei, ungeschälter Reis	Kartoffeln, Teigwaren, polierter Reis

Tab. 2d Fortsetzung

	inbegriffen sind	zu meiden sind
Fette:	alle außer Butter, Sahne, Margarine	Butter, Sahne, Margarine
Obst:	alle Sorten, mit der Schale	keine
Nachtisch:	Nachspeisen, die Früchte und Nüsse enthalten	alle gewöhnlichen Kuchen, Backwaren, Eiercremes, Gelatinespeisen, Speiseeissorten, Aufläufe usw. ohne Obst und Nüsse
Süßigkeiten:	Süßigkeiten, die Früchte oder Nüsse enthalten, Jam	Zuckerwerk, Honig, Gelee, Zucker, Sirup
Getränke:	Kaffee, Milch	kohlensäurehaltige Getränke, koffeinfreier Kaffee
Verschiedenes:	Nüsse, Oliven, Mixed Pickles, Popkorn, Appetithappen	Rahmsoße, Bratensaft, Erdnußbutter, Gewürze, Essig

Tab. 2e **Schlackenarme Kost**

	inbegriffen sind	zu meiden sind
Brot:	Weißbrot, feines Roggen- und Mischbrot, weiße Kräcker, Toast- und Knäckebrot, Weißgebäck	Vollkorn-, Graham- und Schwarzbrot
Getreideprodukte:	hochgereinigte Getreideprodukte, Mais, Reis, Weizen, feines Hafermark und Hafermehlprodukte	Vollkorngetreideprodukte
Suppen:	Bouillon, Fleischbrühe	Rahm- und Cremesuppen, Gemüsesuppe
Fleisch, Fisch, Eier oder Käse:	Schinken, zartes Fleisch, Fisch, Geflügel, Dosenfisch, Eier, Käse	zähes, faserreiches Fleisch
Gemüse:	keine	alle

Ernährung

Tab. 2e Fortsetzung

	inbegriffen sind	zu meiden sind
Kartoffeln und andere Beilagen:	Kartoffeln, Teigwaren, polierter Reis	Maisbrei, ungeschälter Reis
Fette:	Butter, Sahne, Rahm	alle übrigen Fette
Obst:	keines	alle
Nachtisch:	Kuchen, Backwaren, Eiercreme, Gelatinespeisen, Speiseeis, Torten, Pudding, feine Aufläufe, Biskuit, alle ohne Obst und Nüsse	Nachspeisen, die Früchte oder Nüsse enthalten
Süßigkeiten:	Zuckerwerk, Honig, Gelee, Zucker, Sirup	Zuckerwerk, das Früchte oder Nüsse enthält, Jam
Getränke:	kohlensäurehaltige Getränke, Getränke (ohne Eis) koffeinfreier Kaffee	Kaffee, Milch
Verschiedenes:	Rahmsoße, Bratensaft, Erdnußbutter, mäßig Gewürze Essig	Nüsse, Oliven, Mixed Pickles, Popkorn, Appetithappen

Tab. 3 **Prozentsatz der Kohlenhydrate** für Gemüse und Obst

5% Gemüse	10% Gemüse	15% Gemüse	20% Gemüse
Spargel	rote Bete	Artischocken	weiße Bohnen
grüne Bohnen (Fisolen)	Kürbis	Kartoffeln	junge Maiskolben
Brunnenkresse	Rüben	Pastinak	
Mangoldgemüse	Karotten	Gartenpuffbohnen	
Spinat	Oliven	Äpfel	
Sellerie	Orangen	Bananen	
Gurken	Zitronen	Stachelbeeren	
Kohl	Grapefruit	Heidelbeeren	
Blumenkohl	Melonen	Birnen	
Tomaten	Erdbeeren	Weintrauben	
Paprika	Zwiebel		
Salat	Ananasfrucht		
Eierfrucht	frische Schnittbohnen		
Löwenzahnblätter			

Diätpläne

Tab. 4 Kohlenhydratarme Diät

	inbegriffen sind	zu meiden sind
Brot:	zwei Scheiben trockenes Brot	alle anderen Brotsorten
Getreideprodukte:	½ Schale gekochte Getreideprodukte täglich	Getreideprodukte mit Zuckerzusatz
Suppen:	Bouillon, Gemüsecremesuppe	eingedickte Suppen (gebundene Suppen)
Fleisch, Fisch, Eier oder Käse:	alle, nur gekocht, in bescheidenen Mengen	solche, die mit reichlich Bratensaft hergestellt sind
Gemüse:	Gemüse der 5%- oder 10%-Gruppe	Gemüse der 15%- oder 20%-Gruppe
Kartoffeln und andere Beilagen:	keine	Kartoffeln fallen in die 15%-Gruppe und sollten daher gemieden werden
Fette:	alle mäßig	keine
Obst:	alle ohne Zucker eingelegten oder zubereiteten Früchte oder frisches Obst in mäßigen Mengen	gewöhnliches Dosenobst, getrocknete oder tiefgefrorene Früchte
Nachtisch:	Gelatinespeisen gesüßt mit künstlichem Süßstoff	Kuchen, Mehlspeisen, Torten und andere Konditorwaren, Speiseeis
Süßigkeiten:	künstlicher Süßstoff (z. B. Saccharin)	alle übrigen
Getränke:	Kaffee, Tee, Milch	kohlensäurehaltige und andere gesüßte Getränke, Bier
Verschiedenes:	Zutaten, Gewürze, Essig saure Gurken u. dgl.	Ketchup, Rahmsoße, Bratensaft, süß Eingelegtes, Appetithappen, süßer Wein

Ausführliche Tabellen mit Kalorienangaben sind im Buchhandel erhältlich.

Untergewicht

Was ist am häufigsten Ursache der Untergewichtigkeit?
a) Chronische Infekte oder Leiden wie Tuberkulose, Nierenleiden, chronische Leberkrankheiten usw.;
b) Drüsenstörungen, etwa eine Schilddrüsenüberfunktion oder Hypophysenfunktionsstörungen;
c) neurotische Verhaltensstörungen, die mit Abscheu vor dem Essen einhergehen;
d) schlechte Eßgewohnheiten, zumeist verbunden mit unregelmäßiger Lebensweise, übertriebener körperlicher Aktivität und zu wenig Schlaf.

Gibt es eine erbliche Veranlagung zur Magerkeit? Ja, im Rahmen der Vererbung einer bestimmten Konstitution und eines bestimmten Körperbaus. Aber auch der Umweltfaktor hat große Bedeutung.

Spielt das Gemütsleben für die Untergewichtigkeit eine große Rolle? Ja. Wenn man unter großer seelischer Belastung steht, ißt man oft weniger und nimmt dadurch ab.

Wie geht man am besten vor, wenn man zunehmen will? Untergewichtige müssen mehr Kalorien zuführen, als sie verbrauchen. Die überschüssigen Kalorien werden als Fett gespeichert. Wer zunehmen möchte, sollte sich auf vier oder fünf Mahlzeiten am Tag anstelle der üblichen drei umstellen. Wenn die Untergewichtigkeit eine seelische Ursache hat, muß man überdies die Quelle der emotionalen Störung finden und versuchen, sie auszuschalten.

Soll sich ein Patient, der chronisch untergewichtig ist, einer eingehenden Untersuchung unterziehen? Ja, auf jeden Fall. Mit einer gründlichen Gesamtuntersuchung muß sichergestellt werden, daß die Untergewichtigkeit nicht durch eine Infektion oder eine andere körperliche Ursache bedingt ist.

Führt zu starkes Rauchen manchmal zur Untergewichtigkeit? Ja, wenn die normale Nahrungsaufnahme davon beeinträchtigt wird. Der starke Raucher hat oft schlechten Appetit.

Wie kommt es, daß manche Leute ausgesprochen viel essen und dennoch mager bleiben? Weil sie Speisen mit niederem Kalorienwert bevorzugen. In diesem Fall sind Speisen zu empfehlen, die einen höheren Kalorienwert haben, z. B. Sahne, Eier, Kohlenhydrate, Butter usw. Solche Menschen verbrennen auch oft mehr Energie, weil sie zu viel unternehmen und zu wenig schlafen. Es gibt aber sicher auch Menschen, die aufgrund noch nicht vollständig bekannter Stoffwechseleigenschaften die Nahrung schlechter verwerten als andere.

Fördert eine Vitaminzufuhr den Gewichtsansatz? Nein, es sei denn, man würde Nahrungsmittel zu sich nehmen, die zwar enorm vitamin-, aber auch kalorienreich sind. Solche Nahrungsmittel sind allerdings selten. Bei ausgewogener Ernährung ist keine spezielle Vitaminzufuhr notwendig.

Wie kann man bei Kindern eine Gewichtszunahme erreichen? Man soll regelmäßige Lebensgewohnheiten einführen und die Kinder dazu anzuhalten, sich körperlich und seelisch nicht so zu verausgaben, beispielsweise allzu wilde Spiele, übertriebenen Sport oder Aufregungen meiden. Es ist sicher falsch, Kinder durch Drohungen oder Strafen zum Essen zu zwingen.

Gibt es Medikamente, die einem helfen können, mehr zu essen? Es gibt Mittel, die den Appetit anregen können, ihre Wirksamkeit ist aber nicht groß. Wichtig ist jedoch, daß geklärt wird, ob nicht ein Krankheitsprozeß die unzureichende Nahrungsaufnahme verursacht. Sofern das ausgeschlossen ist, ist es für den Gesundheitszustand und die Lebenserwartung eher vorteilhaft, untergewichtig zu sein.

Tab. 5 Kalorienreiche Diät für Untergewichtige

Brot:	alle Sorten, besonders Vollkorn- oder Graubrot
Getreideprodukte:	alle, besonders Vollkorn- oder angereicherte Getreideflocken
Suppen:	alle
Fleisch, Fisch, Eier oder Käse:	täglich mindestens ein Ei und zwei Portionen Fleisch oder andere Eiweißträger wie Eier und Käse
Gemüse:	alle Gemüse in Dosen, zubereitet oder roh
Kartoffeln und andere Beilagen:	alle
Fette:	Butter, Rahm bzw. Sahne, Schweineschmalz, Margarine, Öl, Salatsoße
Obst:	alle Früchte der Wahl, zubereitet, gedörrt oder frisch
Nachtisch:	Kuchen, Backwaren, Speiseeis, Mehlspeisen, Torten, Pudding u. a.
Süßigkeiten:	Zuckerwerk, Gelee, Zucker u. a.
Getränke:	alle Getränke, besonders solche mit hohem Kalorienwert
Verschiedenes:	Gewürze und Zutaten, Bratensaft, Nüsse, Salz, Essig

19 Endoskopie

Was versteht man unter Endoskopie? Endoskopie ist die Untersuchung innerer Organe mit Hilfe von optischen Instrumenten, die eine direkte Betrachtung ermöglichen. Sie wird auch als »Spiegelung« bezeichnet. Die Endoskopie wird zu diagnostischen und therapeutischen Zwecken eingesetzt. Durch die Fortschritte, die in letzter Zeit bei Fiberoptikinstrumenten erzielt worden sind, ist die Endoskopie zu einem gefahrlosen und außerordentlich nützlichen Verfahren geworden.

Was ist die Ösophagoskopie? Ösophagoskopie ist die Untersuchung der Speiseröhre (Ösophagus) mit einem optischen Instrument, dem Ösophagoskop. Durch das Ösophagoskop, das das Licht überträgt, kann man die Speiseröhrenschleimhaut betrachten und untersuchen.

Was ist die Gastroskopie? Gastroskopie ist die Untersuchung des Magens mit einem optischen Instrument. Dieses Instrument wird durch den Mund und die Speiseröhre in den Magen eingeführt. Die Lichtquelle für alle Endoskope befindet sich außerhalb des Körpers, das Licht wird mit Hilfe der Glasfasern in den Magen geleitet.

Sind Glasfaserendoskope starr oder flexibel? Der Teil des Instruments, der in den Körper eingeführt wird, ist flexibel, anders als die alten Gastroskope oder die gegenwärtig manchmal noch verwendeten Rektoskope und Sigmoidoskope.

Was ist Gastroduodenoskopie? Das ist eine kombinierte Untersuchung von Magen und Zwölffingerdarm mit dem Endoskop. Der Zwölffingerdarm (Duodenum) ist der erste Abschnitt des Dünndarms.

Wird für Gastroskopie und Gastroduodenoskopie das gleiche Instrument verwendet? Ja.

Wann ist eine Ösophagoskopie, Gastroskopie oder Gastroduodenoskopie angezeigt? Diese Untersuchungen werden in folgenden Fällen für die Diagnose herangezogen:
a) um die Quelle einer Blutung aufzudecken, die von einem Tumor, von Ösophagusvarizen, von einem Polypen, Krebs oder Geschwür des Magens oder von einem Zwölffingerdarmgeschwür ausgehen kann;

b) zum Nachweis oder Ausschluß eines Speiseröhren-, Magen- oder Zwölffingerdarmgeschwürs;
c) zum Nachweis eines Speiseröhren-, Magen- oder Zwölffingerdarmtumors;
d) zum Nachweis von Steinen oder von einem Tumor im Gallenausführungsgang;
e) zum Nachweis einer Speiseröhren-, Magen- oder Zwölffingerdarmentzündung.

Diese Verfahren können ferner dazu dienen, von den krankhaft veränderten Stellen Gewebeproben zur mikroskopischen Untersuchung zu entnehmen, speziell zur Feststellung, ob ein Krebs vorhanden ist; man nennt dies eine Biopsie.

Kann die Gastroduodenoskopie auch zur Behandlung herangezogen werden? Ja, die Möglichkeiten dazu wurden in den letzten Jahren beträchtlich erweitert. Im Magen kann man Blutungen stillen, verschluckte Fremdkörper entfernen und Polypen (kleine gutartige Tumoren) mit der elektrischen Schlinge abtragen. Steine im Gallenausführungsgang können mit Hilfe des Duodenoskops im ganzen entfernt oder zertrümmert werden, die Mündung des Gallengangs in den Zwölffingerdarm wird dabei mit einem elektrischen Messer erweitert. Bei Verlegung des Gallengangs durch Tumoren kann man Drainagen einlegen und den Galleabfluß wiederherstellen.

Ist eine Endoskopie der Speiseröhre, des Magens und des Zwölffingerdarms schmerzhaft? Nein. Vor dem Beginn der Untersuchung erhält der Patient beruhigende und schmerzlindernde Medikamente. Überdies ist das Instrument aus flexiblem Material und nicht starr wie ein Metallinstrument.

Wie verläßlich sind die Ergebnisse der Speiseröhren-, Magen- und Zwölffingerdarmendoskopie? In über 90 % der Fälle ist die Diagnose korrekt. In vielen Fällen wird die Richtigkeit der Diagnose durch eine Biopsie bestätigt.

Macht eine Endoskopie der Speiseröhre, des Magens oder des Zwölffingerdarms Röntgenuntersuchungen unnötig? Nein, nicht vollständig. Zur Beurteilung der Bewegungsabläufe in der Speiseröhre, im Magen und im Zwölffingerdarm eignet sich die Röntgenuntersuchung besser als die Endoskopie, insbesondere zum Studium des Schluckakts. Wenn Engstellen so beschaffen sind, daß man sie mit dem Endoskop nicht passieren kann, verbleibt ebenfalls nur die Röntgenuntersuchung vor einer evtl. Operation.

Was ist eine Rektoskopie? Als Rektoskopie bezeichnet man die Untersuchung des Mastdarms (Rektum) mittels direkter Betrachtung. Für diese Untersuchung kann entweder ein starres Metallinstrument oder ein flexibles nichtmetallisches Instrument verwendet werden. Die Rektoskopie bringt

Endoskopie

viele diagnostische Aufschlüsse, sie ermöglicht die Entnahme von Gewebeproben zur Biopsie und die Entfernung von bestimmten krankhaften Veränderungen, etwa Polypen, die weggebrannt oder mit einer Schlinge abgetragen werden können. Rektoskope sind gewöhnlich 15–30 cm lang.

Was ist eine Sigmoidoskopie? Das ist die Untersuchung des Colon sigmoideum (Krummdarm = Dickdarmabschnitt vor dem Mastdarm) mit Hilfe von flexiblen optischen Instrumenten von ca. 60 cm Länge. Das diagnostische und therapeutische Anwendungsgebiet ist das gleiche wie bei der Rektoskopie, der Unterschied liegt nur in der Länge des Instruments. Mit diesem Instrument können im Vergleich zum Proktoskop höhere Abschnitte des Dickdarms, aber noch nicht der gesamte Dickdarm eingesehen werden.

Was ist eine Proktoskopie? Die Proktoskopie wird mit einem sehr kurzen, starren Rohr vorgenommen, das in den After eingeführt wird. Man betrachtet damit die letzten Abschnitte des Mastdarms und den Afterkanal. Vor allem zur Diagnose von Hämorrhoiden ist die Proktoskopie unerläßlich.

Was ist eine Koloskopie? Koloskopie ist die Untersuchung des Dickdarms mit Hilfe eines flexiblen optischen Instruments. Das Koloskop ist so lang, daß es vom Darmausgang aus über die gesamte Länge des Dickdarms eingeführt und bis zum unteren Abschnitt des Dünndarms vorgeschoben werden kann.

Welche krankhaften Veränderungen können mit Hilfe der Koloskopie diagnostiziert werden?
a) Dickdarmentzündungen, Unterscheidung der verschiedenen Kolitisformen;
b) Divertikulose und Divertikulitis des Dickdarms;
c) Dickdarmpolypen;
d) Dickdarmkrebs;
e) Blutungsquellen im Dickdarm.

Kann durch das Koloskop Gewebe zur Biopsie entnommen werden? Ja, das ist einer der großen Vorteile der Koloskopie.

Ist es oft möglich, Polypen durch das Koloskop zu entfernen? Ja. Das ist ein großer Vorzug, weil man weiß, daß Polypen ab einer bestimmten Größe in einen Darmkrebs übergehen können und eine frühzeitige Entfernung mit dem Koloskop eine sehr gute Vorbeugung gegen diesen Krebs darstellt.

Kann eine Koloskopie zur Klärung der Diagnose beitragen, wenn die Röntgenuntersuchung fragliche Veränderungen zeigte? Ja. Es kommt vor, daß sich bei der Röntgenuntersuchung der Verdacht auf einen Tumor ergibt, der mit der Koloskopie entkräftet werden kann. Viele Ärzte führen daher gar keine Röntgenuntersuchung des Dickdarms mehr durch, sondern wenden gleich die Koloskopie als aussagekräftigeres Verfahren an.

Verursacht eine Koloskopie Schmerzen? Ja, zuweilen. Aus diesem Grund werden vor der Untersuchung Beruhigungsmittel und schmerzlindernde Medikamente verabreicht.

Wie verläßlich sind die Ergebnisse der Koloskopie? Die Diagnosen sind zu einem hohen Prozentsatz richtig, vorausgesetzt, der Untersucher ist gut ausgebildet, der Dickdarm wurde vor der Untersuchung gut gereinigt, und die krankhafte Veränderung wurde nicht durch Stuhlreste oder eine Blutung verdeckt.

Können Polypen und bösartige Tumoren durch das Koloskop entfernt werden? Polypen können in vielen Fällen vollständig entfernt werden. Wenn es sich jedoch um einen breitbasig aufsitzenden Polypen handelt, ist seine Entfernung auf diese Weise unter Umständen nicht möglich. Bösartige Tumoren, die bereits in die Darmwand eingewachsen sind, müssen durch eine Operation entfernt werden.

Welche anderen Körperregionen werden mit flexiblen Endoskopen untersucht? Mit Spezialgeräten kann man heute bereits den gesamten Darmtrakt einsehen. Auch die Gallengänge, der Bauchspeicheldrüsengang, das Bronchialsystem, die Nasennebenhöhlen und sogar die größeren Arterien werden heute mit feinsten Glasfaserkabeln endoskopiert.

Welche starren Metallendoskope gibt es beispielsweise?
a) Das Gastroskop. Es wird heute nicht mehr zur Diagnostik verwendet, dient aber manchmal noch als Instrument zur Entfernung von verschluckten Fremdkörpern aus der Speiseröhre.
b) Das Bronchoskop. Es wird noch verwendet, aber in geringerem Ausmaß als das flexible Instrument. Das starre Metallbronchoskop eignet sich aber besser zur Fremdkörperentfernung, zur Entnahme von größeren Biopsien und zur Durchführung kleiner operativer Eingriffe.
c) Das Laparoskop. Dieses Instrument wird durch einen kleinen Einschnitt in der Bauchwand in Nabelnähe eingeführt. Man kann damit die Organe in der Bauchhöhle betrachten, vor allem Leber und Milz.

In den letzten Jahren hat sich die sog. laparoskopische Chirurgie als Spezialdisziplin der Chirurgie entwickelt. Bei dieser Technik wird die Bauchwand nicht mehr aufgeschnitten, sondern mit mehreren Röhren durchbohrt. Der Eingriff am entsprechenden Organ erfolgt mit Hilfe langer Instrumente, die durch diese Röhren in die Bauchhöhle eingeführt werden; die Sicht ist durch starre Endoskope gewährleistet.

Endoskopie

d) Das Kuldoskop. Dieses Instrument wird durch die Scheide eingeführt und durch eine kleine Öffnung im Scheidengewölbe bis in die Bauchhöhle vorgeschoben. Der Frauenarzt kann damit Veränderungen an den Eierstöcken, Eileitern und an der Gebärmutter feststellen. Außerdem kann damit Blut in der Bauchhöhle nachgewiesen werden, das sich oft bei einer Eileiterschwangerschaft findet.

e) Das Zystoskop. Das Instrument wird durch die Harnröhre in die Harnblase eingeführt (siehe Kapitel 40, Harnblase).

Werden Endoskopien von Spezialisten durchgeführt? Ja. Die meisten Gastroenterologen sind in der Endoskopie des oberen und unteren Magen-Darm-Trakts ausgebildet. Frauenärzte führen Laparoskopien und Kuldoskopien durch, Urologen Zystoskopien. Die meisten Hals-Nasen-Ohren-Ärzte und Thoraxchirurgen sind in der Bronchoskopie ausgebildet.

Verursacht eine Endoskopie Schmerzen? Die meisten Endoskopieverfahren sind unangenehm, durch die Verabreichung von Medikamenten vor der Untersuchung werden aber Schmerzen weitgehend ausgeschaltet.

Ist bei Endoskopien eine Anästhesie erforderlich? Bei Endoskopien des Magen-Darm-Trakts ist keine Betäubung üblich, bei der Laparoskopie, Kuldoskopie und Zystoskopie kann jedoch eine Anästhesie gegeben werden.

Werden Endoskopien in der Sprechstunde des Arztes oder im Krankenhaus durchgeführt? Es ist beides möglich. Wenn ein Facharzt Endoskopien in seiner Praxis durchführt, braucht er dazu spezielle Einrichtungen für die Vorbereitung und Ausführung des Untersuchungsverfahrens und ein besonders ausgebildetes Hilfspersonal.

Gibt es eigene Kurse zur Ausbildung von Ärzten in der Endoskopie? Ja. Die einzelnen Endoskopieverfahren sollen nur von entsprechend ausgebildeten Ärzten durchgeführt werden.

20 Erbliche und »angeborene« Merkmale und Krankheiten

Siehe auch Kapitel 30, Infektionskrankheiten; Kapitel 38, Medikamente und Suchtgifte; Kapitel 56, Schwangerschaft und Entbindung; Kapitel 59, Strahlendiagnostik und Strahlenbehandlung

Was versteht man unter einem Erbmerkmal? Man versteht darunter eine Eigenschaft oder ein Körpermerkmal, das von einer Generation zur anderen weitergegeben wird. Diese Erbmerkmale sind in den sogenannten Genen oder Erbeinheiten festgelegt, die im Zellkern der Keimzellen in den Chromosomen aufgereiht sind.

Was ist DNS? DNS ist die Abkürzung für Desoxyribonukleinsäure. Diese ist die Grundsubstanz im Zellkern, die für die Weitergabe von Erbmerkmalen verantwortlich ist.

Ist DNS und DNA dasselbe? Ja. A steht für »acid«, S für »Säure«.

Was versteht man unter einer »angeborenen« krankhaften Veränderung? Man meint damit eine Eigenschaft oder ein Körpermerkmal, das von Geburt an vorhanden ist, gewöhnlich als Folge einer Schädigung, die das Kind während seiner Entwicklung im Mutterleib oder während der Geburt erlitten hat. So kann z. B. eine Erkrankung der Mutter an Röteln während der Frühschwangerschaft zu einer Schädigung des wachsenden Keims führen und Blindheit, Herzfehler und andere Störungen verursachen. Unter solchen Voraussetzungen darf man diese Krankheiten als angeboren ansehen, da sie während der Keimentwicklung erfolgten und *nicht* vererbt sind.

Folgen Erbmerkmale einem bestimmten Erbgang? Ja. Die Vererbung unterliegt den Mendelschen Gesetzen.

Welcher Unterschied besteht zwischen einem dominanten und einem rezessiven Erbmerkmal? Ein dominantes (»vorherrschendes«) Merkmal erscheint in der Nachkommenschaft mit viel größerer Wahrscheinlichkeit als ein rezessives (»zurücktretendes«). Wenn z. B. ein Elternteil braunäugig und der andere blauäugig ist, werden von den Kindern voraussichtlich mehr braunäugig werden, da die braune Augenfarbe ein dominantes Merkmal ist; wenn schwarzhaarige Eltern ein rothaariges Kind haben, ist das rezessive Erbmerkmal »Rothaarigkeit« hervorgetreten.

Sind die meisten erblichen Gebrechen und Mißbildungen dominante Merkmale, oder sind sie eher rezessiv? Die meisten sind rezessiv und treten nur in einem kleinen Prozentsatz der Fälle in Erscheinung.

Überspringen Erbmerkmale manchmal Generationen und kommen in späteren Generationen zum Vorschein? Ja.

Werden die Kinder von dem Träger einer erblichen Mißbildung möglicherweise ebenfalls diese Mißbildung bekommen? Ja, aber man darf nicht vergessen, daß Erbschäden nur bei einem kleinen Prozentsatz der Nachkommenschaft in Erscheinung treten. In einer Familie mit bekannten erblichen Gebrechen sind allerdings die Aussichten, daß auch die Kinder davon betroffen werden, viel größer als in Familien, in denen bisher keine erblichen Anomalien vorgekommen sind.

Können zwei Partner unbedenklich heiraten, wenn beide erbliche Mißbildungen in der Familie haben? Sie können wohl heiraten, sollten sich aber von einer genetischen Beratungsstelle beraten lassen, wenn Kinderwunsch besteht.

Kann man innerhalb der Verwandtschaft heiraten? Man kann Verwandte heiraten, sollte aber, wenn eine sehr enge Blutsverwandtschaft besteht, besser auf Kinder verzichten; es könnten nämlich unerwünschte Anlagen zum Tragen kommen.

Kann man in eine Familie heiraten, in der jemand geisteskrank geworden ist? Grundsätzlich ja, doch besteht ein erhöhtes Risiko, daß in der Nachkommenschaft wieder eine Geisteskrankheit auftritt. Psychische Erkrankungen sind zwar keine Erbkrankheiten, doch kommen sie in bestimmten Familien gehäuft vor. Oft lassen sich auch ungünstige Umweltfaktoren als Mit-Auslöser für Geisteskrankheiten herausfinden.

Welche Beispiele gibt es für erbliche Eigenschaften und Anomalien? Körperbau, Hautfarbe, Augenfarbe, Haarfarbe, Neigung zu Zwillings- bzw. Mehrlingsgeburten, Farbenblindheit, Hasenscharte, Klumpfuß, Wolfsrachen, Schwachsinn, Bluterkrankheit usw. Auch bestimmte Allergien und die Neigung zu anderen Erkrankungen können ererbt sein.

Ist Krebs erblich? Nein, doch könnte die Veranlagung zur Tumorentwicklung vererbt sein. In manchen Familien kommen bösartige Krankheiten deutlich häufiger vor als in der übrigen Bevölkerung.

Kann die Vaterschaft zuverlässig nachgewiesen werden? Ja. Mit Hilfe moderner molekulargenetischer Methoden gelingt heute ein sicherer Vaterschaftsnachweis. Ein Vaterschaftsausschluß ist anhand der seit langem gebräuchlichen Verfahren wie Blutgruppenuntersuchung, Bluteiweißuntersuchungen und der HLA-Typisierung mit einer Sicherheit von 99,9 % möglich.

Können Ereignisse im Leben einer schwangeren Frau die körperliche Entwicklung des ungeborenen Kindes beeinträchtigen? Krankheiten der Mutter können zu Entwicklungsstörungen des Kindes führen. Ferner können übermäßiges Trinken, Rauchen und die Einnahme von Medikamenten körperliche Gebrechen und Entwicklungsstörungen verursachen. Auch extreme psychische Belastungen haben wahrscheinlich einen ungünstigen Einfluß auf die Entwicklung des Kindes im Mutterleib.

Kann die Einwirkung von Röntgenstrahlen oder von radioaktiven Substanzen die Erbeigenschaften der Nachkommen verändern oder Anomalien erzeugen? Eine zu hohe Strahlenbelastung durch Röntgenstrahlen oder radioaktive Substanzen während der ersten Schwangerschaftswochen kann die normale Entwicklung des Keimes beeinflussen und stören. Man nimmt heute auch an, daß eine Röntgenbestrahlung der Eierstockgegend möglicherweise eine Veränderung in manchen Keimzellen bewirkt, die zum Auftauchen einer Anomalie bei einem Kind oder Enkelkind führen kann. Dabei hängt es wahrscheinlich nicht unbedingt von der Strahlendosis ab, ob es zu genetischen Schäden kommt. Vielmehr kann im ungünstigsten Fall, der allerdings statistisch gesehen sehr unwahrscheinlich ist, sogar eine sehr kleine Dosis einen Schaden in der Erbsubstanz herbeiführen. Diese Fragen werden seit langer Zeit eingehend untersucht, wobei wegen der komplexen Datenlage und der großen Auswirkungen auf unser Wirtschaftssystem (Beispiel Atomkraftwerke) die Interpretation der Ergebnisse stark ideologisch gefärbt ist.

Kann es zu körperlichen oder geistigen Veränderungen des Kindes führen, wenn die Mutter während der ersten Schwangerschaftsmonate bestimmte Medikamente oder Drogen einnimmt? Ja. In neuerer Zeit zeigte sich, daß es viele Mittel gibt, die den Keim während der ersten Wochen oder Monate seines Lebens schädigen und Mißbildungen verursachen können. Man sollte es daher vermeiden, wenn immer möglich, irgendwelche Medikamente in der Schwangerschaft einzunehmen. Falls es sich nicht umgehen läßt, sollte man diese Frage mit seinem Arzt besprechen.

Kann man verhindern, daß man Kinder mit einer von den Vorfahren ererbten Anomalie bekommt? Diese Frage hängt mit dem allgemeinen medizinischen Problem der Verhütung von Erbkrankheiten zusammen. Erstens sollte man es vermeiden, Kinder mit einem Partner zu bekommen, der aus einer Familie mit bekannten Erbkrankheiten stammt. Zweitens sollte bei Verwandtenehen ernstlich überlegt werden, ob nicht Kinderlosigkeit ratsamer wäre. Durch Blutsverwandtschaft können unerwünschte, verdeckte erbliche Krankheitsanlagen zum Vorschein kommen. Paare, in deren Familien Erbkrankheiten vorgekommen sind, sollten eine genetische Beratung in Anspruch nehmen, bevor sie sich entschließen, Kinder zu bekommen. Es ist heute möglich, mit Untersuchungen festzustellen, ob jemand Erbträger der Sichelzellanämie oder der familiären Hypercholesterinämie ist. Wenn diese Anlagen bei beiden Eltern vorhanden sind, wäre es wahrscheinlich am besten, auf Kinder zu verzichten. Auch in anderen Fällen können die Genetiker heute sagen, wie groß die Wahrscheinlichkeit des Auftretens einer Erbkrankheit bei Kindern von erblich belasteten Eltern ist.

Sind Intellekt und Intelligenz vererbt? Wahrscheinlich ja. Allerdings ist es schwierig, abzuschätzen, ob in dieser Hinsicht die Vererbung oder die Umweltbedingungen eine größere Rolle spielen. Es ist jedoch bekannt, daß intelligente Eltern eher intelligente Kinder haben. Wieviel davon auf ihre Umweltverhältnisse zurückzuführen ist, läßt sich nicht mit Sicherheit feststellen. Die geistige Unterentwicklung ist, wie man weiß, oft erblich bedingt, kann aber auch die Folge einer Geburtsverletzung oder Infektionskrankheit sein.

Können Eltern, die ein abnormes Kind haben, es wagen, noch andere Kinder zu bekommen? Von vielen Anomalien weiß man heute, daß sie durch Störungen während der Schwangerschaft oder Geburt bedingt sind und daher bei später geborenen Kindern nicht auftreten. Von den Erbschäden sind viele rezessiv, und die Gefahr, daß weitere Kinder betroffen sind, ist gering. In solchen Fällen ist eine genetische Beratung und evtl. eine Amniozentese (siehe unten) zu empfehlen.

Können Träger erblicher Gebrechen heiraten und Kinder bekommen? Sie können heiraten, sollten sich aber sehr gründlich überlegen, ob an Kinder zu denken ist, und sich an eine genetische Beratungsstelle wenden. Manche Erbkrankheiten sind rezessiv und treten nur verstreut bei wenigen Mitgliedern eines Familienstammbaums auf; andere Erbkrankheiten folgen einem dominanten Erbgang, so daß die Gefahr groß ist, daß sie bei den Kindern in Erscheinung treten. In einem solchen Fall ist es für das Ehepaar günstiger, ein Kind zu adoptieren, statt ein eigenes zu bekommen.

Sollten Träger von Mißbildungen – etwa eines Klumpfußes, einer Hasenscharte usw. – bei der Partnerwahl noch mehr als üblich Vorsicht walten lassen? Ja. Sie sollten es vermeiden, Kinder mit einem Partner zu bekommen, in dessen Familie die gleichen erblichen Mißbildungen aufgetreten sind.

Ist Langlebigkeit erblich? Nein, aber die Anlage zur Langlebigkeit kann ererbt sein (siehe Kapitel 4, Altern).

Ist Vorsicht geboten hinsichtlich einer Heirat in eine Familie, in der mehrere Mitglieder erbliche Epilepsie oder Geistesstörungen hatten? Ja.

Sind Körpergröße und Gewicht erblich festgelegt? Die Körpergröße ist viel eher erblich bedingt als das Gewicht; dieses steht mit den Eßgewohnheiten in Zusammenhang, die gewöhnlich umweltabhängig sind und weniger auf Erbanlagen beruhen. Eine Veranlagung zur Fettleibigkeit kann allerdings in bestimmten Familien bestehen.

Ist es schlimm, wenn eine werdende Mutter Röteln bekommt? Ja. Wenn die Röteln während der ersten drei Schwangerschaftsmonate auftreten, können sie beim Kind mit einer Wahrscheinlichkeit von ca. 50 % Blindheit, Taubheit, Herzfehler oder eine geistige Behinderung verursachen.

Sind die bestimmenden Züge der Persönlichkeit ererbt? Die Vererbung spielt sicher eine wichtige Rolle für die Ausprägung von Persönlichkeitsmerkmalen. Wahrscheinlich ist aber der Beitrag der Umweltbedingungen, unter denen ein Kind aufwächst, größer als der Einfluß von Erbfaktoren.

Ist etwas Wahres an der Vorstellung, daß jemand deshalb »ein schwarzes Schaf« ist, weil er gewisse ungünstige Charakterzüge von einem Vorfahren ererbt hat? Über diese Frage besteht ein uralter Streit zwischen den Verfechtern der Erbanlagentheorie und der Umwelttheorie. Wahrscheinlich wird sich wegen der engen Verflechtung der beiden Faktoren nie endgültig entscheiden lassen, welcher Faktor im Einzelfall führend war.

Sind kriminelle Neigungen erblich? Gibt es so etwas wie einen »schwachen Charakter«? Für diese Frage gilt die gleiche Aussage wie für die vorher gestellte.

Sind viele Krankheiten vererblich? Nein. Die Zahl der erblichen Krankheiten ist verhältnismäßig klein. Im Einzelfall kann einem der Arzt oder eine genetische Beratungsstelle genau Auskunft geben, ob eine bestimmte Krankheit als erblich anzusehen ist oder nicht.

Erbliche oder angeborene Störungen, die mit einem Zurückbleiben der geistigen und körperlichen Entwicklung einhergehen

Welche Faktoren können bei erblichen oder angeborenen Krankheiten, die mit einer geistigen und körperlichen Entwicklungshemmung verbunden sind, eine Rolle spielen?

a) Die Vererbung von fehlerhaften Genen;
b) die Entwicklung von Chromosomenanomalien, wie es beim Mongolismus, beim Klinefelter-Syndrom und Turner-Syndrom der Fall ist;
c) erbliche Stoffwechselstörungen;
d) Ausfälle infolge von Schädel- oder Hirnfehlbildungen;
e) Krankheiten der Mutter während der Schwangerschaft, etwa Röteln, Syphilis oder andere Infektionen;
f) schwerste Unterernährung der Mutter während der Schwangerschaft;
g) Einnahme bestimmter schädlicher Medikamente und anderer Mittel während der Frühschwangerschaft;
h) übermäßige Strahlenbelastung der Mutter und des jungen Keims;
i) Komplikationen bei der Entbindung, besonders wenn sich dadurch die Atmung des Neugeborenen verzögert;
j) starke Gelbsucht des Neugeborenen (Kernikterus), wie sie bei Blutfaktorenunverträglichkeit, besonders bei der Erythroblastose (Rhesusfaktorkrankheit), vorkommt;
k) Schädigungen, die nach der Geburt eintreten, etwa Hirnhaut- oder Hirnentzündung, schwere Schädelverletzungen oder Vergiftungen usw.

Welche bekannteren Stoffwechselstörungen haben eine geistige Unterentwicklung zur Folge?
a) Phenylketonurie, die auch Phenylbrenztraubensäureschwachsinn genannt wird;
b) Galaktosämie;
c) Ahornsirupkrankheit;
d) familiäre amaurotische Idiotie (Tay-Sachs);
e) hepatolentikuläre Degeneration (Wilson-Krankheit).

Wodurch entsteht eine Phenylketonurie? Sie beruht auf dem Fehlen eines Enzyms, das für den Stoffwechsel eines Eiweißbausteins der Nahrung nötig ist. Durch diese Stoffwechselstörung kommt es zu einer Ansammlung abnormer Abbaustoffe im Gehirn.

Ist die Phenylketonurie erblich? Ja. Es findet sich öfter mehr als ein Fall in einer Familie.

Kann man die Phenylketonurie schon in der ersten Lebenszeit des Säuglings erkennen? Ja. Mit einer Blutuntersuchung, dem sogenannten Guthrie-Test, kann man die Störung schon beim 3–4tägigen Neugeborenen erfassen. Ferner gibt es eine Harnprobe, mit der man die Phenylketonurie beim 4–6wöchigen Säugling nachweisen kann.

In vielen Staaten, auch in Deutschland, ist jetzt die Durchführung des Guthrie-Tests vor der Entlassung eines Neugeborenen aus dem Krankenhaus gesetzlich vorgeschrieben.

Kann man gegen die Phenylketonurie mit Erfolg vorgehen? Ja, wenn sie früh erkannt und mit einer Spezialdiät behandelt wird. Unter diesen Voraussetzungen ist es möglich, den Hirnschaden, zu dem diese Störung letzten Endes führen würde, zu verhüten.

Wie häufig ist die Phenylketonurie? Sie kommt ungefähr bei einem von zehn- bis zwanzigtausend Neugeborenen vor.

Was ist eine Galaktosämie? Die Galaktosämie oder Galaktose-Intoleranz ist durch eine Störung im Stoffwechsel des Milchzuckers gekennzeichnet. Der Frucht- oder Rohrzuckerstoffwechsel verläuft jedoch normal. Diese Krankheit ist sehr selten.

Kann man die Galaktosämie in der ersten Lebenszeit des Kindes feststellen? Ja. Es gibt einen Bluttest zum Nachweis des Enzyms, das für den Milchzuckerstoffwechsel nötig ist; ferner läßt sich dieser Zucker bei sehr jungen Säuglingen mit einem Test im Harn nachweisen.

Kann die Galaktosämie verhütet oder behandelt werden? Ja, durch Ausschaltung der Milch aus der Säuglingsnahrung; das bedeutet, daß das Kind statt der richtigen Milch einen Milchersatz bekommen muß.

Was ist die Ahornsirupkrankheit? Diese sehr seltene erbliche Stoffwechselstörung tritt schon im frühen Säuglingsalter in Erscheinung und nimmt meist einen ungünstigen Verlauf. Charakteristisch ist der Geruch des Harns, der an Ahornsirup oder Karamel erinnert.

Was ist die Tay-Sachs-Krankheit? Siehe Kapitel 50 über die familiäre amaurotische Idiotie.

Was ist die Wilson-Krankheit? Bei der Wilson-Krankheit oder hepatolentikulären Degeneration besteht eine Störung im Kupferstoffwechsel des Organismus, die zu einer Ansammlung von Kupfer im Gehirn, in der Leber, in den Augen und anderen Organen führt. Schließlich wird die Funktion dieser Organe durch die vermehrte Kupferablagerung beeinträchtigt.

Kann man die Wilson-Krankheit behandeln? Ja. Man kann dem befallenen Kind eine Substanz geben, die das überschüssige Kupfer aus dem Körper ausscheiden hilft.

Gibt es noch andere Stoffwechselstörungen, die eine geistige Behinderung zur Folge haben können? Ja. Man entdeckt immer wieder neue Störungen, die aber glücklicherweise zum Großteil außerordentlich selten sind.

Medizinische Genetik

Was versteht man unter »medizinischer Genetik«? Die medizinische Genetik oder Erblehre ist eine junge, in rascher Entwicklung begriffene Wissenschaft, die sich mit den Umständen und Krankheiten befaßt, die Einfluß auf die Vererbung haben und mit ihr im Zusammenhang stehen. Mit molekularbiologischen Methoden gelingt es, genetische Defekte mit immer größerer Genauigkeit und Zuverlässigkeit aufzudecken.

Ist es möglich, Fehlanlagen beim Neugeborenen durch die Untersuchung seiner Chromosomen und Gene festzustellen? Die Untersuchung von Zellen, die man von der Mundschleimhaut abschabt, oder von Zellen aus dem Blut macht es heute möglich, die Chromosomen des Kindes zu beurteilen. Man kann die Chromosomen klassifizieren und ordnen, zum Teil ist das auch bereits bei bestimmten Genen möglich. Durch die Chromosomenuntersuchung ist eine beträchtliche Anzahl von Fehlanlagen aufgedeckt worden.

Welche Krankheiten lassen sich durch eine Chromosomenuntersuchung erkennen? Es steht bereits fest, daß bei Mongolismus, Klinefelter- und Turner-Syndrom Abweichungen in der Chromosomenzahl bestehen.

Ist es möglich, daß man eines Tages fähig sein wird, Genfehler aufzufinden? Ja. Nach den jüngsten Fortschritten in der medizinischen Genetik ist man höchstwahrscheinlich in absehbarer Zeit in der Lage, durch Genuntersuchungen Anlagen für Gesundheit und Krankheit zu erkennen.

Ist es möglich, daß manche Krankheiten aufgrund genetischer Untersuchungen in Zukunft ausgeschaltet werden können? Ja. Eines Tages werden wir vielleicht imstande sein, bestimmte Merkmale in den Genen oder Chromosomen zu entdecken, die für die Entwicklung von Krankheiten, wie Zuckerkrankheit, zystische Fibrose oder sogar Krebs, verantwortlich sein könnten. Wenn einmal die Anomalie, die diesen Krankheitsanlagen zugrunde liegt, erkannt ist, lassen sich vielleicht auch Wege finden, sie auszuschalten. Es zeichnet sich ab, daß es einmal möglich sein wird, fehlerhafte oder beschädigte Gene zu »operieren«.

Medizinische Genetik

Können Fehlanlagen manchmal schon vor der Geburt des Kindes diagnostiziert werden? Ja, mittels einer *Amniozentese*. Dabei wird eine Nadel durch die Bauchwand bis in die Gebärmutter eingeführt und etwas Fruchtwasser abgesaugt. Bei der mikroskopischen Untersuchung des Fruchtwassers findet man unter Umständen Zellen, die abnorme Chromosomen enthalten, so daß mit einer Fehlentwicklung des Kindes gerechnet werden muß. Ferner können bei dieser Untersuchung Stoffwechselstörungen entdeckt werden, die dann beim Neugeborenen die eine oder andere Krankheit bedingen. Diese Untersuchungen werden in der 14.–17. Schwangerschaftswoche vorgenommen.

Wer sollte eine Amniozentese in Erwägung ziehen? Mütter über 35 Jahre; Väter über 50 Jahre; wer bereits ein Kind mit einer Chromosomenanomalie, einer erblichen Stoffwechselstörung oder einer Mißbildung hat; wenn die Mutter in der Schwangerschaft eine Infektionskrankheit (z. B. Röteln) hatte.

Gibt es weitere Möglichkeiten der pränatalen Diagnostik? Ja. Der Nachweis bestimmter Marker im Serum der Mutter (Alpha-Fetoprotein, unkonjugierte Östradiole und Choriongonadotropin), die bei Mongolismus oder Neuralrohrdefekten verändert sind; die sonographische Untersuchung des Embryos zur Größenbestimmung und zur Erfassung von Mißbildungen; die Echokardiographie zum Nachweis von Fehlbildungen am Herzen des Fetus.

Was ist ein Karyotyp? Mit Karyotyp bezeichnet man das charakteristische Erscheinungsbild des Chromosomensatzes eines Individuums. Man kann Karyogramme anlegen, indem man die Chromosomen paarweise der Größe nach ordnet. Bei der mikroskopischen Untersuchung dieser Chromosomen können Defekte festgestellt werden.

Was versteht man unter Genchirurgie? Die Genchirurgie ist eine neue Wissenschaft, die sich damit beschäftigt, Gene zu verändern oder zu »verbessern« oder Abweichungen (Mutationen) hervorzubringen.

Was hofft man mit der Genchirurgie zu erreichen? Gene sind Träger von vorteilhaften und von ungünstigen Anlagen. Man hofft, daß es durch Beeinflussung von »schlechten« Genen gelingt, in manchen Fällen erbliche Mißbildungen und Krankheiten auszuschalten. An dieses Verfahren werden große Hoffnungen geknüpft, es steht aber noch am Anfang der Entwicklung.

Wird heute mit der Veränderung von Genen experimentiert? Ja. Unter strenger Kontrolle wurden große Fortschritte bei der Veränderung von Bakteriengenen erzielt. Eine Veränderung von menschlichen Genen ist vorläufig nur eine Zukunftshoffnung, für manche mehr eine Zukunftsangst.

Welchen Nutzen können Genveränderungen bei Bakterien bringen? Man ist heute in der Lage, viele Hormone und Wachstumsfaktoren des Menschen von Bakterien herstellen zu lassen. Im Gegensatz zu den früher aus menschlichem Material gewonnenen Stoffen stehen diese Substanzen in großer Menge zur Verfügung und können ohne die Gefahr der Übertragung von Infektionen zur Behandlung eingesetzt werden. Für menschliches Wachstumshormon, Insulin, Interferon (Abwehrstoff gegen Infektionen und Malignome) oder Erythropoietin (blutbildende Substanz der Niere) ist das bereits gelungen, weitere Stoffe werden in der Zukunft folgen.

Liegen in der Genchirurgie gewisse Gefahren? Ja. Durch Genmanipulationen könnten bislang unbekannte Spezies von Bakterien oder anderen Lebewesen geschaffen werden. Wenn diese Versuche nicht unter strengster Kontrolle durchgeführt werden, könnten z. B. neue schädliche Bakterien entstehen, gegen die wir keine Abwehrkräfte besitzen.

Was versteht man unter genetischer Beratung? Die genetische Beratung wird von Ärzten durchgeführt, die besondere Kenntnisse in der medizinischen Genetik erworben haben. Sie kann von jedermann in Anspruch genommen werden, der Erbschäden bei seinen Nachkommen befürchtet. Er kann bei der genetischen Beratung Auskunft darüber erhalten, ob die Gefahr besteht, daß seine zukünftigen Kinder an einem erblichen Gebrechen leiden werden bzw. wie groß die Wahrscheinlichkeit dafür ist.

Kann bei der genetischen Beratung mit einiger Genauigkeit vorausgesagt werden, ob das Kind eines bestimmten Paares gesund oder geschädigt sein wird? Ja. Unter den in diesem Kapitel besprochenen erblichen Krankheiten finden sich viele, bei denen der Erbgang mit ziemlicher Genauigkeit vorhergesagt werden kann.

Wer muß am ehesten befürchten, Kinder mit erblichen Defekten zu bekommen?
a) Paare, bei denen beide Partner aus Familien mit einem bestimmten erblichen Defekt oder einer Erbkrankheit kommen. Wenn beispielsweise Mann und Frau aus einer Familie mit einem hohen Cholesterinspiegel aufgrund eines genetisch festgelegten Stoffwechseldefekts stammen, so ist die Wahrscheinlichkeit, daß sie Kinder mit demselben Defekt bekommen, sehr groß.
b) Von bestimmten erblichen Gebrechen und Krankheiten weiß man, daß sie dominant vererbt werden. In solchen Fällen ist die Wahrscheinlichkeit, daß sie auch bei den Nachkommen in Erscheinung treten, viel größer als bei rezessiven Erbschäden, nämlich in der Größenordnung von 50 %.

21 Erste Hilfe

Siehe auch Kapitel 12, Bewegungsapparat; Kapitel 23, Hals; Kapitel 25, Haut; Kapitel 26, Herz

Schürf-, Riß- und Quetschwunden

Wie leistet man Erste Hilfe bei Schürf-, Riß- und Quetschwunden? Grundsätzlich sollte man Wunden nicht berühren, um eine weitere Keimeinschleppung zu vermeiden, sondern die Wunde nur mit einem *keimfreien* Verband oder, wenn keiner zur Hand ist, mit einem sauberen Leinen oder Taschentuch bedecken und dann den Arzt aufsuchen. Wenn nicht gleich ein Arzt erreichbar ist, kann man als Notfallerstbehandlung eine desinfizierende Flüssigkeit (jodhaltige oder jodersatzhaltige Desinfektionslösungen) oder ein Sulfonamidgel auftragen und einen luftdurchlässigen Verband anlegen.

Was tun, wenn eine solche Wunde stärker blutet? Man legt einen Druckverband an (siehe auch den Abschnitt Blutungen).

Läßt sich der Bluterguß ins Gewebe vermindern, wenn man Eis auf eine Beule oder Quetschung auflegt? Ja, aber man darf nicht vergessen, daß bei zu langer Kälteeinwirkung Schäden entstehen können. Man soll das Eis daher nie länger als 20 Minuten auf einmal aufgelegt lassen und dann die Behandlung für ebensolange Zeit unterbrechen.

Bißwunden
Bisse von Tieren und Menschen

Wie werden Bißwunden behandelt? Bei diesen Verletzungen handelt es sich zumeist um Stichwunden, Rißwunden mit zerfetzten Wundrändern oder um Quetschungen. Solche Wunden muß sofort ein Arzt behandeln, der oft auch Tetanusantitoxin und Antibiotika verabreichen und gegebenenfalls eine Tollwutschutzimpfung empfehlen wird.

Welche Erste-Hilfe-Behandlung ist notwendig, wenn das Tier, das den Biß verursacht hat, tollwutverdächtig ist? Die Wunde ist 5–10 Minuten lang mit Seifenlösung auszuwaschen. Es versteht sich von selbst, daß der Verletzte sich unverzüglich in ärztliche Behandlung begeben muß.

Erste Hilfe

Sind Bisse von Menschen besonders gefährlich? Ja, weil die Keime, die sich im menschlichen Mund finden, häufig sehr schwere Infektionen auslösen, oft viel ernstere als Infektionen durch Tierbisse.

Wird jede Bißwunde vom Arzt genäht? Nein. Meistens läßt man solche Wunden absichtlich wegen der Infektionsgefahr weit offen, damit das Wundsekret abfließen kann. Gesichtswunden werden nach gründlicher Reinigung meist sofort genäht.

Insektenstiche

Sind Bisse oder Stiche von Wespen, Hornissen, Bienen, Stechmücken, Flöhen, Sandflöhen oder Ameisen gefährlich? Wenn jemand gegen das Gift dieser Insekten allergisch ist, kann das eine ernste Gefährdung der Gesundheit darstellen, u.U. sogar zu einem lebensbedrohlichen Zustand führen (siehe auch Kapitel 4, Allergie).

Wie leistet man Erste Hilfe bei Insektenstichen?
a) Falls ein Stachel steckengeblieben ist, soll man ihn vorsichtig herausziehen; man muß aber darauf achten, daß er dabei nicht abbricht.
b) Bei starken Schmerzen kann man zur Linderung einen Umschlag mit kaltem Wasser oder einem Borsalbe-Alkohol-Verband machen.
c) Wenn jemand, der bekanntermaßen gegen den Stich einer bestimmten Insektenart allergisch ist, an Fingern oder Zehen gestochen wird, ist es oft vorteilhaft, wenn man oberhalb des Stichs eine Staubinde anlegt, damit der Abtransport des Gifts verlangsamt wird. Man darf aber die Staubinde nicht länger als 20 Minuten auf einmal liegen lassen, sondern soll sie zwischenzeitlich für 10 Minuten abnehmen und danach die Stauung erneuern.
d) Ist es zu einer starken Schwellung gekommen, so soll man einen Arzt beiziehen, der ein antiallergisches Mittel geben oder andere Maßnahmen gegen die Auswirkungen des Insektenstichs treffen wird.
e) Man darf einen Stich auf keinen Fall aufkratzen, da sonst eine Infektion eintreten kann und die Aufnahme des Gifts in den Körper gefördert wird.

Können Stiche von Bienen, Wespen, Hummeln oder Hornissen tödlich sein?
Todesfälle sind äußerst selten; sie können bei Massenstichen, z.B. von über 40 Bienen, bei Stichen in die Hals- oder Schläfenvenen oder bei Stichen in den Mund vorkommen. Naturgemäß sind Säuglinge und Kleinkinder eher gefährdet als Erwachsene.

Bisse und Stiche von Spinnentieren

Welche Schäden können durch den Biß oder Stich von Spinnen, Taranteln und Skorpionen entstehen? Die Gifte der in Mittel- und Südeuropa heimischen Spinnen, Taranteln und Skorpione verursachen ähnliche Beschwerden wie Insektenstiche, also hauptsächlich örtliche Reizerscheinungen.

Welche anderen Tiere können noch durch ihren Biß Hautreizungen verursachen? Steinläufer, Tausendfüßler, Milben und Zecken.

Wie werden die Bisse bzw. Stiche von Spinnen und Taranteln, Skorpionen, Tausendfüßlern usw. behandelt? Ebenso wie Insektenstiche.

Sind Bisse von Tausendfüßlern oder Taranteln und Skorpionstiche sehr gefährlich? In der Regel nicht. Stiche bzw. Bisse dieser Gliederfüßler sind nur bei Säuglingen lebensgefährlich oder wenn Gesicht und Hals betroffen sind. Sie können aber vorübergehend schwere Krankheitserscheinungen und große Schmerzen verursachen.

Schlangenbisse

Was tun als Erste Hilfe bei Schlangenbissen? Da man nicht immer in der Lage ist, festzustellen, ob es sich um eine Giftschlange gehandelt hat, soll man bei Schlangenbissen in jedem Fall Vorsichtsmaßnahmen treffen, und zwar auf folgende Weise:

a) Man legt gleich oberhalb der Bißstelle eine Staubinde an, die gerade fest genug sein soll, um den venösen Rückfluß des Blutes zu verhindern, aber den Puls nicht unterdrückt. Zum Abbinden läßt sich alles mögliche verwenden, z. B. ein Taschentuch, eine Krawatte oder ein Gürtel. Der Zeitpunkt des Abbindens sollte notiert werden, wenn der Patient in ein Krankenhaus transportiert wird, da die Stauung nicht länger als 20 Minuten ununterbrochen aufrechterhalten bleiben darf.

b) Der Patient soll absolute Ruhe einhalten und jede Anstrengung tunlichst meiden.

c) Der Patient ist ins nächstgelegene Krankenhaus zu transportieren; wenn möglich soll man sich Gewißheit verschaffen, um welche Schlangenart es sich gehandelt hat.

Welche Giftschlangen gibt es in Deutschland und seinen Nachbarländern? Hauptsächlich die Kreuzotter (Vipera berus); daneben gibt es im Osten Österreichs sowie in bestimmten Gegenden Italiens und Frankreichs die

Erste Hilfe

Wiesen- oder Spitzkopfotter (Vipera ursinii); im südlichen Schwarzwald wie auch in der Schweiz, Frankreich und Italien die Aspisviper (Vipera aspis) und in Österreich, Italien und Südosteuropa die Sandviper (Vipera ammodytes).

Ist Alkohol ein gutes Heilmittel gegen Schlangenbisse? Absolut nicht.

Ist der Biß einer Giftschlange immer tödlich? Keineswegs. Die meisten Erwachsenen überstehen Schlangenbisse, besonders, wenn sie rasch ins Krankenhaus gebracht werden können und das entsprechende Schlangenserum bekommen. Bei Kindern ist die Gefahr größer, da sie der Giftwirkung eher erliegen.

Verbrennungen

Wie teilt man die Verbrennungen im allgemeinen ein?
a) Verbrennungen 1. Grades: Diese betreffen nur die oberflächlichen Hautschichten und treten lediglich als Hautrötung in Erscheinung. Sonnenbrände sind meist Verbrennungen 1. Grades.
b) Verbrennungen 2. Grades: Hier sind nicht nur die oberflächlichen, sondern auch die tieferen Hautschichten betroffen. Sie sind durch Brandblasen und durch die Absonderung von Gewebeflüssigkeit gekennzeichnet. Schwere Sonnenbrände können diesen Grad erreichen.
c) Verbrennungen 3. Grades: Sie betreffen sämtliche Hautschichten und haben gewöhnlich eine völlige Zerstörung der Haut und der darunterliegenden Gewebe zur Folge.

Wann können außer bei direkter Hitzeeinwirkung noch andere Verbrennungen entstehen? Bei Verletzungen durch elektrischen Strom und bei Strahlenschäden durch Röntgenstrahlen oder radioaktive Substanzen.

Welche Substanzen können ebenfalls zu schweren Schädigungen der Haut führen? Starke Säuren oder Laugen und bestimmte andere Chemikalien können Verätzungen hervorrufen, die ebenso wie die Verbrennungen in entsprechende Schweregrade eingeteilt werden.

Wie geht der Laienhelfer bei Verbrennungen richtig vor?
a) Verbrennungen 1. Grades kann man mit jedem der üblichen Brandgele, die die Schmerzen beseitigen und ein Austrocknen oder Springen der Haut verhindern, selbst behandeln, z. B. mit Aristamidgel. Bei den meisten Verbrennungen 1. Grades ist ein ärztliches Eingreifen nicht nötig, außer wenn auch der Allgemeinzustand des Patienten beeinträchtigt ist.

b) Verbrennungen 2. Grades sollen vom Arzt behandelt werden. Zu den Erste-Hilfe-Maßnahmen gehören: 1. Sofortige Spülung des Verbrennungsbezirks mit fließendem kaltem Wasser, ungefähr 15–20 Minuten lang. 2. Verbinden der Brandwunde mit einem keimfreien, luftdurchlässigen Verband. 3. Es ist dafür zu sorgen, daß der Patient reichlich Flüssigkeit zu sich nimmt. 4. Keine Salben auftragen!
c) Verbrennungen 3. Grades dürfen niemals selbst behandelt werden. Man soll nur zunächst Schmutz vorsichtig mit Wasser wegspülen und einen reinen Verband anlegen. Der Patient soll Flüssigkeit in großen Mengen trinken. Wenn er im Schock ist, muß er sofort liegend ins Krankenhaus transportiert werden. Man darf *keine* Salben auf die Brandwunden geben! Die Behandlung von Verbrennungen erfordert große Erfahrung und eine Zusammenarbeit von Ärzten verschiedener Fachgruppen. Sie wird daher am besten in spezialisierten Kliniken durchgeführt.

Darf der Patient die Brandblasen bei Verbrennungen 2. Grades selbst öffnen? Nein. Die Blasen müssen vom Arzt behandelt werden, der sie entweder öffnet oder abtrocknen läßt.

Soll man auf eine Brandwunde eine Salbe geben? Am besten wird auf Salben – außer bei Verbrennungen 1. Grades – überhaupt verzichtet. Es gibt verschiedene Wege zur Versorgung von Brandwunden, und viele Ärzte halten nichts von der Salbenbehandlung. Außerdem ist die Salbe, zu der der Patient greift, unter Umständen nicht die geeignete, die der Arzt gutheißen würde. Es kann dann schwierig sein, diese Salbe wieder wegzubekommen, um die Brandwunde richtig zu versorgen.

Verlangen Verätzungen mit Chemikalien eine spezielle Behandlung? Ja. Es ist zweckmäßig, jeden verätzten Bezirk sofort gründlich mit sauberem Wasser zu waschen, damit die chemische Substanz verdünnt und alles, was der Haut noch anhaftet, weggeschwemmt wird.

Ist bei Verätzungen des Auges eine besondere Erste-Hilfe-Behandlung erforderlich? Ja. Derartige Verätzungen sind zur Verdünnung des Ätzmittels gründlich mit sauberem Wasser zu spülen. Anschließend soll man sich sofort an einen Arzt wenden.

Was kann gegen den Schock, der schwere Verbrennungen begleitet, unternommen werden? Der Schock erfordert eine sofortige fachgerechte Behandlung (siehe den Abschnitt über Schock in diesem Kapitel).

Darf man Butter, Fette oder »Hausmittel« als Erste-Hilfe-Behandlung bei Verbrennungen verwenden? Nein.

Erste Hilfe

Erfrierungen

Was ist eine Erfrierung? Eine Gewebeschädigung, die in ihrer Art der Verbrennung entspricht, aber durch starke örtliche Kälteeinwirkung zustande kommt.

Was tun als Erste-Hilfe bei Erfrierungen und allgemeiner Unterkühlung?

a) Es ist für den Allgemeinzustand des Patienten Sorge zu tragen; dazu wärmt man ihn auf und gibt ihm warme Speisen und Getränke.
b) Der Patient muß langsam erwärmt, darf nicht plötzlich aus großer Kälte in eine sehr warme Umgebung gebracht werden.
c) Gegebenenfalls sind Medikamente zur Schmerzbekämpfung zu verabreichen. Leichtere Schmerzmittel sind gewöhnlich ausreichend.
d) Das erfrorene Glied soll langsam wieder gebraucht und bewegt, aber keinesfalls gewaltsam massiert oder gerieben werden.
e) Der Bezirk der Erfrierung ist mit einem trockenen, sauberen Verband zu bedecken.

Wie stark soll der erfrorene Teil erwärmt werden? Man taucht den erfrorenen Körperteil in lauwarmes Wasser (etwa 38 °C).

Soll man den Erfrierungsbezirk mit Schnee einreiben? Nein.

Soll man Erfrierungen mit Antiseptika behandeln? Nein. Das könnte zu einer zusätzlichen Hautschädigung führen.

Gibt es Medikamente, die die Durchblutung im Bereich der Erfrierung normalisieren helfen? Ja, aber sie dürfen nur vom Arzt gegeben werden.

Kann man das Ausmaß der Frostschädigung sofort beurteilen? Nein. Es kann mehrere Tage bis Wochen dauern, bis das volle Ausmaß der Schädigung erkennbar ist.

Erstickungsanfälle
durch Fremdkörper in den Atemwegen

Neigen manche Leute besonders dazu, sich zu verschlucken? Ja. Wer hastig ißt und mit vollem Mund spricht, wird sich viel eher verschlucken als jemand, der langsam ißt und den Mund beim Essen geschlossen läßt.

Kommt es besonders bei Kindern vor, daß sie sich verschlucken? Ja, weil sie sich oft, wie oben beschrieben, beim Essen falsch verhalten. Außerdem stecken sie oft Münzen, Perlen, kleine Kugeln oder andere Fremdkörper in den Mund.

Neigen ältere Leute dazu, sich beim Essen zu verschlucken? Ja, weil der Schluckmechanismus bei älteren Menschen oft nicht mehr so gut funktioniert wie bei jüngeren.

Wodurch wird normalerweise verhindert, daß man sich beim Essen verschluckt? Der Kehldeckel (Epiglottis) legt sich beim Schluckakt über den Kehlkopf und verschließt ihn. Dadurch wird vermieden, daß Flüssigkeiten und feste Nahrung in die Luftröhre, Bronchien und Lunge eindringen.

Was ist meist die Ursache, wenn der Kehldeckel seine Aufgabe beim Schluckakt nicht erfüllt? Durch plötzliches Husten oder Niesen kann der Kehldeckel gehindert werden, den Kehlkopf zu verschließen, so daß Speise oder Flüssigkeit in die Atemwege gelangen kann.

Erholen sich die meisten Leute spontan, wenn sie sich verschluckt haben? Ja. In den allermeisten Fällen wird die Flüssigkeit oder feste Speise, die »in die falsche Kehle« gekommen ist, ausgehustet.

Was soll man als Erste Hilfe tun, wenn jemand einen Erstickungsanfall bekommt, weil er eine Speise oder einen anderen Fremdkörper in die Luftwege bekommen hat?
a) Man fordert ihn auf, energisch zu husten.
b) Ein paar kräftige Schläge auf den Rücken oder die Brust können helfen, den Fremdkörper herauszubefördern.
c) Wenn es sich um ein Kind handelt, hält man es an den Füßen mit dem Kopf nach unten hängend und schlägt ein paarmal fest auf seinen Rücken.
d) Wird der Fremdkörper nicht ausgestoßen, so greift man mit dem Zeigefinger in den Mund des Opfers und wischt den Rachenhintergrund aus. Häufig läßt sich der Fremdkörper auf diese Weise herausbefördern.
e) Wenn alle genannten Maßnahmen versagen, soll sofort das Heimlich-Manöver ausgeführt werden. Es hat keinen Sinn, mit der Wiederholung dieser Maßnahmen Zeit zu vergeuden, wenn sie nicht gleich beim erstenmal Erfolg haben.

Wie wird das Heimlich-Manöver (benannt nach dem amerikanischen Arzt H. J. HEIMLICH) **ausgeführt?** (Abb. 43, Abb. 44)
a) Der Betroffene wird auf die Füße gestellt.

Erste Hilfe

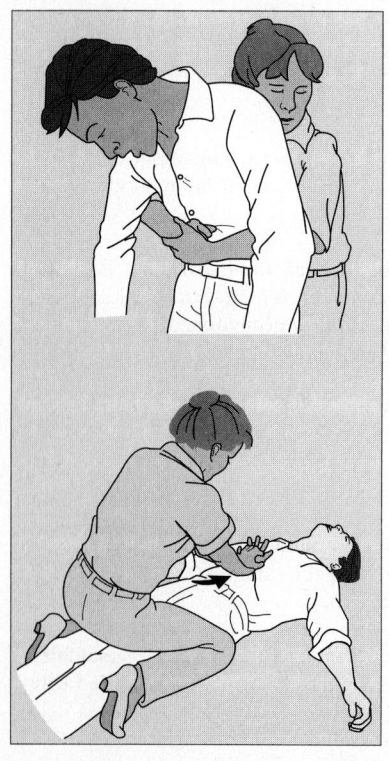

Abb. 43 *Plötzlicher Druck* auf den Bauch (Heimlich-Manöver) bei einer ansprechbaren Person, die einen Fremdkörper in den oberen Luftwegen hat.

Abb. 44 *Heimlich-Manöver* bei einer bewußtlosen Person.

b) Der Helfer stellt sich hinter ihn und legt beide Arme unmittelbar unter dem Rippenbogen um seinen Körper.
c) Der Helfer legt seine rechte Faust direkt unter dem Brustbein auf den Oberbauch des Patienten.
d) Der Helfer umklammert seine rechte Faust fest mit der linken Hand und hält so den Körper des Patienten fest umschlossen.
e) Mit einem plötzlichen, stoßartigen Druck nach innen und oben preßt der Helfer den Körper des Patienten so fest wie möglich zusammen. Dadurch entsteht eine plötzliche enorme Druckerhöhung im Brustraum, die bewirkt, daß Luft und mit ihr der Fremdkörper aus der Luftröhre ausgestoßen wird.
f) Wenn das Manöver beim ersten Mal keinen Erfolg hat, ist der Druckstoß zu wiederholen. Er muß blitzartig erfolgen! Nachdem der Druckstoß ausgeführt wurde, lockert man den Griff.

Funktioniert das Heimlich-Manöver gut? Ja, in den allermeisten Fällen.

Kann bei einem Erstickungsanfall auch einmal ein Luftröhrenschnitt angezeigt sein, wenn alle anderen Maßnahmen versagen? Ja, aber er darf nicht von einem unerfahrenen Laien vorgenommen werden. Falls ein Arzt zur Verfügung steht oder falls ein medizinisch ausgebildeter Helfer der einzige ist, der eingreifen kann, darf er ihn ausführen, wenn der Erstickende offensichtlich schon mit dem Tode ringt.

Woran erkennt man, ob ein Erstickungsanfall lebensbedrohlich ist? Wenn der Betroffene überhaupt nicht mehr atmen kann, blau wird und einen unregelmäßigen Herzschlag bekommt, wird voraussichtlich in wenigen Minuten der Tod eintreten.

Was soll man tun, wenn der Patient zwar atmen kann, den Fremdkörper aber nicht ausgestoßen hat? Man transportiert ihn in halb sitzender Stellung zum nächsten Arzt oder in das nächstgelegene Krankenhaus.

Erdrosselung

Was tun als Erste Hilfe, wenn jemand stranguliert ist?
a) Wenn etwas den Hals einschnürt, das die Atmung behindert, muß es sofort gelockert werden.
b) Man hebt das Kinn des Verunglückten an, dadurch bekommt er besser Luft.
c) Man bringt den Verunglückten ins Freie.
d) Falls es der Zustand erfordert, führt man eine Mund-zu-Mund-Beatmung und Herzmassage durch.

Krämpfe und »Anfälle«

Wie leistet man als Erste Hilfe, wenn jemand Krämpfe oder einen »Anfall« bekommt?
a) Es ist Sorge zu tragen, daß sich der Patient nicht verletzt, wenn Gefahr besteht, daß er mit dem Kopf oder anderen Körperteilen an harte Gegenstände anschlägt.
b) Man soll den Patienten liegen und gewähren lassen und nicht versuchen, ihn festzuhalten oder die Krampfbewegungen zu unterdrücken.
c) Ein enger Kragen ist zur Erleichterung der Atmung zu öffnen.
d) Man soll das Kinn anheben, damit die Luftwege frei sind.

Erste Hilfe

e) Wenn es ohne Schwierigkeiten geht, legt man ein gefaltetes Taschentuch zwischen die Zähne des Patienten, damit er sich nicht in die Zunge beißt. (Man darf aber nicht die Finger zwischen seine Zähne stecken, weil man eine Bißverletzung davontragen könnte.)
f) Wenn der Patient bewußtlos ist, bringt man ihn in Seitenlage (Abb. 45).

Soll man jemand, der Krämpfe oder einen Anfall hat, mit kaltem Wasser beschütten? Nein, das ist falsch.

Erholen sich Patienten, die Krämpfe oder Anfälle haben, in den meisten Fällen wieder? Ja, insbesonders bei Krampfanfällen epileptischen Ursprungs. Krämpfe, die die Folge einer Hirnblutung oder eines Tumors sind, können jedoch tödlich enden.

Soll man kleine Kinder ins Wasser tauchen, wenn sie krampfen? Nein. Es ist viel besser, wenn man sie bequem im Bett liegen läßt.

Sollen die Eltern ein Kind, das Krämpfe hat, auf den Arm nehmen und mit ihm zum Arzt laufen? Die meisten Krämpfe hören zwar spontan auf, doch sollte man ein Kind, das erstmals gekrampft hat, in jedem Fall rasch in ärztliche Behandlung bringen. Vor allem gilt es, eine Hirnhautentzündung auszuschließen. Wenn bereits ein Krampfleiden im Sinne einer Epilepsie bekannt ist, muß das Kind nicht nach jedem Anfall sofort zum Arzt gebracht werden, doch sollte man die Behandlung überprüfen lassen.

Besteht die Möglichkeit, daß man in Erfahrung bringt, wie man bei einem Krampfanfall helfen kann? Ja. In vielen Fällen tragen Personen, die an Krampfanfällen leiden, diesbezügliche Anweisungen bei sich, z. B. eine Notfallkarte oder einen Diabetikerpaß. Bei Zuckerkranken findet man unter Umständen Angaben darüber, was zu tun ist, wenn sie eine Unterzuckerung

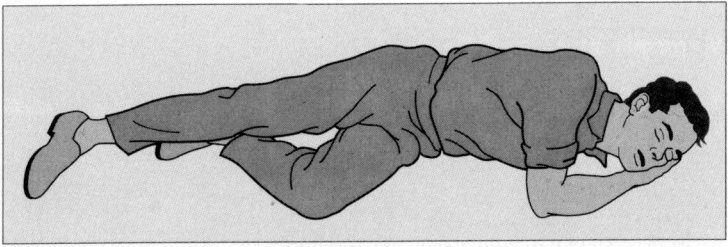

Abb. 45 *Stabile Seitenlage*. Bei Bewußtlosen wird mit dieser Lagerung verhindert, daß die Luftwege verlegt werden und daß Erbrochenes, Schleim oder Blut in die Atemwege gelangt.

bekommen. Epileptiker führen oft klare Anweisungen mit sich, wie sie bei einem Anfall behandelt werden sollen.

Was soll man tun, wenn der Patient nach dem Anfall wieder zu sich kommt? In der Regel dauert es doch eine ganze Weile, bis die normalen Denkprozesse wieder in Gang kommen. Man darf daher einen solchen Patienten nicht sofort nach Aufhören des Anfalls ohne Betreuung lassen. In vielen Fällen braucht der Kranke etwas Zeit, bis ihm klar wird, wo er sich befindet und was geschehen ist. Man soll bei ihm bleiben, bis sich sein Zustand wieder vollkommen normalisiert hat.

Ertrinken

Welche Erste-Hilfe-Maßnahmen sind bei Ertrinkenden durchzuführen? Sobald der Patient aus dem Wasser geborgen ist und er nicht atmet, muß unverzüglich mit Mund-zu-Mund-Beatmung und externer Herzmassage in Rückenlage begonnen werden (Abb. 46 a–c).

Muß man mit der künstlichen Beatmung sofort beginnen? Ja. Es hat wenig Sinn, den Verunglückten kurz in Bauchlage bringen, um das Abfließen von Wasser aus der Lunge leichter zu ermöglichen. In die Lunge gelangtes Wasser fließt nicht ab!

Wie führt man die Mund-zu-Mund-Beatmung durch?
a) Der Patient wird auf den Rücken gelegt; beengende Kleidungsstücke um Hals, Brust und Taille sind zu lösen.
b) Das Kinn wird angehoben und der Kopf so weit wie möglich zurückgeneigt. (Dadurch wird die Zunge angehoben und werden die Atemwege freigemacht, so daß die Luft besser in die Lunge einströmen kann.)
c) Man hält dem Patienten mit den Fingern die Nase zu.
d) Man legt den Mund dicht auf den Mund des Patienten und bläst so kräftig wie möglich hinein.
e) Dann gibt man Mund und Nase des Patienten frei, damit die Luft aus den Lungen wieder austreten kann.
f) Das ist alle 5–6 Sekunden zu wiederholen.
g) Die Atemspende ist so lange durchzuführen, wie noch der Puls oder Herzschlag fühlbar ist. Es kann Stunden dauern, bis die Wiederbelebung gelingt. Vor allem bei Unterkühlten sollte man die Reanimationsbemühungen erst einstellen, wenn der Verunglückte wieder erwärmt ist.
h) Herzmassage und Beatmung sind sehr anstrengend. Für eine optimale Durchführung benötigt man zwei Personen. Wenn man ermüdet, muß man sich mit einem 2. Helfer möglichst ohne Unterbrechung der Maßnahmen abwechseln.

Erste Hilfe

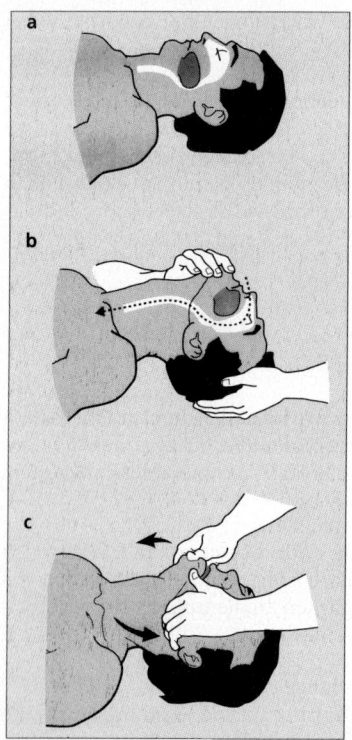

Abb. 46 *Freimachen der Atemwege*
a) Zurückgesunkene Lunge blockiert die Atemwege.
b) Überstrecken des Kopfes und
c) Vorziehen des Unterkiefers macht die Atemwege frei.

i) Wenn der Patient offenbar Wasser oder Schleim im Rachen hat, muß man ihn nach unten geneigt halten oder auf die Seite legen, damit diese Flüssigkeit aus dem Mund abfließen kann.
j) Der Mund des Patienten ist mit den Fingern auszuwischen, wenn sich Schleim oder anderes darin angesammelt hat. (Die Gefahr einer Bißverletzung besteht bei einem Patienten ohne Atmung nicht.)
k) Wenn einem vor dem direkten Mund-zu-Mund-Kontakt ekelt, kann man durch ein ausgebreitetes Taschentuch atmen. (Das ist aber unter Umständen nicht so wirkungsvoll wie der direkte Kontakt). Im Notfallkoffer der Wasserwacht befindet sich meistens eine Kunststoffmaske, die man dem Bewußtlosen auf den Mund legen kann. Dadurch wird der direkte Hautkontakt vermieden und doch eine dichte Verbindung zwischen dem eigenen Mund und der Mundhöhle des Opfers hergestellt (Abb. 47).
l) Wenn der Patient wiederbelebt ist, soll man ihn warmhalten und mindestens eine halbe Stunde lang – oder bis der Arzt kommt – nicht bewegen oder abtransportieren.

Ertrinken

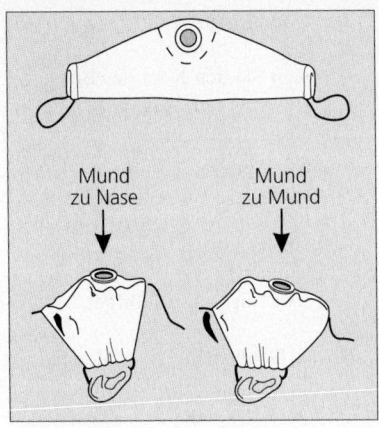

Abb. 47 *Folienmaske* für die hygienische Mund-zu-Mund- bzw. Mund-zu-Nase-Beatmung

Soll die Mund-zu-Mund-Beatmung bei jedem Atemstillstand, unabhängig von der Ursache, durchgeführt werden? Ja.

Beruht der Ertrinkungstod immer darauf, daß die Lunge voll mit Wasser ist?
Nicht immer. Viele Ertrinkungsfälle werden durch einen Stimmritzenkrampf verursacht; die Überwindung dieses Atemhindernisses kann Hilfe bringen. Es sind schon zahlreiche Fälle bekannt geworden, bei denen ein Luftröhrenschnitt unterhalb der verschlossenen Stimmritze lebensrettend wirkte.

Soll der Luftröhrenschnitt vom Laienhelfer ausgeführt werden? Nein, außer wenn es so gut wie sicher ist, daß man keinen Arzt erreichen kann oder daß der Patient vor Eintreffen des Arztes sterben würde.

Hilft es, wenn man einen Ertrinkenden auf den Kopf stellt und in dieser Lage hält? In der Regel nicht. Das Wasser tritt auch durch Hängelage nicht wieder aus den Lungen aus.

Wann darf man mit der Beatmung aufhören? Wenn der Patient keinen Herzschlag mehr hat und offensichtlich tot ist. Bei unterkühlten Personen sollte man die Wiederbelebung erst aufgeben, wenn das Opfer wieder erwärmt ist. Dies gilt vor allem bei Kindern, die oft noch nach Stunden wieder zu sich gekommen sind. Eine Unterkühlung schützt das Gehirn eher vor Sauerstoffmangel; je ausgekühlter der Verunglückte ist, um so mehr steigen die Überlebenschancen (Abb. 51).

Erste Hilfe

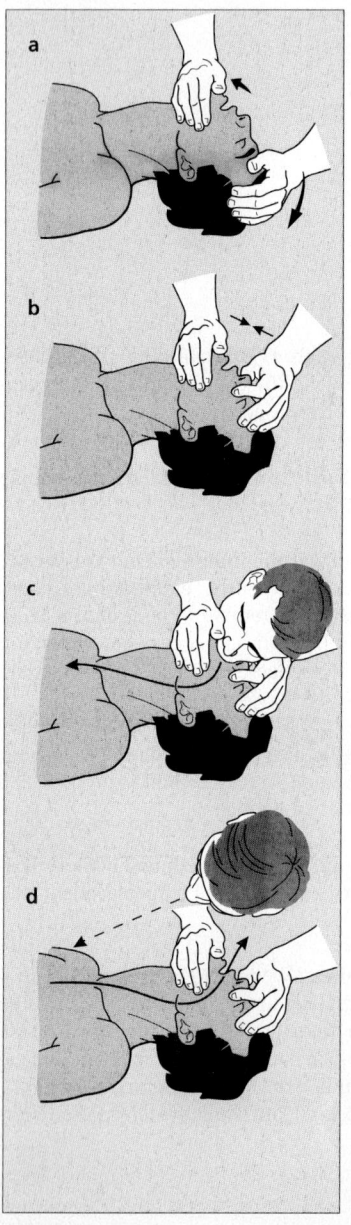

Abb. 48 *Mund-zu-Mund-Beatmung.*

▶ Fassen Sie den Kopf des Bewußtlosen mit der einen Hand an der Stirn-Haar-Grenze und mit der anderen Hand unter dem Kinn (a).

Im Gegensatz zur Mund-zu-Nase-Beatmung wird diesmal aber mit der einen Hand nicht der Unterkiefer zugepreßt, sondern der Mund des Bewußtlosen etwa fingerbreit geöffnet.

▶ Der Daumen und der Zeigefinger der Hand, die an der Stirn des Bewußtlosen liegt, erfassen die Nasenöffnungen von oben her und verschließen sie durch sanften Druck (b).

▶ Atmen Sie normal ein, und setzen Sie Ihren geöffneten Mund um den Mund des Bewußtlosen herum fest auf.

▶ Blasen Sie Ihre Ausatemluft ruhig und gleichmäßig in die Nase des Bewußtlosen ein (c).

▶ Heben Sie anschließend Ihren Mund vom Bewußtlosen etwas ab, und drehen Sie Ihren Kopf seitwärts zum Brustkorb des Bewußtlosen hin.

Beobachten Sie dabei, ob der Brustkorb des Beatmeten sich senkt und ob Ausatemluft aus der Nase entweicht (d).

▶ **Beatmen Sie 10–14mal pro Minute!**

Ertrinken

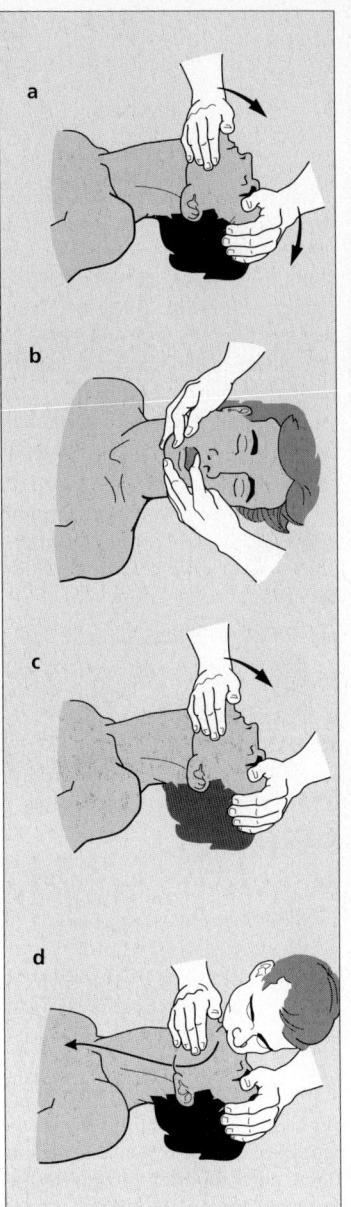

Abb. 49 *Mund-zu-Nase-Beatmung.* Vorgehen bei Erwachsenen

▶ Bringen Sie den Bewußtlosen in die flache Rückenlage.

▶ Knien Sie sich seitlich neben den Kopf des Bewußtlosen.

▶ Überstrecken Sie den Kopf, und ziehen Sie den Unterkiefer des Bewußtlosen nach vorne (a).

▶ Versuchen Sie, den Mund des Bewußtlosen zu öffnen.

Sehen Sie nach, ob sich Fremdkörper im Mund-Rachen-Raum befinden; falls ja, entfernen Sie diese (b).

▶ Fassen Sie den Kopf des Bewußtlosen mit der einen Hand an der Stirn-Haar-Grenze und mit der anderen Hand unter dem Kinn.

▶ Überstrecken Sie den Kopf noch einmal vorsichtig nackenwärts. Halten Sie dabei durch den Druck Ihrer Hand auf den Bereich zwischen Unterlippe und Kinnspitze den Mund des Bewußtlosen geschlossen (c).

▶ Atmen Sie normal ein, und setzen Sie Ihren geöffneten Mund über den Nasenöffnungen des Bewußtlosen so auf, daß Ihre Lippen rund um seine Nase fest abschließen.

▶ Blasen Sie Ihre Ausatemluft ruhig und gleichmäßig in die Nase des Bewußtlosen ein (d).

▶ Heben Sie anschließend Ihren Mund vom Bewußtlosen etwas ab, und drehen Sie Ihren Kopf seitwärts zum Brustkorb des Bewußtlosen hin.

Erste Hilfe

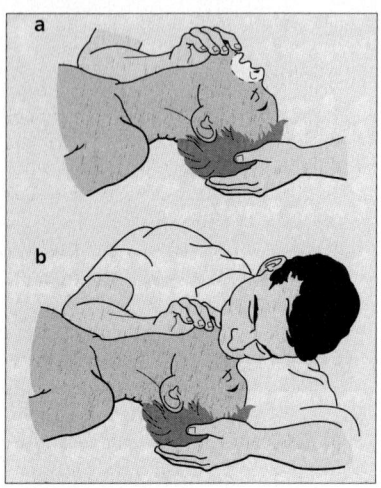

Abb. 50 *Nasen- und Mundbeatmung bei Kindern.* a) Die punktierte Fläche zeigt die Umgebung von Mund und Nase, die vom Beatmer verschlossen wird. b) Die Beatmung erfolgt durch Mund und Nase zugleich. Bei Säuglingen und Kleinkindern darf man die Luft nicht so kräftig einblasen wie bei Erwachsenen, damit die Lunge nicht überbläht wird.

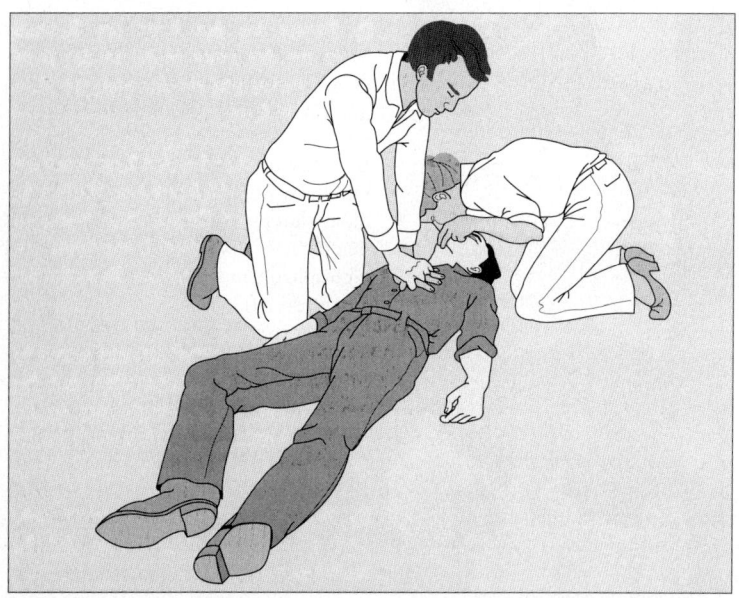

Abb. 51 *Herzmassage und Atemspende.* Ein Helfer übernimmt die Beatmung und ein zweiter die Herzmassage. Die Herzmassage ist etwa 60mal in der Minute und die Beatmung etwa 12mal in der Minute durchzuführen; am günstigsten ist es daher, wenn man nach jeder 5. Herzkompression einmal beatmet.

Unfälle durch elektrischen Strom

Wie leistet man als Erste Hilfe bei einem Stromunfall? Man darf eine Person, die noch mit einem stromführenden Draht in Kontakt ist, nicht berühren, da man dabei ebenso wie der Betroffene umkommen kann! Der Verletzte muß so rasch wie möglich aus dem Stromkreis gebracht werden. Das kann durch die Unterbrechung des Stroms bewerkstelligt werden (Sicherung ausschalten) oder durch die Entfernung des Verletzten vom Stromkontakt mit Hilfe eines trockenen Stocks oder eines Seils, das man um ihn wirft. Wenn man eine Axt zur Hand hat, mit der man die stromführende Leitung durchschlagen kann, muß man darauf achten, daß man trockene Hände hat und daß der Holzgriff der Axt trocken ist.

Wie verhält man sich bei einem Stromunfall nach der Trennung des Patienten vom Stromkontakt?
a) So rasch wie möglich ist die künstliche Beatmung einzuleiten.
b) Der Patient ist ruhig und warm zu halten und soll, wenn möglich, Sauerstoff zugeführt bekommen.
c) Die Verbrennungen, die oft an der Stelle des Stromein- und austritts vorhanden sind, die sogenannten Strommarken, müssen in der gleichen Weise wie andere Verbrennungen behandelt werden.

Ohnmacht und Schwindelanfall

Wie leistet man Erste Hilfe, wenn jemand in Ohnmacht fällt oder einen Schwindelanfall bekommt?
a) Der Patient ist in Rückenlage zu betten, der Kopf soll in gleicher Höhe oder etwas tiefer liegen als der übrige Körper.
b) Die Beine sind etwas höher zu lagern als der übrige Körper.
c) Ein enger Kragen oder eine enge Krawatte ist zu lockern, damit der Patient genug Luft bekommt.
d) Wenn die Atmung flach ist, sollte sie mit künstlicher Beatmung unterstützt werden.

Wie lange soll der Patient nach einem Ohnmachts- oder Schwindelanfall liegen bleiben? Bis er sich erholt hat und sich wieder ganz normal fühlt. Das kann ein paar Minuten oder auch eine halbe bis dreiviertel Stunde dauern.

Kommt es oft vor, daß einem Patienten gleich ein zweites Mal schlecht wird, nachdem er sich von einer Ohnmacht erholt hat? Nein. Doch soll man den Patienten längere Zeit beobachten, bevor man ihn wieder sich selbst überläßt.

Kann jemand bei einem Ohnmachtsanfall sterben? Das kommt fast nie vor, außer der Patient hat sich, als er bewußtlos wurde, den Kopf heftig angeschlagen und eine tödliche Schädelverletzung erlitten.

Soll man Bewußtlose mit kaltem Wasser beschütten? Nein.

Geht ein Ohnmachts- oder Schwindelanfall in der Regel von selbst vorüber? Ja, einfach dadurch, daß man den Betroffenen ein paar Minuten flach liegen läßt.

Fremdkörper

Was kann im Rahmen der Ersten Hilfe bei Verletzungen durch Fremdkörper gemacht werden?
a) *Augen.* Vom Laien dürfen nur ganz oberflächlich gelegene Fremdkörper entfernt werden. Wenn ärztliche Hilfe nicht gleich erreichbar ist, soll man das Auge mit lauwarmem Wasser spülen oder den Fremdkörper mit einem feuchten Wattebäuschchen wegwischen. Man vermeide es, das Auge zu reiben, und unterlasse es, den Fremdkörper mit einem harten Gegenstand herauszukratzen (siehe auch Kapitel 6, Augen).
b) *Nase.* Der Fremdkörper wird oft ausgestoßen, wenn man den Patienten zum Niesen bringen kann. Das kann dadurch erreicht werden, daß man ihn etwas Pfeffer durch die Nase einatmen läßt oder ihn im anderen Nasenloch kitzelt.
c) *Ohren.* Fremdkörper im Ohr dürfen nicht von Laien angegangen werden, da das empfindliche Trommelfell verletzt werden kann. Als Erste Hilfe träufelt man am besten ein wenig angewärmtes Olivenöl oder Rizinusöl ins Ohr und läßt es einige Minuten einwirken. Meist kommt dadurch der Fremdkörper heraus. Es schadet aber nicht viel, wenn der Fremdkörper so lange im Ohr bleibt, bis der Arzt eingreifen kann.
d) *Splitter.* Der Laie soll nur solche Splitter angehen, die man an einem herausstehenden Ende gut anfassen und leicht herausziehen kann. Die Entfernung von weichen oder abgebrochenen Splittern muß der Arzt vornehmen. Bleibt ein Stück des Fremdkörpers in der Haut zurück, so kommt es gewöhnlich zur Entzündung. Wenn kein Arzt erreichbar ist, kann man oft den Splitter mit feuchtwarmen Umschlägen in ein paar Tagen so weit bringen, daß er mit einer Pinzette entfernt werden kann.
e) *Stichwunden* (durch Messer, Geschoßsplitter oder andere Waffen). Wenn ein derartiger Fremdkörper aus der Wunde herausragt, soll man ihn in der Regel stecken lassen, bis der Arzt kommt. Die Entfernung durch einen Laien kann zu einer schweren Blutung führen und hat schon manchem Verletzten das Leben gekostet. Die beste Erste Hilfe ist die Anlegung

eines keimfreien Verbands und der Transport des Patienten ins nächstgelegene Krankenhaus.

Was soll man tun, wenn Teile der Kleidung oder Schmutz in Hautabschürfungen oder Rißwunden geraten sind? Durch gründliches Ausspülen mit Wasser lassen sich diese Fremdkörper meist entfernen. Das soll so rasch wie möglich nach der Verletzung geschehen. Die verletzte Stelle ist sodann sauber zu verbinden und die weitere Wundversorgung dem Arzt zu überlassen.

Knochenbrüche, Verrenkungen, Verstauchungen

Wie leistet man Erste Hilfe bei Knochenbrüchen?
a) Es ist dafür zu sorgen, daß der Verunglückte ruhig liegt; der verletzte Teil darf nicht bewegt werden, bis das Ausmaß des Schadens feststeht.
b) Das verletzte Glied ist ruhigzustellen oder zu schienen, bevor der Patient abtransportiert wird.
c) Der Patient ist in jedem Fall liegend ins Krankenhaus zu transportieren. Man soll den Patienten niemals aufsetzen, den verletzten Körperteil nicht abbiegen und nicht mehr als unbedingt nötig bewegen.

Was soll man tun, wenn man keine Schiene hat? Es findet sich immer ein Stück Holz oder ein Stock oder irgendein gerader fester Gegenstand, der als Behelfsschiene dienen kann (s. Abb. 52, 53, 54). Außerdem kann ein gebrochener Arm gegen den Körper geschient werden und ein gebrochenes Bein gegen das andere Bein.

Soll man die Schiene polstern, bevor man sie an dem gebrochenen Glied anbringt? Ja. Ein Stoff- oder Kleidungsstück zwischen dem verletzten Glied und der Schiene verhindert Druckschäden.

Wie soll man die Schiene fixieren? Man bindet Taschentücher an mehreren Stellen über die Schiene, oder man zerreißt ein Hemd in Streifen und benützt es zum Anwickeln.

Was soll vor der Schienung mit dem gebrochenen Glied geschehen? Man soll versuchen, das Glied möglichst gerade zu richten, aber so vorsichtig, daß es dem Patienten nicht weh tut.

In welcher Lage schient man einen Arm? Ausgestreckt oder gegen die Körperseite gebunden; auf diese Weise dient der Körper selbst als Schiene (Abb. 52).

Erste Hilfe

Wie schient man ein Bein? Man kann das andere Bein zur Schienung benützen: Das verletzte Bein wird ausgestreckt und am anderen Bein fixiert. Das erfüllt in den meisten Fällen den Zweck sehr gut.

Verlangen offene Knochenbrüche besondere Erste-Hilfe-Maßnahmen?
a) Ja. Die Wunde muß mit einem sauberen Verband oder, wenn keiner zur Verfügung steht, mit einem sauberen Taschentuch bedeckt werden.
b) Wenn bei einem offenen Bruch eine starke Blutung besteht, muß man unter Umständen das Glied zeitweilig abbinden; falls sich die Blutung durch

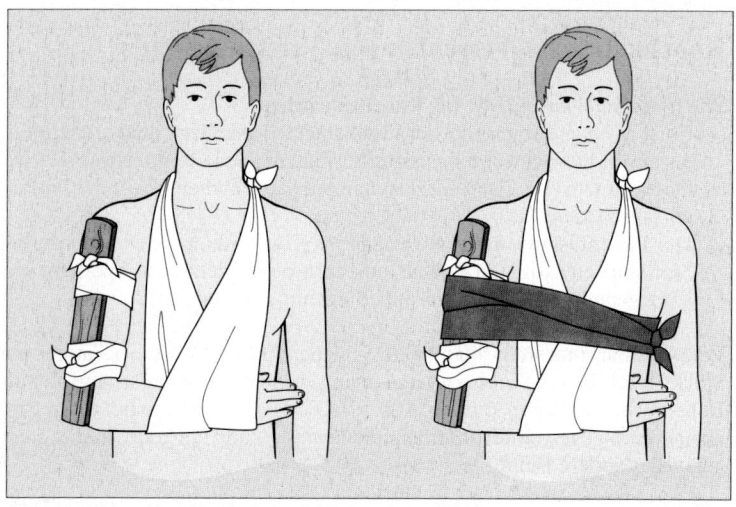

Abb. 52 *Oberarmbruch*. Mit einer Behelfsschiene und zwei Dreiecktüchern wird der verletzte Arm provisorisch ruhiggestellt.

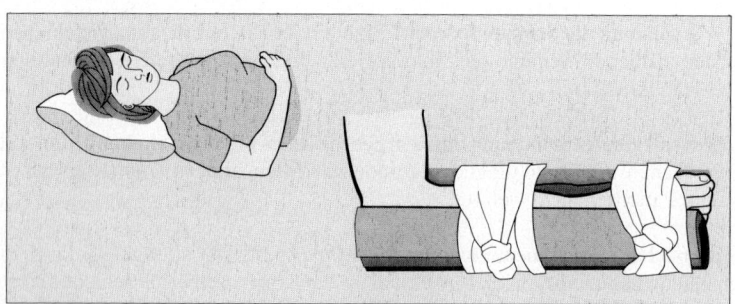

Abb. 53 *Unterarm- oder Handbruch*. Ruhigstellung mit Behelfsschiene.

Knochenbrüche, Verrenkungen, Verstauchungen

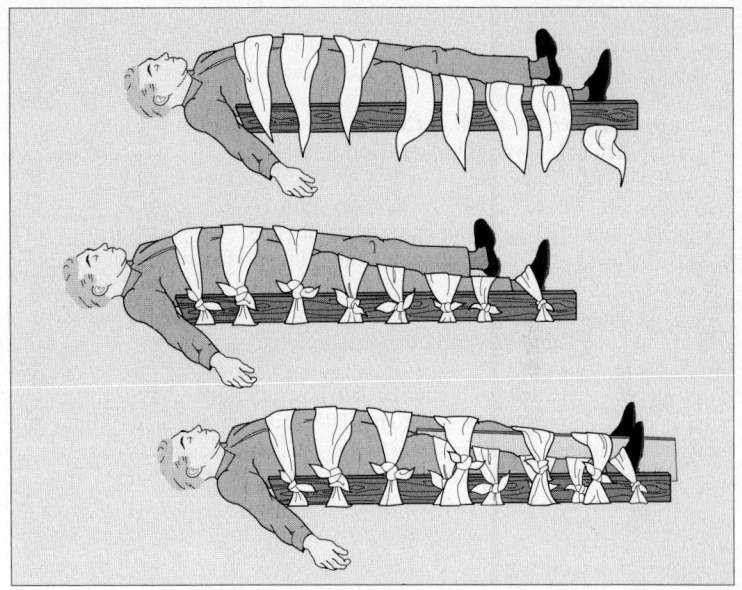

Abb. 54 *Oberschenkel- oder Hüftgelenkbruch.* Behelfsschienung mit Holzbrettern oder dergleichen. Das gesunde Bein kann als Schiene mitverwendet werden.

direkten Druck auf das Wundgebiet beherrschen läßt, soll man das Abbinden unterlassen.
c) Das gebrochene Glied muß geschient werden, aber man soll nicht versuchen, die Stellung der Bruchstücke zu verändern.

Wie lange kann man ein Glied gefahrlos abbinden? Die Abschnürbinde muß alle 20 Minuten für ein paar Minuten abgenommen werden, damit der abgebundene Teil wieder durchblutet wird. Während dieser Zeit übt man mit den Fingern einen Druck auf die blutende Schlagader aus.

Welche besonderen Erste-Hilfe-Maßnahmen sind bei Schädelbrüchen erforderlich?
a) Der Patient ist flach auf den Rücken zu lagern.
b) Der Patient muß ruhiggehalten werden und darf sich nicht bewegen.
c) Der Patient soll warmgehalten und so rasch wie möglich ins Krankenhaus gebracht werden.

Erste Hilfe

Darf man einem Patienten, der vermutlich einen Schädelbruch hat, alkoholische Getränke oder schmerzstillende Mittel geben? Nein, das kann sehr schaden und ist zu auf jeden Fall zu unterlassen.

Sollen Brüche der Gesichtsknochen so behandelt werden, als ob ein Schädelbruch vorhanden wäre? Ja. Der Bruch eines Gesichtsknochens ist oft von einem Schädelbruch begleitet.

Welche Erste-Hilfe-Maßnahmen sind bei einem Kieferbruch angebracht?
a) Der Mund ist zu schließen, so daß die Zähne so fest wie möglich aufeinanderliegen.
b) Ein Taschentuch wird unter dem Kinn rund um den Kopf gelegt und oben zusammengebunden. Der Patient soll aufrecht sitzen.

Was ist als Erste Hilfe bei einem Bruch der Schulter oder des Schlüsselbeins am besten geeignet? Man legt die Hand des Patienten in einer Stellung, die ihm bequem ist, auf seine Brust und bindet ein Hemd oder ein Halstuch rund um den ganzen Körper, so daß Arm und Hand an der Brustwand fixiert sind. Das dient als Schienung und verhindert Bewegungen im Bruchbereich (Abb. 55).

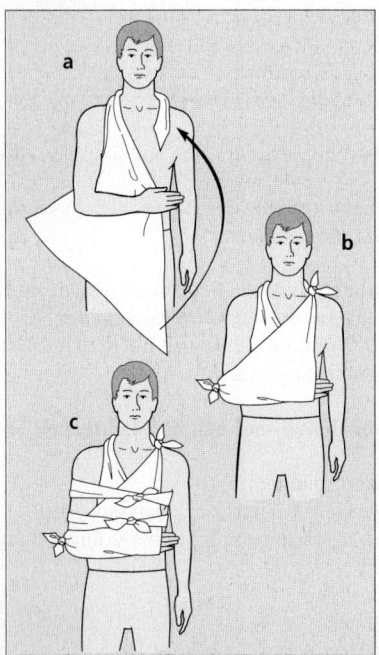

Abb. 55 *Schlüsselbeinbruch.* Ruhigstellung mit einem Dreiecktuch.

Knochenbrüche, Verrenkungen, Verstauchungen

Darf jemand mit einer schweren Beinverletzung umhergehen oder das Bein belasten? Nein. Wenn Verdacht auf einen Bruch besteht, verbietet sich jede Belastung.

Wie kann man zwischen einer schweren Verstauchung und einem Knochenbruch unterscheiden? Es ist nicht immer möglich, diese Unterscheidung zu treffen; am zweckmäßigsten werden daher alle schweren Verletzungen so behandelt, als ob es sich um einen Knochenruch handeln würde.

Welche Erste-Hilfe-Maßnahmen sind bei Verrenkungen nötig? Der Laie soll nicht versuchen, eine Verrenkung einzurichten, sondern nur den verletzten Teil ruhigstellen und den Patienten so rasch wie möglich ins Krankenhaus bringen.

Darf man ohne Bedenken an einer ausgerenkten Schulter oder einem Finger einen Zug ausüben oder einen Streckversuch unternehmen? Das sollte man nur tun, wenn keine ärztliche Hilfe erreichbar ist.

Welche besonderen Erste-Hilfe-Maßnahmen sind bei Halsverletzungen angezeigt? Wenn es sich um eine schwere Halsverletzung handelt, muß der Patient flach auf dem Rücken liegend auf einem Brett ins Krankenhaus transportiert werden. Eine Verdrehung des Körpers oder Beugung des Halses ist unbedingt zu vermeiden.

Ist es notwendig, daß man bei Halsverletzungen den Kopf starr hält und jede Beugung des Halses verhindert? Ja. Das ist absolut unerläßlich, damit sich die Wirbel nicht bewegen, was zu einem Druck auf die Nerven des Rückenmarks und zu Lähmungen führen kann (Abb. 56).

Wie kann man Bewegungen des verletzten Halses am besten verhindern? Jemand soll den Kopf des Verletzten starr halten, indem er seine Handflächen fest seitlich an das Gesicht und den Kopf des Patienten legt.

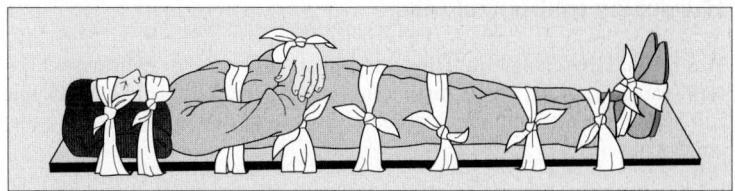

Abb. 56 *Halswirbelsäulenverletzung, zum Transport gelagert.*

Erste Hilfe

Welche besonderen Erste-Hilfe-Maßnahmen sind erforderlich, wenn Verdacht auf einen Bruch im Bereich des Rückens besteht? Patienten mit Rückenverletzungen sollen flach auf dem Bauch liegend ins Krankenhaus transportiert werden. Als Tragbahre ist ein Brett oder allenfalls eine Decke zu benützen.

Ist es sicherer, den Patienten am Unfallort zu lassen, bis der Arzt kommt, oder soll man bei einem schweren Knochenbruch sofort den Transport ins Krankenhaus veranlassen? Wenn es möglich ist, soll man auf ärztliche Hilfe warten, bevor man den Patienten abtransportiert, da falsche Transportmethoden schwere Schäden zur Folge haben können. Nicht jeder Knochenbruch ist so dringlich, daß der Patient innerhalb von Minuten nach der Verletzung weggebracht werden müßte.

Gasvergiftung

Wie leistet man Erste Hilfe bei einer Gasvergiftung?
a) Das Gas abdrehen und die Fenster öffnen;
b) den Patienten ins Freie bringen, wo er frische Luft atmen kann;
c) Mund-zu-Mund-Beatmung, wenn der Verunglückte nicht selbst atmet;
d) enge Kragen und enge Kleidung lockern;
e) einen Einsatzwagen rufen, damit dem Verunglückten reiner Sauerstoff zugeführt werden kann.

Wie lange soll man mit der künstlichen Beatmung fortfahren? Solange noch die geringsten Anzeichen eines Puls- oder Herzschlags erkennbar sind. Der Puls ist an der Halsschlagader am besten zu tasten.

Muß man Patienten, die sich von einer Gasvergiftung erholen, sorgfältig beobachten? Ja. Die Auswirkungen der Gasvergiftung auf die Gehirnzellen können schwere Verwirrtheitszustände zur Folge haben.

Hitzschlag und Hitzekollaps

Was ist ein Hitzschlag? Ein Hitzschlag entsteht durch eine Wärmestauung, wenn der Körper bei hoher Außentemperatur keine Wärme abgeben kann. Ein Sonnenstich kommt durch direkte Einwirkung der Sonne auf den Schädel bzw. das Gehirn zustande.

Wer bekommt am ehesten einen Hitzschlag? Ältere Leute und solche, die nicht ganz gesund sind; Männer scheinen anfälliger zu sein als Frauen.

Welche charakteristischen Symptome und Folgen treten bei einem Hitzschlag auf? Der Patient bekommt extrem hohes Fieber, das zu ausgedehnten Schäden an wichtigen Organen – etwa dem Gehirn, der Leber oder den Nieren – führen kann.

Wie leistet man Erste Hilfe bei einem Hitzschlag?
a) Der Patient wird in eine Badewanne mit kaltem Wasser gebracht; das senkt die Körpertemperatur.
b) Man wickelt den Kranken in kalte, feuchte Leintücher oder Handtücher.
c) Man rufe so rasch wie möglich einen Arzt herbei. Patienten, die längere Zeit eine Temperatur über 41°C haben, erholen sich meist nicht mehr.

Was ist ein Hitzekollaps? Dieser Zustand wird durch zu große Wärmeeinwirkung, nicht unbedingt durch Besonnung, verursacht; der Patient schwitzt dabei, wird schwach und schwindlig oder auch ohnmächtig. Ein Hitzekollaps tritt bei Frauen häufiger auf als bei Männern.

Wie leistet man Erste Hilfe bei einem Hitzekollaps?
a) Der kollabierte Patient soll so schnell wie möglich abgekühlt werden. Man bringt ihn dazu in eine Wanne mit kaltem Wasser.
b) Man läßt den Patienten, wenn er dazu imstande ist, kochsalzhaltiges Wasser trinken (1–2 g Salz pro Liter). (Merke: Ein Hitzekollaps ist immer mit reichlicher Schweißabsonderung und einem Salzverlust des Organismus verbunden.)
c) Der Patient soll im Bett bleiben und ruhen, bis der Körper genügend Zeit hatte, Flüssigkeit und Salz wieder aufzunehmen.

Blutungen

Was tut man als Erste Hilfe bei einer Blutung? Das hängt von der Art der Blutung ab. Wenn es sich um eine schwere innere Blutung handelt, wie sie von einem Geschwür oder einer Geschwulst des Magen-Darm-Trakts ausgehen kann, oder wenn der Patient viel Blut aushustet, soll er flach gelagert und so schnell wie möglich in ein Krankenhaus gebracht werden.

Gibt es Medikamente, die man zur Stillung einer Blutung aus dem Verdauungs- oder Atmungstrakt geben soll? Das gehört nicht zur Ersten Hilfe. Solche Patienten brauchen eine fachkundige ärztliche Versorgung, und es ist wohl am besten, keinen Behandlungsversuch zu unternehmen, bevor der Arzt kommt.

Erste Hilfe

Wie behandelt man äußere Blutungen?
a) Man übt direkt auf die Wunde einen Druck aus! Dazu legt man einen keimfreien Gazeverband oder ein reines Taschentuch auf die blutenden Stellen und drückt fest mit der flachen Hand oder den Fingern dagegen, oder man legt einen Druckverband an (Abb. 57).
b) Wenn sich eine Blutung bei einer schweren Arm- oder Beinverletzung nicht mit einem Druckverband stillen läßt, kann es nötig werden, das Glied abzubinden, und zwar gleich oberhalb der Wunde. Das Abbinden darf aber nur als letztes Mittel eingesetzt werden, wenn der direkte Druck nicht hilft. Es darf nicht vergessen werden, daß Abschnürbinden alle 20 Minuten abgenommen werden müssen, um den Blutdurchgang wieder zu ermöglichen (Abb. 58). Wenn der Patient ins Krankenhaus transportiert wird, sollte man auf der Abschnürbinde die Uhrzeit notieren, wann sie angelegt wurde.

Wie nahe an der Wunde soll die Abbindung angebracht werden? So nahe wie möglich und gerade fest genug, um die Blutung zu stillen. Wenn eine Abschnürbinde zu locker angelegt wird, blutet es nur noch mehr. Wenn sie zu fest gezogen wird, können unnötigerweise Gewebeschäden entstehen.

Fängt es erneut zu bluten an, wenn man die Abbindung für ein paar Minuten lockert? Nein. Es zeigt sich oft, daß die Blutung gänzlich zum Stillstand gekommen ist, wenn man die Binde nach einigen Minuten abnimmt, so daß man sie nicht wieder anzulegen braucht.

Was tun bei stark blutenden Wunden, bei denen infolge ihrer Lage weder Druckverband noch Abbinden möglich ist? Man muß die Schlagader oberhalb der Wunde abdrücken. Die Abb. 59–63 zeigen die Druckpunkte für die Blutstillung größerer Schlagadern. Man kann diese Druckpunkte finden,

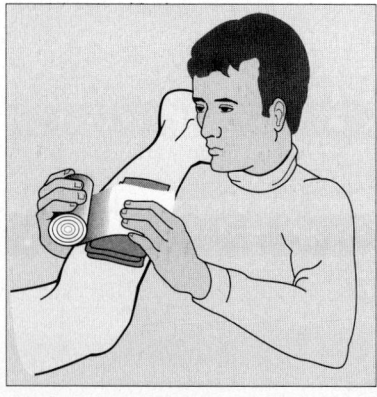

Abb. 57 *Blutstillung mit einem Druckverband.* Das verletzte Glied wird angehoben und die blutende Wunde mit einem keimfreien Verband bedeckt. Darüber werden ein dickeres Verbandpäckchen oder mehrere zusammengefaltete Taschentücher fest angewickelt.

Blutungen

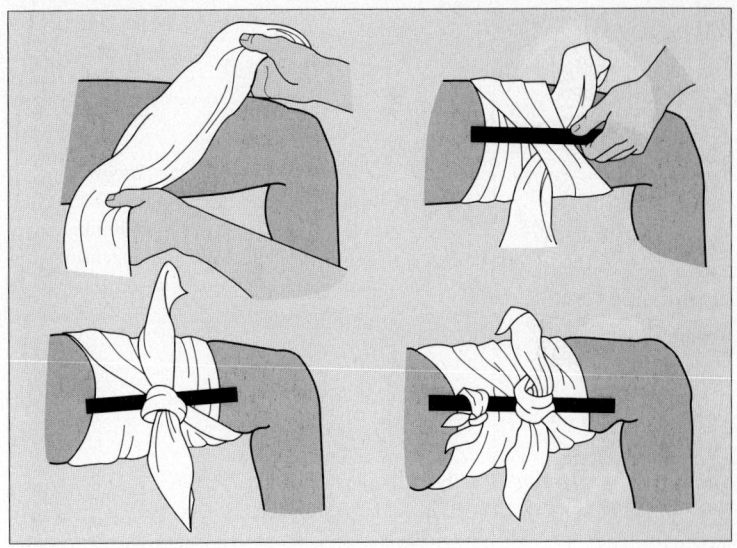

Abb. 58 *Blutstillung durch Abbinden.* Oberhalb der blutenden Wunde wird ein Tuch um das Glied gelegt und ein Stöckchen in einen Knoten eingebunden. Das Stöckchen wird so lange gedreht, bis die Blutung steht bzw. unterhalb kein Puls mehr tastbar ist und dann in dieser Stellung fixiert. Eine Abbindung soll alle 10 Minuten gelockert werden, damit das Glied wieder durchblutet wird. Nicht geeignet für einen solchen Knebelverband sind schmale Gürtel, Stricke, Bindfaden usw.

wenn man den Pulsschlag der Schlagadern an den betreffenden Stellen aufsucht.

Kommt es oft vor, daß Verletzte aus äußeren Wunden verbluten? Nein. Blutungen aus Wunden der Kopfhaut, des Gesichts oder der Glieder schauen gewöhnlich viel schlimmer aus, als sie sind, und führen nur selten zum Verblutungstod. In den meisten Fällen hören Verletzungen dieser Art nach einigen Minuten von selbst zu bluten auf.

In welcher Lage soll man Verletzte, die Blut verloren haben, transportieren? In der Regel flach liegend oder mit erhöhten Beinen. Damit bekämpft man den Schock etwas, weil das Blut der Schwere nach in den Kopf geht.

Soll man Personen, die eine schwere Blutung erlitten haben, Alkohol oder Kaffee geben? Es ist wohl am besten, wenn man ausgebluteten Patienten keine Anregungsmittel gibt. Alle Bemühungen sollen sich darauf richten, den Patienten ins Krankenhaus zu bringen.

Erste Hilfe

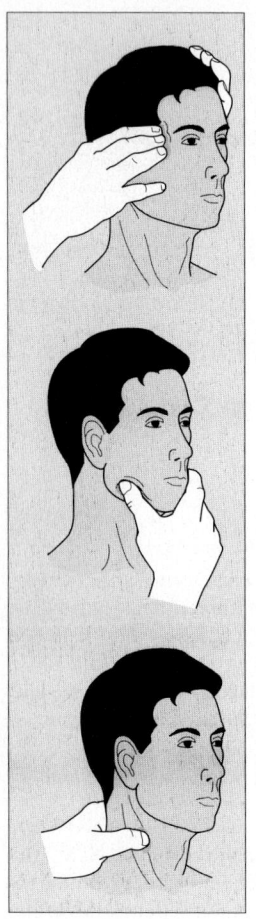

Abb. 59 *Abdrücken der großen Schläfenschlagader* (Arteria temporalis) mit den Fingerspitzen einer Hand vor dem Ohr gegen den Schläfenknochen, wobei die andere Hand auf der Gegenseite des Kopfes den nötigen Gegendruck ausübt.

Abb. 60 *Abdrücken der Gesichtsschlagader* (Arteria facialis). Der Daumen drückt die Arterie vor dem Ansatz des Kaumuskels gegen den Unterkiefer ab. Die anderen Finger der Hand üben den Gegendruck auf der anderen Seite des Kiefers aus.

Abb. 61 *Abdrücken der Halsschlagader* (Arteria carotis) am Vorderrand des Kopfnickermuskels gegen die Wirbelsäule. Diese Art der Abdrückung darf höchstens zwei bis drei Minuten aufrechterhalten werden.

Blutungen

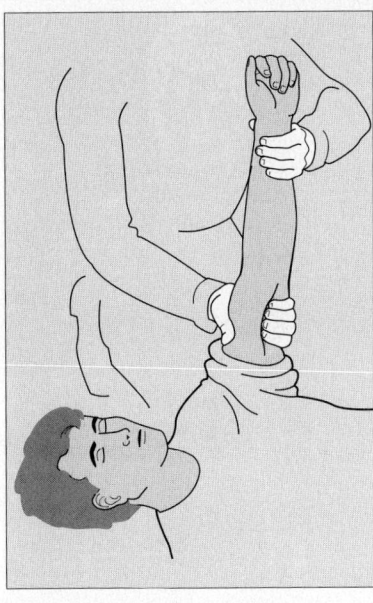

Abb. 62 *Abdrücken der Oberarmschlagader (A. Brachialis)*

▶ Knien Sie sich seitlich neben den Kopf des Verletzten.

▶ Fassen Sie – je nach Lage der Verletzung – die Hand oder das Handgelenk, und halten Sie den verletzten Arm in die Höhe.

▶ Umgreifen Sie jetzt mit 4 Fingern der freien Hand (bei Blutung auf der linken Seite mit 4 Fingern der rechten Hand, bei Blutung auf der rechten Seite mit 4 Fingern der linken Hand) von unten her den Oberarm des Verletzten von hinten so, daß Sie mit den Fingerkuppen die Oberarmschlagader in der tastbaren Muskellücke fest gegen den darunter liegenden Oberarmknochen drücken.

▶ Die Schlagader ist dann richtig abgedrückt, wenn die Blutung deutlich nachläßt oder aufhört.

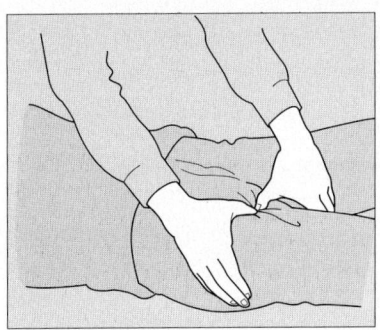

Abb. 63 *Abdrücken der Oberschenkelschlagader (A. femoralis)*

▶ Umfassen Sie den Oberschenkel des verletzten Beines mit beiden Händen möglichst nahe an der Leistenbeuge, und pressen Sie mit Ihren nebeneinanderliegenden Daumenkuppen in der Mitte der Leistenbeuge gegen den Beckenknochen.

▶ Den wirkungsvollsten Druck können Sie erzielen, indem Sie Ihr Körpergewicht auf die gestreckten Arme verlagern.

▶ Die Schlagader ist dann richtig abgedrückt, wenn die Blutung deutlich nachläßt oder aufhört.

Erste Hilfe

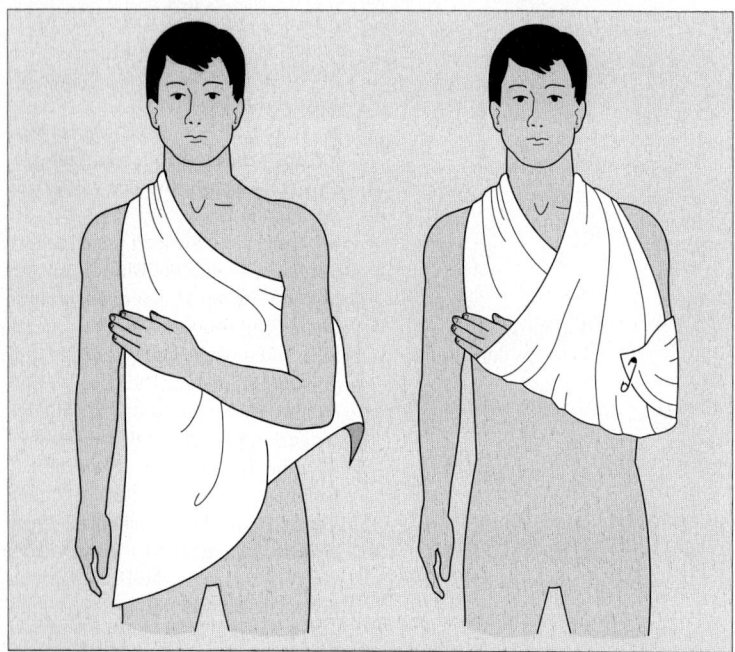

Abb. 64 *Notverband für einen verletzten Unterarm* mit Hilfe eines Dreieckstuches. Beachte: Bei dieser Art der Ruhigstellung muß die Hand bis in Herzhöhe angehoben werden, um ein Anschwellen der Hand zu vermeiden.

Vergiftungen

Wie leistet man Erste Hilfe, wenn jemand Gift genommen hat?

a) Man ruft die Vergiftungsinformationszentrale der Region an. Die Nummer steht vorn auf dem Telefonbuch. (Notfalls kann man sich bei der Auskunft oder bei der Rettung erkundigen.) Der Zentrale berichtet man alle Einzelheiten, nennt die Art des Giftes oder Medikaments, falls bekannt, und die vermutlich eingenommene Menge. Von der Vergiftungsinformationszentrale wird man Anweisungen bekommen, wie man rasch ärztliche Hilfe erreicht und wie man sich verhalten soll.
b) Wenn es sich um eine Überdosis eines Medikaments oder Suchtgiftes handelt, soll man den Patienten zum Erbrechen bringen.

c) Wenn es sich bei dem eingenommenen Gift um ein Erdölprodukt wie Benzin, Kerosin oder Öl handelt oder wenn es eine starke Säure oder Lauge ist, darf *kein* Erbrechen ausgelöst werden!
d) Falls kein Erbrechen ausgelöst wird, soll das Gift durch Wasser oder Milch, die man dem Verunglückten zu trinken gibt, verdünnt werden. Man läßt ihn wiederholt ein Glas trinken, hört aber auf, wenn Brechreiz eintritt.
e) Wenn der Verunglückte erbricht, hebt man das Erbrochene für die Analyse auf.
f) Wenn die Atmung stillsteht oder oberflächlich und unregelmäßig ist, führt man eine Mund-zu-Mund-Beatmung durch.
g) Bei Herzstillstand wird eine kardiopulmonale Wiederbelebung vorgenommen (Herzmassage und Atemspende).

Wie bringt man jemanden zum Erbrechen?
a) Man kitzelt den Rachen mit dem Finger.
b) Man läßt den Vergifteten ein oder zwei Gläser warmes Wasser trinken, das Salz, Seife oder Senf enthält.

Warum darf man kein Erbrechen auslösen, wenn jemand ein Erdölprodukt oder eine starke Säure oder Lauge eingenommen hat?
a) Ein Erdölprodukt kann eine Lungenentzündung erzeugen, wenn beim Erbrechen etwas davon in die Lunge gelangt.
b) Eine starke Säure oder Lauge kann beim Erbrechen eine zusätzliche Verätzung der Speiseröhre und des Mundes hervorrufen.

Ist es günstig, wenn man das Erbrechen in den Fällen, in denen es angezeigt ist, mehrmals auslöst? Ja. Beim ersten Mal entleert sich der Magen vielleicht nicht vollständig.

Was soll der Vergiftete nach der Entleerung des Magens zu trinken bekommen? Tee, Milch oder Eiklar von mehreren Eiern. Sie sind bei vielen Giften ein wirksames Gegenmittel.

Soll man jemandem, der Gift genommen hat, Aktivkohle geben? Ja. Es ist günstig, wenn man diese Substanz im Haushalt bei der Hand hat. Sie kann Gifte binden und unschädlich machen.

Woran kann man erkennen, ob eine starke Säure oder Lauge getrunken wurde? In vielen Fällen sind Verätzungen um die Lippen oder im Mund sichtbar. Oft finden sich noch Spuren der Flüssigkeit in einer Flasche.

Woran kann man erkennen, ob ein Erdölprodukt getrunken wurde? Das ist oft am Geruch der Atemluft des Verunglückten zu merken.

Welche Gifte rufen am ehesten eine Atemstörung hervor? Am häufigsten bewirken Barbiturate und andere Schlafmittel bei Überdosierung eine Hemmung der Atmung. Auch Morphin und Heroin verursachen eine schwere Atemdepression, wenn sie in großen Dosen zugeführt werden.

Strahlenverseuchung

Wie groß ist die Gefahr einer erhöhten Strahlenbelastung durch Kernkraftwerke? Es hat Unfälle gegeben, bei denen die Bevölkerung in der Umgebung eines Kernkraftwerks massiv geschädigt wurde und Menschen akut ums Leben kamen oder chronisch krank wurden (Tschernobyl). Durch strenge Sicherheitsmaßnahmen versucht man, die Möglichkeiten eines Austritts von radioaktiven Substanzen weitestgehend zu reduzieren. Ob es in der Umgebung von Kernkraftwerken auch ohne Unfälle zu gesundheitlichen Schäden bei der Bevölkerung kommt, ist bis heute nicht mit Sicherheit auszuschließen, doch sind die Indizien dafür nicht sehr überzeugend.

Was wären die ersten Hilfsmaßnahmen, wenn tatsächlich eine Strahlenverseuchung stattfinden sollte?
 a) Die bedrohte Bevölkerung müßte rasch und geordnet aus der Gefahrenzone evakuiert werden. Die örtlichen Behörden werden Anweisungen geben, wie das am besten durchzuführen ist.
 b) Wer bereits kontaminiert ist, muß alle Kleidungsstücke, die er zum Zeitpunkt der Strahlenverseuchung getragen hat, ablegen und den ganzen Körper unter der Brause gründlich und ausgiebig waschen.
 c) Er soll sich sofort unter ärztliche Kontrolle begeben.
 d) Durch die Verabreichung von Jodtabletten kann die Schilddrüse weitgehend blockiert werden, so daß sie kein radioaktives Material einlagert.
Unter Umständen ist eine Evakuierung und Aufnahme in ein Krankenhaus außerhalb der Gefahrenzone ratsam.

Schock

Welche Symptome treten bei einem Schock auf, der die Folge einer Verletzung ist?
a) Es kann – muß aber nicht – Bewußtlosigkeit bestehen;
b) die Haut bekommt eine fahlgraue Farbe und fühlt sich kalt und schwitzig an;
c) der Körper des Patienten ist mit feinen Schweißtröpfchen bedeckt;
d) der Puls ist schwach und beschleunigt;
e) die Pupillen sind erweitert;

f) die Atmung ist beschleunigt und flach;
g) der Patient ist ängstlich und klagt über Schwäche und starken Durst.

Wie leistet man Erste Hilfe bei einem Schock?
a) Der Patient ist auf dem Rücken zu lagern, die Füße sollen höher als der Kopf liegen.
b) Wenn eine lebhafte Blutung besteht, die zu dem Schockzustand beiträgt, muß sie gestillt werden (siehe den Abschnitt über Blutungen in diesem Kapitel).
c) Der Patient soll warmgehalten werden; er ist mit genügend Decken oder anderen Hüllen zu versorgen.
d) Wenn starke Schmerzen vorhanden sind, die der Laienhelfer erleichtern kann, sollte dies sofort geschehen. Der Schmerz ist eine der wichtigsten Teilursachen für die Entwicklung eines Schocks. Falls ein Knochenbruch vorliegt, muß er geschient werden.
e) Wenn festgestellt werden kann, daß keine Verletzung oder Wunde im Bereich des Bauches besteht, kann man dem Patienten warme Flüssigkeiten zu trinken geben.
f) Der Patient soll so rasch wie möglich in ein Krankenhaus gebracht werden.

Darf man einem Patienten, der sich im Schock befindet, Alkohol als Anregungsmittel geben? Nein. Im Endergebnis führt das nur zur Verschlimmerung des Schockzustandes.

Soll man einem Patienten, der sich im Schockzustand befindet, Tee oder Kaffee geben? Nein. Während der Zeit, die man zur Beschaffung von Tee oder Kaffee aufwendet, sollte man besser Vorkehrungen für den Abtransport ins Krankenhaus treffen, wo eine zweckentsprechende Behandlung eingeleitet werden kann.

Kardiopulmonale Wiederbelebung

Was versteht man unter kardiopulmonaler Wiederbelebung? Man versteht darunter eine Reihe von Maßnahmen, die bei einem Herzstillstand zur Wiederbelebung durchgeführt werden. Es handelt sich um eine Kombination von äußerer Herzmassage und Mund-zu-Mund-Beatmung (siehe auch Abb. 50–53).

Wann spricht man von Herzstillstand? Wenn das Herz aufgehört hat zu schlagen.

Erste Hilfe

Kann ein Patient überhaupt noch gerettet werden, wenn sein Herz aufgehört hat zu schlagen? Ja. In den meisten Fällen tritt zwar nach einem Herzstillstand der Tod ein, doch können Menschen gerettet werden, wenn sofort Wiederbelebungsmaßnahmen durchgeführt werden. Allerdings wird eine Unterbrechung der Sauerstoffzufuhr vom Gehirn nur für die Dauer von etwa vier Minuten vertragen. Danach kommt es bereits zu nicht mehr rückbildungsfähigen Schäden.

Wie rasch nach dem Herzstillstand muß die kardiopulmonale Wiederbelebung einsetzen? Sie muß *sofort* eingeleitet werden. Wenn das nicht innerhalb von wenigen Minuten geschieht, trägt der Patient eine bleibende Hirnschädigung davon – oder er stirbt.

Woran kann der Laienhelfer erkennen, daß eine kardiopulmonale Wiederbelebung notwendig ist?
a) Er sieht, daß der Patient bewußtlos ist.
b) Er kann an der Halsschlagader keinen Pulsschlag mehr feststellen.
c) Wenn er das Ohr an die Herzregion legt, kann er keinen Herzschlag hören.
d) Er beobachtet, daß der Patient nicht mehr atmet.

Ist eine kardiopulmonale Wiederbelebung angezeigt, wenn das Herz schlägt, aber keine Atmung feststellbar ist? Nein. In solchen Fällen ist nur eine Mund-zu-Mund-Beatmung angezeigt.

Ist es möglich, daß die Atmung nach einem Herzstillstand noch weitergeht? Nein. Sobald das Herz stillsteht, hört die Atmung auf.

Kann jedermann eine kardiopulmonale Wiederbelebung durchführen? Ja, aber es ist besser, wenn sie ein ausgebildeter Helfer durchführt. Man hat überall die Möglichkeit, diese Technik in Erste-Hilfe-Kursen zu erlernen.

Wie lange braucht man, um die Technik der kardiopulmonalen Wiederbelebung zu erlernen? Ein durchschnittlich intelligenter Mensch kann sie in einigen Stunden erlernen.

Wo kann man sich in der kardiopulmonalen Wiederbelebung ausbilden lassen? Darüber kann man sich bei der örtlichen Rot-Kreuz-Dienststelle informieren. Auch die Kraftfahrerorganisationen können Auskunft geben.

Was versteht man unter äußerer Herzmassage? Man versteht darunter die Herzmassage am intakten – also nicht operativ geöffneten – Brustkorb. Bei dieser indirekten Herzmassage wird durch einen regelmäßig wiederholten Druck auf das Brustbein, das über dem Herzen liegt, das Blut durch den Kör-

Kardiopulmonale Wiederbelebung

per gepumpt. Wenn man einmal pro Sekunde das Brustbein gegen die Wirbelsäule drückt, kann das Blut aus dem Herzen gepreßt werden, so daß es im Körper zirkuliert. Die äußere Herzmassage ist ein wesentlicher Bestandteil der kardiopulmonalen Wiederbelebung.

Wie tief soll man das Brustbein bei der Herzmassage hinunterdrücken?
Etwa 3–4 cm.

Welche Schritte sind zu unternehmen, sobald eindeutig ein Herzstillstand festgestellt wurde?
a) Der Laienhelfer kniet neben dem Kopf des Patienten.
b) Er greift mit der linken Hand unter den Hals des Patienten, so daß der Kopf überstreckt, das Kinn gehoben und damit der Luftweg frei wird.
c) Mit der rechten Hand werden die Nasenlöcher des Patienten zugeklemmt.
d) Der Laienhelfer legt seinen Mund dicht auf den Mund des Verunglückten und beginnt mit der Atemspende. Er bläst kräftig zweimal in den Mund des Patienten.
d) Der Laienhelfer tastet hierauf das untere Ende des Brustbeins (Processus xiphoideus), mißt etwa 4–5 cm aufwärts, legt dort die Handwurzel der einen Hand auf das Brustbein, legt die andere Hand darüber und beginnt, mit regelmäßigen Stößen das Brustbein nach unten zu drücken. Nach 15 Stößen klemmt der Helfer wieder die Nasenlöcher zu und bläst einmal kräftig Luft in den Mund des Verunglückten.
f) Die Herzmassage wird mit 15 weiteren Stößen fortgesetzt, danach wird wieder beatmet.
g) Diese Manöver werden so lange fortgesetzt, bis der Laienhelfer merkt, daß der Herzschlag und die spontane Atmung wieder in Gang gekommen sind.

Läßt sich die kardiopulmonale Wiederbelebung am besten mit zwei Helfern durchführen? Ja, unbedingt! Der eine konzentriert sich auf die Herzmassage, der andere auf die Mund-zu-Mund-Beatmung. Die Herzmassage soll in *einer* Herzkompression pro Sekunde bestehen. Nach je fünf Herzkompressionen soll der andere Helfer eine Atemspende durchführen.

Sollen die beiden Helfer bei der Herzmassage und Atemspende den Platz wechseln? Ja. Gewöhnlich ermüdet der Helfer, der die Herzmassage durchführt, zuerst. Die beiden Helfer sollen sich deshalb bei der Herzmassage und Atemspende abwechseln.

Wie lange sollen die Wiederbelebungsmaßnahmen fortgesetzt werden? Mindestens eine halbe Stunde. Nach dieser Zeit müßte irgendeine Form von Herzschlag wieder vorhanden sein, wenn noch ein Erfolg der Ersten Hilfe zu erwarten ist.

Erste Hilfe

Sollen die Wiederbelebungsmaßnahmen unbegrenzt lange fortgesetzt werden, wenn auch nur die geringsten Anzeichen von vereinzelten Herzschlägen zu beobachten sind? Ja. Vereinzelte Herzschläge kündigen oft an, daß wieder ein rhythmischer Herzschlag in Gang kommen wird.

Setzt die reguläre Atmung wieder ein, bevor das Herz richtig schlägt? Nein. Die Herzaktion beginnt vor der Wiederaufnahme der Atmung.

Verbände

Wie legt man einen Verband richtig an? Die Abb. 65–70 veranschaulichen das Anlegen verschiedener Verbände.

Grundsätzlich ist zu beachten, daß ein Verband zwar stramm, aber niemals zu fest anliegen soll, damit er nicht eine Blutstauung, Abschnürung oder Nervenschädigung verursacht. Bei Verbänden an den Gliedmaßen ist es daher zweckmäßig, wenn man Zellstoff unterlegt. Bevor man den Verband abschließt, muß man sich überzeugen, daß er nicht zu straff sitzt.

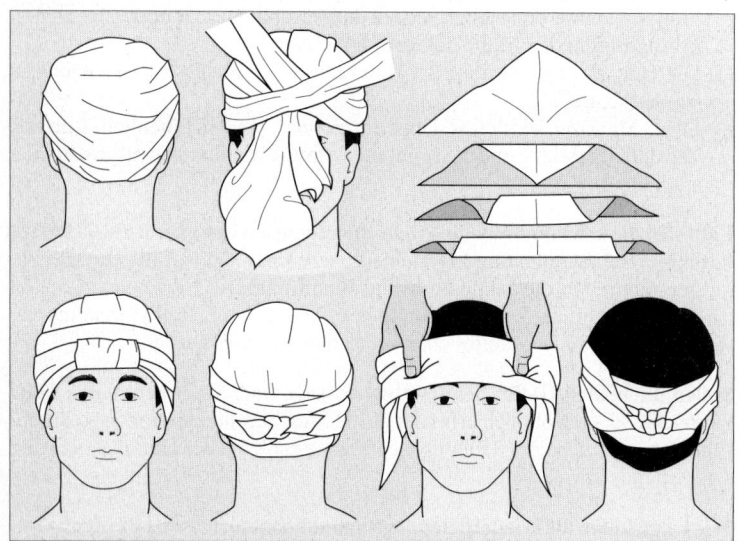

Abb. 65 *Anlegen eines Kopfverbandes* – links – und eines Stirnverbandes – rechts unten – mit dem Dreieckstuch.

Verbände

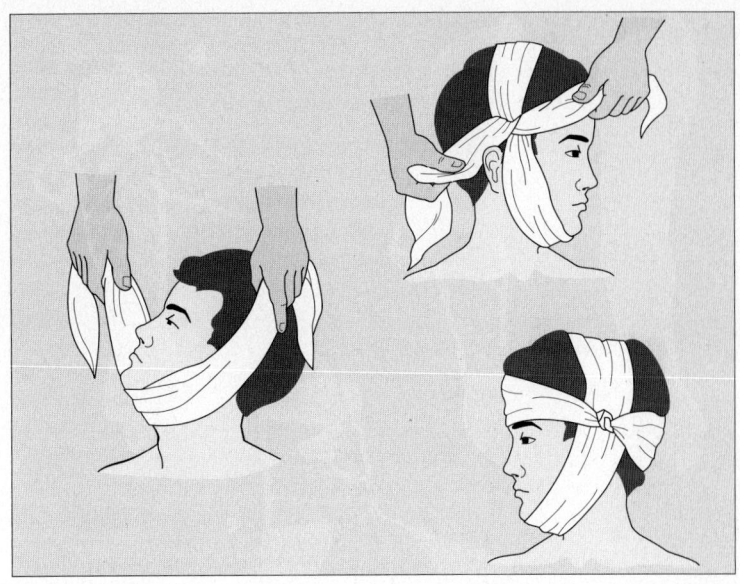

Abb. 66 *Anlegen einer Kinnschleuder* zur Ruhigstellung von Unterkieferbrüchen.

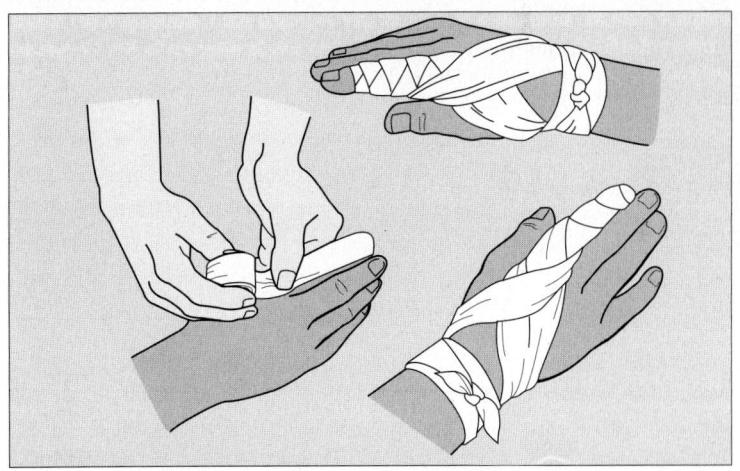

Abb. 67 *Anlegen eines Fingerverbandes* unter Freilassung der Fingerspitzen – oben; bei dem unten gezeigten Verband sind die Fingerspitzen mit eingeschlossen.

Erste Hilfe

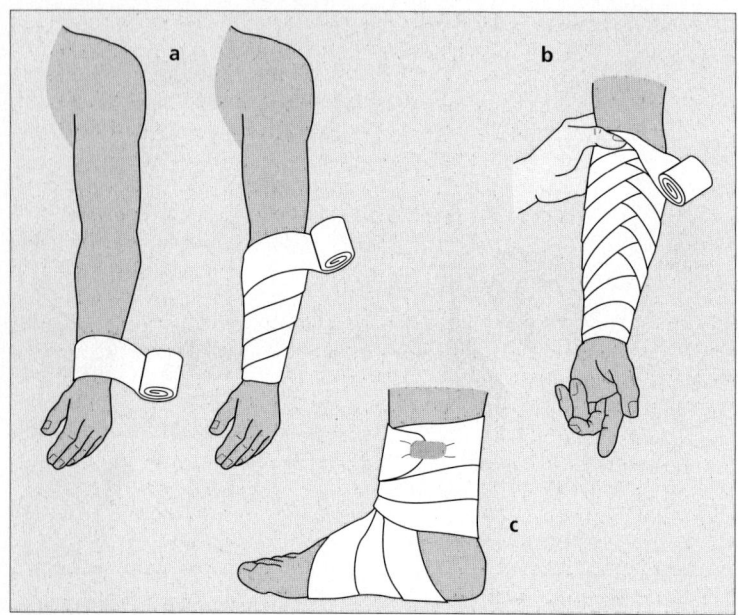

Abb. 68 *Anwickeln eines einfachen Verbandes am Unterarm.* Wegen der Schwierigkeit, diese Verbände glatt anzuwickeln (nur spiralig gewickelte Touren liegen wirklich glatt an, siehe oben rechts), ist der Verband mit Umschlagen der Binde – untere Bildhälfte links – zu bevorzugen. *Anwickeln eines einfachen Verbandes am Fußgelenk* – untere Bildhälfte rechts.

Verbände

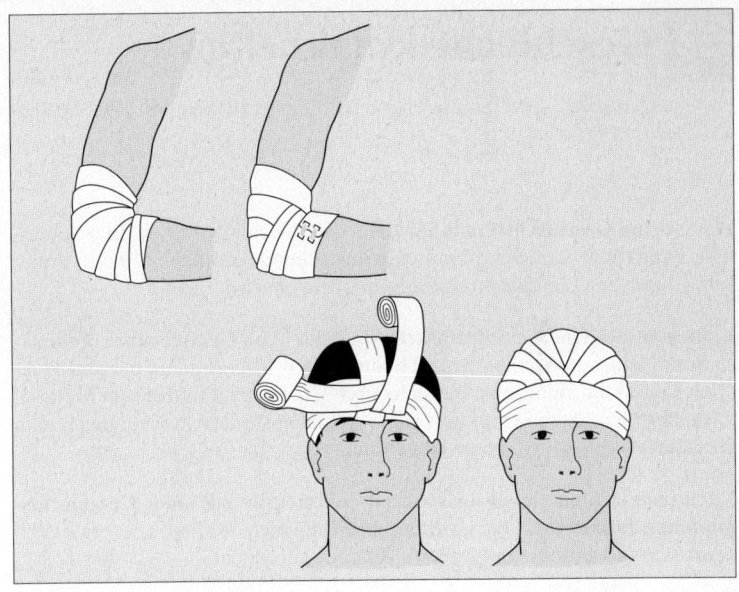

Abb. 69 *Anlegen eines Verbandes am Ellbogengelenk* – obere Bilder; *Anlegen eines Kopfverbandes* – untere Bilder.

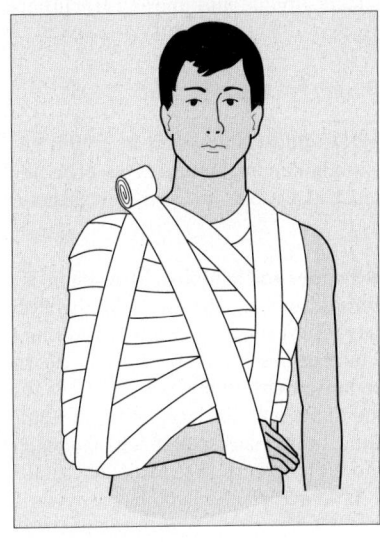

Abb. 70 *Anwickeln eines Desault-Verbandes* bei Verletzungen des Oberarmes und des Schultergelenkes. Neben zirkulären Touren, die den Oberarm am Brustkorb fixieren, werden weitere Touren von der Achsel der gesunden Seite über die Schulter der verletzten Seite zirkulär um den Ellenbogen der verletzten Seite und wieder hinauf zur Schulter gelegt. Durch diese Touren erfolgt die Ruhigstellung im Schultergelenk.

22 Geschlechtskrankheiten

Siehe auch Kapitel 44, Nieren und Harnwege; Kapitel 58, Sexualorgane, Sexualverhalten und Fortpflanzung

Was ist eine Geschlechtskrankheit? Als Geschlechtskrankheit oder venerische Krankheit bezeichnet man eine ansteckende Krankheit, die in erster Linie durch den Geschlechtsverkehr übertragen wird.

Kann man sich eine Geschlechtskrankheit nur beim Geschlechtsverkehr zuziehen? Nein, man kann sich auch beim Küssen, insbesondere bei oral-genitalen Kontakten, oder sogar einfach durch Umgang mit infiziertem Material mit einer Geschlechtskrankheit wie Syphilis anstecken. Im Vergleich zum Geschlechtsverkehr ist dieser Übertragungsweg aber selten.

Kann man sich an einem unsauberen Toilettensitz mit einer Geschlechtskrankheit infizieren? Das ist theoretisch möglich, kommt aber praktisch kaum vor und wird in der Regel als Ausrede gebraucht.

Welche Geschlechtskrankheiten sind am meisten verbreitet?
a) Der Tripper oder die Gonorrhöe (siehe auch im Kapitel 40 den Abschnitt über Entzündungen der Harnröhre, im Kapitel 54 die Abschnitte über die männlichen und weiblichen Geschlechtsorgane und über Unfruchtbarkeit);
b) die Syphilis oder Lues;
c) der Herpes genitalis;
d) die Chlamydien-Infektion.

Herpes genitalis, Virus-Hepatitis, HIV- und Chlamydien-Infektion gehören zwar nicht zu den Geschlechtskrankheiten um Sinne des Gesetzes; ihr wichtigster Übertragungsweg, zumindest in Europa, ist aber der sexuelle Kontakt.

Welcher Unterschied besteht zwischen Tripper und Syphilis? Abgesehen davon, daß beide Geschlechtskrankheiten sind, gibt es sehr wenig Ähnlichkeiten. Der Tripper wird von Krankheitserregern verursacht, deren Ausbreitung in den meisten Fällen auf die Geschlechtsteile beschränkt bleibt; er ist durch häufigen Harndrang, örtliche schmerzhafte Schwellung und Ausfluß aus Harnröhre und Scheide gekennzeichnet. Die Syphilis dagegen beginnt mit einem Geschwür am Ort der Ansteckung, breitet sich schließlich im ganzen Körper aus und zieht alle Organe mehr oder minder stark in Mitleidenschaft. Der Tripper ist demnach eine örtliche Erkrankung, die Syphilis eine Allgemeinerkrankung.

Welche Krankheit ist gefährlicher: der Tripper oder die Syphilis? Die Syphilis ist viel ernster, weil sie letztlich zu schweren Organschäden an Gehirn, Herz, Leber usw. führen kann.

Kann der Tripper auch andere Organe außer den Geschlechtsorganen befallen? Ja. Er kann eine Augeninfektion hervorrufen; aus diesem Grund bekommen alle Neugeborenen bei der Geburt vorbeugend Augentropfen. Gelegentlich kann ein Tripper, wenn er unbehandelt bleibt, die Gelenke ergreifen und zu einer Gelenkentzündung typischer Art führen. Äußerst selten kommt es vor, daß er die Hüllen des Gehirns oder des Rückenmarks befällt und eine spezielle Form der Hirnentzündung oder der Hirnhautentzündung verursacht.

Sind Reinigung und Vorbeugungsmaßnahmen nach dem Verkehr in jedem Fall ausreichend, um die Ansteckung mit einer Geschlechtskrankheit zu verhindern? Nein! Wirklich sicher läßt sich eine Erkrankung an Tripper oder Syphilis nur verhüten, wenn man den Kontakt mit infizierten Personen meidet. Die Reinigung allein ist nicht ausreichend. Einen relativ guten, wenngleich nicht vollständigen Schutz bieten Kondome.

Können vorbeugende Behandlungsmaßnahmen zur Verhütung einer venerischen Infektion überhaupt helfen? Ja, am wirksamsten ist die Verwendung von Kondomen.

Syphilis
(Lues)

Wer ist der Erreger der Syphilis? Die Syphilis wird von einem bakteriellen Organismus hervorgerufen, und zwar von einer Spirochäte, dem sogenannten Treponema pallidum.

Ist die Syphilis im Rückgang begriffen? Sie war es bis vor kurzem. In den letzten Jahren ist es jedoch wegen der Zunahme des hetero- und homosexuellen Geschlechtsverkehrs mit häufig wechselnden Partnern erneut zu einem deutlichen Häufigkeitsanstieg gekommen.

Bekommt jeder, der Verkehr mit einem Syphiliskranken hat, diese Krankheit? Nicht unbedingt. Ob es zur Infektion kommt, wird von verschiedenen Faktoren beeinflußt, etwa vom Aktivitätsstadium der Krankheit, von der Art des Kontakts, von Verletzungen im Genitalbereich usw.

Gibt es eine natürliche Immunität gegen Syphilis? Nein.

Geschlechtskrankheiten

Kann die Syphilis angeboren sein? Ja. Die Syphilis kann auf dem Blutweg von der Mutter auf das ungeborene Kind übertragen werden. Sie wird aber nicht durch die Gene vererbt.

Woran kann man erkennen, ob man eine Syphilis hat? Ungefähr drei Wochen nach der Ansteckung erscheint ein hartes Knötchen oder Geschwür, der sogenannte harte Schanker, an der Stelle, wo die Krankheitserreger in den Körper eingedrungen sind. Er kann im Bereich der Geschlechtsteile oder in einer anderen Körperregion liegen, wo der Kontakt mit einem syphilitischen Krankheitsherd des Partners stattgefunden hat. Der Schanker ist meist schmerzlos.

Gibt es noch andere Möglichkeiten zur Diagnose der Syphilis? Ja. Es gibt mehrere serologische Untersuchungsmethoden, die anzeigen, ob Kontakt mit dem Erreger stattgefunden hat. Allerdings gelingt es nicht immer, zwischen einer frischen und und einer abgelaufenen Infektion zu unterscheiden (sog. »Serumnarbe«).

Was ist der harte Schanker? Der Schanker ist die erste Gewebereaktion auf die eingedrungenen Krankheitserreger, der sogenannte Primäraffekt. Er ist ein kleines, schmerzloses, verhärtetes Knötchen oder Geschwür, das meist nicht größer als $1/2$–1 cm im Durchmesser ist. Der Schanker erscheint am Glied, an den weiblichen Geschlechtsteilen oder an irgendeiner anderen Kontaktstelle, etwa den Lippen, an Zunge, Gaumen usw.

Was wird aus dem Schanker, wenn man ihn unbehandelt läßt? Er bleibt einige Wochen bestehen und verschwindet dann von selbst.

Was geschieht nach dem Schwinden des Schankers? Nach 1 oder 2 Monaten erscheint ein Hautausschlag an anderen Körperstellen, und es entwickelt sich eine Angina. Diese Veränderungen gehören in das Stadium der Generalisation der Frühsyphilis bzw. das 2. Stadium (Sekundärstadium) der Syphilis. Unter Generalisation versteht man die Ausbreitung der Krankheit auf den ganzen Körper.

Welchen Verlauf nehmen Hautausschlag und Angina, wenn man sie unbehandelt läßt? Auch sie vergehen von selbst innerhalb weniger Wochen.

Bedeutet das, daß der Patient von Syphilis geheilt ist? Keineswegs. Die Krankheitserreger leben weiter und durchwandern den ganzen Körper; sie können an anderer Stelle zu irgendeinem Zeitpunkt, vielleicht erst nach vielen Jahren, einen aktiven Krankheitsprozeß auslösen.

Syphilis

Sind die serologischen Reaktionen auch dann positiv, wenn keine Syphilissymptome erkennbar sind? Ja.

Kann man verhüten, daß man eine Syphilis bekommt? Ja. Man vermeide es, sich dem Kontakt mit einem Syphilisverdächtigen auszusetzen! Verdächtig sind vor allem Personen mit häufig wechselnden Sexualpartnern.

Gibt es eine ganz sichere Methode zum Schutz während des Geschlechtsverkehrs? Nein, eine vollständige Sicherheit gibt es nicht. Die Verwendung von Kondomen vermindert aber das Risiko einer Übertragung ganz beträchtlich und stellt wohl die beste Möglichkeit eines Infektionsschutzes dar, wenn man schon auf zweifelhafte sexuelle Kontakte nicht verzichten möchte.

Kann die serologische Reaktion auf Syphiliserreger bei einem Menschen, der niemals irgendwelche Zeichen der Krankheit gehabt hat, positiv sein? Ja. In seltenen Fällen merken vor allem Frauen nichts von der Erkrankung. Außerdem könnte eine angeborene Syphilis vorliegen.

Ist die Serumreaktion manchmal auch positiv, wenn der Patient in Wirklichkeit gar keine Syphilis hat? Ja, in seltenen Fällen gibt es auch sog. »falsch positive« Reaktionen, z. B. Kollagenosen, rheumatische Erkrankungen und Leberkrankheiten. Die »falsch positiven« Reaktionen können aber in der Regel durch spezifische Tests geklärt werden.

Kann man schon bei der Geburt feststellen, ob das Kind eine angeborene Syphilis hat? Ja, aus dem Blut der Nabelschnurvene läßt sich eine serologische Untersuchung durchführen. Noch wichtiger ist, daß das Kind die Krankheit nicht haben kann, wenn beide Eltern nicht hatten und ihre Serumreaktionen negativ sind.

Wie groß ist die Gefahr einer Syphilis des Kindes, wenn ein oder beide Elternteile Syphilis hatten und erfolgreich behandelt wurden? Wenn die Krankheit bei den Eltern ausgeheilt wurde, werden ihre Kinder frei von Syphilis sein.

Gibt sich eine angeborene Syphilis während des Kindesalters irgendwie zu erkennen? Ja. Es gibt bestimmte körperliche Veränderungen, die es dem Arzt ermöglichen, die Diagnose einer angeborenen Syphilis (Lues connata) zu stellen.

Kann die Syphilis bei einem neugeborenen Kind erfolgreich behandelt werden? Ja.

Geschlechtskrankheiten

Welche Gefahr besteht bei einer unbehandelten Syphilis? Wenn die Syphilis nicht behandelt wird, wird sie in der Regel Jahre später in einem lebenswichtigen Organ mit einem aktiven Krankheitsprozeß zum Ausbruch kommen.

Welche Organe sind im Spät- oder Tertiärstadium einer Syphilis am häufigsten befallen?
a) Das Nervensystem;
b) das Herz;
c) die großen Blutgefäße, etwa die Körperhauptschlagader;
d) die Leber;
e) die Haut.

Welche Krankheiten sind die Folge einer syphilitischen Infektion des Nervensystems?
a) Die progressive Paralyse oder fortschreitende Gehirnlähmung (im Volksmund »Hirnerweichung«), eine Form von Geisteskrankheit (siehe auch im Kapitel 3 8 den Abschnitt über Syphilis des Nervensystems);
b) die Tabes dorsalis oder Rückenmarkdarre ist eine Erkrankung, bei der unter anderem der Verlust des Lagesinns in den Gliedmaßen zu einer schweren Gehbehinderung führt.

Wie wird die Syphilis behandelt? Heute kann man sehr erfolgreich gegen die Syphilis vorgehen, wenn die Behandlung frühzeitig im Krankheitsverlauf einsetzt. Es hat sich erwiesen, daß die Syphilis mit Penizillin und anderen Antibiotika in der überwiegenden Mehrzahl der Fälle geheilt werden kann.

Ist eine Ausheilung der Syphilis im sekundären oder tertiären Stadium schwieriger? Ja. Wer einen harten Schanker als Primäraffekt hat, soll sich einer sofortigen Behandlung unterziehen. Die Ergebnisse sind viel besser, wenn die Behandlung frühzeitig eingeleitet wird.

Können die Spätkomplikationen der Syphilis wirksam behandelt werden? Bis zu einem gewissen Grad. Die Behandlung ist aber nicht annähernd so erfolgversprechend wie in den frühen Stadien der Krankheit. Spätkomplikationen können lediglich zum Stillstand gebracht oder vor einer weiteren Verschlimmerung bewahrt werden.

Wie bald im Verlauf der Syphilis fallen die serologischen Reaktionen positiv aus? Um die Zeit, wenn der Schanker erscheint, etwa 3 Wochen nach der Ansteckung.

Wann ist die Syphilis am ansteckendsten? Während des ersten und zweiten Stadiums, wenn ein Schanker, ein Hautausschlag oder eine Angina vorhanden ist.

Ist die Syphilis während des Spätstadiums ansteckend? Im Tertiärstadium ist die Syphilis fast nie ansteckend, abgesehen davon, daß eine syphilitische Mutter die Krankheit in jedem Stadium auf die ungeborenen Nachkommen übertragen kann.

Kann ein Patient, der an Syphilis erkrankt war, heiraten? Wenn die Krankheit erfolgreich behandelt und ausgeheilt wurde, ja.

Wie groß ist die Gefahr, daß ein syphilitischer Patient die Krankheit auf den Ehepartner überträgt? Wenn eine angemessene Behandlung durchgeführt worden ist, ist die Gefahr praktisch gleich Null.

Wie lange dauert es nach einer gründlichen Behandlung bis zur völligen Ausheilung der Syphilis? Bevor jemand als geheilt erklärt werden kann, muß er unter ärztlicher Kontrolle mindestens 2–3 Jahre hindurch frei von der Krankheit befunden werden.

Wie bald nach Beginn der Behandlung schwindet die Ansteckungsfähigkeit? Wenige Tage nach dem Beginn der Behandlung mit Penizillinspritzen. Oft ist der Patient schon nach ein paar Injektionen nicht mehr ansteckend.

Wie lange können die Syphiliserreger an der Luft oder auf Tellern, Eßbesteck usw. leben? Sie sterben dort in 1–2 Minuten ab.

Kann man sich ein zweites Mal mit Syphilis anstecken, nachdem die Erstinfektion ausgeheilt wurde? Ja.

Gibt es außer Penizillin noch andere wirksame Medikamente gegen die Syphilis? Es gibt heute mehrere Antibiotika, die gegen die Syphilis wirksam sind. Sollte – in seltenen Fällen – eine Überempfindlichkeit gegen eines der Präparate, z. B. Penizillin, bestehen, so kann man auf ein anderes wirksames Antibiotikum ausweichen.

Kann man nach einer erfolgreichen Behandlung der Syphilis wieder ein vollkommen normales Leben führen? Ja.

Muß man auf Dauer irgendwelche Aktivitätsbeschränkungen hinnehmen, wenn man eine Syphilis hinter sich gebracht hat? Nein.

Kann die Syphilis zum Tod führen? Ja, besonders die Spätkomplikationen, etwa die Syphilis des Gehirns oder der Blutgefäße.

Darf eine mit Syphilis infizierte Frau an eine Schwangerschaft denken? Nicht, bevor sie vollständig behandelt und als geheilt erklärt wurde.

Kann eine Syphilis Ursache wiederholter Fehl- und Totgeburten sein? Ja, die Syphilis der Mutter kann im ungünstigsten Fall zu einem Absterben der Frucht in der zweiten Schwangerschaftshälfte führen. Die Gefahr von Fehl- oder Totgeburten ist um so geringer, je älter die Syphilis der Mutter ist und je besser diese behandelt wurde.

Wie oft soll man nach der Entlassung aus der Syphilisbehandlung zu Kontrolluntersuchungen kommen? Mindestens einmal jährlich.

Tripper (Gonorrhöe)

Welche Symptome erzeugt der Tripper?
a) Etwa 2–10 Tage nach einem ungeschützten Geschlechtsverkehr tritt ein rahmiger Ausfluß aus der Harnröhre auf – beim Mann wird er am Glied an der Harnröhrenmündung sichtbar, bei der Frau in der Schamspalte;
b) häufiger Harndrang, Schmerzen beim Harnlassen;
c) Eiter und Blut im Harn;
d) Schmerzen und Schwellung im Bereich der äußeren Geschlechtsteile.

Kann man sich mit einem Tripper auch auf andere Weise als beim Geschlechtsverkehr anstecken? Das kommt äußerst selten vor – und wenn, dann bei Frauen, nicht bei Männern.

Ist jeder Ausfluß aus der Harnröhre gleichbedeutend mit Tripper? Nein. Ein Ausfluß kann auch bei Infektionen mit anderen Bakterien oder mit Trichomonaden sowie bei nichtbakteriellen Entzündungen vorkommen.

Wie wird die Diagnose eines Trippers gesichert? Durch den Nachweis von Gonokokken, den Erregern des Trippers, mit der mikroskopischen Untersuchung eines Eiterabstrichs von der Harnröhre oder durch Anlegen einer Bakterienkultur vom Harnröhrenausfluß.

Kommen Tripper und Syphilis immer gemeinsam vor? Nein, aber wenn eine dieser Krankheiten vorliegt, sollte eine gründliche Untersuchung zum Nachweis oder Ausschluß der anderen vorgenommen werden, da die Risikogruppen für diese Krankheiten sehr ähnlich sind.

Wie wird der Tripper behandelt? Eine rasch und richtig durchgeführte Antibiotikatherapie bringt ihn in wenigen Tagen zur Ausheilung.

Wie lange dauert es, bis die Antibiotika wirksam werden? 24–48 Stunden.

Tripper (Gonorrhöe)

Kann sich ein Tripperpatient unbedenklich selbst behandeln? Auf gar keinen Fall. Es kann sich ein chronischer Tripper entwickeln, wenn man versucht, sich mit irgendwelchen selbstgekauften Antibiotika auf eigene Faust zu behandeln. Diese Medikamente müssen unter sachkundiger ärztlicher Überwachung angewandt werden.

Sprechen alle Gonokokken befriedigend auf Antibiotika an? Nein. Häufig muß der Arzt das Antibiotikum wechseln, um jenes herauszufinden, das im Einzelfall gegen den speziellen Erregertyp am wirksamsten ist.

Welche Komplikationen können bei untauglicher Behandlung eines Trippers eintreten?
a) Beim Mann kann die Infektion auf Vorsteherdrüse, Hoden und/oder Nebenhoden übergreifen.
b) Es kann eine Harnröhrenstriktur (Verengung) entstehen.
c) Bei der Frau kann die Infektion auf Gebärmutterhals, Gebärmutter, Eileiter und/oder Eierstöcke übergreifen. Bei einer Ausbreitung der Infektion in die Bauchhöhle kann überdies eine Bauchfellentzündung entstehen.

Kann der Tripper Unfruchtbarkeit verursachen? Ja. Bei der Frau ist der tripperbedingte Eileiterverschluß eine häufige Ursache der Sterilität. Beim Mann kommt es manchmal bei einem Befall der Hoden oder Nebenhoden zur Unfruchtbarkeit.

Wie kann einer Sterilität infolge Tripper vorgebeugt werden? Durch sofortige sachgemäße ärztliche Behandlung.

Können nach einem Tripper Rückfälle auftreten? Ja. In unzureichend behandelten Fällen können Erreger ruhend im Genitaltrakt zurückbleiben und dann ein neuerliches Aufflammen der Infektion bewirken.

Kann ein chronischer Tripper ausgeheilt werden? Ja, mit entsprechender antibiotischer Behandlung und in manchen Fällen mit der operativen Entfernung von Organen, die durch die gonorrhoische Infektion schwere Veränderungen erlitten haben, z. B. Eileiter, Eierstöcke usw.

Verursacht der Tripper Impotenz? Nein.

Herpes genitalis

Was versteht man unter Herpes? Als Herpes bezeichnet man einen Hautausschlag, der durch das Auftreten von vielen kleinen oberflächlichen Bläschen gekennzeichnet ist und durch eine Virusinfektion der Haut oder der Nervenendigungen in der Haut verursacht wird.

Gibt es verschiedene Formen von Herpes? Ja, sie werden von verschiedenen Viren bzw. Virustypen hervorgerufen. Dazu gehören:
a) Herpes simplex, sogenannte Fieberbläschen; sie treten meist an den Lippen auf;
b) Herpes zoster oder Gürtelrose; die Bläschen erscheinen bei dieser Form entlang von oberflächlichen Nervenbahnen an Kopf, Hals oder Rumpf;
c) Herpes genitalis; die Bläschen treten am Glied bzw. an den Schleimhäuten der weiblichen Geschlechtsteile auf.

Ist der Herpes genitalis ansteckend? Ja, sehr.

Wie bekommt man einen Herpes genitalis? Die Übertragung erfolgt durch sexuelle Kontakte, entweder Glied-Scheide-Kontakt oder Mund-Geschlechtsteil-Kontakt.

Ist der Herpes genitalis sehr häufig? Ja, und seine Häufigkeit ist stark im Ansteigen, da die sexuelle Freizügigkeit in den letzten Jahrzehnten zugenommen hat.

Bekommt jeder, der Verkehr mit einem Partner mit Herpes genitalis hat, die Krankheit? Nein. Es gibt Menschen, die eine natürliche Immunität gegen diese Krankheit haben. Man hat jedoch beobachtet, daß Menschen, die in der Kindheit Windpocken hatten, als Erwachsene für den Herpes genitalis besonders anfällig sind.

Neigt der Herpes genitalis zu Rückfällen? Ja, sogar besonders häufig.

Wie wird der Herpes genitalis behandelt? Mit virustatischen Substanzen, die lokal (Salbe) oder systemisch (Tabletten) angewendet werden können.

Kann man einer Infektion mit Herpes genitalis vorbeugen? Wenn ein Mann am Glied einen Herpes hat, soll er Geschlechtsverkehr meiden, bis der Herpes vollständig verschwunden ist, bzw. ein Kondom benützen. Frauen wissen oft nicht, daß sie einen Herpes haben, und können so eine Übertragung durch Geschlechtsverkehr kaum vermeiden.

Hinterläßt ein Herpes genitalis irgendwelche Dauerschäden?
Über nachweisliche Folgeschäden ist nichts bekannt.

Genitale Chlamydieninfektion

Was sind Chlamydien? Chlamydien sind sehr kleine Bakterien, die in anderen Zellen, z. B. den Zellen der Genitalschleimhaut, leben und sich dort vermehren.

Ist die Chlamydieninfektion häufig? Ja, tatsächlich ist das heute die häufigste sexuell übertragbare Krankheit überhaupt. Man nimmt an, daß sich die Infektion durch die sexuelle Promiskuität so stark ausgebreitet hat.

Wie äußert sich die Chlamydieninfektion? Beim Mann kommt es 1–3 Wochen nach Infektion zu Brennen beim Wasserlassen und einem wäßrigen Ausfluß aus der Harnröhre am Morgen. Meistens verschwinden die Beschwerden spontan, können aber wiederkommen. Bei der Frau bleibt die Infektion oft unerkannt und unbehandelt, da sie nur geringe Beschwerden wie Juckreiz und Ausfluß macht.

Worin liegt die Bedeutung der Chlamydieninfektion? Vor allem darin, daß die Infektion bei der Frau häufig auf die Eileiter übergreift und diese zum Verkleben bringt, wodurch die Frau unfruchtbar wird.

Wie wird die Chlamydieninfektion behandelt? Mit einer kurzdauernden antibiotischen Therapie. Wichtig ist dabei, daß beide Geschlechtspartner gleichzeitig behandelt werden, um einen sog. Ping-Pong-Effekt zu vermeiden.

Gibt es noch andere Geschlechtskrankheiten? Ja. Sie sind aber bedeutend seltener und spielen bei uns fast keine Rolle. Dazu gehören der weiche Schanker (Ulcus molle) und das Lymphogranuloma venereum der Tropen. Der weiche Schanker verdient insofern Beachtung, als er zu Verwechslungen mit dem harten Schanker Anlaß geben kann.

Geschlechtskrankheiten

Weicher Schanker
(Ulcus molle)

Was ist der weiche Schanker? Man bezeichnet damit eine durch das Bakterium Hämophilus ducreyi hervorgerufene Geschlechtskrankheit, die vor allem in den tropischen Ländern Asiens und Afrikas verbreitet ist. In Deutschland werden nur sporadische Fälle beobachtet.

Wie äußert sich der weiche Schanker? Es kommt an der Eintrittspforte der Infektion zu einem weichen, sehr schmerzhaften Geschwür, das nicht mit dem harten Schanker bei Syphilis verwechselt werden darf. Die Krankheit dehnt sich meist auf die örtlichen Lymphknoten aus und erzeugt starke Schwellungen, bleibt aber örtlich begrenzt und führt nicht zu einer Allgemeinerkrankung.

Kann der weiche Schanker erfolgreich behandelt werden? Ja, mit örtlicher Behandlung und Verabreichung von gängigen Antibiotika.

23 Hals, Nase, Ohren und Speicheldrüse

Hals

Siehe auch Kapitel 36, Lippen, Kiefer, Mund, Zähne und Zunge; Kapitel 55, Schilddrüse; Abschnitt Nase und Nebenhöhlen in diesem Kapitel

Gaumen- und Rachenmandeln

Was sind die Gaumenmandeln, und wo liegen sie? Die Gaumenmandeln oder Tonsillae palatinae, meist kurz nur »Mandeln« oder »Tonsillen« genannt, sind zwei eiförmige, knapp mandelgroße Gebilde aus lymphatischem oder »adenoidem« Gewebe, die seitlich im Hals unmittelbar hinter und über dem Zungengrund in die Gaumenbögen eingebettet sind.

Wie sehen gesunde Gaumenmandeln aus? Bei normaler Größe sind sie kaum zu sehen.

Wie sehen die Mandeln aus, wenn sie entzündet sind? Dann können sie einen großen Teil des Schlundes ausfüllen und sogar in der Mitte zusammenstoßen. Sie sind als große, gerötete Vorwölbungen sichtbar und zeigen bei einer akuten Entzündung oft gelbe Eiterstippchen auf der Oberfläche (Abb. 71).

Was ist die Rachenmandel, und wo liegt sie? Die Rachenmandel oder Tonsilla pharyngea besteht aus dem gleichen »adenoiden« Gewebe wie die Gaumenmandel und liegt am Dach des Nasen-Rachen-Raums oberhalb des weichen Gaumens. Bei der gewöhnlichen Rachenuntersuchung ist sie nicht leicht zu sehen. Normalerweise ist sie etwa halb so groß wie eine Gaumenmandel (Abb. 72).

Welche Funktion haben die Gaumen- und Rachenmandeln? Sie bestehen aus lymphatischem Gewebe und dienen mutmaßlich durch eine örtliche Begrenzung der Infektion und Erzeugung von Immunität als Schranke gegen Krankheitserreger, die über Mund oder Nase in den Körper eindringen. Sie sind auch an Spätimmunreaktionen beteiligt.

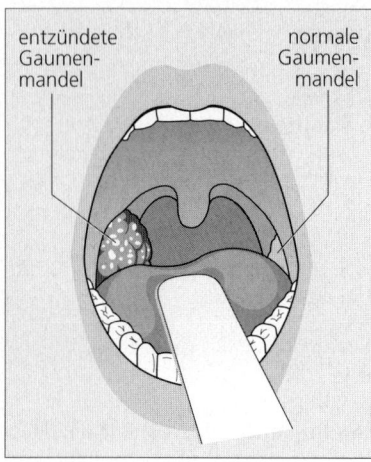

Abb. 71 *Gaumenmandeln*. Auf der rechten Bildseite ist eine gesunde, normal große Gaumenmandel dargestellt, auf der anderen Seite eine entzündlich veränderte, stark vergrößerte Mandel.

Warum werden die Gaumen- und Rachenmandeln, die doch vermutlich eine nützliche Aufgabe erfüllen, so häufig entfernt? Weil sie ihre Funktion verlieren, wenn sie chronisch entzündet sind. In diesem Fall bilden sie einen Infektionsherd, der für die Erkrankung anderer Organe, etwa der Augen, Gelenke, Muskeln, Nieren oder des Herzens, verantwortlich sein kann.

Wie äußert sich eine akute Entzündung der Gaumen- und Rachenmandeln? Mit Halsschmerzen, hohem Fieber und einer Schwellung der Halslymphknoten.

Wie kann sich eine Rachenmandelentzündung weiterentwickeln? Eine Rachenmandelentzündung kann auch eine Verlegung der Ohrtrompete, die für den Luftausgleich im Mittelohr sorgt, zur Folge haben. Das kann schließlich zu einer Mittelohrentzündung und möglicherweise zu einem Hörverlust führen. Bei einer Vergrößerung der Rachenmandel, sogenannten adenoiden Vegetationen, wird der Patient oft zum Mundatmer (vor allem Kinder). Wenn man diesen Zustand längere Zeit bestehen läßt, kann es durch die Behinderung der Nasenatmung zu nächtlichem Schnarchen und Schlafstörungen kommen. Dieser Zustand führt auf lange Sicht zu Verhaltensstörungen und allgemeiner Leistungsminderung des Kindes. Durch den ständig geöffneten Mund entsteht ein unintelligenter und stumpfer Gesichtsausdruck.

Wie heißen die Operationen zur Entfernung der Gaumen- und Rachenmandeln? Die operative Entfernung der Gaumenmandeln heißt Tonsillektomie, die der Rachenmandeln Adenotomie.

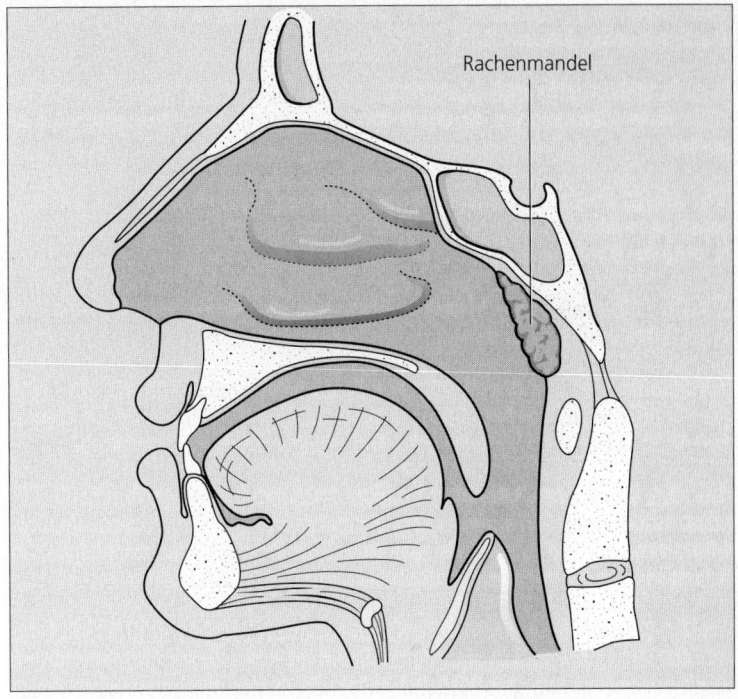

Abb. 72 *Rachenmandel*. Auf diesem Schnitt ist die Lage der Rachenmandel am Dach des Nasenrachens sichtbar.

Wann ist eine Tonsillektomie und Adenotomie angezeigt? Früher hat man diese Operationen routinemäßig bei allen Kindern empfohlen, sobald sie ein Alter von 3–5 Jahren erreicht hatten. Heute rät man nur dann dazu, wenn die Gaumenmandeln chronisch entzündet sind oder wenn eine kranke Rachenmandel Anlaß zu Nasen- oder Ohrenkomplikationen gibt.

Worauf ist eine schmerzhafte Vergrößerung der Halslymphknoten meist zurückzuführen? Auf eine akute Entzündung von Gaumen- oder Rachenmandeln oder eine akute Rachenentzündung.

Werden die Rachen- und Gaumenmandeln immer gleichzeitig entfernt? Bei Kindern ist es üblich, sie in einer Sitzung zu entfernen; bei Säuglingen und Kleinkindern mit Ohrinfektionen ist es aber gelegentlich ratsam, die Rachenmandeln allein ohne die Gaumenmandeln herauszunehmen. Nachdem sich die Rachenmandel nach dem 10. Lebensjahr zurückzubilden beginnt, wird bei Erwachsenen meist die Tonsillektomie ohne Entfernung der Rachenmandel durchgeführt.

Sind Tonsillektomie und Adenotomie gefährliche Operationen? Nein. Man zählt diese Operationen zu den komplikationsärmsten chirurgischen Eingriffen.

Wie erfolgt die Schmerzausschaltung bei diesen Operationen? Bei Erwachsenen entweder mit örtlicher Betäubung oder mit Allgemeinnarkose; letztere wird bei Kindern grundsätzlich angewendet.

Welche Jahreszeit ist für Mandeloperationen am günstigsten? Man kann in jeder Jahreszeit mit gleichem Erfolg operieren.

Können bei Kindern mit allergischen Krankheiten oder Kindern aus Allergikerfamilien die Mandeln entfernt werden? Ja. Man sollte aber die Operation nicht in der Hoffnung auf eine Heilung der Allergie vornehmen.

Soll man Kinder aus Allergikerfamilien zwischen dem 1. April und 15. Oktober tonsillektomieren oder adenotomieren lassen? Nein. Durch die Tonsillektomie besteht die Gefahr, daß sich diese Kinder in der nachfolgenden Allergiesaison zu richtigen Heuschnupfenpatienten entwickeln.

Welche Beziehungen bestehen zwischen Schwerhörigkeit und Erkrankungen der Gaumen- und Rachenmandeln? Eine vergrößerte und entzündete Rachenmandel kann eine Mittelohrinfektion immer wieder aufleben lassen und auf diesem Weg eine Schwerhörigkeit mitverursachen. Außerdem kann eine Wucherung von adenoidem Gewebe, das die Ohrtrompetenöffnung verlegt, durch den mechanischen Verschluß den Luftaustausch im Mittelohr behindern und damit zu Schwerhörigkeit führen.

Kann sich bei Kindern das Gehör bessern, wenn chronisch entzündete Rachen- und Gaumenmandeln entfernt werden? Ja, falls die Schwerhörigkeit durch die Mandelentzündung bedingt war.

Wie bald nach einem akuten Infekt der oberen Luftwege oder nach einer akuten Mandelentzündung kann man tonsillektomieren? Man sollte mindestens 2–3 Wochen verstreichen lassen. In der Regel gibt man vor und nach derartigen Operationen Antibiotika, um die Infektionsgefahr so weit wie möglich zu verringern.

Soll man die Mandeloperation verschieben, wenn zu befürchten ist, daß sich das Kind gerade mit einer Infektionskrankheit angesteckt hat? Ja, und zwar so lange, bis keine Gefahr mehr besteht, daß die Krankheit noch zum Ausbruch kommen kann, also bis zum Ablauf der Inkubationszeit.

Hals

Können sich in den Gaumenmandeln oder ihrer Umgebung Abszesse bilden? Ja. Abszesse direkt hinter oder neben den Gaumenmandeln sind recht häufig; man bezeichnet sie als Retrotonsillar- oder Peritonsillarabszesse.

Wie wird ein solcher Abszeß behandelt?
a) Mittels Punktion und Ableitung des Eiters durch die Nadel.
b) Mittels Spaltung des Abszesses und Drainage.
c) Der sicherste Weg zur endgültigen Heilung ist die Abszeßeröffnung durch Entfernung der Mandel (Abszeßtonsillektomie).
Zusätzlich zu den chirurgischen Maßnahmen erfolgt eine Antibiotikabehandlung.

Woraus ergibt sich die Diagnose eines Peritonsillarabszesses? Es kommt zu hohem Fieber, zu einer charakteristischen kloßigen Sprache und zur Kieferklemme. Wenn man in den Hals schaut, fällt eine hochgradige, sehr druckempfindliche Schwellung der Mandelumgebung auf.

Bekommen auch Erwachsene Peritonsillarabszesse? Ja, sogar häufiger als Kinder.

Kann ein Peritonsillarabszeß zum Ersticken führen? Ja. Wenn er nicht behandelt wird, kann die ganze Rachenhinterwand ergriffen werden, so daß der Luftzutritt zu den Lungen schwer behindert wird. Außerdem kann der Abszeß spontan durchbrechen, und der Eiter kann in die Lunge aspiriert werden und zur Erstickung führen.

Was versteht man unter »Angina«? Das Wort »Angina« allein bedeutet »Enge«; meist meint man damit eine Halsentzündung. Es handelt sich um eine akute Entzündung des lymphatischen Gewebes der Mandeln (Tonsillitis) und des Rachens, die entweder als selbständige Infektionskrankheit oder in Begleitung anderer Krankheiten auftritt. Am häufigsten wird sie von Streptokokken hervorgerufen.

Welche Symptome erzeugt eine Streptokokkenangina? Sie beginnt meist plötzlich mit hohem Fieber und Schüttelfrost, Kopfschmerzen und schwerem allgemeinem Krankheitsgefühl. Der Rachen erscheint stark gerötet und geschwollen und zeigt Beläge. In der Bakterienkultur eines Rachenabstrichs lassen sich hämolysierende Streptokokken nachweisen.

Muß eine akute Mandelentzündung (Tonsillitis) behandelt werden? Ja, unbedingt. Es ist eine energische antibiotische Behandlung notwendig. Wenn sie unterlassen wird, brechen die Bakterien unter Umständen in die Blutbahn ein und lösen anderswo im Körper Krankheitsprozesse aus.

Welche Krankheiten können von einer ungenügend behandelten akuten Mandelentzündung ihren Ausgang nehmen? Im Gefolge einer Streptokokkeninfektion der Mandeln entwickelt sich manchmal ein rheumatisches Fieber; auch bestimmte Formen der Nierenentzündung können einer akuten Tonsillitis folgen; in seltenen Fällen kann es nach einer Mandelentzündung zu einer Herzklappenentzündung kommen. Heute sind diese Komplikationen allerdings sehr selten geworden, wozu sicher auch die frühzeitige und häufige Antibiotikabehandlung beigetragen hat.

Gehen akute Infekte der Rachen- und Gaumenmandeln meist von selbst zurück? Ja; chronische Entzündungen haben jedoch keine Neigung zur spontanen Ausheilung.

Wie kann man bei einer Mandelentzündung Rückfällen am besten vorbeugen? Mit der Entfernung der Mandeln.

Wann ist die Entfernung der Rachen- und Gaumenmandeln unbedingt angezeigt?
a) Bei einer Behinderung der Atmung;
b) bei wiederholten Mittelohrentzündungen;
c) bei immer wieder auftretenden Mandelentzündungen;
d) wenn der begründete Verdacht besteht, daß die Gaumenmandeln einen Infektionsherd für Erkrankungen anderer Organe bilden;
e) bei chronisch entzündeten Gaumen- oder Rachenmandeln, die keine nützliche Aufgabe mehr erfüllen und immer wieder akuten Entzündungsschüben unterliegen.

Muß vor der Gaumen- und Rachenmandeloperation eine Blutuntersuchung vorgenommen werden? Ja. Durch eine Untersuchung muß sichergestellt werden, daß keine abnorme Blutungsneigung besteht und daß der Blutfarbstoffgehalt normal ist.

Soll man dem Kind sagen, daß ihm die Mandeln genommen werden? Ja. Man muß dem Kind unbedingt die Wahrheit sagen. Wenn möglich, soll das Kind das Krankenzimmer schon einige Tage vor der Operation sehen. Man soll ihm erklären, daß der Eingriff schmerzlos ist und daß es während der Operation schlafen wird. Wenn in den Praxisräumen des Arztes operiert wird, soll das Kind wissen, daß die Eltern bei ihm sein werden, sobald es nach der Operation erwacht.

Wie geht der Operateur bei der Tonsillektomie und Adenotomie vor? Die Gaumenmandeln werden aus ihrem Bett abgelöst und nahe an der Zunge mit einer Schlinge abgetragen. Adenoide Vegetationen werden mit einem Messer, an dem ein Körbchen befestigt ist, entfernt. Das ganze Verfahren nimmt etwa $1/2$ Stunde in Anspruch.

Hals

Welche Nachwirkungen treten üblicherweise nach diesen Operationen auf? Schmerzen im Hals oder in den Ohren oder beides können 8–10 Tage nach der Operation anhalten. Diese Schmerzen verstärken sich oft beim Essen, Trinken oder auch nur beim Schlucken. Durch die großzügige Anwendung von schmerzlindernden Mitteln können die Schmerzen stark verringert und in erträglichen Grenzen gehalten werden.

Ist es normal, wenn bei manchen Kindern nach der Mandeloperation die Stimme einen eigentümlichen Klang bekommt? Ja. Das sollte kein Grund zur Beunruhigung sein, weil es nur ein paar Wochen oder höchstens ein paar Monate anhält.

Wie lange muß der Patient nach einer Tonsillektomie oder Adenotomie im Bett bleiben? 1–2 Tage.

Brauchen Kinder nach der Operation eine besondere Pflege? Das Kind soll nach der Operation einige Stunden lang beobachtet werden, damit man sichergeht, daß es richtig atmet und daß keine stärkere Blutung auftritt. Eine Nachblutung kann aber auch noch 5–7 Tage nach der Operation auftreten.

Wie lange muß man nach einer Tonsillektomie im Krankenhaus bleiben? Im allgemeinen 3–5 Tage.

Wie häufig kommt es nach Tonsillektomie und Adenotomie zu einer Nachblutung? Das kommt nur in einem von 25 Fällen vor. Heutzutage wird bei der Operation einer exakten Blutstillung im Tonsillenbett mehr Augenmerk geschenkt, so daß stärkere Blutungen selten sind.

Welcher Art können diese Nachblutungen sein?
a) Es gibt sofortige Blutungen, die kurz nach der Operation eintreten und recht leicht zu beherrschen sind, bevor der Patient den Operationssaal oder die fachärztliche Praxis verlassen hat.
b) Die Spätform der Nachblutung tritt am 5.–8. Tag nach der Operation auf. Sie beruht auf der Ablösung oder dem Abfallen des Schorfs, der sich an der Operationswunde gebildet hat. Dabei kann ein kleines Blutgefäß oder eine Kapillare freigelegt werden, wo sich ein Blutgerinnsel bildet, das den Verschluß des Gefäßes verhindert und die Blutung unterhält. Leider läßt sich nicht vorhersagen, welches Kind bluten wird und welches nicht.

Ist eine Blutung nach der Tonsillektomie gefährlich? Meistens nicht. In seltenen Fällen kommt es jedoch zu einer starken Blutung, die eine chirurgische Versorgung verlangt. Der Operateur kann die Blutung durch Entfernung des Gerinnsels und durch Druck auf das blutende Gefäß leicht stillen. Es sind aber auch schon Kinder an zu spät erkannten Blutungen gestorben.

Wie kann man eine Blutung nach der Tonsillektomie erkennen? Die meisten Kinder erbrechen normalerweise einige Stunden nach der Operation Blut, das mit Magensaft gemischt ist. Nachher soll kein Blut mehr in Nasenlöchern, Mund oder Rachen zu sehen sein. Wenn das Kind erbricht, nachdem man es schon heimgebracht hat, und wenn das Erbrochene Blut enthält, ist der Arzt sofort zu verständigen.

Ist nach diesen Operationen eine besondere Diät erforderlich? Nein, abgesehen davon, daß man stark gewürzte oder scharfe Speisen meiden soll. Man kann dem Patienten z. B. am 1. Tag Wasser, Milch, Speiseeis usw. in kleinen Mengen geben; am 2. Tag kann er dazu eingeweichte Hafer- oder Maisflocken, Grießbrei, Gelee, Quark, Pudding, Creme, Suppen usw. bekommen; am 3. und 4. Tag können Kartoffeln, Eier, Weißbrot usw. zugesetzt werden, und am 5. Tag kann man zur Normalkost übergehen.

Soll man gegen die Halsschmerzen nach der Tonsillektomie einen Eiswickel um den Hals geben? Die Schmerzen werden kaum beeinflußt, aber die Nachblutungsgefahr wird dadurch vermindert.

Wie bald nach der Tonsillektomie kann das Kind wieder zur Schule gehen? Nach einer Woche, wenn die Körpertemperatur normal ist.

Wann kann ein Erwachsener nach der Tonsillektomie wieder voll tätig sein? Nach 10–14 Tagen.

Rachenentzündung
(Pharyngitis)

Was ist eine Pharyngitis? Mit Pharyngitis oder Rachenentzündung bezeichnet man eine Schleimhautentzündung der Rachenhinterwand, die auf einer Reizung oder auf einer bakteriellen Infektion beruht. Auch der Ausdruck Rachenkatarrh ist gebräuchlich.

Wie äußert sich ein Rachenkatarrh? Mit Schmerzen hinten im Hals, Schluckbeschwerden und Fieber, oft begleitet von einem allgemeinen Krankheitsgefühl.

Ist ein Rachenkatarrh immer eine selbständige Krankheit? Nein. Oft ist er der Beginn eines Infekts der oberen Luftwege, etwa einer Erkältung oder einer Grippe.

Hals

Ist der Rachenkatarrh oft Vorbote eines anderen Infekts? Ja. Unzählige Krankheiten beginnen mit einer Halsentzündung.

Wie wird eine Rachenentzündung behandelt? Das hängt von der Ursache ab. Wenn sie bakteriellen Ursprungs ist, werden neben heißen Gurgelwässern und Spülungen Antibiotika verordnet.

Nützt die örtliche Behandlung beim Rachenkatarrh sehr viel? Nein. In Einzelfällen kann aber mit der Silbernitratpinselung der Rachenhinterwand eine Ausbreitung der Infektion begrenzt werden.

Hat es viel Wert, wenn man Mittel mit örtlicher Wirkung, wie Lutschtabletten, Gurgelwässer und dergleichen, bei einer Rachenentzündung anwendet? Sie können die Beschwerden zwar vorübergehend lindern, ihr Nutzen ist aber nur gering. Ihr Erfolg beruht hauptsächlich darauf, daß sie eine Substanz mit örtlich betäubender Wirkung enthalten.

Sollen bei jeder Rachenentzündung Antibiotika gegeben werden? Nein. Durch den unkritischen Gebrauch von Antibiotika kann der Patient gegen diese Mittel überempfindlich werden, so daß sie kaum mehr so wirksam verwendet werden können, wenn man sie einmal bei einer ernsten Krankheit wirklich braucht. Ein Rachenkatarrh klingt in den meisten Fällen nach ein paar Tagen ohnehin von selbst ab.

Mit welcher örtlichen Behandlung lassen sich die Beschwerden bei einer Rachenentzündung am besten lindern? Mit warmen Gurgelwässern oder Spülungen, die Salz und entzündungshemmende Medikamente enthalten.

Was ist eine chronische Pharyngitis? Die chronische Rachenentzündung ist eine Folge ständig wiederkehrender akuter Rachenkatarrhe oder chronischer Reizung; die Rachenschleimhaut ist dabei oft verdickt, sie kann aber auch dünner (atroph) als normal sein.

Was kann unter anderem zu einer chronischen Rachenentzündung führen?
a) Wiederholt auftretende akute Rachenkatarrhe;
b) starkes Tabakrauchen;
c) Alkoholmißbrauch;
d) Nebenhöhleninfektionen;
e) Einatmung von reizenden Substanzen über einen längeren Zeitraum.

Wie äußert sich eine chronische Rachenentzündung? Mit Trockenheit und Schmerzen im Hals und einem kitzelnden Gefühl, das ständig zum Räuspern und Hüsteln zwingt.

Hals, Nase, Ohren und Speicheldrüse

Kann der Arzt die Diagnose einer chronischen Pharyngitis stellen, wenn er dem Patienten in den Hals sieht? Ja. Er findet Schleimhautveränderungen – gewöhnlich eine Schleimhautverdickung und eine Wucherung von lymphatischem Gewebe.

Wie wird eine chronische Rachenentzündung behandelt? Das Hauptziel ist die Ausschaltung der Ursache, womit einer weiteren Schädigung vorgebeugt wird. Eine örtliche Behandlung mit entzündungshemmenden Mitteln wird mit Maßnahmen zur Verbesserung der Mundhygiene kombiniert.

Kehlkopf
(Larynx)

Was ist der Larynx? Der Larynx oder Kehlkopf wird von einem halbstarren Gerüst aus Knorpeln, die durch Bänder verbunden sind, gebildet. Er ist mit Schleimhaut ausgekleidet, die sich oben in den Rachen und unten in die Luftröhre fortsetzt.

Wo liegt der Kehlkopf? Er bildet einen Vorsprung am Hals, den allgemein bekannten Adamsapfel.

Was sind die Hauptfunktionen des Kehlkopfs? Die Hauptfunktionen sind die Stimmbildung, Öffnung und Verschluß der Atemwege sowie die Trennung des Speisewegs vom Atemweg durch die Aktion des Kehldeckels und die Aufwärtsbewegung des Kehlkopfs beim Schlucken.

Wie wird die Stimme gebildet? Die Stimme entsteht, wenn Luft durch den Kehlkopf tritt, während die Stellung der Stimmbänder so verändert wird, daß die Größe der Stimmritze zwischen den beiden Stimmbändern und die Spannung der Stimmbänder selbst wechselt.

Welche Rolle spielt der Kehlkopf bei der Atmung? Durch die Tätigkeit der Kehlkopfmuskulatur, die die Stimmritze offen hält, kann Luft in die Luftröhre und die Bronchien gelangen.

Auf welche Weise dient der Kehlkopf als Verschlußklappe? Durch den Schluß der Stimmbänder kann der Eingang zur Luftröhre für Speisen oder andere Fremdkörper abgeschlossen werden. Mit dem gleichen Mechanismus läßt sich das Austreten von Luft aus den Lungen verhindern, wenn man den Atem anhalten oder beim Stuhlgang pressen muß.

Kann der Arzt den Kehlkopf besichtigen oder untersuchen? Ja, mit einer

Hals

Spiegeluntersuchung, der sogenannten indirekten Laryngoskopie. Der Kehlkopf kann auch mit der direkten Laryngoskopie betrachtet werden, bei der ein Metallrohr mit einer Lichtquelle durch den Mund eingeführt und hinter der Zunge gegen den Kehlkopf vorgeschoben wird (Abb. 73).

Welche Veränderungen kann der Arzt bei der Kehlkopfuntersuchung beobachten? Er kann feststellen, ob eine Entzündung besteht oder nicht; er kann die Stimmbandfunktion beobachten und beurteilen; er kann Kehlkopfgeschwülste entdecken.

Wie zeigt sich eine akute Kehlkopfentzündung? Die akute Kehlkopfentzündung oder Laryngitis beruht auf einer Entzündung der Kehlkopfschleimhaut und ist durch Heiserkeit, Schmerzen und Schwellung in der Kehlkopfgegend gekennzeichnet. Sie kann plötzlich beginnen oder weniger akut verlaufen.

Welche Krankheitserreger können akute Infekte des Kehlkopfs verursachen? Alle Krankheitserreger, die auch sonst im Körper Infektionen hervorrufen können.

Kann eine Kehlkopfentzündung auch durch Reizstoffe, etwa durch Rauch, Gas, chemische Dämpfe, heißen Wasserdampf, Staub usw., ausgelöst werden? Ja.

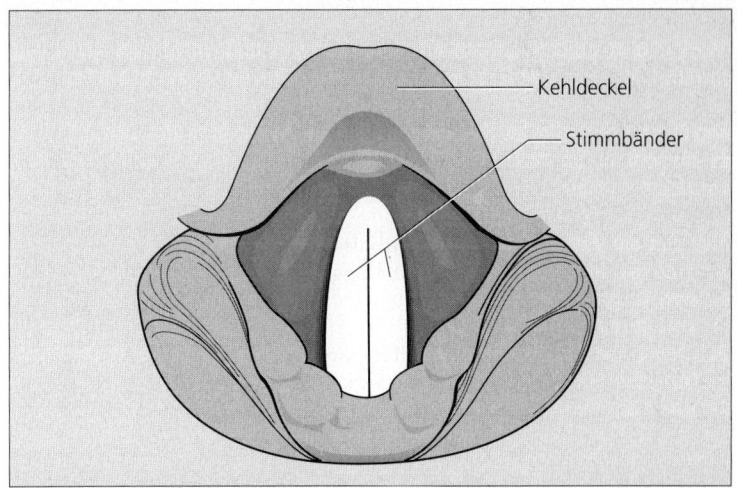

Abb. 73 *Kehlkopf* mit geschlossenen Stimmbändern; Ansicht bei der Spiegeluntersuchung. Kehldeckel und Stimmband.

Hals, Nase, Ohren und Speicheldrüse

Ist eine akute Kehlkopfentzündung im allgemeinen eine gefährliche Krankheit? Nein. Sie tritt meist im Rahmen eines Infekts der oberen Luftwege auf und läuft in 8–10 Tagen ab.

Welche Gefahr besteht bei einer Kehlkopfentzündung? Eine gewöhnliche Kehlkopfentzündung ist nicht gefährlich. Nachdem aber der Kehlkopf als engste Stelle der oberen Atemwege sozusagen den Flaschenhals des Luftwegs bildet, kann hier jede Verengung durch Schwellung oder Druck die Atmung ernstlich behindern.

Was ist ein Pseudo-Krupp? Mit Pseudo-Krupp bezeichnet man bei Kindern eine akute Entzündung der Schleimhaut unterhalb der Stimmbänder, die mit einem charakteristischen bellenden Husten einhergeht und zu schwerer Atemnot führen kann (siehe Kapitel 50, Säuglings- und Kinderkrankheiten).

Wie wird eine akute Kehlkopfentzündung behandelt?
a) Man soll die Stimme schonen und nicht zu sprechen versuchen;
b) es ist für feuchte Luft zu sorgen; meist erfüllen Dampfinhalationen diesen Zweck;
c) unter ärztlicher Überwachung werden hochdosiert Antibiotika eingenommen;
d) bei schwerer Atemnot kann ein Sauerstoffzelt nötig werden;
e) nur in Notfällen ist ein Luftröhrenschnitt als lebensrettende Sofortmaßnahme erforderlich.

Was hat es zu bedeuten, wenn eine langdauernde oder chronische Heiserkeit besteht? Sie zeigt eine Erkrankung eines oder beider Stimmbänder an.

Wie lange kann man bei Heiserkeit zuwarten, bevor man zum Arzt geht? Jede Heiserkeit, die nicht binnen 1–2 Wochen verschwindet, sollte vom Arzt abgeklärt werden.

Was sind die Hauptursachen der chronischen Heiserkeit?
a) Eine chronische Kehlkopfentzündung;
b) eine Stimmbandlähmung;
c) eine Stimmbandgeschwulst;
d) Druck von außen auf den Kehlkopf durch eine Geschwulst in der Nachbarschaft, beispielsweise einen Kropf;
e) eine Geschwulst der Kehlkopfwand.

Hals

Kehlkopfgeschwülste
(Larynxtumoren)

Kommen Geschwülste des Kehlkopfs sehr häufig vor? Ja, man findet sie oft. Zum Glück sind die Veränderungen an den Stimmbändern in den meisten Fällen keine echten Geschwülste und gutartig.

Welche gutartige Kehlkopfgeschwulst findet sich am häufigsten? Ein Papillom am Stimmband.

Wie wird die Diagnose einer Kehlkopfgeschwulst gestellt? Der Arzt untersucht den Kehlkopf mit der direkten oder indirekten Laryngoskopie. Gewöhnlich kann er an dem Aussehen und der Lage des Prozesses schon erkennen, ob er gutartig ist oder nicht (Abb. 74).

Wie läßt sich die Art der krankhaften Veränderung mit Sicherheit bestimmen? Ein kleines Gewebestück wird durch das Laryngoskop entfernt und mikroskopisch untersucht. Diese Biopsie gibt Auskunft darüber, ob es sich um eine gutartige Veränderung oder um einen Krebs handelt.

Welche Krankheitserscheinungen finden sich bei Geschwülsten und anderen Veränderungen im Bereich des Kehlkopfs? Heiserkeit ist das wichtigste

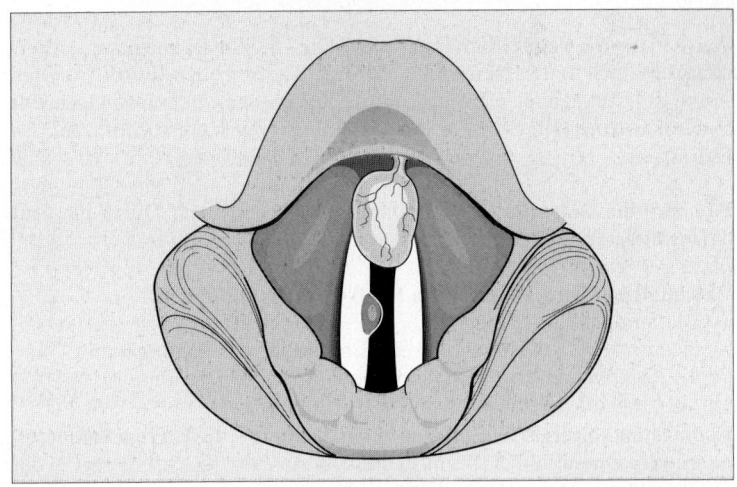

Abb. 74 *Kehlkopfpolypen* im Spiegelbild. Kleiner Polyp am rechten Stimmband, ein größerer vorn.

und vielleicht das einzige Symptom. Wenn eine Geschwulst sehr groß wird, was eher selten ist, kann sie den Luftweg einengen und zu Atemnot führen. Weniger häufig klagen die Patienten über Husten, Schmerzen, Schluckbeschwerden und blutdurchsetzten Auswurf.

Wie werden gutartige Kehlkopfgeschwülste behandelt? Sie müssen operativ entfernt werden. Dieser Eingriff kann oft in der Sprechstunde unter örtlicher Betäubung durch das Laryngoskop vorgenommen werden. Zur Abtragung wird heute zunehmend der Laser verwendet. Gelegentlich ist ein Krankenhausaufenthalt zur Entfernung der krankhaften Veränderung unter örtlicher Betäubung oder Allgemeinnarkose erforderlich. Der Eingriff kann zwar unangenehm sein, ist aber nicht schmerzhaft oder gefährlich.

Hat die operative Entfernung gutartiger Veränderungen Erfolg? Ja, die Operationsergebnisse sind sehr gut. In den meisten Fällen handelt es sich um Knötchen oder Polypen. Manche haben die Neigung, nach der Operation wiederzukehren; dann muß nochmals operiert werden.

Wird die Heiserkeit durch die Entfernung einer gutartigen Kehlkopfgeschwulst geheilt? Ja, aber es muß betont werden, daß die Stimme etwa eine Woche nach der Operation nicht gebraucht werden darf.

Wie häufig ist der Kehlkopfkrebs? Er ist eine verhältnismäßig seltene Krankheit, die hauptsächlich bei Männern über 50 Jahren zu beobachten ist.

Welche Ursache hat der Kehlkopfkrebs? Die Ursache ist unbekannt. Allerdings zeigt sich in den meisten Fällen, daß es sich bei den Betroffenen um starke Raucher handelt oder um Leute, die ihre Stimme überanstrengen. Oft findet sich in der Vorgeschichte ein Alkoholmißbrauch mit hochprozentigen Getränken.

Wie wird die Diagnose eines Kehlkopfkrebses gesichert? Durch die Entnahme und mikroskopische Untersuchung eines Gewebestücks.

Welche Behandlung kommt beim Kehlkopfkrebs in Betracht?
a) Die Strahlenbehandlung;
b) die operative totale oder teilweise Entfernung des Kehlkopfs;
c) die Kombination von Strahlenbehandlung und Operation.

Ist die totale chirurgische Entfernung des Kehlkopfs, die Laryngektomie, eine schwere Operation? Ja, bei fachgerechter Ausführung wird sie aber in der überwiegenden Mehrzahl der Fälle gut überstanden.

Hals

Kann beim Kehlkopfkrebs eine Heilung erreicht werden? Ja, vorausgesetzt, daß die Behandlung einsetzt, solange der Krebs noch in einem verhältnismäßig frühen Entwicklungsstadium steht; das gilt sowohl für die Operation als auch für die Strahlenbehandlung.

Wie wird die Luftzufuhr nach der Kehlkopfentfernung sichergestellt? Man setzt eine sog. Trachealkanüle in die Luftröhre ein, durch die der Patient atmen kann.

Wie lange muß man nach einer Laryngektomie im Krankenhaus bleiben? Meistens 2 Wochen, manchmal aber auch 3–4 Wochen.

Kann jemand, dessen Kehlkopf entfernt worden ist, später wieder sprechen? Ja, manche Patienten erlernen in einer wochen- oder monatelangen Spezialschulung die sog. Rülpssprache, bei der Luft in die Speiseröhre verschluckt und dosiert wieder abgegeben wird. Mittels Zungen-, Mund- und Lippenbewegungen gelingt eine gewisse Modulation der Laute. Eine weitere Möglichkeit bieten elektronische Tongeneratoren, die von außen Schwingungen auf die Rachenwand bzw. den Mundboden übertragen. Diese Sprache ist aber wenig modulationsfähig und klingt stark verfremdet.

Luftröhre
(Trachea)

Was ist eine Luftröhrenentzündung? Eine Luftröhrenentzündung oder Tracheitis ist eine Entzündung der Schleimhaut, die die Luftröhre auskleidet; die Luftröhre reicht von unterhalb des Kehlkopfs bis zur Aufteilung in die beiden Hauptbronchien.

Welche Krankheitserscheinungen finden sich bei einer Luftröhrenentzündung?
a) Beengung und Brennen in der Brust und hinter dem Brustbein;
b) Husten und ziehendes Atemgeräusch;
c) Auswurf;
d) Fieber und Krankheitsgefühl.

Wie entsteht eine Luftröhrenentzündung? Am häufigsten wird sie als Begleiterscheinung eines akuten Infektes der oberen Luftwege beobachtet; die üblichen Erreger dieser Infekte können auch für die Luftröhrenentzündung verantwortlich sein.

Hals, Nase, Ohren und Speicheldrüse

Kann auch die Einwirkung von Reizstoffen, etwa von Rauch, Dämpfen, Chemikalien und Gasen, eine Luftröhrenentzündung verursachen? Ja.

Wie wird eine akute Luftröhrenentzündung behandelt? Ebenso wie die anderen Infekte der oberen Luftwege, die sie gewöhnlich begleiten.

Erscheint eine Luftröhrenentzündung oft als Vorläufer einer Bronchitis oder Lungenentzündung? Ja. Die Luftröhrenentzündung findet sich in der Regel als Teilerscheinung eines Allgemeininfekts im Atemtrakt.

Luftröhrenschnitt
(Tracheotomie)

Was ist eine Tracheotomie? Bei der Tracheotomie wird mit dem Ausschneiden eines Gewebestückes unterhalb des Kehlkopfs eine künstliche Öffnung in der Luftröhre geschaffen. Die deutsche Bezeichnung für Tracheotomie lautet »Luftröhrenschnitt«.

Wann ist ein Luftröhrenschnitt notwendig?
a) Wenn Erstickungsgefahr besteht, weil der Atemweg oberhalb oder in Höhe des Kehlkopfs verlegt ist;
b) bei bestimmten Zustandsbildern nach Operationen, wenn eine Schleimansammlung in den Bronchien schwere Atemnot verursacht und der Patient unfähig ist, den Schleim willkürlich auszuhusten;
c) wenn ein Patient längere Zeit künstlich beatmet werden muß.

Was sind die Hauptsymptome einer bedrohlichen Kehlkopfverengung?
a) Der Patient atmet mit Mühe;
b) er ist bleich und unruhig;
c) die Lippen sind bläulich verfärbt;
d) Atmung und Puls sind beschleunigt.

Was sind die häufigsten Ursachen einer Kehlkopfverengung?
a) Ein Abszeß;
b) eine Entzündung der Schleimhaut, die die Kehlkopfknorpel überzieht;
c) schwerer Krupp und Pseudo-Krupp;
d) eine akute Entzündung der den Kehlkopf umgebenden Gewebe;
e) stumpfe oder offene Verletzungen des Kehlkopfs oder seiner Nachbarorgane, die zu Gewebeschwellungen im Kehlkopfbereich führen;
f) ein Fremdkörper, der im Kehlkopf steckenbleibt; das kommt bei Kindern vor, die manchmal Münzen oder Nüsse und dergl. in den Mund stecken;
g) Verbrennungen des Kehlkopfs durch Trinken brühheißer Flüssigkeiten oder durch Einatmung von heißem Dampf;

h) Einatmung von stark reizenden Chemikalien oder ätzenden Dämpfen;
i) Lähmung beider Stimmbänder.

Was soll man als Erste Hilfe unternehmen, wenn jemand durch einen Fremdkörper im Kehlkopf oder in der Luftröhre zu ersticken droht? Wenn man den Fremdkörper nicht mit dem Finger aus dem Rachen des Patienten entfernen kann, soll man das Heimlich-Manöver versuchen. Man umfaßt den Patienten im unteren Brustbereich von hinten mit den Armen, so daß die Faust, die man mit der anderen Hand packt, direkt unter dem Brustbein liegt. Dann drückt man mit einem plötzlichen Ruck nach innen und oben den Leib des Patienten kräftig zusammen. Dadurch wird der Fremdkörper meist mit der ausgestoßenen Luft mitgerissen und ausgehustet (siehe auch Erste Hilfe, Kapitel 21).

Wann soll ein Luftröhrenschnitt gemacht werden? Wenn die Kehlkopfverlegung ein solches Ausmaß erreicht hat, daß der Patient nicht mehr richtig atmen kann und sich offensichtlich in Lebensgefahr befindet.

Wie macht man einen Luftröhrenschnitt als Notoperation? Im lebensbedrohlichen Notfall kann dieser Eingriff ohne Betäubung und ohne Bemühung um Keimfreiheit vorgenommen werden. Wenn in einer Notsituation der Erstickungstod verhindert werden muß, wird ein Messer am Hals in der Mittellinie über der Luftröhre direkt unter dem Adamsapfel eingestochen. Von dieser Öffnung, die unterhalb des Verschlusses gelegen ist, kann nun Luft in die Lungen strömen (siehe auch Kapitel 21, Erste Hilfe).

Wie wird die Luftröhre offengehalten, wenn der Luftröhrenschnitt nicht als Notoperation, sondern unter normalen Bedingungen im Krankenhaus durchgeführt wird? Es wird eine Trachealkanüle in die Öffnung eingesetzt. Dieses Rohr hat eine doppelte Wand; der Innenteil kann, sooft es erforderlich ist, zur Säuberung und Freihaltung von Schleim herausgenommen werden (Abb. 75).

Heilt die Luftröhrenschnittöffnung leicht zu, wenn die Kanüle entfernt wird, sobald der Kehlkopf wieder frei ist? Ja. Wenn die normale Atmung wieder aufgenommen und die Kanüle herausgenommen wird, schließt sich die Öffnung binnen weniger Tage. Besser ist der operative Verschluß zur Vermeidung von narbigen Verengungen der Luftröhre (Trachealstenosen).

Stört eine Tracheotomie die normale Nahrungsaufnahme? Nein!

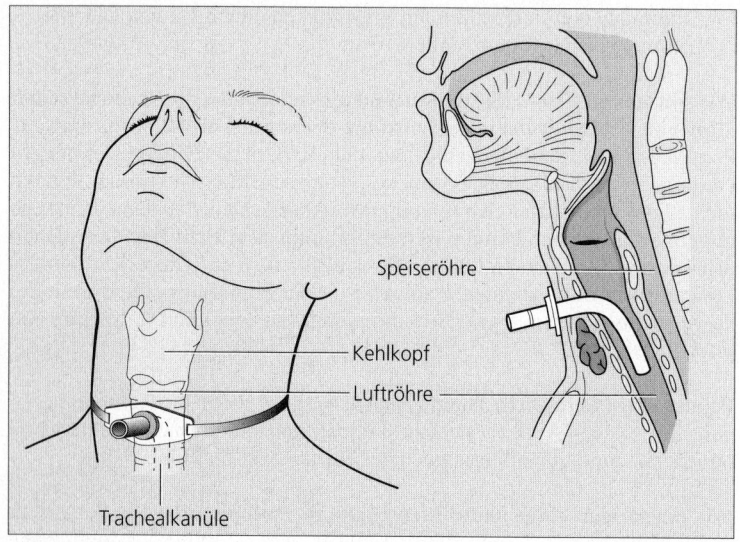

Abb. 75 *Luftröhrenschnitt*. Lage der Trachealkanüle unterhalb des Kehlkopfs in der Luftröhre, im Schnitt gesehen und Lage der Kanüle von vorn gesehen.

Seitliche Halszysten
(branchiogene Zysten)

Was sind branchiogene Zysten? In einem sehr frühen Entwicklungsstadium entsteht auch beim menschlichen Keimling eine Kiemenanlage. Wenn sich die Kiemenfurchen bzw. -taschen nicht vollständig zurückbilden, bleiben diese als Zysten zurück.

Wo finden sich die branchiogenen Zysten gewöhnlich? Sie liegen seitlich im Hals. Wenn sie sich mit einem Gang nach außen öffnen, spricht man von branchiogenen Fisteln.

Wann werden branchiogene Zysten bzw. Fisteln meist entdeckt? Während der Kindheit oder im frühen Erwachsenenalter. Auffällig ist eine abnorme Öffnung seitlich vom Gesicht, hinter dem Ohr oder seitlich am Hals, etwa unter dem Kieferwinkel oder abwärts bis zum Schlüsselbein.

Wie wird eine branchiogene Zyste oder Fistel behandelt? Wenn sich die Zyste vergrößert oder eine Absonderung aus der Fistel auftritt, sollte sie chirurgisch entfernt werden.

Ist die Entfernung einer solchen Zyste oder Fistel eine gefährliche Operation? Nein, aber der Eingriff kann dadurch kompliziert werden, daß der Fistelgang in seiner ganzen Ausdehnung bis weit hinauf in den Rachen verfolgt werden muß.

Haben branchiogene Zysten die Neigung, nach der Operation wiederzukehren? Wenn sie unvollständig entfernt wurden, können sie wieder auftreten und eine neuerliche Operation notwendig machen.

Sind branchiogene Zysten häufig? Nein.

Nase und Nebenhöhlen

Siehe auch Kapitel 4, Allergie; Kapitel 36, Lippen, Kiefer, Mund, Zähne und Zunge; Kapitel 37, Lunge und Atemwege; Kapitel 49, Plastische Chirurgie; Kapitel 59, Strahlendiagnostik und Strahlenbehandlung; Abschnitt Hals in diesem Kapitel

Welchen Bau und welche Funktion hat die Nase? Die Nase baut sich aus Knochen und Knorpel auf und enthält zwei Hohlräume, die durch eine Scheidewand, das Nasenseptum, getrennt sind. Für die Atemluft bildet die

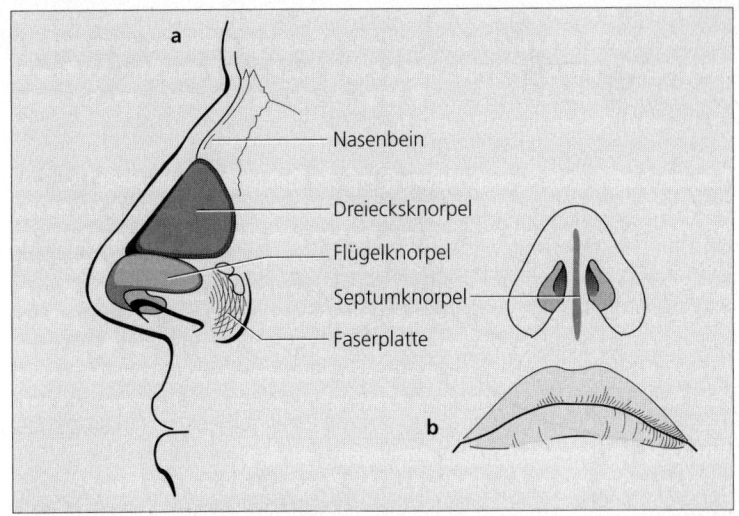

Abb. 76 *Knöchernes und knorpeliges Nasengerüst.* a) In Seitenansicht, b) Lage des Septumknorpels von vorn, unten.

Nase den natürlichen Weg; sie filtert, befeuchtet und erwärmt die eingeatmete Luft und wirkt so als Klimatisationsapparat. Die Härchen im Nasenvorhof halten Staubteilchen zurück und verhindern, daß sie in den Rachen gelangen. Auch der Schleim, der die Nasenschleimhaut überzieht, bindet Staub und Bakterien und trägt damit zum Schutz vor Infektionen bei. Außerdem dient die Nase als Geruchsorgan (Abb. 76 a, b).

Nasenbeinbruch

Ist der Nasenbeinbruch eine häufige Unfallsfolge? Ja. Wegen der exponierten Lage und dem dünnen und zarten Bau des knöchernen Nasengerüsts ist er der häufigste Knochenbruch im Bereich des Gesichtsschädels.

Zeigt eine Blutung aus der Nase immer einen Bruch an? Nein. Bei einer Vielzahl von Verletzungen, die mit einer Blutung aus der Nase einhergehen, sind die Nasenknochen nicht beteiligt.

Kommt es bei einem Nasenbeinbruch immer zu einer Blutung? Nein.

Braucht man zur Erkennung eines Nasenbeinbruchs Röntgenaufnahmen? Die Diagnose eines frischen Nasenbeinbruchs wird bei der klinischen Untersuchung gestellt. Röntgenaufnahmen sind empfehlenswert, weil sie den Ort des Bruchs genauer zeigen. Sie sind allerdings schwierig zu beurteilen und können leicht fehlinterpretiert werden. Nach dem Einrichten des Bruchs braucht man gewöhnlich keine Röntgenkontrolle, weil man ohnehin sieht, ob die Nase wieder normal aussieht.

Wie rasch nach dem Nasenbeinbruch soll die Behandlung einsetzen? So bald wie möglich, am besten in den ersten Stunden, denn da ist es noch leicht, die Bruchstücke in die richtige Lage zu schieben und den Bruch einzurichten. Ist das nicht durchführbar, so muß der Bruch innerhalb von zwei Wochen eingerichtet werden. Sind einmal zwei Wochen verstrichen, dann sind die Bruchstücke gewöhnlich schon ziemlich zusammengeheilt, so daß es äußerst schwierig wird, sie noch in die richtige Lage zu bringen. In der Regel muß man sechs Monate warten, bis man einen Nasenbeinbruch, der nicht binnen zwei Wochen nach der Verletzung eingerichtet worden ist, korrigieren kann.

Wie kann ein Nasenbeinbruch eingerichtet werden?
a) Von außen durch Zurechtrücken der Bruchstücke mit der Hand;
b) mit Einführung eines Spezialinstruments in die Nasenhöhle zur Aufrichtung eingedrückter Bruchstücke;

c) in komplizierten und vernachlässigten Fällen operativ mit direkter Einrichtung der Bruchstücke unter Sicht des Auges von Zugangsschnitten im Naseninneren aus.

Ist bei der Einrichtung eines Nasenbeinbruchs eine Anästhesie notwendig? In fast allen Fällen genügt eine örtliche Betäubung, bei Kindern kann eine Allgemeinnarkose vorgenommen werden.

Wie lange dauert es, bis ein Nasenbeinbruch heilt? Dank der reichen Blutversorgung im Nasenbereich heilen diese Brüche sehr rasch. Die Knochen heilen gewöhnlich in 2–3 Wochen zusammen und sind in 6 Wochen fest verheilt. Von da an kann man sich körperlich wieder voll betätigen.

Wie lange hält die Schwellung der Nase nach einem Bruch an? Sie geht zum größten Teil in 2–3 Wochen zurück, aber eine leichte Schwellung kann ein halbes oder ganzes Jahr bestehen bleiben.

Hinterläßt ein Nasenbeinbruch gewöhnlich eine bleibende Verformung der Nase? Nein, an der Bruchstelle kann allerdings eine leichte Verdickung zurückbleiben. Bei Kindern unter 12–14 Jahren können durch einen schweren Bruch die Wachstumszentren der Nase geschädigt werden, so daß später Nasendeformierungen entstehen können.

Wie kann ein unschönes Heilungsergebnis korrigiert werden? Mit einer plastischen Operation läßt sich das normale Aussehen der Nase wiederherstellen.

Wie lange soll man zuwarten, bis man eine plastische Operation zur Korrektur eines unschön geheilten Nasenbeinbruchs machen läßt? Nach der ursprünglichen Verletzung sollen mindestens sechs Monate vergehen. Das empfiehlt sich, weil die Schwellung so lange immer noch anhalten kann und der Grad der Verformung erst nach dem vollständigen Rückgang der Schwellung genau bestimmbar ist.

Bietet die fachgerechte Einrichtung eines Nasenbeinbruchs die Gewähr, daß es zu keiner bleibenden Verformung kommt? Leider nicht. Auch wenn ein Bruch perfekt eingerichtet ist, kann der Heilungsprozeß mit einer überschießenden Knochenbildung einhergehen, die eine Formveränderung der Nase zur Folge hat. Falls das Septum verletzt wurde, kann eine Septumdeviation entstehen, die eventuell eine Verbiegung der Nase bewirkt.

Verkrümmung der Nasenscheidewand
(Septumdeviation)

Was versteht man unter Septumdeviation? Das Nasenseptum ist die Scheidewand, die die Nase in die beiden Nasenhaupthöhlen unterteilt. Es besteht aus einem knorpeligen und einem knöchernen Anteil. Wenn diese Scheidewand verbogen ist und nicht in der Mittellinie steht, spricht man von einer Septumdeviation oder Verkrümmung der Nasenscheidewand. Die meisten Menschen haben eine leichte Septumdeviation (Abb. 77).

Wodurch entsteht eine Verkrümmung der Nasenscheidewand? In vielen Fällen ist sie die Folge einer Fehlentwicklung. Aber auch Verletzungen der Nase, etwa eine Verschiebung oder ein Bruch, können zu einer solchen Fehlstellung führen.

Gibt eine Verkrümmung der Nasenscheidewand Anlaß zu Beschwerden? Meist nicht. Bei vielen Leuten ist die Nasenscheidewand beträchtlich verbogen, ohne daß die Luftpassage beeinträchtigt wäre. Wenn Beschwerden auftreten, so bestehen sie in einer Behinderung oder Blockierung der Nasenatmung und/oder Kopfschmerzen.

Wie kann eine Verkrümmung der Nasenscheidewand, die eine Verlegung der Nase zur Folge hat, behoben werden? Sie läßt sich mit einer Operation, der sogenannten submukösen Septumresektion, korrigieren. Es muß aber sichergestellt werden, daß die Verlegung der Nasenpassage nicht durch ver-

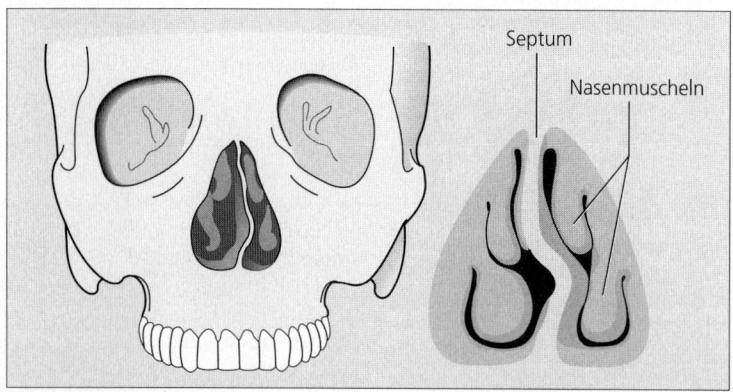

Abb. 77 S*eptumdeviation.* Seitliche Abweichung der Nasenscheidewand von der Mittellinie in der Übersicht und Septumverbiegung mit teilweiser Verlegung des Luftweges.

größere Nasenmuscheln bedingt ist. Sollte das der Fall sein, müssen die Muscheln und nicht das Septum korrigiert werden.

Ist die submuköse Septumresektion eine gefährliche Operation? Nein. Operiert wird innerhalb der Nase. Die Schleimhaut zu beiden Seiten der knorpeligen und knöchernen Scheidewand wird abgehoben, und Vorsprünge, Kanten und verbogene Teile des Knorpels und Knochens werden teilweise entfernt, jedoch sehr sparsam; die Stellung des Septums wird hauptsächlich durch entsprechende Einschnitte oder Brüche korrigiert (Septumplastik). Die Operation wird in örtlicher Betäubung oder in Narkose durchgeführt.

In welchem Alter soll man die submuköse Septumresektion vornehmen? Da es sich um eine Operation handelt, bei der man sich den Zeitpunkt aussuchen kann, wird sie meist durchgeführt, wenn das Wachstum des Gesichtsschädels abgeschlossen ist, im allgemeinen also nicht vor dem 17. Lebensjahr. Die heutigen schonenderen Verfahren sind aber auch schon bei jüngeren Kindern anwendbar.

Wird die submuköse Septumresektion manchmal mit einer plastischen Operation zur kosmetischen Korrektur der Nase verbunden? Ja. Beides wird oft kombiniert und in einem Gang erledigt.

Nasenpolypen

Was sind Nasenpolypen? Nasenpolypen sind traubig vorquellende Gebilde aus glasig geschwollener Schleimhaut, die aus den Nebenhöhlen in die Nasenhöhle hineinragen.

Was ist vermutlich die Ursache der Nasenpolypen? Man nimmt an, daß sie unter anderem als Folge einer Allergie entstehen können.

Welche Beschwerden finden sich bei Nasenpolypen? Wenn die Polypen klein und nicht zahlreich sind, bleiben sie unter Umständen symptomlos. Häufig sind sie aber so groß, daß sie den Luftweg verlegen und die Nasenatmung behindern. Gelegentlich erreichen sie sogar eine solche Ausdehnung, daß sie aus den Nasenlöchern austreten.

Wie behandelt man Nasenpolypen? Wenn sie die Nase verlegen, sollen sie operativ entfernt werden. Die Grundbehandlung muß sich aber auf die Klärung und Behebung der Ursache zur Verhütung von Rückfällen richten.

Wie werden Nasenpolypen operativ entfernt? Gewöhnlich wird eine Polypektomie unter örtlicher Betäubung in der Sprechstunde oder im Krankenhaus vorgenommen. Dabei werden die Polypen mit einer Drahtschlinge gefaßt und so knapp wie möglich am Ansatz abgetragen.

Nasennebenhöhlen
(Sinus nasales)

Was sind die Nasennebenhöhlen, und wo liegen sie? Die Nebenhöhlen sind luftgefüllte Hohlräume in bestimmten Gesichts- und Schädelknochen, die mit Schleimhaut ausgekleidet sind. Sie stehen durch kleine Öffnungen mit den Nasenhöhlen in Verbindung. Die Stirnhöhlen liegen im Stirnbein, hinter und oberhalb der Augenbrauen; die Kieferhöhlen liegen in den Oberkieferknochen unter den Augen in der Wangengegend; die Siebbeinzellen durchsetzen das Siebbein zwischen Nasenhöhle und Innenwand der Augenhöhle; daran schließt sich nach hinten die Keilbeinhöhle an, die tief im Inneren des Schädels oberhalb des Rachendachs liegt (Abb. 78 a, b).

Welche Funktion haben die Nebenhöhlen? Diese luftgefüllten Hohlräume verringern das Gewicht des Schädels und tragen zur Stimmresonanz bei.

Ist die Nebenhöhlenentzündung eine häufige Krankheit? Die Nebenhöhlenentzündung oder Sinusitis ist eine der häufigsten Krankheiten im Gesamtbereich der Medizin. Sie besteht in einer Entzündung des Schleimhautbelags einer oder mehrerer Nebenhöhlen. Wenn alle Nebenhöhlen beteiligt sind, spricht man von einer Pansinusitis.

Wie kommt es zu einer Nebenhöhlenentzündung? Gewöhnlich nimmt sie von einem Infekt der Nasenhöhle ihren Ausgang. Die Kieferhöhle kann aber auch durch die Ausbreitung einer Zahnwurzeleiterung im Oberkiefer infiziert werden. Durch Schwimmen, Tauchen und Verletzungen oder Brüche der Knochen, die die Nebenhöhlen begrenzen, kann eine Blockierung der Nebenhöhlenausgänge hervorgerufen werden. Ferner können allergische Schleimhautreaktionen mit Polypenbildung die Entstehung einer Nebenhöhlenentzündung begünstigen.

Hängt die Häufigkeit von Nebenhöhlenentzündungen mit dem Klima zusammen? Ja. In einem feuchten, naßkalten Klima oder in Gebieten mit starken Temperaturschwankungen ist die Anfälligkeit für Nebenhöhlenentzündungen größer. Auch die Luftverschmutzung begünstigt die Entstehung von Nebenhöhleninfektionen. Im trockenen, warmen, ausgeglichenen Klima ist die Häufigkeit der Nebenhöhleninfektionen am geringsten.

Nase und Nebenhöhlen

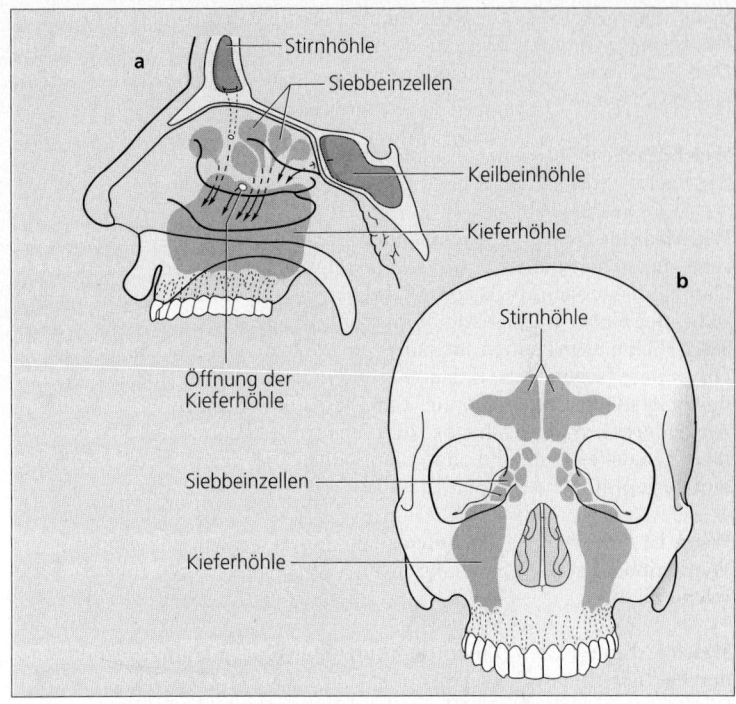

Abb. 78 *Nasennebenhöhlen*. a) Seitliche Nasenwand; die Lage der Nebenhöhlen als grauer Schatten angegeben, ihre Mündung als Pfeile. b) Lage der Nebenhöhlen von vorn gesehen.

Wie äußert sich eine Nebenhöhlenentzündung?
Das hängt im einzelnen davon ab, welche Nebenhöhle betroffen ist. Am häufigsten finden sich folgende Symptome:
a) Druckempfindlichkeit über der erkrankten Nebenhöhle;
b) nasale Stimme;
c) Verstopfung der Nase, mit Absonderung von Schleim oder Eiter aus der Nase oder in den Rachen;
d) starke Kopfschmerzen, die sich bei Senkung des Kopfes verschlimmern;
e) erhöhte Körpertemperatur.

Wie wird die Diagnose einer Nebenhöhlenentzündung gestellt? Wenn ein Schnupfen länger als eine Woche anhält, so ist das meist auf eine Nebenhöhlenentzündung verdächtig. Schmerzen oder Druckempfindlichkeit über der befallenen Nebenhöhle, Kopfschmerzen und die oben aufgezählten

Symptome lassen die Diagnose ziemlich sicher erscheinen; sie kann mit Röntgenaufnahmen oder Sonographie, in Einzelfällen auch durch die Durchleuchtung der Nebenhöhlen mit einer starken Lichtquelle im dunklen Raum (Diaphanoskopie) bestätigt werden.

Welche Nebenhöhlen sind besonders entzündungsanfällig?
Die Kiefer-, Stirn- und Siebbeinhöhlen.

Wie wird eine Nebenhöhlenentzündung behandelt? Die meisten Fälle sprechen gut auf eine konservative Behandlung an, die bei fieberfreien Fällen in Dampfinhalationen, örtlicher Wärmebehandlung und Nasentropfen besteht. Bei Fieber werden Antibiotika und fiebersenkende Mittel gegeben. Starke Schmerzen können mit lindernden Medikamenten bekämpft werden. Die weitere fachärztliche Behandlung umfaßt Naseneinlagen und die Beseitigung des krankhaften Sekretes durch Spülung oder Absaugung. Von den Absonderungen werden häufig Kulturen angelegt, damit der Krankheitserreger genau bestimmt und seine Empfindlichkeit gegen die einzelnen Antibiotika geprüft werden kann.

Wann ist bei einer Nebenhöhlenentzündung eine Operation notwendig?
Wenn eine längere Behandlung mit den obengenannten Maßnahmen erfolglos bleibt.

Welche chirurgischen Eingriffe werden bei Nebenhöhlenentzündungen durchgeführt? Das Ziel aller einschlägigen Operationsverfahren ist die Schaffung ausreichender Abflußmöglichkeiten für das Nebenhöhlensekret; fast immer muß dazu auch die kranke Schleimhaut und mitunter der Knochen entfernt werden. Die meisten dieser Operationen werden in Allgemeinnarkose durchgeführt.

Welche Kieferhöhlenoperationen sind gebräuchlich?
a) Die einfache Punktion der Kieferhöhle durch die Nase mit Spülung und Absaugung ihres Inhalts;
b) das Ausschneiden eines breiten Fensters in die Nasenseitenwand zur Kieferhöhle hin zwecks Förderung des Sekretabflusses;
c) die Radikaloperation der Kieferhöhle, bei der die Schleimhaut dieser Nebenhöhle vom darunterliegenden Knochen abgehoben und ausgekratzt wird. Bei dieser Operation geht der Chirurg von der Mundhöhle hinter der Oberlippe ein.

Welche Eingriffe können an der Stirnhöhle vorgenommen werden? Früher hat man die Stirnhöhle durch die Nase gespült, das ist aber heute kaum mehr üblich. Wenn eine Operation notwendig ist, wird ein Hautschnitt über dem inneren Teil der Augenbraue angelegt und ein kleines Loch in die knöcherne Vorderwand der Stirnhöhle gebohrt; durch dieses wird ein Spülröhrchen eingeführt, das einige Tage belassen werden kann. Wenn die Infektion den umgebenden Knochen erfaßt hat, kann eine Radikaloperation der Stirnhöhle nötig werden. In diesem Fall wird ein größerer Hautschnitt angelegt und der gesamte knöcherne Stirnhöhlenboden entfernt sowie nach Ausräumung der Siebbeinzellen ein Zugang zur Nase geschaffen. Obwohl Eingriffe an den Stirnhöhlen schwere Operationen darstellen, sind die Ergebnisse im allgemeinen gut, und in der Mehrzahl der Fälle kommt es zur vollständigen Ausheilung.

Wie kann man die Siebbeinzellen operieren? Diese Nebenhöhlen lassen sich über die Nase erreichen und ausräumen. Wenn es sich um eine schwere Infektion handelt, wenn die Keilbeinhöhle mitbeteiligt ist oder wenn ein Durchbruch in die Augenhöhle erfolgt ist, kann die Ausräumung von außen notwendig werden. In diesem Fall wird ein Hautschnitt wie bei einer Stirnhöhlenoperation angelegt, der einfach nach unten verlängert wird.

Welche Operationen kommen bei einer Keilbeinhöhlenentzündung in Betracht? Diese Nebenhöhle kann unter örtlicher Betäubung sondiert und durch die Nase gespült werden. Da eine schwere Keilbeinhöhlenentzündung zu einer Infektion des Gehirns oder zur Erblindung führen kann, ist manchmal eine Radikaloperation in Verbindung mit der vollständigen Ausräumung des Siebbeins notwendig.

Wie groß sind die Erfolge bei Nebenhöhlenoperationen? In der Mehrzahl der Fälle wird durch die Operation eine Besserung erreicht.

Wie lange muß man nach einer großen Nebenhöhlenoperation im Krankenhaus bleiben? Gewöhnlich 7–10 Tage.

Tritt manchmal nach der Operation ein Rückfall der Nebenhöhlenentzündung ein? Ja, selten nach Kieferhöhlen- und Stirnhöhlenoperationen, verhältnismäßig oft nach Eingriffen am Siebbein.

Wie behandelt man Rückfälle einer Nebenhöhlenentzündung? Sie werden als Neuerkrankung auf die gleiche Art wie eine Erstinfektion behandelt.

Geschwülste der Nase und ihrer Nebenhöhlen

Kommen Geschwülste der Nase und der Nebenhöhlen häufig vor? Gutartige Geschwülste, zu denen Fibrome, Papillome und Hämangiome (Geschwülste der kleinen Blutgefäße) gehören, kommen gelegentlich vor. Bösartige Geschwülste sind in diesem Bereich nicht sehr häufig.

Hals, Nase, Ohren und Speicheldrüse

Wie werden gutartige Nasen- und Nebenhöhlengeschwülste behandelt? Sie können meist ohne Schwierigkeiten unter örtlicher Betäubung ambulant entfernt werden.

Wie geht man bei bösartigen Nasen- und Nebenhöhlengeschwülsten vor? Bei einem Krebs in diesem Bereich besteht die Behandlung in der umfassenden operativen Entfernung des Gewächses und des umgebenden Gewebes. Gewöhnlich wird zu einem späteren Zeitpunkt eine plastische Operation angeschlossen, sobald mit einiger Sicherheit angenommen werden kann, daß von dem Krebsgewebe nichts zurückgeblieben ist.

Wie groß sind die Operationserfolge bei Nasen- und Nebenhöhlengeschwülsten? Bei gutartigen Geschwülsten sind die Ergebnisse durchweg gut. Bei bösartigen Neubildungen ist der Erfolg vom Zeitpunkt der Operation und vom Grad der Bösartigkeit abhängig. Wenn operiert wird, bevor der Krebs auf fernerliegende Gewebe übergreift, sind die Heilungserwartungen gut. Die moderne Operationstechnik ermöglicht auch ausgedehnte, lebensrettende Eingriffe, bei denen große Abschnitte der Nase, des Gesichts, der Wangen, des Mundhöhlendachs oder des Augenhöhlenbodens entfernt werden.

Kann nach radikalen chirurgischen Eingriffen an Nase und Nebenhöhlen eine kosmetische Nachoperation vorgenommen werden? Ja. Mit plastischen Operationen läßt sich dank der Fortschritte der modernen Operationstechnik eine bemerkenswerte Normalisierung des Aussehens erreichen.

Nasenbluten

Warum bekommt man Nasenbluten? Es können örtliche oder allgemeine Ursachen oder eine Kombination beider schuld sein. In vielen Fällen ist die Ursache nicht faßbar.

Welche örtlichen Störungen können Nasenbluten hervorrufen?
a) Verletzungen der Nase oder der Schädelbasis, mit oder ohne Knochenbruch;
b) ein Fremdkörper in der Nase;
c) Nasenoperationen;
d) heftiges Husten, Niesen oder energisches Schneuzen;
e) Nasenbohren;
f) syphilitische oder tuberkulöse Geschwüre und dergleichen;
g) gutartige oder bösartige Geschwülste innerhalb der Nase oder der Nebenhöhlen;

h) krampfaderartig erweiterte Venen der Nasenschleimhäute;
i) eine akute Entzündung der Nasenschleimhaut, wie sie bei einer allergischen Entzündung, einer Nebenhöhlenentzündung oder beim Schnupfen vorkommt.

Welche Allgemeinursachen können zum Nasenbluten führen?
a) Bluthochdruck;
b) krankhafte Veränderungen im Blut, z. B. bei Leukämie, Bluterkrankheit, perniziöser Anämie, Purpura, Skorbut und Gelbsucht;
c) Veränderungen des atmosphärischen Drucks, wie sie z. B. beim Bergsteigen oder beim Tauchen in größeren Tiefen auftreten;
d) übermäßige trockene Wärme, wie sie sich in beheizten Wohnungen und Gebäuden findet.

Wie kann man unterscheiden, ob das Nasenbluten örtlich oder allgemein bedingt ist? Wenn die Blutung nur aus einem Nasenloch kommt, ist eine örtliche Ursache wahrscheinlicher. Darüber hinaus läßt sich bei einer gründlichen Untersuchung der Nase eine blutende Stelle oder eine andere örtliche Ursache feststellen.

Wie kann man eine Blutung aus der Nase stillen? Eigentlich gibt es zwei verschiedene Arten der Blutung. In über 90 % geht sie vom vorderen Teil der Nase, und zwar von der Nasenscheidewand oder, seltener, von der vorderen Siebbeingegend aus. Meist kann der Arzt die blutende Stelle auffinden und mit einer Verschorfung unter örtlicher Betäubung zum Verschluß bringen. Das kann auf chemischem Weg geschehen, etwa mit Silbernitrat oder Chromsäure oder mittels Elektrokoagulation.

Was soll man als Erste-Hilfe-Maßnahme gegen Nasenbluten unternehmen?
Da die allermeisten Blutungen vom vorderen Teil der Nasenscheidewand ausgehen, können sie einfach durch anhaltenden Druck auf die Seite der Nase, aus der die Blutung kommt, gestillt werden. Günstig ist es, wenn man ein kleines Wattebäuschchen in die Nase steckt, das nach Möglichkeit mit Nasentropfen befeuchtet wird, wenn sie zur Hand sind. Gegen dieses Wattebäuschchen muß man mindestens 10 Minuten lang ununterbrochen drücken. Der Patient soll aufrecht mit vorgeneigtem Kopf sitzen, damit das Blut nicht in den Rachen hinunterläuft. Außerdem lassen venöse Blutungen nach, wenn der Kopf höher ist als das Herz (Abb. 79).

Was kann man tun, wenn die Blutung vom hinteren Teil der Nase ausgeht?
Eine Blutung dieser Art kann man nicht selbst behandeln. In einem solchen Fall muß der Patient ins Krankenhaus gehen, weil es meist nötig ist, den hinteren Teil der Nase von der Mundhöhle her zu tamponieren.

Hals, Nase, Ohren und Speicheldrüse

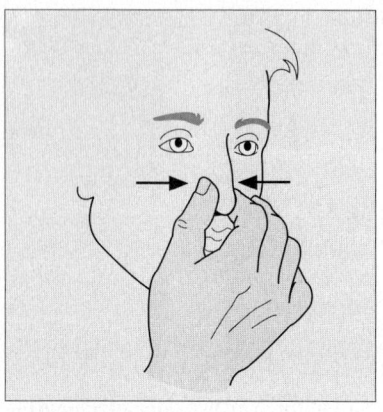

Abb. 79 Druck auf die Nasenflügel als Sofortmaßnahme bei Nasenbluten.

Wie lange beläßt man eine Nasentamponade? Tampons im hinteren Nasenbereich läßt man etwa eine Woche liegen, eine vordere Tamponade sollte schrittweise vom 4. Tag an entfernt werden.

Wie werden Blutungen aus der Nase, die auf einer Allgemeinerkrankung beruhen, behandelt? Der Facharzt muß die Ursache klären und eine Behandlung der Grundkrankheit in die Wege leiten.

Plastische Chirurgie der Nase
(Rhinoplastik)

Lassen sich alle Entstellungen der Nase mit plastischen Operationen korrigieren? Fast jeder Fehler der Nasenform kann bis zu einem gewissen Grad behoben werden.

Welche Formabweichungen der Nase kommen häufig vor?
a) Die Schiefnase;
b) Formabweichungen der Nasenspitze oder der Nasenlöcher;
c) die sogenannte Sattelnase, bei der die Nasenwurzel und der Nasenrücken eingesunken sind;
d) die Höckernase oder Hakennase.

Gibt es ein einheitliches Schönheitsideal für die Nasenform? Nein. Jede plastische Nasenoperation wird für den Patienten individuell geplant. Die einzelnen Völker und Rassen haben unterschiedliche Vorstellungen von der Schönheit oder Annehmbarkeit der Nasenform.

Nase und Nebenhöhlen

Was meint man mit dem Ausdruck »eine ideale Nase«? Absolut gesehen gibt es so etwas nicht. Die Nase soll zum Gesicht passen, mehr läßt sich nicht sagen.

Von welchen wichtigen Faktoren werden die Ergebnisse einer Nasenplastik mitbestimmt?
a) Vom Alter des Patienten; die besten Ergebnisse lassen sich bei Patienten im Alter von 16–30 Jahren erzielen;
b) von der Haut und ihren Eigenschaften, ob sie dick oder dünn ist und ob sie leicht fettig wird;
c) vom Ausmaß der Formabweichung; je ausgeprägter sie ist, um so schwieriger ist eine Ideallösung erreichbar;
d) von der Art der Formabweichung; nicht alle lassen sich gleich gut beheben.

Sind kosmetische Nasenkorrekturen auch beim Kind erfolgversprechend? Man sollte mit der Operation zuwarten, bis die Nase fertig ausgebildet ist; das ist frühestens im Alter von 16 Jahren der Fall. In Ausnahmefällen kann eine Rhinoplastik aber auch im jüngeren Alter (12–15 Jahre) durchgeführt werden.

Wie wird eine Nasenplastik gemacht? Die Schnitte werden innerhalb der Nase angelegt; die Nasenhaut wird gelöst und abgehoben, so daß die Knochen und Knorpel, die das Gerüst der Nase bilden, unter intakter Haut freigelegt werden. Nach dem Plan, der vor der Operation entworfen wurde, wird dann das Nasengerüst entsprechend zugerichtet und geformt. Dabei werden einerseits störende Teile des Knochens oder Knorpels abgetragen und andererseits mangelhaft ausgebildete oder eingesunkene Abschnitte mit der Einpflanzung von Knorpel, Knochen- oder Kunststoffteilen angehoben. Über das neugestaltete Gerüst legt sich dann wieder die Haut, die mit Nähten fixiert wird. Die Nase wird außen mit einem Verband versehen, damit die neue Stellung von Knochen und Knorpel erhalten bleibt. Innen wird sie normalerweise nicht austamponiert. Mit der Zeit wächst die Haut am neugeformten Knochen- und Knorpelgerüst der Nase an.

Sind nach plastischen Nasenoperationen Narben sichtbar? Nein, weil die Schnittführung meist innerhalb der Nasenhöhle liegt. Erfolgt eine Verkleinerung der Nasenlöcher, so liegen die Schnitte außen in den Nasenflügelfalten verborgen.

Kann der Patient selbst die Nasenform aussuchen, die er sich wünscht? Nur bis zu einem gewissen Grad. Der Chirurg muß sich nach den vorhandenen Möglichkeiten richten und zuerst die Korrektur der Fehlform bewältigen; erst in zweiter Linie kann er versuchen, die Wünsche des Patienten zu berücksichtigen. Dem Patienten muß vor der Operation klar sein, daß sich im vorhinein nicht genau voraussagen läßt, welches Aussehen die Nase im einzelnen nach der Plastik haben wird.

Kann der Patient eine ungefähre Vorstellung davon bekommen, wie seine Nase nach der Operation aussehen wird? Ja, annähernd läßt sich das Ergebnis vorherbestimmen. Heute können die Auswirkungen von Formänderungen der Nase auf das Aussehen am Computer simuliert werden.

Welche Materialien werden zum Aufbau der Nase verwendet? Zur Einpflanzung eignet sich am besten ein Stück vom körpereigenen Knochen oder Knorpel. Knochenstücke werden meist vom Hüftknochen oder Schienbein entnommen. Knorpel, der häufiger als Knochen verwendet wird, kann von der Nasenscheidewand, vom Ohr oder einem Rippenknorpel gewonnen werden.

Hat eine Nasenplastik Einfluß auf den Geruchssinn? Nein.

Wie bald nach einer Nasenplastik kann man wieder normal durch die Nase atmen? Ein »verstopftes« Gefühl kann bis zu 2 Wochen bestehen bleiben.

Ist nach einer plastischen Nasenoperation zu befürchten, daß die Nase nach Monaten oder Jahren ihre Form ändert, einsinkt oder hängt? Nein. Die Heilung erfolgt in der Regel in der Stellung, die die Nase unmittelbar nach der Operation hat.

Kann die Schwellung der Nase nach der Plastik auch monatelang anhalten? Ja. Es kann einige Monate oder sogar ein Jahr dauern, bis die Nase ihre endgültige, bleibende Form erreicht und bis die *ganze* Schwellung verschwunden ist.

Wie bald nach einer Nasenplastik kann man wieder in das Arbeits- und Gesellschaftsleben zurückkehren? Nach etwa 2 Wochen, wenn vielleicht auch noch eine leichte Schwellung zurückbleibt. Mit Sportarten, bei denen es zu Körperkontakten kommt, und mit körperlicher Betätigung kann man 6 Wochen nach der Operation beginnen.

Kann die Operation wiederholt werden, wenn das Ergebnis der ersten Plastik nicht befriedigend ist? Ja. Am besten wartet man aber mindestens 6 Monate zu, bevor man die Operation wiederholt, damit Gelegenheit für eine feste Wundheilung gegeben ist.

Wie groß sind die Erfolge von Nasenplastiken? Es wird fast immer eine Verbesserung des Gesamtaussehens erreicht, und die Ergebnisse sind allgemein sehr befriedigend. Bei mangelhaftem Erfolg kann oft eine Nachoperation Abhilfe schaffen.

Ohr

Siehe auch Kapitel 26, Infektionskrankheiten; Kapitel 45, Plastische Chirurgie; Abschnitt Nase und Nebenhöhlen in diesem Kapitel

Wie funktioniert das normale Gehör? Schallwellen gelangen durch den äußeren Gehörgang bis zum Trommelfell und versetzen es beim Auftreffen in Schwingungen. Mit der Innenfläche des Trommelfells steht ein winziges Knöchelchen, der Hammer, in Verbindung, der mit Amboß und Steigbügel die Kette der Gehörknöchelchen im Mittelohr bildet. Die Schwingungen des Trommelfells übertragen sich auf diese Knöchelchen, die ihrerseits in Schwingungen geraten und den Schalldruck auf das Innenohr überleiten. Das Innenohr ist mit einer Flüssigkeit gefüllt, die von einer Membran umgeben ist. Schwingungen des Steigbügels werden durch die Flüssigkeit weitergeleitet und bewirken eine Erregung der Sinneszellen im Innenohr. Diese Reize werden über die Bahn des Hörnervs dem Gehirn übermittelt, wo sie als Hörwahrnehmung ins Bewußtsein treten (Abb. 80 a, b).

Gibt es bei den einzelnen Menschen Unterschiede in der Empfindlichkeit des Gehörs? Ja. Es liegt im Bereich der Norm, daß manche Menschen einen höherentwickelten Hörsinn haben als andere.

Wie kann man genau feststellen, wie gut man hört? Genaue Messungen können mit einem Instrument, dem sogenannten Audiometer, vorgenommen werden. Mit dieser Hörprüfung läßt sich der Umfang des Gehörs in jedem Ohr genau bestimmen und so die Empfindlichkeit oder der Verlust des Gehörs nachweisen.

Stimmt es, daß man Geräusche, die im Hörbereich liegen, ausschalten kann, wenn man sich sehr auf etwas anderes konzentriert? Ja. Obwohl die Schallwellen auf normale Weise weitergeleitet werden, kann das Gehirn eine so starke Kontrolle ausüben, daß die auftretenden Geräusche nicht ins Bewußtsein dringen.

Können die Ohren durch zu starken Lärm oder durch eine Explosion geschädigt werden? Ja. Viele Männer hören schlecht, weil sie in ihrer Militärzeit durch Explosionen Hörschäden erlitten haben. Auch die jahrelange Einwirkung von starkem Lärm, z. B. bei der Fabrikarbeit, kann zu einer Gehörschädigung führen.

Hals, Nase, Ohren und Speicheldrüse

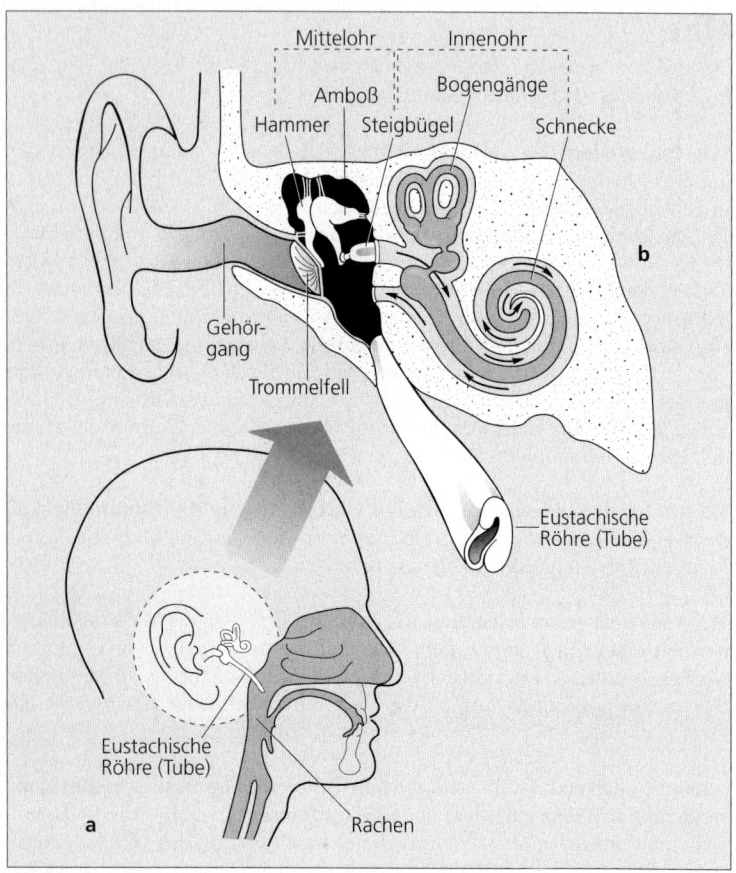

Abb. 80 *Anatomie des Ohres*. a) Schematische Darstellung. Die Schallwellen werden vom äußeren Ohr aufgenommen und über Gehörgang, Trommelfell und die drei Gehörknöchelchen des Mittelohrs weitergeleitet. Die Mittelohrhöhle steht durch die Eustachische Röhre, die für den Luftausgleich sorgt, mit dem Rachen in Verbindung. Von der Steigbügelfußplatte werden die Schwingungen über das ovale Fenster auf die Flüssigkeit, die das Labyrinth des Innenohrs ausfüllt, übertragen. Das Innenohr enthält zwei Sinnesorgane, die aus einem komplizierten Schlauchsystem bestehen. Die Sinneszellen des Hörorgans befinden sich in der Schnecke, die Sinneszellen des Gleichgewichtsorgans im sogenannten Vestibularapparat mit seinen Bogengängen und Bläschen. b) Lagebeziehungen von Mittelohr, Tube und Rachen. Angedeutet die Lage der drei Bogengänge in den drei Ebenen des Raumes.

Ohrenschmalz
(Cerumen)

Ist Ohrenschmalz normalerweise im äußeren Gehörgang vorhanden? Ja. Ohrenschmalz (Cerumen) wird bei allen Menschen normalerweise ausgeschieden.

Wie kann sich zu viel Ohrenschmalz bilden? Genau kennt man die Ursache nicht. Aus irgendeinem Grund kommt es zu einer Überfunktion der Hautdrüsen im Gehörgang, die dann unter Umständen Ohrenschmalz in großen Mengen ausscheiden.

Wie zeigt sich eine Verstopfung des Gehörgangs mit Ohrenschmalz? Man hört plötzlich nichts auf dem betroffenen Ohr. Oft stellt sich das nach dem Baden, Brausen oder Schwimmen ein. Das Cerumen erweicht im Wasser und bildet beim Trocknen einen festen Pfropf, der den Gehörgang verlegt.

Was macht man gegen überschüssiges Ohrenschmalz? Es soll vom Arzt entfernt werden. Das muß vorsichtig geschehen, damit das Trommelfell nicht verletzt wird. Manchmal läßt der Arzt ein bis zwei Tage vor der Ausspülung des Ohrenschmalzes bestimmte Präparate zur Erweichung des Pfropfens in den Gehörgang eintropfen.

Soll man selbst versuchen, das Ohrenschmalz zu entfernen? Auf keinen Fall. Mit solchen Selbstbehandlungsversuchen ist schon viel Schaden an Ohren und Trommelfell angerichtet worden.

Kann überschüssiges Ohrenschmalz zu einer bleibenden Gehörschädigung führen? Nein. Wenn der Hörverlust auf einer Verstopfung mit Ohrenschmalz beruht, hört man nach der Entfernung des Pfropfes sofort wieder gut.

Soll man regelmäßig zum Ohrenarzt gehen, wenn man die Neigung zur überschüssigen Ohrenschmalzbildung hat? Ja. Es ist zweckmäßig, wenn man sich die Gehörgänge einmal jährlich untersuchen läßt, oder natürlich dann, wenn sie offenbar verstopft sind.

Schmerzen im Gehörgang

Welche Ursache haben Schmerzen im Gehörgang? Sie sind gewöhnlich entzündlichen Ursprungs und können durch Pusteln, Furunkel, Ekzeme, Verletzungen oder einen Fremdkörper, der in den Gehörgang gelangt ist, hervorgerufen werden.

Wie wird eine Gehörgangsentzündung behandelt?
a) Mit Einlagen, die mit geeigneten Medikamenten beschickt sind;
b) wenn sich ein Abszeß gebildet hat, soll er eröffnet werden;
c) bei starken Schmerzen werden schmerzlindernde Medikamente verordnet;
d) mit Antibiotika.

Sind Pilzinfektionen des Ohrs häufig? Ja. Manche sind chronischer Natur; zu ihrer Beseitigung ist eine eingehende Behandlung mit pilztötenden Mitteln notwendig.

Mittelohr

Wo ist das Mittelohr, und welche Funktion hat es? Das Mittelohr ist ein lufthaltiger Hohlraum, der gegen den äußeren Gehörgang durch das Trommelfell verschlossen ist und durch einen engen Gang, die Ohrtrompete, mit dem Rachen in Verbindung steht. Eine weitere direkte Verbindung besteht mit dem lufthaltigen Zellsystem im Warzenfortsatz, dem Knochen hinter dem Ohr. Das Mittelohr beherbergt drei kleine Knöchelchen, die zwischen dem Trommelfell und dem Innenohr eine Kette zur Schalleitung bilden.

Welche Ursachen haben Schmerzen im Mittelohr? In den meisten Fällen beruhen sie auf einer Entzündung oder auf einer bakteriell bedingten Eiterung. Derartige Entzündungen sind meist die Folge von Infekten im Nasen-Rachen-Bereich. Bei Kindern können wiederholt auftretende Ohrenschmerzen Anzeichen einer Vergrößerung der Rachenmandel sein. Gelegentlich werden Ohrenschmerzen durch eine Verlegung der Ohrtrompete mit Schleim ausgelöst.

Welche anderen Krankheiten können zu Ohrenschmerzen führen? Mandelentzündungen, Zahnwurzeleiterungen, Rachenentzündungen, Nebenhöhlenentzündungen oder Geschwülste im Mittelohrbereich. Häufig kommt es nach einer Mandeloperation zu Ohrenschmerzen. Außer bei Geschwulstbefall des Mittelohrs handelt es sich dabei um nervös fortgeleitete Ohrenschmerzen.

Mittelohrentzündung
(Otitis media)

Wie entsteht eine Mittelohrentzündung? Meist gehen ihr Infekte des Nasen-Rachen-Raums voraus, die über die Ohrtrompete in das Mittelohr aufsteigen, z. B. ein Schnupfen, eine Rachenentzündung oder eine Rachenmandelentzündung. Auch die ansteckenden Krankheiten des Kindesalters, die mit einer Halsentzündung einhergehen, können zu einer Entzündung des Mittelohrs und Warzenfortsatzes führen.

Wie äußert sich eine Mittelohrentzündung?
a) Mit Schmerzen im Ohr;
b) durch Schwerhörigkeit;
c) durch Temperaturanstieg;
d) mit einer bei der Untersuchung feststellbaren Rötung und Schwellung des Trommelfells;
e) wenn das Trommelfell bereits durchgebrochen ist, entleert sich Eiter in den äußeren Gehörgang.

Ist in manchen Familien eine besondere Neigung zu Mittelohrentzündungen zu beobachten? Ja. Das hängt mit den besonderen anatomischen Verhältnissen der Ohrtrompete zusammen. In manchen Familien ist eine verhältnismäßig gerade Ohrtrompete erblich. Infektionen können durch den geraden Gang leichter aufsteigen als durch einen gekrümmten.

Welche Folgen hat eine Mittelohrentzündung?
a) Bei jedem Schub einer Mittelohrentzündung kommt es zu einer leichten Verdickung des Schleimhautbelags im Mittelohr. Wenn auch eine einzige oder sogar mehrere Mittelohrentzündungen nicht notwendigerweise zur Ertaubung führen, so hinterläßt doch jede neuerliche Entzündung ihre Spuren, die letzten Endes einen Hörverlust bewirken können.
b) Die Mittelohrentzündung klingt manchmal nicht ab, und die Infektion breitet sich in der Nachbarschaft aus, wo sie eine Entzündung des Warzenfortsatzes, des Labyrinths und der Hirnhäute oder einen Hirnabszeß erzeugen kann. Unter bestimmten Voraussetzungen stellen Mittelohrentzündungen einen chronischen Prozeß dar, bei dem nach einem Trommelfelldurchbruch ständig Eiter aus dem Gehörgang abfließt.

Wie wird eine Mittelohrentzündung behandelt?
a) Am wichtigsten ist die Vorbeugung. Entzündete oder stark vergrößerte Rachen- und Gaumenmandeln bei Kindern sollten entfernt werden. Mit einer Erkältung darf man nicht schwimmen oder tauchen gehen. Ein einfacher Schnupfen sollte behandelt und nicht übergangen werden.

b) Wenn es bereits zu einer Infektion des Mittelohrs gekommen ist, werden Antibiotika in entsprechender Dosierung gegeben. Zur Freihaltung der Nasengänge dienen abschwellende Nasensprays oder Nasentropfen.
c) Wenn die Schmerzen sehr heftig sind, werden schmerzlindernde Medikamente verabreicht.
d) Wenn nach einem Durchbruch des Trommelfells Eiter ausfließt, soll von einer Eiterprobe eine Kultur angelegt und die Empfindlichkeit der Erreger gegen Antibiotika bestimmt werden, damit man weiß, welches Antibiotikum die beste Wirkung zeigt.
e) Wenn die Infektion mit der medikamentösen Behandlung nicht überwunden werden kann, ist eine Operation notwendig.

Wann ist bei einer Mittelohrentzündung ein chirurgischer Eingriff erforderlich? Wenn die Entzündung zu einer solchen Flüssigkeitsansammlung im Mittelohr geführt hat, daß sich das Trommelfell vorwölbt und die vorher beschriebenen Maßnahmen wirkungslos bleiben, empfiehlt sich die operative Eröffnung des Trommelfells, die sogenannte Parazentese.

Wie wird die Parazentese durchgeführt? Bei Erwachsenen wird sie unter örtlicher Betäubung ambulant vorgenommen. Der Arzt macht mit dem Parazentesemesserchen einen kleinen Einstich in das Trommelfell, um der Flüssigkeit oder dem Eiter Abfluß zu verschaffen. Das kann zwar etwas schmerzhaft sein, dauert aber nur einen kurzen Augenblick. Kinder brauchen unter Umständen eine Allgemeinnarkose.

Wie kann man erkennen, ob sich eine Infektion des Mittelohrs auf den Warzenfortsatz ausgedehnt hat? Wenn die Infektion auf die knöchernen Trennwände der lufthaltigen Zellen im Warzenfortsatz übergreift, kommt es zur sogenannten Mastoiditis. Zeichen, die eine solche Mastoiditis vermuten lassen, sind:
a) plötzlicher Temperaturanstieg, Appetitverlust und gelegentlich Anschwellung der Halslymphknoten;
b) Schmerzen hinter dem Ohr im Bereich des Warzenfortsatzes;
c) Schmerzhaftigkeit dieser Region auf direkten Fingerdruck;
d) Vorwölbung an der Hinterwand des äußeren Gehörgangs;
e) Vermehrung der weißen Blutkörperchen;
f) röntgenologische Anzeichen von Knochenveränderungen im Warzenfortsatz;
g) zunehmende Schwerhörigkeit;
h) Weichteilschwellung hinter dem Ohr.

Sind Infektionen des Warzenfortsatzes heute sehr häufig? Nein. Dank der raschen und zielstrebigen antibiotischen Behandlung von Mittelohrentzündungen ist die akute Mastoiditis heute eine Seltenheit geworden. Die chronische Mastoiditis hingegen trifft man auch heute noch an; sie entwickelt sich in vielen Fällen aus einer unzureichend behandelten akuten Infektion.

Wie wird eine akute Mastoiditis behandelt? Vor der Einführung der Antibiotika lagen in den Krankenhäusern viele Kinder, die an Mastoidprozessen litten. Heute sieht man das nicht mehr so oft. Wenn allerdings eine vernachlässigte Mittelohrentzündung den Warzenfortsatz erfaßt, läßt sich die Infektion mit einer antibiotischen Behandlung praktisch nicht mehr ausheilen, und es wird eine Operation zur Ausräumung aller befallenen Zellen im Warzenfortsatz, eine sogenannte Mastoidektomie, notwendig.

Was kann geschehen, wenn man eine Mastoiditis unbehandelt läßt?
a) Es kann eine Lähmung des Gesichtsnervs eintreten;
b) es kann ein Einbruch der Erreger in die Blutbahn stattfinden;
c) die Infektion kann sich weiter in die Schädelknochen oder in das Schädelinnere ausdehnen und eine Knochenmarkeiterung, eine Hirnhautentzündung oder einen Hirnabszeß verursachen;
d) eine Innenohrbeteiligung mit Ertaubung und Schwindelanfällen ist möglich;
e) die Erkrankung kann schließlich, wenn sie unbehandelt fortschreitet, einen tödlichen Verlauf nehmen.

Wie wird eine einfache Mastoidektomie durchgeführt? Sie kann entweder vom Gehörgang aus oder durch direktes Eingehen hinter dem Ohr vorgenommen werden. Beim ersten Verfahren wird der Hautschnitt im äußeren Gehörgang angelegt; bei der anderen Methode verschafft sich der Operateur Zugang zum Krankheitsherd durch einen Hautschnitt hinter dem Ohr. In beiden Fällen wird der infizierte Knochen weggemeißelt, bis alle Zellen freiliegen und nur noch gesundes Gewebe angetroffen wird. In neuerer Zeit kann mit Hilfe von Operationsmikroskopen bei der Operation viel genauer unterschieden werden, welche Zellen krank und welche gesund sind.

Braucht man bei einer Mastoidektomie eine besondere medikamentöse Vor- oder Nachbehandlung? Ja. Man gibt Antibiotika in hohen Dosen, um die Infektion unter Kontrolle zu halten und ihre Ausbreitung zu verhindern.

Wie lange muß man wegen einer Mastoidektomie im Krankenhaus bleiben? 7–10 Tage.

Kommt es nach der Operation oft zu einem Rückfall der Mastoiditis? Nein.

Taubheit und Schwerhörigkeit

Welche Ursachen können der Taubheit zugrunde liegen? Jede Störung der Schallwellenaufnahme oder -weiterleitung durch den äußeren Gehörgang zum Mittelohr und weiter zum Innenohr sowie jede Störung in der Übermittlung der von den Schallwellen ausgelösten Sinnesreize über den Hörnerv zum Gehirn kann das Hörvermögen beeinträchtigen.

Wird auch das andere Ohr schwerhörig werden, wenn man auf einem Ohr nichts hört? Das kommt auf die Ursache an. Handelt es sich um die Folge eines Entzündungsprozesses, so ist die Schwerhörigkeit meist einseitig; die Otosklerose (siehe unten) tritt in der Regel beidseits auf.

Verschlechtert sich das Gehör meist auf beiden Ohren gleichzeitig? Nicht unbedingt. Der zeitliche Abstand kann sehr lang sein, oder es bleibt u. U. überhaupt nur bei der einseitigen Hörstörung.

Welche Formen der Taubheit bzw. Schwerhörigkeit gibt es?
a) Die angeborene Taubheit;
b) die Schallempfindungsschwerhörigkeit, die entweder zentral bedingt ist und auf einer krankhaften Veränderung im Gehirn oder in den Nervenbahnen beruht oder als Innenohrschwerhörigkeit eine Erkrankung des Sinnesapparats im Innenohr zur Ursache hat;
c) die Schalleitungsschwerhörigkeit, die auf einer Erkrankung des Mittelohrs oder des Gehörgangs beruht.

Was versteht man unter angeborener Taubheit? Die angeborene Taubheit ist eine Form der Gehörlosigkeit, die von Geburt an besteht und ihren Grund in einer abnormen oder fehlenden Entwicklung des Hörorgans hat.

Welche Ursache hat die angeborene Taubheit? Vermutlich ist die Ursache in vielen Fällen in einer Erkrankung der Mutter während der ersten Schwangerschaftswochen zu suchen. Bei bestimmten Infektionskrankheiten, etwa den Röteln, kann eine Keimschädigung erfolgen, die zu einer Störung der Hörorganentwicklung führt.

Was wird aus einem Kind, das taub zur Welt kommt? Das taube Kind kann keine Laute wahrnehmen; es kann daher auch keine Laute nachahmen und auf diese Weise auch nicht sprechen lernen. Ein taubgeborenes Kind wird also zu einem »Taubstummen«. Es *hätte* aber sprechen lernen können, wenn es fähig gewesen wäre, zu hören und die Sprachlaute nachzubilden. Der Sprechmechanismus des Taubstummen ist völlig ungestört.

Ist es »Taubstummen« lieber, wenn man sie »Gehörlose« nennt? Ja. Viele empfinden den Ausdruck »taubstumm« als herabsetzend.

Kann jemand, der von Geburt an taub ist, sprechen lernen? Ja, das gelingt oft mit intensiver Schulung in entsprechenden Anstalten bzw. Schulen.

Wie kann eine Schallempfindungsschwerhörigkeit entstehen?
Folgende Ursachen sind möglich:
a) Infektionskrankheiten wie Mumps, Grippe, Scharlach und Malaria;
b) Medikamente wie Chinin und Salizylate;
c) Ausübung von Berufen mit starker Lärmentwicklung, z.B. Kesselschmied, Flugzeugpilot usw.;
d) Schläfenbeinbrüche, die den Gehörapparat verletzen;
e) allergische Reaktionen, die das Labyrinth im Innenohr in Mitleidenschaft ziehen;
f) Blutungen im Innenohr;
g) Geschwülste des Hörnervs (Nervus-acusticus-Tumoren).

Wie kann die Schallempfindungsschwerhörigkeit von der Mittelohrschwerhörigkeit unterschieden werden? Die Mittelohrschwerhörigkeit oder -taubheit ist durch eine Störung der Schalleitung gekennzeichnet, während die Schallempfindung im Sinnesapparat des Innenohrs und die Erregungsübertragung nicht betroffen sind. Der Ton einer Stimmgabel vor dem Gehörgang wird nur schlecht oder gar nicht wahrgenommen. Wenn man dagegen eine schwingende Stimmgabel an den Warzenfortsatz hinter dem Ohr aufsetzt, gelangen die Schallwellen durch Knochenleitung zum ungeschädigten Innenohr, und der Ton ist besser hörbar als vor dem Ohr. Wenn die Taubheit aber die Folge einer Schädigung des Innenohrs oder des Hörnervs ist, kann der Patient den Ton der Stimmgabel weder vor dem Ohr noch über dem Warzenfortsatz hören. Bei Innenohrschwerhörigkeit hört er beide Töne leiser als normal.

Ist bei Taubheit oder Schwerhörigkeit Hilfe möglich?
a) Wenn der Hörverlust durch eine Krankheit wie Mumps usw. entstanden ist, kann über die Verwendung von Hörgeräten hinaus nichts zur Besserung des Gehörs getan werden.
b) Wenn die Schwerhörigkeit durch Medikamente hervorgerufen wurde und die Anwendung dieser Mittel eingestellt wird, bevor es zu einer bleibenden Schädigung gekommen ist, bessert sich das Gehör manchmal von selbst.
c) Ist die Schwerhörigkeit durch die Einwirkung lauter Geräusche oder Explosionen verursacht, so kann mit der Zeit eine Besserung eintreten, wenn der Patient nicht mehr diesen Schädigungen ausgesetzt ist, falls die Lärmeinwirkung nicht zu lange andauerte bzw. die Explosion nicht zu stark war.

Hals, Nase, Ohren und Speicheldrüse

d) Eine Schwerhörigkeit, die die Folge eines Schläfenbeinbruchs oder einer Blutung ist, kann sich mit der Zeit zurückbilden, aber ärztlicherseits kann wenig getan werden, um diesen Prozeß zu beeinflussen.
e) Eine Schwerhörigkeit oder Taubheit, die durch Geschwülste des Hörnervs bedingt ist, kann sich nach der operativen Entfernung der Geschwulst unter Umständen bessern.

Welche Ursachen können einer Schalleitungs- oder Mittelohrschwerhörigkeit zugrunde liegen?
a) Eine Verlegung des äußeren Gehörgangs mit Ohrenschmalz;
b) ein Fremdkörper im äußeren Gehörgang;
c) Flüssigkeit oder Eiter im Gehörgang;
d) eine entzündliche Schwellung der Haut des Gehörgangs, die eine Verengung bewirkt;
e) Geschwülste im äußeren Gehörgang;
f) Löcher im Trommelfell;
g) eine Mittelohrentzündung;
h) eine Geschwulst im Mittelohr;
i) Unbeweglichkeit des Steigbügels im Mittelohr durch Entzündungsfolgen, Verwachsungsstränge;
j) eine Verlegung der Ohrtrompete;
k) die sogenannte Otosklerose, eine degenerative Krankheit.

Wie häufig findet sich eine Schalleitungsschwerhörigkeit? Schätzungsweise sind ungefähr 5 von 100 Personen wegen einer Störung ihres Schalleitungsapparats schwerhörig. Diese Schädigung ist aber glücklicherweise nur bei einem von diesen 5 Menschen so erheblich, daß sie medizinisch beachtet werden muß.

Was kann der Arzt zur Besserung einer Schalleitungsschwerhörigkeit unternehmen? Wenn die Hörstörung auf einer Verstopfung mit Ohrenschmalz, einem Fremdkörper im äußeren Gehörgang, einer Gehörgangsentzündung, einer Mittelohrentzündung oder einem Verschluß der Ohrtrompete beruht, kann der Hals-Nasen-Ohren-Arzt leicht mit einer entsprechenden Behandlung Abhilfe schaffen. Hat man aber mit den medizinischen Maßnahmen das Maximum des Erreichbaren erzielt und es bleibt noch immer eine höhergradige Schwerhörigkeit zurück, so sollte der Patient ein Hörgerät tragen.

Sind Hörgeräte eine wirkungsvolle Hilfe bei Schwerhörigkeit? Ja. Heute werden schon ganz ausgezeichnete Hörgeräte erzeugt und noch ständig weiterentwickelt und verbessert. Hörgeräte sind jedoch nicht bei jeder Art des Hörverlusts brauchbar.

Ohr

Können Operationen bei Schwerhörigkeit helfen? Ja, bei bestimmten Formen. Wenn die Schwerhörigkeit auf einer Flüssigkeitsansammlung im Mittelohr beruht, wird das Gehör oft mit einem Einstich in das Trommelfell, der ein Abfließen der Flüssigkeit ermöglicht, vollständig wiederhergestellt. In Fällen, in denen die Schwerhörigkeit oder Taubheit durch die Unbeweglichkeit des Steigbügels im Mittelohr bedingt ist, kann eine Operation außerordentlich erfolgreich sein.

Was ist die Otosklerose? Bei der Otosklerose kommt es in der Knochenkapsel des Labyrinths zu Knochenveränderungen, die mit der Zeit eine Fixierung des Steigbügels im ovalen Fenster, das zum Innenohr führt, bewirken.

Welche Folgen hat die Otosklerose? Sie ist die häufigste Ursache der Schwerhörigkeit, meist jener Form, bei der die Schalleitung gestört ist. Bei einer größeren Ausdehnung der Knochenveränderungen kann auch die Schallempfindung leiden.

Führt die Otosklerose immer zur Taubheit? Nein.

Wie zeigt sich eine Otosklerose? Das hervorstechendste Symptom ist der Hörverlust, gelegentlich werden auch Ohrgeräusche angegeben. Die Untersuchung des Ohrs ergibt keinen krankhaften Befund am Gehörgang oder Trommelfell.

Wie wird die Otosklerose behandelt? Die Operation, die heute am häufigsten ausgeführt wird, ist die sog. Stapedektomie, die Entfernung des Steigbügels. Diese Operation wird unter örtlicher oder allgemeiner Betäubung vorgenommen; wegen der geringen Größe des Mittelohrs und der Gehörknöchelchen arbeitet man mit Operationsmikroskopen. Am Rand des Trommelfells wird ein kleiner Einschnitt gemacht, und das Trommelfell wird abgehoben, so daß das Mittelohr mit seinen drei Gehörknöchelchen – Hammer, Amboß und Steigbügel – freiliegt. Der Steigbügel wird sodann entfernt und anschließend das ovale Fenster zum Innenohr abgedeckt. Dieses Fenster wird mit einem kleinen Stück Venenwand oder einer Kunststoffolie verschlossen. Darauf wird ein kleiner Stift aus Kunststoff oder rostfreiem Stahldraht gestellt, der dann mit dem Amboß verbunden wird. Wenn dieser Teil der Operation abgeschlossen ist, wird das Trommelfell wieder in seiner normalen Lage befestigt.

Macht man bei Schwerhörigkeit noch häufig die sogenannte Fensterungsoperation? Heute wird diese Methode nicht mehr so oft verwendet. Es hat sich herausgestellt, daß die Steigbügeloperation einen viel höheren Prozentsatz von Heilungen bringt; darüber hinaus sind Rückfälle nach dieser Operation viel weniger zu befürchten als nach der Fensterung.

Bei welchen Veränderungen ist eine Steigbügeloperation am wirkungsvollsten? In Fällen, in denen die Taubheit oder Schwerhörigkeit durch die Unbeweglichkeit des Steigbügels bedingt ist, sei es durch eine Otosklerose oder aus anderen Gründen, etwa Entzündungsfolgen usw. Damit die Steigbügeloperation erfolgreich sein kann, müssen Hörnervenfunktion und Trommelfell normal sein.

Kann eine Steigbügeloperation in jedem Alter vorgenommen werden? Ja. Sie ist keine schwere Operation, so daß sie in jedem Alter durchführbar ist, sofern nicht andere schwere Erkrankungen vorliegen.

Wird das Gehör manchmal nach einer Steigbügeloperation noch schlechter? Das kommt nur außerordentlich selten vor.

Wird die Steigbügeloperation meist gleichzeitig in beiden Ohren durchgeführt, wenn eine beidseitige Schwerhörigkeit oder Taubheit besteht? Nein. Es ist üblich, die beiden Operationen in einem Abstand von einigen Wochen oder Monaten vorzunehmen.

Welche Komplikationen könnten unter anderem nach einer Stapedektomie auftreten?
a) Keine Besserung des Gehörs;
b) Ohrgeräusche;
c) Schwindel und Kopfschmerzen.

Ist die Besserung des Hörvermögens, die durch die Operation erzielt wurde, von Dauer? Ja, in der überwiegenden Mehrzahl der Fälle.

Bis zu welchem Prozentsatz der Schwerhörigen, die sich einer Operation unterziehen, tritt eine Besserung ein? Mit den verbesserten Methoden, die heute zur Verfügung stehen, wird mit der Operation bei annähernd 85–90 % der Patienten eine Besserung des Hörvermögens erreicht.

Kann mit einer zweiten Operation ein günstigeres Ergebnis erzielt werden, wenn die erste Operation keine Besserung des Gehörs brachte? Ja. Schon oft war eine zweite Operation erfolgreich, wenn das Ergebnis der ersten Operation nicht befriedigend war.

Wie bald nach der Operation läßt sich eine Besserung des Gehörs feststellen? Bei einer erfolgreichen Operation tritt die Verbesserung des Gehörs nahezu sofort ein.

Kann man eine Fensterungsoperation vornehmen, wenn die Steigbügeloperation fehlgeschlagen ist? In Einzelfällen, wo mit der Steigbügeloperation kein Erfolg erzielt wurde, kann vielleicht eine Fensterungsoperation ein befriedigendes Ergebnis bringen.

Was ist eine Tympanoplastik? Die Tympanoplastik ist eine Operation zur Wiederherstellung des Gehörs, die in der Behebung von Schädigungen des Trommelfells oder in seinem Ersatz besteht. Der medizinische Fachausdruck für Trommelfell lautet Membrana tympani.

Wie geht der Chirurg bei der Tympanoplastik vor? Manchmal lockert er nur die Ränder des Loches im Trommelfell und näht sie zusammen; häufiger aber, wenn eine ausgedehnte Schädigung des Trommelfells vorliegt, ersetzt er es vollständig mit einem Venentransplantat. Bei Operationen dieser Art arbeitet man im allgemeinen wegen der Kleinheit der operierten Gebilde mit optischen Vergrößerungsgeräten.

Bringt die Tympanoplastik gute Erfolge? Ja, vorausgesetzt, daß die hinter dem Trommelfell liegenden Gehörknöchelchen und das Innenohr im wesentlichen normal sind. Die Reparatur eines geschädigten Trommelfells allein wird kaum etwas nützen, wenn die dahinterliegenden Schalleitungselemente krankhaft verändert oder infolge von Verwachsungen unbeweglich sind. Bei Zerstörung der Gehörknöchelchen ist ein teilweiser Wiederaufbau möglich, somit eine wenn auch nicht vollständige Hörverbesserung; Verwachsungen versucht man zu lösen.

Ohrgeräusche (Tinnitus) und Hörsturz

Was versteht man unter Tinnitus? Es liegt eine Geräuschwahrnehmung bei fehlendem akustischen Reiz vor. Meist schildern die Patienten Pfeifen, Summen, Klingen, Rauschen, Zischen, Sausen, Brummen oder Läuten. Das Geräusch kann andauernd oder gelegentlich vorhanden sein, es kann sich um ein gleichbleibendes oder mit dem Puls verstärktes Geräusch handeln. Meist ist das Geräusch von einer Hörminderung begleitet.

Wie entstehen Ohrgeräusche? Nahezu alle Erkrankungen des Ohres können mit einer Geräuschwahrnehmung einhergehen. Eine genaue HNO-ärztliche Untersuchung ist daher in jedem Fall erforderlich. Leider wird aber häufig trotz ausgiebiger Untersuchungen keine Ursache gefunden.

Wie häufig sind Ohrgeräusche? Ohrgeräusche ohne erkennbare Ursache sind extrem häufig, wobei aber die individuelle Toleranz sehr verschieden ist.

Wie kann man Tinnitus behandeln? Es gibt keine durchschlagende, allgemeingültige Therapie. Versucht werden durchblutungsfördernde Mittel und Kreislaufmedikamente. In schweren Fällen kann der Patient einen Tinnitus-Masker tragen. Das ist ein Tongenerator, der elektronisch eine Art Gegengeräusch erzeugt, so daß das Ohrgeräusch weniger empfunden wird. Der Tinnitus-Masker wird wie ein Hörgerät getragen.

Was ist ein Hörsturz? Unter Hörsturz versteht man eine deutliche bis hochgradige, meist einseitige plötzliche Hörminderung ohne sonstige Beschwerden, wie z. B. Schwindel oder Gleichgewichtsstörungen. Wahrscheinlich handelt es sich um eine Durchblutungsstörung des Innenohres, doch kann auch ein Tumor des Hörnervs vorliegen. Deshalb muß jeder Patient mit Hörsturz vom HNO-Arzt gründlich untersucht werden.

Welche Personen bekommen überdurchschnittlich häufig einen Hörsturz? Es scheint ein Zusammenhang mit hohen beruflichen Belastungen und psychischer Anspannung zu bestehen. Hörstürze kommen aber auch bei Autoimmunkrankheiten vor.

Was ist bei einem Hörsturz zu tun? Der Hörsturz ist eine medizinische Notfallsituation, die rasches Handeln erfordert. Zunächst müssen durch eine HNO-ärztliche und neurologische Untersuchung, eine Blutuntersuchung, Audiometrie und Computertomographie ein Tumor des Hörnervs und eine Autoimmunkrankheit ausgeschlossen werden. Wenn diese Untersuchungen kein Ergebnis erbringen, muß der Patient innerhalb von 24 Stunden nach Auftreten der Beschwerden Infusionen, z. B. mit Dextran, bekommen. Bei Hinweisen auf eine Autoimmunkrankheit wird mit Steroiden behandelt.

Was sollen Dextran-Infusionen bewirken? Man hofft, damit die Durchblutung im Innenohr zu verbessern.

Wie ist die Prognose des Hörsturzes? Bei frühzeitigem Behandlungsbeginn tritt meist innerhalb von Tagen eine teilweise oder vollständige Wiederherstellung des Hörvermögens ein. Häufig bleibt aber eine gewisse Hörminderung oder ein Ohrgeräusch dauerhaft zurück.

Tritt ein Hörsturz manchmal beidseitig auf? Nur extrem selten kommt es gleichzeitig zu einem beidseitigen Hörsturz; wohl aber haben Patienten mit einem Hörsturz auf der einen Seite ein erhöhtes Risiko, auch auf der anderen Seite einen Hörsturz zu bekommen.

Gleichgewicht

Was ist das Gleichgewicht? Das Gleichgewicht ist das innere Gefühl für die normale Lage und Haltung des Körpers im Raum und die Beibehaltung dieser Raumorientierung beim Stehen, Gehen und bei anderen Bewegungen.

Wovon hängt das Gleichgewicht ab? Es hängt von folgenden drei Faktoren ab, die untereinander in einer Wechselbeziehung stehen:
a) die Augen;
b) die Haut- und Tiefensensibilität;
c) das Gleichgewichtsorgan im Labyrinth des Innenohrs, der sog. Vestibularapparat, und seine Verbindungen zum Gehirn.

Müssen zur Aufrechterhaltung des Gleichgewichts alle drei genannten Faktoren vollkommen normal funktionieren? Nein, es genügt, wenn zwei dieser Faktoren funktionstüchtig sind.

Was versteht man unter Schwindel? Mit Schwindel bezeichnet man die Empfindung einer Lage-, Haltungs- oder Gleichgewichtsstörung; es handelt sich mit anderen Worten um eine Anomalie des Gleichgewichts. Schwindel ist ein Krankheitszeichen, aber keine Krankheit für sich.

Geschwülste des Hörnervs

Kommen Geschwülste des Hörnervs häufig vor, und wie werden sie behandelt? Geschwülste des Hörnervs, sog. Akustikustumoren, sind ziemlich häufig und müssen vom Neurochirurgen operiert werden.

Welche Symptome werden von einem Akustikustumor hervorgerufen?
a) Schwindel;
b) Ohrensausen und -klingen auf der betreffenden Seite;
c) Schwerhörigkeit;
d) teilweise oder vollständige Lähmung von Gesichtsmuskeln;
e) Gesichtsschmerzen auf der kranken Seite;
f) Kopfschmerzen.

Hals, Nase, Ohren und Speicheldrüse

Ménière-Krankheit

Was ist die Ménière-Krankheit? Diese Krankheit ist durch plötzlich auftretende Anfälle von Drehschwindel, Ohrensausen oder -klingen und Schwerhörigkeit gekennzeichnet, gelegentlich mit Kopfschmerzen und Erbrechen einhergehend.

Welche Ursache hat die Ménière-Krankheit? Die auslösende Ursache ist unbekannt. Die Krankheitserscheinungen sind die Folge einer Flüssigkeitsvermehrung bzw. Druckerhöhung im Innenohr.

Wie wird die Ménière-Krankheit behandelt?
a) Bettruhe, Infusionen zum Flüssigkeits- und Salzersatz bei häufigem Erbrechen, Medikamente gegen Schwindel und Erbrechen; Dextraninfusionen zur Verbesserung der Durchblutung des Innenohres. In manchen Fällen wird mit diesem Regime eine erhebliche Besserung der Beschwerden erreicht.
b) In schweren Fällen gezielte Ausschaltung von Sinneszellen, die den Schwindel auslösen, unter weitgehender Erhaltung des Hörvermögens durch lokale Anwendung von Gentamycin (einem für das Innenohr toxischen Antibiotikum) oder selektive Durchtrennung des Vestibularnervs.

Plastische Chirurgie des Ohrs

In welchen Fällen empfiehlt sich eine plastische Ohrenoperation?
a) Bei abstehenden Ohren;
b) bei umgelegten Ohren oder Schlappohren;
c) bei Mißbildungen des äußeren Ohrs;
d) bei Mißbildungen des äußeren Gehörgangs.

Was ist meist Ursache einer unschönen Ohrform? Eine angeborene Formabweichung des Ohrknorpels.

Ist die Form des äußeren Ohrs erblich? Ja.

Bekommt ein Säugling abstehende Ohren, wenn er auf den umgebogenen Ohren liegt? Nein. Das ist ein weitverbreiteter Irrtum.

Ist oft nur ein Ohr mißgebildet? Ja; in vielen Fällen ist die Formabweichung jedoch beidseitig.

Wird das Gehör durch Fehlbildungen der Ohrmuschel beeinträchtigt? Nein.

Ohr

Beeinflussen plastische Operationen am äußeren Ohr das Hörvermögen? Nein.

Kann man große Ohren verkleinern? Ja, mit einer plastischen Operation.

Sind plastische Operationen an den Ohren schwierig? Nein. Schwierigkeiten ergeben sich nur, wenn die Ohrmuschel ganz oder teilweise fehlt. In einem solchen Fall sind sehr komplizierte Hautlappentransplantationen zur Schaffung einer neuen Ohrmuschel notwendig.

In welchem Alter sollen Fehlbildungen der Ohren bei einem Kind operativ korrigiert werden? Sobald das Kind alt und verständig genug ist, um auf seine Verbände achtzugeben. Im allgemeinen kann die Operation demnach kurz vor dem Schuleintritt im Alter von 4–6 Jahren gemacht werden. Manche Chirurgen treten allerdings dafür ein, die Kinder erst im Alter von 13 oder 14 Jahren zu operieren (Abb. 81).

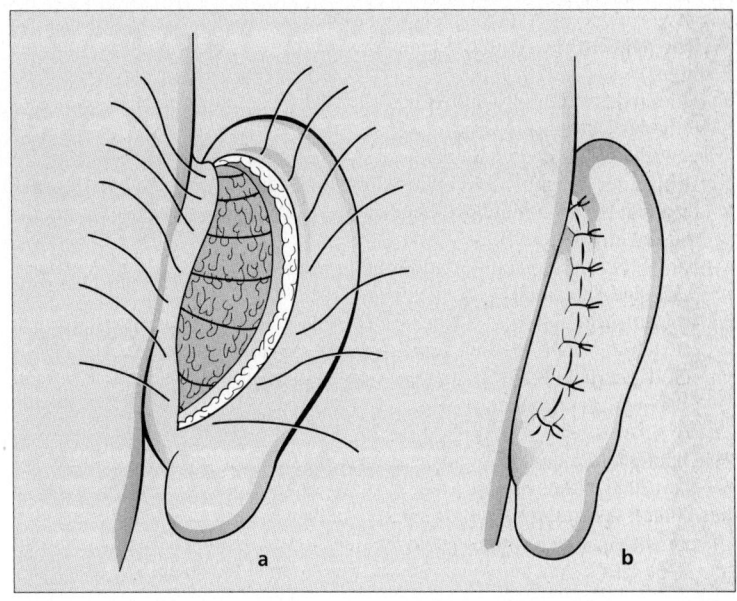

Abb. 81 *Plastische Korrektur abstehender Ohren.* a) Nach Entfernung von Gewebeteilen werden Nähte angelegt. b) Verbesserte Stellung des Ohres nach der Operation.

Ist das kosmetische Ergebnis dieser Operationen zufriedenstellend? Ja. In der überwiegenden Mehrzahl der Fälle wird mit solchen Operationen ein außerordentlich gutes kosmetisches Ergebnis erreicht.

Wie erfolgt die Schmerzausschaltung bei Operationen dieser Art? Bei Kindern mit einer Allgemeinnarkose, bei Erwachsenen mit örtlicher Betäubung.

Sind die Operationsnarben sichtbar? Nein. Sie liegen hinter den Ohren in den Falten der Hautlinien.

Wie lange muß man im Krankenhaus bleiben? 2–3 Tage.

Können derartige Operationen wiederholt werden, wenn die Ergebnisse nicht voll befriedigend sind? Ja. Eine neuerliche Operation kann die restliche Fehlstellung beheben.

Angeborene Mißbildungen des Ohrs

Welche angeborenen Mißbildungen des Ohrs gibt es? Es gibt verschiedene Formen:
a) Fehlen des äußeren Gehörgangs. Meist ist damit auch eine Fehlentwicklung des Mittelohrs verbunden, während das Innenohr mit dem Gleichgewichtsorgan in der Regel normal ausgebildet ist.
b) Fehlen der Ohrmuschel. In diesen Fällen ist das Gehör nicht stark beeinträchtigt, wenn der äußere Gehörgang, das Mittelohr und das Innenohr normal entwickelt sind.
c) Kleine Fehlbildungen des äußeren Ohrs, etwa fehlende Teile oder überschüssige Gewebelappen.
d) Eine zurückgebliebene branchiogene Zyste vor dem Ohr. Diese Zysten entstehen, wenn sich die Kiemenanlage beim jungen Keimling nicht vollständig zurückbildet. Sie sind an einer kleinen Öffnung, die meist vor dem Ohr liegt, zu erkennen.

Wie häufig kommen derartige angeborene Mißbildungen des Ohrs vor? Unter etwa 2000 Fällen von Ohrenerkrankungen handelt es sich nur einmal um das Fehlen des äußeren Gehörgangs. Das Fehlen des ganzen äußeren Ohrs ist sehr selten, aber Teilmißbildungen der Ohren kann man öfters beobachten. In beiden Fällen sind diese Anomalien eher ein- als beidseitig.

Kann eine Operation bei angeborenen Mißbildungen des Ohrs helfen? Es hat keinen besonderen Wert, einen äußeren Gehörgang zu bilden, wenn er fehlt, weil damit das Gehör nicht wiederhergestellt werden kann; es sind nämlich in diesem Fall auch Trommelfell und Mittelohr unterentwickelt. Es gibt ausgedehnte plastische Operationsverfahren zur Formung eines neuen äußeren Ohrs; diese Operationen lohnen sich vielleicht aus psychologischen Gründen, das kosmetische Endergebnis ist jedoch nicht allzu befriedigend. Wichtiger ist die Wiederherstellung des Gehörs durch Tympanoplastiken.

Speicheldrüsen
siehe auch Kapitel 36, Lippen, Kiefer, Mund, Zähne und Zunge

Wo liegen die großen Speicheldrüsen, und welche Funktion haben sie? Zu den Speicheldrüsen, die paarig angelegt sind, gehören:
a) die Ohrspeicheldrüse oder Parotis vor dem Ohr,
b) die Unterkiefer- oder Submandibulärdrüse, die etwa 2 cm vor und unter dem Kieferwinkel liegt,
c) die Unterzungen- oder Sublingualdrüse, die unter der Zunge im Mundboden liegt.
Diese Drüsen erzeugen Speichel und scheiden ihn durch Ausführungsgänge in die Mundhöhle aus (Abb. 82).

Sind entzündliche Prozesse oder Infektionen der Speicheldrüsen häufig? Die Ohrspeicheldrüsen sind häufiger als die anderen Speicheldrüsen betroffen. Bekannt ist die Ohrspeicheldrüsenentzündung bei Mumps. Die Mumps (von engl. to mump = greinen, schmollen) oder Parotitis epidemica ist eine Viruskrankheit (siehe auch Kapitel 30, Infektionskrankheiten). In der vorantibiotischen Ära wurden manchmal eitrige Entzündungen der Ohrspeicheldrüse als Komplikation nach schweren Operationen oder bei hinfälligen Patienten beobachtet. Diese Erkrankung, die akute Parotitis, ist heute eine Seltenheit.

Kommen Abszesse oder Infektionen der Unterkieferdrüse vor? Gelegentlich, besonders wenn der Ausführungsgang der Drüse durch einen Stein blockiert ist. Bei anhaltendem Steinverschluß können Schwellung, Schmerzen, Druckempfindlichkeit und Entzündung eintreten. Die Beschwerden verstärken sich beim Kauen bzw. Essen.

Wie kann man erkennen, ob ein Stein im Ausführungsgang der Unterkieferdrüse steckt? In manchen Fällen kann man den Stein beim Abtasten des Ganges in der Mundhöhle mit dem untersuchenden Finger fühlen. Gelegentlich ist der Stein röntgenologisch nachweisbar. Bei den restlichen Fällen muß die Diagnose aus der Krankheitsvorgeschichte und anhand der Symptome gestellt werden.

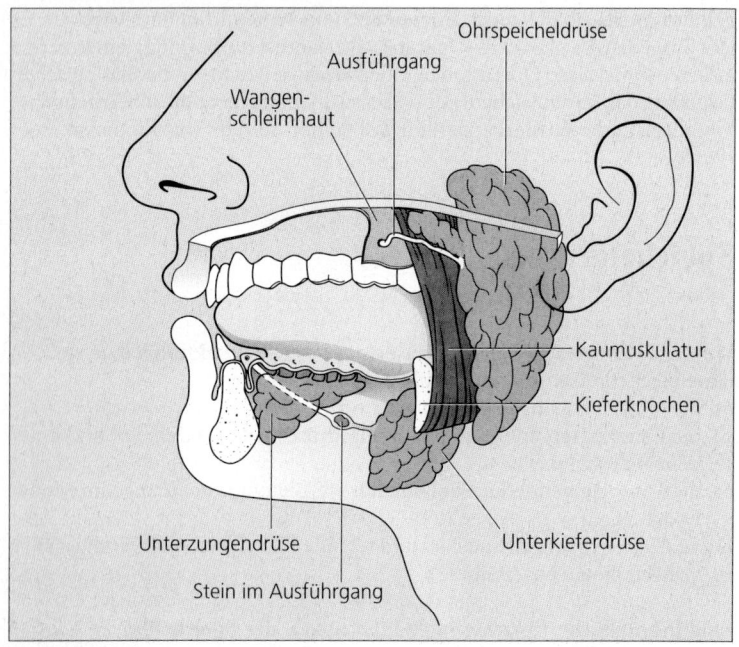

Abb. 82 *Speicheldrüsen*. Lage der Ohrspeichel-, Unterkiefer- und Unterzungendrüse und ihrer Ausführungsgänge. Im Ausführungsgang der Unterkieferdrüse steckt ein Stein.

Was geschieht, wenn sich ein Stein im Ausführungsgang einer Speicheldrüse findet? Er soll operativ unter örtlicher Betäubung entfernt werden; der Gang wird eingeschnitten und der Stein herausgeholt.

Kann sich nach der Entfernung des Steins wieder ein neuer bilden? Gelegentlich.

Wie wird ein Abszeß, der sich in der Unterkieferdrüse gebildet hat, behandelt? Wenn der Abszeß die Grenzen der Drüse überschritten hat, wird er einfach mit einem Schnitt eröffnet und drainiert; wenn er auf die Drüse selbst beschränkt ist, entfernt man die ganze Drüse.

Wo wird der Hautschnitt zur Entfernung der Unterkieferdrüse angelegt? Seitlich unterhalb des Unterkiefers. Die Länge des Hautschnitts beträgt etwa 5–7 cm.

Muß man manchmal die Ohrspeicheldrüse entfernen? Ja, wenn sich eine Geschwulst entwickelt hat.

Wie wird ein Abszeß der Ohrspeicheldrüse behandelt? Durch Eröffnung und Drainage, die gewöhnlich im Krankenhaus in Narkose vorgenommen wird.

Geschwülste der Speicheldrüsen

Kommen Geschwülste der Speicheldrüsen häufig vor? Ja, besonders die sogenannten »Mischtumoren«, die sich vor allem in der Ohrspeicheldrüse finden.

Sind Ohrspeicheldrüsengeschwülste meist bösartig? Nein, die meisten Parotistumoren sind gutartig.

Können Ohrspeicheldrüsengeschwülste nach ihrer Entfernung erneut auftreten? Ja, bei etwa 20% der Fälle kann es einen Rückfall geben, obwohl es häufig gutartige Geschwülste sind.

Wie kann man erkennen, ob eine Speicheldrüsengeschwulst gutartig oder bösartig ist? Die gutartigen Geschwülste wachsen langsam und sind meist von einer Kapsel umgeben. Sie sind unter der Haut gut verschieblich. Bösartige Geschwülste der Speicheldrüsen wachsen rasch und sind mit der Haut und den umgebenden Geweben verbacken. Eine eindeutige Diagnose ergibt sich erst durch die mikroskopische Untersuchung des operativ entfernten Tumors.

Werden durch die Entfernung einer Speicheldrüse Verdauung oder Speichelproduktion beeinträchtigt? Nein.

Sind Speicheldrüsenoperationen gefährlich? Nein, aber die Entfernung der Ohrspeicheldrüse ist eine langwierige und mühsame Operation. Man muß sehr vorsichtig vorgehen, damit die Äste des Gesichtsnervs, die durch die Ohrspeicheldrüse verlaufen, nicht verletzt werden. Die Verletzung eines Nervenastes hat eine teilweise Gesichtslähmung zur Folge.

Wie erfolgt die Schmerzausschaltung bei Speicheldrüsenoperationen? Bei größeren Operationen mit Narkose, bei kleineren Eingriffen mit örtlicher Betäubung.

Wo wird der Hautschnitt bei Ohrspeicheldrüsenoperationen angelegt? Vor dem Ohr abwärts bis unter den Kieferwinkel.

Ist es immer möglich, den Gesichtsnerv bei der operativen Entfernung eines Parotistumors zu schonen? Nein. Bei der Entfernung einer ausgedehnten Geschwulst läßt es sich manchmal nicht umgehen, einen Ast des Nervs zu verletzen oder sogar zu durchtrennen. Das kommt aber nicht oft vor, und wenn es geschieht, muß es in Kauf genommen werden, da die totale Entfernung der gefährlichen Geschwulst Vorrang vor allem anderen hat.

Was geschieht, wenn der Gesichtsnerv bei der Entfernung eines Parotistumors verletzt wird? Es kommt zu einer teilweisen Lähmung des Gesichts mit Verziehung und Herabhängen des einen Mundwinkels. In seltenen Fällen kann der Nervenast, der das Augenlid versorgt, beschädigt werden, so daß das eine Auge nicht vollständig geschlossen werden kann.

Bleibt die Verziehung des Gesichts nach einer Verletzung des Gesichtsnervs dauernd bestehen? Mehr oder weniger, wenn sie auch im Laufe der Zeit unauffälliger wird.

Können diese Nerven erfolgreich repariert werden, wenn sie durchschnitten worden sind? Sie sind sehr fein, manche nicht stärker als ein Nähfaden. Es ist daher sehr schwierig, die Enden aufzufinden und wieder zusammenzunähen. In jüngster Zeit ist es durch sinnreiche Verlagerung der Muskelansätze und Nervenverpflanzungen möglich geworden, ein annähernd normales Aussehen des Gesichts wiederherzustellen. Derartige Operationen muß ein Spezialist für plastische Chirurgie durchführen.

Wie bald nach einer Speicheldrüsenoperation kann man wieder essen? Während der ersten paar Tage nach der Operation nimmt man nur flüssige Kost zu sich, dann kann man wieder normal essen.

Wie wird eine Geschwulst der Unterkiefer- oder Unterzungendrüsen behandelt? Mit vollständiger Entfernung der Drüse.

Sind die Operationsergebnisse bei Geschwülsten der Unterkiefer- oder Unterzungendrüse gut? Ja, es sei denn, die Operation wurde wegen eines rasch wachsenden Krebses dieser Drüsen ausgeführt. Ein Krebsbefall ist aber sehr selten.

24 Hand

Siehe auch Kapitel 12, Bewegungsapparat; Kapitel 21, Erste Hilfe; Kapitel 52, Rheumatische Krankheiten und andere Gelenkleiden

Wie häufig sind Verletzungen und krankhafte Veränderungen der Hand? Etwa ein Drittel aller Unfallopfer erleidet Handverletzungen, und Millionen anderer Menschen sind von schmerzhaften degenerativen und entzündlichen Prozessen im Bereich der Hand befallen. Die Wichtigkeit einer normalen Funktionsfähigkeit der Hand kann nicht genug betont werden. Deformierungen und Funktionsbehinderungen verursachen enorme sozialökonomische und psychische Probleme in allen Volks- und Altersgruppen. Die Bedeutung des Problems und der Bedarf an sachkundiger Behandlung haben dazu geführt, daß sich die Handchirurgie heute zu einem umfassenden medizinischen Spezialfach entwickelt hat.

Was ist die häufigste Handverletzung? Die Fingerspitzenverletzung.

Ist das eine unbedeutende Verletzung? Nein. Keine Handverletzung ist unbedeutend. Wenn sie nicht ausreichend behandelt wird, kann durch schlechte Wundheilung, schmerzende Narben, Schwellung, Empfindungsverlust, Gelenkversteifung und Infektion eine schwere Funktionsbehinderung der ganzen Hand eintreten.

Um welche Schäden handelt es sich bei Fingerspitzenverletzungen gewöhnlich?
a) Um den Verlust von Haut und Fingerkuppe;
b) um das Abgehen des Nagels und die Verletzung des Nagelbetts;
c) um Knochenbrüche und Gelenkverletzungen.
In allen diesen Fällen kann eine chirurgische Behandlung notwendig sein. Oft ist eine Hauttransplantation, die Versorgung des Nagelbetts oder die Einrichtung und Ruhigstellung eines Knochenbruchs erforderlich.

Kann eine abgetrennte Fingerspitze nachwachsen? Nein. Kleine Kinder besitzen allerdings die besondere Fähigkeit zu einer solchen Gewebeheilung und -neubildung, so daß kleinere Substanzverluste ausgeglichen werden können.

Kommen Nerven- und Sehnenverletzungen häufig vor? Ja, besonders bei tiefen Stich- und Schnittverletzungen von Handgelenk, Hohlhand und Fingern.

Hand

Wird der Finger nach einer Nervenverletzung immer vollständig taub? Nein. Jeder Finger wird von zwei Nerven versorgt. Wenn nur einer verletzt ist, bleibt das Gefühl noch etwas erhalten.

Geht die Beweglichkeit eines Fingers durch eine Sehnenverletzung vollständig verloren? Nein. Jeder Finger hat zwei Beugesehnen und eine Strecksehne. Wenn nur eine Sehne durchtrennt ist, bleibt eine gewisse Beweglichkeit erhalten.

Können durchtrennte Nerven wiedervereinigt werden? Ja. Mikrochirurgisch ist eine exakte Wiedervereinigung möglich. Auch unter den günstigsten Voraussetzungen erfolgt aber manchmal keine vollständige Heilung bzw. Regeneration.

Wann soll die Wiedervereinigung einer durchtrennten Sehne durchgeführt werden? Früher hat man bei einer Durchtrennung von Fingerbeugesehnen die Sehnennaht nicht sofort vorgenommen. Heute sind die meisten Chirurgen der Ansicht, daß ein besseres funktionelles Ergebnis zu erzielen ist, wenn die Sehnennaht bald nach der Verletzung erfolgt.

Was ist das Hauptproblem bei Sehnennähten? Die Bildung von Verwachsungen, die die Sehne in ihrer Gleitfähigkeit behindern.

Was sind die Voraussetzungen für den Erfolg einer Sehnenrekonstruktion? Eine schonende Operationstechnik und die Mitarbeit des Patienten, der nach der Operation einen genauen Nachbehandlungsplan einhalten muß. Mit Schienung und speziellen Übungen muß der Patient die Verwachsungen aktiv zerreißen, um eine gute Funktion der Sehne zu erreichen.

Was ist eine Sehnentransplantation? Eine Operationsmethode, bei der eine »entbehrliche« Sehne von einem anderen Körperteil entnommen und als Ersatz für eine verletzte Handsehne eingepflanzt wird.

Was ist eine Fingerverstauchung? Mit Verstauchung bezeichnet man ganz allgemein eine Gelenkzerrung mit Überdehnung des Bandapparats, evtl. mit Zerreißungen; auch Knorpelabsprengungen kommen vor. Derartige Verletzungen werden oft vernachlässigt und führen zu bleibenden, funktionsbehindernden Fingerdeformierungen. Jede Verletzung sollte mit einer Röntgenaufnahme genau untersucht werden.

Was ist ein Hammerfinger? Als Hammerfinger bezeichnet man eine Beugung der Fingerspitze infolge eines Sehnenrisses; die Ursache ist gewöhnlich der direkte Aufprall eines Basket- oder Volleyballs usw. auf die Fingerspitze.

Was ist eine Knopflochdeformität? Eine Fingerverkrümmung im Bereich des mittleren Fingergelenks infolge eines traumatischen oder entzündlichen Strecksehnenrisses, bei dem das Gelenk durch die gerissene Sehne wie durch ein Knopfloch tritt. Man nennt diese Veränderung auch Boutonnière-Finger (boutonnière = Knopfloch).

Wie wird ein Hammerfinger oder eine Knopflochdeformität behandelt? Mit einer etwa sechswöchigen Schienung.

Ist eine Fingerverrenkung eine unbedeutende Verletzung? Nein. Die Verrenkung wird oft vom Patienten ohne weitere Behandlung wieder eingerenkt. Häufig sind die Folge aber langanhaltende Schmerzen, Schwellung und Versteifung. Jede Verletzung muß röntgenologisch abgeklärt und nachkontrolliert werden, und in den meisten Fällen wird der Finger geschient.

Was ist ein Skidaumen? Bei dieser Verletzung handelt es sich um einen Bänderriß im Daumen, der bei jedermann auftreten kann, bei Skisportlern aber besonders häufig ist. Bei einem vollständigen Bänderriß ist eine operative Korrektur notwendig.

Was ist eine Fraktur? Eine Fraktur ist ein Knochenbruch. Dazu gehören auch Knochensprünge oder -absplitterungen. Von allen Körperteilen ist die Hand am häufigsten von Knochenbrüchen betroffen.

Woran ist ein Knochenbruch gewöhnlich zu erkennen? An einer schmerzhaften Schwellung und Deformierung im Bereich des betroffenen Knochens. Meist tritt auch eine Blauverfärbung durch Blutaustritt auf.

Wie werden Knochenbrüche behandelt? In den meisten Fällen mittels Schienung oder Anlegen eines Gipsverbands für die Dauer von etwa 3–4 Wochen. Wenn die Bruchstücke verschoben sind, müssen sie exakt in die richtige Stellung gebracht werden.

Heilen die meisten Brüche von Handknochen rasch? Ja, mit einer Ausnahme: Kahnbeinbrüche. Das Kahnbein ist ein kleiner Handwurzelknochen, der auf der Daumenseite des Handgelenks in der Tiefe unter der sogenannten »Tabatière« liegt. (Die Tabatière ist das kleine Grübchen zwischen den Strecksehnen und der Abspreizsehne des Daumens an der Handwurzel, das gern zur Aufnahme von Schnupftabak benützt wird.) Das Kahnbein heilt wohl von allen Knochen am schwersten. Gewöhnlich muß 3–4 Monate lang ein Gips getragen werden. In manchen Fällen ist eine Operation erforderlich.

Hand

Sind schmerzhafte Zustände im Bereich der Tabatière häufig? Ja. Gelenkerkrankungen, Knochenbrüche und Sehnenentzündungen sind häufig Ursache von Schmerzen in diesem Gebiet.

Was ist die de-Quervain-Krankheit? Die de-Quervain-Krankheit oder Tendovaginitis stenosans ist eine schmerzhafte Sehnenscheidenentzündung im Bereich der Tabatière. Dabei werden die Strecksehnen des Daumens in einem engen Tunnel an der Seite des Handgelenks eingeklemmt.

Was ist ein »schnellender« oder »schnappender Finger«? Bei Bewegung des Fingers tritt ein schmerzhaftes Schnellen oder Schnappen auf, verursacht durch eine Einklemmung der Beugesehnen in einem engen Tunnel an der Fingerbasis.

Können die Tendovaginitis stenosans und der schnellende Finger erfolgversprechend behandelt werden? Ja. Mit örtlichen Injektionen kann man die Beschwerden etwas erleichtern. Auf Dauer kann eine Behebung der Beschwerden jedoch nur durch die chirurgische Abtragung des Tunneldachs erreicht werden. Diese Operationen sind einfach und haben guten Erfolg.

Was ist meist die Ursache, wenn in den Fingern Prickeln, Stechen oder Taubheit auftritt? Das sogenannte Karpaltunnelsyndrom.

Was ist das Karpaltunnelsyndrom? Die Einklemmung eines Nervs im Handgelenk führt zu Taubheit und Schwäche des Daumens, Zeige- und Mittelfingers, verbunden mit Schmerzen, besonders nachts.

Wodurch entsteht die Nerveinklemmung beim Karpaltunnelsyndrom? Eine Verdickung des Bandes, das sich quer über die Vorderseite des Handgelenks spannt, verursacht einen Druck auf den Nervus medianus, der unter dem Band durch den verengten Tunnel von der Handwurzel zur Mittelhand zieht. Wenn ein Karpaltunnelsyndrom vorliegt, sollte man nach einer zugrundeliegenden Krankheit suchen. Es kann beim Diabetes mellitus, bei Gicht, chronischer Polyarthritis oder Amyloidose auftreten. Allerdings kommt das Karpaltunnelsyndrom auch ohne zugrundeliegende Krankheit vor.

Wie wird das Karpaltunnelsyndrom behandelt? An der Vorderseite der Handwurzel wird ein Einschnitt gemacht, und das Karpalband wird gespalten. Das bewirkt eine Erweiterung des Tunnels, so daß der eingeklemmte Nerv entlastet wird.

Ist die Operation beim Karpaltunnelsyndrom erfolgversprechend? Ja, die Erfolge sind sehr gut.

Was ist meist die Ursache einer Taubheit des kleinen Fingers? Eine Nerveinklemmung am Ellbogen.

Gibt es noch andere Ursachen für Taubheit und Schmerzen in der Hand? Ja, Veränderungen in der Halswirbelsäule (Schulter-Arm-Syndrom), ferner Nervenschädigungen bei bestimmten Krankheiten, z.B. Zuckerkrankheit, und Durchblutungsstörungen.

Wie wird eine Nerveinklemmung diagnostiziert? Mit einer neurologischen Untersuchung und speziellen elektrophysiologschen Tests.

Ist bei einer Nerveinklemmung eine Operation notwendig? Ja, wenn Schmerzen und Taubheit fortschreiten oder konstant vorhanden sind und wenn Zeichen einer Nervenschädigung vorliegen.

Ist die Nervenoperation gefährlich? Nein. Die Operation ist technisch anspruchsvoll, das Risiko für den Patienten ist aber gering. In den meisten Fällen verschwinden die starken Schmerzen fast unmittelbar nach der Operation.

Was ist eine Dupuytren-Kontraktur? Eine Verdickung der Hohlhandfaszie aus ungeklärter Ursache. Die Hohlhandfaszie ist das Gewebe unter der Haut der Handfläche. Durch Schrumpfung und Verkürzung kann es in fortgeschrittenen Fällen zu einer Einkrümmung der Finger zur Hohlhand hin kommen. Dieser Zustand ist sehr behindernd, da man mit den hakenförmigen Fingern an vielen Gegenständen hängen bleibt.

Kann die Entstehung einer Dupuytren-Kontraktur mit einer medikamentösen Behandlung verhindert werden? Medikamente können höchstens im Frühstadium helfen. Bei ausgeprägteren Veränderungen ist die einzige erfolgversprechende Behandlung die Operation.

Ist in allen Fällen eine Operation notwendig? Nein. Die chirurgische Ausräumung der Faszie ist jenen Fällen vorbehalten, in denen eine ausgeprägte Deformierung vorhanden ist.

Kommen Geschwülste im Bereich der Hand häufig vor? Ja, doch handelt es sich in der überwiegenden Mehrzahl um gutartige Formen, die weder das Leben des Patienten noch die Funktion der Hand bedrohen. Eine Operation ist nur notwendig, wenn die Geschwulst Schmerzen verursacht, größer wird oder eine Funktionsstörung bedingt.

Was ist ein Ganglion? Ein Ganglion ist eine gutartige Geschwulst oder Zyste, die meist am Rücken des Handgelenks auftritt – ein sogenanntes Überbein.

Wo kommen Infektionen der Hand gewöhnlich vor? An den Fingerspitzen und an den Sehnen. Mit Paronychie wird eine Nagelbettentzündung bezeichnet, mit Panaritium eine Zellgewebsentzündung und Eiterung, die meist an der Fingerkuppe sitzt, aber weiter fortschreiten kann.

Wie werden Infektionen der Hand richtig behandelt? Mit Hochlagerung und Ruhigstellung des betroffenen Teils, Alkohol- oder Rivanolumschlägen, Verabreichung von Antibiotika und mit chirurgischer Eröffnung zur Ableitung des Eiters, wenn sich ein Abszeß gebildet hat. Infektionen der Hand werden oft unterschätzt und vernachlässigt. Wenn sie nicht richtig behandelt werden, kann rasch eine Ausbreitung der Entzündung mit Zerstörung von gesundem Gewebe erfolgen.

Sind Bisse von Menschen gefährlich? Ja. Sie führen oft zu außerordentlich schweren Infektionen im Bereich der Handknöchel. Zu derartigen Bißverletzungen kommt es am häufigsten bei Raufereien, wenn jemand mit der Faust den Mund des Gegners trifft. Im allgemeinen muß eine solche Verletzung im Krankenhaus behandelt werden.

Welche Ursachen haben angeborene Mißbildungen der Hand? In den meisten Fällen ist die Ursache unbekannt. Manchmal weist ein familiär gehäuftes Vorkommen auf einen Erbschaden hin (siehe im Kapitel 20 den Abschnitt über Medizinische Genetik).

Welche angeborenen Mißbildungen der Hand finden sich am häufigsten? Die Syndaktylie, eine mehr oder weniger ausgeprägte Verwachsung oder Schwimmhautbildung zwischen Fingern, und die Polydaktylie, das Auftreten überzähliger Finger. Verwachsene Finger können operativ getrennt, überzählige Finger können operativ entfernt werden.

Wann sollen derartige Operationen durchgeführt werden? Die Operation kann im allgemeinen jederzeit, sobald das Kind das erste Lebensjahr vollendet hat, vorgenommen werden, doch sollten möglichst alle derartigen Eingriffe vor dem Schulalter abgeschlossen sein.

Können fehlende Finger ersetzt werden? Es gibt keinen Ersatz für fehlende Finger, der es ermöglicht, ein normales Aussehen der Hand herzustellen. Man sollte sich nicht auf unrealistische Operationen einlassen. In den meisten Fällen kommt das Kind mit dem Fehlen des Fingers ganz gut zurecht. Wenn ein Daumen fehlt, ist es allerdings oft günstig, aus einem anderen Finger einen Daumen zu bilden (Pollizisation). Das ist eine ausgedehnte Operation, die sich aber wirklich lohnt.

25 Haut

Siehe auch Kapitel 4, Allergie; Kapitel 21, Erste Hilfe; Kapitel 22, Geschlechtskrankheiten; Kapitel 30, Infektionskrankheiten; Kapitel 33, Krebs; Kapitel 47, Parasiten und parasitäre Erkrankungen

Beeinflußt die Ernährung den Zustand der Haut? Ja. Bestimmte Nahrungsstoffe können bestehende Hautleiden verschlimmern, doch gilt das nicht für jeden Fall. Man läßt sich am besten von der eigenen Erfahrung und dem Rat des Arztes leiten.

Sind Kosmetika schädlich für die Haut? Wenn man sie auf einer normalen Haut sinnvoll anwendet, sind sie nicht schädlich. Im Einzelfall können sie sogar günstig wirken. Je nach dem Zustand der Haut können Kosmetika allerdings auch schaden, insbesondere wenn sie die Hautporen verstopfen oder wenn man gegen bestimmte kosmetische Präparate überempfindlich ist.

Fördert eine Massage die Straffheit der Haut? Eigentlich nicht. Es gehört zu den normalen Alterungsvorgängen, daß die Hautspannung mit zunehmendem Alter abnimmt. Dieser Prozeß läuft zwar individuell unterschiedlich ab, kann aber prinzipiell nicht beeinflußt werden.

Können Hautcremes vorteilhaft wirken? Ja, etwa bei bestimmten Zuständen, die durch eine Trockenheit der Haut gekennzeichnet sind. Hautcremes sollten jedoch vom Arzt verschrieben werden, da in einzelnen Handelsprodukten Bestandteile enthalten sind, die unter bestimmten Umständen für die Haut schädlich sein können. Vaseline wirkt ebensogut wie die teureren Handelspräparate.

Können »Hormoncremes« eine günstige Wirkung auf die Haut haben? In manchen Fällen ja, doch sollten diese Präparate nur auf ärztliche Verordnung angewendet werden.

Ist Sonnenbräunung gut für die Haut und die Gesundheit? Nicht sonderlich. Tatsache ist, daß übertriebenes Sonnenbaden mehr Schaden als Nutzen bringt und die Alterung der Haut beschleunigt.

Welche Schäden können die Folge einer zu starken Sonnenbestrahlung sein? Es kann zu einer richtigen Verbrennung kommen. Außerdem kann die wiederholte, *zu ausgedehnte* Sonneneinwirkung eine gewisse Bereitschaft zur Bildung von Hautgeschwülsten verstärken. Überdies gibt es auch Hautkrankheiten, die direkt durch erhöhte Lichtempfindlichkeit entstehen können. Besonders blonde, blauäugige und hellhäutige Personen sollen eine zu starke Sonnenbestrahlung meiden.

Sind Lichtschutzpräparate gegen die schädlichen Auswirkungen der Sonnenbestrahlung wirksam? Ja, eindeutig. Beim Aufenthalt am Strand und im Hochgebirge sollte man vor allem Kleinkinder durch Sonnencremes und Sonnenmilch mit hohem Lichtschutzfaktor (z.B. Lichtschutzfaktor 20) schützen. Je heller der Hauttyp, um so höher sollte, vor allem in den ersten Tagen des Aufenthalts am Strand, der Lichtschutzfaktor (z.B. 12 oder 16) gewählt werden. Wenn die Haut später bereits leicht gebräunt ist, genügt eine Sonnencreme mit dem Faktor 6 oder 8.

Sind vorsichtige Ultraviolettbestrahlungen für Menschen mit gesunder Haut zuträglich? Der gesundheitliche Nutzen von Sonnenbädern ist gering. Lediglich sog.»Hautunreinheiten« bei fettiger Haut, d.h. Mitesser, Pickel usw., gehen unter leicher Sonnenbestrahlung zurück. Allerdings fühlen sich manche Menschen gesünder, wenn sie sonnengebräunt sind. Die häufig gehörte Floskel, man würde »erholt« aussehen, wenn man gebräunt ist, geht an der Wahrheit vorbei: Man kann gebräunt sein und dennoch sehr krank. Reichlicher Aufenthalt in der Sonne trägt zur vorzeitigen Alterung der Haut bei, es bilden sich vermehrt Falten, braune Flecken, abnorme Verhornungen usw. (»Seemannshaut«, »Landmannshaut«).

Was kann man tun, um keine Falten zu bekommen? Falten sind eine normale Erscheinung des Alters, gegen die kaum etwas unternommen werden kann. Man sollte lediglich dafür sorgen, daß die Haut nicht zu stark austrocknet, z.B. durch Anwendung von mehr oder weniger stark fetthaltiger Cremes, je nach Hauttyp. Wenn man großen Wert auf jugendliches Aussehen legt, kann man die Falten durch eine plastische Operation beseitigen. Der Erfolg ist aber nur vorübergehend, das Ergebnis wirkt oft unnatürlich.

Sind die handelsüblichen Produkte zur Behandlung rissiger Haut und aufgesprungener Hände unschädlich, und erfüllen sie ihren Zweck? Ja. Manche sind recht wirksam und sollten vor allem von Menschen angewendet werden, die bei Kälte und Nässe leicht rauhe, aufgesprungene Haut bekommen.

Kann man die Entstehung sogenannter brauner Flecke verhüten, die mit zunehmendem Alter im Gesicht auftreten? Nein. Aber wenn man nicht in die Sonne geht, werden sie nicht so intensiv. Die volkstümliche Ansicht, daß sie mit Leberkrankheiten zusammenhängen, stimmt nicht.

Besteht eine Beziehung zwischen dem Zustand der Haare, der Fingernägel und der Haut? Ja. Nägel und Haare gehören ja zur Haut; sie werden als Hautanhangsgebilde bezeichnet.

Sind Lehmpackungen und Schlammbäder vorteilhaft für die Haut? Sie geben vielen Leuten psychologisch das Gefühl einer verschönerten Haut und eines gesteigerten Wohlbefindens. Darüber hinaus haben sie keine Wirkung.

Können Hautkrankheiten durch eine vitaminarme Nahrung bedingt sein? In sehr seltenen Fällen. Der Arzt kann nach einer gründlichen Durchuntersuchung sagen, ob Vitamine zugeführt werden müssen. Unter normalen Ernährungsbedingungen in Europa tritt aber kein Vitaminmangel auf.

Gibt es eine spezielle Behandlung gegen übergroße Poren in der Gesichtshaut? Nein, abgesehen davon, daß man das Gesicht immer besonders sorgfältig reinigen soll, damit die Poren weniger auffallen.

Akne

Was ist Akne? Mit Akne bezeichnet man eine Hautkrankheit, die durch das Auftreten von Mitessern und Pusteln im Gesicht und oft auch auf Brust und Rücken gekennzeichnet ist. Sie kommt am häufigsten bei Jugendlichen und jungen Erwachsenen vor.

Ist es normal, daß Jugendliche eine leichte Akne haben? Ja.

Wodurch entsteht die Akne? Soviel wir wissen, ist sie Ausdruck einer Funktionsstörung von Hautdrüsen infolge bestimmter hormoneller Veränderungen.

Muß eine Akne immer behandelt werden? In leichten Fällen nicht unbedingt. Wenn Pusteln und Mitesser sehr zahlreich und für den Patienten körperlich und seelisch störend sind, sollte man allerdings eine Behandlung vornehmen. Das gilt besonders für die schwerste Form der Akne (Akne conglobata), die nur unter Hinterlassung tiefer Narben abheilt und deshalb entstellend wirken kann.

Ist die Akne heilbar? Bei richtigem Vorgehen kann in den meisten Fällen eine deutliche Besserung oder völlige Heilung erreicht werden. Mit zunehmendem Alter verschwindet das Problem in der Regel von allein.

Ist es gefährlich, Mitesser auszudrücken? Ja, wenn man es falsch macht. Der Arzt kann einem genaue Anweisungen geben, wie man vorgehen soll.

Ist es bei der Akne wichtig, daß man sich das Gesicht häufig mit Wasser und Seife wäscht? Ja, es hilft sehr viel, wenn man regelmäßig 3–4mal täglich ein

Haut

geeignetes Reinigungsmittel benützt. Manche Menschen haben allerdings eine sehr empfindliche Haut und müssen aufpassen, daß keine Hautreizung entsteht.

Welche diätetischen Gesichtspunkte sollte man bei Akne beachten? Bei vielen Menschen mit der Neigung zu Akne kommt es nach Genuß von scharfen Speisen und Gewürzen, bei Süßigkeiten und fettem Essen zu einer Verschlimmerung. Auch Rauchen und Alkohol, Schlafmangel und zu wenig Aufenthalt in frischer Luft sind bei Akne ungünstig.

Hat das Sonnenlicht einen günstigen Einfluß auf die Akne? Ja. Die Veränderungen bessern sich bedeutend in den Monaten, in denen die Sonneneinwirkung erhöht ist.

Helfen Ultraviolettbestrahlungen? Ja, aber nicht so gut wie die natürliche Sonne. Diese Behandlung sollte unter ärztlicher Aufsicht durchgeführt werden.

Hinterläßt die Akne Hautnarben? Bei richtiger Behandlung bleiben in vielen Fällen nur wenige Narben zurück. Bei manchen Patienten kann die Narbenbildung aber ein sehr ernstes Problem werden, besonders wegen der psychologisch ungünstigen Auswirkungen.

Wie werden Aknenarben behandelt? Bei ausgeprägter Narbenbildung kann man eine Methode zum Schleifen der Haut, die sog. Dermabrasion, anwenden. Sie besteht im Wegschleifen der oberflächlichen Hautschichten bis zum Narbengrund. Hierdurch gelingt es, das Hautniveau dem Narbengrund anzugleichen oder die Unebenheit der Haut wenigstens zu verringern und so das Aussehen zu verbessern.

Wie wird das Abschleifen gemacht? Mit einem hochtourigen Schleifgerät, das beim Rotieren die oberflächlichen Hautschichten ablöst.

Ist das Schleifen der Haut schmerzhaft? Nein, es wird unter örtlicher Betäubung durchgeführt.

Impetigo contagiosa
(ansteckender, eitriger Bläschenausschlag)

Was ist die Impetigo contagiosa? Die Impetigo ist eine ansteckende, durch Eitererreger verursachte Hautkrankheit, die am häufigsten bei Kindern vorkommt, aber auch Erwachsene befallen kann. Sie wird auch als Grindflechte, Blasengrind oder feuchter Grind bezeichnet.

Wie sieht eine Impetigo aus? Sie beginnt mit einem Bläschen, das sich schnell in eine Kruste verwandelt. Oft löst sich die Kruste ab und hinterläßt den offenen Blasengrund. Die Krankheitsherde werden in der Regel an den textilfreiem Körperstellen beobachtet, also an Gesicht und Händen.

Wie wird eine Impetigo behandelt? Mit der Einnahme von Antibiotika und örtlichem Auftragen von antibiotischen Salben.

Kann eine Impetigo mit dieser Behandlung ausgeheilt werden? Ja. Die Abheilung erfolgt innerhalb weniger Tage.

Welche Vorsichtsmaßnahmen soll man treffen, damit die Impetigo nicht auf andere Familienmitglieder übertragen wird? Jedes Familienmitglied soll sein eigenes Handtuch und sein eigenes Eßbesteck benützen und sein Bett nicht mit anderen teilen. Statt Stoffhandtücher sollte man Papierhandtücher verwenden, die man nach einmaligem Gebrauch wegwirft.

Furunkel und Karbunkel

Wodurch entstehen Abszesse, Pickel, Furunkel, Karbunkel und andere eitrige Entzündungen? Durch verschiedene Bakterien, in erster Linie durch die sogenannten eiterbildenden Kokken (Staphylokokken und Streptokokken). Es gibt buchstäblich viele Dutzende von verschiedenen Bakterientypen, die Hauteiterungen verursachen können.

Gibt es einen Unterschied zwischen einem Abszeß und einem Furunkel? Mit Abszeß bezeichnet man jede Eiteransammlung in einem durch Gewebszerfall entstandenen Hohlraum. Ein Furunkel ist ein Entzündungsprozeß, der von einem infizierten Haarbalg ausgeht.

Welcher Unterschied besteht zwischen einem Furunkel und einem Karbunkel? Ein Furunkel geht von *einer* infizierten Haarwurzel aus und zeigt nur einen einzigen Eiterpfropf, während ein Karbunkel eine ausgedehntere Entzündung ist, bei der der Eiter gewöhnlich nicht nur an einem Punkt, sondern an mehreren Stellen an die Hautoberfläche tritt (Abb. 83 a, b).

Ist man zu manchen Zeiten besonders empfänglich für eitrige Infekte der Haut? Ja, wenn die Widerstandskraft herabgesetzt ist oder wenn man an Zuckerkrankheit oder einer anderen schwächenden Krankheit leidet. Frauen, die gerade entbunden haben, sind ebenfalls besonders infektionsanfällig.

Haut

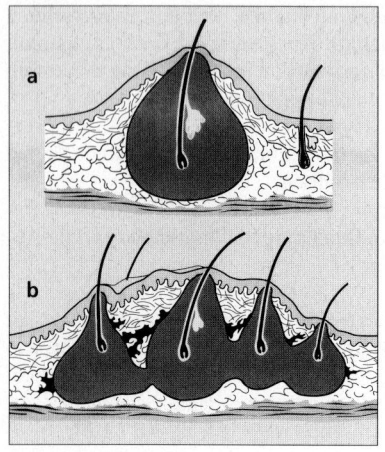

Abb. 83 a) *Furunkel.* Der Entzündungsprozeß geht von einem infizierten Haarbalg aus, der Furunkel mündet in einem Eiterpfropf an der Oberfläche.

b) *Karbunkel.* Ein Karbunkel hat mehrere Öffnungen, Entzündungsprozeß und Gewebeeinschmelzung umfassen einen ausgedehnteren Bezirk.

Treten Furunkel und dergleichen oft in der Mehrzahl auf? Ja, weil der Patient gegen den speziellen Eitererreger, der in den Körper eingedrungen ist, keine Abwehrkraft aufbringt.

Ist es ein Zeichen, daß mit dem Blut etwas nicht stimmt, wenn man einen Furunkel nach dem anderen bekommt? Im allgemeinen nicht. Zur Sicherheit sollte man aber eine Blutuntersuchung durchführen (siehe Kapitel 34, Laboratoriumsdiagnostik).

Wie kann man sich am besten davor schützen, eitrige Infekte der Haut zu bekommen?
a) Man soll alle Kratzer oder Schnittverletzungen richtig versorgen und mit einem sauberen Verband bedecken (siehe Kapitel 21, Erste Hilfe).
b) Man soll niemals Pusteln (Pickel, Wimmerl) oder Furunkel ausquetschen oder aufstechen, auch wenn sie noch so klein sind.
c) Man soll bei der Hautpflege Substanzen meiden, gegen die man überempfindlich ist. Manche Leute sind beispielsweise gegen Deodorantien und andere Kosmetika allergisch.
d) Wenn man eine kleine Entzündung hat, soll man den infizierten Bezirk ruhigstellen; bei einer schwereren Entzündung, die um sich greift, soll man Bettruhe einhalten und Antibiotika nach der Vorschrift des Arztes nehmen.
e) Der Entzündungsbereich ist mit kalten Umschlägen zu behandeln.
f) Man soll den Arzt (telefonisch) um Rat fragen. Er wird einem sagen, ob spezielle Medikamente, etwa Antibiotika, angezeigt sind.

Furunkel und Karbunkel

Gibt es bestimmte Körperregionen, in denen Furunkel besonders gefährlich sind? Ja, das Gesicht und hier besonders die Oberlippe und die Nase. Das beruht darauf, daß zwischen dem Venensystem dieser Hautbezirke und den Blutleitern des Schädelinneren direkte Verbindungen bestehen (Abb. 84), über die Erreger unmittelbar in die abführenden Venen des Gehirns verschleppt werden können.

Was ist eine Septikämie? Die Septikämie, die gewöhnlich als Blutvergiftung bezeichnet wird, ist eine Erkrankung, bei der lebende Bakterien im Blutstrom kreisen und sich dort vermehren (siehe auch Kapitel 14, Blut).

Ist eine Blutvergiftung heilbar? Ja. Heute können die meisten Patienten, die an einer Blutvergiftung erkrankt sind, mit einer antibiotischen Behandlung

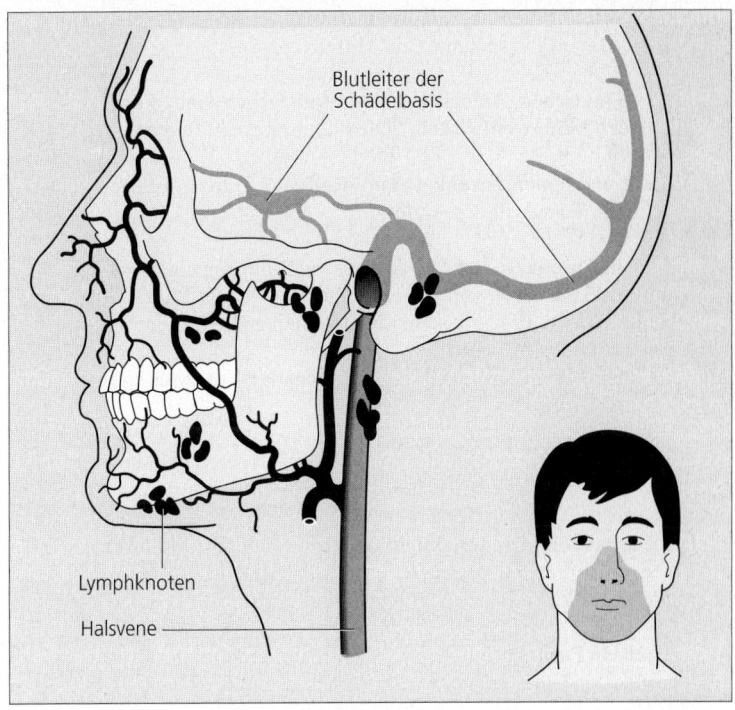

Abb. 84 *Gefäßverbindungen von Gesicht und Schädelinnerem.* Oberflächliche Venen des Gesichts münden direkt in die großen Blutleiter an der Schädelbasis, außerdem bestehen Verbindungen zu den tiefen Kopf- und Halsvenen. Rechts unten zeigt die Gefahrenzone bei Infektionen im Gesicht.

gerettet werden. Bestimmte Infektionen lassen sich allerdings auch nicht mit Antibiotika beherrschen.

Darf man sich selbst mit Antibiotika behandeln? Nein, das wäre gefährlich. Die Behandlung muß unbedingt nach ärztlicher Vorschrift durchgeführt werden.

Was ist von antibiotikahaltigen Salben zu halten? Die lokale Anwendung von Antibiotika ist in den seltensten Fällen nötig. Bei Hautinfektionen genügt es meistens, Antiseptika oder Desinfizienzien (Alkohol 70 %, Rivanol usw.) aufzutragen. Auch bei lokaler Anwendung von Antibiotika sind allergische Reaktionen nicht selten.

Soll man den Arzt darauf aufmerksam machen, wenn man gegen ein bestimmtes Antibiotikum überempfindlich ist? Ja. Es ist äußerst wichtig, daß der Arzt davon erfährt, bevor er ein Mittel verordnet.

Führt das Quetschen, Aufdrücken oder Aufstechen eines Furunkels dazu, daß sich noch weitere entwickeln? Die Gefahr besteht durchaus.

Wie bringt man einen Furunkel zum »Reifen«? Durch Auflegen von Umschlägen nach Vorschrift des Arztes.

Wann ist ein Furunkel »reif«? Wenn das zugrundegegangene Gewebe eingeschmolzen ist und sich von seiner Umgebung abgelöst hat. Der Furunkel wird dann weich und zeigt in seiner Mitte einen gelben Eiterpfropf.

Helfen Salben, einen Furunkel oder eine sonstige Entzündung zur Reifung zu bringen? Nein.

Wie wird ein reifer Furunkel oder ein anderer Eiterherd behandelt? Der Furunkel bzw. der Herd soll operativ vom Arzt eröffnet werden.

Gehen Furunkel und andere infektiöse Prozesse oft von selbst zurück? Ja. Bei zweckentsprechender Behandlung mit kalten Umschlägen und Antibiotika kann eine chirurgische Eröffnung vielleicht unterbleiben.

Wann muß ein Furunkel oder ein anderer Eiterherd drainiert werden? Wenn der Chirurg den Eindruck hat, daß die Eiterabsonderung mehrere Tage lang anhalten wird, legt er oft einen Drain zur Ableitung des Eiters ein.

Kann man mit einem Furunkel oder einem anderen Entzündungsprozeß zur Arbeit gehen? Nicht, wenn die Temperatur erhöht ist oder wenn man zur Arbeit den infizierten Körperteil gebrauchen muß.

Ekzem

Ist manchmal wegen einer schweren Infektion eine Amputation erforderlich? Das ist heute nur noch sehr selten nötig. Allerdings gibt es eine wichtige Ausnahme, und zwar dann, wenn ein Brand (Gangrän) eines Körperteils eingetreten ist, wie es z. B. bei der Zuckerkrankheit vorkommen kann (siehe auch Kapitel 64, Zuckerkrankheit), oder wenn in einem Glied eine Infektion als Folge einer Durchblutungsstörung aufgetreten ist.

Was verhindert die Heilung einer Infektion bei der diabetischen Gangrän eines Gliedes? Ein Brand bei Zuckerkrankheit ist oft nicht heilbar, weil die Durchblutung des Gliedes zu schlecht ist.

Kann man sich durch Impfungen vor wiederholten eitrigen Infekten der Haut schützen? Nein.

Ekzem

Was ist ein Ekzem? Dieser allgemeine Ausdruck wird zur Beschreibung einer juckenden und nässenden, meist über längere Zeit bestehenden Entzündung der Haut gebraucht.

Wo finden sich Ekzeme am häufigsten? An den Händen und Armen; es können aber auch andere Körperregionen befallen werden. Bei Kindern ist am häufigsten das Gesicht betroffen.

Wodurch sind Ekzeme bedingt? Nach der auslösenden Ursache werden unterschieden:
a) endogenes Ekzem:
  Ekzeme aus ungeklärten Gründen (endogenes Ekzem); konstitutionell bedingt (Neurodermitis, Milchschorf); durch besonderen Hauttyp bedingt (seborrhoisches Ekzem).
b) toxisches Ekzem:
  Kontakt mit Metallen, Waschmitteln, Zement, Kleidungsstücken (Strumpf, Schuhe, Unterwäsche, Hutband), Kosmetika, mechanische Einwirkungen, Austrocknung der Haut.
c) allergisch:
  Stoffe, Kosmetika, Farben.

Wie erfolgt die Ursachenklärung bei einem Ekzem? Dazu gehört manchmal detektivischer Spürsinn, da man alle in Betracht kommenden Möglichkeiten des Kontakts mit auslösenden Faktoren berücksichtigen muß. Aus der Lokalisation (Hals – Kettchen, Finger – Ring, Stirn – Hutband usw.) lassen sich wichtige Hinweise finden. Dieses Hilfsmittel verläßt einen aber häufig bei

Handekzemen, da die Hände mit vielerlei Substanzen in Berührung kommen. Dann müssen Arzt und Patient gemeinsam überlegen, seit wann das Ekzem besteht, mit welchen neuen, früher nicht benutzten Stoffen der Patient in Berührung kam, ob neue Wasch- oder Reinigungsmittel, neue Kosmetika oder Kleidungsstücke verwendet wurden usw..

Das Bad und die Haut

Wie oft soll man baden? Sehr häufiges Baden kann bei trockener Haut zu einer Hautreizung und unnötigerweise zu Jucken bei kaltem Wetter führen. Menschen mit trockener Haut sollten nicht öfter als 1- oder 2mal wöchentlich baden. Wenn der Beruf aber eine besonders starke Verschmutzung mit sich bringt, ist natürlich häufigeres Baden nötig.

Was kann man tun, um Hautreizung durch Baden zu vermeiden, wenn man eine empfindliche Haut hat? In solchen Fällen bewähren sich oft rückfettende Seifen und Badeöle. Außerdem soll man sich nicht mit Bürsten und dgl. abschrubben.

Wie kann man den Körper rein halten, wenn man sich auf ein oder zwei Bäder in der Woche beschränken muß? Wenn man nur Wasser und keine Seife nimmt, kann man öfter baden. Statt Seife sollte man bei häufigem Baden ein Syndet-Waschmittel benutzen.

Ist die Haut bei warmem Wetter weniger empfindlich gegen das Baden? Ja.

Schweiß- und Körpergeruch

Welche Ursache hat es, wenn man übermäßig schwitzt? Übermäßiges Schwitzen ist meist der Ausdruck labiler Kreislaufverhältnisse oder einer nervösen Überfunktion der Schweißdrüsen. Man findet das sehr oft bei Jugendlichen und jungen Erwachsenen.

Erfordert das übermäßige Schwitzen eine Behandlung? In der Regel nicht. Wenn aber als Folge des starken Schwitzens Zeichen einer Reizung oder Schädigung der Haut auftreten, kann man bestimmte Präparate dagegen verwenden. In ganz seltenen Fällen extremen Schwitzens kann man eine chirurgische Durchtrennung sympathischer Nerven vornehmen.

Helfen die von der Werbung angepriesenen Desodorantien gegen Schweißbildung und Schweißgeruch? Ja, aber wenn man eine empfindliche Haut hat, muß man sich vor einer Reizung durch diese Präparate in acht nehmen.

Wodurch entstehen Körpergerüche? Gerüche treten auf, wenn man nicht genug badet und besonders die Achselhöhlen und Leistenbeugen nicht gründlich genug wäscht. Die Gerüche entstehen durch die Tätigkeit bestimmter Bakterien, die den Schweiß zersetzen und unangenehme Geruchsstoffe bilden. Manche Reinigungsmittel enthalten einen chemischen Stoff, der diese Bakterien vernichtet und damit den unangenehmen Geruch beseitigt. Parfüm überdeckt die Körpergerüche lediglich.

Fieberbläschen
(Herpes simplex)

Was sind Fieberbläschen? Fieberbläschen, auch Herpes simplex genannt, stellen eine Virusinfektion der Haut dar. Sie treten meist im Gesicht auf, besonders im Lippenbereich.

Welche Ursache hat es, wenn man immer wieder Fieberbläschen bekommt? Manche Menschen neigen aus nicht bekannten Gründen besonders stark zur immer wiederkehrenden Entwicklung von Bläschen an den Lippen. Das kann durch Sonnenstrahlung zustande kommen (Herpes simplex solaris) oder während des Verlaufs fieberhafter Infektionskrankheiten auftreten (Herpes simplex febrilis) oder aber im Zusammenhang mit einer Regelblutung stehen (Herpes simplex menstrualis). Wer dazu neigt, sollte vor längeren Sonnenbädern versuchen, dem Auftreten von Fieberbläschen durch Auftragen von Lippenschutzcremes und -salben vorzubeugen.

Gürtelrose
(Herpes zoster)

Was ist eine Gürtelrose? Die Gürtelrose oder der Herpes zoster ist eine Viruskrankheit, die zu bläschenförmigen Hautveränderungen im Bereich einer oder mehrerer Nervengebiete – am häufigsten im Brustbereich – führt. In der Regel haben die Erkrankten Windpocken im Kindesalter durchgemacht (Abb. 85).

Ist diese Krankheit sehr schmerzhaft? Ja. Bereits einige Tage vor Ausbruch des Ausschlags treten starke Schmerzen auf, die Anlaß zu Fehldeutungen ge-

Haut

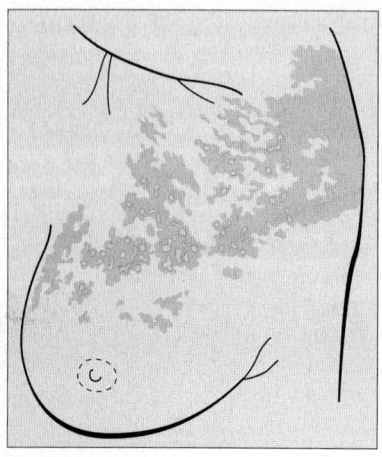

Abb. 85 *Herpes zoster* mit typischer Anordnung einer ›Gürtelrose‹.

ben können. Erst dann erscheint halbseitig eine Rötung mit zahlreichen, in Gruppen angeordneten Bläschen im Ausbreitungsgebiet eines bestimmten Nervs. Diese Kombination von Schmerz und typischem Ausschlag macht die Diagnose eindeutig.

Wie lange dauert eine Gürtelrose gewöhnlich? Der Ausschlag dauert zumeist 2–4 Wochen; die Schmerzen können aber länger bestehen bleiben – einige Wochen oder Monate, manchmal sogar jahrelang.

Ist die Gürtelrose ansteckend? Als Virusinfektion grundsätzlich ja, echte Kontaktfälle sind jedoch selten. Meistens handelt es sich um Reaktivierung von Erregern, die sich im Ruhestadium befinden.

Ist die Krankheit gefährlich? In der Regel nicht. Die Schmerzen können allerdings in manchen Fällen noch mehrere Wochen oder Monate nach dem Schwinden des Ausschlags anhalten und sehr stark sein. Ausgenommen davon sind besondere Lokalisationen, z.B. der Befall der Hornhaut oder des Gehörgangs. In diesen Fällen kann es zu schweren Seh- oder Hörschäden kommen.

Wie wird die Gürtelrose behandelt? Standardtherapie ist heute Aciclovir, eine virustatische Substanz, welche die Krankheitsdauer verkürzt, allerdings die Spätschmerzen kaum beeinflußt. Die Lokalbehandlung des Ausschlags erfolgt mit Lotio alba aquosa oder Zinköl. Schmerzen werden mit Analgetika, z.B. Paracetamol, bekämpft.

Verschwindet die Gürtelrose schließlich von selbst? Ja.

Pilzkrankheiten der Haut
(Dermatomykosen)

Was sind Dermatomykosen? Dermatomykosen sind Krankheiten der Haut, die durch bestimmte Pilze verursacht werden.

Was ist ein Pilz? Ein Pilz besteht aus mikroskopisch kleinen Pflanzenzellen, die auf der Haut wachsen und unter bestimmten Voraussetzungen eine Krankheit erzeugen können.

Gibt es verschiedene Arten von Dermatomykosen? Ja. Wenn die Pilzkrankheit ihren Sitz auf dem behaarten Kopf hat, heißt sie Tinea capitis (Kopfpilzflechte), an den Füßen wird sie Tinea pedum (Fußpilzflechte), am Körper Tinea corporis und in der Leistengegend Tinea inguinalis genannt.

Sind Pilzkrankheiten ansteckend? Ja, bis zu einem gewissen Grad. Sie sind nicht in dem Maß übertragbar wie manche Infektionskrankheiten, etwa die Masern, Windpocken usw., doch sind in einer Familie, in der ein Mitglied eine Pilzkrankheit hat, gewisse einfache Vorsichtsmaßnahmen, wie die Verwendung eines eigenen Handtuchs, eigener Hausschuhe usw., empfehlenswert.

Gibt es eine Salbe, die alle Pilzkrankheiten der Haut heilt? Nein. Die Behandlung hängt im Einzelfall ganz von der Art der Erkrankung und von den individuellen Gegebenheiten ab.

Sind Pilzkrankheiten der Haut heilbar? Ja. Die erste Stufe der Behandlung ist die Beseitigung begünstigender Faktoren für das Pilzwachstum. Dazu gehört es, befallene Stellen trocken zu halten, vor allem Hautareale, die stark schwitzen und an denen die Haut deshalb oft feucht ist und Hautstellen aneinander reiben (Finger- und Zehenzwischenräume, Leisten, Bauchfalten, Achselhöhle, unter der weiblichen Brust). Die zweite Stufe der Behandlung ist die Anwendung pilzhemmender Cremes, Salben und Tinkturen. Sollte das immer noch keinen Erfolg bringen, so kann man auch innerlich Pilzmittel anwenden. Die Behandlung sollte unbedingt ärztlich überwacht werden.

Wie erkennt man eine Kopfpilzflechte? Die Kopfpilzflechte tritt in der Regel nur bei Kindern auf. Verdächtig sind kleine Flecken auf dem Kopf, in denen die Haare ausgefallen oder abgebrochen sind. Die Untersuchung mit einer Speziallampe (Woodlicht-Lampe), unter der die befallenen Haare aufleuchten oder »fluoreszieren«, kann zur Sicherung der Diagnose beitragen.

Haut

Sind die Pilzkrankheiten der Haut ernste Leiden? Nicht so, daß sie lebensgefährlich wären, aber man sollte alles daransetzen, um den Pilzbefall zu beseitigen und Rückfällen vorzubeugen.

Fußpilzerkrankung
(Tinea pedum)

Was ist eine Tinea pedum? Eine Pilzkrankheit der Haut an den Füßen, die vor allem zwischen den Zehen auftritt.

Ist die Fußpilzerkrankung häufig? Ja. Sie gehört zu den häufigsten Hautkrankheiten überhaupt.

Ist eine Fußpilzerkrankung ansteckend? Grundsätzlich ja, jedoch erfolgt die Ansteckung nicht leicht. Auch von seiten des Erkrankten müssen günstige Bedingungen für die Pilzvermehrung vorhanden sein.

Wie kann man einer Fußpilzerkrankung vorbeugen? Indem man die Füße rein, kühl und trocken hält; das bedeutet einen täglichen Wechsel von Schuhen und Socken. Bevor man sein Bad beendet, muß man sich überzeugen, daß die Seife zwischen den Zehen vollständig ausgespült ist, und nach dem Bad muß man die Haut zwischen den Zehen gründlich abtrocknen. Abschließend soll man einen Fußpuder verwenden.

Warum leiden manche Leute immer wieder an einem Pilzbefall? Das ist gewöhnlich die Folge einer mangelhaften Fußhygiene. Es kann aber auch ein Infektionsherd in einem Zehennagel sitzen. Wenn ein solcher Herd nicht beseitigt wird, ist mit Rückfällen, besonders bei warmem Wetter, zu rechnen.

Kann sich der Pilz auch auf andere Körperregionen, etwa auf die Hände oder die Leistengegend, ausbreiten? Meist erfolgt keine Ausbreitung, sondern ein unabhängiges Auftreten an anderen gefährdeten Stellen, wie z. B. an den Leistenbeugen, unter den Brüsten, in den Achselhöhlen usw.

Wie wird eine Fußpilzerkrankung behandelt? Es gibt mehrere hochwirksame pilztötende Präparate, mit denen man die Pilzkrankheit beherrschen kann. Manche Pilzinfektionen kann man durch Einnahme von Medikamenten – selbstverständlich nur unter der Aufsicht des Arztes – heilen.

Haar

Ist die Behandlung einer Glatze erfolgversprechend? Es gibt verschiedene Formen des Haarverlustes. Am häufigsten ist der Haarausfall vom männlichen Typ, der familiär gehäuft vorkommt und mit dem Vorhandensein des männlichen Geschlechtshormons zusammenhängt. Die Behandlung dieses Typs ist allenfalls mit einer Haartransplantation möglich; wirklich erfolgreiche medikamentöse Methoden gibt es nicht. Der Arzt kann Auskunft geben, ob man eine Form von Haarschwund hat, die auf eine Behandlung anspricht. Es hat keinen Sinn, Geld für mit großem Werbeaufwand angepriesene Haarwuchsmittel oder sogenannte »Kuren« auszugeben.

Ist eine Glatze erblich? Ja, der Vererbungsmodus ist autosomal-dominant mit individuell stark schwankender Ausprägung. Doch auch das Alter spielt eine wichtige Rolle.

Verhelfen die Präparate, für die so viel Werbung gemacht wird, wirklich zu neuem Haarwuchs? Nein.

Nützt die Massage der Kopfhaut gegen eine Glatzenbildung? Nein.

Was ist eine Alopezie? Alopezie ist ein Fachausdruck zur Beschreibung des Haarverlusts.

Gibt es verschiedene Formen der Alopezie? Ja. Man unterscheidet umschriebene Formen mit und ohne Narbenbildung sowie diffuse angeborene oder erworbene Haarlosgkeit. Bei einer Form, der sog. Alopezia areata, handelt es sich um einen fleckförmigen, umschriebenen Haarausfall vorwiegend im Bereich von Hinterkopf und Schläfen, der mit den gewöhnlichen Formen des Kahlkopfs nichts zu tun hat. Es handelt sich hierbei um eine entzündliche Autoimmunkrankheit, die nur mit Cortison zu behandeln ist. Die Prognose ist nicht besonders gut.

Wie behandelt man eine gewöhnliche Glatze bei jungen Männern? Der erste wichtige Schritt ist die Untersuchung der Kopfhaut. Wenn eine Erkrankung der Kopfhaut selbst besteht, kann die Behebung dieser Störung oft den weiteren Haarverlust verhindern.

Sagt das vorzeitige Ergrauen oder die frühzeitige Glatzenentwicklung etwas über den allgemeinen Gesundheitszustand aus? Nein. Beide Veränderungen sind anlagebedingt und keine Erkrankung im eigentlichen Sinn. Mit frühem Altern oder einer verkürzten Lebensdauer haben diese Phänomene nichts zu tun.

Haut

Wächst das Haar dichter, wenn man es oft schneidet oder rasiert? Nein. Das ist ein weitverbreiteter Irrtum.

Wie oft soll man das Haar waschen? Das ist individuell verschieden. In manchen Fällen ist eine häufige Haarwäsche erforderlich, etwa 2–3mal wöchentlich; in anderen wäre es wegen der Struktur des Haares günstig, den Kopf nicht öfter als alle 14 Tage einmal zu waschen. Bei extrem fettem Haar (Seborrhöe, siehe unten) kann auch tägliches Waschen erforderlich sein.

Kann man etwas gegen übermäßigen Haarwuchs im Gesicht oder am Körper einer jungen Frau tun? Ja. Zunächst sollte durch eine ärztliche Untersuchung festgestellt werden, ob bei der Frau eine hormonelle Störung vorliegt oder ob es sich um eine sog. idiopathische Form (unbekannte Ursache) handelt. Letzteres trifft in ca. 90 % der Fälle von übermäßiger Behaarung (Hirsutismus) bei Frauen zu. Findet man keine auslösende Ursache, so kann man eine hormonelle Behandlung und vor allem physikalische Methoden anwenden: Bleichung dunkler Haare, Rasur, Auszupfen (Epilation) und Elektrokoagulation mit der Epilationsnadel. Die Elektrokoagulation ist zwar langwierig und mühsam, unterbindet aber bei korrekter Durchführung das Nachwachsen der Haare.

Welche Frauen haben besonders häufig übermäßigen Haarwuchs im Gesicht und am Körper? Vor allem dunkle Hauttypen aus den Mittelmeerländern. In unseren Breiten auch Frauen in den Wechseljahren.

Wie wird übermäßiger Haarwuchs bei einem sonst gesunden Menschen beseitigt? Enthaarungsmittel können bei vorsichtiger Verwendung vorübergehend helfen. Die wirksamste Methode ist aber die Entfernung der Haare mit der Elektrokoagulation.

Was ist die Elektrokoagulation? Bei diesem Verfahren wird eine feine Nadel in den Haarbalg eingeführt und die Haarwurzel mit elektrischem Strom, der durch die Nadel geleitet wird, zerstört. Der Operateur entfernt dann das Haar. Wenn exakt gearbeitet wird, wächst das Haar nicht mehr nach (Abb. 86).

Ist die Elektrokoagulation gefährlich? Nicht, wenn sie auf einer Haut, die diese Behandlung verträgt, sachgemäß ausgeführt wird.

Muß man die Elektrokoagulation beim Arzt machen lassen? Nein. Es gibt viele geschulte Kosmetikerinnen, die die Entfernung der Haare richtig durchführen können.

Haar

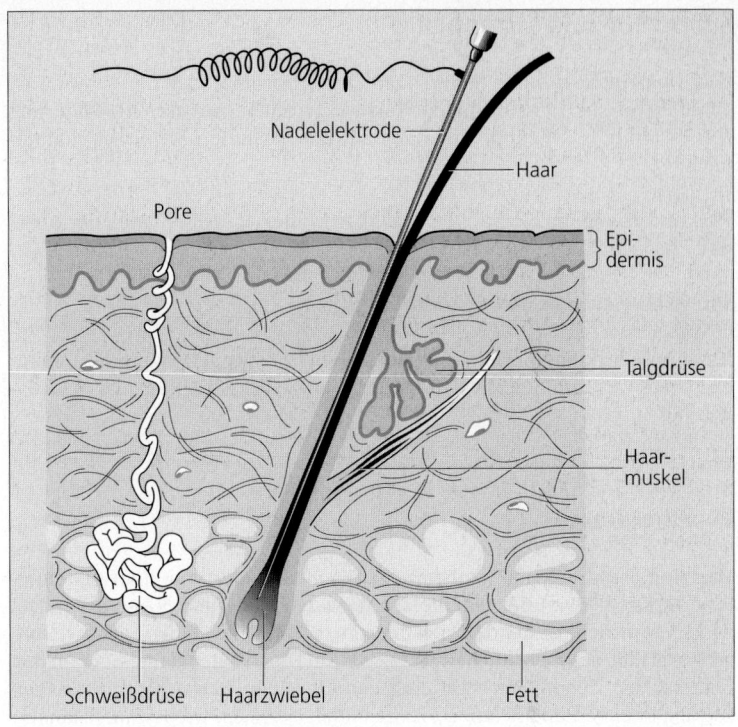

Abb. 86 *Elektrokoagulation.* Zur Zerstörung der Haarwurzel wird die Nadelelektrode tief in den Haarbalg eingeführt.

Ist die Behandlung behaarter Muttermale mit Elektrokoagulation unschädlich? Nein, zur Behandlung eines behaarten Muttermals sollte man unbedingt den Rat eines Arztes einholen.

Ist eine Haarfärbung gefährlich? Wenn der vorangehende Hauttest zufriedenstellend ausfällt und daher anzunehmen ist, daß keine Überempfindlichkeit gegen die verwendeten chemischen Stoffe besteht, und wenn die Färbung von geschulten, geschickten Fachkräften durchgeführt wird, ist sie harmlos.

Seborrhöe und Schuppen

Was versteht man unter Seborrhöe? Die Seborrhöe oder der Talgfluß ist durch eine Funktionsstörung der Talgdrüsen mit vermehrter Absonderung von Hauttalg und Schuppenbildung auf der behaarten Kopfhaut gekennzeichnet.

Was sind Schuppen? Schuppen sind abgeschilferte Zellverbände der obersten Hautschicht.

Sind Schuppen ansteckend? Nein.

Kann man Schuppen erfolgreich behandeln? Ja. Der Arzt kann bestimmte Präparate verschreiben, die diese Störung entweder ausheilen oder in Grenzen halten.

Frostbeulen

Was sind Frostbeulen? Frostbeulen beruhen auf einer krankhaft gesteigerten Empfindlichkeit der Hautgefäße, wodurch Kälte und Nässe besonders wirksam werden. Es handelt sich um rote oder bläuliche teigige Schwellungen der Haut, die im seitlichen und vorderen Bereich der Beine oder an den Fingern, den Zehen, der Nase oder den Ohren auftreten. Sie verursachen Jucken, Brennen und Schmerzen. Sie bilden sich nach wiederholter längerdauernder Einwirkung von Kälte und Nässe.

Sind Frostbeulen im Wesen dasselbe wie Erfrierungen? Nein, Erfrierungen werden ausschließlich durch besonders starke Kälteeinwirkung hervorgerufen.

Ist es notwendig, daß man wegen Frostbeulen zum Arzt geht? Ja, weil es auch andere, weniger harmlose Hautkrankheiten gibt, die so ähnlich aussehen können.

Keloid
(Wulstnarbe)

Was ist ein Keloid? Von Keloid oder Wulstnarbe spricht man, wenn die Haut nach einer Abschürfung, einem Riß oder einer sonstigen Wunde mit einer überschießenden Bildung von Narbengewebe reagiert. Statt einer flachen, dünnen, weißen Heilungslinie zeigt die Narbe nach der Wundheilung eine deutliche Verdickung, Erhebung und Rötung.

Warum bildet sich ein Narbenkeloid? Die Ursache ist unbekannt. Die Haut mancher Menschen ist so beschaffen, daß sie nur auf diese Weise heilt.

Wie behandelt man Keloide? Am erfolgversprechendsten ist die Injektion von Kortison in die Keloidgegend vor und nach der Ausschneidung der Wulstnarbe. Gute Ergebnisse hat man auch mit einer Röntgenweichbestrahlung in der frühen Phase der Keloidbildung erzielt. Bei funktionellen Störungen, z. B. Behinderung der Gelenkbeweglichkeit, können entlastende Operationen notwendig werden.

Kann man im voraus wissen, ob man nach einer Operation ein Keloid bekommen wird? Nein, außer man hat schon früher nach Operationen, Verletzungen oder durch andere Umstände derartige Narbenwucherungen bekommen. Ein gewisser Anhaltspunkt kann sich aus der Art der Narbe nach der Pockenschutzimpfung ergeben. Die Neigung zur Keloidbildung kann sich auch im Lauf des Lebens wandeln.

Krätze
(Skabies)

Was ist die Krätze? Mit Krätze oder Skabies bezeichnet man eine Hautkrankheit, die durch einen kleinen Parasiten, die Krätzmilbe, hervorgerufen wird.

Wie erkennt man die Krätze? Zwischen den Fingern, am Handgelenk, rund um die Brust, am Gesäß und an den Geschlechtsteilen tritt Juckreiz auf, und es entwickeln sich kleine Knötchen. Das Jucken verschlimmert sich nachts in der Bettwärme.

Befällt die Krätze oft Kinder? Ja, sie gehört zu den häufigsten Hautkrankheiten im Kindesalter. Gewöhnlich stecken sich die Kinder bei Schul- oder Spielkameraden an.

Ist die Krätze übertragbar? Ja.

Ist die Krätze heilbar? Ja. Es gibt Medikamente, die eine rasche Heilung bewirken.

Läuse

Welche Läusearten befallen den Menschen?
Es gibt drei verschiedene Arten:
a) Kopfläuse
b) Kleiderläuse
c) Filzläuse

Wie kann man Kopfläuse erkennen? Man sieht an den Haaren kleine Eier haften, die sogenannten Nissen. Sie sehen wie Schuppen aus; wenn man sie aber entfernen will, merkt man, daß sie fest am Haar kleben und nicht wie Schuppen abfallen.

Kann man Kopfläuse noch auf andere Weise diagnostizieren? Ja. Manchmal kann man außer den Nissen die Läuse selber sehen, wie sie auf der Kopfhaut zwischen den Haaren herumkrabbeln.

Bringt man Kopfläuse schwer weg?
Nein. Heute gibt es mehrere Präparate, die die Behandlung sehr einfach machen. Man muß nicht mehr den Kopf kahlscheren oder das Haar mit einem der althergebrachten, übelriechenden Präparate, wie es früher üblich war, durchtränken.

Woran kann man erkennen, ob jemand Kleiderläuse hat? Verdächtig sind Kratzspuren auf dem Rücken.

Wo leben die Kleiderläuse? Gewöhnlich in den Nähten schmutziger Kleidung oder Unterwäsche, nicht direkt auf dem Körper.

Wie geht man gegen Kleiderläuse vor? Mit der Desinfektion aller Kleidungsstücke und mit häufigem Baden.

Was sind Filzläuse? Eine Lausart, die überwiegend die Schamhaare befällt.

Was macht man gegen Filzläuse? Es gibt verschiedene Salben, die bei richtiger Anwendung die Parasiten beseitigen.

Kann man sich mit Filzläusen anstecken? Ja. Die Übertragung erfolgt entweder, wenn man Kleider einer verlausten Person trägt oder im gleichen Bett schläft oder durch den Geschlechtsverkehr.

Müssen die Haare zur Filzlausentfernung rasiert werden? Nein.

Schuppenflechte
(Psoriasis)

Was ist die Psoriasis? Die Psoriasis oder Schuppenflechte ist ein chronisches Hautleiden, das durch rötliche, scheibenförmige Krankheitsherde mit silbrigen, schuppigen Auflagerungen gekennzeichnet ist, die überall am Körper erscheinen können, bevorzugt an Ellbogen, Knie und Kopfhaut.

Ist die Schuppenflechte erblich? Es gibt einige Anzeichen für eine gewisse familiäre Häufung.

Ist die Schuppenflechte heilbar? Die Hautveränderungen können zwar durch die Behandlung zum Schwinden gebracht werden; sie neigen aber dazu, von Zeit zu Zeit wiederzukommen.

Ist die Schuppenflechte ansteckend? Nein.

Kommt die Schuppenflechte verbreitet vor? Ja. Sie gehört zu den häufigsten Hautkrankheiten.

Gibt es eine Standardbehandlung gegen die Schuppenflechte? Nein. Die Behandlung ist von Fall zu Fall und je nach Aktivität der Erkrankung verschieden. Im Lauf der Jahre können viele verschiedene Verfahren zum Einsatz kommen.

Gibt es Spezialkliniken für die Behandlung der Schuppenflechte? Ja. Weil das Leiden sehr häufig und nur zu bessern, aber nicht zu heilen ist, gibt es eine Reihe von Kliniken, die sich auf die Behandlung der Schuppenflechte spezialisiert haben. Zu den besonderen Behandlungsmaßnahmen gehört die Anwendung von ultraviolettem Licht, von Moor- und Schlammbädern und das Baden in stark salzhaltigem Wasser, z. B. im Toten Meer.

Wird die Schuppenflechte manchmal von selbst besser, wenn man älter wird? Nein.

Kann die Schuppenflechte das Leben verkürzen oder bedrohen? Nein.

Lupus

Was ist ein Lupus? Mit dem Ausdruck Lupus werden Krankheiten bezeichnet, die mit schweren und fortschreitenden Gewebezerstörungen einhergehen. Da sich hinter dem Begriff »Lupus« Krankheiten völlig unterschiedlicher Ursache verbergen können, sollte man ihn nicht isoliert verwenden, sondern mit dem entsprechenden klassifizierenden Zusatz (Lupus vulgaris, Lupus pernio, Lupus erythematodes, diskoider Lupus etc.).

Gibt es verschiedene Lupuskrankheiten? Ja. Die wichtigsten sind:
a) Lupus vulgaris, stets eine Form der Hauttuberkulose.
b) Lupus pernio, eine Form der Hautsarkoidose. Die Sarkoidose ist eine sog. nichtinfektiöse granulomatöse Erkrankung, die Haut und innere Organe, vor allem die Lungen betreffen kann.
c) Lupus erythematodes (systemischer) oder Schmetterlingsflechte gehört in die Gruppe der Kollagenkrankheiten. Gewöhnlich sind die Hautveränderungen im mittleren Teil des Gesichts lokalisiert und breiten sich schmetterlingsartig über Wangen und Nase aus. Es handelt sich nicht um eine primäre Hauterkrankung, sondern um eine sog. Systemkrankheit, bei der vornehmlich Nieren, Gelenke, Herz und Gehirn beteiligt sein können.
d) Diskoider Lupus ist die nur auf die Haut beschränkte Form des Lupus erythematodes.

Ist es beim Lupus erythematodes gefährlich, sich der Sonne auszusetzen? Ja, das kann die Erkrankung erheblich verschlimmern.

Kann der Lupus erythematodes zum Tod führen? Wenn eine Beteiligung innerer Organe (Nieren, Herz, Gehirn) vorliegt, ja. Mit den modernen Behandlungsmethoden, besonders mit den Medikamenten aus der Kortisongruppe, ist zwar heute eine wirkungsvolle Behandlung möglich, der Verlauf muß aber nach wie vor als ernst bezeichnet werden.

Pityriasis rosea
(Schuppenröschen)

Was ist die Pityriasis rosea? Die Pityriasis rosea oder das Schuppenröschen ist eine akut-entzündliche, selbstheilende Hautkrankheit mit zahlreichen rötlichen, ovalen und leicht schuppenden Herden vorwiegend am Körperstamm. Sie tritt am häufigsten im Frühjahr und Herbst auf, man erleidet sie aber in der Regel nur einmal im Leben.

Wie kann man die Pityriasis rosea erkennen? Sie beginnt mit einem einzigen münzgroßen rötlichen Fleck auf Brust oder Rücken, selten an Armen oder Beinen. Dieser Fleck weist eine feine Schuppung auf, die zentral beginnt, an den Rand des Flecks fortschreitet und dort scharf begrenzt ist. Er wird Mutterplatte (Plaque mère) genannt. Ein paar Wochen nach seinem Erscheinen schießt plötzlich ein Ausschlag mit ovalären Herden auf dem ganzen Körper auf, der von geringem Jucken begleitet sein kann. Typischerweise richten sich diese Herde entlang den Spaltlinien der Haut aus.

Ist die Pityriasis rosea ansteckend? Nein.

Wie wird die Pityriasis rosea behandelt? Außer der Gabe von Medikamenten zur Linderung des Juckreizes gibt es keine Behandlung. Die Erkrankung verschwindet nach ungefähr sechs Wochen auch ohne Behandlung von selbst.

Vitiligo
(Scheckhaut)

Was ist die Vitiligo? Mit Vitiligo oder Scheckhaut bezeichnet man einen fleckförmigen Pigmentverlust der Haut, der sich meistens ausbreitet. Diese pigmentlosen Stellen bleiben von der Sonnenbräunung ausgespart, so daß sie im Sommer an textilfreien Körperteilen auffallender sind.

Wodurch entsteht die Vitiligo? Die Ursache ist unbekannt. Wahrscheinlich handelt es sich um eine Autoimmunkrankheit, bei der es zur Zerstörung von pigmentbildenden Melanozyten kommt.

Gibt es eine Behandlung der Vitiligo? Ja, bei etwa der Hälfte der Patienten kann durch eine UV-Bestrahlung wieder eine gewisse Pigmentierung erreicht werden.

Allergische Hautreaktionen durch Pflanzen

Können Pflanzen allergische Reaktionen der Haut auslösen? Ja. Manche Menschen sind gegen bestimmte Pflanzen, z.B. Primeln oder Gräser, überempfindlich und reagieren mit Nesselausschlägen und anderen Reizerscheinungen, wenn sie mit diesen Pflanzen in Berührung kommen.

Sind diese Hautreaktionen ernster Natur? Nein, sie sind lediglich unangenehm und gehen meist bald von selbst zurück. Manche ausländischen Pflanzen können allerdings stärkere Reaktionen hervorrufen.

Sind allergisch bedingte Hautausschläge ansteckend? Nein.

Haut

Hinterläßt eine solche Attacke eine Immunität? Nein.

Wie wird eine derartige Hautreaktion behandelt? Meist ist keine Behandlung erforderlich; wenn nötig, gibt man entzündungshemmende und juckreizlindernde Präparate (siehe im übrigen Kapitel 3, Allergie).

Krankheiten der Haut und des Unterhautzellgewebes, die einer chirurgischen Behandlung bedürfen

Wie häufig entwickeln sich Geschwülste oder Zysten der Haut und der direkt darunter liegenden Gewebsschichten? Nur wenige Menschen bekommen im Laufe ihres Lebens *keine* Geschwulst oder Zyste der Haut oder des Unterhautzellgewebes. Die meisten dieser Geschwülste sind aber harmloser Natur.

Welche Veränderungen der Haut und Unterhaut, die u. U. eine chirurgische Behandlung erfordern, kommen verbreitet vor?

a) Talgzysten (Atherome oder Balggeschwülste). Diese Zysten entstehen, wenn sich die Öffnungen der Talgdrüsen verstopfen, so daß sich die Talgabsonderungen, die nicht austreten können, ansammeln.

b) Muttermale, »Leberflecken« oder Nävi. Fast jeder Mensch hat irgendwo am Körper Muttermale. Sie können unpigmentiert, bräunlich oder schwarzblau gefärbt und ganz winzig sein oder zu beträchtlicher Größe anwachsen. Manchmal sind diese Muttermale angeboren, aber die meisten entwickeln sich erst im Kindesalter oder im späteren Leben.

c) Warzen oder Verrucae. Auch Warzen treten bei den meisten Leuten im Laufe des Lebens irgendwann einmal auf.

d) Blutgefäßgeschwülste der Haut oder Hämangiome. Sie können zu jeder beliebigen Zeit von Geburt an bis zum hohen Alter auftreten und sind als rote Flecke auf der Haut zu erkennen. Die Ausdehnung von Blutgefäßgeschwülsten kann von Stecknadelkopfgröße bis zu einem Durchmesser von mehreren Zentimetern schwanken. Ein flaches einfaches Hämangiom nennt man Feuermal, ein vorgewölbtes Blutschwamm. Blutschwämme bei Kindern verschwinden oft in den ersten zweieinhalb Lebensjahren. Flache Hämangiome verschwinden nicht, und ihre Behandlung hat wenig Erfolg. Die roten Flecke, die man bei Neugeborenen öfters an Stirn und Nacken sieht, heißen im Volksmund »Storchenbiß«; sie verschwinden bald von selbst.

e) Bindegewebsgeschwülste oder Fibrome. Sie zeigen sich als harte oder weiche Knoten in oder unter der Haut und haben meist Kirschkerngröße.

f) Fettgewebsgeschwülste oder Lipome. Sie liegen direkt im Unterhautfettgewebe und können erbsen- bis apfelgroß sein und im Extremfall sogar die Größe einer Wassermelone erreichen.

g) Überbein oder Ganglion. Es handelt sich um dünnwandige Zysten der Sehnen oder Gelenke, die am häufigsten am Rücken des Handgelenks bei Kindern und jungen Erwachsenen beobachtet werden.
h) Epitheliome. Sie finden sich am häufigsten an textilfreien Körperstellen bei Personen im mittleren oder höheren Alter. Diese Hautveränderungen sind sehr verbreitet, schreiten nur langsam in die Umgebung fort, bilden keine Tochtergeschwülste und sind nicht lebensbedrohlich. Sie sind heilbar.
i) Hautkrebs.

Muß jedes Atherom, Muttermal, Hämangiom, Fibrom, Lipom usw. und jede Warze operativ entfernt werden? Nein. Man soll diese Hautveränderungen operieren, wenn sie eine starke Größenzunahme zeigen, wenn sie in einer Gegend liegen, wo sie ständiger Reizung ausgesetzt sind, wenn sie infiziert werden, wenn sie zu schmerzen beginnen oder wenn sie wiederholt bluten.

Wo wird gewöhnlich die Entfernung dieser Geschwülste und Zysten durchgeführt? Kleine Atherome und Warzen entfernt der Chirurg oder Dermatologe oft in seiner Praxis. Muttermale, Blutgefäßgeschwülste, Ganglien, Bindegewebs- und Fettgewebsgeschwülste und Epitheliome werden im Krankenhaus operiert.

Wie erfolgt die Schmerzausschaltung bei diesen chirurgischen Eingriffen? In den meisten Fällen genügt eine örtliche Betäubung.

Muß man nach einer solchen Operation im Krankenhaus bleiben? Oft darf man gleich nach der Operation nach Hause gehen. Wenn es sich um einen großen Tumor handelt oder der Tumor an einer ungünstigen Stelle sitzt, kann ein mehrtägiger Krankenhausaufenthalt notwendig werden.

Atherome

Gibt es noch andere Bezeichnungen für Atherome? Ja, man nennt sie auch Grützbeutel oder Balggeschwülste.

Wo sitzen Atherome gewöhnlich? Sie können überall am Körper auftreten. Häufig finden sie sich aber auf der Kopfhaut, im Gesicht und am Rücken.

Muß man ein Atherom entfernen, auch wenn es keine Schmerzen verursacht? Ja, wenn es anfängt, größer zu werden. Diese Zysten infizieren sich leicht, wenn man sie lange bestehen läßt.

Sind Atherome gefährlich? Nein.

Kann man ein Atherom entfernen, wenn es infiziert ist? In der Regel nicht. In diesem Stadium kann man es nur chirurgisch eröffnen und den Eiter entleeren. Die vollständige Entfernung wird später durchgeführt, wenn die Infektion völlig zurückgegangen ist.

Muttermale

Sind Muttermale gefährlich? Muttermale, Leberflecke oder Nävi sind meist harmlos.

Wie weiß man, ob ein Muttermal bösartig ist oder ob die Gefahr einer Entartung entsteht? Wenn ein Muttermal plötzlich größer wird, seine Farbe verändert, blutet oder durch die Kleidung gereizt wird, muß man sorgfältig prüfen, ob es nicht bösartig geworden ist. Muttermale am Rücken sollten gelegentlich mit einem Spiegel beobachtet werden. In den meisten Fällen stellt sich heraus, daß diese Male gutartig sind, aber die frühzeitige Entfernung kann helfen, einer späteren Entwicklung zu einem Krebs vorzubeugen.

Kann der Chirurg oder der Hautarzt beurteilen, welches Muttermal man entfernen sollte und welches man unbedenklich in Ruhe lassen kann? Ja.

Wie wird ein Muttermal, das sich plötzlich verändert hat, richtig behandelt? Mit breiter Ausschneidung einschließlich der umgebenden normalen Haut und Unterhaut. Wenn es sich um die Entfernung eines sehr großen Muttermals handelt, kann es notwendig werden, zur Deckung der Hautwunde einen Hautlappen einzusetzen.

Empfiehlt es sich, braune oder blau-schwarze Nävi mit der elektrischen Nadel wegzubrennen? Nein. Die beste Behandlung ist die chirurgische Ausschneidung.

Warzen

Wodurch entstehen Warzen? Warzen werden durch ein Virus hervorgerufen. Betroffen sind vor allem Kinder.

Kann man Warzen bekommen, wenn man eine Kröte anfaßt? Nein. Das ist eine verbreitete irrige Vorstellung.

Muß man alle Warzen entfernen? Ja. Nur in seltenen Fällen verschwinden kleinere Warzen von selbst, wenn man eine große Warze (Mutterwarze) entfernt hat.

Kann man die Entstehung von Warzen auf wirksame Weise verhindern? Nein. Vor allem aber soll man Warzen nicht aufstechen oder reizen, da das zur Bildung neuer Warzen führen kann.

Verschwinden Warzen unbehandelt von selbst? Ja, mit zunehmendem Alter.

Mit welchen Standardmethoden werden Warzen im allgemeinen entfernt? Am häufigsten mittels Elektrokoagulation. Ferner kann man die Entfernung mit dem scharfen Löffel nach Chloräthylvereisung oder die Behandlung mit flüssigem Stickstoff versuchen.

Ist mit allen diesen Methoden eine erfolgreiche Beseitigung von Warzen möglich? Ja, aber manche Warzen kommen wieder, auch wenn sie vermeintlich gründlich beseitigt wurden.

Kann sich eine Warze wieder bilden, nachdem sie sachgemäß entfernt worden ist? Nein, aber es können sich an anderen Stellen neue Warzen entwickeln.

Machen Warzen an den Fußsohlen starke Beschwerden? Ja. Sohlenwarzen können sehr schmerzhaft sein und sollten entfernt werden.

Blutgefäßgeschwülste

Welche Bedeutung haben Blutgefäßgeschwülste der Haut, sog. Hämangiome? Blutgefäßgeschwülste bilden sich in den meisten Fällen von selbst zurück. Eine vorsichtige Röntgenbestrahlung, möglichst bis zum Ende des zweiten Lebensjahres, kann die Neigung zur Spontanheilung unterstützen. Operative Maßnahmen dürften nur in den seltensten Fällen sinnvoll sein.

Werden Blutgefäßgeschwülste oft bösartig? Nein, das kommt außerordentlich selten vor.

Neigen Blutgefäßgeschwülste zur Blutung? Wenn sie oberflächlich in der Haut liegen und zufällig verletzt werden, kann es zu einer größeren Blutung kommen.

Haut

Wie behandelt man eine Blutung aus einer Blutgefäßgeschwulst? Mit direktem, festem Druck auf die blutende Stelle, so lange, bis ein Arzt die Behandlung übernehmen kann.

Bindegewebsgeschwülste

Wo haben Bindegewebsgeschwülste, sogenannte Fibrome, am häufigsten ihren Sitz? In der Haut der Arme oder Beine; sie können aber überall am Körper auftreten.

Wie werden Fibrome behandelt? Wenn sie wachsen oder Schmerzen verursachen, sollten sie operativ entfernt werden.

Neigen Fibrome zur krebsigen Entartung? Nein, das kommt außerordentlich selten vor.

Kommen Fibrome öfter wieder, nachdem sie einmal entfernt worden sind? Nein.

Fettgewebsgeschwülste

Sind Fettgewebsgeschwülste sehr häufig? Fettgewebsgeschwülste, sogenannte Lipome, sind nahezu die häufigsten aller gutartigen Tumoren, die im menschlichen Körper auftreten.

Wo liegen Lipome meist? Sie können überall im Körper innerhalb des Unterhautgewebes oder zwischen den Muskelbündeln vorkommen.

Sind Lipome schmerzhaft? Gewöhnlich nicht.

Neigen Lipome dazu, bösartig zu werden? Nur äußerst selten; die Umwandlung in eine bösartige Geschwulst ist durch ein plötzliches, schnelles Wachsen des Tumors gekennzeichnet.

Wann soll ein Lipom entfernt werden? Wenn es Zeichen des Wachstums zeigt, wenn es gereizt oder infolge seiner Lage Verletzungen ausgesetzt ist, wenn es schmerzhaft wird oder entstellend wirkt.

Ganglien

Was ist ein Ganglion? Mit Ganglion der Überbein bezeichnet man die Zyste einer Sehne oder eines Gelenks. Ganglien treten häufig im Bereich des Handgelenks auf, sind aber auch an anderen Stellen, besonders an Fingern und Zehen, zu beobachten.

Wie wird ein Überbein behandelt? Es wird chirurgisch entfernt, wenn es sich vergrößert oder zu schmerzen beginnt.

Kommt ein Überbein nach seiner Entfernung manchmal wieder? Ja, in ungefähr 10 % der Fälle.

Hautkrebs und Epitheliom

Ist der Hautkrebs heilbar? Praktisch jeder Hautkrebs ist, wenn er früh genug behandelt wird, vollständig heilbar.

Was gehört zu den Frühzeichen des Hautkrebses? An einen Hautkrebs sollte man denken, wenn ein bereits bestehendes Muttermal dunkler und/oder erhabener wird, leicht zur Blutung neigt oder geschwürig zerfällt. In allen diesen Fällen sollte man zur weiteren Abklärung den Arzt aufsuchen. Außerdem sollte man immer dann zum Arzt gehen, wenn sich geschwürige Hautveränderungen bilden, die nicht innerhalb eines Monats abheilen.

Welche Arten von Hautkrebs kennt man? Im wesentlichen werden drei Formen von Hautkrebs unterschieden, deren Namen sich vom Zelltyp der Hautzellen ableiten, die jeweils entartet sind:

a) das Basaliom oder Basalzellkarzinom; es geht von der untersten Zellschicht der Haut aus und wächst zwar lokal zerstörend, verursacht aber keine Tochtergeschwülste. Am häufigsten kommt es bei älteren Menschen im Gesicht vor (Abb. 87).

b) das Spinaliom oder der Stachelzellkrebs; es entsteht aus den oberflächlichen Hautzellen vor allem an den Hautstellen, die dauernd dem Licht ausgesetzt sind (Hände, Gesicht), aber auch im Bereich der Genitalien, am häufigsten bei älteren Menschen. Vorläufer können Muttermale oder Alterswarzen sein.

c) das maligne Melanom oder der schwarze Hautkrebs; dieser Hautkrebs geht von den pigmentbildenden Zellen der Haut aus und entwickelt sich am häu-

Haut

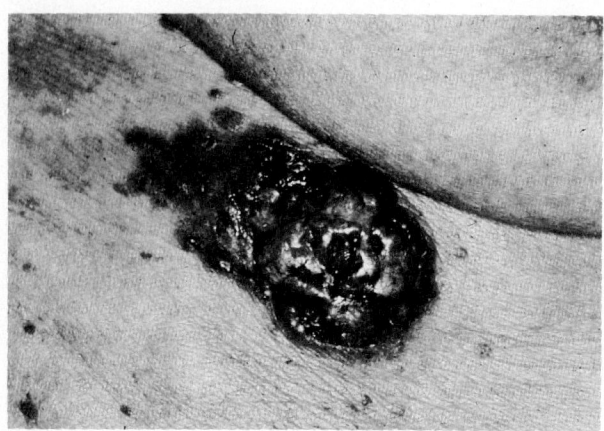

Abb. 87
Basaliom

figsten im Bereich von Brust und Rücken, vor allem bei Menschen im mittleren Lebensalter. Er entsteht häufig aus vorbestehenden, zunächst gutartigen Muttermalen. Wegen der frühzeitigen Neigung zur Ausbildung von Tochtergeschwülsten gilt er als die bösartigste Form von Hautkrebs.

Wie kann man einem malignen Melanom vorbeugen? Es empfiehlt sich, in regelmäßigen Abständen den eigenen Körper sorgfältig zu betrachten oder betrachten zu lassen, vor allem auch Hautbezirke, die nicht leicht einsehbar sind, z. B. den Rücken (Abb. 88).

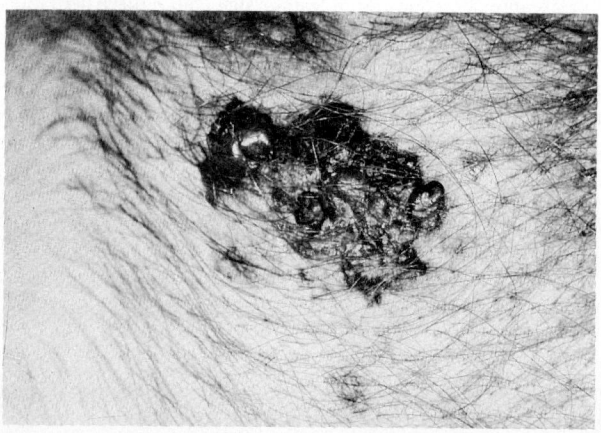

Abb. 88
Malignes
Melanom

Welche Zeichen sollten einen zum Arzt führen? Wenn ein Muttermal auf zuvor intakter Haut rasch wächst; wenn sich ein vorbestehendes Muttermal plötzlich vergrößert; wenn seine Oberfläche unregelmäßig und höckrig wird; wenn es zu jucken anfängt; wenn es ohne Verletzung anfängt zu bluten. In diesen Fällen besteht der Verdacht, daß es sich um ein malignes Melanom handelt.

Wie wird ein Hautkrebs behandelt?
a) Er sollte sofort und vollständig, zusammen mit der gesunden umgebenden Haut und dem darunterliegenden Unterhautgewebe, operativ entfernt werden.
b) Falls das nicht möglich ist, kann man eine Behandlung mit Röntgenbestrahlung oder mit radioaktiven Substanzen durchführen.

Kennt man die Ursache des Hautkrebses? In bestimmten Fällen kann man sie einer wiederholten oder ständigen Reizung zuschreiben. In manchen Fällen kann der Hautkrebs auf die Reizung durch Petroleum oder Petroleumprodukte, Phosphor oder andere Substanzen, die mit der Haut der Hände jahrelang ständig in Kontakt gekommen sind, zurückgehen. Die Beobachtung zeigt, daß bei Menschen, die im Laufe ihres Lebens immer wieder starker Sonnenbestrahlung ausgesetzt waren und viele Sonnenbrände hatten, eine erhöhte Neigung zur Entwicklung eines Hautkrebses besteht.

Pilonidalzyste

Was ist eine Pilonidalzyste? Es handelt sich um eine unregelmäßig geformte Zyste, die in der unteren Rückengegend gerade über oder zwischen den Gesäßbacken liegt.

Wodurch entstehen diese Zysten? Vermutlich beruhen sie auf einer embryonalen Fehlentwicklung, oder sie entstehen durch eingewachsene Haare, die die Bildung einer Einschlußzyste bewirken (Haarnestzysten).

Wie häufig kommen solche Zysten vor? Sie finden sich bei fast 5 % aller Menschen.

Wie kommt es, daß diese Zysten vor dem frühen Erwachsenenalter kaum Beschwerden machen? Im Zysteninneren wachsen Haare, was ziemlich lange Zeit in Anspruch nehmen kann. Letztlich tritt aber häufig eine Infektion der Zyste ein, es bildet sich Eiter, und der Patient bekommt an dieser Stelle Schmerzen.

Woran kann man erkennen, ob man eine solche Pilonidalzyste hat? Man merkt es an der Bildung einer Geschwulst mit typischer Lokalisation, von Zeit zu Zeit fällt eine gelbliche Absonderung in der Unterwäsche auf, und oft kommt es zu Schmerzen, Druckempfindlichkeit und zur Entwicklung eines Abszesses in diesem Gebiet.

Welche Folgen kann eine solche Zyste haben, wenn sie nicht enfernt wird?
a) Die Zyste kann sich stark vergrößern und die Umgebung da und dort mit zentimeterlangen Ausläufern unterminieren.
b) Es kann zu ständiger Eiterabsonderung und zu chronischen Beschwerden in der Zystengegend kommen.
c) Es kann sich ein Abszeß bilden, der sehr starke Schmerzen und hohes Fieber verursacht.
d) In seltenen Fällen können diese Zysten entarten und bösartig werden.

Wie wird eine Pilonidalzyste behandelt? Sie wird operativ entfernt.

Welche Nachbehandlung empfiehlt sich nach der Entfernung der Zyste? Wannenbäder, häufiger Wäschewechsel, Sauberhaltung des Wundbereichs und alle paar Tage ein Besuch beim Chirurgen.

26 Herz

Siehe auch Kapitel 5, Altern; Kapitel 14, Blutgefäße; Kapitel 46, Organtransplantationen; Kapitel 52, Rheumatische Krankheiten; Abschnitt Streß im Kapitel 57

Welchen Aufbau hat das Herz? Das Herz ist ein beutelförmiges, muskuläres Hohlorgan, das in vier Hohlräume gegliedert ist. Es teilt sich in eine linke und eine rechte Herzhälfte; jede der beiden Herzhälften besitzt zwei miteinander in Verbindung stehende Höhlen, den Vorhof und die Herzkammer.

In den rechten Vorhof münden zwei große Venen, die obere und die untere Hohlvene, die das Blut aus allen Körpervenen in den rechten Vorhof leiten. Dieses venöse Blut ist dunkelrot; es hat einen geringen Sauerstoffgehalt, enthält aber reichlich überschüssiges Kohlendioxid und andere Stoffe, die entweder aus dem Darm aufgenommen oder von den Geweben ausgeschieden werden. Aus dem rechten Vorhof gelangt das Blut durch eine Klappe, die Trikuspidalklappe, in die rechte Herzkammer. Durch eine weitere Herzklappe, die Pulmonalklappe, fließt das Blut dann in die Blutgefäße der Lunge. Hier wird der Sauerstoffvorrat des venösen Blutes wieder aufgefüllt und das überschüssige Kohlendioxid mit der Atemluft ausgeatmet. Von der Lunge strömt das nun mit Sauerstoff angereicherte Blut in die linke Herzhälfte, gelangt zunächst in den linken Vorhof und von dort nach Passieren der Mitralklappe in die linke Herzkammer mit ihrer starken Muskelwand. Diese zieht sich bei jedem Herzschlag kräftig zusammen und wirft das frische Blut durch die Aortenklappe in die größte Arterie des Körpers, die Körperhauptschlagader oder Aorta, aus. Über die Aorta wird das sauerstoffreiche Blut in alle Gefäße und Gewebe verteilt (Abb. 89).

Wo liegt das Herz? Das Herz liegt, im Herzbeutel eingeschlossen, schräg im Brustraum; seine Spitze befindet sich links vom Brustbein. Die Vorderfläche des Herzens liegt teilweise der Brustwand an. Zum größten Teil ist das Herz in die benachbarte Lunge eingebettet, unten ruht es dem Zwerchfell auf (Abb. 90).

Welche Funktion erfüllt das Herz? Das Herz ist der Motor bzw. die Hauptenergiequelle des Blutkreislaufs; es liefert die Antriebskraft, die den Blutstrom in allen Blutgefäßen des Körpers in Bewegung hält. Es ist zwar nur faustgroß, pumpt aber täglich etwa 5000–7000 l Blut durch den Körper und kann seine Leistung nötigenfalls sogar noch um ein Vielfaches steigern. Solange der Mensch lebt, schlägt das Herz unausgesetzt und zieht sich durchschnittlich 78mal pro Minute bzw. 10000mal pro Tag zusammen. Wenn das Herz nicht richtig arbeitet, ist der Blutkreislauf gestört; das hat zur Folge, daß die Funktion der lebenswichtigen Organe leidet.

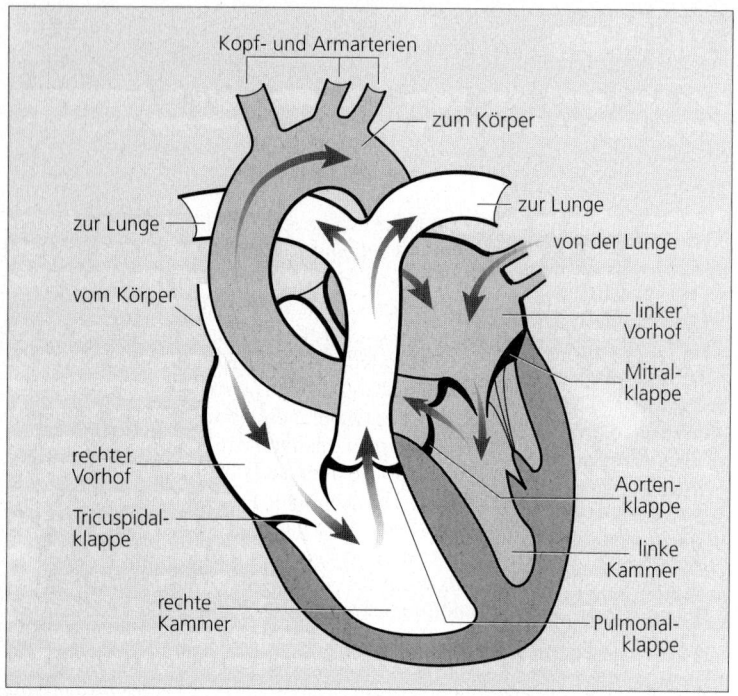

Abb. 89 *Schematische und vereinfachte Darstellung der Anatomie des Herzens;* der rechte Vorhof und die rechte Herzkammer nehmen sauerstoffarmes Blut aus dem Körper auf und pumpen es in die Lunge; der linke Vorhof und die linke Herzkammer nehmen sauerstoffreiches Blut aus der Lunge auf und pumpen es in den Körper.

Wodurch wird der Herzmuskel zur Kontraktion angeregt? Die Herzmuskulatur wird durch den elektrischen Impuls des sog. Sinusknotens (s. Abb. 91 und Seite 410) zur regelmäßigen Kontraktion angeregt. Die Impulse des Sinusknotens unterliegen einer Steuerung durch den Sauerstoffgehalt des Blutes, aber auch durch das Nervensystem.

Wie stellt der Arzt fest, ob das Herz gesund ist? Er beurteilt das Herz an Hand der Krankengeschichte des Patienten, einer allgemeinen Untersuchung und gegebenenfalls anderer Befunde, die erhoben werden, wenn zusätzliche Untersuchungen notwendig erscheinen, z.B. Röntgenaufnahmen und -durchleuchtung, Elektrokardiographie oder Echokardiographie.

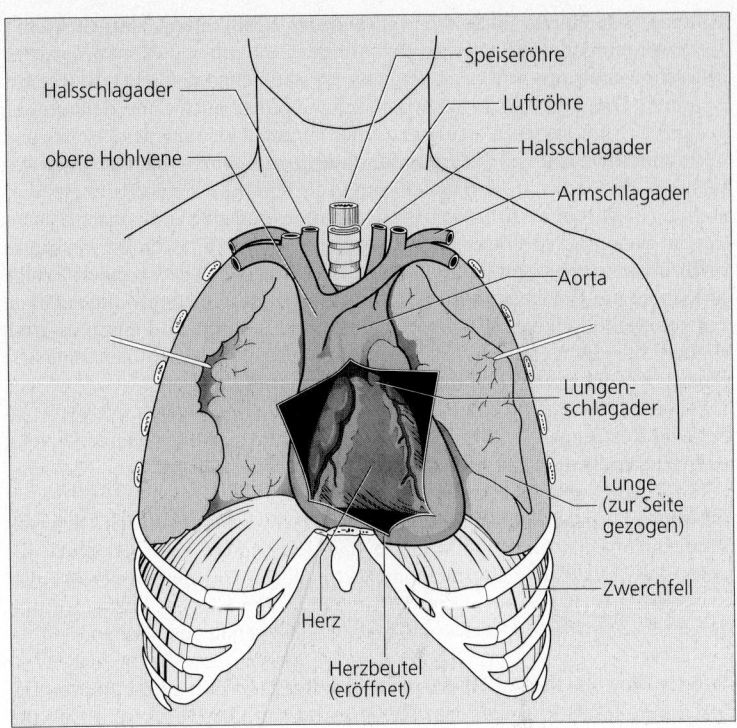

Abb. 90 *Lage des Herzens* im Brustraum und seine Beziehungen zu den Nachbarorganen.

Sind Herzkrankheiten erblich, oder kommen sie in manchen Familien gehäuft vor? Gewisse Krankheiten, die das Herz befallen, kommen zwar in manchen Familien häufiger vor, im großen und ganzen sind Herzkrankheiten aber nicht erblich. Wegen der Tatsache, daß ein Familienmitglied an einer Herzkrankheit leidet, müssen die Angehörigen nicht befürchten, ebenfalls herzkrank zu werden; es sollte jedoch ein zusätzlicher Ansporn sein, regelmäßig den Arzt aufzusuchen, damit im gegebenen Fall vorbeugende Maßnahmen getroffen werden können.

Sind Herzkrankheiten heilbar? Dies hängt vom Alter des Betroffenen und von der Ursache der Herzkrankheit ab. Viele Herzkrankheiten lassen sich erfolgreich behandeln, manche vollständig ausheilen, andere sind kaum beeinflußbar und schreiten unaufhörlich fort.

Können sich Herzkrankheiten während des Kindesalters »auswachsen«?
Redewendungen wie »das wird sich mit der Zeit geben« oder »das wächst sich schon noch aus« wird man heutzutage von einem Arzt nicht zu hören bekommen. Die Ansicht, ein herzkrankes Kind könne auch ohne Behandlung gesund werden, verleitet oft eher zu einer Vernachlässigung des Leidens und verhindert ein sinnvolles Eingreifen. Genaugenommen trifft es auch gar nicht zu, daß sich ein Herzfehler »auswächst«. Diese weitverbreitete Vorstellung ist darauf zurückzuführen, daß immer wieder Fälle beobachtet werden, in denen sich Herzgeräusche, die bei Kindern zu hören waren, später nicht mehr nachweisen lassen. Bei diesen Herzgeräuschen handelt es sich aber nicht um Zeichen einer Herzkrankheit, sondern vielmehr um zufällige (akzidentielle) Herzgeräusche, die uncharakteristisch und harmlos sind. Wenn echte Herzgeräusche, die auf eine organische Herzkrankheit schließen lassen, verschwinden, so ist das eher ein schlechtes Zeichen.

Schadet anstrengende körperliche Tätigkeit dem gesunden Herzen? Nein, körperliches Training ist für ein gesundes Herz eher günstig.

Ist schwere körperliche Belastung bei Herzschwäche gefährlich? Schwere körperliche Belastungen sind nichts für Herzkranke! Das bedeutet zwar nicht, daß Herzkranke überhaupt nichts tun dürfen; sie müssen sich aber auf das beschränken, was sie mit ihrem Herzen leisten können. Die Anweisungen des behandelnden Arztes sind in jedem Fall genau einzuhalten.

Welche Wirkung hat das Rauchen auf das Herz? Es gibt eine Fülle von Belegen dafür, daß Rauchen dem Herzen schadet. Akut verursacht Nikotinkonsum eine Engerstellung der kleinen und großen Arterien, die den Herzmuskel versorgen, so daß das Herz nicht so viel Sauerstoff bekommt, wie es braucht. Langfristig fördert Rauchen die Entstehung einer Arteriosklerose der Herzkranzgefäße. Herzinfarkte sind bei Rauchern viel häufiger als bei Nichtrauchern. Zweifellos sollten Herzkranke mit dem Rauchen aufhören.

Schadet Alkohol dem Herzen? Mäßiger Alkoholkonsum schadet dem Herzen nicht, verhindert vielleicht sogar das Auftreten der Arteriosklerose. Bei übergroßem Alkoholgenuß wird das Herz sehr wohl in Mitleidenschaft gezogen. Alkoholiker haben nicht selten ein sehr großes, leistungsschwaches Herz.

Welche allgemein gebräuchlichen Medikamente sind für das Herz schädlich? Die meisten frei erhältlichen Medikamente haben keinerlei Einfluß auf das Herz. Viele Psychopharmaka, z. B. gegen Depressionen, können sich aber sehr wohl ungünstig auf das Herz auswirken.

Ist schwere psychische Belastung schlecht für das Herz? Ja, aber das gesunde Herz verträgt akute seelische ebenso wie körperliche Belastungen

Herz

erstaunlich gut. Chronische seelische Belastungen können unter Umständen schließlich zu einer Erkrankung des Herzens führen. Natürlich können anhaltende seelische Belastungen einem Herzen, dessen Leistung bereits durch eine bestehende Krankheit beeinträchtigt ist, zusätzlich schaden.

Gibt es so etwas wie ein »gebrochenes Herz«? Oder anders ausgedrückt, leidet das Herz unter Trauer oder Enttäuschungen? Der Ausdruck »ein gebrochenes Herz« ist nichts anderes als ein poetisches Bild, weist aber auf die Beeinflußbarkeit von Herzleiden durch seelische Faktoren hin. Das Herz wurde seit alters her als Sitz der Gefühle betrachtet.

Wie kann man feststellen, ob Schmerzen in der Herzgegend auf eine Herzkrankheit oder auf eine Erkrankung eines anderen Organs zurückzuführen sind? Der Herzschmerz oder besser der Brustschmerz ist ein außerordentlich vieldeutiges Symptom, und es gibt im Bereich der Brust viele andere Gründe für Schmerzempfindungen, die nicht vom Herzen ausgehen. Es bedarf der Kenntnisse eines erfahrenen Arztes, um festzustellen, ob ein bestimmter Schmerz tatsächlich vom Herzen herrührt. Oft muß der Arzt apparative Untersuchungen heranziehen, um den Eindruck, den er bei der Untersuchung gewonnen hat, zu erhärten.

Wie oft soll man das Herz untersuchen lassen? Wenn man nicht an einer bestimmten Herzkrankheit leidet oder mit Risikofaktoren für eine Herzerkrankung belastet ist, erübrigen sich Herzkontrollen. Es genügen dann regelmäßige Untersuchungen zur Überprüfung des allgemeinen Gesundheitszustandes.
Für Herzkranke empfiehlt sich allerdings eine regelmäßige Kontrolle in den vom behandelnden Arzt angegebenen Abständen, die von Fall zu Fall sehr unterschiedlich sein können.

Sind Herzkrankheiten bei Männern häufiger als bei Frauen? Männer neigen in viel stärkerem Maße zu Erkrankungen der Herzkranzgefäße und damit zu Angina pectoris (Herzenge) und Herzinfarkt. Die Häufigkeit anderer Herzkrankheiten verteilt sich auf beide Geschlechter gleich.

Ist die Neigung zu Herzkrankheiten bei Schlanken geringer als bei Übergewichtigen? Erkrankungen der Herzkranzgefäße sind nach statistischen Erhebungen bei Übergewichtigen entschieden häufiger anzutreffen. Andere Herzkrankheiten scheinen bei ihnen nicht merklich öfter aufzutreten. Fettleibigkeit stellt jedoch stets eine zusätzliche Belastung für ein ohnehin bereits geschwächtes bzw. krankes Herz dar.

Kann der Arzt durch das Abhorchen und die Untersuchung des Herzens voraussagen, wie alt man wird? Nein. Der Arzt kann lediglich feststellen, ob das

Herz richtig arbeitet oder krank ist. Trotz aller Fortschritte der modernen Medizin kann man auch heute nur ungefähr abschätzen, wie lange ein Herzkranker noch zu leben hat. Bei Menschen mit offensichtlich gesundem Herzen gibt es jedenfalls keinerlei Anzeichen, aus denen sich die Lebenserwartung bestimmen ließe.

Verminderte Herzleistung und Herzkrankheit

Welche Ursachen liegen zumeist einer verminderten Leistungsfähigkeit des Herzens und einer Erkrankung des Herzens zugrunde?

a) Der Herzmuskel selbst ist geschwächt, so daß er sich nicht mehr mit entsprechender Kraft zusammenziehen kann. Dies ist oft auf eine schlechte Ernährung des Herzmuskelgewebes zurückzuführen (z. B. bei einer Erkrankung der Gefäße, die das Herz versorgen). Aber auch Infektionen, Entzündungen, Giftstoffe, Hormonstörungen oder Verschiebungen im Mineralhaushalt des Körpers können eine Schwächung des Herzmuskelgewebes oder eine Störung der elektrischen Erregung des Herzens bewirken.

b) Die Herzklappen arbeiten nicht richtig; entweder sie öffnen und schließen sich nicht, wie sie sollen, oder sie sind infolge eines entwicklungsbedingten Geburtsfehlers unvollständig ausgebildet bzw. fehlen überhaupt. Herzklappenfehler können auch durch eine erworbene Krankheit hervorgerufen werden, am häufigsten vom rheumatischen Fieber. Aber auch andere Erkrankungen wie Syphilis, bakterielle Infektionen oder Kollagenosen kommen, wenn auch seltener, in Betracht.

c) Der Herzmuskel kann infolge einer Überbelastung durch hohen Blutdruck, chronische Lungenkrankheiten, Erkrankungen der Hormondrüsen, Blutarmut, abnorme Verbindungswege zwischen Arterien und Venen oder die vorher erwähnten Klappenfehler geschwächt sein.

d) Angeborene (kongenitale) abnorme Öffnungen in der Scheidewand zwischen linker und rechter Herzhälfte sowie eine Vielzahl angeborener Fehlentwicklungen des Herzens und der großen Gefäße, die vom Herzen abgehen. Glücklicherweise sind diese angeborenen Fehlbildungen sehr selten.

e) Entzündliche Erkrankungen des Herzmuskels und Herzbeutels, die zumeist auf Infektionen zurückführen sind und als Myokarditis bzw. Perikarditis bezeichnet werden.

f) Fehlbildungen im Bau des Brustkorbs und des Rückgrats.

g) Störungen in der Schlagfolge des Herzens. Anstelle der rhythmischen Herzaktion können Unregelmäßigkeiten der Schlagfolge oder abnorme Rhythmen auftreten. Auf Grund dieser Rhythmusstörungen, die verschiedenste Formen annehmen können, ist das Herz oft nicht imstande, wirksam zu arbeiten.

h) Geschwülste des Herzens können zu einer schwerwiegenden Beeinträchtigung der Herzleistung führen. Diese sehr seltenen Geschwülste entstehen entweder im Herzgewebe selbst oder dringen aus anderen Organen ins Herz vor.

Was sind die häufigsten Ursachen einer Herzkrankheit?
a) Erkrankung der Herzkranzgefäße (die Herzkranzgefäße oder Koronararterien sind die Blutgefäße, die den Herzmuskel mit Blut versorgen);
b) hoher Blutdruck;
c) chronische Lungenkrankheiten;
d) angeborene (kongenitale) Herzfehler;
e) rheumatisches Fieber.

Herzversagen

Was versteht man unter Herzversagen? Herzversagen, Herzinsuffizienz oder Herzdekompensation, wie die Fachausdrücke heißen, kann durch eine oder mehrere der oben aufgezählten Krankheiten verursacht werden. Von Herzversagen spricht man, wenn das Herz nicht mehr in der Lage ist, sich den normalen Erfordernissen des Kreislaufs anzupassen.

Normalerweise besitzt das menschliche Herz genug Reservekraft und kann daher die im Verlaufe der oben erwähnten Krankheiten auftretenden Belastungen größtenteils ausgleichen. Mit zunehmender Schwere der Erkrankung und steigender Ermüdung des Herzmuskels vermag das Herz allerdings seinen Aufgaben immer weniger gerecht zu werden.

Welche Symptome begleiten ein Herzversagen?
a) Kurzatmigkeit, die sich schon bei leichter Anstrengung verstärkt;
b) leichte Ermüdbarkeit;
c) Anschwellen der Füße, Knöchel und Beine; dies wird in der Regel gegen Abend schlimmer und bessert sich über Nacht;
d) Unfähigkeit, flach im Bett zu liegen, ohne dabei Atemnot zu bekommen; die Kranken brauchen daher immer mehrere Kissen, um Kopf und Oberkörper aufzurichten;
e) bläuliche Verfärbung der Lippen, der Fingernägel und der Haut;
f) nächtliches Wasserlassen mit großer Urinmenge;
g) Flüssigkeitsansammlung im Brust- und Bauchraum sowie in anderen tieferliegenden Körperregionen;
h) plötzliche nächtliche Erstickungsanfälle, die den Patienten zwingen, sich aufzusetzen oder aus dem Bett zu steigen und nach Luft zu ringen;
i) Halsvenenstauung.

Wie lange dauert es, bis ein geschädigtes bzw. überlastetes Herz versagt? Das schwankt stark von Fall zu Fall. Das Herz ist in erstaunlichem Maße fähig, seine Arbeit viele Jahre lang unter großen Schwierigkeiten zu leisten, und versagt erst, wenn die Schwierigkeiten unüberwindlich werden.

Muß man sterben, wenn das Herz einmal zu versagen beginnt? Nein. Mit entsprechenden Betreuungsmaßnahmen, etwa einer Einschränkung der körperlichen Tätigkeit, salzarmer Kost, Digitalisbehandlung, Einnahme von Diuretika (das sind Medikamente, die die Wasser- und Salzausscheidung über die Niere anregen) und ACE-Hemmern (Medikamente, die ein bestimmtes Enzym der Blutdruckregulation hemmen), im gegebenen Fall durch chirurgische Eingriffe läßt sich ein versagendes (dekompensiertes) Herz viele Jahre lang stützen.

Wie prüft der Arzt den Zustand des Herzens?
a) Durch genaue Erhebung der Vorgeschichte der Beschwerden und früherer Krankheiten;
b) durch Abhören des Herzens mit dem Hörrohr (Stethoskop);
c) durch die Echokardiographie;
d) mit der Ableitung eines Elektrokardiogramms;
e) mit der Röntgendurchleuchtung oder -aufnahme;
f) mit anderen noch eingehenderen Untersuchungsmethoden, etwa einer Belastungsprobe.

Was versteht man unter einem Elektrokardiogramm? Der Herzmuskel erzeugt beim Zusammenziehen und Erschlaffen schwache, aber charakteristische elektrische Ströme. Mit Hilfe eines hochempfindlichen Gerätes, des Elektrokardiographen, lassen sich diese Ströme »ableiten« und auf Papier registrieren. Änderungen in der Höhe der aufgezeichneten Ausschläge und in der Richtung dieser Ströme können wichtige Aufschlüsse über die Funktion und den Zustand des Herzens vermitteln (Abb. 91 u. 92).

Ist es möglich, den Herzzustand allein an Hand elektrokardiographischer Befunde zu bestimmen? Nein. Die Elektrokardiographie dient lediglich zur Ergänzung anderer Befunde. Es kann nämlich vorkommen, daß das Elektrokardiogramm (EKG) trotz einer schweren Herzkrankheit völlig normal ist; andererseits zeigt es aber oft auch Störungen an, wenn die Untersuchung durch den Arzt nichts Bedenkliches ergab.

Was versteht man unter einem Belastungs-EKG? Bei bestimmten Patienten ist die Herzfunktion im Ruhezustand normal, nicht aber bei körperlicher Belastung. Aus der Reaktion auf eine dosierte körperliche Belastung, die im Anstieg der Schlagfrequenz und in EKG-Veränderungen zum Ausdruck kommt, können Schlüsse gezogen werden, ob eine Einschränkung der körperlichen Tätigkeiten erforderlich ist.

Herzversagen

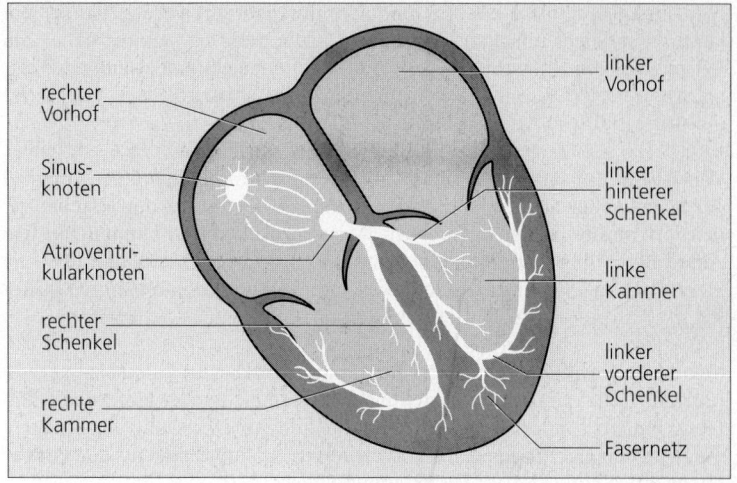

Abb. 91 Das Erregungsbildungs- und -leitungssystem des menschlichen Herzens. Der Sinusknoten ist der natürliche Schrittmacher des Herzens. Über Leistungsbahnen in den Vorhöfen erreicht die Erregung den Atrioventrikularknoten. Dort teilt sich das Leitungssystem in einen rechten und linken Schenkel auf, die zur rechten bzw. linken Herzkammer führen. Der linke Schenkel teilt sich erneut in zwei größere Hauptäste, den links-vorderen und links-hinteren Schenkel. Die Herzmuskelzellen werden über ein feines Fasernetz erreicht.

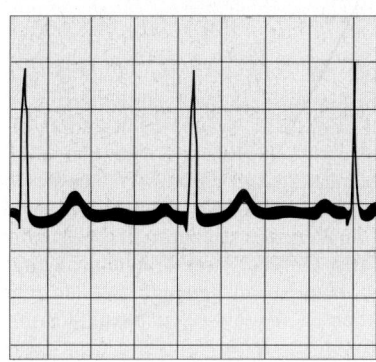

Abb. 92 *Normales Elektrokardiogramm*. Abweichungen vom normalen Kurvenverlauf vermag der Herzspezialist zu beurteilen und zur Diagnose von Herzkrankheiten zu verwerten.

Was versteht man unter einem Langzeit-EKG? Wenn der Verdacht auf eine Herzrhythmusstörung besteht, die im Ruhe-EKG nicht erfaßt wurde, so zeichnet man das EKG des Patienten über 24 Stunden lang auf. Diese Untersuchung kann ohne weiteres ambulant durchgeführt werden, der Patient kann sogar seiner üblichen Tätigkeit nachgehen. Er trägt ein Kästchen am Körper, das die Herzschlagfolge fortlaufend aufzeichnet; besondere Ereignisse notiert der Patient mit der Uhrzeit in einem Protokoll. Der Arzt wertet die Aufzeichung in der Regel an einem Computer aus.

Was ist die Echokardiographie? Das ist eine Ultraschalluntersuchung, bei der Schallwellen auf das Herz gerichtet und Echos, die von den Klappen reflektiert werden, registriert werden. Aus dem Kurvenbild können wichtige Aufschlüsse über den Gesundheitszustand des Herzmuskels und über die Herzfunktion gewonnen werden. Die Untersuchung ist vollkommen risikolos.

Was ist die Farbdoppler-Echokardiographie? Mit diesem Ultraschallverfahren gelingt nicht nur eine Darstellung und Vermessung der Herzwände und Herzklappen, sondern auch eine Untersuchung und Messung der Blutströmung an den Herzklappen. Damit gewinnt man ohne Risiko für den Patienten wichtige Hinweise auf Herzklappenfehler.

Was ist eine transösophageale Echokardiographie? Bei der normalen Echokardiographie liegt die Ultraschallsonde auf der Brustwand. Da das Herz zum großen Teil von lufthaltigem Lungengewebe überdeckt ist und Luft die Ultraschallwellen total reflektiert, ist die Beurteilbarkeit des Herzens in bestimmten Fällen schlecht bzw. unzureichend. Dieses Problem wird mit einem Gerät umgangen, bei dem eine Ultraschallsonde an der Spitze eines Endoskops sitzt, das in die Speiseröhre bis auf Herzhöhe geschoben wird. Damit gelingt oft ein wesentlich besserer Einblick in das Herz.

Was sind Radionukliduntersuchungen des Herzens? Mit Radioisotopen markierte Substanzen werden in die Armvene des Patienten injiziert. Bei der Myokardszintigraphie nutzt man den Effekt, daß sich diese Substanzen selektiv entweder im gesunden oder im kranken Herzmuskelgewebe einlagern. Die von den Isotopen abgestrahlte Energie wird gemessen. Aus diesen Messungen kann man Aufschlüsse über Schädigungen des Herzmuskels und über die Herzfunktion erhalten. Bei der Ventrikelszintigraphie werden die Herzhöhlen und die herznahen großen Gefäße dargestellt und in ihrer Größe und Funktion beurteilt. Diese Untersuchungen sind zwar an sehr teure Apparate gebunden, für den Patienten aber einfach und risikolos.

Kann man die Computertomographie (CT) auch am Herzen durchführen? Bis vor kurzem war das nicht möglich, weil durch die ständige Bewegung vom Herzen keine scharfen Bilder erzielt werden konnten. Mit Hilfe des sog. »schnellen« CT kann dieses bildgebende Verfahren nun auch zur Herzuntersuchung eingesetzt werden.

Was ist eine Positronen-Emissions-Tomographie (PET)? Die PET ist ein bildgebendes Verfahren, das die beim Positronenzerfall entstehenden Photonen registriert. Man kann damit sowohl die Durchblutung als auch Stoffwechselvorgänge im Herzmuskel untersuchen.

Was versteht man unter Herzkatheterismus? Die aussagekräftigste Methode zur Untersuchung der Druck- und Strömungsverhältnisse in den Herzkammern und an den Herzklappen ist der Herzkatheterismus. Dabei wird ein langer, dünner Plastikschlauch in eine Schlag- bzw. Blutader in der Leiste oder am Arm eingeführt und je nach Bedarf in eine oder mehrere Herzhöhlen vorgeschoben. Mit Hilfe dieses Katheters kann man den in den Herzhöhlen herrschenden Druck messen und Blutproben gewinnen. Diese Untersuchung kann nur von einem eigens dafür geschulten Arzt durchgeführt werden. In den meisten Fällen dient die Herzkatheteruntersuchung dazu, die Notwendigkeit für eine Herzoperation zu überprüfen. Der Herzkatheter spielt aber auch in der medizinischen Forschung eine große Rolle. Wir verdanken dieser Untersuchungsmethode einen Großteil unseres Wissens über die Arbeitsweise des Herzens.

Was versteht man unter Ventrikulographie? Die Ventrikulographie ist ein besonderes Röntgenuntersuchungsverfahren. Grundsätzlich verfolgt sie den gleichen Zweck wie der Herzkatheterismus. Sie wird auch in den gleichen Fällen verwendet, liefert aber Befunde anderer Art. Bei der Ventrikulographie wird ein schattengebendes Röntgenkontrastmittel in die Blutbahn eingespritzt. Während dieses Röntgenkontrastmittel seinen Weg durch die Herzhöhlen nimmt, werden in rascher Folge Röntgenbilder des Herzens aufgenommen.
Oft werden Herzkatheteruntersuchung (mit Druckmessung und Blutentnahme) und Ventrikulographie kombiniert. Beide Untersuchungen sind Abteilungen vorbehalten, die über entsprechende technische Einrichtungen und geschultes Personal verfügen.

Was versteht man unter Koronarographie? Die Koronarographie oder Koronararteriographie ist ein spezielles Röntgenuntersuchungsverfahren zur Sichtbarmachung der Koronararterien (Herzkranzgefäße). Zu diesem Zweck wird ein Röntgenkontrastmittel durch einen von der Leisten- oder Armarterie aus eingeführten Katheter in die Koronararterien eingespritzt. Dabei werden Röntgenaufnahmen in rascher Folge oder eine Filmaufzeichnung gemacht. Diese Untersuchung ist für die Koronarchirurgie unentbehrlich.

Blutdruck

Was versteht man unter Blutdruck? Unter Blutdruck versteht man die durch das Zusammenziehen des Herzmuskels bzw. die Wandspannung der Arterien entstehende Kraft, die erforderlich ist, um den Blutkreislauf in den Blutgefäßen des Körpers ständig und in ausreichendem Maße in Gang zu halten. Das Blut hat auf seinem kilometerlangen Weg durch enge Blutgefäße einen gewissen Widerstand zu überwinden. Zur Aufrechterhaltung des Stoff- und Gasaustausches muß auch in den feinsten Gewebekapillaren noch ein gewisses Druckgefälle zwischen den zuführenden Blutgefäßen (Arterien) und den abführenden (Venen) bestehen. Letztlich sorgt das Herz für diesen Druckunterschied. Die Höhe des Blutdrucks hängt demnach von der Förderleistung des Herzens und vom Strömungswiderstand ab.

Wie wird der Blutdruck gemessen? Dazu wird eine aufblasbare Gummimanschette um den Oberarm gewickelt. Diese Manschette ist an ein Druckmeßgerät angeschlossen und wird mit Luft aufgeblasen, wobei der Arzt den Arterienpuls in der Ellenbogenbeuge abhört. Der Luftdruck in der Manschette wird so lange erhöht, bis die Pulstöne nicht mehr zu hören sind. Dann wird langsam so lange Luft abgelassen, bis man die Pulstöne wieder hört. Dieser Blutdruckwert ist der sogenannte systolische Druck.
Sodann wird nach und nach weiter Luft abgelassen, bis die Pulstöne wieder verschwinden. Der an diesem Punkt gemessene Druck heißt diastolischer Druck. (Die Systole ist die Phase der Zusammenziehung des Herzmuskels, die Diastole die Phase der Erschlaffung.)

Wie funktioniert die Langzeit-Blutdruckmessung? Ausagekräftiger als die einzelne Blutdruckmessung ist die fortlaufende automatische Messung mit einem speziellen Gerät, das der Patient am Körper trägt. Man erhält dadurch ein Blutdrucktagesprofil, das sich aus Messungen im Abstand von 15–30 Minuten über 24 Stunden zusammensetzt. Die Auswertung dieses Blutdruckprofils erlaubt dem Arzt im Vergleich zur konventionellen Meßmethode eine wesentlich genauere Beurteilung der Blutdruckhöhe und eine Kontrolle der Behandlung.

Wie kommt es zu einem hohen Blutdruck (Hypertonie)? Die mittelgroßen Arterien haben eine Wandmuskulatur, welche vielerlei Einflüssen unterliegt. Wenn sich diese Muskeln andauernd kontrahieren (zusammenziehen), kommt es zu einer Erhöhung des Gefäßwiderstandes, gegen den das Herz anpumpen muß.

Was sind die Ursachen von hohem Blutdruck? In ca. 90 % der Fälle ist die Ursache unbekannt, man spricht vom sog. essentiellen oder primären Hochdruck bzw. von essentieller Hypertonie. Wahrscheinlich spielt unsere moderne Lebensweise mit Streß, Bewegungsarmut, salzreicher Ernährung, hohem Alkoholkonsum und Übergewicht eine große Rolle für die Entstehung dieser Form der Hypertonie. In den übrigen 10 % der Fälle von Hypertonie liegt die Ursache in Nierenkrankheiten, Hormonstörungen, Erkrankungen des Herzens und des Zentralnervensystems.

Gibt es eine erbliche Veranlagung für Bluthochdruck (essentielle Hypertonie)? Ja. Das bedeutet aber nicht, daß die Nachkommen unbedingt Hypertoniker werden, wenn ein Elternteil an hohem Blutdruck leidet.

Neigen Übergewichtige zu erhöhtem Blutdruck? Ja.

Warum kann Bluthochdruck gefährlich werden?
a) Das Herz wird dadurch einer überdurchschnittlichen Belastung ausgesetzt. Bei anhaltender Belastung kann es zur Vergrößerung und Schädigung des Herzens kommen.
b) Die Blutgefäße unterliegen einem größeren Verschleiß, da das Blut ja unter höherem Druck durch die Gefäße strömt. Dadurch kann es zu schweren Schäden an den Blutgefäßen kommen. Dies wiederum wirkt sich auf die von den betreffenden Gefäßen versorgten Gewebe und Organe aus. Herz, Gehirn, Nieren und Augen sind dabei besonders gefährdet.

Reagieren alle Menschen auf hohen Blutdruck in gleicher Weise? Nein. Frauen vertragen einen ständig erhöhten Blutdruck viel besser als Männer. Außerdem schwanken die Reaktionen auch sehr stark von Mensch zu Mensch.

Ist hoher Blutdruck heilbar? Die Anlage dazu nicht. Allerdings kann man mit regelmäßigem körperlichen Training, Gewichtsabnahme, Einschränkung des Alkoholkonsums, salzarmer Kost und autogenem Training auch ohne Medikamente eine Menge erreichen. Wenn jemand diese Verhaltensänderung nicht schafft oder wenn auch alle Änderungen der Lebensweise nicht zur Normalisierung des Blutdrucks führen, muß man Medikamente einnehmen. Mit den heute in reicher Auswahl zu Verfügung stehenden Medikamenten ist es in fast allen Fällen möglich, den Blutdruck unter Kontrolle zu bringen und zu halten. Das Problem liegt aber darin, daß viele Patienten die Medikamente nicht regelmäßig einnehmen oder nach einer Weile ganz damit aufhören.

Warum ist es wichtig, sich bei hohem Blutdruck gründlich untersuchen zu lassen? Um ausschließen zu können, daß es sich nicht um eine der (seltenen) Formen von sekundärer Hypertonie handelt, ist zumindest einmal bei der ersten Feststellung einer Hypertonie eine ärztliche Untersuchung erforderlich. Zwar findet man nur bei ca. 10 % der Patienten mit Hypertonie eine organische Ursache; wenn man diese aber findet, beeinflußt das die Behandlung oft wesentlich. Wird der hohe Blutdruck z. B. durch bestimmte Geschwülste, Nierenkrankheiten oder Hormonstörungen hervorgerufen, so kann er oft ursächlich behandelt und geheilt werden.

Kann man einem Bluthochdruck (essentielle Hypertonie) vorbeugen? Ja. Wenn man z. B. vermeidet, daß man übergewichtig wird, kann man den Blutdruck oft ein Leben lang unter Kontrolle halten.

Wirken sich Gefühls- und Temperamentsausbrüche auf den Blutdruck aus? Ja. Bei unvernünftiger Lebensweise und übertriebenen Gefühlsausbrüchen kann sich der Blutdruck erhöhen. Man nimmt zwar nicht an, daß ein derart extremes Verhalten die Ursache eines Hochdruckleidens ist, ein bereits bestehender Hochdruck kann sich dadurch aber immerhin verschlechtern.

Ist es möglich, daß man nichts von einem hohen Blutdruck spürt und sich völlig gesund fühlt? Viele Menschen leben jahrelang mit hohem Blutdruck, ohne es zu merken. Das genau ist die Tragik: Wenn man erst einmal die Folgen von jahrzehntelangem hohem Blutdruck spürt, sind meistens bereits nicht mehr gutzumachende Organschäden an Herz, Gehirn, Niere oder Auge aufgetreten.

Welche Krankheitserscheinungen treten im allgemeinen bei einem hohen Blutdruck auf? Ein hoher Blutdruck ruft eigentlich keine typischen Beschwerden hervor. Kopfschmerzen und Hitzewallungen, über die immer wieder geklagt wird, haben meist andere Ursachen.

Wie hoch ist der normale Blutdruckwert? Einen festen Normalwert gibt es nicht. Die Normalwerte für den durchschnittlichen Erwachsenen schwanken in einem recht weiten Bereich. Die obere Grenze, über der langfristig mit Organschäden und einer verkürzten Lebenserwartung zu rechnen ist, liegt für den systolischen Blutdruck bei 140 mm Quecksilber, für den diastolischen Druck bei 90 mmHg.

Was versteht man unter niedrigem Blutdruck? Ein Normwert für niedrigen Blutdruck ist nicht definiert. Die meisten Menschen verstehen darunter eine Blutdruck-Regulationsstörung, die sich bei schnellem Aufstehen aus dem Bett oder aus hockender Stellung als Schwindelgefühl und Schwarzwerden vor den Augen bemerkbar macht. Ausgenommen sind natürlich Schockzustände bei schwerkranken oder verletzten Patienten (siehe Schock).

Kann niedriger Blutdruck als Symptom einer echten Erkrankung auftreten? Bestimmte seltene Krankheiten gehen stets mit anhaltend niedrigem Blutdruck einher. In den meisten Fällen ist niederer Blutdruck »konstitutionell«

bedingt, d.h. er ist keine Krankheit, sondern gehört zu dem betreffenden Menschen wie die Farbe der Augen oder die Form der Nase. Wer eine Hakennase hat, ist nicht kränker als der, der eine Stupsnase hat.

Führt ein niedriger Blutdruck gewöhnlicher Art zu Müdigkeit und Antriebslosigkeit? Nur selten. Leider ist der niedrige Blutdruck so etwas wie ein psychologischer Aufhänger geworden: Viele Menschen schreiben ihm allerlei damit in keinerlei Zusammenhang stehende Beschwerden zu.

Muß man niedrigen Blutdruck behandeln? Wenn, dann am besten mit körperlichem Training und kalten Duschen am Morgen. Eine medikamentöse Behandlung kann auf Dauer nicht erfolgreich sein. Nur in den sehr seltenen Fällen von Hormonstörung kann man einen Ersatz von bestimmten Hormonen, sog. Mineralokortikoiden, versuchen.

Kann man vorübergehend einen hohen Blutdruck haben? Ja. Durch die Aufregung und die ganze Situation bei einer Untersuchung kann der Blutdruck über den Normalwert steigen. Patienten haben oft bei der Messung in der Arztpraxis einen wesentlich höheren Blutdruck als bei Messung in anderer Umgebung (»Weißkittel-Hypertonie«). Eine Wiederholung der Messung zu einem späteren Zeitpunkt, wenn der Patient entspannt ist, ergibt dann oft völlig normale Werte. Auch durch außergewöhnliche seelische Belastungen kann der Blutdruck mehrere Tage oder sogar Wochen erhöht sein. In der Regel wird der Druck wieder normal, sobald die Belastung nachläßt.

Angeborene Herzfehler

Welche angeborenen Herzfehler gibt es?
a) Abnorme Verbindungswege zwischen der rechten und linken Seite des Herzens, so daß Venenblut in den arteriellen Kreislauf gelangt (Löcher in den Scheidewänden);
b) Fehler im Bau und in der Arbeitsweise der Herzklappen, die die einzelnen Herzräume voneinander trennen;
c) Fehler im Herzmuskel selbst;
d) Fehler in der Innenauskleidung und Außenhülle des Herzens;
e) Fehler in der anatomischen Ausbildung der großen herznahen Gefäße.

Wodurch entstehen angeborene Herzfehler? Durch Fehlentwicklungen vor der Geburt, die auf eine Reihe noch nicht völlig geklärter Ursachen zurückzuführen sind. Eine bekannte Ursache ist eine Rötelnerkrankung der Mutter während der ersten drei Schwangerschaftsmonate. Man vermutet, daß auch andere während dieser Schwangerschaftsphase durchgemachte Viruserkrankungen eine Rolle spielen; dafür fehlen aber noch die Beweise. Auch bestimmte Medikamente (z.B. Contergan) können nachweislich zu Herzfehlern und anderen Schädigungen des Kindes im Mutterleib führen. Es empfiehlt sich daher, während der ersten drei Schwangerschaftsmonate außer auf ärztliche Verordnung keine Medikamente zu nehmen, nicht zu rauchen und keinen Alkohol zu trinken. Angeborene Herzfehler entstehen auch durch verschiedene, noch wenig geklärte Veränderungen in den Erbanlagen oder Genen.

Sind angeborene Herzfehler erblich? Meist nicht. Es gibt allerdings eine unbestrittene, wenn auch kleine Anzahl von Fällen, in denen bestimmte Herzkrankheiten nachweislich vererbt wurden.

Kann man einen Herzfehler unmittelbar nach der Geburt des Kindes feststellen? *Einige* erkennt man beim Abhören mit dem Stethoskop (Hörrohr) bzw. an der bläulichen Verfärbung des Neugeborenen (blaues Baby). Es gibt aber auch Herzfehler, die sich erst in späterer Kindheit oder erst beim Erwachsenen zeigen.

Wie häufig sind angeborene Herzkrankheiten? Wenn man alle Schweregrade berücksichtigt, kommen ungefähr drei von 1000 Neugeborenen mit einem Herzfehler zur Welt.

Sind angeborene Herzfehler schwerwiegende Störungen? Ja, denn sie beeinträchtigen oft die Herzleistung und den Kreislauf, und die Gewebe erhalten nicht genügend Sauerstoff.

Was ist ein »blaues Baby«? Ein Neugeborenes, bei dem sauerstoffarmes Venenblut aus dem Einströmungsteil des Herzens direkt in den Ausströmungsteil des Herzens gelangt, ohne vorher durch die Lungen gepumpt und dort mit Sauerstoff angereichert zu werden.

Kann man angeborene Herzfehler heilen? In den letzten Jahren wurden in der chirurgischen Behandlung dieser Erkrankungen enorme Fortschritte erzielt, so daß es heute möglich geworden ist, viele Herzfehler durch chirurgische Eingriffe zu heilen. Bei anderen ist zumindest eine deutliche Besserung zu erzielen (siehe auch den Abschnitt über die Herzchirurgie in diesem Kapitel).

Muß man zu derartigen Operationen heute noch in die USA reisen? Nein, da heute auch in Deutschland alle Möglichkeiten der Herzchirurgie bei Kindern und bei Erwachsenen zur Verfügung stehen.

Erkrankungen der Herzkranzgefäße

Was sind Herzkranzgefäße? Die Herzkranzgefäße oder Koronararterien durchziehen die Herzwand und ernähren den Herzmuskel. Sie sind die ersten Gefäße, die von der Körperhauptschlagader, der Aorta, nach deren Abgang aus dem Herzen abzweigen.

Was versteht man unter Koronarerkrankungen? Alle Störungen der Blutgefäße, die den Herzmuskel versorgen und die zu einer Durchblutungsminderung des Herzmuskels führen. Die Herzmuskulatur verbraucht bei ihrer ständigen Arbeit enorme Energiemengen und muß daher ausreichend mit Blut versorgt werden.

Was ist die häufigste Ursache einer Herzkranzgefäßerkrankung? Die Arteriosklerose oder Atherosklerose der Koronararterien.

Was versteht man unter Koronarinsuffizienz und Angina pectoris? Wenn wesentlich weniger Blut durch die Herzkranzgefäße fließt als normal, kann das Herz nicht mit voller Kraft arbeiten. Es gibt dann sozusagen ein Notsignal, das sich als Beklemmungsgefühl, Schmerz, Brennen oder als Druck auf der Brust (meist unter dem Brustbein) äußert. Der Schmerz kann aber auch in andere, entferntere Körperteile ausstrahlen, z. B. in Rücken, Arme, Hals, Kiefer und Oberbauch. Diese Schmerzen, die bei Belastung und auch unter normalen Gegebenheiten auftreten können, nennt man Angina pectoris (Herzenge). Sie klingen ab, wenn der Patient ruht und jede körperliche Anstrengung meidet.

Was versteht man unter Koronararterienverschluß und Herzinfarkt? Mit Koronararterienverschluß bezeichnet man die vollständige Unterbrechung des Blutstromes in einem Ast der Herzkranzgefäße. Dadurch kommt es in jenem Teil des Herzmuskels, der nun nicht mehr ernährt wird, zum Untergang von Muskelgewebe; man spricht dann von einem Myokardinfarkt (Herzmuskelinfarkt). Wenn ein großer Hauptast verstopft ist, erleidet ein großer Teil des Herzmuskels Schaden; wenn nur ein kleiner Nebenast verlegt ist, bleibt der Schaden auf einen kleinen Muskelanteil begrenzt.

Wodurch wird ein Koronarverschluß verursacht? Meist sind die Herzkranzgefäße durch ein Blutgerinnsel verstopft. Man spricht dann von einer Koronarthrombose. Eine derartige Verstopfung der Kranzgefäße tritt in der Regel an einer Stelle auf, die bereits arteriosklerotisch geschädigt ist.

Was entscheidet über das Schicksal eines Patienten mit einem Herzinfarkt?
a) Das Ausmaß eines früheren Herzschadens;
b) die Größe des durch den Koronarverschluß geschädigten Herzmuskelanteiles;
c) das Ausmaß des verbleibenden normalen Herzmuskels;
d) das Auftreten von Rhythmusstörungen des Herzens;
e) die Bildung von Blutgerinnseln an der Innenwand des Herzens, die abreißen und in andere Körperteile geschwemmt werden können;
f) ein eventuelles Einreißen der geschwächten Herzwand.

Wie groß sind die Überlebenschancen beim ersten Herzinfarkt? Ungefähr 4 von 5 Patienten überstehen den ersten Herzinfarkt.

Welcher Zeitraum ist beim Herzinfarkt am gefährlichsten? Die ersten Stunden nach Einsetzen der Brustschmerzen. In diesem Zeitraum besteht die größte Gefahr von Rhythmusstörungen.

Wie wirkt sich Koronarinsuffizienz oder Angina pectoris auf den allgemeinen Zustand des Patienten aus? Als Angina pectoris (Herzenge) bezeichnet man den bei einer Koronarinsuffizienz, einer Mangeldurchblutung der Kranzgefäße, auftretenden beklemmenden Brustschmerz. Angina pectoris und Koronarinsuffizienz können sehr unterschiedliche Schweregrade aufweisen. Leichte Fälle schließen nur die allerschwerste körperliche Anstrengung aus, während schwere Fälle den Patienten praktisch zur völligen Untätigkeit zwingen.

Bekommen alle Menschen mit Angina pectoris einmal einen Koronarverschluß? Nein, allerdings tragen sie ein entschieden höheres Risiko für einen Herzinfarkt.

Können an Angina pectoris Leidende ein normales Alter erreichen? Statistisch gesehen nein, im Einzelfall ja. Die Lebenserwartung hängt von vielen individuellen Faktoren ab.

Kann man Angina-pectoris-Anfällen vorbeugen? Bis zu einem gewissen Grad ja. Bei geregeltem Leben ohne ein Übermaß an Arbeit und Aufregungen und bei Einnahme bestimmter Medikamente kann man Angina-pectoris-Anfälle in Grenzen halten und in manchen Fällen sogar von vornherein unterbinden.

Kann man Herzkranzgefäßerkrankungen chirurgisch behandeln? Ja. In zahlreichen Fällen wurden mit einer Koronar-Bypass-Operation gute Erfolge bei Koronarerkrankungen erzielt. Als weitere Möglichkeit bietet sich in ausgewählten Fällen die Koronarangioplastie mit dem Katheter an.

Erkrankungen der Herzkranzgefäße

Wie behandelt man einen Herzinfarkt? Im Vordergrund steht die ununterbrochene genaue Überwachung der Herztätigkeit, damit das Auftreten von kardialen Arrhythmien (Unregelmäßigkeiten des Herzschlags) sofort erkannt und eine entsprechende Behandlung eingeleitet werden kann. Sofort verabreicht man Aspirin und Betablocker, eine Behandlung, die auch langfristig zur Vorbeugung gegen einen erneuten Herzinfarkt fortgesetzt werden soll. Im Verlauf der ersten 6–12 Stunden nach Einsetzen der Brustschmerzen sollte man versuchen, die Thrombose in den Koronararterien medikamentös (Streptokinase, Gewebsthromboplastin-Aktivator) aufzulösen. In den ersten Tagen nach dem Anfall wird Sauerstoff zugeführt. Im Bedarfsfall erhält der Patient herzstärkende Mittel wie Digitalis sowie Medikamente zur Behebung von Arrhythmien. Die Gabe von schmerzstillenden Mitteln ist ebenfalls ein wichtiges Glied in der Behandlung (Abb. 93).

Warum sind Bettruhe und Einschränkung der körperlichen Tätigkeit wichtig? Je weniger man körperlich aktiv ist, desto geringer ist die Arbeit, die das Herz leisten muß, um den Kreislauf in Gang zu halten.

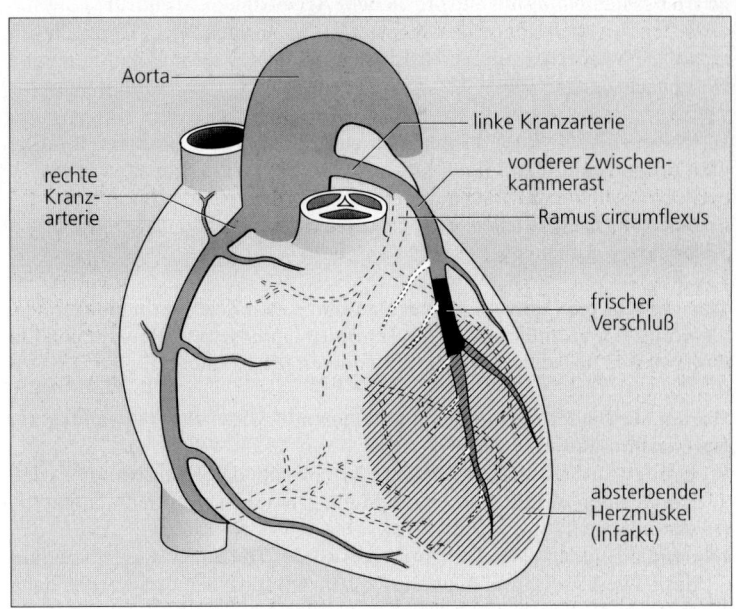

Abb. 93 Schematische Darstellung eines Herzinfarkts. Der frische Verschluß des Vorderwandastes führt zu plötzlicher Durchblutungsnot des nachgeschalteten Herzmuskel-Areals. Nach kurzer Zeit stirbt dieses ab (Herzinfarkt).

Herz

Wie lange muß man bei einem Herzinfarkt liegen? Das hängt vom Ausmaß und vom Verlauf der Krankheit ab. Wenn kein Schock, keine Herzschwäche und keine ernsten Herzrhythmusstörungen bestehen, kann der Patient nach einer Woche das Bett verlassen.

Wie lange muß man bei einem Herzinfarkt im Krankenhaus bleiben? Der durchschnittliche Krankenhausaufenthalt beträgt in unkomplizierten Fällen etwa 3 Wochen.

Wie lange darf man nach einem Herzinfarkt nicht arbeiten? Meist kann man durchschnittlich drei Monate nach dem Anfall wieder zu arbeiten beginnen. Man soll sich dabei aber nicht mit voller Kraft in die Arbeit stürzen, sondern seine Leistung erst allmählich steigern. Bei sehr anstrengenden Berufen ist eine berufliche Veränderung geboten. Die meisten Menschen *können und sollen* sogar nach dem Infarkt wieder arbeiten, sie müssen allerdings seelische und körperliche Überlastungen meiden.

Wie hoch ist der Prozentsatz der Herzinfarktpatienten, bei denen eine völlige Wiederherstellung mit entsprechender Arbeitsfähigkeit eintritt? Laut statistischen Angaben tritt bei den meisten Patienten nach einem Herzanfall eine völlige Wiederherstellung ein, die sie befähigt, wieder ihrem normalen Beruf nachzugehen.

Welche medikamentöse Prophylaxe zur Verhinderung weiterer Infarkte wird heute empfohlen? Betablocker sollen die Herzfrequenz vermindern und den Sauerstoffverbrauch des Herzens verringern. Aspirin soll das Verklumpen von Blutplättchen (Thrombozyten) verhindern und der Gefahr von Thrombosen vorbeugen.

Was versteht man unter Antikoagulantien? Chemische Verbindungen, die die normale Gerinnungsfähigkeit des Blutes herabsetzen. Heparin und Dikumarol sind die am häufigsten verwendeten Medikamente.

Warum verwendet man gerinnungshemmende Mittel zur Behandlung der Koronarthrombose?
a) Um der Ausbreitung eines in einer Arterie gebildeten Blutgerinnsels und damit einer weiteren Beeinträchtigung der Herzmuskeldurchblutung vorzubeugen;
b) um die Bildung eines Blutgerinnsels an der Herzinnenwand zu verhindern. Diese Gerinnsel können sich nämlich losreißen und werden dann mit dem Blutstrom in andere Körperabschnitte (Gehirn, Nieren, Lungen) getragen, wo sie zu Gefäßverschlüssen und Gewebeuntergang führen können (Embolie).

Kann man Herzattacken voraussagen? Nicht immer. Sie treten oft ohne Vorwarnung bei Menschen auf, die augenscheinlich gesund sind und deren Elektrokardiogramm noch unmittelbar vor dem Anfall völlig normal war. Es gibt allerdings auch Fälle, in denen einem akuten Anfall Alarmzeichen wie Brustschmerzen Wochen und Monate vorangehen.

Zeigen regelmäßige elektrokardiographische Untersuchungen schon im voraus an, daß ein Herzinfarkt möglicherweise bevorsteht? Das EKG in Ruhe deutet nur selten darauf hin – und wenn, dann meist wenig verläßlich.

In welchem Alter ist man für einen Herzinfarkt besonders anfällig? Männer zwischen 40 und 60 Jahren, Frauen zwischen 65 und 75 Jahren.

Kann man nach einem Herzinfarkt noch viele Jahre weiterleben? Ja. Selbst nach schweren Herzanfällen kann man oft noch 25–30 Jahre und mehr leben.

Sind Männer für Herzinfarkte anfälliger als Frauen? Ja. Die Neigung zu Herzkranzgefäßerkrankungen bei Männern ist dreimal so groß wie bei Frauen. Nach dem 50. Lebensjahr steigt allerdings die Häufigkeit von Koronarthrombosen bei Frauen deutlich an.

Gibt es eine erbliche Veranlagung zu Erkrankungen der Herzkranzgefäße? Eine erbliche Veranlagung scheint in manchen Fällen zwar gegeben zu sein, ist aber nicht als ausschließliche Ursache der Krankheit anzusehen.

Spielen seelische Belastungen beim Auftreten eines Herzinfarkts eine Rolle? Seelische Belastungen können zur Entstehung von Herzanfällen beitragen, sind in der Regel aber nicht die einzige und auch nicht die Hauptursache.

Hat körperliche Anstrengung unmittelbar oder auf lange Sicht einen Einfluß auf das Auftreten von Gefäßerkrankungen? Im allgemeinen spielen körperliche Anstrengungen beim Zustandekommen von Herzanfällen keine wesentliche Rolle. Es gibt allerdings Fälle, in denen Herzattacken unmittelbar während bzw. kurz nach schwerer körperlicher Anstrengung auftreten. In diesen Fällen liegt wahrscheinlich bereits eine unbemerkt gebliebene Gefäßerkrankung vor, wodurch eine gewisse Bereitschaft für eine Herzattacke von vornherein gegeben ist.

Was fördert die Bereitschaft zu Gefäßerkrankungen? Hoher Blutdruck, hoher Cholesterinspiegel im Blut, inhalierendes Rauchen, Fettleibigkeit, Bewegungsmangel.

Welchen Einfluß hat die Ernährung auf die Arteriosklerose der Herzkranzgefäße? Vor allem fettreiche Ernährung mit einem hohen Anteil gesättigter Fettsäuren (tierisches Fett) und hohem Cholesteringehalt sind begünstigende Faktoren für eine Arteriosklerose der Herzkranzgefäße.

Welchen Einfluß hat das Rauchen auf Erkrankungen der Herzkranzgefäße? Man ist sich heute allgemein darin einig, daß bei sonst gleichen Bedingungen Herzkranzgefäßerkrankungen mit um so größerer Wahrscheinlichkeit auftreten, je stärker man raucht. Es steht jedenfalls fest, daß man bei bereits bestehender Erkrankung der Herzkranzgefäße das Rauchen völlig aufgeben soll.

Unregelmäßige Schlagfolge des Herzens (Arrhythmie)

Wieso schlägt das Herz eigentlich ständig? Das normale Herz schlägt rhythmisch und automatisch, es bildet selbst regelmäßig und spontan immer wieder von neuem den Reiz, der jeden einzelnen Herzschlag auslöst. Neben seiner Arbeitsmuskulatur enthält das Herz an bestimmten Stellen besondere, sog. spezifische Muskelzellen, die die Fähigkeit haben, Reize zu erzeugen und weiterzuleiten. In ihrer Gesamtheit stellen sie das Reizbildungs- und Reizleitungssystem des Herzens dar. Eine größere Anhäufung dieser Zellen im Vorhofbereich bildet den sog. Sinusknoten, von ihm gehen normalerweise die Impulse zu den rhythmischen Zusammenziehungen des Herzens aus; er wird daher als Schrittmacher des Herzens bezeichnet. Die Erregungswelle durchläuft zunächst die Vorhöfe und wird dann auf die Herzkammern übergeleitet, so daß sich die Vorhöfe etwas früher als die Kammern zusammenziehen, wie es ja für die zweckmäßige Arbeitsweise des Herzens nötig ist. Auch von den übrigen Teilen des spezifischen Muskelsystems gehen Reize aus, die jedoch unter normalen Verhältnissen durch die schnellere Tätigkeit des Sinusknotens unterdrückt bzw. »überfahren« werden.

Was versteht man unter Arrhythmie? Eine unregelmäßige Herzschlagfolge. Es gibt eine Vielzahl von Störungen, die entweder im Sinusknoten selbst liegen oder auf einer krankhaft gesteigerten Reizbildungstätigkeit der übrigen Teile des spezifischen Systems beruhen oder solche, bei denen die Reizleitung bzw. die Überleitung der Erregung von den Vorhöfen auf die Kammern beeinträchtigt ist; gerade über diese Veränderungen gibt uns das EKG sehr genau Auskunft.

Wodurch entsteht eine Arrhythmie? Vielen Fällen liegt eine echte Herzkrankheit zugrunde. Arrhythmien können allerdings auch bei einem normalen Herzen auftreten, das aus irgendeinem Grund sozusagen »aus dem Takt gerät«. In der Regel kann der Arzt genau feststellen, wodurch Arrhythmien zustande kommen.

Beeinträchtigen Rhythmusstörungen die Leistungsfähigkeit des Herzens? Ein gelegentlich auftretender Extraschlag, eine sogenannte Extrasystole, wirkt sich kaum auf die Herzleistung aus. Andere Rhythmusstörungen können jedoch zu einer schwerwiegenden Beeinträchtigung des Kreislaufs führen.

Sind Rhythmusstörungen heilbar? Liegt der Rhythmusstörung eine koronare Herzkrankheit oder ein abgelaufener Herzinfarkt zugrunde, so ist eine Heilung im eigentlichen Sinne meist nicht möglich. Allerdings gelingt es in vielen Fällen, mit entsprechenden Medikamenten die Rhythmusstörung zu unterdrücken bzw. abzuschwächen.

Gibt es auch nichtmedikamentöse Methoden zur Behandlung von Rhythmusstörungen? In besonders schwerwiegenden Fällen kann man heute operativ ein kleines elektrisches Gerät in das Herz einbauen, das beim Auftreten von schweren Rhythmusstörungen einen Stromstoß auf das Herz gibt, der den richtigen Rhythmus wiederherstellt, den sog. Cardioverter-Defibrillator. Manchmal muß auch der Teil des Herzens, von dem diese Rhythmusstörungen ihren Ausgang nehmen, operativ entfernt werden.

Was ist die gefährlichste Rhythmusstörung? Am gefährlichsten ist das sog. Kammerflimmern. Man versteht darunter die völlig ungeordnete zuckende Tätigkeit der Herzmuskulatur, die in diesem Zustand fast kein Blut mehr befördert. Nach wenigen Sekunden führt dieser Zustand zur Bewußtlosigkeit.

Was ist die Ursache, wenn »der Herzschlag aussetzt« oder das Herz »stolpert«? Dieses eigentümliche Gefühl in der Brust, das der Patient als Flattern, Stoß, Poltern oder als plötzliches Herunterfallen oder Stehenbleiben des Herzens spürt, beruht auf einer sogenannten Extrasystole: Das ist ein fallweise auftretender, unregelmäßig einfallender Schlag. Dem vorzeitig einsetzenden Extraschlag folgt oft eine kleine Pause bis zum nächsten normalen Schlag, die die lästige Empfindung auslöst, daß das Herz jetzt aussetzt. Sehr häufig bemerkt man aber Extraschläge nicht.

Welche Folgen hat das Herzstolpern? In der überwiegenden Mehrzahl der Fälle hat ein vorzeitiger Extraschlag des Herzens überhaupt keine ernstzunehmenden Folgen, er wird aber oft als unangenehm empfunden.

Wodurch kommt es zum Herzstolpern? Extrasystolen haben verschiedene Ursachen, darunter organische Herzkrankheiten wie koronare Herzkrankheit, Herzmuskelentzündungen oder Entgleisungen der Blutsalze. Auch nervöse Erschöpfung, unbedachtes Einnehmen von Medikamenten, starker Kaffee, Tabak und bestimmte Anregungs-, Rausch- und Suchtmittel lösen sehr häufig Extrasystolen aus.

Sportlerherz

Was versteht man unter einem »Sportlerherz?« Bei Hochleistungssportlern kann das Herz wegen des intensiven Trainings enorm groß werden. Kennt man die Vorgeschichte eines Patienten nicht und sieht nur die Herzgröße am Röntgenbild, so denkt man zunächst an eine Herzkrankheit. Das Herz ist jedoch völlig gesund.

Herzklopfen

Was versteht man unter Herzklopfen (Palpitationen)? Diesen laienhaften Ausdruck verwendet man oft für einen dem Patienten bewußt werdenden raschen und außergewöhnlichen starken Herzschlag, z. B. bei Aufregung oder starker psychischer Belastung. Gelegentlich tritt Herzklopfen im Zusammenhang mit einer unregelmäßigen Herzschlagfolge auf, sehr oft spüren die Patienten aber davon nichts.

Bedeutet Herzklopfen, daß man herzkrank ist? Für gewöhnlich nicht. Es stellt sich meist bei Menschen ein, die unter starken Spannungen und Angstzuständen leiden.

Paroxysmale Tachykardie

Was versteht man unter paroxysmaler Tachykardie? Von paroxysmaler Tachykardie oder anfallsweisem Herzjagen spricht man, wenn der Herzschlag plötzlich und unvermittelt in einen anderen, meist sehr schnellen Rhythmus übergeht. Diese Anfälle treten in der Regel plötzlich und ohne Vorwarnung in mehr oder minder großen Zeitabständen auf.

Wie lange dauern solche Anfälle? Von einigen Minuten bis zu einigen Stunden.

Treten solche Anfälle nur bei Herzkranken auf? Nein. Das Herz ist dabei oft völlig gesund.

Wodurch kommt es zur paroxysmalen Tachykardie?
a) Bei organischen Herzkrankheiten liegt die Ursache in der Regel in einer Erkrankung der »Reizbildungszentren«.
b) Beim gesunden Herzen ist die Ursache meist ungeklärt.

Wie behandelt man eine paroxysmale Tachykardie? Man kann sie in der Regel durch Medikamente, z.B. Betablocker oder Chinidin, zum Abklingen bringen bzw. dauerhaft unterdrücken. Gelegentlich ist auch die Anwendung eines Defibrillators erforderlich, der mit einem »Stromschock« die abnorme Reizbildung ausschaltet.

Ist die paroxysmale Tachykardie gefährlich? Im medizinischen Sinn ist es keine lebensbedrohliche Rhythmusstörung. Allerdings haben die betroffenen Patienten in diesem Zustand oft große Angst bis hin zur Todesangst.

Herzblock

Was versteht man unter Herzblock? Von totalem Herzblock spricht man, wenn der das Zusammenziehen des Herzens einleitende elektrische Impuls aus dem Vorhof nicht in die Herzkammer weitergeleitet wird. Dies kann zu völligem Herzstillstand, Aussetzung des Herzschlags und zum Tod führen oder zu lediglich vorübergehendem Herzstillstand mit Bewußtseinsverlust und schlaganfallartigen Erscheinungen. Es kommt aber auch vor, daß die Herzkammern selbst die Reizbildung übernehmen und unabhängig vom Vorhof arbeiten, allerdings in einem sehr langsamen Rhythmus. Beim atrioventrikulären (AV-) Block dauert die Überleitung der Erregung vom Vorhof zur Kammer zu lange. Diese Blockbildung wird vom Patienten nicht bemerkt und ist nur im EGK feststellbar. Beim sogenannten Schenkelblock liegt die Leitungsstörung erst in den Herzkammern selbst; in diesem Fall bleibt die Herzschlagfolge als solche unbeeinflußt, und die Herzfunktion wird kaum beeinträchtigt.

Tritt ein Herzblock in der Regel im Zusammenhang mit einer Herzkrankheit auf? Ja.

Wie kommt man im allgemeinen zur Diagnose eines Herzblocks? Anhand der Untersuchung des Herzens und mit Hilfe elektrokardiographischer Befunde, die die Diagnose erhärten.

Kann man mit einem Herzblock leben? Dies hängt von der Schwere des Blocks ab. Ein solcher Patient ist ständig von der Möglichkeit bedroht, daß die Herzkammern überhaupt zu schlagen aufhören oder daß eine Störung ihrer Tätigkeit zu einem lebensbedrohlichen Zustand führt.

Herz

Was kann man tun, wenn der Herzblock lebensgefährlich wird? Man kann dem Patienten chirurgisch ein elektronisches Gerät einsetzen. Dieses Gerät, der sogenannte Schrittmacher, wird entweder für eine bestimmte Zeit eingesetzt oder verbleibt dauernd im Körper und regt die Herzkammern elektrisch zu regelmäßigem und kräftigem Schlagen an. Diese Maßnahme wird in jedem Fall vorgenommen, wenn der Herzblock zu einer akuten kurzdauernden Bewußtlosigkeit (Synkope) geführt hat.

Ist man durch einen Schrittmacher in seinen Aktivitäten beeinträchtigt? Nein, überhaupt nicht. Im Gegenteil, der Schrittmacher gibt dem Patienten mehr Sicherheit. Das Gerät übernimmt im Fall eines Herzblocks, der einen sehr langsamen Herzschlag oder sogar einen Herzstillstand bedingen würde, die Aufgabe des natürlichen Erregungsbildungszentrums.

Muß die Schrittmacherfunktion laufend überprüft werden? Ja, es empfiehlt sich, die Funktion des Gerätes in den Monaten nach der Einpflanzung häufiger, später etwa einmal pro Jahr beim Internisten überprüfen zu lassen. Das ist nicht schmerzhaft und in keiner Weise belastend.

Muß die Batterie eines Schrittmachers häufig ausgewechselt werden? Nein, die Batterien moderner Geräte halten ca. 4–5 Jahre.

Gibt es Situationen, in denen man den Arzt oder sonst jemanden auf die Tatsache hinweisen muß, daß man einen Schrittmacher trägt? Ja, das gilt vor allem, wenn der Arzt eine Magnetresonanz-Tomographie plant oder wenn man durch die Metalldetektoren am Flughafen geht und das Gerät ein Signal gibt.

Vorhofflimmern

Was versteht man unter Vorhofflimmern? Von Vorhofflimmern spricht man bei einer sehr raschen und unregelmäßigen Vorhoftätigkeit mit regelloser Reizüberleitung auf die Herzkammern, wodurch eine völlig unregelmäßige Herzschlagfolge, eine sogenannte absolute Arrhythmie, entsteht.

Wodurch kommt es zum Vorhofflimmern? Vorhofflimmern tritt meist bei koronarer Herzkrankheit, einem lange bestehenden, rheumatisch bedingten Herzklappenfehler, bei Hyperthyreose (Schilddrüsenüberfunktion) oder bei einem alkoholischen Herzschaden auf.

Welche Folgen hat das Vorhofflimmern? Ein unregelmäßig schlagendes Herz ist meist nicht so leistungsfähig wie ein regelmäßig schlagendes und kann daher den Kreislauf nicht optimal in Gang halten. Viele ältere Patienten empfinden aber keine Beeinträchtigung der Leistungsfähigkeit und bemerken auch sonst nichts von der Rhythmusstörung.

Welche Komplikationen können sich bei chronischem Vorhofflimmern einstellen?
a) Da sich das Herz zu rasch und in unregelmäßiger Folge zusammenzieht, ist seine Förderleistung geringer, und es kann zum Herzversagen (Herzdekompensation) kommen.
b) Bei Vorhofflimmern besteht die Gefahr der Bildung von Blutgerinnseln an der Herzinnenwand. Wenn diese Blutgerinnsel abreißen und in andere Organe verschleppt werden, verursachen sie dort schwere Schäden (Embolie). Die Häufigkeit von Schlaganfällen ist beim Vorhofflimmern wesentlich erhöht.

Kann man bei Patienten mit Vorhofflimmern die normale Herzschlagfolge wiederherstellen? Dies läßt sich in vielen Fällen mit Hilfe von Medikamenten oder mit einem Defibrillator bewerkstelligen. Der Erfolg ist aber oftmals nur vorübergehend, und nach einiger Zeit stellt sich das Vorhofflimmern wieder ein.

Herzgeräusche

Was versteht man unter einem Herzgeräusch? Ein Geräusch, das den Herzschlag begleitet und meist durch Wirbelbildung an einer Klappe entsteht. Herzgeräusche sind oft, aber nicht immer krankhaft.
Die normalen Laute des Herzschlags nennt man Herztöne.

Wie kann der Arzt Herzgeräusche feststellen? Durch Abhören mit dem Stethoskop.

Verursachen Herzgeräusche Beschwerden? Nein. Die meisten Patienten wissen gar nicht, daß sie ein Geräusch haben.

Sind alle Herzgeräusche Zeichen einer Herzkrankheit? Nein. Es gibt viele Herzgeräusche, die bei einem gesunden Herzen anzutreffen sind und somit keine klinische Bedeutung haben.

Was versteht man unter funktionellen Herzgeräuschen? Herzgeräusche, die nicht mit einer Herzkrankheit zusammenhängen, sondern von der Funktionslage des Herzens abhängen. Beispiele dafür sind Herzgeräusche bei schnellem Puls im Rahmen körperlicher oder seelischer Belastung, bei Fieber oder in der Schwangerschaft.

Was versteht man unter organischen Herzgeräuschen? Herzgeräusche, die mit einer Herzkrankheit zusammenhängen. Dabei kommen Klappenfehler, Löcher in den Scheidewänden und Mißbildungen an den großen herznahen Gefäßen in Frage.

Kann der Arzt zwischen organischen und funktionellen Geräuschen unterscheiden? In den meisten Fällen gelingt dies durch Abhören. Organische und funktionelle Geräusche lassen sich im allgemeinen durch den Charakter, die Lage, die zeitliche Beziehung des Geräusches zum Herzschlag und durch andere Merkmale unterscheiden. In Einzelfällen gelingt das durch einfaches Abhören aber nicht, und es sind apparative Methoden erforderlich. Besonders die Echokardiographie hat sich hier als aussagekräftiges und völlig unbelastendes Untersuchungsverfahren erwiesen.

Infektionen der Herzklappen
(Bakterielle Endokarditis)

Was versteht man unter bakterieller Endokarditis? Herzklappen, die bereits durch ein rheumatisches Fieber, angeborene Herzfehler oder andere Krankheiten geschädigt sind, sind für bakterielle Infektionen besonders anfällig. Diese führen zu einer sogenannten bakteriellen Endokarditis (Herzinnenhautentzündung). Es handelt sich dabei um eine sehr ernste Komplikation, die, wenn sie nicht sofort behandelt wird, eine nicht wiedergutzumachende Zerstörung der Herzklappen zur Folge hat. Außerdem werden Bakterien mit dem Blutstrom in andere Organe verschleppt und können dort schweren Schaden anrichten.

Ist eine bakterielle Endokarditis heilbar? Die meisten Fälle können heute erfolgreich behandelt werden.

Wie wird die bakterielle Endokarditis behandelt? Mit Antibiotika, die langfristig und hochdosiert gegeben werden müssen. Wenn die Herzklappen durch die Entzündung vollständig zerstört werden, muß man rechtzeitig operieren und künstliche Klappen einsetzen, bevor der Herzmuskel zu sehr durch den Klappendefekt belastet wird.

Kann man einer bakteriellen Endokarditis vorbeugen? Bis zu einem gewissen Grad ja, wenn man jedwede Infektion des Körpers prompt und energisch behandelt, damit die Bakterien nicht die Gewebeschranken durchbrechen und in den Blutstrom gelangen können, um sich an einer Herzklappe anzusiedeln. Gefährdet für eine Endokarditis sind insbesondere Personen mit ungesunder Lebensweise, z. B. Alkoholiker oder Drogenabhängige.

Kann man das Auftreten einer bakteriellen Endokarditis sonst noch verhindern? Wenn jemand einen rheumatisch bedingten Herzklappenfehler hat, muß man bei chirurgischen Eingriffen besonders vorsichtig sein. Selbst beim Zahnziehen muß vorher und nachher eine Antibiotikaprophylaxe erfolgen.

Herzchirurgie

Bei welchen Krankheiten des Herzens kann eine Operation helfen?
1. Bei angeborenen Herzfehlern:
a) Offener Ductus arteriosus Botalli: Dieses Gefäß bildet beim Kind vor der Geburt einen Kurzschluß zwischen der Pulmonalarterie und der Aorta, da der Durchgang des Blutes durch die Lungen zum Zweck der Sauerstoffbeladung in diesem Lebensstadium noch nicht erforderlich ist. Es schließt sich normalerweise bei der Geburt, sobald die Lungenatmung einsetzt. Vor allem bei Frühgeborenen bleibt der Verschluß aber oft aus (Abb. 94).
b) Septumdefekte: Öffnungen in den Herzscheidewänden, die eine abnorme Verbindung zwischen den beiden Vorhöfen oder den beiden Kammern herstellen (Abb. 95).
c) Herzfehler, die mit einer Zyanose einhergehen (»blaue Babys«): oftmals kombinierte Mißbildungen, an denen Lageanomalien der großen Gefäße, die vom oder zum Herzen führen, abnorme Verbindungen dieser Gefäße oder der Herzhöhlen, Klappenfehler und Gefäßverengungen beteiligt sein können, wie etwa bei der Fallot-Tetralogie.
d) Pulmonalstenose: Die Klappe am Übergang von der rechten Kammer zur Lungenarterie oder die Lungenarterie selbst ist verengt.
e) Aortenisthmusstenose: Es besteht eine Verengung der Körperhauptschlagader am Übergang des Aortenbogens in den absteigenden Teil der Aorta (Abb. 96). Die Patienten haben einen hohen Blutdruck bei Messung an den Armen, aber nicht bei der Messung an den Beinen.

2. Bei erworbenen Herzfehlern:
Herzfehler als Folge einer rheumatischen Herzinnenhautentzündung (Endokarditis) im Rahmen des rheumatischen Fiebers mit krankhaften Veränderungen der Herzklappen, die eine Verengung (Stenose) oder eine Schlußunfähigkeit der Klappe (Insuffizienz) bewirken (Abb. 97).
3. Bei Koronararterienerkrankungen.
4. Bei Herzbeutelentzündung (Perikarditis) und ihren Folgezuständen.
5. Bei schweren Herzrhythmusstörungen.
6. Bei Herzwandschädigungen:
a) Stich- oder Schußwunden.

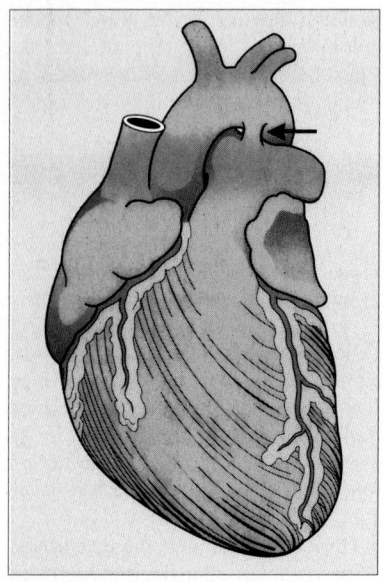

Abb. 94 *Offener Ductus Botalli.* Die Gefäßverbindung zwischen Aorta und Lungenarterie, die sich normalerweise bei der Geburt schließen sollte, ist erhalten geblieben und führt dazu, daß sich venöses und arterielles Blut mischt.

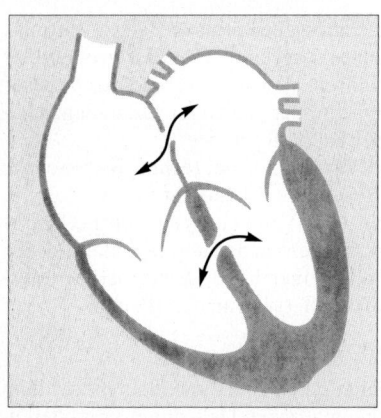

Abb. 95 *Septumdefekte.* Dargestellt ist eine abnorme Öffnung in der Scheidewand zwischen den beiden Vorhöfen und eine weitere in der Kammerscheidewand. Jeder dieser Defekte hat eine Veränderung der Strömungsverhältnisse und eine Mischung von arteriellem und venösem Blut zur Folge.

b) Herzwandaneurysma: So nennt man eine Ausbuchtung der Herzmuskelwand, die durch eine Herzwandschädigung im Anschluß an einen Myokardinfarkt bedingt ist.

Sind Herzoperationen gefährlich? Dank der verfeinerten Operationstechnik hat sich die Gefährlichkeit von Herzoperationen bedeutend vermindert.

Herzchirurgie

Können alle Herzpatienten operiert werden? Nein. Eine operative Behandlung eignet sich nur für bestimmte Herzkrankheiten, die noch keine schweren Folgen an der Herzmuskulatur hervorgerufen haben. In den anderen Fällen kann nur eine Herztransplantation helfen.

Ist das Herz chirurgisch schwer zugänglich? Nein. Durch die operative Eröffnung des Brustraums kommt der Chirurg leicht an das Herz heran.

Welchen Erfolg haben Herzoperationen bei angeborenen Herzfehlern? Eine Heilung kann bei fast allen Patienten mit offenem Ductus Botalli, bei annähernd 85–90 % der Aortenisthmusstenosen und bei ungefähr 75 % der »blauen Babys« erreicht werden. Septumdefekte können durch eine Operation am offenen Herzen unter Benutzung einer Herz-Lungen-Maschine korrigiert werden: Die Öffnung wird entweder mit einem Kunststofffleck oder, wenn sie sehr klein ist, direkt mit einer Naht verschlossen. Diese Operationen haben in gut 90 % der Fälle Erfolg (Abb. 96 u. 97).

Können Patienten mit angeborenen Herzfehlern nach einer erfolgreichen Operation auf ein halbwegs normales Leben hoffen? Ja. Viele Kinder, die schon zum »Herzkrüppel« gestempelt waren, können heute nach einer Herzoperation wieder einem annähernd normalen Leben entgegensehen.

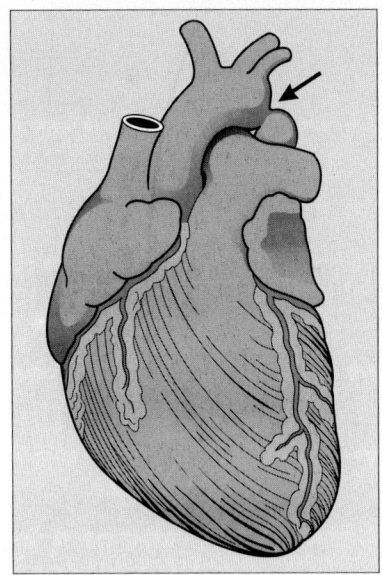

Abb. 96 *Aortenisthmusstenose,* eine angeborene abnorme Verengung der Körperhauptschlagader am Übergang vom Aortenbogen zum absteigenden Teil dieses Gefäßes.

Herz

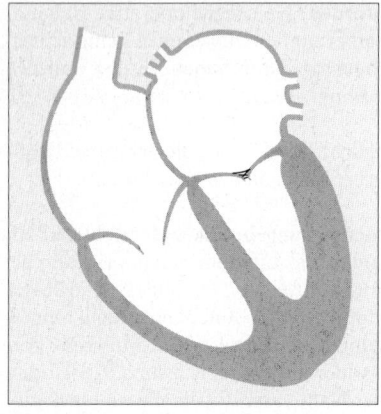

Abb. 97 *Mitralstenose.* Die Klappe zwischen linkem Vorhof und linker Kammer ist infolge entzündlicher Veränderungen im Rahmen eines rheumatischen Fiebers verengt und in ihrer Funktion geschädigt.

Ist bei angeborenen Herzfehlern nach der operativen Korrektur oft damit zu rechnen, daß die Veränderungen wiederkommen? Nein.

Haben Operationen bei rheumatisch bedingten Herzklappenfehlern Erfolg? Ja. Bei den meisten Herzklappenfehlern kann mit einer Operation außerordentlich viel erreicht werden, wenn rechtzeitig operiert wird. Durch Operation am offenen Herzen kann eine Korrektur der krankhaft veränderten Klappe oder ein Ersatz durch eine künstliche Klappe aus Metall und Kunststoff bzw. eine biologische Klappe vom Schwein vorgenommen werden.

Wieviele der operierten Patienten mit rheumatisch bedingten Herzklappenfehlern überleben? Ungefähr 90–95 %.

Wie oft bewirken diese Operationen eine Besserung? In fast allen Fällen.

Ist bei allen Patienten mit rheumatisch bedingten Herzklappenfehlern ein chirurgisches Eingreifen erforderlich? Nein. Die operative Behandlung beschränkt sich auf jene Fälle, die durch ihr Herzleiden schwer behindert sind.

Erhöht sich die Lebenserwartung durch die operative Behandlung rheumatisch bedingter Herzklappenfehler? Ja.

Können diese Patienten häufig wieder eine normale Lebensweise aufnehmen? Ja, in sehr vielen Fällen.

Welche Operationen kommen bei Koronararterienerkrankungen in Betracht? Man hat mehrere Operationsverfahren entwickelt. Am häufigsten wird heute ein sogenannter Bypass angelegt (Abb. 98). Dabei wird zur Umgehung des Gefäßverschlusses ein Stück von einer Beinvene des Patienten eingepflanzt. Eine andere Methode ist die Verpflanzung der unter dem Brustbein verlaufenden Arteria mammaria interna in den Herzmuskel. Sie wird vor allem angewendet, wenn der Patient keine Vene hat, die man als Gefäßüberbrückung verwenden könnte.

Wie wird eine perkutane transluminale Angioplastie (PTCA) durchgeführt?
Anstelle der Bypass-Operation kann man auch versuchen, die verengte bzw. verschlossene Koronararterie mit einem aufblasbaren Katheter wieder zu eröffnen, indem man das atheromatöse Material an die Arterienwand preßt. Dieses Verfahren erfordert keinen operativen Eingriff und wird perkutane transluminale Koronarangioplastie (PTCA) genannt. Da es für den Patienten wesentlich weniger belastend ist, wird es auch in der Frühphase eines Herzinfarkts eingesetzt.

Welchen Zweck erfüllt die Koronar-Bypass-Operation? Das Blut wird durch das eingepflanzte Venenstück von der Aorta (der Körperhauptschlagader, die aus dem Herzen austritt) in den Herzmuskel jenseits der Koronararterienverengung geleitet, so daß er wieder ausreichend mit Blut versorgt wird. Die arteriosklerotisch veränderte, verengte Stelle des Gefäßes, die zu wenig Blut durchläßt, wird also mit einem Nebenweg (Bypass) umgangen oder überbrückt.

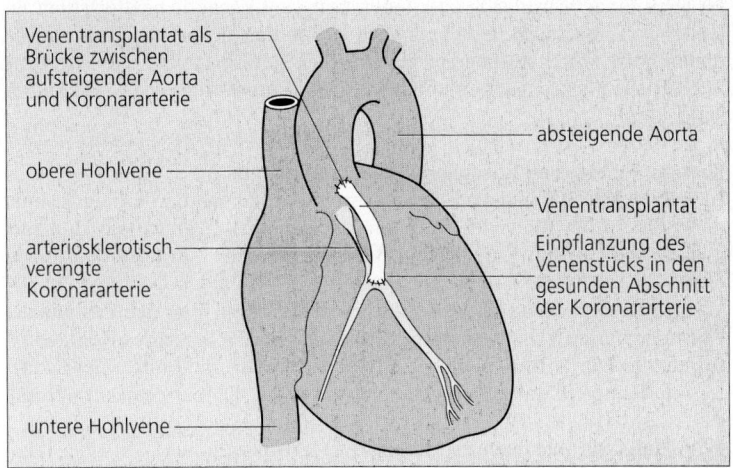

Abb. 98 *Koronar-Bypass-Operation.* Ein arteriosklerotisch verengter Koronararterienabschnitt wird durch ein eingepflanztes Venenstück überbrückt, das eine Verbindung zwischen der Aorta und dem gesunden Teil der Arterie herstellt.

Werden Koronar-Bypass-Operationen häufig durchgeführt? Ja. Allein in der Vereinigten Staaten werden jährlich schätzungsweise mehr als hunderttausend derartige Operationen vorgenommen. In Deutschland, wo es weniger auf die Herzchirurgie spezialisierte Zentren gibt, werden pro Kopf der Bevölkerung allerdings weniger derartige Eingriffe durchgeführt, so daß man nicht unbedingt von einer medizinischen Notwendigkeit sprechen kann. Oft bestimmt in der Medizin das Angebot die Nachfrage. Es ist nämlich nicht eindeutig nachgewiesen, daß sich die Lebenserwartung von Patienten mit koronarem Bypass verlängert. Allerdings werden mehr Bypass-operierte Patienten beschwerdefrei als mit der medikamentösen Behandlung.

Wird meist nur ein Bypass angelegt? Normalerweise werden mehrere Venenstücke zur Überbrückung von Verengungen in den verschiedenen Kranzarterienästen eingepflanzt, nicht selten bis zu fünf.

Wird mit der Bypass-Operation oft eine Behebung der Brustschmerzen (Angina pectoris) erreicht? Ja. In den meisten Fällen werden die Schmerzen beseitigt.

Kann durch eine Koronar-Bypass-Operation eine Lebensverlängerung erreicht werden? Statistisch gesehen kann das Leben von Patienten mit koronarer Herzkrankheit durch die Bypass-Operation nicht verlängert werden.

Ist nach einer Koronar-Bypass-Operation eine körperliche Belastung erlaubt? Ja. Ein entsprechend überwachtes Training ist sogar erwünscht, weil dadurch die Durchblutung des Herzmuskels gefördert wird. Übertriebene körperliche Anstrengungen und andere Belastungssituationen sind jedoch zu meiden.

Sind die Erfolge von Koronargefäßoperationen gut? In der überwiegenden Mehrzahl der Fälle sind die Ergebnisse sehr befriedigend. Allerdings kommt diese Operation für viele Patienten, die einen Myokardinfarkt durchgemacht haben, gegenwärtig nicht in Betracht.

Welche Untersuchung gibt dem Chirurgen Aufschluß über den Zustand der Koronararterien? Die Koronarographie. Das ist ein spezielles Röntgenuntersuchungsverfahren, bei dem die Koronararterien mit Hilfe eines Katheters mit Röntgenkontrastmittel gefüllt und damit sichtbar gemacht werden.

Wie erfolgt die Schmerzausschaltung bei Herzoperationen? Mit einer Inhalationsnarkose (Intubationsverfahren).

Wo wird der Hautschnitt bei Herzoperationen angelegt? Meistens in der Mitte über dem Brustbein.

Herzchirurgie

Gibt es heute Methoden, die es erlauben, das Herz während der Operation aus dem Kreislauf auszuschalten? Ja. Man hat Herzpumpen entwickelt, die an Stelle des Herzens den Kreislauf während der Herzoperation in Gang halten können. Das erlaubt es dem Chirurgen, das Herz zu eröffnen und unter direkter Sicht in einem blutleeren Operationsgebiet zu arbeiten.

Was versteht man in der Herzchirurgie unter »Hypothermie«? Man spricht von Hypothermie oder »künstlichem Winterschlaf«, wenn der Körper des Patienten so unterkühlt wird, daß sich die Herztätigkeit bedeutend verlangsamt. Dadurch kann der Chirurg an einem ruhigeren Herzen bei stark herabgesetzter Durchblutung operieren.

Wann wird der Arzt eine Herzoperation empfehlen?
a) Wenn die Krankheit zum Siechtum führt und jede nützliche Beschäftigung unmöglich macht, so daß der Kranke durch die Herzoperation die Chance erhält, ein normaleres Leben zu führen;
b) wenn die Herzoperation eine vertretbare Chance für die Heilung oder Besserung bietet und der Patient und seine Angehörigen sich des Operationsrisikos voll bewußt sind;
c) wenn man den Eindruck hat, daß die Überlebensaussichten letztlich mit Operation größer sind als ohne Operation.

Dauern Herzoperationen lange? Ja. Manche Herzoperationen dauern einige Stunden.

Sind Herzoperationen schmerzhaft? Nein. Die Patienten fühlen sich in der Regel während der Rekonvaleszenz nach der Operation recht wohl.

Sind bei erfolgreich operierten Herzleiden Rückfälle zu befürchten? Ja, da der Vorgang der Arteriosklerose oft nicht auf den eben umgangenen Gefäßabschnitt beschränkt bleibt, sondern auch andere Gefäßareale betreffen kann. Sogar in den eingepflanzten Venen, die ihre anatomische Struktur verändern und im Laufe der Zeit den feingeweblichen Bau einer Arterie bekommen, kann sich wieder eine Arteriosklerose entwickeln.

Sind alle Herzklappen einer Operation zugänglich? Ja. Früher wurden nur geschädigte Mitralklappen operiert. Nun sind auch schon die anderen großen Klappen – die Pulmonal-, Aorten- und Trikuspidalklappe – erfolgreich operativ korrigiert oder ersetzt worden.

Erzeugt der Chirurg manchmal während der Operation absichtlich einen Herzstillstand? Ja. Man legt das Herz manchmal vorübergehend still, um den Defekt rascher und sorgfältiger beheben zu können. Man kann das nur machen, während der Patient an die Herz-Lungen-Maschine angeschlossen ist, so daß der Blutkreislauf in Gang gehalten werden kann.

Kann man nach einer erfolgreichen Herzoperation wieder ein völlig normales Leben aufnehmen? In manchen Fällen muß sich der Patient auch nach einer außerordentlich erfolgreichen Operation körperlich schonen.

Kann eine Nachoperation vorgenommen werden, wenn das Operationsergebnis unbefriedigend ist? Ja. Viele Patienten, die in der Frühzeit der Mitralklappenoperationen wegen eines rheumatisch bedingten Mitralfehlers operiert wurden, haben einen Rückfall ihres Leidens erlitten. Sie können heute mit Erfolg neuerlich operiert werden; man kann die geschädigte Klappe am offenen Herzen unter direkter Sicht korrigieren oder durch eine künstliche Klappe ersetzen. Wenn sich ein Koronarbypass verschlossen hat, kann oft eine zweite Operation erfolgreich sein.

Wann führt man eine Herztransplantation durch? Wenn das Herz von einer medikamentös nicht mehr beherrschbaren oder operativ nicht anzugehenden Krankheit befallen ist, der Patient sich sonst in einem relativ guten Gesundheitszustand befindet, nicht zu alt ist und sich ein passendes Spenderherz findet, so wird eine Herztransplantation vorgesehen. Nachdem ein Mißverhältnis zwischen der Zahl der potentiellen Empfänger und der tatsächlichen Spender besteht, stehen viele Kandidaten für eine Herztransplantation auf einer Warteliste. Manche Patienten sterben während der Wartezeit auf ein neues Herz.

Sind Herztransplantationen außergewöhnliche Herzoperationen? Nein. Heute handelt es sich nicht mehr wie noch vor zehn Jahren um spektakuläre Unternehmungen, vielmehr sind Transplantationen an entsprechend spezialisierten Kliniken zur Routine geworden.

Herz-Intensivstation
Siehe auch Kapitel 31, Intensivstation

Was ist eine Herz-Intensivstation? Im wesentlichen eine Intensivstation für Patienten mit akuten, schweren Herzstörungen. Derartige kardiologischen Intensivstationen gibt es allerdings nur in großen und besonders spezialisierten Kliniken. In den meisten Krankenhäusern besteht eine allgemeine Intensivstation, in der Patienten mit schweren Herzerkrankungen (Herzinfarkt, Rhythmusstörungen) neben anderen Schwerkranken betreut werden.

Werden in der Herz-Intensivstation Patienten mit allen Formen von akuten Herzstörungen aufgenommen? Ja, aber die meisten Patienten haben einen akuten Myokardinfarkt. In den meisten anderen Fällen handelt es sich um Fälle von dekompensierter Herzinsuffizienz oder von schwerwiegenden Rhythmusstörungen.

Welche Herzkrankheiten können außer einem Myokardinfarkt in einer Herz-Intensivstation behandelt werden?
a) Perikarditis, eine Entzündung der äußeren Hülle des Herzens – des Herzbeutels;
b) akute Myokarditis, eine Entzündung der Muskelwand des Herzens;
c) Herzklappenerkrankungen;
d) Endokarditis, eine Entzündung der Innenhaut des Herzens;
e) Herzverletzungen;
f) nicht beeinflußbare Arrhythmien – Unregelmäßigkeiten der Herzschlagfolge.

Welche Vorteile bietet die Intensivbehandlung gegenüber der gewöhnlichen Krankenhausbehandlung? Bei keiner anderen Krankheit ist eine ununterbrochene Überwachung der Patienten so wesentlich. Änderungen in der Herztätigkeit können so plötzlich erfolgen, daß ein sofortiges Eingreifen der Ärzte und des Pflegepersonals erforderlich wird. Ein so schnelles Handeln ist nur in einer Station möglich, die Tag und Nacht ununterbrochen mit speziell ausgebildetem Personal besetzt ist.

Ist die Behandlung in einer Herz-Intensivstation oft lebensrettend? Ja. Viele Herzpatienten verdanken ihr Weiterleben der Behandlung in einer Herz-Intensivstation.

Wovon hängt es ab, ob ein Patient aus der Herz-Intensivstation in ein gewöhnliches Krankenzimmer verlegt werden kann? Der Patient kann in ein gewöhnliches Krankenzimmer verlegt werden, wenn die Ärzte, die für seine Betreuung verantwortlich sind, feststellen, daß sein Zustand stabil ist und daß er ohne ununterbrochene Überwachung und Stützung am Leben bleiben kann. Voraussetzung dafür sind ein befriedigender Blutdruck, ein regelmäßiger Herzschlag und Anzeichen einer Besserung der Herzstörung. Bevor die Verlegung beschlossen wird, muß der Patient allerdings ein paar Tage ohne die stützenden Maßnahmen, die nur die Herz-Intensivstation bieten kann, in befriedigender Verfassung verbleiben.

27 Hirnanhangsdrüse

(Hypophyse)

Siehe auch Kapitel 40, Nebennieren; Kapitel 42, Neurochirurgie; Kapitel 55, Schilddrüse; Abschnitt Streß im Kapitel 57

Was ist die Hirnanhangsdrüse, und wo liegt sie? Die Hirnanhangsdrüse oder Hypophyse ist eine kleine endokrine Drüse von etwa 12–14 mm Durchmesser, die an der Schädelbasis in einer Knochenmulde, dem sogenannten Türkensattel (Sella turcica), unter dem Gehirn liegt (Abb. 99). Sie besteht aus zwei Teilen von unterschiedlichem zelligem Aufbau, dem Vorder- und dem Hinterlappen; jeder gibt andere Hormone in die Blutbahn ab. Der Hinterlappen ist mit dem Hypothalamus verbunden, jenem Teil des Gehirns, der die Hormone erzeugt, die im Hypophysenhinterlappen gespeichert werden.

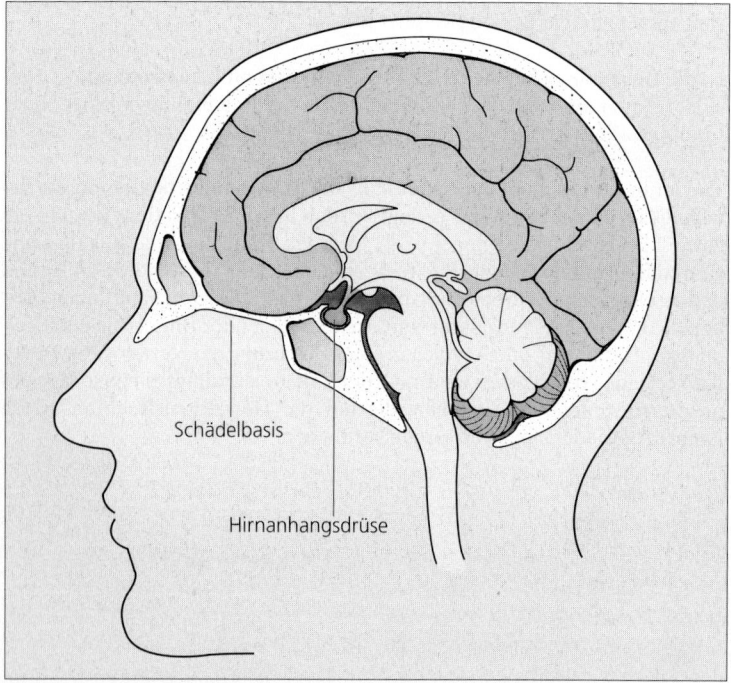

Abb. 99 *Lage der Hirnanhangsdrüse* in einer Knochenmulde der Schädelbasis, dem sogenannten »Türkensattel«.

Was ist eine Drüse? Mit Drüse bezeichnet man ein Organ, das in seinen spezialisierten Zellen einen bestimmten, für die einzelne Drüsenart charakteristischen Stoff – ein Sekret oder Hormon – bildet und ausscheidet. Diesen Vorgang nennt man Sekretion.

Welche Arten von Drüsen gibt es? Man unterscheidet zwei große Gruppen:
a) Die sog. exokrinen Drüsen, die den von ihnen erzeugten Stoff durch eine Öffnung nach außen entleeren; sie besitzen dazu meist einen Ausführungsgang oder ein ganzes Gangsystem. Die Entleerung des Sekrets erfolgt an die Körperoberfläche, in den Verdauungskanal oder in andere Hohlraumsysteme des Körpers. Hierher gehören die Milchdrüse, die Schleimdrüsen, die Speicheldrüsen usw., aber auch die Leber mit ihrer Gallenproduktion und die Niere, die den Harn bildet.
b) Die sog. endokrinen Drüsen oder Hormondrüsen. Sie haben keinen Ausführungsgang und geben ihr Sekret direkt in die Blutbahn ab. Die Sekrete der endokrinen Drüsen sind chemische Wirkstoffe, die Hormone, die sozusagen als Sendboten des Organismus die Tätigkeit ferngelegener Organe steuern und aufeinander abstimmen. Die einzelnen Hormondrüsen beeinflussen sich gegenseitig; dieses Wechselspiel sichert den normalen Ablauf vieler Körperfunktionen. Zu den Drüsen mit innerer Sekretion gehören u. a. Hirnanhangsdrüse, Schilddrüse, Nebenschilddrüsen, Nebennieren, Zirbeldrüse, Thymus, Eierstöcke, Hoden und der Inselapparat der Bauchspeicheldrüse.

Gibt es Drüsen, die sowohl auf exokrinem als auch auf endokrinem Wege sezernieren? Ja, z. B. die Bauchspeicheldrüse. Sie bildet nicht nur ein Sekret, das Verdauungsenzyme enthält und durch den Ausführungsgang in den Zwölffingerdarm gelangt, sondern auch das Hormon Insulin, das unmittelbar in das Blut übergeht. Diese nach Art und Wirkungsweise verschiedenen Sekrete werden allerdings in ganz verschiedenen Zellen erzeugt.

Welche Hormone bildet die Hirnanhangsdrüse, und welche Funktionen haben diese?
a) Der Hypophysenvorderlappen erzeugt mehrere Hormone, die die Tätigkeit anderer endokriner Drüsen – der Schilddrüse, der Nebennieren, der Eierstöcke, der Hoden, der Brustdrüsen und der Bauchspeicheldrüse – beeinflussen. Die Tätigkeit der genannten Drüsen wird von den Sekreten des Hypophysenvorderlappens gesteuert, einmal gefördert und dann wieder gehemmt. Sekrete vom Hypophysenvorderlappen steuern auch Wachstumsmechanismen.
b) Der Hypophysenhinterlappen produziert Hormone, die regulieren, in welchem Ausmaß Wasser von den Nieren ausgeschieden oder im Körper zurückgehalten wird (antidiuretisches Hormon ADH). Er erzeugt auch das Hormon Oxytozin, das die Zusammenziehung der Gebärmuttermuskulatur anregt.

Können die anderen endokrinen Drüsen, wie etwa Nebennieren, Schilddrüse usw., auch ihrerseits die Aktivität des Hypophysenvorderlappens beeinflussen? Ja. Sobald beispielsweise die Sekretion der Nebenniere die erforderliche Höhe erreicht hat, wirkt sie hemmend auf die weitere Produktion des Hypophysenvorderlappenhormons. Man nennt diesen Mechanismus einen Regelkreis mit negativer Rückkopplung.

Warum wird die Hypophyse als hormonelles Steuerungszentrum bezeichnet? Weil sie offenbar die Funktion aller übrigen Drüsen im Körper steuert.

Kommt es oft zur Entwicklung von Hypophysengeschwülsten? Ja, besonders im Vorderlappen. Ein Geschwulstwachstum im Hinterlappen kommt fast nie vor. Sie machen 10 % aller Schädel- und Hirngeschwülste aus.

Welche Hypophysengeschwülste finden sich am häufigsten? Adenome. In der Mehrzahl sind sie gutartig, gelegentlich wird eine solche Geschwulst aber bösartig.

Welche verschiedenen Arten von Hypophysenadenomen gibt es?
a) Chromophobe Adenome, die keine Hormone ausscheiden; sie machen etwa 75 % aller Hypophysenadenome aus;
b) Prolaktin sezernierende Adenome;
c) Wachstumshormon sezernierende Adenome;
d) Kortikotropin sezernierende Adenome.

Welche Krankheitserscheinungen treten bei chromophoben Hypophysenadenomen auf?
a) Kopfschmerzen.
b) Sehstörungen durch Druck der Geschwulst auf den Sehnerv. Es kann eine Einschränkung des Gesichtsfeldes eintreten, so daß nur mehr Gegenstände, die direkt in der Blickrichtung liegen, wahrgenommen werden.
c) Wenn die Geschwulst groß wird, kann sie auf den Rest der Hirnanhangsdrüse drücken und deren Hormonausscheidung beeinträchtigen.
d) Bei der Frau ist ein Ausfall der Regelblutung nicht selten.
e) Beim Mann ist ein Libidoverlust (Verlust des sexuellen Verlangens) die Folge.
f) Der Druck, den der wachsende Tumor erzeugt, kann zu Knochenveränderungen im Bereich der Sella turcica – der Knochenmulde, in der die Hypophyse ruht – führen, die röntgenologisch nachweisbar sind.

Wie werden Hypophysentumoren diagnostiziert? Von den bildgebenden Verfahren eignet sich am besten die Computertomographie des Schädels.

Welche Symptome werden von Prolaktin sezernierenden Hypophysenadenomen hervorgerufen? Eine übermäßige Prolaktinsekretion kann bei der Frau ein Aufhören der Menstruation, bei Mann und Frau die Sekretion von Milch, die aus den Brustwarzen austritt, zur Folge haben.

Wie wird die Diagnose eines Prolaktin sezernierenden Tumors gestellt?
a) Durch den Nachweis eines hohen Prolaktinspiegels im Blut;
b) aufgrund des Menstruationsausfalls und der Milchsekretion der Brustdrüsen.

Welche Krankheitserscheinungen treten bei Wachstumshormon sezernierenden Hypophysentumoren auf?
a) Wenn die Geschwulst vor der Pubertät auftritt, kann ein Riesenwachstum des Kindes eintreten. Bei den meisten Menschen, die über 2,20 m groß sind, war ein solcher Tumor die Ursache des übermäßigen Längenwachstums.
b) Wenn der Tumor bei einem Erwachsenen aktiv wird, entwickelt sich eine sogenannte Akromegalie. Dabei kommt es zu Auswüchsen bestimmter Knochenpartien im Gesicht und an Händen und Füßen, zu Muskelschwäche, Zuckerkrankheit, Bluthochdruck und vorzeitiger Arteriosklerose, wenn die Geschwulst nicht entsprechend behandelt wird.

Welche Krankheitserscheinungen treten bei Kortikotropin sezernierenden Hypophysentumoren auf? Es kommt zu einem Cushing-Syndrom mit folgenden Symptomen:
a) starke Gewichtszunahme;
b) starke Blutdruckerhöhung;
c) Entwicklung eines »Mondgesichts«;
d) Fettansammlungen am Nacken (»Büffelnacken«) und am Stamm;
e) blaurötliche Streifen am Bauch;
f) Diabetes mellitus.

Kommt ein Cushing-Syndrom bei Frauen öfter vor als bei Männern? Ja. Es ist bei Frauen dreimal so häufig.

Wie werden Hypophysengeschwülste behandelt? Am besten chirurgisch, doch können manche Geschwülste auch mit einer Strahlentherapie wirksam beeinflußt werden.

Auf welchem Weg kann die Hirnanhangsdrüse chirurgisch erreicht werden?
a) Am häufigsten wird eine Öffnung oberhalb vom Zahnfleisch im Oberkiefer angelegt und der Zugang durch die Nasenhöhlen und die Keilbeinhöhle zum Boden der Knochenmulde, in der die Drüse ruht (der Sella turcica), benützt.

Hirnanhangsdrüse

b) Wenn der Hypophysentumor sehr groß ist, muß man unter Umständen durch die geöffnete Schädeldecke eingehen, d. h. mit einer Kraniotomie.
c) In seltenen Fällen sind ein Zugang vom Oberkiefer als auch eine Kraniotomie notwendig, damit die ganze Geschwulst entfernt werden kann.

Wird die Hormonsekretion beeinflußt, wenn die ganze Hirnanhangsdrüse entfernt worden ist? Ja. Es kann dann notwendig werden, diese Hormone von außen zuzuführen, entweder in Tablettenform oder mittels Injektionen.

Wird bei der Behandlung von Hypophysengeschwülsten manchmal eine Strahlentherapie mit der Operation kombiniert? Ja, wenn die Untersuchungen nach der Operation ergeben, daß die Drüse noch immer zuviel Hormone ausscheidet.

Warum wird die Strahlenbehandlung nicht häufiger angewandt, wenn sie doch Hypophysengeschwülste beseitigen kann? Weil die Strahlenbehandlung oft schwere hormonale Ausfälle zur Folge hat, so daß eine lebenslange Hormonzufuhr zum Ersatz erforderlich wäre. Überdies kann die Geschwulst mit einer Operation viel rascher entfernt werden als mit einer Strahlenbehandlung.

Werden zur Behandlung von Hypophysengeschwülsten auch manchmal Medikamente benützt? Ja. In manchen Fällen können Wachstumshormon sezernierende Tumoren und Prolaktin sezernierende Tumoren medikamentös beherrscht werden. Die Größe der Geschwulst kann damit aber nicht verringert werden.

Kommen nach der Operation von Hypophysengeschwülsten Rückfälle vor? Ja, in einem kleinen Prozentsatz der Fälle. Es ist dann eine Strahlenbehandlung oder eine neuerliche Operation angezeigt.

Kommen auch bei Kindern Geschwülste der Hirnanhangsdrüse vor? Ja. Das sogenannte Kraniopharyngeom tritt bei Kindern auf und hat eine Unterfunktion der Hirnanhangsdrüse zur Folge.

Wie wird die Diagnose eines Kraniopharyngeoms gestellt?
a) Aufgrund von Zeichen einer Unterfunktion der Drüse, besonders vor der Pubertät;
b) aufgrund von charakteristischen Veränderungen der Sella turcica im Röntgenbild.

Was ist der Diabetes insipidus? Der Diabetes insipidus ist eine Krankheit, die durch eine ungenügende Produktion von Hypophysenhinterlappenhormon, das die Wasserausscheidung der Nieren steuert, hervorgerufen wird.

Hirnanhangsdrüse

Welche Symptome finden sich beim Diabetes insipidus?
a) Ständiger übermäßiger Durst;
b) Ausscheidung riesiger Flüssigkeitsmengen durch die Nieren.

Kann der Diabetes insipidus wirksam behandelt werden? Ja. Es gibt hochwirksame Hypophysenhinterlappenpräparate, die als Injektion oder zum Aufschnupfen gegeben werden können. Der Zustand selbst ist jedoch nicht heilbar, und der Patient muß diese Hormone lebenslang ständig weiter zuführen.

Hat der Diabetes insipidus etwas mit dem Diabetes mellitus – der Zuckerkrankheit – zu tun? Im Grunde nicht. Patienten mit beiden Krankheiten scheiden zwar viel Urin aus, doch sind die Gründe dafür völlig verschieden.

Gibt es außer dem Diabetes insipidus andere Prozesse, die die Hypophysenhinterlappenfunktion beeinflussen können? Ja. Verschiedene Krankheitsprozesse im Gehirn, etwa Schlaganfälle, Kopfverletzungen, Infektionen, Hydrozephalus oder Hirntumoren, können Funktionsstörungen verursachen.

Kann man bei einem sonst gesunden, aber offenbar kleinwüchsigen Kind mit der Verabreichung von Hypophysenhormonen das Längenwachstum fördern? Ja. Mit gereinigten Extrakten des Wachstumshormons aus menschlichen Hypophysen kann man das Längenwachstum in bestimmten Fällen beschleunigen. Neuerdings steht auch gentechnologisch hergestelltes Wachstumshormon zur Verfügung. Nachdem unterschiedliche Ansichten darüber bestehen, ab welcher Körpergröße sich bei sonst gesunden Menschen Kleinwuchs als ungünstig für die psychische Entwicklung erweist, ist noch umstritten, unter welchen Voraussetzungen man diese Behandlung durchführen sollte.

Gibt es erfolgversprechende Möglichkeiten zur Anregung des Wachstums, wenn ein Kind für sein Alter zu klein ist? Man muß die Ursache der Wachstumsverzögerung feststellen. Wenn eine Unterfunktion der Schilddrüse schuld ist, wird die Gabe von Schilddrüsenhormon das Kind zum Wachsen bringen. Ist die Wachstumsverzögerung durch eine unzureichende Ernährung und Vitaminzufuhr bedingt, so wird eine Normalisierung der Nahrungs-, Vitamin- und Mineralaufnahme ebenfalls das Wachstum des Kindes beschleunigen. Falls schließlich der Zustand auf einer Hypophysenunterfunktion beruht, kann, wie erwähnt, Wachstumshormon verabreicht werden.

Kann man ein zu starkes Längenwachstum eines Kindes auf gefahrlose und wirksame Weise bremsen? Nein.

Hirnanhangsdrüse

Gibt es Krankheitszustände, die auf einer Hypophysenunterfunktion (Hypopituitarismus) beruhen? Ja. Wenn die Unterfunktion in der Kindheit auftritt, wird das Wachstum deutlich verzögert. Davon betroffene Kinder bleiben klein, aber gut proportioniert. Sie behalten ihr ganzes Leben lang ein kindliches Aussehen. Wenn die Unterfunktion der Hypophyse im Erwachsenenalter einsetzt, kann sie die Körpergröße nicht mehr beeinflussen, führt aber zu einer Funktionshemmung aller übrigen endokrinen Drüsen – wie etwa der Schilddrüse, der Nebennieren, der Eierstöcke und der Hoden.

Ist der hypophysäre Zwergwuchs erblich? Nein. Wenn hypophysäre Zwerge heiraten und Kinder bekommen, erreichen diese in der Regel eine normale Körpergröße.

Welche Symptome können noch zum Bild der Hypophysenunterfunktion gehören? Schwäche, Antriebsarmut und Teilnahmslosigkeit, Energieverlust und in manchen Fällen geistige Störungen. Die Haut nimmt ein greisenhaft faltiges Aussehen an. Es kann zum Sinken des Blutzuckers und zu Appetitlosigkeit und Gewichtsverlust kommen.

Wie wird eine Unterfunktion des Hypophysenvorderlappens behandelt? Wenn der Zustand die Folge eines Hypophysentumors ist, hilft unter Umständen Röntgenbestrahlung oder Operation. Die medikamentöse Behandlung besteht im Ersatz der fehlenden Hormone, die injiziert oder eingenommen werden.

28 HIV-Infektionen

Siehe auch Kapitel 2, AIDS

Was bedeutet die Abkürzung HIV? HIV ist ein sog. Akronym der englischen Bezeichnung human immuno deficiency virus, übersetzt: das Immundefektvirus des Menschen. Diese Bezeichnung wurde 1984 eingeführt und löste die früheren Benennungen der beiden konkurrierenden Forscher in Frankreich (LAV = Lymphadenopathie-assoziiertes Virus) und den USA (HTLV-III = humanes T-Zell-lymphotropes Virus) ab, die das Virus fast zeitgleich entdeckt haben. Es handelt sich um ein sog. Retrovirus, das mit Hilfe eines virustypischen Enzyms, der reversen Transkriptase, die eigene Ribonukleinsäure (RNS) in Desoxyribonukleinsäure (DNS) umwandelt, welche dann in die DNS aller menschlichen Zellen eingebaut werden kann. Somit wird das genetische Zentrum der Zellen des infizierten Organismus umgewandelt.

Woher stammt das HIV? Bis heute ist es nicht klar, wie dieses Virus Eingang in die menschliche Population gefunden hat. Es gibt Hinweise, daß bestimmte afrikanischen Affenarten bereits vor der gegenwärtigen Epidemie Träger des Virus gewesen sind und das Virus möglicherweise durch Einspritzung von Affenblut aus rituellen Gründen, bei Sexualkontakten mit Affen oder durch den Genuß von rohem Affenfleisch auf Menschen übertragen wurde.

Wie wird HIV übertragen? Über Blutkontakt und Schleimhautkontakt. Praktisch wichtig sind vor allem homo- und heterosexueller Geschlechtsverkehr, gemeinsame Nadelbenützung von Drogenabhängigen, Blutübertragungen und Injektion von Blutprodukten, Übertragung im Mutterleib und bei der Geburt sowie beruflich bedingte Infektionen des Personals im Gesundheitswesen.

Ist die HIV-Infektion leicht übertragbar? Nein, das Gegenteil ist der Fall. Das Virus wird nicht durch Husten, Niesen oder Spucken übertragen. Es besteht keine Infektionsgefahr bei üblichen Sozialkontakten. Die Anwesenheit einer HIV-infizierten Person am Arbeitsplatz, gemeinsame Benützung von Arbeitsgeräten, Händeschütteln oder gemeinsame Toilettenbenützung führen *nicht* zur Übertragung von HIV.

Können Kinder mit HIV-Infektion und nicht-infizierte Kinder denselben Kindergarten oder dieselbe Schule besuchen? Ja. Wenngleich hier noch immer Vorbehalte von seiten der Eltern bestehen, so sind sie unbegründet: Es besteht keine Infektionsgefahr in dieser Umgebung.

Sollen HIV-Infizierte ihrem Arzt oder Zahnarzt die Tatsache der Infektion mitteilen? Ja, zu ihrem eigenen Nutzen und aus Rücksicht auf den Arzt und das Pflegepersonal. Die HIV-Infektion kann mit einer Vielzahl von sehr verschiedenen Krankheitszeichen einhergehen. Der Arzt vermag diese Symptome besser einzuordnen, wenn er von Anfang an von der HIV-Infektion weiß. Zum Beispiel haben unter dem Aspekt einer HIV-Infektion relativ harmlos aussehende Hautveränderungen eine andere diagnostische Bedeutung als bei nicht-infizierten Patienten. Arzt und Pflegepersonal kommen bei ihrer Tätigkeit leicht mit Blut in Berührung und können sich an spitzen Gegenständen verletzen. Sie empfinden es als unfair, wenn ein infizierter Patient ihnen die Tatsache seiner Infektion nicht sofort mitteilt.

Müssen Patienten mit HIV-Infektion im Krankenhaus isoliert werden? Nein, das ist nicht erforderlich. HIV-infizierte Patienten können auf Allgemeinstationen ohne Gefahr für die Mitpatienten in Mehrbettzimmern behandelt werden. Eher müssen HIV-infizierte Patienten vor den Mitpatienten geschützt werden, da sie wegen ihres geschwächten Immunsystems empfänglicher für andere Infektionen sind.

Kann jemand völlig gesund aussehen und sich gesund fühlen und dennoch mit HIV infiziert sein? Ja, in den ersten Jahren der Infektion, dem sog. Latenzstadium, fühlt sich der Infizierte völlig gesund und weiß oft selbst nichts von der Infektion. Nur durch eine Blutuntersuchung kann festgestellt werden, ob man infiziert ist oder nicht. Dieses Latenzstadium kann oft zehn Jahre und mehr dauern.

Wie kann man sich vor einer HIV-Infektion schützen? Die Übertragungsmöglichkeiten der HIV-Infektion betreffen nur ganz bestimmte Situationen, die für weite Teile der Bevölkerung ohnehin nicht zutreffen. Gefährdet sind vor allem junge Menschen und Homosexuelle, deren Lebensstil oft häufig wechselnde Sexualpartner einschließt. Mit einfachen, aber in kritischen Situationen oft nicht beachteten Maßnahmen können die meisten Infektionen vermieden werden:
a) Kein ungeschützter Sexualverkehr mit weitgehend unbekannten Personen;
b) bei Gelegenheits-Sexualkontakten immer Kondome benützen;
c) keine gemeinsame Benützung von Injektionsnadeln;
d) HIV-Antikörpertest 3 – 6 Monate nach riskanten Sexualkontakten durchführen lassen.

HIV-Infektionen

Bieten Kondome 100%igen Schutz vor der HIV-Infektion? Nein. Ebenso wie Kondome keinen absolut sicheren Schutz vor einer Schwangerschaft bieten, so können sie auch eine HIV-Infektion nicht mit absoluter Sicherheit verhüten. Sie sind aber die derzeit beste Möglichkeit des Infektionsschutzes.

Ist es möglich, sich bei Sexualkontakten mit Personen zu infizieren, deren HIV-Test negativ war? Grundsätzlich ja. Der HIV-Test weist Antikörper nach, deren Bildung im Extremfall bis zu 6 Monaten nach der Infektion dauern kann. Jemand kann also infiziert, aber zum Zeitpunkt des Tests noch HIV-negativ sein. Die zweite Möglichkeit besteht darin, daß der Test z. B. vor 6 Monaten negativ war, sich diese Person aber in der Zwischenzeit infiziert hat. Bei so viel Unsicherheit hilft nur der Verzicht auf Sexualkontakte mit unbekannten Personen oder der Gebrauch von Kondomen weiter.

Kann man sich durch Blutübertragungen mit HIV infizieren? Diese Möglichkeit ist heute durch die Routine-Testung aller Blutspender weitgehend ausgeschlossen, wenngleich ein minimales statistisches Restrisiko bleibt. Das liegt an der Tatsache, daß die Antikörperbildung Zeit braucht und sich ein potentieller Blutspender theoretisch erst wenige Tage vor der Blutspende infiziert haben könnte. Praktisch tritt diese Konstellationen aber nur etwa einmal bei 1 – 3 Millionen Blutspenden ein. Dennoch werden heute Blutübertragungen zurückhaltender und unter sorgfältiger Abwägung des Nutzens und des Risikos vorgenommen als noch vor zehn Jahren.

Darf der Arzt ohne Wissen eines Patienten einen HIV-Antikörpertest vornehmen? Nein. Bevor der Arzt den Test durchführt, muß er das Einverständnis des Patienten einholen. Dabei muß er den Patienten über die Tragweite und die Problematik des Tests aufklären.

29 Immunität und Impfungen

Siehe auch Kapitel 4, Allergie; Kapitel 30, Infektionskrankheiten; Kapitel 34, Laboratoriumsdiagnostik; Kapitel 60, Tuberkulose

Was versteht man unter Immunität, und wie kommt sie zustande? Der Organismus hat die Fähigkeit, auf das Eindringen von bestimmten Krankheitserregern oder Giftstoffen mit der Bildung von Schutzstoffen, sogenannten Immunkörpern oder Antikörpern, zu antworten. Fremdstoffe, die eine Antikörperbildung auslösen können, nennt man Antigene. Die Bildung der Antikörper nimmt eine gewisse Zeit in Anspruch; wenn genügend Antikörper vorhanden sind, sind sie imstande, die eindringenden Antigene rasch unschädlich zu machen. Ein Mensch, der in seinem Blut eine ausreichende Menge von Antikörpern gegen einen bestimmten Krankheitserreger hat, wird also nicht erkranken, wenn er von diesen Erregern befallen wird. Er ist gegen sie immun. Auch wenn er nur wenig Antikörper hat, braucht er nicht unbedingt zu erkranken, denn sein Körper hat schon gelernt, diese Immunkörper zu bilden, und kann sie jetzt viel rascher erzeugen als ein Organismus, der zum ersten Mal mit den entsprechenden Antigenen in Berührung kommt. Diese Schutzwirkung oder Immunität ist streng spezifisch, d. h. daß jedes Antigen seinen speziellen Antikörper braucht. Wenn man also gegen einen bestimmten Krankheitserreger immun ist, so bedeutet das nicht, daß man auch vor solchen, die mit ihm nahe verwandt sind, geschützt ist – und natürlich schon gar nicht vor ganz andersartigen Erregern. Diese Tatsache hat eine besondere Bedeutung bei Krankheiten, die von verschiedenen Typen des gleichen Erregers ausgelöst werden können, wie es z. B. bei der Kinderlähmung der Fall ist.

Was versteht man unter aktiv erworbener Immunität? Das ist der Schutz, den man dadurch erwirbt, daß man entweder die betreffende Krankheit durchmacht oder eine Substanz (Antigen) injiziert bekommt, die den Körper zur Bildung langlebiger, schützender Antikörper anregt (Impfung oder aktive Immunisierung).

Welche Krankheiten hinterlassen eine dauernde Immunität, wenn man sie durchgemacht hat? Überwiegend Virusinfektionen wie Masern, Röteln, Mumps, Windpocken (Schafblattern), Pocken und Kinderlähmung. Auch einige bakterielle Infektionen wie Diphtherie und Keuchhusten.

Was versteht man unter passiv erworbener und unter angeborener Immunität? Hier bildet nicht der Körper selbst die Antikörper, sondern er erhält bereits fertige Antikörper zugeführt. Eine angeborene Immunität bringt man bei der Geburt mit, wenn die Mutter die Krankheit vorher durchgemacht hat. Die Immunkörper gehen durch den Mutterkuchen in das Blut des Kindes über. Dieser Immunschutz hält aber nur ein paar Monate an. Eine passive Immunisierung kann auch durch die Injektion von Rekonvaleszentenserum eines Menschen, der eben die Krankheit durchgemacht hat, erfolgen oder bei bestimmten Krankheiten durch die Injektion von Gammaglobulin. (Im Gammaglobulin, das aus dem Blutserum gewonnen wird, sind die Immunstoffe hauptsächlich enthalten.) Auch mit der Muttermilch wird eine begrenzte passive Immunität gegen bestimmte Krankheiten vermittelt.

Kann Gammaglobulin den Ausbruch der Krankheit bei Masern, Röteln, infektiöser Hepatitis oder Kinderlähmung wirksam verhindern, wenn Ansteckungsgefahr besteht? Leider schützt Gammaglobulin oft nicht vor der Erkrankung, es kann aber den Krankheitsverlauf mildern.

Wie lange bleibt eine passiv erworbene oder angeborene Immunität in der Regel bestehen? Etwa 3–6 Monate, in manchen Fällen sogar 9 Monate.

Warum erzeugt man überhaupt eine passive Immunität, wenn sie nur kurze Zeit anhält? Sie kann dem Patienten unter Umständen während einer um sich greifenden Epidemie oder bei einer vorübergehenden Exposition mit Erregern (z. B. auf einer Auslandsreise) Schutz bieten und ihn vielleicht so davor bewahren, die Krankheit in dieser Zeit zu bekommen.

Gibt es Menschen mit einem angeborenen schwachen oder starken Immunsystem? Ja. Während manche Menschen fast nie Erkältungskrankheiten, Lippenherpes oder andere Virusinfekte bekommen, neigen andere dazu, mehrmals pro Jahr regelmäßig zu erkranken.

Unterliegt das Immunsystem des Menschen Schwankungen? Man muß das annehmen, wenngleich man noch nicht alle Zusammenhänge genau kennt. So kann es z. B. durch Schlafmangel, Ärger, psychische Belastung, körperliche Überanstrengung usw. zu einer Abnahme der Abwehranlage kommen. In dieser Zeit treten dann auch gehäuft Virusinfekte auf.

Gibt es auch Zusammenhänge zwischen dem Immunsystem und bösartigen Erkrankungen? Dafür bestehen viele Hinweise. Im menschlichen Organismus entstehen wahrscheinlich laufend einzelne Zellen oder sogar mikroskopisch kleine Zellverbände, die bösartige Wachstumstendenz haben und zu richtigen Krebsen heranwachsen würden, wenn sie nicht durch entsprechend spezialisierte Zellen des Immunsystems als fremd und gefährlich erkannt und sofort unschädlich gemacht werden würden. Nach den heutigen Erkenntnissen muß man die Entstehung von Krebs auch als einen Defekt des Immunsystems ansehen. Daher bemüht man sich in den letzten Jahren bei der Krebsbehandlung nicht nur, die Tumorzellen durch Chemotherapie zu zerstören, sondern auch die natürliche Immunität des Krebspatienten zu stärken.

Wie kann man das Immunsystem stärken?
a) Durch allgemeine Maßnahmen wie ausreichend Schlaf, wenig Alkohol, nicht oder möglichst wenig rauchen, ausgewogenes Verhältnis zwischen Arbeits- und Erholungsphasen;
b) spezielle Maßnahmen wie die Gabe von Immunstimulanzien.

Was versteht man unter Immunstimulanzien? Es handelt sich um eine Reihe von Medikamenten, die das geschwächte Immunsystem anheben sollen. Dazu gehören pflanzliche sowie chemisch klar definierte Immunstimulanzien: Zytokine, Interferone, Interleukine, Thymusextrakte und Extrakte von Mikroorganismen. Die bekanntesten Vertreter sind Echinacin und Esberitox. Man sollte sich jedoch vor Beginn einer derartigen Behandlung gründlich von seinem Arzt beraten lassen.

Welcher Zeitplan ist für die Immunisierung von Säuglingen am günstigsten?
In der ersten Woche können gesunde und normalgewichtige Säuglinge mit der BCG-Impfung gegen Tuberkulose geimpft werden. Diese Impfung ist allerdings in Ländern mit einem Infektionsrisiko von ca. 0,1 %, wie in Deutschland, nicht mehr allgemein erforderlich, die möglichen Schäden würden den möglichen Nutzen aufwiegen. Eine BCG-Impfung erfolgt nur in besonderen Risikosituationen, z. B. bei Neugeborenen, in deren Familie ein ansteckender Tuberkulosefall aufgetreten ist.
Im 3., 4. und 5. Monat erfolgt die Dreifachimpfung gegen Diphtherie, Tetanus und Keuchhusten, wenn eine erhöhte Infektionsgefahr für Keuchhusten besteht, sonst nur die Diphtherie-Tetanus- Impfung im 4. und 5. Monat (Auffrischung im 18. Monat und 7. Lebensjahr), ab dem 4. Monat die Kinderlähmungsschluckimpfung dreimal im Abstand von mindestens 6 Wochen. Die Impfung gegen Masern, Mumps und Röteln ist im 14. Monat zu empfehlen. Eine Pockenschutzimpfung ist heute nicht mehr erforderlich.

Tabelle 7 zeigt einen Impfplan für ein gesundes Kind.

Kann dieser Impfplan ohne Nachteile für das Kind abgeändert werden? Ja. Er wird oft nach dem Ermessen des Arztes im Einzelfall abgeändert und besonderen Risikosituationen angepaßt.

Was sind sogenannte Auffrischimpfungen? Das sind zusätzliche Injektionen, die ein oder zwei Jahre nach der ersten Impfung verabreicht werden, um die Immunität aufrechtzuerhalten.

Immunität und Impfungen

Tab. 7 Impfplan (nach den Empfehlungen der STIKO 1991)

Allgemein empfohlene Impfungen für Kinder und Erwachsene

Zeit	Art der Impfung	Anmerkung
ab 3. Lebensmonat	3 x DPT, evtl. mit Pertussis im Abstand von 1–2 Monaten; gleichzeitig Polio Haemophilus influenzae Typ B 2 Inj. zusammen mit DPT	nur nach sorgfältiger Risikoabwägung
ab 15. Lebensmonat	Masern-Mumps-Röteln Haemophilus infl. Typ B (3. Inj.) DPT (4. Inj.) Polio (3. Schluckimpfung)	Röteln u.U. nur bei Mädchen
ab 6. Lebensjahr	Masern, Mumps, Röteln (Wiederimpfung) DT (Auffrischung)	
ab 10. Lebenjahr	Polio (Wiederholung)	
11.–15. Lebensjahr	Röteln DT-Auffrischung	alle Mädchen, auch wenn als Kleinkind geimpft
etwa alle 10 Jahre	Tetanus, Polio	
vor einer Schwangerschaft	Röteln	für Frauen ohne Röteln-Antikörper

Wann werden die Auffrischimpfungen gegeben? Für Diphtherie und Tetanus im Alter von etwa 18 Monaten, dann bei Schuleintritt, Tetanusimpfung nochmals im 15. Lebensjahr. Die Kinderlähmungsschluckimpfung wird am besten ebenfalls im 7. und 15. Lebensjahr wiederholt. Eine Auffrischung des Rötelnimpfschutzes wird für Mädchen im 13. Lebensjahr empfohlen.

Geht die Wirkung dieser Injektionen verloren, wenn der Zwischenraum zu lange wird, weil das Kind inzwischen vielleicht krank geworden ist? Im allgemeinen nicht. Man kann die Zwischenräume einige Wochen oder sogar Monate ausdehnen, ohne die Wirkung der Impfung zu schmälern.

Darf man Impfungen gegen Infektionskrankheiten zu einem Zeitpunkt vornehmen, wenn das Kind anderweitig krank ist? Nein, man soll die Impfung verschieben, wenn das Kind eine Erkältung oder andere Krankheit hat.

Immunität und Impfungen

Zu welchen Reaktionen kommt es nach Impfungen gegen diese Infektionskrankheiten? Gewöhnlich treten keine oder nur sehr milde Reaktionen auf. Gelegentlich beobachtet man Reizbarkeit, Fieber, Unruhe, Appetitlosigkeit oder Erbrechen. Diese Beschwerden dauern höchstens ein bis zwei Tage.

Gibt es örtliche Reaktionen an der Injektionsstelle? In manchen Fällen kommt es zu einer Rötung und Schwellung der Impfregion; das vergeht aber in ein bis zwei Tagen.

Kommt es oft vor, daß sich an der Injektionsstelle ein kleines Knötchen bildet? Ja, aber das ist bedeutungslos und verschwindet in wenigen Tagen.

Wie werden Impfreaktionen bei Kindern behandelt? Wenn nötig, verschreibt der Arzt ein fiebersenkendes Mittel.

An welchem Körperteil werden die Injektionen meist gegeben? Bei Säuglingen außen am Oberschenkel, bei größeren Kindern am Oberarm.

Wer führt im allgemeinen Impfungen durch? Der Hausarzt, Kinderarzt oder Amtsarzt.

Soll man den Arzt informieren, wenn eine stärkere Impfreaktion auftritt? Ja. Diese Mitteilung kann einen Einfluß darauf haben, ob er die Dosis der nächsten Injektion verringert oder die Injektionserie auf vier oder fünf Einzelinjektionen statt der üblichen zwei oder drei verteilt.

Muß man manchmal gewisse Impfungen ganz weglassen? Wenn ein Kind gegen das Material, auf dem die Viren gezüchtet werden (z. B. Hühnereiweiß), stark allergisch ist, wird man am besten vorher einen Hautallergietest durchführen.

Können Impfinjektionen schädliche Folgen haben? Ja, aber nur ganz selten. Nur ein oder zwei Patienten unter Millionen bekommen unter Umständen ernste Reaktionen. Die segensreichen Auswirkungen der Impfungen überwiegen aber bei weitem mögliche Schäden, die sie verursachen können. Dennoch sollte man die Indikation zur Impfung vor allem bei sehr selten auftretenden Krankheiten sorgfältig abwägen.

Können Allergiker geimpft werden? Ja, aber man muß eventuell kleinere Mengen bei jeder einzelnen Injektion verabreichen.

Wird bei älteren Kindern oder Erwachsenen dieser Impfplan abgeändert? Ja. Bei älteren Kindern verwendet man statt des Diphtherie-Tetanus-Keuchhusten-Impfstoffes nur noch einen Diphtherie-Tetanus-Impfstoff. Auch bei

Auffrischimpfungen größerer Kinder, die früher bereits den Dreifachimpfstoff bekommen haben, sollte nur noch gegen Diphtherie und Tetanus und nicht mehr gegen Keuchhusten nachgeimpft werden.

Schick-Test

Was ist der Schick-Test? Mit dieser Probe will man feststellen, ob ein Kind gegen Diphtherie immun ist oder eine solche Immunität durch Impfungen erworben hat. Der Schick-Test wird heute kaum noch ausgeführt, da die Diphtherie in Mitteleuropa fast verschwunden ist und ein wirksamer Impfstoff zur Verfügung steht. Diese Situation könnte sich in den nächsten Jahren aber wieder ändern.

Tuberkulinproben

Was ist eine Tuberkulinprobe? Mit einer solchen Probe will man feststellen, ob das Kind jemals mit Tuberkelbakterien infiziert worden ist.

Welche Tuberkulosetests stehen zur Verfügung?
a) Der Intrakutantest nach Mantoux;
b) die Salbeneinreibprobe nach Moro;
c) die Pflasterprobe;
d) der Stempeltest.

Alle diese Tests sind Variationen der Tuberkulinprobe, mit der sich eine Sensibilisierung gegen Tuberkelbakterien nachweisen läßt. Die Proben sagen aus, ob im Körper bereits Keime gewesen sind, aber nicht unbedingt, ob sie dabei Schaden angerichtet haben. Das kann nur eine Lungenröntgenaufnahme zeigen.

Wie wird der Stempeltest durchgeführt? Mit einem kleinen Instrument, einem Kunststoffstäbchen mit vier kleinen Spitzen oder Zinken, die mit dem Testmaterial beschickt sind. Diese Spitzen werden ein bis zwei Sekunden auf den Unterarm gepreßt. Nach zwei Tagen sieht der Arzt nach, ob am Arm an dieser Stelle eine Schwellung und Rötung aufgetreten ist.

Ist dieser Test schmerzhaft? Nein.

Was zeigt der Test? Wenn keine Schwellung da ist, ist der Test negativ. Das bedeutet, daß das Kind noch keinen Kontakt mit Tuberkelbakterien hatte.

Immunität und Impfungen

Was tun, wenn der Test positiv ist? In diesem Fall soll eine Röntgenaufnahme der Lungen gemacht werden, damit man sieht, ob die Tuberkelbakterien tatsächlich krankhafte Veränderungen hervorgerufen haben oder nicht. Bei einem Kleinkind bedeutet ein positiver Test gewöhnlich eine aktive Tuberkulose, die der Behandlung bedarf. Das trifft bei älteren Kindern nicht zu. Eine Schutzimpfung gegen Tuberkulose läßt den Test übrigens ebenfalls positiv ausfallen.
Bei Personen über 60 Jahre kann der Test nicht als Verdachtsmoment für eine aktive Tuberkulose gewertet werden, da die Durchseuchung in dieser Altersgruppe sehr hoch ist. Diese Personen hatten in ihrer Jugend fast alle Kontakt mit Tuberkuloseerregern.

In welchem Alter sollte eine Tuberkulinprobe durchgeführt werden? Die erste Probe kann im Alter von 12 Monaten erfolgen, nachher wiederholt man sie alle ein bis zwei Jahre. Die Früherkennung der Krankheit ist wichtig, da sie heilbar ist und mit der Behandlung eine weitere Ausbreitung in andere Organe verhindert werden kann.

Was soll mit der Familie eines Kindes, bei dem eine Tuberkulinprobe positiv ausfiel, geschehen? Die anderen Familienmitglieder sollten durchuntersucht werden, damit man die Gewähr hat, daß niemand an Tuberkulose leidet.

Pockenschutzimpfung

Ist die Pockenschutzimpfung noch vorgeschrieben? Nein, die allgemeine Impfpflicht wurde aufgehoben, weil die Pocken heute ausgerottet sind.
Ein Impfzeugnis wird bei der Einreise nur noch in ganz wenigen Ländern verlangt.

Wie wird die Pockenschutzimpfung durchgeführt? Mit einem Impfmesserchen, das mit dem Impfstoff benetzt ist, werden mindestens zwei kleine oberflächliche Einschnitte in die Haut des Oberarms gemacht.

Wann beginnt die positive Reaktion auf die Pockenschutzimpfung? Nach vier bis fünf Tagen erscheint ein roter Fleck, der sich ausbreitet und schließlich ein Bläschen bildet. Um den achten bis neunten Tag ist diese Blase, die sogenannte Impfpustel, ziemlich groß und von einem breiten, roten Hof umgeben. Danach trocknet die Blase ein und hinterläßt eine Kruste. Die Rötung beginnt zurückzugehen und schwindet ungefähr zwei Wochen nach der Impfung.

Darf man die Impfstelle waschen oder baden? Nein. Man soll die Stelle lieber trocken halten, bis die Entzündung gänzlich zurückgegangen ist und eine feste Kruste gebildet wurde.

Wie lange dauert es, bis der Impfschorf abfällt? Zwischen drei und vier Wochen. Am besten läßt man ihn von allein abfallen.

Schadet es, wenn man den Impfschorf versehentlich abreibt? Nein.

Hinterläßt die Pockenschutzimpfung gewöhnlich eine große Narbe? Heutzutage ist die Narbe in der Regel ganz klein.

Was soll man tun, wenn die Pockenschutzimpfung nicht »angeht«? Man soll zwei bis vier Wochen nach der Erstimpfung zuwarten und dann die Impfung wiederholen, falls die Impfung aus bestimmten Gründen als notwendig erachtet wird.

Soll man einen Säugling impfen lassen, wenn er gerade erkältet ist? Nein.

Darf man einen Säugling impfen lassen, der ein Ekzem hat? Nein. Sogar wenn ein Kind früher monate- oder jahrelang an einem Hautausschlag oder einer Hautkrankheit gelitten hat, soll die Impfung aufgeschoben werden. Ein Kind darf *nie* geimpft werden, während ein Hautausschlag besteht.

Soll man einen Säugling impfen lassen, wenn ein anderes Kind in der Familie ein Ekzem hat? Nein. Das Virus könnte leicht von dem geimpften Säugling auf das andere Kind übertragen werden, was möglicherweise ernste Folgen hat.

Können nach der Pockenschutzimpfung Krämpfe auftreten? Selten. Sie werden durch das hohe Fieber verursacht, das manchmal die Impfreaktion begleitet.

Wie groß ist die Gefahr einer Gehirnentzündung (Enzephalitis) bei der Pockenschutzimpfung? Sie kommt außerordentlich selten vor, etwa einmal bei 500000 Impfungen.

Kinderlähmungsimpfung
(Polioimpfung)

Welche Impfungen gegen Kinderlähmung gibt es?
a) Die Salk-Impfung mit inaktivierten Viren; dieser Impfstoff wird in einer Serie von drei Injektionen verabreicht und kann mit der Diphtherie-Tetanus-Keuchhusten-Impfung kombiniert werden; in den meisten Ländern wird dieser Impfstoff nicht mehr verwendet;
b) die Sabin-Impfung mit lebenden, abgeschwächten Viren, die sogenannte Schluckimpfung, ebenfalls in einer Serie. Heute wird vorwiegend die Schluckimpfung durchgeführt.
Da die Kinderlähmung durch drei verschiedene Stämme des Poliovirus hervorgerufen werden kann, ist es besonders wichtig, daß man die komplette Impfserie verabreicht.

Soll man eine Polioimpfung durchführen, wenn der Impfling gerade krank ist? Nein. Man wartet am besten ab, bis er wieder völlig gesund ist.

Ist die Kinderlähmungsimpfung gefahrlos? Ja, sie ist völlig ungefährlich.

Kann man durch die Polioimpfung an Kinderlähmung erkranken? Nein!

Wie wirksam ist die Polioimpfung? Die Polioimpfung gilt als einer der größten Triumphe der Medizin. In Ländern, in denen konsequent gegen Polio geimpft wurde und die Bevölkerung auch mitmachte, ist die Kinderlähmung binnen weniger Jahre verschwunden. Die Impfung verhütet die Erkrankung bei mehr als 95 % der Geimpften. Krankheitsfälle, die trotz Impfung auftreten, verlaufen sehr mild und oft ohne Lähmungen.

Können auch Allergiker die Polioimpfung bekommen? Ja, bei Allergikern sind keine ernsten Nebenwirkungen aufgetreten.

Kommt es oft zu Reaktionen auf die Polioimpfung? Nein.

Sind nach der Polioimpfung besondere Vorsichtsmaßnahmen nötig? Nein.

Enthält der Polioimpfstoff Antibiotika? Der Salk-Impfstoff, der injiziert wird, enthält eine kleine Menge der Antibiotika Streptomycin und Neomycin, so daß es bei Personen mit Überempfindlichkeit gegen diese Antibiotika zu allergischen Reaktionen kommen kann. Der Sabin-Schluckimpfstoff, der heute fast ausschließlich verwendet wird, enthält keine Antibiotika. Eine Überempfindlichkeit gegen Penizillin spielt daher bei der Schluckimpfung keine Rolle.

Darf man den Polioimpfstoff zugleich mit anderen Impfstoffen geben? Ja.

Darf man die Kinderlähmungsimpfung zu jeder Jahreszeit vornehmen? Ja.

Wie rasch entwickelt sich die Immunität nach der vollständigen Schluckimpfungsserie? Binnen einiger Wochen.

Ist nach den drei Schluckimpfungen eine Auffrischimpfung notwendig? Ja, die Impfung sollte im 7. und 15. Lebensjahr wiederholt werden.

Sollen auch größere Kinder und Erwachsene gegen Kinderlähmung geimpft werden? Ja. Nur auf diese Weise kann die Bedrohung durch Kinderlähmungsepidemien gänzlich und für immer beseitigt werden.

Warum ist es so wichtig, daß die gesamte Bevölkerung gegen Kinderlähmung geimpft ist? Die Krankheit ist gegenwärtig durch die Impfaktionen zwar weitgehend zurückgedrängt, aber nicht ausgerottet. Einzelfälle können immer wieder vorkommen (z.B. Einschleppung durch Reisende aus Ländern mit schlechten hygienischen Verhältnissen). Wenn ein größerer Prozentsatz der Bevölkerung ungeimpft ist, könnte es dadurch zu einem Wiederaufflammen der Epidemie kommen.

Hat jemand, der bereits eine Kinderlähmung durchgemacht hat, einen Nutzen von der Impfung? Ja. Die Impfung steigert seine Immunität. Außerdem ist er vielleicht nur gegen einen einzigen Virusstamm immun; die Impfung verleiht ihm eine Immunität auch gegen die anderen Stämme.

Soll man die Polioimpfung unterlassen, wenn einem Kind demnächst die Mandeln entfernt werden? Nein.

Gibt es eine Möglichkeit, vor der Impfung festzustellen, ob jemand gegen Kinderlähmung immun ist? Ja, aber dieses Verfahren eignet sich nicht zum Alltagsgebrauch. Es ist eine sehr teure Untersuchung, die viel Zeit beansprucht. Der Aufwand dafür steht in keinem Verhältnis zur Harmlosigkeit und zu den relativ geringen Kosten der Impfung.

Masernimpfung

Gibt es erfolgversprechende Immunisierungsverfahren gegen Masern? Ja. Der Masernimpfstoff ist zu über 90 % wirksam.

In welchem Alter sollte man die Masernimpfung vornehmen? Im 14. Lebensmonat. Auch ältere Kinder, die die Masern noch nicht gehabt haben, sollten geimpft werden, ganz gleich, wie alt sie sind.

Wie wird die Masernimpfung durchgeführt? Mittels Injektion von abgeschwächten lebenden Viren.

Welche Reaktion kann auf die Masernimpfung eintreten? In etwa einem von 10 Fällen kommt es 7–12 Tage nach der Impfung zu Fieber, einem Schleimhautkatarrh im Bereich der oberen Atemwege und einem leichten Hautausschlag. In zwei bis drei Tagen sind die Kinder wieder völlig hergestellt.

Gibt es Fälle, in denen die Masernimpfung unterbleiben soll? Ja. Kinder, die gegen Hühnereiweiß oder Hühnerfedern allergisch sind, können eine schwere Reaktion bekommen. Auch bei bekannter Überempfindlichkeit gegen die Antibiotika Neomycin oder Kanamycin sollte nicht geimpft werden.

Was soll man tun, wenn sich eine Reaktion auf die Masernimpfung einstellt? Man kann ein, zwei Tage lang ein fiebersenkendes Mittel geben.

Wie lange hält die Immunität gegen Masern an? Dauernd.

Kann man impfen, wenn sich ein Kind, das noch keine Masern hatte, möglicherweise gerade bei einem Masernkranken angesteckt hat? Ja. Unter diesen Umständen wäre es sinnvoll, den Lebendimpfstoff zusammen mit Gammaglobulin zu geben. Auf diese Weise kann das abgeschwächte Virus die Immunität erzeugen und verhindern, daß sich das Virus vermehrt, mit dem die Ansteckung erfolgte. Auf jeden Fall sichert das Gammaglobulin einen sehr milden Verlauf, sogar wenn das aktive Ansteckungsvirus dennoch die Vorherrschaft erlangt.

Muß man noch gegen Masern impfen, wenn ein Kind bereits Masern hatte? Nein. Wenn man sicher ist, daß das Kind die Masern durchgemacht hat, kann man mit dauernder Immunität rechnen. Sollten daran jedoch Zweifel bestehen, so schadet es nicht, das Kind impfen zu lassen.

Rötelnimpfung

Gibt es eine Impfung gegen Röteln? Ja. Der Rötelnimpfstoff ist sehr wirksam. Alle Kinder sowie Frauen im gebärfähigen Alter, die noch keine Röteln hatten, sollten damit geimpft werden. Frauen dürfen zur Zeit der Impfung nicht schwanger sein und müssen in den folgenden drei Monaten Empfängnisverhütung betreiben. Der Hauptzweck der Impfung ist die Verhinderung einer Schädigung des ungeborenen Kindes (Rötelnembryopathie), die zu Augenlinsentrübung, Taubheit, Herzfehlern und anderen angeborenen Mißbildungen führen kann.

Welcher Personenkreis soll gegen Röteln geimpft werden? Kleinkinder ab dem 15. Lebensmonat; Mädchen vor der Pubertät, auch wenn sie bereits als Kleinkinder gegen Röteln geimpft wurden; Frauen im gebärfähigen Alter, die keine Antikörper gegen Rötelnvirus besitzen; Risikopersonen wie Beschäftigte im Bereich der Kinder- und Säuglingspflege.

Mumpsimpfung

Gibt es einen Impfstoff gegen Mumps? Ja. Es gibt einen sehr wirksamen Mumpsimpfstoff, mit dem alle Kinder im Alter von 15 Monaten geimpft werden sollten. Empfohlen wird die Kombination mit der Masern- und Rötelnimpfung.

Wer sollte nicht gegen Mumps geimpft werden? Die Mumpsimpfung ist sehr verträglich, lediglich Kinder mit akuten Erkrankungen oder bekannter Allergie gegen Hühnereiweiß oder Neomycin sollten nicht geimpft werden. Zu Impfungen mit anderen Lebendimpfstoffen wie Tuberkulose-, Gelbfieber- oder Pockenschutzimpfungen ist ein zeitlicher Abstand von mindestens 4 Wochen einzuhalten.

Keuchhustenimpfung

Wer soll gegen Keuchhusten geimpft werden? Es handelt sich bei der Keuchhusten-Schutzimpfung um eine sogenannte Indikationsimpfung, d. h. nur besonders gefährdete Zielgruppen sind zu impfen. Unter den gegenwärtigen epidemiologischen Bedingungen wird die Impfung empfohlen bei Säuglingen,
a) die in Gemeinschaftseinrichtungen leben;
b) die unter allgemein ungünstigen Verhältnissen leben, z. B., kinderreiche Familien mit wenig Wohnraum (Flüchtlingsheime);
c) bei denen ein Keuchhusten wegen einer anderen Grunderkrankung von Lunge oder Herz eine besondere Gefährdung darstellen würde.

Ausgenommen von der Impfung sind Kinder mit zerebralen Störungen.

Unter dem Eindruck einer ansteigenden Häufigkeit von Keuchhusten und neuer Impfstoffe gibt es in jüngster Zeit Bestrebungen, die Keuchhustenimpfung doch wieder als allgemeine Schutzimpfung zu empfehlen. Eltern sollten sich daher vom Kinderarzt im Hinblick auf die individuelle Gefährdungssituation beraten lassen. Angesichts hoher Scheidungsraten ist zu bedenken, daß viele Kinder zu einem späteren Zeitpunkt in eine Gemeinschaftseinrichtung aufgenommen werden und dann eine Impfung nicht mehr ohne vertretbares Risiko durchführbar ist.

Wie wird die Keuchhustenimpfung durchgeführt? In Deutschland führt man die Keuchhustenimpfung in der Regel als Kombinationsimpfung zusammen mit Diphtherie und Tetanus (DPT-Impfung) durch. Die Grundimmunisierung umfaßt drei intramuskuläre Injektionen im Abstand von jeweils 4–6 Wochen, z. B. im Alter von 3, 4 und 5 Monaten. Die Grundimmunisierung soll nicht vor dem 3. und nicht nach dem 12. Lebensmonat begonnen werden.

Wann beginnt der Impfschutz bei der Keuchhustenimpfung? Er beginnt etwa nach der 2. Impfung und erreicht 4–8 Wochen nach der 3. Injektion seinen Höhepunkt. Bereits 2–3 Wochen später kommt es wieder zu einem Abfallen der Antikörper. Daher sollte ein Jahr nach der Grundimmunisierung eine Auffrischimpfung vorgenommen werden. Kinder nach dem 2. Lebensjahr sollten allerdings nur noch in besonderen Ausnahmefällen geimpft werden.

Wie verträglich ist die Keuchhustenimpfung? Die Impfung ist nicht ganz harmlos. Würden alle Säuglinge in Deutschland geimpft, so wäre rein statistisch mit 2–3 Todesfällen und mit 3–4 neurologischen Dauerschäden ohne Todesfolge zu rechnen. Dem stehen insgesamt etwa 10 Todesfälle pro Jahr an der Erkrankung gegenüber, eine Zahl, die aber wegen der unvollständigen Erfassung wahrscheinlich zu niedrig angesetzt ist. Man wird also eine sorgfältige Nutzen-Risiko-Analyse vornehmen, ehe man sich zur Impfung entschließt. Die Entscheidung kann nur in Zusammenarbeit mit einem Kinderarzt getroffen werden, der das Kind und die lokalen epidemiologischen Verhältnisse kennt.

Wer sollte nicht gegen Keuchhusten geimpft werden? Nicht geimpft werden sollten Kinder
a) im ersten Lebensmonat und älter als zwei Jahre;
b) mit akuten fieberhaften Erkrankungen jeglicher Art;
c) mit angeborenen Hirnschäden und Krampfleiden;
d) mit allergischen Vorerkrankungen, Immundefekten, Diabetes und Nierenkrankheiten.

Typhusimpfung

Wann ist eine Typhusimpfung sinnvoll? Wenn man sich in eine Gegend begibt, wo die Gefahr einer Ansteckung mit Typhus besteht. Das trifft besonders zu auf bestimmte Gebiete im tropischen Ausland mit schlechten hygienischen Verhältnissen. Geimpft werden können Kinder und Erwachsene.

Wie wird die Routine-Impfung gegen Typhus durchgeführt? Früher verabreichte man zwei Injektionen mit Totimpfstoff. In den letzten Jahren wird in

Deutschland nur noch die orale Impfung durchgeführt mit Einnahme von 3 Kapseln an den Tagen 1, 3 und 5 mit Wasser eine Stunde vor einer Mahlzeit. Die Kapseln dürfen weder zerbissen noch geöffnet werden, damit die Erreger unbeschädigt in den Dünndarm gelangen. Mit dieser Impfung wird eine Schutzrate zwischen 87 und 96 % erreicht.

Wie lange hält die Immunität nach der Typhusimpfung? Nach den bisherigen Erkenntnissen ist mit einem Impfschutz für die Dauer von mindestens drei Jahren zu rechnen.

Welcher Impfstoff wird verwendet? In der Regel ein Lebendimpfstoff mit einer aufgrund eines Enzymdefekts abgeschwächten Variante von Salmonella typhi.

Gibt es Reaktionen auf die Typhusimpfung? Ja, aber sehr selten. Es können Magen-Darm-Beschwerden auftreten, die aber meist leicht und von kurzer Dauer sind. Antibiotika, Sulfonamide und Malariamittel dürfen nicht gleichzeitig mit dem Impfstoff eingenommen werden.

Wann ist der beste Zeitpunkt für die Typhus-Impfung? Die Impfung sollte 1 Woche vor der Abreise abgeschlossen sein.

Frühsommermeningoenzephalitis-Impfung (FSME)
(siehe auch Kapitel 30, FSME)

Wer soll gegen FSME geimpft werden? Nach Empfehlungen der Ständigen Impfkommisssion des Bundesgesundheitsamtes ist die FMSE-Impfung eine Reiseimpfung und eine Impfung in Sonderfällen. Wegen der Übertragung durch Zecken wird sie Waldarbeitern und Jägern in entsprechenden Gebieten empfohlen. Dazu gehören Süddeutschland, vor allem die Auen der Donauseitentäler, und der südliche Schwarzwald, Österreich und Südosteuropa. Die Übertragung erfolgt nur in den Monaten April bis November.

Soll man sich bei Reisen in diese Gebiete immer gegen FSME impfen lassen? Kurzzeitige Besucher dieser Gegenden (Wanderer, Pilzsammler) müssen nicht geimpft werden. Bei ihnen genügt eine sog. Expositionsprophylaxe wie Verwendung von Repellents zum Einreiben (z. B. Autan), Tragen von langen Hosen und hohen Schuhen und die umgehende Entfernung von eventuell vorhandenen Zecken. Wird die Zecke rasch aus der Haut entfernt, sinkt die Wahrscheinlichkeit einer Virusübertragung.

Ist bei jedem Zeckenbiß mit einer Virusübertragung zu rechnen? Nein, das ist eher die Ausnahme als die Regel. Man rechnet, daß selbst in den bekannten Naturreservaten des Virus nur jede 100. Zecke das Virus in sich trägt und daß nur etwa 10 % der von einer solchen Zecke gebissenen Personen erkranken.

Wie erfolgt die FSME-Impfung?
Es werden zwei i.m. Injektionen mit je 0,5 ml Impfstoff in 1–3 Monaten Abstand und eine dritte Impfung 9–12 Monate später verabreicht. Da es sich um einen Totimpfstoff handelt, sind Abstände zu anderen Impfungen nicht vorgeschrieben.

Gibt es auch Nebenwirkungen der FSME-Impfung? In seltenen Fällen, bei Kindern häufiger als bei Erwachsenen, kann es zu lokalen Entzündungen im Bereich der Injektionsstelle und zu Allgemeinreaktionen wie Fieber, Gliederschmerzen und Übelkeit kommen.

Was kann man tun, wenn man von einer Zecke gebissen wurde und nicht geimpft ist? Wenn der Biß in einer Gegend erfolgte, in der infizierte Zecken vorkommen, kann man eine passive Immunisierung mit FSME-Immunglobulin durchführen. Dazu werden möglichst bald (innerhalb von 48 Stunden nach dem Biß) 0,1 ml/kg FSME-Immunglobulin injiziert. Liegt der Biß länger als 4 Tage zurück, so ist diese Maßnahme wahrscheinlich nicht mehr sinnvoll. In jedem Fall sollte man sich von einem Arzt beraten lassen.

Hepatitis-Impfung
Siehe Abschnitt Hepatitis im Kapitel 35, Leber.

Grippeschutzimpfung (Influenza)

Gibt es eine Schutzimpfung gegen Grippe? Gegen die im Volksmund als »Grippe« oder »grippalen Infekt« genannten fieberhaften Infektionen der oberen Luftwege gibt es bislang keine Impfung, da sie von mindestens 200 verschiedenen Virustypen verursacht sein können. Wohl aber gibt es eine Immunisierung gegen Influenzaviren, welche eine hochfieberhafte schwere Allgemeinerkrankung hervorrufen können. Wenn durch Mutationen bestimmte Subtypen des Influenzavirus auftreten, kommt es zu Massenerkrankungen, den Grippeepidemien. Wirksame Impfstoffe müssen gegen den jeweils vorherrschenden Virustyp ständig neu hergestellt werden.

Wer soll sich einer Grippeschutzimpfung unterziehen? Jährliche Schutzimpfungen werden empfohlen bei Personen mit schweren Grunderkrankungen wie Herz- und Lungenkrankheiten, chronischen Nierenkrankheiten, Diabetes mellitus, chronischer Blutarmut und zytostatisch behandelten Tumoren; Menschen über 60 Jahre; Personen, die durch ihren Beruf gefährdet sind (reger Publikumsverkehr, Krankenversorgung).

Wann ist der beste Zeitpunkt für die Grippeschutzimpfung? Nachdem die meisten Erkrankungen in den Monaten November bis März auftreten, sollte man sich möglichst im Sommer impfen lassen.

Wie geht die Grippeschutzimpfung vor sich? Man injiziert im Abstand von 4 Wochen zwei Impfdosen. Dadurch erzielt man bei 75–90 % der geimpften Personen einen Grippeschutz für die Dauer von 1–2 Jahren.

Andere Impfungen

Gibt es eine wirksame Impfung gegen Schnupfen? Nein.

Gibt es eine Impfung gegen Tuberkulose? Ja, mit dem sog. BCG- Impfstoff (siehe Kapitel 56, Tuberkulose).

Ist die Impfung gegen Tuberkulose wirkungsvoll? Darüber gehen die Meinungen sehr auseinander; in den einzelnen Ländern wird verschieden vorgegangen. Vielfach wird sie routinemäßig in der ersten Lebenswoche durchgeführt. In Deutschland ist man von dieser Praxis abgekommen, da die Wahrscheinlichkeit einer Tuberkulose-Infektion hier gering ist und die Behandlungsmöglichkeiten sehr gut sind.

Wann ist eine Tuberkuloseimpfung besonders zu empfehlen? In bestimmten Situationen, wenn die Gefahr einer Ansteckung mit Tuberkulose in der Familie oder im Beruf besteht.

Wer sollte sich einer Pneumokokkenimpfung unterziehen? Pneumokokken sind Bakterien, welche bei Personen mit Vorerkrankungen und Risiken gefährliche Lungenentzündungen verursachen können. Die Impfung ist zu erwägen bei Patienten mit entfernter Milz und nach Organtransplantationen, bei Alkoholkranken, bei Patienten mit Plasmozytom, Diabetes mellitus, Leberzirrhose, schweren Herzfehlern und Niereninsuffizienz.

Wie geht die Pneumokokkenimpfung vor sich? Man gibt eine subkutane oder intramuskuläre Injektion eines polyvalenten Impfstoffes, mit dem bei etwa 90 % der Geimpften eine Immunität gegen Pneumokokkeninfektionen für die Dauer von mindestens drei Jahren erzielt wird. Eine Auffrischimpfung sollte nicht vor Ablauf von vier Jahren nach der Erstimpfung vorgenommen werden.

Gibt es eine wirksame Impfung gegen Tollwut? Ja.

Wann impft man gegen Tollwut? Wenn eine Person von einem Tier gebissen oder gekratzt wurde, bei dem Tollwutverdacht besteht, sei es Hund, Katze, Fuchs, Eichhörnchen, Kaninchen, Wolf, Ratte usw. Es gibt aber jetzt auch eine vorbeugende Impfung, die für Personal in Tollwutlabors, Tierärzte, Jäger usw. empfehlenswert ist.

Werden Tollwutschutzimpfungen bei jedem Hundebiß durchgeführt? Nein. Es wird geimpft, wenn man weiß oder den Verdacht hat, daß der Hund tollwütig ist. Verdächtig sind alle unprovozierten Tierbisse, d. h. Bisse, die nicht durch ein Verteidigungsverhalten des Tieres zu erklären sind. Der Hund muß an einen Ort geschickt werden, wo er in Gewahrsam gehalten und untersucht werden kann, damit man beobachten kann, ob sich eine Tollwut entwickelt. Wenn sich zeigt, daß der Hund gesund ist, ist keine Impfung nötig. Ebenso wichtig wie die Impfung sind aber Maßnahmen der lokalen Wundbehandlung, die sofort nach dem Biß erfolgen müssen. Dazu gehören Waschen der Wunde mit Wasser und Seife und lokale Injektionen von Tollwutantiserum in und um die Bißwunde.

Soll man impfen, wenn man das Tier, das den Biß verschuldet hat, nicht finden kann? Ja, als Sicherheitsmaßnahme.

Wie wird die Tollwutschutzimpfung ausgeführt? Der Verletzte erhält den Impfstoff sofort danach sowie nach 3 und 7 Tagen injiziert. Stellt sich inzwischen heraus, daß das Tier gesund ist, können weitere Injektionen unterbleiben; ansonsten werden weitere Spritzen nach einer Woche sowie 30 und 60 Tage nach der 1. Impfung verabreicht. Wird der Geimpfte innerhalb eines Jahres neuerlich durch ein tollwutverdächtiges Tier gebissen, ist nur eine Auffrischimpfung notwendig; erfolgt die Verletzung später als nach 1 Jahr, sind mehrere Spritzen erforderlich. Eine vorbeugende Impfung für Personen, die in höherem Maße der Gefahr einer Tollwutinfektion ausgesetzt sind, etwa Personal in Tollwutlabors, Tierärzte, Jäger und Landwirte in verseuchten Gebieten, u. U. Entwicklungshelfer usw., erfolgt entweder als Schnellimmunisierung mit Impfstoffinjektionen an den Tagen 0, 3, 7, 21 oder an den Tagen 0, 28, 56 oder 0, 56 und nach 6 Monaten. Auffrischimpfungen werden nach einem Jahr und dann alle drei Jahre durchgeführt.

Kann die Tollwut wirksam behandelt werden, wenn sie bereits zum Ausbruch gekommen ist? Nein. Wenn Kinder oder Erwachsene daran erkranken, ist mit einer sehr hohen Sterblichkeit zu rechnen.

Was soll man nach einem Hundebiß tun? Unverzüglich den Arzt aufsuchen. Bei Tollwutverdacht ist die Bißstelle sofort gründlich mit Seife und Wasser mindestens 5–10 Minuten lang zu waschen.

Soll eine Hundebißwunde ausgebrannt werden? Nein. Diese Behandlung hat man schon vor Jahren aufgegeben, weil sie nicht davor schützt, daß man die Tollwut bekommt, wenn das Tier davon befallen war.

Besteht eine Infektionsgefahr, wenn die Haut durch den Hundebiß nicht verletzt worden ist? Im allgemeinen nicht, doch sollte die Haut trotzdem gründlich mit Seife und Wasser 10 Minuten lang gewaschen werden.

Muß ein Hundebiß den Behörden gemeldet werden? Ja. In fast allen Gemeinden wird gesetzlich verlangt, daß Bisse tollwutverdächtiger Hunde der Polizei oder dem Gesundheitsamt gemeldet werden.

Ist es von Bedeutung, an welcher Stelle das Tier den Patienten gebissen hat? Ja. Je näher der Biß dem Kopf ist, um so gefährlicher ist er.

Ist die Tollwutschutzimpfung gefährlich? Nein, aber unangenehm.

Gibt es gegen Fleckfieber, Cholera, Gelbfieber und Pest wirksame Impfverfahren? Ja. Gegen alle diese Krankheiten gibt es hochwirksame Impfungen.

Wann soll man sich gegen Fleckfieber, Cholera, Gelbfieber oder Pest impfen lassen? Nur wenn man in ein Gebiet reist, in dem eine Ansteckungsgefahr mit diesen Krankheiten besteht (Abb. 100).

Welche Impfungen braucht man, wenn man ins Ausland reist? Das hängt ab vom Reiseziel, der Reiseroute (Zwischenstops beachten), dem Reisestil (Abenteuerreise, organisierte Hotelreise), der Tätigkeit am Aufenthaltsort (Sanitätshelfer oder Diplomat), der Reisedauer (Tage oder Jahre), der bis zum Reiseantritt verbleibenden Zeit und den bereits durchgemachten Erkrankungen, vorhandenen chronischen Erkrankungen und Vorimpfungen. Es ist zu unterscheiden zwischen vorgeschriebenen Impfungen, die dem Schutz des Landes, und empfohlenen Impfungen, die dem Schutz des Reisenden dienen. Ein Impfzeugnis bei der Einreise wird verlangt für

a) Pocken: Die Weltgesundheitsorganisation hat 1980 die Welt für pockenfrei erklärt. Gegenwärtig gibt es in keinem Land Bestimmungen, welche eine Pockenschutzimpfung obligat machen.

Immunität und Impfungen

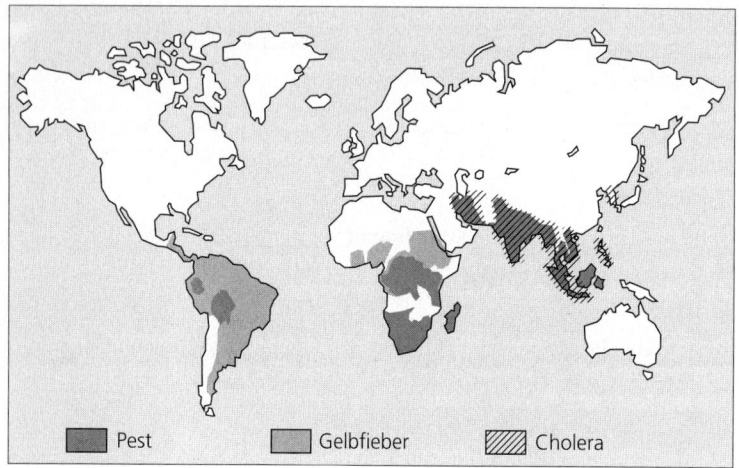

Abb. 100 Verbreitungsgebiete von Pest, Cholera und Gelbfieber.

b) Gelbfieber: In den meisten Ländern Zentralafrikas sowie Mittel- und Südamerikas sind Impfbescheinigungen bei der Einreise aus Infektionsgebieten erforderlich.

c) Cholera: Zwar sollte laut Beschluß der WHO von 1973 der Nachweis von Choleraimpfungen von keiner Gesundheitsbehörde mehr verlangt werden, doch halten sich nicht alle Länder an diesen Beschluß, z. B. Sansibar.

Wo kann man genaue und aktuelle Informationen über vorgeschriebene Impfungen erhalten?

1. In der jeweils aktuellen WHO-Broschüre, die bei der lokalen Gesundheitsbehörde zu erhalten ist;
2. im Travel Information Manual (TIM), das zahlreiche Fluggesellschaften herausgeben (gut für vorgeschriebene, weniger gut für empfehlenswerte Impfungen);
3. in den Gesundheitsempfehlungen des Deutschen Grünen Kreuzes, der Österreichischen Apothekerkammer und den Bulletins des Bundesamtes für das Gesundheitswesen, Bern.
Broschüren von Reisebüros machen oft keine korrekten Angaben.

Welche Impfplanung sollte man vor Auslandsreisen beachten? Etwa acht Wochen vor Antritt der Reise sollte man sich erkundigen, welche Impfungen für das jeweilige Land erforderlich bzw. empfehlenswert sind.

Andere Impfungen

Tab. 8 Ein zweckmäßiger Ablauf eines (selten erforderlichen) Maximalprogramms wäre:

1. Impftermin: (6–4 Wochen vor Reiseantritt)	a) Gelbfieberimpfung (falls erforderlich) b) Tetanusauffrischung (falls > 10 Jahre zurück) c) orale Typhusimpfung (falls empfohlen) d) 1. Choleraimpfung (falls erforderlich) e) Hepatitis A (aktive Immunisierung) f) Polioschluckimpfung (falls > 10 Jahre seit Erstimmunisierung)
2. Impftermin: (3–1 Wochen vor vor Reiseantritt)	a) 2. Choleraimpfung (nur bei s.c. bzw. i.m. Anwendung) b) aktive Immunisierung gegen Hepatitis A oder passive Immunisierung mit Immunglobulin gegen Hepatitis A
1 Woche vor Reiseantritt	Beginn der Malaria-Prophylaxe

Ein Impfpaß der Impfbehörde oder des autorisierten Arztes sollte ausgestellt und mitgeführt werden.

30 Infektionskrankheiten

Siehe auch Kapitel 14, Blut und lymphatisches System; Kapitel 22, Geschlechtskrankheiten; Kapitel 29, Immunität und Impfungen; Kapitel 37, Lunge und Atemwege; Kapitel 47, Parasiten und parasitäre Erkrankungen; Kapitel 54, Säuglings- und Kinderkrankheiten; Kapitel 60, Tuberkulose

Was ist eine Infektion? Man spricht von einer Infektion, wenn Krankheitserreger (Bakterien, Viren usw.) in den Körper eindringen und sich dort vermehren.

Kommt es bei jeder Infektion zu einer Infektionskrankheit? Nein. Ob eine Krankheit entsteht, hängt von der Art der Erreger sowie von der Abwehrlage des Organismus ab; man kann eine natürliche Widerstandskraft (Resistenz) oder eine erworbene Immunität gegen bestimmte Erreger besitzen.

Was versteht man unter »ansteckenden Krankheiten« und »Kinderkrankheiten«? Da viele Infektionskrankheiten von Kranken auf Gesunde übertragen werden, nennt man sie auch oft »ansteckende Krankheiten«. Eine Reihe dieser Krankheiten, die eine besonders große Ansteckungsfähigkeit haben, macht man in den europäischen Ländern meist schon in der Kindheit durch – z. B. Masern, Windpocken, Keuchhusten, Scharlach und Diphtherie – der Volksmund bezeichnet sie daher als »Kinderkrankheiten«. Wer sie nicht als Kind bekommen und keine Immunität dagegen erworben hat, kann aber ebensogut als Erwachsener daran erkranken.

Was ist die Inkubationszeit? Die Inkubationszeit ist die Zeitspanne, die zwischen der Ansteckung und dem Ausbruch der Krankheit verstreicht.

Was versteht man unter Epidemie? Das massenhafte Auftreten einer Krankheit, meist einer Infektionskrankheit, für einen begrenzten Zeitraum in einem begrenzten Gebiet.

Was versteht man unter einer Endemie? Eine in einer bestimmten Gegend heimische Krankheit, von der zu jedem gegebenen Zeitpunkt ein Teil der Bevölkerung erfaßt ist.

Wodurch wird die epidemische Ausbreitung von Infektionskrankheiten begünstigt? Durch schlechte hygienische Verhältnisse, zu engen Kontakt zahlreicher Menschen und mangelnden Immunschutz großer Menschengruppen. Die gefürchteten Epidemien vergangener Jahrhunderte sind in den hochzivilisierten Ländern durch allgemeine sanitäre Maßnahmen (Versorgung mit reinem Trinkwasser, Kanalisierung und Abwässerbeseitigung) und Massenimpfungen erloschen.

Welche Erreger rufen Infektionskrankheiten hervor und welche Beispiele gibt es dafür?
a) Bakterien:
 Typhus, Diphtherie, Cholera, Keuchhusten, Tuberkulose;
b) Viren:
 Grippe, Pocken, Masern, Windpocken, Hepatitis, HIV-Infektion;
c) zwischen Bakterien und Viren stehend:
 Rickettsien: Fleckfieber, Wolhynisches Fieber;
 Chlamydien: Trachom, Kolpitis, Pneumonie;
 Mykoplasmen: Pneumonie;
d) Protozoen (Einzeller): Amöbenruhr, Malaria;
e) Pilze: Fußpilzerkrankung, Soor, Aspergillom.

Welcher Unterschied besteht zwischen Bakterien und Viren? Bakterien können unter dem gewöhnlichen Mikroskop gesehen werden, Viren sind dazu zu klein; sie sind nur unter einem sehr leistungsfähigen Elektronenmikroskop sichtbar. Bakterien sind zu groß, um bestimmte feinporige Filter zu passieren, während Viren klein genug sind, um durch diese Filter zu gehen.

Brauchen Bakterien und Viren lebende Zellen für ihr Wachstum und ihre Vermehrung? Bakterien brauchen sie nicht. Sie können auf unbelebten Substanzen gezüchtet und vermehrt werden, Viren aber können ausschließlich in lebenden menschlichen oder tierischen Gewebezellen wachsen und sich vermehren. Neue Gewebekulturmethoden haben die Bestimmung zahlreicher bisher unbekannter Viren ermöglicht; einige dieser Viren erzeugen Symptomenkomplexe, die man jetzt als selbständige Krankheiten erkannt hat.

Wie verbreiten sich Viruskrankheiten? Durch Kontakt, mittels Tröpfcheninfektion durch die Luft und mit Hilfe von Zwischenwirten (Überträgern) wie etwa Mücken, Läuse, Zecken usw.

Sprechen Bakterien und Viren auf Antibiotika und chemische Wirkstoffe in gleicher Weise an? Nein. Viele Bakterien werden durch Antibiotika und Chemotherapeutika (Penizillin, Cephalosporine, Aminoglykoside, Sulfonamide usw.) abgetötet oder im Wachstum gehemmt, Viren aber nicht.

Hinterlassen Viruskrankheiten einen Immunschutz, so daß man sie nicht nochmals bekommen kann? Nicht immer. In vielen Fällen, z. B. bei Pocken, Masern, Kinderlähmung usw., trifft dies zu, aber es gibt andere Erkrankungen, z. B. Schnupfen, Grippe usw., die bei demselben Menschen wiederholt auftreten können.

Wie kann man eine Immunität gegen Viruskrankheiten erzeugen? Durch die Entwicklung und Anwendung von Impfstoffen, die aus abgetöteten oder abgeschwächten Viren hergestellt werden; Kinderlähmungs- und Grippe-Impfstoffe sind Beispiele dafür, ferner Impfstoffe gegen Masern, Röteln und Mumps.

Gibt es eine wirksame Impfung gegen Schnupfen? Es gibt zwar schon Impfstoffe, da der Schnupfen aber von mehr als fünfzig miteinander verwandten Viren ausgelöst werden kann, lohnt sich eine Impfung gegen diese vielen Viren kaum, zumal der Impfschutz nur einige Monate anhält.

Windpocken
(Schafblattern, Feuchtblattern, Varizellen)

Was sind Windpocken? Eine hochansteckende Krankheit des Kindesalters, die ab dem 3. Lebensmonat bis ins Jugendalter hinein auftritt (Abb. 101).

Was ist die Ursache der Windpocken? Sie werden von einem Virus, dem Varizellenvirus, hervorgerufen.

Wie werden die Windpocken von einem Kind auf das andere übertragen? Zumeist durch Tröpfcheninfektion und Kontakt; die Tatsache, daß das Varizellenvirus ungemein leicht, offenbar sogar mit dem Luftzug übertragbar ist – schon der Aufenthalt in der Nähe eines Kranken kann zur Ansteckung genügen – führte zum Begriff der »fliegenden Infektion« und zur Bezeichnung »Windpocken«.

Wann sind die Windpocken ansteckend? Die Ansteckungsfähigkeit beginnt einen Tag bevor der Hautausschlag auftritt und hält während des etwa 7 Tage dauernden Blasenstadiums an.

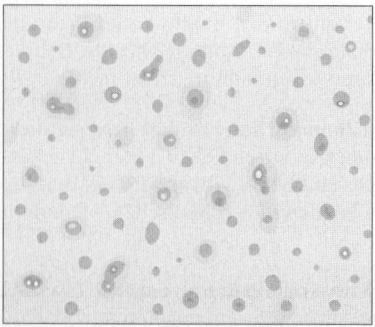

Abb. 101 *Hautausschlag bei Windpocken;* nebeneinander und gleichzeitig findet man Flecken, Papeln, Bläschen und Krusten.

Windpocken

Hat man bei Windpocken Fieber? Ja. Gewöhnlich besteht eine leichte Temperaturerhöhung bis 38 °C oder etwas mehr. In schweren Fällen kann das Fieber bis 39 °C oder 40 °C ansteigen. Wenn nötig, wird der Arzt ein fiebersenkendes Mittel verordnen.

Können sich Jugendliche oder Erwachsene mit Windpocken anstecken? Nur wenige Kinder entgehen dieser Krankheit. Wenn man sie nicht im Kindesalter durchgemacht hat, kann man sie auch als Erwachsener bekommen. Bei Erwachsenen verläuft sie gewöhnlich schwerer.

Wie sieht der Windpockenausschlag aus? Zuerst erscheinen viele winzige, rote Flecke auf der Körperoberfläche verstreut, hauptsächlich auf Brust, Bauch, Oberarmen und Oberschenkeln. Die Flecke beginnen als kleine, rötliche, stecknadelkopfgroße Bezirke, die binnen weniger Stunden größer werden und schließlich Bläschen bilden. Ein oder zwei Tage lang enthalten die Bläschen eine klare Flüssigkeit, die sich nach weiteren ein, zwei Tagen trübt; nach vier bis fünf Tagen schließlich trocknet jedes Bläschen unter Krustenbildung ein.

An welchen Körperstellen treten die Bläschen auf? Sie können überall am Körper vorkommen, einschließlich der behaarten Kopfhaut, des Mundes, Gaumens, der Augenlider oder der Schamgegend.

Erscheinen alle Flecke gleichzeitig? Nein. An den ersten drei, vier Krankheitstagen schießen immer neue Schübe auf. Zum Schluß trocknen die Bläschen sämtlicher Schübe ab und bilden Krusten oder Schorfe.

Kann die Krankheit durch die Bläschenflüssigkeit übertragen werden? Ja.

Kann die Krankheit durch die Schorfe oder Krusten übertragen werden? Im allgemeinen nicht.

Juckt der Hautausschlag? Ja, leicht.

Was kann man tun, um das Jucken zu lindern? Man kann einen juckreizstillenden Puder aufstreuen oder eine Paste aus Natriumbikarbonat und Wasser auf jeden Fleck auftragen. Das nimmt den ärgsten Juckreiz.

Gibt es Medikamente gegen den Juckreiz, die man innerlich nehmen kann? Ja, es gibt mehrere Präparate, die der Arzt zur Linderung verschreiben kann.

Wie viele Bläschen erscheinen gewöhnlich? Von einer Handvoll bis zu einigen hundert. Schwerere Fälle zeigen meist mehr Bläschen.

Wie kann man den Windpocken vorbeugen? Gegenwärtig steht kein Serum oder Impfstoff, der vorbeugend wirksam wäre, zur Verfügung.

Hat Gammaglobulin eine vorbeugende oder abschwächende Wirkung bei Windpocken? Nein.

Welche Komplikationen können bei Windpocken vorkommen?
a) Die Bläschen können sekundär infiziert werden, d. h. es können andere Keime, meist Eitererreger, eindringen.
b) In seltenen Fällen wurde über das Auftreten einer Enzephalitis (Gehirnentzündung) berichtet.
c) Mitunter kann den Windpocken eine Lungenentzündung folgen.
d) In einem kleinen Prozentsatz der Fälle tritt eine Mittelohrentzündung auf.
Alle diese Komplikationen sind selten.

Soll man ein Kind daran hindern die Bläschen aufzukratzen? Ja. Starkes Kratzen kann zur Öffnung der Bläschen führen und die Gefahr einer Sekundärinfektion vergrößern, wodurch bleibende Narben entstehen können. Mäßiges Kratzen hat gewöhnlich keine Folgen.

Wie kann man ein Kind vom Kratzen abhalten? Wenn das Kind noch sehr klein ist, muß man ihm unter Umständen Fäustlinge oder Handschuhe anziehen. Ältere Kinder sollen angespornt werden, selbst achtzugeben, daß sie nicht Bläschen aufkratzen.

Muß man ein Kind mit Windpocken isolieren? Eine Isolierung innerhalb der Familie ist nicht nötig, da es ohnehin fast unmöglich ist, eine Ausbreitung der Krankheit unter den Geschwistern zu verhindern. Natürlich sollte das Kind von anderen Kindern außerhalb des engsten Familienkreises ferngehalten werden.

Wie lange soll ein Windpockenpatient isoliert werden? Etwa 10 Tage vom Ausbruch der Erkrankung an oder bis alle Bläschen verkrustet und ganz trocken sind. Mit dem Schulbesuch wartet man im allgemeinen bis zum Abfall der Krusten.

Hinterlassen Windpocken bleibende Narben? Wenn die Krusten abgefallen sind, können winzige Narben sichtbar sein, die jedoch nur kurzen Bestand haben und keine Spuren hinterlassen, sie schwinden gewöhnlich nach einigen Monaten oder längstens einem Jahr. Wenn das Kind die Bläschen jedoch aufgekratzt hat und eine Sekundärinfektion eingetreten ist, können dadurch dauernde Narben entstehen.

Helfen Antibiotika bei der Behandlung der Windpocken? Nein. Sie haben keine Wirkung auf die Krankheit und sollten nur verwendet werden, wenn eine Sekundärinfektion erfolgt ist.

Muß man das Kind während der Krankheit im Bett lassen? Nur bei Fieber.

Darf das Kind während der akuten Phase der Windpocken gebadet werden? Wenn sich das Kind sehr unbehaglich fühlt, schadet ein lauwarmes Bad nicht.

Wann kann das Kind gebadet werden? Wenn alle Bläschen verkrustet sind. Das Bad hilft die Krusten erweichen, so daß sie leichter abfallen.

Kann man die Windpocken ein zweites Mal bekommen? Nein.

Diphtherie

Was ist Diphtherie? Sie ist eine ansteckende Krankheit des Kindesalters, die zu einer typischen Entzündung des Rachens und gelegentlich des Kehlkopfs führt.

Wodurch wird die Diphtherie verursacht? Sie wird von den Diphtheriebakterien hervorgerufen.

Ist die Diphtherie eine häufige Krankheit? Nein. Sie pflegte früher in Epidemien aufzutreten, aber da fast alle Kinder jetzt Schutzimpfungen bekommen, ist sie in Mitteleuropa fast verschwunden. Mit Öffnung der Grenzen zu den osteuropäischen Ländern hin könnte sich die Situation aber in den nächsten Jahren ändern.

Wie wird die Diphtherie verbreitet? Sie wird von einem Patienten auf den anderen durch Tröpfcheninfektion beim Husten, Niesen, Sprechen usw. übertragen.

Welche Symptome erzeugt die Diphtherie? Leichtes Fieber und Halsentzündung mit Bildung eines charakteristisch aussehenden Belags auf den Mandeln oder im Rachen. Wenn auch Kehlkopf oder Nase befallen ist, ist die Atmung behindert. Die Kehlkopfdiphtherie erzeugt das Krankheitsbild des »echten« Krupp mit bellendem Husten, Heiserkeit und Atemnot.

Wie kann eine Diphtherie von einer gewöhnlichen Mandelentzündung unterschieden werden? Ein Arzt, der die typischen Merkmale des Diphtheriebelags sieht, ist in der Lage, die richtige Diagnose zu stellen.

Welche Altersgruppen werden von der Diphtherie betroffen? Kinder unter 6 Monaten sind gewöhnlich gegen die Krankheit immun. Von da an kann sie in jeder Altersstufe auftreten.

Ist die Diphtherie eine ernste Krankheit? Ja. Sie ist gefährlich, weil sie zum Tod führen kann, wenn sie den Kehlkopf befällt und der Luftweg verlegt wird (»Krupp«); die Atmung kann auch durch eine Nervenlähmung von Kehlkopf und Atemmuskulatur behindert werden; zudem kann die Diphtherie eine schwere Schädigung des Herzmuskels bewirken.

Gibt es eine Untersuchung, mit der sich eindeutig nachweisen läßt, ob ein Kind Diphtherie hat? Ja. Man macht einen Rachen- oder Nasenabstrich und legt eine Bakterienkultur zum Nachweis von Diphtheriebakterien an.

Wie wird die Diphtherie behandelt? Sobald Verdacht auf Diphtherie besteht, soll das Kind Diphtherieantitoxin (vom Pferd) in entsprechender Dosierung sowie Penizillin bekommen.

Helfen Antibiotika bei Diphtherie? Ja, aber wichtiger ist die Gabe von Antitoxin, sobald die Diagnose gestellt wurde. Antibiotika sollen nicht als einziges Heilmittel, sondern nur zusätzlich zum Antitoxin gegeben werden. Man kann die Antitoxinbehandlung mit hohen Dosen von Penizillin, das gegen Diphtherie wirksam ist, ergänzen.

Was kann gegen die Atmungsbehinderung bei einer Kehlkopfdiphtherie getan werden? Wenn Atemnot auftritt, muß sofort der Arzt gerufen werden; in vielen Fällen wird ein Luftröhrenschnitt (Tracheotomie) nötig sein, das heißt, die Luftröhre (Trachea) wird mit einem Einschnitt am Hals eröffnet, um eine freie Atmung zu ermöglichen (siehe auch Kapitel 20, Hals).

Muß ein Kind mit Diphtherie im Krankenhaus behandelt werden? Nein. Die Krankheit kann zu Hause behandelt werden, wenn sich keine Komplikationen entwickeln.

Welche Komplikationen können u.a. bei der Diphtherie auftreten? Zwei ernste Komplikationen sind die Nervenlähmung der Atemmuskulatur und die zuweilen vorkommende Lähmung der Gaumennerven mit Schluck- und Sprachstörungen. Eine weitere Komplikation ist ein Herzmuskelschaden.

Hinterläßt die Diphtherie eine Immunität? Ja, gewöhnlich entsteht eine lebenslange Immunität.

Ist eine Immunisierung gegen diese Krankheit möglich? Ja, es sollten alle Kinder die Diphtherieschutzimpfung, die fast hundertprozentig wirksam ist und aus einer Serie von Injektionen besteht, erhalten (siehe Kapitel 25, Impftabelle).

In welchem Alter sollte ein Kind gegen Diphtherie geimpft werden? Es ist wünschenswert, daß mit diesen Impfungen im Alter von drei Monaten begonnen wird.

Sind Auffrischungsimpfungen nötig? Ja (siehe Kapitel 25, Impftabelle).

Wie bald nach der Krankheit darf man dem Kind erlauben, sich wieder normal körperlich zu betätigen? Man soll lieber zwei oder drei Wochen abwarten, damit man sichergeht, daß es zu keiner Herzschädigung gekommen ist.

Wann kann man dem Kind nach einer Diphtherie wieder den Schulbesuch erlauben? Etwa zwei Wochen nach der Genesung.

Muß ein diphtheriekrankes Kind isoliert werden? Ja, die Gesundheitsbehörden der meisten Orte verlangen die Isolierung von Diphtheriepatienten, bis drei Rachenabstriche negativ sind.

Was soll man tun, wenn man mit einem Diphtheriekranken zusammengekommen ist? Jedes Kind und auch jeder Erwachsene, der Kontakt mit einem Diphtheriepatienten hatte, soll Diphtherieantitoxin bekommen. Die Dosierung bestimmt der Arzt.

Müssen Kontaktpersonen eines Diphtheriekranken isoliert werden? Im allgemeinen verlangen die Gesundheitsämter eine solche Quarantäne nicht. Es ist aber wünschenswert, daß man von allen Kontaktpersonen Rachenkulturen anlegt, weil manche Menschen Diphtheriebazillenträger sind.

Was versteht man unter einem »Diphtheriebazillenträger«? Ein Diphtheriebazillenträger ist ein Mensch, der selbst nicht erkrankt, weil er immun ist, der aber die virulenten (aktiven, ansteckungsfähigen) Krankheitskeime in seinem Rachen beherbergt und dadurch andere anstecken kann. Da es solche »Bazillenträger« gibt, ist es wesentlich, daß Personen, die mit einem Diphtheriekranken in Berührung gekommen sind, sehr genau beobachtet werden.

Sieht man heutzutage viele Diphtheriefälle? Nein, diese Krankheit ist hierzulande durch die Impfungen und Auffrischimpfungen praktisch ausgemerzt worden. In manchen Gegenden ist die Diphtherie aber durch Vernachlässigung der Impfungen wieder aufgetreten. Ständige Wachsamkeit ist noch immer notwendig, vor allem unter dem Aspekt der nun geöffneten Ostgrenzen in Europa. In Osteuropa ist die Impfquote wesentlich geringer und die hygienischen Verhältnisse sind schlechter, so daß bei erhöhter Mobilität der

Bevölkerung mit einem Wiederaufflackern der Diphtherie gerechnet werden muß.

Röteln
(Rubeolen)

Wodurch entstehen Röteln? Diese Infektionskrankheit wird durch das Rötelnvirus hervorgerufen.

Wie äußern sich die Röteln? Es bestehen leichte Beschwerden wie bei einem Schnupfen, begleitet von einer geringfügigen Temperaturerhöhung und einem Hautausschlag, der im Gesicht beginnt und sich dann binnen 24 Stunden über den Körper ausbreitet. Der Hautausschlag besteht aus vielen kleinen, einzelnen, rötlichen Fleckchen, die nicht ineinander übergehen. Am ersten Tag sieht der Ausschlag oft einem Masernausschlag ähnlich, am zweiten Tag kann er wie Scharlach aussehen, am dritten Tag verblaßt er oft schon ganz. Außerdem kann man gewöhnlich vergrößerte Lymphknoten im Nacken und hinter den Ohren tasten.

Sind Röteln übertragbar? Ja, aber sie sind nicht so infektiös oder ansteckend wie Masern oder Windpocken.

In welchem Lebensalter sind die Röteln am häufigsten? Bei älteren Kindern oder Jugendlichen sind sie häufiger als in anderen Altersgruppen. Die Röteln kommen auch ziemlich oft bei Erwachsenen vor, öfter als die anderen ansteckenden Krankheiten des Kindesalters.

Treten die Röteln in Epidemien auf? Ja, etwa alle drei bis sieben Jahre einmal kommt es in Gegenden, in denen keine allgemeinen Rötelnimpfungen durchgeführt werden, zu einer Rötelnepidemie. Einzelfälle können aber jederzeit vorkommen.

Treten in Gegenden, in denen allgemeine Rötelnimpfungen durchgeführt wurden, noch häufig Röteln auf? Nein.

Zu welcher Jahreszeit sind Röteln am häufigsten? Die meisten Fälle treten im Spätwinter und Frühling auf.

Hat man bei Röteln hohes Fieber? Nein, nur 37–38 °C.

Ist das Befinden während der Röteln sehr gestört? Nein; bei Jugendlichen und Erwachsenen können die Krankheitserscheinungen allerdings schwerer sein.

Wie werden die Röteln übertragen? Durch direkten Kontakt von Mensch zu Mensch.

Werden Röteln oft mit anderen Krankheiten verwechselt? Ja. Sie werden oft mit Masern, Scharlach oder Dreitagefieber verwechselt.

Sind die Augen entzündet, so wie bei den Masern? Nein, alle Krankheitserscheinungen sind bei Röteln leichter als bei Masern.

Wie lange hält die Lymphknotenschwellung an? Etwa eine Woche.

Gibt es bei Röteln Komplikationen? Komplikationen sind außergewöhnlich selten.

Ist es notwendig, ein Kind mit Röteln zu isolieren? Ja, damit es nicht womöglich eine schwangere Frau ansteckt, die nicht immun gegen Röteln ist.

Warum ist es wichtig, daß alle Kinder – besonders Mädchen – eine Immunität gegen Röteln erwerben? Röteln sind zwar im Kindesalter eine sehr leichte Krankheit, können aber bei Erwachsenen schwer verlaufen. Von noch größerer Bedeutung ist es, daß eine Rötelnerkrankung der Mutter in den ersten Schwangerschaftsmonaten zu schweren Entwicklungsdefekten des Embryos führen kann. Eine Immunität erwirbt man, wenn man die Krankheit durchmacht oder wenn man sich impfen läßt.

In welchem Abschnitt der Schwangerschaft ist die Krankheit für den Embryo am gefährlichsten? Während der ersten drei Monate der Schwangerschaft. Manche Defekte können allerdings auch bei einer Erkrankung der Mutter in der späteren Schwangerschaft vorkommen.

Welche Schäden kann das ungeborene Kind davontragen, wenn die Mutter während der Frühschwangerschaft Röteln bekommt? Trübung der Augenlinsen, Taubheit, geistige Unterentwicklung oder Herzmißbildungen. Diese Schäden können als einzelne angeborene Defekte oder kombiniert vorkommen.

Wie hoch ist der Prozentsatz der Fälle, bei denen sich Anomalien des Kindes entwickeln, wenn die Mutter Röteln durchgemacht hat? Je früher im Verlauf der Schwangerschaft die Infektion erfolgt, um so höher: Bei Infektion in den ersten vier Schwangerschaftswochen 30–50 %, zwischen der 5. und 8. Woche 25 %, zwischen der 9. und 12. Woche nur noch 8 %.

Wann können die Röteln am wenigsten Schaden anrichten, wenn sie während der Schwangerschaft auftreten? Während der letzen drei Monate, wenn alle Organe des Kindes bereits ausgebildet sind.

Was kann man tun, um den Röteln vorzubeugen? Es sollten alle Kinder einer Rötelnimpfung unterzogen werden. Auch Frauen im gebärfähigen Alter, die die Krankheit noch nicht durchgemacht haben und die nicht schwanger sind, sollten geimpft werden; sie müssen allerdings davor gewarnt werden, in den folgenden drei Monaten schwanger zu werden. Besondere Vorsicht ist bei der Impfung von Personen geboten, die gegen Hühnereiweiß und Neomycin allergisch sind. Die Berichte scheinen dafür zu sprechen, daß die Immunität, die durch die Impfung entsteht, von langer Dauer ist; Auffrischimpfungen sind vielleicht nicht unbedingt nötig, sollten aber sicherheitshal-

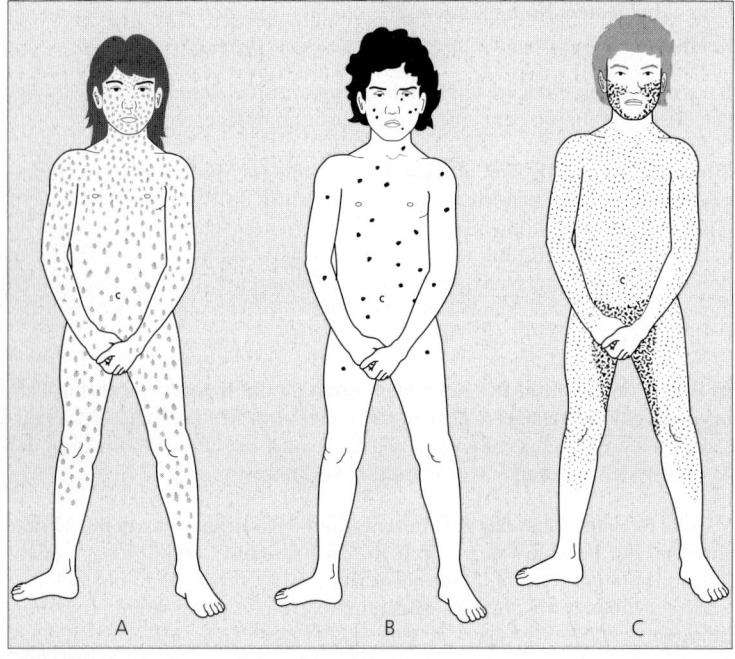

Abb. 102 *Verteilung des Hautausschlags bei wichtigen ausschlagbildenden Infektionskrankheiten.*
A: **Masern;** grobfleckiger Ausschlag beginnend im Gesicht mit abwärts fortschreitender Ausbreitung über den ganzen Körper;
B: **Röteln;** mittelfleckiger, nicht zusammenfließender Ausschlag im Gesicht, am Stamm und an den Extremitäten
C: **Scharlach;** dichtstehender feinfleckiger Ausschlag am ganzen Körper unter Aussparung der Region um den Mund mit besonderer Betonung der Leistenbeugen und Achselhöhlen.

ber bei Mädchen im 13. Lebensjahr bzw. bei Eintritt der ersten Regelblutung durchgeführt werden.

Was kann man tun, wenn eine Schwangere Röteln bekommt? Am besten zieht man den Arzt wegen der richtigen Maßnahmen zu Rate.
Es hängt davon ab, wie alt die Frau ist und ob sie bereits Kinder hat. Es kann ein Schwangerschaftsabbruch in Betracht gezogen werden.

Kann der Arzt vor der Entbindung etwas darüber aussagen, ob eine Keimschädigung durch eine Rötelnerkrankung der Mutter während der Schwangerschaft eingetreten ist? Nein.

Wie werden Röteln behandelt? Bettruhe, leichte, nahrhafte Kost und allgemeine Reinlichkeit sind alles, was nötig ist.

Sind Antibiotika gegen diese Krankheit wirksam? Nein. Man soll sie nur geben, wenn eine Komplikation, etwa eine Mittelohrentzündung oder Lungenentzündung, eintritt.

Wie lange ist ein Rötelnpatient ansteckungsfähig? In der Regel vier bis fünf Tage vom Vortag des Krankheitsausbruchs ab.

Gibt es bei Röteln Nachwirkungen? Gewöhnlich überhaupt keine; in praktisch jedem Fall kommt es zur völligen Genesung.

Kann man Röteln öfter als einmal haben? Nein.

Masern
(Morbilli)

Wodurch werden die Masern hervorgerufen? Durch ein Virus.

Bekommen junge Säuglinge Masern? Bis zum Alter von sechs Monaten ist der Säugling gegen Masern immun, wenn die Mutter sie früher einmal durchgemacht hat (sog. passive Antikörperübertragung) (Abb. 103).

Bekommen alle Kinder Masern? Früher haben fast alle Kinder Masern bekommen. In Gegenden, in denen viele Kinder geimpft sind, treten die Masern nicht mehr so häufig auf.

Kann man Masern zweimal bekommen? Nein. Wenn ein Kind einmal die Masern durchgemacht hat, ist es lebenslänglich immun.

Infektionskrankheiten

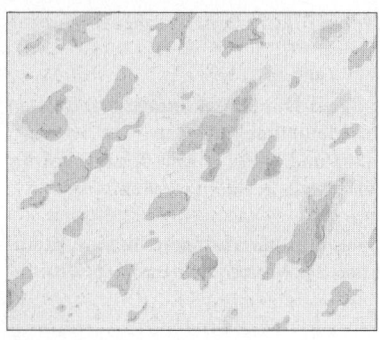

Abb. 103 *Grobfleckiger Ausschlag bei Masern.*

Kann man einer Masernerkrankung vorbeugen? Es existiert jetzt ein hochwirksamer Impfstoff. Damit sollten alle Kinder, die nicht gerade an einer Infektion oder anderen schweren Störungen erkrankt sind, geimpft werden. Schwangeren soll der Impfstoff nicht verabreicht werden. Die Impfung wird zweckmäßigerweise als Maser-Mumps-Röteln-Kombinationsimpfung durchgeführt.

Was kann man tun, wenn ein Kind Kontakt mit einem an Masern erkrankten Kind hatte? Bis zu sechs Tagen nach der Infektion ist es sinnvoll, Kleinkindern im 1. Lebensjahr Immunglobuline zu geben, da in diesem Alter die Sterblichkeit an Masern am höchsten ist und diese Kinder in der Regel noch nicht geimpft sind. Auch ältere Kinder, die nicht geimpft sind, können passiv immunisiert werden. In diesen Fällen sollte die aktive Immunisierung dann drei Monate später vorgenommen werden.

Kann man die Masern erkennen, bevor noch der Hautausschlag erscheint? Ja. Ein paar Tage vor dem Ausbruch des Masernausschlags zeigen sich an der Mundschleimhaut charakteristische weiße Stippchen (Koplik-Flecke), welche die Diagnose ermöglichen.

Wo erscheint der Ausschlag zuerst? Im Gesicht, hinter den Ohren, auf der Stirn und an der Haargrenze, dann breitet er sich auf den übrigen Körper aus.

Wie eng muß der Kontakt zur Übertragung der Masern sein? Jeden Aufenthalt neben einem Masernkranken im Umkreis von 1,80 m hält man für ansteckungsgefährlich. Masern sind hochansteckend und können leicht durch Niesen, Husten oder engen körperlichen Kontakt übertragen werden. In Gemeinden, in denen die Kinder nicht durchgeimpft sind, stecken sich 20–40 % der Kinder in der Schule an, wenn ein Kind in der Klasse Masern bekommt.

Ist die Ansteckungsgefahr bei Kontakt mit einem Masernkranken im Freien geringer? Ja.

Wie bald im Verlauf der Erkrankung kann ein Kind die Masern an andere übertragen? Sobald irgendein Frühzeichen der Krankheit, z. B. Fieber, Niesen, Husten oder Augenrötung, in Erscheinung tritt. Dieses sog. Prodromalstadium der Masern dauert etwa drei Tage, ehe der Ausschlag auftritt. Die Infektiosität der Masern ist während des Prodromalstadiums am höchsten.

Wann ist ein Kind nicht mehr infektiös und kann die Masern nicht mehr übertragen? Wenn sich die Temperatur normalisiert hat, in der Regel etwa vier bis fünf Tage nach Ausbruch des Hautausschlags.

Kann ein Kind, das die Masern bereits durchgemacht hat, als Überträger die Krankheit von seinen masernkranken Geschwistern an andere Kinder weitergeben? Nein. Die übrigen Kinder der Familie dürfen in die Schule gehen, während ihre Geschwister Masern haben.

Was ist davon zu halten, wenn man oft hört, daß jemand zwei- oder dreimal Masern hatte? Das bedeutet meistens, daß die ursprüngliche Diagnose nicht gestimmt hat. Was man für Masern hielt, waren vielleicht Röteln, Dreitagefieber oder ein Medikamentenausschlag. Diese Zustandsbilder werden häufig mit Masern verwechselt.

Ist es nötig, daß ein Kind während der Maserninkubation der Schule fernbleibt? Nein. Es kann die Krankheit während des Inkubationsstadiums nicht an andere Kinder übertragen.

Wie lange dauert die Inkubationszeit? Etwa 10 Tage von der Ansteckung ab. Beim ersten Krankheitszeichen, z. B. Fieber oder Erkältungserscheinungen, soll man das Kind aber nicht mehr in die Schule gehen lassen und es zu Hause isolieren.

Soll man das Zimmer von Masernkranken verdunkeln? Nein. Die Augen des Kranken sollen nur vor grellem Sonnenlicht oder starkem elektrischen Licht geschützt werden. Beides empfindet das masernkranke Kind meistens ohnehin als unangenehm.

Schadet Lesen oder Fernsehen den Augen des Kindes? Nein, außer wenn die Augen stark entzündet sind und es dem Kind sehr unangenehm ist, ins helle Licht zu sehen.

Wie lange soll man ein Kind mit Masern im Bett lassen? Bis die Temperatur drei oder vier Tage lang normal bleibt und bis der Ausschlag abblaßt.

Wie wird ein unkomplizierter Masernfall behandelt? Die Standardbehandlung besteht in Bettruhe, leichter Kost, reichlich Flüssigkeit, frischer Luft, kühlenden Abwaschungen, fiebersenkenden und hustenlindernden Mitteln.

Brauchen Masernpatienten eine besondere Diät? Nein. Man gibt die übliche leichte Kost, die man auch sonst hochfiebernden, kranken Kindern gibt.

Muß man das Kind im Bett gut zugedeckt halten, wenn es hoch fiebert? Nein. Die althergebrachte Vorstellung, daß man ein Kind mit hoher Temperatur in viele Decken einhüllen soll, ist unsinnig.

Gibt man bei Masern Antibiotika? Nicht, wenn es sich um einen unkomplizierten Verlauf handelt.

Welche Komplikationen können bei Masern auftreten? Die virusbedingten Komplikationen wie Lungenentzündung und Enzephalitis sind heute Raritäten. Etwa 10–15 % der Kinder bekommen aber zusätzlich bakterielle Infektionen der Bronchien und des Mittelohrs, die antibiotisch behandelt werden müssen.

Wie häufig ist die Masernenzephalitis? Sie ist zwar eine ziemlich ernste Komplikation, tritt aber sehr selten auf, schätzungsweise nur einmal unter 1000–2000 Fällen. Je älter das an Masern erkrankte Kind ist, um so größer die Gefahr einer Enzephalitis.

Können Antibiotika einer Masernenzephalitis vorbeugen oder sie heilen? Nein, sie sind weder vorbeugend noch heilend wirksam.

Ist bei Masern manchmal ein Krankenhausaufenthalt erforderlich? Ja, wenn die Möglichkeiten zur Pflege daheim nicht gegeben sind oder wenn eine Komplikation, etwa eine Lungenentzündung oder Enzephalitis, eintritt.

Können die Masern zum Tod führen? Die Masern selbst sind nie tödlich, aber eine Lungenentzündung oder Enzephalitis als Komplikation kann zum Tod führen.

Kommt es häufig vor, daß bei Masern innere Organe, z. B. Herz, Nieren, Leber usw., befallen werden? Nein.

Wann darf sich ein Kind nach den Masern wieder normal körperlich betätigen? Bei unkompliziertem Verlauf etwa nach 10–14 Tagen.

Ist es sehr gefährlich für eine Schwangere, wenn sie sich mit Masern ansteckt? Nein.

Mumps
(Parotitis epidemica, Ziegenpeter)

Wie sind die Krankheitserscheinungen bei Mumps? Die Inkubationszeit dauert 2–3 Wochen. Nach einem 3–4tägigen Prodromalstadium treten Mattigkeit, Unlust, Kopf-, Hals- und Nackenschmerzen sowie niedriges Fieber (bis 38 °C) auf. Das erste charakteristische Symptom ist eine meist beidseitige Schwellung der Ohrspeicheldrüsen, gelegentlich auch der Unterkiefer-Speicheldrüsen. Sie gibt den Kindern einen typischen Gesichtsausdruck, die Ohrläppchen stehen ab. Mit Krankheitsbeginn steigt das Fieber für die Dauer von 3–4 Tagen bis auf 39–40 °C an.

In welchem Lebensalter tritt Mumps am häufigsten auf? Kinder unter sechs Monaten erkranken nicht an Mumps, da sie durch die mütterlichen Antikörper geschützt sind. 90 % der Infektionen ereignen sich bei Kindern bis zum 15. Lebensjahr, davon verlaufen über die Hälfte unbemerkt (Abb. 104).

Wie häufig sind Komplikationen bei Mumps? Etwa 10 % der erkrankten Kinder bekommen eine Meningitis bzw. Enzephalitis, meistens handelt es sich dabei um Jungen. Männliche Jugendliche, die nach der Pubertät erkranken, bekommen in 20–30 % der Fälle eine Hodenentzündung. Als wichtigste Dauerschäden treten (selten) Innenohrschwerhörigkeit und Unfruchtbarkeit auf.

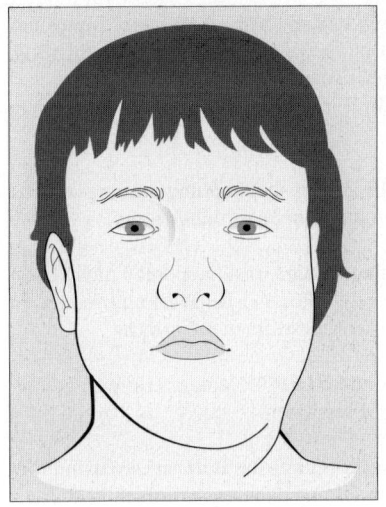

Abb. 104 *Mumps;* deutliche Schwellung der linken Ohrspeicheldrüse und Unterkieferdrüse

Infektionskrankheiten

Gibt es eine Schutzimpfung gegen Mumps? Ja, seit Einführung der Schutzimpfung Anfang der siebziger Jahre sind die schweren Komplikationen der Mumpserkrankung fast verschwunden.

Wer soll geimpft, wer soll nicht geimpft werden? Die Kombination aus Masern-Mumps-Rötelnimpfung wird heute für alle Kinder im Alter von 15 Monaten empfohlen. Ausgenommen sind nur Kinder mit Allergie gegen Hühnereiweiß bzw. Neomycin, Immundefekterkrankungen, Behandlung mit Zytostatika und nach Bestrahlungen wegen bösartiger Erkrankungen. Bei Frauen im gebärfähigen Alter ist vor und in den drei Monaten nach der Impfung eine Schwangerschaft auszuschließen.

Verläuft die Mumpserkrankung im Erwachsenenalter schwerer als bei Kindern? Ja. Im Kindesalter ist sie in der überwiegenden Zahl der Fälle eine leichte Krankheit.

Tritt die Schwellung bei Mumps immer seitlich am Gesicht oder den Wangen auf? Nein. Die Schwellung betrifft normalerweise die Gegend der Ohrspeicheldrüse (Parotis), die vor und unter dem Ohr liegt. In manchen Fällen können außer der Ohrspeicheldrüse auch die übrigen Speicheldrüsen (Unterkiefer- und Unterzungendrüse) befallen sein – mitunter sind sogar nur diese betroffen und die Ohrspeicheldrüse nicht. Zuweilen ist die Schwellung so geringfügig, daß die Krankheit unbemerkt verläuft. Das trifft auf etwa 30–60 % der Fälle zu. Viele Leute, die glauben, daß sie nie Mumps hatten, machten diese leichte, unerkannte Form der Krankheit durch.

Kann man etwas gegen die Schmerzen und die Schwellung bei Mumps unternehmen? Im allgemeinen ist eine Behandlung der Schwellung nicht nötig. Bei sehr starken Beschwerden tut meist Wärme gut, manchen Kindern verschaffen aber kalte Umschläge mehr Erleichterung. Man kann auch ein leichtes Schmerzmittel geben.

Werden Seren oder Antibiotika zur Mumpsbehandlung herangezogen? Nein, der Wert von Immunglobulinen bei Mumps ist unbewiesen.

Ist bei Mumps eine spezielle Mundpflege nötig? Im allgemeinen nicht. Es ist ratsam, saure Säfte oder Nahrungsmittel, die eine Reizwirkung haben, zu meiden; dasselbe gilt für Speisen, die kräftiges Kauen erfordern.

Brauchen Mumpspatienten eine besondere Diät? Ja, eine breiig-weiche, milde Kost ohne scharfe Würzen mit viel Flüssigkeit.

Wann darf das Kind nach der Mumpserkrankung das Bett verlassen und wieder zur Schule gehen? Die Mumpserkrankung dauert gewöhnlich 7–10 Tage.

Sobald Fieber und Drüsenschwellungen geschwunden sind, kann man das Kind aufstehen und einen oder zwei Tage später wieder zur Schule gehen lassen.

Kann man verhüten, daß die übrigen Familienmitglieder Mumps bekommen, wenn ein Kind daran erkrankt ist? Kaum, da die Virusausscheidung bereits drei Tage vor der Drüsenschwellung beginnt und die Erkrankung vor diesem Symptom kaum je diagnostiziert wird. Außerdem verlaufen mindestens die Hälfte aller Erkrankungen unbemerkt.

Kann die zweite Ohrspeicheldrüse später erkranken, wenn die Schwellung zunächst nur einseitig ist? Nicht selten wird zuerst die linke und erst zwei oder drei Tage später die rechte Ohrspeicheldrüse befallen. In ungefähr der Hälfte der Fälle bleibt die Krankheit auf eine Seite beschränkt. Es entwickelt sich eine bleibende Immunität unabhängig davon, ob eine oder beide Seiten befallen sind!

Können Mädchen eine Eierstockentzündung durch Mumps bekommen? Ja, aber das ist außergewöhnlich selten und kommt nur nach der Pubertät vor.

Kann eine Mumpserkrankung beim Kind später Unfruchtbarkeit zur Folge haben? Nein. Die Furcht vor Unfruchtbarkeit durch Mumps ist weitgehend unbegründet. Eine Hodenentzündung als Komplikation tritt nur im reifen Hoden auf, beim Jugendlichen nach der Pubertät, nicht aber beim jüngeren Kind.

Führt die Erkrankung eines Hodens zur Unfruchtbarkeit? Nur in den seltenen Fällen, in denen beide Hoden befallen sind.

Kommt es zur Unfruchtbarkeit, wenn beide Hoden befallen sind? Nicht unbedingt; in 75 % der Fälle kommt es nicht zur Unfruchtbarkeit.

Wie oft kommt es zu einer Hodenentzündung bei Mumps von Erwachsenen? In etwa 20–25 % der Fälle.

Werden die Männlichkeit und die Befähigung zu normalen Geschlechtsbeziehungen durch eine Hodenerkrankung bei Mumps beeinträchtigt? Nein. Sie werden durch eine Hodenentzündung nicht gestört. Die Angst vor Mumps bei Erwachsenen ist übertrieben.

Kann man mit Vorbeugungsmaßnahmen verhindern, daß sich bei einem Mumpspatienten eine Hodenentzündung als Komplikation entwickelt? Man hat schon verschiedene Medikamente und Hormone erprobt, doch waren sie wirkungslos. Auch Hyperimmun-Mumpsrekonvaleszentenserum und Gammaglobulin hatten keine vorbeugende Wirkung gegen diese Komplikation.

Infektionskrankheiten

Kann es noch andere Komplikationen bei Mumps geben? In Einzelfällen treten mehrere Tage nach dem Ausbruch der Erkrankung Kopfschmerzen, hohes Fieber, Erbrechen und Nackensteifigkeit auf. Diese Symptome beruhen auf einer leichten Meningoenzephalitis, einer Entzündung des Gehirns und der Hirnhäute. Bei einer derartigen Komplikation ist eine genaue ärztliche Überwachung erforderlich. Die meisten Komplikationen klingen ohne ernste Folgen ab.

Epidemische Kinderlähmung
(Poliomyelitis)

Was ist die Kinderlähmung? Die Kinderlähmung oder Poliomyelitis ist eine akute infektiöse Viruserkrankung des Rückenmarks und Gehirns.

Ruft nur ein einziges Virus die Krankheit hervor? Nein. Es gibt viele Stämme von Kinderlähmungsviren. Sie wurden in drei Gruppen eingeteilt, die man als Typ I, II und III bezeichnet.

Wie häufig ist die Kinderlähmung? In der Bundesrepublik erkrankten bei der letzten großen Epidemie 1952 noch 9500 Fälle (2 auf 10 000). Seit Einführung der Schluckimpfung 1962 ging diese Zahl drastisch zurück. Man kann sagen, daß die Poliomyelitis in Deutschland verschwunden ist. Die weniger als zehn Neuerkrankungen pro Jahr, die seitdem auftreten, sind auf importierte Infektionen zurückzuführen. In zahlreichen Regionen Afrikas, Asiens und Lateinamerikas ist die Erkrankung aber nach wie vor endemisch. Allerdings erfolgt die Übertragung in diesen Ländern überwiegend auf fäkal-oralem Weg und zu einem Zeitpunkt, wenn die Säuglinge noch durch mütterliche Antikörper geschützt sind. Daher verläuft die Erkrankung in der Regel sehr leicht und nicht als Kinderlähmung. In den Industriestaaten mit hohem hygienischen Standard erfolgte die Übertragung dagegen durch Tröpfcheninfektion im Kinder- und Jugendalter, so daß vor Einführung der Schutzimpfung viele schwere Erkrankungen auftraten. Mit dem ausgedehnten Reiseverkehr der heutigen Zeit besteht die Gefahr, daß die Krankheit bei uns wieder eingeschleppt wird, wenn die Impfungen von der Bevölkerung vernachlässigt werden. Nur wenn die Immunität der 7–14jährigen Bevölkerung über 70 % liegt, wird ein epidemisches Auftreten der Poliomyelitis verhindert.

Gibt es oft mehrere Krankheitsfälle in einer Familie? Im allgemeinen ist die paralytische Form der Erkrankung meist auf ein einziges Familienmitglied beschränkt, doch liegen auch Berichte über mehrere Erkrankungsfälle in einer Familie vor.

Wer bekommt am ehesten Kinderlähmung? Kinder im Alter zwischen einem und sechzehn Jahren, die Krankheit tritt aber auch bei Erwachsenen auf, besonders bei Personen unter vierzig Jahren.

Neigt die Krankheit bei älteren Leuten zu einem schwereren Verlauf? Ja, im allgemeinen findet sich die paralytische Form der Kinderlähmung bei Jugendlichen und Erwachsenen häufiger, und die Krankheit verläuft schwerer als bei Kindern.

Sind Knaben für Kinderlähmung empfänglicher als Mädchen? Ja, sie sind etwas anfälliger; ungefähr 55 % der Fälle betreffen Knaben.

Sind schwangere Frauen anfälliger für Kinderlähmung als nichtschwangere? Ja.

Kommt die Kinderlähmung in allen Teilen Mitteleuropas vor? Ja. Die Krankheit kann überall auftreten, wo nicht weite Teile der Bevölkerung durchgeimpft sind.

In welcher Jahreszeit tritt die Kinderlähmung am häufigsten auf? Während der warmen Monate, besonders im Sommer und im Frühherbst.

Wie wird die Kinderlähmung übertragen? Von Mensch zu Mensch. In den Industriestaaten überwiegend durch Tröpfcheninfektion, in den Entwicklungsländern überwiegend durch Schmierinfektion und unmittelbaren Kontakt.

Kann die Kinderlähmung auch auf anderen Wegen verbreitet werden? Ja. Sie kann auch durch Milch, durch Trinkwasser, das mit Abwässern verunreinigt ist, und möglicherweise sogar durch Fliegen übertragen werden. Diese Wege spielen aber bei der Ausbreitung der Krankheit eine geringere Rolle als der unmittelbare Kontakt.

Wie gelangt das Kinderlähmungsvirus in den Körper? Im Vordergrund steht die Schmutz- und Schmierinfektion, die Viren gelangen über den Darm in den Körper. Auch durch Trinken von infiziertem Wasser oder durch den Genuß infizierter Nahrungsmittel kann die Ansteckung manchmal erfolgen, ferner durch Einatmen von infektiösem Material.

Trägt die Trinkwasserchlorierung zur Verhinderung einer Ausbreitung der Kinderlähmung bei? Ja, in beschränktem Ausmaß.

Wie lange dauert es, bis die Kinderlähmung zum Ausbruch kommt? Die Inkubationszeit beträgt 7–14 Tage.

Wann ist die Kinderlähmung von einem Patienten auf den anderen übertragbar? Wahrscheinlich während des letzten Teils der Inkubationszeit und der ersten Woche der akuten Krankheit, solange noch Fieber besteht.

Enthalten die Nasen- und Rachenabsonderungen eines Kinderlähmungspatienten Viren? Ja.

Findet sich das Virus auch im Stuhl eines Kinderlähmungspatienten? Ja, im Stuhl können die Viren bis zu sechs und acht Wochen nach dem Ausbruch der Krankheit vorhanden sein oder sich sogar einige Monate lang halten.

Können Gesunde Träger des Kinderlähmungsvirus sein? Das kann sein; in manchen Fällen sind aber die Träger von Kinderlähmungsviren nur scheinbar gesund und machen in Wirklichkeit eine sehr leichte Form der Krankheit durch.

Können sehr junge Säuglinge Kinderlähmung bekommen? Die meisten Säuglinge unter 6 Monaten sind immun, da von ihrer Mutter während der Schwangerschaft Schutzstoffe auf sie übergegangen sind, sofern die Mutter immun gegen die Krankheit ist.

Welche verschiedenen Verlaufsformen der Kinderlähmung gibt es?
a) Die abortive Form (das sind Fälle, bei denen die Krankheit sehr kurz und leicht verläuft);
b) die aparalytische Form (ohne Lähmungen);
c) die paralytische, spinale Form, bei der das Rückenmark befallen ist;
d) die bulbäre Form, bei der bestimmte wichtige Teile des Gehirns befallen sind;
e) die Polioenzephalitis, bei der das Gehirn befallen ist.

Wie äußert sich die abortive Form der Kinderlähmung? Die Krankheit ist sehr leicht und kurz, mit geringem Fieber, Halsschmerzen, Kopfschmerzen, Übelkeit oder Erbrechen, Durchfall oder Verstopfung. Sie dauert ein oder zwei Tage und verläuft ohne Beteiligung des Nervensystems und ohne Lähmungen. Auch in dieser Form ist die Krankheit ansteckend und hinterläßt eine Immunität.

Wie äußert sich eine aparalytische Kinderlähmung? Zu den oben geschilderten Symptomen des abortiven Verlaufs kommen noch höheres Fieber, Kopfschmerzen, Muskelschmerzen und Steifigkeit einiger Muskeln des Rückens und Halses.

Wie verläuft die paralytische Form der Kinderlähmung? In einem kleinen Prozentsatz der Fälle halten die oben beschriebenen Krankheitserscheinungen an, und es kommt zu Lähmungen. Die Lähmungen können einen Arm oder ein Bein, beide Arme oder Beine oder Teile der Arme und Beine betreffen; sie können sich auf eine Region beschränken oder ausgedehnt und umfassend sein. In manchen Fällen schreiten sie von einer Region zur anderen fort.

Was bezeichnet man als bulbäre Form der Kinderlähmung? Hier ist der Teil des Gehirns von der Krankheit ergriffen, der Atmung und Herztätigkeit steuert; das stellt die schwerste Form der Krankheit dar. Meist kommt es zu Schluck- und Atemstörungen, der Herzschlag ist unregelmäßig und es können Zeichen eines Herzversagens auftreten.

Wie verläuft die enzephalitische Form der Kinderlähmung? Dieses Krankheitsbild ist durch krankhafte Schläfrigkeit oder starke Reizbarkeit gekennzeichnet. Es können Bewußtlosigkeit oder Krämpfe eintreten, und in manchen Fällen kommt es zu Lähmungen der Augen- und Gesichtsmuskeln.

Wie werden die Impfungen durchgeführt? Der heute allgemein verwendete **Sabin-Impfstoff** enthält abgeschwächte, aber lebende Viren aller drei Virustypen und wird auf einem Zuckerstück oder mit einem Löffelchen Saft durch den Mund (»oral«) eingenommen. Diese Schluckimpfung kann jederzeit ab dem 3.–4. Lebensmonat durchgeführt werden, da bis zu diesem Zeitpunkt noch mütterliche Antikörper vorhanden sind. Man verabreicht drei Einzelimpfungen, die mindestens 6 Wochen auseinanderliegen. Man kann den Typ I, Typ II und Typ III einzeln verabreichen und nach einem Jahr eine Auffrischungsimpfung mit allen drei Typen durchführen oder alle drei Typen zusammen in einer Lösung (trivalenter Impfstoff) in drei Dosen geben. Im 10. Lebensjahr wird eine einmalige Auffrischimpfung zur Aufrechterhaltung einer dauerhaften Immunität bei allen Kindern empfohlen.

Personen, die an Immundefekten leiden, sich einer immunsuppressiven Therapie unterzogen haben oder in Wohngemeinschaft mit immundefizienten Personen leben werden mit dem Salk-Impfstoff geimpft. Er enthält inaktivierte (abgetötete Viren) und wird in drei Einzelimpfungen injiziert. Die ersten beiden Impfungen erfolgen im Abstand von 4–8 Wochen, die dritte 6–12 Monate nach der zweiten. Auffrischimpfungen müssen etwa alle fünf Jahre gegeben werden.

Verleiht diese Impfung dauernde Immunität? Ja, besonders wenn noch Auffrischimpfungen erfolgen.

Hat die Schluckimpfung Vorteile gegenüber der Injektionsimpfung? Ja. Sie ist leichter zu verabreichen, weil keine Injektion nötig ist. Man hält sie auch für wirksamer, da der Infektionsweg bei der Kinderlähmung über den Darm zu gehen pflegt und mit der Schluckimpfung speziell der Darmtrakt gegenüber Neuinfektionen unempfänglich wird. Sehr wichtig ist es, daß damit auch das Virusträgertum verhindert werden kann. Fast in der ganzen Welt wird heute die Schluckimpfung bevorzugt.

Kann man die Kinderlähmung durch diese Impfung ausrotten? Ja. Es ist aber eine traurige Tatsache, daß nicht für alle Kinder die Möglichkeit der Impfung besteht. In anderen Worten, das Problem liegt in der Organisation und nicht in der Wirksamkeit des Impfstoffs.

Kann man die Kinderlähmung ein zweites Mal bekommen? Ja, aber das kommt nur sehr selten vor. Man ist vielleicht nur gegen einen Typ des Kinderlähmungsvirus immun geworden und kann für die anderen Virustypen noch anfällig sein.

Soll man Kinder, die schon eine Kinderlähmung durchgemacht haben, auch noch impfen? Ja, weil sie vielleicht nur gegen einen Typ des Kinderlähmungsvirus immun sind.

Soll man den Familienangehörigen eines Kinderlähmungskranken Gammaglobulin geben? Nein, es hilft nicht.

Warum sollen Erwachsene gegen Kinderlähmung geimpft werden, wenn doch viele von ihnen schon dagegen immun sind? Nur 80–85 % der Erwachsenen sind immun, und da es keinen praktisch gangbaren Weg gibt, herauszufinden, wer immun ist und wer nicht, ist es sicherer und ratsamer, wenn sich *jedermann* gegen Kinderlähmung impfen läßt.

Kann die Kinderlähmungsimpfung Schaden anrichten? Nein, so gut wie nie. Eingehende Erhebungen in zahlreichen Ländern über zehn Jahre hinweg haben ergeben, daß auf etwa 6,7 Millionen Impfungen mit einer Impfschädigung zu rechnen ist. Nachdem die Schluckimpfung eine öffentlich empfohlene Impfung ist, hat jeder, der dadurch einen Schaden erleiden sollte, Anspruch auf Versorgungsleistungen. Daher sollte man auch jede Änderung des Gesundheitszustandes nach der Impfung von einem Arzt beurteilen lassen.

Soll man Schwangere gegen Kinderlähmung impfen? Ja, so früh als möglich. Schwangere sind für Kinderlähmung anfälliger und brauchen daher den Schutz mehr als jeder andere. Das ungeborene Kind leidet durch die Impfung keinen Schaden.

Wer soll nicht geimpft werden? Personen, die an einer fieberhaften Erkrankung, die an Durchfall leiden oder sich zwei Wochen vor bzw. nach der Impfung einer Operation unterzogen haben bzw. unterziehen werden, sollen nicht geimpft werden. Ebenfalls soll nicht geimpft werden, wer in Wohngemeinschaft mit Personen lebt, bei denen zum Zeitpunkt der vorgesehenen Impfung eine akute Infektionskrankheit aufgetreten ist. Personen, bei denen ein Immundefekt vorliegt oder die mit anderen Personen mit Immundefekt zusammenleben, dürfen nicht mit dem Lebendimpfstoff geimpft werden, sondern müssen die Totvakzine erhalten.

Dreitagefieber
(Exanthema subitum)

Was ist das Dreitagefieber der Kinder? Es handelt sich um eine Virusinfektion, die fast ausschließlich Kleinkinder zwischen dem 6. und 24. Lebensmonat befällt; kennzeichnend ist hohes Fieber (40–41 °C), das drei Tage anhält und dann plötzlich am vierten Tag zur Norm abfällt. Wenn die Temperatur wieder normal wird, erscheint am ganzen Körper ein flüchtiger, nur 12–48 Stunden bestehender Hautausschlag, der nicht selten übersehen wird.

Gibt es noch andere Symptome dieser Krankheit? Gelegentlich treten beim Ausbruch der Krankheit Krämpfe auf, es können leichte katarrhalische Erscheinungen der Atemwege und leichte Halsschmerzen bestehen. Vergrößerte Lymphknoten im Nacken bereits vor dem Auftreten des Hautausschlags sind zwar häufig beim Dreitagefieber, doch treten sie auch bei anderen Infektionskrankheiten im Kindesalter auf. Daher kann die die richtige Diagnose oft nicht gestellt werden. Wegen der fehlenden spezifischen Behandlungsmöglichkeiten hat das aber keine große Bedeutung.

In welchem Alter tritt diese Krankheit am häufigsten auf? Zwischen dem Alter von neun Monaten und drei Jahren.

Wie häufig ist das Dreitagefieber? Etwa 50–75 % aller Kinder bekommen diese Krankheit. Man hält sie oft irrtümlich für Masern oder Röteln.

Gibt es bei dieser Krankheit viele Komplikationen? In der Regel treten keine Komplikationen auf.

Wie sieht der Ausschlag aus? Er besteht aus vielen zarten, blaßroten Fleckchen, die über Gesicht, Brust, Bauch und Glieder ausgesät sind. Wenn er nach etwa zwei Tagen schwindet, hinterläßt er keine Spuren.

Wie wird das Dreitagefieber behandelt? Gegen hohes Fieber gibt man fiebersenkende Mittel oder macht Wadenwickel. Wenn Krämpfe auftreten, können Beruhigungsmittel notwendig werden. Meist ist es nicht möglich, die

Temperatur vor dem 4. Tag des Krankheitsprozesses auf normale Werte herunterzubringen.

Muß man ein Kind mit Dreitagefieber isolieren? Nein.

Scharlach

Was ist Scharlach? Der Scharlach ist eine ansteckende Krankheit des Kindesalters, die von bestimmten Streptokokken hervorgerufen wird. Er kommt heute nicht sehr häufig vor, und sein Verlauf scheint immer milder zu werden.

Wer bekommt am ehesten Scharlach? Kinder im Vorschul- und Schulalter.

Können Säuglinge Scharlach bekommen? Säuglinge unter 6 Monaten bekommen gewöhnlich keinen Scharlach, da sie von ihrer Mutter eine Immunität mitbekommen haben.

Woran kann man den Scharlach erkennen? Die Krankheit beginnt meist mit Fieber, das von einer Angina mit Halsschmerzen sowie von Kopfschmerzen, Erbrechen und gelegentlich Bauchschmerzen begleitet ist. Oft sind auch die Halslymphknoten geschwollen. Innerhalb der nächsten 18–48 Stunden erscheint am Körper ein Hautausschlag.

Zeigt sich der Scharlachausschlag am ganzen Körper? Nein. Gewöhnlich sind Gesicht, Handflächen und Fußsohlen frei. Am deutlichsten ist der Ausschlag an Druckstellen, in Hautfalten, wie etwa in den Ellenbeugen oder Achselhöhlen, und in besonders warmen Körperregionen.

Sieht das Gesicht des scharlachkranken Kindes hochrot aus? Ja. Die Rötung betrifft hauptsächlich Wangen und Kinn und läßt einen Bezirk rund um den Mund frei, der sich ziemlich blaß abhebt.

Juckt der Scharlachausschlag gewöhnlich? Nein.

Bezieht sich der Name Scharlach auf die Farbe des Ausschlags? Ja. Der Ausschlag wirkt intensiv scharlachrot und besteht aus winzigen Fleckchen. Diese Fleckchen sind leicht erhaben, so daß sich die Haut ein bißchen rauh wie Sandpapier anfühlt, wenn man mit der Hand darüberstreicht.

Welche Befunde sind bei der Untersuchung von Zunge und Rachen zu erheben? Bei Scharlach bestehen eine starke Halsentzündung und ein Zungenbelag, die typisch für diese Krankheit sind (Abb. 105).

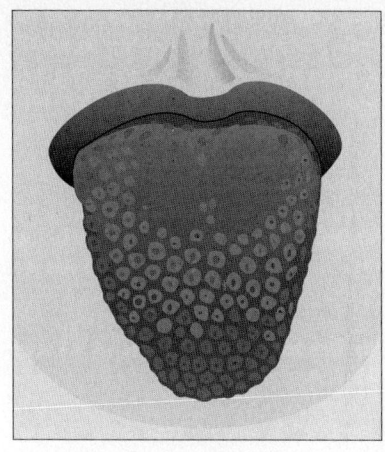

Abb. 105 *Typische Himbeerzunge;* bei Scharlach mit roten geschwollenen Zungenpapillen.

Wie lange hält das Fieber an? Mit der modernen Behandlung normalisiert sich die Temperatur gewöhnlich innerhalb von 2–3 Tagen. Bei unbehandelten Fällen kann das Fieber 5–7 Tage anhalten.

Gibt es Untersuchungen zur Sicherung der Diagnose eines Scharlachs? Ja, wenn bei typischer Symptomatik in der Kultur des Rachenabstrichs betahämolysierende Streptokokken der Gruppe A nachgewiesen werden kann man einen Scharlach annehmen.

Kommt es bei einem Scharlachpatienten noch zu weiteren Hautveränderungen? Ja. Etwa 2–3 Wochen nach dem Auftreten des Hautausschlags beginnt sich die Haut des Patienten zu schälen. Am Bauch schält sie sich in feinen Schuppen, während sie an den Fingerspitzen in der Umgebung der Nägel, an Handflächen und Fußsohlen fast wie ein Handschuh abgeht.

Schält sich die Haut unbedingt bei allen Fällen? Nein. In manchen Fällen ist die Schälung so gering, daß die Krankheit nicht erkannt wird. Wo aber eine Schälung eintritt, ist sie ein sicherer Beweis, daß es sich um Scharlach gehandelt hat, auch wenn es ein leichter Fall war.

Wie wird der Scharlach behandelt? Es ist Bettruhe einzuhalten. Wenn das Fieber sehr hoch ist, macht man Wadenwickel und kühlende Abwaschungen. Die Kost soll weich sein. Bei Schmerzen kann man Salizylate (z. B. Aspirin) geben, die oft zur Linderung der Halsschmerzen und zur Fiebersenkung beitragen.

Sind Antibiotika beim Scharlach wirkungsvoll? Ja. Es soll unbedingt eine Behandlung mit Penizillin oder Erythromycin durchgeführt werden. Penizillin ist gegen Scharlach hochwirksam und bewirkt prompt Abblassen des Ausschlags, Senkung der Temperatur und Rückgang oder Schwinden aller Krankheitserscheinungen.

Wie wird das Penizillin gegeben? Als Tabletten über 8–10 Tage.

Ist bei Scharlach eine Krankenhausbehandlung nötig? Nein. In den meisten Fällen genügt die Hausbehandlung. Nur sehr schwere Fälle oder Fälle mit Komplikationen müssen ins Krankenhaus.

Wie lange muß der Scharlachpatient im Bett bleiben? In den meisten Fällen ist abgesehen von der Fieberperiode keine Bettruhe nötig.

Muß ein Kind mit Scharlach isoliert werden? Ja, etwa 7 Tage lang. In manchen Ländern ist eine längere Quarantäne vorgeschrieben, aber das scheint bei der heutigen Behandlungsweise nicht erforderlich. Zur Sicherheit läßt man 1–2 Rachenabstriche auf Streptokokken untersuchen.

Wie lange dauert die Rekonvaleszenz beim Scharlach? 1–2 Wochen.

Soll man das Kind davon abhalten, während der Rekonvaleszenz Sport zu treiben? Ja.

Kann das Kind nach der ersten Krankheitswoche wieder zur Schule gehen? Ja. Das Kind kann wieder die Schule besuchen, aber es soll sehr darauf achten, daß es sich nicht anstrengt, da es anfälliger für Folgeerkrankungen ist.

Muß der Nachweis von Streptokokken im Rachenabstrich bei einem klinisch gesunden Kind behandelt werden? Nein. Bei 15–25 % gesunder Schulkinder werden laufend im Rachenabstrich Streptokokken gefunden. Diese Streptokokken-Träger sind kaum je ansteckend, tragen kein erhöhtes Risiko für eitrige Komplikationen und sind auch mit wiederholten antibiotischen Behandlungen oft nicht zu sanieren. Man sollte daher die antibiotische Behandlung überhaupt sein lassen.

Wie häufig sind Komplikationen bei Scharlach? Sehr selten.

Welche Komplikationen kann es bei Scharlach geben? Die häufigsten Komplikationen sind die Schwellung der Halslymphknoten, Mittelohr- oder Nebenhöhlenentzündung, Nierenentzündung und in manchen Fällen Gelenkentzündungen. Das rheumatische Fieber, eine früher gefürchtete Komplikation des Scharlach, ist heute in Mitteleuropa ausgestorben.

Wann kommen gegebenenfalls Komplikationen zum Vorschein? Mittelohr-, Nebenhöhlen- und Lymphknotenentzündungen können auf dem Höhepunkt der Krankheit auftreten. Das Rheumatoid kann in der zweiten Woche beginnen. Ein rheumatisches Fieber oder eine Nierenentzündung tritt unter Umständen 2–3 Wochen nach dem Gipfel der Erkrankung in Erscheinung.

Wie werden Scharlachkomplikationen behandelt? Bei Mittelohr-, Nebenhöhlen- oder Lymphknoteninfektionen gibt man Antibiotika. Gelenkentzündungen oder Nierenkomplikationen verlangen eigene Behandlungsmaßnahmen (siehe Kapitel 48, Rheumatische Krankheiten; Kapitel 40, Nieren).

Ist es möglich, die Entstehung von Komplikationen zu verhüten? Ja. Die sachgerechte antibiotische Behandlung des Scharlachs verhindert zumeist die Entwicklung von Komplikationen.

Sind Komplikationen des Scharlach häufig? Nein. In den Industriestaaten (nicht aber den Entwicklungsländern) verläuft der Scharlach heute viel harmloser als früher, schwere Verläufe und Komplikationen kommen kaum noch vor. Wahrscheinlich hängt das mit dem frühzeitigen Einsatz von Antibiotika bei allen unklaren fieberhaften Erkrankungen zusammen, die zu einem Verschwinden der besonders toxischen Streptokokkenarten geführt hat.

Ist ein Kind nach einer Scharlacherkrankung für immer immun? In der Regel ja. In einem kleinen Prozentsatz der Fälle sind allerdings Zweiterkrankungen aufgetreten.

Was soll mit den Kontaktpersonen eines Scharlachkranken geschehen? Gesunde Kinder müssen weder mit Penizillin behandelt werden noch muß bei ihnen ein Rachenabstrich gemacht werden. Nur wenn Symptome auftreten, sollte man eine prophylaktische Penizillinbehandlung durchführen.

Sind während des Krankheitsablaufes besondere Untersuchungen angezeigt? Ja, wiederholte Harnkontrolluntersuchungen, damit man die Gewähr hat, daß keine Nierenerkrankung vorliegt.

Müssen Kleider und Gebrauchsgegenstände eines Scharlachpatienten desinfiziert werden? Es sind keine besonderen Maßnahmen erforderlich, normales Waschen in der Waschmaschine genügt.

Kann Scharlach durch Kontakt mit infizierten Kleidungsstücken übertragen werden? Grundsätzlich ja, dieser Infektionsweg ist aber sehr selten und spielt nur in ganz bestimmten epidemiologischen Situationen eine Rolle.

Infektionskrankheiten

Keuchhusten
(Pertussis)

Was ist Keuchhusten? Der Keuchhusten ist eine ansteckende Krankheit des Atmungssystems, die durch spezifische Krankheitserreger, die Keuchhustenbakterien, hervorgerufen wird.

Wie wird der Keuchhusten übertragen? Durch Niesen, Husten bzw. Tröpfcheninfektion von einem erkrankten Kind.

Können junge Säuglinge Keuchhusten bekommen? Ja. Gegen diese Krankheit gibt es keine angeborene Immunität.

Welche Symptome erzeugt der Keuchhusten? Etwa eine Woche lang gleicht er einer gewöhnlichen Erkältung mit leichtem Fieber. In der zweiten Woche zeigt sich ein ziemlich starker Husten und das charakteristische keuchende oder ziehende Einatmen nach dem Hustenstoß beginnt.

Kann man die Krankheit während der ersten Woche bereits erkennen? Im allgemeinen nicht.

Ist der charakteristische Husten leicht zu erkennen? Ja. Es kommt zu krampfartigen Hustenanfällen, die mit einer Rötung des Gesichts und Schwellung der Augen einhergehen; der Kranke wirkt »triefäugig«.

Wie hört sich der Husten an? Nach einer Serie von Hustenstößen folgt ein tiefer, hörbarer Atemzug mit einem ziehenden oder jauchzendem Geräusch.

Tritt nach dem Hustenstoß Erbrechen auf? Ja. Nach einer Serie von Hustenkrämpfen kommt es recht häufig zum Erbrechen.

Wie lange dauert das Stadium des Krampfhustens? 3–6 Wochen.

Wie lange dauert es, bis der Husten ganz verschwindet? Bis der Husten gänzlich aufhört, können 6–12 Wochen vergehen.

Haben auch Säuglinge stets typische Keuchhustenanfälle? Nein. Manche keuchhustenkranke Säuglinge, besonders sehr junge, können nach ein paar Hustenstößen »wegbleiben«, d. h. vorübergehend zu atmen aufhören.

Wie viele Hustenanfälle treten im allgemeinen an einem Tag auf? In leichten Fällen sind es oft nur 15 pro Tag, in schweren Fällen 30, 40 oder noch mehr.

Kann man etwas unternehmen, um dem Kind während eines Hustenkrampfes zu helfen? Ja. Das Kind ist während des Anfalls aufrecht mit etwas vorgebeugtem Kopf zu halten.

Gibt es Untersuchungen zum sicheren Nachweis eines Keuchhustens? Die Diagnose erfolgt meist durch das typische klinische Bild. Die Erregeranzucht ist problematisch und gelingt oft nicht, auch die serologischen Untersuchungen tragen oft erst in der Rückschau zur Diagnose bei.

Muß man ein Kind mit Keuchhusten ins Krankenhaus geben? Nein. Nur sehr schwere Fälle oder sehr kleine Kinder brauchen eine Krankenhausbetreuung.

Muß das Kind im Bett bleiben? Ja, während der ersten Woche, solange eine Temperaturerhöhung besteht.

Darf ein Kind mit Keuchhusten ins Freie gehen? Ja, nach der ersten Woche, wenn seine Temperatur normal ist.

Muß man Keuchhustenkinder von anderen Kindern fernhalten? Ja, sie sollen nach Möglichkeit isoliert werden.

Wie lange soll das Kind isoliert werden? In Deutschland wird eine Isolierung bis zum Abschluß der antibiotischen Behandlung, d. h., über mindestens 14 Tage empfohlen.

Kann das Kind die Krankheit während der ganzen Hustenperiode übertragen? Nein. Die Krankheit wird in der Regel während der ersten vier Wochen übertragen, selten später. Nach 5–7tägiger antibiotischer Behandlung ist das Kind bereits nicht mehr ansteckend.

Können Kinder mit Keuchhusten die Schule besuchen? Nein, sie sollen nicht mit anderen Kindern in Kontakt kommen.

Wann kann man das Kind wieder zur Schule gehen lassen? Nach Aufhören des Hustens, meist 5–6 Wochen nach Hustenbeginn.

Gibt es beim Keuchhusten Rückfälle? Selten, aber es liegen einige Berichte über derartige Fälle vor. Eine überstandene Infektion hinterläßt in der Regel eine jahrzehnte-, aber keine lebenslange Immunität.

Welche Nachwirkungen hat der Keuchhusten? Es ist nicht ungewöhnlich, daß ein Kind noch ein Jahr lang nach der Erkrankung bei jeder Erkältung oder Infektion der oberen Luftwege krampfhustenartige Anfälle bekommt.

Infektionskrankheiten

Sind diese Krampfhustenrückfälle ansteckend? Nein.

Wie betreut man ein keuchhustenkrankes Kind? Das Kind soll während der ersten Krankheitswoche so ruhig wie möglich gehalten werden.

Soll man Keuchhustenpatienten eine besondere Kost geben? Ja. Die Kost soll leicht und mild sein und nicht durch Krümel oder Brocken zum Husten oder Erbrechen reizen.

Leidet der Ernährungszustand, wenn es beim Keuchhusten zu wiederholtem Erbrechen kommt? Ja, das ist eine häufige Komplikation. Junge Säuglinge, die erbrochen haben, sollen in den nächsten 20–30 Min. wieder gefüttert werden.

Helfen Medikamente bei der Behandlung des Keuchhustens? Ja, Antibiotika kürzen den Krankheitsverlauf meist ab, obwohl sie die Krankheit nicht heilen.

Gibt es ein wirksames Serum zur Behandlung des Keuchhustens? Die Gabe von Hyperimmunglobulinen hat sich nicht bewährt.

Kann Hyperimmunserum vorbeugend gegen Keuchhusten gegeben werden? Diese Maßnahme hat sich als unwirksam erwiesen. Besser ist es, gefährdeten Kindern sieben Tage lang ein wirksames Antibiotikum (z.B. Erythromycin) zu verabreichen. Allerdings muß die Chemoprophylaxe innerhalb der ersten fünf Tage nach Kontakt mit dem Erreger beginnen.

Was kann man tun, wenn nicht geimpfte Kleinkinder und Säuglinge mit erkrankten Kindern in Kontakt gekommen sind? Innerhalb von fünf Tagen sollte eine Kombination aus antibiotischer Prophylaxe (siehe oben) und einer aktiven Schutzimpfung erfolgen. Durch die Antibiotika wird die Wirkung der Impfung nicht beeinflußt.

Welche Komplikationen können beim Keuchhusten auftreten? Mittelohrentzündung, Lungenentzündung oder in manchen schweren Fällen Krämpfe.

Wie häufig treten derartige Komplikationen auf? Sie sind gegenwärtig sehr selten.

Können die Komplikationen mit Erfolg behandelt werden? Ja. Lungenentzündung und Mittelohrentzündung werden mit Antibiotika behandelt.

Sind Krämpfe beim Keuchhusten eine ernste Erscheinung? Wenn es zu Krämpfen kommt, so ist dies der Ausdruck einer Beteiligung des Gehirns; das ist zumeist ein ernstes Zeichen.

Keuchhusten

Gibt es noch andere Komplikationen? Ja. Gelegentlich kommt es zu einem kleinen Bluterguß im Auge oder zu kleinen Hautblutungen am Hals als Folge der Hustenkrämpfe, welche die Eltern meist stark beunruhigen. Es handelt sich aber nicht um ernste Komplikationen; sie schwinden von selbst ohne Behandlung.

Gibt es eine Möglichkeit, ein Kind gegen Keuchhusten zu immunisieren? Ja, es gibt eine Schutzimpfung (siehe Kapitel 25 über Immunität und Impfungen).

Heilt der Keuchhusten von allein, ohne Behandlung, aus? Ja. Er hält 6–12 Wochen an und vergeht dann von selbst.

Wie sollen Kontaktpersonen eines Keuchhustenkranken behandelt werden? Kinder, die schon früher gegen Keuchhusten geimpft worden sind, sollen bei Ansteckungsgefahr eine Auffrischungsinjektion erhalten.

Was soll man bei ansteckungsgefährdeten Kindern machen, die niemals gegen Keuchhusten geimpft worden sind? Sie sollen eine Antibiotika-Prophylaxe, z.B. mit Erythromycin, erhalten, sofern der Kontakt mit einem erkrankten Kind nicht länger als fünf Tage zurückliegt. In dem Zeitraum ist auch die Kombination aus antibiotischer Prophylaxe und aktiver Schutzimpfung möglich und sinnvoll, da durch die Antibiotika die Wirkung der Schutzimpfung nicht beeinflußt wird. Allerdings ist dieses Vorgehen nur bei Säuglingen ohne Impfschutz und bei Kleinkindern im 2. Lebensjahr mit Grundimmunisierung, aber ohne Auffrischungsimpfung angezeigt. Die Wirkung von Rekonvaleszentenserum oder Hyperimmunserum ist umstritten.

Soll man Erwachsene gegen Keuchhusten impfen, wenn sie einer Ansteckung ausgesetzt sind? Das ist im allgemeinen nicht nötig; die meisten Erwachsenen sind gegen diese Krankheit immun.

Kann ein Erwachsener Keuchhusten bekommen, wenn er ihn nicht als Kind durchgemacht hat? Ja.

Kann ein Kind, das geimpft worden ist, trotzdem Keuchhusten bekommen? Ja. Mild verlaufende Erkrankungen können durch einen anderen Bakterienstamm verursacht werden.

Muß die Familie isoliert werden, wenn ein Keuchhustenfall aufgetreten ist? Nein. Ungeimpfte Kinder sollen anderen Kindern ferngehalten werden, aber geimpfte Kinder und erwachsene Familienmitglieder können ihrer normalen Tätigkeit nachgehen.

Infektionskrankheiten

Gibt es eine Untersuchung zum Nachweis, ob ein Kind durch die Impfung immun geworden ist? Ja. Es gibt derartige Untersuchungen, aber sie sind praktisch nicht leicht durchführbar und nicht in routinemäßigem Gebrauch.

Tritt der Keuchhusten während bestimmter Monate häufiger auf? Ja, er ist im Winter und Frühling am häufigsten und im Sommer und Herbst am seltensten.

Typhus abdominalis

Was ist Typhus und wie wird er übertragen? Der Typhus oder Bauchtyphus ist eine Allgemeinerkrankung, die durch Bakterien (Salmonella typhi) hervorgerufen wird. Er wird durch infizierte Nahrungsmittel, vor allem Eier, Salate, Mayonnaise und Milch oder (gewöhnlich mit Abwässern verunreinigtes) Wasser übertragen. Er kann durch Fliegen, aber auch durch direkten Kontakt mit infiziertem Material verbreitet werden. Die Krankheitssymptome werden weniger durch eine entzündlichen Schädigung der Darmwand hervorgerufen, sondern mehr durch eine immunologische Reaktion. Letztere ist mit Antibiotika nur teilweise zu beeinflussen.

Was ist ein »Typhuskeimträger«? Das ist eine »gesunde« Person, die einmal Typhus durchgemacht und überstanden hat, aber noch immer die lebenden Keime im Körper beherbergt und über den Darm ausscheidet. Ein solcher Keimträger oder Dauerausscheider kann zur Quelle einer ausgedehnten Verseuchung in seinem Wohngebiet werden, besonders, wenn er in irgendeiner Weise beruflich Umgang mit Lebensmitteln hat (Koch, Kellner). Da sich die Erreger oft in der Gallenblase und den Gallenwegen aufhalten, ist zur Sanierung manchmal eine Gallenblasenentfernung in Kombination mit einer antibiotischen Behandlung erforderlich.

Welche Maßnahmen dienen dazu, der Ausbreitung des Typhus vorzubeugen? Wesentlich sind die Versorgung der Bevölkerung mit reinem Wasser und die Pasteurisierung der Milch. Wenn man Typhusträger entdeckt, muß verhindert werden, daß sie mit Nahrungsmitteln, die von anderen Leuten verwendet werden sollen, hantieren, d. h. sie dürfen nicht im Nahrungsmittel- oder Gastgewerbe arbeiten. Der Typhus muß früh erkannt und der Patient von den Gesunden abgesondert werden. Alles was dem Typhuspatienten gehört und seine gesamten Ausscheidungen sind zu desinfizieren, und es ist dafür zu sorgen, daß niemand damit in Berührung kommt.

Ist eine Impfung gegen Typhus wirksam? Ja. Auffrischimpfungen mit kleinen Impfstoffmengen halten die Immunität wirkungsvoll aufrecht, auch wenn sie

nur alle drei oder vier Jahre vorgenommen werden. Man soll sich unter folgenden Umständen gegen Typhus impfen lassen:
a) Wenn man in ein Land reist, wo die Reinheit des Wassers zweifelhaft ist und wo die Krankheit bekanntermaßen vorkommt;
b) während Typhusepidemien;
c) wenn man mit einem Typhuskranken in Berührung gekommen ist.

Wie wird die Diagnose des Typhus mit Sicherheit gestellt? Durch das typische klinische Bild und durch Erregernachweis in Blut, Stuhl, Galle oder Harn. Allerdings gelingt der Erregernachweis im Stuhl in der Regel erst gegen Ende der Fieberperiode (2–5 Wochen nach Erkrankungsbeginn). Die serologischen Untersuchungsverfahren wie die Gruber-Widal-Reaktion, haben für die Typhus-Diagnostik nur geringe Bedeutung, da sie weder beweisend noch zum Ausschluß eingesetzt werden können.

Wie häufig ist der Typhus heutzutage in Mitteleuropa? Durch Einführung einer Wasserversorgung mit reinem Leitungswasser, angemessene Behandlung von Lebensmitteln und entsprechende Isolierung von gelegentlich auftretenden Einzelfällen ist diese Krankheit heute in Mitteleuropa zur Seltenheit geworden. Zudem ermöglichen die neueren Antibiotika eine Vernichtung der Typhuserreger; dadurch wird verhütet, daß der Kranke zum Keimträger wird. Bei Naturkatastrophen und in Kriegen kann sich die Situation jedoch rasch ändern, und es treten in kurzer Zeit Typhusfälle auf.

Andere Salmonellosen, d. h. Durchfallerkrankungen durch andere Bakterientypen aus der Gruppe der Salmonellen, haben allerdings in den letzten zehn Jahren stark zugenommen. Grund dafür sind wahrscheinlich kontaminierte Hühnereier, die durch chronische Salmonellen-Infektionen von in modernen Legebatterien gehaltenen Hühnern erzeugt werden.

Wie lange ist die Inkubationszeit bei Typhus? Ungefähr 10–14 Tage.

Wie lange dauert der ganze Krankheitsverlauf? In der Regel 4–6 Wochen.

Wie verläuft der unbehandelte Typhus gewöhnlich? Zunächst steigt das Fieber etwa eine Woche hindurch an, der Patient zeigt Zeichen einer schweren Allgemeinerkrankung und wird zunehmend benommen. In der 2.–3. Woche bleibt das Fieber meist hoch und fällt erst in der 4. Woche wieder ab. Da die Typhusbakterien Darmgeschwüre verursachen, kommt es in der 2. Hälfte der Krankheit oft zu typischen Durchfällen.

Was sind »Roseolen«? Das sind kleine rote Flecke, die auf der Haut – meist an Brust und Bauch – vom 7.–10. Krankheitstag aufschießen.

Infektionskrankheiten

Tab. 9 Ansteckende Krankheiten des Kindesalters (»Kinderkrankheiten«)

Krankheit	Windpocken	Diphtherie	Röteln	Masern
andere Bezeichnungen	Schafblattern Feuchtblattern Varizellen		Rubeola	Morbilli
Erreger	Varizellenvirus	Diphtheriebakterium	Rubeolenvirus	Masernvirus
Übertragung	direkter Kontakt, Tröpfcheninfektion	Kontakt mit Krankem oder Bakterienträger	direkter Kontakt, Tröpfcheninfektion	direkter Kontakt, Tröpfcheninfektion
Inkubationszeit	14–21 Tage	2–5 Tage	14–21 Tage	10–14 Tage
ansteckend	vom Vortag des Ausschlagausbruchs ab bis 6 Tage nach seinem Beginn	vom Ausbruch der Krankheit an 2 Wochen lang	2 Tage vor Ausbruch der Symptome bis 3 Tage nach Ausbruch der Symptome	von einem Tag vor dem Fieber an bis zum vollständigen Ausbruch des Ausschlags
Hauptsymptome	Fieber, Ausschlag, Jucken	Fieber, Halsschmerzen, Heiserkeit, Rachenbelag	Fieber, leichter Katarrh der Atemwege, vergrößerte Lymphknoten	Fieber, Husten, Bindehautentzündung, Koplik-Flecken
Hautausschlag	einzelne Flecken, Bläschen, Krusten, Schorfe	keiner	ähnelt am 1. Tag Masern ähnelt am 2. Tag Scharlach	vom Kopf absteigend: dunkelrote, zusammenfließende Flecken

Infektionskrankheiten

Mumps	epidemische Kinderlähmung	Dreitagefieber	Scharlach	Keuchhusten
Parotitis epidemica, Ziegenpeter	Poliomyelitis	Exanthema subitum	Scarlatina	Pertussis
Mumpsvirus	Poliovirus Typ I, II, III	Virus (?)	Streptokokken	Pertussisbakterium
direkter Kontakt, Tröpfcheninfektion	vor allem Schmutz- und Schmierinfektion direkte und Tröpfcheninfektion möglicherweise durch infiziertes Wasser und Nahrungsmittel	nicht sicher bekannt	direkter Kontakt, gelegentlich durch Milch, viell. Kleidung	direkter Kontakt und Anhusten
14–24 Tage	7–14 Tage	7–17 Tage	2–7 Tage	7–14 Tage
ab dem Vortag der Schwellung bis zu ihrem Ende	von 2 Tagen vor dem Ausbruch ab bis 3–6 Wochen nachher	unbekannt	vom Ausbruch der Krankheit an 7 Tage lang	im Frühstadium des Hustens, etwa 3–4 Wochen lang
Fieber, Schwellung im Gesicht und besond. unter den Kiefern	Fieber, Übelkeit, Erbrechen, Durchfall, Halsschmerzen, Kopfweh, Nackensteife, Muskelschmerzen, Lähmungen	3 Tage lang Fieber, dann erscheint der Ausschlag; Lymphknotenschwellung	Fieber, Halsschmerzen, Kopfweh, Erbrechen	anfangs wie Erkältung, später wird der Husten anfallsartig, Erbrechen
keiner	keiner	wie viele Flohstiche am ganzen Körper, kann leichten Masern ähneln	stecknadelkopfgroße scharlachrote Fleckchen am Körper, nicht im Gesicht	keiner

Tab. 9 Fortsetzung

Krankheit	Windpocken	Diphtherie	Röteln	Masern
Laboruntersuchungen zum Nachweis	keine brauchbaren	Bakterienkultur aus Rachenbelag	keine brauchbaren	keine brauchbaren
geläufige Komplikationen	Sekundärinfektionen, selten Enzephalitis	Myokarditis, Neuritis, Gaumensegellähmung, Entzündung der Halslymphknoten	selten Enzephalitis, gewöhnlich keine	Mittelohrentzündung, Halslymphknotenentzündung, Bronchopneumonie, Enzephalitis
Behandlung	symptomatisch gegen Juckreiz, Fieber, keine Antibiotika	Antitoxin, Penizillin	Allgemeinpflege, Antibiotika	Abwaschungen, Allgemeinpflege, Hustenmittel
Vorbeugung	keine	Immunisierung mit Diphtherietoxoid, siehe Impftabelle, Kapitel 29	Impfung mit Rötelnimpfstoff	Masernimpfung, ferner Gammaglobulin für Kontaktpersonen
Isolierung (Quarantäne)	nicht nötig	ja, bis zwei Kulturen vom Rachenabstrich negativ sind	Kranke von Schwangeren fernhalten	bis der Ausschlag abklingt
Immunität	dauernd	dauernd, vorbeugend Auffrischimpfungen	dauernd	dauernd

Mumps	epidemische Kinderlähmung	Dreitage-fieber	Scharlach	Keuchhusten
keine brauchbaren	Untersuchung der Rückenmarksflüssigkeit	keine	Kultur vom Rachenabstrich	Hustenplatte und Blutbild
Hodenentzündung, Bauchspeicheldrüsenentzündung, Eierstockentzündung, Enzephalitis	verschiedene Formen: spinal, bulbär, respiratorisch	Krämpfe	Mittelohrentz., Lymphknotenentz., Nierenentz., Rheumatoid, rheumat. Fieber	Lungenentz., Enzephalitis
Allgemeinpflege, keine sauren Getränke, Bettruhe	Ruhe, symptomatische Behandlung; künstliche Beatmung wenn nötig; später orthopädische Betreuung	Allgemeinpflege	Penizillin 10 Tage hindurch	Hyperimmunserum, Antibiotika können helfen
Mumpsimpfung, Hyperimmunserum für Erwachsene	Polioschluckimpfung	keine	Penizillin für Kontaktpersonen	evtl. Keuchhustenimpfung im Säuglingsalter
während der Dauer der Schwellung	10–30 Tage	keine	1 Woche	3–4 Wochen von der Schule wegbleiben
dauernd	dauernd	dauernd	dauernd	dauernd

Infektionskrankheiten

Gibt es beim Typhus ernste Komplikationen? Ja. Darmdurchbruch und Darmblutung sind die beiden schwersten Komplikationen, aber sie kommen nicht sehr oft vor.

Wie bald kann der Typhuspatient das Bett verlassen? Er darf sich im Bett aufsetzen, sobald seine Temperatur eine Woche lang normal geblieben ist; 3 oder 4 Tage später darf er aufstehen.

Wie kann man feststellen, wann ein Typhuspatient geheilt ist? Wenn wiederholte Stuhluntersuchungen und Typhuskulturen negativ sind. Damit wird sichergestellt, daß der Patient kein Typhusträger ist.

Wie wird der Typhus heutzutage behandelt?
a) Mit Bettruhe;
b) mit intravenöser Flüssigkeitszufuhr zur Bekämpfung der Austrocknung, die durch die Durchfälle entsteht;
c) mit den Antibiotika Chloramphenicol, Ampicillin oder Ofloxacin.

Paratyphus

Wodurch wird der Paratyphus verursacht? Der Paratyphus wird durch einen eigenen Erreger, der in dieselbe Gruppe wie der Typhuserreger gehört, hervorgerufen. Man unterscheidet den Paratyphus A und B. Bei uns kommt hauptsächlich der Paratyphus B vor, der durch die Salmonella paratyphi B ausgelöst wird.

Wie verläuft der Paratyphus B? Er kann entweder ähnlich wie ein Bauchtyphus verlaufen, wenn auch gewöhnlich etwas milder, oder in der sog. gastroenteritischen Form, die hauptsächlich durch Brechdurchfälle gekennzeichnet ist.

Wie wird der Paratyphus behandelt? Im wesentlichen in gleicher Weise wie der Bauchtyphus.

Kann man einem Paratyphus vorbeugen? Ja. Es gibt eine Schutzimpfung, die meist zusammen mit der Typhusimpfung gegeben wird und ebenso oft Auffrischimpfungen erfordert.

Bakterienruhr

Was ist die Bakterienruhr und wodurch wird sie verursacht? Sie ist eine Infektionskrankheit, die hauptsächlich den Dickdarm befällt und von einer Gruppe von Bakterien, den sog. Shigellen, hervorgerufen wird. Die Übertragung erfolgt durch die Ausscheidungen Ruhrkranker oder Bakterienträger; Schmierinfektion und Genuß verunreinigter Nahrungsmittel, wobei auch die Keimverschleppung durch Fliegen eine Rolle spielt, ermöglichen die Verbreitung der Krankheit, die besonders bei schlechten sanitären Verhältnissen in Epidemien auftreten kann.

Wo kommt die Ruhr vor? Sie kommt in Europa, besonders aber in den warmen Ländern vor und ist über die ganze Welt verbreitet. Seit jeher hat sie in Kriegs- und Notzeiten eine besondere Rolle gespielt.

Wie verläuft die Ruhr? Nach einer ein- bis siebentägigen Inkubationszeit beginnt die Krankheit mit Fieber, allgemeinem Krankheitsgefühl, Erbrechen und Durchfällen. Bald kommt es zu den typischen schleimigen und blutigen Entleerungen und zu quälendem Stuhldrang. Nach ein bis zwei Wochen klingt das akute Stadium ab; es kann aber zu Rückfällen kommen. Die Rekonvaleszenz zieht sich oft lange hin, in manchen Fällen kann die Krankheit chronisch werden. Häufig ist der Verlauf aber leicht und kurzdauernd, nach wenigen Tagen sind die Patienten wieder gesund.

Gibt es bei der Ruhr Komplikationen? Ja, manchmal kommt es zu Gelenkentzündungen, einer Harnröhrenentzündung zusammen mit Augenentzündungen, selten zu Nervenentzündungen oder zum Durchbruch eines Ruhrgeschwürs.

Wie wird die Diagnose gestellt? 1. Durch Erhebung der Vorgeschichte und Beobachtung der Krankheitssymptome, insbesondere des Stuhls; 2. durch Bakteriennachweis im Stuhl und in Abstrichen direkt vom Dickdarm während einer Darmspiegelung; 3. durch serologische Blutuntersuchungen (Hämagglutination).

Wie wird die Ruhr behandelt?
a) Mit Antibiotika wie Ampicillin, Cotrimoxazol, Chinolonen;
b) Diät, Pflegemaßnahmen und unterstützender medikamentöser Behandlung;
c) Mittel zur Hemmung der Darmtätigkeit sollten nicht gegeben werden.

Wie kann man der Ruhr vorbeugen? Durch Isolierung der Kranken, strenge Desinfektion der Ausscheidungen, Behandlung und Überwachung von Dauerausscheidern, besondere Sorgfalt in der allgemeinen Hygiene.

Wann kann ein Ruhrkranker als geheilt angesehen werden? Wenn 5 Stuhluntersuchungen im Abstand von je 2 Tagen bakterienfrei waren.

Gibt es eine Schutzimpfung gegen Ruhr? Nein, derzeit ist noch kein Impfstoff auf dem Markt.

Viruspneumonie
(Siehe Kapitel 33, Lunge)

Frühsommermeningoenzephalitis (FSME)

Was ist der Erreger der Frühsommermeningoenzephalitis (FSME)? Ein Virus, dessen natürliches Reservoir Mäuse und Wildtiere sind. Besonders häufig findet man das Virus bei Tieren in Flußauen und unterholzreichen Laub- und Mischwäldern.

Wie wird das FSME-Virus übertragen? Die Übertragung vom Tier auf den Menschen erfolgt durch die Zecke Ixodes ricinus, den gemeinen Holzbock, der beim Speichel mit dem Saugakt das FSME-Virus überträgt. Entsprechend den Sauggewohnheiten der Zecken erfolgt die Übertragung nur in den Monaten April bis November.

Wer ist durch das Virus gefährdet? Gefährdet sind Personen, die häufig von Zecken gebissen werden, also Waldarbeiter, Jäger, Wanderer, Pilzesammler usw.

In welchem Gebieten sind FSME-Infektionen bislang beobachtet worden? In Süddeutschland entlang der Donau und ihren Seitentälern, im südlichen Schwarzwald, in ganz Österreich, der Tschechei, in Südosteuropa, aber auch in Frankreich, Schweden und Finnland. Der Anteil infizierter Zecken beträgt in diesem Gebieten zwischen 0,1 % und 1 %.

Wie verläuft die FSME? Die Krankheit verläuft, ähnlich wie die Poliomyelitis in zwei Phasen. Nach einer Inkubationszeit von ca. 10 Tagen kommt es zu katarrhalischen Allgemeinerscheinungen mit Fieber, Kopf- und Gliederschmerzen. Etwa eine Wochen nachdem diese abgeklungen sind tritt bei etwa 10 % der Infizierten hohes Fieber, eine Hirnhautentzündung und eine Gehirnentzündung auf mit Bewußtseinstrübung und Lähmungen. Meistens ist die Prognose günstig, nur etwa 10 % der Erkrankten erleiden schwere Verläufe mit bleibenden zerebralen Restschäden.

Besteht bei jedem Zeckenbiß die Gefahr einer Infektion? Keineswegs. Die Infektions- und Erkrankungsrate folgt einer Zehnerregel: nur etwa jede 100. bis 1000. Zecke ist Virusträger, auch bei infizierten Zecken erfolgt nur bei ca. 10 % der Bisse eine Virusübertragung, nur 10 % der infizierten Menschen erkranken, nur weitere 10 % schwer.

Wie kann man sich gegen die FSME schützen? Grundsätzlich auf drei Wegen: 1. Man meidet die Gebiete, in denen die Erkrankung bislang aufgetreten ist; 2. Man versucht sich durch Tragen langer Kleidung und hoher Schuhe sowie durch Anwendung von Insektenölen gegen Zecken zu schützen; 3. Man läßt sich im FSME aktiv immunisieren und im Fall eines Zeckenbisses Immunglobulin verabreichen.

Wie lange nach dem Biß ist eine Immunglobulingabe noch sinnvoll? Grundsätzlich sollte die Immunglobulingabe möglichst schnell nach dem Biß, am besten innerhalb von 48 Stunden erfolgen. Am 3. und 4. Tag ist die passive Immunisierung noch sinnvoll, doch sollte die doppelte Dosis an Imunglobulinen verabreicht werden. Nach dem 4. Tag ist keine Schutzwirkung gegen FSME mehr zu erwarten. Die passive Immunisierung ist sehr teuer.

Gibt es auch eine aktive FSME-Impfung? Ja, es gibt einen Totimpfstoff für die aktive Immunisierung. Die Impfung erfolgt durch zwei intramuskuläre Injektionen im Abstand von 1–3 Monaten gefolgt von einer dritten Impfung 9–12 Monate später (siehe auch Kapitel 25, Immunität und Impfungen).

Lyme-Borreliose

Was ist die Lyme-Borreliose? Der Name Lyme (sprich Leim) leitet sich von einer kleinen Stadt im amerikanischen Bundesstaat Connecticut her, in der 1975 rasch hintereinander zahlreiche Fälle einer Gelenkentzündung auftraten. Umfangreiche Untersuchungen ergaben, daß viele der erkrankten Personen von einer Zecke gebissen geworden waren und kurz danach eine ausgedehnte Rötung an der Bißstelle aufgetreten war. Sechs Jahre später entdeckte man den Erreger dieser Infektionskrankheit. Es handelt sich um eine Borrelie, ein Bakterium, das mit dem Erreger der Syphilis nah verwandt ist. Zu Ehren des Entdeckers wurde der Erreger Borrelia burgdorferi genannt.

Wie wird der Erreger der Lyme-Borreliose übertragen? Das Erreger-Reservoir bilden verschiedene Zecken, in Europa Ixodes ricinus, der gemeine Holzbock. Beim Saugakt, der zwischen 3 und 6 Tage dauert und nur bei warmen Temperaturen erfolgt, treten mit dem Speichel der Zecke Borrelien in das Blut des gebissenen Menschen über. Die Übertragung benötigt reichlich Zeit: unter 24 Stunden Saugzeit erfolgt nahezu keine Übertragung, nach 48 Stunden hat man mit einer Übertragungswahrscheinlichkeit von 50 % zu rechnen. Untersuchungen in Süddeutschland zeigten, daß je nach Region, 7–30 % der Zecken Träger der Borrelie sind.

Wie verläuft die Lyme-Borreliose? Ähnlich wie die Syphilis verläuft die Erkrankung in drei Stadien. Wenige Tage bis Wochen nach dem Zeckenbiß tritt um die Bißstelle eine ausgedehnte Rötung aus, die sich ausbreiten kann und nach Tagen bis Monaten spontan verschwindet (Stadium 1). Begleitend können vorübergehend allgemeines Krankheitsgefühl, Müdigkeit, Fieber, Kopf- und Gelenkschmerzen vorhanden sein. Wochen bis Monate später kann es zu Hirnhautentzündung, heftigen Nervenschmerzen und Lähmungen, seltener auch Herzerkrankungen und Augenbeteiligung kommen (Stadium 2). Im dritten Stadium, das nach Jahren eintritt, zeigt sich die Erkrankung in Gelenkentzündungen, Entzündungen des Gehirns und einer chronischen Hautveränderung. Nicht alle Patienten durchlaufen alle Stadien. Das klinische Bild kann sehr vielfältig, die richtige Diagnose ist oft nicht einfach zu stellen. Man verwendet dazu auch serologische Untersuchungen, welche die Antikörperbildung gegen Borrelien nachweisen.

Geht der Erkrankung immer ein Zeckenbiß voraus? In der Regel ja, obwohl auch Stechfliegen als Überträger in Frage kommen. Das Problem liegt darin, daß der Zeckenbiß oft lange Zeit zurückliegt, und sich daher viele Erkrankte nicht mehr daran erinnern können. Oft bleibt der Biß auch unbemerkt oder er wird vom Betroffenen als absolut banales Ereignis betrachtet.

Wie kann man Zeckenbisse vermeiden? Wer sich als Wanderer, Pilzsammler, Jäger oder Fischer häufig und lange im Unterholz aufhält sollte Arme und Beine bedeckt haben, einen Hut und hohe Schuhe tragen. Nach dem Aufenthalt im Wald sollte man den Körper vollständig auf Zecken untersuchen. Der Zeckenbiß ist nicht schmerzhaft!

Wie kann man Infektionen vermeiden? Wer doch von einer Zecke gebissen wurde, sollte diese möglichst bald und vollständig entfernen und die Bißstelle mit Alkohol oder sonst einem Desinfektionsmittel reinigen. Je kürzer die Saugzeit, um so geringer die Wahrscheinlichkeit einer Übertragung von Borrelien. In den folgenden Tagen bis Wochen sollte man die Bißstelle beobachten; zeigt sich eine Rötung größer als ein Fünf-Mark-Stück, so sollte man einen Arzt aufsuchen. Kleine Rötungen und Schwellungen, ähnlich wie bei Mückenstichen, sind harmlos und auf lokale entzündliche Prozesse durch den Zeckenbiß selbst zurückzuführen.

Was tut der Arzt beim Auftreten einer ausgedehnten Rötung an der Bißstelle? Er wird ein Antibiotikum, z. B. ein Tetrazyklin oder Penizillin für 1–2 Wochen verordnen.

Ist eine prophylaktische antibiotische Behandlung nach jedem Zeckenbiß sinnvoll? Nein, die Wahrscheinlichkeit der Infektion ist geringer, als die möglichen Nebenwirkungen des Antibiotikums, so daß man statistisch gesehen mehr schaden als nützen würde.

Woran kann man erkennen, wie lange eine Zecke schon saugt? Wenn man den Hinterleib der Zecke mit der Lupe betrachtet, so sieht man in den ersten 24 Stunden noch schlauchartige Gebilde durchscheinen, den Darm der Zecke. Der Zeckenleib schwillt in den nächsten Tagen an und ist nach 4 Tagen enorm aufgetrieben, die Därme sind dann nicht mehr erkennbar.

Ist eine antibiotische Behandlung auch in späteren Stadien der Erkrankung noch sinnvoll? Durchaus, in manchen Fällen gelingt mit einer länger dauernden Behandlung mit Penizillin oder Cephalosporinen eine deutliche Besserung der Beschwerden.

Malaria
(Wechselfieber)

Was ist Malaria? Die Malaria ist eine Infektionskrankheit, die durch Parasiten (tierische Einzeller = Protozoen) hervorgerufen wird. Es gibt vier verschiedene Arten von Malariaparasiten. Sie werden durch den Stich von infizierten Stechmücken der Gattung Anopheles übertragen. In seltenen Fällen kann die Malaria auch durch das Blut eines malariakranken Blutspenders übertragen werden.

Kommt die Malaria in Deutschland und Mitteleuropa vor? Früher gab es einzelne Herde, die heute jedoch völlig ausgerottet sind. Einzelfälle können in der heutigen Zeit des starken Reiseverkehrs bei Personen beobachtet werden, die sich in Malariagebieten infiziert haben, aber erst nach der Rückkehr erkranken.

Wo ist die Malaria auch heute noch heimisch? Sie tritt besonders in Sumpfgebieten tropischer und subtropischer Länder in Afrika, Amerika, Asien und Australien auf, in denen die Stechmücken geeignete Lebens- und Brutbedingungen vorfinden. Die Malaria gehört auch heute noch zu den schwierigsten Gesundheitsproblemen der Welt, insbesondere in den Tropen.

Infektionskrankheiten

Wie wird die Diagnose der Malaria gestellt? Durch den Nachweis von Malariaparasiten in den roten Blutkörperchen des Patienten. Ein Verdacht auf das Vorliegen der Krankheit ergibt sich beim Auftreten von Schüttelfrösten und hohem Fieber in regelmäßigen Abständen bei Personen, die sich vor kurzem in Malariagebieten aufgehalten haben.

Gibt es eine Impfung gegen Malaria? Nein, derzeit noch nicht. An der Entwicklung eines Impfstoffes wird gearbeitet.

Welche Verhütungsmaßnahmen gegen Malaria gibt es?
a) Beseitigung oder Kontrolle der Stechmücken-Brutgebiete (Trockenlegung von Sümpfen, Insektizide), Verwendung entsprechender Moskitonetze und Fenstergitter in Gegenden, wo es infizierte Mücken gibt, und Abschirmung von Malariapatienten mit Moskitonetzen, so daß sie nicht von Mücken gestochen werden können, die die Krankheit dann weiter auf Gesunde übertragen.
b) die medikamentöse Malariaprophylaxe; sie sollte eine Woche vor Abreise in entsprechende Gebiete begonnen und bis vier Wochen nach Rückkehr fortgesetzt werden, am besten durch Einnahme des Medikamentes immer am selben Wochentag.

Welche Medikamente zur Malariaprophylaxe gibt es? Derzeit stehen Resochin, Fansidar, Lariam und Paludrine sowie entsprechende Kombinationen zur Vefügung.

Welches Medikament sollte zur Malariaprophylaxe eingesetzt werden? Nach den jüngsten Empfehlungen der WHO wird die Welt entsprechend der Gefährdung durch Malaria und der Resistenzsituation der Erreger gegen entsprechende Medikamente in drei Zonen (A, B, C) eingeteilt (siehe Abb. 100).

Zone A: geringes und nur saisonal erhöhtes Risiko; Prophylaxe mit Resochin ausreichend;

Zone B: in den meisten Gebieten geringes Risiko; Prophylaxe mit Resochin evtl. in Kombination mit Paludrine;

Zone C: hohes Risiko mit häufigen Resistenzen gegen Fansidar; Prophylaxe mit Lariam oder Resochin kombiniert mit Paludrine (nicht in Südostasien und im tropischen Afrika). Im Einzelfall empfiehlt es sich, sich von einem tropenmedizinisch erfahrenen Arzt oder der Impfstelle des Gesundheitsamtes beraten zu lassen. Beginn mit der Prophylaxe eine Woche vor Abreise und Beendigung erst 4 Wochen nach Rückkehr aus den Tropen.

Gibt es gegen die Malaria eine wirksame Behandlung? Ja. Man verwendet prinzipiell dieselben Medikamente wie für die Prophylaxe, allerdings werden diese in wesentlich höheren Dosen oder per Infusion verabreicht. Es sollten auch leicht erscheinende Fälle stationär behandelt werden, da eine Verschlechterung des Zustandes jederzeit möglich ist. Resistente Formen des Malaria-Erregers treten in wachsendem Ausmaß auf und machen ständig die Suche nach neuen Medikamenten und Behandlungsplänen erforderlich.

Können Malariaanfälle noch nach Jahren wiederkehren, wenn die Krankheit durch die Behandlung nicht völlig ausgeheilt wurde? Ja. Früher hatten Malariakranke jahrelang immer wieder Anfälle.

Gelbfieber

Was ist Gelbfieber und wie wird es übertragen? Das Gelbfieber wird durch ein Virus hervorgerufen und durch den Stich einer weiblichen Stechmücke (Aedes aegypti), die vorher Blut eines Gelbfieberpatienten gesaugt hat, übertragen.

Wo kommt das Gelbfieber vor? In den tropischen Zonen Zentral- und Westafrikas und Südamerikas.

Warum ist diese Krankheit heutzutage von Bedeutung? Wegen des ausgedehnten Flugreiseverkehrs in Gebiete, in denen das Gelbfieber heimisch ist. Reisende müssen unbedingt daran denken, sich vor Antritt der Reise in ein Seuchengebiet impfen zu lassen. Die Krankheit kann als Typhus, Malaria, Grippe, Denguefieber oder als Hepatitisform maskiert sein.

Denguefieber

Was ist das Denguefieber? Es ist eine der fieberhaften, tropischen Infektionskrankheiten, die durch ein Virus verursacht und durch Stechmücken übertragen werden.

Kann man vorbeugende Maßnahmen gegen das Denguefieber treffen? Ja, durch Bekämpfung oder Ausrottung der Stechmücken, die die Krankheit übertragen. Die Brutplätze der Mücken müssen mit Insektiziden übersprüht werden.

Was kann man zu seinem persönlichen Schutz tun? Man sollte Insekten-Repellents verwenden. Das sind Öle und Lösungen, die Stoffe enthalten, welche die Insekten als sehr unangenehm empfinden und daher das Risiko mindern, gestochen zu werden. Am besten man erkundigt sich in einer Apotheke des jeweiligen Landes, da dort in der Regel die bewährtesten Repellents bekannt und vorrätig sind. Während der Nacht bieten über das Bett gehängte Moskitonetze einen guten Schutz.

Gibt es einen Impfstoff zum Schutz vor Denguefieber? Nein, aber es laufen Untersuchungen zur Herstellung eines Impfstoffes aus lebenden, abgeschwächten Viren.

Wo kommt das Denguefieber vor? In den Tropen und Subtropen, auch um das Mittelmeer.

Rückfallfieber

Was ist das Rückfallfieber und wie wird es übertragen? Charakteristisch für diese Krankheit sind Fieberanfälle, die nach Perioden augenscheinlicher Genesung immer von neuem wiederkehren. Sie wird durch einen Krankheitserreger aus der Gruppe der Spirochäten verursacht und durch den Biß von Läusen oder Zecken übertragen.

Wo findet sich das Rückfallfieber? Die Form, die durch die Läuse übertragen wird, ist in Südosteuropa, Nordafrika und Indien verbreitet; die durch Zecken übertragene Form (»Zeckenfieber«) kommt außer in Südamerika auch in Asien und Afrika vor.

Gibt es eine Schutzimpfung gegen Rückfallfieber? Nein.

Weil-Krankheit
(Leptospirosis ictero-haemorrhagica)

Was ist die Weil-Krankheit? Sie ist eine infektiöse Gelbsucht, die übrigens nichts mit der Virushepatitis zu tun hat; sie wird durch Spirochäten hervorgerufen und durch Kontakt mit Ratten übertragen – entweder durch den Genuß von Nahrungsmitteln oder Wasser, die durch Rattenharn oder -kot verunreinigt sind, oder gelegentlich durch Rattenbiß.

Wo findet sich die Weil-Krankheit am häufigsten und wer bekommt sie am ehesten? Sie findet sich am häufigsten an Orten, an denen sich Ratten gerne aufhalten, z. B. Schiffswerften, Bergwerken und Abwasserkanäle. Bergleute, Kanalarbeiter und Werftarbeiter sind daher am ehesten einer Ansteckung ausgesetzt.

Rickettsieninfektionen

Welche Krankheiten werden durch Rickettsien verursacht und wie werden sie übertragen? Eine Gruppe fieberhafter Infektionskrankheiten wird von Rickettsien verursacht, das sind Krankheitserreger, die kleiner als Bakterien, aber größer als Viren sind. Sie werden durch den Biß von Läusen, Flöhen, Milben oder Zecken, die sich an die Haut heften, auf den Menschen übertragen; dazu gehören das von Kleiderläusen übertragene epidemische Fleckfieber oder Flecktyphus, das von Zecken übertragene amerikanische Felsengebirgs-(Rocky-Mountain-) Fleckfieber, das Südamerikanische Fleckfieber, das Tsutsugamushi-Fieber, das Q-Fieber, das Wolhynische Fieber (Fünftagefieber) und die sog. Rickettsienpocken, die eine Ähnlichkeit mit Windpocken haben können. Die Brill-Krankheit ist eine Art von Fleckfieber, die in Amerika und auch in Europa beobachtet wird und wahrscheinlich ein Aufflackern eines früher durchgemachten Fleckfiebers darstellt; sie wurde bei Patienten gesehen, die die Krankheit vor vielen Jahren in Osteuropa durchgemacht hatten (Einwanderer, Ostflüchtlinge, Kriegsteilnehmer).

Wie kann man diesen Krankheiten vorbeugen? Durch die Ausrottung von Flöhen, Milben, Körperläusen, Zecken und durch die Vernichtung ihrer Brutplätze. In zeckenverseuchten Gebieten soll man unbedingt den Körper in kurzen Abständen nach Zecken absuchen. Wichtig ist auch, daß man sich nachts die Parasiten mit Schutznetzen fernhält.

Kann man sich gegen manche dieser Krankheiten impfen lassen? Ja, gegen Fleckfieber und Rocky Mountains-Fleckfieber. Zur Behandlung dieser Krankheiten eignen sich Antibiotika wie Tetrazyklin und Chloromycetin. Die Ausschaltung des Q-Fiebers beim Menschen hängt davon ab, ob es bei den Tieren erfolgreich bekämpft werden kann, besonders beim Nutzvieh, das Fleisch und Milch liefert.

Sind Rickettsienkrankheiten gefährlich? Ja, besonders das Rocky Mountains-Fleckfieber und bestimmte Formen des epidemischen Fleckfiebers, die in einem ziemlich hohen Prozentsatz tödlich verlaufen können, wenn sie nicht entsprechend behandelt werden.

Tularämie
(Hasenpest)

Was ist die Tularämie und wie wird sie übertragen? Sie ist eine akute Krankheit, die durch ein Bakterium hervorgerufen wird; sie ist durch das Auftreten eines Hautgeschwürs oder Krankheitsherdes an der Eintrittsstelle der Erreger gekennzeichnet und geht mit typhusähnlichem Fieber einher. Die Tularämie ist eine Krankheit wildlebender Tiere, besonders der Kaninchen, und wird unter den Tieren durch den Biß blutsaugender Insekten verbreitet. In Mitteleuropa ist sie selten.

Wie bekommt der Mensch eine Tularämie? Die meisten Krankheitsfälle beim Menschen treten bei Jägern und Fleischern, die Kaninchen oder andere Tiere häuten, und bei Bauern und Laboratoriumskräften auf, die mit infizierten Kaninchen umgehen oder sie züchten.

Wie kann man eine Erkrankung an Tularämie verhüten? Durch außerordentlich vorsichtigen Umgang mit Wildkaninchen und anderen Nagern. Man muß auf Zecken im Fell dieser Tiere achten und sie entfernen und sich mit entsprechender Kleidung vor Zeckenbissen schützen. Zum Genuß bestimmtes Wild muß sehr gründlich gegart werden.

Wie wird die Tularämie behandelt? Streptomyzin führt zu einer sicheren Ausheilung.

Brucellosen
(Bang-Krankheit, Mittelmeer- oder Maltafieber, Schweinebrucellose)

Sind Brucellosen an und für sich eine Krankheit des Menschen? Nein. Brucellosen befallen Tiere, in erster Linie Rinder, Schweine und Ziegen. Sie werden durch verschiedene Arten nahe verwandter Keime, die Brucellen genannt werden, hervorgerufen. Die Übertragung auf den Menschen erfolgt durch Kontakt mit den Körperabsonderungen und Ausscheidungen der genannten Tiere und durch Trinken von verseuchter Milch.

Sind Brucellosen von Mensch zu Mensch ansteckend? Nein.

Wer kann am ehesten eine Brucellose erwerben? Brucellosen gelten als Berufskrankheit von Tierärzten, Fleischpackern, Fleischern, Milchbauern und Viehzüchtern.

Welche Krankheitserscheinungen werden von Brucellosen hervorgerufen? Fieber, Schüttelfröste, Muskel- und Gliederschmerzen, Schweißausbrüche und Gewichtsabnahme. Das Fieber verläuft zumeist in Wellen, d. h., daß Fieberperioden mit langen Perioden normaler Körpertemperatur abwechseln. Ein solcher Krankheitsverlauf kann sich über ein Jahr oder länger hinziehen; wenn die Brucellose chronisch wird und unbehandelt bleibt, können jahrelang Krankheitserscheinungen fortbestehen.

Gibt es eine akute Form dieser Krankheit? Ja. Sie dauert etwa 2–3 Wochen und muß gegen Typhus, Malaria oder Tuberkulose abgegrenzt werden.

Wie kann man Brucellosenerkrankungen des Menschen verhüten? Durch Pasteurisierung der Milch. Personen, die mit Fleisch umgehen, müssen sich durch das Tragen von Gummihandschuhen schützen und alle Hautverletzungen richtig versorgen lassen. Infizierte Tiere müssen ausfindig gemacht und beseitigt werden.

Wie werden Brucellosen behandelt? Als Standardbehandlung gilt heute die Gabe von Tetrazyklin in Kombination mit einem Aminoglykosid.

Pest

Was ist die Pest? Die Pest ist eine schwere Infektionskrankheit, die in riesigen Epidemien in ganz Europa und Asien im Altertum und Mittelalter auftrat. Man nannte sie den »Schwarzen Tod«. Die letzte großen Epidemie ereignete sich in Indien Anfang des 20. Jahrhunderts.

Ist die Pest heutzutage sehr häufig? Nein. Es hat keine großen Epidemien mehr gegeben, seit umfassende Programme zu ihrer Bekämpfung durchgeführt worden sind. Allerdings ist die Krankheit noch keineswegs ausgerottet, wie die kleinere Epidemie in Indien im Jahr 1994 gezeigt hat.

Wie wird die Pest übertragen? Die Bakterien, die die Pest hervorrufen, werden von auf Ratten lebenden Flöhen beherbergt. Diese Rattenflöhe können auf Menschen übergehen und die Krankheit übertragen. Bei den Epidemien spielte auch die Übertragung von Mensch zu Mensch eine große Rolle.

Wie wird die Pest bekämpft? Durch Ausrottung der Ratten.

Welche Krankheitserscheinungen erzeugt die Pest? Fieber, schwere Schüttelfröste, Erbrechen, großen Durst, morgendliche Durchfälle, blutunterlaufene Flecke auf der Haut und Lymphknotenschwellungen.

Was ist die Lungenpest? Bei dieser Verlaufsform der Krankheit werden unmittelbar die Lungen befallen. Sie kann von Mensch zu Mensch durch Tröpfcheninfektion übertragen werden.

Ist die Pest eine schwere Krankheit? Ja. Sie ist früher mit einer ungeheuer hohen Sterblichkeit einhergegangen, diese konnte aber heute mit der kombinierten Streptomyzin- und Tetrazyklinbehandlung von über 90 % bis auf weniger als 20 % gesenkt werden.

Infektionskrankheiten

Lepra
(Aussatz)

Wodurch wird die Lepra verursacht? Der Erreger ist das Leprabakterium (Mycobacterium leprae), ein Bakterium, das mit dem Tuberkuloseerreger verwandt ist. Alle Versuche, das Bakterium im Reagenzglas zu züchten, schlugen bislang fehl, ein Umstand, der die Lepraforschung sehr erschwert.

Ist die Lepra sehr ansteckend? Nein. Das ist eine falsche Vorstellung, die man sehr häufig antrifft. Die Lepra ist nur schwach ansteckend, der genaue Übertragungsmechanismus ist aber bis heute nicht bekannt. Während man lange glaubte, das Bakterium können über kleine Hautverletzungen oder sogar unversehrte Haut eindringen, glaubt man heute eher an eine Tröpfcheninfektion. Die individuelle Empfänglichkeit für die Infektion ist wahrscheinlich von größerer Bedeutung als der enge Kontakt mit Leprakranken.

Wo kommt die Lepra vor? In tropischen und subtropischen Gebieten Asiens, Afrikas, Süd- und Mittelamerikas und Australiens. Sie war früher auch nach Europa eingeschleppt worden, ist aber hier erloschen.

Welche Symptome erzeugt die Lepra? An der Haut können Knoten und Verdickungen auftreten, es kann zu Haarausfall, Knochen- und Gelenkdeformierungen, Verstümmelungen und durch den Befall von Nerven zum Verlust des Empfindungssinnes in verschiedenen Körperregionen kommen.

Wie sind die Aussichten für einen Leprakranken? Das hängt vom Umfang und der Form der Krankheit ab. In manchen Fällen können die Krankheitserscheinungen, nachdem Schäden in einem gewissen Ausmaß eingetreten sind, von selbst schwinden und zu einem späteren Zeitpunkt wiederkehren. In anderen Fällen schreitet der Prozeß 20 oder mehr Jahre hindurch fort.

Gibt es eine wirksame Behandlung der Lepra? Ja, die Lepra ist heute heilbar. Man setzt Medikamente ein, wie man sie auch zur Tuberkulosebehandlung verwendet, im wesentlichen Rifampicin, Dapson, Clofazimin und Ethionamid. Entscheidend ist es, die Patienten möglichst frühzeitig zu erfassen. Dieser Umstand wurde durch die bis vor einigen Jahrzehnten übliche Politik der Isolierung von Leprakranken erschwert, da die Betroffenen bemüht waren, ihre Erkrankung möglichst lange zu verbergen. Die medikamentöse Behandlung wird heute ambulant durchgeführt. Zusätzlich trägt die Verbesserung der allgemeinen Lebensbedingungen zur Eindämmung der Lepraausbreitung bei.

Infektiöse Mononukleose
(Pfeiffersches Drüsenfieber, Monozytenangina)

Was ist die infektiöse Mononukleose? Sie ist eine Infektionskrankheit, die von einem Virus (Epstein-Barr-Virus) hervorgerufen wird und oft in kleineren Epidemien bei Kindern und jungen Erwachsenen in Schulen, Internaten, Studentenheimen und anderen Anstalten auftritt.

Wie wird die infektiöse Mononukleose übertragen? Wahrscheinlich auf dem Luftweg durch Tröpfcheninfektion und durch Mund-zu- Mund-Kontakt (»Kußkrankheit«).

Wie lange dauert es nach der Ansteckung, bis die infektiöse Mononukleose zum Ausbruch kommt? 5 Tage bis 2 Wochen.

Was sind die Hauptsymptome der infektiösen Mononukleose? Fieber, Kopf- und Gliederschmerzen und Schwellungen der Lymphknoten am Hals, in den Achselhöhlen und in der Leistenbeuge. Die Milz vergrößert sich, und im Blutbild zeigen sich charakteristische Veränderungen. Beim Ausbruch der Krankheit steht oft eine Angina im Vordergrund.

Wie kann die Diagnose bestätigt werden? Durch den quantitativen Nachweis spezifischer Antikörper gegen Epstein-Barr-Virus.

Wie verläuft die infektiöse Mononukleose gewöhnlich? Sie klingt von selbst in 1–3 Wochen ab. Abgesehen von seltenen Ausnahmefällen besteht durchweg Aussicht auf vollständige Wiederherstellung. Bei einer kleinen Zahl der Fälle kann sich die Krankheit über einige Monate hinziehen.

Welche Komplikationen können bei der infektiösen Mononukleose auftreten? Es gibt nicht allzu viele, aber sie können ernster Natur sein; dazu gehören:
a) Racheninfektion;
b) Leberbeteiligung mit Gelbsucht und Hepatitis;
c) Milzruptur (Milzzerreißung);
d) Befall des Nervensystems mit Hirnhautentzündung (Meningitis) oder Enzephalitis. Das kommt nur selten vor.

Gibt es eine Behandlung, die bei der infektiösen Mononukleose eine direkte Heilwirkung hat? Nein. Zur Verhütung bakterieller Sekundärinfektionen gibt man oft Antibiotika, aber man kennt keine Heilbehandlung für die Krankheit selbst. Während der fieberhaften Periode und einige Tage nachher ist Bettruhe sehr wichtig, die länger beibehalten werden sollte, wenn Verdacht auf eine Leberbeteiligung besteht. Wenn es auch keine spezifische Behandlung gibt, heilen doch erfahrungsgemäß fast alle Fälle von allein aus.

Infektionskrankheiten

Wird die infektiöse Mononukleose durch Küssen übertragen? Es ist anzunehmen, daß besonders bei jungen Leuten oft die Ansteckung auf diese Weise erfolgt.

Muß der Patient isoliert bleiben und Bettruhe einhalten, wenn die Krankheit bei ihm einen wochen- oder monatelangen Verlauf nimmt? Nein. Wenn die Körpertemperatur normal ist, darf der Patient wieder in die Schule oder zur Arbeit gehen. Er soll aber engen Kontakt mit anderen Menschen meiden, weil er vielleicht die Krankheit immer noch übertragen kann.

Tollwut
(Rabies, Lyssa)

Was ist die Tollwut und wie wird sie übertragen? Sie ist eine akute Infektionskrankheit von Tieren, besonders Füchsen, Hunden und Katzen, die von einem Virus, welches das Nervensystem angreift, verursacht wird. Das Virus findet sich im Speichel infizierter Tiere und wird durch den Biß des kranken Tieres auf ein anderes Tier oder einen Menschen übertragen.

Wie lange ist die Inkubationszeit bei der Tollwut? In der Regel 4–6 Wochen, doch kann sie auch kürzer – mindestens 10 Tage – oder in seltenen Fällen länger sein; es liegen einzelne Berichte über Inkubationsperioden bis zu zwei Jahren nach einer Bißverletzung vor.

Welche Krankheitserscheinungen erzeugt die Tollwut? Fieber, Unruhe und Niedergeschlagenheit. Die Unruhe führt zu unbeherrschbarer Erregung und zu Krämpfen. Es kommt zu starkem Speichelfluß und zu schmerzhaften Krämpfen der Schlundmuskulatur. In 3–5 Tagen endet die Krankheit tödlich. Wegen der Schlundkrämpfe besteht Furcht vor dem Schlucken oder Trinken, daher hat die Krankheit auch den Namen »Hydrophobie« (Furcht vor Wasser).

Was soll mit einem Hund oder anderem Tier geschehen, das einen Menschen gebissen hat? Das Tier soll etwa zwei Wochen lang unter Beobachtung gehalten werden. Wenn es in dieser Zeitspanne nicht erkrankt oder stirbt, kann der Biß als harmlos angesehen und das Tier seinem Eigentümer zurückgegeben werden. Wenn es erkrankt, soll man es nicht töten, sondern den natürlichen Tod abwarten, da dadurch die Diagnose erleichtert wird. Dann wird eine Sektion durchgeführt und das Gehirn des Tieres zum sicheren Nachweis der Tollwut untersucht.

Kann die Tollwut verhütet und bekämpft werden? Ja, durch Einfangen und Töten von streunenden Hunden oder Katzen und Massenimpfung der gemeldeten Tiere.

Wie wird ein Hunde- oder Katzenbiß behandelt? Die Wunde soll so rasch wie möglich mit viel Wasser und Seife 5 oder 10 Min. lang ausgewaschen und gespült und anschließend mit Wundalkohol oder einem anderen Desinfektionsmittel behandelt werden. Die weitere Wundversorgung ist Sache des Arztes.

Gibt es eine wirksame Impfung gegen Tollwut und wann soll sie durchgeführt werden? Ja. Mit der Tollwutschutzimpfung läßt sich der Ausbruch der Krankheit wirksam verhüten. Wenn man von dem Tier, das den Biß verschuldet hat, weiß, daß es tollwütig ist, oder wenn es nicht untersucht werden kann, weil man seiner nicht habhaft wird, ist mit der Tollwutschutzimpfung sofort zu beginnen. Falls aber das Tier – etwa ein Hund – vermutlich gesund ist und im Auge behalten werden kann, soll es 14 Tage lang beobachtet werden. Bleibt es gesund, so ist keine Impfung erforderlich. Wenn es krank wird und eingeht, soll sofort mit der Immunisierung der gebissenen Person begonnen werden. In letzter Zeit hat man mit großem Erfolg versucht, stark gefährdete Personengruppen, z. B. Tierärzte, Personal von Tollwutlabors, Jäger usw., mit einem neu entwickelten, sehr gut verträglichen Impfstoff aktiv zu immunisieren.

Kann der Ausbruch der Tollwut noch verhütet werden, wenn man einige Tage nach dem Tierbiß zuwartet, bevor man mit der Impfung beginnt? Ja. Es ist keine Gefahr dabei, wenn man abwartet, was mit dem Tier weiter geschieht, bevor man mit der Tollwutschutzimpfung anfängt. Lediglich bei ausgedehnten mehrfachen Verletzungen im Kopf- und Halsbereich und an den Fingern, die als besonders gefährlich anzusehen sind, soll die Impfung sofort eingeleitet werden.

Mit welchem Ausgang muß man rechnen, wenn ein Mensch an Tollwut erkrankt? Die Tollwut ist in fast 100 % der Fälle tödlich und es ist keine erfolgversprechende Behandlung bekannt.

Wundstarrkrampf
(Tetanus)

Was ist der Wundstarrkrampf und wodurch wird er verursacht? Der Wundstarrkrampf oder Tetanus ist eine akute Infektionskrankheit, die mit Krämpfen einzelner Muskeln und allgemeinen Krampfanfällen einhergeht. Die

Infektionskrankheiten

Krämpfe der Kiefermuskulatur haben der Krankheit auch den Namen »Kieferklemme« gegeben. Der Wundstarrkrampf wird durch das Toxin (Giftstoff) von Bakterien hervorgerufen, die jahrelang auch bei extremer Hitze oder Kälte überleben können, da sie »ruhende Sporen« bilden, die aktiviert werden können, wenn sie in den menschlichen Körper gelangen.

Wie wird der Wundstarrkrampf übertragen? Der Erreger ist in der ganzen Welt verbreitet, besonders in Erde, die mit tierischen oder menschlichen Darmausscheidungen verunreinigt oder gedüngt worden ist. Wunden, insbesondere tiefgehende infizierte Stichwunden, sind ein ausgezeichneter Boden für die Entwicklung des Wundstarrkrampfs, weil sich die Keime unter Luftabschluß, ohne Zutritt von Luftsauerstoff, vermehren. Der Erreger bildet ein Toxin (Giftstoff), das auf das Nervengewebe im Gehirn und Rückenmark einwirkt und zu Muskelkrämpfen und Krampfanfällen führt.

Ist der Tetanus in Europa häufig? Nein, durch die weitgehende Immunisierung der Bevölkerung und die Verbesserung der hygienischen Bedingungen ist der Tetanus in den entwickelten Ländern zu einer Rarität geworden. In den tropischen und subtropischen Zonen der Erde ist er jedoch häufig. Man schätzt, daß in Asien und Afrika pro 100000 Einwohner 10–50 Fälle pro Jahr auftreten und weltweit pro Jahr über eine Million Menschen an Tetanus stirbt.

Wie lange ist die Inkubationszeit beim Wundstarrkrampf? Zwischen 5 und 10 Tagen, aber sie kann von 2 Tagen bis zu 2 Monaten schwanken.

Woraus ergibt sich die Diagnose des Wundstarrkrampfes? Der Erkrankung ist eine frische Verletzung oder Operation vorausgegangen. Die Wunde zeigt sich infiziert und in Eiterkulturen finden sich die Tetanusbakterien. Das Krankheitsbild muß gegen Hirnhautentzündung, Tollwut oder andere Krampfkrankheiten abgegrenzt werden.

Wie kann man dem Wundstarrkrampf vorbeugen? Durch die Anwendung von:
a) Tetanustoxoid zur aktiven Immunisierung von Personen, die Verletzungen ausgesetzt sind, etwa Gärtnern, Bauern, Soldaten, Mechanikern, Kindern und Sportlern. Die Immunität, die durch das Toxoid erzeugt wird, ist lange anhaltend, wird aber zweckmäßigerweise durch Auffrischimpfungen, die alle 5–10 Jahre sowie bei Verletzungen vorgenommen werden, neu verstärkt; auch die Auffrischimpfungen sollten sicherheitshalber in Form von drei Injektionen, zwei im Abstand von zwei Wochen, die dritte nach sechs Monaten, vorgenommen werden.
b) Tetanusantitoxin (TAT) zur passiven Immunisierung. Wenn die Verletzung bereits eingetreten ist, kann damit eine kurzdauernde Schutzwirkung erreicht werden.

Wie sind die Aussichten, wenn der Wundstarrkrampf zum Ausbruch kommt?
Das hängt davon ab, wie rasch mit der Behandlung begonnen wird. Die Sterblichkeitsziffer ist sehr hoch, besonders bei sehr jungen und sehr alten Menschen. Sie schwankt zwischen 30 % und 100 %. Wenn der Patient die ersten 9 oder 10 Tage überlebt, gelten die Aussichten auf völlige Wiederherstellung als günstiger.

Wie wird der Tetanus behandelt?
a) Mit Antibiotika in hoher Dosierung;
b) Verabreichung von Tetanusantitoxin in großen Dosen;
c) in schweren Fällen mit intensiven Maßnahmen zur Ruhigstellung des Kranken (»künstlicher Winterschlaf«, Entspannung der verkrampften Muskeln mit Curare); solange diese Behandlung fortgesetzt werden muß, ist oft künstliche Beatmung und Intensivpflege nötig.

Milzbrand
(Anthrax)

Was ist der Milzbrand und wie wird er übertragen? Der Milzbrand oder Anthrax ist eine hochinfektiöse Krankheit von Tieren, die vom Milzbrandbazillus hervorgerufen wird und auf den Menschen direkt oder indirekt übertragen werden kann. Er kommt hauptsächlich bei Ziegen, Rindern, Pferden, Schafen und Schweinen vor. Leute, die mit diesen Tieren zu tun haben, können daher einer Ansteckung ausgesetzt sein.

Wie kommt es beim Menschen zum Milzbrand? Der Keim dringt gewöhnlich durch eine kleine Wunde oder Verletzung an den Händen von Personen, die berufs- oder gewohnheitsmäßig mit den genannten Tieren zu tun haben, in die Haut ein. Außerdem kann es durch Einatmung von Milzbrandbazillen zur Infektion der Lunge kommen, oder es kann der Darm befallen werden, wenn keimbehaftetes Material, das von kranken Tieren stammt, verschluckt wird.

Wie wird der Milzbrand behandelt? Der Befall der Haut wird mit Penizillin als Tablette über 5–7 Tage behandelt. Sind Darm oder Lunge befallen, muß Penizillin in hohen Dosen als Infusion gegeben werden.

Wie sind die Aussichten, wenn der Milzbrand zum Ausbruch gekommen ist?
Vier von fünf Patienten genesen, wenn sie entsprechend behandelt werden.

Ist der Milzbrand häufig? Nicht mehr; wer mit Tieren, die Milzbrandgeschwüre aufweisen, Umgang hat, ist sich heutzutage der Möglichkeit einer

Ansteckung voll bewußt und trifft daher entsprechende Vorsichtsmaßnahmen. Gegenwärtig ist noch kein wirksamer Impfstoff für Menschen, die mit kranken Tieren zu tun haben, verfügbar.

ECHO-Viruserkrankungen

Was sind ECHO-Viruserkrankungen? Es handelt sich um Infektionskrankheiten, die durch eine Gruppe bestimmter Viren hervorgerufen werden und das Verdauungs-, Atem- und Nervensystem betreffen; sie werden am häufigsten bei kleineren Kindern, aber auch gelegentlich bei Erwachsenen beobachtet. Oft treten sie in großen Epidemien auf. (Die Bezeichnung »ECHO« ist eine Abkürzung für »enteric cytopathogenic human orphan«; orphan = Waise, weil die Viren nicht eindeutig einer Klasse zuzuordnen sind.)

Welche Krankheitserscheinungen findet man bei ECHO-Viruserkrankungen und welchen Verlauf nehmen sie? Fieber, Kopfschmerzen, Schmerzen und Steife im Nacken und Rücken, Erbrechen, Halsentzündung, Unterleibskrämpfe und Durchfall. Der übliche Verlauf ist die spontane, völlige Genesung in 3–5 Tagen.

Braucht man besondere Medikamente um ECHO-Viruserkrankungen zu heilen? Nein. In der Regel genügen leichte schmerzlindernde Präparate und Medikamente gegen Erbrechen und Durchfall. Antibiotika sind nicht angezeigt.

Sind ECHO-Viruserkrankungen gefährlich? Nein, aber weil sie manchmal mit Kinderlähmung oder Hirnhautentzündung verwechselt werden, können sie Anlaß zur Beunruhigung geben.

Cholera asiatica

Was ist Cholera? Die Cholera ist eine Krankheit, die den Darmtrakt angreift; der Erreger ist ein Bakterium (Vibrio cholerae). Die Übertragung erfolgt zumeist durch Wasser, das mit Kot verunreinigt ist.

Wo kommt sie vor? Hauptsächlich in Asien, besonders in Indien und Bangladesh. In Deutschland war die letzte große Epidemie in Hamburg 1892; seither hat die Cholera hier keine Rolle mehr gespielt.

Cholera asiatica

Welche Symptome treten bei der Cholera auf? Schwere Brechdurchfälle mit »reiswasserähnlichen« Stühlen, die einen extremen Wasserverlust mit sich bringen.

Wie gefährlich ist die Erkrankung? Unbehandelt geht sie mit einer bis zu 60%igen Sterblichkeit einher.

Wie kann man eine Ausbreitung der Cholera verhindern? Die wirkungsvollsten Vorbeugungsmaßnahmen sind:
a) wirksame Isolierung von bekannten Krankheitsfällen;
b) sorgfältige Hygiene und sanitäre Allgemeinmaßnahmen zur Verhütung einer Wasserverseuchung;
c) Impfung aller Personen, die in oder durch Gebiete reisen, in denen die Cholera heimisch ist oder epidemisch auftritt.

Wie wird die Cholera behandelt?
a) Am wichtigsten ist die prompte intravenöse Zufuhr von großen Mengen Flüssigkeit, die Salz enthält. Das dient zur Bekämpfung der starken Austrocknung, die so typisch für Cholera ist. Wenn eine intravenöse Flüssigkeitszufuhr nicht möglich ist, soll der Patient reichlich Salzwasser trinken.
b) Zusätzlich verabreicht man Antibiotika, vorzüglich Tetrazyklin, Erythromycin oder Cotrimoxazol.

Wie wirksam ist die Cholerabehandlung? Wenn die Behandlung frühzeitig im Krankheitsverlauf einsetzt, ist sie sehr wirksam. Todesfälle sind viel seltener geworden.

31 Intensivstation

Was ist eine Intensivstation? Als Intensivstation bezeichnet man jene Räumlichkeiten eines Krankenhauses, in denen lebensgefährlich Erkrankte betreut werden. In der Intensivstation wird der Patient ständig überwacht und von Ärzten und Schwestern viel eingehender betreut, als es in einem gewöhnlichen Krankenzimmer oder Sanatorium möglich wäre. Eine gut ausgestattete Intensivstation ist mit hochentwickelten Geräten ausgerüstet, die eine ununterbrochene Überwachung und Registrierung der wichtigsten Körperfunktionen des Patienten ermöglichen. Außerdem enthält sie Vorrichtungen zur sofortigen Behandlung, wenn eine kritische Situation diese erfordert, selbstverständlich auch entsprechende Alarmsysteme. In den meisten Intensivstationen ist stets ein diensthabender Arzt anwesend, je drei Patienten werden von einer Schwester versorgt.

Ist die Aufgabe der Intensivstation die Betreuung von Schwerkranken im Endstadium? Nein. Die Intensivstation dient der Betreuung von Schwerkranken, die sich in einem kritischen Stadium befinden, bei denen aber die Möglichkeit der Wiederherstellung besteht.

Welche speziellen Vorteile hat die Intensivstation gegenüber der gewöhnlichen routinemäßigen Krankenhausbetreuung?

a) Die ständige Gegenwart von besonders ausgebildeten Ärzten und Schwestern.

b) Geräte zur Unterstützung der Atmung wie Respiratoren, Saugapparate, Sauerstoffflaschen usw. Dazu gehört auch das Instrumentarium zum Einführen eines Tubus in die Luftröhre oder zur Durchführung eines Luftröhrenschnitts, der in extremen Fällen notwendig sein kann.

c) Herzmonitoreinrichtung zur Registrierung von Herzschlag und Blutdruck ununterbrochen Tag und Nacht; auf diese Weise kann man jede Störung der Herzaktion sofort erkennen und stützende Medikamente verabreichen.

d) Dialysegerät zum Einsatz bei Nierenversagen.

e) Für Patienten der Intensivstation werden alle Labor- und Röntgenuntersuchungen, die notwendig werden sollten, vorrangig zu jeder Tages- und Nachtzeit durchgeführt.

f) Der Intensivstation steht technisches Personal zur Verfügung, das die Betriebsfähigkeit und Instandhaltung aller Therapie- und Überwachungseinrichtungen gewährleistet.

Ist die häufige Durchführung von Laboruntersuchungen bei Intensivstationpatienten wichtig? Ja. Es ist ganz wesentlich, daß der chemische Haushalt des Körpers stets normal oder fast normal bleibt. Bei Patienten, die sich im Schock befinden oder schwere Herz-, Lungen-, Leber- oder Nierenfunktionsstörungen haben, ist die Neigung zur Entgleisung groß. Das kann bedeuten, daß die Körperflüssigkeiten zu sauer oder in manchen Fällen zu alkalisch werden. Wenn eine solche Störung anhält, kann sie zum Tod des Patienten führen. Ebenso unerläßlich ist die Bestimmung des Blutvolumens, des roten Blutbilds (Zahl der roten Blutkörperchen und Hämoglobingehalt), der Elektrolyte (Blutsalze) und der Blutgase.

Können Störungen im Verhältnis der blutchemischen Bestandteile oder Blutverluste erfolgreich behandelt werden? Ja. Zur Wiederherstellung des Ionengleichgewichts können entsprechende Substanzen intravenös zugeführt werden. Um einen Blutverlust auszugleichen, kann man Bluttransfusionen geben.

Haben alle Krankenhäuser eine Intensivstation? Entsprechende Einrichtungen gibt es praktisch in allen Krankenhäusern, wenn auch die Ausstattung mit Spezialgeräten je nach Art und Größe des Krankenhauses schwankt, ebenso wie die Zahl der Betten und der Personalstand; die Zahl der Patienten, die ein Arzt und eine Schwester zu versorgen haben, ist nicht überall gleich. Je größer das Krankenhaus ist, desto mehr Betten sind der Intensivstation gewidmet.

Wieviel Prozent der Krankenhausbetten sind für die Intensivstation bestimmt? Ungefähr 5 %.

Werden in der Intensivstation nur Patienten mit bestimmten Krankheiten aufgenommen? Nein. Die Intensivpflege kommt für jeden kritisch Kranken in Betracht.

Gibt es in manchen Krankenhäusern separate Intensivstationen für einzelne Abteilungen? Ja. In großen Krankenhäusern besitzen die Chirurgische und die Interne Abteilung oft eine eigene Intensivstation. Manchmal wird die Intensivstation auch interdisziplinär betrieben und von einem Anästhesisten (Arzt für Narkose und Wiederbelebung) geleitet.

Welche Geräte besitzt eine moderne Intensivstation?
a) Automatische Beatmungsgeräte für Patienten, die selbst nicht imstande sind zu atmen;
b) elektronische Herzmonitoranlagen zur Überwachung von Herzaktion und Blutdruck;
c) computergesteuerte Mehrkanalanlagen zur Registrierung verschiedener lebenswichtiger Körperfunktionen auf einem Bildschirm;

d) Ein Warnsystem zur Alarmierung des Personals bei jeder Änderung im Zustand des Patienten.

Haben die auf einer Intensivstation arbeitenden Schwestern eine besondere Ausbildung? Ja. Sie sind meist in der Erkennung und Behandlung von kritischen Situationen besonders geschult und daher in der Lage, Maßnahmen durchzuführen, die über den üblichen Schwesterndienst hinausgehen.

Kommen Patienten oft nach schweren Operationen in die Intensivstation? Ja, aber nur wenn ein besonderes Risiko besteht, daß sich lebensbedrohliche postoperative Komplikationen entwickeln. Sehr alte Patienten, Patienten mit fortgeschrittenen Herz- oder Gefäßleiden, schweren chronischen Lungenleiden, fortgeschrittenen Nierenleiden usw. sind Kandidaten für die Überstellung in die Intensivstation nach einer großen Operation. Auch in Fällen, in denen während einer Operation ernste Komplikationen eingetreten sind, wird der Patient oft anschließend in der Intensivstation überwacht.

Kommen Patienten oft vor einer Operation in die Intensivstation? Das kommt in solchen Fällen in Betracht, in denen das Operationsrisiko wegen des schlechten Allgemeinzustands des Patienten zu groß ist. Durch die Behandlung in der Intensivstation kann der Zustand eventuell so weit gebessert werden, daß eine Operation möglich wird.

Werden die Überlebensaussichten durch die Betreuung in der Intensivstation wesentlich verbessert? Ja, unbedingt.

Spielt die Intensivbetreuung bei der Behandlung von Unfallpatienten eine besondere Rolle? Ja, ganz entscheidend. Bei schweren Kopfverletzungen und inneren Verletzungen kann oft die kritische Phase durch die Intensivbehandlung überbrückt werden, so daß die Überlebensaussichten und die Möglichkeit der Wiederherstellung viel größer werden.

Wann wird ein Patient aus der Intensivstation zurück in sein Zimmer verlegt? Sobald die Ärzte in der Intensivstation zur Ansicht kommen, seine lebenswichtigen Körperfunktionen seien stabil.

Wie lange bleibt ein Patient in der Intensivstation? Bei manchen Patienten ist die Intensivbetreuung nur ein paar Stunden notwendig, bei anderen mehrere Tage oder sogar Wochen, bis sie ohne die besonderen Stützmaßnahmen, die sie in der Intensivstation erhalten, auskommen können.

32 Kindliche Verhaltensweisen

Siehe auch Kapitel 50, Pubertät und Jugendalter; Kapitel 57, Seelische Störungen und Geisteskrankheiten; Kapitel 58, Sexualverhalten

Schreien

Warum schreit ein Säugling?
a) Weil er hungrig ist;
b) weil er nasse oder volle Windeln hat;
c) weil er nach engen, körperlichen Kontakt mit der Mutter verlangt;
d) weil er krank ist oder Schmerzen hat (Krankheit und Schmerzen sind aber am seltensten der Grund des Schreiens);
e) in den ersten drei Monaten auch wegen Koliken.

Wie kann man herausfinden, welche der genannten Ursachen am Schreien schuld ist? Wenn das Schreien durch Hunger bedingt ist, hört das Kind damit auf, wenn es gefüttert wird; falls das Geschrei auf Unbehagen beruht, wird es eingestellt, wenn man das Kind trockenlegt; Schreien, das das Verlangen nach Zuneigung oder Beachtung ausdrückt, hört auf, wenn man das Kind aufnimmt; wenn das Kind trotzdem immer weiter schreit, ist es vielleicht krank.

Hört sich das Schreien eines kranken Säuglings genauso an wie das eines gesunden? Im allgemeinen nicht. Die Eltern lernen anhand der Warnsignale einer erhöhten Körpertemperatur, eines Ausschlags, Erbrechens, Durchfalls usw. zwischen den beiden Arten des Schreiens zu unterscheiden. Außerdem gibt sich ein krankes Kind nicht damit zufrieden, wenn man es bloß liebevoll aufnimmt oder behaglicher bettet.

Ist es für einen zwei bis drei Monate alten Säugling normal, daß er ständig von den Eltern oder der Pflegerin auf dem Arm gehalten werden möchte? Ja. Junge Säuglinge werden nicht »verwöhnt«, wenn man sie häufig aufnimmt. Später, wenn das Kind die Eltern zu »erpressen« beginnt, kann man das schrittweise abbauen und das Kind mit Spielen beschäftigen.

Vernachlässigt man sein Kind, wenn man es nicht immer gleich aufnimmt, wenn es schreit, oder verwöhnt man es, wenn man es zu oft aufnimmt? Man muß das richtige Mittelmaß finden, wenn das Kind einmal über sechs Monate alt ist. Verständige Eltern lernen bald zu beurteilen, wann das Kind wirklich etwas braucht.

Schreien Säuglinge oft nachts mehr? Ja, weil man sich während der Nacht nicht so viel mit ihnen beschäftigt. Außerdem fühlen manche Säuglinge die »nächtliche Einsamkeit« und rufen jemand zu sich, weil sie nicht allein sein wollen. Im Alter von etwa 8–12 Monaten entwickelt sich normalerweise die »Trennungsangst«.

Darf man einen Säugling, der nachts schreit oder keine Ruhe gibt, herumtragen? Ja, aber man sollte das nicht übertreiben. Man kann das Kind eine kleine Weile aufnehmen und ihm zeigen, daß man es lieb hat. Wenn es zu weinen aufhört, legt man es nieder; fängt es dann wieder zu schreien an, so ist es vielleicht vernünftiger, das Kind sich selbst zu überlassen und ihm nur das Gefühl zu geben, daß man in der Nähe und erreichbar ist, wenn es wirklich etwas braucht.

Kann durch heftiges Schreien ein Bruch (Hernie) entstehen? Nein.

Daumenlutschen und ähnliche Gewohnheiten

Ist es normal, wenn Säuglinge am Daumen lutschen? Ja, bei jungen Säuglingen ist es eine normale Gewohnheit.

Warum lutschen Kinder am Daumen? Psychologische Untersuchungen haben ergeben, daß das Saugbedürfnis mancher Säuglinge größer ist, als durch das Saugen an Brust oder Flasche gestillt werden kann.

Folgt das Kind einem normalen Instinkt, wenn es alles in den Mund steckt? Ja. Die Berührung der Dinge mit den Lippen oder der Zunge ist ein Mittel, sie kennenzulernen.

Läßt sich das Daumenlutschen verhüten, wenn man das Kind bei den Mahlzeiten länger saugen läßt? Bei manchen Kindern hilft das, bei anderen nicht.

Wann hört das Daumenlutschen in der Regel auf? Das schwankt; bei manchen Kindern dauert es nur ein paar Monate, andere bleiben bei dieser Gewohnheit, bis sie zwei, drei Jahre alt sind.

Wann ist das Daumenlutschen schädlich? Nur wenn es zu lange beibehalten wird, d. h., wenn das Kind bereits vier bis sechs Jahre alt ist.

Beeinflußt das Daumenlutschen die Zahnstellung oder die Mundform? Nein, wenn es nicht noch über das sechste oder siebente Lebensjahr hinaus fortgesetzt wird. Früher nahm man an, daß Fehlstellungen der Zähne ihre

Ursache im Daumenlutschen hätten, aber die meisten Untersucher stellen das heute in Abrede.

Hören die meisten Kinder von selbst, ohne Behandlung, mit dem Daumenlutschen auf? Ja.

Soll man Zwangsmaßnahmen anwenden, um das Daumenlutschen zu unterbinden? Daumenschützer, Ellenbogenschienen, bittere Medizinen usw. nützen gewöhnlich nichts und gelten nicht als empfehlenswert. Im allgemeinen wird das Daumenlutschen eher länger beibehalten, wenn man sich zuviel damit beschäftigt.

Müssen sich die Eltern wegen des Daumenlutschens Sorgen machen? Bei einem Säugling oder Kleinkind nicht. Es ist wirklich am besten, wenn man in dem Bewußtsein, daß diese Gewohnheit vorübergeht ohne schädliche Folgen zu hinterlassen, eine gelassene und zuversichtliche Haltung einnimmt.

Gibt es andere Unarten, die dem Daumenlutschen zu vergleichen und ähnlich zu bewerten sind?
Ja, es sind:
a) Haarzwirbeln;
b) Drehen an den Ohren;
c) Lutschen an Spielzeug, Kleidung oder Decken.

Kann man das Daumenlutschen mit einem Zahnring oder Schnuller verhindern? Ja, sehr oft.

Schadet es, wenn man dem Kind einen Schnuller gibt? Nein. Auch der Schnuller gilt als ein Beruhigungsmittel, das keinen seelischen Schaden anrichtet und unruhigen Kindern guttun kann.

Ist das Nägelbeißen mit dem Daumenlutschen verwandt? Ja, aber es betrifft gewöhnlich ältere Kinder.

Was tut man gegen Nägelbeißen? Die Interessen des Kindes sind auf andere Beschäftigungen zu lenken. Unter Umständen wird die Unart nur länger beibehalten, wenn man ihr zuviel Aufmerksamkeit schenkt. Eventuell hilft ein Gespräch mit dem Kinderarzt über Probleme, die das Kind belasten.

Wann soll man wegen Daumenlutschens und Nägelkauens ärztlichen oder psychologischen Rat suchen? Das ist schwer zu entscheiden, da die Übergänge von schlechten Gewohnheiten hin zu schweren neurotischen Fehlentwicklungen fließend sind und von vielen Umständen, wie Alter des Kindes, Dauer, Auftreten und dem Leidensdruck des Kindes abhängen. Eine

Faustregel ist das Alter des Kindes: wenn diese Verhaltensstörungen bis nach dem 5. Lebensjahr bestehen bleiben, sollte man den Rat eines Experten einholen.

Welche medizinische Bedeutung hat das Zähneknirschen im Schlaf? Es hat medizinisch keine Bedeutung.

Wegbleiben
(respiratorische Affektkrämpfe)

Was sind respiratorische Affektkrämpfe? Wenn ein Kind beim Schreien plötzlich zu atmen aufhört, blau wird und scheinbar das Bewußtsein verliert, spricht man von respiratorischen Affektkrämpfen oder vom »Wegbleiben«.

In welchem Alter kommen diese Anfälle am häufigsten vor? Von etwa 6 Monaten bis zum Alter von 4–5 Jahren.

Wann werden diese Anfälle ausgelöst? Wenn das Kind wütend ist, sich fürchtet oder sich weh tut und dabei heftig brüllt.

Wie lange dauert dieser Atemstillstand gewöhnlich? Nicht länger als ein paar Sekunden; er ist zwar für die Eltern sehr erschreckend, objektiv gesehen aber harmlos.

Ist dieses Wegbleiben gefährlich? Nein, obwohl es beängstigend aussieht, ist es in Wirklichkeit ohne größere medizinische Bedeutung.

Wie kann man diese Anfälle beenden? Wenn sie einmal begonnen haben, kann man nichts tun als das Kind zu beruhigen. Alle diese Anfälle hören von selbst ohne Behandlung auf.

Wie kann man dem Wegbleiben vorbeugen? Man sollte trachten, daß es gar nicht erst zu den auslösenden Wutausbrüchen, Angstzuständen oder Verletzungen kommt.

Geben sich die Anfälle, wenn das Kind größer wird? Ja. Sie schwinden in der Regel, sobald das Kind zwei, drei Jahre alt ist.

Wutausbrüche

In welchem Alter neigen Kinder besonders zu plötzlichen Wutausbrüchen? Im Kleinkindesalter.

Wodurch werden diese Wutanfälle ausgelöst? Durch Zorn, Unwillen oder Ärger, daß das Kind nicht seinen Willen durchsetzen kann.

Welche Formen können Wutanfälle annehmen? Das Kind kann sich auf den Boden werfen, brüllen, herumstrampeln, auf den Boden stampfen, mit Händen, Füßen oder dem Kopf auf den Boden oder gegen die Wand schlagen oder sich an Objekten seiner Umgebung festkrallen, ja, es kann sogar kratzen und beißen, was es nur erreichen kann.

Wie sollen sich die Eltern bei solchen Wutausbrüchen verhalten? Sie sollen ruhig aber fest bleiben. Man darf dem Kind nicht nachgeben, denn es wird diese Ausbrüche als Mittel benutzen, um seinen Willen durchzusetzen. Wenn es sieht, daß es damit keine Wirkung erzielt und daß die Wutausbrüche die Eltern nicht stören, wird es sie bald aufgeben.

Ist es notwendig, daß man Kindern, die häufig Wutausbrüche haben, Tranquilizer oder andere Medikamente gibt? Nein. Grundsätzlich sollte man mit Psychopharmaka gerade im Kindesalter äußerst zurückhaltend sein.

Ticks

Was ist ein Tick? Eine scheinbar zwecklose, zuckende Bewegung von Muskeln des Gesichts oder des Körpers, die immer in gleicher Weise wiederholt wird.

In welchem Alter finden sich Ticks am häufigsten? Zwischen sieben und zehn Jahren.

Welche Ticks sieht man recht oft? Augenblinzeln, Rucken mit dem Kopf, Zuckungen im Gesicht, Schulterzucken, Räusper- oder Hustenlaute, Verziehen des Mundes usw.

Wodurch entstehen Ticks? Sie können ihren Ausgang von einer Reizung oder Krankheit nehmen. Ein Hustentick kann beispielsweise mit einer richtigen Erkältung beginnen, ein Blinzeltick kann Folge einer Augenreizung oder -entzündung sein.

Was bewirkt den Fortbestand eines Ticks? Auch wenn der Reiz, der den Tick ursprünglich ausgelöst hat, verschwunden ist, kann die Bewegung beibehalten werden, zunächst oft als willkürliche Bewegung. Später aber kommt es dem Kind unter Umständen sogar nicht einmal zum Bewußtsein, daß es diese Bewegungen macht.

Sind Ticks ein Zeichen von Nervosität? Ja. Bei den meisten Kindern sind sie die Folge eines seelischen Problems, das beispielsweise mit Konflikten in der Familie, unverarbeiteten »Erlebnissen« beim Fernsehen, schulischen Schwierigkeiten oder dem Verhältnis des Kindes zu Spielkameraden in Beziehung steht.

Treten Ticks meist wiederholt am Tage auf? Ja, oft alle paar Minuten oder sogar alle paar Sekunden.

Kommt es oft vor, daß sich ein Kind einen neuen Tick als Ersatz für einen abgelegten angewöhnt? Ja.

Kann das Kind seinen Tick willkürlich unterdrücken? Zu Beginn schon, später aber nicht mehr.

Soll man ein Kind wegen eines Ticks bestrafen oder ermahnen? Nein. Ständiges Nörgeln kann den Zustand verstärken oder verschlimmern.

In welchem Alter schwinden Ticks meist von selbst? Zwischen neun und elf Jahren.

Können Ticks bis ins Erwachsenenalter bestehen bleiben? Das kommt gelegentlich vor. In solchen Fällen handelt es sich um vollkommen unbewußte Bewegungen.

Wie behandelt man Ticks? Anfangs, wenn die Gewohnheit noch nicht fest verankert ist, ist es vielleicht am besten, darüber hinwegzusehen, denn über 90 % der Ticks hören von selbst auf. Wenn der Tick aber anhält, soll man ärztlichen, eventuell psychiatrischen Rat einholen.

Selbstbefriedigung
(Masturbation, Onanie)
(siehe auch Kapitel 58, Sexualverhalten)

Kommt es oft vor, daß jüngere Knaben und Mädchen masturbieren? Ja.

Was ist meist die auslösende Ursache der Masturbation? Sie kann ihren Ausgang von einer Reizung in der Gegend der Geschlechtsteile nehmen, die das Kind zu einer Erforschung dieser Körperzone veranlassen. Nach der Beseitigung des ursprünglichen Reizes wird dann die Masturbation oft beibehalten.

Kann man diese Form der Masturbation verhüten? Sie läßt sich oft verhüten, wenn man alle in Frage kommenden Reize ausschaltet.

Ist die Masturbation schädlich? Nein.

Soll man mit dem Kind über die Selbstbefriedigung reden? Im allgemeinen ist es am klügsten, der Angelegenheit keine Beachtung zu schenken. Es soll weder das Kind wegen der Selbstbefriedigung Schuldgefühle bekommen, noch sollen sich die Eltern davon beunruhigen lassen.

Masturbieren auch ältere Kinder? Ja.

Hinterläßt die Masturbation irgendeinen Schaden an den Geschlechtsorganen oder am Nervensystem? Nein.

Führt die Masturbation jemals zu Geisteskrankheiten oder zum Schwachsinn? Ganz bestimmt nicht!

Soll man masturbierende Kinder bestrafen? Nein.

Was soll man tun, um die Gewohnheit des Masturbierens einzuschränken? Man soll es so einrichten, daß das Kind die meiste Zeit des Tages beschäftigt ist und sich viel im Freien aufhält. Es sollte vermieden werden, daß das Kind längere Zeit sich selbst überlassen bleibt.

Beeinträchtigt die Masturbation die Fähigkeit zu normalen Geschlechtsbeziehungen im Erwachsenenalter? Nein. Wenn die Eltern jedoch ein großes Problem aus der Sache machen und dem Kind deshalb mit Strafen drohen, entstehen unter Umständen seelische Konflikte, die dann beim Erwachsenen Ausdruck finden können.

Welches Verhalten der Masturbation gegenüber hat den besten Erfolg? Bewußtes Übersehen seitens der Eltern.

Nächtliches Aufschrecken

Was meint man mit »nächtlichem Aufschrecken«? Diese Zustände, die gewöhnlich Drei- bis Sechsjährige betreffen, bestehen darin, daß das Kind plötzlich mit hysterischem Gebrüll und Schluchzen aufwacht, nachdem es bereits ungefähr 1 oder 2 Stunden geschlafen hat. Es scheint nicht zu wissen, wo es sich befindet, und zittert oft vor Angst.

Welche Ursache hat dieses Aufschrecken? Man kennt zwar die Ursache nicht genau, nimmt aber an, daß oft eine zu lebhafte Erregung vor dem Schlafengehen der Anlaß ist. In anderen Fällen gibt es vielleicht psychologische Probleme in der häuslichen Umgebung, die diese Zustände auslösen.

Wie sollen sich die Eltern dabei verhalten? Wichtig ist, daß die Mutter oder der Vater bei dem Kind bleiben, um ihm während dieser Anfälle Geborgenheit zu geben.

Erinnern sich die Kinder am nächsten Morgen an die nächtliche Angst? Gewöhnlich nicht.

Wie kann man diesen nächtlichen Angstzuständen vorbeugen? Zunächst sollte man es mit einfachen Maßnahmen versuchen – Aufregungen und schwere Mahlzeiten sind vor dem Zubettgehen zu meiden. Wenn das nichts nützt, kann man es mit einem milden Beruhigungsmittel probieren. In schweren Fällen kann es nötig werden, einen Psychiater beizuziehen.

Steht das nächtliche Aufschrecken in irgendeinem Zusammenhang mit einer Epilepsie? Nein.

Gibt sich das nächtliche Aufschrecken meist mit der Zeit? Ja. In fast allen Fällen hört es nach ein, zwei Jahren auf.

Alpdrücken

Ist Alpdrücken dasselbe wie das nächtliche Aufschrecken? Nein. Bei diesen Zuständen, die man als Alpdrücken oder Alpträume bezeichnet, erinnert sich das Kind meist an einen bestimmten Traum beim Aufwachen während der Nacht oder am nächsten Morgen. Es handelt sich gewöhnlich um schreckerregende oder bedrückende Träume.

Was soll man gegen Alpträume tun? Wenn das Kind aufwacht, muß man es beruhigen und trösten. Das Kind möchte vielleicht über den Traum sprechen und ihn nacherzählen, damit es um so sicherer von seiner Unwirklichkeit überzeugt wird.

Wie kann man Alpträumen vorbeugen? Man soll dasselbe tun wie beim nächtlichen Aufschrecken, nämlich vor dem Schlafengehen nur leichte Mahlzeiten geben und stärkere Erregungen meiden. Man darf Kindern nicht erlauben, vor dem Schlafengehen Gruselfilme oder andere aufregende Sendungen im Fernsehen anzuschauen. Selbst spannende Geschichten und Märchen können sensible Kinder beunruhigen.

Haben Kinder manchmal immer wieder den gleichen Traum bzw. Alptraum? Das kommt manchmal vor. In einem solchen Fall sollte man eine psychiatrische Beratung in Erwägung ziehen.

Schlafwandeln

Ist Schlafwandeln bei Kindern sehr häufig? Nein, es ist ziemlich selten.

Was kann man gegen das Schlafwandeln tun? Man muß vor allem verhindern, daß sich das Kind dabei verletzt. Mitunter wird zur Verhütung des Schlafwandelns ein Schlafmittel verabreicht.

Angst

Ist es normal, daß ein Kind Angst empfindet? Ja. Etwas Angst ist normal und wirkt als Schutzmechanismus. Es ist eher als unnormal anzusehen, wenn ein Kind keine Angst hat.

Wann wird die Angst bei Kindern krankhaft? Wenn sie derart heftig ist, daß sie nicht mehr ihren nützlichen Zweck der Beschützung erfüllt, sondern das Kind in seinen sozialen Aktivitäten behindert.

Wodurch werden abnorme Ängste beim Kind hervorgerufen? Ein leicht beeinflußbares Kind wird in Angst versetzt, wenn ihm die Eltern ständig einschärfen, sich von möglichen Gefahrenquellen – Feuer, Autos, Tieren usw. –

fern zu halten. Die Angstgefühle steigern sich dann immer mehr und werden übertrieben.

Wie behandelt man kleine Kinder, die an krankhafter Angst leiden, am besten? Die Eltern müssen das Kind ständig beruhigen und seine Ängste beschwichtigen; es hilft auch, wenn man ihm die Angst »ausredet«. Oft ist es vorteilhaft, wenn man versucht, den Gegenstand der Furcht mit irgendeinem angenehmen Erlebnis in Zusammenhang zu bringen und dadurch die Einstellung des Kindes »umzupolen«. Durch kleine Übungen der Desensibilisierung kann man dem Kind manchmal helfen.

Wie soll man gegen die Angst eines Kindes vor dem Arzt oder vor einer Operation vorgehen? Man soll dem Kind ehrlich erklären, was es zu erwarten hat und was mit ihm geschehen wird. Die Vorbereitung auf die Eindrücke, die dem Kind bevorstehen, ist das beste Mittel zur Verhütung hemmungsloser Angst. Alle Fragen sollen aufrichtig und so vollständig beantwortet werden, wie es die Wißbegier des Kindes erfordert.

Hilft es dem Kind, wenn Vater oder Mutter vor und nach der Operation in Reichweite sind? Ja. Wann immer es möglich ist, sollten sich die Eltern zur Verfügung halten.

Sprachfehler

Warum stottern Kinder? Die meisten Forscher sind heute der Ansicht, daß es durch Ängstlichkeit und nervöse Spannung hervorgerufen wird.

Stottern Mädchen ebenso häufig wie Knaben? Nein. Knaben sind etwa 4mal so oft befallen.

Ist es normal, daß Kleinkinder ein klein wenig stottern, wenn sie sprechen lernen? Ja. Bei Ein- bis Dreijährigen findet sich das häufig und ist kein Grund zur Beunruhigung.

Wird ein Kind, das gelegentlich stottert, meist ein richtiger Stotterer? Nein. Wenn das Stottern jedoch mehrere Jahre bestehen bleibt, muß es wahrscheinlich behandelt werden.

Ist es richtig, wenn man einem Kleinkind, das stottert, die Sprechfehler ausbessert? Nein. Diese frühkindliche, zögernde Sprechweise gibt sich von selbst, wenn man sie nicht ständig korrigiert und die Aufmerksamkeit darauf lenkt.

Wird das Stottern ärger, wenn Kind oder Eltern unter Angst oder Spannung stehen? Ja. Häusliche oder familiäre Konflikte verschlimmern die Neigung zum Stottern.

Welcher Prozentsatz von Kindern behält das frühkindliche Stottern bis ins spätere Kindesalter? Etwa 10 %.

Welcher Prozentsatz von Kindern stottert bis ins Erwachsenenalter? Nur ungefähr 1 %.

Wann soll man das Stottern behandeln? Sobald es klar wird, daß es kein vorübergehender Zustand, sondern ein echtes Problem ist; in der Regel, wenn das Kind etwa sechs Jahre alt ist.

Wer sollte die Behandlung des Stotterns übernehmen? Ein erfahrener Sprachtherapeut (Logopäde) oder eine Sprachklinik, die mit einer Schule oder einem Krankenhaus zusammenarbeitet. Ungeschultes Personal verschlimmert u. U. den Zustand nur.

Ist es empfehlenswert, Linkshänder auf Rechtshändigkeit umzuerziehen? Nein.

Ist Lispeln immer auf einen Baufehler der Zunge zurückzuführen? Nein. Lispeln oder »Anstoßen« beruht in den meisten Fällen nicht auf einer anatomischen Fehlbildung, sondern beruht auf einer Angewohnheit der Kinder, die »Babysprache« beizubehalten.

Ist es notwendig das Zungenbändchen (Frenulum) zu durchschneiden, um dem Lispeln vorzubeugen? Nein. Das Bändchen unter der Zunge dehnt sich mit dem Gebrauch und muß nur eingeschnitten werden, wenn es sehr fest oder sehr kurz ist.

Ist es ein Zeichen einer zurückbleibenden geistigen Entwicklung, wenn ein Kleinkind spät sprechen lernt? Nein, die individuelle Variationsbreite ist hier sehr groß. Manche Kinder sprechen erst mit zwei oder drei Jahren und sind trotzdem in allen anderen Beziehungen vollkommen normal. Wenn das verspätete Sprechen mit einer verzögerten Entwicklung anderer Fähigkeiten – etwa dem Aufsetzen, Stehen, Gehen, Verstehen – verbunden ist, dann ist es ein Zeichen eines geistigen Entwicklungsrückstandes.

Was hat das Gehör damit zu tun, wenn sich das Sprechenlernen verzögert? Wenn das Kind auch nach dem zweiten Lebensjahr nicht spricht, muß man unbedingt das Gehör prüfen. Wenn das Hörvermögen fehlt, ist ein Sprechenlernen in der Regel nicht möglich.

Kindliche Verhaltensweisen

Kann man einem Kind das Sprechen beibringen, wenn es nicht hört? Ja, bis zu einem gewissen Grad. Es gibt spezielle Zentren und Taubstummeninstitute, wo sogar vollkommen taube Kinder sprechen lernen können, wenn sie sonst normal sind.

Bettnässen
(Enuresis)

Was bezeichnet man mit Bettnässen? Man spricht von Bettnässen, wenn ein Kind unwillkürlich nachts Harn läßt. Es tritt gewöhnlich nach dem 3. oder 4. Lebensjahr auf.

Kommt Bettnässen bei Knaben und Mädchen mit gleicher Häufigkeit vor? Nein, es kommt bei Knaben etwa doppelt so oft vor wie bei Mädchen.

Ist es normal, daß Kinder bis zum Alter von 3–4 Jahren nachts einnässen? Ja. Die Altersnorm für die Sauberkeit ist sehr unterschiedlich. Nachts sind die Kinder in der Regel mit drei Jahren trocken, gelegentliches Bettnässen bis zum 6. oder 7. Lebensjahr ist aber noch normal.

In welchem Alter erlangen Kinder tagsüber die Kontrolle über ihre Harnblase? In der Regel mit ungefähr $2^{1}/_{2}$–3 Jahren. Normales Tagnässen verschwindet in der Regel vor normalem Bettnässen.

Kommt es oft mehr als einmal in der Nacht zum Einnässen? Ja.

Welche Ursache hat das Bettnässen? Es gibt viele Ursachen. Meist nimmt man an, daß eine Entwicklungsverzögerung besteht. Bei Kindern, die bereits nachts trocken geblieben sind und dann wieder einzunässen beginnen, ist zu untersuchen, ob ein seelisches Problem vorliegt.

Kann das Bettnässen in der Familie liegen? Ja. Manchmal findet sich, daß ein Elternteil eines bettnässenden Kindes ebenfalls Bettnässer war.

Kann man das Bettnässen wegbringen? Ja, mit sehr viel Geduld und enger Zusammenarbeit zwischen Eltern, Kind und Arzt.

Was ist am häufigsten am körperlich bedingten Bettnässen schuld? Eine Infektion der Harnblase oder Niere oder eine anatomische Fehlbildung im Harnsystem. Diese Ursachen sollten durch eine ärztliche Untersuchung ausgeschlossen werden.

Welche seelischen Ursachen des Bettnässens kommen in Betracht?
Es gibt viele:
Insgesamt ist Bettnässen als eine kindliche Reaktion auf ein seelisches Problem zu sehen. Dazu gehören z. B. ein Mangel an Geborgenheit, Spannungen in der Familie, chronische Überforderung durch die Umgebung. Manchmal entsteht Bettnässen auch als kindliche Trotzreaktion auf eine Überbehütung der Eltern. Im einzelnen kommen folgende Situationen in Betracht
a) zu frühzeitiger Versuch, das Kind zur willkürlichen Harnentleerung anzuhalten;
b) übertriebene Betonung der Erziehung zur Sauberkeit;
c) seelische Unreife oder infantile Verhaltensweisen;
d) übermäßige Schüchternheit;
e) Konflikte zwischen den Eltern;
f) Konflikt zwischen dem Kind und der Mutter (oder dem Vater);
g) Rivalität unter den Geschwistern, Ankunft eines Geschwisterkindes;
h) ungenügende Beachtung durch die Eltern;
i) übertriebene Beachtung und elterliche Überbesorgtheit;
j) Unsicherheit;
k) Schulschwierigkeiten.

Tauchen zusammen mit dem Bettnässen meist auch andere Verhaltensstörungen auf? Ja. Bei Bettnässern finden sich oft Alpträume, Wutausbrüche, übersteigerte Angst und Daumenlutschen oder Nägelbeißen.

Sollen die Eltern den Arzt um Rat fragen, wenn das Kind nicht aufhört einzunässen? Ja. Obwohl die Störung meistens spontan verschwindet, sollte die Behandlung rechtzeitig einsetzen, da das Kind meist schwer unter dem Einnässen leidet und Beeinträchtigungen des Selbstwertgefühls und der Kontaktaufnahme zu befürchten sind.

Was kann man gegen das Bettnässen in leichten Fällen machen? Die Flüssigkeitszufuhr ist nach dem Abendessen einzuschränken. Das Kind soll nachts öfter aufgeweckt und auf die Toilette geführt werden.

Ist es vorteilhafter, einem Bettnässer ein »trockenes« Abendessen zu geben? Ja.

Wie können die Eltern dem bettnässenden Kind helfen? Die Eltern müssen herausbekommen, um welche Zeit etwa das Kind einnäßt; sie sollen das Kind ungefähr $1/2$ Stunde vor dieser Zeit wecken, um es auf die Toilette zu führen. Natürlich soll jedes Kind Harn lassen, bevor es zu Bett geht.

Darf man das Kind zum Harnlassen auf die Toilette tragen? Nein. Das Kind muß ganz wach sein und allein auf die Toilette gehen. Viele Eltern machen den Fehler, das schlafende oder halbschlafende Kind hinauszutragen. Durch das Harnlassen im Halbschlaf wird aber das unbewußte Einnässen nur gefördert.

Soll man mit dem bettnässenden Kind schimpfen? Nein, das verschlimmert meist den Zustand. Das Kind kann den Vorgang des Einnässens nicht willentlich steuern.

Soll man einen Bettnässer belohnen, wenn er nachts nicht einnäßt? Ja. Ein Belohnungssystem für »trockene« Nächte dient oft als zusätzlicher Ansporn und ist manchmal ein wirksames Mittel, um diese Störung zu beseitigen.

Soll man Bettnässer auf Gummiunterlagen schlafen lassen? Nur, wenn das Gummituch von einem normalen Leintuch bedeckt ist. Direkt auf einem Gummituch zu liegen ist für die meisten Kinder unangenehm und kann sogar den Zustand verschlimmern.

Wie lange dauert es gewöhnlich, bis die Behandlung des Bettnässens Erfolg bringt? Mehrere Monate bis zu einem Jahr.

Kann es Rückfälle nach der erfolgreichen Beseitigung des Bettnässens geben? Ja. Bei seelischer Erregung, bei der Ankunft eines neuen Geschwisterchens oder bei Erkrankungen des Kindes kann es zum Rückfall kommen.

Auf welche Weise ist ein Rückfall des Bettnässens zu behandeln? Die gleichen Methoden, die beim erstenmal zum Erfolg geführt haben, sind wieder aufzunehmen.

Helfen die im Handel befindlichen mechanischen Geräte zur Verhütung des Bettnässens? Meist nicht.

Was ist von elektrischen Anlagen zur Behandlung des Bettnässens zu halten? Bei dieser Vorrichtung lösen die ersten Harntropfen, die mit einem elektrischen Stromkreis in der Betteinlage in Berührung kommen, ein Weckerläutwerk aus, so daß das Kind aufwacht und auf die Toilette gehen kann, um seine Blase restlos zu entleeren. Diese Methode führt in Einzelfällen zu raschen Erfolgen, man sollte aber nicht versuchen, das Problem Bettnässen nur mit mechanischen Methoden zu lösen. Wichtigstes Moment der Behandlung ist es, die mit dem Symptom verbundene Botschaft des Kindes zu verstehen und darauf zu reagieren. Wird das Symptom nur beseitigt, ohne daß man auf die zugrundeliegenden seelischen Probleme eingeht, so erfolgt oft lediglich ein Symptomenwandel.

Gibt sich das Bettnässen bei den meisten Kindern, wenn sie größer werden? Ja.

Wann soll das Bettnässen von einem Psychiater behandelt werden? Wenn es von anderen Äußerungen seelischer Störungen begleitet ist oder wenn es sich in Verbindung mit anderen Verhaltensproblemen findet.

Haben Medikamente bei der Behandlung des Bettnässens viel Wert? Ja, in mehr als der Hälfte der Fälle können Medikamente zeitweilig helfen.

Wie sollen sich die Eltern dem bettnässenden Kind gegenüber verhalten? Es ist sehr wichtig, daß sich die Eltern nicht übertrieben besorgt zeigen, da dies die Ängstlichkeit des Kindes verstärkt und damit den Zustand verschlimmern kann.

Wie kann man dem Bettnässen am besten vorbeugen? Man soll Spannungen und Unruhe in der Familie vermeiden und dem Kind eine Atmosphäre von Liebe und Geborgenheit geben.

Schlafprobleme

Wie viele Stunden Schlaf brauchen Säuglinge und Kleinkinder? Das hängt vom Alter des Kindes ab. Ein Neugeborenes kann 20 Stunden pro Tag schlafen, ein sechs Monate alter Säugling schläft 16–18 Stunden, ein einjähriges Kind 14–16 Stunden, und ein zweijähriges Kind braucht etwa 12–14 Stunden Schlaf.

Wie viele Stunden Schlaf brauchen größere Kinder? Dreijährige ungefähr 12 Stunden, Fünfjährige ungefähr 10–12 Stunden, Zehnjährige ungefähr 9–10 Stunden.

Bis zu welchem Alter sollte ein Kind zweimal tagsüber ein Schläfchen machen? Bis zum Alter von 12–15 Monaten.

Wie lange sollte eine Schlafpause am Tag (Mittagsschläfchen) eingehalten werden? Bis zum Alter von 3–5 Jahren. Man sollte das Kind aber nicht zum Schlafen zwingen, die Bandbreite der Gewohnheiten und Bedürfnisse ist hier sehr groß.

Wann fängt ein Säugling an, die ganze Nacht durchzuschlafen ohne aufzuwachen? Das schwankt außerordentlich. Manche Säuglinge schlafen sofort durch, andere erst mit 8 Monaten.

Kindliche Verhaltensweisen

Sind die angegebenen Werte für die Schlafdauer als starre Regeln aufzufassen? Nein. Von Kind zu Kind gibt es große Unterschiede.

Müssen sich die Eltern Sorgen machen, wenn die Schlafzeiten ihres Kindes nicht mit den »normalen« übereinstimmen? Nein. Viele Eltern legen auf die Zahl der Stunden, die das Kind schlafen soll, viel zu großes Gewicht. Eine solche Überbesorgtheit wirkt sich ungünstig auf das Eltern-Kind-Verhältnis aus.

Ist es normal, wenn ein Säugling, der früher durchgeschlafen hat, im 9. oder 10. Lebensmonat nachts zu erwachen beginnt? Ja. Die Kinder wachen auf, weil sie sich durstig, unbehaglich oder naß fühlen. Wenn man die Lage verändert, die Windeln wechselt oder zu trinken gibt, ist das Kind zufrieden und schläft rasch wieder ein.

Wachen Kleinkinder zwischen 1 und 1½ Jahren oft während der Nacht auf? Ja. Das kann auf einer der genannten Ursachen oder auf Schmerzen beim Durchbrechen der Zähne beruhen. Auch wenn es zu laut oder zu hell im Haus ist, wenn ungenügend gelüftet wird oder wenn das Kind nicht richtig zugedeckt ist, kann sein Schlaf gestört werden.

Warum weigern sich manche Kleinkinder zwischen 1 und 2 Jahren schlafen zu gehen? Hauptsächlich deshalb, weil sie fürchten, daß der Schlaf die Trennung von den Eltern bedeutet.

Was soll man tun, wenn ein größeres Kind nicht schlafen gehen will? Das Kind muß sich in dem Wissen, daß die Eltern in der Nähe sind, geborgen fühlen können. Es kann notwendig sein, daß man eine Weile bei dem Kind bleibt, bis es einschläft. Manchmal hilft ein kleines Nachtlicht im Schlafraum des Kindes die Angst zu vertreiben.

Ändert sich die gewohnte Schlafdauer von Zeit zu Zeit? Ja. Die Eltern sollten sich nicht unnötig über große Abweichungen von der »normalen« Schlafdauer aufregen, wenn das Kind größer wird. Viel wichtiger ist, daß sie dem Kind Liebe, Zuneigung und ein Gefühl der Geborgenheit geben.

Darf man einen Säugling in den Schlaf wiegen? Wenn es wirkt, kann man das ohne weiteres tun, bis es zur Ausbildung regelmäßiger Schlafgewohnheiten gekommen ist.

Was soll man mit einem älteren Kleinkind von 3–5 Jahren machen, wenn es nachts aus dem Bett steigt? Die Kinder tun es in vielen Fällen, weil sie sich in ihrem Gitterbett eingesperrt fühlen; oft geht es besser, wenn man sie in ein Jugendbett oder normales Bett ohne Seitenwände legt. Sie fühlen sich dann freier und lassen das Aufstehen eher sein.

Schlafprobleme

Warum schlafen Kinder nicht ein? Gewöhnlich liegt die Ursache in einer übersteigerten Erregung, z. B. durch aufregende Sendungen im Fernsehen, einer schweren Mahlzeit oder allzu lebhaften Spielen mit den Eltern oder Geschwistern kurz vor der Schlafenszeit. Oft bewähren sich sog. Einschlafrituale, d. h., jeden Abend ablaufende Ereignisse, die das Kind auf den Weg zum Schlaf hin bahnen. Dazu gehört das Vorlesen von Geschichten, Singen von Gute-Nacht-Liedern usw.

Schadet es einem Säugling sehr, wenn er nicht genügend schläft? Nicht, wenn das nur gelegentlich vorkommt.

Ist es zweckmäßig, das Kind in einem Raum allein schlafen zu lassen? Ja, wenn es sich machen läßt.

Ist es unklug, das Kind im gleichen Raum mit den Eltern schlafen zu lassen? Ja. Man sollte es vermeiden, wenn es nur irgend geht.

Darf man im Zimmer eines kleinen Kindes nachts Licht lassen? Ja.

Soll man ein Kind vor dem Einschlafen in eine bestimmte Lage im Bett bringen? Nein. Das Kind kann in jeder beliebigen Lage schlafen, die ihm zusagt.

Brauchen Kinder im allgemeinen Kissen? Nein.

Ersticken Kinder, wenn sie auf dem Bauch liegen? Nein. Ein normaler, gesunder Säugling kann den Kopf zur Seite drehen und bekommt genug Luft. Allerdings wurde der in den letzten Jahren beobachtete plötzliche Kindstod (»Krippentod«) mit dem Schlafen in Bauchlage in Verbindung gebracht.

Zu welcher Zeit soll man größere Kinder ins Bett schicken? Wann die richtige Zeit zum Schlafengehen ist, scheint überall eine ständige Streitfrage zwischen Eltern und Kindern zu sein. Die Eltern möchten die Kinder früher ins Bett schicken, die Kinder möchten länger aufbleiben. Eine bestimmte Regel läßt sich nicht angeben. Das Alter und die Bedürfnisse des Kindes, der Betrieb im Haushalt, die häusliche Atmosphäre von Ruhe oder Aufregung, die Anzahl der Kinder und die unterschiedlichen Schlafenszeiten der Geschwister spielen eine Rolle. Alle Eltern müssen selbst die Schlafenszeit festsetzen, aber es ist dann auch wichtig, daß die Regeln ohne Schwanken und Unentschlossenheit eingehalten werden müssen.

Lernschwierigkeiten

Was versteht man unter Lernschwäche? Von Lernschwäche spricht man bei einem normal begabten Kind, dem es schwerfällt, das Gesehene und Gehörte richtig zu erfassen. Gewöhnlich tritt die Lernschwäche in Form einer Leseschwäche (Legasthenie, Dyslexie), Schreibschwäche (Dysgraphie) oder Rechenschwäche (Dyskalkulie) auf.

Ist eine Lernschwäche Zeichen einer Hirnschädigung? Nein. Bei einer Schädigung des Zentralnervensystems kann zwar in manchen Fällen eine Lernschwäche bestehen, doch liegen bei den meisten Kindern mit Lernschwäche keine Vorgeschichte und keine Symptome eines Hirnschadens vor.

Ist eine Lernschwäche der Hauptgrund für Schulversagen? Nein, es ist nur eine von mehreren Möglichkeiten, zu denen mangelhafte Vorbereitung auf das Lernen, geistige Zurückgebliebenheit und seelische oder familiäre Probleme zählen. Kinder mit schulischer Leistungsschwäche sollten einer vollständigen psychologischen Untersuchung zugeführt werden, damit alle in Frage kommenden Ursachen erforscht werden können.

Sind alle lernschwachen Kinder »hyperaktiv«? Nein.

Wie behandelt man Lernschwächen? Lernschwächen sind eigentlich kein medizinisches Problem. Im Rahmen des regulären Unterrichts oder in Sonderklassen werden spezielle Unterrichtsmethoden angewandt. Das soll möglichst früh geschehen. Die besten Ergebnisse erzielt man mit individueller Betreuung, bei der vermieden wird, daß das Kind immer wieder Mißerfolge erlebt, die ihm nur jede Lust am Lernen nehmen.

Hyperaktivität

Was versteht man unter Hyperaktivität? Mit diesem Ausdruck beschreibt man das Verhalten von Kindern, die ihre Aufmerksamkeit nur kurz auf eine Sache konzentrieren können, die leicht ablenkbar, impulsiv, unruhig, zappelig und ständig in Bewegung sind. Bei einem »hyperaktiven« Kind können sich einige oder alle dieser Verhaltensweisen finden.

Ist die Hyperaktivität auf eine Hirnschädigung zurückzuführen? Manche hirngeschädigten Kinder weisen diese Symptome auf. Ebensogut können seelische Probleme eine Hyperaktivität verursachen. Meist ist aber keine neurologische Anomalie zu entdecken.

Geht eine Hyperaktivität mit Lernschwierigkeiten einher? Oft kommen die beiden Störungen gemeinsam vor, aber nicht zwangsläufig.

Was kann man gegen die Hyperaktivität tun? Zuerst ist eine vollständige Abklärung erforderlich, dazu gehört die Erhebung der Vorgeschichte, ein Einblick in die Familienverhältnisse sowie eine medizinische und eine psychologische Untersuchung. Wenn man alle Faktoren kennt, kann man eine Behandlung vorschlagen.

Welche Behandlungsmaßnahmen kommen bei Hyperaktivität in Betracht?
a) Die Eltern müssen beraten werden, auf welche Weise sie mit dem Verhalten des Kindes und ihrer eigenen Einstellung dazu fertig werden können. Sie können lernen, wie sie ihr eigenes Verhalten und ihre Reaktionen sowie auch das Verhalten des Kindes ändern können.
b) Viele Kinder unterliegen in der heutigen Zeit einer übergroßen Reizüberflutung, wobei das Fernsehen hier mit die wichtigste Rolle spielt. Kinder unter vier Jahren sollten am besten gar nicht fernsehen, da in dieser Altersstufe die Fülle der Eindrücke meist nicht ausreichend verarbeitet werden kann. In diesem Alter können Kinder nicht zwischen Fiktion und Wirklichkeit unterscheiden.
c) In geeigneten Fällen können Medikamente angewandt werden. Man sollte sich aber bewußt sein, daß damit zwar das Symptom gemildert, die Ursache der Störung aber nicht beseitigt wird.
d) Gegebenenfalls ist ein Sonderunterricht in kleineren Klassen, der auf die speziellen Bedürfnisse abgestimmt ist, notwendig.

Verhalten der Eltern

Wie können die Eltern wissen, ob sie das Richtige tun? Viele Eltern sind sich unsicher, ob sie den Anforderungen der Elternschaft in der modernen Gesellschaft gewachsen sind. Kinder aufzuziehen ist eine schwere Aufgabe und harte Arbeit. Es gibt keine Patentrezepte. Kinder brauchen Wärme, Liebe und Geborgenheit. Wenn die Kinder glücklich sind und sich gut entwickeln, sind die Eltern auf dem richtigen Weg.

Wo können Eltern noch etwas dazulernen? Eine wichtige Informationsquelle kann der Hausarzt oder Kinderarzt sein. Wenn der Familienkreis keine Unterstützung bieten kann, sollten häufige offene Gespräche mit dem Kinderarzt über das Verhalten und die Entwicklung des Kindes eine Hauptrolle für die Betreuung spielen. Außerdem gibt es viele Bücher über Kindererziehung, auch Kurse für Eltern werden angeboten. Allerdings hat Erziehung nicht nur mit Wissen zu tun, sondern muß vom Gefühl her getragen sein. »Aufgesetzte« Verhaltensweisen der Eltern werden die Kinder durchschauen und nicht annehmen.

Welche Rolle spielen die Eltern bei Verhaltensstörungen des Kindes? Verhaltensstörungen dürfen nicht isoliert als eine »Erkrankung« des Kindes gesehen werden. Für ihre Entstehung spielen fast immer Konflikte und Spannungen zwischen den Eltern eine Rolle. Allerdings wollen das viele Eltern nicht wahr haben, da sich sehr schnell ein Moment der persönlichen Schuld einschleicht und die Lösung dieser Konflikte weitreichende Konsequenzen für die eigene Lebensgestaltung hätte.

33 Krebs und andere bösartige Geschwülste

Siehe auch die Kapitel über die einzelnen Organe

Was ist ein Krebs? Krebs ist eine ungeordnete, wilde Wucherung von Gewebezellen. Wenn dieser Prozeß ungehemmt fortschreitet, wird der normale Aufbau und die Funktion des befallenen Organs zerstört. Krebszellen könnte man mit Unkraut in einem gepflegten Garten vergleichen, das nicht mehr in Schranken gehalten werden kann und die Blumen überwuchert und umbringt. Wenn das Unkraut nicht ausgerottet wird, zerstört es schließlich den ganzen Garten.

Gibt es Organe, die vom Krebs verschont bleiben? Nein. Jedes Organ kann von Krebs oder einem krebsartigen Gewächs befallen werden.

Wie häufig sind Krebserkrankungen heute? Schätzungsweise bekommt jeder vierte Mensch irgendwann einen Krebs, und jeder siebente Mensch stirbt an Krebs.

Ist Krebs ansteckend? Nein. Allerdings gibt es Hinweise, daß für bestimmte Krebsformen chronische Virusinfektionen als Auslöser in Frage kommen. Ein Beispiel dafür ist der Gebärmutterhalskrebs.

Neigen Männer mehr zu Krebserkrankungen als Frauen? Nein. Die Häufigkeit des Krebsbefalls ist bei beiden Geschlechtern annähernd gleich, doch wird von manchen Krebsarten ein Geschlecht häufiger betroffen. Der Lungenkrebs herrscht z. B. mehr bei Männern vor, der Brustkrebs bei Frauen.

Bedeuten die Bezeichnungen »Tumor«, »Geschwulst« und »Gewächs« dasselbe? Ja.

Ist jeder Tumor ein Krebs? Nein. Es gibt gutartige (benigne) Tumoren oder Geschwülste und bösartige (maligne). Nur ein bösartiger Tumor ist ein Krebs; auch der Ausdruck »bösartige Neubildung« ist dafür gebräuchlich.

Wie oft geht ein nichtkrebsiger (gutartiger) Tumor in einen Krebs über? Es ist unmöglich, eine genaue Zahl anzugeben, da diese Rate von Organ zu Organ sehr unterschiedlich ist. Im Dickdarm, am Gebärmutterhals oder an der Niere kommt es ziemlich häufig vor, daß ein kleiner, zunächst gutartiger Tumor bösartig wird; an anderen Organen passiert das so gut wie nie. Vor allem im Bereich von Dickdarm und Gebärmutterhals ist die Früherkennung und -behandlung von Geschwülsten von größter Bedeutung. Viele Patienten werden durch die Entfernung zunächst gutartiger, später krebsig entartender Geschwülste, gerettet.

Nimmt die Krebshäufigkeit zu? Allem Anschein nach *sind* Krebserkrankungen in Zunahme begriffen. Diese Zunahme kann aber zu einem guten Teil durch die Tatsache erklärt werden, daß die Menschen heutzutage länger leben und deshalb die späteren Lebensjahrzehnte, in denen der Krebs weit häufiger auftritt, erreichen. Auch die zunehmende Verunreinigung unserer Umwelt mit gefährlichen Karzinogenen (d. h. krebserregenden Substanzen) und die erhöhte UV-Strahlenbelastung durch das Ozonloch kann die größere Krebshäufigkeit erklären.

Gibt es Altersgruppen, in denen eine größere Neigung zur Krebsentwicklung besteht? Ja. Krebs tritt jenseits des mittleren Lebensalters häufiger auf.

Gibt es Altersgruppen, in denen Krebserkrankungen nicht so oft vorkommen? Kleine Kinder, Jugendliche und junge Erwachsene bekommen seltener Krebs als ältere Leute, sind jedoch nicht dagegen gefeit.

Gibt es einen Menschentyp, der besonders zu Krebs neigt? Nein, aber manche Untersucher sind der Ansicht, daß übergewichtige Menschen etwas anfälliger als magere sind.

Gibt es Menschen, bei denen die Krebsgefahr geringer ist? Nein. Allerdings ist jemand, der sich regelmäßigen gründlichen Gesundheitsuntersuchungen unterzieht, besser geschützt, weil dann eine Krebsgeschwulst in einem früheren und leichter heilbaren Entwicklungsstadium entdeckt werden kann.

Ist Krebs erblich oder tritt er oft familiär gehäuft auf? Krebs wird *nicht* vererbt, allerdings ist die Anlage wahrscheinlich erblich.

Hat das Klima oder der Wohnort irgendeinen Einfluß auf die Krebshäufigkeit? Krebs gibt es auf der ganzen Welt. Er wird jedoch von Umweltfaktoren beeinflußt. Bestimmte Krebsformen treten in Gegenden mit geringer Umweltverschmutzung vielleicht seltener auf.

Wodurch wird der Krebs verursacht? Krebs ist nicht eine einzige, sondern eine Vielzahl von Krankheiten! Die Ursache bestimmter Krebse ist wohlbekannt, so z. B. beim Hautkrebs der Hände, der bei Personen auftritt, die ohne Schutz mit Erdölprodukten arbeiten. In anderen Fällen kommt es vermutlich durch die chronische Einwirkung anderer Reizstoffe, etwa Tabak, zur Krebsentwicklung. Manche Krebsarten werden auf Nester primitiver

Zellen zurückgeführt, die von Geburt an vorhanden und niemals ausgereift sind und die im späteren Leben plötzlich zu wildem Wachstum angeregt werden. Für die Entstehung anderer Krebsarten scheinen Viren oder Defekte des Immunsystems verantwortlich zu sein. Wahrscheinlich entwickeln sich im Körper laufend einzelne oder wenige entartete Zellen, die aber von der körpereigenen Immunabwehr sofort zerstört werden und die deshalb keinen Schaden anrichten können. Erst wenn die Immunabwehrmechanismen versagen, können sich die entarteten Zellen vermehren und sich in anderen Organen absiedeln.

Hat das Rauchen etwas mit der Häufigkeit des Lungenkrebses zu tun? Ja. Der Lungenkrebs ist unter Rauchern wesentlich stärker verbreitet als bei Menschen, die nie Tabak geraucht haben. Allerdings bekommt nur eine Minderheit der Raucher auch Lungenkrebs. Es müssen also auch noch andere individuelle Faktoren eine Rolle spielen, damit der Krebs zum Ausbruch kommt.

Hat der mäßige Genuß alkoholischer Getränke etwas mit der Krebsentwicklung zu tun? Im allgemeinen nicht. Alkoholiker neigen allerdings in höherem Maß dazu, bestimmte Krebsformen, besonders Leberkrebs, zu bekommen. Dies dürfte aber keine unmittelbare Auswirkung des Alkohols, sondern eine Folge chronischer Entzündungsvorgänge und des andauernden Gewebeumbaus bei der alkoholvermittelten Leberzirrhose sein.

Wieviel verschiedene Arten von Krebs gibt es? Mehr als 100.

Gibt es in der Bösartigkeit der Krebse große Unterschiede? Ja. Manche Krebsformen wachsen so langsam, daß der betroffene Mensch meist eher an einer anderen Erkrankung stirbt und der Krebs nicht lange genug Zeit hat, um seinen Wirtsorganismus zu zerstören. Ein Beispiel dafür ist das Prostatakarzinom. Andere Krebse, z. B. akute Leukämien, können den Betroffenen binnen weniger Wochen zugrunde richten.

Kann ein Krebs durch einen Schlag oder eine andere Verletzung hervorgerufen werden? Praktisch niemals. Das ist ein sehr verbreiteter Irrtum.

Was geht eigentlich vor, wenn ein Organ einer krebsigen Entartung unterliegt? Die Krebszellen überwuchern die normalen Zellen des Organs. Oft brauchen sie den Großteil der verfügbaren Nährstoffe und des Sauerstoffs auf, die eigentlich für die normalen Gewebe bestimmt sind, und lassen so die gesunden Gewebe verkümmern und zugrunde gehen (Abb. 106).

Krebs und andere bösartige Geschwülste

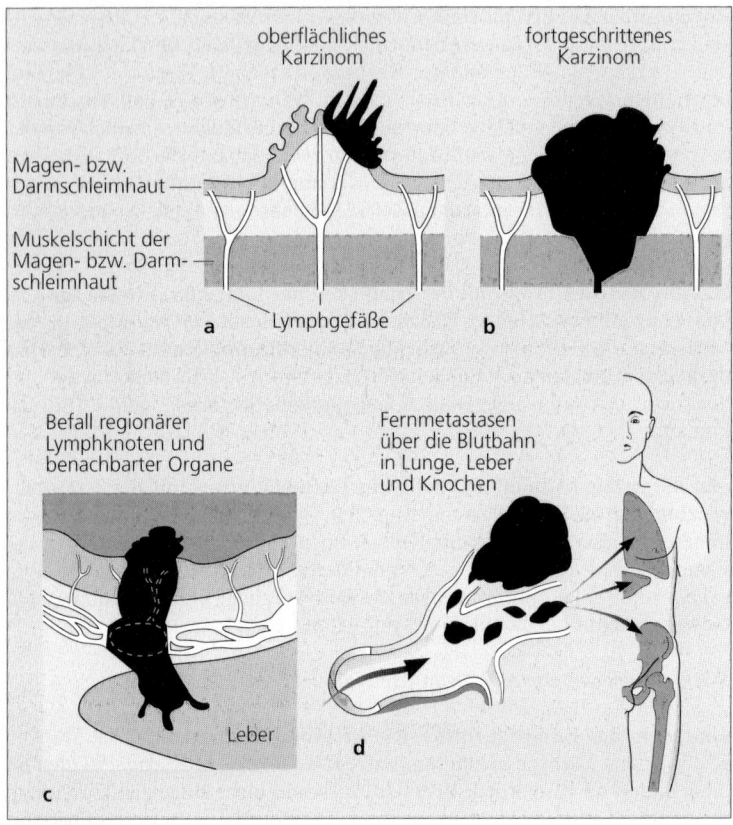

Abb. 106
a) Karzinom nur auf die Schleimhaut beschränkt;
b) Karzinom hat alle Wandschichten durchbrochen;
c) Karzinom ist in Lymphbahnen und ein benachbartes Organ eingebrochen;
d) über den Lymphweg und/oder die Blutbahn entstehen Tochtergeschwülste (Metastasen) weit vom ursprünglichen Tumor entfernt vor allem in Lunge, Leber und Knochen.

Wie breitet sich der Krebs aus? Auf drei Hauptwegen:
a) durch direktes Wachstum und Übergreifen auf die umgebenden Organe und Gewebe;
b) durch Verschleppung auf dem Lymphweg zu entfernten Organen;
c) durch Verschleppung auf dem Blutweg zu entfernten Organen.

Wieso kann ein Krebs auf fernliegende Organe übergreifen? Es lösen sich Krebszellen von ihrem Ursprungsort ab und gelangen in die Lymphkanäle oder Blutgefäße. Die verschleppten Geschwulstzellen können sich anderswo im Körper ansiedeln und Tochtergeschwülste (Metastasen) bilden.

Gibt es eine Möglichkeit, die Ausbreitung des Krebses im Körper zu verhindern? Ja, die Entfernung der ersten Geschwulst, des sog. Primärtumors, solange er noch in einem frühen Entwicklungsstadium ist.

Wie kann man erkennen, ob der Krebs bereits von seinem Ursprungsorgan aus weiter um sich gegriffen hat? Die operative Ausschneidung des Primärtumors erfolgt weit im gesunden umgebenden Gewebe; bei der mikroskopischen Untersuchung der entfernten Teile läßt sich oft erkennen, ob bereits eine Ausbreitung des Krebses stattgefunden hat, d. h., es können unter Umständen Krebszellen, die sich abgelöst und in umgebenden Geweben angesiedelt haben, aufgefunden werden. Auch mit Röntgenuntersuchungen einschließlich der Computertomographie und mit bestimmten Isotopenuntersuchungen lassen sich eventuell Metastasen nachweisen.

Gibt es eine Möglichkeit, einer Krebserkrankung vorzubeugen? Die beste Vorbeugungsmaßnahme ist eine vollständige ärztliche Untersuchung ein- oder zweimal im Jahr. Darüber hinaus sollte man gleich zum Arzt gehen, wenn sich zwischen diesen regelmäßigen Untersuchungen irgendwelche ungewöhnlichen Symptome zeigen. Wenn man irgendwo eine Geschwulst bemerkt oder wenn aus irgendeiner Körperöffnung eine unvermutete Blutung erfolgt, muß das zwar nicht unbedingt Zeichen eines Krebses sein, sollte einen aber dennoch zum Arzt führen.

Können alle Krebsarten gleich gut früh entdeckt werden? Nein, es gibt hier große Unterschiede. Während die Krebse des Gebärmutterhalses, des Dickdarms und der Prostata relativ leicht durch regelmäßige Früherkennungsuntersuchungen erfaßt werden können, gelingt die frühzeitige Erkennung von Krebserkrankungen der Leber oder der Bauchspeicheldrüse fast nie. Meist werden diese Tumoren erst erkannt, wenn eine Entfernung des Tumors im Gesunden und damit eine Heilung nicht mehr möglich ist.

Sind Krebserkrankungen bei Kindern in Zunahme begriffen? Hierüber sind die Meinungen geteilt. Es könnte sein, daß Leukämien bei Kindern häufiger werden, es ist aber auch möglich, daß nur die diagnostischen Methoden besser wurden. Wahrscheinlich wurden früher viele Krebserkrankungen nicht diagnostiziert, da die Kinder rasch aus ungeklärten Gründen verstarben.

Hat es einen Sinn, zu Krebsfrüherkennungsuntersuchungen zu gehen? Ja, unbedingt. Diese Untersuchungen (Brust, Dickdarm, Zervix) werden in Deutschland von den Krankenkassen bezahlt.

Gibt es verläßliche Blutproben zum Nachweis eines Krebses? Gegenwärtig nicht. Die anfangs mit großen Erwartungen versehenen »Tumormarker«, chemische Substanzen im Blut, die bei bestimmten Krebsarten erhöht sein können, haben sich nicht als Suchverfahren für Krebs bei klinisch gesunden Menschen bewährt. Vielleicht gelingt es in der Zukunft, mit molekularbiologischen Methoden zu einer Frühdiagnose zu kommen.

Zeigt sich ein Krebs immer bei der Röntgenuntersuchung? Nein, im Frühstadium nicht.

Welche Untersuchung macht man, um die Diagnose eines Krebses mit Bestimmtheit stellen zu können? Man entnimmt das verdächtige Gewebe und unterzieht es einer mikroskopischen Untersuchung. Dieses Verfahren nennt man Biopsie.

Wie lange kann es dauern, bis man den mikroskopischen Befund bekommt? Bei einer Gefrierschnittuntersuchung 15–20 Minuten, für einen eingehenden Bericht bis zu einer Woche.

Ergibt die sofortige Gefrierschnittuntersuchung im Operationssaal immer eine endgültige Diagnose? Nein. Oft sind weitere Untersuchungen notwendig, die ein paar Tage in Anspruch nehmen können.

Was ist eine Biopsie? Die mikroskopische Untersuchung eines dem lebenden Organismus entnommenen Gewebes, im speziellen Fall eines Tumors oder eines Stück Tumorgewebes.

Ist der mikroskopische Befund immer genau und verläßlich? Ja, wenngleich auch bei diesem Verfahren Fehldiagnosen nicht immer auszuschließen sind. Schließlich kann der Pathologe nur das Material beurteilen, das er bekommt. Wurde die Biopsie an einer tumorfreien Stelle entnommen, das Material nach der Entnahme nicht korrekt behandelt oder bestehen ausgedehnte abgestorbene Gewebebereiche des Tumors, so können Fehlbeurteilungen vorkommen. Sie sind aber sehr selten.

Ist mit der Computertomographie eine Krebsfrühdiagnose möglich? Theoretisch ja. Mit dieser Röntgenuntersuchungsmethode, die oft einfach CT genannt wird, kann der Körper Schicht für Schicht untersucht werden; dabei gelingt es oft, einen Krebs tief im Körperinneren in einem sehr frühen Entwicklungsstadium zu entdecken. Praktisch aber kaum, da das Verfahren so aufwendig ist, daß man es nicht routinemäßig bei der gesamten Bevölkerung in regelmäßigen Abständen durchführen kann.

Führt ein Krebs immer zum Tode, wenn er nicht behandelt wird? Nein. Es gibt Fälle, in denen der Krebs so langsam wächst, daß die Lebensdauer des

Patienten unbeeinflußt bleibt und er an einer Krankheit stirbt, die nichts mit dem Krebs zu tun hat. Das trifft besonders bei alten Leuten zu.

Wie groß sind die Heilungsaussichten bei Krebs? Bestimmte Formen des Krebses, z. B. Hautkrebs, sind zu fast 100 % heilbar. Bei anderen Krebsarten, z. B. dem Bauchspeicheldrüsenkrebs, hat sich die Prognose trotz aller diagnostischen Fortschritte in den letzten 10 Jahren kaum verändert. Grundsätzlich gilt, daß die Heilungsaussichten je nach dem Sitz des Krebses und dem Stadium, in dem er entdeckt und behandelt wird, unterschiedlich gut sind. Wenn die Diagnose früh gestellt wird, kann sicher mehr als die Hälfte der Krebspatienten gerettet werden.

Warum befürwortet man bei manchen Krebspatienten eine Operation und bei anderen eine Chemotherapie und Strahlentherapie? Operation, Chemotherapie und Strahlentherapie sind wertvolle Behandlungsformen, aber bestimmte Krebse sprechen auf die eine besser an als auf die andere. Die beste Aussicht auf Heilung ergibt sich oft aus einer Kombination.

Wie kann man wissen, ob man nach der Entfernung eines Krebses tatsächlich geheilt ist? Der Ablauf der Zeit ist der beste Beweis. Nach einem freien Zeitraum von 10 Jahren gibt es nur noch verhältnismäßig wenig Krebsrückfälle.

Erholen sich die Patienten nach einer Krebsoperation ebenso leicht wie solche, die wegen anderer Krankheiten operiert worden sind? Nein; bei den modernen Operationsmethoden sind die Unterschiede allerdings so gering geworden, daß Krebspatienten fast ebenso schnell wie andere nach der Operation wieder zu Kräften kommen.

Ist noch eine Heilung möglich, wenn ein Krebs bereits über seinen Ursprungsort hinaus fortgeschritten ist? Ja, doch sind die Heilungsaussichten bedeutend verringert. Mit Röntgenbestrahlungen oder Kobalttherapie, radioaktiven Isotopen, chemischen Mitteln (Zytostatika) oder mit Hormonen kann es unter Umständen noch gelingen, jene Zellen zu vernichten, die über die ursprüngliche Krebsgeschwulst hinaus weiter vorgedrungen sind.

Kommt es schon früh zur Gewichtsabnahme, wenn jemand einen Krebs hat? Nein, wenn nicht der Tumor im Magen-Darm-Trakt sitzt, wo er die Nahrungsaufnahme oder die Resorption der Nährstoffe beeinträchtigt.

Erscheint eine Blutarmut im allgemeinen schon früh im Verlauf der Krebserkrankung? Nein, außer wenn der Tumor eine starke Blutung verursacht hat.

Krebs und andere bösartige Geschwülste

Ist Appetitlosigkeit bei Krebspatienten früh im Verlauf der Erkrankung zu beobachten? Nein, sofern der Tumor nicht im Magen oder in der Speiseröhre sitzt.

Hat die Größe des Krebses viel mit dem Grad seiner Bösartigkeit zu tun? Nicht unbedingt. Riesige Krebsgeschwülste sind oft verhältnismäßig gutartig, kleine breiten sich oft früh, weit und schnell aus.

Besteht die Wahrscheinlichkeit, daß es in Zukunft für sämtliche Krebsformen ein einheitliches Heilverfahren geben wird? Das ist zu bezweifeln, da Krebs ein so vielfältiges Krankheitsgeschehen ist.

Soll man es einem Patienten sagen, daß er Krebs hat? Jeder Mensch hat ein Recht, die Wahrheit über seinen Zustand zu erfahren, *wenn er sie wissen möchte*. Wenn der Patient lieber nichts davon wissen will, soll man es ihm *nicht* sagen. Wer keine Fragen stellt, möchte meist auch nichts wissen!

Was kann den Chirurgen davon abhalten, einen Krebs radikal zu entfernen? Der Chirurg strebt immer die totale Entfernung des Krebses an, aber manchmal hat ein Krebs auf lebenswichtige Organe übergegriffen, die man nicht herausnehmen kann. In anderen Fällen kann die Ausbreitung des Krebses bereits so ausgedehnt sein, daß eine chirurgische Hilfe nicht mehr möglich ist.

Kann der Chirurg immer sagen, ob er einen Krebs vollständig entfernt hat? Nein; der Chirurg kann bei der Operation nicht Dinge sehen, die nur mit dem Mikroskop erkennbar wären. Es kann vorkommen, daß einige Krebszellen so weit vorgedrungen sind, daß sie außerhalb des Operationsbereiches liegen. Das kann der Chirurg leider nicht immer wissen.

Besteht die Gefahr, daß eine Krebsgeschwulst nach der Operation wiederkommt? Ja, aber mit regelmäßigen Untersuchungen kann man einen solchen wiederkehrenden Krebs in einem Stadium aufdecken, in dem er noch beherrscht oder radikal entfernt werden kann.

Wie wird die Gefahr eines Krebsrückfalls möglichst vermindert?
a) Der Tumor wird von vornherein unter weiter Einbeziehung seiner gesunden Umgebung ausgeschnitten;
b) die Operation wird mit einer geeigneten Nachbehandlung ergänzt, etwa mit Strahlenbehandlung, Chemotherapie oder Hormonzufuhr.

Hat die Ernährung mit der Wiederkehr eines Krebses etwas zu tun? Zwar wird das von den Vertretern der alternativen Medizin immer wieder behauptet, einen Beweis dafür gibt es aber nicht.

Kann ein Patient sein normales Leben wieder aufnehmen, wenn er einen Krebs überstanden hat? Das hängt vom Sitz des Krebses und der Art der durchgeführten Behandlung ab. Die meisten geheilten Krebspatienten betätigen sich tatsächlich wieder normal oder fast normal.

Kann sich bei einem Patienten, der einen Krebs gehabt hat, ein neuer Krebs anderswo im Körper entwickeln? Ja, aber wenn man häufige, gründliche Durchuntersuchungen vornimmt, kann man in einer solchen Situation erfolgversprechend eingreifen.

Kann eine Schwangerschaft bei einer Frau, die einen Krebs überwunden hat, schädliche Auswirkung haben? Ja. Die Schwangerschaft kann manchmal ein Tumorwachstum in bestimmten, unter hormonellem Einfluß stehenden Organen wieder aufleben lassen.

Wie oft sollte man nach der erfolgreichen Behandlung eines Krebses zum Arzt zur Kontrolluntersuchung gehen? Das hängt von der Art des Krebses ab, im allgemeinen ist ein halbjährlicher oder noch häufigerer Arztbesuch ratsam.

Welche Fortschritte in der Krebsbehandlung kann man heute voraussagen? Die Forschungen der letzten Jahre deuten darauf hin, daß die Krebsdiagnostik und Krebsbehandlung der Zukunft auf immunologischem und molekularbiologischem Gebiet liegen wird.

Nichtoperative Krebsbehandlung

Was versteht man unter Onkologie? Onkologie ist das Teilgebiet der Medizin, das sich mit den Geschwülsten, besonders den bösartigen Neubildungen, befaßt. Ein Onkologe ist ein Arzt, der sich auf die Behandlung von Krebs und anderen bösartigen Geschwülsten spezialisiert hat.

Was versteht man unter Chemotherapie? Die Behandlung von Krebs und anderen bösartigen Prozessen mit chemischen Substanzen.

Was ist ein Chemotherapeut? Ein Arzt, der sich auf die Behandlung von Krebs und anderen bösartigen Prozessen mit verschiedenen chemischen Substanzen spezialisiert hat. In der Regel ist er im Fachgebiet der Inneren Medizin ausgebildet, oft auch insbesondere in der Hämatologie. (Die Hämatologie befaßt sich mit den Krankheiten des Blutes und der blutbildenden Organe.)

Wie kann der Krebs ohne Operation behandelt werden? Es gibt mehrere Methoden:
a) Die Strahlenbehandlung einschließlich der Behandlung mit radioaktiven Isotopen von Jod, Phosphor, Gold usw.;
b) die Anwendung von Hormonen und hormonähnlichen Substanzen in Injektions- und Tablettenform; man konnte feststellen, daß der Brustkrebs manchmal durch männliche oder weibliche Geschlechtshormone in seinem Wachstum gehemmt wird; das Wachstum eines Krebses der Vorsteherdrüse wird oft durch weibliche Hormone gehemmt;
c) die Verabreichung bestimmter chemischer Mittel, sog. Zytostatika, die imstande sind, Krebszellen zu vernichten;
d) die molekularbiologische Therapie durch Entfernung bestimmter Onkogene und defekter DNS-Abschnitte, die für die Tumorentstehung verantwortlich sind (»Gentherapie«).

Hat die Strahlenbehandlung des Krebses große Fortschritte gemacht? Ja. Mit neu entwickelten Techniken und Apparaten wurde eine wesentliche Verbesserung der Ergebnisse erreicht.

Ist anzunehmen, daß eine Hormonbehandlung die entscheidende Rolle bei der Krebsheilung spielen wird? Die meisten Forscher stimmen darin überein, daß auf diesem Weg eine Krebsheilung letztlich nicht zu erreichen sein wird. Die meisten Krebse bleiben von einer Hormonverabreichung unbeeinflußt.

Was kann man in Zukunft von der Chemotherapie (der Behandlung mit chemischen Mitteln) erwarten? Ständig werden neue Medikamente entdeckt, die Ausbreitung und Wachstum des Krebses immer erfolgreicher einschränken (Zytostatika). Manche dieser Mittel sind so wirkungsvoll, daß sie einen Krebs vorübergehend zum Verschwinden bringen können. Es ist zu erwarten, daß weiterhin noch wirksamere chemische Mittel zur Krebsbehandlung gefunden werden und daß die Aussichten für Krebspatienten ständig besser werden.

Kann ein Krebs mit Röntgenstrahlen, radioaktiven Substanzen, Hormonen oder chemischen Mitteln überhaupt »geheilt« werden? Ja, durch die Fortschritte der nichtoperativen Krebsbehandlungsmethoden ist zu erwarten, daß die Liste der »heilbaren« Krebse wachsen wird.

Was ist die Immuntherapie? Unter Immuntherapie versteht man die Verhütung oder Behandlung von Krankheiten durch Erzeugung bzw. Stärkung von Immunität.

Ist zu erwarten, daß die Immuntherapie bei der Verhütung und Behandlung von Krebs eine wichtige Rolle spielen wird? Ja. Gegenwärtig laufen auf der ganzen Welt zahlreiche Forschungen auf diesem Gebiet. Da man glaubt, daß die Krebsentwicklung mit einer Virusinvasion in Zusammenhang steht, hofft man, daß ein Impfstoff gegen derartige Viren gefunden wird. Auf diese Weise könnte die Rolle von Viren als Krebserzeuger ausgeschaltet werden.

Welche statistischen Ergebnisse liegen über die Wirksamkeit von Zytostatika und Hormonen in der Krebsbehandlung vor?
a) Bei mehr als 90 % der Kinder mit akuter Leukämie hat die Chemotherapie einen günstigen Einfluß; in manchen Fällen wird sogar eine Heilung erreicht.
b) Bei 70 % der Kinder mit Nierentumoren (Wilms-Tumoren) wirkt die Chemotherapie günstig.
c) Bei 70 % der Männer mit Krebs der Vorsteherdrüse wirkt die Verabreichung von Hormonen günstig.
d) Bei 60 % der Frauen mit Brustkrebs wird durch die Anwendung von Zytostatika und Hormonen das Leben um Jahre verlängert.
e) In 80 % der Fälle von chronischer Leukämie kann die Chemotherapie Hilfe bringen.
f) In 90 % der Fälle von Hodgkin-Krankheit führen Kuren mit Zytostatika Remissionen herbei.
g) 80 % der Fälle von Hodenkrebs können durch die Chemotherapie günstig beeinflußt werden.
h) In mehr als 40 % der Fälle von Eierstockkrebs kann die Chemotherapie Hilfe bringen.

Kann eine Chemotherapie noch helfen, wenn sich der Krebs bereits im Körper ausgebreitet hat? Der Krankheitsverlauf bei metastasierenden Karzinomen kann in zahlreichen Fällen mit der überlegten Anwendung von Zytostatika günstig beeinflußt werden, in manchen Fällen ist sogar eine Heilung möglich.

Ist die gute Wirkung der Strahlen-, Hormon- und Chemotherapie meist nur vorübergehend? Ja, doch kann oft die Lebenszeit verlängert und der Allgemeinzustand des Patienten bedeutend verbessert werden. Darüber hinaus wird die Zahl der Patienten, die einer derartigen Behandlung unterzogen worden sind und als geheilt bezeichnet werden können, immer größer.

34 Laboratoriumsdiagnostik

Siehe auch Kapitel 14, Blut und lymphatisches System; Kapitel 29, Immunität und Impfungen; Kapitel 30, Infektionskrankheiten; Kapitel 64, Zuckerkrankheit

Hat der Arzt neben der Untersuchung des Kranken selbst noch weitere Möglichkeiten, um Klarheit über Art und Verlauf der Krankheit zu gewinnen? Ja. Es gibt eine Reihe von chemischen, mikroskopischen, mikrobiologischen und serologischen Untersuchungsverfahren, die in den letzten Jahrzehnten so an Umfang zugenommen haben, daß eigene Sonderfächer entstanden sind, in denen Ärzte mit Spezialausbildung arbeiten. Es sind die Ärzte für Laboratoriumsmedizin und Klinische Chemie, für Mikrobiologie, für Virologie, für Pathologie, für Zytologie, für Histochemie und für Molekularbiologie.

Um welche Untersuchungen handelt es sich und wo werden sie ausgeführt?
a) In Instituten für Pathologie werden neben den nur noch selten ausgeführten Leichenöffnungen vor allem Untersuchungen an Organen, Organteilen, Gewebsstücken oder Körperflüssigkeiten, die bei Operationen, Biopsien oder Punktionen entnommen wurden, durchgeführt. Man faßt diese Untersuchungen auch unter dem Begriff feingewebliche Untersuchungen zusammen. Der Pathologe kann aus typischen Veränderungen der Gewebsstruktur die Natur eines Krankheitsprozesses erkennen und beispielsweise die wichtige Frage entscheiden, ob eine Geschwulst gut- oder bösartig ist. In den gleichen Rahmen fallen auch zytologische Untersuchungen.
b) In den Instituten für Klinische Chemie oder Laboratoriumsdiagnostik werden, meist im Blut und in anderen Körperflüssigkeiten, sämtliche klinisch wichtigen Mineralien, Salze, Eiweiße, Hormone, Stoffwechselprodukte, Enzyme, Gerinnungsfaktoren, Blutgruppen, Blutgase und Medikamentenspiegel bestimmt, welche große Aufschlüsse über den Zustand des Organismus geben und in der medizinischen Diagnostik einen wichtigen Stellenwert haben. Bei der Blutbilduntersuchung zählt und klassifiziert man die verschiedenen Zellbestandteile des Blutes. Weiterhin untersucht man die große Palette der Antikörper gegen Infektionserreger, die Informationen über mögliche Infektionskrankheiten geben.
c) In den Instituten für Mikrobiologie weist man krankhafte Erreger in Körperflüssigkeiten (Blut, Urin, Stuhl, Sputum, Galle, Liquor, Magensaft usw.) und in Abstrichen nach. Hier wird auch die Empfindlichkeit der Erreger auf Antibiotika getestet. Die häufigsten angewandten Methoden sind die Bakterienkultur auf Nährböden und die mikroskopische Untersuchung gefärbter Präparate.

Diese Laboratorien gehören entweder zu einem Krankenhaus oder arbeiten als selbständige Institute.

Wie geht der behandelnde Arzt vor, wenn er derartige Untersuchungen durchführen lassen will? Er sendet entweder das Untersuchungsmaterial an die entsprechende Untersuchungsstelle ein, oder er schickt für bestimmte Analysen oder Funktionsproben den Patienten selbst hin.

Wie sind die Ergebnisse von Laboruntersuchungen zu bewerten? Manche Befunde, z. B. Gewebeuntersuchungen oder der Nachweis von Bakterien, können für die Diagnose entscheidend sein, andere sind nur im Rahmen der Allgemeinuntersuchung und zusammen mit anderen Werten aussagekräftig. Der Arzt weiß, wie er die einzelnen Befunde einzuordnen hat und welche möglichen Gründe für veränderte Laborwerte in Frage kommen. Der Patient sollte sich nicht durch bloße Abweichungen von der Norm Sorgen machen, sondern erst mit seinem Arzt darüber sprechen. Viele Abweichungen von der Norm haben harmlose Ursachen und es bedarf großer Kenntnisse, diese richtig zu interpretieren.

Führt eine Blutuntersuchung immer zur Diagnose? Nein, das gelingt in den seltensten Fällen. Vielmehr sind die Ergebnisse der Blutuntersuchung nur ein Steinchen im diagnostischen Mosaik. Ebenso wichtig ist die Vorgeschichte des Patienten, die körperliche Untersuchung und die verschiedenen technischen und bildgebenden Untersuchungsverfahren.

Ist es in der Regel am günstigsten, wenn man Blutuntersuchungen nüchtern, also nach Nahrungskarenz, durchführt? Ja, besonders bei chemischen Untersuchungen des Blutes. In diesem Fall sollte der Patient vor der Untersuchung 12 Stunden lang nichts mehr zu sich nehmen.

Hämatologische Untersuchungen

Was versteht man unter einem vollständigen Blutbild? Ein komplettes Blutbild besteht in einer Zählung der Blutzellen und in der Bestimmung des Blutfarbstoffgehalts. Im Labor werden die sog. hämatologischen Untersuchungen aus Venenblut automatisch durchgeführt. Hierbei kann neben der Zahl der roten und weißen Blutkörperchen, dem Blutfarbstoffgehalt, dem Zellvolumen der roten Blutkörperchen und dem Farbstoffgehalt des einzelnen Blutkörperchens auch die Zahl der für die Gerinnung wichtigen Thrombozyten oder Blutplättchen festgestellt werden. Die Untersuchung kann jederzeit ohne besondere Vorbereitung erfolgen.

Laboratoriumsdiagnostik

Was versteht man unter einem Differentialblutbild? Die prozentuelle Verteilung der einzelnen weißen Zellformen. Man erhält sie durch Auszählung der Zellen aus einem gefärbten Blutausstrich unter dem Mikroskop. Das vollständige Blutbild und das Differentialblutbild ermöglichen die Diagnose von Krankheiten wie Anämie und Leukämie oder von Infektionen.

Ist es schmerzhaft, wenn eine Vene für eine Blutprobe punktiert wird? Wenn man eine gute, scharfe Nadel verwendet, ist der Schmerz nur ganz geringfügig.

Wie läßt sich eine Blutarmut mit dem Blutbild feststellen? Aus der Zahl der roten Blutkörperchen, ihrem Blutfarbstoffgehalt und aus dem charakteristischen Aussehen des Blutes unter dem Mikroskop.

Kann der Labormediziner durch eine Untersuchung des Blutes die verschiedenen Formen der Blutarmut diagnostizieren? Ja. Es gibt viele Formen von Blutarmut und die Behandlung kann für jede anders sein.

Wie zeigt das Blutbild eine akute Infektion an? Mit einer Vermehrung der weißen Blutkörperchen und mit einer prozentualen Zunahme bestimmter weißer Zellformen (»Stabkernige«). Allerdings gibt es Infektionen, die eher mit einer Verminderung der weißen Blutkörperchen einhergehen.

Ist die Zählung der weißen Blutkörperchen oft zur Bestimmung des Schweregrads einer Krankheit und zur Beurteilung der Notwendigkeit einer Operation von Bedeutung, z. B. wenn Verdacht auf Blinddarmentzündung besteht? Ja. Diese Untersuchung ist für die Entscheidung, ob operiert werden muß oder nicht, ein sehr wertvolles Hilfsmittel.

Was ist Hämoglobin? Hämoglobin ist der eisenhaltige Farbstoff der roten Blutkörperchen, dessen Aufgabe der Sauerstofftransport zu den Zellen im ganzen Körper ist.

Warum muß man vor jeder Operation eine Blutuntersuchung machen lassen? Vor jeder Operation soll die Bereitschaft der Gewebe zu Blutungen und die Gerinnungsfähigkeit des Blutes geprüft werden. Wenn die Bestimmung der sog. Blutungszeit und Gerinnungszeit normale Werte ergibt, kann der Chirurg arbeiten, ohne eine Blutung infolge abnormer Blutverhältnisse fürchten zu müssen.

Kann eine Blutarmut erfolgreich mit Bluttransfusionen behandelt werden? Bluttransfusionen können vorübergehend den Mangel ausgleichen, aber sie beseitigen die Grundursache der Blutarmut nicht und können daher keine Dauerheilung bewirken – mit einer Ausnahme, und zwar, wenn die Blutarmut lediglich die Folge einer plötzlichen Blutung ist. In diesem Fall kann eine Bluttransfusion die Blutarmut heilen.

Was versteht man unter Blutsenkungsgeschwindigkeit? Zu dieser Untersuchung entnimmt man eine kleine Menge Blut aus einer Armvene. Das abgenommene Blut wird mit einem gerinnungshemmenden Mittel gemischt und in ein spezielles Glasröhrchen, ein sog. Senkungsröhrchen, gebracht, wo sich die Blutkörperchen langsam vom Plasma absondern. Die Geschwindigkeit, mit der die Blutzellen zum unteren Ende des Röhrchens absinken, nennt man Blutsenkungsgeschwindigkeit. Sie gibt einen groben Anhaltspunkt dafür, ob irgendwo im Körper eine Entzündung besteht oder nicht. Je schneller die Blutsenkung vor sich geht, um so wahrscheinlicher ist es, daß ein entzündlicher Prozeß vorhanden ist. Auch bei bösartigen Prozessen ist die Blutsenkungsgeschwindigkeit meist erhöht. Die Untersuchung ist sehr empfindlich, aber unspezifisch. Man kann zwar erkennen, daß etwas im Körper nicht in Ordnung ist, z. B. eine Entzündung besteht, den genauen Grund kann man damit aber nicht feststellen. **Eine erhöhte BSG** (Blutkörperchensenkungsgeschwindigkeit) **ist aber ein Grund, weiter nach einer möglichen Ursache zu suchen.**

Was ist eine Knochenmarksuntersuchung? Bei der Knochenmarksuntersuchung wird mit einer Nadel eine kleine Menge Mark aus dem Brustbein oder einem anderen Knochen entnommen und mikroskopisch untersucht. Diese Untersuchung ermöglicht es dem Arzt zu beurteilen, wie gut die Blutbildung funktioniert und ob das Knochenmark Gewebe oder Zellen enthält, die normalerweise nicht dort sein sollten.

Ist eine Knochenmarksuntersuchung schmerzhaft? Der Einstich mit der Nadel wird in örtlicher Betäubung vorgenommen und ist nicht schmerzhaft; das Aufziehen des Knochenmarks mit einer Spritze verursacht allerdings einen kurzen Schmerz.

Braucht man oft eine Knochenmarksuntersuchung zum Nachweis von Blutkrankheiten und verschiedenen Anämieformen? Ja. Sie ist ein überaus wertvolles Untersuchungsverfahren, das in Zweifelsfällen immer zur Klärung der Diagnose herangezogen werden soll.

Wer führt die Knochenmarksuntersuchung durch? Ein Facharzt, der sich speziell mit Blutkrankheiten befaßt.

Die chemische Untersuchung des Blutes

Was versteht man unter klinisch-chemischen Blutuntersuchungen? Man meint damit chemische Nachweisverfahren zur Mengenbestimmung verschiedener anorganischer und organischer Substanzen, die im Organismus im Umlauf sind. Zu diesen Untersuchungen verwendet man Venenblut, und zwar das Serum, das sich nach der Gerinnung absetzt.

Welche Substanzen können u. a. mit Serumuntersuchungen bestimmt werden?
a) Bestimmung von Enzymaktivitäten zum Ausschluß von Leber-, Herz- und Muskelerkrankungen (Transaminasen, Phosphatasen);
b) Serumeiweißuntersuchungen (Gesamteiweiß und elektrophoretische Auftrennung der Serumeiweiße);
c) Serumbilirubin;
d) Stoffwechselparameter (Cholesterin, Triglyceride, Neutralfette, Blutzucker, Harnsäure);
e) Elektrolyte des Serums (Natrium, Kalium, Kalzium, Chlorid und Phosphor);
f) harnpflichtige Substanzen des Serums (Kreatinin, Harnstoff);
g) Untersuchungen der Bauchspeicheldrüse (Aktivitätsbestimmungen der alpha-Amylase, Lipase);
h) Untersuchungen bei Vergiftungen (Kohlendioxidgehalt, Kohlenmonoxidgehalt, Bestimmung des sog. Methämoglobins, gegebenenfalls Barbiturat- oder Salizylatnachweis);
i) Medikamentenspiegel (Digoxin, Theophyllin, Antiepileptika, Antibiotika).

Hat die chemische Untersuchung des Blutes diagnostischen Wert? Ja. In bestimmten Fällen liefert die chemische Untersuchung des Blutes eine definitive Diagnose. Diese Fälle sind aber eher selten.

Bei welchen Krankheiten können charakteristische Abweichungen bestimmter Blutbefunde entscheidend für die Diagnose sein? Bei:
a) entzündlichen Lebererkrankungen;
b) allen Formen von Gelbsucht;
c) verminderter Nierenfunktion (Harnvergiftung);
d) Stoffwechselerkrankungen (Zuckerkrankheit, Gicht, Störungen des Fettstoffwechsels, Porphyrien);
e) Knochenerkrankungen;
f) allen Erkrankungen der blutbildenden Organe;
g) bei den meisten hormonellen Krankheiten.

Werden charakteristische blutchemische Befunde für die Festsetzung der Behandlung herangezogen? Ja. Die Konzentration einer bestimmten chemischen Substanz im Blut ist oft ein wesentlicher Faktor für die Wahl der Behandlung und die Dosierung eines Medikamentes.

Kann das Leben manchmal von der Konzentration bestimmter chemischer Substanzen im Blut abhängen? Ja, zweifellos. Sowohl ein Überschuß bestimmter Substanzen im Blut als auch ein schwerwiegender Mangel an gewissen chemischen Bestandteilen kann Schock und Koma auslösen und unter Umständen schließlich zum Tod des Patienten führen.

Können chemische Bestandteile des Blutes künstlich ersetzt werden? Ja. Zu den geläufigsten Behandlungsverfahren schwerer Krankheiten zählt die Zufuhr bestimmter fehlender chemischer Substanzen durch den Mund, mittels Injektion unter die Haut oder direkt in die Blutbahn.

Sind Blutuntersuchungen eine wichtige diagnostische Hilfe zur Bestimmung der einzelnen Gelbsuchtformen? Ja. Im allgemeinen kann damit eine Unterscheidung zwischen einem Verschlußikterus, der durch die Behinderung des Gallenabflusses aus der Leber entsteht, einer Gelbsucht, die die Folge einer Entzündung oder anderen Erkrankung der Leber ist, und einer Gelbsucht, die durch übermäßigen Blutzerfall bedingt ist, getroffen werden.

Warum ist die Bestimmung des Cholesterinspiegels und des Gehaltes an Neutralfetten (Triglyceriden) im Blut von Interesse? Es gibt heute keinen Zweifel mehr, daß erhöhte Konzentrationen von Cholesterin und vielleicht auch von Neutralfetten einer der wichtigsten sog. Risikofaktoren für die im Volksmund sogenannte »Arterienverkalkung« sind. Medizinisch wird das Gefäßleiden als Arteriosklerose bezeichnet, da die Verkalkung nicht immer vorhanden sein muß. Die gravierendste Folge der Arteriosklerose ist der Herzinfarkt. Bei einer Überhöhung des Blutcholesterinspiegels spricht man von Hypercholesterinämie. Massiv erhöhte Cholesterinspiegel treten auf im Rahmen von angeborenen Stoffwechselkrankheiten, geringgradiger kann das Serum-Cholesterin auch bei Übergewicht und Fehlernährung erhöht sein.

Gibt es Blutuntersuchungen, die etwas über den Stoffwechsel aussagen? Ja, die Blutuntersuchung ist das wichtigste diagnostische Hilfsmittel der medizinischen Spezialfächer Stoffwechselkrankheiten und Endokrinologie. Die Blutuntersuchung liefert entscheidende Hinweise bei
a) Diabetes mellitus: Blutzuckerspiegel, Insulin, C-Peptid, Hämoglobin A_1;
b) Fettstoffwechselstörungen: Cholesterin, Triglyceride (Neutralfette), Cholesterin-Unterfraktionen (HDL-, LDL-Cholesterin);
c) Gicht: Harnsäure;

d) Schilddrüsenfunktionsstörungen: Trijodthyronin, Thyroxin, TSH;
e) Hyperparathyreoidismus: Parathormon, alkalische Phosphatase, Kalzium, Phosphor, Vitamin D.

Gibt es Blutuntersuchungen, mit denen man Krebs verläßlich nachweisen kann? Nein. Die Diagnose Krebs gelingt nach wie vor nur durch eine feingewebliche Untersuchung. Allerdings tragen Laboruntersuchungen dazu bei, den Schweregrad eines Tumorleidens und ein evtl. Wiederauftreten eines Krebses bei einem operierten oder zytostatisch behandelten Patienten festzustellen. Bei manchen Krebsformen ist zu beobachten, daß karzinoembryonales Antigen [CEA] (Dickdarmkrebs), alpha-Fetoprotein [AFP] (Leberkrebs) und Prostata-spezifisches Antigen [PSA] (Prostata-Krebs) in erhöhter Konzentration im Blut vorhanden sind. Ein hoher Spiegel dieser Substanzen im Blut ist an sich nicht für einen bestimmten Krebs spezifisch, er ist jedoch eine brauchbare Hilfe für die Krebsdiagnose, für die Kontrolle des Therapieerfolgs und die frühzeitige Feststellung eines Wiederauftretens.

Glukosetoleranztest

Was ist der Glukosetoleranztest? Bei dieser Untersuchung bekommt der nüchterne Patient eine bekannte Menge Glukose (Zucker) in Tee aufgelöst zu trinken. Danach wird das Blut in bestimmten Abständen zur Bestimmung des Blutzuckerspiegels untersucht. Im Normalfall übersteigt der Blutzucker zu keinem Zeitpunkt einen Wert von 200 mg/dl und ist nach 2 Stunden wieder unter 140 mg/dl zurückgekehrt. Darüberliegende Werte gelten als pathologisch.

Was bedeutet ein pathologischer Glukosetoleranztest? Ein pathologischer Glukosetoleranztest zeigt, daß der Patient eine Vorstufe des Diabetes mellitus hat. Manchmal fällt dieser Test auch nur vorübergehend krankhaft aus, z. B. bei Einnahme bestimmter Medikamente.

Findet sich bei Zuckerkranken gewöhnlich ein zu hoher Blutzuckerspiegel? Ja. Allerdings können erhöhte Blutzuckerspiegel kurzfristig und vorübergehend auch bei nicht-diabetischen Patienten auftreten, z. B. bei extremen Streß-Situationen auf der Intensivstation.

Blutgase und Säure-Basen-Verhältnis

Was sind Blutgase? Wenn wir Sauerstoff einatmen und Kohlendioxid ausatmen, erfolgt der Transport dieser Gase zwischen Gewebe und Lunge auf dem Blutweg. Der Sauerstoff- und der Kohlendioxidgehalt des Blutes kann aus einer Blutprobe im Blutgasanalyseapparat zusammen mit dem pH-Wert, dem Basenüberschuß und anderen Daten bestimmt werden.

Was versteht man unter Säure-Basen-Gleichgewicht? Bei den Stoffwechselvorgängen werden Säuren erzeugt, die zunächst gepuffert und dann hauptsächlich durch Nieren und Lunge ausgeschieden werden, damit die Neutralität der Körperflüssigkeit gewahrt bleibt. Auf diese Weise wird das Säure-Basen-Gleichgewicht im Körper aufrechterhalten. Störungen dieses Gleichgewichts im Säure-Basen-Verhältnis können ganz allgemein in zwei Gruppen unterteilt werden: 1. Azidose (das Säure-Basen-Gleichgewicht ist zugunsten der Säuren verschoben) und 2. Alkalose (das Gleichgewicht ist zugunsten der Basen verschoben). Innerhalb dieser Gruppen unterscheidet man noch weiter, ob die Störung primär respiratorisch (atmungsbedingt) oder metabolisch (stoffwechselbedingt) ist und ob sie kompensiert ist oder nicht. (Unter Kompensation versteht man den Ausgleich einer Störung durch den Einsatz anderer Kräfte.)

Wodurch entsteht gewöhnlich eine respiratorische Azidose? Eine respiratorische Azidose tritt ein, wenn die Lunge nicht genügend Kohlendioxid ausscheidet, entweder, weil sie nicht imstande ist, das Gas in ausreichendem Maß abzuatmen, oder weil der Gasübertritt aus dem Blut in die Lunge behindert ist. Beispiele sind: 1. chronische obstruktive Lungenveränderungen, wie die chronische Bronchitis und das Emphysem, und 2. schwere restriktive Lungenveränderungen, wie Lungenödem und Lungenfibrose.

Wodurch entsteht gewöhnlich eine respiratorische Alkalose? Wenn zuviel Kohlendioxid von der Lunge abgeatmet wird, meist infolge einer Hyperventilation (= übermäßige Atmung) bei Angstzuständen.

Wodurch entsteht gewöhnlich eine metabolische Azidose? Zur metabolischen Azidose kommt es, wenn der Körper zuviel Säuren erzeugt oder zuviel Basen verliert. Beispiele sind: 1. Durchfall, 2. diabetische Azidose und 3. Nierenversagen (Säureansammlung in den Körperflüssigkeiten wegen des herabgesetzten Ausscheidungsvermögens der Niere).

Wodurch entsteht gewöhnlich eine metabolische Alkalose? Wenn der Körper Säure verliert oder eine Base zurückhält oder aufnimmt, kommt es zur metabolischen Alkalose. Beispiele sind: 1. Erbrechen (Säureverlust), 2. übermäßige Basenaufnahme mit der Nahrung wie beim »Milch-Alkali-Syndrom« und 3. langdauernde Magensaftabsaugung (Säureverlust).

Untersuchung des Harns

Wann soll der Harn am besten für die Untersuchung gesammelt werden?
Abgesehen von bestimmten Spezialuntersuchungen soll der Harn im allgemeinen bei der ersten Entleerung am Morgen in einem sterilen Fläschchen gesammelt werden, und zwar der sogenannte Mittelstrahlurin.

Was versteht man unter einem Mittelstrahlurin? Man gibt die erste Urinportion, unmittelbar nach Beginn des Wasserlassens in die Toilette, die mittlere Portion geht in das Sammelgefäß, die letzte Portion verwirft man wieder in die Toilette.

Auf welche Substanzen wird eine Harnprobe normalerweise untersucht?
a) physikalische Parameter:
    pH-Wert (Säuregrad)
    spezifisches Gewicht (Konzentrationsgrad)
b) chemische Parameter:
    Glukose (Zucker)
    Proteine (Eiweiße)
    Bilirubin, Urobilinogen (Gallenfarbstoffe)
    Nitrit (indir. Bakteriennachweis)
    Hämoglobin (roter Blutfarbstoff)
    Ketonkörper (bei Diabetes)
c) zelluläre Parameter:
    Leukozyten (weiße Blutkörperchen)
    Erythrozyten (rote Blutkörperchen)
    Zylinder (Hinweis auf Nierenschäden)

Was kann man aus dem Auftreten oder Fehlen dieser Substanzen im Harn schließen? Die Harnuntersuchung gibt wertvolle Auskünfte über den Gesundheitszustand der Nieren und anderer Teile des Harntrakts. Außerdem kann sie einen Hinweis auf das Bestehen einer Zuckerkrankheit, Lebererkrankung usw. geben.

Zeigt es immer eine Krankheit an, wenn sich abnorme Substanzen im Harn finden? Nicht immer. Manchmal handelt es sich um harmlose Normvarianten, Einflüsse von Medikamenten oder anderen Substanzen.

Ist es oft zweckmäßig, die Befunde der Harnuntersuchung mit Blutuntersuchungen nachzuprüfen? Ja, zumal die Harnuntersuchung für den Patienten keine Belastung darstellt. Sie ist sehr aufschlußreich, läßt aber nicht immer bindende Schlüsse zu.

Schwangerschaftsnachweis

Wie wird eine Schwangerschaft üblicherweise festgestellt? Durch einen Schwangerschaftstest im Urin.

Wie genau sind Schwangerschaftstests? Die heute verfügbaren Tests haben eine Genauigkeit von 99 %. Lediglich in den seltenen Fälle, in denen ein Tumor Schwangerschaftshormon (siehe unten) produziert, ist der Test positiv, ohne daß eine Schwangerschaft vorliegt.

Empfiehlt sich eine Wiederholung des Tests, wenn der Untersuchungsbefund des Arztes nicht mit dem Schwangerschaftstest übereinzustimmen scheint? Ja. Mitunter ergibt sich die Notwendigkeit, den Harntest einige Male zu wiederholen, bevor ein endgültiger Schluß gezogen werden kann.

Wie werden Schwangerschaftstests durchgeführt? Die Tests basieren auf dem Nachweis von Choriongonadotropin (HCG) nach dem Prinzip der Antigen-Antikörper-Reaktion. Der Test wird auf einem Objektträger oder in einem Röhrchen durchgeführt und erfordert nur ein paar Tropfen Harn. Auch mit Blutserum läßt sich ein verläßlicher Schwangerschaftsnachweis durchführen.

Wie lange dauert es, bis man das Ergebnis eines Schwangerschaftstests erhält? Mit den meisten Tests kann eine Schwangerschaft innerhalb von wenigen Minuten nachgewiesen werden.

Ab wann kann man bei einer jungen Schwangerschaft einen positiven Test erwarten? Um ein ganz verläßliches Ergebnis zu erhalten, soll man den Test nicht vor dem 10. Tag nach dem Termin der ersten ausgebliebenen Regelblutung ausführen lassen. In der ganz frühen Schwangerschaft ist der Choriongonadotropinspiegel oft so nieder, daß der Test negativ ausfällt; er soll nach ein bis zwei Wochen wiederholt werden.

Ist der Schwangerschaftsnachweis immer positiv, wenn eine Eileiterschwangerschaft besteht? Nein. Bei einer ektopischen bzw. einer Eileiterschwangerschaft kann der Schwangerschaftstests negativ sein bzw. der Choriongonadotropinspiegel niedriger sein, als für die Zeit zu erwarten wäre. Wichtiger ist in diesen Fällen daher die körperliche Untersuchung und die Sonographie durch den Arzt.

Bestimmung des Rhesusfaktors

Was versteht man unter Rhesusfaktorbestimmung? Mit dieser Untersuchung wird nachgewiesen, ob der Rhesusfaktor im Blut vorhanden ist oder nicht. Bei jeder Blutgruppenbestimmung wird auch der Rhesusfaktor bestimmt.

Soll sich jede schwangere Frau eine Rhesusfaktorbestimmung machen lassen? Ja, unbedingt.

Warum spielt der Rhesusfaktor in der Schwangerschaft eine große Rolle? Der Rhesusfaktor hat deshalb eine besondere Bedeutung in der Schwangerschaft, weil rhesusnegative Frauen, also solche, denen der Rhesusfaktor fehlt, eine rhesuspositive Frucht tragen können, wenn der Vater des Kindes rhesuspositiv ist. Die werdende Mutter kann in einem solchen Fall gegen den Rhesusfaktor des ungeborenen Kindes sensibilisiert werden. Bei einer weiteren Schwangerschaft können diese Antikörper der Mutter die Erythrozyten des Kindes zerstören und zu schweren Komplikationen führen.

Muß das Kind eine Bluttransfusion bekommen, wenn die Mutter rhesusnegativ ist? Das Kind braucht eine Transfusion nur dann, wenn eine Sensibilisierung der Mutter gegen den Rhesusfaktor eingetreten ist und die vom mütterlichen Organismus erzeugten Antikörper die Blutkörperchen des Kindes angreifen. Die Tatsache, daß die Mutter rhesusnegativ ist, bedeutet allein noch nicht, daß das Kind überhaupt behandelt werden muß.

Was ist eine Erythroblastose? Die Erythroblastose ist eine Folgeerscheinung der eben beschriebenen Rhesusfaktorunverträglichkeit; sie zeigt sich beim Neugeborenen in einer ausgedehnten Zerstörung von roten Blutkörperchen und einem hohen Gehalt an Bilirubin (Gallenfarbstoff) im Serum, d. h. in einer starken Gelbsucht (siehe auch Kapitel 50, Säuglings- und Kinderkrankheiten).

Ist die Erythroblastose eine gefährliche Krankheit? Ja. Wenn sie nicht prompt behandelt wird, kann sie zum Tod des Säuglings führen.

Sollte sich eine Frau von der Tatsache, daß sie rhesusnegativ ist, beeinflussen lassen, auf weitere Kinder zu verzichten? Nein. Eine rhesusnegative Mutter sollte binnen 72 Stunden nach der Entbindung Immunglobuline erhalten, die eine Sensibilisierung des mütterlichen gegen das fetale Blut weitgehend verhindern. Diese Injektion wird ihr nächstes Kind davor schützen, die Rh-Faktor-Krankheit zu bekommen.

Ist es möglich, daß eine rhesusnegative Frau, die mit einem rhesuspositiven Mann verheiratet ist, ein rhesusnegatives Kind trägt? Ja. Bei einer derartigen Übereinstimmung von Mutter und Kind sind keine Schwierigkeiten zu erwarten.

Kann man einer rhesusnegativen werdenden Mutter schon während der Schwangerschaft vorhersagen, ob mit einer Schädigung des Kindes gerechnet werden muß? Während des Schwangerschaftsverlaufs kann das Blut der Mutter auf Antikörper, die gegen den Rhesusfaktor gerichtet sind, untersucht werden. Aus den erhaltenen Werten läßt sich grob abschätzen, was man zu erwarten hat, wenn das Kind zur Welt kommt.

Kann eine sensibilisierte Frau in einer neuen Ehe normale Kinder austragen? Ja, wenn der neue Ehemann rhesusnegativ ist bzw. eine andere Blutgruppe hat als jene, die ursprünglich die Sensibilisierung bewirkte.

Wird sich ein Kind mit Erythroblastose normal entwickeln, wenn es überlebt? Wenn der Schaden, den das Kind durch die Krankheit erlitt, geringfügig war, was meist der Fall ist, wird sich ein solches Kind fast immer normal entwickeln. Wenn ein solches Kind kurz nach der Geburt eine Austauschtransfusion erhält, ist mit keinem bleibenden Schaden zu rechnen.

Besteht ein Unterschied zwischen einem erythroblastotischen und einem »blauen Baby«? Ja. Ein blaues Baby ist ein Kind mit einem angeborenen Herz- oder Lungenfehler. Bei der Erythroblastose des Neugeborenen handelt es sich um einen Blutzerfall als Folge der Sensibilisierung der Mutter gegen den Rhesusfaktor.

Kann das erste Kind einer rhesusnegativen Frau eine Erythroblastose haben? Das kommt selten vor, aber es kann dann geschehen, wenn die Mutter vor der Schwangerschaft durch eine Injektion oder Transfusion von rhesuspositivem Blut gegen den Rhesusfaktor sensiblisiert worden ist.

Untersuchung des Magensafts

Was geschieht bei der Magensaftuntersuchung? Die Sekrete des Magens werden zwecks Bestimmung ihrer Bestandteile ausgehebert oder abgesaugt.

Bei welchen Krankheiten ist eine Magensaftuntersuchung von Bedeutung?
a) Bei perniziöser Anämie; bei dieser Krankheit fehlt die Salzsäure.
b) Bei Tuberkulose, wenn man vermutet, daß der Auswurf geschluckt statt ausgehustet wird.

Wie geht man zur Magensaftuntersuchung vor? Man führt einen Gummischlauch durch Mund oder Nase in den Magen ein. Diese Untersuchung ist zwar etwas unangenehm, aber nicht schmerzhaft (Abb. 107).

Papanicolaou-Test

Was ist ein Papanicolaou-Abstrich? Diese Untersuchung dient zur Krebsdiagnose; man macht dazu Abstriche von zugänglichen Organen, meist von Scheide, Muttermund oder Gebärmutterhals bei der Frau. Die Methode wird im Rahmen der gesetzlichen Früherkennungsmaßnahmen von Krebs (»Vorsorge-Untersuchungen«) durchgeführt und die Kosten von den Krankenkassen erstattet (siehe auch Kapitel 29, Krebs).

Wie wird ein Papanicolaou-Abstrich gemacht? Der Arzt schabt mit einem Wattetupfer die oberflächlichen Zellen von Scheide oder Muttermund ab und streicht das erhaltene Material auf Objektträger aus. Die Ausstriche werden dann mit einer speziellen Technik gefärbt und mikroskopisch untersucht (Abb. 108).

Ist diese Untersuchung schmerzhaft oder unangenehm? Bei korrekter Abstrichtechnik muß der Arzt mit dem Wattetupfer ziemlich kräftig in den Gebärmutterhalskanal eingehen. Das kann einen kurzdauernden Schmerz verursachen.

Wo kann man einen Papanicolaou-Abstrich abnehmen lassen? Beim Frauenarzt oder bei einem anderen Arzt in seiner Sprechstunde oder aber in einer Krebsvorsorgeambulanz.

Sollte sich jede Frau einem Papanicolaou-Test unterziehen? Ja. Heute empfiehlt man jeder erwachsenen sexuell aktiven Frau, sich einen sog. »Pap«-Test alle 1–3 Jahre machen zu lassen. Auf diese Weise kann man einen Krebs in einem sehr frühen, heilbaren Stadium entdecken. Manche dieser Frühfälle,

Papanicolaou-Test

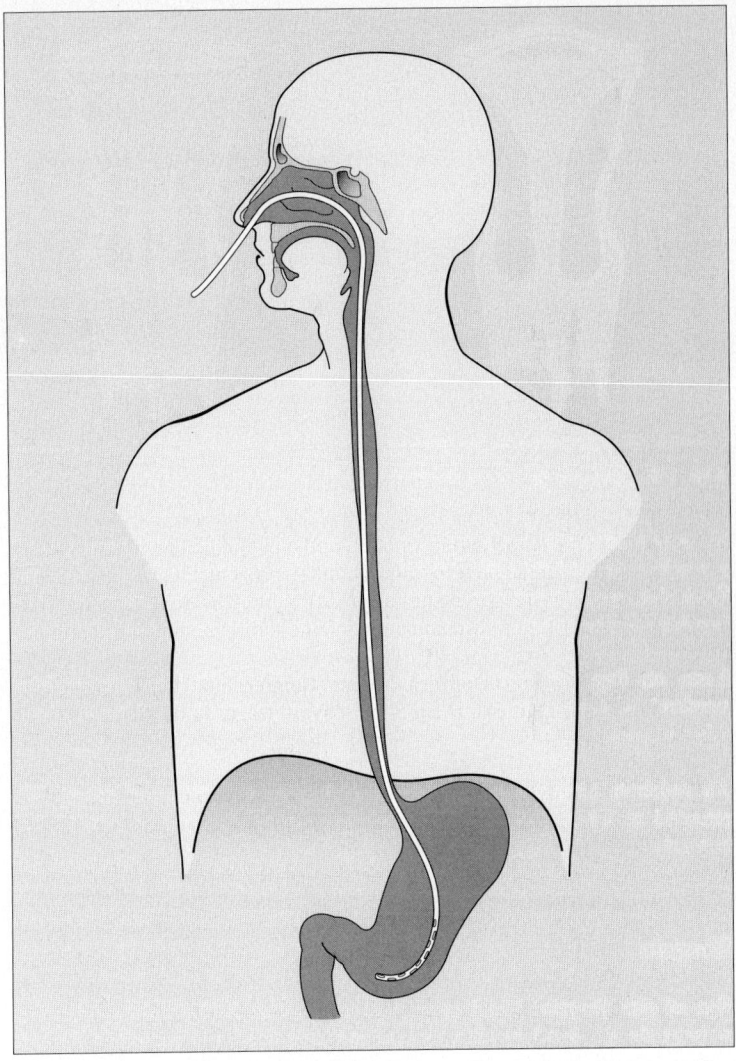

Abb. 107 *Magensaftuntersuchung.* Lage der durch Nase und Speiseröhre in den Magen eingeführten Sonde.

Laboratoriumsdiagnostik

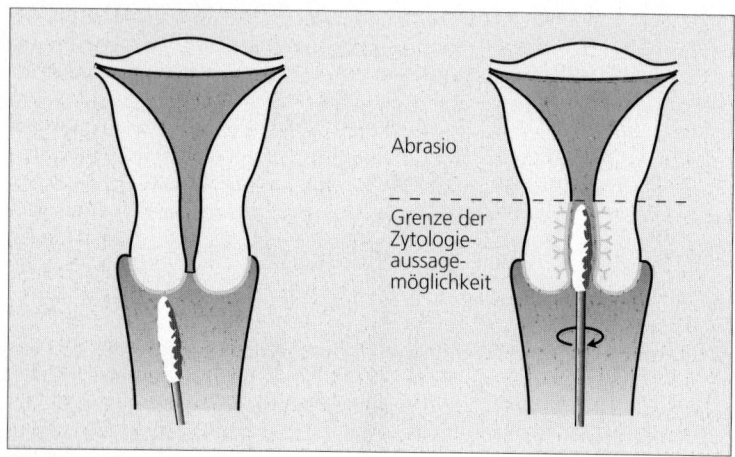

Abb. 108 *Zytologische Abstrichuntersuchung.*

bei denen der Krebs noch ortsgebunden und nicht in die Umgebung weitergewuchert ist, sind mit einer Operation hundertprozentig heilbar. Frauen mit Risikofaktoren für ein Zervixkarzinom, z. B. zahlreiche Sexualpartner oder familiäre Vorbelastung, wird man eher zu einer jährlichen Kontrolle raten.

Kann ein Pap-Test auch bei erhaltenem Jungfernhäutchen durchgeführt werden? Ja, denn es muß nur ein dünner Watteträger in die Scheide eingeführt werden.

Ab welchem Alter soll man regelmäßige Pap-Tests vornehmen lassen? Beginnend im Alter, in dem der erste Sexualverkehr stattfand bis zum 65. Lebensjahr.

Biopsie

Was ist eine Biopsie? Mit Biopsie bezeichnet man die Entnahme einer Gewebeprobe aus dem lebenden Organismus und ihre Untersuchung. Der Arzt entfernt das Gewebe meist mit einem Skalpell oder einer Punktionsnadel und sendet es in ein Pathologie-Institut, wo es grob-makroskopisch und mikroskopisch untersucht und befundet wird.

Wo können Biopsien gemacht werden? In Krankenhäusern oder in der ärztlichen Sprechstunde.

Was versteht man unter einer Feinnadelbiospie? Bei dieser Methode führt man eine dünne Nadel in den Krankheitsherd ein und saugt Zellen oder anderes darin enthaltenes Material für die mikroskopische Untersuchung ab.

Ist eine Feinnadelbiopsie ebenso genau wie eine gewöhnliche Biopsie? Im allgemeinen nicht, weil die Gewebemenge, die man mit der Nadel gewinnen kann, so gering ist, daß die Beurteilung schwierig wird. Allerdings stehen heute sog. Schneidebiopsiekanülen zur Verfügung, die zwar sehr dünn sind, bei denen aber soviel Material gewonnen wird, daß man eine feingewebliche Untersuchung von guter Qualität durchführen kann. Damit können auch Biopsien von Organen wie Leber, Niere oder Lunge ohne Operation gewonnen werden.

Was versteht man unter einem »Gefrierschnitt«? Ein sog. Gefrierschnitt oder Schnellschnitt ist eine Methode, bei der die Härtung des Untersuchungsmaterials, die zur Herstellung von Schnitten für die mikroskopische Untersuchung nötig ist, durch Gefrieren erfolgt. Dieser Methode bedient man sich, wenn eine entnommene Gewebeprobe sofort einer mikroskopischen Untersuchung unterzogen werden soll, während der Patient auf dem Operationstisch liegt. Vom Ausfall dieser Untersuchung macht der Chirurg sein weiteres Vorgehen abhängig.

Liefern Gefrierschnittuntersuchungen unfehlbare Befunde? Nein. Diese Schnellverfahren sind nicht ganz so exakt wie die gebräuchlichen zeitraubenderen Methoden, die zur routinemäßigen Untersuchung von Biopsien angewendet werden.

Worin liegt der Wert einer Gefrierschnittuntersuchung? Sie sagt dem Chirurgen, ob ein Krankheitsherd bösartig oder gutartig ist, und zeigt damit an, ob eine ausgedehntere Operation nötig ist oder nicht. Außerdem muß der Patient nur einmal in Narkose versetzt werden, da man im Fall einer Krebserkrankung Diagnostik und Therapie in einem Eingriff vornehmen kann.

Wann sind Gefrierschnitte besonders zweckdienlich? Bei der Operation von Tumoren, um festzustellen, ob es sich um einen Krebs handelt. Der Pathologe ist gewöhnlich imstande, aufgrund dieser Untersuchung die Diagnose zu stellen.

Wird der Pathologe auch manchmal in den Operationssaal gerufen? Mitunter, besonders wenn es notwendig ist, daß er den ganzen Tumor sieht, um entscheiden zu können, welches Gewebe zur Untersuchung entnommen werden soll.

Laboratoriumsdiagnostik

Untersuchung des Auswurfs

Warum macht man eine Auswurfuntersuchung?
a) Zum Nachweis oder Ausschluß der Erreger der Tuberkulose oder anderer Lungeninfektionen;
b) zur Analyse bei bestimmten Fällen von Asthma;
c) um bei Verdacht auf Lungenkrebs nach Krebszellen zu fahnden.

Wie führt man die Untersuchung des Auswurfs durch? Man macht Ausstriche von dem konzentrierten Auswurf und untersucht sie genau unter dem Mikroskop. Zur Isolierung der bakteriellen Krankheitserreger legt man Kulturen an. Diese Untersuchung ist nicht sehr zuverlässig, da man häufig nur harmlose Keime der Mundhöhle und des Rachens nachweist, welche die Probe verunreinigen.

Wie kann man die diagnostische Aussagekraft der Auswurfuntersuchung verbessern? Indem man nicht den einfachen, vom Patienten ausgespuckten Auswurf untersucht, sondern mit einem flexiblen Endoskop in die Luftröhre oder die Bronchien eingeht und den Auswurf direkt von dort absaugt.

Untersuchung des Stuhls

Wann wird eine Stuhluntersuchung gemacht?
a) Bei Durchfallserkrankungen aller Art, etwa bei Ruhr usw.;
b) bei Sprue oder Zöliakie;
c) in allen Fällen, bei denen Verdacht auf einen Parasitenbefall besteht;
d) bei Krankheiten, bei denen es zu Blutungen in den Verdauungstrakt kommt (Hämoccult-Test);
e) bei Dickdarmentzündungen (Kolitis).

Ist es wesentlich, daß die Stuhlprobe in frischem Zustand untersucht wird? Ja. Die Stuhlprobe muß fast unmittelbar nach der Stuhlentleerung ins Labor gebracht werden, sonst sind die Bakterien, Parasiten, Enzyme usw. im Stuhl u. U. nicht mehr nachweisbar.

Was ist der Hämoccult-Test? Mit dem Hämoccult-Test wird Blut in kleinsten, für das Auge nicht sichtbaren Spuren im Stuhl nachgewiesen. Da Krebsgewebe leichter zu Blutungen neigt als intaktes Darmgewebe, wird der Test zur Früherkennung von Dickdarmkrebs eingesetzt. Er gehört mit zu den gesetzlich anerkannten Früherkennungsuntersuchungen.

Wie zuverlässig ist der Hämoccult-Test für die Entdeckung von Dickdarmkrebs? Es hat sich gezeigt, daß der Test nur ungenügend für die Früherkennung von Dickdarmkrebs geeignet ist. Einerseits bluten Krebse oft nicht, andererseits gibt es auch viele andere Erkrankungen und relativ harmlose Befunde, bei denen Spuren von Blut in den Stuhl abgegeben werden, ohne daß ein Krebs vorliegt. Man bezeichnet diese Ergebnisse dann als falsch negativ bzw. falsch positiv.

Mikrobiologisch-serologische Untersuchungen

Was ist eine serologische Untersuchung? Die Untersuchung des Serums zum Nachweis von Antigenen und Antikörpern, die oft wertvolle Hinweise für die Diagnose bestimmter Krankheiten erlaubt. Ein negativer Ausfall der Untersuchung bedeutet, daß der betreffende Mensch noch keinen Kontakt mit einem Erreger (z. B. Syphilis) hatte und schließt das Vorliegen einer akuten Erkrankung weitgehend aus. Ein positiver Befund muß aber nicht unbedingt bedeuten, daß eine akute Krankheit vorliegt: vielmehr kann der Patient bereits vor vielen Jahren mit dem Erreger in Berührung gekommen sein und seitdem zeitlebens Antikörper in seinem Blut haben. Man spricht dann von einem sog. Durchseuchungstiter von Antikörpern.

Was sind Antigene und Antikörper? Ein Antigen ist eine Substanz, gewöhnlich ein Protein, die die Erzeugung von Antikörpern anregt, wenn sie in den Körper eindringt. Diese Antikörper reagieren spezifisch mit dem Antigen. Antikörper sind Proteinsubstanzen, die vom Immunsystem des Körpers erzeugt werden und an der Abwehr gegen das Eindringen von Bakterien, Viren, Parasiten und anderen Antigenen beteiligt sind (siehe auch Kapitel 3, Allergie, und Kapitel 25, Immunität und Impfungen).

Wie kann man serologisch unterscheiden, ob eine akute Infektion oder ein sog. Durchseuchungstiter vorliegt? Es gibt zwei Möglichkeiten: einmal kann man durch die Analyse verschiedener Untergruppen von Antikörpern sofort Hinweise darauf bekommen, ob eine akute Infektion oder eine Durchseuchung vorliegt; zum anderen kann man bei akuten Infektionen bei einer weiteren Blutabnahme nach 2–3 Wochen eine wesentlich höhere Antikörperkonzentration feststellen als bei der ersten Blutabnahme.

Bei welchen Erkrankungen spielt die serologische Untersuchung eine wichtige Rolle? Syphilis, HIV-Infektion, Hepatitis, Epstein-Barr-Virusinfektion, Tuberkulose, Masern, Röteln, Hundebandwurm und viele andere Infektionskrankheiten.

Laboratoriumsdiagnostik

Gibt es verschiedene Blutuntersuchungen zum Nachweis oder Ausschluß einer Syphilis? Ja, es gibt eine ganze Reihe von Seroreaktionen. Die altbekannte Wassermann-Reaktion wird heute aber nicht mehr durchgeführt, da ihr Ergebnis sehr unzuverlässig ist. Als Suchtest verwendet man heute den TPHA-Test (Treponema pallidum-Hämagglutinationstest), als Bestätigungstests den VDRL-Test (**V**eneral **D**isease **R**esearch **L**aboratory) und den Nachweis von 19S-IgM-Antikörpern.

Wird die Diagnose der Syphilis nur auf Grund der Blutuntersuchung gestellt? Nein, das sollte man nie tun. Die Vorgeschichte und die Untersuchung des Patienten sowie die Befunde sind ebenso wichtig wie die Ergebnisse der Serumreaktionen (siehe auch Kapitel 22, Geschlechtskrankheiten).

Blutkulturen

Welchen Zweck haben Blutkulturen? Wenn bei einer Erkrankung der Verdacht besteht, daß Bakterien in der Blutbahn kreisen, schickt man Blut zur Anlegung einer Kultur ins Laboratorium, damit man sieht, ob sich Bakterien aus dem Blut züchten lassen.

Bei welchen Krankheiten können die Blutkulturen positiv sein? Bei bakteriell bedingten Allgemeinerkrankungen, z. B. Blutvergiftung (Septikämie), bakterieller Endokarditis, verschiedenen Infektionskrankheiten usw.

Eiterkulturen

Warum legt man Kulturen aus Eiter an? Wenn Eiter aus dem Körper entleert wurde, ist die Bestimmung des speziellen Krankheitserregers, der die Infektion verursacht hat, sehr wichtig.

Wie wird eine Bakterienkultur in mikrobiologischen Laboratorien gemacht? Man läßt die Keime auf einem geeigneten Nährboden wachsen.

Welchen Vorteil hat es, wenn man den auslösenden Krankheitserreger herausfindet? Der Nachweis des Erregers ist entscheidend für die Wahl der Behandlung. Die Empfindlichkeit der einzelnen Krankheitserreger gegen Medikamente ist unterschiedlich. Es hängt von der Art des Krankheitserregers ab, welches Medikament man im Einzelfall zur Bekämpfung der Infektion geben muß. Mit der sogenannten *Resistenzbestimmung* kann man prüfen, gegen welche Antibiotika die Bakterien empfindlich sind und gegen welche nicht.

Tierversuch zum Tuberkulosenachweis

Wann macht man einen sog. »Tierversuch«? Mit dem allgemeinen Ausdruck »Tierversuch« meint man meist die Impfung eines Meerschweinchens mit Material, das vom Körper des Patienten stammt, zum Nachweis oder Ausschluß der Tuberkulose.

Wie lange dauert es, bis ein Befund über das Ergebnis des Tierversuchs abgegeben werden kann? Wegen der langsamen Vermehrung des Erregers der Tuberkulose kann es ungefähr 6 Wochen dauern, bis man ein Ergebnis der Untersuchung bekommt. Das ist ein großer Nachteil, da man in vielen Fällen nicht so lange mit einer Behandlung warten will.

Welche anderen Nachweismethoden für Tuberkulose-Erreger gibt es? Dazu gehört die mikroskopische Untersuchung des eingesandten Materials nach spezieller Anfärbung und die Anlage eines Kultur auf speziellen Nährböden. Das schnellste Ergebnis erhält man durch den (technisch aufwendigen) Nachweis der DNS von Tuberkulose-Erregern durch die Polymerasekettenreaktion (PCR).

Was versteht man unter einer Polymerasekettenreaktion? Mit diesem Verfahren gelingt es, kleinste Mengen von DNS in einem Material mit größter Empfindlichkeit nachzuweisen. Das erst vor wenigen Jahren entdeckte Verfahren wird wahrscheinlich in Zukunft die gesamte Diagnostik der Infektionkrankheiten revolutionieren, da man Erreger absolut spezifisch nachweisen kann.

35 Leber, Gallenblase und Gallenwege

Siehe auch Kapitel 3, Alkoholismus, Kapitel 39, Milz; Kapitel 46, Organtransplantationen; Kapitel 62, Verdauungstrakt

Leber

Was ist die Leber und wo liegt sie? Die Leber ist ein ca. 1500 g schweres drüsiges Organ von rötlich-brauner Farbe; sie liegt im oberen Teil der Bauchhöhle unter dem Zwerchfell und ist zum Großteil von den Rippen bedeckt. Ihre Hauptmasse befindet sich im rechten Oberbauch; die Tiefenausdehnung des unregelmäßig geformten Organs beträgt zwischen 15 cm und 18 cm, die Querausdehnung etwa 20 cm. Die Leber besteht aus zwei Lappen, der rechte Leberlappen ist ungefähr 3mal so groß wie der linke (Abb. 109).

Welche Aufgaben hat die Leber? Die Leber ist das Zentralorgan des Organismus für alle Stoffwechselvorgänge, sie wird auch manchmal als die »chemische Fabrik« des Organismus bezeichnet. Es ist unmöglich sämtliche Funktionen aufzuzählen, aber die wichtigsten sind:
a) Aufnahme von Blut aus dem Pfortadersystem, das die vom Darm aufgesaugten Nährstoffe enthält. Dieses nährstoffreiche Blut wird von kleineren Venen, die in der Darmwand entspringen und sich dann zu größeren Ästen sammeln, der Pfortader zugeführt;
b) Erzeugung und Speicherung von Eiweißkörpern, Steuerung des Zwischenstoffwechsels der zahlreichen Nebenprodukte des Eiweißstoffwechsels;
c) Speicherung von Zucker und Regulierung der zirkulierenden Blutzuckermenge (Blutzuckerspiegel);
d) Entgiftung giftiger und schädlicher Substanzen im Körper;
e) Verwertung und Speicherung von Fetten;
f) Erzeugung von Stoffen, die für die Blutgerinnung wichtig sind;
g) Bereitung der Galle und Gallensalze, die durch die Gallenwege in den Darm ausgeschieden werden und eine wichtige Rolle bei der Verdauung spielen;
h) Erzeugung und Speicherung von Stoffen, die für die Bildung der roten Blutkörperchen und anderer Blutbestandteile von Bedeutung sind;
i) Abbau von Medikamenten, die schließlich durch die Niere ausgeschieden werden.

Kann man ohne Leber überleben? Nein. Sie ist lebensnotwendig.

Leber

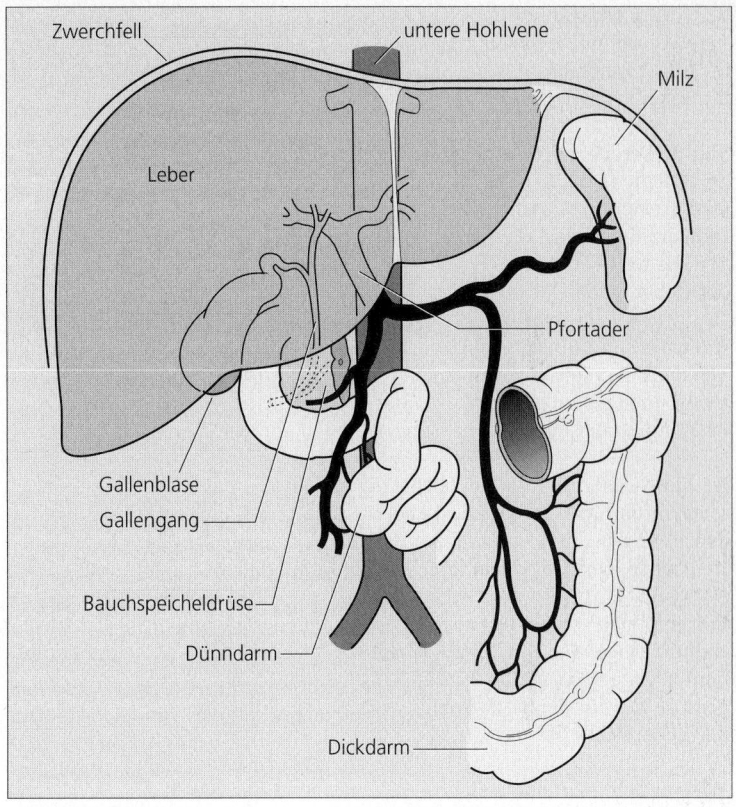

Abb. 109 *Anatomie der Leber und des Pfortadersystems.* Die Pfortader sammelt das Blut aus dem Darmtrakt und führt es der Leber zu, die die aufgenommenen Nährstoffe verwertet.

Welche Ursachen kann eine Leberfunktionsstörung haben?
a) Infektion der Leber;
b) Parasitenbefall der Leber;
c) Krebsbefall;
d) Vergiftung der Leber nach Einnahme von Giften oder gewissen Medikamenten, die unter Umständen leberschädigend wirken;
e) längerdauernder Verschluß der Gallenwege mit Behinderung des Gallenabflußes;
f) schwere Unterernährung;
g) Störung ihrer Blutversorgung;

h) Verdrängung ihrer lebenswichtigen Gewebestrukturen durch abnormerweise gebildete Substanzen wie etwa Amyloid;
i) Entgleisung ihres Chemiehaushalts;
j) Leberzirrhose (Ersatz des Lebergewebes durch Bindegewebe).

Sind Lebererkrankungen sehr häufig? Ja, aber sie sind nicht sehr augenfällig, weil die Leber in außergewöhnlichem Maße fähig ist, mit Erkrankungen fertigzuwerden und trotz Erkrankung noch ihre Funktion zu erfüllen. In den Industrieländern ist die häufigste Lebererkrankung die Verfettung der Leber: die weit verbreitete Überernährung und Fettsucht schlägt sich auch in der Leber nieder.

Kann die Leberfunktion noch ausreichend erhalten bleiben, wenn ein großer Teil der Lebersubstanz von einem Krankheitsprozeß befallen ist? Ja, die Toleranz und Leistungsbreite der Leber ist außerordentlich groß. Selbst mit nur 10 % intaktem Lebergewebe ist noch ein Überleben möglich.

Ist eine Lebererkrankung leicht zu diagnostizieren? Nicht immer, weil schwere und fortschreitende Lebererkrankungen jahrelang bestehen können, ohne sich durch wahrnehmbare Zeichen oder Beschwerden bemerkbar zu machen. Dies beruht auf der großen funktionellen Reserve der Leber.

Wie geht man vor, um festzustellen, ob eine Lebererkrankung besteht? Man studiert eingehend die Vorgeschichte der Erkrankung, untersucht den Patienten genau und nimmt verschiedene Blut-, Stuhl- und Harnuntersuchungen vor. Das für die Praxis wichtigste bildgebende Untersuchungsverfahren der Leber ist die Sonographie.

Was versteht man unter einem »Leberschaden«? Hinter diesem vielsagendem und etwas schwammigem Ausdruck werden eine Fülle von chronischen Leberkrankheiten ganz unterschiedlicher Ursache zusammengefaßt. In Mitteleuropa sind die häufigsten Gründe für einen »Leberschaden« das Übergewicht mit einer Leberverfettung und der zu hohe Alkoholkonsum. Eine zahlenmäßig geringere Rolle spielen Schäden durch Medikamente, Vergiftungen und die chronische Virushepatitis.

Was ist Gelbsucht? Mit Gelbsucht oder Ikterus bezeichnet man eine generalisierte gelbliche Verfärbung der Haut und des Weißen im Auge infolge einer abnorm hohen Gallenfarbstoffkonzentration im Blut.

Zeigt eine Gelbsucht immer eine Leberkrankheit an? Nein. Sie kann auch durch eine übermäßige Zerstörung von roten Blutkörperchen bei Blutkrankheiten entstehen oder durch eine Rückstauung der Galle in die Blutbahn bei Erkrankungen der Gallenblase, Gallengänge, Bauchspeicheldrüse

Leber

oder anderer Nachbarorgane der Leber zustande kommen: diese letztgenannte Form der Gelbsucht nennt man »Verschlußikterus«.

Was ist die akute, gelbe Leberdystrophie? Mit diesem Ausdruck bezeichnet man eine rasch fortschreitende Zerstörung der Leber als Folge einer Infektion oder einer chemischen Vergiftung. Im Rahmen einer Knollenblätterpilz-Vergiftung, einer Vergiftung mit Tetrachlorkohlenstoff oder einer schwer verlaufenden Virushepatitis kann es zu einer hochgradigen Gelbsucht und zum Schwund oder Zerfall vieler Leberzellen kommen. Meist führt diese Erkrankung rasch zum Tode. In desolaten Fällen führt man heute eine Lebertransplantation (siehe dort) durch.

Können sich Herzleiden auf die Leber auswirken? Ja. Bei Herzschwäche oder Herzversagen kann es zur Vergrößerung und Blutstauung der Leber kommen. Wenn dieser Zustand längere Zeit anhält, kann ein bleibender Leberschaden die Folge sein.

Können Gallensteine einen Leberschaden bewirken? Ja; bei einem Steinverschluß der Gallengänge und damit einer Behinderung des Gallenabflusses in den Darm wird die Galle in das Lebergewebe rückgestaut. Das kann zu einer schwerwiegenden Schädigung der Leberzellen und der Leberfunktion führen. Wenn diese Stauung ein Dauerzustand ist, kann sich sekundär eine Leberzirrhose entwickeln.

Gibt es bakterielle Infektionen der Leber? Ja, aber nur selten. Bakterielle Infektionen der Leber können entweder zu einer Entzündung des ganzen Organs oder zur Bildung von einem oder mehreren Abszessen führen. Meist finden sich solche Leberinfektionen als Komplikation anderer Krankheiten – Lungenentzündung, Typhus, Blinddarmentzündung usw. Heute sieht man diese Komplikationen dank der wirksamen antibiotischen Behandlung der Grundkrankheiten verhältnismäßig selten. Viel häufiger sind Virusinfektionen der Leber.

Gibt es auch Lebererkrankungen durch andere Mikroorganismen? Ja; bei der Amöbenruhr, die von einem Einzeller, der sog. Entamoeba histolytica, hervorgerufen wird, kommt es ziemlich oft zu einer komplizierenden Leberinfektion und Abszeßentwicklung.

Kann die infektiöse Mononukleose (Pfeiffersches Drüsenfieber) zu einer Lebererkrankung führen? Ja. Es kann sich dasselbe klinische Bild wie bei einer infektiösen Hepatitis entwickeln. Die Krankheit heilt in der Regel völlig aus und läßt keine Leberschädigung zurück.

Kann die Leber von Parasiten befallen werden? Ja. Zahlreiche verschiedene Parasiten können ihren Weg zur Leber finden; sie werden entweder mit verunreinigten Nahrungsmitteln bzw. Trinkwasser aufgenommen oder dringen beim Baden in verseuchtem Wasser in die Haut ein. Ein Parasitenbefall ist im tropischen Klima – in Asien, Afrika usw. – häufiger. Besonders bekannt ist der Befall mit Echinokokken (übertragen von Hunden, die Träger des Hundebandwurms sind) und mit Schistosomen (übertragen von parasitenbefallenen Schnecken).

Zirrhose

Was ist eine Leberzirrhose? Dieser allgemeine Ausdruck bezeichnet eine chronische generalisierte Zerstörung und narbige Umwandlung des Lebergewebes mit geringerer oder höhergradiger Schädigung der Leberfunktion. Der zirrhotische Prozeß geht mit einer teilweisen Neubildung von unregelmäßigen Leberzellinseln einher, so daß das Organ einem Umbau unterliegt. Die schwerwiegenden Veränderungen im Aufbau der Leber führen nicht nur zu Funktionsstörungen, sondern auch zur Behinderung des Blutdurchgangs: das Pfortaderblut wird rückgestaut, was eine Erweiterung benachbarter Venen und schließlich eine Bauchwassersucht zur Folge haben kann.

Wodurch entsteht eine Leberzirrhose? Jeder Krankheitsprozeß im Bereich der Leber kann schließlich zur Zirrhose führen, d. h., zum Untergang von Leberzellen und deren Ersatz durch Narbengewebe.

Kann langdauernder Alkoholmißbrauch zur Zirrhose führen? Ja. Die Verbindung der Begriffe »Trinker« und »Leberzirrhose« ist allgemein bekannt. Man nimmt an, daß die Giftwirkung des Alkohols auf die Leber und die Mangelernährung, wie sie gewöhnlich bei starken Trinkern zu finden ist, gemeinsam den Leberschaden bewirken.

Verursacht mäßiges Trinken eine Leberzirrhose? Nein, aber natürlich muß man dazu sagen, was unter »mäßigem Trinken« zu verstehen ist. Ab und zu ein Aperitif oder ein Glas Bier oder Wein zum Essen löst keinen Leberschaden aus. Die Alkoholmenge, bei der langfristig mit einem Leberschaden bzw. einer Leberzirrhose zu rechnen ist, liegt für Frauen bei 20–30 g Alkohol pro Tag, für Männer bei 40–60 g Alkohol pro Tag. Das entspricht etwa 1–2 Liter Bier oder zwei Gläser Wein pro Tag. Die individuellen Unterschiede sind allerdings sehr groß und es gibt sicher viele Menschen, deren Leber mehr Alkohol toleriert. Vorhersagen läßt sich das aber nicht.

Wie äußert sich eine Zirrhose? Das hängt vom Grad der Leberzerstörung und von der funktionellen Reserve ab. Viele Fälle bleiben Jahre hindurch unbemerkt und symptomlos. Mit der Verschlechterung der Leberfunktion kommt es oft zu Appetitlosigkeit, Blutarmut, Übelkeit, Erbrechen und Gewichtsverlust, Bauchbeschwerden, Völlegefühl im Oberbauch und zu Verdauungsstörungen; bei fortschreitender Krankheit fühlt sich der Patient lustlos, schwach und ohne Energie. Wenn eine ausgedehnte Leberzerstörung eingetreten ist, können sich Beinschwellungen und Bauchwassersucht, Gelbsucht und Verwirrtheitszustände einstellen.

Kann eine Zirrhose in ihrem Verlauf beeinflußt werden? Ja. Wenn sie im Frühstadium erkannt und richtig behandelt wird, kann der Zirrhosepatient normal lang leben. Zu irgendeinem Zeitpunkt schreitet die Leberzirrhose aber fort, selbst wenn der schädigende Stoff Alkohol nicht mehr zugeführt wird.

Wie wird die Leberzirrhose diagnostiziert? Ein Verdacht ergibt sich bereits durch die körperliche Untersuchung des Patienten, das Studium der Krankheitsvorgeschichte, die Sonographie sowie durch bestimmte Blut-, Harn- und Stuhluntersuchungen. Gesichert wird die Diagnose durch die feingewebliche Untersuchung einer Leberbiopsie.

Wie wird die Leberzirrhose behandelt? In erster Linie muß man alle leberschädigenden Einflüsse ausschalten, wie etwa Infektion, Gallenabflußbehinderung und Zufuhr von Lebergiften (Alkohol!). Zweitens ist eine ausreichende Nahrungsaufnahme mit genügend Mineralien und Vitaminen zu gewährleisten. Schließlich kann bei Blutungen infolge starker Pfortaderstauung ein mesenterikokavaler oder ein portokavaler Shunt angelegt werden (siehe Kapitel 14, Blutgefäße und Gefäßchirurgie).

Können Blutungen als Komplikation der Zirrhose auftreten? Ja. Variköse Venen (»Krampfadern«) in der Speiseröhre bluten bei fortgeschrittener Zirrhose häufig. Die Venenerweiterungen entstehen durch eine Überfüllung dieser Gefäße mit Blut, das normalerweise durch die nicht zirrhotisch veränderte Leber fließen würden. Ösophagusvarizen-Blutungen gehören zu den häufigsten Todesursachen bei Patienten mit Leberzirrhose.

Ist die Leber bei einer Zirrhose immer vergrößert? Nein. In den späteren Stadien kann sie schrumpfen und kleiner als normal werden.

Ist die Milz bei Leberzirrhose oft vergrößert? Ja.

Welche Hautzeichen gibt es bei Leberzirrhose? An der Haut können kleine Spinnenflecken entstehen. Das sind punktförmige Blutschwämmchen mit radiär auslaufenden Äderchen vor allem auf der Brust und am Rücken. Drückt man sie mit dem Finger weg, so füllen sie sich von den Mitte aus. Die Handflächen können auffallend gerötet sein (Palmarerythem). Nachdem die kranke Leber die auch bei Männern vorkommenden weiblichen Geschlechtshormone vermindert abbaut, kommt es zum Wachstum der Brustdrüse bei Männern und zur Ausbildung eines weiblichen Behaarungstyps der Sexualbehaarung (Bauchglatze).

Fettleber

Was ist eine Fettleber? Von Fettleber spricht man, wenn mehr als 50 % der Leber aus Fett besteht.

Wie entsteht eine Fettleber? Sie wird durch Fehl- und Mangelernährung, vor allem durch Übergewicht, Alkoholismus, schwere Blutarmut, Zuckerkrankheit oder chemische Vergiftungen hervorgerufen.

Welche Symptome finden sich bei einer Fettleber? Gewöhnlich bestehen außer einer Lebervergrößerung keine Krankheitszeichen. Wenn die zugrunde liegende Ursache jedoch über viele Jahre hinweg nicht beseitigt wird, kann es zu einer schweren und fortschreitenden Leberschädigung kommen.

Worin besteht die Behandlung der Fettleber? In der Ausschaltung der Grundursache, d. h. vor allem Gewichtsabnahme und in einer richtig ausgewogenen Ernährung mit ausreichender Vitamin- und Mineralzufuhr.

Was ist der Unterschied zwischen Leberverfettung und Fettleber? Von Leberverfettung spricht man, wenn der Fettanteil der Leber zwischen 30 und 50 % liegt. Lebern mit einem höheren Fettanteil werden als Fettleber bezeichnet. Die genaue Quantifizierung erfolgt durch eine feingewebliche Untersuchung.

Leberkrebs

Kann die Leber von Krebs befallen werden? Ja. Es kann sich um einen primären Krebs, bei dem die Leberzellen selbst Ausgangspunkt der bösartigen Neubildung sind, oder um einen metastatischen Befall der Leber handeln: die Krebszellen der Metastasen (Tochtergeschwülste) stammen von einem Krebs, der sich in einem anderen Organ entwickelt hat.

Welche Ursache hat der primäre Leberkrebs? Man kennt die eigentliche Ursache nicht, aber man weiß, daß er bei einer beträchtlichen Zahl von Fällen in einer bereits zirrhotisch veränderten Leber zur Entwicklung kommt. Ein besonders hohes Risiko für einen Leberkrebs besteht beim Vorliegen einer chronischen Virushepatitis. Bei einem kleinen Prozentsatz dieser Fälle schuldigt man außerdem bestimmte chemische Gifte und parasitäre Infektionen an.

Kommt es oft vor, daß Krebse anderer Organe auf die Leber übergreifen? Ja. Die Leber ist das Organ, das am häufigsten befallen wird, wenn sich ein Krebs eines anderen Organs, beispielweise ein Magen-, Bauchspeicheldrüsen-, Gallenblasen-, Brust-, Nieren- oder Darmkrebs weiter ausbreitet.

Welche Symptome ruft ein Leberkrebs hervor? Die Krankheitserscheinungen sind je nach Ausdehnung und Art des krebsigen Befalls sehr unterschiedlich und auch abhängig davon, wie weit die anderen Organe des Körpers betroffen sind. Gewöhnlich kommt es zu Gewichtsverlust, Schwäche, Appetitlosigkeit und einer grobknotigen Vergrößerung der Leber. Schließlich können sämtliche Symptome des typischen schweren Leberschadens folgen – Gelbsucht, Blutungen, Schwellung der Beine und schließlich Koma und Tod.

Ist bei Leberkrebs überhaupt eine erfolgreiche chirurgische Behandlung möglich? Ja, in Einzelfällen, wenn nur *ein* Leberlappen befallen ist. Es ist heute möglich, mehr als die halbe Leber zu entfernen, womit man durchaus überleben kann. In den letzten Jahren hat man auch die gesamte, vom Krebs durchsetzte Leber entfernt und eine ganze Leber transplantiert.

Infektiöse Hepatitis

Was ist eine infektiöse Hepatitis? Eine Virusinfektion der Leber, die ziemlich häufig ist und auch epidemisch auftreten kann.

Gibt es andere Bezeichnungen für die infektiöse Hepatitis? Nach den bislang bekannten Virustypen, die eine Hepatitis hervorrufen können, werden die infektiösen Hepatitisformen mit den Buchstaben A, B, C, D, E bezeichnet. Die weltweit häufigsten und auch klinisch wichtigsten Formen sind die Hepatitis A und B.

Wie werden die verschiedenen Hepatitisformen übertragen? Die Hepatitis A wird fäkal-oral durch verunreinigte Nahrungsmittel und direkte Schmierinfektion übertragen. Alle anderen Hepatitisformen werden durch Blut-zu-Blut-Kontakt (parenteral) übertragen.

In welchen Altersgruppen ist die infektiöse Hepatitis am häufigsten? Junge Leute scheinen für diese Krankheit am anfälligsten zu sein, doch kann sie in jeder Altersgruppe auftreten.

Ist die infektiöse Hepatitis sehr verbreitet? Ja, sie ist eine der am meisten verbreiteten Virusinfektionen.

Wodurch wird vermutlich die Entstehung einer Hepatitisepidemie begünstigt? Die Hepatitis A durch mangelhafte sanitäre Verhältnisse, Verseuchung von Nahrung und Wasser, Übervölkerung und Mangelernährung. Die Hepatitis B wird übertragen durch Sexualverkehr, gemeinsame Benützung von virusbehafteten Injektionsnadeln, von der Mutter auf das Kind, durch Bluttransfusionen und durch Verletzungen des Krankenhauspersonals mit kontaminierten Instrumenten. Die Hepatitis C (früher auch Non A-Non B-Hepatitis) wird hauptsächlich durch Bluttransfusionen und gemeinsame Nadelbenützung von Drogenabhängigen übertragen.

Wie kann man Hepatitis-Infektionen vermeiden? Hepatitis A: bei Tropenreisen gilt: Kochen, schälen – oder darauf verzichten. Keine rohen Speisen, keine Früchte ohne Schale, Vorsicht mit Meersfrüchten. Hepatitis B: Kein ungeschützter Sexualverkehr mit unbekannten Partnern, keine gemeinsame Nadelbenützung bei Drogenanhängigen, Vorkehrung gegen Stichverletzungen im Krankenhaus. Sowohl gegen Hepatitis A als auch Hepatitis B stehen heute aktive Impfungen zur Verfügung (siehe dort).

Welche Symptome finden sich bei der infektiösen Hepatitis? Im Verlaufe einiger Tage entwickelt sich ein allgemeines Krankheitsgefühl mit Mattigkeit, Appetitlosigkeit, Übelkeit und leichtem Fieber; dann folgen Druckempfindlichkeit und Vergrößerung der Leber, leichte Schmerzen im rechten Oberbauch und schließlich – ungefähr um den 5. oder 6. Tag – der Ausbruch der Gelbsucht. Es kann auch zu einer Magen-Darm-Störung mit Erbrechen und Durchfall kommen.

Kann die infektiöse Mononukleose eine Hepatitis verursachen? Ja. Der Krankheitsverlauf, die klinischen Befunde und der Ausfall der Laborproben sind oft von jenen der infektiösen Hepatitis nicht zu unterscheiden. Typische Befunde der infektiösen Mononukleose lassen die richtige Diagnose vermuten: etwa wenn generalisierte Lymphknotenschwellungen bestehen oder wenn sich bestimmte Formen abnormer weißer Blutkörperchen im Blutausstrich finden oder endlich, wenn sich eine Erhöhung oder ein Ansteigen des Antikörper-Titers gegen Epstein-Barr-Virus im Blut nachweisen läßt.

Geht die infektiöse Hepatitis immer mit einer Gelbsucht einher? Nein. In einem kleinen Prozentsatz der Fälle tritt keine Gelbsucht auf.

Wie wird eine infektiöse Hepatitis diagnostiziert? Die Diagnose gründet sich auf die Krankheitsvorgeschichte, die angegebenen Beschwerden, die Vergrößerung und Druckempfindlichkeit der Leber, die Gelbsucht, die charakteristischen Befunde bei der Blut-, Stuhl- und Harnuntersuchung und vor allem auf die serologischen Untersuchungen. Mit letzteren läßt sich bestimmen, welches Virus die Erkrankung hervorgerufen hat, inwieweit der Körper Antikörper gegen die eingedrungenen Viren produziert und ob der Erkrankte gegen diese Form der Hepatitis nach Abklingen der Erkrankung immun ist oder nicht.

Kann die infektiöse Hepatitis von anderen Lebererkrankungen durch spezielle Laborproben unterschieden werden? In den meisten Fällen ja, doch gibt es einige spezielle Konstellationen, in denen das schwierig sein kann und nicht auf Anhieb gelingt.

Wie lange dauert eine Erkrankung an infektiöser Hepatitis gewöhnlich? Zwischen 6 und 12 Wochen.

Muß der Patient bei einer infektiösen Hepatitis die meiste Zeit im Bett bleiben? Ja. Die Entzündung eines so großen und wichtigen Organs verlangt eine Ruhigstellung des Körpers. Dazu ist Bettruhe unerläßlich.

Welche diätetischen Maßnahmen empfehlen sich bei infektiöser Hepatitis? Alle potentiell leberschädigenden und belastenden Substanzen sollten weggelassen werden. Dazu gehören viele Medikamente, Schlaf- und Beruhigungsmittel, Alkohol und sehr fette Speisen. Die Kost soll leicht und kohlenhydratreich sein.

Gibt es noch andere Gründe für Rückfälle? Ja, Diätfehler und Alkoholgenuß.

Gibt es spezielle Medikamente oder Antibiotika, die bei infektiöser Hepatitis wirksam sind? Nein. Ruhe und richtige Diät sind die einzigen Behandlungsmöglichkeiten.

Wie sind die Heilungsaussichten bei der infektiösen Hepatitis? Im allgemeinen sind sie ausgezeichnet. Die Hepatitis A heilt fast immer folgenlos aus. Bei der Hepatitis B heilen 90 % ohne Folgen aus, bei 10 % treten chronische Verlaufsformen auf, von denen allerdings nur etwa die Hälfte schließlich zur Leberzirrhose führt. Ungünstiger steht es bei der Hepatitis C, die wahrscheinlich zu etwa 50 % einen chronischen Verlauf nimmt. Es läßt sich nicht vorhersehen, bei wem die Krankheit günstig und bei wem sie ungünstig verläuft. Bei einem kleinen Prozentsatz von Patienten (ca. 1 %) kann es allerdings zum tödlichen Ausgang kommen.

Leber, Gallenblase und Gallenwege

Wird die infektiöse Hepatitis zu den ansteckenden Krankheiten gerechnet?
Ja. Die Hepatitis A wird durch Aufnahme kontaminierter Nahrungsmittel oder durch Schmierinfektion, die Hepatitis B durch engen Kontakt mit einem Hepatitiskranken übertragen werden. Dieser Kontakt muß allerdings sehr eng sein und mit verletzter Haut erfolgen, bloßes Anhusten oder Berühren genügt nicht. Die Ansteckungsfähigkeit ist im Vergleich zu Masern oder Windpocken sehr gering.

Führt die infektiöse Hepatitis häufig zu einem bleibenden Leberschaden?
Nein. In der überwiegenden Mehrzahl der Fälle erholt sich die Leberfunktion wieder vollständig.

Bekommt man nach der restlosen Ausheilung einer Hepatitis diese Krankheit leicht nochmals? Nein, in den meisten Fällen hinterläßt die Krankheit eine lebenslange Immunität.

Kann man dem Ausbruch der Erkrankung vorbeugen, nachdem man mit einem Hepatitiskranken in Berührung gekommen ist? Ja, in vielen Fällen. Eine Gammaglobulininjektion kann vermutlich den Ausbruch der Krankheit wirksam verhindern, wenn sie bald genug nach der Ansteckung verabreicht wird. Dieser Schutz hält aber nur 4–6 Wochen an.

Gibt es eine Immunisierung gegen die infektiöse Hepatitis? Ja, gegen die Hepatitis B steht seit zehn Jahren ein zuverlässiger, gentechologisch hergestellter Impfstoff zur Verfügung, mit dem sich alle Personen in risikoträchtigen Situationen aktiv immunisieren lassen können. Dazu gehören vor allem Ärzte und Krankenpflegepersonal, Partner von infektiösen Patienten und Personen mit häufig wechselnden Sexualpartnern. Seit kurzem gibt es auch einen Impfstoff gegen die Hepatitis A, den man sich vor Reisen ins tropische Ausland geben lassen kann. Ob das erforderlich ist oder nicht, sollte man mit seinem Arzt besprechen.

Wie geht die Impfung gegen Hepatitis B vor sich? Der Arzt stellt üblicherweise erst durch eine Blutuntersuchung fest, ob man nicht bereits immun gegen die Hepatitis B ist. Ist das nicht der Fall, so injiziert er dreimal den Impfstoff mit dem abgeschwächten Erreger und verfolgt die Immunreaktion des Körpers durch weitere Blutuntersuchungen. Bei Ansprechen hat der Geimpfte einen Schutz gegen die Hepatitis B von 2–7 Jahren. Sollte die Immunität zurückgehen, so kann sie mit einer einzigen Injektion wieder erneuert werden.

Besteht die Gefahr einer Übertragung von Infektionen, z. B. einer HIV-Infektion, durch den Impfstoff? Nein, das ist mit den heute verwendeten, gentechnologisch hergestellten Impfstoffen ausgeschlossen. Bei Impfstoffen aus menschlichen Seren, wie sie bis ca. 1984 verwendet wurden, war diese Möglichkeit, wenngleich mit geringer Wahrscheinlichkeit, noch gegeben.

Wie geht die Impfung gegen Hepatitis A vor sich? Bei älteren Personen untersucht man zunächst, ob nicht bereits Immunität vorliegt, da viele Menschen eine Hepatitis A durchgemacht haben, ohne davon zu wissen. Ansonsten gibt man drei intramuskuläre Injektionen mit dem Impfstoff, die ersten beiden im Abstand von einem Monat, die letzte nach sechs Monaten. Diese Impfung wird heute vor Tropenreisen grundsätzlich empfohlen.

Wann sollte eine passive Immunsierung mit Immunglobulinen gegen Hepatitis A vorgenommen werden? Die passive Immunisierung gegen Hepatitis A ist unzuverlässig, nur kurz wirksam und zudem teuer. Man sollte sie heute nur noch vornehmen, wenn die Zeit bis zur Abreise für eine aktive Immunisierung nicht mehr ausreicht.

Toxische Hepatitis

Was ist eine toxische Hepatitis? Diesen Ausdruck gebraucht man für Leberschäden, die durch die Einnahme chemischer Gifte oder Drogen, die die Leber angreifen, hervorgerufen werden.

Wie bekommt man eine toxische Hepatitis? Sie kann rasch entstehen, wenn bedeutende Mengen solcher Lebergifte eingeatmet oder eingenommen wurden, oder sie kann sich langsam über einen Zeitraum von Jahren als Ergebnis einer langdauernden Aufnahme oder Inhalation kleiner Mengen der gleichen giftigen Substanzen entwickeln. Die Empfindlichkeit gegen derartige Wirkstoffe ist individuell sehr verschieden.

Ist die toxische Hepatitis heilbar? Das hängt vom Ausmaß der bereits eingetretenen Leberschädigung ab. Wenn der Schaden gering und rückbildungsfähig ist, wird es zur Heilung kommen. Die Leber ist ein Organ mit ganz erstaunlicher Regenerationsfähigkeit.

Leberchirurgie

In welchen Fällen können Leberoperationen notwendig werden?
a) Bei Verletzungen, z.B. Schußwunden, Stichwunden oder Leberriß infolge eines Unfalls;
b) bei Leberabszessen, die gewöhnlich als Komplikation eines anderen Krankheitsprozesses in der Bauchhöhle oder anderswo im Körper auftreten;

c) bei Leberzysten, deren häufigste die Echinokokkuszyste ist; sie wird durch einen Parasiten, der Hunde befällt, verursacht; durch Kontakt mit Hunden besteht die Möglichkeit, daß der Parasit auf den Menschen übertragen wird;
d) bei gutartigen Tumoren, z. B. Blutgefäßgeschwülsten (Hämangiomen) oder Lymphgefäßgeschwülsten (Lymphangiomen);
e) bei Leberkrebs bzw. Lebermetastasen in vereinzelten Fällen, wenn nur ein Lappen betroffen ist, der operativ entfernt werden kann;
f) bei Leberzirrhose (siehe Shunt-Chirurgie).

Woraus ergibt sich die Diagnose einer Leberverletzung?
a) Es finden sich Zeichen des Schocks und der inneren Blutung;
b) es ist eine äußere Verletzung vorangegangen;
c) im Bauch kann eine Schwellung und Druckempfindlichkeit bestehen;
d) in der Oberbauchsonographie und im Computertomogramm erkennt man Zeichen einer Leberblutung.

Muß man immer operieren, wenn eine Leberverletzung vorliegt? Nein. Wenn kein Schock eintritt und die Blutung offensichtlich nur gering war, kann man zunächst von einer Operation absehen und die weitere Entwicklung abwarten.

Ist ein Leberriß eine schwere Verletzung? Ja, in vielen Fällen ist jedoch der Patient durch eine schnelle Operation zu retten.

Muß jeder Leberabszeß operiert werden? Nein, u. U. ermöglicht eine antibiotische Behandlung die Heilung ohne Operation. Wenn sich aber viel Eiter angesammelt hat, muß er chirurgisch durch Drainage entleert werden.

Ist es möglich, gutartige Geschwülste und Zysten der Leber erfolgreich zu entfernen? Dank der großen Fortschritte in der chirurgischen Technik ist heute die operative Entfernung von Geschwülsten aus der Leber möglich. In vielen Fällen wurde ein ganzer Leberlappen erfolgreich entfernt.

Kann man bei ausgedehntem Krebsbefall der Leber mit einer Operation helfend eingreifen? In der Regel nicht, es sei denn mit einer Lebertransplantation. Dazu kommt es aber meist nicht, weil der tumorkranke Patient zu geschwächt ist, um eine derartige Operation zu überleben.

Mit welchen chirurgischen Verfahren kann man Patienten mit Leberzirrhose helfen? Eine Operation kann dem Zirrhosekranken heute in vielen Fällen große Erleichterung verschaffen. Da ein großer Teil des Pfortaderblutes wegen der zirrhotischen Veränderungen nicht durch die Leber strömen kann, hat man Operationen entwickelt, die das Blut an der Leber vor-

beiführen und damit die Kreislaufverhältnisse bessern. Die drei häufigsten Operationsarten, bezeichnet nach den Gefäßen, zwischen denen jeweils eine Kurzschlußverbindung an der Leber vorbei hergestellt wird, sind:
a) Der portokavale Shunt, bei dem die Pfortader an die untere Hohlvene angeschlossen wird;
b) Der lienorenale Shunt, bei dem die Milzvene an die linke Nierenvene angeschlossen wird;
c) Der mesenterikokavale Shunt, bei dem die Vena mesenterica superior mit Hilfe eines Gefäßtransplantats mit der Hohlvene verbunden wird.

Welche Nachteile haben diese Lebershunts? Zwar wird der Druck und damit die Blutungsgefahr in den krampfaderartig erweiterten Speiseröhrenvenen verringert, doch kann die Leber ihre Entgiftungsfunktion für das aus dem Darm kommende Blut nicht mehr in genügender Weise erfüllen. Damit treten giftige Substanzen aus dem Darm, vor allem Ammoniak, in das Blut über und können das Gehirn schädigen. Ein Teil der operierten Patienten bekommt nach der Operation Zustände von Unruhe, Apathie und Verwirrtheit bis hin zu andauernder Schlafneigung und Koma.

Handelt es sich bei diesen Verfahren um schwere Operationen? Ja, aber man hat schon in zahlreichen Fällen sehr viel damit erreicht. Eine weniger belastende Möglichkeit ist die Anlage eines transjugulären intrahepatischen portosystemischen Shunts (TIPS) (siehe Kap. 14, Blutgefäße und Gefäßchirurgie).

Kann man nach der Entfernung eines Teiles der Leber ein normales Leben führen? Ja, in vielen Fällen. Zur Erhaltung der Leberfunktion ist nur ungefähr ¹/₅ der Lebersubstanz nötig.

Gibt es Untersuchungsmethoden, mit denen man genau feststellen kann, wie schwer die Leberfunktion geschädigt ist? Ja, es gibt zahlreiche Leberfunktionsproben. Bestimmte Blut-, Harn- und Stuhluntersuchungen liefern ein genaues Bild von den Vorgängen in der Leber.

Kann man eine Leber von einem Menschen auf den anderen übertragen? Grundsätzlich ja, wenngleich es sich dabei um einen sehr großen Eingriff handelt, der einen relativ stabilen allgemeinen Gesundheitszustand erfordert.

In welchen Situationen kommt eine Lebertransplantation in Betracht?
a) bei akuter Leberdystrophie, z. B. im Rahmen von Vergiftungen oder fulminant verlaufender Hepatitis;
b) bei Lebervenenthrombose;
c) bei schwersten Leberverletzungen;

d) bei Leberzirrhose;
e) bei primären Leberzellkarzinomen und bei Metastasenleber, wenn es der Gesamtzustand des Patienten erlaubt.

Wird auch bei alkoholischer Leberzirrhose eine Lebertransplantation vorgenommen? Das ist sehr umstritten. Manche Chirurgen fordern, daß der Patient erst mindestens ein halbes Jahr keinen Alkohol mehr trinken darf, ehe er eine »neue« Leber bekommt. Andere betrachten dies als unzulässige Einmischung in die Lebensgestaltung des Patienten. In dieser Frage gibt es noch keine allgemein akzeptierte Meinung.

Gallenblase und Gallenwege

Wo liegt die Gallenblase und welche Aufgabe erfüllt sie? Die Gallenblase ist ein birnenförmiger Sack, der unter dem Rippenbogen im rechten Oberbauch an der Unterseite der Leber haftet. Ihre Aufgabe ist es, die von der Leber erzeugte und ausgeschiedene Galle aufzunehmen, zu speichern und einzudicken, um sie dann abzugeben, wenn sie für den Verdauungsprozeß benötigt wird.

Für die Verdauung welcher Nahrungsstoffe wird die Galle besonders notwendig gebraucht? Die Galle spielt bei der Verdauung von Fetten und fettartigen Substanzen eine wesentliche Rolle.

Wie gelangt die Galle in den Darmtrakt? Durch ein System von Gängen. Der Gallenblasengang oder Ductus cysticus führt von der Gallenblase zum gemeinsamen Hauptweg, dem Gallengang oder Ductus choledochus. Dieser entsteht durch die Vereinigung der beiden Lebergallengänge (Ductus hepatici), die aus der Leber hervorgehen. Galle aus der Leber und aus der Gallenblase fließt durch den Ductus choledochus ab und ergießt sich an der Ampulla vateri im absteigenden Teil des Zwölffingerdarms in den Darmtrakt (Abb. 110).

Welche spezielle Funktion kommt der Gallenblase zu, da doch die Galle von der Leber erzeugt und ausgeschieden wird? Die Gallenblase besorgt die Speicherung und Eindickung der Galle, damit eine zusätzliche Portion Galle in den Darm abgegeben werden kann, wenn sie nach der Nahrungsaufnahme besonders reichlich benötigt wird.

Welche Speisen werden oft von gallenkranken Personen schlecht vertragen? Alle fetten Speisen, fett Gebackenes und Gebratenes, Pommes frites, schwere Soßen, Bratensäfte, die Haut von Geflügel, mit Schweineschmalz zube-

Gallenblase und Gallenwege

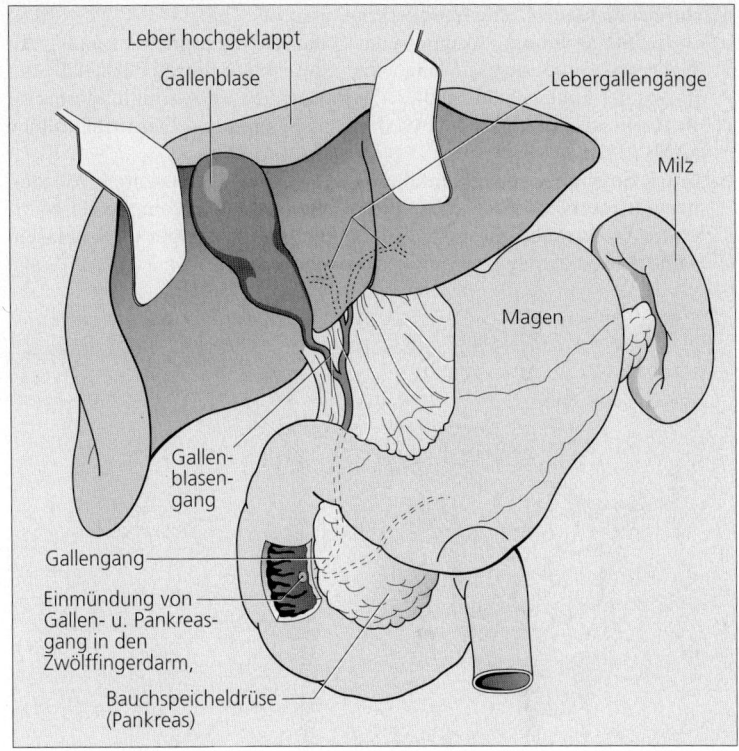

Abb. 110 *Gallenblase und Gallenwege;* Lagebeziehungen zu den Nachbarorganen.

reitete Eierspeisen, Rüben, Kohl, Blumenkohl, Kohlsprossen, Radieschen, gewisse rohe Früchte usw.

Sind Krankheiten der Gallenblase und der Gallenwege sehr verbreitet?
Gallenblasenerkrankungen und funktionelle Entleerungsstörungen (Dyskinesien) gelten allgemein als die häufigste Ursache von Verdauungsbeschwerden.

Ergibt sich sehr oft die Notwendigkeit einer Gallenblasenoperation? Die operative Entfernung der Gallenblase ist die häufigste Bauchoperation bei Menschen, die das mittlere Lebensalter überschritten haben, und gehört zu den häufigsten Operationen bei allen Altersgruppen überhaupt.

Wodurch entstehen Gallenblasenerkrankungen?

a) durch Steinbildung; Störung in der chemischen Zusammensetzung der Galle und Entleerungsstörungen der Gallenblase führen dazu, daß Steine aus der Galle ausfallen; diese Steine können ein Abflußhindernis für die Galle auf ihrem Weg durch die Gallengänge zum Darmtrakt bilden (Abb. 111).
b) durch Entzündungen und Infektionen (fast nur in Anwesenheit von Steinen auftretend); die ungenügend abfließende Galle ist ein idealer Nährboden für Erreger, chronische Entzündungsvorgänge der Gallenblasenwand führen ebenfalls zu Entleerungsstörungen;

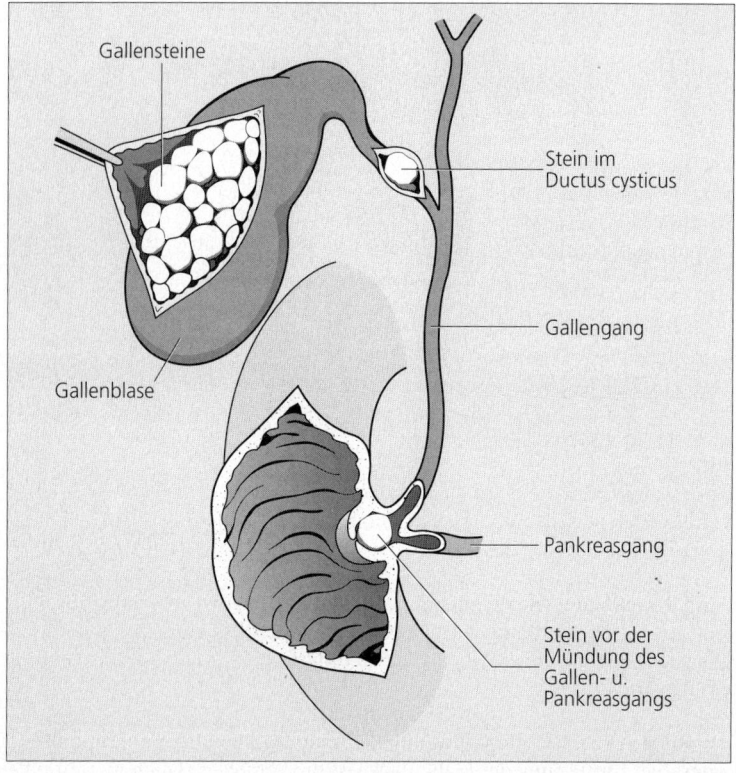

Abb. 111 *Steingefüllte Gallenblase.* Ein Stein steckt im Gallenblasengang, ein weiterer an der gemeinsamen Mündung des Gallen- und Bauchspeicheldrüsenausführungsgangs in den Zwölffingerdarm.

c) durch funktionelle Störungen der glatten Muskulatur von Gallenblase und Gallenwege; diese können Schmerzen und Verdauungsstörungen hervorrufen.

Entstehen Gallensteine immer durch eine Störung in der chemischen Zusammensetzung der Blasengalle? Nein. Wie die Gallensteinbildung bei Patienten unter Nulldiät und auf der Intensivstation (d.h. ohne orale Nahrungsaufnahme) beweist, kann es auch bei normal zusammengesetzter Blasengalle durch die nicht erfolgte regelmäßige Gallenblasenentleerung zu Gallensteinen kommen.

Wie häufig sind Gallensteine? Schätzungsweise bekommt jede vierte Frau und jeder achte Mann irgendwann im Laufe des Lebens vor dem 60. Lebensjahr Gallensteine.

Machen Gallenblasensteine immer Beschwerden? Nein, wahrscheinlich hat nur eine Minderheit der Steinträger auch Beschwerden, die durch die Steine ausgelöst sind.

Was soll man tun, wenn bei der Routine-Ultraschalluntersuchung Gallenblasensteine festgestellt werden? Wenn man keine Beschwerden hat, kann man diese Steine in Ruhe lassen. Allenfalls sollen sie sonographisch kontrolliert werden.

Aus welchem Material bestehen Gallensteine? In den meisten Fällen handelt es sich um Cholesterinkristalle, in die manchmal auch Kalk eingelagert ist. Bei Patienten mit Hämolyse, die das Blutabbauprodukt Bilirubin in hohen Konzentrationen mit der Galle ausscheiden, kann es zur Bildung von sog. Bilirubinpigment-Steinen kommen.

Gibt es einen bestimmten Menschentyp, der besonders zu Gallenblasenerkrankungen neigt? Ja, vor allem übergewichtige Frauen, die mehrere Kinder geboren haben und die zudem von seiten der Mutter erblich vorbelastet sind. Man findet diese Erkrankungen aber in allen Altersgruppen und bei allen Menschentypen.

In welchem Alter beginnen Gallenblasenerkrankungen gewöhnlich? Im 4. und 5. Jahrzehnt, aber man trifft sie auch gelegentlich bei jüngeren Leuten an.

Begünstigt die Schwangerschaft die Entstehung von Gallensteinen? Ja. Die Schwangerschaft bewirkt eine Störung im Fett- und Cholesterinstoffwechsel mit Ausscheidung von sehr cholesterinreicher Galle. Zudem läuft die Entleerung der Gallenblase verzögert ab. Das hat oft die Entstehung von Gallensteinen einige Monate nach Beendigung der Schwangerschaft zur Folge.

Leber, Gallenblase und Gallenwege

Kann die Neigung zu Gallenblasenerkrankungen in der Familie bzw. in den Erbanlagen liegen? Nur insofern, als Körperbau und Stoffwechselanlage erblich sind: außerdem werden meist die Eßgewohnheiten der Eltern übernommen.

Was geschieht bei einer akuten Entzündung der Gallenblase? In der Gallenblasenwand sammeln sich Entzündungszellen und Flüssigkeit an, sie verdickt sich. Infolge einer Durchblutungsstörung können gangränöse (brandige) Veränderungen eintreten, die manchmal zum Platzen der Wand und Austritt von Eiter in die Bauchhöhle führen. Wenn die Gallenblase geschlossen bleibt und sich mit Eiter füllt, spricht man von einem Gallenblasenempyem.

Wodurch wird eine akute Gallenblasenentzündung meist ausgelöst? Meistens durch einen Steinverschluß des Gallenblasenausführungsganges.

Was geht bei einer chronischen Gallenblasenentzündung vor sich? Bei einer Gallenblase, die Steine enthält – entweder infolge einer vorangegangenen bakteriellen Entzündung oder infolge einer Veränderung in der chemischen Zusammensetzung der Galle – besteht oft eine Verdickung und chronische Entzündung der Gallenblasenwand. Dies führt zu einer schlechten Füllung und mangelhaften Entleerung oder sogar zu einem Funktionsausfall der Gallenblase.

Worin besteht eine funktionelle Störung der Gallenblase oder der Gallenwege? Charakteristisch dafür ist, daß sich die Gallenblase nicht entleeren und Galle abgeben kann, wenn es von ihr gefordert wird. Es kann auch ein Spasmus (eine krampfhafte Zusammenziehung der Schließmuskulatur) an der Mündung des Gallengangs bestehen, der den freien Abfluß der Galle in den Darmtrakt behindert. Die Störung des Zusammenspiels zwischen der Zusammenziehung der Gallenblase und der Erschlaffung bzw. Öffnung des Schließmuskels am Ende des Gallengangs, das zur normalen Gallenblasenentleerung notwendig ist, nennt man Dyskinesie. Die Folge sind Schmerzen und Unverträglichkeit von fetten Speisen und bestimmten rohen Früchten und Gemüsen.

Bilden sich bei Funktionsstörungen der Gallenblase häufig Gallensteine? Nicht unbedingt.

Kann man einer Gallenblasenerkrankung oder funktionell bedingten Gallenbeschwerden vorbeugen? Wenn man beim Essen Maß hält und bei der Verwendung von Fetten, sei es bei der Zubereitung der Speisen, sei es als Brotaufstrich usw., Zurückhaltung übt, werden die Anforderungen an die Gallenblase herabgesetzt, und es werden weniger funktionell bedingte Beschwerden auftreten.

Woran erkennt man eine Gallenblasenerkrankung?

a) Eine akute Gallenblasenentzündung (akute Cholezystitis) geht mit Temperaturerhöhung, Übelkeit und Erbrechen sowie mit Schmerzen und Druckempfindlichkeit im rechten Oberbauch unter dem Rippenbogen einher. Ein Sonogramm (siehe Kapitel 57, Ultraschalldiagnostik) der Gallenblase kann das Vorliegen von Steinen und eine Wandverdickung aufdecken. Das Blutbild ist meist typisch für eine akute Entzündung.

b) Eine chronische Gallenblasenentzündung (chronische Cholezystitis) kann, wenn Gallensteine bestehen, zu qualvollen, kolikartigen Schmerzanfällen im rechten Oberbauch führen. Diese Koliken werden zumeist ausgelöst, wenn ein Stein im Gallenblasengang oder Gallengang steckenbleibt. Die Schmerzen strahlen oft in die rechte Schulter oder in den Rücken aus. Es bestehen Übelkeit, Erbrechen und Druckempfindlichkeit im Oberbauch. Diese Beschwerden können schlagartig nach etwa einer halben Stunde schwinden, wenn der Stein in die Gallenblase zurückgleitet oder durch den Gang abgeht. Röntgenuntersuchungen zeigen bei einer chronischen Gallenblasenentzündung gewöhnlich einen Funktionsausfall der Gallenblase und manchmal das Vorliegen von Gallensteinen (Abb. 112).

c) Funktionelle Störungen der Gallenblase, sog. Dyskinesien, machen sich durch chronische Verdauungsbeschwerden bemerkbar. Fettreiche Speisen und gewisse rohe Früchte und Gemüse können nicht problemlos verdaut werden, häufig besteht Völlegefühl. Röntgenuntersuchungen können in diesen Fällen eine schlechte Füllung und Entleerung der Gallenblase zeigen, sind aber auch oft unauffällig.

Gibt es eine Untersuchung, mit der man eine Gallenblasenerkrankung sicher nachweisen kann? Ja, ein besonderes Röntgenuntersuchungsverfahren,

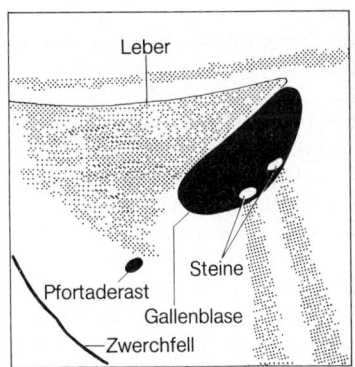
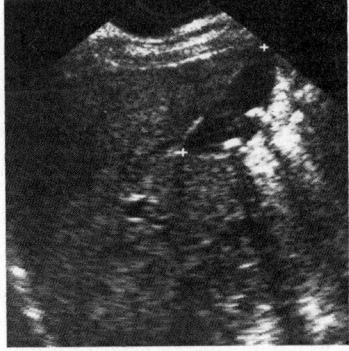

Abb. 112 Sonographie eines Gallenblasensteins

die sogenannte Cholezystographie. Bei der oralen Cholezystographie bekommt der Patient ein spezielles, schattengebendes Kontrastmittel in Form von Tabletten, Dragees oder dgl. zu schlucken; nach einigen Stunden werden Röntgenaufnahmen der Gallenblase angefertigt. Wenn die Gallenblase normal ist, füllt sie sich mit dem Kontrastmittel und wird auf dem Röntgenbild sichtbar. Eine weitere Röntgenaufnahme zeigt, ob sich die Gallenblase nach einer Reizmahlzeit, z. B. fetter Sahne, Eidotter usw., entleert hat. Manchmal macht man statt der oralen eine intravenöse Cholezystographie, d. h. man spritzt das Kontrastmittel vor der Röntgenuntersuchung in eine Vene ein. Wenn die Gallenblase auf dem Röntgenbild nicht zur Darstellung kommt, bedeutet das meistens, daß sie krank ist. In anderen Fällen sieht man Steine als Aussparungen in der kontrastmittelgefüllten Gallenblase. Ein weiteres, heute wesentlich häufiger angewendetes Untersuchungsverfahren für die Gallenblase ist die Ultraschalluntersuchung. Dabei werden Schallwellen registriert, die in die Gallenblasengegend gesandt und vom Körper reflektiert werden (Echos). Steine zeigen sich auf dem Schirm als helle Echos mit einem sog. »Schallschatten«.

Sind Gallensteine auf dem Röntgenbild ausnahmslos sichtbar? Nein. In manchen Fällen kommen die Steine auf der Röntgenaufnahme nicht zur Darstellung, nämlich dann, wenn sie nicht verkalkt sind. Dann benötigt man Kontrastmittel zur Darstellung. Für die sonographische Untersuchung spielt es keine Rolle, ob die Steine verkalkt sind oder nicht.

Kann man Steine in den Gallenwegen röntgenologisch nachweisen? Ja. Ein spezielles diagnostisches Verfahren, die sog. intravenöse Cholangiographie, ermöglicht den Nachweis von Steinen in den Gallengängen. Man spritzt dabei das Kontrastmittel direkt in eine Armvene des Patienten und macht unmittelbar anschließend Röntgenaufnahmen.

Ist diese Untersuchung gefährlich? Nein, abgesehen von dem sehr seltenen Fall einer Kontrastmittelüberempfindlichkeit.

Wovon hängt es ab, ob der Arzt eine konservative oder eine chirurgische Behandlung des Gallenblasenleidens empfiehlt? Die funktionellen Störungen der Gallenblase werden, wenn keine Steine vorhanden sind, am besten konservativ behandelt. Ist es bei vorhandenen Steinen in der Gallenblase zu einer Gallenblasenentzündung gekommen, so ist eine operative Behandlung am günstigsten.

Gibt es auch nicht-operative Verfahren zur Beseitigung von Gallenblasensteinen? Ja, falls die Steine nicht zu groß, nicht verkalkt und nicht zu zahlreich sind und der Gallengang durchgängig ist, kann man die Zertrümmerung der Steine mit Ultraschall-Stoßwellen (Lithotripsie) versuchen. Dieses

Verfahren erfordert keine Operation, man muß danach aber mit dem Auftreten von Koliken rechnen, wenn die Steinfragmente durch den Gallengang abgehen.

Können Gallensteine auch medikamentös aufgelöst werden? Die Voraussetzung für die medikamentöse Auflösung sind ähnlich wie für die Stoßwellen-Lithotripsie, d. h., die Steine dürfen nicht verkalkt, nicht zu groß, nicht zu viele sein, der Gallengang muß durchgängig und die Gallenblase funktionell intakt sein. Die Behandlung ist langwierig (mindestens 1 Jahr) und nicht immer von Erfolg gekrönt.

Müssen Steine im Gallengang immer operiert werden? Nein, gerade bei älteren Patienten, bei denen ein erhöhtes Operationsrisiko besteht, behandelt man die Gallengangssteine heute überwiegend endoskopisch in der Technik der endoskopisch-retrograden Cholangio-Pankreatikographie (ERCP) und der Papillotomie.

Wie läuft eine ERCP und eine Papillotomie ab? Nach einer leichten Beruhigungsspritze wird ein Endoskop bis zur Einmündung des Gallengangs in den Zwölffingerdarm vorgeschoben. Dann sondiert man mit einem durch das Endoskop geschobenen Katheter den Gallengang und spritzt gegen den Strom der Gallenflüssigkeit (»retrograd«) Kontrastmittel ein. Durch Röntgenaufnahmen kann man Lage, Zahl und Größe der Gallengangssteine feststellen. In derselben Sitzung wird die Gallengangsmündung mit einen elektrischen Messer über das Endoskop weiter aufgeschnitten, so daß die eingeklemmten Steine abgehen können. Sind sie immer noch zu groß, so kann man sie mit verschiedenen Geräten zerkleinern. Die Diagnose und die Therapie sind so in einem Zug durchführbar.

Kann jeder Arzt ein Endoskop in den Zwölffingerdarm einführen, um Steine aus dem Gallengang zu entfernen? Nein. Das ist ein hochspezialisiertes Verfahren, das nur von besonders ausgebildeten Ärzten, sogenannten Endoskopikern, durchgeführt wird.

Sind konservative Maßnahmen bei Funktionsstörungen der Gallenblase erfolgversprechend? Ja, wenn der Patient mitarbeitet, indem er mit Vernunft Diät hält und die nötigen Medikamente einnimmt.

Muß bei Gallensteinen immer operiert werden? Nicht in allen Fällen. Weil viele Gallensteinträger ein Leben lang nichts von ihren Steinen spüren, ist man von einer prophylaktischen Operation abgekommen; erst wenn typische Koliken oder anderer Komplikationen aufgetreten sind, wird man dem Patienten zur Operation raten.

Leber, Gallenblase und Gallenwege

Wann ist eine Gallenblasenoperation unbedingt erforderlich?
a) wenn eine akute Entzündung des Organs besteht;
b) wenn der Patient an wiederholten schweren Gallenkoliken infolge von Gallensteinen leidet;
c) wenn ein Gallenblasenempyem, eine funktionslose Steingallenblase (d. h., eine Blase ausgefüllt mit Steinen) besteht, nachweislich Gallensteine vorhanden sind und der Patient an chronischen Verdauungsbeschwerden, Übelkeit, Blähungen und gelegentlich auftretenden Leibschmerzen leidet;
d) wenn eine Gelbsucht infolge eines Steinverschlusses der Gallenwege auftritt. Im letzten Fall muß die Operation nicht immer offen gemacht werden, eleganter ist das endoskopische Verfahren mit der ERCP.

Was versteht man unter einer Gallenblasenentfernung in laparoskopischer Technik? In den letzten Jahren gingen die Chirurgen zunehmend dazu über, die Gallenblase nicht mehr durch einen großen Bauchschnitt im rechten Oberbauch, sondern über ein Laparoskop zu entfernen. Dabei handelt es sich um ein Rohr mit einer Optik, durch das in die Bauchhöhle gesehen werden kann. Über weitere Rohre führt man die die Lichtquelle und Spezialinstrumente ein, mit denen das Organ entfernt wird.

Was sind die Vorteile der laparoskopischen Operationsmethode? Der operative Eingriff selbst dauert zwar länger, der Patient hat jedoch danach weniger Schmerzen als wenn ein Bauchschnitt durchgeführt wurde, er kann das Krankenhaus schneller verlassen und wieder zur Arbeit gehen.

Wird die laparoskopische Operationsmethode häufig durchgeführt? Ja, sie wird immer beliebter. In den USA werden bereits 90 % aller Gallenblasenentfernungen in laparoskopischer Technik vorgenommen und auch in Deutschland wenden immer mehr Chirurgen dieses Verfahren an.

Gibt es Umstände, unter denen eine laparoskopische Gallenblasenentfernung nicht möglich ist? Ja, dazu gehören vor allem Verwachsungen des Bauchfells nach einer früheren Operation. Auch ein Gallenblasenempyem oder eine Steingallenblase mit ausgedehnter Schrumpfung wird man konventionell operieren.

Worin besteht die konservative Behandlung von Gallenblasenerkrankungen?
a) Speisen, die zu Verdauungsbeschwerden führen, z. B. Fette, fettreich zubereitete Speisen, Sahne, Eierspeisen, Konditorwaren und bestimmte rohe Gemüse- und Obstsorten, sind zu meiden;
b) die Diät soll mild und nicht einseitig sein; keine üppigen Mahlzeiten;

c) der Arzt verordnet bestimmte Medikamente zur Lösung von Krämpfen in den Gallenwegen und gegen eine zu starke Übersäuerung des Magens.

Lassen sich Beschwerden, die von der Funktionsstörung einer steinfreien Gallenblase herrühren, in allen Fällen durch eine Operation beseitigen? Bei einem gewissen Prozentsatz dieser Patienten tritt durch die Gallenblasenentfernung zwar eine Besserung ein, aber nicht bei allen. Wahrscheinlich rührten die Beschwerden bei diesen Patienten auch nicht von Funktionsstörungen der Gallenblase, sondern von anderen Abschnitten des Magen-Darm-Trakts her. Dieser Unterschied ist nicht immer ganz klar feststellbar.

Was kann geschehen, wenn eine Gallenblasenoperation nicht durchgeführt wird, wenn es erforderlich wäre?
a) Eine akute Gallenblasenentzündung kann bis zur Gangrän (Brand) mit Durchbruch der Gallenblase fortschreiten, was zu einer Bauchfellentzündung und sogar zum Tode führen kann;
b) bei wiederholten Gallenkoliken infolge eines Steinverschlusses kann es dazu kommen, daß der Stein in den Gallengang gerät und dort den Gallenabfluß versperrt, was eine Gelbsucht zur Folge hat;
c) wenn eine Gelbsucht durch einen Steinverschluß eingetreten ist und keine Operation erfolgt, kann der Patient an einem Leberschaden und einer Vergiftung des Organismus durch den anhaltenden Gallenrückstau versterben.

Wie kann man unterscheiden, ob die Gelbsucht durch einen Steinverschluß oder durch eine andere Ursache bedingt ist? Es gibt viele Untersuchungen, die ihren Beitrag zur sicheren diagnostischen Unterscheidung zwischen einer verschlußbedingten und einer entzündungsbedingten Gelbsucht leisten. Die richtige Diagnose ergibt sich in der Regel durch eine gründliche ärztliche Untersuchung und Berücksichtigung der Krankheitsvorgeschichte, sonographischer Befunde und verschiedener Blutuntersuchungen.

Begünstigen Gallensteine die Entstehung eines Gallenblasenkrebses? Das wird immer wieder behauptet und als schwerwiegendes Argument zugunsten der Operation bei Gallensteinen herangezogen, unabhängig davon, ob die Steine Beschwerden verursachen oder nicht. Allerdings stammt diese Erfahrung aus Zeiten, als man wegen fehlender diagnostischer Möglichkeiten nur selten Patienten mit Steinen herausfand, die keine Beschwerden hatten. Mit Einführung der nicht belastenden Sonographie stellte man bei Millionen von Menschen Gallenblasensteine fest, die keine Beschwerden hatten. Wären Gallensteine ein so großes Risiko für einen Gallenblasenkrebs, so müßte dieser Krebs eigentlich viel häufiger sein. Tatsächlich gehört das Gallenblasenkarzinom zu den seltenen Krebsarten.

Ist die operative Entfernung der Gallenblase, die sogenannte Cholezystektomie, eine gefährliche Operation? Nein. Sie ist nicht gefährlicher als eine Blinddarmoperation.

Entfernt der Chirurg bei einer Gallenblasenoperation nur die Steine oder das ganze Organ? Fast immer wird die Gallenblase entfernt, doch gibt es einzelne Fälle, wo das Organ so akut entzündet und der Patient so schwer krank ist, daß sich der Chirurg vielleicht entschließt, lediglich die Steine herauszunehmen und einen Drain in die Gallenblase einzulegen. Das nimmt weniger Zeit in Anspruch und ist mit einem geringeren Risiko verbunden.

Werden die Gallengänge bei einer Gallenblasenoperation entfernt? Nein. Die Galle muß freien Abfluß von der Leber zum Darm haben, daher beläßt man die Gallengänge.

Wie entfernt der Chirurg Steine aus dem Gallengang? Er öffnet den Gallengang mit einem kleinen Einschnitt, holt den Stein mit einem Spezialinstrument heraus und drainiert dann den Gang mit einem Gummiröhrchen (T-Drain). Dieser Drain wird nach einigen Tagen oder Wochen herausgenommen, je nachdem, was die folgenden Untersuchungen und Röntgenbefunde ergeben.

Wie lange dauert eine Cholezystektomie? In konventioneller Technik $3/4$ Stunden bis zu $1^{1}/_{2}$ Stunden, abhängig vom Schweregrad des entzündlichen Prozesses. In laparoskopischer Technik dauert die Operation, je nach lokalen Gegebenheiten und Übung des Operateurs, 2–3 Stunden.

Wie erfolgt die Schmerzausschaltung bei Gallenblasenoperationen? Mit einer Inhalationsnarkose.

Wie lange muß man im Krankenhaus bleiben? Bei konventioneller Operationstechnik ungefähr 9–14 Tage, bei laparoskopischer Technik nur 2–3 Tage.

Wo wird bei einer Gallenblasenoperation der Hautschnitt gemacht? Es wird entweder ein senkrechter Schnitt im rechten Oberbauch oder ein schräger Schnitt rechts unter dem Rippenbogen in einer Länge von 12–18 cm angelegt.

Hat man nach einer Gallenblasenoperation besonders starke Schmerzen? Nein. Einige Tage nach der Operation können leichte Schmerzen beim tiefen Einatmen oder Husten bestehen, aber die Operationswunde ist nicht übermäßig schmerzhaft.

Wie bald nach der Operation kann der Patient aufstehen? Bei einem unkomplizierten Fall am ersten oder zweiten Tag nach der Operation.

Gallenblase und Gallenwege

Welche Maßnahmen umfaßt die Operationsnachbehandlung?
a) Nach der Operation einer chronisch entzündeten Steingallenblase gibt es im Normalfall nur wenige Sonderverordnungen: der Patient darf bereits am Tag nach der Operation essen, aber fette Speisen, rohes Obst und Gemüse sind zu meiden. Wenn die Gefahr einer Infektion besteht, können Antibiotika gegeben werden. Manchmal führt man einen Magenschlauch durch die Nase ein und läßt ihn am ersten Tag liegen, damit es nicht zu Blähungsbeschwerden kommt.
b) Ein Patient, der wegen einer akuten Gallenblasenentzündung oder einer Gelbsucht operiert wurde, wird wahrscheinlich intravenöse Lösungen, Vitamin K und einige Tage lang Antibiotika in hohen Dosen bekommen. Zur Magendrainage wird ein Schlauch durch die Nase eingeführt. Gelegentlich werden auch Bluttransfusionen gegeben.

Kann sich eine Frau nach der Gallenblasenoperation noch eine Schwangerschaft zumuten? Ja.

Muß man nach der Entfernung der Gallenblase Diätvorschriften befolgen? Ja. Der Patient soll zunächst die gleiche Diät wie vor der Operation beibehalten, d.h. mild und fettarm essen. Später wird das vielleicht nicht mehr nötig sein.

Wie rasch nach der Entfernung eines Steines aus dem Gallengang schwindet die Gelbsucht? Binnen einiger Wochen.

Bleiben Gallenbeschwerden nach der Operation manchmal bestehen oder kehren sie wieder? Ja. Annähernd 10 % der Patienten, die wegen eines Gallenleidens operiert worden sind, haben nach der Operation weiter Beschwerden. Man glaubt, daß diese Beschwerden von Spasmen (Krämpfen) im unteren Ende des Gallengangs herrühren (biliäre Dyskinesie). In diesen Fällen waren die Gallenblasensteine nicht der wirkliche Auslöser für die Beschwerden, wohl aber der Anlaß für die Operation.

Können sich nach der operativen Entfernung von Steinen neue Gallensteine bilden? Wenn die Gallenblase entfernt worden ist, können sich keine neuen Gallenblasensteine bilden. Sehr selten kann es jedoch zu einer Steinneubildung im Gallengang oder im zurückgebliebenen Stumpf des Gallenblasengangs kommen.

Gibt es eine Möglichkeit, die Neubildung von Steinen zu verhindern? Gewichtsreduktion bei Übergewicht und eine gesunde, vernünftige, milde und fettarme Diät.

Wie sind die Heilungsaussichten bei einer Gallenblasenoperation? Die Sterblichkeit bei Gallenblasenoperationen beträgt weniger als 1 %. Ein tödlicher Ausgang kommt hauptsächlich bei sehr komplizierten Fällen vor oder bei Personen, die es versäumt haben, sich früh genug behandeln zu lassen.

Wie bald nach einer konventionellen Gallenblasenoperation kann man folgendes tun?
Baden: nach 1 Woche
Das Haus verlassen: nach 2 Wochen
Treppen steigen: nach 10–12 Tagen
Im Haushalt arbeiten: nach 4 Wochen
Ein Auto lenken: nach 6 Wochen
Geschlechtsverkehr wieder aufnehmen: nach 4–5 Wochen
Zur Arbeit gehen: nach 5–6 Wochen
Alle körperlichen Tätigkeiten wieder aufnehmen: nach 6 Wochen

Wie oft soll man nach einer Gallenblasenoperation zu einer Kontrolluntersuchung gehen? Nach etwa einem halben Jahr und dann nochmals nach einem Jahr. In der Regel genügen Sonographie und Blutuntersuchung.

36 Lippen, Kiefer, Mund, Zähne und Zunge

Siehe auch Kapitel 23, Hals, Nase, Ohren und Speicheldrüsen

Lippen

Warum schwellen die Lippen auch nach leichten Verletzungen so stark an? Weil hier elastisches, lockeres Gewebe unter der Haut liegt, das die Ansammlung großer Mengen Gewebewassers gestattet.

Wie behandelt man eine Schwellung der Lippen nach Quetschungen oder anderen Verletzungen? Möglichst rasch nach der Verletzung legt man kalte Umschläge auf und drückt direkt gegen die verletzte Stelle. Die Schwellung geht zum größten Teil innerhalb von wenigen Tagen ohne weitere Behandlung zurück.

Ist es ratsam, tiefere Lippenrisse vom Chirurgen nähen zu lassen? Ja. Offene Verletzungen im Lippenbereich sollten fachmännisch genäht werden, damit keine häßlichen Narben zurückbleiben.

Sind Infektionen wie Pusteln, Pickel, Furunkel oder Karbunkel um die Lippen herum gefährlich? Ja, besonders, wenn sie im Bereich von Nase, Wangen und Oberlippe auftreten. Bei falscher Behandlung bilden sie eine Gefahrenquelle, weil die Venen dieses Gesichtsabschnitts in die großen Blutleiter an der Schädelbasis münden. Wenn die Infektion längs dieses Abflußweges fortschreitet, kann sie sich auf das Gehirn oder seine Hüllen ausdehnen (siehe auch Kapitel 22, Haut).

Was ist die wichtigste Vorsichtsmaßnahme bei einer Eiterpustel an der Lippe? Pusteln oder Furunkel auf der Lippe darf man niemals öffnen, ausdrücken oder daran herumquetschen!

Wie behandelt man Entzündungsherde oder Eiterpusteln der Lippen? Kleine Pusteln läßt man am besten in Ruhe. Bei größeren Herden legt man feucht-kalte Umschläge auf und geht sofort zum Arzt. Eiterherde an der Lippe, besonders an der Oberlippe, sollten nur vom Chirurgen geöffnet werden.

Kann es zu einer Syphilisinfektion der Lippe kommen, wenn man einen Syphiliskranken küßt? Ja, diese Stelle des Erregereintritts erfolgt meist bei oral-genitalen Kontakten.

Lippen, Kiefer, Mund, Zähne und Zunge

Sollte man es vermeiden, jemanden, der ein Geschwür auf der Lippe hat, zu küssen? Ja. Es gibt zwar nur wenige Hautkrankheiten die infektiös sind, aber man sollte trotzdem vorsichtig sein.

Kommen Lippengeschwülste häufig vor? Ja. Meist handelt es sich um kleine warzenartige Gewächse (Papillome), bläuliche Blutgefäßgeschwülste (Hämangiome), kleine sommersprossenähnliche Muttermale (Nävi) im Bereich des Lippenrots, kleine feste Knötchen aus Bindegewebe (Fibrome), kleine Retentionszysten einer Lippendrüse oder um Krebs.

Wie werden Geschwülste der Lippen behandelt? Alle oben erwähnten Geschwülste mit Ausnahme des Krebses sind gutartig. Sie sollten chirurgisch entfernt werden, wenn sie ständiger Reizung unterliegen oder Zeichen von Wachstum zeigen. Es gibt verschiedene Behandlungsmöglichkeiten – operative Ausschneidung, Hitzeverschorfung, Vereisung, Radiumbehandlung oder Röntgenbestrahlung. Die Form der Behandlung hängt von der Art der Geschwulst ab. Es ist sehr wichtig, daß ein Spezialist die Behandlung übernimmt, damit möglichst wenig Narben bleiben.

Ist der Lippenkrebs häufig? Nein. Nur ungefähr 2 % aller Krebserkrankungen sind hier lokalisiert.

Wer wird am häufigsten vom Lippenkrebs befallen? Annähernd 95 % aller Fälle betreffen Männer; in 9 von 10 Fällen sitzt der Krebs an der Unterlippe.

Welche Ursachen tragen hauptsächlich zur Entwicklung eines Lippenkrebses bei? Rauchen, besonders Pfeifenrauchen; übermäßige Sonnenbestrahlung oder Einwirkung von Wind und ungünstigen Witterungseinflüssen; Lippenbeißen. Auch ständige Reizung durch einen schadhaften Zahn begünstigt vermutlich eine Krebsentwicklung.

Wie sieht ein Lippenkrebs aus? Er kann wie eine Warze, eine Schrunde oder wie ein Geschwür, das nicht abheilt, ausschauen.
Heilen Veränderungen am Lippenrot während einer Beobachtungszeit von drei Wochen nicht ab, muß unverzüglich der Arzt aufgesucht werden!

Wie wird ein Lippenkrebs behandelt? Jedes verdächtige chronische Geschwür oder jede Art von Geschwulst sollte entfernt und einer mikroskopischen Untersuchung unterzogen werden. Wenn sich ein eindeutiger Krebs findet, wird er breit mit dem umgebenden normalen Gewebe keilförmig ausgeschnitten.

Wird manchmal statt der Operation eine Röntgen- oder Radiumbestrahlung oder die elektrochirurgische Entfernung durchgeführt? Ja, aber nur in seltenen Fällen.

Wie sind die Ergebnisse der Lippenkrebsoperationen? Bei frühzeitiger Operation, vor Ausbreitung des Krebses in die Halslymphknoten, kommt es in der Regel zur Heilung. Wenn sich Krebszellen bereits in den Halslymphknoten abgesiedelt haben, wird eine ausgedehntere Operation mit radikaler Ausräumung sämtlicher Halslymphknoten unter Mitnahme des umgebenden Gewebes vorgenommen.

Ist der Lippenkrebs heilbar? Sicher, wenn er im Frühstadium entdeckt wird. In den allermeisten Fällen kann der Lippenkrebs mit einer breiten örtlichen Ausschneidung entfernt werden, bevor er noch auf die Halslymphknoten übergegriffen hat. Sogar bei der Ausdehnung des Tumors auf die Halslymphknoten ist mit einer fachgerecht ausgeführten Radikaloperation Heilung möglich.

Wird das Gesicht durch die Lippenkrebsoperation entstellt? Gewöhnlich nicht. Es ist überraschend, wie wenig das Aussehen beeinträchtigt ist, wenn sogar 30–40 % der Lippe entfernt wurden. Natürlich müssen diese Operationen von Chirurgen ausgeführt werden, die auch die kosmetische Seite dieser Operation zu berücksichtigen verstehen.

Gesichtsspalten

Was sind Gesichtsspaltbildungen? Wenn im Laufe der embryonalen Entwicklung die Vereinigung der beiden Anlagen für die Ausbildung von Lippen, Oberkiefer, Gaumen und Rachen ausbleibt, so entstehen Gesichtsspalten. Fast immer ist dabei der Oberkieferbereich betroffen. Je nach Schweregrad der fehlenden Vereinigung kommt es zu Lippenspalten (»Hasenscharte«) (Abb. 113), Kieferspalten oder Gaumenspalten (»Wolfsrachen«).

Gibt es auch Spalten in der Unterlippe? Nur in sehr seltenen Fällen.

Wie häufig kommt die Spaltbildung vor? Bei ungefähr einem von je 1000 Neugeborenen.

Tritt die Hasenscharte familiär gehäuft auf? Ja.

Wie wird eine Lippenspalte behandelt? Mit einer Operation zur Korrektur des Aussehens und der Funktion der Lippe im Alter von etwa 4–6 Monaten.

Wie geht der Chirurg bei der Operation einer Lippenspalte vor? Er vernäht genau, Schicht für Schicht, die Gewebe im Spaltenbereich, so daß nicht nur die äußere Haut, sondern auch alle darunterliegenden Gewebe richtig vereint sind.

Lippen, Kiefer, Mund, Zähne und Zunge

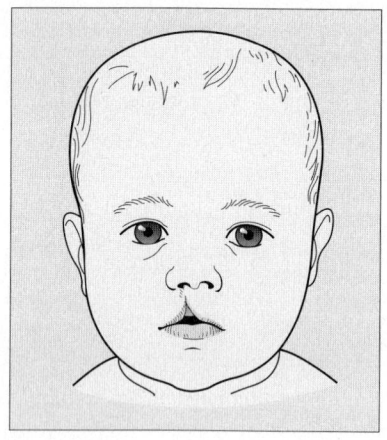

Abb. 113 *Hasenscharte*. Diese einfache Lippenspalte beruht auf einem Entwicklungsdefekt.

Wie sind die Ergebnisse der operativen Korrektur von Lippenspaltbildungen? Sie sind funktionell fast immer ausgezeichnet; kosmetisch gesehen hinterläßt die Operation eine kleine dünne Narbe, die mit dem Heranwachsen des Kindes meist immer mehr zurücktritt.

Gaumenspalte

Was ist eine Gaumenspalte? Eine Mißbildung des Mundhöhlendaches bei Neugeborenen, die eine offene Verbindung zwischen Nase und Mundhöhle darstellt. Bei einer *vollständigen* Spalte sind harter *und* weicher Gaumen offen; bei einer *unvollständigen* Spalte ist nur der weiche Gaumen betroffen (Abb. 114).

Wodurch entsteht eine Gaumenspalte? Sie ist die Folge einer Fehlentwicklung während des embryonalen Wachstums, die vermutlich zwischen der 6.–12. Woche der Entwicklung zustande kommt.

Treten Gaumenspalten oft familiär gehäuft auf? Ja, es handelt sich aber nur in ganz wenigen Fällen um eine echte Erbkrankheit. Haben die Eltern keine entsprechenden Hinweise, so beträgt die Wiederholungswahrscheinlichkeit für ein zweites Kind mit Gaumenspalte ca. 2 %; hat ein Elternteil dagegen Hinweise für Gaumenmißbildungen (auch leichterer Art, z. B. ein gespaltenes Zäpfchen am Gaumen), so beträgt die Wiederholungswahrscheinlichkeit 15 %. Zusätzlich nimmt man an, daß auch bestimmte Krankheiten, etwa Röteln der Mutter in der Frühschwangerschaft, ein Faktor bei der Entstehung dieser und anderer Fehlbildungen sind.

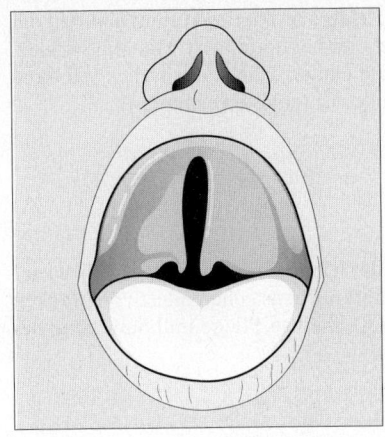

Abb. 114 *Gaumenspalte*. Bei der hier dargestellten Fehlbildung geht die Spalte durch den weichen und teilweise durch den harten Gaumen.

Wie oft kommt eine Gaumenspalte vor? Im Durchschnitt einmal unter 2500–5000 Neugeborenen.

Wird die normale Nahrungsaufnahme durch die Gaumenspalte behindert? Grundsätzlich ja, da bei der Nahrungsaufnahme der Brei über den Nasen-Rachen-Raum aus der Nase zurückfließen kann. Dennoch lernt der Säugling rasch, trotz der Spalte die Nahrung zu schlucken.

Ist die Sprache durch eine Gaumenspalte beeinträchtigt? Ja. Es können keine normalen Sprachlaute gebildet werden, da die Resonanz des geschlossenen Gaumens fehlt.

In welchem Alter soll man eine Gaumenspalte operieren lassen? In Einzelfällen kann man schon in den ersten Lebensmonaten die Spalte schließen; sonst kann man die Kinder während der Altersstufe zwischen $1^1/_2$ und 3 Jahren oder in manchen Fällen noch später, möglichst aber vor Erreichen des Schulalters, operieren.

Wer soll Gaumenspaltenoperationen ausführen? Ein Spezialistenteam, das sich eigens mit der Behandlung von Lippen-Kiefer-Gaumen-Spalten befaßt. Die Zusammenarbeit von Fachärzten für Kiefer- und/oder Plastische Chirurgie mit dem Kieferorthopäden ist erforderlich.

Ist die Nachbehandlung nach Gaumenspaltenoperationen von wesentlicher Bedeutung? Ja. Nach Operationen dieser Art sind oft eine heilpädagogische Betreuung und Sprechunterricht nötig, damit das Kind normale Laute bilden lernt.

Haben Gaumenspaltenoperationen Erfolg? Ja, aber es kommt vor, daß der Erfolg einer einzelnen Operation nicht immer optimal ist. Man muß wissen, daß mehrere Operationen im Verlaufe einiger Jahre erforderlich sein können, damit schließlich ein befriedigendes Ergebnis erreicht wird.

Kiefer

Welche krankhaften Veränderungen der Kiefer kommen hauptsächlich vor?
a) Infektion; Entzündungen des Kieferknochens gehen meist von kranken Zähnen aus; diesen kann durch regelmäßige Pflege und Sanierung des Gebisses vorgebeugt werden;
b) Kieferbrüche (Frakturen);
c) Zysten oder Geschwülste.

Wie wird eine eitrige Entzündung des Kiefers behandelt? Ursache von Weichteilabszessen mit oder ohne ausgedehnte Kiefervereiterung sind meist Zahnabszesse, seltener Kieferhöhlenentzündungen. Die Behandlung liegt am besten in der Hand des Kieferchirurgen und besteht in der Eröffnung des Abszesses und Ableitung des Eiters durch Drains. Gleichzeitig bzw. unmittelbar vor der Operation werden Antibiotika verordnet. Bei Knochenmarkseiterung (Osteomyelitis) stoßen sich abgestorbene Knochenstücke (Sequester) ab, die besser operativ entfernt werden.

Ist eine Knochenmarkseiterung im Kiefer eine ernste Erkrankung? Ja, aber mit den heutigen Behandlungsmethoden heilt sie nach einiger Zeit schließlich aus.

Kommen Kieferbrüche häufig vor? Ja, besonders wegen der großen Zahl von Autounfällen in der heutigen Zeit.

Welche Erscheinungen finden sich bei einem Kieferbruch? Schmerzen, Schwellung, Druckempfindlichkeit, Kaubeschwerden, Lockerung oder Fehlen von Zähnen und Blutung aus dem Mund. Wenn die Bruchstücke verschoben sind, ist der Patient unter Umständen außerstande, den Mund richtig zu schließen. Bei Oberkieferbrüchen kann es zu einer Luftansammlung im Gewebe kommen, die die vorderen Gesichtspartien etwas aufbläht, besonders unter den Augen (Weichteilemphysem). Häufiger noch entstehen Schwellungen durch ausgedehnte Blutergüsse.

Wo treten Brüche im Kiefer meist auf? Im Unterkiefer treten sie am häufigsten im Bereich der Backenzähne und des Kieferwinkels auf. Ein Oberkieferbruch verläuft gewöhnlich quer und führt zur Lockerung von Zähnen und einer Beteiligung der Kieferhöhle.

Wer soll Kieferbrüche behandeln? Der Kieferchirurg, gelegentlich in Zusammenarbeit mit Spezialisten für Hals-Nasen-Ohren-Krankheiten.

Wie wird ein Kieferbruch behandelt? Beim unkomplizierten Fall ist das Ziel der Erste-Hilfe-Behandlung die Ruhigstellung des Kiefers, entweder mit dem Taschentuch oder mit einem Verband. Zur endgültigen Versorgung werden die Kiefer nach Einrichtung des Bruchs zwecks Ruhigstellung mit Schienenverbänden fixiert. Oft werden die oberen Zähne mit den unteren verdrahtet, um die geschienten Kiefer in Schlußbißstellung zu bringen.

Ist manchmal eine Operation wegen eines Kieferbruchs erforderlich? Ja. In komplizierteren Fällen, besonders bei einem offenen Bruch, muß man oft von außen, seltener von der Mundhöhle aus, eine operative Vereinigung der Bruchstücke vornehmen. Wenn ein Knochenverlust eingetreten ist, kann als Ersatz für die fehlenden Bruchstücke ein Knochentransplantat oder eine Metallplatte eingesetzt werden.

Wie ißt ein Patient, wenn seine Kiefer verdrahtet sind? Für die Dauer der Drahtfixierung ist eine ausschließlich flüssige Ernährung notwendig, die auch mit einer Sonde verabreicht werden kann.

Wie lange braucht ein Kieferbruch zur Heilung? Zwischen 4 und 6 Wochen, in schweren Fällen länger.

Sind Kieferzysten häufig? Ja. Tote Zähne oder eine Fehlbildung der Zahnanlage mit Ausbleiben des Zahndurchbruchs führen oft zur Entstehung von Zysten, die man dentogene Zysten nennt.

Wie werden Kieferzysten behandelt? Der Kieferchirurg muß sie ausschälen oder breit öffnen. Nach Beseitigung oder Fensterung der Zyste fällt der Innendruck weg, so daß die Höhle mit neugebildetem Knochen ausgefüllt wird. Ist eine fehlgebildete Zahnanlage die Ursache der Zyste, so wird in jedem Fall der verkümmerte Zahn mit entfernt.

Sind bösartige Kiefergeschwülste häufig? Nein. Wenn sich eine bösartige Geschwulst findet, ist eine ausgedehnte Entfernung des befallenen Kieferknochens erforderlich. Diese Operationsverfahren bleiben Chirurgen, die darauf spezialisiert sind, vorbehalten.

Mund

Wodurch entsteht schlechter Atem? Übler Mundgeruch tritt oft vorübergehend nach dem Genuß bestimmter Speisen (Zwiebel, Knoblauch), nach der Einnahme bestimmter Medikamente oder nach übertriebenem Rauchen oder Alkoholkonsum auf. In solchen Fällen braucht man lediglich die auslösende Ursache zu beseitigen. Außerdem können krankhafte Veränderungen der Mundhöhle, wie gangränöse oder schlecht gepflegte Zähne und Zahnfleischentzündungen sowie auch Allgemeinerkrankungen, etwa Magen-, Darm-, Lungen-, Leber- oder Nierenerkrankungen, schlechten Atem verursachen.

Wie geht man gegen schlechten Atem vor? Da es zahllose mögliche Ursachen gibt, ist eine gründliche Untersuchung notwendig, damit der Zustand beseitigt werden kann. Jede örtliche Erkrankung der Mundhöhle muß behoben und eine entsprechende Zahnhygiene eingeführt werden.

Was kann man örtlich zur Verminderung des schlechten Mundgeruchs tun? Man soll entsprechende Mundhygiene betreiben und den Zahnarzt zur Behebung etwaiger Zahn- oder Zahnfleischerkrankungen aufsuchen. Die gebräuchlichen Mundspülungen und anderen Maßnahmen wirken gewöhnlich nur vorübergehend.

Was ist eine Paradontose? Eine chronische Entzündung und ein Schwund des Zahnfleischrandes mit Ablagerung von Zahnstein, Bildung eitriger Zahntaschen und Lockerung der Zähne.

Wodurch entsteht eine Paradontose? Durch eine bakterielle Mundinfektion, häufig mit Streptokokken und anderen Bakterien. Örtliche Gegebenheiten, die infektionsbegünstigend wirken, sind meist Bißanomalien, mangelhafte Zahnhygiene, Zahnsteinbildung, falsches und zu seltenes Zähneputzen, Reizung durch Rauchen oder übermäßigen Alkoholgenuß. Auch gewisse Mangelkrankheiten, etwa Vitaminmangelzustände, können von einer Paradontose begleitet sein.

Wie zeigt sich die Paradontose? Das Zahnfleisch ist gerötet, geschwollen und blutet leicht. Am Zahnrand kann gelber Eiter sichtbar sein. Bei langjährigem Fortbestehen kommt es zum Zahnfleischschwund, so daß die Zahnhälse frei liegen.

Wie wird eine Paradontose behandelt? Es ist eine spezielle Behandlung des Zahnfleisches, Entfernung des Zahnsteins und allgemeine Sanierung des Gebisses notwendig. Der Zahnarzt wird zweifellos auch Medikamente zur

Mund

örtlichen Anwendung verschreiben, die helfen werden, die Infektion zu beseitigen.

Ist eine Paradontose heilbar? Ja, aber die Behandlung ist oft langwierig und erfordert eine Sanierung der Mundhöhle.

Was ist eine ulzerierende Stomatitis? Es handelt sich um eine Entzündung der Mundschleimhaut, bei der die entzündeten Stellen mit gelblich-weißlichen Belägen bedeckt sind, die einen roten Randsaum aufweisen. Die Ursache ist unbekannt, es werden lokale Autoimmunvorgänge, Virusinfekte und auch bakterielle Infekte angenommen.

Wie bekommt man eine ulzerierende Stomatitis? Es handelt sich nicht um eine einfache Übertragung von Erregern, z. B. durch direkten Kontakt. Vielmehr muß bei der betroffenen Person eine individuelle Empfänglichkeit vorhanden sein. Oft kommt es auch bei schweren Allgemeinerkrankungen, bei Autoimmunkrankheiten und vor allem bei einem Mangel an weißen Blutkörperchen zu einer Stomatitis. Dieser Mangel an Leukozyten tritt auf bei Gabe von bestimmten Medikamenten, insbesondere zur Behandlung der Schilddrüsenüberfunktion, von chronischen Psychosen oder unter einer zytostatischen Therapie.

Kann die ulzerierende Stomatitis durch Küssen übertragen werden? Theoretisch ja, das ist aber eher die Ausnahme als die Regel.

Welche Krankheitserscheinungen zeigen sich bei einer ulzerierenden Stomatitis ulcerosa? Die Geschwüre in der Mundschleimhaut sind sehr schmerzhaft, so daß der Patient große Probleme beim Essen hat.

Wie werden die Geschwüre im Mund oft noch genannt? Man nennt sie auch Aphthen, die Erkrankung Stomatitis aphthosa.

Neigt die ulzerierende oder aphthöse Stomatits zum erneuten Aufflammen? Ja, vor allem bei Jugendlichen gibt es eine anlagemäßige, dominant vererbte Form, die konstitionelle Stomatitis aphthosa.

Wie wird die ulzerierende Stomatitis behandelt?
a) Durch Absetzen evtl. auslösender Medikamente oder Substanzen;
b) Betupfen mit Chromsäure, Silbernitratlösung oder Myrrhentinktur durch den Arzt;
c) Aufbringen einer kortisonhaltigen Haftsalbe;
d) Betupfen mit desinfizierenden Lösungen (z. B. Betaisodona);
e) Substitution von Eisen- und Vitamin-B-Präparaten;
f) Hausmittel wie Lutschen von Bayrisch Blockmalz oder Auftragen von Honig.

Lippen, Kiefer, Mund, Zähne und Zunge

Leukoplakie

Was ist eine Leukoplakie? Leukoplakie bedeutet wörtlich »weißer Fleck«. Sie findet sich als Krankheitsherd an der Mundschleimhaut und besteht in einer weißlichen oder weißlich-grauen Verdickung an der Wangeninnenseite, an Gaumen, Zahnfleisch, Zunge, Rachen und manchmal am Kehlkopf. Leukoplakien sind manchmal erhaben, rauh oder borkenartig.

Wodurch entsteht eine Leukoplakie? Genau kennt man die Ursache nicht, aber das häufige Vorkommen bei Rauchern läßt vermuten, daß die örtliche Reizwirkung des Rauches auf die Mundschleimhaut eine Rolle spielt. Auch scharfe Zahnkanten, schlecht sitzender Zahnersatz usw. können die Entwicklung einer Leukoplakie begünstigen. Sie wird bei Männern öfter als bei Frauen beobachtet, besonders in den Altersstufen zwischen 20 und 60 Jahren.

Wie macht sich eine Leukoplakie bemerkbar? In der Regel bestehen überhaupt keine Beschwerden. Die Veränderung kann zufällig vom Patienten selbst, vom Zahnarzt oder Arzt entdeckt werden. Gelegentlich rufen Leukoplakieherde Brennen und Prickeln hervor und neigen zu oberflächlicher Geschwürsbildung.

Welche Bedeutung hat die Leukoplakie? Sie ist von großer Bedeutung, weil sie unter Umständen Vorläufer eines Krebses sein kann. Sie sollte daher regelmäßig durch den Arzt kontrolliert werden.

Wie wird eine Leukoplakie behandelt?
Die Behandlungsmaßnahmen umfassen:
a) Rauchverbot;
b) Entfernung aller Quellen, die eine örtliche Reizung hervorrufen können, wie schlechtsitzende Zahnprothesen oder rauhe Zahnränder;
c) Entfernung des Leukoplakieherds entweder elektrochirurgisch oder mit operativer Ausschneidung.

Zähne

Wovon bekommt man Löcher in den Zähnen? Die eigentliche Ursache ist nicht genau bekannt, man nimmt aber an, daß eine Entkalkung auf chemischem Weg durch die Tätigkeit bestimmter säurebildender Bakterien, die die Mundhöhle besiedeln, angeregt wird. Auch unzweckmäßige Ernährung, mangelnde Mundhygiene begünstigen die Karies oder Zahnfäule. Eine

Schädigung der Zähne durch Bißanomalien und schlecht sitzenden Zahnersatz fördern die Karies ebenfalls.

Wie beugt man der Zahnkaries am besten vor? Meidung von Süßigkeiten, vor allem keine sog. »Betthupferl« für Kinder; regelmäßiges Putzen der Zähne, am besten nach jeder Mahlzeit; kalziumreiche Ernährung (vor allem Milch) im Kindesalter; Gabe von Fluortabletten; regelmäßige zahnärztlichen Untersuchungen und Vorsorge für den allgemeinen Gesundheitszustand.

Was ist von der Trinkwasser-Fluoridierung zu halten? Es besteht heute keine Zweifel, daß eine Fluorierung des Wassers die Häufigkeit des Kariesbefalls stark senkt. In Ländern, in denen das Trinkwasser fluoriert wird, findet man wesentlich seltener Karies als in Gebieten, wo diese Maßnahme nicht erfolgt. In Deutschland hat man sich noch nicht dazu durchringen können.

Kann der allgemeine Gesundheitszustand darunter leiden, wenn man schlechte Zähne hat? Ja. Die Zähne sind ein Teil des menschlichen Körpers, und chronisch vereiterte Zähne können Auswirkungen auf den übrigen Körper haben.

Wie kann man erkennen, ob man eine Zahneiterung hat? Zahnabszesse sind fast immer von einer örtlichen Reaktion mit Schmerz, Schwellung und Rötung über der Gegend der Wurzelspitze begleitet. Ein chronischer Abszeß ist aber vom Patienten unter Umständen nicht leicht zu erkennen.

Wie wird eine Zahneiterung behandelt? Man muß zum Zahnarzt gehen. Er wird entweder den Zahn entfernen oder eine Wurzelspitzenresektion durchführen; dabei wird das entzündliche Gewebe an der Wurzelspitze entfernt und gleichzeitig der Wurzelkanal aufgefüllt. Sollte sich ein akuter Abszeß unter der Schleimhaut gebildet haben, wird dieser zuerst geöffnet, drainiert und in ein chronisches Stadium übergeführt.

Können von beherdeten Zähnen aus Bakterien in die Blutbahn gelangen und im Körper verbreitet werden? Ja, und das muß besonders bei Patienten mit Herzklappenfehlern unbedingt vermieden werden. Es ist bekannt, daß sich bei solchen Patienten von Zahnherden ausgehende Krankheitskeime auf den geschädigten Herzklappen ansiedeln und zu einer bakteriellen Entzündung führen können. Patienten mit bekannten Herzklappenfehlern sollten vor und während größerer Zahnbehandlungen prophylaktisch mit Antibiotika behandelt werden.

Zunge

Was ist eine Glossitis? Eine Entzündung der Zunge.

Kommt es oft zur Infektion, bakteriellen Entzündung oder zu einem echten Abszeß der Zunge? Nein. Die Zunge ist ziemlich widerstandsfähig gegen Infektionen. Das ist möglicherweise auf ihre reiche Blutversorgung zurückzuführen.

Wie werden Entzündungen der Zunge behandelt? Da eine Glossitis gewöhnlich Zeichen einer anderweitigen Erkrankung ist, hängt die Behandlung von der Grundursache ab. Wenn eine Veränderung der Zunge durch eine örtliche Reizung hervorgerufen wurde, muß diese ausgeschaltet werden.

Ist das Aussehen der Zunge vielen Veränderungen unterworfen? Ja. Generationen von Ärzten haben das Aussehen der Zunge für die Diagnose verschiedener Allgemeinerkrankungen verwertet. Die Zunge kann geschwollen, gerötet, belegt oder glatter als normal sein und kann von Tag zu Tag ein anderes Bild bieten. Die Bedeutung des Zungenbelages für die medizinische Diagnostik wird aber meistens überschätzt: die Formulierung von der Zunge als dem »Spiegel des Magens« klingt schön, hat aber wenig realen Hintergrund (Abb. 115).

Welche örtlich einwirkenden Faktoren erzeugen oft Veränderungen im Aussehen der Zunge? Tabak, Alkohol, stark gewürzte oder übertrieben heiße Speisen können eine Rötung und Reizung der Zunge bewirken. Der Zungenrand kann durch rauhe, scharfe Zahnränder oder schlecht sitzenden

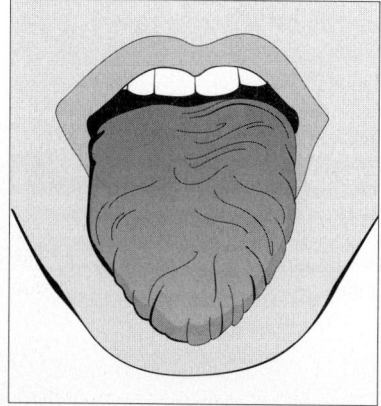

Abb. 115 *Harmlose Zungenanomalien:*
grober Zungenrelief (Lingua scrotalis) und Landkartenzunge (Lingua geographica).

Zahnersatz gereizt werden. Auch bakterielle Infektionen im Bereich der Mundhöhle, wie etwa eine Stomatitis aphthosa, Syphilis usw., können die Zunge in Mitleidenschaft ziehen. Ferner können Vitaminmangelzustände sowie allergische Reaktionen auf antibiotische Halstabletten das Erscheinungsbild der Zunge verändern.

Harmlose Normvarianten der Zunge sind häufig. Dazu gehören die tiefe Furchung der Zungenoberfläche oder landkartenartig begrenzte rote Flecken der Zunge.

Welche Allgemeinerkrankungen führen zu besonders typischen Zungenveränderungen? Bei Vitamin-B_{12}-Mangel, Eisenmangel oder Leberzirrhose kann die Zungenoberfläche sehr glatt und wie rot lackiert aussehen. Hormonelle Krankheiten wie Schilddrüsenunterfunktion oder Akromegalie (siehe dort) führen zu einer Zungenvergrößerung.

Welcher Zustand des Körpers spiegelt sich am deutlichsten im Aussehen der Zunge? Man kann an der Zunge erkennen, ob der Wassergehalt des Körpers normal ist oder ob ein Wasserverlust besteht. Bei einem Flüssigkeitsmangel im Organismus sieht die Zunge immer trocken und belegt aus.

Bilden sich in der Zunge oft Geschwülste? Ja.

Um welche Geschwülste handelt es sich meistens?
a) Um eine Leukoplakie, die in Wirklichkeit keine echte Geschwulst ist, wohl aber ein Krebsvorstadium sein kann;
b) Blutgefäßgeschwülste (Hämangiome);
c) warzenartige Geschwülste (Papillome);
d) Drüsenzellgeschwülste (Adenome);
e) Bindegewebsgeschwülste (Fibrome);
f) Zysten der Zunge (Zysten des Ductus thyreoglossus);
g) Zungenkrebs.

Ist der Zungenkrebs eine häufige Erkrankung? Ja. Er macht etwa $1/5$ aller Krebserkrankungen innerhalb der Mundhöhle aus.

Wo wird der Zungenkrebs gewöhnlich beobachtet? An den Zungenrändern oder an der Zungenspitze.

Wodurch entsteht der Zungenkrebs? Man weiß es nicht mit Sicherheit, aber es ist anzunehmen, daß auch hier eine ständige chronischen Reizung eine Rolle spielt. Am häufigsten wird Zungenkrebs bei Pfeifenrauchern und schweren Alkoholikern beobachtet. Allerdings geht der Alkoholismus oft mit schlechter Mundhygiene einher, so daß es sich wohl nicht um eine direkte Einwirkung des Alkohols handelt. Am zweithäufigsten scheinen scharfe

Zahnränder und schlecht sitzende Zahnprothesen die Entwicklung eines Zungenkrebses zu begünstigen.

Befällt der Zungenkrebs mehr Männer als Frauen? Ja, im Verhältnis von 8:1. Am häufigsten tritt er in der Altersgruppe zwischen 40 und 60 Jahren auf.

Wie wird die Diagnose eines Zungenkrebses gestellt? Jede chronische Geschwürsbildung oder Verhärtung der Zunge ist verdächtig und sollte unbedingt ärztlich untersucht werden. Der Verdacht wird durch die sorgfältige Betastung der Zunge erhärtet, die Diagnose wird mit der Entfernung und mikroskopischen Untersuchung eines kleinen Gewebestücks gesichert bzw. ausgeschlossen. Viele Patienten mit Zungenkrebs kommen viel zu spät zum Arzt, weil sie entsprechenden Veränderungen zunächst keine besondere Bedeutung zugemessen haben.

Wie werden Zungengeschwülste behandelt? Die meisten gutartigen Geschwülste kann man operativ entfernen, oder man kann die chirurgische Behandlung mit einer Röntgen- oder Radiumbestrahlung kombinieren. Alle gutartigen Geschwülste der Zunge sind heilbar. Zungenkrebse im Frühstadium können mit der breiten Ausschneidung der Geschwulst und ihrer Umgebung geheilt werden.

Kann es manchmal nötig sein, die ganze Zunge wegen eines Krebses zu entfernen? Gewöhnlich läßt man bei der Krebsoperation einen Teil der Zunge zurück. Wenn sich der Krebs aber schon auf die Halslymphknoten ausgebreitet hat, kann unter Umständen noch mit der radikalen Entfernung der Zunge und der Halslymphknoten eine Heilung erreicht werden.

Ist die Operation immer die Methode der Wahl bei Zungenkrebs? Nein. Es gibt bestimmte Krebsformen, besonders jene, die im hinteren Abschnitt der Zunge auftreten, die besser mit Radium oder Röntgenstrahlen behandelt werden.

Wie sind die Heilungsaussichten beim Zungenkrebs? Bei mehr als der Hälfte der im Frühstadium angetroffenen Fälle kann man eine Dauerheilung erreichen. Allzuoft wird jedoch die Behandlung zu spät begonnen, und man muß leider sagen, daß der Zungenkrebs für mehr Todesfälle verantwortlich ist als jede andere Geschwulst im Kopf- und Halsbereich.

37 Lunge und Atemwege

Siehe auch Kapitel 26, Herz; Kapitel 30, Infektionskrankheiten; Kapitel 23, Hals, Nase und Ohren; Kapitel 7, Anästhesie; Kapitel 60, Tuberkulose

Lunge

Wie ist die Lunge gebaut? Die Lunge ist das Organ der Atmung; sie liegt in der Brusthöhle. Die rechte Lunge setzt sich aus drei sogenannten Lappen zusammen, die linke Lunge hat nur zwei Lappen. Das schwammig-elastische Gewebe, aus dem sich die Lunge aufbaut, umgibt die baumartig verästelten Bronchialröhren. Das Lungengewebe selbst besteht aus annähernd dreihundert Millionen Luftsäckchen, den Lungenbläschen oder Alveolen, die von einem Netz kleinster Blutgefäße umsponnen werden (Abb. 116).

Welche Funktion hat die Lunge? Die Lunge entnimmt der eingeatmeten Luft Sauerstoff und gibt Kohlendioxid, das ihr durch den Blutstrom zugeführt wird, ab. Das Kohlendioxid und etwas Wasser in Form von Wasserdampf werden bei der Ausatmung ausgestoßen.

Ist die Anfälligkeit für Lungenerkrankungen erblich? Nein. Das familiäre Auftreten einer Lungenkrankheit (meist Tuberkulose) ist eher auf eine Ansteckung der Familienmitglieder untereinander als auf Vererbung zurückzuführen. Wenn sich unter den Eltern oder Großeltern jemand befindet, der gar nicht weiß, daß er an Tuberkulose leidet, kann er leicht ein Kind oder Enkelkind anstecken. Allerdings gibt es auch autosomal rezessiv vererbte Lungenkrankheiten, z. B. die Mukoviszidose.

Lebt man auf dem Lande in reiner Luft gesünder als in der Stadt, wo die Luft oft verschmutzt ist? Im allgemeinen ja. Die stärkere Staub- und Rauchentwicklung in den Städten führt zu einer Reizung der Atemwege und begünstigt Nasen-, Rachen- und Bronchialbeschwerden.

Welche Folgen hat es, wenn man verunreinigte Luft atmet? Luftverunreinigungen wie Rauch, Abgase, Nebel usw. verursachen eine Reizung der Schleimhäute und setzen deren Widerstandskraft gegen Infektionen und möglicherweise gegen Geschwulstbildungen herab.

Was versteht man unter dem Sommersmog? Die starke Sonneneinstrahlung der abgasreichen Luft in der Städten im Sommer verursacht erhöhte Konzentrationen von Ozon. Das gasförmige Ozon reizt Schleimhäute und Atem-

Lunge und Atemwege

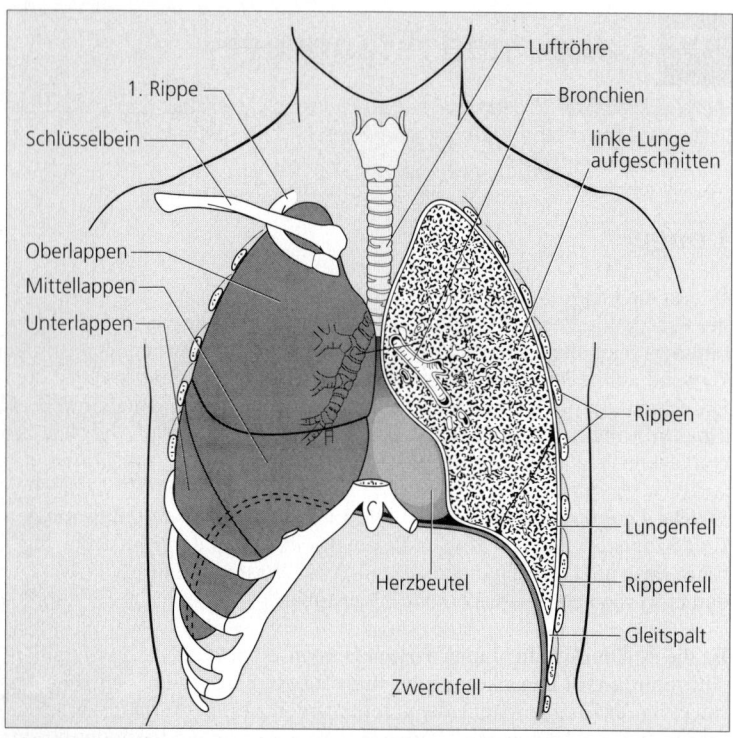

Abb. 116 *Lage der Lunge* im Brustraum und ihre Beziehung zu den Nachbarorganen. Lunge und Innenwand der Brusthöhle sind vom Brustfell (Lungenfell und Rippenfell) überzogen, das die Verschieblichkeit der Lunge bei der Atmung gewährleistet. Die Gabelung der Luftröhre und die Verästelung der Bronchien ist angedeutet dargestellt. Auf dem Schnitt durch die linke Lunge sind mehrere größere und kleinere angeschnittene Bronchien erkennbar.

wege und führt bei entsprechend veranlagten Personen zu Atembeschwerden und Husten.

Was sind die Zeichen einer Lungenerkrankung? Husten, Auswurf, Atemnot, Kurzatmigkeit, Blaufärbung der Fingerendglieder und der Nasenspitze, atemabhängige Schmerzen in der Brust.

Kann man eine Lungenerkrankung immer röntgenologisch diagnostizieren? In den meisten Fällen ja. Manchmal sind Wiederholungsuntersuchungen oder Röntgenaufnahmen in mehreren Richtungen nötig, bevor die endgültige Diagnose gestellt werden kann.

Welche Folgen kann Tabakrauchen haben? Es kann eine örtliche Reizung der Schleimhäute von Nase, Rachen, Kehlkopf und Bronchien und des Lungengewebes bewirken. Es besteht kein Zweifel, daß starkes Rauchen die Entwicklung von chronischer Bronchitis, Bronchiektasen, Emphysem und Lungenkrebs begünstigt.

Was hat ein chronischer Husten mit Auswurf von Schleim zu bedeuten? Er zeigt an, daß eine Reizung oder Entzündung in der Luftröhre oder in den Bronchien vorliegt und sollte mit einer ärztlichen Untersuchung geklärt werden.

Soll man Schleim, den man heraufgehustet hat, hinunterschlucken oder ausspucken? Man soll ihn nicht schlucken, weil er die Verdauungsprozesse stören kann. Wenn der Auswurf Tuberkelbakterien enthält, kann er überdies eine Infektion des Darmes verursachen. Der Auswurf soll in Papiertaschentücher oder Spuckflaschen gehustet werden, die man beseitigen kann, ohne die Krankheitserreger zu verbreiten.

Was muß in erster Linie beachtet werden, wenn jemand Blut hustet? Wenn ein Patient Blut hustet, ist vor allem zu klären, ob er eine Tuberkulose oder einen Lungentumor hat. Dies sind die wichtigsten Krankheiten, die zum Bluthusten führen können, aber das Blut kann auch von irgendeiner kleinen Verletzung eines Blutgefäßes im Rachen, Kehlkopf oder in den Bronchien herrühren. Daher bedeutet dieses Symptom nicht notwendigerweise, daß eine Tuberkulose oder ein Krebs besteht. In jedem Fall muß Bluthusten vom Arzt geklärt werden.

Kann das Einatmen von sehr heißer Luft die Lunge schädigen? Die Schleimhäute der Bronchien und der Lunge können schwere Verbrennungen erleiden, wenn heißer Dampf eingeatmet wird. Das kommt gelegentlich bei Arbeitsunfällen in Industriebetrieben vor.

Kann extrem kalte Luft der Lunge schaden? Tiefes Einatmen von extrem kalter Luft löst bei anfälligen Personen asthmaartige Atembeschwerden aus. Man verwendet das in der medizinischen Diagnostik sogar als eine Art von Provokationsmanöver für die Diagnostik eines versteckten Asthma bronchiale bzw. die Wirksamkeit von Medikamenten.

Kann man ein normales Leben führen, wenn eine Lunge entfernt wurde oder funktionsunfähig ist? Ja, wenn die übrige Lunge entsprechend funktionstüchtig ist. Wenn die Funktion der Restlunge beeinträchtigt ist, hängt es vom Ausmaß der Schädigung ab, wie weit eine Einschränkung der körperlichen Tätigkeit erforderlich ist.

Atelektase

Was ist eine Atelektase? Von Atelektase spricht man, wenn Lungengewebe kollabiert, d. h. zusammengefallen ist und keine Luft enthält.

Wodurch wird eine Atelektase hervorgerufen? Durch den Verschluß eines Bronchus.

Welche Arten von Atelektasen gibt es?
a) Solche, die von Geburt an bestehen und entweder einen Schleimpfropfen in einer Bronchialröhre oder eine angeborene Mißbildung und Verengung einer solchen Röhre zur Ursache haben.
b) Im späteren Leben kann eine Atelektase durch Blockierung eines Bronchus mit Schleim, Eiter oder Blut entstehen. Auch Fremdkörper wie Erdnüsse, Erbsen, Bohnen, Fleischstücke oder andere Nahrungsbestandteile, die statt in die Speiseröhre in die Luftröhre gelangt sind, können einen Bronchialverschluß und damit eine Atelektase erzeugen. Den ersten Hinweis auf das Bestehen eines Bronchustumors erhält man häufig durch die Entdeckung eines atelektatischen Bezirks, der die Folge eines Bronchialverschlusses durch wachsendes Tumorgewebe ist.

Was ist eine totale (einseitige) Atelektase? Eine totale Atelektase kann als Komplikation nach einer Operation entstehen, wenn einer der Hauptbronchien durch große Mengen Schleim verstopft wurde, was zum Kollaps (Zusammenfallen) einer ganzen Lunge führen kann.

Wie wird eine totale Atelektase behandelt? Man führt ein Bronchoskop in die Luftröhre ein und saugt den Schleimpfropf mit einem Sauggerät ab.

Kommt es oft zu einer totalen Atelektase? Seitdem die Anästhesiemethoden so bedeutend verbessert worden sind, ist das nicht mehr der Fall. Heute werden während und nach der Narkose die Bronchialgänge durch ein Rohr, das durch den Kehlkopf in die Luftröhre eingeführt wird (»endotrachealer Luftweg«), vom Anästhesisten abgesaugt und freigehalten.

Ist eine totale Atelektase ein ernster Zustand? Ja. Sie kann mit hohem Fieber und schwerer Atemnot einhergehen und dadurch den Heilungsverlauf nach der eben erfolgten Operation komplizieren.

Muß zur Beseitigung einer totalen Atelektase immer ein Bronchoskop eingeführt werden? Nein. Wenn man dem Patienten Sauerstoff zuführt und ihn dazu bringt, tief zu atmen und zu husten, kann man ihm häufig helfen, selbst den Schleimpfropf auszustoßen.

Lungenblähung
(Emphysem)

Was ist ein Emphysem? Von Emphysem spricht man, wenn das Lungengewebe seine Elastizität verliert und überdehnt wird. Meist besteht dabei eine Verengung der Bronchien, so daß Luft in den Lungen eingeschlossen wird: die Luft kann leicht in die Lungen hinein, aber sie kann nur schwer heraus. Wenn dieser Prozeß fortschreitet, wird das Lungengewebe gebläht wie ein überdehnter Ballon, die Lungenbläschen reißen ein und die Atmungsoberfläche wird kleiner.

Bei welchen Krankheiten findet sich ein Emphysem am häufigsten? Bei einer chronischen Bronchitis oder bei einem seit langem bestehenden Asthma.

Welche Krankheitserscheinungen werden von einem chronischen Emphysem hervorgerufen?
a) Zunehmende Kurzatmigkeit;
b) Husten;
c) Zyanose (Blaufärbung der Haut, Lippen und Nägel durch Sauerstoffmangel);
d) keuchende Atmung;
e) schließlich eintretende Herzschwäche.

Kann ein Emphysem so fortschreiten, daß es zum Herzversagen und zum Tod führt? Das ist in schweren Fällen möglich.

Kann man der Entwicklung eines Emphysems wirksam vorbeugen? Ja, wenn man Erkrankungen wie Bronchitis, Asthma, Nebenhöhleninfektionen und Bronchiektasen unverzüglich behandeln läßt und es außerdem vermeidet, sich der Einwirkung von Reizfaktoren wie Tabakrauch, chemischen Dämpfen und industriellen Stäuben auszusetzen.

Kann die überdehnte Lunge beim Emphysem einreißen? Ja. Eine Emphysemzyste oder -blase an der Lungenoberfläche kann gelegentlich reißen und damit einen Spontanpneumothorax mit plötzlichem Lungenkollaps verursachen.

Was ist ein Pneumothorax? Eine Luftansammlung im Pleuraraum mit Zusammenfallen (Kollaps) der Lunge auf einer Seite.

Spontanpneumothorax

Wie tritt ein Spontanpneumothorax in Erscheinung? Plötzlich und dramatisch kommt es zu Schmerzen in der Brust, Atemnot und mitunter zu schwerem Schock und Kollaps.

Wie diagnostiziert der Arzt einen Spontanpneumothorax?
a) Anhand der Vorgeschichte des Anfalls;
b) durch das Abhören der Brust: es fehlt das Atemgeräusch auf der betroffenen Seite;
c) durch das Abklopfen der Brust mit den Fingern (Perkussion): der Klopfschall ist deutlich hohlklingender;
d) durch eine Röntgenaufnahme: sie zeigt, daß eine Lunge zusammengesunken ist.

Wie wird ein Spontanpneumothorax behandelt? In leichten Fällen genügt eine zuwartende Behandlung, da sich der Zustand meist spontan bessert. Wenn das Ausmaß des Kollapses größer als 25–30 % ist oder wenn das Leck in der gerissenen Lunge nicht zum Verschluß kommt, so daß Luft fortgesetzt in die Brusthöhle ausströmt und einen »Spannungspneumothorax« verursacht, muß man eine Kanüle (Röhrchen) durch die Brustwand in die Brusthöhle einführen, um die Luft abzusaugen und damit der Lunge die Wiederausdehnung zu ermöglichen. Mitunter muß man die Brusthöhle öffnen und den verletzten Lungenabschnitt entfernen. Wegen des plötzlichen Schocks und der Schwere der Krankheitserscheinungen ist eine sofortige Einlieferung ins Krankenhaus nötig.

Wann kann es noch zu einem Pneumothorax kommen? Bei durchbohrenden Verletzungen der Brustwand – Stichwunden, Schußwunden oder Explosionsverletzungen usw. Auch eine gebrochene Rippe kann die Lunge anstechen und damit Luft aus der Lunge in die Brusthöhle austreten lassen, wodurch ein Lungenkollaps entsteht.

Was ist ein Spannungspneumothorax? Wenn sich an der Eintrittsstelle der Luft in den Pleuraraum ein Ventilmechanismus ausbildet, daß wohl Luft hinein-, nicht aber wieder herausströmen kann, so bläht sich der Pleuraraum auf der Seite der kollabierten Lunge mit jedem Atemzug immer mehr auf. Dadurch werden die gesunde Lungenseite, das Herz und die großen Gefäße zur gesunden Seite hin verdrängt und es kommt zur Abschnürung des Blutstroms. Dies ist ein lebensbedrohlicher Zustand, der rasch behoben werden muß.

Kann ein Lungenkollaps tödlich sein? Nicht, wenn er nur einseitig auftritt. Explosionsverletzungen oder Schußwunden verursachen allerdings manchmal einen beiderseitigen Lungenkollaps, der zum Tode führen kann.

Lungenentzündung
(Pneumonie)

Was ist eine Pneumonie? Eine Pneumonie oder Lungenentzündung ist ein gewöhnlich akut auftretender Infekt der Lungenbläschen.

Welche Arten von Lungenentzündungen gibt es? Sie werden im allgemeinen nach der Ursache eingeteilt, d. h. danach, ob sie von Bakterien, Viren, Pilzen oder anderen Krankheitserregern hervorgerufen wurden.

Was ist eine Lobärpneumonie und wie unterscheidet sie sich von der Bronchopneumonie? Die Lobär- oder Lappenpneumonie ist eine Entzündung, die einen ganzen Lungenlappen oder mehr als einen Lappen ergreift. Sie beginnt meist plötzlich und bietet gleich anfangs mit Schüttelfrost und Fieber ein charakteristisches Krankheitsbild. Die Bronchopneumonie oder Herdpneumonie ist eine Entzündung, die fleckförmig kleine Lungengewebsbezirke in der Umgebung kleiner Bronchien befällt. Sie beginnt gewöhnlich langsamer als die lobäre Form und wird am häufigsten als Komplikation einer Bronchitis oder Grippe beobachtet.

Welche Form der Lungenentzündung sieht man heute am häufigsten? Eine Lungenentzündung, die durch Viren hervorgerufen wird (Viruspneumonie). Seit der Einführung der Antibiotika ist die Lobärpneumonie viel seltener geworden. Auch Infektionen mit Mikroorganismen, die zwischen Viren und Bakterien stehen, wie Mykoplasmen und Chlamydien, kommen als Ursachen für Pneumonien in Betracht. Wegen des oft unauffälligen oder nur sehr diskret veränderten Röntgenbildes bezeichnet man diese Erkrankungen auch als atypische Pneumonien.

Wie kommt es, daß die Häufigkeit der Lobärpneumonien durch die Antibiotika abgenommen hat? Nachdem diese Medikamente bei der Behandlung von Infektionen der oberen Atemwege so wirksam sind, verhindern sie eine Ansiedlung von bakteriellen Krankheitserregern in der Lunge.

Lunge und Atemwege

Welche Faktoren begünstigen die Entstehung einer Lungenentzündung? Unterernährung, hohes Alter, Vernachlässigung von Infektionen der oberen Luftwege, chronischer Alkoholismus und Aspiration (Einatmung) von Fremdkörpern in die Bronchien.

Wie sind die Heilungsaussichten bei der bakteriell bedingten Lungenentzündung? Das hängt von den Umständen ab. Bei jüngeren Patienten ohne Immundefekt ist die Prognose ausgezeichnet. Bei sehr betagten Patienten führen schwere Lungenentzündungen aber trotz antibiotischer Behandlung häufig zum Tode, sie stehen mit ca. 45 % an der Spitze der unmittelbaren Todesursachen. Antibiotika können immer nur Hilfe zur Selbsthilfe sein; wenn das Immunsystem zu schwach ist, um die Erreger aus dem Körper zu eliminieren, so unterliegt der Organismus langfristig.

Wie lange dauert eine Lungenentzündung? Mit einer entsprechenden Behandlung kann sie gewöhnlich in 5–14 Tagen geheilt werden.

Wie lange muß man im Bett liegen und zu Hause bleiben, nachdem man eine Lungenentzündung überstanden hat? Nach Normalisierung der Temperatur und Absetzen der Antibiotika noch mindestens 2–3 Tage.

Gibt es Formen der Lungenentzündung, die nicht gut auf die Behandlung ansprechen? Ja, die Lungenentzündung bei Tularämie, die durch Kaninchen, und die Psittakosepneumonie (Papageienkrankheit), die durch Vögel übertragen wird. Auch Pneumonien, die durch bestimmte seltener beobachtete Bakterien hervorgerufen werden, wie die sog. Legionärskrankheit, lassen sich in manchen Fällen durch die Behandlung nur schlecht beeinflussen.

Was ist eine Aspirationspneumonie? Eine Lungenentzündung, die durch die Aspiration (Einatmung) einer Fremdsubstanz hervorgerufen wurde; es kann sich um Erbrochenes, Gifte, ölige Nasentropfen oder Nahrungsteilchen handeln, die durch die Bronchien bis in das Lungengewebe gelangt sind. Diese Substanzen werden durch Bakterien oder Viren oft sekundär infiziert.

Was versteht man unter einem akuten Atemnotsyndrom? Bei diesem früher als Schocklunge bezeichneten Syndrom kommt es zu einem massiven Abfall der Sauerstoffsättigung infolge Kollaps der Lungenbläschen und Bildung von Membranen an der Gasaustauschfläche. Ursache ist meistens ein Unfall mit zahlreichen Verletzungen, ein Kreislaufschock oder eine Sepsis. Es handelt sich um einen lebensbedrohlichen Zustand, der eine sofortige maschinelle Beatmung des Patienten erfordert.

Was ist eine hypostatische Pneumonie? Diese Form tritt im Verlauf bestimmter chronischer Erkrankungen meistens bei älteren, geschwächten, bettlägerigen Patienten auf. Sie steht in Zusammenhang mit einer ver langsamen Blutströmung in den Lungen, die es Bakterien und Viren erlaubt, sich zu vermehren.

Kann man einer hypostatischen Pneumonie vorbeugen? Ja, durch häufigen Lagewechsel, Abklatschen des Rückens mit Franzbranntwein und Atemgymnastik. Dadurch werden die Patienten zum tiefen Durchatmen angehalten, wodurch die Belüftung der unteren Lungenabschnitte gefördert wird. Die beste Prophylaxe besteht zweifellos darin, die Patienten so bald wie möglich aus dem Bett zu bringen.

Brustfellentzündung
(Pleuritis)

Was ist das Brustfell? Das Brustfell oder die Pleura ist der glatte Gewebsüberzug, der die Lunge bedeckt (Lungenfell) und die Brustwand innen auskleidet (Rippenfell).

Was ist eine Pleuritis? Die Pleuritis ist eine Entzündung des Brustfells, die in Begleitung anderer Erkrankungen – besonders der Lunge – oder als selbständige Krankheit auftreten kann. Vielfach ist auch die Bezeichnung »Rippenfellentzündung« gebräuchlich.

Welche Ursachen kann eine Brustfellentzündung haben? In den meisten Fällen ist es eine Infektion: weitaus im Vordergrund steht hier die Tuberkulose. Als weitere Ursachen kommen das rheumatische Fieber, entzündliche Lungenerkrankungen, Infektionsherde im Bauchraum oder in anderen Organen sowie Verletzungen in Betracht.

Was geht bei einer Brustfellentzündung vor sich? Durch die Entzündungsvorgänge kann es zu Oberflächenveränderungen und Eiweißauflagerungen kommen (trockene Brustfellentzündung), oder es kann eine eiweißhaltige Flüssigkeit, ein sogenanntes Exsudat, abgesondert werden: es bildet sich ein Erguß (feuchte Brustfellentzündung).

Welche Krankheitserscheinungen findet man bei einer Brustfellentzündung? Die trockene Brustfellentzündung beginnt meist mit stechenden, atmungsabhängigen Schmerzen in der Brust, die den Kranken zu oberflächlicher Atmung zwingen, Reizhusten und einer mäßigen Temperaturerhöhung. Die trockene Brustfellentzündung kann bald schwinden oder in eine feuchte übergehen. Bei der feuchten Form stehen Schmerzen und Husten oft nicht mehr so stark im Vordergrund, es besteht das Bild einer Allgemeinerkrankung mit Fieber, Nachtschweiß, Schwäche und, bei großen Ergüssen, einer Beschleunigung der Herzschlagfolge und der Atmung.

Wie wird eine Brustfellentzündung diagnostiziert? Der Arzt kann die Brustfellentzündung durch Abklopfen und Abhören der Brust feststellen. Ergüsse zeigen sich auf dem Röntgenbild, noch besser im Ultraschall. Die Untersuchung des Exsudates, das durch eine Pleurapunktion gewonnen wird, ermöglicht die Erkennung der Krankheitsursache oder manchmal sogar den unmittelbaren Nachweis des Erregers.

Welche Bedeutung hat ein Pleuraerguß? Wenn der Patient nicht klinische Hinweise für eine Pneumonie oder eine Herzschwäche hat (relativ harmlose Ursachen eines Pleuraergusses), so muß man immer an die Möglichkeit einer bösartigen Lungenerkrankung denken. Diese Möglichkeit sollte durch die zytologische und biochemische Untersuchung der Ergußflüssigkeit bestätigt bzw. ausgeschlossen werden.

Was ist eine Pleurapunktion? In der Gegend des Ergusses wird die Brustwand nach örtlicher Betäubung mit einer Nadel durchstochen; man läßt dann die Flüssigkeit abfließen oder zieht sie mit einer Spritze ab. Mit der gleichen Technik kann man auch größere Mengen des Ergusses ablassen, wenn es zur Entlastung notwendig ist.

Wie verläuft die Brustfellentzündung gewöhnlich? Die trockene Brustfellentzündung ist meist nur von kurzer Dauer. Brustfellentzündungen, die andere Lungenkrankheiten begleiten, schwinden oft zusammen mit der Grundkrankheit, abgesehen von der eitrigen Brustfellentzündung, die bei und nach Lungenentzündungen und anderen infektiösen Prozessen auftreten kann und zur Bildung eines Empyems führt (siehe den Abschnitt über das Pleuraempyem in diesem Kapitel). Die feuchte Brustfellentzündung, die meist von einer Tuberkulose ihren Ausgang nimmt, kann sich viele Wochen lang hinziehen, bis sich schließlich der Erguß aufsaugt und die Krankheitserscheinungen zurückgehen. Am Ende dieses Prozesses steht oft eine mehr oder weniger ausgeprägte Verklebung oder Schwielenbildung des Brustfells (Pleuraschwarte).

Wie wird eine Brustfellentzündung behandelt? Bettruhe ist in jedem Fall notwendig, im übrigen richtet sich die Behandlung in erster Linie nach dem Grundleiden; sehr oft wird also eine tuberkulostatische Behandlung erforderlich sein. Bei der nichttuberkulösen Brustfellentzündung kommen auch intensivere physikalische Behandlungsverfahren (Wickel, Wärmezufuhr usw.) und Antirheumatika in Frage, ferner verwendet man Kortisonpräparate. Große Ergüsse machen manchmal Entlastungspunktionen notwendig. Wenn sich der Erguß schließlich aufsaugt und die Gefahr von Verklebungen besteht, werden Atemübungen durchgeführt.

Lungenabszeß
(siehe auch den Abschnitt über Lungenchirurgie in diesem Kapitel)

Was ist ein Lungenabszeß? Ein Herd eitriger Gewebeeinschmelzung innerhalb der Lunge.

Wodurch kann sich ein Lungenabszeß bilden? Er entsteht gewöhnlich durch Blockierung eines Bronchus mit Entwicklung einer Infektion jenseits der Verschlußstelle. Eine der häufigsten Ursachen ist die Aspiration von Eiter oder infiziertem Schleim während einer Operation im Nasen-, Rachen- oder Mundhöhlengebiet.

Können Lungenabszesse auch ohne vorangegangene Operation vorkommen? Ja, ein Abszeß kann sich immer dann bilden, wenn es örtlich zum Absterben von Lungengewebe kommt, sei es bei der Einschmelzung von Entzündungsbezirken, beim Zerfall von Geschwülsten oder im Rahmen von Lungenembolien (siehe unten).

Wie kommt man zur Diagnose eines Lungenabszesses?
a) Während des Frühstadiums der Erkrankung können hohes Fieber, Schüttelfröste und allgemeines Krankheitsgefühl auftreten.
b) Die Lunge zeigt bei der Röntgenuntersuchung ein charakteristisches Aussehen und die Abszeßhöhle selbst ist oft deutlich auf dem Röntgenbild zu sehen.
c) Der Patient hustet unter Umständen sehr übelriechenden Eiter aus.

Müssen Lungenabszesse immer operiert werden? Nein. Viele heilen mit antibiotischer Behandlung völlig aus, besonders wenn ein vielleicht bestehender Bronchialverschluß behoben werden kann.

Lungenembolie und -infarkt

Was ist ein Lungeninfarkt? Das Absterben eines Lungengewebsabschnitts infolge einer Unterbrechung der Blutzufuhr.

Wodurch entsteht ein Lungeninfarkt? Gewöhnlich durch einen Embolus, ein Blutgerinnsel aus einer anderen Körperregion, das durch den Blutstrom in ein Blutgefäß der Lunge eingeschwemmt wurde. Das Blutgefäß wird durch dieses Blutgerinnsel verstopft (Embolie), und das dahinterliegende Gewebe wird, wie man sagt, infarziert.

Von wo gehen diese Emboli oder Blutgerinnsel meistens aus? Von Blutgerinnseln in den tiefen Bein- oder Beckenvenen, die sich im Verlaufe verschiedener Krankheitsprozesse oder als Komplikation einer Operation bilden können. Teile eines Gerinnsels, die abreißen und durch den Blutstrom weitergetragen werden, nennt man Emboli. Manche Lungenemboli stammen von Gerinnseln aus dem rechten Teil des Herzens. (Emboli ist die Mehrzahlform von Embolus.)

Kommt es bei Bein- oder Beckenvenengerinnseln (Venenthrombosen) in jedem Fall zum Lungeninfarkt? Nein. In den meisten Fällen bleibt der größte Teil des Gerinnsels in den Bein- oder Beckenvenen ortsfest. Wenn Teile davon abreißen, so sind sie meistens sehr klein, so daß man nichts davon spürt, oder sie werden auf dem Weg vom Bein in die Lunge spontan aufgelöst.

Wie tritt ein Lungeninfarkt in Erscheinung? Das hängt ab von der Größe des Embolus, der Größe des verstopften Blutgefäßes und der Plötzlichkeit, mit der die Embolie eintritt. Es können mehr oder weniger starke, stechende Schmerzen in der Brust, Atemnot, Husten, blutdurchsetzter Auswurf und Fieber vorhanden sein. In manchen Fällen kommt es zu einem schweren Schock oder zum plötzlichen Tod. Wahrscheinlich bleiben aber viele Embolien unbemerkt.

Zeigt sich ein Lungeninfarkt im Röntgenbild? Ja, in manchen Fällen. Am besten läßt sich das Vorhandensein eines Lungenembolus aber mit einer *Lungenszintigraphie* feststellen. Bei dieser Methode wird ein radioaktives Isotop intravenös injiziert. Nachdem es sich in der Lunge angereichert hat, wird die abgegebene Strahlung registriert; dabei wird der Infarktbezirk als Aussparung sichtbar.

Kann man der Entstehung eines Lungeninfarkts bei Patienten, die eine Venenentzündung am Bein haben, irgendwie vorbeugen? Ja. In den meisten Fällen empfiehlt sich eine Behandlung mit Antikoagulantien, das sind gerinnungshemmende Medikamente – Heparin oder andere. Durch diese Mittel soll das Gerinnsel in der Vene möglichst klein gehalten und sein weiteres Anwachsen oder seine Verschleppung verhindert werden. Als Vorbeugungsmaßnahme nach Operationen empfiehlt sich das Tragen elastischer Strümpfe und die frühzeitige Mobilisierung des Patienten.

Wie sind die Heilungsaussichten bei der Lungenembolie? Die Aussichten sind in den meisten Fällen gut. Früher nahmen 85 von 100 Fällen keinen tödlichen Ausgang, während etwa 15 % der Embolien zum Tode führten. Seit der Einführung der Antikoagulantien enden nur etwa 1 % der Fälle tödlich.

Welche Bedeutung hat die Bettruhe bei einem Lungeninfarkt? Sie ist sehr wichtig. Wenn sich einmal ein Gerinnsel gebildet hat, muß der Patient völlig ruhig gehalten werden, damit der Prozeß nicht fortschreitet und die Gefahr, daß ein Stück des Gerinnsels abreißt, vermindert wird.

Staubkrankheiten der Lunge
(Pneumokoniosen)

Kommt es immer zu einer Lungenkrankheit, wenn man einer Staubeinwirkung ausgesetzt ist? Nein. Viele verschiedenen Arten von Staub, Rauch und Dämpfen können lange Zeit hindurch eingeatmet werden, ohne eine Erkrankung der Lunge zu bewirken. Entscheidend für die Ausbildung einer Staublungenkrankheit ist die Teilchengröße (unter 5 Mikrometer), die Kristallzusammensetzung, Oberflächenstruktur und die Art und Menge des Begleitstaubes.

Welche Stäube sind am schädlichsten? Kieselsäurehaltige Stäube (Quarz), Stäube von Asbest, Talkum, Zuckerrohr, Baumwollfasern und Beryllium (Staub von fluoreszierenden Lichtröhren).

Was ist die schwerste Staubkrankheit? Die Silikose oder Quarzstaublungenerkrankung. Sie tritt bei Arbeitern im Anthrazit-, Gold- und Bleibergbau, am Sandstrahlgebläse, bei Gesteinsarbeitern und bei der Erzeugung gewisser Schleifmittel auf.

Wie lange muß man diesen Reizstoffen ausgesetzt sein, bis Krankheitserscheinungen entstehen? Das hängt von der individuellen Empfänglichkeit ab. Manche Menschen müssen dem Staub jahrzehntelang, andere nur wenige Jahre ausgesetzt sein, bis sich die Erkrankung entwickelt. In Extremfällen genügen wenige Monate bis zum Ausbruch der Krankheit.

Wie tritt die Silikose in Erscheinung? Die Silikose verursacht eine fortschreitende Schädigung des Lungengewebes. Sie kann auch zu entzündlichen Veränderungen in der Lunge führen; nicht selten kommt eine Tuberkulose als Komplikation dazu. Geringe bis schwere Atemnot, chronischer Husten und eine Einschränkung der Lungenfunktion gehören zu den Symptomen. In schweren Fällen ist die Arbeitsfähigkeit stark verringert oder aufgehoben.

Wie wird die Diagnose der Silikose gestellt? Anhand der Röntgenuntersuchung, die ein charakteristisches Bild der Lunge zeigt, der Krankheitsvorgeschichte und der Untersuchung von Staubproben am Arbeitsplatz.

Kann der Silikose vorgebeugt werden? Ja, durch Vorsorge für gesunde Arbeitsbedingungen und Bereitstellung von Gesichtsmasken und anderen Schutzausrüstungen, Vakuumgebläse usw.

Gibt es eine Behandlung gegen die Silikose? Nein. Wenn einmal eine Narbenbildung eingetreten und die Lungenfunktion beeinträchtigt ist, gibt es keine Möglichkeit, den Prozeß rückgängig zu machen. Die Patienten müssen vor fortgesetzter Staubeinwirkung geschützt werden, sonst kommt es zu einer zusätzlichen Schädigung.

Welche Schäden können durch das Einatmen von Asbestfasern entstehen? Es hat sich gezeigt, daß ein Lungenkrebs entstehen kann, wenn jahrelang Asbestfasern in großen Mengen eingeatmet werden. In anderen Fällen können viele Symptome von der gleichen Art wie bei der Silikose auftreten.

Was ist die Byssinose? Die Ursache dieses Lungenleidens ist die Einatmung von Baumwollstaub über einen Zeitraum von 20 oder mehr Jahren. Man hält sie für eine allergisch bedingte Erkrankung. Sie ruft wie eine Bronchitis Husten und Auswurf hervor.

Was ist die Farmerlunge? Eine akute Lungenerkrankung, die bei Bauern beobachtet wird, welche Staub von verschimmeltem Heu eingeatmet haben.

Was ist die Silofüllerkrankheit? Eine Lungenerkrankung von Bauern und Landarbeitern, die in Lagersilos bestimmte nitrose Gase einatmen.

Sarkoidose
(Boeck-Krankheit)

Was ist die Sarkoidose? Die Sarkoidose oder Boeck-Krankheit ist eine chronische Erkrankung, die viele Organe befällt, aber besonders die Lunge. Aus ungeklärten Gründen bilden sich in der Lunge zahlreiche kleine Knötchen mit Entzündungsgewebe, sog. Granulome.

Kann es vorkommen, daß die Sarkoidose mit anderen Erkrankungen verwechselt wird? Ja, sie bietet auf der Röntgenaufnahme ein sehr ähnliches Bild wie die Tuberkulose und wird oft mit ihr verwechselt; der Krankheitsverlauf ist aber ganz anders als bei der Tuberkulose.

In welchen wichtigen Punkten unterscheidet sich die Sarkoidose von der Tuberkulose?
a) Im Auswurf sind keine Tuberkelbazillen zu finden;

b) die Tuberkulinprobe kann negativ sein;
c) die Patienten sind meistens nicht so krank wie bei der Tuberkulose.

Führt die Sarkoidose oft zur Arbeitsunfähigkeit? Nicht in der Regel. Sogar bei ausgedehntem Befall bleiben die meisten Patienten arbeitsfähig. Es kann jedoch zu einer solchen Narbenbildung kommen, daß sich im Endstadium schwerer Fälle eine Lungeninsuffizienz oder Herzschwäche entwickelt. (Lungeninsuffizienz bedeutet, daß die Lunge ihre Funktion nicht mehr in ausreichendem Maße erfüllen kann.)

Wie wird die Diagnose einer Sarkoidose am sichersten erhärtet? Wenn man aus einem zugänglichen vergrößerten Lymphknoten Gewebe entnimmt und es mikroskopisch untersucht, findet man charakteristische Gewebeveränderungen. In typischen Fällen, z. B. bei jungen Menschen mit nur vergrößerten Lymphknoten an der Lungenwurzel, erübrigt sich diese Maßnahme, da die Diagnose allein aufgrund der Befundkonstellation mit ausreichender Sicherheit gestellt werden kann.

Gibt es eine spezifische Behandlung oder Vorbeugung gegen die Sarkoidose? Nein, man kennt auch ihre Ursache nicht. Manche Patienten sprechen günstig auf kortisonähnliche Medikamente an. Meistens kommt die Erkrankung auch ohne Behandlung spontan zum Stillstand.

Mukoviszidose
(zystische Fibrose)

Was ist die Mukoviszidose? Die Mukoviszidose, auch zystische Fibrose genannt, ist eine autosomal rezessiv vererbte Krankheit, bei der die schleimbildenden Drüsen ein zähflüssiges eiweißhaltiges Sekret bilden, welches zur Verstopfung der Ausführungsgänge dieser Drüsen führt. Betroffen sind vor allem Lunge, Bauchspeicheldrüse und Leber. Mit einer Häufigkeit von 1:2000 Lebendgeborenen ist die Mukoviszidose die häufigste erbliche Stoffwechselstörung der weißen Rasse (siehe auch Kapitel 50, Säuglings- und Kinderkrankheiten).

Wodurch wird die Mukoviszidose verursacht? Sie ist eine erbliche Anomalie jener Drüsen, die Schleim, Tränen, Schweiß, Speichel und Verdauungssäfte absondern. Diese Sekrete sind viel dickflüssiger als normal und verursachen einen Verschluß der Drüsenausführungsgänge und der kleinen Bronchialäste. Verschlossene Bronchiolen sind besonders anfällig für Infektionen.

Zu welchen Komplikationen und Folgen kann die Mukoviszidose führen?
Ungefähr 10 % der erkrankten Säuglinge sterben in sehr frühem Lebensalter an Darmverschluß. Kinder, die überleben, leiden oft an Unterernährung und machen immer wieder Infekte der Atmungsorgane, die jedesmal sehr schwer sein können, durch. Bis ins Erwachsenenalter Überlebende leiden häufig an chronischer Bronchitis und Emphysem.

Wie wird die Erkrankung nachgewiesen?
a) Man sammelt Schweiß von der Haut und untersucht ihn. Er zeigt einen 2- bis 4mal höheren Salzgehalt als normal.
b) Röntgenuntersuchungen der Lunge lassen eine verstärkte Bronchialzeichnung, unter Umständen mit fleckigen Lungenentzündungsherden, erkennen.
c) Die Stühle weisen einen Überschuß an unverdautem Fett auf.

Wie kann man die Mukoviszidose behandeln? Ursächlich ist die Krankheit noch nicht zu heilen, doch hat man die symptomatische Behandlung in den letzten Jahren stark verbessert. Durch ständige intensive physiotherapeutische Maßnahmen, vor allem Klopfmassagen in Kopftieflage, Inhalationen, Atemtherapie und die frühzeitige Gabe von Breitspektrum-Antibiotika gelingt es, die gefährlichen Infektionen der Lunge weitgehend zu vermeiden. Die Kinder werden meist in Spezialambulanzen betreut, wobei auch die Eltern in den Klopfmassagen unterrichtet werden.

Wie ist die Prognose der Mukoviszidose? Noch bis vor wenigen Jahren hat kein Kind mit Mukoviszidose das Erwachsenenalter erreicht, sondern verstarb im Kindesalter meist an hartnäckigen bakteriellen Infektionen der Lunge. In den letzten Jahren gelang es, die Lebenserwartung dieser Kinder beträchtlich zu verlängern, so daß heute die meisten das dritte und vierte Lebensjahrzehnt erreichen.

Kann man Mukoviszidosekranke vielleicht einmal heilen? Ja, es gibt vielversprechende Ansätze, den zugrundeliegenden Stoffwechseldefekt ursächlich mit gentherapeutischen Verfahren zu behandeln.

Lungenchirurgie

Welche Lungenerkrankungen erfordern manchmal eine operative Behandlung?
a) Abszesse, Kavernen (Höhlen), Bronchiektasen;
b) Verletzungen der Lunge oder der Brusthöhle;
c) Lungenzysten;
d) gutartige oder bösartige Lungentumoren.

Sind Operationen der Lunge und der Brusthöhle, sogenannte Thoraxoperationen, gefahrlos durchführbar? Dank der heutigen Fortschritte in der chirurgischen Technik und den Anästhesiemethoden sind Thoraxoperationen praktisch ebenso gefahrlos wie Bauchoperationen geworden.

Wie atmet ein Patient, wenn die Brusthöhle chirurgisch eröffnet ist? Man benützt die endotracheale Anästhesie. Mit dieser Methode kann der Lunge durch ein in die Luftröhre eingeführtes Rohr Sauerstoff zugeführt werden, ohne daß der Patient aktiv atmen muß; der Anästhesist kontrolliert die Gasmenge, die in die Lunge einströmt, durch Zusammenpressen des Gummiatemsacks.

Infektionen

Welche Lungeninfektionen können eine Lungenoperation erforderlich machen?
a) Lungenabszeß. In den allermeisten Fällen lassen sich Lungenabszesse heute erfolgreich mit Antibiotika beherrschen, doch ist bei einer gewissen Anzahl immer noch eine operative Drainage erforderlich. In früherer Zeit war die Sterblichkeit bei Lungenabszessen hoch, heute heilen jedoch mit modernen chirurgischen Methoden und antibiotischer Behandlung praktisch alle Fälle aus.
b) Einseitige Bronchiektasen. Bei dieser Erkrankung handelt es sich um eine Erweiterung der kleinen Bronchialäste, mit teilweiser Zerstörung der Bronchialwand. Dadurch werden diese Bronchien für Infektionen besonders anfällig. Wenn es infolge der Bronchiektasen zu einer chronischen Infektion kommt, wird mitunter die operative Entfernung des betroffenen Lungenabschnitts notwendig. Dieses Verfahren, eine sog. Lobektomie, ist gefahrlos und verspricht gute Heilungserfolge.
c) Empyem. Bei dieser Erkrankung bildet sich Eiter in der Pleurahöhle, d. h. im Zwischenraum zwischen Lunge und Brustwand. Früher war ein Empyem oft als Komplikation einer Lungenentzündung anzutreffen. Eine Ableitung des Eiters nach außen durch die operative Öffnung der Pleurahöhle – meist genügt eine Punktion – ist die Methode der Wahl und führt in den allermeisten Fällen zur Heilung.
d) Tuberkulose (siehe Kapitel 56, Tuberkulose). Früher hat man viele Operationsverfahren zur Heilung der Lungentuberkulose eingesetzt, darunter die Entfernung eines befallenen Lappens – die Lobektomie – oder einer ganzen Lunge – die Pneumonektomie; sie empfehlen sich gewöhnlich nur in solchen Fällen, in denen die andere Lunge nicht in den tuberkulösen Prozeß einbezogen ist. Seit Einführung der Tuberkulostatika werden diese Operationen kaum noch vorgenommen.

Lunge und Atemwege

Verletzungen der Lunge oder der Brusthöhle

Kommt es häufig zu Verletzungen der Lunge oder der Brusthöhle? Ja, besonders durch die wachsende Häufigkeit von Verkehrsunfällen, haben in den letzten Jahrzehnten die Verletzungen der Brustwand und der Lunge bedeutend zugenommen.

Was sind die häufigsten Verletzungen der Brustwand oder der Lunge?
a) Schwere Brustkorbquetschung;
b) Rippen- oder Brustbeinbrüche;
c) Lungenzerreißung durch den scharfen Rand einer gebrochenen Rippe, die sich in die Lunge bohrt;
d) Austritt von Luft, Blut oder beidem in der Pleurahöhle, die die Lunge umgibt; dazu kann es kommen, wenn die Lunge angestochen wird oder wenn ein Fremdkörper die Brustwand durchbohrt;
e) Lungenkollaps infolge eines spontanen Lungenrisses oder einer Blutung;
f) Stich- oder Schußwunden der Brust.

Kann man jemand, der eine schwere Brust- oder Lungenverletzung erlitten hat, noch retten? Ja. In den meisten Fällen können diese Patienten durch richtige chirurgische Versorgung gerettet werden.

Wie werden Verletzungen der Brusthöhle und der Lunge behandelt?
a) Zuerst muß der Schock, der gewöhnlich solche Verletzungen begleitet, bekämpft werden. Bluttransfusionen, Sauerstoffinhalation und die Gabe von Schmerz- und Beruhigungsmitteln gehören zu den Sofortmaßnahmen, mit denen die Behandlung beginnt.
b) Wenn ein klaffendes Loch oder eine luftansaugende Wunde der Brustwand vorhanden ist, muß die Wunde sofort bedeckt werden, damit von außen keine Luft in die Brusthöhle eindringen kann. Wenn man eine solche Wunde vorfindet, soll man als Erste-Hilfe-Maßnahme einen festen Verband mit Gazekompressen und Heftpflaster (oder sogar mit einem zerrissenen Hemd) anlegen.
c) Wenn eine schwere Blutung aus der Lunge in die Brusthöhle erfolgt, wird die Brusthöhle mit einer Nadel punktiert und das Blut abgezogen. Hält die Blutung trotzdem an, dann muß eine Operation ausgeführt werden.
d) Es kann sich um die Lunge Luft angesammelt haben (Pneumothorax); diese wird entfernt, indem man eine Nadel oder ein kleines Gummiröhrchen in die Brusthöhle einführt und an eine Saugdrainage anschließt. Die Lunge kann sich dann ausdehnen und wieder funktionieren.
e) Eine Lunge mit ausgedehnten Zerreißungen muß unter Umständen operativ entfernt werden.

Sollen Patienten mit schweren Lungenverletzungen liegend transportiert werden? Nein. Durch die Brustverletzung kann die Atmung stark erschwert sein; man transportiert daher solche Patienten am besten in halb sitzender Stellung.

Lungenzysten

Was sind Lungenzysten? Sie sind gewöhnlich angeborene Fehlbildungen und stellen dünnwandige Säcke, die mit Luft oder Flüssigkeit gefüllt sind, dar. Manche Lungenzysten verursachen keine Krankheitserscheinungen, während andere einen Druck auf das umgebende Lungengewebe und auf benachbarte Blutgefäße ausüben.

Können Lungenzysten infiziert werden und Abszesse bilden? Ja. Manche Zysten können auch platzen und Luft in die Brusthöhle austreten lassen.

Wie werden Lungenzysten behandelt? Zysten, die Krankheitserscheinungen verursachen, sollten operiert werden. Die Operation besteht in der Entfernung der Zyste und des umgebenden Lungengewebes (Segmentresektion).

Ist die operative Entfernung von Lungenzysten erfolgversprechend? Ja, in den meisten Fällen kommt es zur völligen Wiederherstellung.

Geschwulstkrankheiten der Lunge
(Lungentumoren)

Ist jeder Lungentumor ein Krebs? Nein. Es kommen auch gutartige Lungentumoren (Lungenadenome) vor, die bösartigen Geschwülste sind aber häufiger.

Wie werden gutartige Lungentumoren behandelt? Kleine gutartige Tumoren können mit dem Bronchoskop ohne operativen Eingriff abgetragen werden. Dazu muß man aber sicher sein, daß es sich tatsächlich um einen gutartigen Tumor handelt. Bei großen Tumoren ist ein operativer Eingriff, eine sog. Thorakotomie erforderlich.

Kommt der Lungenkrebs häufig vor? Ja, er gehört zu den häufigsten Krebserkrankungen bei Männern.

Lunge und Atemwege

Entwickelt sich ein Lungenkrebs bei Zigarettenrauchern eher als bei Nichtrauchern? Ganz entschieden ja! Der Lungenkrebs ist bei starken Zigarettenrauchern schätzungsweise 10mal häufiger als bei Nichtrauchern.

Welche Zeichen weisen auf einen Lungenkrebs hin?
a) Hartnäckiger Husten;
b) Schmerzen in der Brust;
c) Blutspucken;
d) charakteristische Verschattung in der Lunge auf dem Röntgenbild.

Gibt es eine Möglichkeit frühzeitig festzustellen, ob sich eine Krebsgeschwulst in der Lunge entwickelt? Leider nicht. Eine jährliche Röntgenuntersuchung der gesamten Bevölkerung ist nicht praktikabel, doch sollten zumindest besonders gefährdete Personen (z. B. starke Raucher mit einer Lungenkrebserkrankung bei Verwandten 1. Grades) diese Möglichkeit wahrnehmen. Allerdings ist der Lungenkrebs oft bereits weit fortgeschritten und hat, abhängig vom Geschwulsttyp, oft bereits Metastasen gesetzt, ehe er auf dem Röntgenbild erkennbar wird.

Wie wird ein Lungenkrebs behandelt? Die Behandlung hängt ab vom Typ des Lungenkarzinoms, der nur durch eine feingewebliche Untersuchung festgestellt werden kann. Bestimmte Krebsarten müssen vor allem durch operative Entfernung des befallenen Lungenlappen (Lobektomie) und anschließende Bestrahlung behandelt werden. Andere Krebsarten der Lunge werden dagegen primär mit Chemotherapie und Bestrahlung therapiert.

Kann man nach Entfernung eines Lungenlappens normal atmen? Ja, aber man ist nur noch beschränkt zu anstrengender körperlicher Tätigkeit fähig.

Kann man nach der Entfernung einer ganzen Lunge (Pneumonektomie) ein normales Leben führen und normal atmen? Ein pneumonektomierter Patient muß stärkere körperliche Belastungen und anstrengenden Sport meiden, kann sich aber sonst weiterhin ziemlich normal betätigen. Die Atmung ist normal, wenn er sich nicht überanstrengt.

Sind die Narben von Brusthöhlen- oder Lungenoperationen sehr entstellend? Ein 30–35 cm langer Schnitt verläuft vom Rücken bis zur Vorderseite der Brust. Er heilt jedoch im allgemeinen als dünne Linie und stört verhältnismäßig wenig.

Verformt sich der Brustkorb nach der Entfernung eines Lungenlappens oder einer ganzen Lunge stark? Nein. Wenn der Patient vollständig bekleidet ist, kann man überhaupt nichts von einer derartigen Operation bemerken.

Ist der Brustkorb nach einer Thorakoplastik (Entfernung einiger Rippen) stark verformt? Nein, eine Verformung ist nur erkennbar, wenn der Patient unbekleidet ist.

Wie lange muß man wegen der Entfernung einer Lunge oder eines Lungenabschnitts im Krankenhaus bleiben? Annähernd zwei Wochen.

Wie sind die Aussichten auf endgültige Heilung nach einer chirurgischen Behandlung folgender Lungenerkrankungen?
a) Tuberkulose: sehr günstig, die allermeisten Fälle können geheilt werden, wenn der Patient die Medikamente in der vorgeschriebenen Weise und lange genug einnimmt;
b) Lungenzysten: sehr günstig, fast alle Patienten werden ganz gesund.
c) Lungentumoren: bei gutartigen Tumoren sind die Aussichten auf eine Dauerheilung sehr gut; beim Lungenkrebs hängt die Heilungsziffer wesentlich von der Tumorart und vom Ausbreitungsstadium ab. Es gibt Fälle mit vollständiger Heilung durch Operation, aber auch Fälle, in denen der Patient nur wenige Wochen nach der Diagnosestellung tot ist.

Erkrankungen der oberen Atemwege

Erkältungskrankheiten

Was versteht man unter »Erkältung«? Mit dem allgemeinen Ausdruck »Erkältungskrankheiten« faßt man eine Gruppe von katarrhalischen Infekten der oberen Luftwege zusammen, die vorwiegend in der kühleren Jahreszeit auftreten und von denen man früher angenommen hat, daß sie durch Kälteeinwirkung entstehen, dazu gehören der Schnupfen, Rachen-, Kehlkopf- und Luftröhrenkatarrhe usw.

Was ist der Schnupfen? Ein akuter Infekt mit Entzündung der Nasen- und Rachenschleimhaut.

Wodurch werden Schnupfen und andere Erkältungskrankheiten verursacht? Durch Viren.

Ist eine »Erkältung« ansteckend? Ja, allerdings ist auch eine gewisse Empfänglichkeit dafür erforderlich.

Wie wird eine Erkältungskrankheit übertragen? Durch Husten, Niesen oder durch engen Kontakt mit Erkrankten.

Lunge und Atemwege

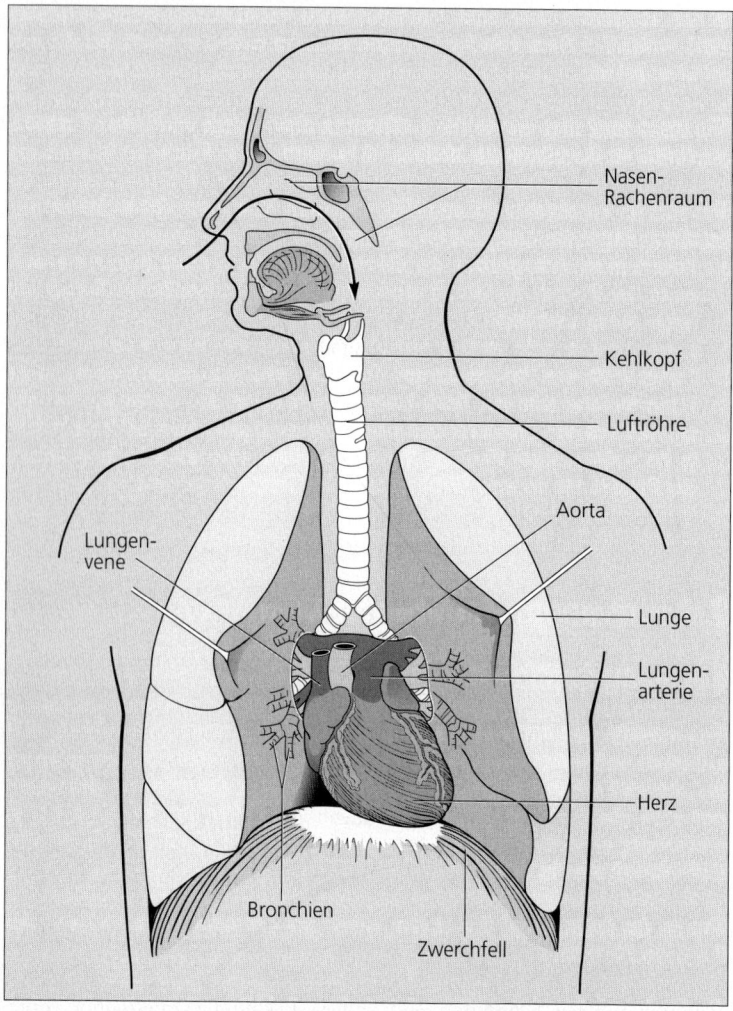

Abb. 117 *Luftstrom bei der Atmung;* über den Nasen-Rachenraum gelangt eingeatmete Luft in die Luftröhre und verteilt sich auf die beden Hauptbronchien, die sich im weiteren Verlauf immer weiter verzweigen (Bronchialbaum).

Erkrankungen der oberen Atemwege

Wodurch wird man für eine Erkältungskrankheit besonders empfänglich?
a) Durch schlechten Allgemeinzustand, Übermüdung oder Erschöpfung;
b) wenn infolge vergrößerter, infizierter Mandeln oder Adenoide die Fähigkeit, Infektionen von Nase und Rachen abzuwehren, vermindert ist;
c) durch jede andere Krankheit der Schleimhäute oder der oberen Atemwege;
d) durch allergische Reaktionen im Bereich von Nase und Rachen, die örtlich die Widerstandskraft herabsetzen.

Sind »Erkältungen« und »Grippe« dasselbe? Nein, aber auch der Erreger der Grippe ist ein Virus, unter Umständen das gleiche, das auch »Erkältungen« hervorruft. Viele verschiedene Virusarten können eine Erkältung oder eine Grippe verursachen.

Wie unterscheidet sich die Grippe von einer »Erkältung«? Die Grippe ist ein schwererer Infekt, der mit höherer Temperatur und mit mehr oder weniger starken Gliederschmerzen einhergeht, die Erkältung bleibt auf die oberen Luftwege beschränkt.

Wie häufig ist eine »banale Erkältung«? Sie ist die am häufigsten anzutreffende Gesundheitsstörung überhaupt. Nach statistischen Schätzungen haben zu jedem gegebenen Zeitpunkt ungefähr 12 % der Bevölkerung eine Erkältung.

Wie verläuft eine Erkältung gewöhnlich? Eine unkomplizierte Erkältung dauert gewöhnlich 4–7 Tage; leichtere Beschwerden können noch ein paar Tage länger anhalten.

Wie kann man dem Schnupfen und anderen Erkältungskrankheiten vorbeugen? Es gibt kein sicheres Vorbeugungsmittel. Der Wert von Impfungen ist nicht erwiesen, doch läuft die Forschung nach Impfstoffen aus inaktivierten sowie lebenden Viren und auch Viruskombinationen weiter. Sie kann eines Tages Erfolg bringen.

Kann man mit Vitamingaben einer Erkältung vorbeugen? Vitamine haben keine spezifische Wirkung gegen Erkältungen, doch wenn der allgemeine Gesundheitszustand geschwächt ist, kann die Zufuhr von Vitamin A, C und D die Widerstandskraft gegen Infekte aller Art, einschließlich der Erkältungen, aufbauen helfen.

Sind Antihistaminika vorbeugend gegen Erkältungen wirksam? Sicher nicht. Sie verringern nur die Nasensekretion etwas und haben wahrscheinlich eine gewisse Wirkung bei manchen leichten allergischen Reaktionen, die irrtümlich für Schnupfen gehalten werden. Sie können den vollen Ausbruch der Erkältung lediglich ein oder zwei Tage hinausschieben.

Lunge und Atemwege

Kann man einer Erkältung dadurch vorbeugen, daß man reichlich Vitamin C nimmt oder frischen Fruchtsaft trinkt? Das wird zwar oft empfohlen, doch gibt es keinen Beweis dafür, daß sich eine Erkältung dadurch verhüten läßt.

Eignen sich Antibiotika zur Behandlung banaler Erkältungskrankheiten? Nein. Tatsache ist, daß sie vielleicht sogar schaden, weil sie eine Sensibilisierung des Patienten und eine selektive Vermehrung resistenter, d. h., gegen das Antibiotikum unempfindlicher Erreger fördern können. Wenn der Patient dann später einmal wegen einer anderen Erkrankung diese Medikamente wirklich braucht, kann es sein, daß er sie nicht verträgt oder daß sie wirkungslos geworden sind.

Wie wird eine Erkältung am besten behandelt? Wahrscheinlich hilft es am meisten, wenn man beim ersten Einsetzen der Erkältung gleich richtig Ruhe hält. Wenn sich der Patient schont und isoliert, hilft er nicht nur sich selbst, sondern er vermeidet auch eine Ansteckung anderer, mit denen er sonst in Kontakt käme. Einfache Arzneimittel wie Aspirin, Nasentropfen und Antihistaminika erleichtern den Zustand etwas, haben aber keine spezielle Heilwirkung. Wie bei jedem anderen Infekt der oberen Luftwege ist es ratsam, reichlich Flüssigkeit zu trinken. Wenn es zu Fieber oder zu stärkerem Husten kommt, soll man sich am besten vom Arzt untersuchen lassen, damit er feststellt, ob eine Komplikation eingetreten ist.

Welche Komplikationen können bei einer Erkältung u. a. auftreten? Die meisten Erkältungen verlaufen komplikationslos. Nachdem sich jedoch die Nasen- und Rachenschleimhaut weiter in die Nebenhöhlen und zum Ohr sowie hinunter in die Luftröhre, Bronchien und Lunge fortsetzt, kann jedes dieser Organe befallen werden. Wenn die Virusinfektion über Nase und Rachen hinaus fortschreitet, können eine Nebenhöhlenentzündung, Mittelohrentzündung, Kehlkopfentzündung, Luftröhrenentzündung, Bronchitis und sogar eine Lungenentzündung der Erkältung als Komplikation folgen.

Wann kommt es am ehesten zu Komplikationen? Wenn man die Erkältung vernachlässigt und ohne Behandlung und Schonung übergeht, ferner wenn die Widerstandskraft herabgesetzt ist oder wenn man kurz zuvor eine andere schwächende Krankheit durchgemacht hat.

Sollte man Fieber messen, wenn man Schnupfen hat? Nein, das ist routinemäßig nicht nötig. Nur wenn man das Gefühl hat, man habe Fieber, kann man das durch eine Messung bestätigen.

Wie lange soll man nach einer Erkältung zuwarten, bevor man seine normalen Beschäftigungen wieder aufnimmt? Man soll sich mindestens zwei volle Tage nach dem Abklingen der Krankheitserscheinungen und des Fiebers noch schonen.

Hinterläßt eine überwundene Erkältung eine Widerstandsfähigkeit gegen weitere Erkältungen? Ja, für ein paar Wochen, doch nicht auf Dauer.

Hilft es, wenn man viel Kognak (Whisky, Rum, Schnaps usw.) trinkt? Nein.

Kehlkopf
(Larynx)
(siehe auch Kapitel 20, Hals)

Was hat es zu sagen, wenn man heiser ist? Heiserkeit bedeutet, daß der Kehlkopf oder Larynx von irgendeiner krankhaften Veränderung befallen ist. Die Krankheitserscheinungen können von leicht belegter Stimme bis zum völligen Stimmverlust reichen.

Welche Störungen können Ursache der Heiserkeit sein?
a) Entzündung, wie etwa bei Schnupfen, Grippe, Mandelentzündung, Bronchitis, Keuchhusten, Diphtherie usw.;
b) Einatmen von reizendem Staub, Dämpfen, Tabakrauch oder Chemikalien;
c) Schädigung der Stimmbandnerven durch den Druck einer wachsenden Geschwulst in der Halsregion;
d) ein Kropf, der auf die Nerven drückt, die den Kehlkopf versorgen, oder ein Nervenverletzung durch eine Schilddrüsenoperation;
e) allergische Reaktionen, die eine Schwellung im Bereich des Kehlkopfs verursachen;
f) gutartige Geschwülste (Fibrome) der Stimmbänder;
g) Kehlkopfkrebs,
h) Überanstrengung der Stimmbänder durch langes Sprechen und lautes Schreien.

Was versteht man unter Krupp-Husten? Man bezeichnet damit einen bellenden Husten, der bei einer akuten Entzündung des Kehlkopfes mit Schwellung der Stimmbänder, die oft mit einer Behinderung der Atmung einhergeht, vorkommt (siehe Kapitel 50, Säuglings- und Kinderkrankheiten).

Was ist eine Laryngitis? Eine Laryngitis ist eine Entzündung des Kehlkopfs (Larynx), die gewöhnlich auf einer Infektion mit Bakterien oder Viren beruht.

Gibt es besondere Arten der Kehlkopfentzündung? In bestimmten Fällen entsteht die Kehlkopfentzündung durch eine Tuberkulose, manchmal ist sie auf eine Syphilis zurückzuführen.

Welche Krankheitserscheinungen finden sich bei einer akuten Kehlkopfentzündung im allgemeinen?
a) Leichtes bis mäßiges Fieber;
b) Heiserkeit oder vorübergehender völliger Stimmverlust;
c) Halsschmerzen;
d) trockener Reizhusten.

Wie wird eine akute Kehlkopfentzündung behandelt?
a) Man darf nicht sprechen;
b) man soll viel trinken, z. B. Wasser, Tee und Fruchtsäfte;
c) bei erschwerter Atmung helfen Dampfinhalationen;
d) wenn die Infektion schwer ist, werden manchmal Antibiotika verschrieben;
e) man soll Bettruhe einhalten, bis die Temperatur mindestens 24–48 Stunden normal ist;
f) Aspirin oder ähnliche Medikamente lindern oft die begleitenden Beschwerden.

Kann man nach Ablauf der Kehlkopfentzündung bestimmt wieder sprechen? Ja. Der Stimmverlust hält nur ein paar Tage an.

Wann soll man bei Heiserkeit den Arzt aufsuchen?
a) In sehr schweren Fällen von Stimmbandentzündungen kann der Arzt unter Sicht direkt auf die Stimmbänder ein Kortisonpräparat aufsprühen, das akute Erleichterung bringt;
b) wenn die Heiserkeit länger als zwei Wochen anhält, da in diesem Fall eine bösartige Stimmbanderkrankung ausgeschlossen werden muß (vor allem, wenn keine »Erkältungssymptome« vorhanden sind).

Bronchien

Was ist eine akute Bronchitis? Ein akuter Infekt von begrenzter Dauer, der in einer Entzündung der Bronchialschleimhaut besteht und gewöhnlich als Komplikation einer Erkältung oder Grippe auftritt.

Wie verläuft eine Bronchitis im allgemeinen? Sie verläuft der zugrundeliegenden Infektion parallel und schwindet bald nach dem Rückgang der Erkältung oder der Grippe.

Wann findet sich die Bronchitis am häufigsten? Während der Wintermonate. Sie entsteht oft im Zusammenhang mit Unterkühlung und Übermüdung.

Welche Komplikationen der Bronchitis kommen am häufigsten vor? Die Lungenentzündung und die Entwicklung einer chronischen Bronchitis.

Neigen manche Leute dazu, immer wieder an Bronchitiden zu erkranken? Ja. Diese Patienten beherbergen wahrscheinlich eine chronische Infektionsquelle, z. B. in den Nebenhöhlen oder Mandeln. Zudem verliert eine chronisch geschädigte Bronchialschleimhaut die Fähigkeit, den Schleim nach oben zu bringen. Es kommt zu Sekretstau und nachfolgender Infektion. Allergiker sind ebenfalls besonders anfällig für akute Bronchitiden.

Was ist das hervorstechendste Zeichen der Bronchitis? Ein hartnäckiger Reizhusten mit Auswurf in unterschiedlichen Mengen.

Soll man den Husten durch Medikamente unterdrücken, wenn man Bronchitis hat? Nein. Wenn der Husten auch eine quälende Krankheitserscheinung ist, so hat er doch sein Gutes, weil er die großen Schleimmassen, die sich in den Bronchien angesammelt haben, herausbefördert. Man soll versuchen den Husten zu »lockern«, damit diese Schleimabsonderungen ohne Schwierigkeiten ausgehustet werden können.

Wann wird die akute Bronchitis zur chronischen Bronchitis? Eine akute Bronchitis sollte nicht länger als 2–3 Wochen anhalten. Wenn man sich nicht richtig um sie kümmert, kann sie länger dauern und in einen chronischen Prozeß übergehen.

Wodurch ist eine chronische Bronchitis gekennzeichnet? Nach allgemeiner Übereinkunft liegt eine chronische Bronchitis vor, wenn ein Mensch an zwei aufeinander folgenden Jahren länger als drei Monate lang hustet.

An welche Krankheiten muß man denken, wenn die akute Bronchitis nicht zurückgeht? An eine Lungenentzündung, Tuberkulose, Nebenhöhlenentzündung, an Bronchiektasen (Erweiterung der kleinen Bronchien), Asthma, einen Fremdkörper in der Lunge oder sogar an einen Lungentumor.

Soll man sich einer Röntgenuntersuchung unterziehen, wenn man eine hartnäckige Bronchitis oder einen hartnäckigen Husten hat? Ja, auf jeden Fall.

Darf man während einer Erkrankung der oberen Luftwege – Schnupfen, Erkältungskatarrh, Grippe, Bronchitis – rauchen? Nein. Tabakrauch reizt die Schleimhäute der Nase, des Rachens und der Bronchien ganz besonders.

Was ist der »Raucherhusten«? Ständiger Husten findet sich bei starken Rauchern häufig, man sollte sich aber nicht damit zufrieden geben, ihn ausschließlich auf die Reizwirkung des Tabakrauchs zurückzuführen. Bei jedem,

Lunge und Atemwege

der ständig hustet, ob er starker Raucher ist oder nicht, soll untersucht werden, ob dem Husten eine Erkrankung der Lungen oder Bronchien zugrunde liegt. Die meisten Raucher haben eine chronische Bronchitis, doch nehmen sie den Husten oft gar nicht mehr wahr, sondern betrachten ihn als normale Begleiterscheinung des Rauchens.

Sind Menge und Beschaffenheit des Auswurfs für die Beurteilung von Wesen oder Ausmaß der Grundkrankheit von Bedeutung? Ja. Bei der einfachen Bronchitis ist der Auswurf meist spärlich; bei Bronchiektasen ist er reichlicher, dicker und kann gelb oder grün gefärbt sein; beim Lungenabszeß ist er übelriechend und manchmal blutig; bei der Tuberkulose ist der Auswurf gewöhnlich blutig verfärbt und auch beim Lungenkrebs kann er Blut enthalten.

Zeigt ein blutiger Auswurf immer Tuberkulose oder Lungenkrebs an? Nein. Er kommt auch bei ziemlich harmlosen Erkrankungen, wozu die einfache, akute Bronchitis, die Nebenhöhlenentzündung usw. gehören, vor. Etwas blutiges Sputum kann auch durch kleine Schleimhauteinrisse bei heftigen Hustenstößen entstehen.

Verlangt ein blutiger Auswurf immer eine weitere genaue Untersuchung? Ja. Man muß unbedingt deshalb zum Arzt zu gehen, damit die Ursache geklärt wird.

Bronchiektasen

Was sind Bronchiektasen? Bei dieser chronischen Krankheit besteht eine allgemeine oder örtlich umschriebene Erweiterung der Bronchien (Abb. 118).

Welche Krankheitszeichen und Komplikationen gibt es bei Bronchiektasen? Chronischen, bereits lange währenden Husten, gewöhnlich mit reichlichem Auswurf; Atemnot; Überdehnung und Schwund von Lungenbläschen (Emphysem); Blutung aus den Bronchien; Bildung eines Lungenabszesses, Lungenentzündung.

Können Bronchiektasen mit einer gewöhnlichen Lungenaufnahme diagnostiziert werden? Nein. Zur Erhärtung der klinischen Diagnose müssen eine Computertomographie, in seltenen Fällen auch eine Bronchoskopie und eine Bronchographie durchgeführt werden.

Bronchiektasen

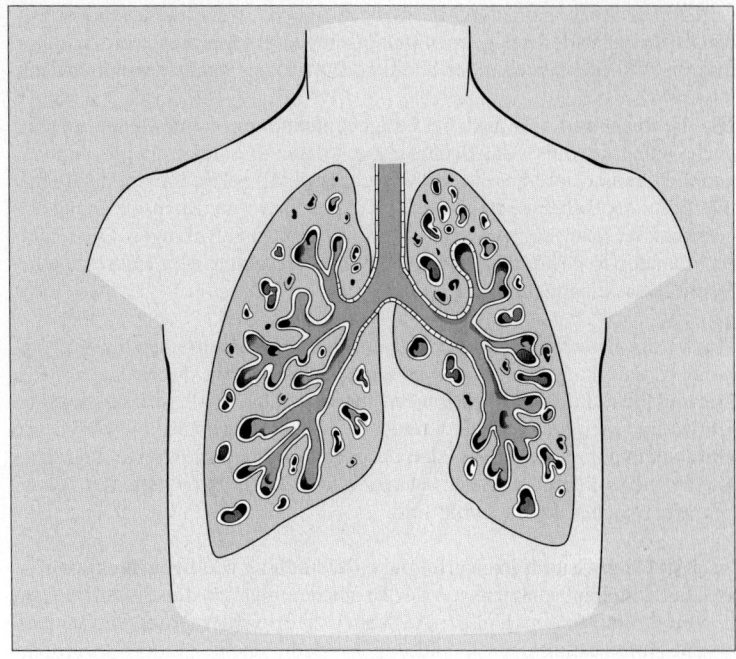

Abb. 118 *Bronchiektasen*. Im Schnitt durch die Lunge ist die abnorme Erweiterung der Bronchien erkennbar.

Was ist die Bronchoskopie? Ein Verfahren, bei dem ein flexibles optisches Instrument, ein sogenanntes Bronchoskop, durch den Rachen und Kehlkopf bis in die Luftröhre und weiter in die Bronchien eingeführt wird; man kann damit direkt das Innere der Bronchialröhren beobachten.

Was kann man bei der Bronchoskopie sehen? Die Bronchoskopie ist bei Lungenerkrankungen, bei denen Röntgen- und Sputumuntersuchung keine endgültige Diagnose liefern, von großem Wert. Sie kann die Quelle einer Blutung zeigen; sie kann Fremdkörper nachweisen, die in die Lunge eingeatmet worden sind; sie kann einen Tumor im Bronchus oder die Lage eines Lungenkrebses aufdecken. Außerdem kann man mit dem Bronchoskop die Stelle eines Bronchusverschlusses sehen.

Welchen Wert hat die Bronchoskopie noch? Da man durch ein Bronchoskop eine Absaugung vornehmen kann, benützt man es zum Freimachen von Bronchien, die vollständig oder teilweise durch Eiter und Schleim blockiert sind. Außerdem können durch das Bronchoskop Gewebestücke (Biopsiematerial) für verschiedene Laboruntersuchungen entnommen werden, damit man die Art eines bestehenden Krankheitsprozesses genau bestimmen kann.

Hat die Bronchoskopie auch bei Lungenentzündungen eine Bedeutung? Ja, auch wenn man durch das Bronchoskop keinen umschriebenen Befund erkennen kann, so liefert es durch die sog. bronchoalveoläre Lavage doch wichtige Befunde. Dabei wird in einzelne Lungenabschnitte Kochsalzlösung eingespritzt, diese wieder abgesaugt und in Röhrchen aufgefangen. Die Untersuchung der so gewonnenen Zellen und Erreger unter dem Mikroskop liefert wichtige diagnostische Hinweise.

Was ist die Bronchographie? Ein spezielles Röntgenuntersuchungsverfahren, bei dem man eine schattengebende Flüssigkeit in die Bronchien einfließen läßt; auf dem Röntgenbild zeichnen sich die kontrastmittelgefüllten großen und kleinen Bronchien deutlich ab. Die Bronchographie wird heute nur noch in ganz speziellen Fällen durchgeführt, da Computertomographie und Bronchoskopie bei gleichwertiger bzw. höherer diagnostischer Aussagekraft einfacher durchführbar sind.

Nach welchen Grundsätzen erfolgt die Behandlung von Bronchiektasen?
a) Die Schleimabsonderungen der Bronchien müssen ständig ausreichenden Abfluß finden. Um das Aushusten zu erleichtern, muß der Schleim mit Hilfe bestimmter schleimlösender Medikamente gelockert werden.
b) Gegen die Infektion gibt man Antibiotika.
c) Verschiedene Medikamente, die die Bronchien erweitern und durchgängig machen können, läßt man inhalieren.
d) Oft bewährt sich eine Lagedrainage (Husten in verschiedenen Stellungen mit geneigtem oder über Bett oder Tisch herunterhängendem Oberkörper) zur Befreiung der Bronchien von Eiter und Schleim. Diese Übungen sind mehrmals täglich durchzuführen.

Ist bei Bronchiektasen auch manchmal eine Operation angezeigt? Ja, wenn die Bronchiektasen einseitig örtlich begrenzt sind, d. h., wenn die Erweiterungen nur einen kleinen Lungenabschnitt betreffen. In einem solchen Fall kann man diesen Lungenteil mit Erfolg operativ entfernen. Bei einer schweren Blutung aus Bronchiektasen ist ebenfalls eine Entfernung des betroffenen Lungenabschnittes angezeigt.

Wie groß sind die Heilungsaussichten nach Bronchiektasenoperationen? Falls alle kranken Teile der Lunge entfernt worden sind, hat die Operation in mehr als 95 % der Fälle Erfolg. Mit richtig ausgeführten Funktionsproben läßt sich bestimmen, wie groß der Lungenanteil sein darf, der gefahrlos entfernt werden kann.

Grippe
(Influenza)

Was ist die Grippe? Die Grippe oder Influenza ist eine hoch infektiöse Viruskrankheit mit Fieber, Kopf- und Gliederschmerzen, Husten, Schnupfen, Halsschmerzen und einer Schleimhautentzündung in den Atemwegen.

Kennt man die Ursache der Grippe genau? Die Erreger der heimischen Form sind mindestens zwei spezifische Viren, A und B, die bereits isoliert worden sind. Zweifellos gibt es noch viele andere Virusstämme, die ebenfalls grippale Infekte hervorrufen.

Welche Unterscheidungsmerkmale bestehen zwischen einer banalen Erkältung und einer Grippe? Bei Grippe sind die Krankheitserscheinungen schwerer als bei einer gewöhnlichen Erkältung, und es gehören noch Kopfschmerzen, Gliederschmerzen, Appetitlosigkeit, Abgeschlagenheit und höheres Fieber (bis zu 39 °C oder 40 °C) dazu.

Wie lange dauert die Grippe in der Regel? Die akute fieberhafte Phase dauert von 4–5 bis zu 8 oder 10 Tagen, wird aber oft von einer manchmal wochenlangen Periode der Schwäche gefolgt.

Was hat es zu sagen, wenn das Fieber länger als 4–5 Tage dauert? Das bedeutet wahrscheinlich, daß es zu einer Überlagerung der *Virus*infektion mit einer *bakteriellen* Infektion gekommen ist.

Was sind die Hauptkomplikationen der Grippe? Lungenentzündung und Bronchitis. Die Sterblichkeit ist bei den großen Grippeepidemien nicht gering, wobei vor allem ältere Menschen betroffen sind.

Gibt es eine Schutzimpfung gegen Grippe? Ja. Es gibt mehrere verschiedene Impfstoffe. Bei einigen wurde nachgewiesen, daß sie gegen bestimmte Virustypen wirksam sind, nicht aber gegen andere. Geschwächte und ältere Menschen sollten sich im Spätherbst gegen Grippe impfen lassen.

Wie oft wären diese Impfungen zu wiederholen? Etwa einmal jährlich.

Spielen Antibiotika für die Grippebehandlung eine Rolle? Ja, aber nur in beschränktem Umfang. Ihre Wirkung besteht nicht in der Heilung der grippalen Virusinfektion, sondern mehr in der Vorbeugung einer Sekundärinfektion. Es wird daher weniger leicht zu Komplikationen – Nebenhöhlenentzündung, Bronchitis, Lungenentzündung usw. – kommen, wenn Antibiotika gegeben werden.

Lunge und Atemwege

Gibt es spezielle Nachweisverfahren zur Diagnose der Grippe? Während einer Grippeepidemie, die alle paar Jahre auftritt, ist die Diagnose leicht. Außerdem können bestimmte Blutuntersuchungen und der Virusnachweis die Diagnose sichern.

Wie lange dauert die Inkubationszeit bei Grippe? Ein bis drei Tage.

Hinterläßt die Grippe eine Immunität? Ja, aber sie hält nur ein paar Monate an.

Wie lange soll man mit einer Grippe im Bett bleiben? Mindestens 48 Stunden nachdem das Fieber abgeklungen ist und alle Medikamente abgesetzt worden sind.

Wie bald nach einer Grippe kann man wieder voll arbeiten? Erst wenn alle Krankheitserscheinungen – auch Müdigkeit, Schwäche und Schwindel – geschwunden sind. Eine zu frühe Arbeitsaufnahme kann zu einem Rückfall führen.

Wie wird die Grippe behandelt? Abgesehen von der antibiotischen Behandlung gelten die gleichen Maßnahmen wie bei der Erkältung (siehe den Abschnitt über Erkältung in diesem Kapitel).

Wann soll man sich bei einer Erkrankung der Atemwege entschließen, einen Arzt zu holen? Man soll den Arzt rufen, wenn die Temperatur länger als 24 Stunden erhöht bleibt.

Asiatische und Hongkong-Grippe

Was versteht man unter Asiatischer Grippe? Man bezeichnet damit eine Form der Grippe, die gewöhnlich in weltweit ausgedehnten Epidemien beobachtet wird und von einer Variante des Typ-A-Grippevirus wie auch von anderen Virenstämmen hervorgerufen wird.

Welche Krankheitserscheinungen erzeugt die Asiatische Grippe? Die Symptome sind jenen der bekannteren Grippeformen sehr ähnlich und umfassen Abgeschlagenheit, Schüttelfrost, Fieber, Kopfschmerzen, Gliederschmerzen und manchmal auch Magen-Darm-Störungen.

Kann dieser Grippetyp genau diagnostiziert werden? Nachdem die Symptome jenen der gewöhnlichen Grippe gleichen, kann die sog. Asiatische Grippe nicht immer speziell diagnostiziert werden, sondern wird wahrscheinlich meist den geläufigen Grippeformen zugerechnet. Ein sicherer Nachweis wäre nur mit komplizierten Laboruntersuchungen zu erbringen, auf die man im Normalfall verzichtet.

Wie wird die Krankheit verbreitet? Durch Tröpfcheninfektion von einem Kranken zum anderen, in gleicher Weise wie die gewöhnliche Grippe.

Kann man etwas unternehmen, um der Asiatischen Grippe vorzubeugen? Ja. Man kann sich impfen lassen.

38 Medikamente und Suchtgifte

Siehe auch Kapitel 4, Allergie; Kapitel 18, Ernährung; Kapitel 21, Erste Hilfe; Kapitel 27, Hirnanhangsdrüse; Kapitel 29, Impfungen; Kapitel 30, Infektionskrankheiten; Kapitel 40, Nebennieren

Kann man sich unbedenklich selbst mit Medikamenten behandeln, ohne den Rat eines Arztes einzuholen? Es wäre übertrieben, wegen geringfügiger Beschwerden immer gleich den Arzt rufen, bevor man ein bewährtes Hausmittel nimmt. Wenn sich ungewöhnliche Krankheitserscheinungen entwickeln, sollte man aber nicht zögern, das zu tun. Eine Selbstbehandlung kann unter Umständen wichtige Krankheitssymptome verschleiern und dem Arzt die Beurteilung erschweren. In bestimmten Fällen – wenn der Patient bereits Medikamente erhält, bei einer chronischen Krankheit oder während der Schwangerschaft – sollten sogar gebräuchlichere Mittel nicht ohne die Empfehlung des Arztes genommen werden.

Kann man ein Mittel, das einem der Arzt einmal verschrieben hat, ohne Gefahr später wieder nehmen, wenn man glaubt, die gleiche Krankheit zu haben? Das soll man nur machen, wenn der Arzt entsprechende Anweisungen gibt. Wenn irgendwelche Zweifel bestehen, genügt vielleicht eine kurze telefonische Rückfrage zur Verhütung eines schwerwiegenden Fehlers.

Kann man unbedenklich einem Verwandten oder Freund eine Medizin geben, die einem selbst verschrieben wurde? Nein. Das hat schon zu vielen folgenschweren Irrtümern geführt. Laien sind nicht in der Lage, die Krankheit eines anderen richtig zu beurteilen.

Wie kann man feststellen, ob eine Tablette oder eine Medizin die Wirksamkeit behalten oder bereits verloren hat? Wenn Zweifel bestehen, soll man den Arzt oder Apotheker fragen. Bei den meisten Präparaten ist das Verfallsdatum auf der Packung angegeben; man sollte nach diesem Vermerk suchen. Jede Veränderung der Farbe oder der übrigen Beschaffenheit (z.B. Ausfallen eines Bodensatzes) ist als verdächtig auf einen Wirkungsverlust oder eine erhebliche Veränderung in der Zusammensetzung zu betrachten. Als Faustregel kann gelten, daß man kein Medikament verwenden sollte, das älter als fünf Jahre ist.

Warum kann man gewisse Mittel direkt am Ladentisch kaufen, während für andere eine ärztliche Verschreibung notwendig ist? Der rezeptfreie Verkauf von Medikamenten ist behördlich geregelt. Die Entscheidung, ob ein Medikament rezeptfrei abgegeben werden darf, hängt gewöhnlich von seiner möglichen Gefährlichkeit ab.

Medikamente und Suchtgifte

Welche Kontrollen übt der Staat über Herstellung und Verkauf von Arzneimitteln aus? Der Staat wacht durch das Institut für Arzneimittel und Medizinprodukte (früher Bundesgesundheitsamt) darüber, daß alle Heilmittel, die zum allgemeinen Verbrauch freigegeben werden, ordnungsgemäß hergestellt und vertrieben werden. Auf dem Markt befindliche Medikamente müssen in umfangreichen Testserien auf ihre Unbedenklichkeit hin untersucht worden sein, in den Beipackzetteln sind Risiken und Nebenwirkungen anzugeben.

Wie vertrauenswürdig sind die verschiedenen Radio-, Fernseh- und Zeitungsanzeigen, die für Medikamente Reklame machen? Man sollte sie mit großer Vorsicht aufnehmen.

Wie kann man sich am besten davor sichern, eine falsche Medizin oder Tablette einzunehmen? Wenn man sich wegen eines Medikaments nicht im klaren ist, frage man beim Apotheker oder beim Hausarzt telefonisch an.

Darf man Tabletten oder eine Medizin nehmen, deren Aufschrift abgegangen oder unleserlich ist? Nein. Es ist viel sicherer, wenn man das Mittel wegwirft, als es einzunehmen, ohne mit Bestimmtheit den Inhalt zu kennen. Eine Sicherheitsregel besagt, daß man jede Aufschrift zweimal lesen soll, bevor man das Mittel einnimmt.

Welche Arzneimittel sollen in der Hausapotheke aufbewahrt werden? Wenn man nicht in einem sehr abgelegenen ländlichen Bezirk lebt, empfiehlt es sich nicht, zu viele Medikamente zu Hause vorrätig zu halten. Erste-Hilfe-Material, ein Antiseptikum, Aspirin und dergleichen genügen.

Welche Mittel sind im Haushalt besonders gefährlich? Alle Arzneimittel und chemischen Präparate bilden besonders für kleine Kinder eine Gefahr. Sogar ein Abführmittel kann für ein Kleinkind gefährlich sein, wenn es in großen Mengen eingenommen wird. Alle Heilmittel, besonders aber auch Schädlingsbekämpfungsmittel, Laugen, Chemikalien aller Art und alkoholische Getränke sollten für Kinder unzugänglich aufbewahrt werden. Man sollte auf jeden Fall immer »kindersichere« Flaschen verlangen, die von Kindern nicht geöffnet werden können.

Was ist eine Droge? Mit dem Sammelbegriff »Droge« bezeichnet man im pharmakologischen Sinn eine Substanz pflanzlicher oder tierischer Herkunft, die durch Trocknung relativ haltbar gemacht wurde und als Arzneimittel Verwendung findet. Dazu gehören z. B. pulverisierte Heilkräuter, Rinden, Harze usw., aber auch die aus dem Schlafmohn, dem indischen Hanf, den Cocablättern und anderen Pflanzen gewonnenen Suchtmittel. Im allgemeinen Sprachgebrauch hat das Wort Drogen aber eine Bedeutungseinengung

Medikamente und Suchtgifte

Tab. 10   Vorschlag für den Inhalt der Hausapotheke

Ausrüstung für Krankenpflege und Erste Hilfe

Heftpflasterverband   1 Schachtel
Heftpflasterrollen   1 schmal, 1 breit
70%iger Alkohol, eine Flasche, für Abreibungen und zum Reinigen der Haut (als Antiseptikum statt Jod usw. zu verwenden)
1 Dtzd. Stieltupfer mit Watte
3 Gazeverbandrollen in verschiedenen Breiten
sterile Watte, eine große Rolle
1 elastische Binde
Einlaufbeutel mit Zubehör
Taschenlampe
sterile Gazekompressen: 1 Dtzd. papierverpackte, kleine Verbandpäckchen
   1 Dtzd. papierverpackte, große Verbandpäckchen
Merfen-Tinktur, eine Flasche (als Antiseptikum)
Eisbeutel
Gummituch (zum Einlegen unter das Leintuch oder zur Verwendung bei Umschlägen)
Gummischlauch, etwa 60 cm lang (zum Abbinden, Stauen)
Schere (vorzugsweise Verbandschere)
Thermometer, eines für den Mund, eines für Rektalmessungen
Pinzette zur Splitterentfernung
Vaseline, eine Tube

Medikamente *
Aspirintabletten, eine Originalpackung
Doppelkohlensaueres Natron (Natriumbikarbonat, Speisesoda) in Pulverform, eine Packung
Augenwasser mit Augenschale, ein Fläschchen
Magnesia usta, eine Packung
Carbo medicinalis (Tierkohle) als Pulver oder Granulat, eine Packung Rizinus-Öl, ein Fläschchen
Talkumpuder, eine Streudose

---

* Man beachte, daß stark wirksame Medikamente, etwa starke Schlafmittel, Narkotika, starke Antiseptika wie Jod und andere Spezialpräparate *absichtlich* nicht in diese Liste aufgenommen wurden. Derartige Mittel sollten nicht im allgemein zugänglichen Medizinschränkchen, sondern gesondert aufgehoben werden.

Tab. 10 Fortsetzung

Vorsichtsmaßregeln

a) Jedes Medikament und jede Flasche muß eindeutig beschriftet sein.
b) Wenn die Aufschrift nicht deutlich leserlich ist, werfe man das Mittel weg.
c) *Alle* Medikamente, wenn sie auch noch so schwach sind, müssen außerhalb der Reichweite von Kindern aufbewahrt werden!
d) Man lese jede Aufschrift *2mal,* bevor man eine Medizin verabreicht.
e) Jedes Gift und jedes Spezialpräparat sollte hinter Schloß und Riegel sein. Man bewahre ein solches Medikament *nicht* in der eigentlichen Hausapotheke auf, wo es der ganzen Familie zugänglich ist.
f) Wenn zweifelhaft, ob eine Medizin noch frisch ist, soll man sie wegwerfen.
g) Man nehme *niemals* eine Medizin im Dunkeln ein.
h) Man mache nie einen feucht-heißen Umschlag, bevor der Patient nicht selbst geprüft hat, ob er nicht zu heiß ist. Es ist besser zu kühl als zu heiß.
i) Man lege sich *nicht* mit einem eingeschalteten elektrischen Heizkissen schlafen.
j) Man lege einen Eisbeutel *nicht* länger als eine halbe Stunde auf einmal auf.

---

erfahren. Wer von Drogen spricht, denkt in den meisten Fällen an legale und illegale Suchtmittel wie Alkohol, Nikotin, Haschisch, Marihuana, Heroin usw.

Was versteht man unter Drogenabhängigkeit und Arzneimittelmißbrauch?
Von Drogenabhängigkeit spricht man, wenn ein Patient ohne die regelmäßige Zufuhr eines bestimmten Mittels nicht mehr auskommt oder auszukommen glaubt. In vielen Fällen geht damit eine zunehmende Gewöhnung des Körpers an das Mittel einher, so daß immer größere Mengen nötig werden, um die gleiche Wirkung zu erzielen. Beim Entzug der Droge kommt es zu einem starken Verlangen danach, die das Denken und die geistige Leistungsfähigkeit negativ beeinflussen (psychische Abhängigkeit) oder zu körperlichen Symptomen wie Schweißausbruch, Zittern, Herzjagen, Frösteln usw. (physische Abhängigkeit). Bei der Drogenabhängigkeit unterscheidet man zwischen dem einfachen, heute recht verbreiteten Arzneimittelmißbrauch, bei dem die ständige Einnahme eines Mittels (meist Schlafmittel, schmerzstillende Mittel, Beruhigungs- und Anregungsmittel) zur Gewohnheit geworden ist, und der echten Sucht, bei der die fortgesetzte Zufuhr des Mittels zu schweren Veränderungen zunächst der Persönlichkeit, später meist auch des körperlichen Zustandes führt. Wenn es auch bestimmte Unterscheidungsmerkmale zwischen dem gewohnheitsmäßigen Arzneimittelmißbrauch und der echten Sucht gibt, so sind die Grenzen in vielen Fällen nicht scharf zu ziehen. Bei manchen neuen Mitteln hat es sich erst im Laufe der Zeit herausgestellt, daß sie zur Sucht führen können.

Wovon hängt es ab, ob sich bei einem Medikament ein gewohnheitsmäßiger Mißbrauch entwickeln kann?
a) von den besonderen Eigenschaften dieses Mittels;
b) von der Persönlichkeit des Menschen, der das Mittel einnimmt;
c) von den Möglichkeiten eines Mittels, Unbehagen zu beseitigen und einen angenehmen seelischen oder körperlichen Zustand zu erzeugen.

Gibt es einen Unterschied zwischen einem Mittel, das zum gewohnheitsmäßigen Mißbrauch führt, und einem Suchtmittel? Ja. Bei der Sucht besteht eine körperliche und/oder psychische Abhängigkeit von der Substanz. Der Entzug eines solchen Mittels bewirkt eine schwere Stoffwechselstörung und außerordentlich heftige körperliche und seelische Reaktionen. Bei gewohnheitsmäßigem Mißbrauch kann der Entzug des Mittels zu leichten, seelisch bedingten Mißempfindungen und Verstimmungen, aber kaum zu körperlichen Krankheitserscheinungen Anlaß geben.

Kommt es oft vor, daß man schließlich unempfindlich für die Wirkung verschiedener Heilmittel wird, wenn man sie lange Zeit hindurch genommen hat? Diese Tendenz besteht bei vielen Mitteln ganz sicher. So werden z. B. gewisse Bakterien mit der Zeit unempfindlich (resistent) gegen Penizillin und andere Antibiotika. Es kann auch geschehen, daß man von bestimmten schmerzstillenden Mitteln und Schlafmitteln bei längerem Gebrauch immer mehr verträgt (zunehmende Toleranz) bzw. immer weniger von ihrer Wirkung spürt (Resistenz). Bei den meisten Heilmitteln bleibt jedoch die Wirkung erhalten, wenn sie zur Langzeitbehandlung richtig eingesetzt werden.

Ist eine echte Sucht überhaupt heilbar? Ja, doch ist eine Entziehungskur sehr mühselig und schwierig, die Rückfallquote hoch. In dieser Hinsicht ist Suchtverhalten durchaus als chronische Krankheit zu bezeichnen mit einer Prognose, die nicht viel besser als die einer Hypertonie, einer koronaren Herzkrankheit oder eines chronischen Gelenkrheumas ist.

Stimmt es, daß es um so besser ist, je weniger Medikamente man nimmt? Das kann man nicht generell sagen. Medikamente sollten nur unter einer bestimmten Indikation, d. h. mit einer gewissen Absicht bei Vorliegen einer auf das Medikament ansprechenden Krankheit unter sorgfältiger Abwägung von Nutzen und Risiko verordnet und eingenommen werden. Bei einem Mittel gegen hohen Blutdruck wäre es nicht sinnvoll, so wenig davon einzunehmen, daß der Blutdruck ungenügend gesenkt wird; bei Schmerzmitteln ist dagegen bekannt, daß man langfristig unter ständiger Zufuhr einen Wirkungsverlust erlebt, der eine Dosissteigerung zur Erzielung des gleichen Effekts erforderlich macht.

Was bedeutet eigentlich »Dosis«? Mit Dosis bezeichnet man die Wirkstoffmenge, die von einem Heilmittel gegeben wird; der Arzt bestimmt sie gewöhnlich nach Maßeinheiten (z. B. mg) der wirksamen Substanz und zieht bei der Festsetzung das Alter und Gewicht des Patienten, seinen Allgemeinzustand, die Art der Verabreichung und die zu behandelnde Störung in Betracht. Für den Patienten heißt die Dosierung beispielsweise 2mal täglich eine Tablette, 3mal täglich 15 Tropfen oder 1mal täglich ein Teelöffel Pulver. Wenn man zuviel von einem Mittel nimmt, kann es zu Überdosierungserscheinungen, d. h. bei stark wirksamen Medikamenten zur Vergiftung kommen. Von der Dosis spricht man nicht nur bei Medikamenten, sondern z. B. auch bei der Strahlenbehandlung.

Kann man mit Erfolg eingreifen, wenn zuviel von einem Arzneimittel genommen wurde? Eine Überdosierung läßt sich bei den meisten Mitteln mit entsprechenden Maßnahmen behandeln. Der wichtigste Grundsatz ist, daß das Gift, wann immer möglich, so rasch wie möglich aus dem Körper entfernt wird. Daher sollte schnellstens ärztliche Hilfe geholt werden.

Warum lehnen es Ärzte meist ab, ein Rezept ohne Kontrolluntersuchung zu erneuern?
a) Der Arzt will die Fortschritte des Patienten und die Wirkung der Behandlung überprüfen.
b) Der Arzt will sichergehen, daß keine unerwünschten Wirkungen aufgetreten sind.
c) Das Ansprechen oder Nichtansprechen von Symptomen auf eine gewählte Therapie ist auch ein diagnostisches Hilfsmittel, bei nicht ganz klarer Diagnose. Der Arzt möchte sich dieses Hilfsmittels bedienen.
d) Der Arzt möchte anhand des Verlaufes einer Erkrankung sehen, ob die Dosis geändert oder das Medikament überhaupt gewechselt werden muß.
e) Viele Medikamente sollten nicht über längere Zeiträume hinweg und vor allem nicht ohne bestimmte Kontrolluntersuchungen (z. B. Blutbild, Serum-Kalium, Urinuntersuchung) eingenommen werden.

Müssen schwangere Frauen bei der Einnahme von Medikamenten besonders vorsichtig sein? Ja, je weniger Medikamente sie nehmen, um so besser. Manche Substanzen können das ungeborene Kind in seiner Entwicklung schädigen. Schwangere sollten nie ein Medikament einnehmen, ohne vorher den Arzt zu fragen, da manche Medikamente, die gegen Beschwerden der Mutter wirksam sind, dem Keimling schwere Schäden zufügen können.

Kann es auch sonst schaden, wenn man ein Medikament zu lange nimmt? Ja. Bestimmte Medikamente, die bei kurzfristiger Verwendung wirksam und harmlos sind, führen zu Vergiftungserscheinungen oder Organschäden,

Antibiotika

Was sind Antibiotika? Antibiotika sind chemische Stoffe, die von lebenden Mikroorganismen – Bakterien und Pilzen – erzeugt oder synthetisch hergestellt werden. Sie werden medizinisch zur Bekämpfung von bakteriell bedingten Erkrankungen verwendet.

Welche Antibiotika sind am bekanntesten? Penizillin und seine Abkömmlinge, Cephalosporine, Erythromycin, Tetrazykline, Chinolone und viele andere. Auf diesem Sektor gibt es laufend neue Entwicklungen.

Wie groß ist die Wirkung der Antibiotika? Seit man Antibiotika kennt, konnten Millionen Kranke mit ihrer Hilfe gerettet werden. Lungenentzündungen, Streptokokken-, Staphylokokken-, Gonokokken-, Spirochäten- und andere Infektionen lassen sich mit gezielt eingesetzten antibiotischen Mitteln heilen. Allerdings sind Antibiotika immer nur Hilfsmittel zur Selbsthilfe des Organismus. Die Hauptarbeit bei der Abwehr des krankmachenden Eindringlings, d. h. der Bakterien, muß die Immunabwehr des Körpers verrichten. Wo sie zerstört ist, z. B. durch Viren oder völlig am Boden liegt, z. B. bei sehr alten Menschen, können Infektionen auch mit antibiotischer Behandlung nicht mehr beherrscht werden.

Sind Antibiotika gegen Virusinfektionen wirksam? Nein. Antibiotika bei Virusinfektionen werden aber dennoch gelegentlich eingesetzt zur Verhinderung einer sog. bakteriellen Superinfektion. Damit will man verhindern, daß sich in dem durch das Virus geschwächten Organismus auch noch Bakterien ausbreiten.
Bis heute kennt man nur wenige Substanzen, die gegen bestimmte Viren gezielt eingesetzt werden können. Dabei handelt es sich aber nicht um Antibiotika.

Kann man mit der Zeit für die Wirkung der Antibiotika unempfänglich werden? Nicht der Patient spricht nicht mehr auf Antibiotika an, sondern viele Bakterien entwickeln leider eine Resistenz, d. h. sie widerstehen dem Einfluß der Antibiotika. Weil das so ist, sollten Antibiotika stets sinnvoll und gezielt eingesetzt werden. Nicht jedes Fieber muß antibiotisch behandelt werden. Wenn man sich aber zu einer Gabe von Antibiotika entschließt, müssen sie in ausreichender Dosis ausreichend lange eingenommen werden (»Nicht kleckern, sondern klotzen!«). Bezüglich der Art des Mittels, der Dosis und der Dauer der Einnahme sollte man unbedingt den Rat des Arztes befolgen.

Sind Antibiotika zur Behandlung von Geschwülsten oder von Krebs brauchbar? Nein. Allenfalls werden Antibiotika bei Krebskranken unter Chemotherapie zur Vorbeugung gegen eine bakterielle Infektion des vorübergehend geschwächten und infektionsgefährdeten Organismus gegeben.

Sind Allergien gegen Antibiotika häufig? Ja. Die Allergie richtet sich jedoch vielfach nur gegen ein einzelnes Antibiotikum und nicht gegen alle. Daher kann man auch allergische Patienten erfolgreich mit dem einen oder anderen dieser Heilmittel behandeln.

Kann man sich unbedenklich selbst mit antibiotischen Mitteln behandeln? Nein! Antibiotika sollten nur auf Verschreibung des Arztes genommen werden, weil die Möglichkeit besteht, daß sich durch die Selbstbehandlung unnötigerweise Allergien gegen Antibiotika entwickeln oder daß bestimmte Krankheitserreger, von denen der Patient befallen ist, resistent gegen diese Mittel werden.

Treten manchmal Schädigungen infolge von Allergien oder von Überdosierungen bei antibiotischer Behandlung auf? In Einzelfällen. Die allergischen Reaktionen sind unter Umständen sehr heftig; sie können mit verschiedenartigen Hautausschlägen und mit einer Blutungsneigung in Erscheinung treten. Antibiotika können schwere Schädigungen der Nieren, des Knochenmarks, des Nervensytems oder des Magen-Darmtrakts verursachen. Wie alle anderen hochwirksamen Heilmittel sollten sie nach einem vom Arzt erstellten und überwachten Behandlungsplan angewendet werden.

Sind Antibiotika gegen Schnupfen oder Grippe wirksam? Nein, aber sie können manche Komplikationen dieser Infekte verhüten.

Sulfonamide

Was sind Sulfonamide? Sulfonamide sind eine spezielle Gruppe synthetisch hergestellter chemischer Substanzen, die bei einer großen Vielzahl bakterieller und virusbedingter Erkrankungen wirksam sind. Sie haben ebenfalls antibiotische Wirkung. Tatsächlich sind sie die ältesten chemisch hergestellten Mittel gegen bakterielle Infektionen.

Wie groß ist die Wirkung der Sulfonamide gegen Infektionen? In der Behandlung bestimmter Infektionen, besonders solcher des Harntrakts, stellen sie eine wichtige Waffe dar.

Medikamente und Suchtgifte

Kann es vorkommen, daß ein Patient unempfänglich für die Sulfonamidwirkung wird? Auch hier wird nicht der Patient selbst unempfänglich für die Sulfonamide, sondern es sind gewisse Bakterien, die eine Resistenz entwickeln.

Ist es gefahrlos, sich mit Sulfonamiden selbst zu behandeln? Nein. Diese Medikamente sind hochwirksam und sollten nur nach der Verordnung des Arztes eingenommen werden. Es können auch unerwünschte Nebenwirkungen, vor allem Allergien, auftreten.

Schmerzstillende Mittel
(Analgetika)

Welche Substanzen werden zumeist zur Schmerzlinderung verwendet? Die am häufigsten verwendeten Analgetika gegen Kopfschmerzen, Zahnschmerzen und Schmerzen nach Verletzungen sind Anilin-Derivate wie Paracetamol (z. B. ben-u-ron), Salizylate (z. B. Aspirin) und Pyrazol-Abkömmlinge wie Metamizol (Novalgin). Diese Mittel werden auch zur Fiebersenkung eingesetzt. Gegen Gelenkschmerzen und Rückenschmerzen werden überwiegend die sog. nichtsteroidalen Antirheumatika verordnet. Dazu gehören Indomethacin (z. B. Amuno, Indomet-ratiopharm), Diclofenac (z. B. Voltaren, Diclophlogont) oder Ibuprofen (z. B. Brufen, imbun).

Wie groß ist die schmerzstillende Wirkung der Analgetika? Im allgemeinen haben diese Mittel bei leichten bis mittleren Schmerzen eine ausreichende Wirkung. Bei sehr heftigen Schmerzen wie Nieren- oder Gallenkoliken sind sie jedoch meist zu schwach.

Kann man sich mit diesen Mitteln unbedenklich selbst behandeln? Sehr leichte, schmerzlindernde Mittel bekommt man gewöhnlich rezeptfrei und man kann sich selbst damit behandeln. Dies gilt insbesondere dann, wenn es sich um wiederkehrende Schmerzen handelt, die bereits früher vom Arzt beurteilt und als relativ harmlos angesehen wurden, wie z. B. Schmerzen bei der Regelblutung, Kopfschmerzen bei Wetterfühligkeit oder migräneartige Kopfschmerzen. Bei neu aufgetretenen, bislang nicht bekannten Schmerzen, insbesondere im Bauch- oder Brustbereich, sollte man mit der Selbstbehandlung aber zurückhaltend sein und lieber erst einen Arzt aufsuchen.

Kann es schaden, wenn man auf eigene Faust wochen- oder monatelang schmerzlindernde Mittel einnimmt? Jeder Zustand, der den Gebrauch von Analgetika über so lange Zeit erfordert, sollte einen zum Arzt führen. Selbst die relativ kurzzeitige Einnahme von Schmerzmitteln birgt die Gefahr einer Suchterzeugung und Abhängigkeit.

Schmerzstillende Mittel

Für welche alltäglichen Beschwerden werden Analgetika gewöhnlich verschrieben? Für leichtere Muskel- und Gliederschmerzen, Neuralgien (Nervenschmerzen), funktionelle Kopfschmerzen, Gelenkschmerzen, Krämpfe bei der Regelblutung (Dysmenorrhö) und andere Zustände, zu deren Beseitigung keine starken Betäubungsmittel (Narkotika) erforderlich sind.

Kann man aspirinsüchtig werden? Nein.

Kann man gegen diese schmerzlindernden Mittel allergisch oder allmählich unempfänglich werden? Eine Allergie gegen Analgetika gibt es, sie wird häufig beobachtet. An diesen Mitteln ist jedoch sehr bemerkenswert, daß auch ein langdauernder häufiger Gebrauch in der Regel mit keinem Wirkungsverlust verbunden ist.

Spielt es eine Rolle, ob man von Aspirin oder anderen schmerzstillenden Mitteln die richtige Dosis nimmt? Ja, ganz entschieden. Eine falsche Dosierung kann gefährlich sein, wenn sie zu hoch oder unwirksam, wenn sie zu niedrig ist. Die Dosis richtet sich nach dem Alter und Körpergewicht des Patienten.

Kann die Einnahme von schmerzlindernden Mitteln gefährlich sein? Ja, wenn ein Patient dagegen allergisch ist. Es sind (sehr selten) Todesfälle von der Einnahme einer einzigen Aspirintablette bekannt geworden. Aspirin kann zu Magenschmerzen führen und Magengeschwüre hervorrufen oder bereits bestehende Magengeschwüre zum Bluten bringen. Nach längerer Einnahme von Phenacetin hat man schwere Nierenschädigungen beobachtet. Daher wurde dieses Medikament weitgehend aus dem Handel gezogen. Vor allem bei Kindern ist die Beachtung der richtigen Dosis von größter Bedeutung, da Kinder im allgemeinen eine größere Empfindlichkeit gegen die toxischen Wirkungen von Medikamenten aufweisen.

Ist eine Überempfindlichkeit gegen alle schmerzlindernden Mittel zu erwarten, wenn man gegen eines überempfindlich ist? Nein, das kommt kaum vor.

Was sind fiebersenkende Mittel? Es gibt verschiedene chemische Substanzen, darunter auch Salizylate, Pyrazol-Abkömmlinge und Anilin-Derivate, die fiebersenkend wirken können.

Wann sollte man fiebersenkende Mittel anwenden? Es ist nicht nötig, bei jeder Temperaturerhöhung gleich wahllos fiebersenkende Mittel einzusetzen. Fieber ist keine Krankheit an sich, sondern nur eine Begleiterscheinung einer bestimmten Grundkrankheit. In den meisten Fällen handelt es sich dabei um eine Virusinfektion, die ohnehin nicht ursächlich zu behandeln ist. Außerdem ist es nicht immer wünschenswert, das Fieber zu unterdrücken, da es auch eine Abwehrreaktion des Körpers darstellt. Nur wenn ein Kranker sehr schwer unter dem Fieber leidet oder das Fieber extrem hohe Werte erreicht, sollte man zu fiebersenkenden Mitteln greifen.

Schlaf- und Beruhigungsmittel
(Barbiturate)

Was sind Barbiturate? Barbiturate, d.h. synthetisch hergestellte Abkömmlinge der Barbitursäure, werden gewöhnlich als Schlafmittel verschrieben.

Wie wirksam sind Barbiturate? Wenn auch die Empfänglichkeit für Barbiturate sehr unterschiedlich ist, eignen sie sich im allgemeinen gut zur Behebung von Schlaflosigkeit. Es muß jedoch gesagt werden, daß die meist nicht sofort augenfälligen Ursachen der Schlaflosigkeit nicht durch die Einnahme von Barbituraten beseitigt werden können.

Darf man sich mit Barbituraten selbst behandeln oder soll man diese Mittel nur auf ärztliche Verordnung einnehmen? Nein. Barbiturate sollten nur auf Anweisung eines Arztes eingenommen werden, da sie auch schädliche Wirkungen haben können.

Kann man Barbiturate unbedenklich lange Zeit hindurch einnehmen? Nein. Barbiturate wirken in manchen Fällen nicht dämpfend, sondern im Gegenteil erregend und euphorisierend. Daher ist die Gefahr einer Suchterzeugung gegeben.

Dürfen Barbiturate zusammen mit Alkohol eingenommen werden? Das sollte man keineswegs tun, da diese Medikamente in Verbindung mit Alkohol eine wesentlich stärkere und vorher nicht abzuschätzende Wirkung haben können.

Spricht man immer weniger auf Barbiturate an, wenn man sie viele Monate lang einnimmt? Ja. Wer Barbiturate nimmt, braucht häufig immer größere Mengen, um die gleiche Wirkung zu erzielen.

Welche gefährlichen Folgen kann eine Überdosierung von Barbituraten haben? Eine erhebliche Überdosierung kann zu tiefer Bewußtlosigkeit (Koma) oder zum Tod führen. Daher waren Barbiturate früher häufig eingesetzte Mittel zum Suizid. Sie werden heute seltener verordnet.

Bei welchen Störungen werden Barbiturate im allgemeinen verschrieben? Bei Krampfanfällen wie z.B. bei Epilepsie (Fallsucht) und bei Schlaflosigkeit, außerdem werden sie in der Anästhesie zur Narkose verwendet.

Gibt es noch andere Medikamente, die beruhigend (sedativ) wirken? Ja, zum Beispiel die Tranquillantien, denen heute der Vorzug gegeben wird; *nur* zum Zwecke der Beruhigung gibt man Barbiturate heute kaum. Klassische Beruhigungsmittel (Sedativa) sind Baldrian und Bromsalze. Es gibt auch eine Reihe von barbituratfreien Schlafmit-teln.

Tranquillantien
(Psychopharmaka)

Was sind Tranquillantien? Diese Mittel sind chemische Präparate, die Spannungen und Angst oft günstig beeinflussen.
Obwohl der Name Tranquillantien oder Tranquilizer ebenfalls »Beruhigungsmittel« bedeutet, bezeichnet man sie gewöhnlich nicht so, um eine Verwechslung mit den vorher beschriebenen barbiturathaltigen und barbituratfreien Beruhigungsmitteln (Sedativa), die eine andere Wirkungsweise haben, zu vermeiden. Der Ausdruck »Psychopharmaka« sagt, daß diese Mittel das Seelenleben beeinflussen. Überschneidungen der Begriffe sind offensichtlich.

Ist es gefahrlos, sich mit Tranquillantien selbst zu behandeln? Bestimmt nicht. Tranquillantien bringen zwar oft subjektiv rasche Hilfe aus einer scheinbar ausweglosen Situation, aber nicht, weil sich die Situation geändert hätte, sondern man die eigene Lage günstiger beurteilt (»rosarote Brille«). Es besteht die Gefahr, daß man sich an diesen angenehmen Zustand rasch gewöhnt und glaubt, nicht mehr ohne dieses Gefühl auskommen zu können. Das ist in vielen Fällen der Einstieg zur Sucht.

Warum werden Tranquillantien auch von Ärzten häufig verordnet? Viele Menschen glauben heute, sie würden den an sich selbst und von anderen gestellten Forderungen nicht mehr genügen. Daher stehen sie unter ständiger beruflicher und privater Anspannung, die häufig zu körperlichen Beschwerden wie Schlaflosigkeit, Kopfschmerzen, Herzjagen, Schluckbeschwerden oder Magenschmerzen führt. Wer mit diesen Beschwerden zum Arzt kommt, wird untersucht, man findet keine organische Ursache und erhält oft als rasche und bequeme Sofortlösung einen Tranquilizer. Damit ist das meist chronische Problem nicht gelöst, der Patient kann aber die Anspannung besser ertragen und erfährt, zumindest für einige Zeit, eine Besserung seiner Symptome.

Kann man Tranquillantien rezeptfrei kaufen oder muß sie der Arzt verordnen? Tranquillantien sind rezeptpflichtig.

Medikamente und Suchtgifte

Tritt oft mit der Zeit ein Wirkungsverlust ein? Ja, bei häufiger Einnahme von Tranquillantien entwickelt sich oft eine Toleranz. Der Patient braucht dann immer höhere Dosen, um die gewünschte Wirkung zu erzielen.

Wie groß ist die spannungslösende Wirkung der Tranquillantien? Das Ausmaß ihrer Wirkung ist unterschiedlich. Auch im günstigsten Fall lösen sie Angst und Spannung nur vorübergehend.

Kann es schaden, wenn man Tranquillantien monate- oder jahrelang nimmt? Ja, weil man in der Regel immer höhere Dosen benötigt und süchtig werden kann. Auf jeden Fall sollen diese Mittel nur auf ärztliche Verordnung eingenommen werden. Der Arzt wird wissen, wann man mit der Einnahme aufhören muß. Allerdings suchen Patienten nicht selten mehrere Ärzte auf, um sich immer wieder neue Rezepte zu holen und beim einzelnen Arzt nicht aufzufallen. Tranquillantien sollten aber nie als Dauerlösung, sondern nur als Einstiegshilfe in andere Verfahren der Konfliktbewältigung gesehen werden.

Kann eine Überdosis von Tranquillantien gefährlich sein? Ja. Bei erheblicher Überdosierung dieser Mittel wurden schwere Vergiftungserscheinungen beobachtet. Suizide sind aber mit diesen Mitteln kaum möglich.

Sind Tranquillantien ein guter Ersatz für Narkotika, Barbiturate oder Analgetika? Man darf Tranquillantien nicht als eine Art »Ersatz« für irgendeines dieser Mittel ansehen, obwohl sich ihre Anwendungsbereiche oft überschneiden.

Dürfen Tranquillantien nach langdauernder Einnahme sofort abgesetzt werden? Tranquillantien haben eine relativ rasch einsetzende suchterzeugende Wirkung. Wurden sie über lange Zeit hinweg eingenommen, so kann es zu schweren Entzugserscheinungen kommen, die stationär behandelt werden müssen. In Zweifelsfällen sollte man sich zuvor mit seinem Arzt besprechen.

Anregungsmittel
(Leistungsstimulantien)

Was ist ein stimulierendes Mittel? Ein Mittel, das auf das Zentralnervensystem im Sinne einer Ausschaltung von körperlichen oder geistigen Ermüdungsgefühlen einwirkt. Diese Substanzen werden auch gegen Depressionen, Schläfrigkeit, Benommenheit und andere mit Antriebs- und Teilnahmslosigkeit verbundene Zustände eingesetzt. Viele dieser Mittel gehören auf Grund ihres chemischen Aufbaus in die Amphetamingruppe, man bezeichnet sie auch als »Weckamine«. Im Volksmund nennt man sie oft »Aufputschmittel«.

Welche Anregungsmittel sind besonders bekannt? Benzedrin, Ephedrin und Koffein.

Für welche Zwecke benützt man Anregungsmittel?
a) Um leichte Depressionen zu bekämpfen;
b) um bestimmten neurologischen Störungen entgegenzuwirken;
c) im Sport werden sie (verbotenerweise) eingesetzt, um die Leistung zu steigern.

Verlieren stimulierende Mittel oft ihre Wirksamkeit, wenn man sie längere Zeit hindurch einnimmt? Im allgemeinen nicht.

Kann die Einnahme stimulierender Mittel zur Sucht oder Gewöhnung führen? Ja.

Ist es gefährlich, wenn man stimulierende Mittel auf eigene Faust nimmt? Die meisten dieser Mittel sind chemische Substanzen mit eingreifender Wirkung, sie sollten daher nur auf ärztliche Verordnung eingenommen werden.

Ist es schädlich, wenn man die verordnete Dosis überschreitet? Ja, ganz bestimmt.

Ist Koffein ein Anregungsmittel? Ja.

Kann das im Kaffee vorhandene Koffein Schlaflosigkeit verursachen? Es steht außer Frage, daß ein oder zwei Tassen Kaffee am Abend bei koffeinempfindlichen Personen Schlaflosigkeit bewirken können.

Enthält Tee Koffein? Ja. In einer Tasse Tee ist ungefähr dieselbe Menge Koffein wie in einer Tasse Kaffee enthalten.

Enthält Kakao Koffein? Nur in unbedeutenden Mengen.

Ist Alkohol ein echtes Anregungsmittel? Das kommt auf die Dosis an. Bei niedrigem Spiegel wirkt Alkohol enthemmend, in diesem Konzentrationsbereich kann er als Anregungsmittel bezeichnet werden. Bei höheren Blutspiegeln tritt aber die dämpfende und lähmende Wirkung in den Vordergrund.

Halluzinogene
(Psychedelische Mittel)

Was sind Halluzinogene? Die als Halluzinogene bekannten chemischen Substanzen bewirken Veränderungen in geistigen Prozessen, wenn sie eingenommen, gespritzt oder eingeatmet werden. Charakteristisch für diese Veränderungen sind Trugwahrnehmungen (Halluzinationen), die einen der Fähigkeit berauben, die Wirklichkeit richtig einzuschätzen, oder die einen Phantasieerlebnisse als wirklich empfinden lassen.

Welche Zwecke erfüllen die Halluzinogene? Für einen nützlichen Zweck sind sie gegenwärtig nicht brauchbar, sie geben einem nur ein vorgespiegeltes gehobenes Lebensgefühl und ermöglichen es, für kurze Zeit den Beschwernissen des realen Lebens zu entfliehen. Tatsächlich sind sie sehr gefährliche Substanzen, da der Berauschte oft in einen Zustand versetzt wird, in dem er die Tragweite seiner Handlungen nicht mehr einschätzen kann. Von Künstlern wurden Halluzinogene oft eingesetzt in dem (meist vergeblichen) Versuch, Empfindungen und Kreativität zu steigern; Jugendliche beabsichtigen, das Bewußtsein zu erweitern. Meist ist aber das Gegenteil der Fall.

Welche Mittel gehören u. a. zu den Halluzinogenen? Am häufigsten werden Haschisch bzw. Marihuana verwendet, die unter den Halluzinogenen noch relativ harmlos sind. LSD (Lysergsäurediäthylamid) war in den 70er Jahren in Mode.

Welche Wirkungen haben diese Mittel? Sowohl LSD als auch Haschisch können ein Gefühl besonderer Wahrnehmungsschärfe und Klarheit vortäuschen und lassen oft den Halluzinierenden glauben, daß ihm Einsichten zuteil werden, die er in Wirklichkeit nicht besitzt. Während man unter dem Einfluß dieser Substanzen steht, kann man zu der Einbildung verleitet werden, man sei imstande, komplizierte reale Probleme zu lösen, oder man sei stark genug, um große Hindernisse zu überwinden, oder man könne leicht mit seelischen Schwierigkeiten fertig werden.

Ist Haschisch bzw. Marihuana schädlich? Marihuana führt zwar nicht zu einer schweren körperlichen Abhängigkeit, doch ist es als Einstiegsdroge für sog. »harte Drogen« wie Heroin anzusehen. Beim Rauchen von Marihuana kann es zu Veränderungen des Zeit- und Raumempfindens und zu akuten Panikreaktionen kommen. Bei exzessivem Gebrauch sind auch psychische Spätschäden zu befürchten.

Hat LSD schädliche Wirkungen? Ja. Das vernunftmäßige Denken ist nachgewiesenermaßen oft völlig zerrüttet, solange man unter dem Einfluß dieser

Substanz steht. Darüber hinaus ist in vielen Fällen eine bleibende Hirnschädigung sowie eine Chromosomen- bzw. Genschädigung durch den Gebrauch dieses Mittels eingetreten.

Haben psychedelische Mittel auch irgendwelche günstigen Wirkungen?
Nein. Vereinzelt hat man versucht, Todkranken im Endstadium damit etwas Erleichterung zu verschaffen.

Welche weiteren Psychopharmaka gibt es? Die Palette der Psychopharmaka ist sehr groß und nur noch von Experten zu überblicken. Neben den angstlösenden Mitteln (Tranquillantien) gibt es stimmungsaufhellende und antriebssteigernde Mittel (Antidepressiva, Psychostimulantien) sowie Mittel gegen Schizophrenien und Erregungszustände (Neuroleptika).

Narkotika (stark wirksame Analgetika, Opiate)
(Betäubungsmittel)

Was sind Narkotika? Mit Narkotika bezeichnet man eine Gruppe von Medikamenten, die je nach der Dosis eine ausgeprägte schmerzstillende Wirkung und eine mehr oder weniger starke Betäubungswirkung zeigen und in hohen Dosen die Nervenzentren lähmen.

Zu welchem Zweck verschreibt der Arzt Narkotika? Sie sind die stärksten Mittel zur Schmerzbekämpfung und werden nur dann verschrieben, wenn unerträgliche oder qualvolle Schmerzen bestehen, z. B. bei einem fortgeschrittenen Tumorleiden.

Welche Narkotika finden in der Medizin als Schmerzbekämpfungsmittel Verwendung? Opium, das Gift der unreifen Frucht des Schlafmohns, enthält eine Reihe von sog. Alkaloiden, deren medizinisch wichtigstes das Morphin ist. Morphinähnliche halbsynthetische und neuere synthetische Schmerzbekämpfungsmittel zählt man ebenfalls zu den Betäubungsmitteln.

Kann man diese Mittel direkt bekommen oder braucht man ein ärztliches Rezept? Es besteht strengste Rezeptpflicht. Für die Verschreibung müssen ausschließlich für diesen Zweck vorgesehene Rezeptformulare verwendet werden. Die Verordnung dieser Mittel ist durch das Betäubungsmittelgesetz geregelt.

Welche Vorteile haben die Narkotika gegenüber anderen schmerzlindernden Mitteln? Sie sind um ein Vielfaches wirksamer als die Analgetika und helfen daher auch bei schwersten Schmerzzuständen.

Medikamente und Suchtgifte

Darf man Narkotika an Stelle von Barbituraten oder Tranquillantien gebrauchen, um Schlafstörungen oder nervöse Spannungen zu beheben? Nein! Diese starken Mittel darf man niemals zur Behandlung von Schlaflosigkeit oder Nervosität verwenden.

Welche Gefahr besteht bei der unkontrollierten Anwendung dieser Mittel? Bestimmte Mittel dieser Gruppe können zur Sucht führen und sind auch seit alters her als Rauschgifte mißbraucht worden.

Wie kann man erkennen, ob man süchtig geworden ist? Beim gewollten oder ungewollten Absetzen des Mittels treten ein heftiges inneres Verlangen danach sowie äußerst unangenehme körperliche Beschwerden auf. Häufig ist sich der behandelte Patient zunächst nicht der Tatsache bewußt, daß er süchtig ist, sondern vermutet andere gesundheitliche Störungen.

Kann sich die Wirkung dieser Mittel allmählich abstumpfen? Es entwickelt sich keine echte Resistenz gegen Narkotika, aber ein häufiger Gebrauch führt oft dazu, daß man zur Erreichung derselben Wirkung die Dosis immer mehr erhöhen muß. Man nennt dies eine erhöhte Toleranz.

Wie schnell kann sich eine Morphiumsucht oder eine Sucht nach einem anderen Narkotikum entwickeln? Im allgemeinen dauert es mindestens einige Wochen, bis ein solches Mittel bei ständigem Gebrauch eine Sucht erzeugt. Man weiß allerdings, daß außergewöhnlich empfängliche Leute schon nach einigen wenigen Dosen einer solchen Droge süchtig geworden sind.

Gibt es für einen Süchtigen Heilung? Ja, aber in der Regel ist dazu sehr viel Anstrengung, Ausdauer und Hilfe von Experten erforderlich. Aus eigener Kraft schaffen es die wenigsten Patienten, von der Sucht loszukommen.

Abführmittel
(Laxantien)

Sind Abführmittel unschädlich? Kurzfristig ist es ganz ungefährlich, Abführmittel zur Behebung einer gelegentlichen oder chronischen Verstopfung einzunehmen. Die chronische Einnahme führt aber meist zu einer Zunahme der Darmträgheit.

Wann sollte man *keine* Abführmittel nehmen?
a) Wenn akute Bauchschmerzen bestehen;
b) wenn eine Verstopfung ständig zunimmt und offensichtlich immer weniger auf Abführmittel anspricht;

c) wenn Brust- oder Kopfschmerzen oder andere Krankheitszeichen, die nichts mit dem Darm zu tun haben, vorliegen;
d) wenn Anzeichen für eine Blutung im Verdauungstrakt bestehen, etwa wenn die Stühle blutig oder schwarz sind.

Wann muß man den Arzt fragen, ob man Abführmittel nehmen darf?
a) In allen oben genannten Fällen;
b) wenn sich herausstellt, daß man ohne den ständigen Gebrauch von Abführmitteln nicht mehr auskommt.

Kann es bei Abführmitteln zur Gewöhnung kommen? Ja, eindeutig.

Geht die Wirkung von Abführmitteln bei monate- oder jahrelanger Anwendung oft verloren? Ja.

Kann der langdauernde Gebrauch von Abführmitteln zu einer bleibenden Darmschädigung führen? Ja. Wenn der Darm ständig mit künstlichen Mitteln zur Tätigkeit angeregt wird, verlernt er unter Umständen allmählich, sich auf natürliche Weise zu entleeren.

Wie kann man mit der Gewohnheit, Abführmittel einzunehmen, brechen?
Das ist sehr schwierig und erfordert eine schrittweise Entwöhnung vom Gebrauch der Abführmittel. An deren Stelle müssen neue Ernährungs- und Lebensgewohnheiten treten. Zunächst muß man übertriebene Vorstellungen von der normalen Darmentleerung abbauen: »normal« ist von dreimal täglich bis zu jeden dritten Tag einmal. Man soll vermehrt schlackenreiche Nahrungsmittel zu sich nehmen und sich reichlich körperlich bewegen. Erleichterung schafft auch ein gewisses Ritual: dazu gehört es, sich anzugewöhnen, jeweils zur gleichen Zeit und in einer bestimmten Situation Stuhlgang zu haben. Wenn die Verstopfung neu aufgetreten ist, sollte man sich vom Arzt untersuchen lassen, damit mit Sicherheit ausgeschlossen wird, daß ihr ein Krankheitsprozeß zugrunde liegt.

Gibt es einen geeigneten Ersatz für Abführmittel? Ja. Es gibt verschiedene Präparate, die keine echten Abführmittel sind, sondern für einen vermehrten Wassergehalt des Stuhls sorgen. Damit wird der Darm zur Entleerung angeregt. Dazu gehört auch sog. schlackenreiche Kost.

Kann eine Überdosis von Abführmitteln gefährlich sein? Ja. Bestimmte Bestandteile mancher Abführmittel können ernste Vergiftungserscheinungen hervorrufen.

Abmagerungsmittel
(Appetitzügler)

Welche Substanzen werden gewöhnlich zu Abmagerungszwecken verwendet? Es handelt sich dabei um Mittel, die nicht direkt eine Gewichtsabnahme bewirken, sondern den Appetit vermindern; man nennt sie daher Appetitzügler. Die am häufigsten verwendeten Präparate stammen aus der Amphetamingruppe.

Ist die Verwendung von Appetitzüglern ohne ärztliche Verordnung gefahrlos? Nein. Man darf auch nicht einfach ein Präparat, das jemand anderem verordnet wurde, selbst nehmen, nur weil es dort wirksam war. Man könnte sich damit ernstlich schaden.

Ist die Einnahme von Füllmitteln zur Verminderung des Appetits unschädlich? Es gibt bestimmte Mittel, die eine starke Füllung des Magens bewirken und die Eßlust des Patienten verringern. Diese Mittel sind jedoch nicht harmlos und sollten nur auf ärztliche Verordnung eingenommen werden, da sie manchmal zu Darmstörungen Anlaß geben.

Können Appetitzügler über längere Zeit genommen werden? Nein. Appetitzügler sollten nicht länger als drei Monate eingenommen werden und lediglich als vorübergehende Unterstützung anderer Maßnahmen wie Reduktionsdiät oder Psychotherapie dienen.

Kann die Wirkung der Appetitzügler bei längerem Gebrauch nachlassen? Ja.

Gibt es ungefährliche Abmagerungsmittel, die es einem erlauben, daneben normal und unbeschränkt zu essen? Nein. Wenn die Kalorienzufuhr nicht herabgesetzt wird, nimmt man nicht ab. (Siehe auch Kapitel 15, Diät.)

Hormone

Was sind Hormone? Hormone sind chemische Substanzen, die von den endokrinen Drüsen erzeugt werden; diese »Drüsen mit innerer Sekretion« geben ihre Produkte direkt in die Blutbahn ab. Die Hormone steuern wichtige Organfunktionen und Stoffwechselvorgänge.

Was sind die wichtigsten Hormone?
a) Die Hormone der Hirnanhangsdrüse (Hypophyse);
b) die Schilddrüsenhormone Thyroxin und Trijodthyronin;
c) das Parathormon, das von den Nebenschilddrüsen (Epithelkörperchen) erzeugt wird;

d) das Insulin, das in den Inselzellen der Bauchspeicheldrüse erzeugt wird;
e) die Nebennierenhormone, die von der Nebennierenrinde und dem Nebennierenmark erzeugt werden, dazu gehören u. a. Kortisol, Adrenalin und Noradrenalin;
f) die weiblichen Sexualhormone, die von den Eierstöcken erzeugt werden;
g) die männlichen Sexualhormone, die von den Hoden erzeugt werden.

Kann man Hormone künstlich herstellen, um sie als Ersatz bei Mangelzuständen oder Ausfällen zu verwenden? Die meisten Hormone können heute chemisch synthetisiert oder gentechnologisch hergestellt werden.

Darf man Hormone ohne ärztliche Verschreibung einnehmen? Nein. Ein unsachgemäßer Gebrauch dieser hochwirksamen Stoffe kann schweren Schaden anrichten.

Ist eine Hormonbehandlung bei endokrinen Ausfallserscheinungen sehr wirksam? Das Ausmaß der Wirkung ist recht unterschiedlich, je nachdem, um welche Störung es sich handelt, wie lange sie besteht und in welchem Alter sie aufgetreten ist. Vor jeder längeren Hormonbehandlung sollte man sich von einem Arzt beraten lassen, der über ausreichende Erfahrung in der Behandlung dieser relativ seltenen Störungen verfügt.

Welche Folgen kann eine länger dauernde Hormonzufuhr ohne entsprechende ärztliche Kontrolle haben? Wenn man Hormone ohne ausreichende Überwachung zuführt, können sie Stoffwechsel und Chemiehaushalt des Körpers aus dem Gleichgewicht bringen und zu schweren Erkrankungen und Störungen führen. Hormonpräparate darf man nur unter entsprechender ärztlicher Aufsicht nehmen. Der Arzt überprüft mit häufigen Kontrolluntersuchungen, ob die Dosierung richtig ist.

Kann eine unkontrollierte Hormonzufuhr zur Krebsentwicklung in einem Organ führen? Es gibt bis heute keinen überzeugenden Beweis dafür, daß eine Überdosis von Hormonen Krebs erzeugen kann, jedoch können bestimmte Hormone sehr wohl das Wachstum und die Ausbreitung ruhender, bösartiger Neubildungen beschleunigen. Daher müssen Hormone sehr vorsichtig gegeben werden, wenn eine familiäre Belastung für Krebs vorhanden ist.

Kann man gegen Hormone allergisch werden? Ja; das kommt gelegentlich vor.

Warum können manche Hormone als Tabletten gegeben werden, während andere injiziert werden müssen? Manche Hormone werden entweder von den Verdauungssäften zerstört oder nicht ausreichend vom Darm aufgenommen; sie müssen daher in Injektionsform verabreicht werden.

Medikamente und Suchtgifte

Hat eine Hormonbehandlung bei einer Leistungsschwäche innersekretorischer Drüsen Erfolg? Ja. Bestimmte Hormone, z. B. Schilddrüsen-, Ovarial-, Testishormone usw. sind bei Ausfallserscheinungen der innersekretorischen Drüsen sehr wertvolle Behandlungsmittel, wenn sie richtig eingesetzt werden.

Was ist Kortison? Kortison gehört zu einer bestimmten Gruppe chemischer Substanzen, den sog. Steroidhormonen. Es ist in seinem Bau dem Kortisol, einem natürlichen Hormon der Nebennierenrinde, sehr ähnlich. Der Körper kann Kortison in Kortisol umwandeln und es sich so nutzbar machen.

Was ist ACTH? ACTH ist eine Abkürzung für den Ausdruck »adrenocorticotropes (d. h. auf die Nebennierenrinde gerichtetes) Hormon«. Es ist eine der Substanzen, die normalerweise vom Vorderlappen der Hirnanhangsdrüse (Hypophyse) ausgeschieden werden. Seine Aufgabe ist es, die Nebenniere zur Produktion von Kortikosteroiden (Kortisol u. a. Nebennierenrindenhormonen) anzuregen. Früher hat man gelegentlich statt Kortison ACTH zur Behandlung von Mangelzuständen verwendet.

Zur Behandlung welcher Erkrankungen wird Kortison verwendet? Es gibt zwei große Erkrankungsgruppen, die mit Kortison behandelt werden: 1. Bei Fehlen des körpereigenen Hormons, z. B. bei Erkrankungen der Nebenniere, muß es von außen zugeführt werden, um das Überleben zu sichern; 2. bei einer Vielzahl von entzündlichen Erkrankungen, denen ein autoimmunologischer Prozeß oder eine allergische Reaktion zugrunde liegt, hat Kortison einen günstigen Einfluß; dazu gehören verschiedenen Formen der Gelenkentzündung, Lupus erythematodes, Nephritiden, multiple Sklerose, primär biliäre Zirrhose, Asthma bronchiale, Ekzeme und viele andere; 3. viele Chemotherapieschemata für maligne Erkrankungen enthalten u. a. Kortison.

Heilt Kortison die genannten Erkrankungen? Nein. Es bewirkt nur eine Milderung der Krankheitserscheinungen indem es die Entzündungsreaktion unterdrückt. Allerdings kann damit häufig organischen Schäden als Folge der aktiven Entzündungsprozesses vorgebeugt werden.

Wird Kortison bei jeder Gelenkentzündung gegeben? Nein. Es soll nur bei Gelenkentzündungen bestimmter Art in schweren Fällen angewendet werden oder dann, wenn die Gelenkentzündung auf andere Formen der Behandlung nicht anspricht.

Welche Nebenwirkungen hat Kortison? Die potentiellen Nebenwirkungen von Kortison sind so zahlreich und können so gravierend sein, daß viele Patienten von der Einnahme des Medikaments abgeschreckt werden, wenn sie den Beipackzettel in der Tablettenschachtel lesen. Am häufigsten sind Knochenschwund, Diabetes mellitus, Magengeschwüre, Cushing-Syndrom, Hypertonie, Infektionen inklusive Reaktivierung einer Tuberkulose, Glaukom, Akne, verzögerte Wundheilung und viele andere. Diese Nebenwirkungen treten nicht alle gleichzeitig bei demselben Patienten auf und kommen auch nur bei länger dauernder Therapie mit hohen Dosen vor. Eine kurze, obgleich hochdosierte Behandlung ist praktisch frei von Nebenwirkungen. Der Arzt kennt die Nebenwirkungen und achtet darauf. Deshalb ist es wahrscheinlich am besten, man liest den Beipackzettel gar nicht.

Darf Kortison nur unter ärztlicher Überwachung verabreicht werden? Ja. Der Arzt wird hohe Dosen so kurz wie möglich geben und dann mit der Dosis rasch in einen Bereich zurückgehen, der keine oder nur minimale Nebenwirkungen hat. Jede Dosisänderung sollte mit dem Arzt abgesprochen sein.

Hält die Kortison-Wirkung noch weiter an, nachdem die Verabreichung eingestellt wurde? Leider geht die günstige Wirkung dieses Mittels zum größten Teil völlig verloren, sobald es nicht mehr gegeben wird. Bei Depotpräparaten ist die Wirkung anhaltender.

Wie wird Kortison gegeben? Kortison und einige verwandte Mittel kann man sowohl einnehmen als auch injizieren. Die jeweilige Dosis wird vom Arzt festgelegt.

Antiseptika

Was sind Antiseptika? Antiseptika sind chemische Substanzen, die ein Bakterienwachstum verhindern oder hemmen. Zu diesen Mitteln gehören beispielsweise 70%iger Alkohol, Jodtinktur, Merfentinktur und andere.

Wo werden Antiseptika eingesetzt? Antiseptika werden am Menschen verwendet zur Hautdesinfektion vor Punktionen, Injektionen, Blutabnahmen oder Operationen. Auch Geräte und Flächen in infektionsgefährdeten Bereichen, z. B. im Operationssaal, werden mit Antiseptika desinfiziert.

Zytostatika

Was sind Zytostatika? Zytostatika sind chemische Substanzen, die hemmend auf das Zellwachstum wirken. Da sie besonders die Neubildung von Zellen in schnell wachsenden Geweben beeinflussen, werden sie zur Behandlung bösartiger Geschwülste und bestimmter, mit einer abnormen Zellvermehrung einhergehender Blutkrankheiten verwendet. (Siehe auch Kapitel 33, Krebs.)

Vitamine
(Siehe Kapitel 63, Vitamine)

Zytokine

Was versteht man unter Zytokinen? Zytokine sind Stoffe, die von T-Lymphozyten nach Kontakt mit einem Antigen freigesetzt werden und wesentlich die Immunreaktion des Körpers beeinflussen. Die wichtigsten sind Interleukine, Interferone, der Tumornekrosefaktor und koloniestimulierenden Faktoren. Diese Stoffe konnten in den letzten Jahren isoliert und gentechnologisch hergestellt werden.

Wie sind Zytokine therapeutisch einsetzbar? Zytokine werden zunehmend bei chronischen Virusinfektionen, bei Autoimmunkrankheiten und bei Störungen der Blutbildung eingesetzt. Besonders vielversprechend sind sie bei der Behandlung der chronischen Virushepatitis, von Hautkondylomen, bestimmten Leukämien und bei Schädigungen der Bildung weißer Blutkörperchen infolge von Zytostatika.

39 Milz

Siehe auch Kapitel 14, Blut und lymphatisches System; Kapitel 46, Organtransplantationen

Was ist die Milz? Die Milz ist ein dunkelrotes Organ von weicher und elastischer Beschaffenheit; sie liegt im hinteren Abschnitt des linken Oberbauches unter dem Rippenbogen und ist ungefähr 12 cm lang, 7 cm breit und 5 cm dick (Abb. 119). Im Fetalalter ist die Milz fast so groß wie die Leber, bei Kindern noch relativ größer als bei Erwachsenen, im Greisenalter nimmt die Größe weiter ab.

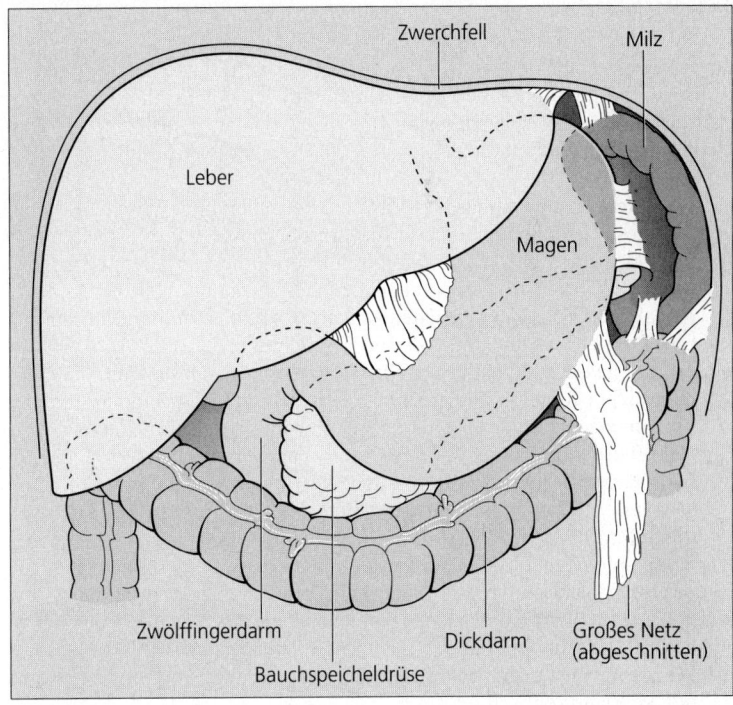

Abb. 119 *Lage der Milz* im linken Oberbauch und ihre Beziehung zu den Nachbarorganen.

Milz

Welche Aufgabe hat die Milz? Die Milz ist zusammen mit den Lymphknoten und Anteilen der Leber Teil des retikulo-endothelialen Systems (RES), das für die Bildung von Antikörpern und die Vernichtung von Eindringlingen verantwortlich. Eine weitere wichtige Aufgabe ist die Speicherung von Blutkörperchen und die Zerstörung alter Blutkörperchen. Im Fetalalter erzeugt die Milz sowohl rote als auch weiße Blutzellen. Nach der Geburt wird diese Funktion vom Knochenmark übernommen. Während der Kindheit und in geringerem Ausmaß auch beim Erwachsenen bildet die Milz Zellen, die an der Vernichtung von Bakterien und anderen Fremdkörpern mitwirken, die ihr mit dem Blutstrom zugeführt werden. Sie ist auch für den Abbau der alten, verbrauchten roten Blutkörperchen verantwortlich. Diesen Vorgang nennt man Blutmauserung. Sie speichert große Mengen von Blutplättchen, die sie im Bedarfsfall in die Blutbahn abgibt.

Was sind die bekanntesten Krankheiten und Störungen der Milz? Die Veränderungen der Milz sind meist als Mitreaktion des Organs im Rahmen anderer Grunderkrankungen zu sehen. Da die Milz eine wichtige Rolle für den Blutabbau spielt, ist sie bei vielen Störungen der Blutbildung und des Blutabbaus sowie bei Struktur- und Funktionsdefekten von Blutzellen mit beteiligt. Primäre Krankheiten der Milz wie Entzündungen oder Tumoren sind sehr selten. Bei jeder Milzvergrößerung muß der Arzt daher nach einer zugrundeliegenden Krankheit suchen.

a) Der angeborene familiäre Ikterus, eine Form der hämolytischen Anämien. Diese Krankheit ist durch Milzvergrößerung, Blutarmut und leichte Gelbsucht gekennzeichnet. Sie beruht vermutlich auf einem Strukturdefekt der roten Blutkörperchen, der diese besonders leicht zerstörbar macht. Bei dieser hämolytischen Anämie wird eine familiäre Häufung beobachtet; sie tritt im Kindesalter in Erscheinung;
b) essentielle oder idiopathische Thrombozytopenie. Diese Krankheit sieht man nicht selten bei jungen Erwachsenen. Sie macht sich mit Hautblutungen, die wie blaue Flecken aussehen sowie mit Blutungen aus Nase, Zahnfleisch oder Gebärmutter bemerkbar. Diesem Blutungsübel liegt eine Verminderung der Blutplättchen und eine Verlängerung der Blutungszeit zugrunde (die Blutplättchen sind für die normale Blutgerinnung nötig);
c) Hypersplenismus. Mit diesem allgemeinen Ausdruck faßt man eine Reihe von Erkrankungen zusammen, bei denen eine Überaktivität der Milz, die in einer übermäßigen Zerstörung von Blutkörperchen zum Ausdruck kommt, besteht. Die Milz ist in diesen Fällen meist vergrößert;
d) Milzgeschwülste. Gutartige Tumoren, Zysten oder bösartige Tumoren in der Milz sind sehr selten;
e) Sichelzellanämie. Diese erbliche Blutarmut sieht man hauptsächlich bei Afrikanern. Ein Teil der roten Blutkörperchen zeigt Sichelform, ein Be-

fund, aus dem unter dem Mikroskop die Diagnose gestellt werden kann. Diese defekten roten Blutkörperchen werden in der Milz vermehrt abgebaut;
f) Gaucher-Krankheit. Dabei handelt es sich um eine familiär gehäufte, erbliche Stoffwechselstörung, bei der große Mengen von nicht abbaubaren Fettsubstanzen in Milz und Knochenmark abgelagert werden. Die Milz schwillt daher gewaltig an;
g) Thalassämie. Bei dieser erblichen Störung der Bildung des roten Blutfarbstoffs Hämoglobin kommt es ebenfalls zu einer Vergrößerung der Milz. Außerdem sind typische Röntgenbefunde an den Knochen zu erheben;
h) Milzruptur oder Milzzerreißung. Man beobachtet sie nicht selten als Unfallfolge, nach einem plötzlichen, heftigen Schlag auf den Bauch in der Milzgegend. Die Milzzerreißung geht mit Schock, Zeichen der inneren Blutung und Druckempfindlichkeit im linken Oberbauch einher;
i) Milzinfarkt. In stark vergrößerten Milzen, wie sie z. B. bei chronischen Leukämien vorkommen, treten nicht selten Infarkte der Milz auf. Sie äußern sich in plötzlich auftretenden Schmerzen im linken Oberbauch. Wenn der Gewebeuntergang die Milzoberfläche erreicht, entwickelt sich dort oft eine schmerzhafte Entzündung der Milzkapsel (Perisplenitis).

Bei welchen anderen Krankheiten findet sich eine Milzvergrößerung?
a) Bei Leukämie;
b) Lymphom (Morbus Hodgkin, Non-Hodgkin-Lymphom usw.);
c) Malaria;
d) Leberzirrhose (mit Pfortaderhochdruck);
e) Milzvenenthrombose (Blutgerinnsel in der Milzvene);
f) Tuberkulose;
g) infektiöser Mononukleose;
h) bakterieller Endokarditis;
i) vielen Virusinfektionen (Mononukleose).

Verursacht eine vergrößerte oder kranke Milz Beschwerden? Wenn die Milz stark vergrößert ist, kann sie einen Druck auf andere Bauchorgane ausüben. Sie kann in manchen Fällen bis auf Wassermelonengröße anwachsen und löst dann ein Zug- und Schweregefühl im Leib aus.

Welche Folgen hat eine Vergrößerung der Milz? Sie bewirkt eine übermäßige Zerstörung der roten Blutkörperchen und damit eine Blutarmut. Dabei sind auch die weißen Blutkörperchen und Blutplättchen vermindert.

Wie kann man die Ursache einer Milzvergrößerung herausfinden?
a) Durch das Aussehen der Milz, der Leber und der Blutgefäße im Bauch bei der Ultraschalluntersuchung;

b) durch Klärung der Frage, ob Hinweise für eine Infektionskrankheit vorliegen oder in der Familie des Patienten eine Blutkrankheit oder eine Stoffwechsel-Speicherkrankheit vorgekommen sind;
c) anhand eines charakteristischen Blutbilds bei der mikroskopischen Blutuntersuchung;
d) anhand von serologischen Blutuntersuchungen.

Welche Folgen kann eine Milzvergrößerung, unabhängig von der Ursache, haben?
a) Es kann zur vermehrten Zerstörung von roten Blutkörperchen mit nachfolgender Blutarmut kommen;
b) eine Verminderung der weißen Blutkörperchen kann schwere Infektionen begünstigen;
c) eine Verminderung der Blutplättchen kann Blutungen zur Folge haben.

Wann ist es notwendig, die Milz operativ zu entfernen?
a) Wenn die Milz im Rahmen eines Unfalls schwer verletzt wurde und es zu einer Blutung in die Bauchhöhle kommt;
b) wenn medikamentös kaum zu behandelnde Infektionen wie Abzsesse, eine Tuberkulose oder eine Hundebandwurminfektion der Milz vorliegen;
c) wenn es nachweislich in der Milz zu intensiver Zerstörung der roten Blutkörperchen kommt, die einen Ikterus und laufende Bluttransfusionen zur Folge haben;
d) wenn die Blutplättchen in der Milz zerstört werden und dieser Prozeß nicht durch medikamentöse Maßnahmen gestoppt werden kann.
Bei bestimmten Krankheiten, etwa bei der Leukämie, bei der Gaucher-Krankheit und bei der Leberzirrhose macht eine Milzentfernung dagegen wenig Sinn.

Ist die Größe der Milz für die Notwendigkeit der Operation ausschlaggebend? Nein. Die günstigsten Ergebnisse werden manchmal in Fällen erzielt, bei denen die Milz nur geringfügig oder überhaupt nicht vergrößert ist.

Wann wird die Milzentfernung zu einer dringlichen Operation? Bei der Milzzerreißung muß die Operation sofort als lebensrettende Notmaßnahme durchgeführt werden. Mitunter kann der Riß genäht werden, so daß die Milz erhalten werden kann.

Ist die Milzentfernung eine gefährliche Operation? Nein. Die Sterblichkeitsziffer ist bei diesem Operationsverfahren sehr gering, mit Ausnahme der Fälle, bei denen die Patienten bereits im Endstadium ihrer Krankheit sind.

Milz

Wann kann die Milzentfernung schaden? Wenn sie zu einer Herabsetzung der Abwehrkräfte gegen Infektionen führen könnte. Das ist besonders bei kleinen Kindern wichtig. Auch ältere Menschen müssen nach Milzentfernungen vor Infektionen geschützt werden, z. B. durch eine Impfung gegen Pneumokokken-Infektionen.

Kann man nach der Milzentfernung ein normales Leben führen? Ja, vorausgesetzt, daß eine Besserung der Krankheit, deretwegen die Milz entfernt wurde, eingetreten ist. Man muß sich aber besonders vor Infektionen hüten; wenn dennoch eine Infektion eintritt, ist eine energische antibiotische Behandlung notwendig.

Übernehmen nach der Entfernung der Milz andere Körpergewebe ihre Funktionen? Ja. Das Knochenmark und bestimmte Zellen, die sog. retikuloendothelialen Zellen, erfüllen einige Aufgaben der Milz.

Wie lange dauert die Operation zur Entfernung der Milz? Die operative Entfernung der Milz, die man Splenektomie oder Milzexstirpation nennt, nimmt $3/4$ Stunden bis 2 Stunden in Anspruch, je nach der Größe des Organs und seinen Verwachsungen mit Nachbarorganen.

Wo wird der Hautschnitt zur Milzentfernung angelegt? Im linken Oberbauch in einer Länge von 12 bis 20 cm.

Welche besonderen Maßnahmen sind nach der Operation nötig? Mit häufigen Blutuntersuchungen wird kontrolliert, welche Fortschritte der Patient macht. Das Ergebnis dieser Untersuchungen kann für die Wahl der Behandlung wesentlich sein. Im Rahmen der Operationsnachbehandlung werden oft Bluttransfusionen, Vitamine und Steroidpräparate wie Kortison verabreicht. In manchen Fällen werden zur Verhütung bakterieller Infektionen über längere Zeit Antibiotika gegeben.

Wie bald nach der Operation verschwindet die Blutungsneigung, wenn die Operation erfolgreich war? Sofort oder binnen weniger Tage nach der Operation.

Wie bald nach der Operation kann der Patient aufstehen? Nach ein bis zwei Tagen.

Kann die Milz wieder nachwachsen, nachdem sie entfernt worden ist? Während der Operation muß unbedingt festgestellt werden, ob Nebenmilzen vorhanden sind oder nicht. Die Milz selbst wächst nicht nach, wenn sie einmal entfernt worden ist, aber Nebenmilzen können sich beträchtlich vergrößern, wenn sie nicht gleich bei der Operation mitentfernt werden.

Milz

Was sind Nebenmilzen? Das sind kleine, meist höchstens kirschgroße Organe, die aus dem gleichen Gewebe wie die Milz bestehen und in deren Nachbarschaft liegen. Sie sind als Normvariante bei einem kleinen Prozentsatz der Menschen zu finden.

Hinterläßt die Milzentfernung bleibende Nachwirkungen? Ja, doch stehen sie meist einer normalen Lebensführung nicht im Wege.

Ist eine Schwangerschaft nach der Milzentfernung unbedenklich? Grundsätzlich ja. Allerdings ist oft die zugrundeliegende Allgemeinerkrankung nicht heilbar, weswegen eine Schwangerschaft problematisch sein kann.

Wie bald nach der Milzentfernung kann man folgendes tun?
Das Krankenhaus verlassen: nach 10–12 Tagen
Baden: nach 10–12 Tagen
Das Haus verlassen: nach 10 Tagen
Treppen steigen: nach 10 Tagen
Im Haushalt arbeiten: nach 6 Wochen
Ein Auto lenken: nach 6 Wochen
Geschlechtsverkehr wieder aufnehmen: nach 6 Wochen
Wieder zur Arbeit gehen: nach 8 Wochen
Alle körperlichen Betätigungen wieder aufnehmen: nach 8–10 Wochen

Muß man nach der Milzentfernung regelmäßig zu Kontrolluntersuchungen gehen? Ja. Besonders wichtig sind Blutuntersuchungen alle paar Wochen nach der Milzentfernung; sie zeigen, ob sich die Blutgerinnung normalisiert hat, ob die Blutarmut gebessert ist und ob Blutbildung und Blutabbau wieder normal ablaufen. Mit Knochenmarksuntersuchungen gewinnt man weitere Auskünfte über die Blutzellproduktion. Kinder und alte Menschen müssen nach einer Splenektomie unbedingt vor Infektionen geschützt werden, weil sie einen relativen Immundefekt aufweisen und das Risiko septischer Reaktionen stark erhöht ist.

Was ist eine Milzpunktion? Das ist ein Untersuchungsverfahren, das zur Klärung spezieller diagnostischer Fragen bei Milzerkrankungen herangezogen wird.

Worin liegt der besondere Wert einer diagnostischen Milzpunktion? Bei Milzerkrankungen liefert die Untersuchung des Blutes und des Knochenmarks manchmal keine genaue Diagnose. In bestimmten Fällen ist dann ein endgültiges Urteil nur durch die Untersuchung des Milzgewebes selbst möglich.

40 Nebennieren

Siehe auch Kapitel 27, Hirnanhangsdrüse; Kapitel 55, Schilddrüse; Kapitel 57, Seelische Störungen und Geisteskrankheiten

Wo liegen die Nebennieren und wie sehen sie aus? Es gibt zwei Nebennieren, eine rechte und eine linke, die direkt den Nieren aufsitzen. Sie sind von annähernd dreieckiger Form und messen im Durchmesser etwa 50 zu 25 mm (Abb. 120).

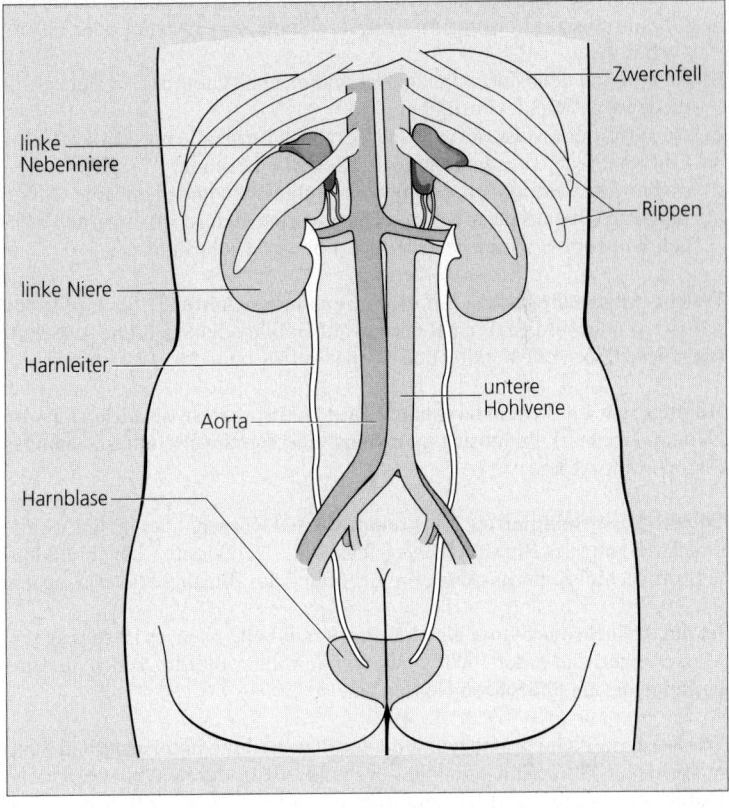

Abb. 120 *Lage der Nebennieren*, die den Nieren aufsitzen, von hinten gesehen.

Nebennieren

Woraus bestehen die Nebennieren? Jede Nebenniere setzt sich aus zwei verschiedenen Teilen, der Rinde und dem Mark zusammen.

Haben die beiden Teile der Nebenniere eine gleichartige Funktion? Nein, sie stellen eigentlich zwei getrennte Organe dar, die aber in einer Drüse vereint sind.

Welche Funktion hat das Nebennierenmark? Dieser Teil der Drüse scheidet die chemischen Substanzen Adrenalin und Noradrenalin aus; das sind Hormone, die in die Blutbahn abgegeben werden.

Welche Wirkungen haben Adrenalin und Noradrenalin?
a) Sie fördern die Herzleistung und passen sie den Erfordernissen des Blutkreislaufs an; man hat sie auch als Streßhormone bezeichnet, da sie den Organismus auf Leistung im weitesten Sinne, sei es Kampf oder Flucht, vorbereiten;
b) sie erhöhen den Blutzuckerspiegel und machen dadurch den Zucker für die Gewebe leichter verfügbar;
c) sie setzen die Muskelermüdung herab und ermöglichen dadurch eine kraftvollere und ausdauerndere körperliche Leistung;
d) sie bewirken eine Engerstellung von Blutgefäßen und damit eine Umleitung von Blut aus einer Körperregion in eine andere, wo es gerade dringender benötigt wird. Gleichzeitig erhöhen sie den Blutdruck.

Welche Allgemeinwirkung hat die Adrenalinausschüttung? Sie macht den Körper aktionsbereit, z. B. als Reaktion auf Gefahr oder Streß. Die Ausschüttung dieser Hormone bereitet den Körper auf »Kampf oder Flucht« vor.

Können sich im Nebennierenmark Krankheitsprozesse abspielen? Ja. Im Nebennierenmark bildet sich manchmal eine Geschwulst, ein sogenanntes Phäochromozytom.

Welche Auswirkung hat ein Marktumor auf den Körper? Dieser Tumor kann eine Erhöhung des Blutdrucks, Angstzustände, Herzklopfen, eine krankhafte Stoffwechselsteigerung und eine Erhöhung des Blutzuckers verursachen.

Ist das Phäochromozytom eine häufige Krankheit? Nein, es ist sehr selten. Man rechnet, daß unter 1000 Personen mit hohem Blutdruck sich nur eine befindet, die ein Phäochromozytom hat.

Wie wird ein Phäochromozytom diagnostiziert? Man untersucht den Sammelurin auf Adrenalin und Noradrenalin sowie deren Abbauprodukte. Durch Sonographie und Computertomographie gelingt es oft, den Nebennierentumor darzustellen.

Kann man ein Phäochromozytom erfolgreich behandeln? Ja. Die Krankheit kann oft durch die chirurgische Entfernung des Tumors von einem Operationsschnitt in der Flanke oder in der Bauchdecke aus geheilt werden.

Welche Funktion hat die Nebennierenrinde? Die Nebennierenrinde ist ein sehr wichtiges Organ, da sie Hormone erzeugt, die folgende Körperfunktionen beeinflussen:
a) Die Verwertung, Speicherung und Erhaltung der Zucker, Eiweißkörper und Fette des Organismus;
b) das Gleichgewicht des Wasser- und Mineralhaushaltes im Körper;
c) die Sekretion bestimmter männlicher und weiblicher Geschlechtshormone;
d) die Produktion von chemischen Stoffen, die für die Reaktion des Organismus auf Belastungen, Anstrengungen (Streß) und Schädigungen von Wichtigkeit sind.

Die Hormone der Nebennierenrinde zeigen eine Verwandtschaft ihres chemischen Baues, sie sind Steroide. Eines davon ist das Kortisol; sein Name weist darauf hin, daß es ein »Rindenhormon« (Cortex = Rinde) ist. Kortisol unterscheidet sich in seinem Bau nur geringfügig von dem bekannten Medikament Kortison. Kortison kann vom Körper in das biologisch wirksame Kortisol umgewandelt werden.

Was geschieht, wenn die Nebennieren entfernt werden oder nicht funktionieren? Die Nebennieren sind lebensnotwendige Organe. Ihre totale Entfernung führt zu Gewichtsverlust, Hinfälligkeit und schließlich zum Tod, wenn nicht ständig Kortison verabreicht wird, um die Regelung des Salz- und Wasserhaushalts aufrechtzuerhalten.

Gibt es Krankheiten, bei denen die Nebennierenrinde nicht richtig arbeitet? Ja, bei der Addison-Krankheit liegt eine chronische Funktionsschwäche bzw. ein Funktionsausfall der Nebennierenrinde vor. Dabei handelt es sich um eine seltene Erkrankung, bei der die Nebennierenrinde durch eine autoimmunologisch vermittelte Entzündung zugrunde geht.

Welche Symptome ruft die Addison-Krankheit hervor? Es kommt in zunehmendem Maße zu leichter Ermüdbarkeit, Hinfälligkeit, Gewichtsverlust, Appetitmangel, Übelkeit, Erbrechen und seelischer Labilität. Die Symptome sind anfangs oft sehr unspezifisch, so daß die Ursache der Beschwerden meist lange Zeit nicht erkannt wird. Ferner tritt eine eigentümliche Verfärbung und Pigmentierung von Haut und Schleimhäuten auf.

Welchen Ausgang nimmt eine unbehandelte Addison-Krankheit? Die Krankheit führt letzten Endes zum Tod.

Wie wird die Addison-Krankheit gegenwärtig behandelt? Sie kann mit kortisonähnlichen Hormonpräparaten, die den Ausfall der Nebennierenrinde ausgleichen, erfolgreich behandelt werden.

Gibt es noch andere Krankheiten der Nebennierenrinde? Ja, die Cushing-Krankheit. Dieses Krankheitsbild wird durch eine Überproduktion von Nebennierenrindenhormonen verursacht.

Welche Erscheinungen kennzeichnen die Cushing-Krankheit?
a) Eine Umverteilung des Fettes auf die oberen Rumpfpartien, den Nacken und die Schultern, die den Eindruck eines »Stiernackens« erwecken;
b) ein dickes, rundes »Mondgesicht«;
c) eigenartige, dunkelrote Streifen in der Haut des Bauches, der Oberschenkel und der Arme;
d) Ausbleiben der Periodenblutung und Entwicklung männlicher Körpermerkmale bei Frauen;
e) erhöhter Blutdruck;
f) erhöhter Blutzuckerspiegel.

Kommt die Cushing-Krankheit häufig vor? Nein, sie ist ziemlich selten.

Welche Ursache hat die Cushing-Krankheit? Bei der eigentlichen Cushing-Krankheit liegt ein Tumor der Hirnanhangsdrüse vor, der die Nebennierenrinde überstimuliert. Allerdings gibt es auch Fälle, in denen die Nebennierenrinde selbst tumorös entartet und vermehrt Hormon produziert. Man spricht dann von einem Cushing-Syndrom. Vom klinischen Bild her sind diese beiden grundverschiedenen Erkrankungen nicht zu unterscheiden. Dieses Cushing-Syndrom kann auch durch die Zufuhr von Nebennierenrindenhormonen von außen her erfolgen, wie sie der Arzt bei vielen Autoimmunerkrankungen verordnen muß. Man spricht dann von einem medikamentösen Cushing-Syndrom.

Wie wird die Cushing-Krankheit behandelt?
Das kommt auf die Ursache an.
a) Liegt ein (meist gutartiger) Tumor der Hirnanhangsdrüse vor, so erfolgt eine Bestrahlung oder eine operative Entfernung der im Schädelinneren gelegenen Hirnanhangsdrüse. Der sekretionsfördernde Einfluß der Hirnanhangsdrüse auf die Nebenniere wird dadurch herabgesetzt und die Nebennierensekretion wird in der Folge geringer.
b) Handelt es sich um einen Tumor der Nebennierenrinde selbst, so wird man diesen operativ entfernen.

Was geschieht, wenn die Cushing-Krankheit unbehandelt verläuft? Der Patient wird ihr schließlich erliegen, gewöhnlich nach einem Zeitraum von mehreren Jahren.

Mit welchen bildgebenden Verfahren kann die Nebenniere untersucht werden? Als erstes wird man mit der Oberbauchsonographie versuchen, den Tumor der Nebenniere darzustellen. Empfindlicher sind die Darstellungsverfahren der Computertomographie oder der Kernspintomographie. Nach Injektion einer radioaktiv markierten Substanz gelingt auch die szintigraphische Darstellung. Je nachdem, wie hart der klinische Verdacht ist, wird man alle diese Verfahren ausschöpfen, um die Nebenniere bzw. den Tumor darzustellen.

Welche weiteren hormonproduzierenden Tumoren kommen in der Nebenniere vor? 1955 wurde erstmals eine Krankheit beschrieben, die als Conn-Syndrom bezeichnet wird. Sie beruht auf einem Hormonexzeß durch einen zumeist bohnen- bis kirschgroßen Tumor. Dieser erzeugt ein spezielles Hormon, das Aldosteron, dessen Aufgabe die Aufrechterhaltung normaler Verhältnisse im Mineral- und Flüssigkeitshaushalt des Organismus ist. Patienten mit Conn-Syndrom können eine Vielfalt von Symptomen aufweisen. Eines der häufigsten ist ein hoher Blutdruck und ein niedriger Kaliumspiegel im Blut. Allerdings lassen sich höchstens bei ca. 1 % aller Patienten mit Hypertonie mittels sehr aufwendiger Untersuchungen solche Tumoren nachweisen. Außer an Bluthochdruck können diese Patienten an allgemeiner Hinfälligkeit, zeitweiliger Muskelschwäche und Lähmungen, starkem Durst, übermäßiger Harnausscheidung und an Kopfschmerzen leiden, diese Beschwerden können aber auch fehlen. Auch diabetische Tendenzen können bestehen. Die Diagnostik dieses Syndroms ist ziemlich komplex und erfordert aufwendige Spezialuntersuchungen.

Kann ein Patient mit nur einer Nebenniere ein normales Leben führen? Ja, wenn die verbleibende Nebenniere normal ist.

Kann man Krankheiten der Nebennieren vorbeugen? Gegenwärtig kennt man dazu keine Möglichkeit.

41 Nebenschilddrüsen

(Epithelkörperchen)

Siehe auch Kapitel 44, Nieren; Kapitel 55, Schilddrüse

Wo liegen die Nebenschilddrüsen und welche Funktion haben sie? Die Nebenschilddrüsen oder Epithelkörperchen sind vier kleine, erbsengroße Organe in der Halsregion, die an der Rückfläche der Schilddrüse liegen. Die enge Nachbarschaft zur Schilddrüse wie auch manchmal vorkommende atypische Lagen bringen es mit sich, daß die Epithelkörperchen bei der Operation nicht immer leicht auffindbar sind (Abb. 121). Die Nebenschilddrüsen schei-

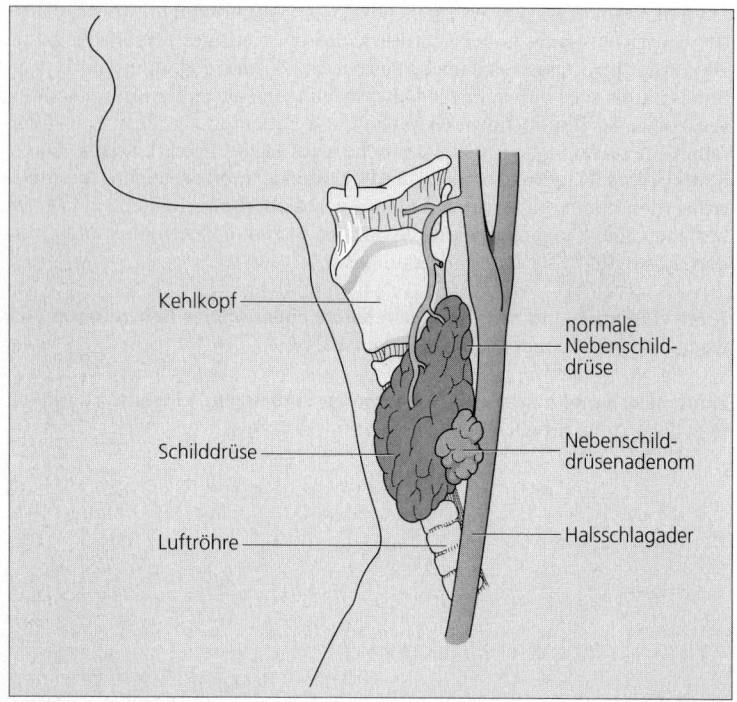

Abb. 121 *Lage der Nebenschilddrüsen* hinter der Schilddrüse in Seitenansicht; die obere Nebenschilddrüse hat normale Größe, die untere zeigt eine Wucherung.

Nebenschilddrüsen

den das sog. Parathormon aus. Es ist für die Aufrechterhaltung des Gleichgewichtes im Kalzium- und Phosphorstoffwechsel verantwortlich und wirkt dabei auf die Organe Knochen, Niere und Darm ein. Sobald das Kalzium im Blut absinkt, schütten die Nebenschilddrüsen Parathormon aus, das zu einer Mobilisierung von Kalzium aus dem Knochen führt und den Kalziumspiegel wieder ins Gleichgewicht bringt. Man nennt dies einen Regelkreis.

Kommen Tumoren der Nebenschilddrüsen öfter vor? Nein, die eigentlichen Tumoren der Nebenschilddrüse sind selten. Relativ häufig kommen dagegen reaktive Vergrößerungen vor, wenn die Drüse mehr als üblich gefordert wird.

Was geschieht bei einer Überproduktion des Nebenschilddrüsenhormons (Hyperparathyreoidismus)? In den meisten Fällen führt dies zu einer Zunahme des Kalziums, das im Blut kreist, und zur Ausscheidung von abnorm großen Kalzium- und Phosphatmengen im Harn.

Welche Folgen hat eine Überfunktion der Nebenschilddrüsen?
a) Sie kann zur Entstehung von Nierensteinen und in der Folge zu einer Beeinträchtigung der Nierenfunktion führen;
b) eine Nebenschilddrüsenüberfunktion kann bewirken, daß den Knochen Kalzium entzogen wird, wodurch es leicht zu Knochenbrüchen kommen kann.

Woraus ergibt sich die Diagnose einer Nebenschilddrüsenüberfunktion? Blutchemisch findet sich oft eine Erhöhung des Serum-Kalziums und eine Erniedrigung des Serum-Phosphors sowie eine Erhöhung des Parathormonspiegels. Die Harnausscheidung von Kalzium und Phosphor ist erhöht. Röntgenologisch lassen sich charakteristische Veränderungen der Knochenstruktur nachweisen. Bei allen Nierensteinträgern sollte untersucht werden, ob nicht eine Erkrankung der Nebenschilddrüsen vorliegt.

Welche Gefahren sind mit der Entkalkung der Knochen verbunden? Die Knochen verlieren ihre Festigkeit, werden spröde, bilden Zysten und brechen leicht.

Führt die Nebenschilddrüsenüberfunktion zu starken Knochenverformungen? Ja. Bei der sehr seltenen Knochenkrankheit Osteodystrophia fibrosa generalisata liegt eine Überproduktion von Parathormon durch die Epithelkörperchen vor. Bei diesem Hyperparathyreoidismus kommt es zu grotesken Verformungen der Knochen, hohem Kalziumspiegel und Nierensteinen. Wird die Krankheit nicht behandelt, so sterben die Patienten an Nierenversagen.

Nebenschilddrüsen

Was ist die häufigste Ursache einer Nebenschilddrüsenüberfunktion?
1) Eine vermehrte Ausschüttung von Parathormon als Reaktion auf einen Abfall des Kalziumspiegels im Blut, z. B. bei Niereninsuffizienz oder anderweitigen Kalziumverlusten. Es handelt sich dabei um einen sog. sekundären Hyperparathyreoidismus;
2) eine gutartige Wucherung, ein sogenanntes Adenom, in einer oder mehrerer der Drüsen.

Führt der Hyperparathyreoidismus zur Bildung von Nierensteinen? Ja, in zahlreichen Fällen. Oft ist eine Nierensteinkolik das Symptom, das zu einer Durchuntersuchung des Patienten Anlaß gibt, bei der dann ein Hyperparathyreoidismus entdeckt wird.

Wie wird der Hyperparathyreoidismus behandelt? Durch die chirurgische Entfernung jener Nebenschilddrüse, die adenomatös verändert ist.

Ist die Entfernung eines Nebenschilddrüsenadenoms eine gefährliche Operation? Nein. Sie ist nicht schwerer als eine gewöhnliche Schilddrüsenoperation, und man kann damit rechnen, daß sie der Patient ohne stärkere Nachwirkungen oder Beschwerden gut übersteht.

Wie erfolgt die Schnittführung bei einer Nebenschilddrüsenoperation? Der Hautschnitt wird in gleicher Weise wie bei einer Schilddrüsenoperation in der unteren Halsregion angelegt. Nachdem man bei der Operation oft nicht entscheiden kann, welches der vier kleinen Epithelkörperchen für die Hormonüberproduktion verantwortlich ist, werden drei entnommen, das vierte aber unter die Haut am Unterarm eingepflanzt, damit der Patient zwar ausreichend mit Parathormon versorgt bleibt, das Organ aber jederzeit leicht für den Chirurgen zugänglich ist.

Ist die Narbe entstellend? Nein. Sie bildet im allgemeinen einen dünnen, weißen Strich.

Kommt es nach der Entfernung des Nebenschilddrüsenadenoms zur Heilung der Knochenzysten und zur Rückbildung der Knochenverformungen? Nach der Operation tritt eine deutliche Besserung ein, die Zysten werden aufgefüllt und in die Knochensubstanz wird wieder Kalzium eingelagert. Verformungen, die bereits lange bestanden haben oder die sehr erheblich sind, verschwinden allerdings nicht mehr.

Findet man bei der Operation immer die Ursache des Hyperparathyreoidismus? Nicht in allen Fällen. Gelegentlich ist trotz aller Zeichen, die für eine Wucherung sprechen, bei der Operation kein Adenom in der Halsregion auffindbar. Das kann auf die Tatsache zurückzuführen sein, daß sich eine Nebenschilddrüse in einer atypischen Lage am Hals oder sogar in der Brusthöhle entwickelt hat. In solchen Fällen muß man die Drüse suchen und entfernen, um eine Heilung zu erreichen. Unter Umständen sind dazu verschiedene bildgebende Verfahren wie Sonographie, Computertomographie, Kernspintomographie oder Szintigraphie nötig.

Welche Symptome werden durch eine Unterfunktion der Nebenschilddrüsen (Hypoparathyreoidismus) hervorgerufen?
a) Plötzliche Anspannung und Krämpfe verschiedener Muskeln;
b) in schweren Fällen kommt es zur Tetanie mit charakteristischer unfreiwilliger Zusammenziehung bestimmter Muskeln oder generalisierten Krämpfen.

Woraus ergibt sich die Diagnose einer Nebenschilddrüsenunterfunktion?
a) Bei der blutchemischen Untersuchung findet sich ein abnorm niedriger Kalziumspiegel und ein niedriger Parathormonspiegel;
b) es ist eine erhöhte Muskelerregbarkeit nachweisbar;
c) es lassen sich charakteristische Muskelkrämpfe an Händen und Füßen sowie akut auftretende generalisierte Krämpfe (tetanische Anfälle) beobachten.

Wie wird eine Nebenschilddrüsenunterfunktion behandelt?
a) Mit Vitamin D, das in hohen Dosen täglich genommen wird;
b) mit reichlicher Kalziumzufuhr zum Ersatz des fehlenden Kalziums in Form von Tabletten, oder im tetanischen Anfall durch intravenöse Injektion.

Wird die Nebenschilddrüsenunterfunktion durch diese Behandlung geheilt?
Eine Heilung erfolgt nicht, doch kann der Patient für unbegrenzte Zeit in ziemlich beschwerdefreiem Zustand erhalten werden, wenn er ständig Kalzium und Vitamin D in entsprechender Dosierung einnimmt.

Gibt es eine chirurgische Behandlung der Nebenschilddrüsenunterfunktion? Es wurden Versuche unternommen, Nebenschilddrüsen von tierischen und menschlichen Spendern zu überpflanzen, doch sind sie meistens gescheitert.

Kann eine Störung der Nebenschilddrüsenfunktion als Folge einer Schilddrüsenoperation eintreten? Ja. In komplizierten Fällen, meist bei einem wiederkehrenden Kropf, werden manchmal die Nebenschilddrüsen verletzt oder versehentlich mit dem Kropf zusammen entfernt. Man sollte daher einige Wochen nach der Operation den Kalziumspiegel messen und bei niedrigen Werten Kalzium zuführen.

Nebenschilddrüsen

Was geschieht, wenn sämtliche Nebenschilddrüsen entfernt worden sind? Es können sich Unterfunktionserscheinungen, also Muskelkrämpfe und tetanische Anfälle, entwickeln.

Kann sich das Bild einer Nebenschilddrüsenunterfunktion nur entwickeln, wenn alle vier Nebenschilddrüsen entfernt worden sind? Ja, da ein einziges Epithelkörperchen ausreicht, um den Kalziumstoffwechsel zu kontrollieren.

Wie bald nach der Nebenschilddrüsenoperation kann man folgendes tun?
Vom Bett aufstehen: nach 24–48 Stunden
Das Krankenhaus verlassen: nach 5–7 Tagen
Baden: nach 5–7 Tagen
sich wieder normal betätigen: nach 4 Wochen

42 Nervensystem und Neurochirurgie

Siehe auch Kapitel 20, Erbliche und angeborene Merkmale und Krankheiten; Kapitel 22, Geschlechtskrankheiten; Kapitel 48, Physikalische Therapie und Rehabilitation

Nervensystem

Woraus besteht das Nervensystem?
Das gesamte Nervensystem umfaßt:
a) Das Zentralnervensystem mit dem Gehirn und Rückenmark;
b) das periphere Nervensystem, das aus den Rückenmarknerven besteht, die aus dem Wirbelkanal austreten und zu Muskeln ziehen (motorische Nerven) sowie Empfindungen von den einzelnen Körperteilen zum Rückenmark leiten (sensorische Nerven);
c) das autonome oder vegetative Nervensystem, das die Lebensvorgänge und Körperfunktionen regelt, die unserem Willen nicht unterworfen sind, beispielsweise die Herzschlagfolge, den Blutdruck, die Tätigkeit des Darms, der Harnblase, der Blutgefäße, der Schweißdrüsen usw. Es setzt sich aus zwei verschiedenartigen Anteilen, den sympathischen und parasympathischen Nervenelementen, zusammen, die teilweise Gegenspieler sind. Das eine Teilsystem wirkt oft fördernd, das andere hemmend auf eine Organfunktion.

Wie funktioniert das Nervensystem im Prinzip? Das Nervensystem besteht aus Nervenzellen und Stützgewebe, die in Gehirn und Rückenmark vereinigt sind und weitverzweigte Ausläufer durch den ganzen Körper senden. Seine Aufgabe ist die Übertragung und Schaltung von Reizen und ihre Eingliederung in den Prozeß, der als geistige Tätigkeit in Erscheinung tritt. Impulse, die Sinneseindrücke übermitteln, etwa Berührungs-, Tast-, Gehörs- und Geruchsempfindungen werden dem Gehirn auf Bahnen zugeführt, die man afferente Nerven nennt. Drüsensekretion und Muskeltätigkeit werden dagegen von Impulsen ausgelöst, die im Zentralnervensystem entspringen und über wegführende Bahnen, sogenannte efferente Nerven, zum Erfolgsorgan geleitet werden.

Der geregelte Ablauf, der die normale menschliche Tätigkeit charakterisiert, ist nur möglich, weil das Nervensystem einen besonders hohen Organisationsgrad hat. Diese Tatsache wird deutlich, wenn ein Teil dieses kompliziert gebauten Systems durch einen Krankheitsprozeß gestört ist.

Das Nervensystem scheidet sich anatomisch in zwei Teile, einen zentralen und einen peripheren. Gehirn und Rückenmark bilden den zentralen Anteil;

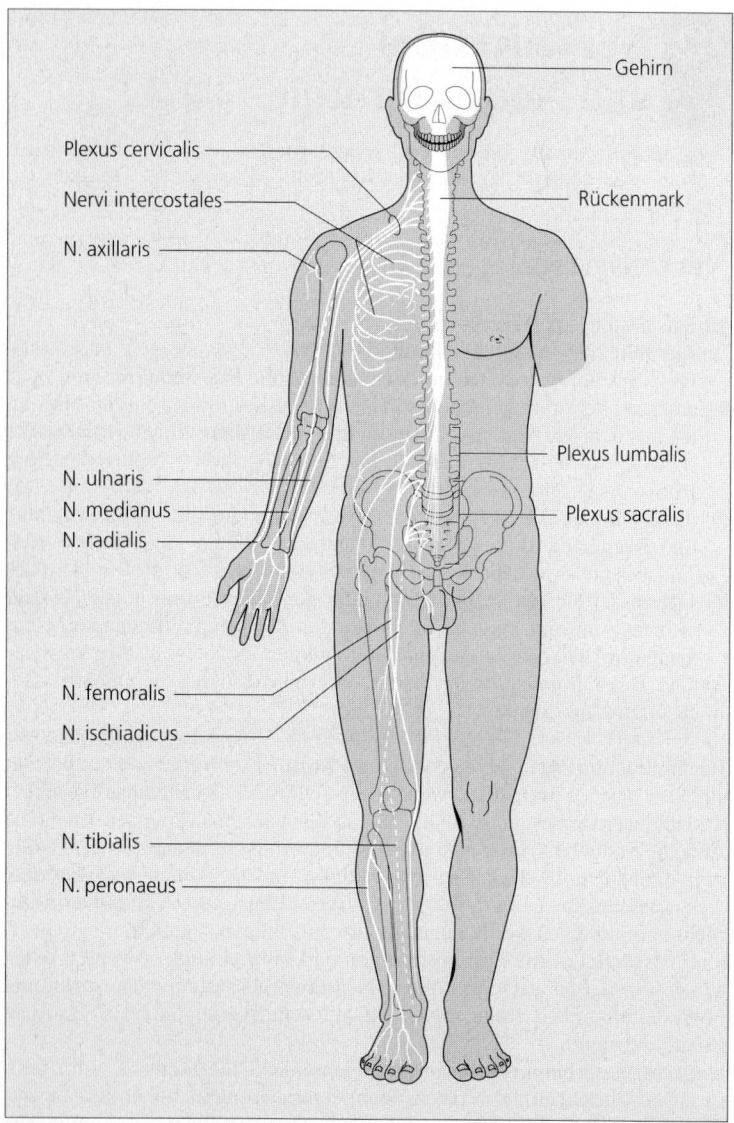

Abb. 122 *Schematischer Aufbau des Nervensystems.* Gehirn und Rückenmark sind Anteile des Zentralnervensystems (ZNS); aus dem Rückenmark treten die peripheren Nerven aus, die sich in immer dünner werdende Äste aufzweigen.

der periphere Anteil setzt sich aus allen Nerven, die die Verbindung des Zentralnervensystems mit dem übrigen Körper herstellen, zusammen. Das periphere Nervensystem besteht aus 12 Paaren von Hirnnerven, die aus dem Gehirn entspringen und die Schädelkapsel durch Knochenlücken verlassen, 31 Paaren von Spinalnerven, die durch Öffnungen in der Wirbelsäule austreten, und einem komplexen Netzwerk von Nerven, das als autonomes oder vegetatives System bezeichnet wird. Die Funktion des autonomen Systems ist die Übermittlung nervöser Impulse zu Verdauungstrakt, Harnblase, Herz, Drüsen und Blutgefäßen. Das Nervengewebe hat eine sehr geringe Neigung sich wieder zu erneuern, wenn es einmal zugrunde gegangen ist. Daher ist nach Lähmungen, die länger als einige Monate bestehen, kaum mehr mit einer Besserung zu rechnen.

Wie sieht das Gehirn aus? Das Gehirn ist ein weiches, grau-weißes Organ von halbkugeliger Gestalt mit zahlreichen Falten. Es wird von vielen Blutgefäßen ernährt, die seine Substanz durchsetzen. An das Gehirn schließt sich das Rückenmark an, das durch eine Öffnung an der Schädelbasis austritt. Sowohl Gehirn als auch Rückenmark sind von Hüllen, der harten Hirnhaut (Dura mater) und der weichen Hirnhaut (Arachnoidea und Pia mater), umgeben und werden von einer Flüssigkeit, dem Liquor cerebrospinalis, umspült. Das Gehirn selbst enthält mehrere Hohlräume (Ventrikel), die miteinander in Verbindung stehen und ebenfalls Liquor enthalten.

Wie ist das Gehirn gegliedert? Das Gehirn besteht grob eingeteilt aus dem Großhirn, dem Kleinhirn, dem Mittelhirn, dem Zwischenhirn und dem Stammhirn. Das Großhirn ist Ort des Bewußtseins und der geistigen Leistungen des Menschen; das Kleinhirn ist für die Koordination der Bewegungen, die Symmetrie des Bewegungsablaufes und die Herstellung des Muskeltonus zuständig; im Mittelhirn erfolgt die Regulation der Bewegungen; das Zwischenhirn enthält Zentren für die Oberflächensensibilität, für seelische Empfindungen, für vegetative und homonelle Funktionen (Hirnanhangsdrüse) sowie die Seh-, Hör- und Riechbahn; im Hirnstamm befinden sich Regulationszentren für die Blutdruckregulation und die Herz- und Atemtätigkeit.

Was sind die Hirnnerven? Das sind 12 Nervenpaare, die vom Gehirn durch verschiedene Öffnungen im knöchernen Schädel austreten und Gesicht, Kopf, Hals und bestimmte andere Organe versorgen.

Welche Organe werden von den einzelnen Hirnnerven versorgt?
a) Der erste Hirnnerv, der Nervus olfactorius, verläuft von der Riechschleimhaut in der Gegend des Nasendaches zum Gehirn und leitet die Geruchsempfindungen; eine Schädigung dieses Nerven kann zum Verlust des Geruchs- und des Geschmackssinns führen, da die Geschmackserkennung eine Riechfunktion ist;

b) der zweite Hirnnerv, der Nervus opticus, zieht zum Auge, er ist der Sehnerv;
c) der dritte (Nervus oculomotorius), der vierte (Nervus trochlearis) und der sechste Hirnnerv (Nervus abducens) sind die Augenmuskelnerven, sie steuern die Bewegungen des Augapfels;
d) der fünfte Hirnnerv, der Nervus trigeminus, enthält die Bahnen, die die Empfindungswahrnehmungen im Gesichtsbereich und Auge aufnehmen, und versorgt die Kaumuskulatur;
e) der siebente Hirnnerv, der Nervus facialis, versorgt die Gesichtsmuskulatur einschließlich von Augenlidern und Stirn und leitet Geschmacksempfindungen von den vorderen zwei Dritteln der Zunge;
f) der achte Hirnnerv, der Nervus vestibulocochlearis, enthält die Bahnen, die vom Gleichgewichtsorgan und vom Hörorgan im Innenohr zum Gehirn ziehen;
g) der neunte Hirnnerv, der Nervus glossopharyngeus, zieht zum Zungenschlundgebiet und leitet die Empfindungen des weichen Gaumens, des Rachens und der Rachenmandelregion. Ferner enthält er Geschmacksfasern aus dem hinteren Zungendrittel; er ist am Schluckakt beteiligt;
h) der zehnte Hirnnerv, der Nervus vagus, zieht zu den Muskeln des weichen Gaumens und des Kehlkopfes und führt vegetative parasympathische Fasern zu den inneren Organen des Brust- und Bauchraumes. Er hat auch mit dem Schlucken und Sprechen zu tun. Eine einseitige Lähmung führt zu Heiserkeit, eine beidseitige zu Stimmverlust;
i) der elfte Hirnnerv, der Nervus accessorius, versorgt bestimmte Muskeln im Hals-, Nacken- und Schultergebiet;
j) der zwölfte Hirnnerv, der Nervus hypoglossus, versorgt die Zungenmuskulatur.

Was sind die Spinalnerven? Die Spinalnerven oder Rückenmarknerven gehen paarweise in regelmäßigen Abständen beiderseits vom Rückenmark, der Medulla spinalis, ab (siehe Abb. 122).

Was sind die Spinalnervenwurzeln? Jeder Rückenmarknerv entspringt mit einem vorderen und einem hinteren Faserbündelfächer aus dem Rückenmark. Der hintere ist die sensible Wurzel, die die Sinnesreize der Empfindungen leitet, der vordere ist die motorische Wurzel, die die Bahnen für die Auslösung der Muskelbewegungen enthält. Die beiden Wurzeln vereinigen sich zum peripheren Nerven. Nach dem Verlassen der Wirbelsäule verteilen sich die peripheren Nerven im ganzen Körper und ziehen zu den einzelnen Organen und Muskeln, die sie versorgen. Diese Nerven führen sowohl die Bahnen, über die die Steuerung der Muskel- und Drüsentätigkeit verläuft, als auch jene, die die Empfindungen, z. B. Tast-, Schmerz- oder Temperaturempfindungen leiten.

Wie funktioniert das Nervensystem? Siehe den Abschnitt über Neurochirurgie.

Nervenentzündung
(Neuritis, Neuropathie)

Was ist eine Neuritis? Der Ausdruck Neuritis oder Nervenentzündung bezeichnet eine entzündliche Nervenschädigung, unabhängig von der Ursache. Es können nur einzelne oder auch mehrere Nerven betroffen sein.

Was ist eine Neuropathie? Mit dem allgemeinen Ausdruck Neuropathie belegt man Nervenschädigungen, die auf degenerative (Altersabbau), toxische (Vergiftungen), metabolische (Stoffwechselstörungen) oder ischämische (Minderdurchblutung) Prozesse zurückzuführen sind. Da meistens mehrere Nervenstränge betroffen sind, spricht man üblicherweise von einer Polyneuropathie.

Was kann die Ursache einer Neuritis sein?
a) Die Erkrankung eines einzelnen peripheren Nerven hat zumeist mechanische Ursachen, wie direkte äußere Verletzungen, Druck durch einen Knochenbruch oder durch Narbengewebe, Schädigung durch besondere mechanische Beanspruchung an bestimmten, leicht verletzbaren Abschnitten des Nerven, z. B. am Ellenbogen. Ferner kann eine Druckschädigung des Nerven (Nervus medianus) am Handgelenk auftreten oder durch Geschwulstbildungen in der Nachbarschaft peripherer Nerven zustande kommen;
b) Druck auf einen Nerven bzw. eine Nervenwurzel bei ihrem Austritt aus dem Wirbelkanal, z. B. bei entzündlichen oder anderen Erkrankungen der Wirbelsäule oder bei einem Bandscheibenvorfall;
c) Bei Infektionen wie Lyme-Borreliose, Gürtelrose, Diphtherie, Scharlach oder Autoimmunkrankheiten wie Polyradikulitis Guillain-Barré kann es zu Neuritiden einzelner oder auch mehrerer Nerven kommen.

Was sind die Ursachen einer Polyneuropathie?
Für das Auftreten von Polyneuropathien kommen viele Ursachen in Frage. Am häufigsten sind Polyneuropathien bei Stoffwechselstörungen, vor allem Diabetes mellitus, und Polyneuropathien aufgrund toxischer Schädigungen, vor allem durch chronischen Alkoholmißbrauch. Diese beiden machen in den Industrieländern ca. 90 % der in Frage kommenden Ursachen aus. In den Entwicklungsländern sind die Hauptursachen Mangelernährung und Lepra. Daneben gibt es aber viele andere Ursachen:

Nierenerkrankungen, Mangel- und Fehlernährung, vor allem in Verbindung mit Vitaminmangel;
arterielle Durchblutungsstörungen;
Vergiftungen mit Schwermetallen wie Blei oder Arsen;
Nebenwirkung von Medikamenten;
Karzinome, Lymphome, Leukämien (sog. paraneoplastische Polyneuropathien).

Welche Krankheitserscheinungen erzeugt eine Neuropathie?
Von Polyneuropathien werden fast immer zuerst die längsten Nervenfasern betroffen, d. h., sie beginnen in der Regel zuerst an den Füßen und Unterschenkeln Beschwerden zu machen. Betroffen sind zuerst die sensiblen (für das Gefühl zuständigen), dann die motorischen (für die Muskelerregung zuständigen) und zuletzt die vegetativen (für die Eingeweidefunktion zuständigen) Nerven. Typisch für eine Polyneuropathie sind daher:
a) Ein Gefühl des Ameisenlaufens und nadelstichartiges Kribbeln, ein taubes Gefühl in Händen und Füßen, bzw. in dem von dem erkrankten Nerven versorgten Gebiet;
b) Muskelschwäche und Muskelschwund im Versorgungsgebiet der befallenen Nerven;
c) Fehlen oder Abschwächung der Reflexe in diesem Bereich;
d) Verlust der Empfindung im betroffenen Gebiet; dies kann zu unbemerkten Verletzungen an den Fußsohlen führen;
e) Gangstörungen;
f) Schmerzen, die aber bei der Polyneuropathie nicht unbedingt vorhanden sein müssen.

Worin liegt die Gefahr einer Polyneuropathie?
Wer kein Gefühl an den Füßen besitzt, kann sich dort, ohne daß er es bemerkt, verletzen. Wird diese Wunde nicht versorgt, so kann sie sich infizieren, die Infektion später sogar den Knochen mit erfassen. Da in vielen Fällen, z. B. bei Diabetikern die Durchblutung ohnehin gestört ist, heilt die Wunde nicht ab und kann die Infektion nur schwer bekämpft werden. Letztlich muß das Bein amputiert werden, wenn die Infektion nicht zu beherrschen ist.

Was ist eine Brachialgie? Diesen Ausdruck gebraucht man für eine schmerzhafte Nervenerkrankung im Armbereich. Eine Brachialgie kann durch einen Bandscheibenvorfall in der Halswirbelsäule, Druck auf eine Nervenwurzel durch eine Spondylarthrose oder durch eine Halsrippe verursacht sein; letztere ist ein angeborener abnormer Fortsatz am untersten Halswirbel, der einen Druck auf Nervenstämme, die zum Arm ziehen, ausüben kann. Sie kann auch die Folge eines Knochenbruchs in der unteren Halswirbelsäule, der Schulter oder des Oberarms sein. Auch eine Nervenschädigung im Bereich des Handgelenkes kann besonders zu nächtlichen Hand- und Armschmerzen führen, mit einem Spannungsgefühl in der Hand nach dem Aufwachen am Morgen.

Was ist Ischias? Unter Ischias bzw. Ischialgie versteht man Schmerzen im Ausbreitungsgebiet des Ischiasnerven (Nervus ischiadicus) am Bein. Die Schmerzen beginnen meist in der Lendenmuskulatur und strahlen von dort über das Gesäß zum Bein und manchmal bis zum Fuß hin aus. Häufig liegt der Ischialgie eine mechanische Reizung der Wurzeln des Ischiasnerven durch einen Bandscheibenvorfall oder spondylotische Veränderungen im Bereich der unteren Lendenwirbelsäule zugrunde.

Was ist ein Bandscheibenvorfall? Darunter versteht man eine Vorwölbung oder ein Herausquellen des Gallertkerns der scheibenförmigen Knorpelplatte, die normalerweise zwischen zwei benachbarten Wirbelkörpern liegt. Dieses Gewebe wird Zwischenwirbelscheibe oder Bandscheibe genannt. Bei Verschleißerscheinungen der Bandscheiben und Verdrehungsverletzungen der Wirbelsäule oder bei besonders starker Beanspruchung der Bandscheiben durch Heben einer schweren Last in gebeugter Stellung verlagert sich eine bereits vorgeschädigte Zwischenwirbelscheibe manchmal derart, daß sie auf eine aus dem Wirbelkanal heraustretende Nervenwurzel drückt. Das erzeugt heftige Schmerzen, die sich dem Nervenverlauf entlang hinunterziehen. Wenn der Bandscheibenvorfall im Bereich der Lendenwirbelsäule oder gerade über dem Kreuzbein eintritt, strahlen die Schmerzen vom Kreuz in das Gesäß und in das Bein hinunter aus. Ein Bandscheibenvorfall kann theoretisch an jeder Stelle der Wirbelsäule vorkommen und verursacht dann Schmerzen und Krankheitserscheinungen im Versorgungsgebiet des dort austretenden Nerven. Tatsächlich sind aber am häufigsten die Bandscheiben zwischen dem 4. und 5. Lendenwirbelkörper sowie dem 5. Lendenwirbelkörper und dem 1. Sakralwirbelkörper betroffen. Im Halsbereich kommen Bandscheibenvorfälle am häufigsten zwischen den 6.und 7. Halswirbelkörper und dem 7. Halswirbelkörper und 1. Brustwirbelkörper vor. Der Bandscheibenvorfall wird auch manchmal als Bandscheibenprolaps, Diskusprolaps oder Diskushernie bezeichnet. (Siehe auch Kapitel 9, Bewegungsapparat sowie den Abschnitt über Neurochirurgie.)

Wie wird eine Bandscheibenvorfall behandelt? Es gibt grundsätzlich konservative und operative Möglichkeiten. In leichteren Fällen, wenn die Schmerzen mit Analgetika zu beherrschen sind und keine Lähmungserscheinungen bestehen, wird man sich mit physikalischer Therapie behelfen. Dazu gehören Lagerung im Stufenbett, Entlastung am Schlingentisch, Bäder, Massagen, Fangopackungen und Bewegungsübungen. Sind die Schmerzen nach einigen Wochen immer noch da und zeigen sich bei den elektrophysiologischen Untersuchungen Nervenschädigungen, so muß die vorgefallene Bandscheibe operativ entfernt werden, um die eingeklemmten Nervenwurzeln zu entlasten.

Was ist eine Trigeminusneuralgie? Die Trigeminusneuralgie, auch Tic douloureux genannt, ist eine Krankheit des fünften Hirnnerven, des Nervus trigeminus, der das Gesicht versorgt. Die Krankheit ist sehr schmerzhaft; sie ist durch plötzlich einschießende, quälende Schmerzen im Gesicht gekennzeichnet, die anfallsweise auftreten und kurze Zeit anhalten. Die Anfälle können durch Kauen, Sprechen, Kälteeinwirkung oder durch Berührung eines empfindlichen Punktes in Gesicht oder Mund ausgelöst werden. Diese Schmerzanfälle haben die Neigung, während wochen- oder monatelanger Perioden immer wiederzukommen. In manchen Fällen lassen sich die Schmerzen medikamentös, z.B. mit Carbamazepin (Tegretal®), beseitigen. Wenn die Anfälle trotz medikamentöser Behandlung nicht abklingen wollen, kann es nötig werden, den erkrankten Nervenast mit einer Injektion abzutöten oder ihn sogar operativ zu durchtrennen. Die Abtötung des Nerven kann auch oft mittels Elektrokoagulation bewerkstelligt werden; dazu wird eine Nadel in die Ursprungsregion des Nerven an der Schädelbasis eingeführt. Die Durchtrennung des befallenen Nervenasts bringt eine Heilung des Leidens, hinterläßt aber als unangenehme Nebenwirkung für immer Taubheit in dem Teil des Gesichts, das von dem Nervenast versorgt wurde (siehe den Abschnitt über Neurochirurgie).

Was ist die »Gürtelrose«? Die Gürtelrose oder Herpes zoster wird durch die Entzündung einer der hinteren Wurzeln des Rückenmarks hervorgerufen. Sie ist durch heftige, andauernde, brennende Schmerzen und einen bläschenförmigen Hautausschlag entlang des Nervenverlaufs gekennzeichnet. (Siehe auch Kapitel 22, Haut.)

Was ist die Ursache der Gürtelrose? Die Entzündung der hinteren Nervenwurzel des Rückenmarks wird durch ein Virus hervorgerufen, das mit dem Erreger der Windpocken identisch ist.

Welchen Verlauf nimmt die Gürtelrose? Während der Ausschlag nach 2–3 Wochen abheilt, können die Schmerzen sehr heftig und lang anhaltend sein. In den meisten Fällen gehen sie nach vielen Wochen oder sogar erst nach Monaten von selbst zurück.

Wie wird eine Gürtelrose behandelt? Es steht heute ein Medikament mit direkter Wirkung gegen das Virus zur Verfügung (Aciclovir, Zovirax®). Damit kann der Ausschlag schneller zur Abheilung gebracht und können die Schmerzen gelindert werden. Zusätzlich wendet man lokal schmerzlindernde Lösungen und Salben an. Ob sich Aciclovir auch auf die quälenden Schmerzen günstig auswirkt, die vor allem ältere Menschen noch lange Zeit nach Abheilung der Hauterscheinungen plagen, ist nicht ganz klar. In diesen Fällen lohnt sich ein Versuch mit Antidepressiva oder Mitteln, wie sie auch gegen Epilepsie verwendet werden.

Was versteht man unter Fazialisparese? Diese Gesichtslähmung beruht auf einer Entzündung des Nervus facialis, die zur Lähmung einer Gesichtshälfte führt. Auf der kranken Seite hängen Gesicht und Mund und das Auge kann nicht ganz geschlossen werden. Eine Fazialisparese kann in jedem Alter und bei beiden Geschlechtern vorkommen. Die Beteiligung der Stirn- und Augenschließmuskulatur spricht für eine Schädigung des Nerven außerhalb des Gehirns (periphere Fazialislähmung), z. B. durch einen Tumor im Bereich der Ohrspeicheldrüse, durch die der Nerv zieht. Ist der Stirnast dagegen nicht betroffen, so liegt eine sog. zentrale Fazialisparese vor, wie sie z. B. nach einem Schlaganfall auftreten kann.

Wie entsteht eine Fazialisparese? In den meisten Fällen ist die Ursache nicht bekannt (»idiopathische Fazialisparese«), wenngleich man einen Virusinfekt annimmt. Allerdings sollte man jede Lähmung vom Arzt untersuchen lassen, da auch Tumoren im Bereich des Kleinhirns und Erkrankung des Mittelohr oder der Ohrspeicheldrüse als Ursache in Frage kommen. Diese Erkrankungen müssen ganz anders behandelt werden als die idiopathische Fazialisparese.

Welchen Verlauf nimmt die Fazialisparese? Die Form ohne bekannte Ursache dauert gewöhnlich einige Wochen bis drei Monate und neigt dann von selbst zum Rückgang. Die sekundären Formen gehen nicht zurück und müssen oft operativ angegangen werden.

Kommt es bei der Fazialislähmung im allgemeinen zur völligen Ausheilung? Die meisten Fälle heilen nahezu vollständig, aber bei einem kleinen Teil der Patienten bleibt die Muskulatur in der betroffenen Seite des Gesichts dauernd etwas schwächer.

Wie wird die Fazialislähmung behandelt? Vor allem ist es wichtig, daß das Auge geschützt wird. Wenn das Augenlid nicht vollständig geschlossen werden kann, kommt es rasch zur Austrocknung der Hornhaut mit nachfolgender Entzündung und Geschwürsbildung, letztlich zur Erblindung. Daher muß das Auge durch einen sog. Uhrglasverband vor Austrocknung geschützt werden. Durch elektrische Reizung mit einem Reizstromgerät versucht man, die Funktion des geschädigten Nerven wieder anzuregen, wenngleich der Wert dieser Behandlung ist zweifelhaft ist. Eine von Anfang an durchgeführte Steroidbehandlung (Kortison usw.) vermag vielleicht eine bleibende Nervenschädigung zu verhindern.

Zerebrale Kinderlähmung

Was versteht man unter zerebraler Kinderlähmung? Dieser Ausdruck bezeichnet keine einzelne Krankheit, sondern eine Gruppe neurologischer Störungen bei Kindern, die durch einen während der Geburt aufgetretenen Sauerstoffmangel des kindlichen Gehirns bedingt sind. Kinder mit zerebraler Lähmung haben Schwierigkeiten beim Gehen, auch unwillkürliche Bewegungen der Glieder und Gesichtsmuskeln können auftreten. Die Störung beeinflußt oft die Sprache, die verwaschen und schwer verständlich wird. Die Intelligenz kann normal erhalten sein, ist aber in manchen Fällen stark herabgesetzt. Der Zustand der Muskulatur ist durch Versteifung oder Spastizität – eine krampfartig übersteigerte Spannung – gekennzeichnet, die einen unbeholfenen oder steifbeinigen Gang zur Folge hat. Man bezeichnet diese Kinder daher oft als Spastiker.

Wie kommt es zu einer zerebralen Kinderlähmung? In den meisten Fällen liegt die Ursache in einer Geburtsschädigung infolge schwieriger oder überlanger Entbindung sowie in einem Sauerstoffmangel des ungeborenen Kindes während der Geburt. Manche Fälle beruhen auch auf einer Hirnverletzung, zu der es unter der Geburt gekommen ist. In anderen Fällen nimmt man an, daß die zerebrale Kinderlähmung die Folge einer Erkrankung der Mutter während der ersten 12 Schwangerschaftswochen ist. Auch angeborene Hirnzysten sind in bestimmten Fällen für die Krankheit verantwortlich.

Kann eine zerebrale Kinderlähmung mit konservativen Maßnahmen wirksam behandelt werden? Ja. Mit einer ausdauernden und langfristigen Übungsbehandlung und anderen physikalischen Maßnahmen, die auf eine Rehabilitation und bessere Muskelkontrolle abzielen, kann sehr viel erreicht werden.

Kann man die zerebrale Kinderlähmung erfolgreich operativ behandeln? Ja. Es gibt zahlreiche Verfahren für Muskel-, Sehnen- und Knochenoperationen, die sehr dazu beitragen können, die Bewegungsfähigkeit eines Patienten mit zerebraler Kinderlähmung zu bessern. Einige dieser Operationen bezwecken eine Aufhebung der Muskelverspannung, andere beheben die Bewegungshemmung der Gelenke, die so charakteristisch für diese Erkrankung ist. Dank der modernen Wiederherstellungschirurgie können sich viele Kinder mit zerebraler Kinderlähmung, die früher gehunfähig waren, nun in einigermaßen befriedigender Weise fortbewegen. In neuerer Zeit hat man auch versucht, bestimmte Nervenbahnen, die an der Spastizität beteiligt sein können, operativ auszuschalten.

Sollten Kinder mit zerebraler Kinderlähmung nach Möglichkeit in spezielle Behandlungszentren gebracht werden? Ja. Mit den heutigen Rehabilitationsmethoden, die möglichst frühzeitig einsetzen sollten, kann man einen großen Teil der muskulären Funktion wieder herstellen. Besonders ausgebildete Übungstherapeuten erzielen heute in diesem Spezialgebiet der Rehabilitation ausgezeichnete Erfolge.

Wird die zerebrale Kinderlähmung schlimmer, wenn das Kind heranwächst, und führt sie zum frühen Tod? Nein. Mit dem Erreichen des Erwachsenenalters wird der Zustand eher besser; viele dieser Leute führen ein normales, zufriedenes Leben.

Wasserkopf
(Hydrozephalus)

Was ist ein Hydrozephalus? Ein Hydrozephalus oder Wasserkopf kommt durch eine übermäßige Ansammlung von Liquor cerebrospinalis in den Hirnkammern zustande. Der Liquor cerebrospinalis ist die Flüssigkeit, die das Gehirn und Rückenmark umspült und die Hirnkammern erfüllt. Diese Flüssigkeitsansammlung führt mit dem Wachsen des Kindes zu einer Vergrößerung des kindlichen Schädels (Abb. 123).

Was ist die eigentliche organische Ursache des Hydrozephalus? Eine Behinderung des Liquorabflusses vom Gehirn zum Rückenmarkskanal oder eine Störung im Vorgang der Liquoraufsaugung.

Kann man etwas gegen einen Hydrozephalus unternehmen? Ja, man kann z. B. mit einem Schlauch eine Verbindung zwischen den Gehirnkammern und der Bauchhöhle herstellen, durch die der Liquor abfließen kann. Darunter

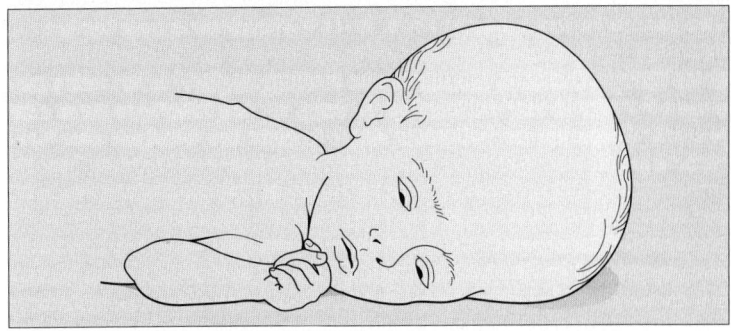

Abb. 123 *Hydrozephalus.* Die Auftreibung des Schädels beim »Wasserkopf« entsteht durch eine übermäßige Liquoransammlung in den Hirnkammern.

kommt es oft zu einer Verringerung der Zunahme des Schädelumfangs (siehe Abschnitt über Neurochirurgie).

Hirngeschwülste

Sind Hirngeschwülste häufig? Pro Jahr und 100000 Einwohner treten ungefähr 15 Hirntumoren auf, davon sind zwei Drittel gutartig.

Welche Krankheitserscheinungen treten bei Hirngeschwülsten auf?
a) Zunehmende Schwäche eines Arms oder Beins oder vielleicht mehrerer Glieder zugleich;
b) Empfindungsstörungen, z. B. ein taubes Gefühl in einer Körperzone;
c) Sehstörungen wie Doppeltsehen oder Erblindung eines Auges;
d) Schwindelgefühl;
e) Krampfanfälle;
f) hartnäckige, immer wiederkehrende Kopfschmerzen;
g) plötzlich auftretende Kopfschmerzen mit Erbrechen.

Sind Kopfschmerzen in den meisten Fällen Anzeichen einer Hirngeschwulst? Nein. Kopfschmerzen allein, die nicht von anderen genannten Symptomen begleitet werden, haben selten eine Hirngeschwulst zur Ursache.

Wie werden Hirngeschwülste diagnostiziert? Der Neurologe oder Neurochirurg wird zuerst eine gründliche Untersuchung vornehmen und dann eine Computertomographie und/oder eine Kernspintomographie durchführen lassen. Diese ambulant durchzuführenden Untersuchungen sind außerordentlich aufschlußreich. Man kann damit mit großer Sicherheit Geschwülste im Gehirn aufdecken bzw. deren Vorhandensein ausschließen.

Ist bei Hirngeschwülsten überhaupt eine Heilung möglich? Ja, bei vielen gutartigen Formen ist eine vollständige Heilung, bei den bösartigen meist eine deutliche Besserung der Symptome möglich (siehe den Abschnitt über Neurochirurgie).

Gehirnentzündung
(Enzephalitis)

Was ist eine Enzephalitis? Eine akute Entzündung des Gehirns.

Welche Krankheitszeichen finden sich bei einer Enzephalitis unter anderen? Kopfschmerzen, Fieber, Erbrechen, Lähmungen, Verwirrtheit, Krampfanfälle, Benommenheit und in manchen Fällen Bewußtlosigkeit.

Welche Ursachen kann eine Enzephalitis haben? Es gibt eine ganze Reihe von Viren, Bakterien und Pilzen, die eine Enzephalitis hervorrufen können. Sie kann auch als Komplikation von Masern, Keuchhusten oder Mumps auftreten. In seltenen Fällen kann sie bei schweren Infektionen wie Lungenentzündung und Typhus vorkommen oder als toxische Reaktion jede Erkrankung begleiten, die mit anhaltendem hohem Fieber einhergeht.

Gibt es auch eine epidemische Form der Enzephalitis? Ja. Sie tritt am häufigsten in Kriegszeiten und in Feldlagern auf.

Was versteht man unter Zeckenenzephalitis? Darunter versteht man die Frühsommer-Meningoenzephalitis (FSME), eine Virusinfektion des Gehirns, deren Erreger durch Zeckenbisse übertragen wird (siehe FSME, Kapitel Infektionskrankheiten).

Wie wird eine Enzephalitis diagnostiziert? Wenn im Rahmen eines fieberhaften Infekts neurologische Erscheinungen, vor allem Schläfrigkeit, Benommenheit, Nervenlähmungen oder gar Bewußtlosigkeit auftreten, dann besteht der dringende Verdacht auf eine Enzephalitis. Die Diagnose wird gestellt aus dem klinischen Bild, dem Computertomogramm des Gehirns und vor allem der Liquoruntersuchung.

Wie wird eine Enzephalitis behandelt? Gegen einzelne Virusinfektionen des Gehirns, z. B. Herpes oder Zytomegalie, gibt es mittlerweile spezifische antivirale Substanzen. Die meisten Virusinfektionen können jedoch noch nicht spezifisch behandelt werden. Gegen bakteriell verursachte Enzephalitiden werden hochdosiert und intravenös Breitspektrum-Antibiotika gegeben.

Welchen Ausgang nimmt die Enzephalitis? Eine Enzephalitis ist immer eine schwerwiegende Erkrankung mit ungewissem Ausgang. Die Sterblichkeit ist von Erkrankungsalter und Erregertyp abhängig und beträgt bei Erwachsenen 10–20 %, bei Kindern bis 50 %. Viele Patienten leiden auch nach Ausheilung der Krankheit zeitlebens unter geistigen Schäden, Kopfschmerzen und Konzentrationsstörungen.

Kann eine Enzephalitis manchmal Jahre nach der akuten Krankheit zur Entwicklung von Krankheitserscheinungen führen? Ja. In manchen Fällen können sich nach einer geheilten Enzephalitis später Zittern, Lähmungen und verschiedene andere Störungen einstellen.

Hirnhautentzündung
(Meningitis)

Was ist eine Meningitis? Die Meningitis oder Hirnhautentzündung ist ein Infekt der Hüllen von Gehirn und Rückenmark.

Wie äußert sich eine Hirnhautentzündung? Mit einem ziemlich plötzlichen Ausbruch von Fieber, starken Kopfschmerzen, Nackensteife und oft mit Bewußtlosigkeit. Wenn man den Wirbelkanal punktiert, kann man im Liquor entzündliche Veränderungen feststellen und bei der mikroskopischen Untersuchung Entzündungszellen oder sogar die auslösenden Krankheitserreger finden.

Wie kann eine Hirnhautentzündung entstehen? Sie kann verschiedene Ursachen haben. In manchen Fällen beruht sie auf einer Infektion mit eiterbildenden Bakterien, ab und zu nimmt sie ihren Ausgang von einer Mittelohr- oder Nebenhöhlenentzündung. Andere Formen der akuten Hirnhautentzündung werden durch Viren hervorgerufen, selten kann eine Meningitis auch durch eine Tuberkulose oder Syphilis bedingt sein.

Wie läßt sich die Diagnose der Hirnhautentzündung erhärten? Mit der Lumbalpunktion und der Untersuchung des dabei gewonnenen Liquors. Im Liquor wird die Zahl und Art der Entündungszellen bestimmt, man kann mit Spezialfärbungen manchmal direkt den Erreger nachweisen, weiterhin führt man serologische und mikrobiologische Untersuchungen zur Entdeckung bestimmter Virusinfektionen bzw. bakterieller Infektionen durch.

Wie wird eine Hirnhautentzündung behandelt? Das hängt ganz von der auslösenden Ursache ab. Jene Formen, die von Eitererregern, Tuberkelbakterien oder Syphiliserregern hervorgerufen werden, können erfolgreich mit Antibiotika bzw. Tuberkulostatika behandelt werden. Bei den meisten virusbedingten Formen ist nur eine symptomatische Behandlung möglich, ausgenommen einige wenige Virusinfektionen, gegen die spezifische antivirale Substanzen zur Verfügung stehen.

Ist die Hirnhautentzündung heilbar? Ja, in der überwiegenden Mehrzahl der Fälle kann sie mit den Mitteln, die uns jetzt zur Verfügung stehen, geheilt werden. Wichtig ist vor allem, daß die Behandlung möglichst rasch begonnen wird. Allerdings bleiben auch heute noch gelegentlich dauerhafte Störungen zurück.

Syphilis des Nervensystems

Kann Syphilis das Nervensystem angreifen? Ja, der Befall des Nervensystems tritt allerdings erst im Spätstadium der Infektion auf. Früher waren syphilitisch bedingte Erkrankungen des Nervensystems häufiger zu beobachten. Seit Einführung der Antibiotika wird die Gehirnbeteiligung aber nur noch selten gesehen.

Was ist die progressive Paralyse? Die progressive Paralyse, die früher viel häufiger anzutreffen war, wird im Volksmund »Hirnerweichung« genannt; richtig müßte es aber »fortschreitende Gehirnlähmung« heißen. Bei dieser Erkrankung ist das Gehirn selbst von der Syphilis befallen. Ihre Hauptfolge ist ein geistiger Verfall.

Was versteht man unter Tabes dorsalis? Bei der Tabes dorsalis, die auch Rückenmarkschwindsucht genannt wird, greift die Syphilis hauptsächlich das Rückenmark an und führt zu charakteristischen Gangstörungen und anderen Krankheitserscheinungen.

Kann die Syphilis des Nervensystems, die sog. Neurolues, wirksam behandelt werden? Ja. Die Antibiotika haben eine sehr gute Wirkung, wenn diese Krankheit schon in ihren Frühstadien erkannt und behandelt wird.

Schlaganfall
(vaskulärer zerebraler Insult)

Was ist ein vaskulärer zerebraler Insult? Für diese Erkrankung ist auch der Ausdruck Schlaganfall oder Apoplexie gebräuchlich. Unter einem Schlaganfall versteht man den plötzlichen Ausfall bestimmter Hirnfunktionen. Meist ist er die Folge einer akuten Unterbrechung der Blutversorgung eines Hirnbezirkes.

Wie kommt es zum Schlaganfall? Meistens auf einem der drei folgenden Wege:
a) Verschluß eines Hirngefäßes durch arteriosklerotische Veränderungen oder durch ein Blutgerinnsel, eine sogenannte zerebrale Thrombose;

b) zerebrale Embolie, bei der ein Hirngefäß von einem Blutgerinnsel, das aus einem anderen Gebiet des Körpers ausgeschwemmt wurde, verstopft wird;
c) Hirnblutung aus einem geschädigten Blutgefäß des Gehirns.

Was versteht man unter zerebraler Thrombose? Bei dieser Form des Schlaganfalls wurde ein arteriosklerotisches Blutgefäß des Gehirns durch die Verdickung und Verhärtung seiner Wand und Innenauskleidung so verengt, daß kein Blut mehr durchfließen kann. Oft führt die Bildung eines Blutgerinnsels in einer stark verengten Arterie zum völligen Verschluß des Gefäßes. Der Hirnbezirk, der normalerweise von diesem Blutgefäß versorgt wird, erhält nun kein Blut mehr und sein Gewebe zerfällt und geht zugrunde. Die Funktion, die dieser Hirnbezirk normalerweise erfüllt, fällt aus und es kann zu Teillähmungen oder einer vollständigen Halbseitenlähmung (Hemiparese) auf der gegenüberliegenden Körperseite kommen. Wenn sich die Thrombose in der dominierenden Hirnhälfte befindet – gewöhnlich die linke bei Rechtshändern und die rechte bei Linkshändern – treten auch Sprachstörungen auf.

Wird das Krankheitsbild der zerebralen Thrombose manchmal durch eine arteriosklerotische Verengung der Halsschlagader, der Arteria carotis, erzeugt? Ja. Die Arteriae carotides, die dem vorderen Hirnteil Blut zuführen, sind sehr oft beteiligt. Die Arteria carotis muß aber zu mehr als 75 % verengt sein, damit Krankheitserscheinungen entstehen. Allerdings können sich von dieser arteriosklerotisch veränderten Stelle kleine Teilchen ablösen, die dann in kleineren Hirngefäßen embolische Verschlüsse und Durchblutungsstörungen verursachen können.

Was versteht man unter einem transitorisch ischämischen Attacke? Von einer transitorisch ischämischen Attacke oder TIA spricht man bei einer vorübergehenden Unterbrechung der Blutzufuhr zu einem Hirnbezirk infolge einer Störung, die zwischen ein paar Minuten und einigen Stunden anhält und dann wieder schwindet. Häufige Erscheinungen einer TIA sind plötzliche Schwäche in Arm oder Bein, plötzliche Gefühlsstörungen oder Sehverschlechterung. Eine derartige vorübergehende ischämische Attacke ist zu kurz, um eine bleibende Hirnschädigung zu erzeugen. Wenn sie aber länger als 24 Stunden anhält, wird ein kleiner Teil des Hirngewebes absterben. Dieser tote Bezirk wird als Infarkt bezeichnet. Betroffen sind vor allem ältere Menschen mit hohem Blutdruck.

Worin besteht die Bedeutung der TIA? Die Erscheinungen der TIA bilden sich zwar rasch zurück und sind insofern kein großes Problem. Allerdings weiß man, daß Patienten, die eine TIA hatten, ein hohes Risiko tragen, im Verlauf der nächsten Jahre einen kompletten Schlaganfall zu bekommen.

Daher sollte man jede vorübergehende Lähmung ernst nehmen und umgehend den Arzt aufsuchen.

Kann man voraussagen, wie eine TIA schließlich ausgehen wird? Nein. Es ist nicht möglich, zu Beginn festzustellen, ob der Anfall vorübergehend sein wird oder ob die Störung bestehen bleibt. Etwa 75 % der Patienten mit einem kompletten Schlaganfall haben vorher eine TIA erlebt. Mit anderen Worten, in den meisten Fällen erfolgt eine Warnung vor einer möglichen Katastrophe.

Können mehrere vorübergehende ischämische Attacken erfolgen, ohne eine bleibende Hirnschädigung zu erzeugen? Ja.

Was ist eine Ischämie? Eine Blutleere, hervorgerufen durch eine teilweise oder vollständige Drosselung der Blutzufuhr.

Kann überhaupt etwas getan werden, um eine solche Katastrophe abzuwenden? Ja, eine ganze Menge. Man muß den erhöhten Blutdruck senken, man gibt Aspirin, um das Aneinanderkleben der Blutplättchen zu verhindern, man untersucht das Herz, ob Rhythmusstörungen bestehen, das Blut, ob es zu dick ist und man untersucht die zum Hirn führenden Gefäße, ob Engstellen vorhanden sind. Sollte das der Fall sein, muß der Arzt entscheiden, ob für den Patienten eine Operation der Halsgefäße vorteilhaft ist oder ob das Risiko dieser Operation evtl. höher ist als das Risiko eines Schlaganfalls (siehe Abschnitt über Neurochirurgie).

Was ist eine zerebrale Embolie? Die Verstopfung einer Hirnarterie durch ein Blutgerinnsel, das von einer entfernten Körperregion mit dem Blutstrom ins Gehirn geschwemmt wurde. Am häufigsten ist die Ursache für dieses Ereignis ein Gerinnsel, das sich wegen einer Rhythmusstörung im Herzen gebildet hat.

Welche Symptome entwickeln sich bei einer zerebralen Embolie? Wenn der Embolus (das eingeschwemmte Blutgerinnsel) klein ist, kommt es gewöhnlich zu einer vorübergehenden ischämischen Attacke mit nachfolgender völliger Wiederherstellung. Wenn das Gerinnsel ein größeres Gefäß verschließt, können Bewußtlosigkeit und eine meist halbseitige Lähmung eintreten. Wenn die dominierende Hirnhälfte betroffen ist, geht die Fähigkeit zum Sprechen verloren (Aphasie).

Kann in einem solchen Fall etwas unternommen werden? Siehe den Abschnitt über Neurochirurgie.

Wie kommt es zu einer Hirnblutung? Die Hirnblutung ist eine Form des Schlaganfalls, bei der in einem Hirnbezirk Blut ins Gewebe ausgetreten ist. Dazu kommt es, wenn ein kleineres oder größeres Blutgefäß platzt. Am häufigsten tritt das bei Bluthochdruck oder bei Krankheiten, die mit einer Blutungsneigung einhergehen, ein. Wenn es sich um ein großes Blutgefäß handelt, kann die Hirnblutung ziemlich rasch zum Tod des Patienten führen. Bei einer Blutung aus einem kleinen Gefäß ist oft nur ein wenig ausgedehnter Hirnbezirk geschädigt und der Patient vermag sich zu erholen. Die Funktionen, die normalerweise von diesem Hirnbezirk gesteuert werden, fallen aus, und es kann sich ein ähnliches Krankheitsbild wie bei der zerebralen Thrombose entwickeln.

Kann eine Hirnblutung chirurgisch behandelt werden? Siehe den Abschnitt über Neurochirurgie.

Gibt es auch Blutungen anderer Art im Schädelinneren? Ja, es kann auch zu einer Blutung in anatomisch abgegrenzte Räume kommen, den Subarachnoidalraum, der das Gehirn umgibt, und den Subduralraum, der sich direkt unter der harten Hirnhaut befindet.

Was ist der Subarachnoidalraum? Das ist ein enger, spaltförmiger Raum zwischen dem Gehirn und seiner zarten Hülle, der Arachnoidea (Spinnwebenhaut). Er enthält Liquor und wird von Blutgefäßen durchzogen, die ins Gehirn ein- und aus diesem austreten.

Welche Ursachen haben Blutungen in den Subarachnoidalraum? Zumeist das Platzen eines Aneurysmas, seltener das Platzen eines arteriovenösen Angioms. Diese Blutungen treten spontan auf, es gibt allerdings auch Fälle von subarachnoidalen Blutungen nach Schädelverletzungen.

Was ist ein Aneurysma? Ein Aneurysma ist eine sackartige Erweiterung eines Blutgefäßes. Aneurysmen, die bei Subarachnoidalblutungen eine Rolle spielen, sitzen im allgemeinen an den großen Blutgefäßen der Hirnbasis. Das plötzliche Platzen des Sacks mit nachfolgender Blutung löst die Symptome aus. Sie bestehen in starken Kopfschmerzen, Benommenheit und eventuell Bewußtlosigkeit. Manchmal halten die Kopfschmerzen nur kurz an und es kommt zu keiner Bewußtlosigkeit.

Welche anderen Störungen kann ein Aneurysma – abgesehen von Blutungen – hervorrufen? Wenn es auf den Sehnerv drückt, kann Erblindung die Folge sein; Druck auf andere Hirnteile kann zu epileptischen Anfällen führen.

Wie kann es zu subduralen oder epiduralen Blutungen kommen? Blutungen zwischen harter Hirnhaut und Arachnoidea (subdurales Hämatom) und zwischen Schädelknochen und harter Hirnhaut (epidurales Hämatom) sind meist die Folge von Schädelverletzungen. Das Tückische daran ist, daß sich diese Blutungen bereits bei relativ geringfügigen Verletzungen entwickeln und die neurologischen Symptome gelegentlich erst viel später als das Trauma auftreten können.

Was ist ein arteriovenöses Angiom? Eine angeborene Gefäßmißbildung, und zwar ein Knäuel von abnorm weiten Gefäßen, das auf der Hirnoberfläche oder in der Hirnsubstanz liegen kann. Das Platzen eines solchen Gefäßes kann wie die Aneurysmablutung zu Kopfschmerzen und Benommenheit führen.

Ist bei Aneurysmen und arteriovenösen Angiomen eine Operation möglich? Siehe den Abschnitt über Neurochirurgie.

Fallsucht
(Epilepsie)

Was ist die Epilepsie? Die Epilepsie, die im Volksmund Fallsucht genannt wird, ist eine Krankheit, die durch Krampfanfälle oder anfallsweise auftretende Zustände gekennzeichnet ist, bei denen es zum vorübergehenden Verlust des Bewußtseins oder der Erinnerung kommt. Da diese Anfälle viele verschiedene Ursachen haben können, ist die Epilepsie häufig nur ein Symptom einer anderen Grundkrankheit. Die Neurologen ziehen daher oft den allgemeineren Ausdruck zerebrales Anfallsleiden statt Epilepsie vor.

Gibt es epileptische Anfälle verschiedener Art? Ja, es gibt das sogenannte »Grand Mal«, mit dem großen generalisierten Krampfanfall, ferner das »Petit Mal«, damit wird ein kleiner Anfall bezeichnet, bei dem der Patient für kurze Zeit den Kontakt mit seiner Umgebung verliert und nachher, z. B. beim Sprechen, wieder dort fortfährt, wo er vorher aufgehört hat. Eine weitere Form sind psychomotorische Anfälle, bei denen automatisierte Bewegungsabläufe, unzusammenhängendes Sprechen, Schmatzen usw. auftreten können, ohne daß der Patient nachher etwas davon weiß. Außerdem gibt es die Jackson-Anfälle, die auf einer örtlichen Reizung eines bestimmten Hirnbezirks beruhen. Sie beginnen oft mit Zuckungen des Gesichts oder einer Hand, die dann nach und nach angrenzende Körperpartien erfassen. Das Bewußtsein bleibt im allgemeinen erhalten, so lange der Anfall auf eine Körperhälfte beschränkt bleibt. Dieser Anfalltyp findet sich zumeist bei örtlich begrenzten Hirnveränderungen, etwa Hirngeschwülsten oder Narben.

Welche Erscheinungen kennzeichnen den großen epileptischen Anfall?
a) Bewußtseinsverlust;
b) Krämpfe und Zuckungen mit kurzzeitigen heftigen und wiederholten Hin- und Herbewegungen der Arme und Beine;
c) Zungenbiß und Schaum vor dem Mund;
d) der Patient läßt unter Umständen Stuhl und/oder Harn unter sich.

Welche Ursachen kann eine Epilepsie haben?
a) Sie kann grundsätzlich von jeder krankhaften Veränderung im Gehirn hervorgerufen werden, z. B. von einer Hirngeschwulst oder von Narben, die sich nach einer Hirnverletzung oder nach einem entzündlichen Prozeß im Gehirn gebildet haben. Ferner kommen Hirndurchblutungsstörungen als Ursache in Frage;
b) sie kann die Folge einer Geburtsverletzung sein;
c) es kann eine erbliche Epilepsie vorliegen;
d) bei einer großen Anzahl von Epileptikern ist die Ursache des Leidens ungeklärt.

In welchem Alter tritt die Epilepsie meist zum ersten Mal auf? Sie beginnt am häufigsten in der Pubertät, kann aber auch schon in der früheren Kindheit in Erscheinung treten.

Kommt die Epilepsie bei beiden Geschlechter gleich häufig vor? Ja.

Sind Epileptiker geistig zurückgeblieben oder unterdurchschnittlich begabt? Nicht unbedingt. Viele Epileptiker haben eine normale oder sogar überdurchschnittliche Intelligenz. Von einigen historischen Persönlichkeiten, z. B. Julius Caesar, ist bekannt, daß sie Epileptiker waren.

Ist eine Epilepsie überhaupt heilbar? Meistens nicht. Wenn eine spezielle Ursache für die Anfälle bestimmt und beseitigt werden kann, etwa ein Hirntumor, der entfernt wird, kann die Häufigkeit der Anfälle beträchtlich zurückgehen. Aber auch dann braucht der Patient im allgemeinen krampfunterdrückende Medikamente, trotz der erfolgreichen Entfernung des Tumors.

Kann eine Epilepsie unter Kontrolle gebracht werden? Ja. In den allermeisten Fällen kann man die Krankheit so beherrschen, daß die Anfälle weitgehend zurückgedrängt werden. Es stehen außerordentlich wirksame Medikamente zur Verfügung, mit denen sich die Krampfanfälle vermindern oder ausschalten lassen. Voraussetzung ist aber, daß der Patient diese Medikamente regelmäßig nach ärztlicher Vorschrift einnimmt und Alkohol sowie Schlafentzug meidet.

Fallsucht

Was soll man als Erste Hilfe unternehmen, wenn ein Epileptiker einen Krampfanfall hat? Man muß ihn vor Verletzungen schützen. Wenn er auf dem Boden liegt, soll man ihn liegen lassen und ein Kissen unter seinen Kopf legen. Wenn möglich, zieht man die Zunge vor, damit sie nicht zurücksinkt und bringt einen Keil zwischen die Zähne, um Zungenbisse zu verhindern, aber nicht mit Gewalt!

Wie häufig findet sich die Epilepsie? Laut Statistik leiden etwa 0,5 % aller Menschen an Epilepsie. Viele haben nur selten Anfälle.

Ist die Epilepsie erblich? Etwa 7 % der Epileptiker geben an, daß auch ein anderes Familienmitglied eine Epilepsie hat. Es ist aber zu betonen, daß für ein Kind aus einer Epileptiker-Familie das Risiko einer Epilepsie nur mit 1:10 zu bewerten ist.

Ist Epilepsie ein Ehehindernis? Nein.

Sollte ein Epileptiker auf Kinder verzichten? Wenn die Epilepsie eine klare Ursache hat, z. B. eine Hirnverletzung, spielt die Erblichkeit keine Rolle und der Patient kann ohne Bedenken Kinder bekommen. Wenn die Familie nur von einer Seite her erblich belastet ist, besteht nur eine geringe Gefahr, daß die Kinder an Epilepsie erkranken. Falls aber beide Ehepartner aus Epileptiker-Familien stammen, ist der Verzicht auf Nachkommenschaft ernstlich zu erwägen.

Leidet ein Kind, das bei hohem Fieber oder bei einer Kinderkrankheit einen Krampfanfall hat, an Epilepsie? Nein. Meistens handelt es sich hier um eine andere Störung, die nichts mit echter Epilepsie zu tun hat. Fieberkrämpfe signalisieren aber eine grundsätzlich erhöhte Krampfbereitschaft des Gehirns, so daß den frühkindlichen Fieberkrämpfen später gelegentlich eine Epilepsie folgt.

Kann ein Epileptiker ein normales Leben führen und einem Erwerb nachgehen? Ja. Epileptiker können unter ärztlicher Anleitung lernen, wie sie ihre Medikamente nehmen müssen, damit die Gefahr von Krampfanfällen möglichst ausgeschaltet wird. Sie sollten einen Beruf ausüben, der sie nicht in Gefahr bringt, wenn doch ein Anfall auftritt.

Welche Vorsichtsmaßnahmen soll ein Epileptiker einhalten?
a) Er soll kein Kraftfahrzeug führen, wenn nicht eine mehrjährige Anfallsfreiheit besteht;
b) er darf niemals Alkohol trinken;
c) er soll nicht allein schwimmen;
d) die Flüssigkeitszufuhr soll über den Tag verteilt erfolgen und nicht in großen Mengen auf einmal;

e) die Einnahme der Medikamente muß immer nach Vorschrift in regelmäßigen Abständen erfolgen und darf *nie* ohne vorhergehende Beratung mit dem Arzt beendet werden;
f) unnötige Belastungen und Aufregungen sowie Schlafentzug sollten vermieden werden;
g) der Patient soll immer ausreichend Medikamente vorrätig haben;
h) jeder, der an Krampfanfällen leidet, sollte immer eine Karte bei sich tragen, auf der diese Tatsache vermerkt ist. Wenn jemand während des Anfalls zugegen ist und Erste Hilfe leisten kann, wird ihm diese Karte sehr nützlich sein. Sie soll genaue Vorschriften hinsichtlich der Behandlung des Anfalls enthalten.

Ohnmacht
(Kollaps)

Was ist eine Ohnmacht? Mit Ohnmacht, Kollaps oder Synkope bezeichnet man einen kurzzeitigen Bewußtseinsverlust, der auf einer vorübergehenden Verminderung der Hirndurchblutung beruht.

Welche Ursachen können unter anderem eine Ohnmacht auslösen?
a) Blutdruckabfall, z. B. bei längerem Stehen;
b) heftige Erregungen;
c) Insulin-Überdosierung bei einem Zuckerkranken, ebenfalls auf dem Wege der Hypoglykämie;
d) Herzrhythmusstörungen;
e) heftige Schmerzen.

Kann ein Patient in der Ohnmacht sterben? Das kommt auf die Ursache an. Gefährliche Zustände sind Herzrhythmusstörungen und Hypoglykämien. Bei den übrigen Ursachen kommt der Ohnmächtige in flacher Lage von alleine wieder zu sich.

Was soll man unternehmen, wenn jemand in Ohnmacht gefallen ist? Man soll den Patienten flach lagern und darauf achten, daß sein Kopf in einer Ebene mit dem übrigen Körper oder tiefer liegt. Zu diesem Zweck kann man auch die Beine hochlagern. Kragen und Krawatte sind zu öffnen, damit der Patient unbehindert atmen kann. Um ein Zurückfallen der Zunge mit Verlegung der Atemwege zu verhindern, muß man den Unterkiefer nach vorne ziehen und den Kopf überstrecken.

Koma

Was ist ein Koma? Mit Koma bezeichnet man einen Zustand tiefer Bewußtlosigkeit, aus der der Patient durch äußere Reize nicht erweckt werden kann.

Was kann die Ursache eines Komas sein? Es gibt viele verschiedene Ursachen; die häufigsten sind:
a) Eine Vergiftung, z.B. durch Alkohol im Übermaß oder Schlafmittel in zu großer Menge;
b) eine schwere Hirnverletzung;
c) schwere Infekte wie Hirnhautentzündung oder Gehirnentzündung;
d) eine Hirngeschwulst oder ein Schlaganfall als Folge einer zerebralen Thrombose, Embolie oder Blutung;
e) ein sehr starker Anstieg des Blutzuckers als Komplikation einer Zuckerkrankheit;
f) ein zu tiefes Absinken des Blutzuckers durch Insulinüberdosierung;
g) eine Harnvergiftung bei Nierenversagen.

Wie wird ein Koma behandelt? Man muß die Ursache feststellen und dann eine entsprechende Behandlung einleiten. Die Diagnose ist daher der wichtigste erste Schritt. Komatöse Patienten sind unverzüglich ins Krankenhaus zu bringen, damit die verschiedenen Untersuchungen zur Klärung der Ursache in die Wege geleitet werden können.

Kopfschmerz

Welche Bedeutung haben Kopfschmerzen? Kopfschmerzen gehören zu den häufigsten Beschwerden und stellen oft für Arzt und Patient ein schwieriges Problem dar. Kopfschmerz ist ein Symptom und nicht eine Krankheit. Kopfschmerzen können von einer Vielzahl von Störungen herrühren. Sie können mit Erkrankungen im Zusammenhang stehen, die Organe in der Schädelregion wie Augen, Nase, Nebenhöhlen oder Ohren betreffen, sie können durch Krankheitsprozesse im Schädelinnern, die das Gehirn in Mitleidenschaft ziehen, bedingt sein. Auch Veränderungen der Halswirbelsäule können sich durch Kopfschmerzen bemerkbar machen. Am häufigsten sind sie die Folge von Übermüdung, nervöser Anspannung oder Angst. Oft liegt die Ursache der Kopfschmerzen in einer Beeinträchtigung des körperlichen Allgemeinbefindens, z.B. bei einer fieberhaften Allgemeinerkrankung. Ferner leiden manche Menschen unter Kopfschmerzen aus Gründen, die in ihrer Veranlagung liegen, durch eine Neigung zu Fehlregulationen des vegetativen Nervensystems, ohne daß eine andere feststellbare Grundkrankheit vorliegt.

Können Kopfschmerzen durch Allergien hervorgerufen werden? In seltenen Fällen kommt auch das vor.

Soll ein Patient, der oft an Kopfweh leidet, zum Arzt gehen? Zumindest zu Beginn der Beschwerden oder wenn sich an einem bekannten Beschwerdekomplex etwas ändert, soll der Patient den Arzt aufsuchen.

Was ist Migräne? Ein verbreitetes Leiden, das durch anfallsweise wiederkehrende Kopfschmerzen gekennzeichnet ist, die oft halbseitig auftreten und mit Übelkeit, Sehstörungen und Erbrechen verbunden sind. Zwischen den Migräneanfällen fühlt sich der Patient ganz gesund.

Welche Ursache liegt der Migräne zugrunde? Die genaue Ursache ist noch unbekannt. Beim Schmerzanfall kommt es zu einer vorübergehenden Störung der Weitenregulation von Blutgefäßen im Kopfbereich. Wichtig ist eine anlagebedingte Bereitschaft; häufig leiden mehrere Familienmitglieder an Migräne.

Können seelische Spannungen eine Migräne auslösen? Eine seelische Spannung ist nicht Ursache, aber oft Auslöser für die Kopfschmerzanfälle.

Welche weiteren auslösenden Ursachen sind bekannt? Alkoholgenuß, Genuß von Schokolade, Käse und die Anwendung oraler Kontrazeptiva sind bei manchen Patienten als Auslöser bekannt. Für hormonelle Einflüsse spricht, daß überwiegend Frauen betroffen sind, eine Abhängigkeit zum Menstruationszyklus besteht, die Attacken in der Schwangerschaft und in der Menopause zurückgehen oder ganz verschwinden.

Ist die Migräne heilbar? Durch eine Intervallbehandlung zwischen den Kopfschmerzanfällen und durch Medikamente, die beim Auftreten eines Schmerzanfalls seine Heftigkeit abschwächen und ihn verkürzen, kann vielen Patienten geholfen werden. Eine Behandlung, die eine echte Heilung bewirken könnte, gibt es aber nicht.

Wie kann man die Migräne am besten behandeln? Man muß unterscheiden zwischen einer Anfallsprophylaxe im Intervall und einer Anfallsbehandlung, wenn erst einmal Kopfschmerzen vorhanden sind. Zur *Prophylaxe* werden medikamentös vor allem Betablocker, Kalziumantagonisten und Serotoninantagonisten eingesetzt, Wichtig ist auch das Führen eines Anfallstagebuches mit Dokumentation der auslösenden Situationen, Vermeidung von Diätfehlern und genügender Regelung des Schlaf-Wachrhythmus. Auch psychotherapeutische Techniken wie autogenes Training, Entspannungsübungen und Biofeedback haben sich bewährt. *Therapeutisch* sollte man rechtzeitig bei Beginn der Kopfschmerzen Aspirin oder Paracetamol, Medikamente gegen Übelkeit (Metoclopramid) und gefäßaktive Substanzen (Ergotamin-Präparate) einsetzen. Für die erfolgreiche Behandlung der Migräne ist eine gutes Arzt-Patienten-Verhältnis besonders wichtig.

Kann der Neurologe zwischen Kopfschmerzen, die auf einer ernsten Allgemein- oder Hirnkrankheit beruhen und solchen, die eine unbedeutende oder eine seelische Störung zur Ursache haben, unterscheiden? Ja. Dem Neurologen stehen viele Methoden zur Unterscheidung der einzelnen Kopfschmerzursachen zur Verfügung.

Drehschwindel
(Vertigo)

Was versteht man unter Schwindel? Mit Schwindel oder Vertigo bezeichnet man das Gefühl, daß sich die Umgebung dreht oder, daß man sich räumlich nicht orientieren kann und unfähig ist, das Gleichgewicht zu halten.

Welche Bedeutung kommt dem Drehschwindel zu? Er zeigt eine Störung im Vestibularapparat an. Der Vestibularapparat ist das Gleichgewichtsorgan im Labyrinth des Innenohrs mit seinen Nervenverbindungen zum Gehirn. Auch die Blutgefäße, die das Innenohr und seine Nerven versorgen, gehören dazu. Es kann daher eine Störung an jeder Stelle in diesem System einen Schwindel auslösen.

Was versteht man unter Seekrankheit? Die andauernde Reizung des Gleichgewichtsorgans, z. B. auf schwankenden Schiffen, löst bei manchen Menschen starke Übelkeit und Erbrechen aus. Meist tritt die Seekrankheit im Stehen oder Gehen auf, sobald man sich hinlegt, nimmt die Übelkeit ab.

Ménière-Krankheit

Was ist die Ménière-Krankheit? Die Ménière-Krankheit ist durch plötzlich auftretende Anfälle von Drehschwindel, Übelkeit und Erbrechen charakterisiert, die den Patienten zwingen sich niederzulegen, weil er das Gleichgewicht verloren hat und nicht mehr stehen kann. Gewöhnlich dauert der Anfall kurz und klingt nach einigen Minuten oder ein paar Stunden langsam ab; in den langen Zwischenräumen zwischen den einzelnen Anfällen ist der Patient gesund. Während der akuten Störung können summende, zischende oder pfeifende Ohrgeräusche auftreten. Nach einer Reihe derartiger Anfälle kann sich das Gehör in diesem Ohr verschlechtern. Die Ursache dieser Erkrankung ist nicht endgültig geklärt, sie wird jedoch gewöhnlich auf einen Druckanstieg im Innenohr durch vermehrten Anfall von Endolymphe zurückgeführt.

Wie wird die Ménière-Krankheit behandelt? In der akuten Phase muß vollständige Ruhe eingehalten werden. Beruhigungsmittel und andere Medikamente können Erleichterung bringen. Eine flüssigkeitsarme und salzfreie Diät sowie harntreibende Medikamente sollen eine Entwässerung des Körpers bewirken. In seltenen Fällen kann die Durchtrennung des vestibularen Teils des VIII. Hirnnerven erforderlich sein.

Progressive Muskeldystrophie

Was versteht man unter progressiver Muskeldystrophie? Man versteht darunter eine Muskelerkrankung mit zunehmender Schwäche verschiedener Muskeln im Bereich des Beckens, der Oberschenkel, des Rückens, der Schultern und der Arme. Die Patienten haben Schwierigkeiten beim Gehen, beim Aufrichten aus dem Liegen und beim Heben der Arme. Es kommt zu einer auch äußerlich erkennbaren Verminderung der Muskulatur, zum Muskelschwund. Aus bisher noch nicht geklärten Gründen gehen Muskelfasern zugrunde. Vorübergehend können allerdings manche Muskeln vergrößert erscheinen. (Siehe auch Kap. 9, Bewegungsapparat.)

Welchen Verlauf nimmt die Muskeldystrophie? Es gibt verschiedene Erkrankungstypen mit unterschiedlichem Verlauf und Befall der einzelnen Körperabschnitte. Einige Verlaufsformen sind erblich bedingt. Jene Form, die im Kindesalter bei Knaben beginnt, zeigt meist einen sehr ungünstigen Verlauf. Andere Krankheitsgruppen führen zu einer Behinderung des Patienten, ohne aber die Lebenserwartung wesentlich zu verkürzen.

Multiple Sklerose

Was ist die multiple Sklerose? Die multiple Sklerose (MS), auch Encephalitis disseminata (ED) genannt, ist eine Erkrankung des Zentralnervensystems, die zur sogenannten Demyelinisation führt. Dabei handelt es sich um einen Verlust der Markscheiden, welche die Nervenfasern umhüllen. Dieser Entmarkungsprozeß spielt sich gewöhnlich in kleinen Herden ab und ist klinisch durch die rasche Entwicklung von Krankheitserscheinungen gekennzeichnet, die unterschiedlich lange bestehen bleiben und dann zurückgehen. Eine symptomfreie Periode nennt man Remission. Später kommt es neuer-

lich zu Krankheitsschüben, die ebenfalls zur Remission neigen. Üblicherweise treten eine Reihe von Krankheitsschüben auf, die verschiedene Teile des Nervensystems befallen, dazwischen liegen mehr oder weniger lang dauernde Remissionen. Die Krankheit schreitet meist fort, wenn auch die Geschwindigkeit des Fortschreitens bei den einzelnen Fällen sehr unterschiedlich ist. Häufige Symptome sind:
a) Vorübergehender, meist einseitiger Verlust des Sehvermögens, Doppeltsehen;
b) vorübergehende Gliederschwäche, Unbeholfenheit und Schwerfälligkeit der Bewegungen, eine sogenannte Ataxie;
c) Steife in den Gliedmaßen (Spastizität);
d) Blasenstörungen, die zum unwillkürlichen Abgang von Harn oder zu Entleerungsstörungen führen usw.

Welche Ursache hat die multiple Sklerose? Die Ursache ist unbekannt, man nimmt eine autoimmune Genese der Krankheit an. Es scheinen jedoch auch Umweltfaktoren eine Rolle zu spielen, z. B. bestimmte Virusinfektionen.

Wie kann die multiple Sklerose diagnostiziert werden? Wegen der vielsagenden und oft nur vorübergehend vorhandenen Symptomatik wird die Diagnose nur selten beim Auftreten des ersten Symptoms gestellt. Besonders wichtig ist die Untersuchung des Liquors auf eine Vermehrung von Immunglobulinen und die Computertomographie.

Welchen Verlauf nimmt die multiple Sklerose? Die Erkrankung ist fortschreitend und kann zur Bettlägrigkeit führen. Bis dieses Stadium erreicht ist können aber viele Jahre bis Jahrzehnte vergehen, und manche Patienten haben das Glück, daß sie während ihrer fast unverkürzten Lebenszeit keine allzu schweren Behinderungen hinnehmen müssen.

Kann die multiple Sklerose wirksam behandelt werden? Zur Zeit gibt es kein spezifisches Heilmittel. Im akuten Schub werden vor allem Steroide gegeben. Viele Behandlungsformen haben einen günstigen Einfluß, aber einen durchschlagenden Erfolg hat keine. Die Krankheitserscheinungen lassen sich oft mildern, und man darf nicht vergessen, daß zum natürlichen Krankheitsverlauf Perioden spontaner Besserung gehören.

Parkinson-Erkrankung, Alzheimer u. a.

Was versteht man unter Parkinson-Erkrankung? Damit bezeichnet man eine Hirnerkrankung, die durch Muskelstarre und Zittern (Tremor) gekennzeichnet ist. Durch die eigenartige Starre werden alle Bewegungen verlangsamt und das Gesicht wirkt unbewegt und ausdruckslos – man spricht von einem Maskengesicht. Das Zittern besteht in rhythmischen, langsamen Schüttelbewegungen und ist auch in der Ruhe vorhanden. Es kann ein- oder beidseitig auftreten. Die Sprache wird monoton und die Schrift kleiner. Diese Krankheit befällt Personen mittleren und höheren Alters und schreitet meist fort, wenn auch oft sehr langsam; sie führt letzten Endes dazu, daß der Patient nicht mehr ohne fremde Hilfe auskommt. Die Parkinson-Krankheit wird auch Paralysis agitans oder Schüttellähmung genannt, obwohl keine richtige Lähmung vorliegt.

Was ist die Ursache der Parkinson-Krankheit? Die meisten Formen beruhen auf einem Untergang von Nervenzellen in einem bestimmten Abschnitt (Hirnstamm) des Gehirns. Warum die Nervenzellen ihre Funktion verlieren, ist bisher unbekannt. Weitere Ursachen können Hirndurchblutungsstörungen (Hirnarteriosklerose) sowie Folgezustände einer früher durchgemachten Gehirnentzündung (Encephalitis) sein. Es gibt auch erblich bedingte Formen. Manche Medikamente, die zur Behandlung psychiatrischer Erkrankungen verwendet werden, können als Nebenwirkung eine der Parkinson-Erkrankung ähnliche Symptomatik auslösen.

Kann die Parkinson-Erkrankung wirksam behandelt werden? Ja. Es gibt eine Reihe von Medikamenten, die, unter ärztlicher Anleitung regelmäßig eingenommen, das Zittern (Tremor), die Muskelstarre, die allgemeine Versteifung aller Bewegungsabläufe und die Antriebsminderung wesentlich bessern. Daneben müssen intensive krankengymnastische Bewegungsübungen vorgenommen werden. Auch der Patient selbst kann durch aktive Übungen zur Linderung seiner Beschwerden beitragen. Falls Hirndurchblutungsstörungen an der Ursache mitbeteiligt sind, erfolgt auch eine zusätzliche Herz-Kreislaufbehandlung. Eine psychische Führung ist ebenfalls erforderlich, da die Patienten sehr unter der Behinderung und der Veränderung des Bewegungsablaufes leiden. Die geistigen Funktionen sind meist nicht beeinträchtigt.

Kann eine chirurgische Behandlung bei der Parkinson-Krankheit helfen? Ja (siehe den Abschnitt über Neurochirurgie).

Was ist die Alzheimersche Erkrankung? Diese 1907 von dem deutschen Neurologen Alois Alzheimer beschriebene Erkrankung gehört zu den degenerativen Erkrankungen des Gehirns. Sie ist gekennzeichnet durch Gedächtnis- und Wortfindungsstörungen sowie zeitlicher und örtlicher Desorientierung. Dabei bleibt das Wesen der Persönlichkeit lange erhalten. Der Erkrankungsbeginn liegt meist zwischen dem 50. und 60. Lebensjahr, doch wird die Veränderung wegen des schleichenden Verlaufs anfangs oft nicht bemerkt.

Wie kann man die Alzheimer-Krankheit diagnostizieren? Entscheidend ist die Zusammenschau von Manifestationsalter, neuropsychologischen Tests und den Befunden im Computer- und Kernspintomogramm. Es zeigt sich ein allgemeiner Gehirnschwund.

Was ist die Ursache der Alzheimer-Krankheit? Die Ursache ist unbekannt, eine familiäre Häufung fällt auf. Nach den feingeweblichen Befunden handelt es sich um Ablagerungen eines vom Körper nicht abbaubaren Proteins, das Amyloidprotein.

Wie ist die Prognose der Alzheimer-Krankheit? Es kommt frühzeitig nach Krankheitsbeginn zur Pflegebedürftigkeit. Die meisten Patienten sterben nach einer Krankheitsdauer von 5–8 Jahren an Komplikationen der Bettlägerigkeit, vor allem Lungenentzündung.

Was ist die Creutzfeldt-Jakob-Krankheit? Diese seltene Gehirnkrankheit ähnelt in den Symptomen der Alzheimer-Krankheit, schreitet aber wesentlich schneller fort und führt in wenigen Monaten zum Tode.

Wodurch wir die Creutzfeldt-Jakob-Krankheit ausgelöst? Man nimmt an, daß es sich um eine Infektion mit einem sog. Slow-virus handelt, da Übertragungen bei Kontakt mit infizierten Gehirnen (z. B. bei Organtransplantationen, bei Behandlung mit Wachstumshormon aus menschlichen Hirnanhangsdrüsen) vorgekommen sind. Die Krankheitssymptome sind ähnlich wie beim sog. Rinderwahnsinn BSE (bovine spongiöse Encephalopathie) der englischen Rinder. Noch ist unklar, ob eine Übertragung der Krankheit vom Rind auf den Menschen möglich ist.

Schädelbruch

Ist ein Schädelbruch eine ernste Verletzung? Ja, aber in der überwiegenden Mehrzahl der Fälle erholen sich die Verletzten wieder vollkommen. Wenn der Bruch nicht mit einer Hirnverletzung, einem Einbruch von Knochensplittern oder einer größeren Blutung, die auf das Gehirn drücken, einhergegangen ist, kommt es fast immer zur Heilung. Entscheidend ist bei jeder Schädelverletzung, ob das Gehirn mitbeteiligt ist (Abb. 124). Siehe auch den Abschnitt über Neurochirurgie.

Wie wird ein Schädelbruch behandelt? Falls mit dem Bruch keine ernste Hirnschädigung verbunden ist, ist die Behandlung symptomatisch und besteht in mehrtägiger Bettruhe und in der Verabreichung von Beruhigungs- und Schmerzbekämpfungsmitteln zur Linderung der Kopfschmerzen. Wenn

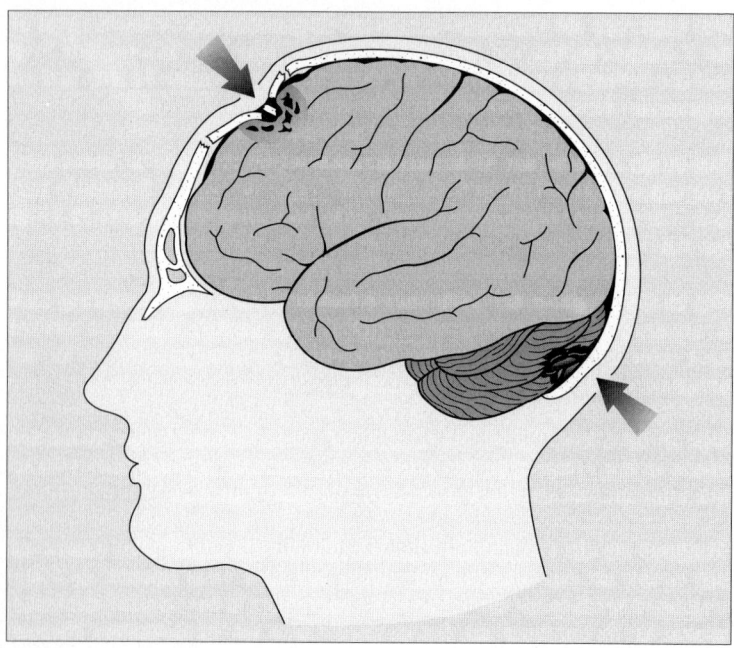

Abb. 124 *Schädelbruch.* Die Zeichnung zeigt einen Einbruch der Schädeldecke (Impressionsfraktur) mit Knochensplittern, die in die Hirnsubstanz hineingedrückt werden. Ein heftiger Schlag auf die eine Seite des Schädels bewirkt oft eine Blutung oder eine Hirnquetschung auf der gegenüberliegenden Seite, eine sogenannte »Contre-Coup«-Verletzung.

ein eingebrochenes Bruchstück auf das Gehirn drückt oder wenn es zu einer Hirnblutung gekommen ist, müssen diese Komplikationen operativ behandelt werden (siehe den Abschnitt über Neurochirurgie).

Gehirnerschütterung
(Commotio cerebri)

Was ist eine Gehirnerschütterung? Die Gehirnerschütterung oder Commotio cerebri ist eine Schädelverletzung, die zu einer vorübergehenden Funktionsstörung des Gehirns ohne anatomisch feststellbare Folgen führt und mit einer kurzfristigen Bewußtlosigkeit einhergeht. Oft kommt es danach zu Übelkeit mit Erbrechen und zu einer Erinnerungslücke für die Zeit kurz vor dem Unfallereignis. In den folgenden Tagen bestehen oft Schwindelgefühle und Kopfschmerzen. Eine Gehirnerschütterung hinterläßt keine bleibenden Folgen. Siehe auch den Abschnitt über Neurochirurgie.

Was ist eine Gehirnquetschung? Eine Gehirnquetschung oder Contusio cerebri ist eine Hirnläsion, die mit organischen Befunden, vor allem Mikroblutungen, einhergeht. Die Prognose der Gehirnquetschung ist wesentlich ernster als die der Gehirnerschütterung.

Lumbalpunktion

Was ist eine Lumbalpunktion und warum wird sie gemacht? Die Lumbalpunktion ist ein Untersuchungsverfahren zur Gewinnung von Rückenmarkswasser, dem Liquor cerebrospinalis. Diese Flüssigkeit umspült Gehirn und Rückenmark und füllt die Hirnräume. Außerdem kann bei der Lumbalpunktion der Druck, der im Schädelinneren herrscht, direkt gemessen werden und man erkennt auf diese Weise auch eine Drucksteigerung, wie sie z. B. bei Hirngeschwülsten vorkommt. Die Bestandteile dieser Flüssigkeit werden durch die einzelnen Krankheiten des Zentralnervensystems in unterschiedlicher Weise verändert.

Warum ist die Lumbalpunktion oft von großer Wichtigkeit für die Diagnostik? Die Gewinnung von Liquor ist bei vielen Erkrankungen des Zentralnervensystems unbedingt notwendig, weil sie dem Arzt Auskünfte liefert, die für die Diagnose und Behandlung der Krankheit von größter Wichtigkeit sind. So hilft die Untersuchung des Liquors bei Infektionen des Nervensystems die zelluläre Reaktion zu studieren und die Art der Krankheitserreger zu bestimmen. Läßt sich der Erreger nicht direkt anzüchten, so kann man über serologische Untersuchungen Hinweise auf die Art der Infektion bekommen. Die Konzentration von Immunglobulinen im Liquor ist wichtig für die Diagnose der multiplen Sklerose. Blutiger Liquor spricht für eine Massenblutung im Gehirn mit Einbruch in den Liquorraum.

Untersuchungsmethoden des Gehirns und des Rückenmarks

Pneumenzephalographie
(Luftenzephalographie)

Was ist die Pneumenzephalographie? Die Pneumenzephalographie oder Luftenzephalographie ist eine Spezialröntgenuntersuchung zur Darstellung der Liquorräume des Gehirns. Bei diesem Verfahren wird durch eine Lumbalpunktion Luft in den Raum, der Gehirn und Rückenmark umgibt, eingebracht. Seit Einführung der Computertomographie wird diese Untersuchung praktisch nicht mehr durchgeführt.

Myelographie

Was ist eine Myelographie? Bei der Myelographie wird röntgendichtes Kontrastmittel in den Liquorraum, ähnlich wie bei einer Lumbalpunktion, eingespritzt. Man fertigt Röntgenbilder an und erkennt Einengungen des Spinalkanals.

Wann macht man eine Myelographie? Vor allem bei Bandscheibenvorfällen und Tumorverdacht im Bereich des Rückenmarks.

Computertomographie
Siehe auch Kapitel 59, Strahlendiagnostik

Was ist die Computertomographie? Die Computertomographie ist ein Röntgenverfahren, bei dem die Strahlenabsorption in einzelnen, dünnen Organ- oder Körperschichten gemessen und computergestützt ausgewertet wird, so daß man ein sehr genaues Bild von den Dichteunterschieden im Gewebe erhält. In Computertomogrammen des Gehirns lassen sich oft schon kleinste Geschwülste oder andere krankhafte Veränderungen erkennen.

Welche Abkürzung ist für die Computertomographie gebräuchlich? CT.

Kann man mit dem Hirn-CT Geschwülste oder Zysten nachweisen, die so klein sind, daß sie mit anderen Untersuchungsmethoden nicht erfaßbar sind? Ja. Die Computertomographie ist heute aus der neurologischen und neurochirurgischen Diagnostik nicht mehr wegzudenken.

Kernspintomographie

Was ist die Kernspintomographie? Die Kernspintomographie, genannt auch Magnetresonanz-Tomographie oder Nuclear Magnetic Resonance (NMR), beruht auf der Tatsache, daß Wasserstoffatome (Protonen) des Gewebes unter der Einwirkung eines starken Magnetfeldes sich mit ihren »Spin« (Drehmoment) in eine bestimmte Richtung ausrichten, nach Abschalten des Magnetfeldes aber wieder in die ursprüngliche Richtung zurückfallen. Die dabei freiwerdenden elektromagnetischen Wellen werden aufgezeichnet und ergeben Bilder von früher nie gekannter Detailschärfe. Das Verfahren ist nicht mit Strahlenbelastung verbunden. Ein weiterer Vorteil liegt darin, daß nicht, wie beim CT, nur in waagerechten Schichten, sondern auch senkrecht und schräg geschnitten werden kann. Nachteil ist die relativ lange Untersuchungsdauer von 1–2 Stunden.

Welche Vorteile hat das Kernspinverfahren gegenüber der Computertomographie? Da das Kernspinverfahren nicht durch Knochen gestört wird, eignet es sich besonders gut zur Darstellung von Tumoren im Bereich der Schädelbasis.

Wann kann man keine Kernspintomographie bei einem Patienten durchführen? Wenn der Patient magnetisierbares Metall im Körper trägt, z. B. einen Schrittmacher.

Nuklearmedizinische Untersuchungsverfahren

Hirnszintigraphie

Was ist die Hirnszintigraphie? Bei dieser nuklearmedizinischen Untersuchung wird eine radioaktive Substanz intravenös injiziert. Durch Aufzeichnung der Strahlung, die diese Substanz abgibt, wenn sie sich im Gehirn angereichert hat, erhält man ein Bild, ein sogenanntes Szintigramm. Abweichungen vom normalen Speicherungsbild lassen genau erkennen, ob etwa ein Hirntumor oder eine Zyste vorliegt.

Liquorszintigraphie

Was geschieht bei der Liquorszintigraphie? Bei diesem Untersuchungsverfahren wird radioaktiv markiertes Albumin in den Liquorraum eingespritzt.

Man kann dann die Liquorzirkulation verfolgen und eventuelle Liquoraustritte feststellen.

Emissionscomputertomographie

Was ist die Emissionscomputertomographie? Bei diesem nuklearmedizinischen Verfahren werden ebenfalls Radionuklide in den Patienten injiziert, die austretende Strahlung wird aber nicht nur wie bei der einfachen Szintigraphie in einer Ebene erfaßt, sondern von zwei rotierenden Szintillationskameras und einem elektronischen Verarbeitungsgerät zu einem Gesamtbild zusammengesetzt.

Was ist eine PET, was eine SPECT? Bei der Positronen-Emissions-Computertomographie (PET) wird radioaktiv markiertes Kohlendioxid, bei der Single-Photon-Emissions-Computertomographie (SPECT) markiertes Technetium verwendet, um Funktionsstörungen der Gehirndurchblutung und im Sauerstoff- und Glukosestoffwechsel des Gehirns zu erfassen.

Arteriographie

Was ist eine Arteriographie? Die Arteriographie oder Angiographie ist ein spezielles Röntgenuntersuchungsverfahren, bei dem eine schattengebende Flüssigkeit in Arterien eingespritzt wird, um sie auf dem Röntgenbild sichtbar zu machen. Für die Angiographie der Hirngefäße wird eine Leistenarterie punktiert und von dort aus ein Katheter bis in die Aorta vorgeschoben. Während man Kontrastmittel injiziert, wird eine Serie von Röntgenbildern gemacht, auf denen die Hirngefäße (Arterien, Kapillaren, Venen) dargestellt sind.

Wann führt man eine Darstellung der Hirngefäße durch? Die wichtigste Indikation ist die Darstellung von Gefäßmißbildungen und Gefäßverschlüssen. Vor der Operation eines Hirntumor möchte der Neurochirurg meistens genauere Informationen über die Gefäßversorgung eines Tumors haben. Siehe auch Kapitel 55, Strahlendiagnostik.

Neurophysiologische Untersuchungen

Elektroenzephalographie (EEG)

Was ist die Elektroenzephalographie? Die Elektroenzephalographie (EEG) ist ein Verfahren zur Aufzeichnung der schwachen elektrischen Spannungsschwankungen, die von den Hirnzellen ausgehen und die elektrischen Begleitvorgänge der Hirntätigkeit widerspiegeln. Mit Hilfe von kleinen Elektroden, die auf die Kopfhaut aufgesetzt werden, und einem umfangreichen apparativen Verstärkersystem werden auf einem Papierstreifen diese Spannungsschwankungen in Form einer Kurve aufgezeichnet. Die EEG-Kurven ergeben vom gesunden Gehirn charakteristische Wellenfolgen, die durch umschriebene und allgemeine Erkrankungen des Gehirns verändert werden können. Bei einem vom Gehirn ausgelösten Anfallsleiden (Epilepsie) findet man oft im EEG auch in der Zeit zwischen den Anfällen Zeichen einer erhöhten Anfallsbereitschaft des Gehirns. Auch durch Hirngeschwülste, Schlaganfälle und Verletzungen wird oft die Wellenfolge in besonderer Weise verändert.

Ist die Elektroenzephalographie eine nützliche und zuverlässige diagnostische Hilfe bei Hirnerkrankungen? Die diagnostische Aussagefähigkeit der Elektroenzephalographie ist ziemlich begrenzt, da sie häufig unspezifische Befunde liefert, die keine exakte Diagnose erlauben. Am wertvollsten erweist sie sich in der Diagnostik und Verlaufskontrolle bei Epilepsie.

Was gehört heute zu den Hauptanwendungsgebieten der Elektroenzephalographie? Die Feststellung des Hirntods. Wenn keine Hirnströme mehr abgeleitet werden können – also keine Wellen erscheinen – ist der Hirntod eingetreten. Diese Frage ist deshalb aktuell geworden, weil man den Nachweis des Hirntodes benötigt, um Organe für eine Transplantation bei einem soeben Verstorbenen entnehmen zu dürfen.

Evozierte Potentiale

Was sind optisch, was akustisch evozierte Potentiale? Zur Untersuchung der optisch potentierten Potentiale wird der Patient optischen Reizen, zur Untersuchung der akustisch evozierten Potentiale akustischen Reizen ausgesetzt. Mit Hilfe eines Elektroden- und Verstärkersystems leitet man die Ströme ab, welche diese Reize im Gehirn hervorrufen.

Wann werden evozierte Potentiale eingesetzt? Das Verfahren ist wichtig für die Diagnostik der multiplen Sklerose, von bestimmten Hirntumoren, zur

Objektivierung von Hörstörungen bei Kleinkindern und Feststellung der Komatiefe. Es dient ebenfalls zur Bestätigung des EEG bei der Feststellung des Hirntods.

Elektromyographie (EMG)

Was ist die Elektromyographie? Mit Hilfe von feinen Nadelelektroden, die in den Muskel eingestochen werden, leitet man die Ströme ab, die in Ruhe und bei Bewegung des Muskels entstehen. Im Normalfall kann man vom ruhenden Muskel keinen Strom ableiten.

Wann macht man eine Elektromyographie? Bei jedem Verdacht auf eine Muskelschädigung durch einen Nervenprozeß (Verletzungen der Nerven, Neuritis).

Elektroneurographie

Was ist die Elektroneurographie? Bei der Elektroneurographie bestimmt man die elektrische Leitgeschwindigkeit eines Nerven unter gezielter elektrischer Reizung. Man kann das Verfahren bei motorischen und sensiblen Nerven anwenden.

Wann führt man eine Elektroneurographie durch? Bei Schädigungen einzelner Nerven und zum Beweis für eine Polyneuropathie.

Neurochirurgie
(Hirn-, Rückenmark- und Nervenchirurgie)
Siehe auch den Abschnitt Neurologie; Kapitel 57, Seelische Störungen und Geisteskrankheiten; Kapitel 27, Hirnanhangsdrüse

Welches Aufgabengebiet hat die Neurochirurgie? Die Neurochirurgie ist eine Fachrichtung der Medizin, die sich mit der chirurgischen Behandlung von Erkrankungen des Nervensystems, welches Gehirn, Rückenmark und periphere Nerven umfaßt, beschäftigt. Verletzungen, Infektionen, Geschwülste, verschiedene angeborene Anomalien, Bandscheibenvorfälle, bestimmte Schmerzzustände und Blutungen im Schädelinneren gehören zu den Zuständen, bei denen der Neurochirurg helfen kann.

Wie kann sich der Chirurg Zugang zum Gehirn verschaffen? Die Öffnung des knöchernen Schädels zur Freilegung des Gehirns nennt man Kraniotomie oder Trepanation. In der Regel wird sie in Allgemeinnarkose ausgeführt, doch in manchen Fällen ist eine örtliche Betäubung vorzuziehen. Zur Operationsvorbereitung wird der ganze Kopf rasiert und die Kopfhaut gründlich mit Seife und Wasser gereinigt. Dann wird ein Hautantiseptikum aufgetragen und alles außer dem Operationsfeld mit sterilen Tüchern abgedeckt. Der Hautschnitt wird gewöhnlich halbkreisförmig in der Kopfhaut angelegt; in die darunter liegende Schädeldecke wird eine Reihe von Löchern gebohrt. Die Bohrlöcher werden untereinander mit Hilfe einer Drahtsäge verbunden, so daß eine Knochenplatte aus der Schädeldecke herausgelöst und abgehoben werden kann. Direkt unterhalb des Knochens liegen die häutigen Hüllen des Gehirns, die mit einem Schnitt eröffnet werden; damit wird das Gehirn freigelegt.
Durch den Fortschritt in der chirurgischen Technik, besonders durch das Arbeiten mit dem Operationsmikroskop, ist es möglich geworden, daß man fast jeden Teil des Gehirns mit vertretbarem Risiko erreichen kann.

Wie sieht das Rückenmark aus und welche Funktion hat es? Das Rückenmark ist ein langgestrecktes, zylindrisch geformtes Organ von annähernd 45 cm Länge, das im Wirbelkanal hängt. Es besteht aus Nervenfaserbündeln und hat in erster Linie eine Leitungsfunktion. Impulse der verschiedenen Sinnesqualitäten werden dem Gehirn zugeleitet, während die Impulse für die Muskelbewegung in der umgekehrten Richtung absteigen. Die Verbindung zu den einzelnen Organen wird durch die Rückenmark- oder Spinalnerven, die in der ganzen Länge des Rückenmarks von diesem abgehen, hergestellt.

Wie wird das Rückenmark operativ freigelegt? In dem entsprechenden Abschnitt, der erkrankt ist, legt man in der Mitte des Rückens einen Hautschnitt an und drängt die Muskeln, die über der Wirbelsäule liegen, zur Seite. Mit der Entfernung von Teilen der freigelegten Wirbelbögen wird das von seinen Hüllen umschlossene Rückenmark sichtbar. Diese Operation wird als Laminektomie bezeichnet.

Schädel- und Hirnverletzungen
(Wunden, Gehirnerschütterung, Schädelbrüche)

Sind alle Kopfverletzungen gefährlich? Nein, keineswegs. Der Schweregrad der Kopfverletzungen ist von der verhältnismäßig harmlosen Kopfschwartenwunde bis zur schweren Hirnquetschung, die mit tiefer Bewußtlosigkeit verbunden ist, sehr unterschiedlich. Glücklicherweise bietet die knöcherne

Schädelkapsel der darunter liegenden Hirnsubstanz sehr guten Schutz. Bei vielen Kopfverletzungen erleiden nur die verhältnismäßig unwichtigen oberflächlichen Gewebeschichten Schaden. Verletzungen ernsterer Natur können zu Schädelbrüchen führen und schwere Hirnschädigungen, z. B. Zerreißungen oder Quetschungen der Hirnsubstanz bewirken.

Ist eine Kopfschwartenwunde gefährlich? Offene Verletzungen der Kopfhaut sehen wegen der damit verbundenen Blutung häufig ernster aus als sie tatsächlich sind. Die Blutung hört gewöhnlich von selbst oder nach dem Anlegen eines Druckverbands auf. Bei ausgedehnten Verletzungen ist eine chirurgische Wundversorgung erforderlich. Das Haar in der Umgebung der Wunde wird abrasiert und die Wunde gereinigt und dann genäht. Das Wundgebiet muß sorgfältig untersucht werden, damit man sichergeht, daß die Verletzung nicht auch die Schädelknochen oder das Gehirn darunter betrifft.

Was hat es zu bedeuten, wenn nach einer Kopfverletzung Bewußtlosigkeit eintritt? Das bedeutet, daß infolge der Gewalteinwirkung auf den Schädel eine Funktionsstörung des Gehirns eingetreten ist! In solchen Fällen sollen immer Röntgenaufnahmen bzw. ein Computertomogramm gemacht werden, da eine Hirnblutung als Ursache in Frage kommt. Wenn ein Verletzter das Bewußtsein verloren hat, und sei es nur für ein paar Sekunden, soll er während der nächsten 1–2 Tage sorgfältig auf Anzeichen einer Blutung innerhalb der Schädelkapsel beobachtet werden.

Ist der Bewußtseinszustand des Patienten wichtig für die Beurteilung der Schwere der Verletzung und des Endausgangs? Ja. Die Tiefe und Dauer einer Bewußtseinsstörung stehen in direkter Beziehung zur Schwere der Verletzung.

Wie wird bei einer Schädelverletzung mit Bewußtlosigkeit richtig Erste Hilfe geleistet?
a) Man muß sich vergewissern, daß die Atemwege des Patienten frei sind;
b) man bringt den Patienten in Seiten- oder halbe Bauchlage, damit wird die Gefahr der Einatmung von Schleim, Blut oder Erbrochenem vermindert;
c) eine Blutung aus einer Kopfschwartenwunde ist mit einem Druckverband mit sterilem Verbandmaterial oder einem reinen Taschentuch zu stillen;
d) der Patient ist auf einer Trage zu transportieren, wobei man vermeiden soll, seinen Kopf oder Rumpf zu beugen.

Wie werden Hirnverletzungen behandelt? Falls durch den Unfall eine erhebliche Hirnverletzung eingetreten ist, muß eine spezielle Behandlung auf einer Intensivpflegestation der unfallchirurgischen oder neurochirurgischen Klinik erfolgen. Bewußtlose Patienten brauchen besondere Pflegemaßnahmen. Wenn Atemstörungen vorliegen, kann vorübergehend eine apparative Beatmung erforderlich werden, für die mitunter ein Luftröhrenschnitt mit Einsetzen einer Kanüle notwendig ist. Sekrete müssen aus der Luftröhre abgesaugt werden, eine intravenöse Flüssigkeitszufuhr überbrückt die Zeit, bis der Patient wieder selbst essen oder über einen in den Magen eingeführten Schlauch ernährt werden kann. Ferner werden Maßnahmen zur Minderung einer Drucksteigerung im Schädelraum infolge Schwellung des Gehirns getroffen, und mit Medikamenten Fehlregulationen des vegetativen Nervensystems (Temperatursteigerung, Pulsbeschleunigung, Blutdruckanstieg) oder auftretende Krampfanfälle behandelt.

Ist bei allen Schädelverletzungen eine Operation unumgänglich? Nein.

Wann ist eine Operation angezeigt?
a) Bei einer offenen Wunde (d. h. bei einem komplizierten Bruch);
b) bei einem Einbruch des Schädeldachs, wenn Knochenbruchstücke in das Gehirn eingedrückt oder eingesunken sind, die das Gehirn schädigen können (Impressionsfraktur);
c) wenn sich eine Blutung im Schädelinnern als Komplikation entwickelt;
d) bei anhaltendem Ausfließen von Liquor cerebrospinalis durch die Nase.

Stellt es eine ernste Komplikation dar, wenn es nach einer Schädelverletzung zu einer Blutung im Schädelinnern kommt? Ja. Es entwickeln sich Symptome eines erhöhten Schädelinnendrucks.

Welcher Verlauf ist zu erwarten, wenn eine Erhöhung des Schädelinnendrucks eintritt? Das hängt weitgehend von der Art der Blutung ab. Es kann sich um eine epidurale (außerhalb der harten Hirnhaut befindliche), subdurale (unter der harten Hirnhaut befindliche) oder intrazerebrale Blutung handeln. Nur die letztgenannte befindet sich im Gehirn selbst.
Ein Epiduralhämatom ist meist Folge einer Zerreißung der Arteria meningea media. Wenn die Blutung frühzeitig erkannt und chirurgisch behandelt wird, kommt es in den meisten Fällen zur Heilung. Ein Subduralhämatom ist meist Folge einer schweren Schädelverletzung und geht auch bei sofortiger Behandlung mit einer viel höheren Sterblichkeit einher. Noch gefährlicher ist eine intrazerebrale Blutung.

Ist bei einer Steigerung des Schädelinnendrucks in allen Fällen eine Operation erforderlich? Nein. Die Ursache der Drucksteigerung kann auch eine Hirnschwellung sein. In diesem Fall ist eine medikamentöse Behandlung am besten.

Wie tritt eine Blutung im Schädelinnern als Verletzungsfolge in Erscheinung und was kann dagegen getan werden? Zeichen einer Blutung im Schädelinnern können innerhalb von Stunden nach der Verletzung zum Vorschein kommen oder erst um Wochen oder sogar Monate verzögert auftreten. Scheinbar leichte Verletzungen sind manchmal von einer Blutung im Schädelinnern gefolgt; es muß daher aufmerksam nach dieser Komplikation gefahndet werden. Das Auftreten einer solchen Blutung zwischen Schädelknochen und Gehirn bald nach dem Unfall stellt einen Notfall dar, der eine dringliche Operation erfordert. Die Blutung macht sich durch zunehmende Benommenheit und halbseitige Gliederschwäche, durch Differenz der Pupillenweite oder durch Verstärkung der bereits seit dem Unfall bestehenden Bewußtseinsstörung bemerkbar.

Der Zustand muß unbedingt rasch erkannt und mit einer Operation zur Blutstillung und Entfernung der Blutgerinnsel unverzüglich behoben werden, damit ein tödlicher Ausgang vermieden wird. Sogar der Verdacht auf eine Blutung genügt, um eine sofortige klärende Operation zu rechtfertigen. Seit der allgemeinen Verbreitung von Computertomographie und Kernspintomographie sind solche bloßen diagnostischen Eröffnungen des Schädels allerdings kaum noch nötig.

Blutungssymptome, die in einem Spätstadium, Wochen oder Monate nach der Verletzung in Erscheinung treten, bestehen in Kopfschmerzen, Benommenheit und Verwirrtheit. Diese Form der Blutung bildet ein viel weniger dringliches Problem, wenn auch die Behandlung ähnlich wie bei der akuteren Form ist. Man kann den Bluterguß zwischen Schädelknochen und Gehirn durch eine kleine Öffnung in der Schädeldecke entfernen, doch ist mitunter eine ausgedehntere Operation erforderlich.

Kommt eine Blutung im Schädelinnern manchmal auch im frühen Kindesalter vor? Ja. Ein Subduralhämatom, bei dem sich ein dem Gehirn aufliegendes Gerinnsel unter der harten Hirnhaut gebildet hat, wird manchmal als Verletzungsfolge im Säuglingsalter als Folge eines Geburtstraumas oder bei einem Sturz vom Tisch angetroffen. Die Verletzung kann unbemerkt unter der Geburt eingetreten sein. Zur Verhinderung eines bleibenden Hirnschadens sind Frühdiagnose und Operation wesentlich.

Kommt es oft vor, daß eine Schädelverletzung zu einer körperlichen oder geistigen Behinderung führt? Gemessen an der Häufigkeit der Kopfverletzungen ist die Zahl ernster Nachwirkungen wesentlich kleiner. In den meisten Fällen heilt die Verletzung vollkommen aus. Wenn die Schädelverletzung auch zu einer Hirnschädigung geführt hat, sind allerdings bleibende Folgen möglich. Manchmal hinterläßt die Verletzung anhaltende Beschwerden wie Kopfschmerzen, Schwindelgefühl, Reizbarkeit usw.; man spricht von einem posttraumatischen oder postkommotionellen Syndrom. Diese Beschwerden sind aber in der Regel nicht als Zeichen einer ernsten Störung oder Komplikation zu werten.

Neurochirurgie

Operative Behandlung von Infektionen des Schädels und Gehirns

Erfordern alle Arten von Schädel- oder Hirninfektionen eine chirurgische Behandlung? Nein. Eine Operation ist nicht angezeigt, wenn die Infektion ausgedehnt ist, z. B. bei der Hirnentzündung und Hirnhautentzündung, und wenn keine örtliche Eiteransammlung (Hirnabszeß) vorliegt, die abgeleitet werden müßte.

Wie kommt es zur Infektion des Gehirns oder seiner Hüllen? Nebenhöhlenentzündungen und Verletzungen sind die geläufigsten Ursachen einer bakteriellen Infektion der Schädelknochen, einer sogenannten Osteomyelitis. Ein Hirnabszeß kann sich bilden, wenn ein Infektionsprozeß in einem Nachbarorgan, etwa den Nebenhöhlen oder den Ohren, weiterschreitet oder wenn aus einer entfernten Körperregion, gewöhnlich der Lunge, Krankheitserreger auf dem Blutweg in das Gehirn verschleppt werden. Er kann auch durch eine offene Verletzung des Schädels oder durch einen offenen Schädelbruch entstehen.

Ist eine Osteomyelitis der Schädelknochen gefährlich? Ja. Wenn sie nicht entsprechend behandelt wird, besteht die Gefahr, daß die Infektion auf das Gehirn übergreift. Die Osteomyelitis ist heute seltener als in der Zeit vor der Einführung der Antibiotika.

Worin besteht die operative Behandlung der Osteomyelitis? In der Entfernung des kranken Knochens und in Vorkehrungen zur Ableitung des Eiters. Gleichzeitig werden Antibiotika verabreicht.

Wie gefährlich ist ein Hirnabszeß? Auch im Zeitalter der Antibiotika ist ein Hirnabszeß nach wie vor eine sehr ernste Erkrankung. Die Behandlung besteht in der operativen Entfernung oder Drainage des Abszesses.

Hirngeschwülste

Sind Hirngeschwülste häufig? Pro Jahr und 100 000 Einwohner treten ungefähr 15 Hirntumoren auf, davon sind zwei Drittel gutartig.

Gibt es verschiedene Formen von Hirngeschwülsten? Ja. Als gemeinsame Bezeichnung für sämtliche Geschwulstformen, die innerhalb des Schädels vorkommen können, dient der Ausdruck »intrakranieller Tumor«. Eine Geschwulst kann von der Schädelkapsel, von den Hirnhäuten oder den Nerven außerhalb des Gehirns, oder vom Gehirn selbst ausgehen. Ein weiterer Entstehungsort kann die Hirnanhangsdrüse an der Schädelbasis sein. Schließlich und endlich kann ein Krebs, der sich anderswo im Körper entwickelt hat, durch Aussaat von Krebszellen auf dem Blutweg die Entstehung von Tochtergeschwülsten im Gehirn zur Folge haben (Hirnmetastasen).

Was ist im Einzelfall für die Heilungsaussichten bei einer Hirngeschwulst entscheidend? Die Art der Neubildung und ihre Lage. Tumoren, die von den Hirnhäuten (Meningeome) und von den Hirnnerven (Neurofibrome) ausgehen, lassen sich, wenn sie chirurgisch zugänglich sind, vollständig entfernen und damit heilen. Da diese Geschwülste 25 % aller Neubildungen innerhalb des Schädels ausmachen, ergibt sich daraus, daß viele Patienten mit ihrer völligen Wiederherstellung rechnen können. Wegen der besonderen Verhältnisse im Schädel, können auch vom feingeweblichen Befund her gutartige Tumoren funktionell bösartig sein; dann nämlich, wenn sie zu einer Hirndrucksteigerung, zu Einklemmungserscheinungen oder Verdrängungen von lebenswichtigen Strukturen im Gehirn führen.

Annähernd 50 % der Hirntumoren entwickeln sich innerhalb der eigentlichen Hirnsubstanz. Es handelt sich um sogenannte Gliome. Mit wenigen Ausnahmen sind diese Geschwülste nicht ausreichend abgegrenzt, um vollständig entfernt werden zu können. Sie wachsen mit unterschiedlicher Geschwindigkeit, die bösartigeren Formen überaus rasch. Manche vergrößern sich langsam im Laufe von Jahren, während andere in viel kürzerer Zeit ein rasches Ende herbeiführen. Auch wenn keine vollständige Heilung bewirkt werden kann, ist bei dieser Geschwulstform in vielen Fällen Hilfe und Lebensverlängerung durch eine Operation möglich. Ein Hirntumor, der unvollständig entfernt wurde, kommt aber schließlich wieder, und die Prognose hängt von der Wachstumsgeschwindigkeit ab. Diese läßt sich bei manchen Tumoren durch eine Röntgenbestrahlung verzögern, die aus diesem Grund oft an die Operation angeschlossen wird. Auch eine Chemotherapie kann lebensverlängernd wirken.

Wie hoch sind die Überlebensaussichten bei der Operation einer Hirngeschwulst? Seit der Einführung des Operationsmikroskops können viele nichtbösartige Geschwülste, die vordem als unzugänglich gegolten haben, erfolgreich entfernt werden. Die Operationssterblichkeit ist auf 2–8 % gesunken.

Was sind die häufigsten Symptome einer Hirngeschwulst? Von der Lage des Tumors abhängige Krankheitszeichen, wie Lähmungen, Sehstörungen, Gefühlsstörungen oder Krampfanfälle. Wenn die Hirngeschwulst eine zunehmende Drucksteigerung im Schädelraum zur Folge hat, treten auch heftige Kopfschmerzen und Erbrechen auf.

Welche Ursachen haben Hirngeschwülste? Wie auch bei Geschwülsten anderer Organe ist die Ursache unbekannt.

Neurochirurgie

Sind Hirngeschwülste erblich? Nein.

Kann die Lage eines Hirntumors vor der Operation genau bestimmt werden? Ja.

Wie wird die Lage einer Hirngeschwulst festgestellt? Mit Computertomographie und Kernspintomographie läßt sich eine Geschwulst schon im frühesten Entwicklungsstadium lokalisieren. Der Chirurg kann die Lage der Geschwulst diesen Aufnahmen entnehmen. Darüber hinaus wird eine Angiographie durchgeführt, bei der die Hirngefäße mittels einer Kontrastmittelinjektion in eine Arterie röntgenologisch zur Darstellung gebracht werden. Die Beobachtung einer Verlagerung des normalen Gefäßverlaufs liefert eine Bestätigung für die Lage der Geschwulst.

Ist es möglich, vor der Operation festzustellen, ob ein Hirntumor gutartig oder bösartig ist? Nicht in allen Fällen, obwohl es manchmal mit vertretbarer Sicherheit gesagt werden kann.

Wie erfolgt die Schmerzausschaltung bei Hirnoperationen? Mit einer Allgemeinnarkose (Intubationsnarkose).

Wo wird der Hautschnitt bei Hirnoperationen angelegt? An der Stelle der Kopfhaut, die der Lage des Krankheitsherdes entspricht.

Hinterläßt eine Hirnoperation eine entstellende Narbe? Nein. Der Hautschnitt wird nach Möglichkeit innerhalb der Haargrenze angelegt und die zurückbleibende Narbe ist unauffällig.

Wie lange dauern Hirnoperationen? Die Zeitdauer ist unterschiedlich und hängt von der Art des Prozesses, der die Operation notwendig macht, und vom Umfang des Eingriffs ab. Manche Operationsverfahren können in zwei bis drei Stunden abgeschlossen werden, während andere, die mit Hilfe des Operationsmikroskops durchgeführt werden, 8–12 Stunden in Anspruch nehmen können.

Können die Patienten diese stundenlangen Operationen ungefährdet überstehen? Ja. Verbesserte Anästhesiemethoden und unterstützende Maßnahmen ermöglichen die gefahrlose Durchführung von langwierigen Operationen.

Wie bald nach einer großen Hirnoperation kann der Chirurg sagen, ob der Patient überleben wird? Im allgemeinen nach ein paar Tagen.

Wie lange muß man nach einer großen Hirnoperation im Krankenhaus bleiben? Etwa 3–4 Wochen.

Muß dem Wundgebiet nach einer Hirnoperation besondere Aufmerksamkeit gewidmet werden? Im allgemeinen nicht, nur in jenen Fällen, wo die Knochenplatte, die bei der Operation entfernt wurde, nicht wieder eingesetzt worden ist.

Kommen Hirngeschwülste bei Kindern vor? Ja. Hirngeschwülste während des Kindesalters sind keine Seltenheit. Bestimmte Geschwulstformen überwiegen besonders bei Kindern und bevorzugen vorherrschend bestimmte Stellen im Gehirn. Es finden sich sowohl gutartige als auch bösartige Geschwülste. Ihre Behandlung deckt sich mit der Tumorbehandlung bei Erwachsenen und liefert vergleichbare Ergebnisse. Kinder überstehen Hirnoperationen ebensogut wie Erwachsene.

Empfiehlt sich bei Hirngeschwülsten manchmal eher eine Kobalt- oder Hochvolttherapie als eine Operation? Ja. Diese Strahlenbehandlung wird angewandt, wenn das Sprachzentrum im Gehirn von einem wachsenden Tumor angegriffen wird.

Kann das Sehvermögen wieder zurückkehren, wenn es infolge einer Hirnerkrankung verlorengegangen ist? Wenn der Verlust des Sehvermögens auf einen erhöhten Schädelinnendruck zurückgeht, sind die Aussichten auf eine Wiederherstellung nicht gut. Bei einer Schädigung des Sehvermögens kann eine Operation eine weitere Verschlechterung verhindern oder zur Besserung führen. Falls der Sehverlust durch direkten Druck der Geschwulst auf die Sehnerven bedingt ist, hilft eine Operation unter Umständen sehr viel.

Kann durch die Entfernung einer Hirngeschwulst, die zur Ertaubung geführt hat, das Gehör wiedererlangt werden? Eine Hirngeschwulst, die einen Verlust des Hörvermögens verursacht, geht meistens vom Hörnerven aus und das Gehör kehrt trotz der Entfernung des Tumors nicht wieder.

Kann ein Patient, der das Sprechvermögen verloren hat, nach der operativen Entfernung einer Hirngeschwulst wieder sprechen lernen? Ja. Mit intensiven Bemühungen und einer entsprechenden Schulung gelingt das sehr oft in Fällen, in denen das Hirngewebe nicht zerstört worden ist.

Können gelähmte Patienten nach der Entfernung eines Hirntumors ihre Glieder wieder bewegen? Ja, in vielen Fällen. Eine vollständige Wiederherstellung tritt aber nicht immer ein.

Bewirkt die Entfernung einer Hirngeschwulst, daß keine weiteren Anfälle mehr auftreten? In den meisten Fällen ja. Krampfverhindernde Medikamente müssen auch nachher noch über eine gewisse Zeit eingenommen werden.

Schlaganfall durch Blutung im Schädelinnern

Was versteht man unter dem Ausdruck Hirnblutung? Eine Blutung innerhalb der Hirnsubstanz oder an der Oberfläche des Gehirns.

Welche Ursachen hat eine Hirnblutung gewöhnlich?
a) Arteriosklerose und Bluthochdruck sind die häufigsten Ursachen einer Blutung innerhalb des Gehirns. Blutungen dieser Art treten meist nach dem 40. Lebensjahr auf;
b) auch bei jüngeren Individuen gibt es Blutungen, die durch Zerreißung eines fehlgebildeten Blutgefäßes entstehen. Bei einer solchen Gefäßmißbildung handelt es sich in den meisten Fällen um ein Aneurysma – eine sackartige Erweiterung eines Blutgefäßes; gelegentlich ist es ein Angiom – ein Knäuel abnorm weiter Gefäße;
c) auch eine Hirnverletzung kann eine Blutung im Schädelinnern verursachen.

Ist eine Hirnblutung dasselbe wie ein Schlaganfall? Nicht ganz. Die Hirnblutung ist nur einer der Zustände, die unter dem Begriff »Schlaganfall« zusammengefaßt werden.

Ist eine Hirnblutung gefährlich? Ja, welche Ursache sie auch immer hat.

Ist bei Blutungen im Schädelinnern manchmal eine Operation angezeigt? Ja, wenn sich bei dem Patienten Zeichen einer intrakraniellen Drucksteigerung (Erhöhung des Drucks im Schädelinneren) finden, etwa eine gestaute Papille oder ein immer tiefer werdendes Koma. Blutgerinnsel können aus den meisten Hirnregionen durch eine kleine Öffnung in der Schädeldecke entfernt werden.

Welche Rolle spielt die Chirurgie bei der Behandlung von Mißbildungen der intrakraniellen Blutgefäße? Weil es bei diesen fehlgebildeten Gefäßen oft zur Zerreißung und Blutung im Schädelinnern kommt, stellen sie eine Lebensbedrohung dar. Es liegt auf der Hand, daß es wünschenswert wäre, sie aufzufinden und nach Möglichkeit zu operieren, *bevor* sie noch eine Blutung verursachen. Leider führt oft erst die Blutung zum ersten Mal auf ihre Spur. Eine Röntgendarstellung der Hirngefäße mit schattengebenden Kontrastmitteln, eine sogenannte Angiographie, ist gerade in solchen Fällen, bei de-

nen der Verdacht auf eine Gefäßanomalie besteht, besonders aufschlußreich.
Mit den modernen Methoden der Gefäßchirurgie des Gehirns lassen sich nach einer Blutung die Blutungsquellen – eine krankhafte, kleine Sackbildung an einem Blutgefäß (Aneurysma) oder ein Gefäßknäuel mit abnorm erweiterten Gefäßen (Angiom) – ausschalten.

Andere Hirnoperationen

Können Aneurysmen an Gefäßen im Schädelinnern chirurgisch beseitigt werden? Ja, sobald ihre genaue Lage festgestellt wurde. Mit Hilfe des Operationsmikroskops gelingt es dann oft, sie zu entfernen.

Können arteriovenöse Angiome chirurgisch entfernt werden? In manchen Fällen werden sie entfernt, manchmal bringt man auch nur einen sog. Clip an, durch den diese Mißbildungen unterbunden werden und veröden.

Wird bei einer zerebralen Embolie manchmal eine Operation durchgeführt? Ja, in Fällen, in denen ein großes Blutgefäß durch das Gerinnsel verstopft wurde und die genaue Stelle vor der Operation feststellbar ist. In manchen Fällen wird das Gefäß geöffnet und das Gerinnsel entfernt, in anderen wird der verstopfte Gefäßabschnitt mit einem »Bypass« umgangen.

Was versteht man unter einer Bypass-Operation? Bei dieser Operation wird eine Gefäßverbindung zwischen der oberflächlichen Schläfenschlagader mit einem Hirnrindengefäß hergestellt, so daß Blut in eine Hirnregion gelangen kann, die infolge der Embolie nicht durchblutet wurde. Bei diesem Verfahren muß man mit dem Operationsmikroskop arbeiten.

Unternimmt man manchmal wegen einer transitorisch ischämischen Attacke (TIA) eine Operation? Ja, sofern man nachweisen kann, daß eine der hirnversorgenden Arterien eine Einengung von über 75 % ihres Durchmessers hat. In diesen Fällen ist das Risiko für einen nachfolgenden kompletten Schlaganfall höher als das Operationsrisiko. Um die Einengung Veränderungen zu beseitigen, wird die Halsschlagader geöffnet und die verdickte Innenschicht ausgeräumt. Dieses Verfahren nennt man Endarteriektomie. Alternativ kann man auch die Arterie eröffnen und eine »Flicken« darauf nähen (»Patch-Technik«) (siehe Kapitel 11, Blutgefäße und Gefäßchirurgie).

Wie gefährlich ist eine Endarteriektomie an der Halsschlagader? Das Risiko, daß während der Operation ein Schlaganfall auftritt, beträgt 2–8 % und hängt wesentlich von der Erfahrung des Operateurs ab.

Können arteriosklerotische Auflagerungen in der Halsschlagader immer operativ beseitigt werden? Nein. Wenn die Gefäßverengung und die Wandveränderungen zu nahe am Schädelgrund sind, sind sie chirurgisch nicht zugänglich. In solchen Fällen wird eine Bypass-Operation durchgeführt.

Kann manchmal bei einer Epilepsie eine Operation angezeigt sein? Ja, wenn auch verhältnismäßig selten. Dieses Anfallsleiden kann ohne jede nachweisbare Ursache auftreten und wird dann als idiopathische oder genuine Epilepsie bezeichnet oder es kann durch eine organische Veränderung im Gehirn bedingt sein, z. B. durch eine Geschwulst, einen Abszeß, eine Gefäßmißbildung oder eine Narbe. Diese Fälle mit organischen Hirnveränderungen sind es, die unter Umständen einer chirurgischen Behandlung bedürfen. Eine Operation ist demnach angezeigt, wenn das Grundleiden eine Geschwulst, ein Abszeß oder ein Einbruch der Schädeldecke nach einem Unfall ist. Eine Operation kann auch bei einer Narbenepilepsie ratsam sein, wenn sich die Anfälle nicht mit Medikamenten wirkungsvoll unter Kontrolle bringen lassen. Bei bestimmten Patienten mit unbeherrschbarer psychomotorischer Epilepsie kann eine Operation ebenfalls vorteilhaft sein.

Welche Rolle spielt die Chirurgie bei der Behandlung von Geisteskrankheiten? Wenn die psychischen Störungen Folgen einer Hirngeschwulst sind, z. B. eines Stirnhirntumors, ist eine Operation notwendig. In allen anderen Fällen muß eine medikamentöse Behandlung erfolgen. Die in früheren Jahren unternommenen Versuche, psychiatrische Krankheiten durch operative Eingriffe am Gehirn günstig zu beeinflussen, sind wieder aufgegeben worden. In letzter Zeit bemüht man sich, durch gezielte Ausschaltung kleiner Hirnabschnitte mit der stereotaktischen Hirnoperationsmethode, wie sie bei der Parkinsonschen Erkrankung angewendet wird, bestimmten Patienten zu helfen. Für diese Art »Psychochirurgie« kommen aber dafür nur ganz wenige, besonders gelagerte Fälle in Frage.

Ist bei der Parkinsonschen Erkrankung eine operative Behandlung möglich? In Fällen, bei denen die Vermehrung der Muskelspannung und ein Zittern der Gliedmaßen im Vordergrund stehen, kann durch eine Hirnoperation mit gezielter Ausschaltung bestimmter Nervenzentren in der Tiefe des Gehirns eine wesentliche Besserung erreicht werden, insbesondere, wenn die Störung einseitig ist. Nach vorausgegangener Berechnung des Zielpunkts aufgrund eines Computertomogramms wird mit Hilfe eines speziellen Zielgerätes durch ein kleines Bohrloch im Schädel ein nadelähnliches Instrument (Sonde) eingeführt und durch Stromstöße das entsprechende Gebiet ausgeschaltet. Man nennt diesen Eingriff stereotaktische Hirnoperation.

Was versteht man unter Hydrozephalus? Der Hydrozephalus oder Wasserkopf ist ein krankhafter Zustand bei Säuglingen, bei dem es durch eine Liquorstauung in den Hirnräumen zu einer abnormen Vergrößerung des Kopfes kommt. Für diese übermäßige Liquoransammlung ist ein Abflußhindernis oder eine Störung der Liquoraufsaugung verantwortlich. Der Schädel kann riesige Ausmaße erreichen.

Wie wird ein Hydrozephalus behandelt? Es gibt zwar manchmal einen spontanen Stillstand, einen fortschreitenden Hydrozephalus sollte man jedoch operieren, um eine Hirnschädigung zu verhindern oder möglichst gering zu halten. Die Operation, die gegenwärtig bevorzugt wird, besteht in einer Ableitung des Liquors aus den Hirnhohlräumen in den Bauchraum mit Hilfe eines Polyäthylenschlauchs über ein Einwegventil, das einen Rückfluß verhindert. Dieses Verfahren wird als ventrikuloperitonealer Shunt bezeichnet. Gelegentlich kann eine Revision des Shunts erforderlich werden, um den Schlauch dem Wachstum des Kindes entsprechend zu verlängern oder um einen blockierten Schlauch zu ersetzen.

Rückenmark

Angeborene Fehlbildungen/Entwicklungsanomalien

Von welchen Mißbildungen wird das Rückenmark vorwiegend betroffen? Eine Entwicklungsfehlbildung ist der unvollständige Verschluß des Wirbelkanals, die sogenannte Spina bifida occulta, die im allgemeinen keine Beschwerden verursacht. Sie kann allerdings mit einer Vorwölbung oder Aussackung der häutigen Rückenmarkshüllen verbunden sein. Wenn dieser Sack nur Liquor enthält, spricht man von einer Meningozele; er kann aber auch Nervenelemente und sogar einen Teil des Rückenmarks selbst beinhalten und wird in diesem Fall als Meningomyelozele bezeichnet.

Wie zeigt sich eine Meningozele oder Meningomyelozele? Kinder mit derartigen Fehlbildungen kommen mit einer sichtbaren Auftreibung am Rücken zur Welt. Wenn Nervengewebe an der Mißbildung beteiligt ist, geht sie meist mit verschiedengradigen Lähmungen der unteren Gliedmaßen, des Darms und der Harnblase einher.

Kann ein Kind mehr als eine angeborene Fehlbildung haben? Ja. Ein Hydrozephalus kommt oft gleichzeitig mit einer Myelozele vor oder entwickelt sich in Verbindung mit ihr.

Kann etwas zur Behebung einer Meningozele oder Meningomyelozele unternommen werden? Eine bereits bestehende Lähmung kann man nicht beeinflussen. Die Operation bezweckt ausschließlich die Korrektur der Fehlbildung. In Einzelfällen, wenn der Sack sehr dünn ist und zu zerreißen droht, kann eine Operation schon bald nach der Geburt erforderlich sein.

Geschwülste des Rückenmarks

Welche Krankheitserscheinungen werden gewöhnlich von einer Rückenmarksgeschwulst hervorgerufen? Lähmungserscheinungen und Gefühlsstörungen in den Beinen sowie Störungen der Harnblasenentleerung. Bei Sitz der Geschwulst im Halsmark sind auch die Arme mitbetroffen.

Gibt es verschiedene Formen von Rückenmarksgeschwülsten? Ja, es kann sich um Geschwülste handeln, die von außen einen Druck auf das Rückenmark ausüben oder um solche, die in seiner Substanz selbst wachsen. Ungefähr 50 % der Geschwülste, die das Rückenmark schädigen, gehen von den häutigen Hüllen des Rückenmarks oder von einem Spinalnerven aus.

Wie läßt sich die Diagnose einer Rückenmarksgeschwulst sichern? Schon auf Grund der Vorgeschichte und der Untersuchung des Patienten kann sich der Verdacht auf eine Rückenmarksgeschwulst ergeben. Bei der Lumbalpunktion zeigt sich gewöhnlich, daß der Liquor nicht frei abfließen kann. Oft liefert die Liquoruntersuchung, bei der sich Abweichungen der Liquorzusammensetzung (Zellen und Eiweiß) nachweisen lassen, brauchbare Aufschlüsse. Eine weitere Bestätigung der Diagnose kann die sogenannte Myelographie erbringen, eine Röntgenuntersuchung, bei der ein schattengebendes Kontrastmittel unter Durchleuchtungskontrolle in den Liquorraum eingebracht wird. Normalerweise fließt das Kontrastmittel unbehindert in die Richtung, in die der Patient gekippt wird. Eine Geschwulst verursacht einen Stopp des Kontrastmittels, der die Diagnose bestätigt und die Lage der Geschwulst genau anzeigt.

Welchen Erfolg haben Operationen bei Rückenmarksgeschwülsten? Geschwülste, die von den Rückenmarkshäuten oder von einem Spinalnerven ausgehen, lassen sich im allgemeinen vollständig entfernen, so daß die Operation Heilung oder bedeutende Besserung bewirkt. Manche Geschwülste, die direkt in der Rückenmarkssubstanz wachsen, können mit Zuhilfenahme des Operationsmikroskops entfernt werden. Wenn eine vollständige Entfernung nicht möglich ist, läßt sich ihr Wachstum eventuell durch eine Röntgenstrahlenbehandlung beeinflussen.

Können Lähmungen, die durch eine Rückenmarksgeschwulst bedingt sind, durch die Operation behoben werden? Bei Geschwülsten, die von den Rückenmarkshäuten und von den aus dem Rückenmark heraustretenden

Nerven ausgehen, ist meist die vollständige Entfernung möglich, mit nachfolgender Heilung oder Besserung der Krankheitserscheinungen. Bei Geschwülsten, die im Rückenmark selbst ihren Ursprung nehmen, sind die Aussichten dagegen wesentlich schlechter.

Bandscheibenvorfall
(Diskusprolaps)

Was ist ein Bandscheibenvorfall? Die Bandscheiben sind elastische Knorpelscheiben, die zwischen zwei benachbarten Wirbelkörpern eingelagert sind. Sie bestehen aus einem äußeren festen Faserknorpelring und einem weicheren Kern in der Mitte. Als Folge von Verschleißerscheinungen des äußeren Faserknorpelrings kann es zur Vorwölbung oder zum Vorfall des weichen Innenteils in den Wirbelkanal mit mechanischer Reizung und Einklemmung von Nervenwurzeln kommen. Ein Bandscheibenvorfall tritt am häufigsten im Bereich der unteren Lendenwirbelsäule auf und bewirkt Schmerzen im Kreuz, Ober- und Unterschenkel. Veränderungen der Zwischenwirbelscheiben in der Halswirbelsäule führen zu Schmerzen in den Armen und der Schulter-Nacken-Muskulatur (Abb. 125).

Wie wird die Diagnose eines Bandscheibenvorfalls gesichert? Schon auf Grund der Vorgeschichte und der Untersuchung des Patienten kann sich der dringende Verdacht auf einen Bandscheibenvorfall ergeben. Eine einfache Röntgenleeraufnahme der Wirbelsäule kann – aber muß nicht – zusätzlich brauchbare Aufschlüsse geben. Myelographie und/oder Computertomographie klären meist die Diagnose.

Wie wird ein Bandscheibenvorfall behandelt? Bettruhe, Streckbehandlung, Nervenblockade sowie physikalische Maßnahmen (örtliche Wärme, Bäder, Massagen, Unterwasserstrahlmassagen), schmerzstillende und muskelentspannende Medikamente helfen in der Mehrzahl der Fälle. Sollten diese Behandlungen in angemessener Zeit zu keinem Erfolg führen, Rückfälle oder Lähmungserscheinungen auftreten, ist eine Operation angezeigt.

Wie lange muß man wegen einer Bandscheibenoperation im Krankenhaus bleiben? Etwa 14 Tage.

Wie groß ist der Erfolg von Bandscheibenoperationen? Ungefähr 85 % der Patienten werden vollständig oder weitgehend von den Schmerzen befreit, unter der Voraussetzung, daß eine sorgfältige Auswahl der Patienten zur Operation erfolgt und daß es sich um einen echten Bandscheibenvorfall handelt.

Neurochirurgie

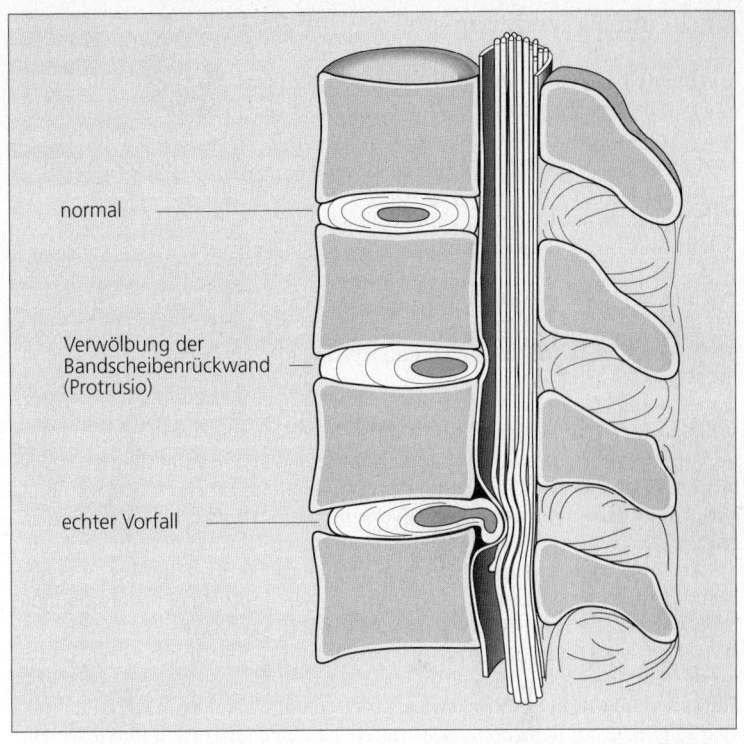

Abb. 125 *Bandscheibenvorfall.* Wenn sich der Gallertkern durch Abnutzung des Ringknorpels nach hinten verlagert, kommt es zur Vorwölbung der Bandscheibe. Solange die Nervenstränge nicht berührt werden, treten keine Ausfallserscheinungen auf. Beim Bandscheibenvorfall werden die Nervenstränge durch die aus dem Zwischenwirbelraum heraustretende Bandscheibe gequetscht, es kann zu heftigen Schmerzen und zu Lähmungserscheinungen kommen.

Kann sich ein Bandscheibenvorfall wiederholen? Das kann vorkommen, wenn auch selten.

Hat eine Bandscheibenoperation manchmal eine Lähmung zur Folge? Nein.

Wird das Sexualleben durch eine Bandscheibenoperation beeinträchtigt? Nein.

Rückenmarksverletzungen

Welche Ursachen haben Rückenmarksverletzungen gewöhnlich? Zu Rückenmarksverletzungen kommt es meist im Zusammenhang mit Brüchen oder Verrenkungen der Wirbelsäule. Fallverletzungen, Autounfälle und Schußwunden sind die häufigsten Ursachen. Das Rückenmark entgeht vielleicht der Verletzung, wenn der Wirbelbruch erfolgt, ein unachtsamer Abtransport des Patienten vom Unfallort kann aber nachträglich noch zu einer Rückenmarksschädigung führen.

Wie macht sich eine Rückenmarksverletzung bemerkbar? Zu den Folgeerscheinungen einer Rückenmarksverletzung gehören Lähmungen verschiedener Grade, Gefühlsstörungen und Ausfall der willkürlichen Blasen- und Mastdarmkontrolle.

Wie sind die Heilungsaussichten nach einer Rückenmarksverletzung? Bei einer kompletten Querschnittslähmung mit vollständiger Lähmung und Verlust aller Formen der Empfindung sind die Heilungsaussichten sehr ungünstig. Wenn auch nur etwas von der Rückenmarksfunktion erhalten ist, sind die Aussichten wesentlich besser als bei Verlust der gesamten Funktion. Wenn die Zeichen einer vollständigen Unterbrechung des Rückenmarks länger als ein paar Tage bestehen bleiben, ist es unwahrscheinlich, daß noch irgendeine Besserung eintritt. Im Rückenmark gibt es keine Regeneration unterbrochener Fasern. Der Patient ist dann zeitlebens auf den Rollstuhl angewiesen.

Hat eine Operation bei Rückenmarksverletzungen einen Sinn? In den meisten Fällen ist bei Rückenmarksverletzungen eine Operation nutzlos. Gelegentlich gibt es Ausnahmen, aber in der Regel ist die Einleitung orthopädischer Maßnahmen zur Behandlung des Wirbelbruchs oder der Verrenkung alles, was getan werden kann. Die Einrichtung des Bruchs zur Fixierung und normalen Ausrichtung der Bruchstücke muß unter Umständen operativ vorgenommen werden.

Bleibt für den dauergelähmten Patienten Hoffnung? Die Versorgung des Querschnittgelähmten ist ein komplexes Problem, das über den Rahmen dieser Besprechung hinausgeht. Es soll hier die Feststellung genügen, daß es möglich ist, viele dieser unglücklichen Querschnittgelähmten durch eine langdauernde Übungsbehandlung zu rehabilitieren, so daß sie ein einigermaßen normales und nützliches Leben führen können.

Die Chirurgie unbeeinflußbarer Schmerzzustände

Gibt es Rückenmarkoperationen zur Behebung von Schmerzen? Ja. Der Neurochirurg wird oft in Anspruch genommen, um Schmerzen, die auf Medikamente nicht ansprechen, auf operativem Weg auszuschalten. Meist handelt es sich dabei um Schmerzen, die von einem fortgeschrittenen Krebs verursacht werden. Da die Lage der Bahnen, die die Schmerzempfindung leiten, bekannt ist, besteht die Möglichkeit, den Patienten mit ihrer Durchtrennung von den Schmerzen zu befreien. Dieses Operationsverfahren wird Chordotomie genannt. Es ist auch möglich, Nerven, die eine bestimmte Körperregion versorgen, an der Stelle ihres Eintritts in das Rückenmark zu durchtrennen. Mit der Ausschaltung aller Empfindungswahrnehmungen in dieser Region fallen auch die Schmerzen weg. Dieses Verfahren heißt Rhizotomie.

Ein weiteres neurochirurgisches Verfahren, die sogenannte mediale longitudinale Myelotomie wird in erster Linie zur Behebung von Schmerzen im Unterleib durchgeführt. Dabei wird der untere Teil des Rückenmarks in der Längsrichtung eingeschnitten, wobei nur die schmerzleitenden Nervenbahnen durchtrennt werden. Es besteht jedoch das Risiko, daß Harnblasen- und Darmentleerungsstörungen auftreten. Die Operation eignet sich daher am besten für solche Patienten, bei denen derartige Störungen bereits auf Grund des Krankheitsprozesses bestehen.

Kann eine Rückenmarkoperation zur Schmerzausschaltung, eine sogenannte Chordotomie, zu einer Lähmung führen? In der Regel nicht. Es kann aber vereinzelt Komplikationen geben, etwa Muskelschwächen und Lähmungen verschiedenen Grades, und/oder eine Störung der willkürlichen Blasenentleerung.

Periphere Nerven

Was ist ein peripherer Nerv? Ein Nerv, der Impulse zwischen dem Rückenmark und einer anderen Körperzone leitet. Er kann Impulse übertragen, die die Muskeltätigkeit steuern und ebenso Impulse, die die Empfindungswahrnehmungen übermitteln.

Wie kann es zu Nervenverletzungen kommen? Sie können die Folge von stumpfen Verletzungen, Einstichen, Rissen, Schnitten oder von durchbohrenden Verletzungen wie Schuß- oder Messerstichverletzungen sein.

Wo ereignen sich Verletzungen von peripheren Nerven am häufigsten? An den Gliedmaßen, und hier am häufigsten im Verlauf des Ellenbogennerven (Nervus ulnaris).

Nervensystem und Neurochirurgie

Wie tritt die Verletzung eines peripheren Nerven in Erscheinung? Mit der Lähmung der Muskeln und dem Ausfall der Empfindung in dem von diesem Nerven versorgten Gebiet.

Welche Rolle spielt die Chirurgie bei der Behandlung von Nervenverletzungen? Nerven sind unter der Voraussetzung, daß die durchtrennten Enden genau wiedervereinigt werden, imstande nachzuwachsen und ihre Funktion wieder aufzunehmen. Diese exakte Vereinigung der Nervenstümpfe sucht der Chirurg mit der Operation zu erreichen. Nicht immer läßt sich allerdings mit der Operation eine vollständige Heilung erzielen, doch sind seit der Einführung des Operationsmikroskops, das auch die Naht kleiner Nerven mit größerer Genauigkeit ermöglicht, die Aussichten besser geworden (Abb. 126).

Ist bei jeder Nervenverletzung eine Operation notwendig? Nein, nur in Fällen, wo ein Nerv durchtrennt ist.

Können Geschwülste von peripheren Nerven ausgehen? Ja. Sie sind meist gutartig und können vollständig entfernt werden.

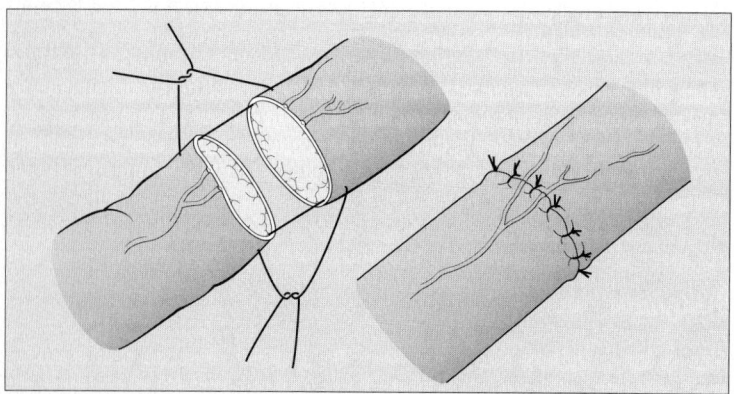

Abb. 126 *Nervennaht:* (links) Die Enden des durchtrennten Nerven werden angeschlungen; (rechts) die Nervenenden sind exakt vereinigt und fest mit Nähten verbunden.

43 Das Neugeborene

Siehe auch Kapitel 20; Erbliche und angeborene Merkmale und Krankheiten; Kapitel 53, Säuglingsernährung; Kapitel 56, Schwangerschaft und Entbindung

Wie läßt sich feststellen, ob ein neugeborenes Kind normal ist? Das ist gewöhnlich die erste Frage, die an den Kinderarzt gerichtet wird. Sie kann nur nach einer gründlichen Untersuchung des Neugeborenen beantwortet werden, die immer gleich in den ersten Lebenstagen erfolgen sollte. Viele der kleinen Abweichungen, die sich in den ersten Tagen finden, schwinden von selbst und sind kein Grund zur Beunruhigung.

Ist bei Neugeborenen manchmal die Atmung etwas erschwert? Ja. Wenn das Kind auf die Welt kommt, kann durch eine größere Schleimansammlung im Rachen der Luftweg etwas verlegt sein. Die Säuglingsschwester saugt den Schleim mit einem Gerät ab und erleichtert damit dem Kind die Atmung.

Warum hat der Kopf eines Neugeborenen manchmal eine sonderbare Form? Der Kopf ist oft langgezogen oder unregelmäßig verformt, weil er sich während des Geburtsvorgangs an die Form des Geburtswegs anpassen mußte. Die Kopfform normalisiert sich in der Regel in 1 bis 3 Wochen, in manchen Fällen kann es auch länger dauern.

Kann man die weiche Stelle auf dem Scheitel des Kindes, die sogenannte Fontanelle, leicht verletzen? Nein. Verletzungen kommen hier kaum vor und können durch normales Waschen oder Berühren nicht entstehen (Abb. 127).

Darf man den Kopf eines Neugeborenen waschen? Ja.

Warum haben manche Neugeborene eine eiförmige Schwellung auf dem Kopf? Eine solche Geschwulst beruht auf einem Bluterguß unter der Kopfhaut, der durch den Druck beim Durchtritt des kindlichen Schädels durch den Geburtskanal zustande kommen kann. Auch der Einsatz der Saugglocke (s. u.) kann zu einem bald rückläufigen Bluterguß und einer vorübergehenden Deformierung des kindlichen Kopfes führen. Die Blutung setzt sich nicht ins Schädelinnere und ins Gehirn fort. Sie wird langsam aufgesaugt und hinterläßt keine Nachwirkungen.

Hat es etwas zu sagen, wenn ein Kind mit sehr wenig Haaren auf die Welt kommt? Nein. Viele Neugeborene haben sehr wenig Haare, bei anderen fällt ein Teil der Haare, mit denen sie zur Welt kommen, aus. Wenn auch dieses er-

Das Neugeborene

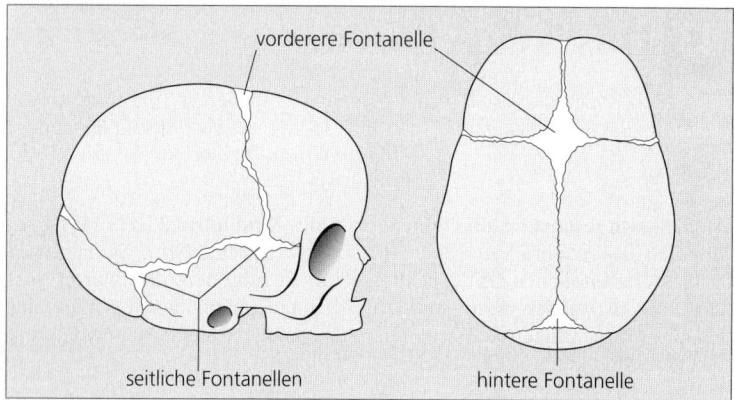

Abb. 127 *Fontanellen am Schädel des Neugeborenen.* Die Lücken zwischen den Schädelknochen sind von straffem Bindegewebe überbrückt. Die hintere »kleine Fontanelle« schließt sich bald nach der Geburt, die am Scheitel gelegene »große Fontanelle« mit 8 – 15 Monaten.

ste Haar ausfällt, so wächst doch neues Haar später nach. Manchmal findet sich auf dem Körper oder der Stirn ein feiner Haarflaum, der auch in kurzer Zeit schwindet.

Wie soll die Kopfhaut des Kindes gepflegt werden? Der Kopf wird zwei- oder dreimal wöchentlich mit Wasser und einem seifenfreien Syndet gewaschen, dazwischen reinigt man ihn mit Babyöl. Dadurch wird das Auftreten von Schuppen oder Schorf (Gneis) auf der Kopfhaut des Kindes verhütet. Wenn sich ein Belag auf dem Kopf bildet, kann er nach gründlicher Kopfwäsche mit einem feinen Kamm ausgekämmt werden. In manchen Fällen verordnet der Arzt eine Salbe, die man auf die Kopfhaut aufträgt, damit sich der Schorf nicht wieder bildet.

Wie soll man Augen, Ohren und Mund des Kindes pflegen? Es ist nicht notwendig, Augen und Ohren des Kindes auszuwaschen oder Nase und Mund eigens zu reinigen. Der Körper besorgt selbst ohne fremde Hilfe die natürliche Reinigung durch Flüssigkeiten und Sekrete. Wenn sich außen am Ohr etwas Ohrenschmalz ansammelt, kann man es behutsam wegwaschen, aber man darf nicht in den Gehörgang hineinbohren.

Muß etwas wegen eines kurzen Zungenbändchens unternommen werden? In den meisten Fällen braucht man gar nichts zu tun, besonders wenn der Säugling seine Zunge normal vorstrecken kann. Das Zungenbändchen oder

Frenulum verursacht keine Sprachfehler und ist auch nicht schuld am Lispeln.

Warum haben manche Neugeborene eine leicht gelbliche Hautfarbe? Bei vielen Neugeborenen tritt diese schwache Gelbtönung der Haut um den dritten bis fünften Lebenstag auf, bedingt durch die Unreife bestimmter Stoffwechselprozesse. Das ist normal und man braucht nichts dagegen zu tun. Diese sogenannte physiologische Gelbsucht der Neugeborenen schwindet von selbst in ungefähr sieben bis zehn Tagen. Wenn die Gelbsucht früher auftritt, höhergradig ist oder zu- statt abnimmt, ist es erforderlich, daß der Arzt ihre Herkunft klärt und sie behandelt.

Was sind die vielen kleinen, roten Flecke, die man oft während der ersten Lebenstage auf der Haut des Kindes sieht? Sie sind eine Reaktion auf das Fruchtwasser, von dem das Kind in der Gebärmutter umgeben war. Sie sind nach ein paar Tagen verschwunden.

Warum schält sich die Haut des neugeborenen Säuglings? Nach 9 Monaten in einer flüssigen Umgebung ist die Haut bei manchen Neugeborenen sehr empfindlich; Reiben, Waschen, Wärme oder Reizung durch die Bekleidung können eine Reaktion auslösen, die zu einer leichten Rötung oder zum Schälen der Haut führt.

Was hat es zu sagen, wenn kleine Eiterbläschen auf dem Bauch oder in der Leistengegend auftreten? Diese Schälblasenkrankheit, das sogenannte Neugeborenenpemphigoid, entsteht durch eine Infektion der Haut mit Eitererregern. Es ist mit antibiotischen Salben oder durch Waschen mit einer antiseptischen Seife leicht wegzubringen. In manchen Fällen kann man auch innerlich Antibiotika geben.

Was hat ein bläulich-roter Fleck an der Nacken-Haargrenze (»Storchenbiß«) zu bedeuten? Dieser Fleck ist ein Gefäßmal (Naevus flammeus), das sich in der Regel im Lauf der ersten Lebensmonats zurückbildet. Ähnliche Flecke können sich über den Gesäßbacken finden. Eine Behandlung erübrigt sich.

Warum verlieren Neugeborene während der ersten Lebenstage Gewicht? Dieser anfängliche Gewichtsverlust macht offenbar allen Müttern Sorge, obwohl er bei jedem Neugeborenen eintritt. Bei Brustkindern hängt er damit zusammen, daß die Milch erst am 3. oder 4. Tag nach der Entbindung in die Brust der Mutter einschießt. Flaschenkinder nehmen ab, weil sie noch sehr geringe Nahrungsmengen erhalten.

Warum bekommen Neugeborene Augentropfen? In praktisch allen Staaten ist das Eintropfen eines Antiseptikums in die Augen des Kindes gleich nach der Geburt vorgeschrieben, als Vorbeugung gegen eine mögliche Gonokokkeninfektion der Augen des Kindes beim Durchtritt durch die mütterliche Scheide. In Deutschland ist es laut Dienstvorschrift für die Hebamme Pflicht, diese sog. Credésche Prophylaxe mit 1–2%iger Silbernitratlösung, alternativ auch wäßriger Penizillinlösung durchzuführen. Diese Tropfen verhüten eine gonorrhoische Augeninfektion, wenn die Mutter Tripper hat.

Was sind die Male über den Augen eines Neugeborenen? Manche Kinder kommen mit kleinen Druckmarken auf den Augenlidern, der Stirne und über dem Nacken zur Welt. Sie haben keine Bedeutung und vergehen nach ein paar Wochen, können aber gelegentlich auch mehrere Monate bestehen bleiben.

Verändert sich die Augenfarbe des Säuglings? Neugeborene und junge Säugling haben noch keine Augenfarbe, die Iris ist einheitlich grauschwarz. Die Irisfarbe entwickelt sich erst im Lauf des ersten Lebenshalbjahres.

Wann lernt ein Neugeborenes mit den Augen fixieren? Mit etwa zwei bis drei Monaten.

Ist es normal, daß Neugeborene oft zu schielen scheinen? Ja. Nicht alle Neugeborenen vermögen ihre Augen während der ersten Lebenszeit vollkommen gleich auszurichten. Man darf daraus erst folgern, daß das Kind schielt, wenn dieser Zustand länger als ein bis eineinhalb Jahre bestehen bleibt.

Warum haben manche Säuglinge kleine Blutpunkte in den Augen? Diese Punkte stammen von winzigen Blutergüssen in die Bindehaut, die das Auge bedeckt; sie vergehen, ohne Nachwirkungen zu hinterlassen.

Warum tritt am 2. oder 3. Lebenstag eine leichte Absonderung aus den Augen des Neugeborenen auf? Das ist gewöhnlich eine Folge der Augentropfen, die bei der Geburt vorbeugend gegeben wurden. Die Absonderung hört nach ein paar Tagen auf.

Warum haben manche Neugeborene eine Schwellung der Brustdrüsen? Viele Neugeborene beiderlei Geschlechts haben schon bei der Geburt oder bald danach eine leichte Schwellung der Brustdrüsen. Sie wird von einem Hormon hervorgerufen, das aus dem Blut der Mutter in das Blut des ungeborenen Kindes übergegangen ist, und zwar jenem Hormon, das die Milchsekretion bei der Mutter in Gang setzt.

Wie muß diese Brustdrüsenschwellung behandelt werden? Gar nicht, wenn keine Rötung, Entzündung und Druckschmerzhaftigkeit eintritt. Die Schwellung und Milchabsonderung – im Volksmund »Hexenmilch« genannt – geht ohne Behandlung zurück.

Warum haben manche Neugeborene kleine weiße Pünktchen auf der Nase? Diese Pünktchen sind Ansammlungen von Hauttalg, der nicht aus den Talgdrüsen austreten konnte. Der Oberflächenfilm geht meist beim Waschen ab und die weißen Talgansammlungen verschwinden.

Soll man einen männlichen Säugling beschneiden lassen? Die Beschneidung oder Zirkumzision wird bei manchen Völkern als religiöses Ritual geübt. Heutzutage wird sie von manchen Ärzten aus hygienischen Gründen empfohlen. Außerdem ist die Häufigkeit des Peniskrebses praktisch gleich Null, wenn die Beschneidung im Säuglingsalter durchgeführt wurde. Eine Beschneidung ist aber vom medizinischen Standpunkt nicht nötig, vor allem, da in den meisten Ländern der hygienische Standard so entwickelt ist, daß das Argument der größeren Sauberkeit praktisch wegfällt. Die Beschneidung hat den Nachteil, daß das Empfindungsvermögen der Eichel herabgesetzt wird. (Siehe auch Kapitel 54, Sexualorgane.)

Wann kann eine Beschneidung vorgenommen werden? In jenen Fällen, in denen sie ein Ritualverfahren darstellt, wird sie gewöhnlich am 8. Lebenstag gemacht. Sie kann aber gefahrlos bereits am 3. oder 4. Lebenstag durchgeführt werden. In manchen Krankenhäusern erledigt der Geburtshelfer die Beschneidung gleich nach der Geburt des Kindes. Vor der Beschneidung sollte die Blutungszeit des Kindes bestimmt werden, damit eine abnorme Blutungsneigung aufgedeckt und die Möglichkeit einer Blutung als Folge der Operation ausgeschlossen wird.

Welche Pflegemaßnahmen sind nach der Beschneidung erforderlich? Der Verband kann nach 2 bis 3 Tagen entfernt werden; außer der Reinigung ist keine besondere Pflege nötig.

Entsteht ein Nabelbruch, wenn beim Abbinden der Nabelschnur ein langer Rest belassen wurde? Die Nabelschnur wird gewöhnlich einige Zentimeter vom Körper des Neugeborenen entfernt abgebunden. Dieses ganze Stück trocknet ein und fällt in ungefähr einer Woche unter Hinterlassung eines feuchten Heilungsbezirkes ab. Auch dieser trocknet und heilt dann ein paar Tage später ab. Die Länge des Nabelschnurrestes hat keinen Einfluß auf die Entwicklung eines Nabelbruchs.

Wie ist der Nabel nach dem Abfallen der Nabelschnur zu versorgen? Der Wundbezirk soll zum schnelleren Eintrocknen gepudert werden. Bis zur Überhäutung wird das Kind nicht gebadet. Das dauert ungefähr 8 bis 10 Tage. Wenn die Wunde ein wenig blutet, braucht man sich nicht gleich zu ängstigen. Gelegentlich bleibt am Nabel etwas »wildes Fleisch« zurück. Das kann vom Kinderarzt geätzt werden und heilt dann rasch ab.

Das Neugeborene

Ist eine Nabelbinde oder Leibbinde notwendig? Nein. Sie fördert weder die Nabelheilung noch verhütet sie die Entstehung eines Nabelbruchs. Während der Wundheilung soll die Wunde nur mit einem trockenen, sauberen Gazeverband bedeckt werden.

Was hat eine Schwellung des Hodensacks zu bedeuten? In den meisten Fällen kommt sie durch eine Flüssigkeitsansammlung, eine sogenannte Hydrozele, zustande. Die Hydrozelen Neugeborener schwinden meist von selbst im ersten Lebensjahr. Jede Hodensackschwellung muß aber von einem Arzt untersucht werden, damit man sicher weiß, daß es sich nicht um einen Bruch handelt.

Kann heftiges Schreien bei einem männlichen Säugling einen Bruch hervorrufen? Nein. Ein Bruch beruht auf einem angeborenen Entwicklungsfehler.

Warum sehen die Beine mancher Neugeborenen krumm aus? Das kommt von der Haltung mit gekreuzten Beinen, die das Kind in der Gebärmutter eingenommen hat. Diese Krümmung vergeht allmählich von selbst.

Wie bald darf man das neugeborene Kind waschen? Sobald man es vom Krankenhaus heimbringt.

Wie bald darf man das Neugeborene baden? Sobald die Nabelwunde vollständig verheilt ist (siehe oben). Bei beschnittenen Knaben ist es besser, auch die Heilung der Zirkumzisionswunde abzuwarten, das dauert gewöhnlich etwa 7 bis 10 Tage.

Welche Temperatur soll das Säuglingszimmer haben? Tagsüber 21 bis 22°, nachts 18 bis 20°. Ein zu warmer Raum ist ebenso unvorteilhaft wie ein zu kalter. Man soll immer darauf achten, daß etwas frische Luft ins Zimmer kommt. Der Raum soll nicht mit einem Öl- oder Gasofen beheizt werden.

Wann kann man einen Säugling ins Freie bringen? Sobald die Mutter dazu imstande ist, kann sie das Kind bei gutem Wetter ins Freie bringen. Man beginnt am ersten Tag mit $1/4$ Stunde, bleibt am 2. Tag $1/2$ Stunde usw. Das Kind soll nicht hinausgebracht werden, wenn es sehr kalt (unter +4°), windig oder neblig ist. Für ausreichenden Schutz vor direkter Sonnenbestrahlung ist zu sorgen.

Muß ein Säugling jeden Tag ins Freie gebracht werden? Nein. Frische Luft am offenen Fenster ist genauso gesund. Bei schlechtem Wetter soll man das Kind nicht ausfahren.

Wann darf man Besuchern erlauben, das neugeborene Kind anzuschauen? Am besten hält man während der ersten beiden Lebenswochen alle Besucher von dem Neugeborenen fern. Auf jeden Fall darf niemand mit Schnupfen oder Halsweh dem Kinde nahekommen. Nach dieser Zeit kann man gesunden Personen erlauben, das Kind zu besuchen.

Kann man einem neugeborenen Kind einen Schnuller geben, wenn es sehr viel schreit? Ja, wenn sich zeigt, daß das beruhigend wirkt. Er schadet nicht.

Darf man von einem Neugeborenen Blitzlichtaufnahmen machen? Ja. Blitzlicht schadet den Augen des Kindes keineswegs.

Dürfen die Geschwister das Neugeborene besuchen? Ja. In vielen Krankenhäusern ist der Besuch der Geschwister gestattet. Sie sind dann beruhigt, daß es der Mutter gut geht, und empfinden die Begrüßung des Neuankömmlings als großes Erlebnis.

Frühgeburt

Was versteht man unter einer Frühgeburt? Ganz allgemein ist jedes Kind, das vor der Zeit (9 Monate) auf die Welt kommt, als frühgeboren anzusehen. Da die Dauer der Schwangerschaft nicht in allen Fällen genau bekannt ist, betrachtet man alle Neugeborenen, die weniger als 2500 g wiegen, als frühgeboren und behandelt sie dementsprechend.

Finden sich bei Frühgeborenen mehr Fehlbildungen als bei anderen Neugeborenen? Ja. Die allermeisten sind aber organisch normal.

Welche besonderen Pflegemaßnahmen verlangen Frühgeborene? Für die meisten frühgeborenen Kinder ist die Betreuung im Krankenhaus am besten, wo spezielle Einrichtungen zur Verfügung stehen. Sie brauchen oft einen Brutkasten (Inkubator) oder ein Wärmebett. Die Nahrung muß besonders zusammengestellt werden und wird oft mit einer Sonde verabreicht.

Wann kann ein frühgeborenes Kind aus dem Krankenhaus entlassen werden? Wenn es gedeiht, kann es heimgenommen werden, sobald es mehr als 2500 g wiegt.

Welche Überlebensaussichten haben Frühgeborene? Je kleiner und unreifer das Kind ist, um so geringer sind seine Lebenschancen, doch werden heute bedeutend mehr Frühgeborene gerettet als jemals zuvor. Ein Kind über 1800 oder 2000 g hat ausgezeichnete Überlebensaussichten, wenn es keine Fehlbildungen des Herzens, des Gehirns oder der Lunge hat. Die Überlebenschance bei einem Gewicht von 1800–2500 g beträgt 90 % oder mehr, bei

1200–1800 g noch über 50 %, aber unter 1200 g sind die Aussichten erheblich schlechter.

Kann ein Frühgeborenes unter 800 g überleben? In den letzten Jahren wurde die Grenze der Überlebensfähigkeit durch intensivmedizinische Maßnahmen immer weiter nach unten gedrückt. In Einzelfällen ist es heute möglich, selbst solche Kinder mit einer gewissen Chance überleben zu lassen. Eine wichtige Rolle spielte dabei die Anwendung von Surfactant-Faktor, einer Substanz, die über den Trachealtubus gegeben, der Unreife der Lungen entgegenwirkt und die Atemfunktion verbessert.

Hat die Dauer der Schwangerschaft etwas mit der Überlebensrate zu tun? Ja. Je länger die Schwangerschaft, um so reifer ist das Kind und um so besser sind die Aussichten für seine Aufzucht.

Bekommt jedes frühgeborene Kind Sauerstoff? Nein. Sauerstoff wird lediglich zugeführt, wenn er für die Atmung des Frühgeborenen notwendig ist und auch dann nur in bestimmter Konzentration und nicht länger als ein paar Tage. Es hat sich herausgestellt, daß übermäßige Sauerstoffzufuhr eine Trübung der Augenlinse bewirken kann.

Wie lange bleibt das Frühgeborene im Brutkasten? Solange es die zusätzliche Sauerstoff- und Wärmezufuhr braucht.

Sind die Krippen für Frühgeborene beheizt? Es gibt offene Wärmebetten, die verwendet werden, wenn das Kind aus dem Brutkasten ausgeschleust wird.

Kann man ein frühgeborenes Kind vom Haus zum Krankenhaus oder von Krankenhaus zu Krankenhaus transportieren? Ja. Es gibt spezielle Krankenwagen mit tragbaren Brutkästen, in denen dem Kind Wärme und Sauerstoff während des Transports zugeführt werden.

Kann jedes Krankenhaus die Pflege von Frühgeborenen übernehmen? Größere Frühgeborene können in jedem Krankenhaus behandelt werden. Schwächere und stark untergewichtige Frühgeborene werden heute in nur zu diesem Zweck eingerichteten Frühgeborenenstationen mit speziell ausgebildetem Personal und entsprechender instrumenteller Ausrüstung aufgezogen. Die Fortschritte auf diesem Gebiet haben zur Entwicklung einer eigenen medizinischen Fachdisziplin, der Neonatologie, geführt.

Wird ein frühgeborenes Kind gleich nach der Geburt gefüttert? Nein. Gewöhnlich empfiehlt es sich, etwas zu warten.

Frühgeburt

Kann ein frühgeborenes Kind an der Mutterbrust oder Flasche trinken? Größere Frühgeborene schon, schwächere und sehr unreife aber nicht.

Wie wird ein schwächerer, frühgeborener Säugling ernährt? Man führt einen Polyäthylenschlauch durch die Nase in den Schlund und weiter in den Magen des Kindes ein. Durch diese Sonde läßt man dann kleine Mengen der Säuglingsnahrung langsam einlaufen.

Wie lange bleibt die Sonde liegen? Bis das Kind selbst saugen kann. Das kann einige Tage oder Wochen dauern.

Welche Nahrungsmengen bekommt der Säugling? Zu Beginn nicht mehr als einen halben Teelöffel auf einmal, und zwar meist alle 1 bis 2 Stunden. Die Nahrungsmengen werden ganz langsam erhöht, je nachdem, was das Kind verträgt und wie es zunimmt.

Braucht ein frühgeborenes Kind besondere Nahrungszusätze? Ja. Man kann früh Vitamine geben und der Milch Eisentropfen zusetzen, da es dem frühgeborenen Säugling nicht möglich war, Vitamine und Eisen zu speichern, die er normalerweise von seiner Mutter während der letzten 1 bis 2 Monate der Entwicklung im Mutterleib bekommen hätte. Manchmal fügt man der Säuglingsnahrung auch kleine Mengen Kalzium zu.

Neigen frühgeborene Kinder zur Blutarmut? Ja, besonders wenn sie später kein Eisen erhalten.

Welche weiteren Behandlungsverfahren können bei Frühgeborenen notwendig sein? Manche Kinder brauchen eine zusätzliche Flüssigkeitszufuhr über die Venen, wenn sie nicht ausreichende Mengen durch die Magensonde aufnehmen können.

Brauchen Frühgeborene manchmal Transfusionen? Selten. Die meisten blutarmen Frühgeborenen sprechen zufriedenstellend auf die Eisenzusätze in der Nahrung an, doch bei sehr niederem Blutfarbstoffgehalt kann eine Blutübertragung nötig werden.

Gibt man Frühgeborenen manchmal Antibiotika? Ja. In manchen Krankenhäusern gibt man routinemäßig vorbeugend Antibiotika, da diese Kinder oft besonders infektionsanfällig sind.

Werden Frühgeborene gebadet und gepflegt wie andere Kinder? Es ist ratsam, Frühgeborene, abgesehen von einer sorgfältigen Hautpflege, nicht zu viel anzufassen.

Das Neugeborene

Muß man bei Frühgeborenen besonders auf die Augen und Ohren achten?
Normalerweise nicht. Es empfiehlt sich eine wöchentliche Augenuntersuchung, damit jedes Anzeichen einer Störung erfaßt wird.

Wirkt sich die Unreife des Frühgeborenen ungünstig auf Herz und Lunge aus? Eines der größten Probleme für die Aufzucht frühgeborener unreifer Kinder ist das Membransyndrom. Dabei handelt es sich um die Bildung von luftundurchlässigen hyalinen Membranen in den Lungenbläschen, die den Gasaustausch in der Lunge behindern. Allerdings konnte durch die Anwendung des heute verfügbaren Surfactant-Faktors das Risiko des Membransyndroms beträchtlich verringert werden. Diese Substanz wird über den Tubus in das Bronchialsystem gespritzt.

Ist bei Frühgeborenen die spätere geistige Entwicklung beeinträchtigt?
Wenn keine organischen Hirnschäden bei der Geburt bestehen, sollte sich ein frühgeborenes Kind bei guter Pflege nach der Entlassung aus dem Krankenhaus normal entwickeln. In manchen Fällen kann die Entwicklung am Anfang etwas verlangsamt sein, aber nach den ersten Lebensjahren ist der Rückstand eingeholt. Manche Kinder behalten aber auch zeitlebens eine Defizit, z. B. eine Lern- oder Konzentrationsschwäche. Angesichts der Fortschritte der modernen Neonatologie (Frühgeborenenmedizin) ist es für den Arzt und die Eltern oft schwierig zu entscheiden, ob bei einem extrem unreifen Neugeborenen alle Register der modernen Medizin gezogen werden sollen oder ob es nicht besser ist, das Kind sterben zu lassen.

44 Nieren und Harnwege

Siehe auch Kapitel 46, Organtransplantationen; Kapitel 58, Sexualorgane

Nieren

Wo liegen die Nieren und wie sind sie gebaut? Die Nieren sind zwei bohnenförmige, rötlichbraune Organe, die von einer glänzenden, dünnen Kapsel überzogen sind. Jede Niere ist ungefähr 12 cm lang, 5 cm breit und annähernd 4 cm dick.
Die Nieren liegen beiderseits in der Lendengegend im hinteren Abschnitt des Bauchraumes, hinter der Bauchhöhle und unterhalb des Zwerchfells (Abb. 128).

Wie funktionieren die Nieren? In den Nieren wird der Harn gebildet, und zwar in den sogenannten Nephronen; die Nieren setzen sich aus Hunderttausenden dieser winzigen, selbständigen Einheiten zusammen. Ein Nephron besteht aus einem Harnkanälchen, das mit seinem sackartig erweiterten, blinden Anfangsteil einen arteriellen Gefäßknäuel, den Glomerulus, umschließt. Aus dem Blut, das den Glomerulus durchströmt, wird der Primärharn abgesondert, der beim Durchgang durch die folgenden Abschnitte des Harnkanälchens, die Tubuli, die endgültige Konzentration und Zusammensetzung des Harnes erhält. Die Nephrone münden in mikroskopisch kleine Gänge, welche man als Sammelröhren bezeichnet. Der von den Nephronen erzeugte Harn fließt durch die Sammelröhrchen in das Nierenbecken, von wo er durch den schlauchförmigen Harnleiter in die Harnblase gelangt (Abb. 129).

Welche Hauptaufgaben haben die Nieren? Ungefähr 25 % des vom Herzen gepumpten Blutes wird den Nieren zugeführt. Die Nephrone entziehen dem Blut, das sie durchströmt, Stoffwechselschlacken, die zur Ausscheidung bestimmt sind, giftige chemische Substanzen, überschüssige Mineralien und Wasser. Es gehört auch zur Funktion der Niere, bestimmte, für den Körper nötige Substanzen *nicht* aus dem Blut zu entfernen.

Was geschieht, wenn die Nierenfunktion gestört ist?
a) Es kommt zu einer übermäßigen Ansammlung von Stoffwechselschlacken und Giften im Blut;
b) es treten zu viele lebenswichtige chemische Substanzen vom Blut in den Harn über und gehen dadurch verloren;

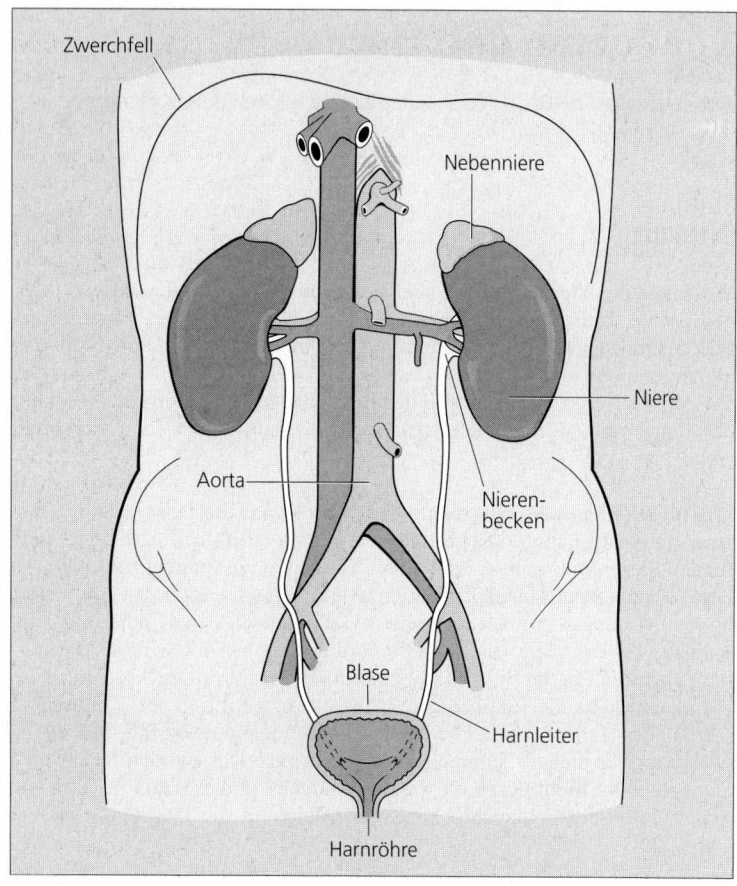

Abb. 128 *Nieren und ableitende Harnwege,* von vorne gesehen. Der von den Nieren produzierte Harn wird in das Nierenbecken ausgeschieden und fließt durch die Harnleiter in die Harnblase, von wo er durch die Harnröhre nach außen entleert wird.

c) die Körpergewebe werden mit Blut versorgt, das infolge der Nierenfunktionsstörung eine krankhaft veränderte Zusammensetzung aufweist. Wenn bei zunehmendem Nierenversagen die Fähigkeit der Niere, Schlacken auszuscheiden, immer geringer wird und damit die harnpflichtigen Substanzen im Blut ein bestimmtes Maß überschreiten, kommt es zu einer Vergiftung des Körpers mit diesen Stoffen, die schließlich zum Tode führt.

Nieren

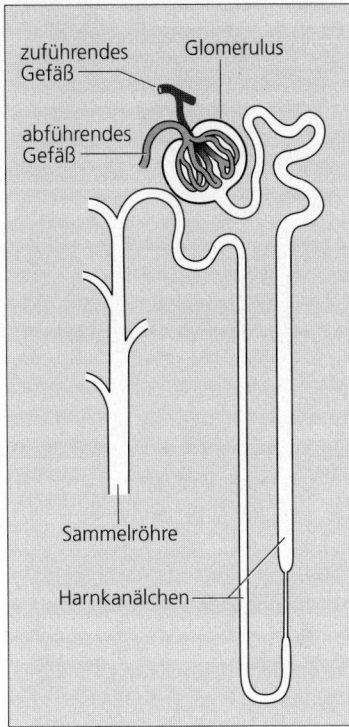

Abb. 129 *Nephron*. Aus dem arteriellen Blut, das durch die Gefäßschlingen des Glomerulus fließt, tritt eine eiweißfreie Flüssigkeit, der Primärharn, in den umgebenden spaltförmigen Hohlraum, mit dem das Harnkanälchen beginnt, über. Im Primärharn sind die chemischen Bestandteile noch in der gleichen Konzentration wie im Blut enthalten, erst beim Durchgang durch die gewundenen und geraden Abschnitte des Harnkanälchens erhält der Harn seine endgültige Zusammensetzung: die Wandzellen des Harnkanälchens nehmen Wasser und bestimmte gelöste Stoffe auf und führen sie in die Blutbahn zurück, außerdem scheiden sie andere Substanzen in den Primärharn aus. Der auf dieses Weise gebildete Harn wird durch die Sammelröhre, in die zahlreiche Nephrone einmünden, in das Nierenbecken abgeleitet.

Kann man mit nur einer Niere normal leben und gesund sein? Ja, vorausgesetzt, die verbleibende Niere funktioniert normal.

Wie kann man feststellen, ob die Nierenfunktion normal ist?
a) Durch die chemische Harnanalyse;
b) durch die chemische Analyse verschiedener Bestandteile des Blutes;
c) durch die Röntgenuntersuchung der Nieren und des übrigen Harntraktes;
d) durch spezielle Nierenfunktionsproben.

Kann die Harnanalyse Nierenerkrankungen immer verläßlich nachweisen?
Nein. Es gibt Fälle, bei denen eine Niere schwer geschädigt sein kann und die Harnproben dennoch normal ausfallen. Im großen und ganzen jedoch ist die Harnanalyse ein einfaches, schnelles und billiges Suchverfahren zur Erfassung einer Nierenerkrankung.

Welche Ursachen haben Nierenfunktionsstörungen zumeist?
a) Entzündliche, meist autoimmunologisch vermittelte Krankheiten (z.B. Glomerulonephritis);
b) Gefäßkrankheiten der Nieren (z.B. Arteriosklerose, Diabetes mellitus, Nierenarterienstenose);
c) einen mechanischen Verschluß der ableitenden Harnwege (Steine, Tumoren);
d) Nierenschädigende Gifte, die in den Körper aufgenommen wurden;
e) angeborene Anomalien der Nieren;
f) Nierentumoren;
g) Störungen der Blutversorgung (z.B. Schock);
g) Stoffwechsel- oder hormonale Erkrankungen;
h) abnorme Konzentration von Mineralien im Blut, oder Dehydratation (Wasserverlust).

Ist die Zuckerkrankheit eine Nierenerkrankung? Nein. Die Zuckerkrankheit, der Diabetes mellitus, ist im wesentlichen eine Erkrankung der Bauchspeicheldrüse. Allerdings schädigt ein lange bestehender Diabetes mellitus vor allem die Niere, so daß fast die Hälfte der Personen, die mit der künstlichen Niere behandelt werden müssen, Diabetiker sind. (Siehe Kapitel 64, Zuckerkrankheit.)

Ist eine Schwellung von Beinen, Bauch und Gesicht immer ein Zeichen einer Nierenerkrankung? Nicht unbedingt. Es gibt viele andere Zustände, die diese Schwellungen bedingen können.

Muß man sehr viel Wasser trinken, damit die Nieren normal funktionieren? Man soll sich nach dem Durst richten. Damit wird den Nieren in der Regel genügend Flüssigkeit zur Erfüllung ihrer Ausscheidungsaufgabe angeboten. Nur bei bestimmten Krankheiten sollte man nach Empfehlung des Arztes mehr trinken, als es das Durstgefühl erfordert, z.B. bei Nierensteinen.

Ist von Präparaten, die zur angeblichen »Nierenspülung« angepriesen werden, etwas zu erwarten? Nein. Normale Nieren besorgen die Ausschwemmung selbst und bei kranken Nieren können diese Mittel keine »Nierenreinigung« bewirken.

Sind Rückenschmerzen im allgemeinen Zeichen einer Nierenerkrankung? Meistens stehen sie in keinem Zusammenhang mit Nierenerkrankungen. Rückenschmerzen bestimmter Art können Symptom einer Nierenkrankheit sein, aber zur Diagnose ist eine ärztliche Untersuchung erforderlich.

Welche Beziehungen bestehen zwischen hohem Blutdruck und Nierenleiden? Ein jahrelang bestehender hoher Blutdruck kann durch Störung der

Nierendurchblutung schließlich ein Nierenleiden zur Folge haben. Umgekehrt führen schwere Nierenkrankheiten sehr häufig zu hohem Blutdruck. Auch eine Verengung der Nierenarterie, welche die Niere mit Blut versorgt, kann ebenfalls einen hohen Blutdruck verursachen. In den meisten Fällen kommt diese Verengung durch eine Arteriosklerose der Nierenarterie zustande, sie kann aber auch angeboren sein.

Ist es manchmal möglich, einen Bluthochdruck durch einen chirurgischen Eingriff an den zuführenden Blutgefäßen der Niere zu heilen? Ja, in den Fällen, in denen der hohe Blutdruck tatsächlich durch die Verengung der Nierenarterie hervorgerufen wird. Durch spezielle Röntgenuntersuchungen muß aber vor der Operation festgestellt werden, ob das zuführende Hauptgefäß der Niere verengt ist und ob die Niere tatsächlich ein bestimmtes Hormon, das Renin, vermehrt ausschüttet, welches für den hohen Blutdruck verantwortlich gemacht wird. Liegt ein derartiger Befund vor, so hat oft eine Operation an der Nierenarterie Erfolg.

Welche Möglichkeiten gibt es, eine verengte Nierenarterie zu erweitern? Wenn die Verengung auf einer Arteriosklerose beruht, wird die Innenschicht der Arterie ausgeräumt und ein Kunststoff-»Flicken« eingesetzt. Alternativ kann man auch versuchen, die Nierenarterie ohne Operation mit einem aufblasbaren Ballonkatheter zu erweitern. Mit der dadurch erzielten Steigerung der Blutzufuhr zur Niere wird in vielen Fällen die Ursache für den hohen Blutdruck ausgeschaltet.

Zeigt Eiweiß im Harn immer eine Nierenerkrankung an? Nicht unbedingt. Das Auftreten von Eiweiß im Harn muß jedoch solange als Zeichen einer Nierenkrankheit angesehen werden, bis weitere Untersuchungen andere Ursachen nachweisen. Eiweiß kann in geringen Mengen als unspezifischer Befund bei hohem Fieber durch die Nieren ausgeschieden werden.

Ist es ein Zeichen einer Nierenkrankheit, wenn man häufig Harn lassen muß? Manchmal ist der vermehrte Harndrang lediglich durch übermäßiges Trinken oder durch Nervosität bedingt. Andererseits kann auch eine Krankheit, z. B. Zuckerkrankheit oder eine Vergrößerung der Vorsteherdrüse, die Ursache sein. Wenn man immer wieder an dieser Störung leidet, sollte man eine gründliche ärztliche Untersuchung zum Ausschluß einer Nierenfunktionsstörung vornehmen lassen.

Zeigt Bettnässen ein Nierenleiden oder eine schwache Blase an? Nein. In den meisten Fällen liegen dem Bettnässen seelische Störungen oder (selten) auch Träume zugrunde. (Siehe Kapitel 32, Kindliche Verhaltensweisen.)

Ist für Nierenkranke unbedingt eine salzarme Diät erforderlich? Nur bei chronischen Nierenleiden bestimmter Art, wenn bereits zuviel Flüssigkeit im Körper zurückgehalten wird.

Kann man nierenkrank werden, wenn man sehr viel Fleisch oder stark gesalzene Speisen ißt? Nein, aber bei fortgeschrittenen Nierenleiden ist oft eine Beschränkung dieser Nahrungsmittel nötig. Früher hat man bei Nierenfunktionsstörungen häufig eine sog. Kartoffel-Ei-Diät verordnet, um den Harnstoff im Blut niedrig zu halten. Harnstoff ist ein Abbauprodukt, das beim Eiweißstoffwechsel anfällt und normalerweise von den Nieren ausgeschieden wird.

Schadet Rauchen den Nieren? Nein, nicht direkt, doch kann es durch eine allgemeine Gefäßschädigung, wie sie beim Raucher gehäuft vorkommt, auch zur einer Beeinträchtigung der Nierendurchblutung kommen.

Wirkt der Genuß alkoholischer Getränke nierenschädigend? Alkohol in großen Mengen kann die Nieren, ebenso wie alle übrigen Gewebe, schädigen. Ein Patient, der an einer ernsten Nierenkrankheit leidet, tut gut daran, den Genuß alkoholischer Getränke möglichst einzuschränken.

Schadet es den Nieren, wenn man scharf gewürzte Speisen ißt? Im allgemeinen nicht.

Was hat es zu sagen, wenn Blut im Harn ist? Das ist ein Alarmsignal, daß in irgendeinem Bereich des Harntraktes etwas nicht in Ordnung ist; man sollte sofort zum Arzt gehen.

Zeigt Blut im Harn immer eine Nierenerkrankung an? Nein. Die Blutungsquelle kann im Harnleiter, in der Harnblase oder in der Harnröhre, die von der Blase nach außen führt, gelegen sein. In Einzelfällen kann Blut im Harn auftreten, ohne daß eine zugrundeliegende Krankheit vorhanden ist. Auf jeden Fall muß eine Untersuchung durchgeführt werden.

Zeigen eine Trübung des Harns oder Schmerzen beim Harnlassen ein Nierenleiden an? Nicht unbedingt, obwohl dies bedeuten kann, daß eine Störung im Bereiche des Harntraktes vorliegt. Wenn solche Symptome auftreten, sollte man gleich den Arzt aufsuchen.

Was ist eine Nephritis? Eine schwerwiegende Erkrankung des Nierengewebes verschiedener Ursache, die meist mit einer Einschränkung der Nierenfunktion einhergeht.

Glomerulonephritis

Was ist eine Glomerulonephritis? Dies ist eine Krankheit, welche die Nephrone befällt, insbesondere die Glomeruli. Wenn sie nicht rechtzeitig entdeckt wird, kann sie zur Vernarbung und Zerstörung der Nephrone führen. Dadurch kommt es zu Nierenfunktionsstörungen. Die Bezeichnung diffuse Glomerulonephritis soll zum Ausdruck bringen, daß sich die Krankheitsprozesse im ganzen Organ abspielen. Eine diffuse Glomerulonephritis betrifft immer beide Nieren.

Welche Formen der diffusen Glomerulonephritis gibt es? Nach den Symptomen und dem zeitlichen Ablauf unterscheidet man eine akute und eine chronische Glomerulonephritis.
Die akute Form fällt meist durch eine sog. nephrotisches Syndrom auf mit den Symptomen Wassereinlagerung (Ödem), Hypertonie und Eiweißausscheidung im Urin. Die chronische Form verläuft meist unbemerkt und wird erst durch die Spätfolgen wie Blutarmut, Hypertonie, Nierenfunktionseinschränkung, meist zufällig, entdeckt. Sonographisch erkennt man beidseits verkleinerte Nieren.

Kommt die akute diffuse Glomerulonephritis häufig vor? Sie ist, besonders bei Kindern, nicht so selten. Die häufigste Form ist die 6–30 Tage nach einem Streptokokken-Infekt auftretenden Poststreptokokken-Glomerulonephritis.

Wie kommt es zur akuten diffusen Glomerulonephritis? Es handelt sich dabei nicht um eine bakterielle Infektion der Nieren. Vielmehr entsteht die akute Glomerulonephritis am häufigsten durch eine Ablagerung von Antigen-Antikörper-Komplexen an der Basalmembran der Glomeruli, die dort zu einer immunologisch vermittelten Entzündung führen. Die Antikörper werden gegen bestimmte Antigene von beta-hämolysierenden Streptokokken der Gruppe A 6–30 Tage nach einer Rachen- oder Hautinfektion gebildet. Es gibt aber auch andere Formen der Glomerulonephritis ohne vorausgegangenen Streptokokkeninfekt, z. B. die Nierenbeteiligung bei Kollagenosen wie Lupus erythematodes oder andere Formen. Gemeinsames Merkmal ist allen, daß es sich im weitesten Sinn um Autoimmunkrankheiten handelt.

Wie verläuft die akute Poststreptokokken-Glomerulonephritis im allgemeinen? Sie hält meistens einige Wochen an und geht dann spontan zurück. Schätzungsweise 75–90 % der Kinder mit akuter Glomerulonephritis werden ohne zurückbleibende Nierenschädigung wieder gesund.

Kann diese akute Nierenentzündung zum Tode führen? Ja, aber nur sehr selten, wahrscheinlich in weniger als 1 % der Fälle.

Wie tritt eine akute diffuse Glomerulonephritis in Erscheinung? Häufig gibt der Patient einen vorangegangenen akuten Infekt, etwa eine schwere Angina, an. Der Patient bemerkt oft als erstes Müdigkeit und Schwellungen an den Lidern oder Unterschenkeln. Schmerzen in der Nierengegend sind selten. Der Harn ist oft fleischwasserfarben und schaumig, bei der Harnanalyse finden sich meist Blut, Eiweiß und sogenannte Zylinder. Ferner läßt sich gewöhnlich eine mehr oder weniger starke Blutdruckerhöhung nachweisen.

In welchem Alter wird die akute diffuse Glomerulonephritis am häufigsten beobachtet? Siebzig Prozent aller Fälle ereignen sich vor dem 21. Lebensjahr.

Ist eine Nierenentzündung dieser Art erblich? Sie gilt nicht als erblich, doch besteht eine gewisse Neigung zu familiärem Auftreten.

Wie kann man der Entwicklung einer Nierenentzündung vorbeugen? Alle akuten Infekte, besonders Halsentzündungen, Mandelentzündungen und Scharlach sollten unverzüglich und gründlich ärztlich behandelt werden.

Gibt es eine spezifische Behandlung der akuten diffusen Glomerulonephritis? Nein, sie heilt jedoch mit Bettruhe und unterstützenden Maßnahmen in den meisten Fällen aus.

Gibt es eine spezifische Behandlung der chronischen diffusen Glomerulonephritis? Nein, doch können Patienten mit chronischer Glomerulonephritis viele Jahre hindurch ein normales Leben führen, wenn sie gewisse diätetische Vorsichtsmaßnahmen einhalten sowie akute Infektionen vermeiden.

Was ist eine Herdnephritis? Zum Unterschied von der diffusen Nierenentzündung sind bei der Herdnephritis nicht die ganzen Nieren, sondern nur einzelne Abschnitte betroffen. Die Auswirkungen auf den Gesamtorganismus sind daher gering, gewöhnlich wird man auf die Erkrankung durch den Harnbefund aufmerksam. Die Herdnephritis tritt nicht selbständig, sondern im Rahmen eines allgemeinen Infektes auf. Die Behandlung richtet sich gegen die Grundkrankheit.

Nephrotisches Syndrom

Was ist ein nephrotisches Syndrom? Ein nephrotisches Syndrom ist eine Nierenerkrankung, bei der es zu generalisierter Wassereinlagerung (Ödeme), hohem Blutdruck und Eiweißausscheidung im Urin kommt. Meist steht im Vordergrund des Krankheitsbildes eine Schwellung der Körpergewebe infolge Wassereinlagerung, die im Gesicht, am Bauch und an den Beinen besonders auffällig sein kann. Es kommt zu einem größeren Verlust von körpereigenem Eiweiß in den Harn und zu einer Vermehrung von bestimmten Fettsubstanzen im Blut. Der Grundumsatz ist oft erniedrigt.

Wer bekommt am ehesten ein nephrotisches Syndrom? Am häufigsten sind Kinder zwischen zwei und sieben Jahren betroffen, doch kann die Erkrankung, mit unterschiedlichen Ursachen, in jedem Alter auftreten.

Ist das nephrotische Syndrom eine häufige Erkrankung? Sie ist verhältnismäßig selten.

Wie wird ein nephrotisches Syndrom behandelt? Das hängt von der zugrundeliegenden Ursache ab. Zu den Allgemeinmaßnahmen gehören Diät und Beschränkung der Kochsalzzufuhr. Bei bestimmten Formen verwendet man Kortison und Diuretika mit gutem Erfolg.

Warum muß bei der Nephrosebehandlung die Kochsalzzufuhr beschränkt werden? Eine salzlose Diät ist deshalb wichtig, weil jede Speicherung von Kochsalz im Körper auch eine Speicherung von Wasser (Wasserretention) zur Folge hat.

Empfiehlt sich eine Beschränkung von Fleisch, Eiern und anderen Eiweißträgern bei der Nephrose? Nein, im Gegenteil. Der Patient verliert über den Urin eine Menge Eiweiß, das ersetzt werden muß.

Wie groß sind die Heilungsaussichten bei nephrotischem Syndrom? Bei Kindern ist die Prognose relativ günstig, ³/₄ werden wieder gesund. Bei Erwachsenen sterben innerhalb von zehn Jahren 30–50 % der Erkrankten an Infektionen oder entwickeln ein vollständiges Nierenversagen.

Urämie

Was versteht man unter Urämie? Die echte Urämie ist eine Harnvergiftung. Man bezeichnet mit diesem Ausdruck die abnormen chemischen Veränderungen im Blut, wie auch die damit verbundenen Krankheitserscheinungen, die im fortgeschrittenen Stadium des Nierenversagens auftreten, wenn die Niere nicht mehr zur Ausscheidung der Abbaustoffe fähig ist.

Kann sich ein Patient mit Harnvergiftung wieder erholen? Ja, wenn die Ursache bekannt ist und ihre Beseitigung im Bereich der Möglichkeit liegt. Wenn der Grund zum Beispiel ein Verschluß des Harnleiters oder des Nierenbeckenausgangs ist und dieser Verschluß sofort behoben wird, schwindet die Urämie und der Patient wird gesund. Falls die Urämie das Endstadium einer chronischen Nephritis darstellt, kann eine Heilung nur mit einer Nierentransplantation erreicht werden. Mit Hilfe der »künstlichen Niere«, einem Dialysegerät zur »Blutwäsche«, können solche Patienten so lange am Leben erhalten werden, bis eine Spenderniere zur Verfügung steht.

Hydronephrose

Was ist eine Hydronephrose? Mit Hydronephrose bezeichnet man eine Erweiterung des Nierenbeckens, die durch eine Harnstauung infolge einer Abflußbehinderung des Harnes zustande kommt. Wenn das Hindernis am Nierenbeckenausgang oder im Harnleiter liegt, ist nur eine Niere betroffen; liegt es in der Harnblase oder Harnröhre, kann sich eine doppelseitige Hydronephrose entwickeln. Durch den Druck des aufgestauten Harns kommt es zu einer Erweiterung des Nierenbeckens, zum Schwund des angrenzenden Nierengewebes und schließlich zu einer Funktionsminderung der Niere. Tritt eine Infektion des aufgestauten Harns und eine Nierenbeckeneiterung ein, so wird aus der Hydronephrose eine Pyonephrose. Eine Pyonephrose kann sich auch aus einer Nierenbeckenentzündung entwickeln (Abb. 130).

Wodurch kann eine Hydronephrose verursacht werden? Durch Nierenbecken- und Harnleitersteine, durch angeborene Fehlbildungen, z. B. Einschnürung des Nierenbeckenausgangs und abnormen Verlauf einer zusätzlichen zweiten Nierenarterie, die den Harnleiter kreuzen und abklemmen kann. Dazu kommen die Harnleiterknickung, die bei der Wanderniere auf-

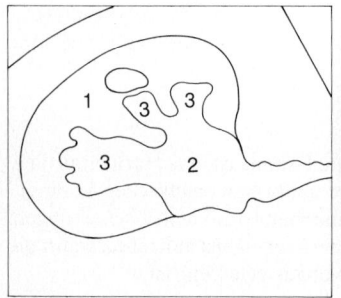 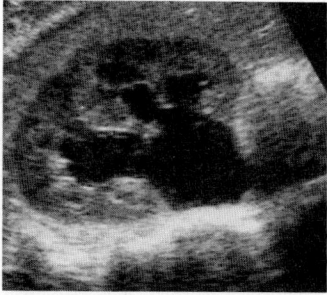

Abb. 130 *Sonographisches Schnittbild einer Niere* mit erweitertem Nierenbecken (2) und erweiterten Nierenkelchen (3) bei Harnstau, Nierengewebe (1) noch normal.

treten kann, sowie Geschwulstkrankheiten, Entzündungs- und Verwachsungsprozesse und bestimmte neurologische Erkrankungen.

Wie kann eine Hydronephrose nachgewiesen werden? Das einfachste und zuverlässigste Verfahren ist die Sonographie. Nachdem die Methode für den Patienten nicht belastend ist, kann sie beliebig oft, auch zur Verlaufskontrolle, eingesetzt werden.

Wie werden Hydronephrosen und Pyonephrosen behandelt? Die Behandlung ist meist chirurgisch und richtet sich auf die Beseitigung des Abflußhindernisses. Infektionen werden mit entsprechenden Medikamenten bekämpft. Bei schwerer einseitiger Pyonephrose kann eine operative Entfernung der Niere in Frage kommen, wenn die andere Niere funktionstüchtig ist.

Pyelonephritis
(Nierenbeckenentzündung)

Was versteht man unter einer Pyelonephritis? Es handelt sich um eine bakterielle Entzündung der Niere und des Nierenbeckens.

Wie kommt es zur Pyelonephritis? Sie wird durch Bakterien verursacht, die die Niere auf dem Blutweg erreichen oder die aus den anderen Teilen des Harn- und Genitaltraktes, etwa aus Harnblase, Harnröhre, Vorsteherdrüse, Gebärmutterhals oder Scheide aufsteigen.

Wer bekommt am ehesten eine Pyelonephritis? Bei Kindern wird die Nierenbeckenentzündung recht oft als akute Infektion beobachtet, aber sie ist auch bei Erwachsenen ziemlich verbreitet. Frauen, besonders Schwangere, neigen eher zu Nierenbeckeninfektionen, da sie anfälliger für Harnblaseninfektionen sind. Ebenfalls anfällig sind Zuckerkranke, hinfällige Patienten oder Patienten mit bestimmten neurologischen Störungen.

Welche Krankheitserscheinungen finden sich bei der Pyelonephritis? Hohes Fieber, unter Umständen mit schubweise auftretendem Schüttelfrost, Rückenschmerzen, Klopfempfindlichkeit der Nierengegend, häufiger Harndrang mit schmerzhafter Blasenentleerung, Blut im Harn. Oft bestehen Übelkeit, Erbrechen und Appetitlosigkeit. Bei der Harnuntersuchung kann man Eiter und Bakterien finden, im Blut sind die weißen Blutkörperchen vermehrt.

Sind in der Regel beide Nieren gleichzeitig befallen? Nein, doch kann es manchmal vorkommen.

Wie wird eine Pyelonephritis behandelt?
a) Man läßt den Patienten sehr viel trinken, damit Nierenbecken und Harnleiter gut durchgespült werden;
b) Antibiotika sollen die Infektionserreger unter Kontrolle bringen;
c) mit Bettruhe;
d) mit schmerzlindernden Medikamenten.

Wie verläuft eine Pyelonephritis meistens? Bei richtiger Behandlung werden fast alle Patienten gesund. Wichtig ist die Feststellung, ob der Erkrankung ein Verschluß des Harnleiters zugrunde liegt, der vielleicht die Ursache einer Aufstauung und Infektion des Harnes ist. Dies kann durch Ultraschalluntersuchung rasch bestätigt oder ausgeschlossen werden. Weiterhin müssen alle anderen Infektionsherde im Körper ausgeschaltet werden, von denen möglicherweise die Niereninfektion ihren Ausgang genommen hat.

Wie lange dauert eine derartige Erkrankung im allgemeinen? Ein paar Tage bis zu einigen Wochen.

Sind Antibiotika bei einer Pyelonephritis immer wirksam? Mit einer antibiotischen Behandlung wird in fast allen Fällen Heilung erreicht, vorausgesetzt, daß das richtige Antibiotikum für den speziellen Krankheitserreger gefunden wird und eventuell vorhandene Mißbildungen oder Anomalien im Harntrakt beseitigt werden.

Ist bei einer Pyelonephritis ein Krankenhausaufenthalt nötig? Normalerweise können Patienten mit Pyelonephritis ohne weiteres zu Hause behandelt werden. Bei sehr hohem Fieber oder bei einer Aufstauung des infizierten Harns im Nierenbecken wegen einer Abflußstörung ist eine Krankenhausbehandlung empfehlenswert.

Welche besonderen Behandlungsverfahren kann man im Krankenhaus anwenden, wenn der Patient auf die üblichen Maßnahmen nicht anspricht? Man kann den Urologen beziehen, der einen Katheter in die Harnblase und aufwärts in den Harnleiter einführt, um infizierten, im Nierenbecken aufgestauten Harn abzulassen.

Ist bei einer Pyelonephritis eine chirurgische Behandlung nötig? Im allgemeinen nicht. Wenn sich aber in oder um die Niere ein Abszeß bildet, kann eine operative Drainage, eine Ableitung des Eiters, notwendig werden. Eine Operation kann auch dann erforderlich werden, wenn die Niereninfektion durch andere Nierenerkrankungen, zum Beispiel ein Steinleiden, bedingt war.

Neigen Nierenbeckenentzündungen zu Rückfällen? Ja, besonders wenn die Ersterkrankung nicht sofort oder nicht ausreichend behandelt wurde. Im

Falle wiederholter Niereninfektionen kann die Niere eine bleibende Schädigung davontragen.

Ist es wahr, daß Zuckerkranke anfälliger für Niereninfektionen sind? Ja.

Führt eine chronische Pyelonephritis zur Entwicklung anderer Krankheiten? Ja, das kann der Fall sein. Chronische Prozesse führen oft zur Bildung von Steinen, zur Entwicklung eines Bluthochdrucks, und schließlich kann es durch die fortgeschrittene Zerstörung des Nierengewebes zur Harnvergiftung kommen.

Nierensteine

Woraus bestehen Nierensteine? Die Zusammensetzung von Nierensteinen ist recht unterschiedlich; sie sind aus anorganischen und organischen Substanzen aufgebaut, vorwiegend aus Kalziumoxalat, Kalziumphosphat, Harnsäure, der Aminosäre Zystin und Magnesiumphosphat (Abb. 131).

Wodurch entstehen Nierensteine? In gewissen Fällen kennt man die eigentliche Ursache. Bei der Gicht beispielsweise ist die Harnsäure im Blut ver-

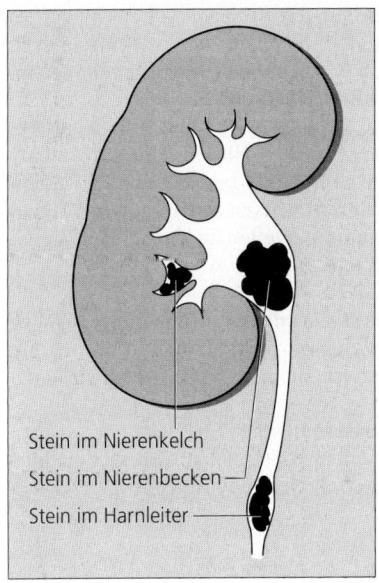

Abb. 131 *Nierensteine.* Die schematische Zeichnung zeigt einen Stein in einem Nierenkelch, einen weiteren bereits am Nierenbeckenausgang und einen Stein, der im Harnleiter steckt. Steine, die die Lichtung der Harnwege verlegen, verursachen eine Harnstauung.

mehrt und wird auch im Urin vermehrt ausgeschieden; es kann dadurch zu einem Ausfall von Harnsäuresteinen kommen.
In ähnlicher Weise können bei Kalziumstoffwechselstörungen Steine, die aus Kalziumverbindungen bestehen, im Harn und in den Nieren ausfallen. Meistens ist allerdings der Mechanismus der Steinbildung nicht im einzelnen bekannt, doch gibt es viele Theorien:
a) Falsche Ernährung;
b) Störungen des chemischen Gleichgewichts im Harn aus unbekannter Ursache;
c) Krankheiten der innersekretorischen Drüsen, insbesondere der Nebenschilddrüsen;
d) Vitaminmangelzustände;
e) Niereninfektionen;
f) mangelhafter Harnabfluß in einem oder mehreren Abschnitten des Harntraktes;
g) Wohnen in Gegenden, in denen hartes Wasser zur Steinbildung führt oder in sehr trockenen und heißen Gegenden;
h) genetische Faktoren.

Treten Nierensteine bei beiden Geschlechtern gleich häufig auf? Nein, Männer sind etwas häufiger betroffen.

Sind Nierensteine in allen Altersstufen zu finden? Ja, aber sie sind bei Erwachsenen während des vierten, fünften und sechsten Lebensjahrzehnts wesentlich häufiger. Kinder bekommen selten Nierensteine. Wenn sie doch Nierensteine bekommen, so sollte man daran denken, ob nicht ein angeborener Enzymdefekt des Harnsäurestoffwechsels vorliegt.

Welche Krankheitserscheinungen werden durch Nierensteine verursacht? Im manchen Fällen bleiben die Steine stumm und symptomlos, sie werden oft nur durch Zufall entdeckt. Meist führen sie jedoch zu typischen Nierensteinkoliken, zum Auftreten von Blut und Eiterzellen im Harn, und nicht selten beeinträchtigen sie die Nierenfunktion.

Findet sich meist nur ein einziger Nierenstein oder können mehrere zugleich bestehen? Häufiger kommen sie einzeln vor, doch können auch mehrere vorhanden sein. Nicht selten sind in beiden Nieren Steine vorhanden.

Ist die Größe von Nierensteinen sehr unterschiedlich? Ja. Sie können so winzig wie ein Sandkorn sein und sie können zu Steinen anwachsen, die eine Abformung oder einen Ausguß des ganzen Nierenbeckens bilden (Hirschgeweih- oder Korallenstein).

Müssen alle Nierensteine chirurgisch entfernt werden? Nein. Viele gehen spontan ab. Manche bleiben stumm und lösen keine Schmerzen, keine Infektion und keine Nierenfunktionsstörung aus, so daß sich eine Behandlung erübrigt. Entfernt werden sollten aber Steine, die
a) augenscheinlich zu groß sind um abzugehen;
b) wiederholte schwere Kolikanfälle auslösen;
c) einen Verschluß oder eine Infektion verursachen;
d) offenbar für eine fortschreitende Schädigung der Nierenfunktion verantwortlich sind.

Gibt es Medikamente, die man einnehmen kann, um Nierensteine aufzulösen? Nur bei reinen Uratsteinen ist heute die Auflösung durch eine rein medikamentöse Behandlung möglich. Ansonsten gibt es einige Diätprogramme, wie phosphorarme, alkalische oder saure Kostformen, die dazu beitragen können, das Wachstum der Steine zu verzögern oder die Bildung neuer Steine zu verhindern. Es gibt auch einige Medikamente, die durch Ansäuerung oder Alkalisierung des Harns die Steinbildung verhindern oder verzögern. Um das entsprechende Medikament auswählen zu können, ist es für den Arzt von Nutzen, einen Stein chemisch analysieren zu lassen. Dazu muß der Patient manchmal der Urin durch ein Sieb lassen, um kleine Konkremente aufzufangen.

Können nach dem Abgang oder nach der Entfernung von Nierensteinen neuerlich Steine auftreten? Ja. Diät, reichliche Flüssigkeitszufuhr, die Verwendung gewisser Medikamente sowie die Ausschaltung von Infektionen und Harnabflußhindernissen helfen jedoch, einer Neubildung vorzubeugen. Trotz aller Vorsichtsmaßnahmen bilden sich in einem kleinen Prozentsatz der Fälle erneut Steine.

Was sind Uretersteine? Der Ureter oder Harnleiter ist das schlauchförmige Organ, das die Niere mit der Harnblase verbindet. Im Harnleiter selber kommt es selten zur Steinbildung, aber abgehende Nierensteine bleiben oft im Harnleiter stecken; man bezeichnet sie dann als Harnleiter- oder Uretersteine.

Welche Krankheitserscheinungen treten bei Harnleitersteinen auf? Das Hauptsymptom sind qualvolle kolikartige Schmerzen, die so schwer sein können, daß sogar die stärksten schmerzstillenden Medikamente wirkungslos bleiben. Wenn der Stein den Abfluß des Harns aus der Niere blockiert, kann Fieber auftreten. Ist der Harn infiziert, so ist unter Umständen das Fieber sehr hoch und geht mit schweren Schüttelfrösten einher. Häufig bestehen Brechreiz, Erbrechen und Verstopfung, auch Beschwerden beim Harnlassen, Harndrang und gehäufte Blasenentleerungen können vorkommen. In den meisten Fällen findet sich Blut im Harn.

Nieren und Harnwege

Wie werden Harnleitersteine behandelt? Nierensteinkoliken gehören mit zu den stärksten auftretenden Schmerzen. Im Vordergrund steht daher die Schmerzbekämpfung, z. B. mit Novalgin oder sogar Morphinpräparaten wie Dolantin.
Mit konservativen Maßnahmen (wie trinken, umhergehen usw.) versucht man den Steinabgang zu beschleunigen; wenn eine Infektion vorliegt, muß sie mit Antibiotika behandelt werden. Falls sich Schmerzen und Infektion nicht erfolgreich beherrschen lassen, ist eine Nierendrainage notwendig. Dabei wird ein Katheter durch ein Zystoskop eingeführt und über den Stein hinaus hochgeschoben. Wenn der Katheter nicht am Stein vorbeigeführt werden kann, muß der Stein chirurgisch oder mittels Stoßwellenlithotripsie entfernt werden.

Ist zur Behandlung von Harnleitersteinen immer ein chirurgischer Eingriff nötig? Nein, die operative Entfernung von Nieren- und Harnleitersteinen ist seit Einführung der Stoßwellenlithotripsie eine Seltenheit geworden. Außerdem gehen viele Steine, die im Harnleiter liegen, von selbst ab. Wenn keine Infektion dazukommt, die Schmerzen nicht wiederkommen und der Harnabfluß nicht blockiert ist, empfiehlt es sich, den spontanen Abgang des Steines abzuwarten.

Was ist die extrakorporale Stoßwellenlithotripsie (ESWL)? Mit einem Stoßwellengenerator werden außerhalb des Körpers energiereiche Ultraschall-Stoßwellen erzeugt, die über eine geeignetes Medium, meist Wasser, in den Körper eingeleitet werden. Während einer Behandlungszeit von 15–60 Minuten appliziert man 500–4000 Stöße auf den Nieren- oder Harnleiterstein, der dadurch zertrümmert wird. Die zerkleinerten Teilchen des Steins gehen spontan über den Harnleiter ab.

Unter welchen Voraussetzungen kann man die Stoßwellenlithotripsie anwenden? Vor Anwendung des Verfahrens ist es manchmal erforderlich, daß der Urin über einen Katheter von Nierenbecken durch die Haut abgeleitet wird. Diese sog. Nierenfistel wird unter Ultraschallkontrolle von der Flanke aus angelegt. Bei sehr großen Steinen muß der Harnleiter mit einer inneren Schienung offen gehalten werden, da er sonst durch die zahlreichen kleinen Konkremente verstopft würde.

Ist die Stoßwellenlithotripsie in allen Fällen von Nierensteinen durchführbar? Nein, man kann sie nicht durchführen bei den (seltenen) Zystinsteinen, die aus einem ziemlich weichen Material bestehen. In der Schwangerschaft und bei einer Harnleiterverengung kann man das Verfahren nicht anwenden, bei sehr großen Steinen ist es wenig erfolgversprechend.

Ist für die Stoßwellenlithotripsie eine Narkose erforderlich? Nein, man kommt ohne jede Narkose aus, allenfalls ist eine leichte Beruhigungsspritze nötig.

Wie ist der Erfolg der Stoßwellenlithotripsie? Mit diesem Verfahren werden etwa 90 % der Patienten im Verlauf von drei Monaten steinfrei. Allerdings ist die Behandlung in ca. 20 % der Fälle mit Koliken verbunden, die beim Abgang der Konkremente auftreten.

Kann man einen Stein mit einem Instrument fassen, das durch ein Zystoskop eingeführt wird? Ja. Wenn sich der Stein in Blasennähe befindet, gelingt es manchmal, ihn mit einem solchen Spezialinstrument durch den Harnleiter herunterzuholen. Wenn alle diese Methoden versagen, muß operiert werden.

Nierengeschwülste
(Nierentumoren)

Wer bekommt am ehesten einen Nierentumor? Geschwülste der Niere kommen bei beiden Geschlechtern überwiegend nach dem 50. Lebensjahr vor. Ein besonderer Typ, der sogenannte Wilms-Tumor, findet sich im Säuglings- und Kindesalter.

Sind alle Nierengeschwülste bösartig? Nein, aber bösartige Tumoren sind häufiger zu beobachten als gutartige.

Wie lautet der medizinische Fachausdruck für den häufigsten bösartigen Nierentumor? Der häufigste Nierentumor ist das Nierenzellkarzinom, genannt auch hypernephroides Nierenkarzinom. Seltener sind Tumoren, die von den Zellen des Nierenbeckens ausgehen (Urothelkarzinome).

Wie kann man einen Nierentumor diagnostizieren? Durch die ärztliche Untersuchung, besonders durch den Tastbefund, und durch Ultraschalluntersuchung. Viele Nierentumoren werden zufällig im Rahmen einer aus anderen Gründen durchgeführten Ultraschalluntersuchung entdeckt. Urographie, Computertomographie und Angiographie dienen als Bestätigungsuntersuchung bzw. als Vorbereitung auf eine geplante Operation.

Welche Aussage über die Niere kann mit der Ultraschalluntersuchung gemacht werden? Man kann das Vorhandensein der Niere prüfen, die Nierengröße (im Seitenvergleich) bestimmen, viele Nierenmißbildungen feststellen, Zustände von Harnstau, Zysten und Nierentumoren sehr frühzeitig erfassen. Zur Nierenfunktion kann die Sonographie dagegen kaum eine Aussage machen.

Was sind Vorteile der Sonographie der Nieren? Vorteile sind die völlige Ungefährlichkeit für den Patienten, die geringe Belästigung und daher die beliebige Wiederholbarkeit der Untersuchung. Die Aussagekraft ist allerdings sehr vom Können und der Erfahrung des Untersuchers abhängig.

Was ist eine Ausscheidungsurographie? Das ist ein Röntgenuntersuchungsverfahren, bei dem ein Kontrastmittel – eine Lösung, die im Röntgenbild einen Schatten gibt – in die Blutbahn injiziert wird. Diese Lösung wird durch die Nieren ausgeschieden und bringt dabei die Nieren auf dem Röntgenbild zur Darstellung. Im Gegensatz zur Ultraschalluntersuchung erlaubt die Ausscheidungsurographie Aussagen zur Nierenform und zur Nierenfunktion. Außerdem ist auch die Beurteilung der ableitenden Harnwege und der Harnblase möglich.

Ist eine Ausscheidungsurographie schmerzhaft oder gefährlich? Nein. Wenn der Patient aber allergisch ist, das heißt, wenn er zu Überempfindlichkeitsreaktionen neigt, oder eine Schilddrüsenüberfunktion vorliegt, müssen besondere Vorsichtsmaßnahmen getroffen werden, bevor die Untersuchung durchgeführt wird.

Braucht man die Ausscheidungsurographie auch zur Diagnose anderer Nierenkrankheiten außer Tumoren? Ja. Mit dieser Untersuchung lassen sich viele krankhafte Veränderungen im Harntrakt nachweisen. Auch für die Diagnose von Abflußhindernissen im Bereich des Harnleiters oder der Harnröhre, insbesondere durch eine Vergrößerung der Vorsteherdrüse (Prostatahyperplasie), ist sie wertvoll.

Welche anderen Untersuchungsverfahren liefern wertvolle diagnostische Aufschlüsse bei Nierenkrankheiten?
a) Die Angiographie, die die Blutgefäße der Niere zur Darstellung bringt, leistet einen wichtigen Beitrag zur Tumordiagnostik der Niere;
b) die Computertomographie vermag Nierenzysten oder -tumoren sicher zu erkennen.

Welches bildgebende Verfahren sollte an erster Stelle stehen, wenn es um die Klärung des Verdachts auf eine Nierenerkrankung geht? Aus den oben genannten Gründen die Ultraschalluntersuchung.

Welche Krankheitserscheinungen werden von Nierentumoren verursacht? Nierentumoren verursachen in der Regel erst Krankheitszeichen, wenn sie bereits sehr fortgeschritten und oft nicht mehr vollständig operativ zu entfernen sind. Als Warnsignale sind zu nennen:

a) Blut im Harn;
b) Schmerzen in der Lendengegend über der Nierenregion oder Rückenschmerzen;
c) eine Vorwölbung in der Nierengegend;
d) Fieber.

Wie wird ein Nierentumor behandelt? Die ganze Niere und das umgebende Gewebe sowie die Lymphknoten müssen sofort entfernt werden. Bei bestimmten Nierentumoren ist auch eine Röntgenvor- und Nachbestrahlung angezeigt.

Ist die Entfernung einer Niere ein schwerer Eingriff? Ja, aber man kann trotzdem normal leben, wenn die verbleibende Niere gesund ist.

Ist die Entfernung einer Niere (Nephrektomie) eine gefährliche Operation? Nein. In der Regel wird die Operation gut überstanden und der Heilungsverlauf ist unkompliziert.

Wie lange bleibt der Patient nach einer operativen Nierenentfernung im Krankenhaus? 8–10 Tage.

Nierenzysten

Welche Formen zystischer Nierenerkrankungen gibt es hauptsächlich?
a) Einzelne Nierenzysten. Hier bleibt die Nierenfunktion gewöhnlich ungestört.
b) Die angeborenen Zystennieren (polyzystische Degeneration der Nieren). Kennzeichnend sind zahlreiche große und kleine Zysten, die in der Regel beide Nieren durchsetzen. Die Krankheit wird autosomal-dominant vererbt, die Träger der Erbanlage haben zunächst normale Nieren, da sich die Krankheit meist erst im 3.–4. Lebensjahrzehnt manifestiert. Mit zunehmendem Alter nehmen die Zysten an Zahl und Größe zu und verschlechtert sich die Nierenfunktion. Das Leiden tritt immer an beiden Nieren auf.

Zu welchen Krankheitserscheinungen kommt es bei Nierenzysten? Mit Erreichen des Erwachsenenalters können Schmerzen in der Nierengegend, Blut im Harn, Infektionen, Blutdruckerhöhung und eine starke Vergrößerung der Nieren auftreten.

Wie macht sich eine einzelne Nierenzyste bemerkbar? Sie bleibt fast immer symptomlos.

Sind einzelne Nierenzysten häufig? Ja, vor allem nehmen sie mit dem Alter an Häufigkeit zu. Man rechnet, daß 50–70 % der über 80jährigen Nierenzysten in unterschiedlicher Größe haben.

Wie kann man Nierenzysten behandeln? Für die Zysten selber gibt es keine wirksame Behandlung. Seit der Einführung der »künstlichen Niere« ist es jedoch möglich, diese Patienten solange am Leben zu halten, bis eine Niere zur Transplantation zur Verfügung steht.

Wie wird eine Einzelzyste der Niere behandelt? In der Regel müssen einzelne Zysten gar nicht behandelt werden, da sie keinen Krankheitswert haben. Nur wenn die Zysten extreme Ausmaße annimmt, kann es zu Abflußbehinderungen im Harnleiter oder anderen Verdrängungserscheinungen kommen, die dann eine Zystenentfernung notwendig machen.

Angeborene Fehlbildungen der Niere
(angeborene Anomalien)

Sind Nierenanomalien und Mißbildungen häufig? Ja, etwa 10 % der Bevölkerung haben klinisch mehr oder weniger relevante Nierenmißbildungen. Dieser hohe Prozentsatz rührt von der komplizierten Entstehung der Nieren beim Embryo im Mutterleib her.

Gibt es verschiedenartige angeborene Anomalien der Niere? Ja. Statt zwei Nieren kann nur eine vorhanden sein; es kann eine oder zwei zusätzliche kleine Nieren geben; die Nieren können an falscher Stelle im Körper liegen (ektope Nieren), z. B. im kleinen Becken; beide Nieren können sich auf derselben Seite des Körpers befinden, die Nieren können über der Mittellinie des Körpers verschmolzen sein (Hufeisenniere); die harnsammelnden Abschnitte der Niere (Nierenbecken) können doppelt angelegt sein, ebenso die Harnleiter.

Welche Bedeutung haben diese zahlreichen Mißbildungen? Oft haben sie für den betroffenen Menschen gar keinen Krankheitswert und er weiß gar nichts davon. Menschen mit nur einer Niere, einer Doppelniere oder einer Hufeisenniere fühlen sich völlig gesund. Es gibt allerdings auch Mißbildungen mit Krankheitswert. Eine Fehlbildung von praktischer Bedeutung ist eine Verengung oder Einschnürung am Übergang des Nierenbeckens zum Harnleiter. Der normale Harnabfluß kann dadurch behindert werden, und schließlich kann es zum Verschluß des Nierenbeckenausgangs und zu einer Nierenfunktionsstörung kommen (Abb. 132).

Angeborene Fehlbildungen der Niere

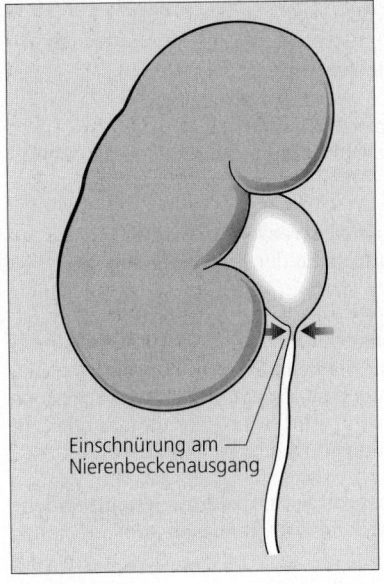

Einschnürung am Nierenbeckenausgang

Abb. 132 *Einschnürung am Nierenbeckenausgang.* Eine angeborene Fehlbildung, die zur Harnstauung und Erweiterung des Nierenbeckens führt.

Verursachen die meisten angeborenen Anomalien der Niere Krankheitserscheinungen? Nein, mit Ausnahme der Nierenbeckenausgangsverengung mit den erwähnten Folgen. Allerdings haben Nierenmißbildungen oft Bedeutung, wenn es um die Planung eines operativen Eingriffs an einer Niere geht. Will man z.B. eine Niere entfernen, so muß sich der Operateur vorher davon überzeugen, ob der Patient eine zweite funktionierende Niere hat.

Sind diese abnormen Nieren für Infektionen anfälliger? Ja, vor allem Nierenanomalien, bei denen der Harnabfluß nicht optimal funktioniert.

Wie wird die angeborene Verengung des Nierenbeckenausgangs am Übergang zum Harnleiter behandelt? Bei fortgeschrittener Abschnürung des Nierenbeckens oder bei einer Nierenfunktionsstörung ist die Operation angezeigt.

Wie wird eine Nierenbeckenausgangsverengung chirurgisch behoben? Der Harnabflußweg wird mit einer plastischen Operation erweitert.

Nierenverletzungen

Wie kommt es zumeist zu Nierenverletzungen?
a) Durch Autounfälle;
b) durch Sportunfälle (bei Boxkämpfen, Skifahren u.ä.);
c) bei einem Fall aus größerer Höhe mit direktem Aufprall auf die Nierengegend (z.B. Sturz vom Gerüst).

Woran kann man erkennen, ob man eine Nierenverletzung hat?
a) An Schmerzen und Druckempfindlichkeit der Nierengegend;
b) am Auftreten von Blut im Harn.

Wie werden Nierenverletzungen behandelt? Bei kleineren Verletzungen besteht die Behandlung hauptsächlich in Bettruhe. Wenn die Blutung alarmierend ist und die Ultraschall- und Röntgenuntersuchung eine schwer verletzte Niere zeigen, kann eine Operation zur Entfernung des Organs oder zur Ableitung von Blut und Harn notwendig werden.

Kann eine verletzte Niere überhaupt chirurgisch wiederhergestellt werden?
Ja. Wenn die Verletzung nicht zu ausgedehnt war, kann man die Niere nähen und braucht sie nicht zu entfernen.

Ist bei Nierenverletzungen oft eine Operation erforderlich? Die meisten Nierenverletzungen heilen ohne Operation aus.

Wie kann man erkennen, ob eine Operation nötig ist? Man beobachtet, ob der Harn klar wird und ob sich die Nierenfunktion wieder normalisiert. Wenn immer wieder Blut im Harn auftritt und die Niere ihre Funktion nicht wieder aufnimmt, oder wenn sich der Allgemeinzustand des Patienten verschlechtert und eine Schwellung in der Lendengegend besteht, ist die Operation angezeigt. Gleiches gilt für einen Abriß des Harnleiters.

Nierentuberkulose
Siehe Kapitel 60, Tuberkulose

Tritt die Nierentuberkulose oft als Ersterkrankung auf? Nein, sie ist gewöhnlich Folgeerkrankung einer Lungentuberkulose.

Auf welchem Weg erfolgt die Infektion der Nieren? Die Tuberkelbakterien gelangen mit dem Blutstrom zu den Nieren.

Wie macht sich eine Nierentuberkulose bemerkbar? Bei häufigem schmerzhaftem Harnlassen, Nachweis von Leukozyten im Urin ohne Bakterien und blutigem Harn muß man unbedingt unter den möglichen Ursachen auch die Tuberkulose in Betracht ziehen.

Wie wird die Nierentuberkulose diagnostiziert? Durch den Nachweis von Tuberkelbakterien im Harn mittels mikroskopischer Untersuchung und Anzüchtung der Bakterien. Auch charakteristische Röntgenbefunde liefern einen Beitrag zur Diagnose. Wenn die Tuberkulose auch die Harnblase befallen hat, zeigt die zystoskopische Untersuchung ein typisches Bild. Mit dem Rückgang der Tuberkulose überhaupt ist auch die Tuberkulose von Nieren, Harnblase und Nebenhoden heute sehr selten geworden.

Kann man eine Heilung erreichen, wenn nur eine Niere von der Tuberkulose befallen war und diese Niere entfernt wird? Wir sprechen bei der Tuberkulose nicht von Heilung, sondern eher vom *Stillstand* der Erkrankung. Wenn die Krankheit auf eine Niere beschränkt ist, wird deren Entfernung die Krankheit zum Stillstand bringen.

»Nierensenkung« oder »Wanderniere«
(Nephroptose)

Was versteht man unter Nierensenkung oder Wanderniere? Man meint damit, daß sich die Niere infolge einer Lockerung der normalen Fixierung in eine abnorm tiefe Lage im Körper gesenkt hat (Abb. 133).

Welcher Typ neigt am ehesten zu einer Wanderniere? Magere Personen, besonders Frauen.

Ist die Nierensenkung häufiger rechtsseitig zu beobachten? Ja.

Welche Beschwerden erzeugt eine Nierensenkung? Wenn sie überhaupt Beschwerden macht, dann sind es Rücken- und Leibschmerzen. Eine Abknickung am Nierenbeckenausgang kann den normalen Harnabfluß behindern und schwere kolikartige Schmerzanfälle in der Nierengegend auslösen.

Wie kann man eine Senk- oder Wanderniere diagnostizieren? Durch sonographische Untersuchung im Liegen und im Stehen.

Muß eine Nierensenkung, die keine Krankheitserscheinungen verursacht, behandelt werden? Nein.

Nieren und Harnwege

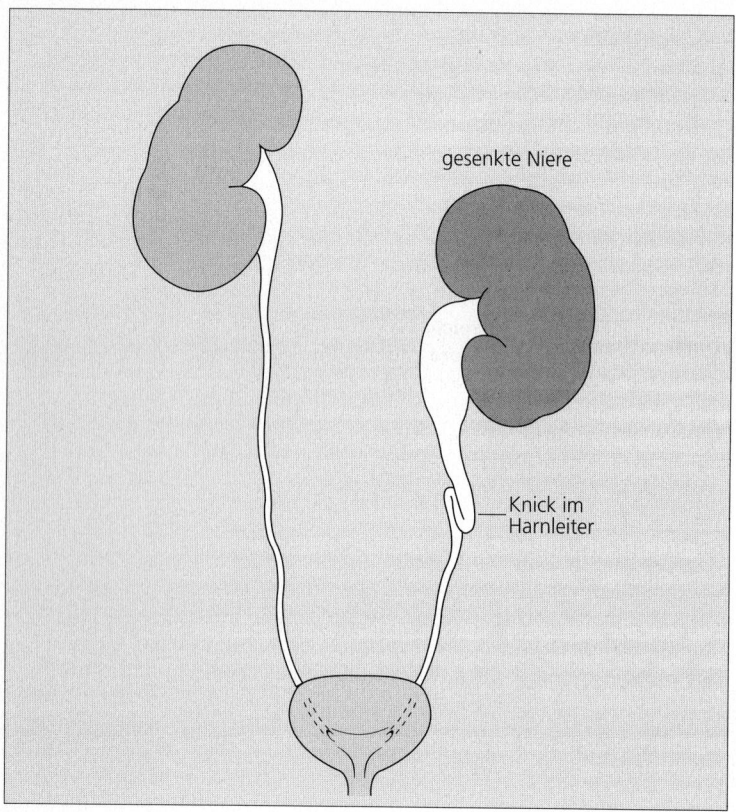

Abb. 133 *Nierensenkung.* Wenn die Verlagerung der Niere so wie hier zu einer Knickbildung im Harnleiter führt, kommt es zu einer Abflußbehinderung und damit Stauung des Harns.

Welche Behandlung ist angezeigt, wenn die Nierensenkung mit Beschwerden einhergeht?
a) Allgemeinmaßnahmen, mit einer gewichtsansatzfördernden Diät und Tragen eines Stützmieders, um die Niere in ihrer richtigen Lage zu halten;
b) Operation zur Fixierung der Niere in ihrer normalen Lage mit Nähten, eine sogenannte Nephropexie. Diese Operation ist aber selten notwendig.

Harnleitergeschwülste
(Uretertumoren)

Sind Harnleitertumoren häufig? Nein. Sie sind äußerst selten.

Um welche Art von Harnleitertumoren handelt es sich zumeist? In der Mehrzahl sind es bösartige Tumoren, die von den Deckzellen des Harnleiters ausgehen.

Mit welchen Krankheitszeichen treten Harnleitertumoren in Erscheinung? Es findet sich Blut im Harn, der Harnabfluß in die Harnblase ist behindert und schließlich kommt es zur Infektion.

Wie wird die Diagnose eines Harnleitertumors gestellt? Bei der Ultraschalluntersuchung zeigt sich eine Harnstauung. Durch Röntgenuntersuchungen des Harntraktes und durch die Feststellung eines Hindernisses beim Versuch, einen Katheter im Harnleiter hochzuschieben (retrograde Pyelographie). Auf computertomographischen Schnitten stellt sich der Harnleiter aufgetrieben dar.

Wie behandelt man Harnleitertumoren? Der Harnleiter wird zusammen mit seiner Niere und dem Teil der Harnblase, der die Harnleitermündung umgibt, entfernt.

Ist das eine schwere Operation? Ja, aber man kann damit rechnen, daß sie in den allermeisten Fällen gut überstanden wird.

Kann mit der Operation eine Heilung erreicht werden? Ja, wenn der Tumor im Frühstadium entdeckt und wie beschrieben operativ entfernt wird.

Ureterocele

Was ist eine Ureterocele? Eine zystische Verformung des Harnleiters an seinem blasennahen Ende infolge einer abnormen Harnleitereinmündung in die Harnblase. Es besteht auch eine Wandschwäche des Harnleiters in seinem untersten Anteil, die wahrscheinlich als angeborene Fehlbildung aufzufassen ist.

Welche Krankheitserscheinungen finden sich bei einer Ureterocele? Sie kann überhaupt symptomlos bleiben und nur zufällig anläßlich einer sonographischen oder röntgenologischen Routine-Untersuchung des Harntraktes wegen einer anderen Erkrankung entdeckt werden. Ureterocelen können jedoch auch die Ursache chronischer Infektionen der Harnblase und Niere sein und durch die Harnabflußstauung zu einer Schädigung der Harnleiter und Nieren führen.

Wie wird eine Ureterocele behandelt? Wenn sie klein ist und keine Beschwerden macht, ist keine Behandlung erforderlich. Wenn dagegen ein Harnstau auftritt, kann sie erfolgreich durch Erweiterung der Harnleitermündung in die Blase behandelt werden. Manche Ureterocelen kann man durch ein Zystoskop mit Wegbrennen oder Abtragen eines Teils der Zyste korrigieren. Wenn die Ureterocele groß ist, ist unter Umständen ihre operative Entfernung durch eine in der Harnblase angelegte Öffnung notwendig.

Nierentransplantation

Können Nieren erfolgreich von einem Menschen zu einem anderen verpflanzt werden? Ja. Die Nierentransplantation ist heute ein technisch ausgereiftes Routineverfahren, das weltweit pro Jahr viele tausend Mal durchgeführt wird. Selbst bei Personen über 60 Jahre wurde es in den letzten Jahren erfolgreich angewendet. Auch das anfangs größte Problem der Transplantatabstoßung ist heute durch die sorgfältige Auswahl der Spender und die immunsuppressive Behandlung weitgehend beherrschbar.

Warum kann eine Niere nach ihrer erfolgreichen Verpflanzung absterben? Es tritt ein Phänomen ein, das man Abwehrreaktion nennt. Alle Menschen haben Antikörper, deren Aufgabe der Schutz gegen eindringende Fremdkörper ist. Der Wirtsorganismus betrachtet Gewebezellen von anderen Menschen oder Tieren als Fremdkörper und setzt seine normalen Schutzmechanismen in Gang, um sie zu vernichten. Eine transplantierte Niere kann daher von den weißen Blutkörperchen des Wirtes attackiert werden und das verpflanzte Organ zur Abstoßung bringen.

Wann ist eine Nierentransplantation angezeigt? Sie wird als lebensrettende Maßnahme nur bei Patienten vorgenommen, die sich im Stadium der terminalen Niereninsuffizienz befinden und die seit längerer Zeit mit der künstlichen Niere behandelt werden. Dazu gehören Zustände von Harnvergiftung (Urämie) bei diabetischen Nierenschäden, Zystennieren, chronische Entzündungsprozesse der Niere bei Steinleiden oder unbeherrschbaren Infektionen, oder ein bösartiger Nierentumor bei einem Patienten, der nur eine Niere hat (Abb. 134).

Bei welchen Nierentransplantaten ist die Aussicht auf Erfolg am größten? Es hat sich herausgestellt, daß die Dauer-Überlebenschance einer verpflanzten

Nierentransplantation

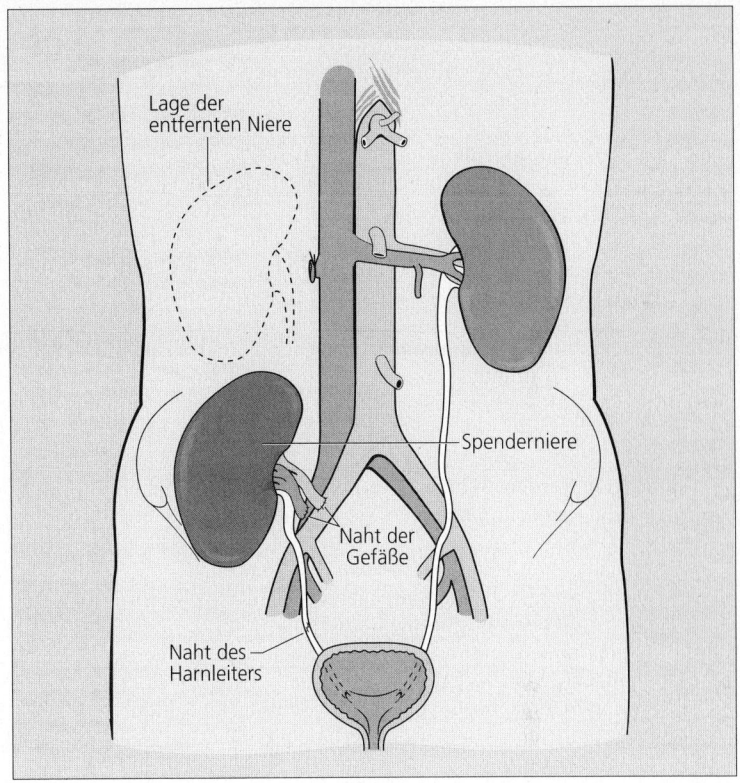

Abb. 134 *Nierenverpflanzung*. Die gestrichelte Umrißlinie deutet die ursprüngliche Lage der nunmehr entfernten Niere an. Die neue »Spenderniere« wird tiefer unten im Bauchraum eingepflanzt und der Harnleiter verkürzt.

Niere am größten ist, wenn das Organ von einem eineiigen Zwilling zum anderen überpflanzt wurde. Diese Konstellation ist aber nur selten gegeben. Gute Überlebenschancen bestehen auch, wenn der Spender und der Empfänger möglichst nah blutsverwandt sind. Mittels Gewebetypisierung wird überprüft, ob eine zwischen Spender und Empfänger eine vertretbare Übereinstimmung besteht.

Kann man etwas unternehmen, um die Abstoßungsreaktion zu überwinden?
Ja. Es gibt eine Reihe von Maßnahmen, mit denen man versuchen kann, den Wirtsorganismus über den Zeitraum, in dem die Abwehrreaktion am Höhepunkt ist, hinwegzubringen. Man kann verschiedene Medikamente geben,

um zu erreichen, daß der Wirtsorganismus die Erzeugung von Antikörpern, die das Transplantat vernichten würden, verlangsamt oder gänzlich einstellt. Dazu gehören die Gabe von Kortison, von immunsuppressiven Substanzen wie Cyclosporin und von Antilymphozytenglobulin.

Wie oft führen Nierenverpflanzungen zum Erfolg? Die Transplantation ist bei fast allen Patienten zunächst erfolgreich. Nach einem Jahr leben noch 95 % der Empfänger von Nieren eines nahen Blutsverwandten, wobei in 90 % der Fälle das Organ intakt funktioniert. Danach beobachtet man eine Verlust von 3–5 % der Nieren pro Jahr. Mittlerweile gibt es Transplantatempfänger, die bereits länger als 20 Jahre mit der fremden Niere leben.

Welche Folgen hat die Immunsuppression bei nierentransplantierten Patienten? Durch die Immunsuppression kommt es bei diesen Patienten zu einer erhöhten Rate an bösartigen Lymphgeschwülsten und auch an Karzinomen.

Was kann getan werden, wenn eine verpflanzte Niere nicht überlebt?
a) Der Patient kann für eine Weile wieder an eine künstliche Niere angeschlossen werden;
b) es kann eine neuerliche Operation zur Einpflanzung einer neuen Niere von einem anderen Spender durchgeführt werden.

Wird die Spenderniere im normalen Nierenbett in der oberen Rückengegend eingepflanzt? Nein. Es hat sich gezeigt, daß es viel günstiger ist, die Niere in der Beckenregion einzusetzen und die Nierengefäße mit den Iliakalgefäßen im Becken (siehe Abb. 134) zu verbinden. In dieser Position sind die Chancen für eine befriedigende Funktion des Transplantats am besten. Außerdem ist dann der Harnleiter viel kürzer, so daß er weniger Funktionsstörungen unterliegt.

Ist eine Nierentransplantation eine schwere Operation? Ja. Man muß sich klar sein, daß man eine Nierentransplantation nur bei solchen Patienten ausführt, die sonst einem Nierenversagen erliegen würden. Eine Niere wird nie einem Menschen transplantiert, der nicht zumindest eine funktionierende Niere hat.

Sind ausreichend Spendernieren vorhanden? Nein. Eines der größten Probleme der Nierentransplantation ist die Knappheit an geeigneten Spendernieren. Ursache dafür ist ein zumindest in Deutschland noch sehr striktes Transplantationsgesetz, das die ausdrückliche Zustimmung der nächsten Angehörigen eines soeben verstorbenen oder hirntoten Verwandten fordert (Zustimmungslösung). Durch diese Regelung können viele Organe nicht ausreichend schnell entnommen und zum Empfänger gebracht werden. Eine Änderung des Gesetzes ist seit Jahren in der Diskussion. Derzeit hat wohl ein Vorschlag die größten Chancen, wonach ein Organ entnommen werden darf, wenn niemand, sei es der Verstorbene selbst vor seinem Tod oder Angehörige, Widerspruch eingelegt hat (Widerspruchslösung).

Wie ist das Transplantationswesen organisiert? In Europa besteht eine Transplantationszentrale (Eurotransplant), bei der die Daten der Gewebetypisierung aller potentiellen europäischen Organempfänger in einer Datenbank vorhanden sind. Sobald sich die Chance für eine Organentnahme ergibt, in der Regel bei jungen Unfallopfern, so werden die Gewebetypisierungsdaten des Verunfallten mit denen der potentiellen Empfänger verglichen und die Niere an den Empfänger mit dem ähnlichsten Gewebetyp vergeben.

Wie kann man selbst einen Beitrag zur Verbesserung des Organangebots leisten? Indem man in seiner Brieftasche einen Organspenderausweis bei sich trägt. Auf diesem Ausweis bestätigt man mit seiner Unterschrift, daß man im Fall des plötzlichen Todes mit einer Organentnahme einverstanden ist.

Besteht die Gefahr, daß Organe bei Patienten entnommen werden, die noch eine Überlebenschance haben? Nein, diese Gefahr ist durch verschiedene Maßnahmen ausgeschlossen. Dazu gehören die Feststellung des Hirntods (siehe Kapitel EEG) durch einen unabhängigen Spezialisten, der vor seinem Urteil keinen Kontakt mit dem transplantierenden Arzt haben darf.

Künstliche Niere

Was ist eine künstliche Niere? Unter künstlicher Niere versteht man ein Gerät, welches das Blut des Patienten von Stoffwechselschlacken oder Giften reinigt und auch die Blutzusammensetzung hinsichtlich anderer Bestandteile normalisiert. Da diese Aufgabe beim Gesunden von der Niere erfüllt werden, bezeichnet man derartige Apparate als »künstliche Niere«.

Was ist das Prinzip der künstlichen Niere? Der Apparat beruht auf dem Prinzip der Dialyse: er enthält sogenannte semipermeable Membranen (halbdurchlässige dünne Häute), die zwischen dem Blut des Patienten und einer Spülflüssigkeit liegen. Wenn nun der Blutkreislauf des Patienten über eine Arterie und eine Vene (meist des Armes) mit dem Apparat verbunden wird, treten die schädlichen Stoffe durch die Membran in die Spülflüssigkeit über. Blutkörperchen und die Eiweißkörper des Blutes können nicht durch die Membran hindurchtreten und werden in den Blutkreislauf zurück transfundiert.

Nieren und Harnwege

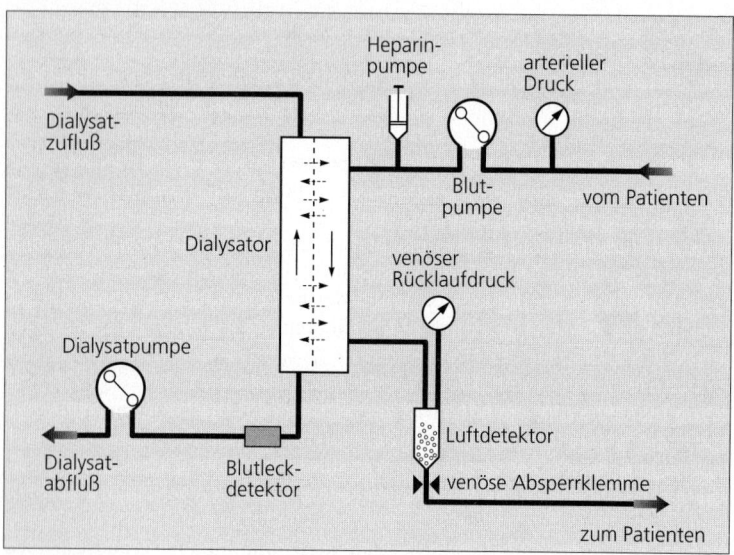

Abb. 135 *Schematische Darstellung der Blutwäsche (Hämodialyse).* Aus einer Arterie des Patienten wird ungerinnbar gemachtes Blut in den Dialysator gepumpt und an einer halbdurchlässigen Membran vorabgeleitet. Durch diese Membran treten die Giftstoffe aus dem Blut in die Dialyseflüssigkeit über. Das gereinigte Blut fließt in eine Vene des Patienten

Bei welchen Zuständen wird die künstliche Niere angewendet? Beim Nierenversagen infolge chronischer Nierenleiden oder akuter Erkrankungen und bei Vergiftungen. Bei akuten Erkrankungen und Vergiftungen ist eine derartige Dialyse oft nur über einen kürzeren Zeitraum und nur einmal notwendig, bis sich die Nieren wieder erholt haben und ihre Funktion aufnehmen, oder bis die Gifte aus der Blutbahn entfernt sind. Bei chronischen Nierenleiden muß gewöhnlich zeitlebens dreimal pro Woche dialysiert werden.

Wo kann eine derartige Dialyse durchgeführt werden? Es gibt heute viele Einrichtungen, die Dialysen durchführen. In Deutschland hat das Kuratorium für Heimdialyse, eine Patienten-Organisation, dafür gesorgt, daß in allen größeren Krankenhäusern, aber auch bei niedergelassenen Ärzten in Fremdenverkehrsgebieten flächendeckend Möglichkeiten der Dialyse bestehen. Dadurch soll den Dialysepatienten die Möglichkeit gegeben werden, ein möglichst normales Leben ohne zu große Beeinträchtigung der Mobilität führen zu können.

Was ist die Heimdialyse? In dem Bestreben, die Patienten möglichst weitgehend unabhängig von medizinischen Institutionen zu machen, hat man das System der »chronisch-ambulanten Peritonealdialyse« (CAPD) entwickelt. Bei dieser Methode wird kein technischer Apparat außerhalb des Körpers, sondern das Bauchfell des Patienten als halbdurchlässige Membran zur Blutreinigung verwendet. Der Patient läßt dabei mehrere Liter Spülflüssigkeit durch einen dauerhaft in der Bauchwand liegenden Katheter einlaufen, beläßt sie dort einige Zeit und läßt die mit Giftstoffen beladene Flüssigkeit wieder ablaufen.

Was sind die Probleme der Peritonealdialyse? Es ist eine aktive Mitarbeit des Patienten und ziemlich große Disziplin erforderlich. Der Patient muß sich ständig wiegen, Hygienevorschriften beachten und in seiner Wohnung große Mengen an Spülflüssigkeit vorrätig halten. Infolge des ständig in der Bauchhöhle liegenden Katheters mit offener Verbindung zwischen Bauchhöhle und Außenwelt besteht die Gefahr einer Infektion.

Harnblase
Siehe auch Kapitel 22, Geschlechtskrankheiten; Kapitel 58, Sexualorgane

Wo liegt die Harnblase und welche Funktion hat sie? Die Harnblase ist ein Hohlorgan mit einer starken Muskelwand, das im untersten Abschnitt des Bauchraumes im kleinen Becken hinter dem Schambein liegt. Sie hat die Fähigkeit, ihre Größe je nach Harnmenge, die sie aufnimmt oder entleert, zu ändern. Der Harn fließt von den Nieren durch die Harnleiter, die links und rechts einmünden, in die Harnblase, die ihn dann durch die nach außen führende Harnröhre entleert. Beim Mann ist der Blasenhals der Vorsteherdrüse eng benachbart und wird von ihr umgeben. Die Harnröhre verläuft beim Mann durch das Glied und ist etwa 15 cm lang. Bei der Frau ist die Harnröhre nur etwa 5 cm lang und endet in einer eigenen Öffnung zwischen den Schamlippen.

Harnblasenentzündung
(Zystitis)

Ist eine Harnblasenentzündung eine verbreitete Krankheit? Ja. Sie ist die vielleicht häufigste Krankheit des ganzen Harntraktes. Sie kommt bei Kindern ebenso wie bei Erwachsenen vor, besonders bei Frauen.

Wie entsteht eine Harnblasenentzündung zumeist? Durch bakterielle Infektion mit folgenden Krankheitserregern: Koli-Bakterien, Proteus-Bakterien und Streptokokken. Auch Gonokokken (Tripper), Trichomonaden oder Tuberkulosebakterien kommen als Erreger für eine Blasenentzündung in Frage.

Wie gelangen die Bakterien in die Harnblase? Von außen durch die Harnröhre, von den Nieren und vom Darmtrakt oder auf dem Blutweg. Gehäuft treten Blasenentzündungen nach unsachgemäßer Katheterisierung der Harnblase oder bei Trägern von Dauerkathetern auf.

Welche verschiedenen Formen der Harnblasenentzündung gibt es?
a) Die akute,
b) die chronische und
c) die interstitielle Harnblasenentzündung.

Gibt es noch andere Ursachen für eine Harnblasenentzündung? Ja, vor allem bei Frauen gibt es nicht selten eine sog. Reizblase. Darunter versteht man Beschwerden, wie häufigen Harndrang ohne ausreichende Blasenfüllung, Brennen beim Wasserlassen und das Gefühl der unvollständigen Harnentleerung, obwohl kein bakterieller Infekt der Harnblase vorliegt. Ursache hierfür sind nervöse Störungen, Infektionen und starke mechanische Reizung des Genitales durch häufigen Geschlechtsverkehr (»Honeymoon-Blase«) oder eine Beckenbodensenkung bei älteren Frauen. Bei älteren Männern kann eine Vergrößerung der Prostata Grund für häufiges Wasserlassen sein.

Wie tritt eine akute Harnblasenentzündung in Erscheinung? Die Krankheit setzt in der Regel plötzlich ein und ist durch häufiges, schmerzhaftes Harnlassen und nicht selten durch das Auftreten von Eiter und Blut im Harn gekennzeichnet. Fieber gehört nicht zu einer akuten Blasenentzündung.

Wie wird die akute Harnblasenentzündung behandelt?
a) Mit bestimmten Sulfonamiden oder Antibiotika;
b) reichlicher Flüssigkeitszufuhr;
c) Bettruhe;
d) reizloser Kost, bei der besonders darauf zu achten ist, daß stark gewürzte Nahrungsmittel und alkoholische Getränke gemieden werden;
e) krampflösenden und schmerzstillenden Mitteln.

Wie lange hält eine akute Harnblasenentzündung gewöhnlich an? Wenn sie rasch und zweckentsprechend behandelt wird, können die akuten Krankheitserscheinungen binnen weniger Tage zurückgehen. Restbeschwerden können ein bis zwei Wochen bestehenbleiben. Ebensolange dauert es unter Umständen, bis der Harn wieder klar wird.

Harnblase

Welche Symptome ruft die chronische Harnblasenentzündung hervor? Im wesentlichen die gleichen wie die akute Harnblasenentzündung, abgesehen davon, daß die Krankheitszeichen oft nicht so schwer sind, länger anhalten und zu Rückfällen neigen. Wer an einer chronischen Harnblasenentzündung leidet, hat meist eine Begleitkrankheit in anderen Teilen des Harntrakts.

Wie wird die Diagnose einer Harnblasenentzündung gestellt? Wegen der vielen in Frage kommenden Ursachen muß der Arzt zunächst eine sorgfältige Vorgeschichte erheben, die vor allem auf das Alter und das Geschlecht des Patienten abhebt. Dazu gehört auch eine Befragung zu sexellen Gewohnheiten sowie eventuellen Manipulationen am Genitale und an der Harnröhre. Der Patient soll die Beschwerden genau schildern. Der definitive Nachweis einer Harnblasenentzündung erfolgt durch den Nachweis von Eiterzellen, Bakterien und Blut bei der Urinuntersuchung.

Muß jeder Patient mit einer Harnblasenentzündung zystoskopiert werden? Eine Zystoskopie ist nicht nötig, wenn Krankheitserscheinungen und Infektion schnell zurückgehen. Wenn es aber immer wieder zu Rückfällen kommt, wenn Blut im Harn ist oder wenn die Krankheit chronisch geworden ist, sollte der ganze Harntrakt gründlich untersucht werden. Vor allem bei Kindern müssen anatomische Mißbildungen der ableitenden Harnwege ausgeschlossen werden.

Welche krankhaften Veränderungen im Harntrakt können eine Harnblasenentzündung erzeugen?
a) Eine bakterielle Entzündung in der Niere;
b) ein Stein oder Tumor in der Harnblase;
c) jede harnabflußbehindernde Veränderung im Harntrakt, wie etwa eine Vergrößerung der Vorsteherdrüse beim Mann, eine Zystozele oder Harnröhrenverengung bei der Frau usw.;
d) eine Beckenbodensenkung, vor allem bei älteren Frauen mit mehreren Geburten;
e) eine Bestrahlung des Unterleibs wegen eines Gebärmutterkrebses;
f) Medikamente, die zu einer Schleimhautschädigung der Harnblase und zu einer nicht-bakteriellen Entzündung führen;

Zystoskopie

Was ist eine zystoskopische Untersuchung? Das ist eine Untersuchung, bei der das Innere der Harnblase direkt mit dem Zystoskop betrachtet werden kann. Das Zystoskop oder der Blasenspiegel ist ein röhrenförmiges Metallinstrument mit Linsen und einer Lichtquelle, das durch die Harnröhre in die

Harnblase eingeführt wird. Damit können die gesamte Blasenschleimhaut, die Harnleitermündungen und die Größe und Form der Vorsteherdrüse beurteilt werden. Außerdem kann man mit Zangen, die durch das Gerät eingeführt werden, Gewebeproben entnehmen (Abb. 136).

Ist eine zystoskopische Untersuchung schmerzhaft? Bei der Frau ist sie praktisch schmerzlos. Beim Mann macht sie einige Beschwerden, die aber durch die Anwendung örtlicher Betäubungsmittel stark verringert werden können; vielfach geht man heute dazu über, diese Untersuchung in Narkose oder starker Beruhigung vorzunehmen. Bei Kindern wird die Zystoskopie in Allgemeinnarkose durchgeführt.

Welche Nachwirkungen hat die Zystoskopie? Vorübergehende Beschwerden beim Harnlassen und möglicherweise Abgang von etwas Blut im Harn.

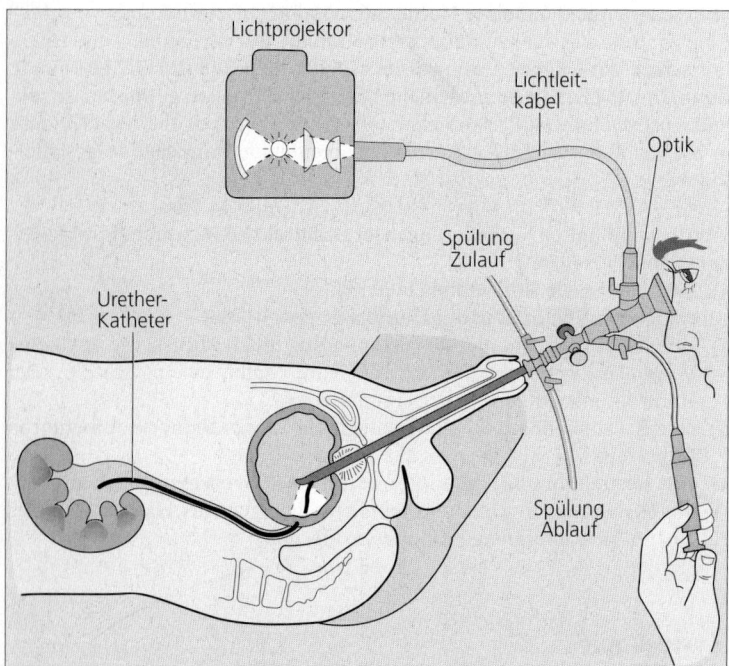

Abb. 136 *Retrogrades Pyelogramm*. Mit Hilfe eines Zystoskops wird zunächst die Harnblasenschleimhaut betrachtet und dann ein Katheter in den Harnleiter eingeführt. Über diesen Katheter wird Kontrastmittel ins Nierenbecken gespritzt.

Außerdem kann es zu einer ein- oder zweitägigen Temperaturerhöhung kommen.

Muß man sich wegen einer Zystoskopie ins Krankenhaus aufnehmen lassen? Blasenspiegeluntersuchungen können zwar auch in der Praxis des Urologen ausgeführt werden, eine Narkose bedingt jedoch einen kurzen Krankenhausaufenthalt. Wenn durch das Zystoskop Katheter in die Harnleiter eingeführt und bis zu den Nieren hochgeschoben werden sollen, empfiehlt es sich, ins Krankenhaus zu gehen; wenn diese Katheter einige Tage lang liegenbleiben sollen, ist ein Krankenhausaufenthalt unbedingt erforderlich.

Kann man durch das Zystoskop auch kleinere Operationen vornehmen? Ja. Es sind eine Fülle von sinnreichen Instrumenten entwickelt worden, die es erlauben, kleinere Eingriffe durch das Zystoskop vorzunehmen. Dazu gehören die Zerkleinerung und Entfernung von Fremdkörpern, die Abtragung von kleineren Tumoren und die lokale Blutstillung.

Blasenfisteln

Was ist eine Blasenfistel? Eine abnorme Verbindung zwischen der Harnblase und einem Nachbarorgan, etwa der Scheide, dem Darm, der Gebärmutter usw.; es gibt auch Blasen-Haut-Fisteln, die manchmal auch vom Arzt zur Harnableitung nach außen angelegt werden.

Wodurch kann sich eine Blasenfistel entwickeln? Sie kann als Folge einer schweren Entzündung, einer bösartigen Geschwulst oder einer Verletzung bei schwerer Entbindung auftreten. Weiterhin kann sie als Komplikation eines chirurgischen Eingriffs oder einer Bestrahlung im Bereich des Unterleibs auftreten.

Welche Blasenfistel findet sich am häufigsten? Eine Verbindung von der Harnblase zum Dickdarm als Folge einer Divertikulitis (Entzündung in Ausstülpungen des Dickdarms); Blasen-Darm-Fisteln infolge von bösartigen Darmtumoren, die in die Harnblase einbrechen.

Wie tritt eine Blasenfistel in Erscheinung? Wenn die Fistel zwischen Harnblase und Darm liegt, scheidet der Patient Darmgase, Stuhl oder Nahrungsreste mit dem Harn aus. Wenn die Fistel Blase und Scheide verbindet, geht Harn durch die Scheide ab und die Kontrolle über die Harnentleerung geht verloren. Bei einer Blasen-Haut-Fistel entleert sich der Harn direkt nach außen.

Nieren und Harnwege

Wie werden Blasenfisteln behandelt? Das hängt von der Ursache ab. Kleine Fisteln, die die Folge von Verletzungen oder Infektionen sind, können von selbst abheilen oder schließen sich, wenn man den Harn mit einem Katheter ableitet. In den meisten Fällen ist jedoch zur endgültigen Heilung eine operative Korrektur der Fistel erforderlich. Wenn die zugrundeliegende Ursache eine bösartige Krankheit ist, muß das bösartige Gewächs mitsamt dem betroffenen Teil der Blasenwand entfernt werden. Wenn die Fistel durch eine Divertikulitis hervorgerufen wurde, muß sowohl der erkrankte Abschnitt des Dickdarms wie auch der betroffene Teil der Blasenwand entfernt werden.

Ist die chirurgische Behebung einer Blasenfistel eine schwere Operation? Ja, aber in der Regel kommt es zur Heilung. In Fällen, in denen bösartige Erkrankungen die Ursache waren, kann eine ausgedehnte Operation nötig sein.

Blasensteine
(Calculi)

Finden sich Blasensteine oft bei der Untersuchung der Harnblase? Ja.

Wodurch entstehen Blasensteine?
a) Steine, die sich direkt in der Blase bilden, sind gewöhnlich die Folge einer unvollständigen Harnentleerung, bei der ein Teil des Harns in der Blase liegen bleibt;
b) andere Steine können infolge einer Blasenkrankheit, etwa einer chronischen Harnblasenentzündung, eines Tumors oder Divertikels (Ausbuchtung) der Blasenwand entstehen;
c) viele Blasensteine entstehen in der Niere und gehen von dort in die Harnblase ab.

Welche Krankheitserscheinungen werden von Blasensteinen hervorgerufen? Häufiges, schmerzhaftes Harnlassen und Abgang von blutigem Harn. Gelegentlich können Steine eine plötzliche Blockierung des Blasenausgangs und Hemmung der Blasenentleerung bewirken.

Wie kann man Blasensteine mit Sicherheit diagnostizieren? Durch die Ultraschall- und Röntgenuntersuchung oder den direkten Nachweis mit dem Zystoskop.

Wie werden Blasensteine behandelt? Wenn sie klein sind, gehen sie oft von selbst ohne Behandlung ab; oft ist allerdings ihre Entfernung nötig, und zwar entweder mittels operativer Öffnung der Harnblase (sehr selten notwendig) oder durch Zertrümmerung der Steine mit einem Spezialinstrument, das in die Blase eingeführt wird. Die Steinzertrümmerung nennt man Lithotripsie. Die Lithotripsie ist auch analog zu den Nieren- und Harnleitersteinen (siehe dort) mit dem Stoßwellen-Verfahren durchführbar.

Wie werden die Steine aus der Blase entfernt, nachdem sie zertrümmert worden sind? Durch Spülung; damit werden die zerkleinerten Reste aus der Harnblase ausgeschwemmt.

Wann ist eine offene Operation (Zystotomie) zur Entfernung von Blasensteinen angezeigt? Wenn die Steine sehr hart sind und sich nicht zertrümmern lassen. Auch bei sehr zahlreichen Steinen empfiehlt sich eine Operation. Wenn zugleich mit den Blasensteinen eine Vergrößerung der Vorsteherdrüse besteht, entschließt sich der Chirurg vielleicht zu einer offenen Operation, bei der er gleichzeitig die Vorsteherdrüse entfernen kann.

Harnblasengeschwülste

Entstehen in der Harnblase oft Geschwülste? Ja, die Harnblase ist nach der Vorsteherdrüse der häufigste Ort des Urogenitaltrakts, an dem sich Tumoren entwickeln.

Sind die meisten Harnblasentumoren bösartig? Zwar gibt es in der Harnblase auch gutartige Tumoren, doch haben auch die zunächst gutartigen Tumoren die Tendenz, mit zunehmender Dauer doch bösartig zu werden.

Wie heißen die gutartigen Blasengeschwülste? Diese warzenartigen Gewächse nennt man Papillome. Diese Papillome enthalten aber ab einer gewissen Größe bereits bösartige Gewebsanteile, aus denen sich später richtige Blasenkrebse entwickeln können.

Welche Krankheitszeichen finden sich bei Harnblasentumoren? Schmerzloser Blutabgang beim Harnlassen. Mitunter kommt es zu häufigem Harndrang oder zum Abgang von infiziertem Harn, wenn eine Blasenentzündung dazugekommen ist.

Wie wird die Diagnose eines Blasentumors gestellt? Durch Ultraschalluntersuchung der vollen Harnblase, evtl. Röntgen-Kontrastdarstellung, Untersuchung von Zellen im Urin und Besichtigung der Geschwulst mit dem Zystoskop. Bei dieser Gelegenheit wird auch ein Stück Tumorgewebe durch das Zystoskop entfernt und einer mikroskopischen Untersuchung unterzogen.

Wie werden Blasentumoren behandelt? Das hängt von der Größe, Lage und Anzahl der Geschwülste ab. Einfache, oberflächliche Tumoren, die den Harnabfluß von beiden Nieren nicht stören und die leicht zugänglich sind, werden mit dem Elektroresektionsinstrument oder dem Laserstrahl entfernt. Große Tumoren oder solche, die tief in die Blasenwand eindringen, werden mitsamt dem betroffenen Blasenwandteil ausgeschnitten. Bei einem sehr bösartigen, ausgedehnten Blasentumor ist die Entfernung der ganzen Harnblase, eine sogenannte Zystektomie, notwendig. Anschließend müssen die Harnleiter so versorgt werden, daß der Harn abfließen kann. Dazu verpflanzt man die Harnleitereden entweder in die Haut (kutane Ureterostomie), oder man formt eine Tasche aus einem Abschnitt des Dünndarms und näht hier die Harnleiter ein. Dieses Verfahren nennt man Ileum-Blasenoperation. In Einzelfällen werden die Harnleiter in den Dickdarm eingepflanzt.

Wie wird der Harn ausgeschieden, wenn die Harnleiter in den Dickdarm eingepflanzt sind? Der Harn geht durch den Enddarm ab.

Wie fließt der Harn ab, wenn die Harnleiter in den Dünndarm eingepflanzt sind? Der Dünndarm-(Ileum-)abschnitt wird an die Haut gebracht, und die Öffnung wird mit einem Plastikbeutel verschlossen, der der Haut dicht anliegt.

Sind Harnleiterverpflanzung und Harnblasenentfernung schwere Operationen? Ja. Sie sind sehr große und schwierige Operationen, aber man muß bedenken, daß es sich um lebensrettende Maßnahmen handelt, die in den meisten Fällen zur Radikalentfernung eines Krebses dienen (Abb. 137).

Gibt es außer der Operation auch noch andere Behandlungsmöglichkeiten bei Blasentumoren? Ja. Man kann eine Röntgenstrahlenbehandlung durchführen, doch ist sie nicht sehr wirksam. Radiumeinlagen in den Blasentumor haben gelegentlich guten Erfolg. Auch mit Kobaltbestrahlungen von außen hat man einige gute Ergebnisse erzielt.

Wie lange muß man bei einer Harnblasenoperation im Krankenhaus bleiben? Operationen zur Entfernung von Blasensteinen, Tumoren usw. erfordern meistens einen Krankenhausaufenthalt von 2 Wochen. Wenn die ganze Harnblase entfernt wird, kann ein viel längerer Krankenhausaufenthalt nötig werden.

Sind während Harnblasenoperationen Bluttransfusionen nötig? Ja, wenn es sich um eine ausgedehnte Operation handelt.

Wie lange dauert es, bis man sich nach einer großen Blasenoperation wieder erholt? Ungefähr einen Monat.

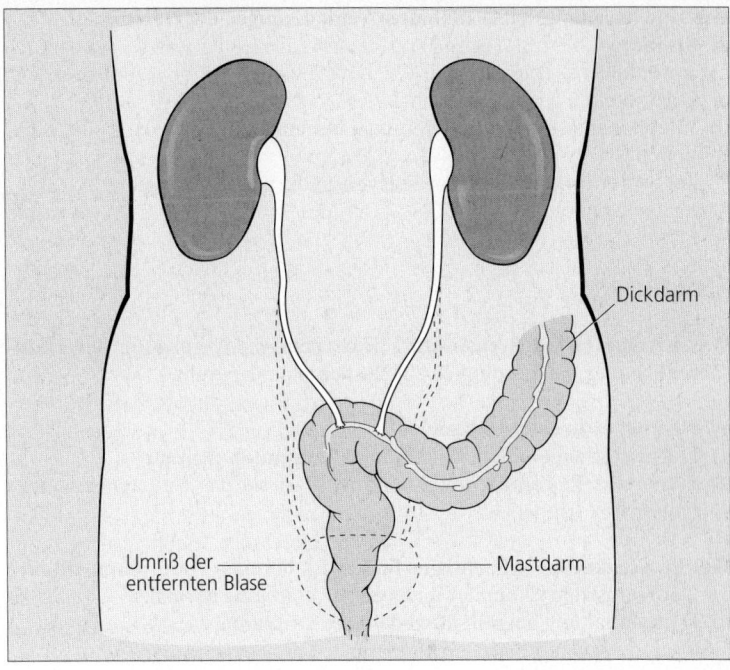

Abb. 137 *Harnleitereinpflanzung in den Dickdarm* zur Ableitung des Harns nach der operativen Entfernung der Harnblase.

Harnröhre
(Urethra)

Was ist die Harnröhre? Die Harnröhre oder Urethra ist ein schlauchförmiger Gang, der von der Harnblase nach außen führt. Ihre wichtigste Funktion ist die Ableitung des Harns.

Unterscheidet sich die Harnröhre der Frau in ihrem Bau sehr von der des Mannes? Ja. Die weibliche Harnröhre ist sehr kurz und führt von der Harnblase zur Harnröhrenmündung zwischen den kleinen Schamlippen. Die männliche Harnröhre durchläuft die ganze Länge des Glieds, sie dient auch zur Ableitung der Samenflüssigkeit bei der Ejakulation. Beim Mann münden die Samenleiter und die Ausführungsgänge der Vorsteherdrüse und der Samenblasen in die Harnröhre.

Nieren und Harnwege

Was sind die häufigsten krankhaften Veränderungen der Harnröhre?
a) Strikturen;
b) Karunkel;
c) Divertikel;
d) Infektionen (Gonorrhö, Trichomoniasis, unspezifische bakterielle Infektionen);
e) angeborene Mißbildungen wie Hypospadie und Epispadie.

Strikturen

Was ist eine Harnröhrenstriktur? Eine abnorme Verengung der Harnröhrenlichtung, die gewöhnlich auf Narbenbildung beruht.

Wie kommt es zu einer Striktur?
a) Durch eine angeborene Mißbildung (kongenitale Striktur);
b) durch eine Harnröhreninfektion; meist ist sie das Endergebnis einer Gonorrhö (Tripper).

Welche Krankheitserscheinungen finden sich bei einer Harnröhrenstriktur?
a) Der Harnstrahl ist dünner und weniger kräftig als normal;
b) Harnverhaltung bei sehr ausgedehnten Strikturen;
c) wiederholte Harnblasenentzündungen.

Woran erkennt man eine Striktur? Bei Einführung eines Instruments in die Harnröhre ist das Hindernis spürbar, und es läßt sich eine Verdünnung des Harnstrahls beobachten.

Welche Behandlung kommt bei Harnröhrenstrikturen in Frage?
a) Wiederholte Dehnungen (Bougierungen) mittels Einführung spezieller Instrumente, sogenannter Bougies oder Sonden;
b) operative Durchtrennung der Striktur;
c) in schweren Fällen plastische Operationen zur Neuformung der Harnröhre.

Was kann getan werden, wenn eine Striktur nicht mit einer Dehnung oder Operation beseitigt werden kann? Da derartige Fälle mit einer Abflußbehinderung des Harns einhergehen, muß eine Zystostomie ausgeführt werden, um dem Harn Abfluß zu verschaffen. In solchen Fällen wird der Harn durch die Bauchdecke mit einem Katheter, der mit einer Flasche verbunden ist, abgeleitet.

Harnröhrenkarunkel

Was ist ein Harnröhrenkarunkel? Eine kleine, in der Harnröhrenmündung liegende Gewebewucherung. Ein Karunkel kommt ausschließlich bei Frauen vor und ist die Folge einer örtlichen Infektion oder chronischen Reizung.

Welche Beschwerden erzeugt ein Karunkel? Entweder bleibt er überhaupt symptomlos, oder es kommt zu Schmerzen beim Berühren des Karunkels oder beim Darüberfließen des Harns, in manchen Fällen auch zu häufigem Harndrang mit Beschwerden und Blutung beim Harnlassen.

Wie wird ein Karunkel behandelt? Er soll operativ ausgeschnitten oder mittels Elektrokoagulation entfernt werden. Sehr kleine Karunkel können mit chemischen Mitteln, etwa mit Silbernitrat, verätzt werden.

Harnröhrendivertikel

Was ist ein Harnröhrendivertikel? Ein Harnröhrendivertikel ist eine kleine Aussackung des Harnröhrenkanals infolge einer angeborenen Fehlbildung, einer Infektion der Harnröhrenwand oder einer Verletzung.

Welche Krankheitserscheinungen ruft ein Harnröhrendivertikel hervor?
a) Wiederholte Harnblaseninfektionen;
b) Harnabflußbehinderung;
c) Schmerzen beim Geschlechtsverkehr;
d) nach dem Harnlassen kann noch weiterer Harn entleert werden, wenn man auf die Gegend des Divertikels drückt.

Wie wird ein Harnröhrendivertikel behandelt? Es kann durch eine Operation beseitigt werden.

Harnröhreninfektionen

Sind Harnröhreninfektionen sehr häufig? Ja, sie werden sehr häufig beobachtet.

Was sind die häufigsten Ursachen von Harnröhreninfektionen?
A Erreger
a) Gonorrhö (siehe Kapitel 19, Geschlechtskrankheiten);
b) Chlamydien und Mykoplasmen (große Viren);
c) Trichomonaden (Einzeller);
d) Pilzinfektionen;
e) bakterielle Infektionen mit Streptokokken, Staphylokokken usw.

B Immunologische Ursachen
a) Reiter-Syndrom (siehe dort).

C Mechanische Faktoren und chemische Faktoren
a) Katheterismus, Zystoskopie, Bougierung;
b) sehr häufiger Geschlechtsverkehr (bei Frauen), sexuelle Manipulation (bei Männern);
c) spermatozide Gelees;
d) Badezusätze.

Welche Krankheitserscheinungen treten bei einer Harnröhreninfektion auf?

a) Ausfluß aus der Harnröhrenmündung, beim Mann am Glied, bei der Frau in der Schamspalte (die Harnröhrenöffnung liegt vor der Scheidenöffnung);
b) häufiges schmerzhaftes Harnlassen;
c) Schmerzen in der Gegend der Geschlechtsteile;
d) Auftreten von Blut und/oder Eiter im Harn.

Wie läßt sich die Ursache einer Harnröhreninfektion feststellen?
a) Man führt eine mikroskopische Urinuntersuchung durch;
b) man macht einen Abstrich von dem Ausfluß auf einer Glasplatte, färbt ihn und untersucht ihn unter dem Mikroskop;
c) man legt eine Kultur von dem Ausfluß an, um zu sehen, ob Bakterien wachsen.

Kann man mit der mikroskopischen Untersuchung die Ursache der Infektion genau bestimmen? In den meisten Fällen ja. Chlamydien sind im Sekretabstrich schwer zu erfassen und müssen mit dem Immunfluoreszenz-Schnelltest gesucht werden.

Wie bekommt man eine Trichomonadeninfektion der Harnröhre? Durch Geschlechtsverkehr, vor allem bei häufig wechselnden Partnern. Nicht selten stecken sich die beiden Partner wechselseitig immer wieder an (»Ping-Pong-Effekt«).

Wie wird eine Harnröhreninfektion behandelt? Das hängt von der Ursache ab. Gonorrhö, unspezifische bakterielle Infektionen, aber auch Trichomonaden und Chlamydien werden mit Antibiotika, Pilzinfektionen mit speziellen pilztötenden Mitteln behandelt. Wichtig ist dabei auch die Behandlung des Partners zur Unterbrechung der wechselseitigen Infektionen.

Wenn man an einer Harnröhreninfektion leidet, soll man zusätzlich zur medikamentösen Behandlung folgendes tun:
a) sehr viel Flüssigkeiten trinken;
b) Geschlechtsverkehr unterlassen.

Harnröhre

Können Harnröhreninfektionen ausgeheilt werden? Ja, doch sind manche hartnäckig und erfordern eine längere Behandlung.

Hypospadie und Epispadie

Was ist eine Hypospadie und was eine Epispadie? Beide sind angeborene Mißbildungen der männlichen Harnröhre, bei denen die Harnröhre noch vor der Spitze des Glieds mündet. Wenn die Harnröhre an der Unterseite des Glieds endet, spricht man von Hypospadie, mündet sie an der Oberseite, spricht man von Epispadie (Abb. 138).

Gibt es verschiedene Grade dieser Mißbildung? Ja. In manchen Fällen liegt die Harnröhrenmündung ganz nahe der Gliedspitze, und es kommt zu kei-

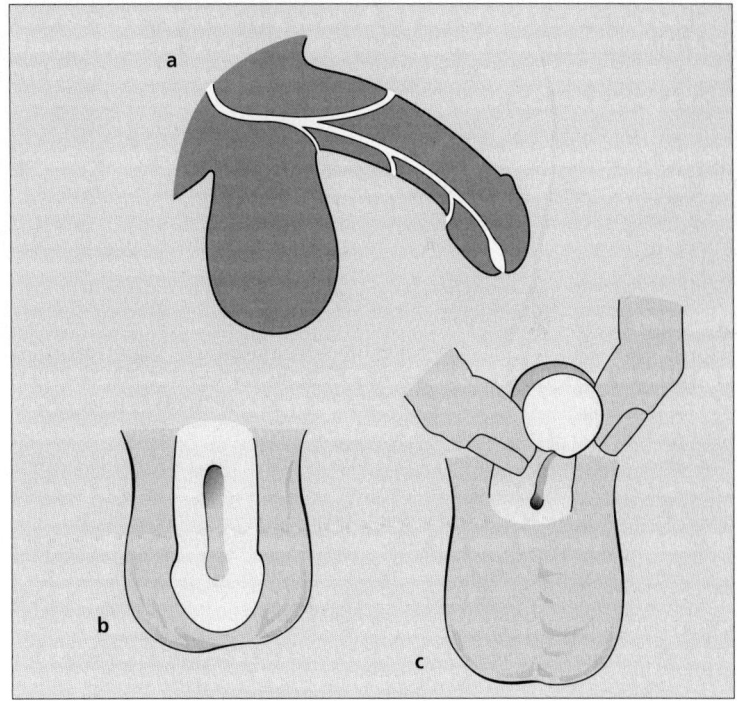

Abb. 138 *Epispadie und Hypospadie.* a) Schematische Darstellung des normalen Harnröhrenverlaufs und verschiedener Möglichkeiten einer abnormalen Harnröhrenmündung. b) Mündung der Harnröhre an der Oberseite des Glieds (Epispadie). c) Mündung der Harnröhre an der Unterseite des Glieds (Hypospadie).

nen Beschwerden. Wenn die Fehlbildung höhergradig ist, kann die Harnröhre ganz am Anfang des Glieds enden, was schwere Harnentleerungsstörungen zur Folge hat.

Wie werden Hypo- bzw. Epispadien behandelt? Kleinere Abweichungen von der Norm brauchen keine Behandlung; ansonsten ist eine Korrektur durch plastische Operationen nötig. Diese werden oft in mehreren Schritten ausgeführt; sie sind technisch kompliziert und müssen von einem Spezialisten vorgenommen werden.

Wann ist die günstigste Zeit für Hypo- und Epispadieoperationen? Während der ersten Lebensjahre, noch vor der Einschulung.

Wie groß ist der Erfolg derartiger Operationen? Wenn die Mißbildung nicht zu schwer ist, sind die Ergebnisse gut. Wenn sie aber nicht befriedigend sind, kann oft eine neuerliche Operation Erfolg bringen. Diese Nachoperationen nimmt man manchmal erst nach Jahren vor, wenn Organe und Gewebe erheblich gewachsen und chirurgisch leichter anzugehen sind.

Werden Harnausscheidungs- und Geschlechtsfunktion nach einer gelungenen Hypospadie- oder Epispadieoperation normal? Ja, in den meisten Fällen.

Phimose

Was versteht man unter Phimose? Mit Phimose bezeichnet man eine Verengung des äußeren Vorhautrings, die zur Folge hat, daß die Vorhaut nicht über die Eichel zurückgezogen werden kann. Diese Verengung ist angeboren oder tritt im späteren Leben als Folge von Entzündungen, Verletzungen oder anderen Krankheitsprozessen auf. Sie kann geringer- oder höhergradig sein.

Ab welchem Alter soll man die Vorhaut vollständig zurückschieben? Viele Mütter sind besorgt, wenn sich die Vorhaut beim Säugling zur Reinigung nicht zurückschieben läßt. Man soll dies aber unterlassen, da bis zum 3. Lebensjahr eine natürliche Verklebung der Vorhautblätter vorhanden ist, die als Schutz der Eichel dient. Wenn man die Vorhaut zu früh zurückzieht, kann es zu Verletzungen kommen, die dann erst durch Vernarbung eine Phimose auslösen. Erst nach dem 3. Lebensjahr sollte die Vorhaut zurückgeschoben werden.

Welche Folgen kann eine Phimose haben? Harnentleerungsstörungen, Schwierigkeiten beim Geschlechtsverkehr, Entzündungen der Eichel und der Vorhaut durch Sekretstauung und -zersetzung, die eintritt, wenn der Vorhautsack nicht regelmäßig gereinigt werden kann, ferner Bildung von Steinen durch Sekreteindickung, eventuell sogar die Entwicklung eines Karzinoms in späteren Jahren.

Was ist eine Paraphimose? Wenn die Vorhaut eng ist, aber noch zurückgestreift werden kann, bildet sie unter Umständen einen Schnürring hinter der Eichel, der eine Blutstauung verursacht und eine Schwellung der umgestülpten Vorhaut und der Eichel bedingt.

Wie wird eine Phimose behandelt? Bei Kleinkindern gelingt es in leichteren Fällen oft, durch regelmäßige Dehnung – am besten im täglichen Bad – eine normale Verschieblichkeit der Vorhaut zu erreichen. In den übrigen Fällen kann eine Spaltung des Vorhautrings oder eine Beschneidung (Zirkumzision) oder sonstige plastische Operation durchgeführt werden. Diese Operation sollte man nicht vor dem dritten Lebensjahr vornehmen lassen und sie erst ins Auge fassen, wenn konservative Erweiterungsversuche nicht zum Erfolg geführt haben.

Ist die operative Behebung einer Phimose eine schwere Operation? Nein, sie ist ein kleiner und harmloser Eingriff und sollte in allen Fällen durchgeführt werden, in denen die Dehnung keinen Erfolg hat, damit spätere Komplikationen vermieden werden.

45 Operationsvorbereitung und Nachbehandlung, Bluttransfusionen und Punktionen

Siehe auch Kapitel 7, Anästhesie; Kapitel 21, Erste Hilfe

Operationsvorbereitung

Was kann der Patient noch vor dem Krankenhausaufenthalt für sich als Vorbereitung tun?
a) **Rauchen:** Es ist viel besser, wenn man in den letzten Tagen vor der Operation so wenig wie möglich raucht. Das ermöglicht eine glattere Anästhesie und verringert die Gefahr, daß im Gefolge der Operation Komplikationen wie Husten, Luftröhrenentzündung, Lungenstauung usw. auftreten;
b) **Alkohol:** Ein paar Tage vor der beabsichtigten Operation sollte man vernünftigerweise nicht mehr stark trinken. Übermäßiges Trinken kann sich schädlich auf die Leber auswirken, und es ist sehr wichtig, daß die Leberfunktion bei größeren Operationen nicht gestört ist;
c) **Schlaf:** In den letzten Nächten vor einer größeren Operation sollte man immer mindestens 8 Stunden schlafen. Ein ausgeruhter Körper wird besser mit der Belastung durch die Operation fertig;
d) **wenn Zähne locker sind,** sind sie vor der Aufnahme ins Krankenhaus zu ziehen; wenn es sich um eine langfristig geplante Operation handelt, sollten Zahnfleischinfektionen behandelt und schlechte Zähne versorgt werden.

Welche Maßnahmen gehören zur routinemäßigen Operationsvorbereitung im Krankenhaus?
1. **Darmentleerung:** Da der Stuhlgang nach der Operation oft einige Tage lang ausbleibt, wird am Abend vor den meisten Operationen ein Einlauf gemacht – nicht jedoch, wenn eine akute Entzündung im Darmtrakt oder im Bauchraum besteht;
2. **Nahrungsaufnahme:** Es ist bei jedem operativen Eingriff am besten, wenn der Magen des Patienten leer ist. 10- bis 12stündiges Fasten vor der Operation ist eine Routinemaßnahme;
3. **Beruhigung:** Um eine ungestörte Nachtruhe des Patienten vor der Operation zu gewährleisten, werden gewöhnlich Beruhigungsmittel (meist Benzodiazepine) verordnet;

Operationsvorbereitung

4. **Dämpfung:** 1 bis 2 Stunden bevor der Patient in den Operationssaal gebracht wird, bekommt er ein Betäubungsmittel injiziert, damit er ruhig wird und in einen leichten Dämmerzustand gerät;
5. **Vorbereitung des Wundgebiets:** Zur Wahrung keimfreier Verhältnisse wird üblicherweise ein ziemlich großer Bezirk in der Umgebung der Operationsstelle rasiert, für eine Bauchoperation z. B. der ganze Bauch und für eine Operation am Arm oder Bein unter Umständen die ganze Extremität;
6. **Bevor der Patient** in den Operationssaal kommt, werden alle losen Zahnersatzteile entfernt, damit sie während der Narkose nicht herausfallen und stören. Der Anästhesist sollte immer davon unterrichtet werden, wenn ein Zahn im Mund locker ist, damit man sich vor der Operation darum kümmern kann;
7. **intravenöser Zugang;** vor jeder Operation erhält der Patient eine Verweilkanüle in die Vene, die mit einer Kochsalzlösung offen gehalten wird. Damit ist sicher gestellt, daß jederzeit ohne neue Manipulationen Flüssigkeit, Glukose und Medikamente intravenös verabreicht werden können.;
8. **Bluttransfusionen:** Es ist eine Erfahrungstatsache in der Chirurgie, daß die Patienten große Operationen viel besser vertragen, wenn sie nicht blutarm sind. Deshalb führt man oft Patienten, die einen größeren Blutverlust erlitten haben oder die besonders blutarm sind, vor der Operation Blut mit einer Transfusion zu;
9. **Magenschlauch:** Für Bauchoperationen bestimmter Art, besonders Magen- oder Darmoperationen, sollte der Magen vollkommen leer sein; zu diesem Zweck führt man einen Schlauch durch die Nase in den Magen ein und schließt ihn an einen Saugapparat an. Das kann am Abend vor der Operation oder früh am Morgen des Operationstags geschehen. Diesen Magenschlauch läßt man oft während der Operation und anschließend noch einige Tage liegen;
10. **Katheterisierung:** Frischoperierte fühlen sich viel wohler, wenn ihre Harnblase leer ist. Um das zu gewährleisten, wird manchmal, schon bevor der Patient in den Operationssaal kommt, ein dünner Schlauch (Katheter) in die Harnblase eingeführt; der Katheter bleibt während der Operation und eventuell auch nachher noch eine Weile liegen; das ist gleichzeitig die beste Prophylaxe gegen den nach der Operation nicht selten eintretenden Harnverhalt aufgrund einer Blasenatonie. Dabei handelt es sich um eine Kontraktionsschwäche der Blasenmuskulatur;
11. **Bekleidung:** Unabhängig vom Umfang des geplanten Eingriffs, ist es allgemein üblich, daß der Patient seine Kleidung vollständig ablegt, bevor er in den Operationssaal kommt. Er wird dann mit einem kurzen Nachthemd und einer Haube bekleidet und bekommt etwas über die Beine gedeckt. Der Grund dafür ist, daß normale Bekleidung natürlich nicht keimfrei ist und daher nicht im Operationssaal getragen werden darf;

12. **Gummistrümpfe;** in den meisten Krankenhäusern bekommen die Patienten vor Operationen zur Vorbeugung gegen Thrombosen in den Beinen elastische Strümpfe angezogen, die sie auch in den Tagen nach der Operation tragen müssen. Durch die Kompression der Waden (und der Venen) soll verhindert werden, daß sich Gerinnsel in den Beinvenen bilden.

Maßnahmen im Anschluß an die Operation

Welche Maßnahmen trifft man in der Regel unmittelbar nach der Operation?

1. **Beobachtungsräume.** Alle Krankenhäuser haben Beobachtungsräume mit besonders geschultem Personal für die Betreuung Frischoperierter eingerichtet. In diesen Räumen befinden sich die verschiedenen Apparate, die zur Bekämpfung jeder Komplikation, die im Gefolge einer Operation auftreten könnte, nötig sind. Üblicherweise werden die Patienten nach der Operation nicht direkt in den Vorbereitungsraum zurückgebracht, sondern verbleiben noch eine Zeitlang, von ein paar Stunden bis zu vollen 24 Stunden, auf der Beobachtungsstation.
2. **Intensivstation.** Sehr schwer Kranke kommen nach der Operation meist in die Intensivstation (siehe Kapitel 27).
3. **Lagerung im Bett.** Wenn die Patienten aus dem Operationssaal kommen, werden sie gewöhnlich im Bett flach gelagert; es ist üblich, Kinder auf den Bauch und Erwachsene flach auf den Rücken zu legen. Wenn infolge der Operation der Blutdruck des Patienten abgesunken ist, pflegt man manchmal das Fußende des Betts hochzustellen, so daß es über der Kopfhöhe des Patienten liegt. Dadurch kann mehr Blut zum Kopf fließen, und die Normalisierung des Blutdrucks wird gefördert. Nach Operationen im Bereich des Halses oder der Brust wird der Patient oft unmittelbar nach der Operation in eine halbsitzende Stellung gebracht. Sobald der Patient wieder aus der Betäubung erwacht und ganz bei sich ist, wird er dazu angehalten, seine Lage häufig zu wechseln und die Beine im Bett zu bewegen. Das regt den Kreislauf an und vermindert die Neigung zur Gerinnselbildung in den Beinvenen.
4. **Freihalten der Luftwege.** Unter Umständen bleibt der Narkosetubus, der bis in die Luftröhre reicht, liegen, bis der Patient aus der Narkose erwacht, oder oft legt der Anästhesist in den Mund des Patienten einen in den Rachenhintergrund reichenden Tubus ein; das ist ein kleines, der Krümmung des Mundes und Rachens entsprechend geformtes Plastikrohr. Dieser Tubus verhindert, daß die Zunge des Patienten zu weit zurücksinkt oder daß es zu einer Verlegung der Atemwege kommt. Man läßt ihn liegen, bis der Patient wieder zu Bewußtsein kommt, manchmal

auch noch einige Stunden oder Tage, je nachdem, wie die Atmung funktioniert.
5. **Heparinisierung.** Unmittelbar nach dem Eingriff erhalten die meisten Patienten für die Dauer der Bettruhe 1–3mal täglich Heparin in die Bauchhaut injiziert. Dies dient ebenfalls der Vorbeugung gegen Beinvenenthrombosen und Lungenembolien.
6. **Aufstehen.** Der Patient soll nach der Operation, sobald es geht, das Bett verlassen. Es hat sich gezeigt, daß durch das frühe Aufstehen Lungenkomplikationen und Kreislaufstörungen auf ein Minimum herabgesetzt werden. Viele Patienten können nach einer größeren Operation bereits am folgenden Tag aufstehen; in anderen Fällen kann man sie nach 2 bis 3 Tagen aus dem Bett und wieder auf die Beine bringen. Einige wenige Patienten müssen allerdings nach der Operation eine Woche oder länger im Bett bleiben.
7. **Atemgymnastik.** Vor allem ältere Patienten atmen während der Bettruhe oft sehr flach, sodaß die unteren Lungenabschnitte schlecht belüftet werden und die Gefahr von Lungenentzündungen erhöht ist. Durch systematische Atemgymnastik, Atmen durch ein Rohr zur Erhöhung des Atemwiderstandes und Abklatschungen mit Franzbranntwein müssen die Patienten zum tiefen Atmen angehalten werden.
8. **Magenschlauch.** Nach einer Operation, vor allem auf der Intensivstation, befindet sich der Patient in einem ausgeprägten Streßzustand, in dem es nicht selten zu Magengeschwüren, vor allem aber Magenblutungen kommen kann. Um dieses rechtzeitig zu erkennen, wird der Magensaft des Patienten über einen andauernd liegenden Magenschlauch abgesaugt und angesehen. Außerdem kann man über den Magenschlauch sehr leicht magenwirksame Medikamente verabreichen.
9. **Katheterisierung.** Zu Schwierigkeiten beim Harnlassen kommt es häufig während der ersten zwei Tage nach der Operation, und zwar besonders nach einer Spinalanästhesie oder nach Operationen im Unterbauch, an den weiblichen Geschlechtsorganen oder am Mastdarm. Um das unangenehme Gefühl der gespannten Harnblase, die nicht entleert werden kann, nicht aufkommen zu lassen, führt man routinemäßig in regelmäßigen Abständen einen Katheter in die Harnblase ein. In bestimmten Fällen läßt man den Katheter auch ein paar Tage lang liegen. Die Fähigkeit zur spontanen Blasenentleerung stellt sich in jedem Fall wieder ein, doch muß unter Umständen mehrere Tage lang wiederholt katheterisiert werden.
10. **Dekubitus-Prophylaxe.** Insbesondere ältere Menschen können bereits nach wenigen Tagen weitgehend unbeweglicher Bettruhe Druckstellen an der Haut bekommen, die sich in kurzer Zeit zu richtigen Druckgeschwüren (Dekubitus) entwickeln. Man muß diese Patienten daher regelmäßig umlagern und zur Druckentlastung unter besonders gefährdete Stellen (Kreuzbein, Oberschenkelknochen, Fersen, Ellenbogen)

Gummiringe legen. Besonders bewährt habe sich spezielle Dekubitusmatratzen.
11. **Nahrungs- und Flüssigkeitsaufnahme.** Die meisten Patienten sind nach der Operation sehr durstig, besonders, wenn sie vor der Operation nicht trinken durften. Ein paar Stunden nach der Operation kann Tee in kleinen Mengen getrunken werden, sofern es sich nicht um eine Magen- oder Darmoperation gehandelt hat. In solchen Fällen ist das Trinken oder Essen 2 bis 3 Tage lang verboten, und die Ernährung erfolgt durch die Zufuhr von Flüssigkeiten auf dem Venenweg. Der Patient darf aber Lippen und Zunge anfeuchten oder ein feuchtes Kaustäbchen benutzen. In allen anderen Fällen darf der Patient am Tag nach der Operation kleine Mengen einer weichen, reizfreien Diät essen und nach 3 bis 4 Tagen wieder auf Normalkost übergehen.
12. **Schmerzmittel.** Da jeder Frischoperierte mehr oder weniger starke Schmerzen hat, ist die Verordnung von Betäubungsmitteln (Narkotika) üblich. Während der ersten Tage nach der Operation gibt man, falls nötig, alle paar Stunden schmerzstillende Narkotika oder Sedativa. Der Patient sollte ermahnt werden, diese Mittel nicht unnötigerweise zu verlangen, da sie die Heilung verzögern können. Die Angst, süchtig zu werden, ist aber unbegründet, da das in der kurzen Zeit, die die Genesung in Anspruch nimmt, nicht möglich ist.
13. **Antibiotika.** In allen Fällen, wo Gefahr besteht, daß eine Infektion die Operationsheilung verzögern könnte, verordnet der Chirurg Antibiotika, die entweder eingenommen oder eingespritzt werden. Der Patient muß unbedingt seinen Arzt davon in Kenntnis setzen, wenn er gegen irgendein Antibiotikum überempfindlich ist. In diesen Fällen hat man immer die Möglichkeit, auf ein anderes Präparat auszuweichen.
14. **Bluttransfusion.** Jede größere Operation ist mit einem gewissen Blutverlust verbunden. Wenn er größer war, wird der Chirurg zum Ersatz des Verlusts eine Transfusion anordnen. Man darf nicht aus der bloßen Tatsache, daß der Patient eine Bluttransfusion bekommt, den Schluß ziehen, daß sein Zustand bedenklich wäre. Allerdings ist man in den letzten Jahren wegen des nicht vollständig auszuschaltenden Risikos von Infektionen (HIV, Hepatitis) mit Bluttransfusionen zurückhaltender geworden und wägt Nutzen und Risiko sorgfältiger gegeneinander ab. Als Alternative bietet sich bei geplanten Eingriffen, bei denen mit großem Blutverlust zu rechnen ist, die Gabe von zuvor abgenommenem Eigenblut an (siehe Bluttransfusionen).
15. **Einläufe.** Die ersten vier, fünf oder sechs Tage nach einer Bauchoperation funktioniert der Stuhlgang oft nicht befriedigend. Das Ausbleiben der Darmentleerung sollte kein Grund zur Aufregung sein. Zur Abhilfe wird oft am dritten, vierten oder fünften Tag ein Einlauf gemacht.
16. **Wundverband.** Der Verbandwechsel wird je nach der Art der vorangegangenen Operation gehandhabt. Drainierte Wunden werden unter

Umständen jeden oder jeden zweiten Tag nach der Operation verbunden. Reine, fest verschlossene Wunden werden vielleicht erst am 6., 7. oder 8. Tag frisch verbunden, wenn die Nähte oder Klammern entfernt werden sollen. Der Verbandwechsel ist meist nicht schmerzhaft; falls er aber doch nicht ohne Schmerzen abgehen kann, wird oft ein schmerzstillendes Mittel verordnet.

17. **Entfernung von Nähten oder Klammern.** Wie bereits erwähnt, werden die Nähte oder Klammern meist am 6., 7. oder 8. Tag nach der Operation herausgenommen, was kaum mit Schmerzen oder Beschwerden verbunden ist.
18. **Blutuntersuchungen.** Nach einer großen Operation ist es unbedingt erforderlich, die blutchemischen Verhältnisse genau zu überwachen. Störungen im chemischen Haushalt des Körpers können den Heilungsverlauf sehr ungünstig beeinflussen. Häufige Blutabnahmen zwecks verschiedener Laboranalysen sind daher notwendig.
19. **Entlassung aus dem Krankenhaus.** In den letzten Jahren hat man beobachtet, daß sich die Patienten viel rascher von der Operation erholen, wenn sie bald aus dem Krankenhaus entlassen werden. Den Zeitpunkt der Entlassung sollte man aber dem behandelnden Chirurgen überlassen.
20. **Ambulante Operationen.** Mit Aufkommen weniger eingreifender Operationsmethoden (siehe laparoskopische Gallenblasenentfernung) geht man zunehmend dazu über, Eingriffe, bei denen der Patient früher zwei Wochen im Krankenhaus lag, weitgehend ambulant bzw. mit sehr kurzer Liegezeit vorzunehmen. Dies hat den Vorteil, daß sich der Patient in angenehmer Umgebung daheim vielleicht besser erholt und auch schneller an den Arbeitsplatz zurückkehren kann. Allerdings sind damit auch Gefahren verbunden, da der Patient nach der Operation nicht in so engmaschiger ärztlicher Kontrolle wie im Krankenhaus verbleibt und damit Komplikationen (Nachblutungen, Infektionen usw.) unter Umständen nicht rasch genug erkannt werden.

Bluttransfusionen

Was versteht man unter Bluttransfusion? Blutübertragung oder Bluttransfusion bedeutet im Prinzip, daß einem gesunden Menschen Blut abgenommen und einem Kranken durch eine Vene zugeführt wird. In den meisten Fällen überträgt man heute Blut nicht direkt vom Spender zum Empfänger, sondern verwendet Blutkonserven aus der Blutbank. Eine Bluttransfusion erfordert besondere Vorbereitungen und genaue ärztliche Überwachung, da es manchmal zu Komplikationen kommen kann.

Kann man nicht auch ohne Bluttransfusion auskommen? Bluttransfusionen sind in Verruf gekommen, da es zwischen 1980 und 1985 durch HIV-kontaminiertes Blut zu zahlreichen HIV-Infektionen gekommen ist. Das ist heute durch entsprechende Tests fast zu 100 % ausgeschlossen. Dennoch ist man mit der Anwendung von Fremdblut heute zurückhaltender als noch vor wenigen Jahren. Trotz aller Blutersatzmittel sind Bluttransfusionen aber auch heute noch in bestimmten Situationen, besonders bei großen Operationen, unverzichtbar.

Wo wird die Blutgruppenbestimmung zur Vorbereitung der Transfusion ausgeführt? Die Blutgruppenbestimmung soll immer in einem Fachlabor von erfahrenen und gut ausgebildeten Arbeitskräften vorgenommen werden. Häufig hat man heute dazu Speziallabors in Blutbanken oder Intensivstationen zur Verfügung. Unmittelbar vor der Transfusion muß der Arzt, der das Blut überträgt, sich auch durch die sog. Kreuzprobe selbst davon überzeugen, daß keine Unverträglichkeit zwischen Spender- und Empfängerblut besteht.

Was ist die Kreuzprobe? Der Arzt bringt einige Tropfen Blut, das er vom Patienten abgenommen hat, auf eine Testkarte auf und mischt es mit einem Antiserum gegen die drei bekannten Blutgruppen (AB0-System). Das gleiche macht er mit einem Tropfen Blut aus der für die Transfusion bereitstehenden Blutkonserve. Nur wenn Spender- und Empfängerblut die gleiche Blutgruppe aufweisen, darf er die Transfusion durchführen.

Welche Komplikationen können auftreten, wenn man Blut einer falschen Blutgruppe überträgt? Schüttelfröste und Fieber, Gelbsucht oder sogar der Tod können die Folge sein, wenn Spender- und Empfängerblut unverträglich sind.

Wer kann Blut spenden? Blut spenden kann jeder gesunde Erwachsene. Durch entsprechende Voruntersuchungen wird gewährleistet, daß nur das Blut von Personen zur Blutspende kommt, die frei sind von ansteckenden Krankheiten. Es bleibt allerdings ein sehr kleines Risiko, daß Personen, die sich vor wenigen Tagen erst infiziert und noch keine Antikörper gebildet haben, durch dieses Sicherheitsnetz schlüpfen. In Deutschland rechnet man, daß das pro Million gespendeter Konserven höchstens einmal, wahrscheinlich noch seltener, passiert.

Wann sind Bluttransfusionen besonders wertvoll?
a) Nach einem akuten plötzlichen Blutverlust infolge einer Krankheit oder Verletzung;
b) wenn man mit einem akuten Blutverlust rechnen muß, wie es bei einer großen Operation der Fall ist;

c) um einem Patienten vorübergehend aufzuhelfen, bis sein eigenes Knochenmark die Blutbildung wieder aufnehmen kann, beispielsweise nach einer langen oder schwächenden Krankheit, die zur Blutarmut geführt hat;
d) bei chronischem Blutverlust durch nicht behandelbare Hämolyse oder durch Gefäßmißbildungen.

Welche Arten von Blutersatz gibt es? Nicht immer ist es notwendig, daß Vollblut in der Weise gegeben wird, wie man es von einem Spender erhält. Oft ist es zweckmäßiger, nur Anteile des Blutes zu verabreichen. Bei reiner Blutarmut werden Konzentrate von roten Blutkörperchen gegeben. Hat eine Patient zu wenig weißen Blutkörperchen oder Blutplättchen, z. B. bei einer Zytostatika-Behandlung, so kann man selektiv die jeweils fehlenden zellulären Blutbestandteile übertragen. Bei Gerinnungsstörungen wird nur Blutplasma, ohne die Zellbestandteile, übertragen.

Sollte man seine Blutgruppe kennen, damit es schneller geht, falls bei einem Unfall eine Bluttransfusion nötig werden sollte? Nicht unbedingt, da man bei einem Unfall zunächst ohnehin kein Blut, sondern Ersatzstoffe bekommt. Auch wenn der Verletzte einen Blutgruppenausweis bei sich trägt, so wird vor einer Transfusion sicherheitshalber die Blutgruppe immer noch einmal bestimmt und Spender- und Empfängerblut auf ihre Verträglichkeit überprüft werden. Dennoch kann es nicht schaden, seine Blutgruppe zu kennen. Gelegentlich kommt es vor, daß Träger seltener Blutgruppen für eine sofortige Spende gesucht werden und man sich dann zur Verfügung stellen kann.

Sind Bluttransfusionen unter richtiger Überwachung gefahrlos? Ja, mit den oben genannten Einschränkungen. Man sollte aber bedenken, daß Transfusionen nur an schwerkranke Patienten gegeben werden, die ein erhebliches akutes Risiko für eine schwerwiegende Gesundheitsstörung haben oder sogar in einer lebensbedrohlichen Situation sind.

Welche Komplikationen können bei Bluttransfusionen auftreten?
a) Schüttelfrost und Fieber. Das kommt öfter vor und ist keine schwerwiegende Komplikation;
b) allergische Reaktionen wie Nesselausschlag, Asthma usw. In solchen Fällen wird die Transfusion meist abgebrochen;
c) Gelbsucht (infektiöse Hepatitis); sie kann noch 3 bis 4 Monate nach der Blutübertragung auftreten;
d) Schock, wenn Blut einer falschen Blutgruppe oder unsteriles Blut übertragen wurden. Diese Komplikation ist außerordentlich selten.

Wie kann man die Gabe von Fremdblut vermeiden? Unter dem Eindruck des sog. »AIDS-Skandals« wurden Bestrebungen vorangetrieben, die Gabe von Fremdblut bei geplanten Eingriffen (z. B. Einpflanzung eines künstlichen Hüftgelenks) möglichst ganz zu vermeiden und eigenes Blut zu verwenden. Man nennt dieses Verfahren autologe Transfusion. Mehrere Wochen vor dem Eingriff wird dem Patienten Blut entnommen, das Blut tiefgefroren gelagert und während der Operation wieder zurückinfundiert. Ein anderes Verfahren besteht darin, kurz vor und während der Operation Blut abzuleiten, es mit Plasmaersatzmitteln zu verdünnen und nach der Operation wieder in den Patienten zu leiten.

Was sind die Nachteile der autologen Transfusion? Das Einfrieren oder Kühlen, die Lagerung und die Kennzeichnung des Blutes erfordern einen hohen logistischen Aufwand. Da vor der Operation nicht abzusehen ist, ob der Patient das Blut überhaupt braucht, ist dieser Aufwand in manchen Fällen unnötig.

Kann man Säuglingen und Kindern Transfusionen geben? Ja, dies ist vor allem bei der Rhesus-Unverträglichkeit erforderlich.

Kann man Transfusionsreaktionen erfolgreich bekämpfen? Ja. Bei bekannter Unverträglichkeit einer Transfusion kann man bereits vor der Transfusion die Reaktion medikamentös unterdrücken.

Was versteht man unter »Austauschtransfusion«? Das ist eine spezielle Art der Bluttransfusion, die man gewöhnlich bei Neugeborenen mit Erythroblastose vornimmt. Dabei handelt es sich um eine Blutkrankheit aufgrund einer Rhesusfaktor-Unverträglichkeit. Man will damit das ganze oder doch das meiste Blut des Säuglings gegen frisches Blut austauschen und auf diese Weise das Blut wegbekommen, das die Krankheit verursacht hat. Austauschtransfusionen sind ausschließlich Spezialisten auf diesem Gebiet vorbehalten. (Siehe auch Kapitel 34, Laboratoriumsdiagnostik; Kapitel 54, Säuglings- und Kinderkrankheiten.)

Was ist eine Blutbank? Mit Blutbank bezeichnet man spezielle Blutlaboratorien, die in großen Krankenhäusern und Instituten eingerichtet wurden; man sammelt dort Blut von Spendern und lagert es. Diese Blutkonserven halten sich bis zu 3 Wochen. In der Blutbank ist man bestrebt, Blut von allen Blutgruppen vorrätig zu halten, um für jeden Notfall gerüstet zu sein. Dieses Prinzip hat sich außerordentlich gut bewährt. In Deutschland wird das Blutspendewesen überwiegend vom Roten Kreuz organisiert.

Punktionen

Was versteht man unter Punktion? Punktion bedeutet ganz allgemein das Anstechen mit einer Hohlnadel zur Gewinnung von Gewebe oder Flüssigkeit. Sie wird aus diagnostischen Gründen, z. B. im Fall der Leberpunktion, oder auch aus therapeutischen Gründen, z. B. bei massivem Pleura- oder Herzbeutelerguß, durchgeführt. Organpunktionen haben heute durch die Anwendung sehr dünner Nadeln nur noch ein ganz geringes Risiko.

Leberpunktion

Was ist eine Leberpunktion? Bei der Leberpunktion wird aus dem Organ mittels einer dünnen Hohlnadel eine kleiner Gewebezylinder entnommen, der dann unter dem Mikroskop feingeweblich untersucht werden kann. Die Untersuchung ist nicht schmerzhaft und ungefährlich, wenngleich es in ganz seltenen Fällen zu einer Blutung in die Bauchhöhle kommen kann. Man kann die Leberpunktion »blind« vornehmen, d. h., daß nur ein repräsentativer Gewebezylinder an einer beliebigen Stelle der Leber entnommen wird. Unter sonographischer Kontrolle gelingt es aber auch, kleine umschriebene Prozesse, z. B. Metastasen oder gutartige Tumoren, zu punktieren und näher abzuklären.

Wann macht man eine Leberpunktion?
Die Leberpunktion ist ein wichtiges diagnostisches Mittel zur Feststellung eines Leberschadens, einer Leberzirrhose und zur Klärung des Verlaufs einer chronischen Hepatitis. Die Entscheidung über eine medikamentöse Behandlung einer chronischen Hepatitis wird wesentlich vom Ergebnis der Leberpunktion bestimmt.

Nierenpunktion

Wann man macht man eine Nierenpunktion? Die Technik der Nierenpunktion ist ähnlich wie die der Leberpunktion, allerdings führt man sie heute ausschließlich unter Ultraschallkontrolle durch. Eine Nierenpunktion wird vorgenommen zur Abklärung der verschiedenen Formen einer Glomerulonephritis. Vom Ergebnis der feingeweblichen Untersuchung des Nierengewebes hängt die Entscheidung zur Behandlung ab.

Pleurapunktion
(Punktion der Brusthöhle)

Warum macht man eine Pleurapunktion?
a) Zur Entfernung von Flüssigkeiten, die sich in der Brusthöhle angesammelt haben;
b) um bei einer Brustfellentzündung festzustellen, ob sie durch Krankheitserreger hervorgerufen wurde, und um diese zu identifizieren;
c) um bei Verdacht auf einen Krebs der Lunge oder des Brustfells nachzuweisen, ob Krebszellen vorhanden sind oder nicht.

Sind Pleurapunktionen schmerzhaft? Nur sehr wenig. Bevor die Punktionsnadel eingeführt wird, macht man eine örtliche Betäubung.

Wo werden Pleurapunktionen ausgeführt? In der Praxis des Arztes oder im Krankenhaus. Vor der Punktion führt man in der Regel eine Ultraschalluntersuchung durch, um die Ergußmenge abzuschätzen und den besten Punktionsort festzulegen.

Bauchpunktion
(Punktion der Bauchhöhle)

Warum macht man eine Bauchpunktion?
a) Zur Entfernung von Flüssigkeiten, die sich in der Bauchhöhle angesammelt haben;
b) um bei einer Bauchfellentzündung festzustellen, ob Bakterien vorhanden sind oder nicht;
c) um Krebszellen nachzuweisen bzw. festzustellen, daß keine auffindbar sind.

Ist eine Bauchpunktion schmerzhaft? Nicht besonders, weil eine örtliche Betäubung vorgenommen wird, bevor man die Nadel in die Bauchhöhle einführt.

Lumbalpunktion

Was ist eine Lumbalpunktion? Bei der Lumbalpunktion führt man eine Nadel im Bereich der Lendenwirbelsäule in den Rückenmarkkanal ein und zieht Liquor ab. (Siehe auch Kapitel 38, Nervensystem und Neurochirurgie.)

Warum macht man eine Lumbalpunktion?
a) Zum Nachweis oder Ausschluß einer Infektion des Liquors und der Hirnhäute; zur Untersuchung der Immunglobuline im Liquor;
b) um festzustellen, ob der Druck im Rückenmarkskanal erhöht ist oder nicht. Eine Drucksteigerung könnte durch einen Tumor im Rückenmark oder Gehirn bedingt sein;
c) um vor einer Röntgenuntersuchung des Gehirns und Rückenmarks Konstrastmittel einzubringen, damit man Tumoren oder andere Krankheiten nachweisen oder ausschließen kann.

Ist eine Lumbalpunktion schmerzhaft? Nein. Sie macht nur geringe Beschwerden, da es allgemein üblich ist, vor der Einführung der Punktionsnadel in den Rückenmarkkanal ein Betäubungsmittel in die empfindlichen Gewebe zu spritzen. Im Anschluß an die Lumbalpunktion kann es allerdings manchmal zu Kopfschmerzen kommen.

Gelenkpunktion

Wie geht eine Gelenkpunktion vor sich? Nach sorgfältiger Desinfektion der Haut sticht man mit einer dünnen Nadel in den Gelenkraum. Punktiert werden meist nur größere Gelenke, am häufigsten das Kniegelenk. Man will damit Gelenkflüssigkeit gewinnen, deren Untersuchung wichtige Schlüsse auf die Ursache von Gelenkentzündungen ermöglicht.

Wann macht man eine Gelenkpunktion? Bei allen unklaren Gelenkentzündungen mit ausgeprägter Ergußbildung sollte eine Gelenkpunktion durchgeführt werden. Die Analyse der Gelenkflüssigkeit auf den Zellgehalt, die Viskosität und auf das evtl. Vorliegen von Kristallen erlaubt wichtige Rückschlüsse auf die Ursache der Gelenkentzündung. Neben der diagnostischen Aussage ist die Abpunktion größerer Ergußmengen gleichzeitig eine Entlastung für den überdehnten Bandapparat des Gelenks.

Weitere Punktionen

Welche Organe werden noch häufig punktiert? Zur Gewebeentnahme werden häufig die Schilddrüse und vergrößerte Lymphknoten, selten auch einmal die Bauchspeicheldrüse punktiert. Durch den Gebrauch sehr dünner Nadeln sind diese Punktionen praktisch gefahrlos.

Herzbeutelpunktion

Wann wird der Herzbeutel punktiert? Durch die Untersuchung der Flüssigkeit aus dem Herzbeutel kann oft man die Ursache einer Herzbeutelentzündung klären. Wenn sich im Herzbeutel so große Ergußmengen befinden, daß die Herzfunktion beeinträchtigt ist, muß dieser Erguß abpunktiert werden. Je mehr Flüssigkeit im Herzbeutel vorhanden ist, um so leichter ist die Punktion und um so geringer die Gefahr einer Verletzung des Herzens selbst.

46 Organtransplantationen

Siehe auch Kapitel 8, Augen; Kapitel 26, Herz; Kapitel 35, Leber; Kapitel 37, Lunge; Kapitel 44, Nieren

Ist es möglich, geschädigte Organe oder Gewebe durch Transplantation zu ersetzen? Ja. In bestimmten Fällen ist eine Verpflanzung von Geweben und Organen möglich. Die Transplantation bestimmter Organe, vor allem von Nieren, Herzen, Knochenmark, Haut und der Hornhaut des Auges hat sich in den letzten zehn Jahren fast zu einem Routineverfahren entwickelt, das in speziellen Abteilungen pro Jahr viele hundert Mal durchgeführt wird. Dennoch hat sich anfangs geäußerte Hoffnung, der Mensch könne, ähnlich einem Automobil, durch die Einpflanzung von »Ersatzteilen« sein Leben nach Belieben verlängern, bislang als trügerisch erwiesen.

Kann man ein Organ oder Gewebe innerhalb des gleichen Organismus von seinem ursprünglichen Platz an eine andere Stelle verpflanzen? Das läßt sich oft machen und hat gute Aussichten auf einen Dauererfolg, da in diesen Fällen die immunologisch bedingte Abstoßung des Gewebes keine Rolle spielt.

Welche Gewebe oder Organe werden am häufigsten verpflanzt? Das Gewebe, das bei weitem am häufigsten transplantiert wird, ist die Haut; aber auch Knorpel, Knochen, Blutgefäße und die Nebenschilddrüse werden manchmal von einer Körperregion in eine andere verpflanzt. Transplantationen von einem Menschen auf den anderen sind bei Herz, Leber, Niere, Lunge, Bauchspeicheldrüse, Knochenmark, Hornhaut und harter Hirnhaut gelungen.

Was ist ein Autotransplantat? Ein Organ oder Gewebe, das innerhalb des Körpers von einer Stelle an eine andere verpflanzt wird. Am häufigsten wird das mit Hautverpflanzungen gemacht.

Was ist ein Homotransplantat? Ein Organ oder Gewebe, das von einem Menschen auf den anderen übertragen wird.

Was ist ein Xenotransplantat? Ein Organ oder Gewebe, das nicht von derselben Spezies, d.h. von einem Menschen, stammt, sondern von einem nah verwandten Tier entnommen wurde. Am häufigsten verwendet man Herzklappen vom Schwein zum Ersatz funktionsuntüchtiger Herzklappen beim Menschen. Allerdings handelt es sich dabei nicht um lebendes durchblutetes Gewebe, sondern es wird nur die mechanische Struktur der Klappen ausgenützt.

Welche Organübertragungen von Mensch zu Mensch sind technisch durchführbar? In erster Linie Nieren-, Herz-, Lungen-, Leber- und Bauchspeicheldrüsentransplantationen. Das Hauptproblem der Transplantationsmedizin ist aber nicht die technische Durchführbarkeit von Eingriffe, sondern die Verträglichkeit des fremden Gewebes.

Überlebt das Gewebe oder Organ, das von einem Individuum auf ein anderes übertragen wurde, immer? Leider nicht. Der Grund dafür liegt darin, daß im Blut aller Menschen Antikörper bzw. Immunkörper auftreten, deren Aufgabe es ist, das Individuum vor dem Eindringen von Fremdkörpern zu schützen. Diese Fremdkörper sind in der Regel Bakterien, Viren oder leblose Teilchen, die in den Körper durch Infektion, durch eine Lücke in den normalen Gewebeschranken oder durch eine Verletzung oder Wunde gelangen. Der Körper des Empfängers reagiert gegen eingepflanzte Fremdorgane oder Gewebe in gleicher Weise wie gegen jeden anderen Fremdkörper, und seine Abwehrzellen bewirken oft schließlich die Zerstörung der verpflanzten Gewebe.

Wie nennt man diese Reaktion des Empfängers auf das Transplantat? Man nennt diese Erscheinung *Abstoßungsimmunreaktion* oder *Transplantationsimmunität*. Sie ist ein im Grunde sinnvoller Mechanismus des Körpers, um sich gegen fremde Eindringlige zu schützen, der aber in diesem speziellen Fall dem Patienten zum Nachteil gereicht.

Wie kann man die Abstoßungsreaktion überwinden? Mit Einführung wirksamer Medikamente gegen die Abstoßungsreaktion hat die Transplantationschirurgie in den letzten zehn Jahren einen großen Aufschwung genommen. Man verwendet dazu Steroide, Cyclosporin und Antilymphozytenglobulin. Eine wichtige Rolle spielt auch die sorgfältige Angleichung von Organspender und Organempfänger durch die Gewebetypisierung vor der Organverpflanzung. Damit wird gewährleistet, daß die genetisch festgelegten Gewebsantigene von Spender und Empfänger möglichst ähnlich sind, wodurch die Wahrscheinlichkeit einer Abstoßungsreaktion wesentlich verringert werden kann. Der Idealfall wäre gegeben, wenn Spender und Empfänger eineiige Zwillinge sind.

Muß man den Patienten während der Zeit, in der seine Antikörper und Abwehrmechanismen lahmgelegt sind, schützen? Ja. Die Unterdrückung der immunologischen Abwehrmechanismen zum Schutz des Transplantats bringen es notgedrungen mit sich, daß der Patient auch gegen alle anderen Eindringlinge weitgehend schutzlos ist, vor allem Bakterien und Viren. Daher muß der Patient in der Frühphase nach der Transplantation möglichst isoliert werden, im Extremfall in einem völlig keimfreien Zelt, das von niemandem direkt betreten werden darf (Umkehrisolierung). Nahrung und Gegenstände dürfen nur nach Desinfektion über eine Schleuse zu ihm gebracht werden. Zusätzlich erhält er zur Vorbeugung gegen Infektionen Antibiotika. Diese Maximalmaßnahmen sind vor allem nach Knochenmarkstransplantationen erforderlich. Bei Übertragung von anderen Organen genügen oft auch geringere Grade der Isolierung.

Reagiert ein erfolgreich transplantiertes Organ in seiner neuen Umgebung immer normal? Nein. Es hat sich gezeigt, daß die Krankheit, derentwegen ein funktionsuntüchtiges Organ entnommen wurde, oft im neuen, zunächst gesunden Organ wieder auftritt. Beispiele dafür sind die Veränderungen der diabetischen Nephropathie in der transplantierten Niere, das erneute Auftreten eine Amyloidose im transplantierten Herzen und die entzündlichen Prozesse in der Lunge bei einem Patienten mit Mukoviszidose.

Können krankhaft veränderte Blutgefäße durch ein Transplantat ersetzt werden? Ja, hier liegt einer der erfolgreichsten Bereiche der Transplantationschirurgie. Man hat jedoch die Erfahrung gemacht, daß eine Gefäßplastik bei größeren Gefäßen mit Dacron oder anderen Kunststoffen befriedigender gelingt als mit lebenden Geweben.

Bei welchen Gefäßerkrankungen kommen Transplantationen in Frage? Die Verwendung von Kunststoffimplantaten in der Gefäßchirurgie ist bei einer Reihe von Krankheitsbildern erfolgversprechend, unter anderem in folgenden Fällen:
a) Es hat sich herausgestellt, daß Schlaganfälle manchmal durch eine Arteriosklerose der Halsschlagader bedingt sind. Hier kann in bestimmten Fällen eine Ausschälung der verengten Gefäßlichtung (Endarteriektomie) mit Einpflanzung eines Kunststoff-»Flickens« Hilfe bringen;
b) arteriosklerotische Veränderungen der Körperhauptschlagader in ihrem Bauchabschnitt erreichen öfter ein solches Ausmaß, daß die Blutversorgung der Beine leidet. In diesen Fällen kann man den krankhaft veränderten Aortenabschnitt durch eine röhrenförmige Kunststoffprothese ersetzen;
c) eine Arteriosklerose und Verengung der Nierenarterie ist gelegentlich Ursache eines Bluthochdrucks. In diesen Fällen kann man die Nierenarterie ausschälen und einen Kunststoff-Flicken einsetzen, um die Gefäßlichtung zu erweitern;
d) es kommt oft vor, daß die Blutversorgung der Beine und Füße durch eine Arteriosklerose der Becken- und Schenkelarterien bedroht ist. In einigen dieser Fälle ist es möglich, die verengten Blutgefäße mit Kunststoffgefäßen oder einem Venenimplantat zu umgehen (»Bypass«). Wenn eine Verengung der Arterien im Bereich des Knies umgangen werden soll, ziehen die meisten Chirurgen ein Venentransplantat anstelle der Kunststoffprothese zur Überbrückung vor;

e) einer der häufigsten Gründe für eine Gefäßersatzoperation ist ein Aneurysma der Körperhauptschlagader im Bereich der Brust oder des Bauches. Ein Aneurysma ist eine Vorwölbung bzw. Aussackung und gleichzeitige Verdünnung einer Arterienwand. Wenn man nichts dagegen unternimmt, kann das Gefäß platzen, so daß der Patient verblutet. Um diese Gefahr auszuschalten, kann man eine Kunststoffröhre als Ersatz für den krankhaft veränderten Aortenabschnitt einpflanzen (siehe Kapitel 14, Gefäßchirurgie);
f) bei Leberzirrhose wird oft ein sogenannter mesenteriokavaler Shunt angelegt; dabei wird ein Gefäßtransplantat zwischen der Vena mesenterica superior und der Pfortader eingesetzt (siehe Kapitel 35, Leber).

Gibt es ausreichend Organspender? Nein. Die Transplantationsmedizin klagt seit jeher über eine Knappheit an Spenderorganen. Einer der wichtigsten Gründe dafür ist ist ein zumindest in Deutschland noch sehr striktes Transplantationsgesetz, das die ausdrückliche Zustimmung der nächsten Angehörigen eines soeben verstorbenen oder hirntoten Verwandten fordert (Zustimmungslösung). Durch diese Regelung können viele Organe nicht ausreichend schnell entnommen und zum Empfänger gebracht werden. Es erscheint auch für die Angehörigen eine Zumutung, kurz nach der erschütternden Todesnachricht die mögliche Frage nach einer Organtransplantation beantworten zu müssen. Eine Änderung des Gesetzes ist seit Jahren in der Diskussion. Derzeit hat wohl ein Vorschlag die größten Chancen, wonach ein Organ entnommen werden darf, wenn niemand, sei es der Verstorbene selbst vor seinem Tod oder Angehörige, Widerspruch eingelegt hat (Widerspruchslösung). Allerdings regen sich auch Stimmen, die aus ethischen Gründen prinzipielle Einwände gegen Transplantationen erheben.

Wie ist das Transplantationswesen organisiert? In Europa besteht eine Transplantationszentrale (Eurotransplant) in Leiden/Holland, bei der die Daten der Gewebetypisierung aller potentiellen europäischen Organempfänger in einer Datenbank vorhanden sind. Sobald sich die Chance für eine Organentnahme ergibt, in der Regel bei jungen Unfallopfern, so werden die Gewebetypisierungsdaten des Verunfallten mit denen der potentiellen Empfänger verglichen und die Niere an den Empfänger mit dem ähnlichsten Gewebetyp vergeben.

Wie kann man selbst einen Beitrag zur Verbesserung des Organangebots leisten? Indem man in seiner Brieftasche einen Organspenderausweis bei sich trägt. Auf diesem Ausweis bestätigt man mit seiner Unterschrift, daß man im Fall des plötzlichen Todes mit einer Organentnahme einverstanden ist.

Besteht die Gefahr, daß Organe bei Patienten entnommen werden, die noch eine Überlebenschance haben? Nein, diese Gefahr ist durch verschiedene

Maßnahmen ausgeschlossen. Dazu gehören die Feststellung des Hirntods (siehe Kapitel EEG) durch einen unabhängigen Spezialisten, der vor seinem Urteil keinen Kontakt mit dem transplantierenden Arzt haben darf.

47 Parasiten und parasitäre Erkrankungen

Siehe auch Kapitel 30, Infektionskrankheiten; Kapitel 34, Laboratoriumsdiagnostik

Was ist ein tierischer Parasit? Ein tierischer Organismus, der auf Kosten seines Wirtes lebt.

Gibt es außer den tierischen Parasiten auch andere parasitische Organismen? Ja. Zu den Parasiten gehören Bakterien, Viren und Pilze ebenso wie Tiere. Im medizinischen Sinn ist die Parasitologie, die Lehre von den Parasiten, im allgemeinen auf die tierischen Parasiten des Menschen beschränkt.

Auf welchen Wegen gelangen Parasiten in den menschlichen Körper? Mit verseuchten Nahrungsmitteln oder Trinkwasser, durch direkten Kontakt mit Haut oder Schleimhäuten, durch sexuellen Kontakt, besonders bei homosexuellen Praktiken oder durch infizierte blutsaugende Insekten.

Welche häufiger vorkommenden Parasiten finden auf dem Nahrungsweg Eingang in den menschlichen Körper? Dazu gehören Protozoen (Einzeller), die den Verdauungstrakt befallen (Entamoeba histolytica und Balantidium coli), Rundwürmer (Spulwurm oder Ascaris lumbricoides und Madenwurm oder Enterobius – Oxyuris vermicularis), Bandwürmer wie der Fischbandwurm (Dibothriocephalus latus) oder der Rinderbandwurm (Taenia saginata) usw.

Welche Beispiele gibt es für Parasiten, die durch Haut oder Schleimhäute in den Körper eindringen? Hakenwurm und Krätzmilbe.

Welches ist der bekannteste Parasit, der durch ein infiziertes blutsaugendes Insekt übertragen wird? Der Malariaparasit, der von einer infizierten Stechmücke übertragen wird.

Können sich Parasiten, nachdem sie in den menschlichen Körper eingedrungen sind, dort vermehren? Nicht alle tierische Parasiten vermehren sich im Körper; das gilt besonders für Wurminfektionen. Zu den Parasiten, die sich im menschlichen Körper vermehren, gehören u. a. die Malariaparasiten und Amöben.

Gibt es eine echte Immunität gegen einen Parasitenbefall? Nein.

Wie kann man einen Parasitenbefall verhüten? Hygienische Lebensweise bei entsprechenden sanitären Verhältnissen, Versorgung mit reinem Wasser, Vermeidung eines Kontakts mit infiziertem Material und Bekämpfung der Parasitenträger (Stechmücken, Läuse usw.) gehören zu den wirksamsten Vorbeugungsmitteln. Einige dieser Punkte betreffen Maßnahmen des öffentlichen Gesundheitswesens, unter Umständen von weltweiter Ausdehnung, wie die Bekämpfung von Stechmücken, Zecken usw.

Kann man mehr als einen Parasiten gleichzeitig beherbergen? Ja. Ein mehrfacher Befall ist sehr häufig.

Gibt es in der Welt Gebiete, in denen parasitäre Erkrankungen häufiger sind als in anderen? Ja. In den Tropen oder Subtropen ist die Häufigkeit des Parasitenbefalls verhältnismäßig hoch. Auch Gebiete mit mangelhaften sanitären Verhältnissen sind stark parasitenverseucht. Die Ernährungsgewohnheiten spielen ebenfalls eine wichtige Rolle. In Skandinavien, wo es gebräuchlich ist, rohen Fisch zu essen oder zu kosten, ist der Befall mit Fischbandwurm häufiger als dort, wo man Fisch nur gründlich durchgebraten oder gekocht speist.

Wie wird die Diagnose einer parasitären Erkrankung gestellt? Der zuverlässigste Weg ist der Nachweis des Parasiten in den Ausscheidungen (Stuhl oder Harn), Körperflüssigkeiten oder Geweben. Serologische Untersuchungen können aber wertvolle Hinweise liefern, vor allem gelingt damit in vielen Fällen eine Ausschlußdiagnose.

Gibt es bei parasitären Erkrankungen typische Blutveränderungen? Im allgemeinen nicht, wenn auch manchmal die Vermehrung bestimmter weißer Blutkörperchen (eosinophiler Granulozyten) im Blut an einen Parasitenbefall denken läßt. Bei der Malaria oder bestimmten anderen parasitären Erkrankungen ist der Parasit oft bei der mikroskopischen Untersuchung eines Blutausstriches nachweisbar. In diesen Fällen kann man die Diagnose mit absoluter Sicherheit stellen.

Kann man parasitäre Erkrankungen wirksam behandeln und heilen? In den meisten Fällen ist eine spezifische Behandlung und Beseitigung der Parasiten möglich. Die Behandlungsverfahren sind jedoch von Parasit zu Parasit verschieden.

Amöbenruhr

Was ist eine Amöbiasis? Man versteht darunter eine Infektion mit einem einzelligen tierischen Parasiten, einer sog. Amöbe. Es gibt verschiedene Arten von Amöben, die Krankheiten hervorrufen können. Die wichtigste ist die Entamoeba histolytica, die im allgemeinen den Darm befällt und die sogenannte Amöbenruhr verursacht. Der Parasit kann aber auch gelegentlich in andere Organe des menschlichen Körpers, darunter auch in Leber und Gehirn, eindringen und dort zu Abzessen führen.

Wo findet sich die Amöbenruhr? Sie kommt in der ganzen Welt vor, am häufigsten aber in den Tropen und Subtropen. Mit der starken Zunahme des Reiseverkehrs in der Welt ist aber kein Land der Welt vor Infektionen dieser Art sicher. Nachdem man heute in wenigen Stunden aus tropischen Gebieten in gemäßigte Zonen kommen kann, bricht die Erkrankung häufig erst aus, wenn man bereits wieder einige Tage zu Hause ist.

Wie wird die Amöbenruhr übertragen? Vorwiegend durch den Genuß von Nahrungsmitteln oder Getränken, die mit menschlichen Darmausscheidungen, die die Zysten dieses Parasiten enthalten, verunreinigt sind.

Welche Symptome erzeugt die Amöbenruhr? Blutige und anfallsweise wiederkehrende Durchfälle, Schmerzen und Druckempfindlichkeit des Unterleibs und Gewichtsverlust.

Wie wird die Diagnose gestellt? Durch den mikroskopischen Nachweis von vegetativen Formen der Ruhramöbe im Stuhl des Patienten. Auch serologische Untersuchungen können zur Bestätigung der Diagnose beitragen.

Ist die Amöbenruhr eine ernste Erkrankung? Ja. Sie kann nicht nur zu einer erheblichen Schwächung, sondern in schweren Fällen auch zum Tode führen. Darüber hinaus sind in unbehandelten Fällen Komplikationen nicht selten. Manche Patienten behalten z. B. lebenslang eine Neigung zu Durchfällen, ohne daß noch Erreger nachgewiesen werden können.

Sind die Heilungsaussichten bei der Amöbenruhr günstig? Ja. Es gibt mehrere Medikamente, die in den allermeisten Fällen Heilung bringen; dazu gehören Metronidazol, Tetrazyklin, Paromomycin und andere. Es ist eine intensive Behandlung erforderlich, die von einem Fachmann auf diesem Gebiet überwacht werden soll.

Gibt es andere Einzeller, die Darmparasiten sind? Ja, aber sie sind von geringerer Bedeutung.

Trichomonadenkolpitis

Was ist eine Trichomonadenkolpitis? Diese Erkrankung entsteht durch den Befall der weiblichen Scheide mit dem Parasiten Trichomonas vaginalis. Er kann eine Entzündung hervorrufen, die mit einem starken Scheidenausfluß verbunden ist. Da sich der Parasit manchmal in der männlichen Harnröhre findet, kann die Infektion leicht von männlichen auf weibliche Individuen übertragen werden, zumal insbesondere Männer meist nichts von der Infektion bemerken. Trichomonaden finden sich gehäuft bei Männern und Frauen mit häufig wechselnden Partnern, sie gehören zur Gruppe der sexuell übertragbaren Infektionen.

Ist die Trichomonadenkolpitis eine schwere Erkrankung? Nein, das nicht, aber es ist manchmal schwierig, sie gänzlich zu beseitigen. Das hängt u. a. damit zusammen, daß entweder keine gleichzeitige Partnerbehandlung erfolgt oder noch vor Ausheilung der Infektion bereits wieder mit Geschlechtsverkehr begonnen wird. Man nennt dies treffend den Ping-Pong-Effekt.

Wie wird eine Trichomonaden-Infektion behandelt? Bereits mit einer einmaligen Dosis von Metronidazol-Tabletten werden 90 % der Infektionen beseitigt. Bei Versagen dieser Behandlung kann man zusätzlich das Medikament als Vaginal-Ovulum verabreichen.

Leishmaniosen

Was sind Leishmaniosen? Es handelt sich um eine Gruppe von geschwürigen Hautkrankheiten, die durch bestimmte parasitäre tierische Einzeller, sog. Leishmanien, hervorgerufen werden. Je nach Land und Subtyp des Erregers wird die Krankheit als Kala Azar (Indien), Espundia (Südamerika) oder Aleppobeule (mittlerer Osten) bezeichnet. Bei Kala Azar ist die Sterblichkeit in unbehandelten Fällen sehr hoch. Espundia und Aleppobeule gehen hauptsächlich mit Hautveränderungen einher; die Aussichten sind hier viel günstiger als bei Kala Azar, und die Behandlung führt gewöhnlich zur Heilung.

Afrikanische Schlafkrankheit

Was ist die Afrikanische Schlafkrankheit? Das ist eine parasitäre Erkrankung, die von einem Einzeller, einem sog. Trypanosomen, hervorgerufen wird. Es sind mindestens zwei verschiedene Arten bekannt. Die Übertragung

Parasiten und parasitäre Erkrankungen

erfolgt durch Stechfliegen (Tsetsefliegen). Die Krankheit ist äußerst ernst und führt, wenn sie nicht behandelt wird, in den meisten Fällen zum Tod.

Chagas-Krankheit

Was ist die Chagas-Krankheit? Die Chagas-Krankheit wird durch Trypanosomen hervorgerufen und ist auf die westliche Hemisphäre beschränkt, besonders auf Brasilien. Man nennt sie auch Amerikanische Trypanosomenkrankheit. Sie wird durch den Biß einer Raubwanze übertragen, der meist im Gesichtsbereich erfolgt. Es handelt sich um eine schwere Krankheit, die mit einer hohen Sterblichkeit einhergeht.

Malaria
(Wechselfieber)

Welche verschiedenen Formen der Malaria gibt es? Es gibt mindestens drei verschiedene Formen; jede wird von einem anderen Malariaparasiten hervorgerufen: die Malaria tertiana wird vom Plasmodium vivax verursacht, die Malaria quartana vom Plasmodium malariae und die Malaria tropica vom Plasmodium falciparum. Die Einteilung und die Namensgebung erfolgte nach der Zahl der Tage, die sich zwischen den Fieberschüben befinden. Sie hängen vom Vermehrungszyklus des Parasiten ab.

Wie wird die Malaria auf den Menschen übertragen? Durch das Eindringen der Parasiten beim Biß einer infizierten Stechmücke von der Gattung Anopheles (Abb. 139).

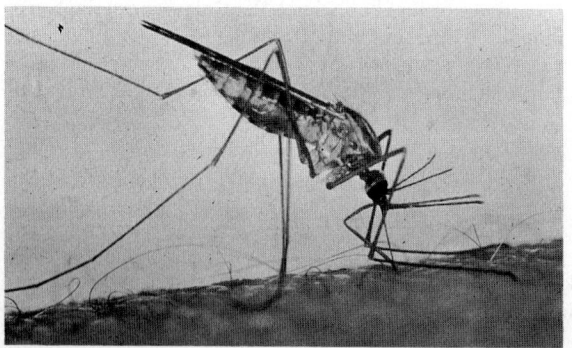

Abb. 139
Bild einer Anopheles-Mücke.

Malaria

Wo leben die Malariaparasiten beim Menschen? In den roten Blutkörperchen, welche durch den Parasiten zerstört werden.

Wie unterscheidet man die verschiedenen Arten der Malariaparasiten? Aufgrund ihres charakteristischen Aussehens im Blutausstrich und der Verschiedenheit des klinischen Bildes und der Symptome, die sie erzeugen.

Wie häufig ist die Malaria? Sie gehört noch immer zu den häufigsten Krankheiten der Erde, besonders in tropischen und unterentwickelten Ländern. Die Weltgesundheitsorganisation unternimmt große Anstrengungen, um die Malaria unter Kontrolle zu bringen.

Wo findet sich die Malaria? Zweifelsohne spielt sie in den warmen Klimazonen der Erde eine besonders große Rolle, ihre Verbreitung erstreckt sich aber nordwärts bis in die Türkei. Menschen, die sich vorübergehend in Malariagebieten aufhalten, bringen die Krankheit nicht selten mit nach Hause. Daher ist es bei jedem unklaren Fieber erforderlich, daß der Arzt den Patienten nach Auslandsreisen in Gebiete fragt, in denen Malaria vorkommt. Im Extremfall können zwischen Rückkehr aus den Tropen und dem Ausbruch der Krankheit sechs Wochen liegen. Daran zu denken ist das Wichtigste!

Kann man auch Malaria bekommen, ohne in einem Malariagebiet gewesen zu sein? In sehr seltenen Fällen kam es vor, daß Anopheles-Mücken in einem Flugzeug nach Nordeuropa mitgenommen wurden und dort in der Nähe des Flughafens ortsansässige Personen gestochen und infiziert wurden (»Flughafen-Malaria«).

Gibt es eine Immunität gegen Malaria? Alle eingeborenen Rassen in Malariagebieten sind gegen die Krankheit ziemlich widerstandsfähig; das ist aber vielleicht das Ergebnis wiederholter Infektionen, die zum Aufbau einer relativen Widerstandskraft (Resistenz) geführt haben. Aller Wahrscheinlichkeit nach gibt es eine natürliche Immunität gegen Malaria kaum oder gar nicht. Allerdings sind Patienten mit Sichelzellanämie vor der Erkrankung geschützt.

Welche Krankheitserscheinungen erzeugt die Malaria? Schwere Fieberanfälle mit Schüttelfrost, die gewöhnlich in regelmäßigen Abständen auftreten. Aus diesen Abständen von drei oder vier Tagen leiten sich die Namen Malaria tertiana bzw. quartana ab.

Wie sind die Aussichten bei einer unbehandelten Malaria? Die unbehandelte Malaria verläuft selten tödlich, abgesehen von der Malaria tropica, der schwersten Form, bei der immer mit einem ungünstigen Krankheitsverlauf gerechnet werden muß. Patienten mit einer unbehandelten Malaria sind aber chronisch krank und haben eine verringerte Lebenserwartung.

Parasiten und parasitäre Erkrankungen

Wie wird die Malaria behandelt? Es gibt eine Reihe von Medikamenten, die gegen die Malariaparasiten hochwirksam sind, dazu gehören Resochin, Fansidar, Paludrine, Lariam u. a. (siehe auch Kapitel Infektionskrankheiten).

Können diese Medikamente mit Erfolg dazu verwendet werden, die Entwicklung einer Malaria zu unterdrücken oder zu verhüten? Ja, wenn man beachtet, daß die Einnahme des Medikament eine Woche vor der geplanten Abreise begonnen, regelmäßig (am besten am gleichen Wochentag) fortgeführt und auch bis vier Wochen nach der Rückkehr aus den Tropen noch weitergeführt wird. Man darf aber nicht vergessen, daß es weltweit zunehmend Malariaerreger gibt, die gegen einige der derzeit eingesetzten Mittel resistent sind. Daher sollte man sich vor der Abreise von einem tropenmedizinisch versierten Arzt oder dem Gesundheitsamt beraten zu lassen.

Ist eine Impfung gegen Malaria möglich? Derzeit gibt es noch keinen Impfstoff, der in breitem Maßstab einsetzbar wäre. Man hofft, mit gentechnologischen Methoden Antigene zu gewinnen, die für die Entwicklung schützender Antikörper genützt werden können.

Darf jemand, der bekanntermaßen Malaria gehabt hat, je als Blutspender verwendet werden? Nein. Er ist vielleicht Parasitenträger, und die Krankheit könnte daher auf den Empfänger der Bluttransfusion übertragen werden.

Wurmkrankheiten

Was sind Rundwürmer? Rundwürmer sind Tiere von unterschiedlicher Größe, die kleinsten sind kaum mit bloßem Auge sichtbar, die größten sind dick wie ein Bleistift und fast 30 cm lang. Sie haben im Aussehen eine gewisse Ähnlichkeit mit einem gewöhnlichen Regenwurm.

Welche Rundwürmer befallen den Menschen? Dazu gehören die Trichine (Trichinella spiralis), die die Trichinose verursacht; der Spulwurm (Ascaris lumbricoides); der nordamerikanische Hakenwurm (Necator americanus); der Hakenwurm der alten Welt (Ancylostoma duodenale); der Peitschenwurm (Trichuris trichiura); der Madenwurm (Enterobius oder Oxyuris vermicularis) und noch andere.

Wie erwirbt man eine Trichinose? Die Parasiten bilden normalerweise Zysten in den Muskeln von Schweinen. Wenn trichinöses Schweinefleisch, das nicht völlig durchgekocht ist, vom Menschen gegessen wird, werden die Parasiten im Körper freigesetzt und wandern in die Muskeln des Menschen.

Ist die Trichinose eine häufige Krankheit? Ja. Sie ist weltweit verbreitet, die meisten Krankheitsfälle werden aus den USA und Europa gemeldet. Durch die gesetzlich vorgeschriebene Fleischbeschau ging zwar die Wahrscheinlichkeit, sich bei kommmerziell gezüchteten Schlachtschweinen zu infizieren, fast gegen Null zurück. Allerdings sind auch Wildschweine häufig von Trichinen befallen, ebenso andere Tiere, die aber normalerweise für die menschliche Ernährung keine Rolle spielen. Gelegentlich kommt es zu Gruppeninfektionen beim gemeinsamen Genuß von rohem Schweinehack, Rohschinken oder rohen bzw. ungenügend geräucherten Wurstwaren.

Ist die Trichinose gefährlich? In den meisten Fällen verläuft die Infektion relativ harmlos. Sie kann völlig ohne Symptome bleiben oder nur einige Tage lang Durchfälle und Bauchschmerzen hervorrufen. Schwere Infektionen können aber auch mit hohem Fieber, Schüttelfrost und ausgeprägten Muskelschmerzen einhergehen. In einzelnen Fällen wurden auch Herzrhythmusstörungen (durch den Herzmuskelbefall) und Hirnentzündungen beobachtet.

Wie wird die Trichinose festgestellt? Die Larven können entweder durch eine Spezialuntersuchung im Blut oder durch eine Gewebeentnahme im befallenen Muskel festgestellt werden. Auch serologische Untersuchungen, die allerdings erst in der 3.–4. Krankheitswoche positiv werden, können für die Diagnostik verwendet werden.

Kann die Trichinose erfolgreich behandelt werden? Die gängigen Mittel gegen Würmer werden zwar auch bei der Trichinose eingesetzt, der Effekt auf die bereits in der Muskulatur abgekapselten Larven ist aber zweifelhaft. Bei schweren Fällen werden auch Steroide angewandt.

Kann man der Trichinose vorbeugen? Ja, durch gründliches Durchkochen oder Durchbraten von Schweinefleisch und Schweinefleischprodukten vor dem Verzehr.

Wo lebt der Peitschenwurm des Menschen? Der Peitschenwurm (Trichuris trichiura) lebt normalerweise im Blinddarm, Wurmfortsatz und Dickdarm des Menschen.

Wie infiziert man sich mit dem Peitschenwurm? Durch die Aufnahme von Eiern des Peitschenwurms auf dem Nahrungsweg. Die Eier finden sich in der Erde, die mit menschlichen Darmausscheidungen verunreinigt ist.

Wie wird die Diagnose einer Peitschenwurminfektion gestellt? Durch den Nachweis der Eier im Stuhl des Patienten.

Parasiten und parasitäre Erkrankungen

Können Peitschenwürmer Durchfall verursachen? Ja, sie können eine chronische Diarrhö verursachen.

Wie kann man der Infektion vorbeugen? Hygienisch einwandfreie Beseitigung der Darmausscheidungen und gründliches Waschen der Hände vor den Mahlzeiten sind wirksame Vorbeugungsmaßnahmen. Verbot der sog. »Kopfdüngung« von Salat und Gemüse, d. h., dem direkten Ausbringen von Jauche auf bereits aus dem Erdboden ragende Pflanzen.

Wie werden Peitschenwurminfektionen behandelt? Mit dem Medikament Metronidazol, das gut wirksam ist.

Wie gelangen Hakenwürmer in den menschlichen Körper? Freilebende Larvenformen können die unverletzte Haut durchdringen. Gewöhnlich nehmen sie ihren Weg durch die Haut zwischen den Zehen, wenn jemand barfuß auf einem mit menschlichem Kot verunreinigten Boden geht.

Ist eine Hakenwurminfektion eine ernste Krankheit? Ja. Hakenwürmer sind in verschiedenen Gebieten mit warmem, feuchtem Klima weit verbreitet, in nördlicheren Zonen trifft man sie besonders in Bergwerken an. Hakenwurminfektionen führen zu schwerer Blutarmut, Durchfällen, Abmagerung und Kräfteverfall.

Welche Veränderungen rufen die Larven an ihrer Eintrittspforte hervor? Jucken, Brennen, Rötung, Bildung von Bläschen und Quaddeln; bei einer bestimmten Art (Ankylostoma brasiliense) kommt es zum sog. Hautmaulwurf, da die Larven einen gewundenen Tunnel in die Haut bohren.

Wo lebt der erwachsene Hakenwurm? Im Dünndarm.

Wie wird ein Hakenwurmbefall diagnostiziert? Durch den Nachweis der Eier im Stuhl des Patienten.

Wie kann man einem Hakenwurmbefall vorbeugen? Wie bei den meisten Rundwurmkrankheiten ist die hygienisch einwandfreie Beseitigung der menschlichen Darmausscheidungen wichtig. Man sollte sich in Hakenwurmgebieten nicht mit nackter Haut auf den Boden legen und immer Schuhe tragen.

Wo lebt der Madenwurm des Menschen normalerweise? Der Madenwurm (Enterobius oder Oxyuris vermicularis) lebt im Blinddarm, Wurmfortsatz und Dickdarm.

Wurmkrankheiten

Warum kommt es beim Madenwurmbefall oft zu starkem Jucken? Die Weibchen wandern meist nachts zur Eiablage aus dem Darm in die Umgebung des Afters und verursachen hier heftigen Juckreiz.

Wer ist am häufigsten von Madenwürmern befallen? Kinder.

Ist mit den Kindern oft die ganze Familie von Madenwürmern befallen? Ja, das kommt häufig vor.

Wie bekommt man eine Madenwurminfektion? Durch Aufnahme von Madenwurmeiern auf dem Nahrungsweg. Beim Kratzen der mit Eiern infizierten Haut um den Darmausgang können Eier unter die Fingernägel gelangen. Wenn Hände und Nägel nicht häufig und gründlich gereinigt werden, kann die Infektion auf andere übertragen werden, oder es kann zu einer neuerlichen Selbstinfektion kommen, wenn die Finger in den Mund gesteckt werden.

Wie wird eine Madenwurminfektion diagnostiziert? Durch den Nachweis der Eier im Stuhl oder auf der Haut um den After. Meist benützt man dazu einen Abstrich von der Aftergegend.

Können Madenwürmer auch andere Krankheiten hervorrufen? Ja. Gelegentlich können sie die Ursache einer Störung sein, die einer Blinddarmentzündung ähnelt. Außerdem kann der lebhafte Juckreiz zu Nervosität, Reizbarkeit, Schlaflosigkeit und emotioneller Labilität führen.

Wie kann man eine Madenwurminfektion verhüten?
a) Wichtig ist eine peinlich genaue Beachtung der persönlichen Sauberkeit;
b) die Nägel müssen kurz geschnitten sein;
c) Toilettensitze müssen gründlich geschrubbt werden;
d) wer von Madenwürmern befallen ist, sollte behandelt werden; außerdem muß das Kratzen in der Afterumgebung eingestellt werden.

Ist der gewöhnliche Spulwurm des Menschen (Ascaris) der gleiche, der im Darm von Schweinen gefunden wird? Offensichtlich nicht; obwohl sich die beiden Würmer vollkommen gleichen, kommen keine Infektionen vom Schwein zum Menschen oder umgekehrt vor.

Ist eine Spulwurminfektion eine ernste Krankheit? Im allgemeinen nicht. Sie läßt sich mit prompter Behandlung beseitigen. Ausgenommen sind lediglich die seltenen Fälle, in denen ein massiver Spulwurmbefall zu einem Darmverschluß führt oder es zu einem Gallengangsverschluß kommt, wenn die Würmer in den Gallengang wandern.

Parasiten und parasitäre Erkrankungen

Was ist eine Filariose? Filariosen sind Krankheiten, die von winzigen Würmern, sog. Filarien, hervorgerufen werden und hauptsächlich in den Tropen vorkommen. Am bekanntesten ist die schwere, schwächende Krankheit, die von der Wuchereria bancrofti verursacht wird. Die Würmer blockieren die Lymphkanäle der Gliedmaßen, die dann durch die Lymphstauung enorm aufgetrieben werden. Diesen Zustand nennt man Elephantiasis.

Sieht man Filariosen auch hierzulande? Ja, aber nur bei Leuten, die aus Gebieten zurückgekehrt sind, wo diese Krankheiten normalerweise heimisch sind.

Was sind Saugwürmer? Die Saugwürmer sind Plattwürmer, die keine echte Körperhöhle wie die Rundwürmer haben. Die Saugwürmer haben gewöhnlich Saugnäpfe, mit welchen sie sich im menschlichen Körper anheften.

Welche Saugwürmer sind Parasiten des Menschen? Die Blutsaugwürmer oder Schistosomen, die die sog. Bilharziose verursachen, der chinesische Leberegel, der ostasiatische Lungenegel und viele andere.

Wo gibt es Saugwürmer? Sie sind in der ganzen Welt verbreitet, finden sich aber hauptsächlich in den wärmeren Klimazonen. Die Bilharziose kommt besonders im Mittleren Osten und Afrika, aber auch in Südosteuropa und einigen Mittelmeerländern vor.

Was muß man bei Reisen in Bilharziose-Gegenden beachten? Man soll nicht im Süßwasser baden oder waten, denn im Süßwasser leben die Schnecken, die den Schistosomen als Zwischenwirt dienen.

Von welchen häufiger vorkommenden Bandwürmern kann der Mensch befallen werden?
a) Vom Schweinebandwurm (Taenia solium) (Abb. 140 b);
b) vom Rinderbandwurm (Taenia saginata) (Abb. 140 c);
c) vom Fischbandwurm (Dibothriocephalus latus) (Abb. 140 a);
d) vom Hundebandwurm (Echinococcus granulosus).

Warum nennt man diese Würmer »Bandwürmer«? Weil sich an den Kopf (Skolex) eine Kette von flachen Gliedern anschließt, die in ihrem Aussehen an ein langes Maßband erinnern.

Wo leben Bandwürmer im allgemeinen? Im Darm, wo sie sich mit Hilfe ihres Kopfes (Skolex) an der Darmschleimhaut verankern.

Wie zieht man sich eine Bandwurminfektion gewöhnlich zu? Durch die Aufnahme von Nahrungsmitteln, die die Larven (Finnen) des Wurmes enthal-

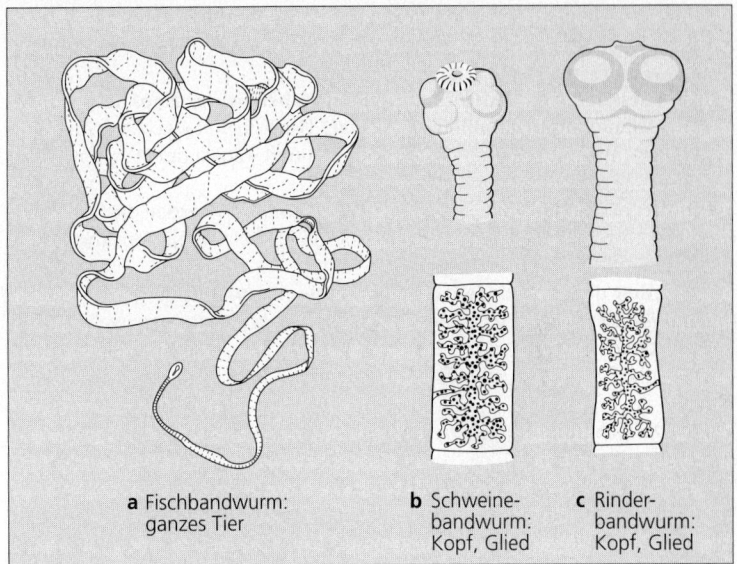

a Fischbandwurm: ganzes Tier **b** Schweinebandwurm: Kopf, Glied **c** Rinderbandwurm: Kopf, Glied

Abb. 140 *Bandwürmer.* a) Fischbandwurm; b) stark vergrößerter Kopf des Schweinebandwurms und reifes Glied mit Eiern; c) Rinderbandwurm, Kopf vergrößert gezeichnet, und reifes Glied.

ten. So bekommt man den Rinderbandwurm durch den Genuß von finnenhaltigem Rindfleisch, das ungenügend gekocht wurde, usw.; der Schweinebandwurm tritt bei uns seltener auf; der Fischbandwurm findet sich vorwiegend im Ostseeraum, wo der Genuß von rohem Fisch als Salat üblich ist.

Wie kann man einem Bandwurmbefall vorbeugen? Gründliches Kochen oder Braten von Fisch, Schweine- und Rindfleisch vernichtet darin enthaltene Finnen; damit wird eine Infektion mit diesen Parasiten beim Genuß solcher Nahrungsmittel verhütet. Zur Vermeidung einer Hundebandwurminfektion muß man achtgeben, daß man nicht mit Hundekot in Berührung kommt. Sanitäre Vorkehrungen zur Beseitigung menschlicher und tierischer Ausscheidungen sind wichtige Vorbeugungsmittel.

Wie lang sind Bandwürmer? Ihre Länge schwankt von kaum 1 cm bis zu 10 m beim Rinderbandwurm.

Wie wird die Diagnose eines Bandwurmbefalls gestellt? Wenn der erwachsene (reife) Wurm den Darmkanal bewohnt, gehen Bandwurmglieder ab; die

Diagnose gründet sich auf den Nachweis dieser Bandwurmglieder im Stuhl. Der Nachweis von Eiern ist nur zeitweise möglich.

Warum muß bei der Bandwurmabtreibung unbeding der Kopf des Wurmes abgehen, damit die Behandlung Erfolg hat? Die Würmer wachsen vom Kopf abwärts; wenn der Kopf im Darm bleibt, lebt und wächst der Wurm weiter.

Wie findet man den Kopf? Nach erfolgter Behandlung werden die Stühle gesammelt, aufgeschwemmt, abgesiebt und sorgfältig nach dem Kopf abgesucht.

Wie werden die verschiedenartigen Infektionen mit Eingeweidewürmern behandelt? Es gibt spezielle Medikamente zur Abtötung der verschiedenen im menschlichen Darmtrakt lebenden Würmer. Man sollte bei Wurmkrankheiten unbedingt den Arzt aufsuchen.

Was ist die Echinokokkose? Die Echinokokkose ist eine schwerwiegende Erkrankung, die von den Larven des Hundebandwurms beim Menschen hervorgerufen wird. Der Mensch ist dabei Zwischenwirt im Entwicklungszyklus.

Wie wird die Echinokokkose übertragen? Der reife Wurm lebt gewöhnlich im Darm von Hunden bzw. Füchsen, über deren Ausscheidungen Eier in die Umwelt gelangen. Diese Eier sind sehr widerstandsfähig und können monatelang infektionstüchtig bleiben. Der Mensch nimmt die Eier entweder durch Schmierinfektion beim Umgang mit Hunden (Schnauze, Fell) oder durch verunreinigte Nahrungsmittel zu sich. Auch der Genuß von rohen Waldfrüchten, die mit Fuchslosung verunreinigt sind, wird als Infektionsweg angesehen. Man sollte daher bei Hunden, vor allem wenn Kinder im Haus sind, regelmäßige Wurmkuren durchführen.

Ist eine Echinokokkeninfektion beim Menschen gefährlich? Ja. Es gibt aber eine harmlosere und einer gefährlichere Form des Echinokokkus. Der weniger gefährliche Echinococcus cysticus bildet zystische Gebilde bis zur Größe eines Tennisballs in Leber, Lunge und Gehirn, die gerade in der Leber oft unbemerkt vorhanden und bei Entdeckung gut zu operieren sind. Oft werden diese Zysten bei einer routinemäßigen Oberbauchsonographie festgestellt. Der gefährliche Echinococcus alveolaris, der hauptsächlich von Füchsen übertragenen wird, wächst in der Leber wie ein bösartiger Tumor und kann oft nicht mehr vollständig entfernt werden.

Wie wird eine Echinokokkeninfektion beim Menschen behandelt? Im allgemeinen chirurgisch durch Ausschälung der Zyste aus dem befallenen Organ. Das kann schwierig und gefährlich sein, wenn Gehirn, Lunge oder Leber betroffen sind. Im Fall des Echinococcus alveolaris ist manchmal keine vollständige Entfernung möglich.

48 Physikalische Therapie und Rehabilitation

Siehe auch Kapitel 5, Altern; Kapitel 12, Bewegungsapparat; Kapitel 42, Neurochirurgie; Kapitel 52, Rheumatische Krankheiten

Was versteht man unter physikalischer Therapie? Die physikalische Therapie ist ein Teilgebiet der Medizin, das physikalische Phänomene wie Licht, Wärme, Kälte, Elektrizität, Strahlung, Wasser und Bewegung zur Prävention, Therapie und Rehabilitation verschiedener Erkrankungen einsetzt. Zur physikalischen Therapie gehören Massage, Krankengymnastik und aufbauende Trainingsmethoden, Hydro- und Thermotherapie sowie die Anwendung technischer Geräte, die elektrischen Strom, Lichtwellen und Ultraschallwellen erzeugen. Im weiteren Sinn gehören auch die Klimatherapie und die Balneotherapie zur physikalischen Therapie. Viele dieser Verfahren beruhen auf Erfahrung, ihre Wirkungsweise ist nicht in allen Fällen bekannt, wenngleich bei vielen Verfahren meßbare Veränderungen im Körper auftreten. Manchmal handelt es sich aber auch um sog. Plazebo-Effekte, d.h., der Patient verspürt Erleichterung seiner Beschwerden, obgleich man sich das wissenschaftlich nicht erklären kann und auch keine faßbaren Effekte festgestellt werden. Die Domäne der physikalischen Medizin ist die Behandlung von Verletzungen, degenerativen und entzündlichen Veränderungen des Bewegungsapparates sowie die Rehabilitation von Behinderten.

Was ist Rehabilitation? Rehabilitation bedeutet Wiederherstellung oder Wiedergutmachung. In der Medizin versteht man darunter die Wiederertüchtigung von Versehrten oder Behinderten, die ihnen eine Rückkehr zu einem möglichst normalen Leben und eine Eingliederung in das Arbeitsleben erlaubt. Zur Rehabilitation dienen physikalische Heilverfahren in Verbindung mit psychologischen und sozialen Hilfen sowie die Berufsschulung bzw. Umschulung Körperbehinderter. Die Rehabilitation ist nicht nur auf den Dauerbehinderten ausgerichtet, sondern auch auf den Patienten, der nur vorübergehend verletzt oder krank ist.

Was sind die Vorteile der physikalischen Therapie? Wenn die Verfahren der physikalischen Therapie technisch korrekt angewendet werden, sind sie ungefährlich und mit keinen Nebenwirkungen behaftet. Sie werden meist lokal an dem schmerzhaften bzw. funktionsgestörten Glied eingesetzt und sind daher in ihrer Wirkung auch für den medizinischen Laien verständlich und nachvollziehbar. Die besondere körperliche Zuwendung des Physiotherapeuten und der unmittelbare Körperkontakt wird von den meisten Patienten als sehr angenehm empfunden.

Welche Verfahren werden in der physikalischen Therapie angewandt?

A) Wärmetherapie
1. heiße Bäder (Sitzbad, Teilbad, Vollbad, Überwärmungsbad)
2. Dampfbad (Sauna)
3. lokale Heißluft
4. Peloid-Wärmetherapie (Fango, Moor, Schlamm)
5. heiße Umschläge (Wickel)

B) Hydrotherapie
1. Wirbelbäder
2. Schwimmbäder
3. Wannenbäder

C) Kältetherapie
1. Kalte Güsse
2. Wadenwickel
3. Eispackungen

D) Lichttherapie
1. UV-Bestrahlung
2. Infrarotbestrahlung
3. Lasertherapie
4. Heliotherapie

E) Elektrotherapie
1. Niederfrequenzströme: lokal: Galvanisation
                                           regional: Vierzellenbad
   Ganzkörper: Stangerbad
2. Mittelfrequenzströme: Muskelerregung
   Nervenstimulation
3. Hochfrequenzströme: Kurzwelle

F) Ultraschalltherapie

G) Bewegungstherapie
1. Massage
2. passive Bewegungstherapie
3. aktive Bewegungstherapie
4. Bewegungstherapie im Wasser
5. Chirotherapie

Was versteht man unter passiven, was unter aktiven Bewegungsübungen?
1. Passive Bewegungsübungen. Das sind Bewegungen der Muskulatur, die vom Physiotherapeuten durchgeführt werden, nicht vom Patienten

selbst. Passive Übungen werden in erster Linie bei Lähmungen angewandt, wenn der Patient selbst keine Bewegung durchführen kann.
2. Aktive Bewegungsübungen. Diese führt der Patient selbst unter Anleitung des Physiotherapeuten aus.
3. Chirotherapie oder Manipulationstherapie. Dabei werden bestimmte Handgriffe vom Physiotherapeuten, der Schwester oder dem behandelnden Arzt durchgeführt, um ein versteiftes Gelenk wieder beweglich zu machen. Manche können ohne Anästhesie angewandt werden, bei anderen ist eine Betäubung erforderlich, damit Schmerzen und Krämpfe ausgeschaltet werden.
4. Anpassen von Stützmiedern, Bruchbändern, Gipsschalen, Prothesen, Krücken, Gehhilfen usw. und Anleitung zu deren richtigem Gebrauch, Gehübungen.

Wärmetherapie

Welche Heilwirkung hat die örtliche Anwendung von Wärme ganz allgemein? Wärme hat zwei vorteilhafte Hauptwirkungen:
a) Sie vermehrt die Durchblutung eines verletzten oder kranken Bezirks und begünstigt so den natürlichen Heilungsvorgang;
b) sie löst Blutgefäß- und Muskelspasmen (Krämpfe) und fördert auch damit die normalen Heilprozesse.

Gibt es verschiedene Formen der Wärmebehandlung? Ja. Es gibt mehrere Arten, bei denen das Eindringen der Wärme in die Tiefe verschieden groß ist.

Welche Geräte werden unter anderem zur Wärmebehandlung verwendet?
a) Gewöhnliche Wärmelampen in »Lichtkästen«. Die Tiefenwirkung ist nicht sehr groß, sie helfen aber bis zu einem gewissen Grad, die Durchblutung zu verbessern und Spasmen zu lösen;
b) Infrarotgeräte. Infrarote Strahlen dringen etwas weiter, aber auch nicht sehr tief in die Gewebe ein;
c) langwellige und kurzwellige Diathermiegeräte. Diese haben eine beträchtliche Durchdringungsfähigkeit und senden Hitzewellen bis in die Muskel-, Sehnen-, Knochensubstanz und andere tiefliegende Gewebe;
d) Leitungswärme. Dabei wird die Wärme direkt von der Wärmequelle in die Körpergewebe geleitet. Hydrotherapie, heiße Bäder, feuchte oder nasse Wickel u.a. Verfahren fallen in diese Gruppe.

Kann man sich unbedenklich einer Wärmebehandlung ohne ärztliche Überwachung unterziehen? Nein. Eine Wärmebehandlung sollte immer nur auf

Anordnung des Arztes vorgenommen werden. Durch unsachgemäße Anwendung von Hitze – ob bloß in Form einer Wärmflasche oder als Kurzwellendiathermie – können schwere Verbrennungen entstehen. Außerdem ist der Patient nicht in der Lage zu beurteilen, wann eine Wärmebehandlung am Platz ist oder ob sie bei bestimmten Zuständen sogar schadet. Ein Physiotherapeut kann Anleitung zur richtigen Anwendung der verschiedenen Wärmetherapieverfahren geben.

Welche Krankheiten oder Verletzungen werden von einer Wärmebehandlung günstig beeinflußt? Diese Fälle sind so zahlreich, daß es unmöglich wäre, alle anzuführen, einige davon sind:
a) Bestimmte Formen von Gelenkerkrankungen, vor allem Arthrosen und Arthritiden im nichtakuten Zustand;
b) manche Stadien der Schleimbeutelentzündung;
c) Muskelzerrung oder -entzündung;
d) Muskelspasmen;
e) Versteifung von Gelenken, Sehnen und Muskeln nach langdauernder Ruhigstellung, z. B. nach Knochenbrüchen;
f) chronische Entzündungen innerer Organe (Prostata, Eileiter und Eierstöcke);
g) Nasennebenhöhlen und Mittelohrentzündungen.

Wie oft muß man eine Wärmebehandlung anwenden, damit sie wirkt? Um ihre beste Wirkung zu entfalten, sollte sie fast täglich verabfolgt werden.

Ultraviolettlicht-Therapie

In welcher Form wird Licht zur Krankenbehandlung verwendet? Früher wurden vor allem Rachitis und Tuberkulose mit Ultraviolett-Bestrahlung behandelt, doch gibt es dafür heute bessere Methoden. Die Ultraviolett-Bestrahlung wird heute noch vor allem zur Behandlung von Hautkrankheiten wie Akne und Schuppenflechte eingesetzt.

Welche Arten von ultravioletter Strahlung gibt es? Man unterscheidet UV-A, UV-B und UV-C-Strahlen, die verschieden hinsichtlich Wellenlänge und biologischen Wirkung sind. Alle drei Strahlungen sind für das menschliche Auge unsichtbar, UV-A hat eine Wellenlänge von 315–400 nm (10^{-9} m), UV-B von 280–315 nm, UV-C von 100–280 nm. Im natürlichen Sonnenlicht sind nur UV-A und UV-B enthalten. Während UV-A für den Bräunungseffekt sorgt, führt UV-B zu den unangenehmen Nebenwirkungen wie Rötung und Entzündung.

Welche Strahlung erzeugen die Lampen in Solarien? Nach den gesetzlichen Bestimmungen dürfen diese Lampen nur die für den Bräunungseffekt verantwortliche UV-A-Strahlen erzeugen.

Sind die Ultraviolettlampen, die in Geschäften für Kosmetikartikel, Kaufhäusern und dergl. verkauft werden, ungefährlich? Diese Geräte sind gewöhnlich von minderer Qualität und liefern nicht nur UV-A-Strahlung, so daß man sich mit diesen Lampen bei zu langer Anwendung schwere Verbrennungen zuziehen kann.

Darf man Ultraviolettbestrahlungen ohne ärztliche Überwachung vornehmen? Nein. Das ist gefährlich, da eine unrichtige Anwendung schwere Verbrennungen und Gewebeschäden zur Folge haben kann.

Hydrotherapie

Was ist die Hydrotherapie? Eine Form der physikalischen Behandlung, die sich des Wassers bedient.

Welche Vorteile hat die Hydrotherapie? Bewegungsbäder in Schwimmbecken, Wirbelbäder, heiße Brausen und heiße Wannenbäder eignen sich besonders gut zur Lösung von Spasmen und zur Durchblutungssteigerung verschiedener Körperregionen.

Bewährt sich die Hydrotherapie als Nachbehandlung bei Lähmungen? Ja. Das Schwimmen lockert die Muskeln und ermöglicht eine bessere Funktion geschädigter Muskeln. Der größte Vorteil liegt darin, daß durch den Auftrieb im Wasser ein großer Teil der Schwerkraft wegfällt und damit Bewegungen fast ohne Belastung durch die Schwerkraft möglich sind.

Fördern Wirbelbadbehandlungen nach Knochenbrüchen eine raschere Wiederherstellung der Funktion? Ja. Sie wirken bei Muskelverkrampfungen entspannend und ermöglichen aktivere Bewegungen in versteiften Muskeln, Gelenken und Sehnen.

Sind Wirbelbäder bei Zerrungen, Verstauchungen, Hexenschuß usw. vorteilhaft? Ja. Wirbelbäder vereinen in sich die Vorteile der Massage zur Lockerung der Muskulatur und die Vorteile der Unterwasserbehandlung, d.h. einer Bewegung ohne Belastung.

Elektrotherapie

Welche Formen der elektrischen Reizung werden am häufigsten benützt? Galvanische Ströme, das sind Gleichströme und faradische Ströme, d. h., niederfrequente Wechselströme.

Verwendet man elektrische Reizströme sehr häufig zur Behandlung von Lähmungen? Ja, aber nur, wenn es sich um sog. schlaffe Lähmungen handelt, die auf einer nichtentzündlichen Nervenerkrankung beruhen. Spastische Lähmungen, z. B. bei der Poliomyelitis, sollten nicht mit Reizstrom behandelt werden. Erfolgversprechend ist die Behandlung bei Lähmungen des Gesichtsnerven, der Arm- und Beinnerven, welche die zugehörigen Muskeln versorgen.

Welchen Zweck hat die Reizstrombehandlung? Man kann mit der Reizstrombehandlung weniger den Nerven selbst beeinflussen, vielmehr geht es darum, den von ihm versorgten Muskel zu Kontraktionen anzuregen, um dem schnell eintretenden Muskelschwund vorzubeugen.

Bringt die elektrische Behandlung eine Fazialisparese (Gesichtsnervenlähmung) schneller zum Schwinden? In den meisten Fällen geht die Lähmung zwar von selbst zurück, doch gibt es durchaus hartnäckige Fälle, bei denen eine gewisse Schwäche zurückbleibt. Ein Versuch mit der Elektrostimulation lohnt sich immer, zumal dieses Verfahren völlig unschädlich ist.

Sind Reizströme auch diagnostisch anwendbar? Ja. Reizstromuntersuchungen sind ein außerordentlich gutes Hilfsmittel, um Klarheit über die Ursache einer Nervenlähmung oder Muskeldegeneration zu gewinnen.

Massage

Kann man sich unbedenklich auf eigene Faust ohne ärztliche Anweisung massieren lassen? Nein. Eine unrichtige Massage kann viel Schaden anrichten, da die Muskeln und Gelenke verletzt werden können, wenn der Masseur zu energisch und durchgreifend arbeitet. Die meisten Masseure und Physiotherapeuten verlangen deshalb die Vorlage eines ärztliches Attests, um sicher zu gehen, daß sie mit der Massage auch keinen Schaden anrichten.

Wann ist eine Massage schlecht? Wenn ein Knoten oder eine Anschwellung vorliegt. Es kann sich um einen Tumor handeln, bei dem eine Massage sehr schaden würde.

Ist eine Massage ein geeignetes Mittel zum Gewichtabnehmen? Nein, Massage allein führt nicht zum Abnehmen.

Was soll dem Physiotherapeuten gesagt werden, bevor er mit der Massage beginnt? Es soll klargestellt werden, ob die Massage tief oder oberflächlich sein soll und ob sie als Reiz- oder Entspannungsbehandlung der Muskulatur auszuführen ist.

Welche günstigen Auswirkungen hat eine richtig durchgeführte Massage?
a) Sie führt zur Entspannung der Muskeln;
b) sie führt zu einer besseren Beweglichkeit von Gelenken, Muskeln und Sehnen;
c) sie führt zu einer besseren Durchblutung des Gebiets.

Was versteht man unter Lymphdrainage? Die Lymphdrainage ist eine Spezialform der Massage. Durch spezielle Techniken fördert sie den Abfluß der Lymphflüssigkeit.

Bei welchen Erkrankungen ist die Lymphdrainage anzuwenden? Bei allen Erkrankungen, die mit einer Stauung der Lymphbahnen einhergehen. Dazu gehören vor allem das primäre Lymphödem an den Füßen und die Lymphstauung des Armes bei Ausräumung der Achsellymphknoten, wie man sie bei der Brustkrebsoperation vornimmt.

Übungstherapie

Eignen sich Bewegungsübungen gut zur Behandlung von Knochen-, Muskel-, Gelenkkrankheiten usw.? Ja, unbedingt. Planmäßige Übungen können bei krankhaften Veränderungen von Muskeln, Knochen, Gelenken, Sehnen und Nerven außerordentlich viel Gutes leisten.

Gibt es spezielle Übungen für bestimmte Krankheiten, etwa für einen Bandscheibenvorfall, einen Hexenschuß, eine Peitschenschlagverletzung, ein steifes Genick und für Krankheiten von der Art der zerebralen Kinderlähmung, Muskeldystrophie usw.? Ja. Mit einer fachkundigen ärztlichen Betreuung durch einen Orthopäden oder Physiotherapeuten läßt sich bei den genannten Störungen oft eine bedeutende Besserung erreichen.

Kann jeder Arzt Übungen verordnen oder soll man zu einem Spezialisten für Übungstherapie gehen? Die Übungstherapie ist ein hochspezialisiertes Arbeitsgebiet geworden, und es sollte daher ein Fachmann bestimmen, welche von den zahlreichen Geräten und Übungen im Einzelfall zur Behandlung herangezogen werden.

Ist es notwendig, daß man die Übungen häufig und unter geregelten Bedingungen ausführt? Ja. Die meisten Versager bei der Übungsbehandlung ergeben sich, wenn kein richtiger Behandlungsplan erstellt wurde oder wenn zu selten geübt wird.

Rehabilitation

Welche Ziele verfolgt die Rehabilitation?
a) Die Wiederherstellung eines möglichst normalen körperlichen Zustandes;
b) die Besserung der seelischen Einstellung des Patienten, damit er seine Fähigkeiten voll nützt und sich auf seine Behinderung einrichtet;
c) die Erreichung einer besseren sozialen Anpassung des Patienten, damit er seinen Platz in seiner Familie und in der Gemeinschaft wieder einnehmen kann;
d) die Ermöglichung einer Ausbildung und aktiven Berufsausübung.

Haben sich die Methoden der Rehabilitation in den letzten 15 bis 20 Jahren verbessert? Die Fortschritte auf diesem Gebiet gehören zu den bemerkenswertesten in der gesamten Medizin. Die Begriffe »Krüppel« oder »Invalider« sind heute überholt. Die allermeisten Körperbehinderten werden durch Rehabilitationsverfahren wieder fähig, produktive, sich selbst erhaltende Mitglieder der Gesellschaft zu sein.

Für welche Fälle eignen sich die Rehabilitationsmethoden besonders?
a) Für Körperbehinderte mit einer angeborenen Mißbildung;
b) für Gelähmte;
c) für Amputierte;
d) für Patienten, die infolge von Nerven-, Muskel-, Knochen- oder Gelenkveränderungen körperbehindert sind;
e) für Patienten, die eine lange und schwächende Erkrankung teilweise überwunden haben, aber noch nicht fähig sind, ihre normale körperliche, seelische oder soziale Aktivität wieder aufzunehmen.

Bei welchem Prozentsatz der Patienten mit langwierigen Krankheiten ist eine Rehabilitation in irgendeiner Form erforderlich? Schätzungsweise brauchen 50 % aller langdauernd hospitalisierten internistischen Patienten, 50 % aller orthopädischen Patienten und alle Schädel-Hirn-Verletzten nach ihrer Entlassung aus dem Krankenhaus eine weitere Betreuung.

In welcher Krankheitsphase ist die Rehabilitation am nötigsten? Das kommt auf die Grundkrankheit an. Patienten, die eine schwere Krankheit überstanden haben, sollten sich während der Rekonvaleszenz Rehabilitationsmaßnahmen unterziehen. Bei Patienten mit Schlaganfall hat sich dagegen gezeigt, daß eine möglichst frühzeitig, am besten schon am ersten Tag nach dem Ereignis einsetzende Rehabilitiation die besten Erfolge bringt. Es ist außerordentlich wichtig, daß Patienten, die eine schwere Krankheit überstanden haben, ermutigt werden, ihre normale Tätigkeit so rasch wie möglich wieder aufzunehmen. Viele chronisch Kranke sind geneigt, sich auf ihre Krankheit einzustellen, und zeigen kein Interesse an einer Rückkehr zu voller Aktivität.

Neigt der Mensch dazu, sich mit seinem Zustand als Invalider abzufinden?
Ja. Vielleicht aus psychologischen Gründen haben Patienten, die sehr lange als Vollinvalide betreut und gepflegt worden sind, die Neigung, sich mit dieser Lage abzufinden. Die Rehabilitationsmaßnahmen müssen daher diesem natürlichen Hang entgegenwirken; diese Menschen müssen angespornt werden, wieder selbständig zu werden und zu einer normalen Lebensführung zurückzukehren, sofern das möglich ist.

Warum hat die Rehabilitation Schädel-Hirn-Verletzter wachsende Bedeutung? Die starke Zunahme des Straßenverkehrs fordert jedes Jahr zahlreiche Opfer durch Verkehrsunfälle. Vor allem Schädel-Hirn-Verletzte können zwar durch die modernen intensivmedizinischen Verfahren am Leben erhalten werden, allerdings überleben sie oft mit erheblichen neurologischen Defekten. Diese meist noch sehr jungen Menschen müssen durch die Rehabilitation in die Lage versetzt werden, mit möglichst wenig fremder Hilfe zu leben und wieder aktiv am Leben teilzunehmen.

Physikalische Therapie und Rehabilitation für Ältere

Lohnt sich eine Rehabilitation für Ältere? Ja. In jüngster Zeit wurden in der Umschulung und Rehabilitation älterer Menschen, die durch eine Verletzung oder Krankheit eine Behinderung erlitten hatten, große Fortschritte erzielt. Spezialisten der physikalischen Therapie haben Wege gefunden, die körperlichen Fähigkeiten behinderter älterer Menschen zu steigern und verlorengegangene Funktionen wiederherzustellen.

Auf welchen allgemeinen Gebieten kann mit der Rehabilitation viel erreicht werden?
a) Patienten mit Teillähmungen nach einem Schlaganfall können oft so weit gebracht werden, daß sie wieder gehen können und den bestmöglichen Gebrauch ihrer gelähmten Gliedmaßen erlernen.

b) Bei Verlust des Sprechvermögens ist in manchen Fällen eine Sprechtherapie sehr günstig. In anderen Fällen, wenn der Patient nicht mehr sprechen lernen kann, bringt man ihm bei, wie er sich in seiner Umgebung verständlich machen kann.
c) Patienten mit deformierten oder verkrüppelten Gelenken werden in Übungen unterwiesen, die dazu dienen, die versteiften Gelenke wieder beweglicher zu machen, die Beweglichkeit der noch nicht befallenen Gelenke zu erhalten und die bestmögliche Gebrauchsfähigkeit der Hände und Füße zu erreichen.
d) Patienten mit bleibenden Gelenks-, Knochen-, Nerven- oder Muskelschwächen werden mit künstlichen Behelfen (Stützen, Schienen usw.) versorgt, um eine möglichst normale Körperhaltung und die bestmögliche Gebrauchsfähigkeit teilgeschädigter Körperteile zu erreichen.
e) Für Körperbehinderte wurden spezielle Methoden und Geräte entwickelt, damit sie besser gehen, Gehsteige und Stufen hinauf- und hinabsteigen, Treppen steigen, sitzen, stehen und Haushaltgeräte gebrauchen können.
f) Amputierte werden im Gebrauch von Prothesen unterwiesen.
g) Große Fortschritte wurden in der Rehabilitation Querschnittsgelähmter erzielt (Querschnittslähmungen sind die Folge von Rückenmarksverletzungen).
h) Patienten mit Parkinson-Krankheit erhalten eine spezielle Behandlung und ein Training für starre Muskeln; Sprechbehandlung und berufliche Schulung helfen ihnen, daß sie ihre Arbeit trotz der Schüttellähmung verrichten können.
i) Bei vorhandenen Deformierungen wird eine entsprechende berufliche Umschulung durchgeführt.
j) Eine Psychotherapie ist bei Depressionen angezeigt; sie hilft auch dem Körperbehinderten, sich besser in die Umwelt, in der er lebt, einzugliedern.

Kann auch Menschen, die schon jahrelang körperbehindert waren, mit Rehabilitationsverfahren geholfen werden? Ja. Manche Patienten, die schon seit Jahren nicht mehr gegangen sind oder ihre Arme gebraucht haben, können das wieder lernen. Natürlich wird das Endergebnis um so besser sein, je früher mit der Rehabilitation nach einer Verletzung begonnen wird.

Sollen sich ältere Menschen, bei denen eine Rehabilitation erforderlich ist, an einen Spezialisten auf diesem Gebiet wenden? Ja. Rehabilitationsmethoden sind hochspezialisierte Verfahren, und nur Ärzte, die sich ausschließlich damit befassen, sind in der Lage, eine fachkundige Betreuung durchzuführen.

Wie bald nach einem Schlaganfall kann mit Rehabilitationsmaßnahmen begonnen werden? Schon nach ein, zwei Tagen. Eine der ersten Maßnahmen ist die Kontrolle der Lage des Patienten im Bett, damit sich nicht vermeidbare Kontrakturen entwickeln. Außerdem werden passive Bewegungsübungen durchgeführt, damit keine Versteifung von Muskeln und Gelenken eintritt. Sobald der Patient das Bewußtsein wiedererlangt, zeigt man ihm, wie er sich selbst helfen kann.

Auf welche Weise können psychologische Faktoren zur Rehabilitation beitragen? Ein Patient, der wegen seines Schicksals deprimiert ist, erhält neuen Auftrieb, wenn er die Behandlungserfolge bei anderen sieht. Vor allen die Therapie in der Gruppe hat sich hier als sehr vorteilhaft erwiesen. Oft schließen die Patienten auch anregende neue Bekanntschaften mit anderen, die das gleiche Schicksal erlitten haben.

Können sich auch ältere Patienten physikalischen Behandlungen, etwa Ultraviolettbestrahlungen, Wärmebehandlungen, Bädern oder der Diathermie gefahrlos unterziehen? Ja, aber die physikalische Therapie soll unter der Aufsicht eines Spezialisten auf diesem Gebiet durchgeführt werden. Es wäre gefährlich, ältere Menschen eine Selbstbehandlung ohne ärztliche Überwachung durchführen zu lassen. Sie brauchen eine besondere Betreuung, weil sie empfindlicher gegen die Wirkungen der physikalischen Maßnahmen sind.

Kann die Tiefendurchblutung in den Beinen älterer Menschen mit Wärmebehandlungen verbessert werden? Nein, oft ist das Gegenteil der Fall. Die meisten älteren Menschen mit Durchblutungsstörungen haben eine Arteriosklerose, und eine noch so intensive Wärmebehandlung kann die Grundkrankheit nicht beeinflussen, im Gegenteil: durch die Wärmezufuhr kann sich der Sauerstoffbedarf des Gewebes erhöhen und es können Schmerzen auftreten. Die beste physikalische Therapie bei arteriellen Durchblutungsstörungen ist immer noch ein systematisches Gehtraining.

Welche besonderen Vorsichtsmaßnahmen sind bei einer Wärmebehandlung älterer Menschen zu treffen?
a) Die Temperatur muß sorgfältig reguliert werden, damit keine Verbrennungen durch zu große Hitze entstehen.
b) Elektrische Wärmekissen, Wärmelampen und Wärmflasche sollten nur auf Anweisung und unter Aufsicht einer Schwester oder anderer qualifizierter Pflegepersonen aufgelegt werden. Sie müssen sofort entfernt werden, wenn die Haut fleckig oder gerötet wird.
c) Wärmekissen sollen nicht aufgelegt werden, wenn der Patient schlafen geht, bzw. entfernt werden, sobald der Patient einschlummert.
d) Wärmekissen sollen nicht aufgelegt werden, wenn der Patient gerade ein Schlaf- oder Beruhigungsmittel erhalten hat. Diese Mittel können so

dämpfend wirken, daß der Patient unter Umständen nicht spürt, wie heiß das Kissen ist.
e) Kalte Umschläge, Eisbeutel und dergleichen dürfen nicht länger als eine halbe Stunde aufgelegt bleiben, weil sonst Durchblutungsstörungen oder Erfrierungen entstehen können.
f) Alte Menschen haben oft Gefühlsstörungen in den Beinen, z. B. wegen einer diabetischen Polyneuropathie, die sie Schmerzen nur noch schwach oder gar nicht mehr empfinden läßt. Daher kann es bei Wärmeanwendung zu gefährlichen Verbrennungen kommen.

Können ältere Menschen ohne Schaden in die Sauna oder ins Dampfbad gehen? Gesunde, aktive ältere Menschen vertragen solche Bäder gut. Wenn jedoch eine Herzschwäche oder eine koronare Herzkrankheit vorliegen, kann der Saunagang gefährlich sein. Das Eintauchen in kaltes Wasser nach dem Saunagang führt bei jedem Menschen zu einem starken Blutdruckanstieg. Wer bereits einen erhöhten Blutdruck hat, sollte nicht in das kalte Tauchbecken steigen.

Können Wirbelbäder, warme Wannenbäder und Schwimmbäder von älteren Menschen gefahrlos in Anspruch genommen werden? Ja, aber die Wassertemperatur muß sorgfältig kontrolliert werden, damit keine Verbrennungen entstehen. Außerdem muß man ältere Leute, wenn sie zu Ohnmachten neigen oder sich nicht leicht verständlich machen können, sehr genau beobachten, während sie im Wasser sind.

Ist es möglich, Körperbehinderte mit Muskellähmungen darauf zu trainieren, daß sie andere als die normalerweise verwendeten Muskeln einsetzen, die von der Lähmung betroffen sind? Ja. Dieser Prozeß ist eines der wichtigsten Verfahren im Rahmen der Rehabilitationsmaßnahmen. Viele Menschen, die schon vollkommen bettlägerig waren, haben durch die Umschulung von Muskeln auf andere, neue Funktionen wieder gehen gelernt.

49 Plastische Chirurgie

Für die einzelnen Organe siehe die einschlägigen Kapitel, z.B. Kapitel 17, Brustdrüse; Kapitel 23, Hals, Nase und Ohren; Kapitel 51, Replantationschirurgie

Was ist die plastische Chirurgie? Man bezeichnet damit ein Teilgebiet der Chirurgie, das sich zur Aufgabe stellt, körperliche Fehlbildungen und verletzungs- oder krankheitsbedingte Körperschäden in Ordnung zu bringen und zu korrigieren. Ziel der plastischen Chirurgie ist es, nicht nur das normale *Aussehen, sondern auch die normale Funktion* wiederherzustellen. Das Fach umfaßt mehrere Aufgabenbereiche. Zu diesen gehören:
a) Kosmetische Chirurgie,
b) Handchirurgie,
c) Korrektur angeborener Defekte,
d) Versorgung von Verbrennungen, Wunden und anderen erworbenen Defekten,
e) Kopf- und Halskrebschirurgie einschließlich von Rekonstruktionsoperationen nach den verschiedenen Krebsoperationen.

Welcher Unterschied besteht zwischen der kosmetischen und der plastischen Chirurgie? Die kosmetische Chirurgie strebt eine Verbesserung oder Wiederherstellung des *Aussehens* von Geweben oder Organen, z.B. der Nase oder der Brust an. Die plastische Chirurgie schließt zwar die kosmetische Chirurgie ein, geht aber viel weiter, da sie sowohl das Aussehen als auch die *Funktion* wiederherzustellen und zu verbessern trachtet.

Welche plastischen Operationen werden am häufigsten ausgeführt? Verbreitet herrscht die Vorstellung, daß sich die plastische Chirurgie auf Gesichtsoperationen beschränkt. Das ist in Wahrheit nicht der Fall. Ein gut ausgebildeter Spezialist für plastische Chirurgie kann bei sehr vielen Störungen, die andere Teile des Körpers betreffen, eingreifen. Der Anwendungsbereich plastischer Operationen umfaßt unter anderem:
a) Korrektur von Nasendeformierungen (Rhinoplastik);
b) Korrektur von Alterserscheinungen im Gesicht;
c) Korrektur von Alterserscheinungen an den Augenlidern;
d) Korrektur von abstehenden oder deformierten Ohren;
e) Entfernung häßlicher Narben an den verschiedensten Stellen;
f) Korrektur eines fliehenden oder zu weit vorspringenden Kinns;
g) Korrektur von Hasenscharten und Gaumenspalten;
h) Korrektur der weiblichen Brust (Vergrößerung, Verkleinerung, Heben);
i) Rekonstruktion der Brust nach einer Krebsoperation;

Plastische Chirurgie

j) Entfernung von überschüssigem Fett (Lipektomie) an Bauch, Oberschenkeln, Gesäß, Armen oder an anderen Stellen;
k) Behandlung von Verbrennungen vom Frühstadium bis zur Rekonstruktionsphase einschließlich der Rekonstruktion von Augenlidern, Nase, Gesicht, Händen, der Behebung von Kontrakturen und der Verbesserung des kosmetischen Ergebnisses bei flächenhaften Verbrennungen;
l) Hautverpflanzungen (z.B. Spalthauttransplantate, Vollhauttransplantate, gestielte oder freie Lappen) zur Rekonstruktion bei Defekten;
m) Replantationschirurgie unter Verwendung mikrochirurgischer Techniken zum Wiederanfügen abgetrennter Körperteile, etwa Finger, Hände, Füße und Beine, Nase, Ohren und Lippen;
n) Korrektur von Mißbildungen im Bereich der männlichen oder weiblichen Geschlechtsteile; Geschlechtsumwandlungen bei Transsexualität;
o) Entfernung von Hautfehlern, Hautkrebs und anderen Tumoren, vor allem im Gesichtsbereich.

Muß man zu einem Spezialisten für plastische Chirurgie gehen, wenn man sich eine plastische Operation machen lassen will? Ja, in den meisten Fällen, wenn Spezialkenntnisse erforderlich sind.

Braucht ein Arzt eine besondere Ausbildung, um plastische Operationen ausführen zu können? Ja. Die meisten Spezialisten für plastische Chirurgie gehen aus der Allgemeinchirurgie hervor und machen dann noch eine mehrjährige, zusätzliche Ausbildung in der plastischen Chirurgie zur Erwerbung von Spezialkenntnissen durch. Eine Reihe von plastischen Operationen im Bereich des Gesichts fällt in das Arbeitsfeld des Kieferchirurgen.

Sind die Ergebnisse von plastischen Operationen in der Regel von Dauer?
In jenen Fällen, in denen mit der kosmetischen Chirurgie eine Verbesserung der Form angestrebt wird, etwa bei Operationen an Nase, Ohren, Bauch oder Brüsten, sind die Ergebnisse dauerhaft. Bei kosmetischen Operationen, die zur Korrektur von Alterserscheinungen durchgeführt werden, bleiben die Ergebnisse zwar längere Zeit erhalten, aber nicht auf die Dauer. Das gilt besonders für die erfolgreiche Beseitigung von Falten, denn die natürlichen Alterungsprozesse können nicht zum Stillstand gebracht werden, und mit der Zeit treten wieder Falten auf. Mit den modernen Operationsmethoden ist es heute möglich, eine Operation am Augenlid durchzuführen, deren Erfolg 8–10 Jahre erhalten bleibt. Neue Methoden beim »Liften« des Gesichts (»Spannen«), besonders jene, bei denen der Platysmamuskel des Halses verwendet wird, haben es möglich gemacht, daß die erreichten Ergebnisse 7–10 Jahre bestehenbleiben. Natürlich ist das von Patient zu Patient recht verschieden.

Plastische Chirurgie

Soll man plastische Operationen an Kindern ausführen lassen oder lieber bis zur Reife warten? Plastische Operationen an Kindern können mit großem Erfolg durchgeführt werden. Man muß jedoch bestimmte Zeitfaktoren berücksichtigen. Bei Nasendeformierungen ist es im allgemeinen zweckmäßig, bis zum Alter von 15 oder 16 Jahren zuzuwarten, bis die Nase vollständig entwickelt ist. Operationen im jüngeren Alter eröffnen die Möglichkeit zur Erzeugung von Nasendeformierungen, die dann später in Erscheinung treten. Ohrendeformierungen können schon im Alter von etwa 5 Jahren korrigiert werden. Zu dieser Zeit haben die Ohren 85–90 % ihrer endgültigen Größe erreicht. Dadurch ergibt sich die Möglichkeit, die Operation vorteilhafterweise vor dem Schuleintritt durchzuführen, damit dem Kind der Spott von Schulkameraden erspart bleibt. Bei Narben oder Hautwucherungen ist es im allgemeinen am besten zuzuwarten, bis das Kind größer ist. Kleinere Kinder haben eine sehr elastische Haut, und eine Operation im sehr frühen Alter könnte zur Entstehung von breiten, unschönen Narben führen.

Kann der Chirurg das Operationsergebnis immer voraussagen? Er kann es mit vertretbarer Sicherheit, wenn sich auch das *genaue* Aussehen nicht immer vorhersagen läßt. Das Endergebnis hängt sehr von den individuellen Heilungseigenschaften des einzelnen Patienten ab. Wie jedermann weiß, verlaufen Wundheilung und Alterungsprozesse bei den einzelnen Menschen verschieden, abhängig von den Erbanlagen, dem Ernährungszustand und dem allgemeinen Körperkonstitutionstyp.

Kann der Chirurg immer im voraus wissen, wie die Haut heilen wird und ob die Narben glatt oder häßlich sein werden? Nicht immer. Es gibt bestimmte Gruppen von Hauttypen, die eine bessere Heilungstendenz besitzen als andere.

Welche Körpergewebe können in der Rekonstruktionschirurgie verwendet werden?
a) Haut wird in Form von Oberhaut-, Spalthaut- oder Vollhauttransplantaten oft zur Rekonstruktion verwendet.
b) Knorpel-, Knochen-, Fett-, Muskel-, Nerven- oder Gefäßtransplantate finden häufig Verwendung.
c) Komplexe Transplantate, die aus mehr als einem Gewebetyp bestehen, etwa aus Haut und Muskel, Haut und Knorpel, Haut und Fett usw.
d) Lappen. Lappen sind Gewebesegmente, die gewöhnlich mehr als ein Element enthalten, etwa Haut und Fett, Haut und Muskel usw., und von der Körperoberfläche losgelöst werden, aber noch mit ihren versorgenden Blutgefäßen und Nerven in Zusammenhang bleiben. Sie werden später von einer Körpergegend (der Entnahmestelle) an die Aufnahmestelle, an der der Lappen benötigt wird, verlagert. Wenn die Entfernung zwischen den beiden Gegenden sehr groß ist, löst man den Lappen ab und läßt ihn

an einer anderen Stelle anwachsen. Oft wird er jedoch einfach gedreht und direkt von der einen zur anderen Stelle verlagert.
e) Freie Lappen. Die Verwendung von freien Lappen stellt eine neue Entwicklung dar, die buchstäblich revolutionierend wirkte. Mit Hilfe von mikrochirurgischen Techniken ist es gelungen, Gewebesegmente von einer Körpergegend des Patienten zusammen mit ihren Arterien, Venen und Nerven zu entfernen und dann an der neuen Stelle wieder einzupflanzen, wobei die Gefäße und Nerven mit den Arterien, Venen und Nerven der Aufnahmestelle verbunden werden. Für diese Transplantationsmethode ist nur eine Sitzung erforderlich, und die vielen Zwischenschritte, die früher bei der Verpflanzung von gestielten Lappen usw. erforderlich waren, entfallen. Es sind damit auch Hautverpflanzungen zwischen weit voneinander entfernten Körperteilen möglich.

Können Gewebe von einem Individuum auf ein anderes verpflanzt werden?
Im allgemeinen wird das in der Rekonstruktionschirurgie nicht gemacht, wenn auch bei der Behandlung von Verbrennungen Haut von anderen Menschen, von Leichen oder sogar von Tieren verwendet werden kann.

In welchen Fällen kommt eine freie Hauttransplantation in Betracht?
a) Bei großflächigen geschwürigen Veränderungen, die nicht auf natürlichem Weg abheilen;
b) bei flächenhaften Hautzerstörungen durch Strahleneinwirkung;
c) bei flächenhaften Verbrennungen;
d) bei Hautverlusten durch Verletzungen;
e) zur Deckung von Flächen, an denen die Haut im Rahmen von Operationen entfernt worden ist;
f) an Stellen, an denen ein Hautkrebs oder ein Melanom entfernt worden ist;
g) im Bereich einer narbigen Schrumpfung der Haut, etwa am Hals, an Gelenken oder an den Fingern;
h) bei angeborenen Mißbildungen, bei denen die normale Haut fehlt.

Wodurch zeichnen sich freie Hauttransplantate aus?
a) Spalthauttransplantate (Abb. 141). Diese bestehen nicht aus der vollen Dicke der Haut, die tiefsten Schichten mit den Haarfollikeln und Schweißdrüsen fehlen. Die Haut an der Entnahmestelle regeneriert sich aus den verbleibenden Zellen der tiefsten Schichten.
b) Vollhauttransplantate. Sie enthalten alle Hautschichten, aber nicht das darunterliegende Unterhautfettgewebe. Wenn ein Vollhautlappen entnommen wurde, kann sich an der Entnahmestelle natürlich keine neue Haut mehr bilden, und die Wunde muß mittels Naht geschlossen oder mit einem Spalthauttransplantat gedeckt werden.

Plastische Chirurgie

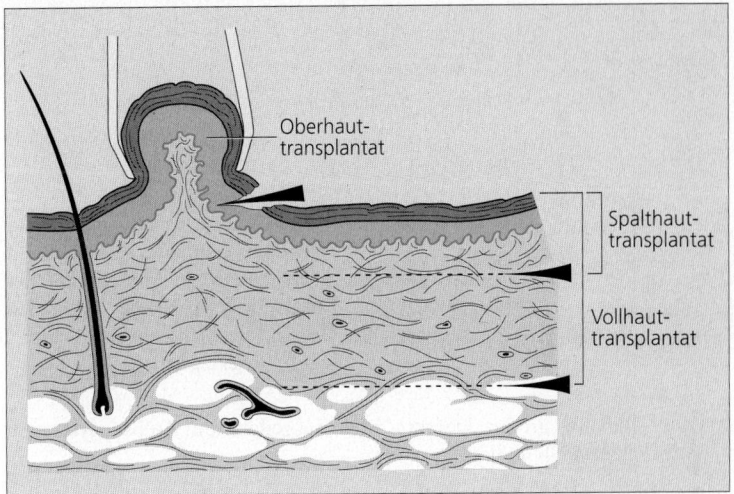

Abb. 141 *Hautverpflanzung.* Im Schnitt ist erkennbar, in welcher Schichttiefe Haut zur Transplantation entnommen wird.

c) Oberhauttransplantate. Dabei werden Hautläppchen, die aus den obersten Hautschichten bestehen und nur etwa $^1/_2$ cm Durchmesser haben, verpflanzt. Diese Methode wird heute nur mehr selten verwendet, am ehesten noch zur Deckung von Geschwürsflächen.

Was ist eine Lappenplastik? Lappen sind Transplantate, die aus Haut und darunterliegenden Geweben bestehen, einschließlich des Unterhautgewebes und manchmal der Muskeln, Nerven, Blutgefäße usw. Ein Teil des Lappens bleibt mit seiner ursprünglichen Umgebung verbunden, während der Rest an der Aufnahmestelle eingepflanzt wird. Später, wenn sich am neuen Platz die Blutversorgung entwickelt hat, wird der Lappen von seiner Unterlage abgetrennt und so umgeschwenkt, daß er das ganze Wundbett deckt.

Wann spricht man von einem gestielten Lappen? Bei einem Lappen, der auf die eben beschriebene Weise gebildet wurde, aber nur Haut und Unterhautgewebe enthält (Abb. 142).

Wann wird eine Lappenplastik gemacht?
a) In Fällen, in denen Spalt-, Voll- oder Oberhauttransplantate die Funktion oder Form sehr stören würden, sowie in Fällen, in denen die Elastizität, Dehnbarkeit und Kontur sehr wichtig sind. (Zur Brustrekonstruktion wird oft eine Lappenplastik durchgeführt.)

Plastische Chirurgie

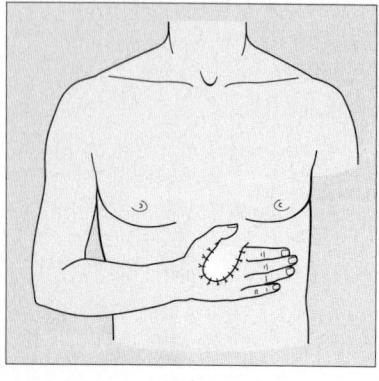

Abb. 142 *Gestielter Lappen.* Der zur Deckung bestimmte Hautabschnitt bleibt solange in Kontakt mit der Entnahmestelle, bis sich am neuen Ort eine ausreichende Gefäßversorgung entwickelt hat.

b) Zur Deckung großer Defekte nach ausgedehnten Krebsoperationen oder schweren Unfällen.

Was ist ein Netzdermatom (»Mesh graft«)? Das ist ein Hauttransplantat, das mehrfach perforiert ist, so daß die Haut über eine Fläche ausgebreitet werden kann, die um ein Vielfaches größer ist als die Fläche, die sie ohne die Perforationen bedecken könnte. In manchen Fällen kann ein Netzdermatom eine drei-, sechs- oder neunmal größere Fläche decken als ein nicht perforiertes Hauttransplantat.

Wie wird ein Netzdermatom gewonnen? Mit einem Spezialinstrument, dem sogenannten Meshgrafter.

Wo sind Netzdermatome besonders gut geeignet?
a) Bei Verbrennungen mit großen bloßliegenden Flächen, wenn schon viele Entnahmestellen benützt worden sind.
b) An Stellen, die vielleicht noch etwas infiziert sind, hat ein Netzdermatom bessere Aussichten anzuwachsen als ein nicht perforiertes Hauttransplantat.
c) Bei Zuckerkranken, bei denen die Heilungsprozesse normalerweise verlangsamt sind.

Wird mit Netzdermatomen ein gutes kosmetisches Ergebnis erreicht? In der Regel nicht. Aus diesem Grund verwendet man sie selten an frei getragenen Körperstellen. Außerdem haben sie oft eine rauhe Oberfläche.

Hat transplantierte Haut in der Regel die gleiche Qualität wie normale Haut? Nein, aber je dicker das Transplantat, um so ähnlicher sieht es der normalen Haut.

Wie lange dauert es, bis die verpflanzte Haut die gleichen Eigenschaften wie die umgebende normale Haut bekommt? Es dauert mehrere Monate, bis die verpflanzte Haut alle Merkmale von normaler Haut bekommt; in vielen Fällen kommt es nie so weit.

Kann eine Entnahmestelle neuerlich benutzt werden? Ja, falls ein Spalthauttransplantat entnommen wurde. Eine neuerliche Hautentnahme kann aber erst nach mehreren Wochen erfolgen. Wenn außerdem schließlich stärkere narbige Veränderungen eintreten, wird die Entnahmestelle unbrauchbar.

Muß man die verpflanzte Haut unbedingt vor einem Sonnenbrand schützen? Ja, denn sie besitzt kein Pigment und ist daher gegen Sonnenbestrahlung äußerst empfindlich.

50 Pubertät und Jugendalter

Siehe auch Kapitel 17, Brustdrüse; Kapitel 25, Haut; Kapitel 32, Kindliche Verhaltensweisen; Kapitel 54, Säuglings- und Kinderkrankheiten; Kapitel 57, Seelische Störungen und Geisteskrankheiten; Kapitel 58, Sexualorgane und Sexualverhalten

Welche Altersstufe gilt als Jugendperiode der Entwicklung? Jugendalter nennt man die Altersstufe zwischen 12 und 20 Jahren.

Was versteht man unter Pubertät? Die Pubertät, die man oft als die »Entwicklungsjahre« bezeichnet, ist die Zeitspanne, in der die Geschlechtsfunktion heranreift, grob gesprochen das Alter zwischen 12 und 15 Jahren bei Mädchen, zwischen 13 und 16 Jahren bei Knaben.

Warum ist die Jugendperiode des Lebens von so großer Bedeutung? Weil dies die Zeit des schnellsten Wachstums und der sehr plötzlichen Veränderungen in der körperlichen und seelischen Entwicklung und in den Körperfunktionen ist.

Mit welchen Hauptzeichen tritt die Pubertät bei jungen Mädchen in Erscheinung?
a) Die Brüste entwickeln sich;
b) die Scham- und Achselbehaarung erscheint;
c) die Figur nimmt weibliche Formen an;
d) die Monatsblutungen setzen ein.

Welche Hauptveränderungen kennzeichnen die Pubertät des Knaben?
a) Die Größenzunahme der äußeren Geschlechtsteile;
b) das Auftreten der Scham- und Achselbehaarung;
c) das Auftreten von Barthaaren auf der Oberlippe und etwas später am Kinn und an den Backen;
d) der Stimmbruch mit dem Tieferwerden der Stimme;
e) die Entwicklung der Muskulatur und der männlichen Körperform.

Tritt die Pubertät bei Mädchen und Knaben im gleichen Alter ein? Nein. Mädchen werden gewöhnlich ein oder zwei Jahre früher reif als männliche Jugendliche (Abb. 143).

Werden alle Mädchen im gleichen Alter geschlechtsreif? Nein, das Alter, in dem diese Veränderungen eintreten, schwankt in sehr weiten Grenzen.

Pubertät und Jugendalter

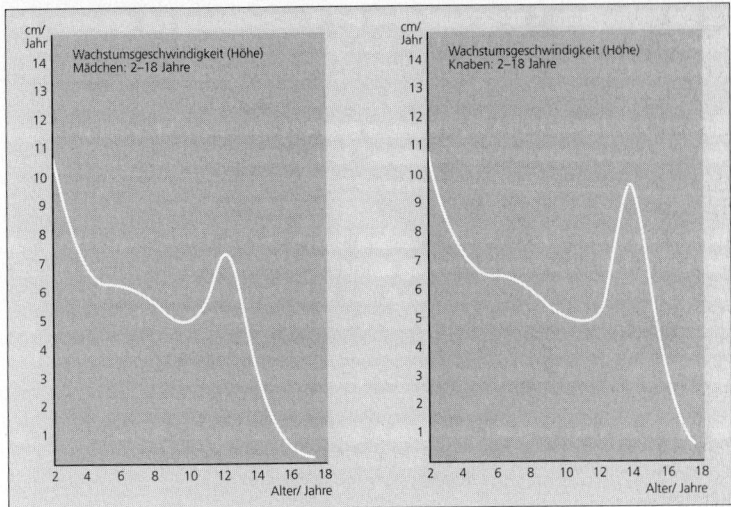

Abb. 143 Kurve der Wachstumsgeschwindigkeit von Mädchen (links) und Jungen (rechts) im Alter zwischen 2 und 18 Jahren in cm/Jahr; das schnellste Wachstum erfolgt bei Mädchen etwa mit 12–13 Jahren, bei Jungen mit 14 Jahren. Die gezeichnete Kurve ist ein Durchschnittswert, gewisse Abweichungen nach oben und unten sind durchaus normal.

Kommen alle Mädchen innerhalb einer Familie meist im gleichen Alter in die Pubertät? Ja. Man findet häufig, daß sich in einer Familie alle Mädchen früh entwickeln oder daß in einer anderen Familie alle Mädchen spät zur Reife kommen. In der Regel beginnt bei einem Mädchen die Menstruation im gleichen Alter wie seinerzeit bei der Mutter.

Ist der Menstruationsbeginn bei Mädchen verschiedener Rassen und unter verschiedenen klimatischen Verhältnissen unterschiedlich? Ja. In wärmeren Klimazonen beginnen Reifung und Menstruation gewöhnlich in einem früheren Alter.

Sind die Monatsblutungen anfangs meist einige Monate oder ein, zwei Jahre unregelmäßig? Ja. Sie können alle zwei bis drei Wochen oder nur einmal in zwei bis drei Monaten auftreten. Auch die Stärke der Blutung schwankt sehr.

Wie lange dauert es gewöhnlich, bis sich ein regelmäßiger Menstruationszyklus einstellt? Ein bis drei Jahre.

Pubertät und Jugendalter

Ist die anfängliche Unregelmäßigkeit der Monatsblutung ein abnormer Befund? Nein. Die Unregelmäßigkeit korrigiert sich in der Regel von selbst und erfordert keine Behandlung.

Besteht ein Zusammenhang zwischen dem Einsetzen der Menstruation und der Größenzunahme eines Mädchens? Ja. Das Wachstum ist im allgemeinen abgeschlossen, wenn der Monatszyklus regelmäßig geworden ist.

Sollte man ein Mädchen untersuchen lassen, wenn der Monatszyklus ein oder zwei Jahre lang unregelmäßig bleibt? Ja. Die notwendigen Befunde hinsichtlich des Entwicklungszustandes der Gebärmutter und der Eierstöcke können mit einer Untersuchung durch den Mastdarm erhoben werden. Bei so jungen Mädchen ist eine Untersuchung durch die Scheide nicht nötig. Zusätzlich kann man sonographisch untersuchen.

In welchem Alter beginnt gewöhnlich die Entwicklung der Brust? Ungefähr ein Jahr vor dem Einsetzen der Menstruation.

Kommt es oft vor, daß sich eine Brust oder eine Brustwarze früher als die andere entwickelt? Ja. Das ist bei vielen Mädchen so und ist vollkommen normal.

Bedeutet die ungleichmäßige Entwicklung der Brust, daß eine Brust immer größer bleiben wird als die andere? Nein. Die andere Brust wird den Entwicklungsvorsprung schließlich aufholen, so daß beide Brüste ungefähr dieselbe Größe haben.

Ist es normal, daß Schmerzen und Spannung in der wachsenden Brust auftreten? Ja. Eine Behandlung erübrigt sich, wenn die Beschwerden nicht sehr stark sind.

Soll ein junges Mädchen über die Regelblutung schon im voraus Bescheid wissen? Ja. Man soll jedes Mädchen im Alter von 10 bis 12 Jahren über die Regelblutung unterrichten, damit es darauf vorbereitet ist. Sobald sich die Entwicklung der Brust ankündigt, soll man das Wesen der Menstruation erklären.

Wer soll ein Mädchen über das Jugendalter, die Pubertät und die sexuellen Veränderungen aufklären? Nach Möglichkeit die Mutter. Wenn die Mutter dazu nicht fähig ist, soll jemand, der entsprechend geschult ist, etwa ein Lehrer oder ein Arzt, diese Aufgabe übernehmen. Es ist am besten, wenn das Kind von jemand Älterem informiert wird und nicht von gleichaltrigen Freundinnen, die vielleicht nicht richtig Bescheid wissen oder die Aufklärung nicht in sachlicher Form vermitteln können.

Welche Organe sind für das Einsetzen der Entwicklung verantwortlich? Hirnanhangdrüse, Eierstöcke und Hoden beginnen größere Mengen von Sexualhormonen auszuscheiden und setzen damit die Veränderungen, die das Reifungsalter charakterisieren, in Gang.

Sieht man eine Vergrößerung der Brust während der Pubertät auch manchmal bei Knaben? Ja. Bei Knaben im Alter von 11 bis 15 Jahren kann sich manchmal ein Knoten unter der Brustwarze bilden.

Bleibt diese Vergrößerung der Brust als dauernde Veränderung bestehen? Nein. Sie vergeht gewöhnlich binnen weniger Monate von selbst und erfordert keine Behandlung.

Ist es normal, daß während der Entwicklungsjahre Hautveränderungen auftreten? Ja. Sowohl bei Knaben als auch bei Mädchen entwickeln sich in diesem Lebensalter Pusteln und Mitesser – eine sogenannte Akne.

Was kann man gegen die Akne tun? Es gibt bestimmte Maßnahmen, die Abhilfe schaffen; dazu gehören besondere Gesichtsreinigungsmethoden, Medikamente und gelegentlich eine eigene Diät.

Welche bedeutsamen seelischen Veränderungen treten bei heranwachsenden Knaben und Mädchen auf? In dieser Entwicklungsphase streben die Jugendlichen nach der Loslösung aus der Abhängigkeit von den Eltern. Sie möchten sich selbst durchsetzen und für das Erwachsenenleben vorbereiten. Daher ist dies eine Periode großer Konflikte zwischen Eltern und Kindern; sie ist durch ziemliche Aggressivität, Unruhe, Ungehorsam, Respektlosigkeit und ein oft unbeholfenes Verhalten gekennzeichnet. Während dieser Zeit entwickelt sich aber eine reife, warme Zuneigung zwischen Eltern und Kindern, wenn die Eltern die Heranwachsenden verständnisvoll und klug behandeln.

Wie sollen sich die Eltern den seelischen Problemen des Jugendalters gegenüber verhalten? Den Eltern muß vor allem bewußt werden, daß es sich um eine schwierige und konfliktreiche Periode für das Kind handelt. Es ist dies eine Zeit, in der das Kind Selbstbestätigung und Ermutigung, Wärme, Liebe und die richtige Führung braucht.

Warum fühlen Heranwachsende ein so starkes Bedürfnis nach Zugehörigkeit zu einer Gruppe anderer Jugendlicher? Weil sie alle zusammen durch die gleiche schwierige Periode gehen, die ihnen durch die Gemeinschaft mit anderen, die dieselben Probleme haben, erleichtert wird. Dieser Zusammenschluß gibt den Jugendlichen Stärke, um gegen die elterliche Oberherrschaft anzukämpfen und ihre Eigenständigkeit durch die Gruppenaktivität zu behaupten.

Pubertät und Jugendalter

Ist es normal, daß Jugendliche in ihrem Gefühlsleben von einem Extrem ins andere fallen? Ja. Das Verhalten ändert sich während der Entwicklungsperiode so rasch, daß ein Jugendlicher oft in bestimmten Belangen kindlich ist und in anderen schon ganz erwachsen.

Kommt es oft vor, daß Jugendliche in dieser Periode zu viel oder umgekehrt zu wenig essen? Ja. Während der Entwicklungsjahre finden sich im Betragen und Verhalten Übertreibungen aller Art. Das Hauptbestreben der Eltern sollte darauf gerichtet sein, den Problemen, denen sich ihre Kinder gegenübersehen, Teilnahme und Verständnis entgegenzubringen.

Wird das körperliche Wachstum während der Jugend von einer bedeutenden Erweiterung des Intellektes begleitet? Ja. Der Heranwachsende zeigt in der Regel unerhörte intellektuelle Fortschritte und legt ein erweitertes Interesse für seine Umwelt an den Tag.

Welche Haltung sollten die Eltern gegenüber den verstärkten sexuellen Trieben ihrer heranwachsenden Kinder einnehmen? Es ist dies eine natürliche Erscheinung, der man nicht entgegenzutreten braucht. Es ist normal, daß sich Knaben und Mädchen kennenlernen und miteinander auskommen möchten. Die sexuelle Neugier ist ein Teil des Verlangens, mehr über das andere Geschlecht zu erfahren, und führt nicht zwangsläufig zu vollständigen sexuellen Beziehungen oder zur bindungslosen sexuellen Freizügigkeit. Man sollte während dieser Zeit die sexuelle Neugier behutsam im Zaum halten und die Kinder so lenken, daß ihre Neugier nicht zu riskanten oder gefährlichen Unternehmungen führt.

In welchem Alter soll die Sexualerziehung beginnen? Schon von den jüngsten Jahren an, sobald das Kind die ersten Anzeichen von Interesse an sexuellen Fragen zeigt, soll die Aufklärung schrittweise beginnen. Wenn einmal die Pubertät erreicht ist, sollten die Jugendlichen bereits ausreichende Kenntnisse haben, damit sie ihre eigenen sexuellen Probleme besser bewältigen können. Unwissenheit in sexuellen Belangen hat oft unerwünschte Schwangerschaften oder Ansteckung mit Geschlechtskrankheiten bei Jugendlichen zur Folge.

Ist es natürlich, daß Knaben und Mädchen während der Entwicklungsjahre Selbstbefriedigung üben? Ja, man darf sie deshalb keineswegs in Schuldgefühle treiben.

Sollte man Jugendlichen unter 20 Jahren eine Heirat erlauben? Das ist in der Regel unklug, da die seelische Reife in diesem Alter selten abgeschlossen ist. Wenn eine echte Liebe besteht, wird sie das Jugendalter überleben; es bleibt reichlich Zeit für ihre volle Erfüllung, wenn die beiden jungen Leute reif geworden sind.

Erfordert eine späte oder verzögerte Entwicklung eine Behandlung? In den allermeisten Fällen erübrigt sich das sowohl bei männlichen als auch bei weiblichen Jugendlichen. Am Ende erlangen alle gesunden Kinder die körperliche Reife, ohne daß eine medizinische Behandlung notwendig würde.

Kann die Verabreichung von Hormonen zur Beschleunigung der Entwicklung schaden? Ja. In bestimmten Fällen ist die Verabreichung von Hormonen nicht nur unnötig, sondern kann sogar eine schädliche Wirkung haben. Das beruht auf der Tatsache, daß die Drüsenfunktion eher nachläßt, wenn die Hormonverabreichung eingestellt wird.

Wann soll man mit der Behandlung beginnen, wenn sich das Einsetzen der Monatsblutung bei einem Mädchen verspätet? Wenn die körperliche Entwicklung im übrigen normal ist, kann man ruhig bis zum Alter von 16 oder 17 Jahren warten, bevor man zum Frauenarzt geht. Wenn bei Mädchen über 17 oder 18 Jahren noch immer keine Regel auftritt, wird wahrscheinlich eine Behandlung erforderlich sein.

Ist eine Behandlung von Knaben beim Ausbleiben des Wachstums oder anderer Zeichen des Reifungsbeginns notwendig? In den allermeisten Fällen erübrigt sich eine Behandlung, wenn nicht ein eindeutiger Funktionsausfall der Hirnanhangdrüse oder der Schilddrüse vorliegt. Am Ende werden auch Spätentwickler ohne Behandlung geschlechtsreif.

Verlangt eine vorzeitige Pubertät ärztliche Behandlung? Es gibt sehr seltene Fälle, in denen die Reifung und Menstruation bei einem Mädchen schon im Alter von 7, 8 oder 9 Jahren einsetzen. Auch bei Knaben können sich Stimmbruch, Vergrößerung der Geschlechtsteile und Bartwuchs im vergleichbaren Alter entwickeln. Diese Veränderungen sind meist Zeichen einer Anomalie in der Entwicklung einer Hormondrüse und sollte unbedingt von einem spezialisierten Kinderarzt untersucht werden. Es könnte sich um ein sog. adrenogenitales Syndrom handeln, bei dem durch einen Enzymdefekt in der Nebenniere vermehrt männliche Sexualhormone gebildet werden, die zur verfrühten Entwicklung sekundärer Geschlechtsmerkmale führen.

51 Replantationschirurgie

Siehe auch Kapitel 12, Bewegungsapparat

Was versteht man unter Replantation? Man versteht darunter die Wiederanfügung eines abgetrennten Körperteils mit Wiederherstellung seiner Blutversorgung und Wiedervereinigung von durchtrennten Knochen, Muskeln, Sehnen und Nerven.

Ist es in den meisten Fällen möglich, abgetrennte Körperteile mit einer Replantationsoperation zu retten? Nein, weil die besonderen Umstände, die für eine erfolgreiche Replantation erforderlich sind, in den meisten Fällen nicht gegeben sind.

Was muß im Fall der Abtrennung eines Körperteils getan werden, damit eine Replantation ermöglicht wird?
a) Der abgetrennte Teil soll in ein reines, feuchtes Taschentuch, Handtuch oder Verbandmaterial gewickelt und dann in einen Plastiksack gegeben werden, der dicht verschlossen wird.
b) Der Plastiksack wird in Eis oder kaltes Wasser eingelegt. Das ermöglicht ein längeres Überleben des abgetrennten Teils.
c) Der Patient ist *sofort* in die Unfallabteilung eines nahegelegenen Krankenhauses zu bringen. (Je größer das Krankenhaus, um so eher wird es über Chirurgen verfügen, die eine entsprechende Ausbildung in der Replantationschirurgie besitzen, und um so eher wird es die erforderlichen Einrichtungen haben.)

Ist es am günstigsten, wenn die Replantation eines abgetrennten Körperteils von einem Chirurgenteam vorgenommen wird? Ja. Die besten Erfolge werden erreicht, wenn ein Team von Spezialisten für Knochenchirurgie, Gefäßchirurgie, Neurochirurgie und plastische Chirurgie zusammenarbeitet.

Welche neuen Fortschritte haben erfolgreichere Replantationen ermöglicht?
a) Die Zusammenarbeit eines Chirurgenteams (Teamchirurgie).
b) Die Entwicklung der Mikrochirurgie, die eine präzise Wiedervereinigung (Anastomosierung) außerordentlich kleiner Blutgefäße und Nerven erlaubt.
c) Der überlegte Einsatz von Heparin zur Verhinderung der Blutgerinnung in dem abgetrennten Körperteil.

d) Bessere Methoden zur Konservierung des abgetrennten Teils, bis die Operation erfolgen kann.
e) Die Anwendung von Antibiotika zur Infektionsverhütung.

Welche Teile des Körpers könnten beispielsweise unter günstigen Umständen wieder angefügt werden?
a) Finger,
b) Hand,
c) Arm,
d) Bein,
e) Ohr,
f) Nase,
g) Kopfhaut,
h) Penis.

Soll ein abgetrennter Teil in jedem Fall wieder angefügt werden? Nein. In jedem Einzelfall ist eine sorgfältige Beurteilung der Verletzung notwendig. Wenn die Schäden zu schwer sind, kann keine Replantation erfolgen. Eine Replantation kommt in Betracht, wenn man den Eindruck hat, daß noch eine brauchbare Funktion wiederhergestellt werden kann.

Muß oft zerquetschtes und totes Gewebe weggeschnitten werden, bevor der Replantationsversuch unternommen wird? Ja, das ist wesentlich. Zerquetschte Teile heilen nicht, und es gelingt keine Wiederherstellung der Funktionsfähigkeit.

Führt das Wegschneiden von stark geschädigtem Gewebe manchmal zu einer Deformierung des abgetrennten Teils (z. B. Finger, Hand, Bein)? Ja, aber das ist ein Preis, der in Kauf zu nehmen ist, wenn die Funktion wiederhergestellt werden kann. Ein verkürzter Finger (oder Hand, Bein) ist besser als ein fehlender.

Wie lange kann eine Replantationsoperation dauern? Wenn es sich um einen Finger handelt, vielleicht nur zwei bis drei Stunden, bei Hand, Arm, Bein usw. eventuell achtzehn bis zwanzig Stunden.

Sind bei einer Replantation häufig mehrere Operationen erforderlich? Ja. Unter Umständen sind im Verlauf der nächsten Wochen oder Monate noch weitere Operationen an den Knochen, Blutgefäßen, Sehnen und Nerven notwendig.

Wann ist eine Replantation erfolgreich? Wenn der wiederangefügte Teil bloß überlebt, ist das kein echter Erfolg. Die Replantation ist erfolgreich, wenn wieder eine brauchbare Funktionsfähigkeit vorhanden ist.

Kehrt die Funktionsfähigkeit sofort nach der Operation zurück? Nein. Der Patient muß sich einer monatelangen postoperativen Behandlung unterziehen, um die Beweglichkeit, das Gefühl und die Kraft in dem wiederangefügten Körperteil wiederzuerlangen.

52 Rheumatische Krankheiten und andere Gelenkleiden

Siehe auch Kapitel 5, Altern; Kapitel 12, Bewegungsapparat; Kapitel 26, Herz; Kapitel 42, Nervensystem, Kapitel 48, Physikalische Therapie

Was ist Rheumatismus? Rheumatismus ist ein unscharfer und vieldeutiger Begriff, der von Laien gern zur Bezeichnung zahlreicher, verschiedenartiger Beschwerden und Schmerzen in den Muskeln, Gelenken, Sehnen, Schleimbeuteln und anderen Teilen des Bewegungsapparates gebraucht wird, völlig unabhängig von der Entstehung. Im Verständnis des Arztes gehören zu den Krankheiten des rheumatischen Formenkreises vor allem die *entzündlichen* Erkrankungen verschiedener Bindegewebe wie Knorpel, Sehnen, Sehnenscheiden. Die degenerativen Gelenk- und Knochenveränderungen nehmen eine Zwitterstellung ein, da sie zunächst nicht mit einer Entzündung einhergehen, jedoch im Verlauf immer wieder einmal zu entzündlichen Schüben neigen können. Daher werden auch sie manchmal zu den rheumatischen Krankheiten gezählt. Im einzelnen unterscheidet man:

Diffuse Bindegewebserkrankungen (Kollagenosen)
1. chronische Polyarthritis
2. Lupus erythematodes
3. Panarteriitis nodosa
4. Sklerodermie
5. Polymyositis und Dermatomyositis
6. gemischte Bindegewebskrankheit (Mischkollagenose)
7. Sjögren-Syndrom
8. Polymyalgia rheumatica/Arteriitis temporalis
9. Vakulitis-Syndrome

HLA-B27-assoziierte seronegative Spondylarthritiden
1. Spondylitis ankylosans (Morbus Bechterew)
2. Reiter-Syndrom
3. Psoriasis-Arthritis
4. Spondylitis bei chronisch entzündlichen Darmerkrankungen

Infektarthritis
a) direkt
   Bakterien: Staphylokokken, Gonokokken, Mykobakterien, Spirochäten; Viren: Hepatitis, Röteln usw.
b) reaktiv
   Streptokokken (rheumatisches Fieber), Salmonellen, Shigellen, Campylobacter, Chlamydien, Mykoplasmen

Rheumatische Krankheiten und andere Gelenkleiden

Metabolische Gelenkkrankheiten
1. Gicht
2. Chondrokalzinose (Pseudogicht)
3. Hämochromatose

Arthrosen (degenerative Gelenkerkrankungen)
1. primär (Ursache unbekannt)
2. sekundär (z. B. bei Fehlstellungen von Gelenken)

nicht gelenkbezogener Rheumatismus (»Weichteilrheuma«)
1. Fibromyalgie
2. Fasziitis
3. Tendinitis, Tenosynovitis und Bursitis

Was ist eine Arthritis? Eine Arthritis ist eine Gelenkentzündung. Sie geht mit den Zeichen Schmerz, Schwellung, Rötung und Überwärmung einher.

Was ist eine Arthrose? Mit Arthrose bezeichnet man degenerative Gelenkveränderungen, also solche, die durch Abnützungs- und Abbauprozesse entstehen. Arthrosen können primär auftreten, d. h., es besteht keine Vorerkrankung des Gelenks oder der Extremität. Sie können sich auch sekundär ausbilden, z. B. bei Überbelastung eines Gelenkabschnitts durch eine Achsenfehlstellung einer Extremität nach Frakturen.

Chronische Polyarthritis

Wie wird die chronische Polyarthritis noch genannt? Manchmal hört man auch den Ausdruck rheumatoide Arthritis (vor allem in den angelsächsischen Ländern) oder primär chronische Polyarthritis (abgekürzt PCP).

Was ist die chronische Polyarthritis? Es handelt sich um eine chronische und nicht heilbare Form der Gelenkentzündungen, die ihren Beginn oft schon bei jüngeren Erwachsenen nimmt und bei Frauen etwa dreimal häufiger vorkommt als bei Männern. Kennzeichnend ist ein oft symmetrischer Gelenkbefall mit unterschiedlich starker Entzündung, Schmerzen und Schwellung der Fingergrund- und Mittelgelenke unter Aussparung der Fingerendgelenke. Wenn die Fingerendgelenke betroffen sind, handelt es sich mit Sicherheit nicht um eine chronische Polyarthritis. Es können aber auch die Zehengelenke und andere, große Gelenke befallen sein. Der Verlauf ist meist schubweise, d. h., Phasen der heftigen Entzündungsaktivität wechseln mit langen Phasen geringer Beschwerden. Allerdings führt die Erkrankung zu einer mehr oder weniger ausgeprägten und auch unterschiedlich schnell verlaufenden Zerstörung der Gelenkstrukturen. Im Endzustand sind die Gelenke oft verkrüppelt und weitgehend funktionsuntüchtig (Abb. 144).

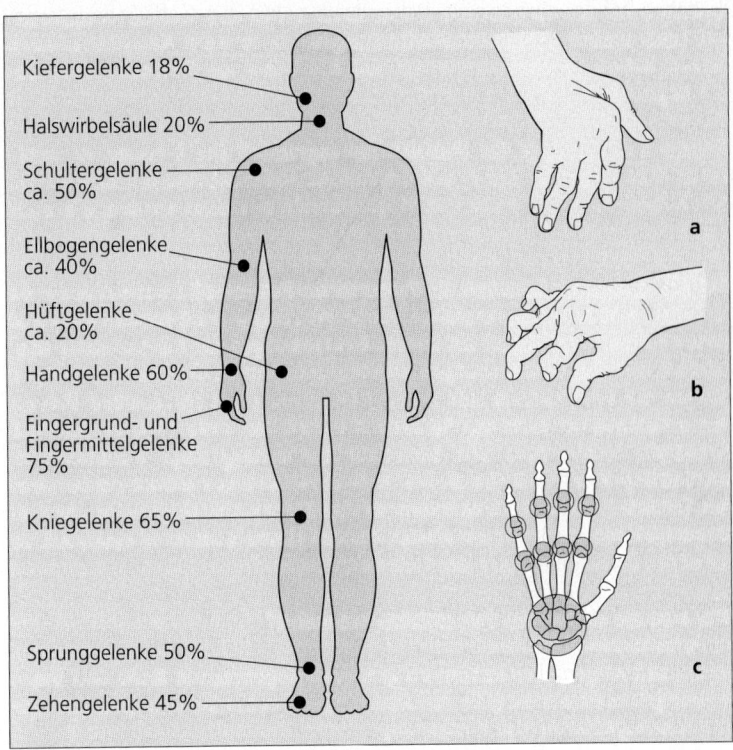

Abb. 144 *Prozentuale Häufigkeit des Befalls bestimmter Gelenke bei der chronischen Polyarthritis;* am häufigsten sind die Fingergrund- und Mittelgelenke befallen;
Hand bei fortgeschrittener Polyarthritis;
a) Abweichung der Finger zur Seite hin (Ulnardeviation);
b) Zeigefinger: Überstreckung im Fingermittelgelenk und Beugung im Endgelenk durch Zerstörung der Beugesehne und Überwiegen des Zugs der Strecksehne im Bereich des Mittelgelenks (Schwanenhalsdeformität); kleiner Finger: Beugung im Mittelgelenk durch Zerstörung der Strecksehne und Überwiegen des Zugs der Beugesehne (Knopflochdeformität).
c) Befallsmuster der Hand- und Fingergelenke bei chronischer Polyarthritis; Fingerendgelenke bleiben ausgespart.

Welche Gelenke werden von der chronischen Polyarthritis am häufigsten befallen? Fingergrund und Mittelgelenke-, Hand-, Knie-, Knöchel-, Kiefer- und Wirbelgelenke.

Bestehen bei der chronischen Polyarthritis neben den Gelenkveränderungen auch andere Krankheitserscheinungen? Ja. Je nach Aktivität können Fieber, Schwäche, Gewichtsverlust und Blutarmut die Gelenkveränderungen begleiten.

Welche Ursache liegt der Polyarthritis zugrunde? Die Ursache ist unbekannt, man nimmt an, daß es sich um eine Autoimmunkrankheit handelt, für deren Auslösung eine Fülle von Möglichkeiten diskutiert werden, u. a. auch Viren.

Welche Aussichten bestehen für Polyarthritis-Patienten? Zwar werden etwa 10 % bis 15 % der Ersterkrankten von selbst gesund, doch handelt es sich in diesen Fällen in der Regel um andere Erkrankungen, die nur nur unter ähnlichen klinischen Erscheinungen abliefen und nicht zu Gelenkzerstörungen führten. Im Frühstadium läßt sich die Diagnose einer chronischen Polyarthritis nämlich oft nicht mit Sicherheit stellen. Bei etwa 35 % verläuft die Krankheit relativ mild und hinterläßt nur geringgradige Funktionseinschränkungen der Gelenke. Bei ca. 50 % entwickelt sich jedoch ein bleibendes, fortschreitendes Gelenkleiden, das die Gebrauchsfähigkeit der betroffenen Gelenke stark beeinträchtigt, bei der Hälfte kommt es zusätzlich zu schweren Deformierungen der Gelenke.

Wie wird die chronische Polyarthritis behandelt?
1. *Allgemeinmaßnahmen*
   Zu den Allgemeinmaßnahmen gehören entsprechende Ruhe und Schonung, so weit wie möglich Ausschaltung seelischer Belastungen und eine vielseitige vollwertige Ernährung.

2. *Physikalische Therapie*
   In allen Stadien der Erkrankung spielt die physikalische Therapie eine große Rolle. Als Faustregel gilt, daß in Phasen der akuten Entzündung die Anwendung von Kälte eher angenehm empfunden wird, in Phasen der Remission dagegen meist Wärme wohltuend ist. Für die Kältebehandlung eignen sich Eispackungen, für die Wärmeapplikation Fangopackungen, Bäder, Kurzwellenbehandlung, Infrarotbestrahlungen usw. Durch Bewegungsübungen und eine spezielle Ergotherapie können Kontrakturen und Muskelschwund verhindert oder verzögert werden.

3. Medikamentöse Therapie

a) Nichtsteroidale Antirheumatika bringen oft eine bedeutende Schmerzerleichterung, wenn sie auch keine Heilung bewirken. Diese Medikamente unterdrücken den Entzündungsprozeß und damit die Beschwerden, ohne aber etwas am natürlichen Verlauf der Erkrankung ändern zu können. Die bekanntesten Vertreter sind Diclofenac, Indomethacin und Ibuprofen.

b) Kortison und verwandte Mittel sind vor allem in den sehr akuten Phasen der Erkrankung notwendig. In hoher Dosis, die nur kurzzeitig gegeben wird, führen sie rasch zum Abklingen der Krankheitserscheinungen. In der sog. Phase der Remission geht man mit der Dosis zurück und versucht, die niedrigste Dosis herauszufinden, bei der eben kein neuer Krankheitsschub auftritt. Auf diese Weise können Patienten oft lange Zeit weitgehend beschwerdefrei gehalten werden, ohne daß man zu große Sorge wegen der Nebenwirkungen von Kortison haben müßte.

c) Goldsalze in Injektionsform oder als Tablette, das Malariamittel Chloroquin und langwirkende Sulfonamide wie Sulfasalazin werden als sog. Basistherapie der chronischen Polyarthritis verabreicht. Sie haben keinen akuten Effekt auf die Entzündungsaktivität und die Beschwerden, doch hofft man damit, den Krankheitsverlauf zu modifizieren und die Gelenkzerstörungen zu verhindern. Alle diese Medikamente haben jedoch gelegentlich gravierende Nebenwirkungen und erfordern laufende Kontrollen des Blutbildes und des Urins.

d) Auch immunsuppressive Substanzen wie Azathioprin und sogar Zytostatika wie Methotrexat oder Cyclophosphamid werden in sehr rasch fortschreitenden Fällen eingesetzt

4. Chirurgische Therapie

Die Rheumachirurgie ist mittlerweile eine eigene Fachdisziplin der Orthopädie geworden. Im Frühstadium der Erkrankung räumt der Chirurg den sog. Pannus aus, das ist wucherndes Entzündungsgewebe, das zur Zerstörung von Knorpeln und Knochen führt (Synovektomie). Bei Fehlstellungen kann man durch Kapselraffungen und Sehnenverpflanzungen oft helfen. Schließlich ist es möglich, vollständig zerstörte Gelenke durch Prothesen zu ersetzen (Arthroplastik).

5. Allgemeine Hilfsmittel

Sind Zerstörungen der Gelenke und Muskelschwund eingetreten, so müssen die Patienten mit einer Reihe von Hilfsmittel zur Bewältigung der alltäglichen Aufgaben ausgestattet werden. Dazu gehören orthopädische Schuhe, Gehstöcke und Bandagen, aber auch speziell geformte Haushaltgeräte, welche der eingeschränkten Greiffunktion der Patienten Rechnung tragen.

Welchen Erfolg haben die verschiedenen Behandlungsverfahren bei der chronischen Polyarthritis? Nach wie vor ist kein Verfahren zur *Heilung* der chronischen Polyarthritis bekannt. Die Patienten bleiben chronisch krank, wobei lange Phasen der Remission mit Phasen von akuten Schüben wechseln. Die bislang verfügbaren Behandlungsmöglichkeiten tragen aber doch wesentlich dazu bei, die Krankheitserscheinungen zu lindern und den Patienten über eine akute Phase im Krankheitsverlauf hinwegzubringen. Durch die Abschwächung eines akuten Schubs verringert die Behandlung vielleicht bleibende Gelenkschäden, aber sie kann bereits bestehende Schäden nicht rückgängig machen.

Was bedeutet eine seropositive und was eine seronegative Polyarthritis? Diese Bezeichnung hebt auf den sog. Rheumafaktor ab. Dabei handelt es sich um ein Protein, das im Serum von ca. 85 % aller Patienten mit chronischer Polyarthritis auftritt. Man spricht dann von einer seropositiven Polyarthritis und von seronegativer Polyarthritis, wenn er fehlt. Es handelt sich nicht um einen beweisenden diagnostischen Parameter für eine chronische Polyarthritis, da auch viele Patienten mit anderen Krankheiten den Rheumafaktor haben können. Die Bedeutung der sog. »Rheumaserologie« für die Diagnose wird häufig überschätzt.

Was ist die Stillsche Krankheit? Eine besondere Form der chronischen Polyarthritis, die in Verbindung mit vielen anderen Krankheitserscheinungen (Fieber, Hauterscheinungen, Milzvergrößerung) vor allem bei Kindern, selten auch bei Erwachsenen auftritt.

Lupus erythematodes

Was ist der Lupus erythematodes? Der systemische Lupus erythematodes ist eine chronisch entzündliche Erkrankung unbekannter Ursache. Er gehört zu den Autoimmunerkrankungen, bei denen körpereigenes Gewebe nicht mehr als solches erkannt und von immunkompetenten Zellen angegriffen wird. Die Krankheit kann sich an den Gelenken, der Haut, am Gehirn und an den Organen Lunge, Herz und Niere manifestieren. Zusätzlich treten Allgemeinerscheinungen wie Fieber, Gewichtsverlust und Krankheitsgefühl auf. Mehr als 90 % der Patienten haben eine Arthritis, so daß die Betroffenen häufig zuerst zum Rheumatologen kommen.

Wie verläuft der Lupus erythematodes? Der Verlauf ist sehr variabel: er reicht vom reinen Hautbefall über gelegentliche Arthritiden wie bei chronischer Polyarthritis bis hin zu hochakuten lebensbedrohlichen Verläufen mit Gehirnbeteiligungen und Auftreten eines Nierenversagens.

Wie wird der Lupus erythematodes behandelt? Bei mildem Verlauf gibt man nur Chloroquin-Präparate, in schweren Fällen Kortison und Zytostatika.

HLA-B27-assoziierte seronegative Spondylarthritiden

Was ist das HLA- B27? Das HLA-System (**H**uman **L**eukocyte **A**ntigen) ist ein genetisch festgelegtes, für die Immunabwehr des Organismus wichtiges Regulationssystem. Das Gen für diese Funktion befindet sich auf dem kurzen Arm des Chromosoms 6, dessen Genprodukte vor allem auf den Zellmembranen von Lymphozyten lokalisiert sind. Diese Lymphozyten spielen eine zentrale Rolle bei der Immunabwehr und auch bei der Entstehung von Autoimmunkrankheiten. Eine bestimmte Genregion, das HLA-B27, ist mit verschiedenen Spondylarthritiden wie dem Morbus Bechterew, Morbus Reiter und anderen sog. reaktiven Arthritiden assoziiert und kann als diagnostisches Hilfsmittel dienen. Bei Patienten mit diesen Krankheiten kommt das HLA-B27 in 60–90 % der Fälle vor, in der übrigen Bevölkerung nur zu 6–8 %. Daher werden diese Erkrankungen unter dem Begriff HLA-B27-assoziierte Arthritiden zusammengefaßt.

Spondylitis ankylosans (Morbus Bechterew)

Was ist die Spondylitis ankylosans? Eine chronische entzündliche Erkrankung vornehmlich der kleinen Wirbelgelenke, die wegen der gleichzeitig ablaufenden Vorgänge der Knochenneubildung zu einer zunehmenden Versteifung der Wirbelsäule führt. Gelegentlich können auch Entzündungen der peripheren Gelenke auftreten. Die auch Morbus Bechterew genannte Erkrankung betrifft hauptsächlich Männer im jüngeren Lebensalter.

Wie verläuft die Spondylitis ankylosans? Typisch sind tiefsitzende Kreuzschmerzen, die den Patienten vor allem nachts aufwecken. Nach einer Phase der Steifigkeit am Morgen bessern sich die Schmerzen mit Bewegung. Im weiteren Verlauf kommt es, wenn die Erkrankung unbehandelt bleibt, zu einer zunehmenden Einsteifung der Wirbelsäule. Der Patient kann den Kopf nicht mehr heben und sich nicht mehr bücken. Besonders typisch ist eine Entzündung der Kreuz-Darmbeingelenke, die man auch im Röntgenbild nachweisen kann. Auch Arthritiden peripherer Gelenke (Knie, Hüfte) und Entzündungen der großen Sehnenansätze (Achillessehne) kommen vor. Die Versteifung der Rippen-Wirbelgelenke führt zur Einschränkung der Atembewegungen. Eine Beteiligung der Augen in Form einer Iritis (siehe dort) kommt in ca. 10 % der Fälle vor und zeigt, daß es sich um eine Systemkrankheit handelt.

Wie wird die Spondylitis ankylosans behandelt? Medikamentös gibt man nichtsteroidale Antirheumatika zur Schmerzlinderung. Eine ursächliche Behandlung ist nicht möglich, da man die Ursache nicht kennt. Besonders wichtig ist es, durch regelmäßige Krankengymnastik und Bäderbehandlung der drohenden Versteifung der Wirbelsäule entgegenzuwirken bzw. die Versteifung in einer funktionell möglichst günstigen Stellung zu erzielen.

Welche anderen HLA-B27-assoziierten Gelenkkrankheiten kommen vor? Dazu gehören Gelenkkrankheiten bei Schuppenflechte (Psoriasis), 4–6 Wochen nach bakteriellen Infektionen, vor allem Darminfektionen und sexuell übertragbaren Krankheiten.

Infektarthritis

Welche Möglichkeiten der Infektarthritis gibt es? Entweder kann der Erreger direkt die Gelenkhöhle befallen, z. B. im Rahmen eines Sepsis, einer Gonorrhö oder durch Verletzungen bzw. Injektionen in das Gelenk unter nicht sterilen Bedingungen; oder es kommt zu einer sog. reaktiven Arthritis, bei der sich nicht der Erreger selbst im Gelenk befindet, sondern es zu einer immunologisch vermittelten Entzündung der Gelenkinnenhaut als Reaktion auf einen bakteriellen Infekt kommt.

Was versteht man unter einer reaktiven Arthritis? 2–4 Wochen nach einer Darminfektion mit Salmonellen, Shigellen oder Campylobacter bzw. einer sexuell übertragbaren Infektion mit Chlamydien oder Mykoplasmen kann es zu einer Arthritis als immunologische Reaktion auf Antigene der Erreger kommen. Dabei finden sich keine Erreger direkt im Gelenk, vielmehr spielt sich eine immunologisch vermittelte Entzündung an der Gelenkinnenhaut ab. Meistens sind nur eines oder wenige große Gelenke wie Knie- oder Sprunggelenk betroffen.

Was ist das Reiter-Syndrom? Ein Sonderfall einer reaktiven Arthritis, die nach einer Darminfektion auftritt, wobei neben der Arthritis gleichzeitig Augensymptome und eine Harnröhrentzüdung auftreten.

Wie ist die Prognose einer reaktiven Arthritis? Die Gelenkentzündung kommt meist nach einer Dauer von einigen Monaten von selbst zum Stillstand. Man braucht nicht zu befürchten, daß dabei, wie bei der chronischen Polyarthritis, eine Gelenkzerstörung auftritt.

Was versteht man unter einer Begleitarthritis? Da die Gelenkinnenhaut ein sehr empfindliches Gewebe ist, kann sie bei fast allen viralen (Grippe,

Hepatitis, Röteln) und bakteriellen (Meningitis, Pneumonie, Gonorrhö) Infektionskrankheiten mitreagieren. Dies äußert sich meistens in Gelenkschmerzen, manchmal auch mit Schwellung und Rötung, die aber mit Abklingen der Erkrankung wieder verschwinden.

Rheumatisches Fieber

Was ist das rheumatische Fieber? Das rheumatische Fieber ist eine entzündliche Systemerkrankung, die einige Wochen nach einem Infekt der oberen Luftwege mit Streptokokken der Gruppe A auftritt. In erster Linie sind Kinder und Jugendliche betroffen, doch ist die Krankheit, zumindest aus Europa, fast vollständig verschwunden. Dies liegt wahrscheinlich daran, daß heute Infektionen bei Kindern sehr häufig und frühzeitig mit Antibiotika behandelt werden. Die epidemiologische Situation kann sich allerdings in den nächsten Jahren mit Öffnung der Ostgrenzen wieder ändern.

Welche Symptome können bei rheumatischem Fieber auftreten? Gelenkentzündungen mehrere Gelenke, eine Herzmuskelentzündung, eine zentrale Bewegungsstörung (Chorea), Knötchen in der Haut in Gelenknähe und ein Hautausschlag gehören zu den Zeichen eines rheumatischen Fiebers. Ein Charakteristikum des rheumatischen Fiebers ist das »Springen« oder »Wandern« des Gelenkbefalls, das heißt, die Entzündung kann sich in einem Gelenk festsetzen und später zurückgehen, um in einem anderen Gelenk wieder aufzuflammen. Die Krankheitserscheinungen können einige Wochen bis mehrere Monate lang anhalten und neigen dazu, immer wieder aufzuflammen. Da oft die Gelenkbeteiligung im Vordergrund steht, bezeichnet man die Krankheit auch als akuten Gelenkrheumatismus.

Verursacht das rheumatische Fieber bleibende Gelenkschäden oder Deformierungen? Nein. Sobald die akute Krankheit schwindet, normalisiert sich der Zustand der Gelenke wieder völlig, ohne daß eine Schädigung zurückbleibt. Sogar wiederholte Schübe eines rheumatischen Fiebers bleiben ohne Dauerfolgen für die Gelenke.

Ist das rheumatische Fieber eine häufige Krankheit? Heute ist es zu einer extremen Rarität geworden, weil Streptokokkeninfekte von Mandeln (Angina) und Rachen meist mit Antibiotika behandelt werden.

Was ist die Ursache des rheumatischen Fiebers? Die genaue Ursache ist nicht bekannt. Der Streptokokkeninfekt alleine genügt nicht, es muß zusätzlich noch eine individuelle Empfänglichkeit vorhanden sein, damit es zum rheumatischen Fieber kommt.

Rheumatische Krankheiten und andere Gelenkleiden

Spielt eine erbliche Veranlagung bei der Empfänglichkeit für das rheumatische Fieber mit? Man hat beobachtet, daß das rheumatische Fieber in bestimmten Familien gehäuft auftritt. Es ist aber nicht bekannt, ob diese erhöhte Erkrankungsbereitschaft auf Vererbung oder auf Umwelteinflüssen und Lebensgewohnheiten beruht.

Kann man ein rheumatisches Herzleiden haben, ohne daß etwas über ein vorangegangenes rheumatisches Fieber bekannt wäre? Ja. In den meisten Fällen deckt eine genaue Ausforschung der früher durchgemachten Erkrankungen bezeichnende Einzelheiten auf, die auf einen vorangegangenen Schub eines rheumatischen Fiebers hinweisen.

An welchen Organen kann das rheumatische Fieber bleibende Schäden hinterlassen? Während des aktiven Stadiums der Erkrankung können zwar viele Organe befallen sein, doch entgehen fast alle mit Ausnahme des *Herzens* einem ernsteren Dauerschaden.

Welche Krankheitsvorgänge laufen bei einer Herzbeteiligung des rheumatischen Fiebers ab? Während des akuten Stadiums kann das rheumatische Fieber Entzündungsherde aufflammen lassen:
a) Im Herzmuskel selbst, es entsteht eine Herzmuskelentzündung oder Myokarditis;
b) an der Innenauskleidung des Herzens und den Herzklappen, es entsteht eine Herzinnenhautentzündung oder Endokarditis;
c) am äußeren Überzug des Herzens, es entsteht eine Herzbeutelentzündung oder Perikarditis.

Welche Spätwirkungen hat das rheumatische Fieber auf das Herz? Die medizinisch wichtigste Erscheinung des rheumatischen Fiebers ist seine Auswirkung auf die Herzklappen, die gewöhnlich einige Jahre nach dem akuten Schub zutage kommt. Ein Patient kann sich von einem akuten Schub eines rheumatischen Fiebers vollkommen erholen, er kann praktisch ganz gesund wirken und sich wohl fühlen. Dennoch können die anfänglichen entzündlichen Veränderungen an den Herzklappen zu einer ausgedehnten Narbengewebsbildung führen, die sich funktionell als Engstellung der Klappe (Stenose) oder einer Schlußunfähigkeit (Insuffizienz) auswirken (siehe auch Kap. Herz). Die geschädigten Klappen sind für zusätzliche bakterielle Infektionen besonders anfällig, sie können Ausgang von Thrombosen und Embolien sein. Nachdem besonders häufig die Klappe zwischen dem linken Vorhof und der linken Herzkammer verengt ist, wird der Vorhof überlastet und langfristig auch das Reizleitungssystem des Herzens geschädigt. Es kommt zu Herzrhythmusstörungen.

Führt das rheumatische Fieber in jedem Fall unabänderlich zu einer Herzschädigung? Nicht immer.

Können rheumatisch geschädigte Herzklappen geheilt werden? Die Klappenschädigung kann nicht rückgängig gemacht werden. In bestimmten Fällen können jedoch die Klappenveränderungen operativ so korrigiert werden, daß sich die Klappenfunktion bedeutend bessert.

Wie häufig muß man mit Rückfällen beim rheumatischen Fieber rechnen? Als es die heutigen Behandlungsmöglichkeiten noch nicht gab, betrug die Rückfallshäufigkeit ungefähr 75%, wenn der erste Schub im frühen Kindesalter aufgetreten war. Betrifft er bereits ältere Kinder bzw. Jugendliche, sind Rückfälle viel seltener zu erwarten, und wenn er erst im Erwachsenenalter erfolgt, kommt es kaum zu Rückfällen.

Welche Warnzeichen lassen an ein rheumatisches Fieber denken?
a) Ungeklärtes Fieber;
b) ungeklärte Gelenk- oder Muskelschmerzen;
c) das Auftreten von Knötchen über Knochenvorsprüngen, etwa an Ellenbogen, Handrücken, Füßen, Kniescheiben, Schädel, Wirbelsäule und anderen Gebieten (die Haut ist gewöhnlich über den rheumatischen Knötchen verschieblich);
d) wechselnde Hautausschläge;
e) Chorea minor (Veitstanz);
f) wiederholtes, spontanes Nasenbluten;
g) wiederholte Leibschmerzen;
h) Kurzatmigkeit bei körperlicher Anstrengung;
i) Schmerzen in der Herzgegend.

Wie lange dauert der Veitstanz gewöhnlich? Unter Umständen mehrere Wochen oder Monate. Am Ende kommt es in der Regel zur völligen Heilung.

Ist das rheumatische Fieber ansteckend? Nein.

Wie wird das akute rheumatische Fieber behandelt?
a) Mit Bettruhe, solange der Schub anhält; das kann mehrere Wochen dauern;
b) mit Antibiotika, die regelmäßig über lange Zeit gegeben werden;
c) mit Acetylsalizylsäurepräparaten (Aspirin) in entsprechend hoher Dosierung zur Bekämpfung des Fiebers und der Gelenkentzündung;
d) mit Kortison, wenn eine Herzbeteiligung vorliegt.

Kann man neuerlichen Schüben eines rheumatischen Fiebers vorbeugen? Ja, indem man eine Depotbehandlung mit einem Penizillinpräparat durchführt, die einen dauerhaften Schutz vor erneuten Streptokokkeninfektionen gewährt.

Nützt eine Mandeloperation (Tonsillektomie) beim rheumatischen Fieber etwas? In der Regel nicht. Die Tonsillektomie wird nur bei einer eindeutig nachweisbaren Erkrankung der Mandeln empfohlen und nicht routinemäßig als Hilfsmaßnahme zur Behandlung des rheumatischen Fiebers.

Ist es günstig, wenn sich ein Patient mit rheumatischem Fieber Zähne ziehen läßt? Nicht im allgemeinen, sondern nur, wenn die Zähne infiziert sind.

Welche besonderen Vorsichtsmaßnahmen sind bei einem Patienten mit rheumatischem Fieber vor der Zahnbehandlung notwendig? Der Patient soll Antibiotika bekommen und sorgfältig von seinem Arzt überwacht werden. Diese Vorsichtsmaßnahmen gelten der Verhütung einer Bakterienabsiedlung an den Herzklappen.

Gicht-Arthritis

Was ist die Gicht? Die Gicht ist die Folge einer Stoffwechselstörung, die aufgrund eines Ungleichgewichts zwischen der Harnsäureausscheidung im Urin und der Harnsäureproduktion im Purinstoffwechsel zu einem Anstieg der Harnsäurekonzentration im Serum führt. Purine sind die Abbauprodukte der Nukleinsäuren, die in allen kernhaltigen Zellen vorhanden sind. Die überschüssige Harnsäure wird langfristig in Knorpeln, Knochen, Nieren, Haut, Schleimbeuteln und anderen Geweben abgelagert.

Wie kommt es zur Gicht? Die Gicht ist eine multifaktorielle Erkrankung, die einerseits einer genetischen Veranlagung, aber auch bestimmter Umweltfaktoren bedarf. Die genetische Komponente zeigt sich darin, daß die Gicht familiär gehäuft auftritt, der wichtigste Umweltfaktor ist die purinreiche, d.h. fleischreiche Ernährung und der reichliche Alkoholgenuß. Daher galt die Gicht in früheren Jahrhunderten als typische Krankheit der Reichen.

Bekommen Männer und Frauen gleich häufig Gicht? Nein, es besteht eine starkes Überwiegen des männlichen Geschlechts. Frauen vor der Menopause scheinen aus noch unbekannten Gründen völlig gegen die Gicht gefeit zu sein.

Führen diese Ablagerungen zu Funktionsstörungen und Schädigungen der betroffenen Organe? Ja, insbesondere können die Gelenke schwer geschädigt werden, in seltenen Fällen kommt es auch zu Funktionsstörungen der Nieren, in denen sich ebenfalls Harnsäurekristalle ablagern.

Gicht-Arthritis

Was ist eine Gicht-Arthritis? Eine Entzündung in einem oder mehreren Gelenken, die entsteht, wenn Harnsäurekristalle im Gelenkraum ausfallen und von Leukozyten als Fremdkörper gefressen und beseitigt werden. Meist verläuft die Arthritis attackenartig in einem Gelenk und geht mit stärksten Schmerzen einher, man spricht daher auch von einem *Gichtanfall*. Am häufigsten sind die Großzehengrundgelenke betroffen, manchmal auch die Kniegelenke. Typischerweise verschwinden die Schmerzen beim akuten Gichtanfall nach einigen Tagen wieder von selbst.

Welche Faktoren können einen akuten Gichtanfall herbeiführen? Anfälle treten zumeist einige Stunden nach Eß- oder Trinkgelagen oder reichlichem Alkoholgenuß auf. Daher kommt es typischerweise nachts bzw. in den frühen Morgenstunden zu Gichtanfällen. Allerdings bekommt längst nicht jeder Mensch mit hoher Harnsäure auch Gichtanfälle.

Führt die Gicht zu Gelenkzerstörungen? Ja, das ist möglich. Solange nur gelegentlich ein Gichtanfall in einem Gelenk auftritt, kommt es zu keinen anhaltenden Schäden. Wenn aber viele Anfälle über ein Gelenk hinweggegangen sind und es zu Harnsäureablagerungen im Knorpel und im Knochen gekommen ist, entstehen irreversible deformierende Gelenkveränderungen.

Was ist ein Tophus? Eine umschriebene Ablagerung von Harnsäure in einem Gewebe, meist Knorpel, Sehnen und Knochen. Am häufigsten findet man Weichteiltophi in der Ohrmuschel und an Sehnen und Bändern der Finger-, Ellenbogen- und Fußgelenke. Auch im Knochen können Tophi entstehen. Während Haut-, Sehnen- und Knorpeltophi meist mit bloßem Auge zu sehen sind, kann man Knochentophi nur auf dem Röntgenbild erkennen.

Kann eine Gicht-Arthritis wirksam behandelt werden? Ja. Die Behandlung hat zwei ganz verschiedene Aspekte: a) im akuten Gichtanfall werden nichtsteroidale Antirheumatika (z. B. Voltaren, Amuno) oder Colchicin (das Gift der Herbstzeitlose) zur Schmerzerleichterung gegeben; b) im Intervall gibt man dagegen das Medikament Allopurinol, um die Serum-Harnsäure abzusenken, evtl. vorhandene Tophi aufzulösen und das erneute Auftreten von Gichtanfällen zu verhindern. Dabei sollte bei Patienten, die zu Gichtanfällen neigen, die Harnsäure dauerhaft unter einen Wert von 4,5 mg/dl gesenkt werden. Diätetisch empfiehlt man die Einschränkung des Fleisch- und Alkoholkonsums.

Kann die Frühbehandlung der Gicht und der Gicht-Arthritis bleibenden Gelenkschäden und auch der Wiederkehr von Anfällen vorbeugen? Ja.

Liegt die Gicht oft in der Familie? Ja.

Ist die Gicht bei Männern häufiger als bei Frauen? Ja, im Verhältnis von 20:1.

Ist die Gicht wirklich eine »Krankheit der Reichen«? Das traf in früheren Jahrhunderten zu. Heute, in Zeiten allgemeinen Wohlstands, stimmt es nicht mehr, eher das Gegenteil ist der Fall.

Wie verläuft eine unbehandelte Gicht? Ein akuter Anfall einer Gelenkentzündung kann zwei bis acht Tage dauern. Von Zeit zu Zeit können Rückfälle auftreten, die mehrere Monate bis zu einem Jahr oder länger auseinanderliegen. In der Zwischenzeit ist der Patient, zumindest in den ersten Jahren, gewöhnlich ganz frei von Gelenkschmerzen oder Beschwerden. Ohne Behandlung kommen diese Anfälle nach einigen Jahren immer häufiger, halten länger an und hinterlassen tiefgreifendere Gelenkschäden. Schließlich können schwere Deformierungen an den Gelenken entstehen. Von größter Bedeutung ist die Tatsache, daß eine unbehandelte Gicht zur Bildung von Nierensteinen und zu einer schweren Nierenschädigung führen kann.

Wie wird die Diagnose der Gicht-Arthritis erhärtet? Ein Verdacht ergibt sich durch den Befund einer erhöhten Serum-Harnsäure. Allerdings ist bei vielen Patienten mit Gichtanfällen die Harnsäure im Serum normal. Beweisend ist der Nachweis von Uratkristallen im Gelenkpunktat oder der chemische Harnsäurenachweis in einem Tophus. Wenn man das Gelenkpunktat unter dem Polarisationsmikroskop untersucht, kann man doppelbrechende Kristallnadeln erkennen.

Welche Gelenkerkrankung kann durch ihren attackenartigen Verlauf die Gicht imitieren? Die Chondrokalzinose, die deshalb auch Pseudogicht genannt wird. Dabei fallen in der Gelenkflüssigkeit keine Urat-, sondern Kalzium-Pyrophosphatkristalle aus, die ebenfalls zu anfallsartigen heftigen Gelenkschmerzen führen können. Es handelt sich ebenfalls um eine weitere Form einer sog. kristallinduzierte Arthritis aufgrund eines Stoffwechseldefekts.

Arthrosis deformans

Was ist eine Arthrosis deformans? Eine Gelenkerkrankung, die vorwiegend bei Personen im mittleren und höheren Alter auftritt. Allgemein nimmt man an, daß sie durch langjährige Abnützung mit unzureichender oder fehlerhafter Erneuerung der Gelenkgewebe sowie durch bestimmte, mit dem Altern zusammenhängende Stoffwechselveränderungen verursacht wird.

Arthrosis deformans

Welche Gelenke sind von der Arthrosis deformans am häufigsten befallen? Die Gelenke, die das Körpergewicht zu tragen haben, also Hüft- und Kniegelenke und die Wirbelsäule, ferner die Fingerendgelenke.

Welche Krankheitserscheinungen finden sich zumeist bei der Arthrosis deformans? Schmerzen im befallenen Gelenk und langsam zunehmende Bewegungseinschränkung und Versteifung. Am Morgen (nach der Nachtruhe) besteht ein kurzer Start- oder Anlaufschmerz, der rasch verschwindet. Tendenziell bessern sich aber die Beschwerden in Ruhe und nehmen bei Belastungen zu. Es kann eine leichte Gelenkschwellung eintreten, und man fühlt mit der aufgelegten Hand beim Beugen und Strecken unter Umständen ein Knirschen im Gelenk.
Im Frühstadium sieht man an den Gelenken äußerlich nichts, obwohl erhebliche Schmerzen bestehen können. Später kommt es bei vielen, vor allem älteren Patienten, doch zu Formveränderungen und Deformierungen der betroffenen Gelenke, vor allem der Knie- und Fingergelenke. Schmerz und Versteifung zwingen die Patienten, sich langsamer zu bewegen, manche Tätigkeiten können nicht mehr verrichtet werden.

Wie sind die Aussichten bei der Arthrosis deformans? Die meisten davon betroffenen Patienten brauchen nicht zu befürchten, daß sie bettlägerig, schwer behindert oder verkrüppelt werden.

Kann man der Arthrosis deformans vorbeugen? Die Anlage zur Arthrose scheint zwar genetisch mitbedingt zu sein, doch kann man auch selbst dazu beitragen, daß sich Arthrosen möglichst erst in hohem Lebensalter einstellen und möglichst leicht verlaufen. Das Wichtigste ist es, Übergewicht zu vermeiden, regelmäßig Gymnastik zu betreiben und durch Krankengymnastik und Bewegungsübungen Versteifungen vorzubeugen. Haltungsschulung beim Gehen und Sitzen und die Korrektur von Skoliosen, Plattfüßen und anderen orthopädischen Defekten tragen ebenfalls zur Vermeidung von Arthrosen bei. Die Struktur der Knorpelsubstanz kann man aber nicht wesentlich beeinflussen.

Kann die Arthrosis deformans gebessert oder geheilt werden? Hilfe bringen können physikalische Behandlung, Gewichtsabnahme, entzündungshemmende Medikamente bei zusätzlichen entzündlichen Veränderungen in Gelenken und Anweisungen, die sich auf die Vermeidung einer Belastung der betroffenen Gelenke beziehen. Ferner lassen sich mit Operationen manche Deformierungen beheben, die die Folge des arthrotischen Prozesses sind. Wenn ein Gelenk so weit geschädigt ist, daß es funktionsuntüchtig wurde, kann man es heute in bestimmten Fällen durch ein künstliches ersetzen. Am häufigsten wird das beim Hüftgelenk gemacht, doch gibt es mittlerweile künstliche Ersatzgelenke auch für das Kniegelenk und sogar für Fingergelenke.

Was haben die Knoten zu bedeuten, die oft als symmetrische Höcker beidseits an den Endgelenken der Finger zu sehen sind? Es sind arthrotische Knoten, die bei der sog. Fingerpolyarthrose (Heberden-Arthrose) vorkommen. Dabei handelt es sich um arthrotische Veränderungen an den Fingermittel- und Endgelenken, die vor allem bei Frauen im mittleren und höheren Lebensalter vorkommen. Sie sind manchmal sehr schmerzhaft, in vielen Fällen aber nur ein kosmetisches Problem. Keineswegs habe sie etwas mit Gicht zu tun.

Was versteht man unter einer sekundären Arthrose? Wenn es aufgrund eines früheren Knochenbruchs, der nicht in korrekter Stellung abgeheilt ist, durch die Fehlstellung der Extremität zu einer ungleichmäßigen Belastung des Gelenks kommt, entwickelt sich in diesem Gelenk oft eine sog. Sekundärarthrose.

Traumatische Arthritis

Was ist eine traumatische Arthritis? Jede Entzündung eines Gelenks, die durch eine Verletzung zustande kommt, etwa durch einen heftigen Schlag oder zu große Belastung des Gelenks.

Wie wird eine traumatische Arthritis behandelt? Durch Ruhigstellung des Gelenks mit festsitzender Bandagierung oder Gipsverband, bis die Entzündung völlig zurückgeht.

Was ist ein Kniegelenkerguß? Bei manchen traumatischen Kniegelenkentzündungen, die gewöhnlich durch Verrenkung oder direkte Gewalteinwirkung entstehen, kommt es zur Ansammlung von Flüssigkeit im Gelenk.

Was ist eine Gelenkpunktion? Das Absaugen der Flüssigkeit, die sich in einem verletzten oder entzündeten Gelenk gebildet hat, durch eine Nadel. Gewöhnlich hat die Punktion einen Rückgang der Schmerzen und eine deutliche Besserung zur Folge.

Tritt nach einer traumatischen Arthritis in der Regel vollständige Heilung ein? Ja. Die meisten Verletzungsfolgen dieser Art heilen binnen weniger Wochen vollständig aus. Es können aber langdauernde Restbeschwerden bei Belastungen, bei bestimmten Bewegungen oder auch nur eine Wetterfühligkeit zurückbleiben.

Bakterielle Arthritis

Was ist eine bakterielle Arthritis? Man bezeichnet damit eine Gelenkentzündung, die die Folge einer Infektion des Gelenkraums mit Bakterien wie Streptokokken, Staphylokokken, Gonokokken usw. ist. In diesen Fällen ist es wichtig, die Diagnose mittels Gelenkpunktion rasch zu stellen und umgehend eine antibiotische Behandlung einzuleiten, damit eine Gelenkzerstörung vermieden wird.

Wie wird eine bakterielle Arthritis behandelt? Bei einer schweren Infektion muß man das Gelenk unter Umständen operativ drainieren, um dem Eiter Abfluß zu verschaffen. Eine antibiotische Behandlung hilft solche Infektionen zu beherrschen.

Ist es möglich, daß eine bakteriell bedingte Gelenkentzündung einen bleibenden Gelenkchaden hinterläßt? Ja, insbesondere bei verspäteter Behandlung. In manchen Fällen wird die Gelenkinnenhaut (Synovialis) durch die Infektion zerstört, was eine Versteifung des Gelenks zur Folge hat.

Ist eine bakterielle Arthritis heute sehr häufig? Nein. Die Frühbehandlung von Allgemein- oder Organinfektionen verhindert meist das Eindringen von Bakterien in die Gelenke. Die Einführung der Antibiotika hat viel dazu beigetragen, daß die Häufigkeit von Gelenkentzündungen infolge von Gonokokken-, Staphylokokken- und Streptokokkeninfektionen usw. zurückgegangen ist.

Weichteilrheumatismus

Was versteht man unter Weichteilrheumatismus? Unter diesem Begriff werden schmerzhafte Erkrankungen der Weichteile des Bewegungsapparates, d.h. subkutanes Bindegewebe, Sehnen, Sehnenscheiden, Sehnenansätze, Muskeln, Schleimbeutel und Faszien zusammengefaßt. Sie können entzündlicher oder nicht entzündlicher Natur sein. Weichteilrheumatische Syndrome gehören mit zu den häufigsten Gründen, den Arzt aufzusuchen.

Wodurch wird Weichteilrheumatismus ausgelöst? Es gibt eine Fülle von Möglichkeiten. Entzündlichen Krankheiten wie chronische Polyarthritis, Kollagenosen und Infektionen kommen in Frage, aber auch Verletzungen und Überlastungen, Nervenschädigungen, Einflüsse von Kälte und Feuchtigkeit, hormonelle und psychische Faktoren.

Was ist der Tennisarm? Wenn durch eine falsche Technik und zu langes Spiel die Ansatzsehnen der Fingerstreckmuskulatur am Ellenbogengelenk überlastet werden, treten Schmerzen an der Außenseite des Ellenbogengelenks auf. Durch Änderung der Spieltechnik, Manschetten oder Tape-Verbände läßt sich das Auftreten der Beschwerden verhindern. In schweren Fällen muß manchmal operiert werden. Beim sog. »Golfarm« ist mehr die Innenseite des Ellenbogengelenks betroffen.

Wie entsteht eine Sehnenscheidenentzündung? Meistens handelt es sich um Überlastungen bestimmter, viel gebrauchter Sehnen wie der Fingersehnen infolge von häufigen gleichförmigen Bewegungen, z. B. beim intensiven Üben eines Musikinstruments. Seltener kommt es auch zu bakteriellen Infektionen der Sehnenscheiden bei äußeren Verletzungen.

Was ist das Fibromyalgiesyndrom? Schmerzen im Bereich der gesamten Muskulatur und an zahlreichen Sehnenansatzpunkten, Steifigkeitsgefühl und Rückenschmerzen, aber auch Müdigkeit, Schlafstörungen, chronische Kopfschmerzen und viele andere Gesundheitsstörungen werden unter dem Begriff des Fibromyalgiesyndroms zusammengefaßt. Bei der Untersuchung sind zusätzliche Schmerzen an bestimmten Auslösepunkten vorhanden. Die Ursache des Leidens ist unbekannt, man nimmt eine psychosomatische Entstehung an.

Was liegt der schmerzhaften Schulter zugrunde? Die Sehnen der Schultermuskeln zur Bewegung des Arms müssen durch eine physiologische Engstelle, die durch die Sehnen zwischen den Schulterblattfortsätzen gebildet wird. Diese Engstelle ist zwar durch einen Schleimbeutel abgefedert, dennoch kommt es hier oft zu Abnutzungserscheinungen der Sehnen, die starke Schmerzen verursachen können.

Wodurch sind Rücken- und Nackenschmerzen bedingt? In den meisten Fällen kennt man die genaue Ursache nicht. Die Fälle von eindeutigem Bandscheibenvorfall sind eher selten im Vergleich zu den vielen Schmerzsyndromen, die auf nicht genau festzustellende Sehnenansatzentzündungen, Muskelverhärtungen und Abnutzungserscheinungen an den Wirbelköpern und Wirbelgelenken zurückzuführen sind. Für die große Verbreitung ist wahrscheinlich unsere einseitige Lebensweise mit wenig Bewegung und vielem Sitzen in verkrampfter Haltung verantwortlich.

Wie werden weichteilrheumatische Erkrankungen behandelt? Medikamentös in erster Linie mit nichtsteroidalen Antirheumatika. Im Vordergrund steht aber die physikalische Therapie. Meist wird Wärme in jeder Form als angenehm empfunden, dazu Bewegungstherapie, Bäder, Massagen und Bestrahlungen. Nachdem die Ursache dieser oft sehr hartnäckigen Beschwerden nicht bekannt ist, wenden sich viele Patienten auch an Vertreter der alternativen Medizin und lassen Akupunktur, Chiropraktik, Quaddeln usw. an sich vornehmen.

Was ist die Polymyalgia rheumatica? Diese Erkrankung betrifft fast ausschließlich ältere Menschen und äußerst sich in schwersten symmetrischen Muskelschmerzen im Bereich des Schulter- und Beckengürtels, die fast zur Bewegungsunfähigkeit führen. Obwohl die genaue Ursache auch hier unbekannt ist, muß es sich doch um eine entzündliche Erkrankung handeln, da die Blutsenkung bei diesen Patienten stark beschleunigt ist. Die Diagnose wird oft lange nicht gestellt, Kortison führt zu einer raschen Besserung der Beschwerden. Die Steroidbehandlung muß über mindestens sechs Monate weitergeführt werden, da sonst die Schmerzen wiederkommen.

Behandlung von rheumatischen Krankheiten

Werden rheumatische Beschwerden durch Zahnextraktionen gebessert?
Gewöhnlich nicht. Diese Vorstellung beruht auf der sog. Fokustheorie, nach der sich bei Vorhandensein eines entzündlichen Herdes (»Fokus«), z.B. an den Zähnen oder Mandeln, gehäuft Gelenkentzündungen einstellen sollen. Diese Theorie, der viele gesunde Gebisse komplett geopfert wurden, hat man heute verlassen. Wenn sich tatsächlich ein sog. Granulom an einem Zahn befindet, so sollte man diesen entfernen oder eine Wurzelbehandlung durchführen lassen.

Bessern sich rheumatische Krankheiten, wenn man die Mandeln entfernt?
Hier gilt analog ähnliches wie für die Zähne.

Hilft ein Klimawechsel bei rheumatischen Krankheiten? Viele Patienten mit chronischen Gelenkleiden fühlen sich in einem warmen, trockenen Klima wohler als in kalter und feuchter Umgebung. Auch bessert sich eine chronische Polyarthritis oft im Sommer und wird im Winter schlechter.

Wie wirken Kuren in Badeorten bei rheumatischen Krankheiten? Eine Heilbehandlung kommt nur für Gelenkerkrankungen in Betracht, bei denen keine oder nur mäßige entzündliche Prozesse im Gang sind. Die Badekuren bringen keine Heilung des Leidens, bewirken aber in vielen Fällen eine Besserung. Dabei spielen wahrscheinlich weniger der Mineralgehalt des Wassers eine Rolle, sondern andere Faktoren wie Ruhe, Erholung, physikalische Therapie und Milieuwechsel. Trotz vieler Bemühungen fehlt der wissenschaftliche Beweis, daß der Mineralgehalt der Heilwässer eine spezifische Wirkung bei rheumatischen Krankheiten hat, gleichgültig ob Badekuren oder Trinkkuren durchgeführt werden. Die kurmäßige Behandlung rheumatischer Krankheiten hat vor allem in Deutschland eine große Tradition, die bis heute fortwirkt. In anderen Ländern mit ebenfalls hochentwickeltem Gesundheitssystem ist sie kaum ausgeprägt.

Hat eine Verstopfung Einfluß auf Gelenkerkrankungen? Nein, wenngleich man immer wieder die Vorstellung hören kann, die Anhäufung von »Schlackenstoffen« würde zur Entstehung von rheumatischen Krankheiten beitragen.

Hat es einen Wert, wenn man in regelmäßigen Abständen Abführmittel zur »Entschlackung« einnimmt? Nein.

Helfen Dickdarmspülungen bei rheumatischen Krankheiten? Nein. Dennoch werden von Anhängern der alternativen Medizin (siehe dort) immer wieder Darmspülungen und Darmbäder empfohlen in der Vorstellung, der Darm könne so von Giftstoffen gereinigt werden.

Hat man spezielle Impfstoffe gefunden, die dem Rheumatiker helfen? Bis jetzt noch nicht.

Helfen Antibiotika bei Gelenkerkrankungen? Nur bei bakteriell bedingten Gelenkentzündungen, z. B. bei Gonokokken- oder Streptokokkeninfektionen oder auch bei der Lyme-Arthritis.

Kann die Chirurgie Gelenkkranken helfen? Ja. In neuerer Zeit wurden verschiedene Operationsverfahren zur Wiederherstellung der Gelenkfunktionen und zur Korrektur krankhafter Veränderungen entwickelt, mit denen bei Gelenkdeformierungen sehr gute Erfolge erzielt werden konnten. Wenn Gelenke vollständig durch einen arthrotischen oder entzündlichen Prozeß zerstört sind, ist es heute möglich, zumindest größere Gelenke (Hüfte, Knie) durch künstliche zu ersetzen.

Welche Stelle nimmt Kortison in der Behandlung rheumatischer Krankheiten ein? Kortison ist in der Behandlung vieler rheumatischer Krankheiten unverzichtbar. Vor allem bei ausgeprägten entzündlichen Prozessen und schweren Schmerzen gibt es keine Alternative. Allerdings muß man bei der Steroidtherapie beachten, daß anfangs über einen kurzen Zeitraum sehr hohe Dosen gegeben werden müssen, die dann aber rasch verringert werden sollen. Man nennt das eine »ausschleichende« Behandlung. Dann stellt man den Patienten auf eine sog. Erhaltungsdosis ein, die so niedrig gewählt wird, daß die Krankheit eben erträglich gestaltet werden kann. Mit diesem Vorgehen konnten die gefürchteten Nebenwirkungen der Steroidbehandlung deutlich verrringert werden.

Kann Kortison eine rheumatische Krankheit heilen? Nein. Es bringt nur Besserung, solange es angewendet wird. Der eigentliche Krankheitsprozeß wird nicht zum Stillstand gebracht.

Beugt Kortison Gelenkschäden vor? Dieser Punkt ist nach wie vor umstritten, es gibt keine eindeutigen Beweise dafür, daß die Gelenkzerstörungen bei der chronischen Polyarthritis durch Kortison verhindert werden. Dennoch wird man in vielen Fällen Steroide anwenden, da die Patienten derartige Gelenkschmerzen haben, daß sie diese Medikamente brauchen. Die Frage nach zukünftigen Zerstörungen stellt sich in diesem Augenblick ohnehin nicht.

Ist eine Kortisonbehandlung unschädlich? Sofern sie unter den oben angegebenen Regeln verordnet und vom Arzt engmaschig überwacht wird, ist das Risiko vertretbar.

Welche Rolle spielen Aspirin und andere Salizylate bei der Behandlung rheumatischer Krankheiten? Zur Behebung der Beschwerden bei Arthrosen, chronischer Polyarthritis und allgemeinen »rheumatischen« Schmerzen sind sie recht gut geeignet, allerdings gibt es heute Medikamente, die gerade rheumatische Schmerzen besser lindern können.

Kann man Aspirin unbeschadet langfristig ohne ärztliche Kontrolle einnehmen? Nein. Aspirin kann verschiedene Reaktionen auslösen; es soll daher unter ärztlicher Überwachung genommen werden.

Gibt es noch andere Mittel, die rheumatische Beschwerden lindern? Mittel gegen rheumatische Beschwerden gehören zu den am häufigsten verordneten Medikamenten. In Deutschland sind vor allem Indomethacin (Amuno), Diclofenac (Voltaren), Ibuprofen (Brufen) und Piroxicam (Felden) verbreitet, es gibt aber auch noch viele andere. Auch sie sollen nur unter ärztlicher Überwachung eingenommen werden.

Hilft es bei Gelenkerkrankungen, wenn man eine bestimmte Diät einhält? In der Regel hat die Kost keinen Einfluß. Als einzige Ausnahme gilt, daß bei der Gicht eine Diät mit niederem Puringehalt, d.h. eine möglichst fleischarme Kost, die Serum-Harnsäure senken kann und damit die Häufigkeit von Gichtanfällen vermindert werden kann.

Hilft eine örtliche Wärmebehandlung oder Diathermie bei rheumatischen Beschwerden? Ja, in vielen Fällen tritt eine wesentliche Besserung der Beschwerden ein.

53 Säuglingsernährung und Darmfunktion

Siehe auch Kapitel 17, Brustdrüse; Kapitel 32, Kindliche Verhaltensweisen; Kapitel 43, Das Neugeborene; Kapitel 63, Vitamine

Natürliche Ernährung an der Mutterbrust

Ist die natürliche Ernährung mit Muttermilch einer künstlichen Ernährung mit der Flasche vorzuziehen? Ja.

Warum ist die Muttermilch für das neugeborene Kind am besten? Sie hat genau die richtige Zusammensetzung für das bestmögliche Gedeihen und die Entwicklung des Kindes; sie ist rein und keimfrei; sie hat die richtige Temperatur; sie ist gut verdaulich und bewahrt das Kind am sichersten vor Durchfallskrankheiten. Außerdem sind in der Muttermilch Immunstoffe enthalten, die das neugeborene Kind vor Erkrankungen schützen helfen. Bis heute ist es noch nicht gelungen, mit technischen Verfahren die Zusammensetzung der menschlichen Milch vollständig nachzuahmen.

Hat das Stillen auch für die Mutter Vorteile? Ja. Die Gebärmutter entwickelt sich durch das Stillen schneller zurück. Während die Mutter stillt, ist die Wahrscheinlichkeit einer weiteren Schwangerschaft geringer, da kein Eisprung stattfindet. Frauen in Entwicklungsländern wenden diesen Zusammenhang bewußt als natürliches Mittel der Geburtenkontrolle an.

Hat das Stillen auch psychologische Vorteile? Ja, sowohl für die Mutter als auch für das Kind. Die körperliche Nähe, das Anschmiegen des Kindes und der Hautkontakt sind für Kind und Mutter wichtig. Die Geborgenheit des Kindes im Mutterleib wird durch das Stillen nicht jäh zerrissen, sondern findet eine gewisse Fortsetzung durch das Saugen an der Mutterbrust. Beim Stillen erfordert der Vorgang der Nahrungsaufnahme keine großen Vorbereitungen, was besonders bei der nächtlichen Fütterung von Vorteil ist.

Braucht eine stillende Mutter eine besondere Nahrung? Sie kann eine ganz normale Vollkost essen und soll reichlich Flüssigkeit zu sich nehmen. Ihre tägliche Nahrung soll auf jeden Fall reichlich Milch, Eier, Fleisch, Obst, Gemüse und Getreideprodukte beinhalten.

Muß die stillende Mutter Speisen meiden? Nein, doch wird sie blähende Speisen wie Kohl usw. vielleicht lieber meiden.

Wie ergänzen stillende Mütter ihre Nahrung? Die meisten stillenden Mütter nehmen zusätzlich Vitamine und Kalzium ein, um den erhöhten Bedarf durch das Stillen zu decken.

Haben Medikamente, die die Mutter nimmt, einen Einfluß auf die Milch? Medikamente haben zwar nur in sehr seltenen Fällen Einfluß auf die Milchproduktion, doch gehen viele Medikamente in die Muttermilch über und werden so vom Kind aufgenommen. Am besten sollte die Mutter in der Stillzeit gar keine Medikamente außer Kalzium und Vitamine zu sich nehmen. Falls es sich nicht vermeiden läßt, sollte man unbedingt erst Rücksprache mit dem Arzt nehmen.

Welche Allgemeinmaßnahmen soll eine stillende Mutter befolgen?
Sie soll:
a) viel ruhen;
b) sich Zeit zum Stillen nehmen;
c) sich ausreichend entspannen und erholen;
d) Spannungen und Ängste meiden;
e) nicht stark rauchen;
f) nicht zu viel alkoholische Getränke trinken.

Schadet das Stillen den Zähnen der Mutter? Nein. Ihre tägliche Nahrung soll jedoch eine ausreichende Menge Kalzium enthalten.

Kann das Stillen in manchen Fällen schädlich für die Mutter sein? Nur, wenn es für sie eine seelische Belastung bedeutet. Frauen, die durch das Stillen in einen Zustand nervöser Spannung geraten oder die es als furchtbar unangenehm empfinden, sollten sich nicht zum Stillen zwingen.

Hat das Stillen auch Nachteile für das Kind? In der Frauenmilch fanden sich bis vor einigen Jahren in wachsendem Ausmaß erhebliche Mengen von chlorierten Kohlenwasserstoffen als Rückstände von Insektiziden und Fungiziden, vor allem DDT, Hexachlorbenzol (HCB) und polychlorierten Biphenylen (PCB). Der Mensch speichert als Endglied der Nahrungskette diese Substanzen in seinem Fettgewebe und damit auch im Milchfett. Durch ein weitgehendes Verbot solcher Biozide gingen die Konzentrationen in der Muttermilch in den letzten Jahren wieder zurück. Es sind zwar bislang keine schädlichen Einflüsse auf das Kind bekannt geworden, doch handelt es sich bei diesen Stoffen um potentielle Mutagene, d. h. Stoffe, welche die Erbsubstanz schädigen können.

Soll die Mutter stillen, wenn sie krank ist oder ein chronisches, entkräftendes Leiden hat? Nein.

Säuglingsernährung und Darmfunktion

Wann ist es zweckmäßiger, ein Kind nicht an der Brust trinken zu lassen? Wenn das Kind sehr klein, schwach, unreif oder frühgeboren ist oder wenn es eine Gaumenspalte oder Hasenscharte hat. Wenn die Mutter eingezogene Brustwarzen oder Flachwarzen hat, ist ein ausreichendes Stillen meist nicht möglich.

Kann ein schwaches Kind trotzdem Frauenmilch bekommen? Ja. Man kann ihm abgepumpte Milch von der eigenen Mutter oder von anderen Milchspenderinnen verfüttern. Gerade für die Aufzucht schwacher und frühgeborener Kinder ist die Frauenmilch oft besonders günstig.

Wie bald nach der Entbindung kann mit dem Stillen begonnen werden? Gleich am ersten Tag.

Hat die Mutter während der ersten Tage nach der Entbindung schon Milch? Nein, aber dem Säugling kommt die sogenannte Vormilch – das Kolostrum – zugute.

Was ist das Kolostrum und worin liegt sein Wert? Kolostrum oder Vormilch heißt die gelbliche, eiweißreiche Flüssigkeit, die von den Brustdrüsen ausgeschieden wird, bevor die Milchbildung voll einsetzt. Es enthält viele Immunglobuline, die das neugeborene Kind während der ersten Lebenstage schützen helfen.

Bekommt der Säugling während der ersten zwei, drei Lebenstage bis zum Einschießen der Muttermilch genug Nahrung? Ja.

Wann beginnt die richtige Milch zu fließen? Das »Einschießen der Milch« erfolgt in der Regel um den dritten oder vierten Tag nach der Entbindung, schwankt aber vom zweiten bis zum fünften oder sechsten Tag.

Wodurch kommt die Milchsekretion in den Brustdrüsen in Gang? Durch bestimmte Hormone im Organismus der Wöchnerin; das Einströmen der Milch wird außerdem durch das Saugen des Kindes beschleunigt.

In welchen Abständen soll das Kind an die Brust gelegt werden? Normale, gesunde Säuglinge können anfangs alle zweieinhalb bis drei Stunden an der Mutterbrust trinken. Vor allem in den ersten Tagen nach der Geburt muß das Kind pro Tag 6–10mal angelegt werden, damit die Milchsekretion richtig in Gang kommt.

Ist es erlaubt, öfter die Brust zu geben, wenn es der Säugling anscheinend braucht? Ja. Es hat sich bewährt, überhaupt keine starren Stillzeiten einzuhalten, sondern dem Kind die Brust zu geben, wenn es danach verlangt. (Demand feeding.)

Soll der Säugling nur an einer Brust oder an beiden Seiten trinken? Am besten ist es, jeweils eine Brust vollständig leer trinken zu lassen und dann erst die andere zu geben, falls das Kind noch trinken möchte. Die vollständige Entleerung ist der stärkste Reiz für die Milchsekretion.

Wie lange soll bei jeder Mahlzeit gestillt werden? Anfangs etwa 5 Minuten an jeder Brust. Wenn das Kind größer wird, kann die Mahlzeit auf 15–20 Minuten an jeder Seite ausgedehnt werden. Länger soll man das Kind nicht saugen lassen, da sich sonst die Gefahr von Einrissen an der Brustwarze erhöht. 80–90 % der Milchmenge werden in den ersten 10 Minuten getrunken.

Wie kann man beurteilen, ob das Kind auch genügend Nahrung an der Brust erhält? Die Trinkmenge kann als genügend angesehen werden, wenn das Kind pro Tag 5–6mal die Windeln naß macht und wenn die wöchentliche Gewichtszunahme sich im Rahmen der Norm hält. Daher muß man das Kind wöchentlich 1–2mal wiegen. Hunger und fehlende Gewichtszunahme an der Mutterbrust sind möglich und können von den Eltern unbemerkt auftreten.

Was soll man tun, wenn der Säugling während des Stillens einschläft? Man kann ihn behutsam wieder aufmuntern. Während des Stillens darf man ihm eine Ruhepause von 5 Minuten zugestehen, aber nicht länger. Nach dieser Pause sollte er wieder im normalen Tempo weitersaugen.

In welcher Haltung soll die Mutter stillen? In jeder, die ihr bequem ist und Ellenbogen und Schulter nicht belastet (Abb. 145).

Soll der Säugling zwischen den Brustmahlzeiten Tee bekommen? Das ist in den meisten Fällen unnötig, aber wenn der Säugling offenbar durstig ist und schreit, kann man ihm ein wenig Tee, z. B. dünnen Kamillentee, geben. Es ist aber erzieherisch falsch, Teetrinken zum bloßen Zeitvertreib oder zur Tröstung bei jeder kleinen Mißempfindung einzusetzen.

Ist es erlaubt, Brustmahlzeiten zu überspringen, wenn das Kind nicht aufwacht? Während der ersten Tage läßt man am besten kein Anlegen aus, um eine ausreichende Milchproduktion in Gang zu bringen. Später kann man das Kind durchschlafen lassen bzw. auf längere Intervalle übergehen.

Wie werden Schrunden an den Brustwarzen behandelt? Wenn die Mutter aufgesprungene Brustwarzen hat, soll sie das Anlegen ein paar Mal auslassen oder mit den Seiten abwechseln. Saughütchen helfen die Brustwarzen schonen und tragen zu einer schnelleren Heilung bei. Man kann nach jedem Stillen eine lindernde Salbe auftragen, muß sie aber abwaschen, bevor das Kind wieder die Brust bekommt.

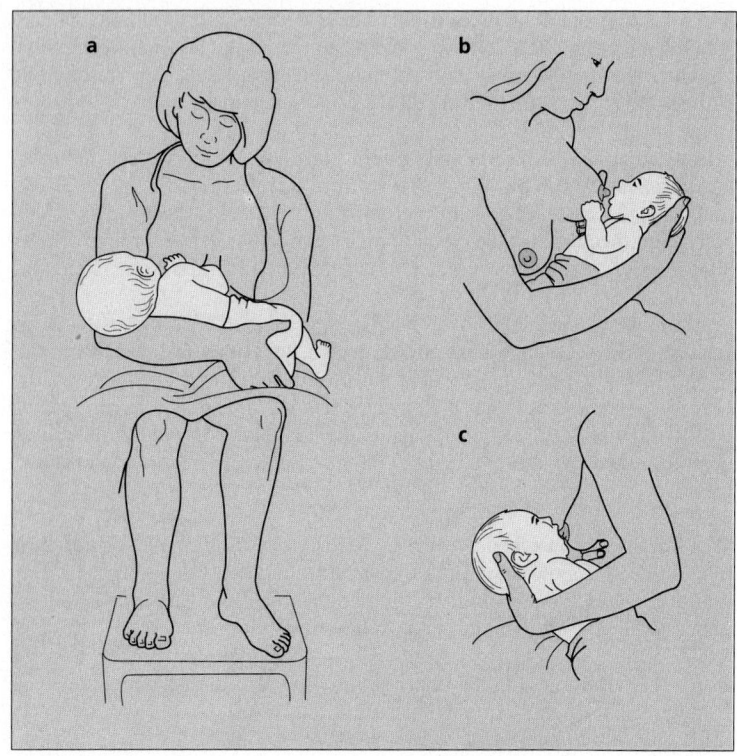

Abb. 145 *Haltung von Mutter und Baby beim Stillen im Sitzen;*
a) die Füße der Mutter ruhen auf einem Fußschemel, der Kopf des Babys liegt in der Ellenbeuge, der Körper ruht auf dem Unterarm, die Hand hält das Gesäß; in dieser Stellung kann das Baby nach der Mahlzeit gleich bequem einschlafen, allerdings kann die Brust nur schwer mit der zweiten Hand in die für das Baby optimale Stellung gebracht werden;
b) das Baby liegt weitgehend auf dem Schoß der Mutter, die der stillenden Brust gegenüberliegende Hand der Mutter hält den Kopf, mit der seitengleichen Hand wird die Brust etwas angehoben, damit das Baby die Warze gut erreichen kann; diese Haltung erlaubt eine bessere Kontrolle des Kopfes und guten Blickkontakt, ist aber für die Mutter ziemlich anstrengend; Hände und Arme des Babys können nicht so gut kontrolliert werden;
c) die seitengleiche Hand hält den Kopf, die gegenüberliegende Hand stützt die Brust; gute Kontrolle des Kopfes, aber keine so sichere Lage des Babys auf dem Schoß.

Was muß man zur Pflege der Brustwarzen tun? Sauberkeit ist das oberste Gebot. Die Brustwarzen sind vor und nach jedem Anlegen zu waschen; die Stillende soll einen bequemen, gut sitzenden Büstenhalter tragen, der die Brust stützt.

Soll man mit dem Stillen aufhören, wenn eine Infektion der Brust eintritt? Ja, das ist meistens erforderlich, damit die Entzündung abklingt.

Kann man das Stillen später wieder aufnehmen, wenn man es wegen einer Erkrankung der Brust einstellen mußte? Ja, aber nur, wenn die Milch regelmäßig abgepumpt wurde und noch weiter fließt.

Wie lange soll man stillen? Solange man will, im allgemeinen 4 bis 7 Monate.

Kann man nach 3 bis 4 Monaten abstillen? Ja, auch zu jeder anderen Zeit, wenn man will. Es hat sich gezeigt, daß die Dauer des Stillens vom Bildungsgrad der Mutter abhängig ist: je höher, um so länger.

Ist das Entwöhnen schwierig? Nein. Die meisten Säuglinge trinken die Flaschennahrung sogar lieber.

Wie bald kann man mit einer Zusatz-Nahrung beginnen? Während des 4. Monats kann man mit dem Zufüttern von Beikost mit dem Löffel beginnen. Erst im 5. Monat ersetzt eine ganze Tellermahlzeit eine Trinkmahlzeit.

Was kann die Mutter tun, wenn sie das Kind 2 oder 3 Tage lang verlassen muß? Sie kann die Milch abpumpen oder abdrücken, so daß die Milchsekretion nicht zurückgeht; dann kann sie nach ihrer Rückkehr das Stillen wieder aufnehmen.

Ist es sinnvoller, ganz abzustillen und mit einer Flaschenernährung zu beginnen, wenn sich Mutter und Kind länger trennen müssen? Ja.

Ist ein plötzliches, unvermitteltes Abstillen schädlich? Wenn es sich irgend machen läßt, soll die Entwöhnung langsam erfolgen; die Brustmahlzeiten sollen schrittweise durch Flaschenmahlzeiten ersetzt werden. Vor allem bei Krankheit und bei Impfungen des Kindes, in der heißen Jahreszeit, bei einem Wechsel der gewohnten Lebensverhältnisse sowie bei sehr jungen und schwachen Säuglingen ist Vorsicht am Platz, da Magen-Darmstörungen auftreten können. Auch für die Mutter ist der langsame Rückgang der Milchsekretion bedeutend angenehmer als ein plötzliches Absetzen, das eine Milchstauung zur Folge hat.

Säuglingsernährung und Darmfunktion

Bekommen Brustkinder ebenso wie Flaschenkinder Vitamine und feste Nahrung als Beikost? Ja. Vitaminzusätze, vor allem Vitamin D ab der 2.–5. Lebenswoche und Beikost (ab dem 4. Lebensmonat) sind in beiden Fällen gleich nötig.

Wie verhält sich die Mutter, wenn sie mit dem Stillen aufhört? Einer Milchstauung wirkt man meist durch Hochbinden der Brüste mit knappsitzender Binde oder Büstenhalter entgegen. Außerdem ist es ratsam, einige Tage lang die Flüssigkeitszufuhr einzuschränken. Wenn die Brüste nicht regelmäßig entleert werden, füllen sie sich nicht mehr. Der Saugreiz und die Entleerung der Brust sind die wichtigsten Triebkräfte für die Milchbildung!

Künstliche Ernährung mit der Flasche

Gedeiht ein Kind, falls es nicht gestillt werden kann, bei künstlicher Ernährung fast ebenso befriedigend? Ja. Es gibt viele gute und erprobte Kuhmilchmischungen, die dem neugeborenen Kind alles zuführen, was es für seine Ernährung braucht. Dennoch sollte man, wann immer möglich, das Kind stillen, da dies die optimale Form der Säuglingsernährung darstellt.

Wie bald nach der Geburt kann mit der Anfangsnahrung begonnen werden? Nach 8 bis 12 Stunden, doch gibt man dem Neugeborenen in der Regel am ersten Lebenstag nur etwas gezuckerten, schwachen Tee und fängt erst am zweiten Lebenstag mit der Milchnahrung an.

Welche Nahrungsmenge wird am Anfang gegeben? Am zweiten Lebenstag 5mal etwa 10 bis 15 g, tags darauf wird die Menge auf 25 bis 30 g bei jeder Mahlzeit gesteigert, am nächsten Tag auf 40 g bis 45 g und dann schrittweise zunehmend, je nach dem Bedarf des Säuglings.

Wie erfährt die Mutter, wie sie die Säuglingsnahrung herstellen muß und was sie dazu braucht? Der Kinderarzt wird ihr Auskunft geben. Außerdem unterrichtet man in vielen Krankenhäusern die Mütter über die Zubereitung der Babymilch, bevor sie entlassen werden.

Von wem erhält die Mutter Anleitungen über Methoden der Sterilisation (Keimfreimachung)?
a) Vom Kinderarzt oder Hausarzt;
b) vom Krankenhaus;
c) von der Säuglingsschwester oder Mütterberatung.

Künstliche Ernährung mit der Flasche

Welche Fläschchen und Gummisauger soll man verwenden? Es sind viele sehr gute Typen im Handel, und es ist ziemlich gleichgültig, welche man verwendet, wenn sie nur gut funktionieren. Schmale Sauger sind ebenso geeignet wie dicke.

Welche Rolle spielt die Lochgröße beim Sauger? Dies kann ein wesentliches Problem für den Familienfrieden sein! Ist das Loch zu klein, so muß sich der Säugling zu sehr beim Trinken anstrengen und hört oft damit auf, noch ehe er richtig satt ist; ist das Loch zu groß, so besteht die Gefahr, daß der Säugling beim Trinken zu viel Luft verschluckt und danach schmerzhafte Luftblähungen im Magen hat. Daher sollte man das Kind nach der Fütterung in aufrechter Haltung, z.B. mit dem Kopf über die Schulter gelegt, herumtragen, bis es aufgestoßen hat. Die richtige Lochgröße muß man empirisch herausfinden.

Kann man unbedenklich Kunststofffläschchen verwenden? Ja, wenn sie entsprechend keimfrei gemacht werden können.

Wie kann die Mutter erkennen, ob der Gummisauger in Ordnung ist? Wenn man die Flasche umdreht, soll die Milch durch die Saugeröffnung frei in einzelnen Tropfen austreten.

Darf man die Öffnung des Saugers vergrößern? Ja, mit einer keimfreien Nadel.

Was soll man tun, wenn zu viel Milch durch die Saugeröffnung fließt? Den Sauger wegwerfen und einen anderen verwenden.

Aus welchen Grundbestandteilen setzen sich die meisten Säuglingsnahrungen zusammen? Meist verwendet man heute Fertigpräparate, die modifiziertes Kuhmilcheiweiß enthalten. Der Kinderarzt wird einen beraten.

Wie geht man vor, wenn man Pulvermilch oder Fertignahrung verwendet? Man hält sich an die Vorschriften, die auf der Packung angegeben sind. Der Vermerk, daß die fertige Nahrung nicht mehr aufgekocht werden darf, muß genau beachtet werden.

Muß man Fertignahrungen noch andere Substanzen zusetzen? Nein. In der Regel enthalten sie bereits entsprechende Mengen aller notwendigen Zutaten. Diese Präparate sind mit vollständigen und einfachen Gebrauchsanweisungen versehen.

Wann kann man auf Vollmilch übergehen? Etwa ab dem 9. Lebensmonat.

Auf wieviel Flaschen wird die tägliche Nahrungsmenge aufgeteilt? Anfangs teilt man die Menge auf 5 Fläschchen auf, bei schwächeren Säuglingen auf 6–7; bei Einführung der Breimahlzeit kann man auf vier Mahlzeiten zurückgehen.

Wie oft soll der Säugling die Flasche bekommen? Die meisten Säuglinge können von Geburt an in vierstündigen Abständen gefüttert werden; schwächere Kinder können tagsüber alle 3 Stunden und nachts alle 4 Stunden eine Mahlzeit brauchen, so daß man auf 7 Mahlzeiten in 24 Stunden kommt. Viele Kinderärzte empfehlen heute, sich nicht sklavisch an die Uhrzeit zu halten, sondern mehr auf die Bedürfnisse des Kindes einzugehen und unregelmäßigere Intervalle in Kauf zu nehmen, besonders anfangs. Später stellen sich die meisten Kinder von selbst auf einen regelmäßigen Rhythmus ein.

Wie bald nach der Geburt fangen die Kinder an, sich von selbst an Regelmäßigkeit zu gewöhnen? Die meisten Kinder stellen sich im Alter von etwa 4 bis 6 Wochen auf einen ziemlich regelmäßigen Rhythmus ein, manche etwas früher, manche später.

Soll man dem Säugling ein starres Fütterungsschema aufzwingen? Nein. In vernünftigen Grenzen kann man das Kind selbst seinen Rhythmus bestimmen lassen, doch kann man es behutsam zu einem regelmäßigen Tagesplan hinleiten. Der Zeitplan der Mutter wie auch die Bedürfnisse des Kindes werden dafür ausschlaggebend sein, wie man es sich einteilt.

Soll man den Säugling nachts zum Füttern aufwecken? Im allgemeinen nicht.

Schadet es, wenn man den 4-Stunden-Abstand zwischen den Mahlzeiten überschreitet? Nein.

Wie bald lassen die meisten Säuglinge die Nachtmahlzeit aus? Viele Säuglinge schlafen nachts durch, wenn sie ein Alter von 2 bis 3 Monaten erreicht haben, andere noch mit einem Jahr nicht. Hier gibt es große Abweichungen, die jedoch alle innerhalb der Norm liegen.

Zu welcher Zeit füttert man den Säugling am besten? Das hängt von der Lebensweise der Familie ab. Vielfach bewährt sich das übliche Schema von 6 Uhr, 10 Uhr, 14 Uhr, 18 Uhr, 22 Uhr (und vielleicht 2 Uhr). Man kann die Mahlzeiten beispielsweise aber auch auf 7 Uhr, 11 Uhr, 15 Uhr usw. verlegen.

Wieviel soll der Säugling von seiner Flaschennahrung trinken? Das ist je nach dem Bedarf des einzelnen Säuglings verschieden. In der ersten Woche trinkt er von 10 g bis 100 g, bis zum Ende des 2. Monats steigend bis zu 160 g

– maximal 200 g bei jeder Mahlzeit. Die durchschnittliche tägliche Nahrungsmenge beträgt während des ersten Lebensmonats 600 g bis 750 g; später steigt sie auf 800 g bis maximal 1000 g; diese Menge sollte nicht mehr überschritten werden. Wenn feste Beikost zugefüttert wird, nimmt die Trinkmenge meist ab.

Trinken Säuglinge meist bei jeder Mahlzeit die gleiche Menge? Nein. Die Trinkmenge kann von Mahlzeit zu Mahlzeit stark schwanken.

Soll man alle Flaschen gleich füllen? Ja, zunächst schon, doch soll man den Säugling selbst sein Maß setzen lassen, denn er macht es sich vielleicht zur Gewohnheit, bei einer bestimmten Mahlzeit mehr zu trinken als bei den übrigen, etwa am Morgen, wenn er nach der langen Nachtpause besonders hungrig ist.

Kann man verschiedene Mengen in die einzelnen Fläschchen geben? Ja, wenn die Mutter aus Erfahrung weiß, wieviel der Säugling bei bestimmten Mahlzeiten trinkt.

Was soll man mit der Milch tun, die das Kind übrig läßt? Wegschütten.

Was soll man tun, wenn das Kind bei einer Mahlzeit nur 30 g trinkt und eine Stunde später mehr möchte? Eine Zeitlang kann man dulden, daß sich das Kind das angewöhnt. In solchen Fällen stellt man die Säuglingsnahrung in den Kühlschrank und wärmt sie für die Nachfütterung auf.

Wie lange soll ein Säugling brauchen, um sein Fläschchen auszutrinken? Die meisten Säuglinge haben ihren Bedarf in 10 bis 15 Minuten gestillt. Wenn das Kind herumtrödelt, soll man den restlichen Inhalt des Fläschchens wegschütten, da das Kind vermutlich satt ist.

Soll man einen Säugling eine Stunde bei einer Mahlzeit zubringen lassen? Nein. Manche Säuglinge gewöhnen sich das Trödeln an; das sollte man nicht fördern.

Soll man das Kind schreien lassen, wenn es zu seiner Mahlzeit zu früh erwacht? Es wird heute oft empfohlen, den Säugling immer trinken zu lassen, wenn er danach verlangt. Manchmal ist es aber notwendig, davon etwas abzugehen. Es schadet auch nichts, wenn man das Kind ein wenig schreien läßt, bevor es seine Mahlzeit bekommt. Nicht immer ist der Grund für das Schreiens aber Hunger oder Durst.

Darf man einem Säugling zwischen den Mahlzeiten Tee geben? Das ist in den meisten Fällen nicht nötig. Gelegentlich kann man 30 g bis 90 g Tee geben, besonders bei heißem Wetter; Kindern, die ihn ablehnen, soll man ihn aber nicht aufdrängen.

Kommt es oft vor, daß ein Säugling zu viel von seiner Nahrung trinkt? Im allgemeinen hört ein Säugling zu trinken auf, wenn er satt ist. Gelegentlich übernimmt sich ein Kind und wird dann meist den Überschuß erbrechen; das schadet nichts.

Wann erhält der Säugling Vitamine? In den Fertignahrungen sind in der Regel bereits Vitamine enthalten. Brustkinder erhalten im Alter von 4–6 Wochen Vitamine.

In welcher Form werden Vitamine zugeführt? Normalerweise in Form von Preß- und Fruchtsäften; nur Vitamin D wird in Tropfen oder Tabletten verabreicht. In bestimmten Fällen gibt man Multivitaminpräparate, die alle wichtigen Vitamine enthalten.

In welcher Menge werden Frucht- und Preßsäfte verabreicht? Ab der 6. Woche beginnt man mit täglich einem Teelöffel Vitamin A-haltigem Preßsaft von Karotten oder Tomaten und steigert dann auf 3 bis 4 Teelöffel. Zusätzlich werden ab der 8. Woche Vitamin C-haltige Obstsäfte, etwa Orangensaft oder Johannisbeersaft gegeben, anfangs einen Teelöffel voll, dann zunehmend bis auf 2 Teelöffel täglich. Sobald das Kind auch Gemüse bekommt, kann die Saftmenge verringert werden.

In welcher Dosierung gibt man Multivitaminpräparate? Man beginnt an den ersten Tagen mit 1 bis 3 Tropfen und steigert dann schrittweise bis zu 15 Tropfen täglich. Die meisten Vitaminpräparate haben Tropfer beigepackt, mit denen die nötige Menge genau dosiert werden kann.

Welche Höchstmenge soll man pro Tag geben? 15 Tropfen oder 0,6 ml.

Soll man in den Sommermonaten Vitamine zuführen? Ja, in den gleichen Mengen wie während der anderen Monate.

Besteht die Möglichkeit, daß man von einem speziellen Vitamin zu viel gibt? Normalerweise nicht. Der Spielraum der Verträglichkeit ist groß; lediglich die Verabreichung von zuviel Vitamin A und D kann zu schädlichen Folgen führen.

Muß man frischen Orangensaft verwenden? Nein. Tiefgekühlter oder konservierter Saft enthält auch Vitamin C.

Vertragen alle Säuglinge Orangensaft? Nein. Manche Säuglinge erbrechen oder bekommen vom Orangensaft einen Ausschlag. In diesem Fall soll man ihn weglassen.

Kann man auch andere Säfte außer Orangensaft verwenden? Ja, wenn sie sicher einen ausreichenden Vitamin C-Gehalt haben.

Kann man statt Vitamintropfen Lebertran geben? Ja, aber er führt dem Kind nur Vitamin A und D zu. In diesem Fall ist es notwendig, Vitamin C in Form von Orangensaft oder Vitamin C-Tropfen zuzusetzen.

Können verschiedene Fischleberöl-Präparate Verwendung finden? Ja, aber auch hier ist es nötig, zusätzlich Vitamin C zu geben.

Wann kann das Kind einen Brei bekommen? Wenn es etwa 4 Monate alt ist.

Welche Breie gibt man zuerst? Zwieback-Obst-Brei oder Gemüsebrei, Reis- und Gerstenschleim sind ebenfalls brauchbar. Auch geriebene Äpfel oder zerdrückte reife Bananen werden häufig als erste Löffelnahrung gegeben.

Wieviel gibt man von der Breinahrung? Man steigert die Menge bei einer neuen Speise immer schrittweise, je nachdem, wie sie von dem Kind aufgenommen wird, bis man auf 160 g bis 180 g bis 200 g kommt.

Nimmt jeder Säugling bereitwillig die Breikost an? Nicht immer. Wenn das Kind den Brei ausspuckt, muß man wieder und wieder versuchen, den Brei zu geben, bis es sich daran gewöhnt. Wenn der Säugling wirklich nicht mit der Breinahrung zurechtkommt, wartet man ein paar Wochen und versucht es dann wieder. Es macht nichts, wenn das Kind erst mit 6 Monaten Brei bekommt.

Wie soll man den Brei geben? Mit einem kleinen Löffel. Meistens dauert es eine gewisse Zeit, bis das Kind sich an die Nahrungsaufnahme mit dem Löffel gewöhnt hat.

Welche Nährmittel kann man verwenden? Wenn man sich selbst einen Reis-, Hafer- oder Gerstenschleim herstellt, muß man die Körner ziemlich lange kochen. Kindermehle, Kindergrieß oder käufliche Trockenschleime sind viel leichter zuzubereiten.

Wann führt man eine Milchbrei-Mahlzeit ein? Etwa im 4. bis 5. Monat.

Kann man fertigen Obstbrei aus der Dose verwenden? Ja. Die käuflichen Fertig-Babynahrungen entsprechen alle den Anforderungen.

Wie soll man neue Speisen einführen? Man soll es immer nur mit einem neuen Nahrungsmittel auf einmal versuchen und mit sehr kleinen Mengen beginnen, die man schrittweise von Tag zu Tag steigert.

Kann man Säuglingen und Kleinkindern unbedenklich Babynahrung aus Konservendosen oder Gläsern geben? Ja. So wie die Nahrungsmittel heutzutage vorbehandelt werden, verderben sie nicht, solange der Behälter ungeöffnet bleibt.

Wie lange können Reste in Konserven oder Gläsern verwendet werden? Nach der Öffnung können sie noch etwa 1 bis 2 Tage im Kühlschrank aufgehoben werden, ohne zu verderben.

Muß man vorgefertigte und konservierte Babynahrung verwenden? Nein. Viele Mütter ziehen es vor, selbst frische Obst-, Gemüse- und Fleischspeisen oder Suppen zuzubereiten. Die Kost soll gut gekocht, gut püriert und passiert werden, so daß sie das Kind leicht verdauen kann. Im Gegensatz zu vorgefertigter Nahrung aus dem Gläschen kann man bei selbst frisch zubereiteter Nahrung sicher sein, daß keine Konservierungsstoffe in der Nahrung sind.

Welche Mahlzeit des Tages soll am ausgiebigsten sein? Am besten die Mittagsmahlzeit.

Wann kann man das Kind selbst essen lassen? Manche Säuglinge beginnen mit 9 bis 11 Monaten mit den Fingern zu essen. Das mag für Mutter und Kind ziemlich mühsam sein, aber man soll es den Kindern erlauben, weil es einen Schritt zur Selbständigkeit darstellt.

Wann kann man kleingeschnittene Speisen (Juniorkost) einführen? Wenn das Kind etwa 10 bis 12 Monate alt ist.

Wann kann man anfangen, das Kind aus der Tasse trinken zu lassen? Wenn es etwa 10 bis 12 Monate alt ist.

Wann kann man mit der Flasche aufhören? In diesem Punkt sind die Kinder sehr verschieden, wie übrigens in allen Eßgewohnheiten. Die meisten gehen mit 12 bis 15 Monaten dazu über, aus der Tasse zu trinken. Manche Kinder wollen aber auch noch bis zum 4. oder 5. Lebensjahr ein »Abendfläschchen« haben.

Muß man die Flaschen und Sauger desinfizieren? Die Sauger sollen ausgekocht werden, Flaschen müssen gründlich mit Seife und heißem Wasser ausgewaschen werden. Es ist nicht notwendig, fertige Desinfektionsmittel zu verwenden.

Wie soll man den Säugling beim Füttern halten? Man hält ihn am besten halbaufgerichtet in der Armbeuge. Dadurch steigen die Luftblasen, die der Säugling beim Trinken mitverschluckt, im Magen nach oben, so daß er leichter aufstoßen und die Luftblasen herausbringen kann, ohne daß dabei auch Milch hochkommt.

Was kann man tun, um das Kind zum Aufstoßen zu bringen? Die Mutter legt den Säugling über die Schulter und hält ihn so einige Minuten. Manchmal hilft es auch, über den Rücken zu streichen oder ihn leicht zu tätscheln.

Wie bald nach der Mahlzeit kann man den Säugling wieder niederlegen? Am besten hält man ihn 10 bis 15 Minuten nach einer Mahlzeit aufrecht.

Ab welchem Alter kann man ein Kind in einem hohen Kindersessel füttern? Wenn es imstande ist, 10 bis 15 Minuten lang ohne Anstrengung aufrecht zu sitzen.

Hat es etwas zu sagen, wenn das Kind Schluckauf hat? Der Schluckauf hat seine Ursache in Zusammenziehungen des Zwerchfells und hat keine besondere Bedeutung.

Was soll man bei Schluckauf tun? In den meisten Fällen braucht man gar nichts zu tun. Ein kleiner Schluck Wasser kann helfen, ihn rascher wegzubringen.

Ist es normal, daß Säuglinge etwas von ihrer Nahrung ausspucken oder wieder heraufwürgen? Ja. Beim Aufstoßen kommt oft ein wenig von der Milch mit. Das kann vorkommen, wenn das Kind die Lage ändert oder wenn es etwas zu viel getrunken hat.

Hat es eine ernste Bedeutung, wenn das Kind erbricht? Gelegentliches Erbrechen ist nicht gefährlich. Die gleichen Gründe, die dazu führen, daß dem Kind ein wenig Milch »hochkommt«, können auch für das Erbrechen verantwortlich sein. Wiederholtes oder ständiges Erbrechen sollte einen aber zum Arzt führen.

Darmkolik des Säuglings

Wann spricht man von »Kolik« bei einem Säugling? Mit Kolik bezeichnet man Leibschmerzen des Säuglings, die auf Darmkrämpfen beruhen. Da sie vorwiegend in den ersten drei Lebensmonaten auftritt, nennt man sie auch Dreimonatskolik.

Wie macht sich eine Kolik bemerkbar? Das Kind schreit heftig, besonders in den Abendstunden, und zieht die Beine an, als ob es Schmerzen hätte; dazu kommt manchmal eine sehr starke Reizbarkeit.

Wodurch entsteht eine Kolik? Die genaue Ursache ist nicht bekannt. Folgende Faktoren können eine Rolle spielen:
a) Unterernährung und Hunger;
b) zuviel Kohlenhydrate in der Babymilch;
c) zu hoher Fettgehalt der Milch;
d) Ausbleiben des Aufstoßens, nachdem die Luft geschluckt wurde;
e) Unreife des kindlichen Nervensystems;
f) falsches Vorgehen beim Füttern;
g) Übermüdung;
h) Allergie gegen Kuhmilch.

Wie beugt man der Kolik vor? Man muß herausfinden, welcher der oben genannten Faktoren daran schuld ist, und dementsprechend Abhilfe schaffen. Oft braucht man dazu die Hilfe des Arztes.

Was macht man als Soforthilfe, wenn das Kind mit starken Kolikschmerzen schreit? Ruhe bewahren. Man hält das Kind mit etwas Warmem am Bauch aufrecht, eng an den eigenen Körper gelehnt. Zur Linderung der Kolik kann es auch beitragen, wenn man das Kind mit dem Bauch auf eine warme Unterlage legt.

Darf man dem Kind ohne Auftrag des Arztes Medikamente gegen die Kolik geben? Nein, das kann gefährlich sein.

Wie lange hält die Kolik an? Manche Säuglinge leiden 2 bis 3 Monate unter Kolikbeschwerden, die dann von selbst verschwinden.

Sind die späteren Kinder einer Familie seltener von der Kolik befallen als Erstgeborene? Nicht unbedingt.

Ist die Kolik gefährlich? Nein.

Stuhlgang

Wieviele Stuhlentleerungen pro Tag sind für ein neugeborenes Kind normal? Ein bis fünf Entleerungen pro Tag. Brustkinder können öfter Stuhlgang haben als Flaschenkinder. Es kommt vor, daß das Kind bei jeder Mahlzeit seinen Darm entleert. Solange die Stühle von normaler Beschaffenheit sind, spielt ihre Anzahl keine zu große Rolle.

Wie soll der normale Säuglingsstuhl beschaffen sein? Breiig weich, pastenartig oder auch etwas fester. Der Geruch soll leicht süßlich sein.

Welche Farbe hat der Säuglingsstuhl normalerweise? Goldgelb. Der Stuhl kann auch grünlich sein oder sich grünbräunlich verfärben, wenn er längere Zeit steht; das ist normal.

Gibt eine Verstopfung Grund zur Besorgnis? Gewöhnlich nicht. Wenn *ein* fester Stuhl pro Tag abgesetzt wird, braucht man nichts zu unternehmen, solange das Befinden des Säuglings ungestört ist.

Ist es normal, wenn sich manche Säuglinge beim Absetzen des Stuhls sehr plagen? Ja, das gibt sich in der Regel, wenn das Kind älter wird.

Kann die Mutter das Kind unterstützen, wenn es beim Stuhlgang preßt? Ja. Häufig hilft es, wenn man die Oberschenkel gegen den Leib beugt.

Soll man dem Kind Zäpfchen geben, wenn es verstopft ist? Nur auf Anweisung des Arztes.

Kann es nötig sein, den After des Kindes zu dehnen, wenn es harten Stuhl hat? In den meisten Fällen bewirkt der Stuhlgang selbst eine Dehnung der Afteröffnung.

Finden sich manchmal ein paar Blutstreifen in einem harten Stuhl? Ja. Die Dehnung der Afteröffnung kann zu einem kleinen, oberflächlichen Einriß führen. Das ist an sich nichts Ernstes, sollte aber Veranlassung sein, das Kind einem Arzt vorzustellen.

Wie kann ein weicherer Stuhl erzielt werden?
a) Man gibt dem Kind mehr Wasser;
b) man erhöht die Kohlenhydratmenge in der Säuglingsnahrung;
c) man schrankt stopfende Nahrungsmittel, wie Bananen, Schokolade, Äpfel und Käse ein;
d) man gibt reichlicher abführende Speisen, wie Dunstobst und gekochte Gemüse;
e) man gibt dem Kind Pflaumensaft oder gekochte Pflaumen.

Kann man Paraffinöl geben, damit der Stuhl weicher wird? Ja, aber nur nach Anweisung des Arztes.

Gibt es noch andere Medikamente, die den Stuhl weicher machen? Es sind viele einschlägige Präparate im Handel; sie dürfen aber nur auf ärztliches Rezept verabreicht werden.

Darf man Abführmittel geben, damit der Stuhl weicher wird? In der Regel nicht. Der Eifer, die Verstopfung medikamentös zu behandeln, könnte bei einem kleinen Kind einen Durchfall zur Folge haben, der eine viel ernstere Störung darstellt und viel schwieriger zu beherrschen ist.

Durchfall
(Dyspepsie)

Was ist eine Dyspepsie? Von Dyspepsie oder Durchfallkrankheit des Säuglings spricht man, wenn zu viele Stühle abgesetzt werden. Bei Säuglingen kann das 10 bis 12 oder 15 Stühle pro Tag bedeuten.

Verändern sich gewöhnlich Beschaffenheit und Farbe des Stuhls bei der Säuglingsdyspepsie? Ja. Die Stühle können unverdaute Nahrungsreste enthalten, von grünlicher oder grünlich-brauner Farbe sein und einen faulen Geruch haben.

Bewirken dyspeptische Stühle eine Hautreizung? Ja. Sie können eine Rötung am Gesäß hervorrufen.

Was hat es zu bedeuten, wenn die Stühle Blut oder Schleim enthalten? Das Auftreten von Blut oder Schleim beruht auf einer bereits längerdauernden Reizung der Darmschleimhaut und ist als Warnzeichen zu werten, daß eine medizinische Behandlung des Kindes notwendig ist.

Welche Ursachen führen zu Säuglingsdyspepsien?
a) Infektionen im Darmtrakt;
b) fehlerhafte Technik bei der Zubereitung der Säuglingsnahrung;
c) zu hoher Kohlenhydratanteil in der Babymilch;
d) Empfindlichkeit des kindlichen Organismus gegen ein neues Nahrungsmittel;
e) zu große Mengen abführender Nahrungsmittel;
f) anderweitige Infekte außerhalb des Darmbereichs;
g) Allergie gegen Kuhmilch.

Wie lange dauert eine Dyspepsie? Sie kann eine sehr kurzlebige, vorübergehende Verdauungsstörung sein oder längere Zeit anhalten und ein Symptom einer ernsteren Allgemeinerkrankung darstellen.

Wie wird eine leichte Säuglingsdyspepsie behandelt?
a) Man läßt ein oder zwei Mahlzeiten zur Entlastung des Darms aus;
b) man gibt bis zur Wiederaufnahme der Ernährung nur abgekochtes Wasser in kleinen Mengen;

c) man beginnt mit stärker verdünnter Babymilch, am besten mit einem Präparat mit weniger Kohlenhydraten und Fett;
d) bei den ersten Mahlzeiten, etwa ein oder zwei Tage lang, gibt man kleinere Mengen, vielleicht nur 30 bis 60 g pro Mahlzeit. Die fehlende Menge wird mit abgekochtem Wasser ergänzt;
e) man füttert ein reizloses, stopfendes Nahrungsmittel zu, etwa eine zerdrückte, reife Banane, einen rohen geschabten Apfel und ein wenig Quark, der mit abgekochtem Wasser verdünnt wurde.

Kann man Opiumtinktur oder andere Medikamente gegen den Durchfall geben? Derartige Medikamente dürfen nur auf Anordnung und unter Kontrolle des Arztes verabreicht werden.

Wann kann man nach einer Dyspepsie wieder zu einer normalen Kost übergehen? Wenn das Kind zwei oder drei Tage lang mehrere feste Stühle abgesetzt hat. Zuerst soll man von der Normalnahrung nur kleine Mengen geben und sie dann schrittweise steigern.

Kann man nach einer Dyspepsie wieder Milch geben? Wenn der Säugling ein Babymilch-Präparat bekommen hat, soll man langsam wieder zu diesem zurückkehren. Wenn das Kind Vollmilch hatte, gibt man verdünnte Milch, bis die Stühle wieder normal geworden sind, und geht dann langsam wieder zur Vollmilch über.

Was soll man tun, wenn der Durchfall hartnäckig und heftig ist? Man soll sich mit dem Arzt in Verbindung setzen und sich von ihm Anweisungen geben lassen.

Ist Erbrechen, das den Durchfall begleitet, gefährlich? Ja. Der Säugling verliert dadurch Flüssigkeit und Mineralien aus seinen Geweben, die rasch ersetzt werden müssen.

Muß eine Dyspepsie im Krankenhaus behandelt werden? Leichte Fälle können durchaus in häuslicher Pflege bleiben, in schweren Fällen sollte man die Kinder stationär aufnehmen.

Wie behandelt man schwere Dyspepsien im Krankenhaus? Man gibt nichts zu trinken oder zu essen und verabreicht dem Säugling Nährflüssigkeiten in entsprechender Menge über die Venen.

Welche Aussichten bestehen für schwere Dyspepsien? Bei frühzeitiger Behandlung heilen praktisch alle Fälle aus. Die schweren Verlaufsformen der Säuglingsdyspepsie und die Todesfälle, die sich früher ereigneten, gehören heute dank der verbesserten Behandlungsmethoden der Vergangenheit an.

In den Entwicklungsländern sind aber Durchfallerkrankungen immer noch die häufigste Todesursache bei Säuglingen.

Wie lange muß der Säugling bei einem schweren Brechdurchfall im Krankenhaus bleiben? Ein Krankenhausaufenthalt ist so lange nötig, bis Durchfall und Erbrechen aufgehört haben, die Infektion beseitigt ist und das Kind wieder normal ernährt werden kann.

Gibt es spezielle Milchpräparate, die man bei Durchfällen gibt? Ja. In manchen Fällen bekommt der Säugling nicht wieder die ursprüngliche Babymilch, sondern eine Heilnahrung, bestehend aus fettarmer Magermilch, Buttermilch, saurer Milch oder Eiweißmilch. Auch eine milchfreie Säuglingsnahrung kommt in Betracht.

Wie lange bleibt man nach einer Dyspepsie bei der Heilnahrung? Einige Wochen.

Kann es zu einem Rückfall der Dyspepsie kommen? Gelegentlich. In diesen Fällen muß man die zugrundeliegende Ursache herausfinden und energisch behandeln.

Was ist meist die Ursache eines Dyspepsierückfalls?
a) Eine Allergie;
b) eine Infektion im Darmtrakt;
c) eine Form der Zöliakie (siehe Kapitel 54 über Säuglings- und Kinderkrankheiten);
d) eine Anomalie im Darmtrakt.

Was versteht man unter der Kuhmilchintoleranz? Wenn ein Säugling in den ersten vier Lebensmonaten eine Durchfallerkrankung bekommt, die nach zwei Wochen nicht unter den üblichen Maßnahmen aufhört, muß man an eine Intoleranz gegen Kuhmilcheiweiß denken. Zusätzlich können Erbrechen, Hauterscheinungen und asthmaartige Atembeschwerden auftreten, was auf die allergische Komponente hinweist. Etwa 0,5–7 % aller Säuglinge habe eine gewisse Form der Kuhmilchintoleranz, die allerdings in der Regel nur in den ersten zwei Lebensjahren auftritt.

Wie zeigt es sich, daß ein Säugling allergisch gegen Kuhmilch ist? Gewöhnlich mit Erbrechen, kolikartigen Schmerzen und dünnen oder schleimigen Stühlen. Gelegentlich tritt ein Ausschlag auf, besonders im Gesicht. Ferner kann eine mangelnde Gewichtszunahme oder sogar ein Gewichtsverlust zu beobachten sein.

Finden sich in der Familie des kuhmilchallergischen Säuglings oft auch bei anderen Angehörigen Allergien? Ja. Bei genauer Erforschung der Familiengeschichte läßt sich oft feststellen, daß auch ein anderes Familienmitglied eine Nahrungsmittelallergie hat.

Wie wird eine Kuhmilchintoleranz behandelt? Man gibt dem Kind keine Kuhmilch.

Wie kann man die Kuhmilch in der Säuglingsnahrung ersetzen? Durch synthetische Milch, die aus Sojabohnen bereitet wird.

An welche anderen Krankheiten muß man bei anhaltenden Durchfällen denken? Es könnte sich um eine angeborenen Mangel an Laktase handeln, einem Enzym, das zur Spaltung und Aufnahme von Milchzucker erforderlich ist. Auch eine Zöliakie kommt als Ursache in Frage. Dabei liegt eine Unverträglichkeit gegen das in fast allen Getreidearten vorkommende Klebereiweiß Gluten vor (siehe Zöliakie). Die Abklärung eines anhaltenden Durchfalls bei einem Säugling oder Kleinkind kann manchmal sehr langwierig sein.

54 Säuglings- und Kinderkrankheiten

Siehe auch Kapitel 30, Infektionskrankheiten; Kapitel 32, Kindliche Verhaltensweisen; Kapitel 43, das Neugeborene; Kapitel 53, Säuglingsernährung und Darmfunktion

Krupp und Pseudokrupp

Was versteht man unter Krupp? Unter dem Begriff Krupp werden eine Reihe von Krankheiten eingeordnet, deren gemeinsames Merkmal eine akute Einengung der Atemwege durch eine Entzündung der Luftröhrenschleimhaut direkt unterhalb des Kehlkopfs (Larynx) ist. Der Begriff des Krupp bezeichnet streng genommen nur die Atemwegsbehinderung bei der Diphtherie; zur Unterscheidung davon werden die entzündlichen Einengungen der Luftwege anderer Ursache als Pseudokrupp bezeichnet.

Wodurch entsteht der Pseudokrupp? In den meisten Fällen wird er durch einen Virusinfekt hervorgerufen; auch Bakterien kommen als Ursache in Frage.

Kann die Diphtherie Ursache des Krupps sein? Ja. Beim diphtherischen Krupp, den man früher als »echten Krupp« bezeichnet hat, bildet sich ein häutiger Belag im Kehlkopf und in der Luftröhre.

Wie kann man einen Pseudokrupp erkennen? Die ersten Zeichen sind eine erschwerte Atmung mit geräuschvollem Ziehen beim Einatmen, Heiserkeit oder Stimmverlust und Husten, oft mit einem bellenden Klang, der an die Laute von Robben erinnert. In den meisten Fällen ist die Temperatur nur leicht erhöht, in schweren Fällen kann aber auch hohes Fieber auftreten.

Wann setzt der Pseudokrupp gewöhnlich ein? In der Nacht. Während des Tages läßt er dann eher nach und wird in der folgenden Nacht wieder schlimmer.

Wie lange dauert der Pseudokrupp in der Regel? Etwa 1 bis 3 Tage.

Was sind prognostisch schlechte Zeichen bei einem Pseudokrupp? Atemfrequenz über 45–50/min, Herzfrequenz über 150–160/min, Unruhe, Apathie und Blaufärbung.

Wie behandelt man einen leichten Pseudokrupp?
a) Mit Dampfinhalationen oder Kaltwasser-Vernebler;
b) man sorgt mit einem Vernebler oder Verdampfungsapparat für feuchte Luft im Raum. Im allgemeinen aber ist es besser, den Arzt frühzeitig zu Rate zu ziehen.

Kann es beim Pseudokrupp Rückfälle geben? Ja. Kinder, die einmal an Pseudokrupp erkrankt waren, bekommen unter Umständen in den nächsten 2 bis 3 Jahren bei jedem Infekt der Luftwege neuerlich Anfälle. Erst ab einem Alter von fünf Jahren und mehr ist die Gefahr nicht mehr gegeben.

Erfordern schwere Verlaufsformen des Krupps und Pseudokrupps besondere Behandlungsmaßnahmen? Ja, diese Kinder müssen unbedingt im Krankenhaus behandelt werden, da die Gefahr der Erstickung groß ist.

Welche Behandlungsmöglichkeiten bestehen dort? In vielen Fällen hilft die Zufuhr von Sauerstoff; es kann aber auch eine Intubation oder ein Luftröhrenschnitt zur Überdruckbeatmung des Kindes notwendig werden. (Über den diphtherischen Krupp siehe im Kapitel 30 bei Diphtherie.)

Was ist ein Luftröhrenschnitt? Mit Luftröhrenschnitt oder Tracheotomie bezeichnet man die Öffnung der Luftröhre durch einen kleinen Einschnitt, die dem Erstickenden die Atmung ermöglicht (siehe auch Kapitel 21, Erste Hilfe und Kapitel 23, Hals).

Sind Antibiotika gegen Pseudokrupp wirksam? Nein.

Was soll man Kindern mit Krupp und Pseudokrupp zu essen geben? Am besten reichlich Flüssigkeiten und weiche Speisen.

Kann man dem Pseudokrupp vorbeugen? Nein.

Gibt es eine wirksame Schutzimpfung gegen Pseudokrupp? Nein.

Hinterläßt der Pseudokrupp bleibende Folgen? In der Regel nicht. Bei den meisten Fällen kommt es zur vollständigen Ausheilung.

Muß man ein Kind mit Pseudokrupp isolieren? Ja. Da die Krankheit ansteckend ist, soll man die gleichen Vorsichtsmaßnahmen treffen wie bei jedem Infekt der oberen Luftwege.

Tritt er in einer bestimmten Jahreszeit öfter auf? Ja. In den Winter- und Herbstmonaten ist er häufiger zu beobachten.

Säuglings- und Kinderkrankheiten

Wann darf ein Kind wieder ins Freie, nachdem es einen Pseudokrupp überstanden hat? Wenn das Fieber zurückgegangen ist und das Kind seine normale Aktivität wiedergewonnen hat.

Zöliakie

Was versteht man unter Zöliakie? Die Zöliakie ist eine Verdauungsstörung, von der hauptsächlich die Verdauung der Stärken und Fette betroffen ist.

Wodurch entsteht diese Krankheit? Die Ursache ist eine Unverträglichkeit eines bestimmten Klebereiweißes, das in der Schale von Weizen und Roggen vorkommt, nämlich von Gluten bzw. Gliadin. Dieser Eiweißkörper, der mit der Nahrung aufgenommen wird, führt bei überempfindlichen Kindern zu Veränderungen und zur Schädigung der Dünndarmschleimhaut mit einem nachfolgenden Verlust der Fähigkeit zur Aufnahme von Nahrungsbestandteilen. Die Darmschleimhaut kann dadurch viele Elemente des Speisebreis, besonders auch Fette, nicht richtig aufsaugen und in den Organismus überleiten. Auch die Tätigkeit mancher Verdauungsenzyme ist gestört.

Wie häufig ist die Zöliakie? Eines von etwa 100 Kindern leidet an dieser Störung.

Tritt sie in manchen Familien gehäuft auf? Ja.

Gibt es Hinweise auf die allergische Reaktionslage dieser Kinder? Ja. Wie es scheint, finden sich in Allergiker-Familien mehr Zöliakie-Fälle als in der übrigen Bevölkerung.

Wann tritt die Zöliakie auf? Gewöhnlich am Ende des ersten Lebensjahrs. Das Kind wirkt oft zunächst normal und beginnt dann zwischen dem 6. und 18. Lebensmonat Zeichen dieser Störung zu zeigen.

Wie äußert sich diese Krankheit? Es wechseln Perioden von Durchfällen und Verstopfung ab, die Stühle sind massig, dünnbreiig und übelriechend. Der Säugling nimmt nicht zu, oft kommt es sogar zum Gewichtsverlust. Der Leib wird groß und aufgetrieben, die Gesäßbacken klein und schlaff; der Appetit ist schlecht, und gelegentlich kann auch etwas Erbrechen auftreten.

Gibt es bei der Zöliakie verschiedene Schweregrade? Ja. Es gibt sehr leichte Fälle, die schwierig zu diagnostizieren sind, und schwere Formen, die man leicht erkennen kann.

Welche Untersuchungen kann man zur Sicherung der Diagnose anstellen?
Der Stuhl wird auf unverdaute Fette und Stärken untersucht sowie auf das Vorkommen von Trypsin, einem Verdauungsenzym. Es gibt auch bestimmte Tests, mit denen sich das Übertreten von Nahrungsstoffen aus dem Darm in das Blut nachweisen läßt.

Helfen Röntgenuntersuchungen bei der Diagnose weiter? Ja, aber sie sind nicht beweisend für die Diagnose. Diagnostisch wertvoller ist in diesen Fällen die Endoskopie mit Entnahme von Gewebenproben aus dem Dünndarm. Wenn man überhaupt eine vollständige Durchuntersuchung anstrebt, sollte man zuerst eine Endoskopie vornehmen lassen.

Wie wird die Zöliakie behandelt? Das Kind muß lange Zeit eine spezielle Diät, eine sogenannte glutenfreie Kost einhalten. Die Diät ist eiweißreich, fettarm und enthält keine Getreidestärken. Es dürfen keine Weizen- oder Roggenprodukte gegeben werden, die zu einem Wiederaufflammen der Krankheit führen können. Gluten kann aber auch in vielen Produkten enthalten sein, bei denen man nicht sofort daran denkt, z. B. Puddings, Joghurt-Zubereitungen, Keksen oder Backzutaten. In den Reformhäusern gibt es meistens eigene Abteilungen mit glutenfreien Lebensmitteln.

Mit welcher Milch wird das Kind ernährt? Gewöhnliche Kuhmilch wird meist gut vertragen.

Welche Beikost verträgt ein an Zöliakie erkranktes Kind? Alle Nahrungsmittel mit Ausnahme jener, die Gluten (Gliadin) enthalten.

Kann das Kind die üblichen Vitaminpräparate bekommen? Es werden wasserlösliche Multivitaminpräparate, wegen der erschwerten Aufnahme im Darm gewöhnlich in höherer Menge, verabreicht.

Wie lange muß das Kind bei dieser Diät bleiben? Etwa 6 bis 24 Monate, manchmal noch viel länger, bis Gluten vertragen wird.

Kann die Zöliakie ausheilen? Ja.

Kann das Kind später normal essen? Ja, in den meisten Fällen. Manchmal muß eine glutenfreie Kost beibehalten werden.

Gibt es während der Behandlung Rückschläge? Ja, wenn unverträgliche Speisen eingenommen werden.

Wie stellt sich das Kind zu dieser Diät? Manche Kinder nehmen sie gern und essen sie gierig, ohne irgendwelche Schwierigkeiten zu machen; andere werden anscheinend der Diät überdrüssig, so daß die Mutter ihren ganzen Einfallsreichtum aufbieten muß, um das Kind zum Essen der glutenfreien Speisen zu bewegen.

Kann die Zöliakie befriedigend zu Hause weiterbehandelt werden? Ja. Ein Krankenhausaufenthalt ist oft nur zu Beginn der Erkrankung oder zur gründlichen Durchuntersuchung und zur Diagnosestellung notwendig.

Muß das Kind bei der Zöliakie Bettruhe einhalten? Nein, außer während einer akuten Erkrankung.

Vergeht die Zöliakie auch ohne Behandlung? Nein. Wenn das Kind weiter Vollkost bekommt, werden die Stühle schlechter, der Gewichtsverlust wird stärker, und es kommt eher zu schweren Infekten.

Können Rückfälle eintreten? In manchen Fällen kann es notwendig sein, eine abgewandelte diätetische Behandlung noch einige Jahre lang fortzuführen, weil es sonst zu Rückfällen oder zum Wiederaufflackern kommt, besonders wenn Infekte auftreten.

Ist die Bauchspeicheldrüse an dem Krankheitsgeschehen beteiligt? Nein.

Mukoviszidose
(zystische Pankreasfibrose)

Was ist die Mukoviszidose? Mit Mukoviszidose, zystischer Pankreasfibrose oder auch nur zystischer Fibrose bezeichnet man eine vererbte Stoffwechselstörung, bei der es aufgrund einer erhöhten Zähigkeit der Sekrete von Bauchspeicheldrüse, Leber und Bronchialdrüsen zur Verstopfung der Ausführungsgänge dieser Drüsen und nachfolgender Infektion kommt (siehe auch Kapitel 37, Lunge).

Wie häufig kommt sie vor? Die Mukoviszidose ist die häufigste erbliche Stoffwechselstörung. In der weißen Bevölkerung tritt ein Fall pro 2000 Lebendgeborene auf. Etwa jede 400. Ehe ist als Risiko-Ehe zu bezeichnen, da einer der Ehepartner ein gesunder Träger des Gens ist.

Können Eltern, die ein Kind mit Mukoviszidose haben, überhaupt an weitere Kinder denken? Ja. Sie können noch weitere Kinder haben, müssen aber wissen, daß für eine Mukoviszidose eines weiteren Kindes eine Wahrscheinlichkeit von 1:4 besteht.

Warum wird die Mukoviszidose auch zystische Pankreasfibrose genannt? Man hat früher angenommen, daß die Erkrankung auf die Bauchspeicheldrüse begrenzt sei. Diese Vorstellung wurde aber mit der besseren Aufklärung der Entstehung dieses Krankheitsbildes verlassen. Tatsächlich ist die Lunge das Organ, wegen dessen zunehmender Schädigung die Patienten am häufigsten sterben.

Gibt es spezielle Nachweismethoden für diese Krankheit? Schweiß-Tests zur Bestimmung des Salzgehalts sind für diese Krankheit spezifisch. Die Erhöhung des Natriumgehalts läßt sich besonders deutlich mit anderen Tests an Speichel, Nägeln und Haaren nachweisen.

Welche Veränderungen sind für die Mukoviszidose typisch? Einer der kennzeichnendsten Befunde bei der Mukoviszidose ist eine übermäßige Produktion und abnorme Zähflüssigkeit des Schleims, der in der Lunge und im Verdauungstrakt ausgeschieden wird.

Wann fängt die Mukoviszidose an? Erste Symptome treten bereits im Alter von wenigen Wochen auf: Reizhusten, schnelle Atmung, Bronchitiden und Pneumonien.

Was sind weitere Krankheitserscheinungen der Mukoviszidose? Oft kommt es bereits im Mutterleib zu einer Verstopfung des unteren Dünndarms mit zähem Darminhalt (Mekoniumileus). Wegen der Funktionsschwäche der Bauchspeicheldrüse treten massige übelriechende Fettstühle auf, die Kinder gedeihen entsprechend schlecht.

Leiden diese Kinder unverhältnismäßig stark unter Hitze? Ja. Ein Charakteristikum der Erkrankung ist, daß der Schweiß Salze in besonders hoher Konzentration enthält. Dieser Salzverlust mit der Schweißabsonderung führt an einem heißen Sommertag leicht zu Kollapszuständen.

Sterben manche Kinder an der Mukoviszidose? Ja. Während früher fast alle Kinder noch vor dem 15. Lebensjahr an Lungenkomplikationen starben, erreichen heute dank der besseren Behandlungsmöglichkeiten immer mehr Kinder das Erwachsenenalter. Derzeit beträgt die durchschnittliche Lebenserwartung ca. 25 Jahre.

Wie wird die Mukoviszidose behandelt? Im Vordergrund stehen die Physiotherapie der Lungenveränderungen und die Gabe von Antibiotika. In speziellen Ambulanzen für Mukoviszidose erlernen die Eltern dieser Kinder die Klopfdrainage der betroffenen Lungenabschnitte in Kopftieflage, damit das zähe Sekret abgehustet werden kann. Die Länge des Überlebens hängt entscheidend von der Intensität und Qualität dieser Maßnahmen ab. Zusätzlich werden die Kinder in einem »Nebel-Zelt« (Ultraschallvernebler) und mit Schleimlösern behandelt. Bei Infektionen gibt man Breitspektrumantibiotika. Die Verdauungsfunktion wird durch Gabe von Bauchspeicheldrüsenenzymen verbessert, fettlösliche Vitamine (A, D, E, K) müssen zugeführt werden.

Wie lange muß man die Behandlung fortsetzen, um diese Kinder am Leben zu erhalten? Die Behandlung muß lebenslang mehr oder weniger intensiv fortgeführt werden.

Kann man diese Krankheit leicht von der Zöliakie unterscheiden? In sehr ausgeprägten Fällen kann man die beiden Krankheiten auseinanderhalten, aber in leichten kann die Unterscheidung schwierig sein.

Hirschsprung-Krankheit
(Megacolon congenitum)
(Siehe auch im Kapitel 62 den Abschnitt über den Dickdarm)

Was ist die Hirschsprung-Krankheit? Man versteht darunter eine angeborene Dickdarmkrankheit, bei der vor allem in den oberen Abschnitten des Dickdarms die Nervenzellen fehlen, die für die Kontraktion des Dickdarms verantwortlich sind. Dadurch kommt es zu einer enormen Erweiterung der oberen Dickdarmabschnitte, die mit großen Stuhlmengen gefüllt sind, während der vor dem Anus gelegene Dickdarmabschnitt eng und fast kotleer ist.

Wie häufig ist die Hirschsprung-Krankheit? Sie kommt etwa einmal auf 2000 Lebendgeborene vor.

Wie wird die Diagnose eines Megacolons gestellt? Sie ergibt sich aus dem Befund des fehlenden Kots bei der rektalen Untersuchung und einem charakteristischen Röntgenbefund bei einer Bariumkontrastfüllung des Darms. Ferner zeigt die Biopsie eines kleinen Stücks Mastdarmmuskulatur unter Umständen das Fehlen der Nervenzellen.

Welchen Verlauf nimmt diese Krankheit und wie wird sie behandelt? Leichte Fälle neigen zur Besserung und werden nach mehrjähriger medizinischer Behandlung gesund; schwere Fälle erfordern meistens die chirurgische Entfernung des gelähmten Dickdarmabschnitts.

Gelingt mit der Operation die Heilung des Leidens? Ja. Mit den modernen Operationsmethoden der Kinderchirurgie ist der chirurgische Eingriff heute gefahrlos und verspricht in einem sehr hohen Prozentsatz Heilung.

Fetale Erythroblastose

Was ist die fetale Erythroblastose? Man bezeichnet damit eine Erkrankung, bei der die roten Blutkörperchen des Fetus oder des Neugeborenen aufgrund einer Unverträglichkeit zwischen dem mütterlichen und dem kindlichen Blut zerstört werden.

Wie wird diese Krankheit noch bezeichnet?
a) Hämolytische Erkrankung des Neugeborenen;
b) Rhesusfaktorkrankheit;
c) schwere Gelbsucht des Neugeborenen;
d) Neugeborenenblutarmut.

Was versteht man unter »Rhesusfaktor«? Neben den seit langem bekannten »klassischen Blutgruppen« A, B, AB und 0 gibt es noch später entdeckte Untergruppen sowie auch den Rhesusfaktor, kurz Rh-Faktor genannt. Ebenso wie jeder Mensch eine bestimmte Blutgruppe hat, ist er auch entweder Rh-positiv oder Rh-negativ, das heißt, daß das Blut bei Rh-positiven Menschen eine Substanz enthält, die bei Rh-negativen fehlt.

Welcher Prozentsatz der Menschen ist Rh-positiv? 85 %; die restlichen 15 % sind Rh-negativ.

Werden die Blutfaktoren von den Eltern an die Kinder weitergegeben? Ja.

Unter welchen Voraussetzungen gibt es keine Rhesusfaktorprobleme?
a) Wenn die Mutter Rh-positiv ist.
b) Wenn beide Eltern Rh-negativ sind.

Bei welchen Partnergruppierungen kann das Kind eine Rhesusfaktorkrankheit bekommen? Nur wenn die Frau Rh-negativ und der Mann Rh-positiv ist. Da der Rhesusfaktor dominant vererbt wird, werden die meisten Kinder solcher Verbindungen Rh-positiv sein.

Werden alle Kinder eines solchen Paares diese Krankheit bekommen? Nein, nur ein kleiner Prozentsatz.

Wodurch kommt die Krankheit zustande? In der Gebärmutter einer Rh-negativen Mutter entwickelt sich ein Rh-positives Kind; einige der Rh-positiven Blutkörperchen des Kinden gelangen in den Kreislauf der Mutter und regen die Bildung von Antikörpern gegen den Rh-Faktor an. Diese Antikörper können später ihrerseits in den kindlichen Kreislauf übertreten und die roten Blutkörperchen des Kindes zerstören.

Wie wirkt sich die Rh-Unverträglichkeit auf das neugeborene Kind aus? Durch die Zerstörung der roten Blutkörperchen des Säuglings kommt es zur Blutarmut und zur Gelbsucht.

Wie kommt die Gelbsucht zustande? Die Leber des Kindes bewältigt den Abbau und die Ausscheidung der Zerfallsprodukte aller zerstörten roten Blutkörperchen nicht und läßt Gallenfarbstoff ins Blut übertreten.

Wie kann diese Krankheit erkannt werden? Das neugeborene Kind wird blaß und gelbsüchtig, das heißt, die Haut und das Weiße in den Augen färben sich gelb. Außerdem findet sich eine Vergrößerung der Leber und der Milz. Mit Blutuntersuchungen lassen sich die Antikörper im Blut des Kindes nachweisen.

Wie unterscheidet sich die Gelbsucht bei der Rhesusfaktorkrankheit von der physiologischen Neugeborenengelbsucht? Durch ihr sehr frühes Auftreten in den ersten 24 Stunden und durch ihren Schweregrad.

Gibt es eine Möglichkeit, schon während der Schwangerschaft festzustellen, ob das Kind die Krankheit haben könnte? Ja. Bei jeder werdenden Mutter soll schon im voraus geprüft werden, ob sie Rh-positiv oder Rh-negativ ist. Wenn sie Rh-negativ ist, sollte ihr Blut während der späteren Schwangerschaftsmonate häufig untersucht werden, damit man sieht, ob und in welcher Menge es diese spezifischen Antikörper enthält (siehe auch Kapitel 34, Laboratoriumsdiagnostik). Wenn Antikörper nachweisbar sind, ist das Kind gefährdet.

Wie wird die Erythroblastose behandelt? Nach der Geburt muß so bald wie möglich eine Austauschtransfusion durchgeführt werden. Zum rascheren Abbau des Bilirubins bestrahlt man das Kind mit einer blauen Lichtquelle (420–460 nm). Dadurch wird das fettlösliche Bilirubin in wasserlösliche Abbauprodukte umgewandelt, die nicht in das Gehirn eindringen können und über die Galle rasch ausgeschieden werden. Die Lichtbehandlung ist aber kein Ersatz für die Austauschtransfusion.

Was versteht man unter »Austauschtransfusion«? Mit der Austauschtransfusion wird angestrebt, beinahe das ganze Blut des Säuglings zu entfernen und durch Spenderblut zu ersetzen – mit Blut also, das diese gefährlichen Antikörper nicht enthält. Für dieses Verfahren braucht man einen erfahrenen Spezialisten.

Kann mehr als eine Austauschtransfusion notwendig sein? Ja. In manchen Fällen tritt die Gelbsucht nach 2 bis 3 Tagen neuerlich auf, so daß eine zweite und in seltenen Fällen sogar eine dritte Austauschtransfusion erforderlich wird.

Kann man mit der Austauschtransfusion die Erythroblastose heilen? Ja. Wenn sie früh genug gemacht wird, führt sie in fast allen Fällen zur Heilung.

Was kann geschehen, wenn die Erythroblastose unbehandelt bleibt? Das Kind kann durch den hochgradigen Blutzerfall in wenigen Tagen sterben oder die starke Gelbsucht einen bleibenden Schaden bestimmter Gehirnteile bewirken (Kernikterus). Das fettlösliche Bilirubin lagert sich dabei in bestimmte Hirnareale ein.

Wie wirkt sich diese Gehirnschädigung aus? Sie kann krampfartig erhöhte Muskelspannung (Spastizität) oder starke Benommenheit erzeugen; Spätfolgen können ein geistiger Entwicklungsrückstand, Krämpfe und eine Form der zerebralen Kinderlähmung sein.

Kann die Austauschtransfusion dem Gehirnschaden vorbeugen? Ja. Durch die Entfernung der Antikörper und des Gallenfarbstoffs, der die Gelbsucht erzeugt, wird die Hirnschädigung verhütet. Die Transfusion muß aber sehr bald gemacht und bei einem Rückfall der Gelbsucht eventuell wiederholt werden.

Kann die Rhesusfaktorkrankheit auch zu Totgeburten führen? Ja. In manchen Fällen ist sie am Absterben des Kindes während der Entwicklung in der Gebärmutter oder unmittelbar vor der Geburt schuld. Manche Rh-negativen Frauen berichten unter Umständen über wiederholte Totgeburten, die ihre Ursache in dieser Krankheit hatten. Heute versucht man den Fruchttod dadurch zu verhindern, daß man dem Kind noch vor der Geburt durch die Bauchwand der Mutter hindurch eine Transfusion gibt.

Ist es in solchen Fällen möglich, das Kind am Leben zu erhalten? Ja. Wenn die Krankheit während der Schwangerschaft erkannt wird, kann das Kind vorzeitig durch einen Kaiserschnitt oder durch die künstliche Einleitung der Geburt lebend zur Welt gebracht werden. Unmittelbar nach der Geburt macht man eine Austauschtransfusion, oder man kann eine Transfusion noch im Mutterleib geben, wenn ein Absterben des Kindes zu befürchten ist.

Bekommen auch Erstgeborene eine Erythroblastose? Normalerweise nicht. Die Krankheit tritt gewöhnlich in späteren Schwangerschaften auf. Bei Erstgeborenen kann sie entstehen, wenn die Mutter vor ihrer ersten Schwangerschaft irrtümlich eine Bluttransfusion oder Blutinjektion mit Rh-positivem Blut bekommen hat. Dann kann ihr Blut die gefährlichen Antikörper als Folge der vorangegangenen Blutübertragung enthalten.

Kann eine Erythroblastose auch auf andere Weise als durch den Rhesusfaktor zustande kommen? Ja. Eine fast gleich schwere Form der Krankheit kann

Säuglings- und Kinderkrankheiten

bei einzelnen Fällen der sogenannten A-B-0-Unverträglichkeit ausgelöst werden; dabei ist die Blutgruppe der Mutter 0 und die des Kindes A oder B. Wenn Blut des Feten in den mütterlichen Kreislauf übertritt, bildet die Mutter Antikörper dagegen, die zum Teil die Plazenta passieren und im Kind eine Hämolyse hervorrufen. Obwohl Unverträglichkeiten im AB0-System in etwa 20 % aller Schwangerschaften auftreten, kommt es doch nur bei 1–5 % zu einer Erythroblastose.

Wie lange muß der Säugling nach einer Austauschtransfusion im Krankenhaus bleiben? Ungefähr eine Woche, damit man sichergeht, daß kein Rückfall der Blutarmut oder Gelbsucht mehr eintritt. Eine andere Spezialbehandlung ist nicht erforderlich.

Kann ein Kind, das eine Erythroblastose überstanden hat, an der Mutterbrust ernährt werden? Ja. Da einige Antikörper in die Muttermilch übergehen können, hatte man früher gegen die Aufzucht mit Muttermilch Bedenken. Heute weiß man aber, daß die Antikörper dem Kind nicht schaden, wenn sie mit der Milch in seinen Magen gelangen.

Gibt es eine Möglichkeit, gefährdete Kinder von Rh-negativen Müttern schon im Mutterleib zu behandeln? Ja, das Kind kann schon im Mutterleib Transfusionen erhalten.

Gibt es eine Möglichkeit, die Bildung dieser Antikörper bei der Mutter zu verhindern, damit sich in späteren Schwangerschaften keine fetale Erythroblastose entwickelt? Ja. Es ist heute möglich, eine Rh-negative Mutter gegen den Rh-positiven Faktor des Fetus zu immunisieren, indem man ihr binnen 72 Stunden nach der Entbindung Anti-D-Immunglobulin injiziert. Durch diese Vorbehandlung wird die Entwicklung einer Erythroblastose in nachfolgenden Schwangerschaften verhindert.

Speicherkrankeiten

Was versteht man unter Speicherkrankheiten? Dabei handelt es sich meist um vererbte seltene Stoffwechselstörungen, bei denen sich aufgrund eines Enzymdefekt ein bestimmtes Stoffwechselprodukt anhäuft und in verschiedenen Organen abgelagert wird. Nachdem das Gehirn ein bevorzugter Ort der Speicherung ist, gehen viele dieser Krankheiten mit geistigen Defekten der Kinder einher.

Welche Stoffwechselprodukte werden abgelagert? Man kennt Ablagerung von Mukopolysacchariden, Fettsubstanzen und Spurenelementen, vor allem Metallen.

Familiäre amaurotische Idiotie
(Tay-Sachs-Syndrom)

Was ist die familiäre amaurotische Idiotie? Es ist dies eine zum Tode führende Krankheit junger Säuglinge, die mit Erblindung und geistiger Minderentwicklung einhergeht. Sie beruht auf einer erblichen Stoffwechselstörung mit Ablagerungen von Gangliosiden im Zentralnervensystem. Besonders gehäuft tritt die Krankheit bei Juden auf.

Wie tritt diese Krankheit in Erscheinung? Der Säugling entwickelt sich bis zum Alter von etwa 6 Monaten normal, dann tritt ein Stillstand und Rückschritt in der Entwicklung ein. Das Kind zeigt Zeichen der Erblindung, Teilnahmslosigkeit, Muskelschwäche und später eine krampfartig erhöhte Muskelspannung und Krampfanfälle.

Wodurch entsteht diese Krankheit? Der Säugling ist nicht imstande, bestimmte Fettsubstanzen in seiner Nahrung zu verwerten; diese Stoffe werden dann im Gehirn gespeichert und führen zur Zerstörung der Hirnzellen.

Wie wird die Diagnose dieser Krankheit gestellt? Durch die Untersuchung der Augen mit dem Augenspiegel. Auf der Netzhaut ist ein charakteristischer, abnormer »kirschroter Fleck« zu sehen.

Zeigt diese Krankheit ein familiäres Auftreten? Ja. Wenn ein Kind der Familie diese Krankheit hat, besteht eine gewisse Gefahr, daß auch ein anderes Kind dieser Eltern daran leiden wird. Es hat sich auch herausgestellt, daß bei den Eltern ein teilweiser Mangel dieses Enzyms vorliegen kann. In solchen Fällen besteht die Möglichkeit, daß die Enzymstörung an die Nachkommen vererbt wird und ein oder mehrere Kinder mit der Krankheit zur Welt kommen.

Kommt die amaurotische Idiotie nur in jüdischen Familien vor? Fast ausschließlich. Ungefähr 95 % der Fälle stammen aus jüdischen Familien. Bei jüdischen Kindern kommt ein Krankheitsfall auf etwa 6000 Geburten, bei nicht-jüdischen einer auf etwa 600000 Geburten.

Kann man diesem Leiden irgendwie vorbeugen? Ja. Es ist heute möglich, die Eltern daraufhin zu untersuchen, ob die Anlage zur Weitergabe der Enzymstörung an die Nachkommen vorhanden ist. Wenn bei beiden Eltern ein teilweiser Mangel an dem Enzym, dessen Fehlen bei der Krankheit eine Rolle spielt, vorliegt, ist die *statistisch* erhöhte Wahrscheinlichkeit gegeben, daß eines von vier Kindern die Krankheit haben wird.

Säuglings- und Kinderkrankheiten

Sollte ein Paar das Risiko eingehen, ein Kind zu bekommen, wenn beide Partner diese Enzymschwäche aufweisen? Nein, weil das Risiko, daß das Kind diese tödliche Krankheit haben wird, zu groß ist.

Wie lange kann ein Kind mit dieser Krankheit am Leben bleiben? Ungefähr 2 bis 3 Jahre. Der Ernährungszustand des Kindes wird immer schlechter, es kommt zu Gewichtsverlust und zu zunehmenden Muskelspannungen, bis das Kind schließlich stirbt.

Ist es notwendig, ein Kind wegen dieser Krankheit ins Krankenhaus zu geben? Nein, da man im Krankenhaus kaum mehr tun kann als zu Hause. In manchen Fällen kann es aber vernünftiger sein, das Kind in ein Krankenhaus oder Pflegeheim für chronisch-unheilbare Leiden zu geben, damit das Familienleben nicht zu stark belastet wird. Die Gegenwart eines solchen Kindes im Haus kann sich psychologisch ungünstig auf die Eltern und Geschwister auswirken.

Niemann-Pick-Krankheit

Was ist die Niemann-Pick-Krankheit? Sie ist der Tay-Sachs-Krankheit ähnlich, doch kommt noch eine Vergrößerung der Leber und der Milz hinzu. Auch hier gehören Blindheit, der kirschrote Fleck im Auge und Schwachsinn zum Krankheitsbild. Es handelt sich ebenfalls um ein familiäres Leiden, das bevorzugt in jüdischen Familien vorkommt. Die Krankheit führt in der Regel vor Vollendung des 3. Lebensjahrs zum Tode.

Down-Syndrom (Trisomie 21)

Was versteht man unter dem Down-Syndrom? Das Down-Syndrom (früher auch Mongolismus genannt) ist die häufigste Chromosomenanomalie, bei der das Chromosom 21 drei- statt zweimal vorhanden ist. Ein normaler Mensch hat 46 Chromosomen, ein Mensch mit Trisomie 47. Dies führt zu einer Reihe von charakteristischen geistigen und körperlichen Störungen. Die Häufigkeit beträgt etwa 1 auf 700 Lebendgeborene.

Wie erkennt man das Down-Syndrom? An dem Erscheinungsbild des Kindes. Der Kopf ist gewöhnlich klein, die Muskulatur schlaff, das Gesicht hat ein charakteristisches Aussehen: schräg nach außen und oben verlaufende Lidspalten, weiter Augenabstand und vorstehende Zunge; die Hand ist breit und schaufelförmig, die Handlinien sind nicht normal (durchgehende Vierfingerfurche), der Hals ist kurz und dick, und es kann ein angeborener Herzfehler bestehen (Abb. 146).

Ist das Down-Syndrom erblich? In den meisten Fällen nicht.

Kommt es bei älteren Müttern öfter vor als bei jungen? Ja, mit zunehmendem Alter der Mutter, aber auch des Vaters nimmt die Häufigkeit der Trisomie 21 stark zu. Bei über 40jährigen Frauen beträgt die Wahrscheinlichkeit für ein Kind mit Trisomie 21 über 10 %.

Werden Kinder mit Down-Syndrom öfter nach mehreren gesunden Geschwistern geboren oder eher als Erstgeborene? Meist trifft das erstere zu.

Gibt es eine besondere Untersuchung, die diagnostisch beweisend ist? Ja. Chromosomenuntersuchungen ermöglichen den Nachweis dieser Krankheit und erlauben auch gewisse Rückschlüsse darauf, ob es sich um eine erbliche oder nicht-erbliche Form handelt; dazu wird auch der Chromosomenbefund der Eltern herangezogen.

Kann die Störung schon vor der Geburt diagnostiziert werden? Ja, mittels einer Amniozentese, bei der etwas Fruchtwasser aus der Gebärmutter entnommen wird. Hinweisend auf das Vorliegen einer Trisomie 21 sind auch abnorme Konzentrationen von Choriongonadotropin und alpha-Fetoprotein im mütterlichen Blut.

Kann man das Down-Syndrom ursächlich behandeln? Nein.

Kann man ihm irgendwie vorbeugen? Nein.

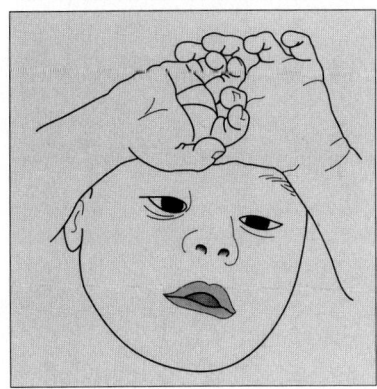

Abb. 146 Typischer Gesichtsausdruck bei Trisomie 21: mongoloide Augenstellung, spitze Zunge, durchgehende Vierfingerfurche an der Handfläche.

Werden diese Kinder erwachsen? Nur relativ wenige, da die Sterblichkeit in jedem Alter gegenüber normalen Kindern erhöht ist. 25–30 % sterben innerhalb des ersten Lebensjahrs, 50 % vor dem fünften Lebensjahr, nur 8 % werden über 40 Jahre alt.

Welches Intelligenzniveau können Kinder mit Down-Syndrom erreichen? Sie müssen im allgemeinen lebenslang betreut werden. Der Intelligenzdefekt ist allerdings unterschiedlich, manchmal leichter, manchmal schwer. Manche sind fähig, eine einfache Erwerbstätigkeit auszuführen.

In welcher Gemütsverfassung sind Kinder mit Down-Syndrom gewöhnlich? Es gibt viele typische Verhaltensweisen, doch sind die Persönlichkeiten wie bei normalen Kindern sehr verschieden.

Können sie zu Hause betreut werden? In den meisten Fällen gelingt es, durch entsprechende Früherziehungsprogramme und Spieltherapien die Kinder in der eigenen Familie zu belassen. Wenn die Eltern zu einer Betreuung nicht in der Lage sind, sollte man die Kinder möglichst nicht in ein Heim geben, sondern bei Pflegeeltern aufwachsen lassen.

Können Kinder mit Down-Syndrom Schulunterricht erhalten? Ja, im Rahmen ihrer Möglichkeiten.

Können sie für eine Erwerbstätigkeit ausgebildet werden? Ja. Die meisten können es erlernen, unkomplizierte Aufgaben und einfache Arbeiten auszuführen.

Kann man sie so weit bringen, daß sie sich selbst erhalten können? Selten, wenn auch viele für eine Arbeit angelernt werden können, so daß sie imstande sind, nützliche Tätigkeiten zu verrichten. Sie bleiben aber auf Unterstützung angewiesen.

Warum nannte man diese Krankheit früher Mongolismus? Wegen des Gesichtsschnitts und der schrägen Augen.

Kommt das Down-Syndrom nur bei der weißen Rasse vor? Nein, es tritt bei allen Rassen auf.

Retrolentale Fibroplasie
(Frühgeborenenretinopathie)

Was ist die retrolentale Fibroplasie? Es handelt sich um eine zur Erblindung führende Augenkrankheit, die vor allem bei sehr schwachen und unreifen frühgeborenen Kindern vorgekommen ist, die wegen Atemschwierigkeiten aufgrund von Lungenveränderungen eine massive Sauerstoffzufuhr benötigten.

Wodurch entsteht diese Krankheit? Bis vor kurzem war die Ursache unbekannt. Heute gilt als gesichert, daß die retrolentale Fibroplasie durch eine *Sauerstoffvergiftung* verursacht werden kann.

Wie kann es eine »Sauerstoffvergiftung« geben, wo Sauerstoff doch heilend oder sogar lebensrettend wirkt? Wenn sehr kleinen, unreifen Frühgeborenen ohne Blausucht zu viel Sauerstoff zugeführt wird, beeinträchtigt er die normale Augenentwicklung und kann in manchen Fällen zur Erblindung führen.

Wieviel Sauerstoff verwendet man heute bei Frühgeborenen? Genug, um das Leben zu erhalten, aber keine übergroßen Mengen.

Brauchen alle frühgeborenen Kinder zusätzlich Sauerstoff? Nein, nur jene, die Atemstörungen zeigen.

Hyalin-Membran-Krankheit
(Membransyndrom der Früh- und Neugeborenen)

Was ist die Hyalin-Membran-Krankheit? Sie ist eine Erkrankung frühgeborener Kinder, bei welcher der normale Gasaustausch in den Lungenbläschen behindert ist. Durch Unreife der Lunge und Mangel an einer oberflächenaktiven Substanz (Surfactant) kommt es zum teilweisen Kollaps der Lunge. Die Innenfläche der Lungenbläschen wird mit sichtbaren Membranen ausgekleidet, wodurch der Gasaustausch behindert wird.

Wann entwickelt sie die Hyalin-Membran-Krankheit? In der Regel innerhalb von 6 bis 24 Stunden nach der Geburt bekommen die Säuglinge ein Atemnotsyndrom, das nach zwei Tagen ein Maximum erreicht. Bei unkomplizierten Fällen klingt die Symptomatik dann von selbst ab.

Kommen die Kinder schon mit der Hyalin-Membran-Krankheit auf die Welt? Meist machen die Kinder bei der Geburt und in den ersten Stunden einen normalen Eindruck; erst dann beginnt die Atemstörung.

Wie äußert sich diese Krankheit? Der Säugling atmet angestrengt; die Atemnot wird immer schlimmer, bis es nach ungefähr ein bis drei Tagen zum Tod durch Erstickung kommt.

Wodurch entsteht dieses Leiden? Die Ursache ist ungeklärt. Man vermutet, daß Veränderungen der Oberflächenspannung über den Zellen der Lungenbläschen den Übertritt von Sauerstoff ins Blut behindern.

Führt sie unabänderlich zum Tod? Nein, eine beträchtliche Anzahl von Kindern kann gerettet werden.

Wie wird die Hyalin-Membran-Krankheit behandelt? Mit Sauerstoffinhalationen, erhöhter Luftfeuchtigkeit im Brutkasten und zusätzlich mit Medikamenten. In manchen Fällen ist eine apparative Unterstützung der Atmung erforderlich. Seit einigen Jahren steht künstlicher Surfactant zu Verfügung, der über die liegende Luftröhrenkanüle gegeben werden kann. Damit hat sich die Prognose des Leidens weiter verbessert.

Hat der Sauerstoff so wie bei der retrolentalen Fibroplasie auch hier eine schädliche Wirkung? Nicht unbedingt, weil die Sauerstoffkonzentration im Blut nicht zu hoch ist. Auf jeden Fall werden die Augen genau kontrolliert.

Kann ein Kind, das diese Krankheit übersteht, normal sein? Ja, besonders wenn es in einem modernen Frühgeborenenzentrum behandelt wurde.

Kann man diese Krankheit irgendwie verhüten? Die beste Vorbeugung ist die Verhütung einer Frühgeburt.

Atelektase des Neugeborenen

Was versteht man unter Neugeborenenatelektase? Von Atelektase spricht man, wenn ein Lungenbezirk keine Luft enthält; beim Neugeborenen ist sie die Folge einer ausbleibenden Entfaltung mancher Lungenteile. Da diese Bezirke keine Luft und damit auch keinen Sauerstoff enthalten, fallen sie für die Atemfunktion der Lunge aus.

Welche Ursache liegt der Atelektase zugrunde? Sie kann auf einem Verschluß von Bronchien durch Schleim oder Fruchtwasser beruhen oder auf einer Unreife des Lungengewebes, das noch nicht fähig ist, sich zu entfalten.

Wie tritt die Atelektase in Erscheinung? Die Atmung des Säuglings ist beschleunigt, flach und oft geräuschvoll; infolge des Sauerstoffmangels können sich Haut und Schleimhäute bläulich verfärben; wenn der Säugling sich bemüht einzuatmen, zeigt sich oft eine Einziehung des Brustkorbs an den Rippen und gegen den Hals zu.

Wie kann man die Diagnose erhärten? Beim Anhören der Brust findet der Arzt, daß über bestimmte Lungenteile kein Atemgeräusch zu hören ist. Die Verdachtsdiagnose wird durch eine Röntgenaufnahme der Lunge bestätigt.

Wie wird die Neugeborenenatelektase behandelt? Wenn die Luftwege mit Flüssigkeit verlegt sind, muß diese abgesaugt werden. Manchmal ist in schweren Fällen zur Entfernung des Hindernisses eine Bronchoskopie notwendig. Außerdem hält man das Kind in einem Brutkasten mit hoher Luftfeuchtigkeit und hohem Sauerstoffgehalt. Man muß das Kind unbedingt häufig zum tiefen Durchatmen anregen, indem man es oft zum Schreien bringt, wenn nötig alle paar Minuten.

Welchen Ausgang nehmen diese Fälle? Wenn die Atelektase klein ist, schwindet sie in ein paar Tagen mit normaler Entfaltung der Lunge; eine ausgedehnte Atelektase kann einen Sauerstoffmangel des Gehirns und eine Schädigung der Hirnzellen zur Folge haben. In sehr schweren Fällen kann sie in ein bis zwei Tagen zum Tod führen.

Blutungsneigung des Neugeborenen
(Melaena neonatorum)

Was bezeichnet man mit Melaena neonatorum? Mit Melaena bezeichnet man eine Blutungsneigung, die um den zweiten bis fünften Lebenstag in Erscheinung tritt und sich in Haut-, Schleimhaut-, Nabel- und gelegentlich Mastdarm- oder Scheidenblutungen äußert. Es kann sich Blut im Harn oder im Erbrochenen finden.

Wodurch entsteht diese Blutungsneigung? Man nimmt an, daß sie durch den Mangel eines Gerinnungsfaktors und durch einen Vitamin- K-Mangel zustande kommt.

Wie wird die Blutungsneigung der Neugeborenen behandelt? Man spritzt den Neugeborenen Vitamin K, um der Störung vorzubeugen.

Säuglings- und Kinderkrankheiten

Neugeborenen-Spasmophilie
(Hypokalzämische Krämpfe)

Was versteht man unter Neugeborenen-Spasmophilie? Man bezeichnet damit eine Erkrankung, die während der ersten Lebenswoche auftritt und mit Reizbarkeit, außerordentlicher Unruhe, Muskelzucken und gelegentlich mit Krampfanfällen einhergeht.

Wodurch entsteht die Spasmophilie? Sie beruht auf einem verminderten Kalziumgehalt des Blutes und kann durch eine Funktionsstörung der Epithelkörperchen oder der Nieren zustande kommen oder durch Verfütterung einer Milch, bei der das Verhältnis von Phosphor zu Kalzium höher ist als normal.

Kommt die Spasmophilie auch bei Brustkindern vor? Sie kommt bei Brustkindern seltener als bei Flaschenkindern vor, da die Frauenmilch das richtige Verhältnis von Phosphor und Kalzium aufweist.

Welche Untersuchung kann helfen, die Diagnose zu sichern? Die Bestimmung des Kalzium- und des Vitamin D-Gehalts im Blutserum.

Wie wird die Spasmophilie behandelt? Man gibt Vitamin D_3 und Kalziumlösung auf dem Venenweg und reichert in der Folge die Flaschenmilch mit Kalzium an.

Was kann geschehen, wenn die Störung unbehandelt bleibt? Das Kind wird immer unruhiger und bekommt Krämpfe, man spricht von hypokalzämischen Krämpfen. Sie können gefährlich werden, wenn nicht rasch Kalzium gespritzt wird.

Neugeborenen-Sepsis

Was versteht man unter Neugeborenen-Sepsis? Es handelt sich um eine Infektion des Blutes, eine sog. Blutvergiftung; man findet sie zumeist in der ersten Lebenswoche.

Wodurch entsteht eine Sepsis bei Neugeborenen? Durch Bakterien, die über verschiedene Eintrittspforten – Haut, Schleimhäute, Nase, Mund oder durch den Nabel – in das Blut eindringen.

Gelangen diese Krankheitserreger vor oder nach der Geburt in den kindlichen Körper? Die Bakterien können sowohl vorher als nachher in den Körper eindringen und dann in die Blutbahn einbrechen.

Wie tritt diese Sepsis in Erscheinung? Mit Nahrungsverweigerung, Erbrechen, Durchfall, Gewichtsverlust, Unruhe, hohem Fieber und gelegentlich mit Krämpfen. Oft geht die Urinausscheidung stark zurück und es entwickelt sich eine Leukozytopenie und Thrombozytopenie.

Wie kann die Diagnose endgültig gesichert werden? Durch Blutkulturen zum Nachweis der Bakterien im Blut. Leider gelingt dieser oft nicht, so daß im Verdachtsfall auch ohne Erregernachweis antibiotisch behandelt werden muß.

Wie wird eine Neugeborenen-Sepsis behandelt? Mit sofortiger Verabreichung des entsprechenden Antibiotikums in ausreichender Dosierung.

Können Komplikationen eintreten? Ja. Es kann zur Lungenentzündung, Hirnhautentzündung, Bauchfellentzündung und zu Abszessen in der Haut oder in verschiedenen Organen kommen.

Wie sind die Heilungsaussichten bei dieser Krankheit? Bei rascher und frühzeitiger Erkennung und Behandlung sind die Aussichten verhältnismäßig günstig. Wenn die Krankheit nicht früh erkannt wird oder wenn die Infektion sehr schwer und übermächtig ist, führt sie in kurzer Zeit zum Tod des Säuglings.

Kann man der Sepsis vorbeugen? Wenn sich bei der Mutter vor oder während der Entbindung irgendein Anzeichen einer Infektion findet, soll das Neugeborene vorbeugend Antibiotika bekommen. Wenn sich beim Kind Zeichen einer Haut- oder Nabelinfektion bemerkbar machen, ist sofort eine antibiotische Behandlung einzuleiten.

Soor

Was ist der Soor? Soor ist eine häufige Pilzerkrankung, die vorwiegend Zunge und Mundschleimhaut des Säuglings befällt; er ist meist gegen Ende der ersten Lebenswoche zu beobachten. Der Soorpilz (Candida) gehört zur Gruppe der Hefen (Abb. 147).

Woher kommt dieser Soorpilz? Gewöhnlich von der Mutter, die vielleicht einen leichten Soorbefall der Scheide hat. Während des Durchtretens durch den Geburtsweg wird das Kind mit diesem Pilz infiziert, der dann etwa eine Woche zum Wachsen braucht. Der Pilz kann auch durch verunreinigte Gummisauger und andere Gegenstände, die mit einem anderen soorkranken Säugling in Berührung gekommen sind, übertragen werden.

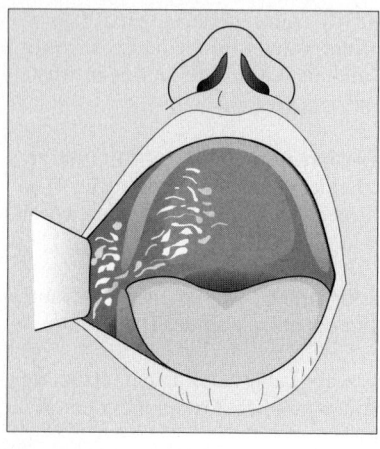

Abb. 147 *Mundpilz (Soor)* bei einem Säugling mit Befall der Wangenschleimhaut und des Gaumens.

Wie macht sich der Soor bemerkbar? Auf der Zunge findet sich ein dicker, weißlicher Belag, der sich auf Gaumen, Lippen und Wangenschleimhaut ausbreiten kann.

Ist der Soor eine ernste Erkrankung? Meist nicht.

Wie wird der Soor behandelt? Durch lokale Anwendung von Pilzmitteln, z. B. Miconazol.

Dauert es lange, bis der Soor schwindet? Nein. Er verschwindet in ungefähr 8 bis 10 Tagen oft auch ohne spezifische Behandlung.

Wie kann man dem Soor vorbeugen? Wenn bekannt ist, daß die Mutter eine Soorinfektion der Scheide mit Ausfluß hat, soll sie schon während der Schwangerschaft dagegen behandelt werden.

Nabelentzündung
(Omphalitis)

Was versteht man unter Omphalitis? Man bezeichnet damit eine Infektion der Nabelregion, die während der ersten Lebenswoche vorkommt.

Ist diese Nabelinfektion gefährlich? In der Regel schwindet sie bei entsprechender Behandlung rasch. Gefährlich kann sie werden, wenn sie sich zu einer Sepsis ausweitet.

Wie wird die Nabelentzündung behandelt?
a) Mit örtlicher Behandlung zur Infektionsbekämpfung;
b) mit Antibiotika, die in entsprechender Dosierung innerlich gegeben werden.

Angeborener Kehlkopfstridor

Was ist ein Kehlkopfstridor? Man bezeichnet damit ein meist bei der Einatmung entstehendes Nebengeräusch, das beim Schreien besonders deutlich wird.

Wie kommt es zu dieser Erscheinung? Sie beruht auf einer Schlaffheit der Gewebe im Kehlkopfbereich, insbesondere des Kehldeckels.

Gibt es für einen Kehlkopfstridor auch ernstere Gründe? Ja. In manchen Fällen kann eine Mißbildung des Kehlkopfes oder der benachbarten Gebilde vorliegen. Weitere Ursachen können eingeatmete Fremdkörper, Geschwülste im Kehlkopf oder eine Anomalie der Körperhauptschlagader, die auf die Luftröhre drückt, sein.

Wann bemerkt man den Stridor zum ersten Mal? Gewöhnlich schon bei der Geburt – er kann bestehenbleiben, bis das Kind etwa 12 bis 18 Monate alt ist, und dann langsam verschwinden.

Ist bei einem einfachen Stridor eine Behandlung nötig? Nein. Die Störung vergeht von selbst. Wenn das Kind älter ist, gibt sich die Schlaffheit der Kehlkopfgewebe.

Wie erkennt man, ob nicht schwerwiegende Veränderungen vorliegen? Der Arzt besichtigt den Kehlkopf mit einem Kehlkopfspiegel. Wenn er eine Zyste oder ein Häutchen oder ein anderes Hindernis findet, entfernt er es gleich bei dieser Gelegenheit.

Muß man beim Füttern von Säuglingen mit angeborenem Stridor besonders sorgsam vorgehen? Ja. Diese Säuglinge müssen recht langsam und vorsichtig gefüttert werden, damit ja nichts von der Nahrung in die Luftröhre gelangt. Manchmal haben die Kinder Schwierigkeiten beim Saugen an der Flasche und werden dann besser mit dem Löffel gefüttert.

Ist ein gewöhnlicher angeborener Kehlkopfstridor gefährlich? Nein. Er kann für die Eltern recht beunruhigend klingen, ist aber in der Regel nicht gefährlich. Wichtig für sie ist die Versicherung, daß die Störung schließlich von selbst vergeht.

55 Schilddrüse

Siehe auch Kapitel 27, Hirnanhangsdrüse; Kapitel 40, Nebennieren; Kapitel 41, Nebenschilddrüsen

Wo liegt die Schilddrüse? Sie umgibt die Luftröhre (Trachea) im unteren Abschnitt der vorderen Halsregion. Normalerweise besteht sie aus drei Teilen, und zwar aus je einem Lappen zu beiden Seiten der Luftröhre und einem Verbindungsteil, den man Isthmus nennt (Abb. 148). Jeder Lappen hat beim Erwachsenen etwa ein Volumen von 18–25 ml, in Gegenden mit mangelnder Jodversorgung der Bevölkerung ist das »normale« Volumen höher. Nach einer Faustregel der WHO ist die Schilddrüse vergrößert, wenn einer der beiden Seitenlappen größer ist als das Daumenendglied der betreffenden Per-

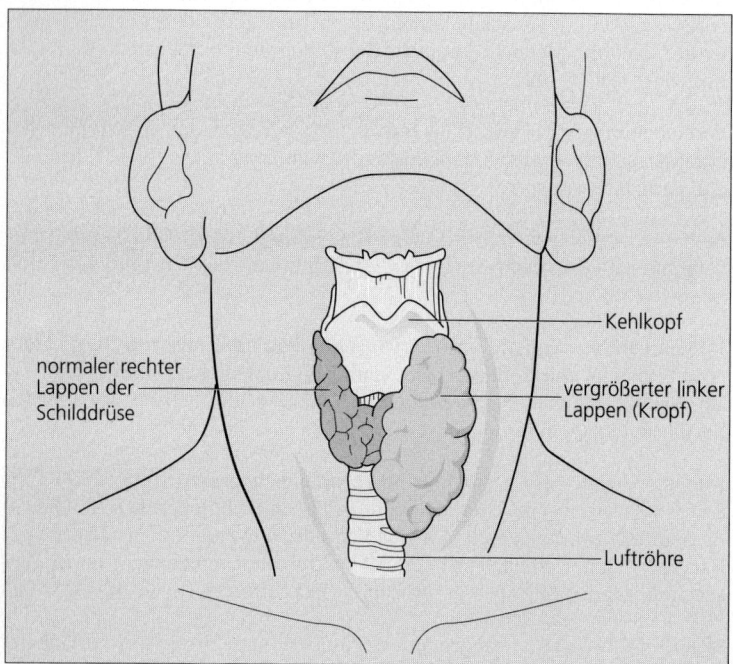

Abb. 148 *Schilddrüse*. Der rechte Schilddrüsenlappen zeigt die normale Form, der linke Lappen ist im Vergleich dazu stark vergrößert, er bildet einen Kropf.

son. In seltenen Fällen kann versprengtes Schilddrüsengewebe auch hinter dem Brustbein oder am Zungengrund liegen.

Welche Funktion hat die Schilddrüse? Sie gehört zu den wichtigsten Organen des Körpers, da sie den Stoffwechsel reguliert. Unter Stoffwechsel versteht man die Geschwindigkeit und die Art und Weise, mit der wir die Nahrung in Energie umwandeln und diese Energie verbrauchen.

Gehört die Schilddrüse zu den endokrinen Drüsen? Ja. Sie bildet die Schilddrüsenhormone Thyroxin, genannt auch T4 und Trijodthyronin, genannt auch T3 und sondert sie ins Blut ab.

Welche Funktion hat das Schilddrüsenhormon? Es regelt die Art und Weise und die Geschwindigkeit, mit der die Gewebe Nahrung und chemische Substanzen zur Produktion von Energie verwenden. Es ist auch an der Erzeugung der Körperwärme und Muskelenergie sowie am Wachstum und an der Entwicklung des Körpers beteiligt.

Wie wird die Hormonausschüttung von Schilddrüsenhormon geregelt? Das übergeordnete Organ für die Schilddrüsenfunktion ist die Hirnanhangsdrüse (Hypophyse). Das dort gebildete Hormon TSH (**T**hyreoidea-**s**timulierendes **H**ormon) regt die Schilddrüse zur Ausschüttung von T3 und T4 an. Diese beiden Hormone unterdrücken wiederum die Ausschüttung von TSH aus der Hypophyse. Auf diese Weise entsteht ein doppelter Regelkreis.

Welche Krankheitszeichen treten auf, wenn die Schilddrüse fehlt oder mangelhaft funktioniert (Hypothyreose)?
a) Bei angeborener Unterentwicklung oder angeborenem Fehlen der Schilddrüse kommt es zum sogenannten Kretinismus, der durch eine deutlich zurückgebliebene geistige Entwicklung und einen Minderwuchs des Körpers gekennzeichnet ist;
b) eine leichtere Aktivitätsschwäche und Unterfunktion der Drüse, kann, wenn sie im Jugend- oder Erwachsenenalter auftritt, Übergewicht, Energiemangel und geistige Trägheit zur Folge haben.

Was geschieht, wenn eine andauernde Überfunktion der Schilddrüse besteht (Hyperthyreose)? Dieser Zustand kann zu starkem Gewichtsverlust, Schlaflosigkeit, Nervosität, Reizbarkeit, übermäßiger Schweißabsonderung und schließlich zu einer ernsten Herzschädigung führen und mit einem Hervortreten der Augen verbunden sein.

Kennt man die Ursache für eine Fehlfunktion der Schilddrüse? In den meisten Fällen handelt es sich um einen Autoimmunprozeß, der durch Antikörperbildung gegen Schilddrüsengewebe gekennzeichnet ist. Daraus kann entweder eine Über- oder auch eine Unterfunktion der Schilddrüse resultieren.

Wie bestimmt man die Größe der Schilddrüse? Die beste und zuverlässigste Methode ist die sonographische Untersuchung. Sie ist völlig harmlos und ermöglicht eine genaue Volumenbestimmung. Gleichzeitig kann man umschriebene Gewebeveränderungen gut erkennen.

Wie bestimmt man die Aktivität der Schilddrüse?
a) Durch Bestimmung von Thyreoidea-stimulierendem Hormon (TSH), des Steuerungshormons der Schilddrüse, das von der Hirnanhangsdrüse in das Blut abgegeben wird;
b) durch direkte Bestimmung der Schilddrüsenhormone T3 und T4 im Blut;
c) durch das Schilddrüsenszintigramm; man injiziert eine kleine Menge einer radioaktiven Substanz und verfolgt, mit welcher Intensität und Geschwindigkeit diese in die Schilddrüse aufgenommen wird. Dabei spielt vor allem eine Rolle, ob in der Schilddrüse Areale vorhanden sind, die kein oder abnorm viel Radionuklid speichern.

Was ist ein Schilddrüsenszintigramm? Beim Schilddrüsenszintigramm wird radioaktiv markiertes Technetium in die Vene injiziert. Dieses wird selektiv von der Schilddrüse aufgenommen, die aus der Schilddrüse kommende Strahlung wird mit einem Abtastgerät (Gamma-Kamera) aufgefangen und in ein Bild umgesetzt. Nomalerweise reichert sich ein gewisser Anteil der injizierten Technetiums gleichmäßig in beiden Schilddrüsenlappen an. Bei einer Überfunktion der Schilddrüse wird das Technetium vermehrt aufgenommen, entweder diffus oder umschrieben.

Was ist ein Kropf? Als Kropf oder Struma wird zunächst jede Schwellung oder Vergrößerung der Schilddrüse, unabhängig von der Ursache, bezeichnet. Nachdem aber die Schilddrüsenvergrößerung wegen eines Jodmangels mit Abstand die häufigste Ursache bildet, ist der Ausdruck mehr oder weniger dafür belegt (Abb. 149).

Wie ist der Ablauf der Schilddrüsendiagnostik? Zunächst fragt der Arzt nach bestimmten Symptomen (Müdigkeit, Gewichtsabnahme, Herzklopfen, Schwitzen, Durchfälle, Stimmungsänderungen, Schmerzen im Halsbereich), dann tastet er die Schilddrüse ab. Als nächstes folgt evtl. die Sonographie der Schilddrüse und die Bestimmung von TSH, manchmal auch von T3 und T4. In bestimmten Fällen wird man auch ein Szintigramm durchführen.

Wodurch kann eine Schilddrüsenvergrößerung bedingt sein?
a) Es gibt äußere Ursachen (Kropfnoxen), unter denen der Jodmangel des Trinkwassers die bekannteste und häufigste ist; sie ist für den sogenann-

Schilddrüse

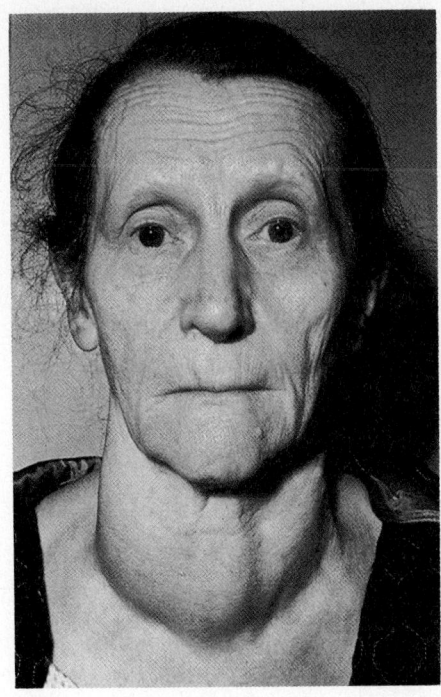

Abb. 149 *Patientin mit Struma.*

ten endemischen Kropf verantwortlich, den man vor allem in Süddeutschland findet;
b) es gibt innere Ursachen, unter denen angeborene Störungen der Hormonbildung in der Schilddrüse (Jodverwertungsstörungen) am bedeutsamsten sind. Sie können für das familiär gehäufte Auftreten von Kröpfen in Gebieten ohne Jodmangel verantwortlich sein;
c) auch Medikamente können einen Kropf verursachen. Hier sind es vor allem solche, welche die Schilddrüsenfunktion beeinträchtigen (Thyreostatika).
d) Entzündungen in der Schilddrüse können mit einem Kropf einhergehen;
e) einem Kropf können geschwulstartige, unter Umständen krebsige Gewebewucherungen zugrunde liegen.

Welche Kropfformen gibt es? Nach der äußeren Beschaffenheit werden folgende Kropfformen unterschieden:
a) Der diffuse Kropf; hier ist die Schilddrüse in allen Anteilen gleichmäßig vergrößert. Er ist die häufigste Kropfform bei Jugendlichen;

Schilddrüse

b) der Knotenkropf; er ist durch eine knotige, ungleichmäßige Schwellung gekennzeichnet, die entweder einen Einzelknoten oder vielfache Unregelmäßigkeiten in der Drüse bildet. Diese Kropfform findet man vor allem bei alten Menschen.

Bei jeder der genannten Kropfformen kann die Versorgung des Körpers mit Schilddrüsenhormon ausreichend sein. Es können aber auch Zustände der Unter- oder Überfunktion der Schilddrüse damit verbunden sein. Ein Kropf an sich sagt nichts über die Funktionslage der Schilddrüse aus.

Beruht es auf Erbanlagen, wenn man einen Kropf bekommt? Diese Möglichkeit besteht, wenn es sich um eine angeborene und vererbbare Störung des Hormonaufbaues in der Schilddrüse handelt. Nicht auf Erb-, sondern auf Umwelteinflüsse ist es jedoch zumeist zurückzuführen, wenn in Jodmangelgebieten mehrere Familienmitglieder einen Kropf haben. Allerdings werden auch im Jodmangelgebiet Unterschiede in der Kropfhäufigkeit in einzelnen Familien beobachtet. Wahrscheinlich müssen anlagemäßige Faktoren und Umweltfaktoren zusammenkommen, damit ein Kropfwachstum entsteht.

Was sind Jodmangelgebiete? Dazu gehört fast ganz Deutschland mit Ausnahme der norddeutschen Küstenregionen. Das Trinkwasser in weiten Teilen Deutschlands enthält zu wenig Jod, um den Bedarf vollständig zu decken. Die Bevölkerung in den Küstenregionen ißt relativ viel jodhaltigen Seefisch, so daß dort kein Jodmangel herrscht. Zwar versucht man, die Bevölkerung in den übrigen Gebieten durch das Angebot von jodhaltigem Speisesalz mit Jod zu versorgen, doch reicht das in der Regel nicht aus. Besonders gravierend war bis vor kurzem der Jodmangel in der Schweiz, weshalb man sich dort in vielen Landesteilen zu einer Jodierung des Trinkwassers entschlossen hat. Die Kropfhäufigkeit ist seitdem zurückgegangen. In Deutschland hat man sich zu dieser Maßnahme noch nicht durchringen können.

Was kann man tun, um ein Kropfwachstum zu verhindern? In Jodmangelgebieten sollte man vor allem die Kinder mit ausreichend Jod versorgen, sobald sich Anzeichen für eine Schilddrüsenvergrößerung ergeben. Das geschieht in Form von Jodtabletten, die regelmäßig eingenommen werden müssen. Viele Eltern achten zu wenig auf ein evtl. Kropfwachstum und betrachten es als normal, wenn der Hals dick wird. Ist die Schilddrüse während der Jugendzeit erst einmal zu groß geworden, dann gelingt es meist nicht mehr, sie vollständig zu normalisieren.

Wie wird der einfache (nicht-hyperthyreote) Kropf im Erwachsenenalter behandelt? Liegt die Ursache in einem Jodmangel des Trinkwassers (Endemiegebiete), kann das Auftreten durch Jodzufuhr (Jodzusatz zum Speisesalz) verhindert werden. In allen anderen Fällen hilft die Dauerbehandlung mit Schilddrüsenhormonen, die in Tabletten zugeführt werden können.

Schilddrüse

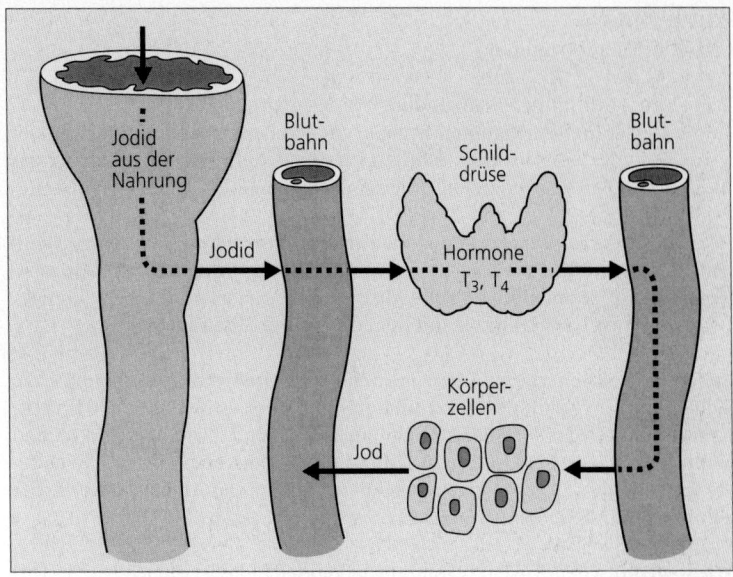

Abb. 150 *Jodkreislauf.* Über den Magen-Darm-Kanal und das Blut gelangt das mit der Nahrung aufgenommene Jod in die Schilddrüse. Dort wird es für die Bildung der beiden Schilddrüsenhormone T3 und T4 benötigt. Das Blut transportiert die Hormone zu den Köperzellen. Beim Abbau der Hormone frei werdendes Jod gelangt erneut in die Blutbahn und wird entweder wieder von der Schilddrüse aufgenommen oder mit dem Harn und Stuhl ausgeschieden.

Gibt es eine erfolgversprechende Behandlung für Kröpfe, die eine Schilddrüsenüberfunktion verursachen? Ja. Die Behandlung hat die Beseitigung der übermäßigen Hormonproduktion in der Schilddrüse zum Ziel. Das wird erreicht mit Medikamenten, welche die Hormonsynthese hemmen (Thyreostatika), ferner mit radioaktivem Jod, dessen Strahlung die Schilddrüse schädigt und damit die Funktion herabsetzt, und schließlich durch operative Verkleinerung des Organs. Welches dieser drei Behandlungsverfahren angewandt werden darf, muß im Einzelfall der Arzt entscheiden. Als Faustregel kann gelten, daß jüngere Patienten eher operiert, ältere dagegen mit Radiojod behandelt werden.

Schilddrüse

Thyreoiditis
(Schilddrüsenentzündung)

Was ist eine Schilddrüsenentzündung? Eine entzündliche Reaktion der Drüse, die meist durch Autoimmunmechanismen, seltener durch Bakterien oder Viren ausgelöst wurde. Man nimmt an, daß bei Autoimmunreaktionen das Individuum Antikörper erzeugt, die seine eigenen Gewebe angreifen.

Ist eine Schilddrüsenentzündung eine seltene Erkrankung? Ja, wahrscheinlich. Doch verläuft sie häufig auch unerkannt und wirkt sich erst Jahre später durch Auffälligkeiten der Schilddrüsenfunktion (seltener Über-, häufiger Unterfunktion) aus. Daher kennt man die genauen Zahlen nicht.

Welche Krankheitszeichen ruft eine Schilddrüsenentzündung hervor? Eine Schwellung der Schilddrüse, verbunden mit Fieber, Schmerzen und Druckempfindlichkeit am Hals in der Schilddrüsengegend, ferner Heiserkeit und Schluckbeschwerden. Der Entzündungsprozeß kann aber auch völlig unbemerkt verlaufen und nur durch die später auftretende Unterfunktion der Schilddrüse in Erscheinung treten.

Wie wird die Schilddrüsenentzündung behandelt? Das ist je nach Art des Falles verschieden. Viele Patienten werden ohne Behandlung wieder gesund. Zur Erleichterung der Beschwerden und Einschränkung der Schilddrüsenschädigung gibt man entzündungshemmende Medikamente, unter Umständen auch Steroide. Bei der Immunthyreoiditis muß man Schilddrüsenhormone geben, um die Schilddrüse ruhigzustellen. Eine dauernde Substitution mit Schilddrüsenhormonen ist aber auch dann nötig, wenn die Entzündung zu einer bleibenden Schädigung der Schilddrüse mit Funktionseinbuße geführt hat. Antibiotika werden verordnet, wenn die Entzündung durch Eitererreger verursacht ist. Operative Maßnahmen können bei örtlichen Komplikationen notwendig werden.

Wie verläuft eine Schilddrüsenentzündung im Hinblick auf die Schilddrüsenfunktion? Es ist grundsätzlich nicht vorhersagbar, ob es bei einem Patienten im Rahmen seiner Schilddrüsenentzündung zu einer Überfunktion oder zu einer Unterfunktion kommt. Man muß die Schilddrüsenfunktion durch regelmäßige Laborkontrollen überwachen.

Was ist ein kalter Knoten? Dieser Begriff stammt aus der Szintigraphie und besagt, daß ein Knoten, den man tasten bzw. sonographisch darstellen kann, kein Radionuklid speichert. Der Knoten ist funktionell ausgeschaltet und enthält kein normales Schilddrüsengewebe. Vor allem bei jüngeren Menschen sollten kalte Knoten regelmäßig sonographisch kontrolliert und evtl. punktiert werden, da sich aus ihnen ein Schilddrüsenkrebs entwickeln kann.

Was ist ein Schilddrüsenadenom? Dabei handelt es sich um eine gutartige Gewebewucherung der Schilddrüse, die vermehrt radioaktives Technetium speichert und manchmal Ursache einer Schilddrüsenüberfunktion sein kann.

Wann sollte man Verdacht auf einen Schilddrüsenkrebs haben? Wenn ein Kropf plötzlich in kurzer Zeit an Größe zunimmt. In diesem Fall wird der Arzt nach der Ultraschalluntersuchung eine gezielte Feinnadelpunktion durchführen, um die gewonnenen Zellen vom Pathologen untersuchen zu lassen.

Schilddrüsenoperation

Wann ist eine Schilddrüsenoperation notwendig?
a) Wenn der Kropf auf die Luftröhre drückt oder ständige Heiserkeit verursacht;
b) wenn bei einer Hyperthyreose die Schilddrüse stark vergrößert ist, also ein großer, meist knotiger Kropf besteht, oder wenn die Überfunktion durch andere Maßnahmen (Thyreostatika, Radiojod) nicht behandelt werden kann oder darf;
c) wenn sich bei einem Kropfknoten der Verdacht auf eine krebsige Gewebswucherung ergibt.

Wann ist die Operation bei einer Schilddrüsenerkrankung vermeidbar?
a) Wenn ein einfacher (nicht-hyperthyreoter) Kropf befriedigend auf Jodzufuhr oder Schilddrüsenhormone anspricht;
b) wenn bei einer Hyperthyreose andere Behandlungsverfahren (Thyreostatika oder Radiojod) durchführbar sind und zum Ziele führen.

Ist vor einer Schilddrüsenoperation eine besondere Vorbereitung nötig? Ja, wenn der Kropf eine Überfunktion der Drüse verursacht hat. In diesem Fall gibt man vor der Operation Jod in entsprechender Dosierung und Thyreostatika, um die Schilddrüsenfunktion zu normalisieren. Die Operation eines einfachen diffusen Kropfes oder eines nicht-hyperthyreoten Knotenkropfes erfordert keine spezielle Vorbehandlung.

Ist es möglich, schon vor der Operation zu erkennen, ob ein Knoten in der Schilddrüse bösartig ist? In den allermeisten Fällen kann der Arzt die richtige Diagnose durch eine Biopsie stellen. Die genaueste Diagnose liefert allerdings die mikroskopische Untersuchung des operativ entfernten Knotens.

Schilddrüse

Muß immer die gesamte Schilddrüse entfernt werden? Nein, im Gegenteil. Man versucht, möglichst viel intaktes Schilddrüsengewebe zu belassen, damit der Patient nicht dauernd auf die Zufuhr von Schilddrüsenhormonen angewiesen ist. Bei Schilddrüsenadenomen muß man oft nur das Adenom ausschälen, während das normale Schilddrüsengewebe vollständig belassen wird.

Welche Folgen kann es haben, wenn eine notwendige Schilddrüsenoperation unterbleibt?
a) Ein großer, einfacher Kropf kann die Luftröhre in gefährlicher Weise zusammendrücken bzw. zur Zerstörung der Luftröhrenknorpel führen, so daß der Patient nicht mehr normal atmen kann;
b) die anhaltenden toxischen Auswirkungen einer Drüsenüberfunktion bewirken eine ernste und nicht mehr zu behebende Herzschädigung;
c) handelt es sich bei einem Kropfknoten um eine krebsige Wucherung, so ist eine Heilung nur bei rechtzeitiger Herausnahme des verdächtigen Knotens möglich.

Kommt es oft vor, daß ein Kropf nach der Operation wiederkommt? Gelegentlich kann sich in dem Rest der Drüse, der bei der Operation zurückgelassen wurde, ein neuer Knoten bilden.

Kann man etwas tun, um einer neuerlichen Kropfentwicklung vorzubeugen? Ja. Die Häufigkeit der Rückfälle wird stark herabgesetzt, wenn man dem Patienten täglich Schilddrüsenhormontabletten gibt. Um einen Rückfall mit Sicherheit zu verhindern, muß der Patient diese Tabletten unter gelegentlicher Kontrolle der Schilddrüsenhormone im Blut ständig weiter einnehmen.

Ist eine Schilddrüsenoperation gefährlich? Nein. Es handelt sich um eine einfache große Operation mit sehr geringem Risiko. Eine seltene, aber nicht vermeidbare Komplikation der Schilddrüsenoperation ist die Lähmung des Stimmbandnerven, die zu dauernder Heiserkeit und Atemstörungen führen kann.

Ist die Operation sehr schmerzhaft? Nein, wenn auch in den ersten Tagen nach der Operation gewisse Beschwerden im Hals und Schluckschwierigkeiten bestehen können.

Ist die Operationsnarbe nach Schilddrüsenoperationen sehr auffällig? In der Regel nicht. In vielen Fällen ist es unmöglich, ein oder zwei Jahre nach der Operation noch eine Narbe zu finden. Der Chirurg bemüht sich immer, den Hautschnitt in eine der natürlichen Hautlinien des Halses zu legen.

Wird bei einer Schilddrüsenoperation immer die ganze Drüse entfernt?
Nein, außer wenn wegen eines bereits diagnostizierten Krebses operiert wird. Üblicherweise entfernt man etwa 90 % der Drüse, der verbleibende Rest reicht für die Aufrechterhaltung der normalen Schilddrüsenfunktion aus.

Kann der Schilddrüsenrest nach der Operation die Schilddrüsenfunktion befriedigend erfüllen? Ja. Der Drüsenrest wächst wieder etwas nach, so daß eine vollkommen normale Schilddrüsenfunktion möglich ist.

Wie erfolgt die Schmerzausschaltung bei einer Schilddrüsenoperation? In der Regel mit einer Allgemeinnarkose (Inhalationsnarkose in Verbindung mit intravenöser Verabreichung von Narkosemitteln).

Sind besondere Maßnahmen nach der Operation nötig? Gewöhnlich nicht, außer es bestand vor der Operation eine ausgeprägte Hyperthyreose. Meist läßt man den Patienten am Tag nach der Operation aufstehen.

Kann aus einer Schilddrüsenüberfunktion nach der Operation eine Unterfunktion werden? Das kommt gelegentlich vor, doch kontrolliert man laufend die Schilddrüsenhormone in Blut, um diese Entwicklung nicht zu übersehen. In diesem Fall schafft man einen Ausgleich mit der Gabe von Schilddrüsenhormontabletten.

Schwindet das Hervorquellen der Augen nach der Schilddrüsenoperation? In den meisten Fällen nicht, da das Hervortreten der Augen mit einer Autoimmunreaktion am Gewebe hinter den Augen zusammenhängt, die durch die Schilddrüsenentfernung nicht beseitigt wird. Die Augenveränderungen können sich nach der Operation sogar verstärken, weshalb man in dieser Situation eine Schilddrüsenoperation nach Möglichkeit vermeidet und den anderen Behandlungsmethoden den Vorzug gibt.

Wie werden das Hervortreten der Augen (Exophthalmus) und die Augenrötung behandelt? Man kann entweder Steroide geben oder die Augenregion bestrahlen. Insgesamt sind die Behandlungserfolge aber meistens nicht befriedigend.

Tritt nach einer Schilddrüsenoperation immer eine Gewichtszunahme ein? Nicht, wenn ein Teil der Drüse zurückgelassen wurde, wenn nach der Operation Schilddrüsenhormontabletten eingenommen werden und wenn beim Essen Maß gehalten wird.

Treten nach einer Schilddrüsenoperation bleibende Veränderungen der Stimme auf? Nein. Gelegentlich ist es jedoch bei der Operation unmöglich,

Schilddrüse

den Nerv, der zum Kehlkopf geht, zu schonen. In diesem Fall kann mehrwöchige oder sogar mehrmonatige Heiserkeit oder Stimmveränderung die Folge sein.

Kann man sofort nach der Schilddrüsenoperation rauchen? Das ist nicht ratsam, da oft nach dieser Operation Halsschmerzen bestehen.

Kann ein Schilddrüsenkrebs durch eine Operation geheilt werden? Das hängt wesentlich vom Zelltyp des Karzinoms und vom Ausbreitungsstadium des Krebses ab. Bei entsprechend früher Erkennung und Operation sind vollständige Heilungen möglich.

Wie lange muß man bei einer Schilddrüsenoperation im Krankenhaus bleiben? Ungefähr vier bis sieben Tage.

Werden nach einer Schilddrüsenoperation Medikamente verordnet? Ja, in den meisten Fällen werden die Patienten angewiesen, für unbegrenzte Zeit Schilddrüsenhormontabletten einzunehmen, damit sich keine neuen Knoten in der Schilddrüse bilden.

Sollte man nach einer Schilddrüsenoperation zu regelmäßigen Kontrolluntersuchungen gehen? Ja, etwa alle 6 Monate einmal.

Wie bald nach einer Schilddrüsenoperation kann man folgendes tun?
Baden: nach 7 Tagen
aus dem Haus gehen: nach 5–6 Tagen
Treppen steigen: nach 5–6 Tagen
im Haushalt arbeiten: nach 3 Wochen
ein Auto lenke:n nach 3 Wochen
Geschlechtsverkehr wieder aufnehmen: nach 3 Wochen
wieder zur Arbeit gehen: nach 4 Wochen
alle körperlichen Betätigungen wieder aufnehmen: nach 4–6 Wochen

56 Schwangerschaft und Entbindung

Siehe auch im Kapitel 58 die Abschnitte weibliche Geschlechtsorgane, Geburtenregelung, Fruchtbarkeit und Unfruchtbarkeit

Die Vorgeburtsperiode

Gibt es einen Unterricht für werdende Eltern? In fast allen größeren Gemeinden hat man Kurse für werdende Mütter und Väter eingerichtet. In diesem Unterricht werden Anatomie, Physiologie und Komplikationen der Schwangerschaft besprochen. Ein Besuch dieser Kurse ist sehr zweckmäßig und hilft Befürchtungen zerstreuen, die manche jungen Leute in ihrer neuen Situation als werdende Eltern haben. Für den zukünftigen Vater ist dieser Unterricht genau so wichtig wie für die Mutter. In den meisten Gemeinden können die Eltern auch an Kursen, in denen Anleitungen zur »natürlichen Geburt« gegeben werden, teilnehmen. In Deutschland werden derartige Kurse in größeren Kliniken, aber auch vom Deutschen Roten Kreuz, von den Mütterschulen, der Kirchen- sowie der Arbeiterwohlfahrt und anderen Organisationen durchgeführt.

Wie zeigt sich eine Schwangerschaft an?
a) Das aussagekräftigste Symptom ist das Ausbleiben der Menstruation;
b) eine Vergrößerung der Brüste und Empfindlichkeit der Brustwarzen macht sich schon in den ersten Wochen der Schwangerschaft bemerkbar;
c) ein häufigerer Harndrang tritt bereits in den ersten Wochen der Schwangerschaft auf;
d) Übelkeit und Erbrechen, bekannt als »morgendliche Übelkeit«, können während des 2. Schwangerschaftsmonats beginnen. Sie beschränken sich eigentlich nicht auf den Morgen, sondern können zu jeder Zeit vorkommen. Auch ein vermehrter Speichelfluß und Appetitstörungen (abnorme Gelüste) fallen oft auf;
e) Schwindelgefühl und Ohnmachten können sich einstellen;
f) Stuhlverstopfung ist häufig;
g) in der späteren Schwangerschaft wird die Vergrößerung des Leibes offensichtlich;
h) Kindesbewegungen werden zwischen dem 4. und 5. Schwangerschaftsmonat fühlbar; die Mutter »spürt Leben«, wie es im Volksmund heißt.

Sind diese Symptome immer Zeichen einer Schwangerschaft? Nein. Einige dieser Erscheinungen, vor allem das Ausbleiben der Periodenblutung, können auch bei anderen Zuständen anzutreffen sein. Wenn zugleich aber typische Organbefunde erhoben werden können, läßt sich die Schwangerschaft leicht diagnostizieren.

Wie bald nach dem Beginn der Schwangerschaft kann der Frauenarzt eine sichere Diagnose stellen? Ungefähr um die Zeit der *zweiten* ausgebliebenen Menstruation, das heißt, nach der vierten bis sechsten Schwangerschaftswoche. Bei der sonographischen Untersuchung kann man etwa ab der fünften Schwangerschaftswoche in der Gebärmutter die Fruchtblase als asymmetrische Ringfigur erkennen. Mit einem Schwangerschaftstest könnte die Diagnose natürlich schon etwa 10 Tage nach der ersten ausgebliebenen Regel mit ziemlicher Verläßlichkeit gestellt werden.

Welche Befunde sind für die Schwangerschaft charakteristisch?
a) Die Gebärmutter ist vergrößert und weich;
b) der Gebärmutterhals ist bläulich verfärbt und weicher als sonst;
c) der Brustwarzenhof ist bräunlich verfärbt;
d) nach der 9. oder 10. Woche ist der Herzschlag des Kindes mit einem Spezialstethoskop nachweisbar;
e) mit Hilfe des Ultraschalls kann man die Frucht schon in der Frühschwangerschaft, 5–6 Wochen nach der Konzeption, nachweisen.

Zeigt das Ausbleiben der Regelblutung immer eine Schwangerschaft an? Nein! Eine hormonelle Störung, eine schwächende Krankheit oder eine schwere seelische Erschütterung können gelegentlich auch ein Ausbleiben der Menstruation bewirken.

Treten während der Schwangerschaft Menstruationen auf? Nein. Menstruation ist der Ausdruck für die zyklischen Blutungen aus einer nicht-schwangeren Gebärmutter.

Ist eine Unterleibsblutung während der Schwangerschaft immer als abnorm anzusehen? Nein. Leichte Blutungen während der ersten drei Schwangerschaftsmonate sind nicht ungewöhnlich, sollten aber doch immer zum Arzt führen, da es sich um einen beginnenden Abort handeln kann.

Ist es notwendig, daß der Arzt eine Schwangere über vorangegangene Krankheiten genau befragt? Ja. Die Erfassung der Vorgeschichte ist sehr wichtig; sie soll die vollständige Familienkrankengeschichte und die persönliche Krankengeschichte der Patientin umfassen. Der Arzt soll unbedingt schon zu Beginn der Schwangerschaft wissen, ob in der Familie der Schwangeren Tuberkulose, Zuckerkrankheit oder Zwillingsgeburten aufgetreten sind. Ferner ist es ganz wesentlich, daß er von vorangegangenen Operationen, Geschlechtskrankheiten oder früher durchgemachten schweren inneren Krankheiten, wie Herzleiden, Nierenleiden, allergischen Krankheiten oder Unverträglichkeit von Medikamenten erfährt.

Die Vorgeburtsperiode

Warum ist die sorgfältige Erfassung der Krankengeschichte so wichtig? Weil die ärztlichen Maßnahmen zur Betreuung der Schwangerschaft und die Leitung der Entbindung davon beeinflußt werden können, wenn einer der genannten Fälle vorliegt.

Welche wichtigen Einzelheiten über den Zustand der Schwangeren sind für den Arzt noch von Interesse?
a) Vorangegangene Infektionen der Unterleibsorgane;
b) der Bericht über frühere Unfruchtbarkeit;
c) das genaue Alter der Frau und auch des Ehegatten;
d) Berichte über vorangegangene Schwangerschaften, Geburten oder Fehlgeburten.

Welche Untersuchungen sollen bei einer Schwangeren gemacht werden? Eine vollständige körperliche Untersuchung mit Erhebung von eingehenden Herz-, Lungen-, Brustdrüsen-, Bauch- und Unterleibsbefunden. Harnbefund, Blutdruck und Körpergewicht der Patientin sind bei jedem Arztbesuch während der Schwangerschaft zu kontrollieren. Die Bedeutung dieser Befunde wird bei der Besprechung der Schwangerschaftstoxikosen klar werden.

Welche Laboruntersuchungen sollen gemacht werden?
a) Ein vollständiges Blutbild;
b) eine vollständige Harnuntersuchung;
c) eine Blutserumreaktion auf Syphilis;
d) eine Blutgruppen- und Rhesusfaktorbestimmung;
e) eine Blutzuckeruntersuchung oder ein Glukosetoleranztest, wenn Verdacht auf Zuckerkrankheit besteht oder wenn in der Familie Zuckerkrankheit vorgekommen ist;
f) eine chemische Analyse des Blutes, besonders wenn Verdacht auf eine Nieren- oder Leberkrankheit besteht.

Muß bei jeder schwangeren Frau eine innere Untersuchung vorgenommen werden? Ja! Es gibt keinen Ersatz für eine gründliche innere Untersuchung. Der Frauenarzt kann damit sehr leicht Anomalien der Gebärmutter, Eileiter, Eierstöcke oder des knöchernen Beckens ermitteln.

Besteht die Gefahr, daß es nach einer inneren Untersuchung zu einer Fehlgeburt kommt? Nach einer vorsichtig durchgeführten inneren Untersuchung ganz bestimmt nicht!

Kann der Frauenarzt schon bei einer Frühuntersuchung sagen, ob ein Kaiserschnitt nötig sein wird? Nein.

Schwangerschaft und Entbindung

Wie berechnet der Geburtshelfer den Geburtstermin? Am weitesten verbreitet ist die Methode, vom Beginn der letzten regelmäßigen Menstruation an 280 Tage zu zählen. Man rechnet vom ersten Tag der letzten Menstruation minus drei Monate plus 7 Tage.

Mit welcher Genauigkeit kann der Geburtshelfer den Geburtstermin bestimmen? Die Geburt des Kindes erfolgt gewöhnlich innerhalb eines zweiwöchigen Spielraums vom vorausberechneten Geburtstermin.

Gibt es eine »Normalkost für Schwangere«? Ja. Die Kost soll ausgeglichen sein und ungefähr 2000 Kalorien pro Tag liefern; sie soll reich an Eiweiß, Mineralien und Vitaminen sein, mäßige Kohlenhydratmengen und sehr wenig Fett, Salz und scharfe Gewürze enthalten.

Welche Nahrungsbestandteile dürfen in der Kost der Schwangeren nicht fehlen? Milch, Eier, Quark, Fleisch, Geflügel, Salat, Gemüse und Obst.

Wieviel darf eine Schwangere im Normalfall zunehmen? Zwischen 7 bis 15 kg, je nach der Größe der Mutter, der Größe des Kindes und der Wassermenge, die die einzelne Schwangere in ihrem Gewebe speichert.

Hat das Gewicht der Mutter Einfluß auf die Größe des Kindes? Nein.

Soll man während der Schwangerschaft Vitaminpräparate einnehmen? Bei einer ausgewogenen, kontrollierten Vollkost ist eine zusätzliche Vitaminzufuhr nicht notwendig. In Anbetracht der heute verbreitet anzutreffenden Ernährungsgewohnheiten ist es aber vielleicht am besten, wenn man zur Ergänzung Vitaminpräparate einnimmt, um jedem möglichen Vitaminmangel entgegenzuwirken.

Soll man während der Schwangerschaft zusätzlich Kalzium zuführen? Ja. In den Vitamin- und Mineralpräparaten, die Schwangere meist verordnet bekommen, ist Kalzium enthalten.

Soll man während der Schwangerschaft Eisen nehmen? Ja, wenn eine gewisse Blutarmut vorhanden ist. Eine routinemäßige Zufuhr von Eisen während der ganzen Schwangerschaft kann die Entstehung einer Blutarmut verhindern.

Findet sich oft eine Blutarmut in der normalen Schwangerschaft? Ja, meist bedarf sie auch der Behandlung.

Muß die Salzzufuhr während der Schwangerschaft eingeschränkt werden? Nur wenn der Blutdruck erhöht ist.

Die Vorgeburtsperiode

Kann eine schwangere Frau unbesorgt alkoholische Getränke zu sich nehmen? Es schadet nichts, wenn sie gelegentlich einen Cocktail, Aperitif oder ein Glas Bier trinkt. Übermäßiger Alkoholgenuß schadet sowohl dem ungeborenen Kind als auch der Mutter.

Ist Rauchen während der Schwangerschaft erlaubt? Es sollte am besten ganz eingestellt werden, da es die Entwicklung des Kindes schädigen kann.

Wie weit muß eine Schwangere ihre körperliche Aktivität einschränken? Eine gesunde Schwangere kann sich körperlich wie gewohnt betätigen, solange sie ohne Beschwerden dazu fähig ist. Mit fortschreitender Schwangerschaft wird sie vielleicht immer weniger dazu in der Lage sein. Sehr anstrengende oder übertriebene körperliche Betätigung sollte während der ganzen Schwangerschaft unterlassen werden.

Wird durch körperliche Anstrengung oft eine Fehlgeburt ausgelöst? Nein, nicht häufig. Dennoch sollte man mit körperlichen Anstrengungen vorsichtig sein. Sie sind insbesondere völlig zu meiden, wenn Anzeichen für einen beginnenden Abort, z. B. Blutungen in den ersten drei Monaten der Schwangerschaft auftreten.

Schaden Bücken, Strecken oder Hochheben der Arme der werdenden Mutter? Im allgemeinen nicht. Eine gewisse Vorsicht ist Frauen anzuraten, die zu Fehlgeburten neigen.

Welche Bekleidung ist für die Schwangere am günstigsten? Wesentlich ist ein guter Büstenhalter, der die sich vergrößernden Brüste stützt. Die Schuhabsätze sollen nieder oder mittelhoch sein. Das ist besonders wichtig, weil während der letzten Schwangerschaftsmonate eine Neigung zum Ausrutschen und Fallen besteht, die von hohen Absätzen begünstigt wird. Zum Befestigen der Strümpfe ist ein Strumpfgürtel zu benützen. Elastische Strumpfbänder (z. B. Kniestrümpfe mit Gummizug, Kniebundhosen mit engem Bund u. dgl.) sollten wegen der Gefahr der Entwicklung von Krampfadern möglichst nicht benutzt werden. Wenn eine Neigung zur Entwicklung von Krampfadern vorhanden ist, kann man Gummistrümpfe tragen.

Ist Baden während einer normalen Schwangerschaft erlaubt? In den frühen Schwangerschaftsmonaten sind Wannen- und Brausebäder erlaubt; in den späteren Monaten sind Brausebäder den Wannenbädern vorzuziehen, weil die Schwangere beim Ein- und Aussteigen aus der Wanne leicht zu Fall kommen kann. Die Wassertemperatur soll nicht über 38 Grad und die Dauer des Bades nicht über 15 Minuten liegen.

Schwangerschaft und Entbindung

Darf man während der Schwangerschaft im Freien baden und schwimmen? Ja. Man muß aber aufpassen, daß man im ruhigen Wasser bleibt, und soll zu anstrengenden Sport, wie etwa Tauchen, meiden.

Brauchen die Brüste während der Schwangerschaft besondere Pflege? Ja.
a) Ein guter Büstenhalter, der die Brust stützt, ist wesentlich;
b) bei eingezogenen Brustwarzen soll ein Versuch unternommen werden, sie herauszubringen. Dazu faßt man die Brustwarze behutsam und zieht sie mit einer leicht drehenden Bewegung nach außen;
c) wenn aus den Brustwarzen eine Absonderung erfolgt, soll zum Schutz Watte oder Verbandmull vorgelegt werden;
d) die Brustwarzen sind regelmäßig mit einer milden Seife zu waschen.

Dürfen Schwangere im Auto, Zug oder Flugzeug reisen? Ja, außer bei einer drohenden Fehlgeburt, die sich mit Unterleibsblutungen oder Bauchkrämpfen ankündigt. Manche Fluggesellschaften lehnen es jedoch ab, Frauen jenseits der 32. Schwangerschaftswoche mitzunehmen.

Darf eine werdende Mutter ein Auto lenken? Ja.

Ist während der normalen Schwangerschaft Geschlechtsverkehr erlaubt? Ja, bis zum Ende des 8. Monats. Dabei sollte man möglichst schonende Positionen für die Frau wählen, z. B. in Seitenlage. Wenn aber irgendwelche Unterleibsblutungen aufgetreten sind, ist der Geschlechtsverkehr zu unterlassen.

Wie oft soll eine werdende Mutter ihren Geburtshelfer aufsuchen? Während der ersten 6 Monate ist alle vier Wochen ein Besuch angezeigt, während des 7. und 8. Monats soll die Patientin alle 2 bis 3 Wochen zum Arzt gehen und in den letzten vier Wochen einmal wöchentlich. Eine werdende Mutter sollte nicht zögern, ihren Arzt jederzeit anzurufen oder aufzusuchen, wenn eine Komplikation auftritt.

Warum ist es wichtig, daß man während der Schwangerschaft regelmäßig in bestimmten Abständen zum Arzt geht? Damit eventuell eintretende Komplikationen zum frühestmöglichen Zeitpunkt aufgedeckt werden und um derartigen Störungen vorzubeugen. Die Kontrolle des Körpergewichts, des Blutdrucks und des Harns der Patientin, das Abhören der kindlichen Herztöne und die Beurteilung von Wachstum und Entwicklung der Frucht usw. helfen sicherstellen, daß alles gutgeht. Ein regelmäßiger Besuch beim Arzt bietet zudem Gelegenheit, die Fragen der Mutter zu beantworten, sie zu beruhigen und alle unbegründeten Befürchtungen zu zerstreuen.

In welchem Stadium der Schwangerschaft wird die Vergrößerung des Leibes sichtbar? In der Regel nach dem 3. Monat. Im 5. Monat steht die Oberkante der Gebärmutter in Nabelhöhe, im 8. Monat erreicht sie das untere Ende des Brustbeins, im 9. Monat tritt das Kind tiefer ins Becken, der Leib senkt sich und sieht wieder etwas kleiner aus (Abb. 151).

Soll eine werdende Mutter öfter Ruhepausen einlegen? Ja, weil schwangere Frauen meist leicht ermüden.

Wie bald nach dem Beginn der Schwangerschaft fühlt die Mutter die ersten Kindesbewegungen? Bewegungen der Frucht werden erstmals um den 5. Monat nach der letzten Menstruation beobachtet. Zunächst sind es nur schwache flatternde Bewegungen, aber später kann man richtige, deutliche Bewegungen spüren.

Sind die Kindesbewegungen jeden Tag zu spüren? Nicht unbedingt, man fühlt sie auch nicht den ganzen Tag lang. In vielen Fällen werden nur gele-

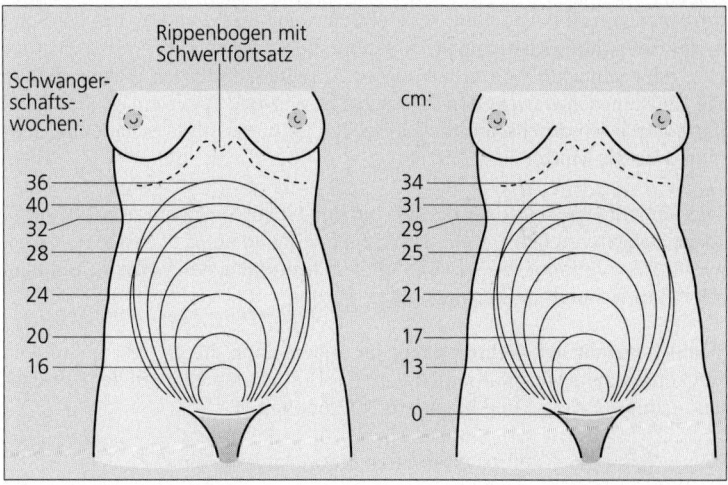

Abb. 151 *Höhenstand des Gebärmuttergrundes in den einzelnen Schwangerschaftswochen.*
Durch Abtasten des Gebärmuttergrundes mit beiden flach aufgelegten Händen wird die obere Kuppe der Gebärmutter mit der Schamfugenoberkante, dem Nabel bzw. dem Rippenbogen in Beziehung gebracht. Die Normalwerte sind der Abb. links zu entnehmen.
Der Stand des Gebärmuttergrundes kann auch durch Messung des Abstandes von der Schamfugenoberkante bestimmt werden. Die Normalwerte sind in der rechten Zeichnung angegeben.

gentliche Bewegungen ein- oder zweimal im Laufe eines Tages wahrgenommen.

Was ist die »Senkung des Leibes«? Die Gebärmutter tritt tiefer, wenn sich der Kopf des Kindes in das Becken senkt. Beim ersten Kind erfolgt die Senkung in 80 % der Fälle etwa 3 Wochen vor der Entbindung, bei den nachfolgenden Kindern oft erst zu Beginn der Entbindung. Zu dieser Zeit bemerkt die Mutter »Senkwehen«.

Kann die Mutter sagen, wann sich der Leib gesenkt hat? Ja, manchmal. Sie hat das Gefühl, daß sie freier atmen kann, und bemerkt, daß der Leib nicht mehr so hoch steht. Außerdem spürt sie vielleicht einen vermehrten Druck im Becken, und das Gehen fällt ihr schwerer. Sie muß auch häufiger Wasser lassen, da das Kind auf die Harnblase drückt.

Kann der Geburtshelfer im voraus erkennen, ob die Entbindung leicht oder schwer sein wird? Nein. Er kann nur sagen, ob das Becken groß genug ist oder nicht, ob eine Anomalie der Geburtswege besteht und ob sich das Kind in der richtigen Lage befindet. Es ist aber nicht voraussehbar, ob die Mutter gute oder schlechte Wehen haben wird. Mit guten, kräftigen Wehen können die meisten Schwierigkeiten überwunden werden. Auch ein großes Kind kann durch ein durchschnittliches Becken kommen, ohne Schaden zu nehmen oder die Mutter zu verletzen.

Was kann die werdende Mutter tun, um den Geburtsvorgang zu erleichtern? Es ist sicher vorteilhaft, wenn man regelmäßig an einer Schwangerschaftsgymnastik teilnimmt, wie sie von vielen Institutionen, z. B. Volkshochschulen oder Entbindungskliniken angeboten werden.

Wann beurteilt der Geburtshelfer im allgemeinen die Beckenmaße? Die Beckenmessung wird während des ersten Besuchs im Rahmen der Untersuchung durch Scheide und Mastdarm vorgenommen.

Was erkennt der Geburtshelfer durch diese Untersuchung?
a) Die allgemeine Größe der verschiedenen Beckenebenen, also des Beckeneingangs, der Beckenmitte und des Beckenausgangs;
b) die Form des knöchernen Beckens;
c) etwaige Anomalien der Weichteile oder Knochen dieser Region.

Wie behandelt man die morgendliche Übelkeit und das Schwangerschaftserbrechen?
a) Wenn es immer wieder zu Übelkeit und Erbrechen kommt, empfehlen sich häufige kleine Mahlzeiten und Zufuhr von reichlichen Flüssigkeitsmengen;

b) zur Behandlung dieses Zustands werden zahlreiche Präparate empfohlen, darunter krampflösende Mittel, magensäurebindende Mittel, Vitamine, Reisekrankheitsmedikamente usw.;
c) schwere Fälle, die auf die gewöhnlichen Maßnahmen nicht ansprechen, müssen unter Umständen im Krankenhaus zur Wiederherstellung eines normalen Flüssigkeits- und Mineralhaushalts intravenös ernährt werden. Nicht selten liegt dem Zustand ein seelisches Problem zugrunde, so daß eine psychiatrische Behandlung erforderlich werden kann.

Ist die Ursache der »morgendlichen Übelkeit« bekannt? Nein, doch nimmt man an, daß sie mit der gesteigerten Produktion von weiblichen Geschlechtshormonen in der Frühschwangerschaft in Zusammenhang steht. Auch eine Störung des seelischen Gleichgewichts scheint dabei eine Rolle zu spielen.

Haben Übelkeit und Erbrechen irgendeine Auswirkung auf die Entwicklung des Embryos? Nein.

Kommt es oft vor, daß bei schwangeren Frauen eine überschüssige Speichelproduktion auftritt? Ja, das ist eine häufige Klage; der Speichelfluß tritt oft an die Stelle von Übelkeit und Erbrechen.

Muß den Zähnen während der Schwangerschaft besondere Sorge gelten? Ja. Eine richtige Zahnpflege und Mundhygiene ist wichtig. Die Kost muß genügend Kalzium enthalten. Das ist gewöhnlich durch Trinken von Milch und Einnahme von kalziumhaltigen Tabletten für werdende Mütter gewährleistet.

Soll sich eine Frau während der Schwangerschaft die Zähne behandeln lassen? Ja. Eine Zahnbehandlung kann während der ganzen Schwangerschaft durchgeführt werden, ohne daß man die Auslösung einer Fehlgeburt befürchten müßte. Eine Allgemeinnarkose sollte aber besser nicht ohne Zustimmung des Geburtshelfers vorgenommen werden.

Wie wird eine Verstopfung während der Schwangerschaft behandelt? Die Kost soll Speisen enthalten, die einen regelnden Einfluß auf die Darmtätigkeit haben, etwa frisches und gedünstetes Obst, Dörrobst, Vollkornbrot und Buttermilch. Wenn diese Maßnahmen nichts nützen, kann man leichte Abführmittel, z.B. Laktulose, nehmen. Paraffinöl ist zu vermeiden, weil es die Verdauungsprozesse stören kann.

Sind Hämorrhoiden eine häufige Komplikation der normalen Schwangerschaft? Ja, besonders in den späteren Monaten. Sie entstehen durch den Druck des Kindes auf die großen Beckenvenen.

Wie werden Hämorrhoiden während der Schwangerschaft behandelt?
a) Mit Zäpfchen zur Schmerzlinderung;
b) mit Medikamenten, die für weichen Stuhl sorgen;
c) bei starken Schmerzen können anästhesierende Salben und Eisumschläge auf die Afterregion lindernd wirken;
d) wenn sich in einer großen Hämorrhoide ein Blutgerinnsel gebildet hat und heftige Schmerzen auftreten, muß man das Gerinnsel unter Umständen mit einem kleinen Einschnitt ausräumen;
e) in seltenen Fällen müssen die Hämorrhoiden mit einer Operation entfernt werden, besonders wenn es zu wiederholten oder ständigen Blutungen kommt oder wenn große Hämorrhoiden aus der Afteröffnung austreten.

Sollen Hämorrhoiden während der Schwangerschaft entfernt werden?
Nein, wenn es nicht unbedingt nötig ist. Viele verschwinden nach der Entbindung von selbst.

Treten während der Schwangerschaft häufig Krampfadern an den Beinen auf?
Ja. Sie entstehen durch die Rückstauung, die die größerwerdende Gebärmutter in den Beckenvenen bewirkt.

Wie werden Krampfadern während der Schwangerschaft behandelt?
a) Man muß sofort alle einschnürenden Strumpfbänder weglassen;
b) man soll das ganze Bein morgens vor dem ersten Aufstehen mit einer elastischen Binde umwickeln oder elastische Strümpfe tragen, um den Beinvenen gleichmäßig Halt zu geben.

Empfiehlt sich eine Krampfadernoperation während der Schwangerschaft?
Nein.

Schwinden die Krampfadern nach der Entbindung manchmal wieder?
Viele gehen zurück oder werden viel kleiner. Jede nachfolgende Schwangerschaft kann eine Verschlechterung der Beschwerden und eine Ausdehnung der Krampfadern bewirken.

Welche Ursachen kann ein häufiger Harndrang während der Schwangerschaft haben?
a) Druck der wachsenden Frucht auf die Harnblase;
b) eine bakteriell bedingte Entzündung der Harnblase (Zystitis).

Was macht man gegen den häufigen Harndrang?
a) Wenn er durch den Druck des Kindes hervorgerufen wird, kann man so gut wie nichts dagegen tun;
b) wenn der Harndrang auf einer Infektion beruht, wird eine energische Behandlung mit Antibiotika durchgeführt.

Ist es normal, daß während der Schwangerschaft ein Ausfluß aus der Scheide austritt? Ja. Eine geringfügige Zunahme der Scheidenabsonderung ist durchaus normal; wenn aber eine Portioerosion oder eine Pilzinfektion der Scheide einen mit Juckreiz verbundenen Ausfluß verursacht, wird meist eine Behandlung während der Schwangerschaft durchgeführt.

Behandelt man Scheideninfektionen während der Schwangerschaft mit Scheidenspülungen? Nein. Scheidenspülungen werden wegen der Gefahr einer Verschleppung der Infektion in die Gebärmutterhöhle nicht zur Behandlung herangezogen.

Welche Ursache haben Kreuzschmerzen in der Schwangerschaft? Die Hauptursache ist die Änderung der Körperhaltung, die zur Verlagerung des Schwerpunkts eingenommen wird, um einen Ausgleich für den wachsenden Leib zu schaffen. Der Bandapparat des Beckens wird durch die hormonellen Einflüsse weicher und dehnungsfähiger, damit die Geburt erfolgen kann. Das hat aber für manche werdende Mütter den Nachteil, daß sie Kreuzschmerzen bekommen.

Wie werden Kreuz- und Rückenschmerzen behandelt? Mit einem gutsitzenden Stützmieder lassen sich die Schmerzen zum größten Teil beseitigen. Leichte Beschwerden können aber trotz aller Maßnahmen zu spüren sein. Hohe Absätze begünstigen das Auftreten von Rückenschmerzen.

Wodurch entstehen Wadenkrämpfe während der Schwangerschaft? Durch die Haltungsänderung, die von den Beinmuskeln eine andere Spannung verlangt.

Wie werden Wadenkrämpfe behandelt?
a) Eine sofortige Erleichterung kann man oft erreichen, wenn man die Zehen gegen das Bettende oder eine Wand stemmt;
b) wenn die Krämpfe auf Kalzium- oder Magnesiummangel beruhen, lassen sie sich häufig mit Substitution von Kalzium und Magnesium bessern.

Wodurch entsteht eine Schwellung der Füße, Knöchel oder anderer Körperteile während der Schwangerschaft?
a) Durch Druck auf die Beckenvenen; eine solche Schwellung macht sich meist nach mehrstündigem Stehen bemerkbar und geht bei Bettruhe zurück; sie hat keine klinische Bedeutung;
b) durch Krampfadern; die Behandlung besteht in diesem Fall in der Verwendung von elastischen Binden oder Strümpfen;
c) durch eine Schwangerschaftstoxikose; in solchen Fällen besteht eine Blutdruckerhöhung; die Schwellung kann an Unterschenkeln, Fingern, Gesicht, Rücken oder Bauchdecke auftreten.

Was ist die Ursache des Sodbrennens, das so häufig während der Schwangerschaft zu beobachten ist? Es beruht darauf, daß der Magen durch den vergrößerten Uterus nach oben gedrückt wird. Durch das kleine Magenvolumen kommt es zu häufigem Aufstoßen und zum Hochtreten von saurem Mageninhalt in die Speiseröhre. Dieser Vorgang äußert sich als Sodbrennen und tritt meist in den späteren Schwangerschaftsmonaten auf. Aufstoßen und ein saurer Geschmack im Mund begleiten es in der fortgeschrittenen Schwangerschaft.

Wie behandelt man Sodbrennen in der Schwangerschaft? Man sollte nach dem Essen sich nicht hinlegen, sondern umhergehen. Mancher Frau hilft es, Milch in kleinen Schlucken zu trinken. Wenn das nichts nützt, soll man Antazida nehmen.

Welche Ursache haben Schwindelanfälle in der Schwangerschaft? In der frühen Schwangerschaft, besonders bei heißem oder feuchtem Wetter, sind Schwindel- oder Ohnmachtsanfälle ziemlich häufig und ohne ernste Bedeutung. Wenn sie in den späteren Schwangerschaftsmonaten auftreten und mit anderen Symptomen wie Gewebeschwellungen, Augenflimmern oder Übelkeit und Erbrechen verbunden sind, können sie Zeichen einer Blutdrucksteigerung sein.

Müssen es werdende Mütter unbedingt unterlassen, ohne ärztlichen Rat Medikamente einzunehmen? Ja. Eine Schwangere sollte kein Medikament nehmen, das ihr der Arzt nicht ausdrücklich verschrieben hat. Es hat sich gezeigt, daß durch die Einnahme von Mitteln, welche die normale Embryonalentwicklung stören, Mißbildungen des Kindes entstehen können. Man hält sich am besten an die Regel: Wenn irgend ein Zweifel über die Unschädlichkeit besteht, soll man die Medizin *nicht* nehmen. Das gilt besonders für die ersten zwölf Schwangerschaftswochen.

Kann das ungeborene Kind durch starke Stimmungsschwankungen der Mutter oder durch Zwistigkeiten in deren Umgebung beeinflußt werden? Es gibt viele Hinweise darauf, daß das Kind an seiner äußeren Umgebung teilnimmt. Lärm und lautes Geschrei in der Umgebung der Mutter führt zu einer Beschleunigung des Pulsschlages beim Kind. Eine seelisch unausgeglichene Mutter wird vielleicht nicht auf ihre richtige Ernährung achten, zu viel rauchen oder trinken oder auf andere Weise verfehlen, ihrem werdenden Kind die günstigsten Bedingungen für seine Entwicklung zu schaffen.

Niederkunft und Entbindung

Nach welchem normalen Mechanismus verlaufen die meisten Geburten?
Der ganz normale Mechanismus ist die Geburt des Kindes mit dem Kopf voran. Man nennt das eine Schädellage oder vordere Hinterhauptslage, der Kopf wird als führender oder vorangehender Teil bezeichnet (Abb. 152).

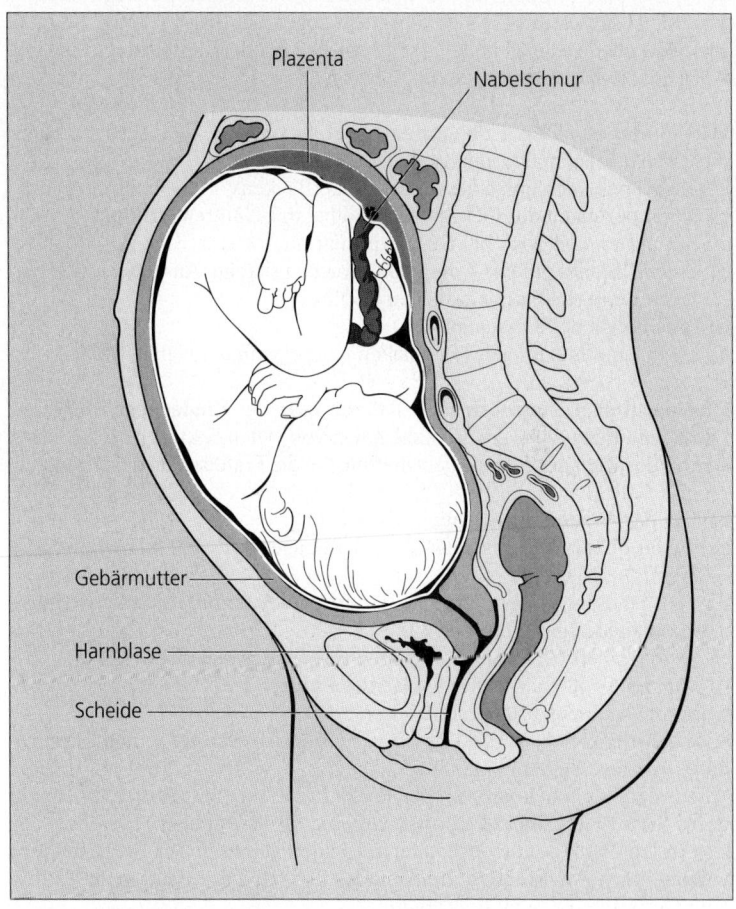

Abb. 152 *Schädellage*. Normale Lage des Kindes in der Gebärmutter am Ende der Schwangerschaft.

Schwangerschaft und Entbindung

Kann der Geburtshelfer feststellen, welcher Kindesteil zuerst kommen wird? Ja, durch die äußere Untersuchung des Leibes, außerdem auch durch eine Ultraschalluntersuchung (siehe Kapitel 61, Ultraschalldiagnostik).

Welche Kindesteile liegen manchmal statt des Schädels kurz vor oder zu Beginn der Geburt vor dem Geburtsweg? Das Gesäß oder die Beine können vorangehen, man nennt das eine Beckenendlage. Jene Form der Beckenendlage, bei der das Gesäß allein führt, heißt Steißlage. Gelegentlich liegt ein Arm oder eine Schulter vor, eine solche Lage kompliziert die Entbindung. Manchmal ist der Kopf des Kindes nicht gegen die Brust gebeugt, sondern gestreckt oder zurückgebeugt, so daß eine Stirn- oder Gesichtslage entsteht. Auch das stellt eine Geburtskomplikation dar.

Wie kommt es zu einer abnormen Lage? In vielen Fällen ist die Ursache nicht klar. Manchmal liegt sie in:
a) einer abnormen Form des mütterlichen Beckens;
b) Veränderungen der Gebärmutter, so bei der Unterentwicklung der Gebärmutter oder auch bei Geschwülsten;
c) einer Placenta praevia – der Mutterkuchen sitzt am Ausgang der Gebärmutter unterhalb des kindlichen Kopfes;
d) Anomalien des Kindes selbst;
e) einer Umschlingung des kindlichen Körpers mit der Nabelschnur.

Was macht man, wenn sich zeigt, daß die Lage des Kindes regelwidrig ist?
Die Behandlung der Lageanomalie hängt von vielen Faktoren ab, wie etwa:
a) von der Zahl der Schwangerschaften, die die Frau bereits durchgemacht hat;
b) von der Art der vorliegenden Abweichung;
c) davon, ob die Geburt bei der abnormen Lage überhaupt im Gang ist oder nicht;
d) vom Stadium, in dem sich die Geburt gerade befindet, wenn die Lageanomalie festgestellt wird;
e) davon, ob die Fruchtblase bereits gesprungen ist oder nicht;
f) von der Größe und dem Zustand des Kindes;
g) vom Allgemeinzustand der Mutter.

Alle diese Faktoren berücksichtigt der Geburtshelfer bei seiner Entscheidung, welchen Weg er einzuschlagen hat.

Wegen der möglichen forensischen Probleme (Eltern neigen mehr und mehr dazu, Ärzte bei jedweder Geburtskomplikation zu verklagen) besteht in den letzten Jahren die Tendenz, bei allen Lageanomalien eine Schnittentbindung vorzunehmen. An manchen Kliniken der USA erfolgen bereits mehr als 50% aller Geburten per Schnittentbindung.

Wie kann eine Frau erkennen, wann die Geburt beginnt? Jede der drei folgenden Erscheinungen ist ein Zeichen der beginnenden Geburt:
a) Leibschmerzen oder Wehen;
b) Sprung der Fruchtblase, Abgang von Fruchtwasser;
c) Abgang von blutigem Schleim aus der Scheide.

Wie machen sich diese Vorboten bemerkbar? Zusammenziehungen der Gebärmutter, sogenannte Wehen, erkennt man an einem Gefühl der Verhärtung und Spannung im Leib, an Schmerzen, die vom Rücken nach vorne ausstrahlen, oder Schmerzen im Oberbauch, die in das Becken ausstrahlen. Auch in den Oberschenkeln kann ein ziehendes Gefühl bestehen. Anfangs sind die Wehen unregelmäßig und dauern nur ein paar Sekunden. Nach einigen Stunden folgen sie rascher aufeinander, dauern länger und sind schmerzhafter. Beim Sprung der Fruchtblase kann das Fruchtwasser entweder nur leicht abtröpfeln oder im Schwall abgehen. Wenn die Fruchtblase springt, bevor die Wehen eingesetzt haben, folgen diese in der Regel binnen 24 Stunden. Wenn Blut oder blutiger Schleim abgeht – die Hebamme sagt: »es zeichnet« –, folgen die Wehen meist in den nächsten 24 bis 48 Stunden.

In welchen Stadien verläuft die Geburt?
a) Das erste Stadium, die Eröffnungsperiode, wird vom Beginn der Geburt bis zur vollständigen Eröffnung des Muttermundes gerechnet;
b) das zweite Stadium, die Austreibungsperiode, beginnt mit der vollständigen Eröffnung des Muttermunds und endet mit der Geburt des Kindes;
c) das dritte Stadium, die Nachgeburtsperiode, beginnt mit der Geburt des Kindes und endet mit der vollständigen Ausstoßung des Mutterkuchens, der sogenannten Nachgeburt (Plazenta).

Wie lange dauert eine normale Entbindung? Beim ersten Kind beträgt die durchschnittliche Dauer der Eröffnungsperiode ungefähr 18 Stunden, bei den folgenden Kindern geht sie im Durchschnitt auf weniger als 8 Stunden zurück.
Die Austreibungsperiode dauert beim ersten Kind etwa eine Stunde, bei den folgenden Kindern gewöhnlich weniger als eine Stunde.
Die Nachgeburtsperiode dauert meist nur ein paar Minuten, gelegentlich aber bis zu einer Stunde. Der Trend in der modernen Geburtshilfe geht dahin, die Nachgeburtsperiode durch die rasche Entfernung der Nachgeburt so weit wie möglich zu verkürzen.

Was versteht man unter »Schwangerschaftswehen«? In den letzten Monaten der Schwangerschaft ist die Gebärmuttermuskulatur außerordentlich reizbar und zieht sich unter Umständen häufig zusammen. Diese Senkwehen gleichen den Geburtswehen nur insofern, als man das Hartwerden der Gebärmutter spürt. Senkwehen oder Schwangerschaftswehen bewirken keine Erweiterung des Muttermunds oder Austreibung des Kindes.

Ist es manchmal notwendig, etwas gegen die Schwangerschaftswehen zu tun?
Ja. Manchmal gibt man dämpfende Mittel, damit die Schwangere diese lästigen Zusammenziehungen nicht so stark wahrnimmt.

Wann soll die Gebärende das Krankenhaus aufsuchen? Das wird nicht einheitlich gehandhabt und hängt von der Methode der Geburtsleitung des jeweiligen Geburtshelfers ab. Maßgeblich sind unter anderem folgende Überlegungen:
a) Je weiter die Patientin vom Krankenhaus entfernt wohnt, um so früher soll sie dorthin aufbrechen;
b) wenn es das erste Kind ist, wird es wahrscheinlich länger dauern, bis es zur Welt kommt, und die Patientin kann sich mehr Zeit lassen, bevor sie ins Krankenhaus fährt;
c) Patientinnen, bei denen Anomalien oder Komplikationen der Schwangerschaft festgestellt wurden, sollten sich früher als andere ins Krankenhaus begeben, gegebenenfalls schon vor Geburtsbeginn.

In welchem Stadium der Geburt muß man unbedingt ins Krankenhaus?
Beim ersten Kind, wenn eine volle Stunde lang gute kräftige Wehen alle fünf Minuten kommen; bei den folgenden Schwangerschaften, wenn die Wehen alle 10 bis 15 Minuten auftreten; natürlich ist die Beantwortung der Frage auch von der Entfernung zum Krankenhaus abhängig.

Sollte man immer lieber etwas früher ins Krankenhaus gehen? Nicht unbedingt. Bei einer normalen Schwangerschaft ist es für die Patientin günstiger, wenn sie zu Hause bleibt, bis die Geburt gut im Gang ist. Wenn es nicht die erste Schwangerschaft ist und die vorausgegangenen Geburten schnell verliefen, ist es vielleicht besser, früher als üblich ins Krankenhaus zu gehen.

Eingeleitete Geburt

Was versteht man unter »Einleitung der Geburt«? Es handelt sich um eine Methode, bei der die Geburt künstlich in Gang gesetzt wird. In manchen Fällen macht man das aus medizinischen Gründen, etwa wegen eines hohen Blutdrucks, einer Zuckerkrankheit, einer Eklampsie usw. Bei richtiger Ausführung in geeigneten Fällen kann das ohne Schaden für Kind oder Mutter geschehen.

Welche Vorteile hat die Einleitung der Geburt?
a) Die Mutter kommt am Morgen ins Krankenhaus, nachdem sie in der Nacht zuvor gut geschlafen hat. Sie kann nüchtern bleiben, bevor sie ins Krankenhaus geht, damit ihr Magen vor der Entbindung leer ist;

b) sie kann, bevor sie ins Krankenhaus geht, Vorsorge für die Betreuung ihrer anderen Kinder treffen;
c) der Vater kann sich seine Geschäfte einteilen, damit er während der Entbindung im Krankenhaus ist;
d) der Arzt kann die Geburt so ansetzen, daß er nicht gerade zu der Zeit Sprechstunde oder andere Verpflichtungen hat, die ihn abhalten könnten;
e) im Krankenhaus ist das medizinische Personal tagsüber, wenn die Geburt eingeleitet wird, vollzählig vorhanden und einsatzbereit;
f) während der Tagesstunden sind alle Abteilungen im Krankenhaus voll in Betrieb und einsatzbereit für alle notwendigen Maßnahmen, wie etwa Bluttransfusionen, Röntgen- und Laboruntersuchungen, Entbindungen und Operationen.

Kann bei jeder Schwangeren die Entbindung künstlich eingeleitet werden?
Nein! Es müssen bestimmte Bedingungen erfüllt sein, bevor der Arzt zur Einleitung der Geburt rät, und zwar:
a) Die Schwangere muß den regulären Geburtstermin erreicht haben oder nahe daran sein (nicht vor der 38. Woche der Schwangerschaft);
b) die Lage des Kindes soll normal sein, und der Kopf soll im Becken stehen;
c) der Gebärmutterhals soll weich und verstrichen und der Muttermund leicht klaffend sein.
Wenn diese Voraussetzungen vorhanden sind, bringt die künstliche Einleitung der Geburt praktisch keine Gefahren für Mutter und Kind mit sich.

Wie wird die Geburt eingeleitet?
a) Durch die sogenannte Blasensprengung, bei der der Eihautsack mit einem sterilen Instrument eröffnet wird. Dieser schmerzlose Eingriff erfordert keine Anästhesie;
b) mit synthetischem Wehenhormon, welches durch Injektionen oder Dauertropfinfusion gegeben wird.

»Natürliche Geburt«

Was ist die »natürliche Geburt«? Diese Bezeichnung wurde für eine Methode eingeführt, die der psychologischen Vorbereitung der Patientin auf Schwangerschaft und Entbindung besonderes Augenmerk schenkt. Sie umfaßt die Leitung der Vorgeburtsperiode, die Entbindung und die Wochenbettperiode.

Was bezweckt die Methode der »natürlichen Geburt«? Sie will mit der Ausschaltung unbegründeter Befürchtungen einer ängstlichen Spannung und

Verkrampfung vorbeugen und damit die Schmerzen auf ein Minimum reduzieren. Der verhängnisvolle Kreis Angst – Spannung – Schmerz ist schwer zu durchbrechen, wenn er sich einmal geschlossen hat. Wenn mit der Methode der natürlichen Geburt das Element der Angst ausgeschaltet werden kann, entfallen diese Wechselbeziehungen.

Mit welchen Mitteln arbeitet diese Methode? Die werdende Mutter nimmt an einem Kurs teil, in dem sie über den Mechanismus der Schwangerschaft unterrichtet wird und in dem sie die richtige Atemtechnik in den verschiedenen Stadien der Geburt erlernt. Zugleich bildet sich ein engeres Vertrauensverhältnis zwischen der Patientin und dem Geburtshelfer. Außerdem wird die Patientin mit dem Krankenhausmilieu und dem Personal vertraut, so daß schließlich die Entbindung nicht in einer fremden Atmosphäre stattfindet.

Muß man an einem formellen Kurs teilnehmen, wenn man nach dieser Methode entbunden werden möchte? Nicht unbedingt, aber in den meisten größeren Gemeinden gibt es dazu die Möglichkeit. Diese Kurse umfassen Besuche im Krankenhaus, Vorträge von Ärzten und Schwestern, Anleitungen zu Atemübungen und besondere Anweisungen, wie man sich zu verhalten hat, wenn die Geburt herannaht.

Sollte der Vater des Kindes an den Vorbereitungen und an der Geburt selbst teilnehmen? Ja, damit er seiner Frau in der belastenden Zeit des Wartens eine seelische Stütze sein kann. In Entbindungstationen, in denen die natürliche Geburt praktiziert wird, bleiben die Väter während der Entbindung bei ihren Frauen.

Heißt es, daß man keine Beruhigungsmittel oder keine Schmerzbetäubung bekommt, wenn man eine natürliche Geburt erleben will? Keineswegs! Der Patientin ist immer bewußt, daß ihr Schmerzbekämpfungsmittel zur Verfügung stehen, wenn sie oder der Geburtshelfer sie für nötig halten. Auch eine Narkose kann gegeben werden, wenn es erforderlich ist. Eine Frau, die an Vorbereitungskursen teilgenommen hat, wird jedoch mit einem Minimum an dämpfenden oder betäubenden Mitteln auskommen. Sie braucht sich aber nicht zu schämen oder es für eine Schande zu halten, wenn sie die Hilfe dieser Mittel braucht. Die natürliche Geburt ist kein Durchhaltewettbewerb!

Welche Vorteile hat die »natürliche Geburt«?
a) Die werdende Mutter bekommt ein besseres Verständnis für ihre Aufgaben in der Schwangerschaft;
b) die Gemütsverfassung ist während der ganzen Schwangerschaft entspannter und ausgeglichener;

c) durch das Verstehen der Schwangerschaftsvorgänge und die Entspannung sind die Beschwerden in der Schwangerschaft geringer;
d) die Schwangere erlebt ein Gefühl des Wohlbefindens und der aktiven Teilnahme am natürlichsten aller menschlichen Geschehnisse.

Bringt die »natürliche Geburt« Vorteile für das Kind? Ja. Das Kind ist bei Geburt oft lebhafter, Atmung und Schreien setzen von selbst ein und sind nicht verzögert. Die Aussicht auf eine Spontangeburt ist größer, weil die Mutter fähig ist, in der Austreibungsperiode effektiv mitzuarbeiten.

Welche Nachteile hat die »natürliche Geburt«? Der einzige Nachteil ergibt sich bei Patientinnen, die seelisch für dieses Erlebnis ungeeignet sind. Sie können durch das Verbergen der Angst noch verkrampfter und nervöser werden, so daß der eigentliche Zweck der natürlichen Geburt vereitelt wird.

Was geschieht, wenn die Gebärende im Krankenhaus eintrifft? In den meisten Kliniken wird die Schwangere nach den Aufnahmeformalitäten in den Entbindungstrakt gebracht. Im Entbindungszimmer oder im Kreißsaal entkleidet sie sich, nimmt ein Vollbad und zieht dann ein Hemd an. Wenn die Geburt schon im Gange ist, wird sie sofort von einem Arzt oder einer Hebamme untersucht. Bei dieser Untersuchung stellt man fest, in welchem Stadium sich die Geburt bereits befindet. Dann wird das Schamhaar rasiert und oft ein Einlauf gegeben.

Kommt es oft vor, daß die Geburt erfolgt, ehe ein Arzt anwesend ist? Nein, in größeren Krankenhäusern stehen in der Regel mehrere qualifizierte Ärzte zur Verfügung. Aber auch in kleineren Häusern erfolgt die Entbindung höchst selten ohne Arzt, weil den Patientinnen ausdrücklich eingeschärft wird, wann sie in das Krankenhaus kommen müssen. Zu Zeiten des starken Berufsverkehrs auf den Straßen kann es jedoch zweckmäßig sein, das Krankenhaus beim Verlassen der Wohnung von dem Geburtsbeginn zu verständigen, damit gegebenenfalls auch der Arzt schon benachrichtigt werden kann.

Welche Untersuchungen werden nach der Aufnahme ins Krankenhaus noch gemacht? Eine Blutdruckmessung, eine Harnuntersuchung, ein Blutbild und eine Untersuchung von Herz und Lunge. Die kindlichen Herztöne werden abgehört und aufgezeichnet. Die Krankengeschichte der Patientin wird entweder vom Krankenhausarzt aufgenommen oder aus der Praxiskartei des Geburtshelfers dem Krankenhaus übermittelt.

Wie wird das Fortschreiten der Geburt überprüft?
a) Mit Untersuchungen durch den Mastdarm oder durch die Scheide. Bei diesen Untersuchungen wird festgestellt, welcher Kindesteil vorliegt und wie weit der Muttermund eröffnet ist.

b) Außerdem wird der Geburtsverlauf mit einem Apparat, der am Leib der Mutter befestigt wird, überwacht. Das ermöglicht eine fortlaufende Registrierung des kindlichen Herzschlags und der Wehentätigkeit.

Wer untersucht die Patientin unter der Geburt? Der Arzt oder die Hebamme.

Muß der Geburtshelfer während der ganzen Geburt anwesend sein? Die Gegenwart des Arztes während der gesamten Geburt ist nicht notwendig. Im allgemeinen wird der Arzt die Gebärende während der Eröffnungsperiode ein- oder mehrere Male untersuchen. Die Hebamme bleibt dagegen bei der Kreißenden. Geht die Geburt rasch vor sich, bleibt der Geburtshelfer selbstverständlich in Reichweite des Kreißsaals. Bei Mehrgebärenden bleibt der Arzt wegen des rascheren Geburtsverlaufs im allgemeinen schon im Eröffnungsstadium erreichbar.

Auf welche Weise können starke Schmerzen während der Entbindung ausgeschaltet werden?
a) Mit Medikamenten;
b) mit einer Epiduralanästhesie; dabei wird ein örtlich betäubendes Mittel in den Wirbelkanal außerhalb der Rückenmarkshäute gespritzt.

Welche Art der Anästhesie wird bei Entbindungen angewandt?
a) Örtliche Einspritzung von Novocain unter die Haut des Dammes. Das erlaubt dem Geburtshelfer die chirurgische Erweiterung der Scheidenöffnung mit einem Schnitt (Episiotomie);
b) Pudendus-Blockade, bei der Novocain in eine Gruppe von Nerven, die den Damm versorgen, injiziert wird. Sie macht die Scheidenregion unempfindlich, so daß eine Episiotomie schmerzlos durchgeführt werden kann;
c) Epiduralblock oder Lumbalanästhesie, bei denen Novocain durch Knochenlücken in den Wirbelkanal eingespritzt wird, um den Scheiden- und Scheidenausgangsbereich unempfindlich zu machen;
d) Inhalationsnarkose, bei der man Gase, wie Lachgas, Zyklopropan, Halothan usw. zusammen mit Sauerstoff einatmen läßt.

Wovon hängt es ab, welche Form der Anästhesie verwendet wird? Jede dieser Anästhesiemethoden hat ihre Vor- und Nachteile, und jedes Krankenhaus hat Anästhesisten, die der einen oder anderen Methode den Vorzug geben. Es gibt unzählige Überlegungen, die dafür ausschlaggebend sind, welche Anästhesie für eine bestimmte Patientin verwendet werden soll.
Der Zustand des ungeborenen Kindes ist für die Wahl der Anästhesie ein ebenso wichtiger Faktor wie der Zustand der Mutter. So vertragen z.B. unreife Kinder bestimmte Arten der Inhalationsnarkose nicht sehr gut. In ei-

nem solchen Fall kann man die Mutter mit einer Blockanästhesie entbinden oder eine Spontangeburt ohne jede Anästhesie ablaufen lassen.

Wie wird der Zustand des Kindes unter der Geburt überwacht?
a) Die kindlichen Herztöne werden ständig überwacht. Unregelmäßigkeiten im Herzschlag des Kindes sind ein Zeichen, daß etwas nicht stimmt;
b) das Erscheinen von Mekonium (dem Darminhalt des Kindes) in der Scheide ist ein Zeichen, daß dem Kind Gefahr droht.

Wie geht man vor, wenn Gefahr für das Kind besteht? Man sorgt für die rasche Beendigung der Geburt.

Was macht der Geburtshelfer, wenn der Kopf die Scheidenöffnung dehnt? Er erweitert die Öffnung mit einem Schnitt am Scheidenrand, dem sogenannten Dammschnitt oder der Episiotomie; dann treten Kopf, Schultern und der übrige Körper aus. Wenn die Entbindung auf diese Weise vor sich geht, spricht man von einer Spontangeburt. Gelegentlich läßt man einen Helfer leicht von oben drücken, um die Entbindung zu beschleunigen (Abb. 157, 158). Wenn der Kopf, der schon im Scheideneingang sichtbar wird, nicht austritt, benützt man eventuell die Geburtszange (siehe den Abschnitt über die Zangenentbindung in diesem Kapitel).

Welche Vorteile hat der Dammschnitt? Er verhindert ein Einreißen der Scheidenwand oder des Dammes im Afterbereich oder des Mastdarms selbst sowie einen zu starken Druck auf den kindlichen Kopf. Dammschnitte werden bei den meisten Geburten gemacht.

Wann wird der Dammschnitt gemacht? Wenn der Kopf des Kindes gegen den Scheidenausgang drückt und sein Austreten gleich zu erwarten ist, nach Anästhesierung der Haut (Abb. 153, 154).

Wann wird die Dammschnittwunde genäht? Sofort nach der Geburt des Kindes, solange die Anästhesie noch wirksam ist.

Wie lange dauert es, bis die Dammschnittwunde abheilt? Die Abheilung ist eine Angelegenheit von 1–2 Wochen.

Müssen aus der Dammschnittwunde Nähte entfernt werden? Nein, man verwendet Nahtmaterial, das vom Körper aufgenommen werden kann.

Wie wird die Nachgeburt entfernt? Durch leichten Druck auf die Gebärmutter und behutsamen Zug an der Nabelschnur (Abb. 157). Wenn Schwierigkeiten auftauchen, ist eine manuelle Plazentalösung vom Geburtshelfer vorzunehmen, der seine Hand in die Gebärmutter einführt, die Nachgeburt sorgfältig von der Gebärmutterwand ablöst und herausbefördert.

Schwangerschaft und Entbindung

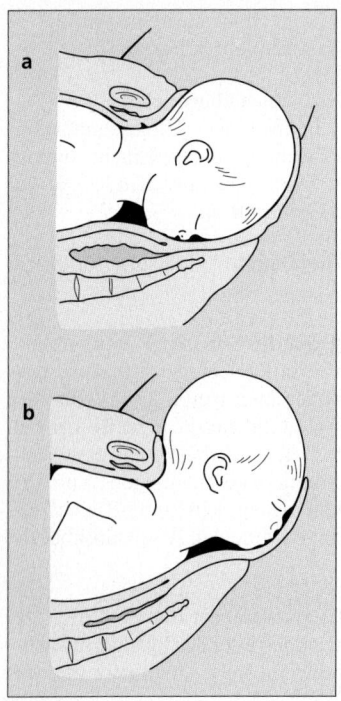

Abb. 153 *Geburt des kindlichen Kopfes:* a) bei der regelrechten Geburt wird zunächst das Hinterhaupt des Kindes in der Scheidenöffnung sichtbar; b) schließlich tritt der Kopf vollständig aus dem Geburtskanal aus.

Wie wird das Kind von der Nabelschnur getrennt? Wenn das Kind geboren ist, läßt man zunächst Schleim und Fruchtwasser in Kopfhängelage ausfließen; dann wird die Nabelschnur einige Zentimeter vom Leib des Kindes entfernt unterbunden und mit einer Schere durchtrennt (Abb. 158, 159).

Zangenentbindung

Was sind Geburtszangen? In der Geburtshilfe sind Zangen Instrumente, die als Hilfsmittel verwendet werden, um den Kopf des Kindes aus dem Geburtskanal herauszubefördern.

Wann benützt man Zangen?
a) Wenn sich die Austreibungsperiode in die Länge zieht und die Mutter nicht in der Lage ist, das Kind herauszupressen;

Niederkunft und Entbindung

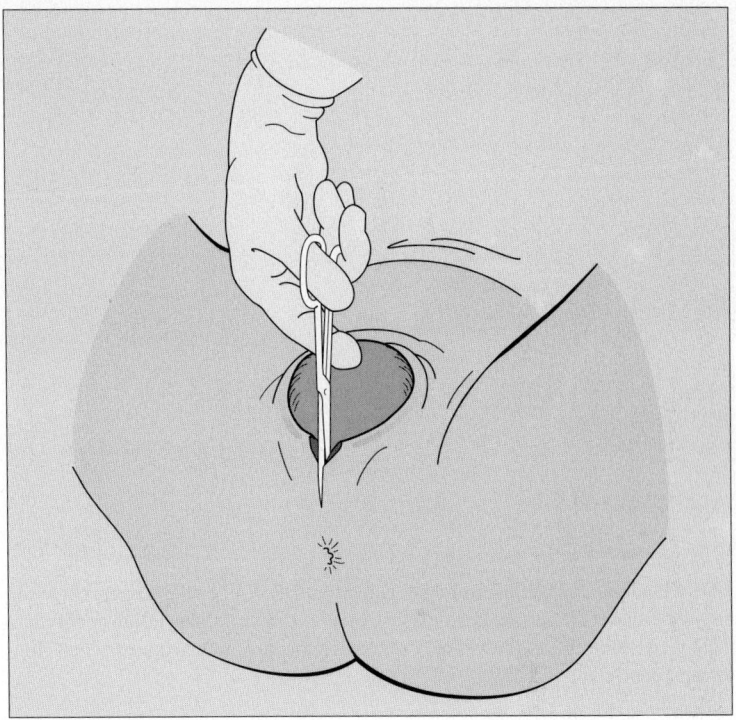

Abb. 154 *Der Dammschnitt* verhindert ein unkontrolliertes Einreißen des Dammes und vermindert den auf den kindlichen Kopf einwirkenden Druck der mütterlichen Weichteilgewebe. Die glatten Wundränder lassen sich leicht mit einer Naht vereinigen und verheilen rasch.

b) wenn die Mutter erschöpft ist und nicht mehr bei der Geburt mithelfen kann;
c) wenn der Kopf des Kindes nicht richtig für die Geburt steht und mit der Zange gedreht werden muß;
d) wenn aus diesem oder jenem Grund der Kopf des Kindes nicht vollständig durch das Becken gekommen ist, so daß er die Scheidenöffnung nicht ganz erreichen kann;
e) wenn Zeichen einer Gefährdung des Kindes auftreten und man notgedrungen die Entbindung rasch beenden muß, statt den natürlichen Ablauf der Ereignisse abzuwarten.

Schwangerschaft und Entbindung

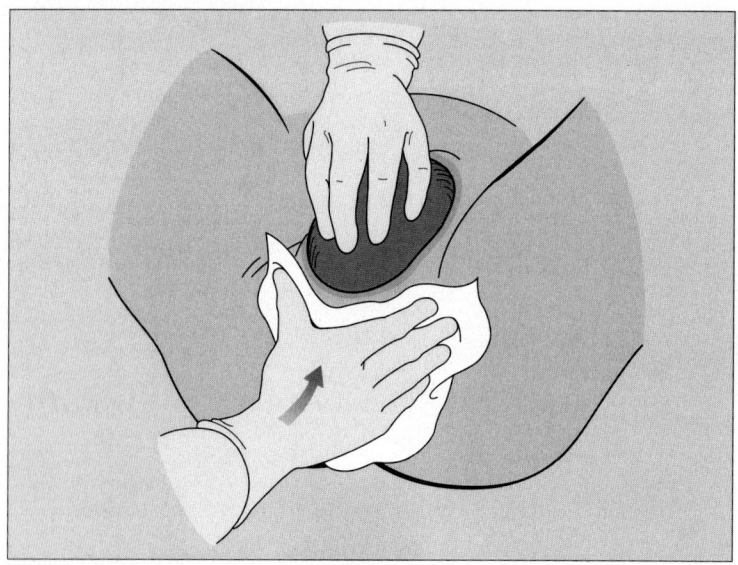

Abb. 155 *Dammschutz:* Während der Kopf durch die Wehen herausgepreßt wird, bemüht sich der Geburtshelfer, das Austreten so zu kontrollieren, daß der Damm nicht weiter einreißt. (Mit Damm bezeichnet man die Hautbrücke zwischen Hinterrand des Scheidenvorhofs und After.)

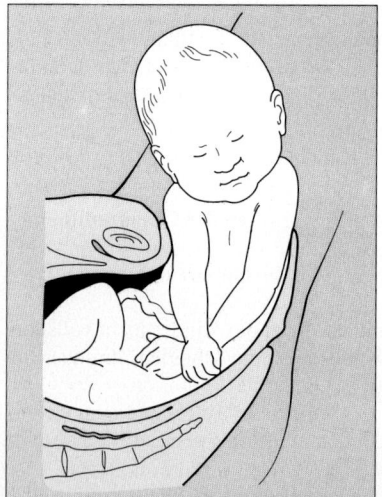

Abb. 156 *Geburt der Schultern;* damit die breiten Schultern des Babys durch das Becken treten können, muß das Baby eine Drehung zur Seite hin machen; es »schaut« dabei die Innenseite der Oberschenkel der Mutter »an«.

Niederkunft und Entbindung

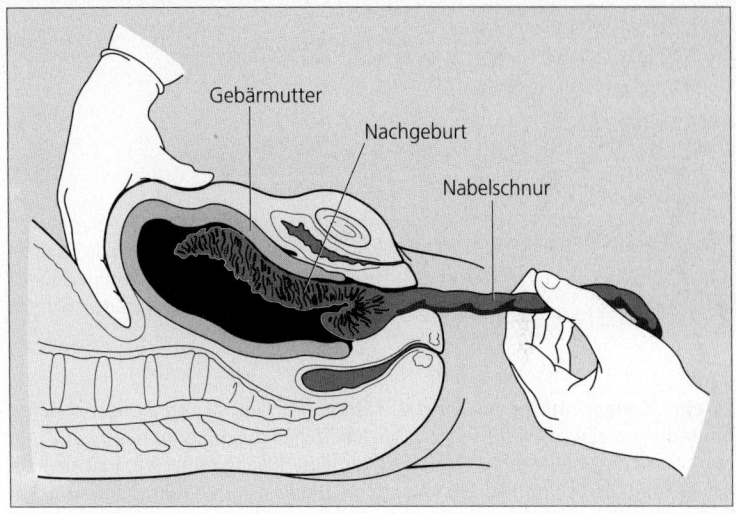

Abb. 157 *Der Mutterkuchen* löst sich nach der Geburt des Kindes von der Gebärmutterwand ab und wird als »Nachgeburt« ausgestoßen. Der Geburtshelfer hilft mit leichtem Druck von außen auf die Gebärmutter nach.

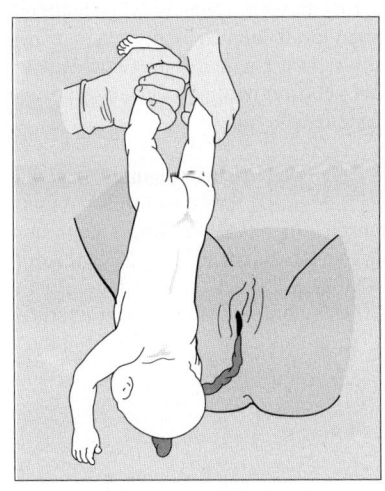

Abb. 158 *Kopfhängelage des Neugeborenen.* Fruchtwasser und Schleim sollen aus dem Mund des Kindes entfernt oder ausgehustet werden. Dies wird durch die Kopfhängelage begünstigt.

Schwangerschaft und Entbindung

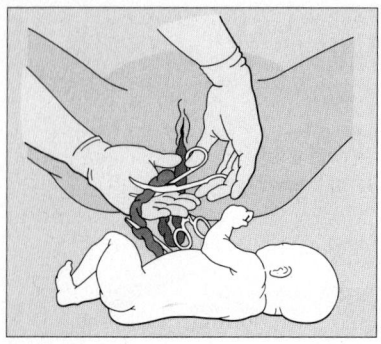

Abb. 159 *Abnabelung:* Die Nabelschnur wird mit zwei Klemmen abgedrosselt und dann mit der Schere durchtrennt.

Ist eine Zangenentbindung für das Kind gefährlich? Wenn die Zangenentbindung von einem erfahrenen Geburtshelfer sachgemäß im richtigen Zeitpunkt und unter geeigneten Voraussetzungen durchgeführt wird, ist sie keineswegs gefährlich und schadet dem Kind nicht; sie nützt ihm sogar, weil der Geburtsvorgang beschleunigt und der Zeitraum, in dem der kindliche Kopf dem Druck des Geburtskanals ausgesetzt ist, verkürzt wird. Allerdings bestehen auch Gefahren für das Kind, z. B. eine Nervenlähmung am Arm, wenn die Zange nicht korrekt angesetzt wird.

Ist eine Zangenentbindung für die Mutter gefährlich? Bei richtigem Vorgehen nicht.

Gibt es Zangen verschiedener Art? Ja. Es gibt viele Typen für verschiedene Zwecke. Manche verwendet man, um den kindlichen Kopf zu drehen, manche, um den Kopf herauszuziehen, andere, um einen Zug in verschiedene Richtungen auszuüben, damit der Kopf geboren wird. Wieder andere werden zur Entbindung des Kopfes bei Steißlagen benützt.

Gibt es noch andere Instrumente zur Geburtsbeendigung? Ja, die Saugglocke. Dabei handelt es sich um eine Metallglocke, die mittels Vakuum am Kopf des Kindes befestigt wird. Durch Zug an dieser Glocke kann der Geburtsfortgang beschleunigt werden. Die Saugglocke hinterläßt am Kopf des Kindes einen Bluterguß und einen Höcker. Beides bildet sich innerhalb einiger Wochen zurück. Die Wahl des Instrumentes muß dem Arzt überlassen bleiben.

Steißlage

Was ist eine Steißgeburt? Eine Geburt, bei der zuerst das Gesäß des Kindes austritt.

Bedingt die Steißlage einen abnormen Geburtsverlauf? Sie stellt in gewissem Sinn eine Anomalie dar. Die Entbindung kann aber von einem erfahrenen Geburtshelfer ohne Gefahr für Mutter und Kind durchgeführt werden. Heute geht man aber in der Regel kein Risiko ein und führt eine Schnittentbindung durch.

Wie häufig sind Geburten in Beckenendlage? Sie machen etwa 3% aller Geburten bei voller Tragzeit aus.

Welche verschiedenen Beckenendlagen gibt es? Die reine Steißlage mit vorangehendem Gesäß, ferner Fußlagen, Knielagen und Steißfußlagen (Abb. 160).

Wann kann es zu einer Beckenendlage kommen?
a) Bei abnormen Beckenverhältnissen;
b) bei einer angeborenen Fehlbildung der Gebärmutter;
c) bei Gebärmuttermyomen;
d) bei Anomalien des Kindes;
e) wenn der Mutterkuchen abnorm tief in der Scheide sitzt;
f) bei Mehrlingsgeburten;
g) wenn zu viel Fruchtwasser vorhanden ist.

Werden alle späteren Geburten in Steißlage erfolgen, wenn das beim ersten Kind der Fall war? Nicht unbedingt.

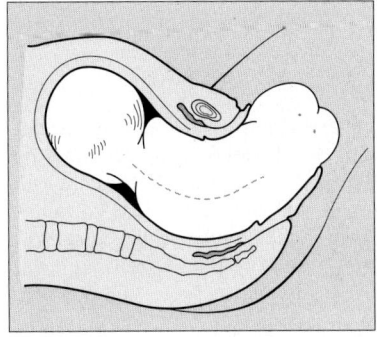

Abb. 160 *Beckenendlage des Kindes.* Der Steiß des Kindes geht voran. Beim Austritt des Kindes biegt sich die Wirbelsäule stark zur Seite hin ab.

Schwangerschaft und Entbindung

In welchem Stadium der Schwangerschaft nimmt das Kind die Beckenendlage ein? Das tritt gelegentlich erst ein, wenn die Geburt schon im Gang ist. Es ist keineswegs ungewöhnlich, daß das Kind seine Lage von Tag zu Tag oder sogar von Stunde zu Stunde bis zum Endstadium der Schwangerschaft ändert. Die meisten Beckenendlagen findet man jedoch schon um den 8. Schwangerschaftsmonat.

Wie wird die Beckenendlage diagnostiziert?
a) Mit der äußeren Untersuchung des Leibes, bei der sich zeigt, daß der Kopf im oberen Teil der Gebärmutter liegt;
b) mit der Ultraschalluntersuchung;
c) mit der Untersuchung durch die Scheide unter der Geburt.

Wie geht man bei einer Beckenendlage vor? Das entscheidet sich gewöhnlich nach dem Einsetzen der Wehen. Beim ersten Kind ist eine genaue Beurteilung von Größe und Form des mütterlichen Beckens notwendig, weil sich bei der Geburt in Beckenendlage der große Durchmesser des kindlichen Schädels nicht wie bei einer normalen Hinterhauptslage dem Geburtsweg anpassen und formen kann. Daher müssen die Größenverhältnisse genau bestimmt werden, bevor die Geburt zu weit fortgeschritten ist. Bei guten Wehen, entsprechender Weite des Beckens und nicht übermäßig großem Kind läßt man die Geburt ihren natürlichen Fortgang nehmen. Bei schlechten Wehen, bei einem engen Becken oder wenn man ein großes Kind vermutet, ist eine Schnittentbindung angezeigt. Die meisten Geburtshelfer befürworten heute, zumindest bei Erstgebärenden, bei allen Beckenendlagen eine Schnittentbindung, unabhängig von der Größe des Kindes (Abb. 161).

Soll eine Gebärende in einem früheren Stadium der Geburt ins Krankenhaus gehen, wenn sich eine Beckenendlage gefunden hat? Ja, weil schon in einem verhältnismäßig frühen Geburtsstadium über das weitere Vorgehen entschieden werden muß.

Nabelschnurvorfall

Was ist ein Nabelschnurvorfall? Beim Nabelschnurvorfall gleitet die Nabelschnur an dem vorangehenden Kindsteil (Kopf oder Steiß) vorbei und tritt durch den Gebärmutterhalskanal in die Scheide. Liegt die Nabelschnur neben dem vorangehenden Teil, spricht man von einem teilweisen Vorfall, ist sie an dem vorangehenden Teil vorbei in die Scheide gelangt, von einem vollständigen Nabelschnurvorfall (Abb. 162).

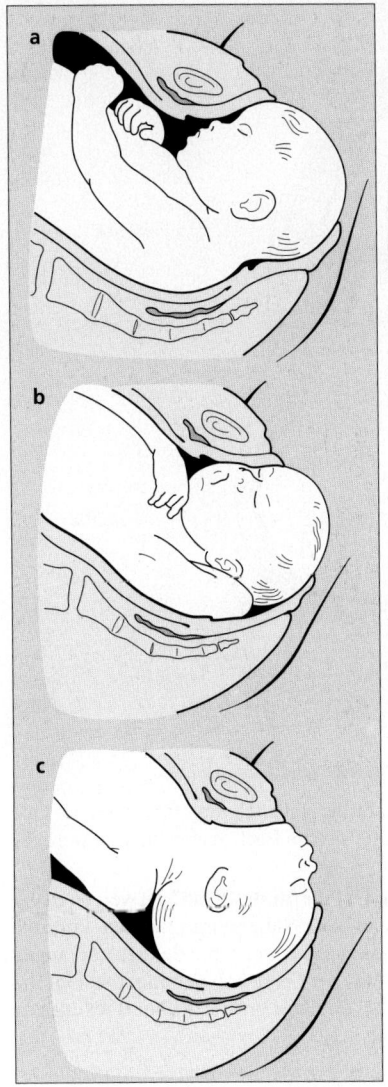

Abb. 161 *Regelwidrige Kopflagen des Kindes.*
a) Scheitellage des Kindes
b) Stirnlage des Kindes
c) Gesichtslage des Kindes

Wann wird ein Nabelschnurvorfall am häufigsten beobachtet? Nach dem Blasensprung bei Lageanomalien des Kindes oder wenn der Kopf nicht tief genug ins Becken eingetreten ist.

Schwangerschaft und Entbindung

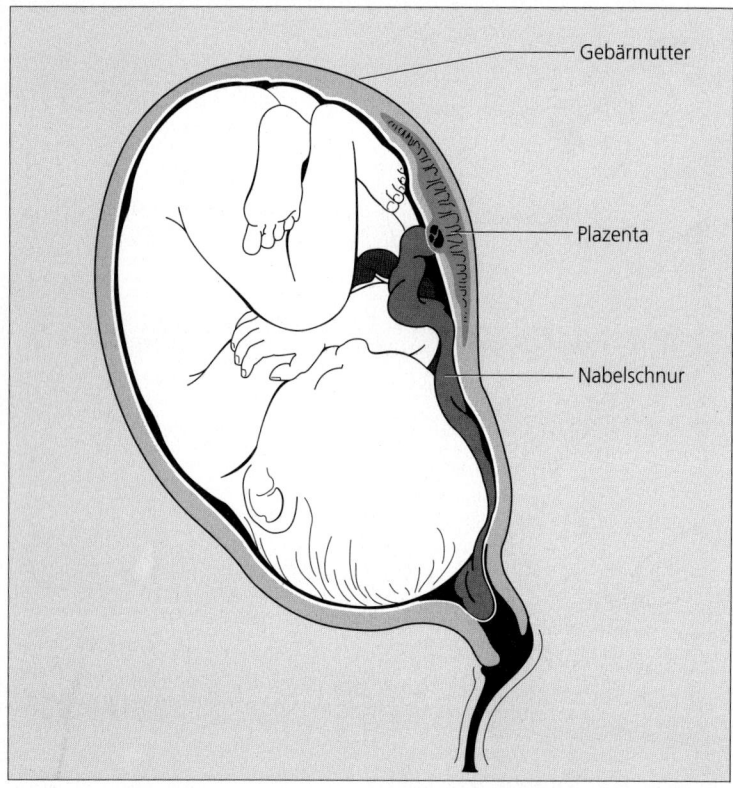

Abb. 162 *Beim Nabelschnurvorfall* können die Nabelschnurgefäße unter der Geburt zwischen kindlichem Kopf und mütterlichem Becken abgeklemmt werden.

Bedeutet ein Nabelschnurvorfall eine Gefahr für das Kind? Ja, weil es zu einer Unterbrechung des Blutstroms in den Nabelschnurgefäßen kommt, wenn sie zwischen den knöchernen Teilen des Kindes und der Mutter eingeklemmt werden, was den Tod des Kindes zur Folge haben kann. Die Gefahren des Nabelschnurvorfalls sind bei Schädellage größer als bei Beckenendlage.

Woraus ergibt sich die Diagnose eines Nabelschnurvorfalls?
a) Aus den Zeichen einer Gefährdung des Kindes, nämlich Unregelmäßigkeit der Herztöne oder Mekoniumabgang;
b) die Nabelschnur liegt in der Scheide oder tritt aus ihr aus.

Wie geht man bei einem Nabelschnurvorfall vor? Es wird sofort eine Schnittentbindung durchgeführt.

Was ist zu tun, wenn der Nabelschnurvorfall eintritt, solange die Patientin noch zu Hause ist? Die Patientin muß sofort ins Krankenhaus gebracht werden.

Gibt es eine Möglichkeit einen Nabelschnurvorfall vorauszusehen oder abzuwenden? Nein.

Mehrlingsgeburten
(Zwillinge, Drillinge, Vierlinge usw.)

Wie oft kommen Zwillingsgeburten unter natürlichen Gegebenheiten vor? Einmal auf etwa 80 Geburten.

Wie oft kommen Drillingsgeburten unter natürlichen Gegebenheiten vor? Einmal auf ungefähr 8000 Geburten. Nach Gabe von follikelstimulierenden Hormonen, wie sie zur Behandlung der Infertilität der Frau eingesetzt werden, ist mit einer höheren Rate zu rechnen.

Wie oft kommen Vierlingsgeburten unter natürlichen Gegebenheiten vor? Einmal auf ungefähr 700000 Geburten. Auch hier ist die Rate nach Infertilitätsbehandlungen höher. Unter diesen Bedingungen ist es bereits zu Geburten von Fünflingen und Sechslingen gekommen.

Was versteht man unter eineiigen Zwillingen? Man meint damit Zwillinge, die sich aus einem Ei entwickelt haben, das von einer Samenzelle befruchtet wurde. Sie haben das gleiche Geschlecht, die gleiche genetische Anlage und sehen ganz gleich aus.

Was sind zweieiige Zwillinge? Das sind Zwillingsgeschwister, die sich aus zwei verschiedenen, von verschiedenen Samenzellen befruchteten Eizellen entwickelt haben. Sie können verschiedenen Geschlechtern angehören, sind genetisch nicht ähnlicher als Geschwister, die nacheinander geboren wurden, und sehen sich nicht mehr ähnlich als andere Geschwister.

Wie kommt es zu Zwillingsgeburten?
a) Eineiige Zwillinge entstehen durch die vollständige Teilung einer einzigen befruchteten Eizelle;
b) zweieiige Zwillinge entstehen, wenn zwei Eizellen vom Eierstock freigesetzt und von zwei verschiedenen Samenzellen befruchtet werden.

Ist die Neigung zu Zwillingsgeburten erblich? Ja.

Kann es auch zu Zwillingsgeburten kommen, wenn sie nicht »in der Familie liegen«? Ja.

Ist es möglich, künstlich Mehrlingsgeburten herbeizuführen? Ja, es ist bekannt, daß Frauen, die zur Anregung des Eisprungs im Rahmen einer Infertilitätsbehandlung Hormone bekamen, ein wesentlich höheres Risiko für Mehrlingsgeburten, oft auch extremen Ausmaßes, haben.

Wann kann eine Zwillings- bzw. Mehrlingsschwangerschaft diagnostiziert werden? Mit der Ultraschalluntersuchung bereits in der 10. Schwangerschaftswoche.

Wie unterscheidet sich die geburtshilfliche Betreuung einer Mehrlingsschwangerschaft von jener der Einkindschwangerschaft? Der Geburtshelfer wird die Patientin noch genauer auf Anzeichen einer Toxikose und auf eine mögliche Frühgeburt hin beobachten. Eine Patientin mit Zwillingen oder Mehrlingen wird gewöhnlich früher als andere Gebärende ins Krankenhaus aufgenommen, da die Geburt bei Mehrlingsschwangerschaften zumeist 2–3 Wochen vor dem errechneten Termin erfolgt.

Wie wird eine Mehrlingsgeburt geleitet? Die Lage des ersten Kindes wird festgestellt und die Geburt dementsprechend geleitet, ebenso beim zweiten Kind. Meistens handelt es sich um Kopflagen; am zweithäufigsten ist eine Kopflage bei dem einen Kind und eine Beckenendlage beim anderen. Zur Bestimmung der Lage jedes einzelnen Kindes kann eine Ultraschalluntersuchung herangezogen werden.

Wehenschwäche

Was versteht man unter Wehenschwäche? Die Wehenschwäche ist ein Zustand, der durch ungenügende Zusammenziehungen der Gebärmutter gekennzeichnet ist. Es gibt eine primäre Wehenschwäche, bei der die Wehen von Anfang an schlecht sind, und eine sekundäre Wehenschwäche, bei der nach einer längeren Periode kräftiger Wehen die Zusammenziehung schwach und wirkungslos werden.

Welche Gründe können zu einer Wehenschwäche führen? Eine primäre Wehenschwäche kann sich bei einer überdehnten Gebärmutter entwickeln, etwa wenn das Kind sehr groß ist, wenn Zwillinge vorhanden sind, wenn die Gebärmutter zu viel Fruchtwasser enthält oder wenn sie nur eine schwache

Muskulatur hat. Auch Verkrampfung und Angst können eine ursächliche Rolle bei der primären Wehenschwäche spielen.

Eine sekundäre Wehenschwäche wird durch einen langwierigen Geburtsverlauf verursacht. Dazu kann es kommen, wenn das Becken der Mutter für den Kopf des Kindes nicht weit genug ist oder wenn eine Lageanomalie besteht. In manchen Fällen ist die mangelnde Erweiterung des Muttermunds schuld.

Wie geht man bei einer Wehenschwäche vor? Unter der Voraussetzung, daß die Lage des Kindes normal ist, daß kein Mißverhältnis zwischen Becken und Kopf besteht und daß der Kopf in das Becken eingetreten ist, wird die Wehenschwäche in erster Linie mit Medikamenten behandelt, welche die Gebärmutter zu einer regelmäßigeren und kräftigeren Wehentätigkeit anregen. Wenn eine Anomalie vorliegt, etwa eine regelwidrige Lage des Kindes, kann eine Schnittentbindung nötig werden.

Schnittentbindung
(Kaiserschnitt)

Was ist ein Kaiserschnitt? Der Kaiserschnitt oder Sectio caesarea ist eine Operation zur Entbindung des Kindes durch operative Eröffnung der Bauchwand und der Gebärmutterwand.

Ist eine Schnittentbindung eine große Operation? Ja.

Ist eine Schnittentbindung gefahrlos? Ja. Wenn sie von einem Fachmann ausgeführt wird, ist das Risiko praktisch nicht größer als bei einer Geburt auf natürlichem Weg. Die Risiken für das Kind sind eher geringer als bei einer natürlichen Geburt.

Wann wurde der Kaiserschnitt erstmals ausgeführt? Man nimmt an, daß er an der Lebenden zum ersten Mal im 15. Jahrhundert nach Christus gemacht wurde. Der Kaiserschnitt an der soeben Verstorbenen zur Rettung des Kindes war allerdings schon im Altertum bekannt. Der Name ist aus der Erzählung hervorgegangen, daß Julius Caesar (daher der Name Sectio caesarea) mit dieser Methode zur Welt gebracht wurde, aber für diese Legende gibt es keinen historischen Beweis.

Wann ist eine Schnittentbindung angezeigt?
a) Bei einem Mißverhältnis zwischen dem Kopf des Kindes und dem Becken der Mutter, sei es, daß der Kopf zu groß oder das Becken zu eng für eine Entbindung auf normalem Wege ist;

b) wenn Gefahr für das Leben des Kindes besteht;
c) bei einer langdauernden Geburt oder bei wirkungslosen Wehen, die auf die üblichen Methoden zur Anregung der Wehentätigkeit nicht ansprechen, so daß mit einer normalen Entbindung durch die Scheide in einer vertretbaren Zeit nicht zu rechnen ist;
d) bei einer Placenta praevia, bei der der Mutterkuchen ganz oder teilweise vor dem vorangehenden Kopf des Kindes liegt. Ein solcher falscher Sitz der Plazenta kann eine Verblutungsgefahr für Mutter und Kind bedeuten;
e) bei einer vorzeitigen Plazentalösung, wenn sich der Mutterkuchen von der Gebärmutterwand bereits ablöst, bevor das Kind geboren ist, und wenn eine so starke Blutung besteht, daß man die natürliche Geburt nicht abwarten kann;
f) bei bestimmten Lageanomalien des Kindes, so etwa, wenn ein Arm oder eine Schulter vorangeht. Dann ist eine Entbindung durch die Scheide ohne beträchtliche Gefahren für Mutter und Kind praktisch unmöglich;
g) bei einem Nabelschnurvorfall, wenn die Nabelschnur aus der Scheide austritt und die Geburt vermutlich noch nicht unmittelbar bevorsteht;
h) wenn eine Beckenendlage bei einer Erstgebärenden vorliegt und der Geburtshelfer ein Mißverhältnis zwischen kindlichem Kopf und mütterlichem Becken befürchtet;
i) bei Präeklampsie oder Eklampsie; bei Blutdruckanstieg und anderen Symptomen mit oder ohne Krampfanfall kann die sofortige Entbindung eine lebensrettende Maßnahme sein;
j) nach vorangegangenen Operationen wie:
1. früheren Schnittentbindungen;
2. Entfernung von Gebärmuttermyomen;
3. vorangegangenen Scheidenplastik-Operationen, wenn eine Entbindung auf natürlichem Weg zu einer Zerreißung des Gebärmutterhalses oder der Scheidenwand führen könnte;
k) bei einem Gebärmuttermyom, einer Eierstockzyste oder einer anderen Geschwulst, die das Becken einengt und den normalen Durchtritt des Kindes durch den Geburtskanal verhindert;
l) bei bestimmten Infektionen der Mutter, z. B. HIV-Infektion oder Herpes genitalis, da man in diesen Fällen bei einer vaginalen Geburt mit einem erhöhten Übertragungsrisiko auf das Kind rechnen muß.

Ist eine Schnittentbindung unter den genannten Voraussetzungen immer unbedingt angezeigt? Nein. Es gibt viele variable Faktoren, die der Geburtshelfer bei seiner Entscheidung abwägen muß.

Zu welchem Zeitpunkt weiß der Geburtshelfer, ob eine Schnittentbindung nötig sein wird? Das ist ganz verschieden. Unter Umständen erkennt er das schon bei der ersten Untersuchung der Patientin in der Frühschwangerschaft; die Notwendigkeit kann sich aber auch erst ergeben, wenn die Geburt schon einige Stunden im Gang ist.

Wie erfolgt die Schmerzausschaltung bei Schnittentbindungen?
a) Mit Allgemeinnarkose;
b) Spinal- oder Epiduralanästhesie;
c) Kaudalanästhesie.
Die Wahl der Anästhesie wird vom Zustand der Mutter bestimmt und davon, welcher Methode der Geburtshelfer und der Anästhesist den Vorzug geben.

Wo wird der Schnitt für die Schnittentbindung angelegt? Im Unterbauch entweder als Längs- oder als Querschnitt.

Wie wird das Kind bei der Schnittentbindung herausgeholt? Nach der operativen Öffnung der Bauchwand und der Gebärmutterwand führt der Operateur seine Hand in die Gebärmutter ein und hebt das Kind behutsam heraus (Abb. 163). Die Nabelschnur wird in der üblichen Weise abgebunden;

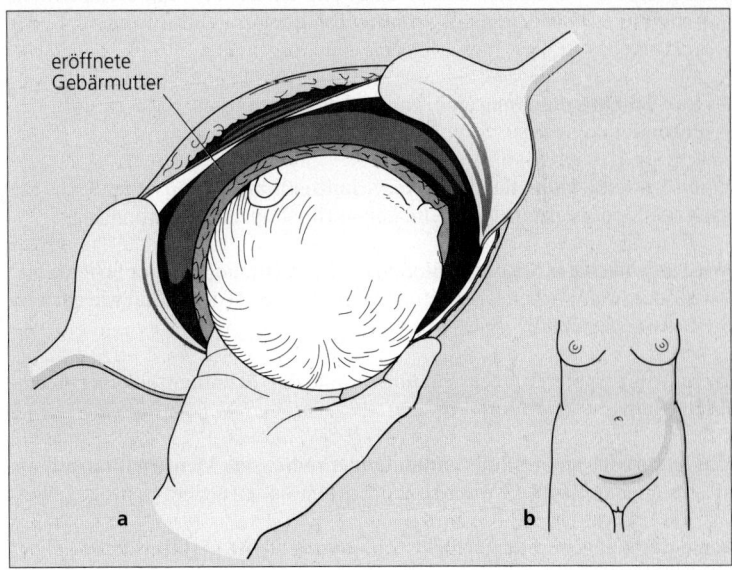

Abb. 163 *Kaiserschnitt:* a) Bauchdecke und Gebärmutter werden eröffnet und das Kind herausgeholt. Nach Entfernung der Nachgeburt wird die Gebärmutterwand genäht und die Bauchwand wie bei jeder anderen Bauchoperation verschlossen. b) Der Hautschnitt wird bei der Schnittentbindung entweder so wie hier quer oder längs in der Mittellinie des Bauches angelegt.

dann führt der Operateur seine Hand nochmals ein und löst den Mutterkuchen von der Gebärmutterwand ab. Zum Schluß wird die Schnittwunde in der Gebärmutter in zwei Schichten vernäht und die Bauchwand verschlossen.

Wie lange dauert eine Schnittentbindung? Etwa 60 Min.

Wie viele Schnittentbindungen kann eine Frau ohne Gefahr durchmachen? Beliebig viele, wenn keine Komplikationen bestehen.

Kann eine Patientin, bei der einmal eine Schnittentbindung vorgenommen wurde, bei späteren Schwangerschaften überhaupt auf normalem Weg entbunden werden? Ja. Eine solche Patientin muß jedoch vom ersten Anfang der Geburt an sehr genau beobachtet werden. Der Operationssaal muß jederzeit für eine dringend notwendig werdende Schnittentbindung in Bereitschaft stehen, für den Fall, daß eine Komplikation eintreten sollte.

Stimmt es, daß die meisten Kaiserschnittpatientinnen bei späteren Schwangerschaften auch wieder einer Schnittentbindung zugeführt werden? In der Regel trifft das zu.

Ist eine Schnittentbindung eine schmerzhafte Operation? Nein, da sie in entsprechender Anästhesie vorgenommen wird.

Wann kann die Patientin nach einer Schnittentbindung aufstehen? Am Tag nach der Operation, in vielen Kliniken auch schon am Operationstag.

Wie lange nach der Schnittentbindung hält die Blutung aus der Scheide an? Zwei oder drei Wochen lang, gefolgt vom üblichen Wochenfluß wie nach jeder Schwangerschaft.

Werden die späteren Menstruationen von der Schnittentbindung beeinflußt? Nein.

Wie lange nach einer Schnittentbindung tritt die erste Menstruation auf? Im allgemeinen nach etwa 6 Wochen, jedoch nicht selten auch wesentlich später.

Kann das Neugeborene nach der Schnittentbindung gestillt werden? Nicht immer.

Wie lange muß man nach einer Schnittentbindung im Krankenhaus bleiben? Etwa 10 bis 14 Tage.

Verhindert eine Schnittentbindung zukünftige Schwangerschaften? Nein.

Wie bald nach einer Schnittentbindung kann eine Frau unbedenklich wieder schwanger werden? Sobald sie will.

Wie bald nach einer Schnittentbindung kann man folgendes tun?
Duschen: nach 1 Woche
Baden: nach 4 Wochen
Ein Auto lenken: nach 5–6 Wochen
Geschlechtsverkehr wieder aufnehmen: nach 6–8 Wochen
Alle normalen Tätigkeiten wieder aufnehmen: nach 8–10 Wochen.

Blutungen nach der Geburt

Was versteht man unter einer Nachblutung? Einen starken Blutverlust nach der Entfernung oder dem Abgang des Mutterkuchens, der sogenannten Nachgeburt.

Welche Ursachen führen zu Blutungen nach der Geburt?
a) Mangelhafte Zusammenziehung der Gebärmutter nach langwieriger Geburt oder nach Überdehnung der Gebärmutter (bei großem Kind, bei Zwillingen oder bei übergroßer Fruchtwassermenge);
b) zurückgebliebene Reste der Nachgeburt;
c) ein Scheiden-, Gebärmutterhals- oder Gebärmutterriß, der während der Entbindung eingetreten ist;
d) Störungen im Gerinnungssystem des mütterlichen Blutes.

Ist eine Blutung nach der Geburt gefährlich? Die wirkliche Gefahr liegt darin, daß man sie nicht erkennt oder ihre Schwere unterschätzt. Dank der modernen Methoden der Diagnose und Behandlung und der Verfügbarkeit von Blutkonserven ist heute die Gefahr der Verblutung außerordentlich gering geworden.

Wann besteht die größte Gefahr für eine Blutung nach der Geburt? Im allgemeinen innerhalb der ersten Stunden nach der Entbindung, nur selten bei verzögerter Blutung noch in den ersten Tagen nach der Geburt.

Wie wird eine Blutung nach der Geburt behandelt?
a) Wenn die Patientin zu Hause ist, muß sie sofort ins Krankenhaus gebracht werden;
b) im Krankenhaus wird der Blutverlust wenn nötig mit einer Blutübertragung ausgeglichen;
c) die Ursache der Blutung ist zu klären und geeignete Maßnahmen zu ihrer Beseitigung sind unverzüglich einzuleiten.

Schwangerschaft und Entbindung

Wochenbett

Wann darf die Patientin nach der Entbindung aus dem Bett aufstehen? Gewöhnlich nach etwa 12 Stunden.

Wie bald nach der Entbindung kann die Patientin essen und trinken? Flüssigkeiten kann sie nach den ersten vier Stunden trinken, nach 12 Stunden kann sie wieder normal essen. Wenn sie eine längere Inhalationsnarkose bekommen hat, schiebt sich die Flüssigkeits- und Nahrungsaufnahme unter Umständen etwas hinaus.

Ist nach der Entbindung oft eine Katheterisierung notwendig? Ja. Es ist keineswegs ungewöhnlich, daß eine Frischentbundene Schwierigkeiten beim Harnlassen hat. Ehe man jedoch einen Katheter legt, sollte man erst alle natürlichen Mittel einsetzen, um die Wöchnerin zum spontanen Wasserlassen zu bringen.

Wie bald nach der Entbindung ist durchschnittlich der erste Stuhlgang fällig? Gewöhnlich am 3. Tag. Am 2. Tag bekommt die Wöchnerin ein Abführmittel; wenn bis zum 3. Tag kein Erfolg eintritt, wird ein Einlauf gemacht.

Wann kommt es zu einer Anschwellung und Druckempfindlichkeit der Brüste, wenn die Mutter nicht stillt? Um den 3. oder 4. Tag.

Wie behandelt man die Brust, wenn die Mutter nicht stillt?
a) Die Brüste werden mit einem gutsitzenden, festen Büstenhalter entlastet;
b) wenn die Brüste schmerzen, werden Eisbeutel aufgelegt;
c) wenn nötig, werden schmerzlindernde und beruhigende Mittel verabreicht.

Wann schießt die Milch ein, wenn sich die Mutter zum Stillen entschlossen hat? Um den 2. bis spätestens 3. oder 4. Tag.

Wie werden die Brüste behandelt, wenn das Kind abgestillt wird?
a) Mit entsprechenden Büstenhaltern;
b) mit schmerzstillenden Medikamenten.

Wie werden empfindliche Brustwarzen behandelt? Wenn die Beschwerden zu stark sind, kann mit einem speziellen Warzenhütchen ein schmerzfreies Stillen ermöglicht werden. Außerdem kann man die Brustwarzen mit speziellen Cremes behandeln.

Kann die Mutter weiterstillen, wenn die Brustwarzen bluten, aufgesprungen oder entzündet sind? Ja, wenn sie Warzenhütchen und Spezialcreme verwendet. Man sollte aber in diesen Fällen den Arzt um Rat fragen.

Wie wird eine Brustdrüsenentzündung behandelt?
a) Mit warmen Umschlägen auf die Brust;
b) mit der Verabreichung von Antibiotika;
c) wenn sich örtlich ein Abszeß gebildet hat, muß er chirurgisch eröffnet und der Eiter entleert werden.

Schmerzen die Nähte der Dammschnittwunde nach der Entbindung? Ja. Ein paar Tage lang ist diese Wunde etwas schmerzhaft und empfindlich. Die Schmerzen lassen sich oft mit warmen Borwasserumschlägen und mit leichten Schmerzmitteln lindern.

Wie lange dauert der Krankenhausaufenthalt nach der Entbindung durchschnittlich? Das ist unterschiedlich. Manche Geburtshelfer schicken ihre Patientinnen schon am 3. oder 4. Tag nach Hause, andere behalten sie bis zu 10 Tage im Krankenhaus. In der Regel wird bei der Entscheidung über die Entlassung auch die häusliche Situation (Größe des Haushalts, Zahl der kleinen Kinder in der Familie, Haushaltshilfe usw.) mit berücksichtigt.

Wie bald nach der Entbindung kann man aus dem Haus gehen? Gewöhnlich etwa 1 Woche nachdem man das Krankenhaus verlassen hat.

Wie bald nach der Entbindung kann man wieder ganz seine gewohnte Lebensweise aufnehmen? Nach ungefähr 4 Wochen.

Wie lange hält der Scheidenausfluß nach der Entbindung an? Dieser Ausfluß heißt Wochenfluß oder Lochien; er dauert meist einige Wochen an und ist zunächst blutig, dann gelb bis weißlich. Gelegentlich hält er bis zur ersten Menstruation an.

Wie bald nach der Entbindung tritt die erste Menstruation ein? Wenn nicht gestillt wird, gewöhnlich nach 6 Wochen, manchmal auch nach 5 oder 7 bis 8 Wochen. Manchmal bleibt die Menstruation aus, solange gestillt wird. In den Entwicklungsländern wird dieser Zusammenhang als natürliches Mittel zur Geburtenregelung systematisch ausgenützt, wenngleich diese Methode nicht ganz zuverlässig ist.

Wie bald nach der Entbindung kann man ein Brausebad nehmen? Nach 1–2 Tagen.

Schwangerschaft und Entbindung

Wie bald nach der Entbindung darf man ein Wannenbad nehmen? Erst 4 Wochen nach der Entbindung.

Wann kann nach der Entbindung wieder Geschlechtsverkehr aufgenommen werden? Nach 6 Wochen. Es ist zu bedenken, daß bei den ersten Versuchen Schmerzen oder Beschwerden auftreten können, die aber in der Regel bald verschwinden.

Wie bald nach der Entbindung kann man Hausarbeit verrichten? Das ist recht verschieden, aber die meisten Frauen übernehmen die Führung ihres Haushalts 2 bis 3 Wochen nach der Entbindung. Allerdings sind die ersten Wochen meistens sehr anstrengend und die Partner sollten der jungen Mutter in dieser Zeit mehr als sonst behilflich sein.

Soll die Wöchnerin nach ihrer Entlassung aus dem Krankenhaus im Bett bleiben? Nein, aber sie sollte sich angewöhnen, in den ersten Wochen regelmäßig untertags eine Ruhepause einzulegen.

Ist nach einer normalen Entbindung eine besondere Diät erforderlich? Nein. Die Wöchnerin braucht nur eine vollwertige Normalkost.

Wie bald nach der Entbindung erreichen die Organe der Frau wieder ihren Normalzustand? Die Gebärmutter normalisiert sich um die 6. Woche. Auch die Brüste gehen innerhalb von 6 Wochen wieder auf ihre normale Größe zurück, wenn nicht gestillt wird. Die Bauchmuskeln scheinen länger zu brauchen, bis sie wieder wie früher werden, und können noch einige Monate nach der Entbindung schlaff und weich sein. Dieser Zustand läßt sich mit Übungen günstig beeinflussen.

Muß der Gebärmutterhals nach der Entbindung besonders behandelt werden? Nach der ersten oder zweiten Monatsblutung, die der Entbindung folgt, soll der Gebärmutterhals vom Arzt angesehen werden. Dabei wird im allgemeinen ein Abstrich zur zytologischen Untersuchung (Krebstest) gemacht. Wenn sich dabei zeigt, daß eine Behandlung notwendig ist, wird sie der Arzt durchführen.

Wie bald nach der Entbindung kann unbedenklich eine neue Schwangerschaft angestrebt werden? Vom rein körperlichen Standpunkt aus ist eine Schwangerschaft ohne Gefahr möglich, sobald die Nachwirkungen der Entbindung abgeklungen sind, d.h. nach 2 Monaten. Die körperliche und psychische Belastung durch die Pflege des Neugeborenen und die zusätzlichen Haushaltspflichten machen aber größere Abstände zwischen den Schwangerschaften ratsam. Als optimal wird heute angesehen, wenn die zweite Schwangerschaft etwa ein Jahr nach der Geburt des ersten Kindes eintritt.

Sind Frauen, die vor kurzem ein Kind bekommen haben, empfänglicher für Infekte? Ja; aus nicht ganz geklärten Gründen zeigen Frauen, die eben ein Kind zur Welt gebracht haben, eine besondere Anfälligkeit für Infekte. Sie sollen Kontakt mit Leuten, die Infekte der oberen Luftwege haben, meiden. Sie müssen auch ihre Brustwarzen schützen, weil Brustdrüsenabszesse eine häufige Komplikation im Wochenbett sind.

Sind Frauen nach der Entbindung leicht ermüdbar und neigen sie zu einer niedergeschlagenen Stimmung? Das kommt oft vor und ist eine natürliche Erscheinung. Allerdings kann sich dieser Zustand bis hin zu einer regelrechten »Wochenbettdepression« steigern, die dann einer psychiatrischen Behandlung bedarf.

Schwangerschaftskomplikationen

Welche Gefahrenzeichen zeigen an, daß möglicherweise eine Schwangerschaftskomplikation einsetzt?
a) Stärkere Anschwellung der Beine und Knöchel;
b) plötzlicher, starker Gewichtsanstieg;
c) Sehstörungen, wie Augenflimmern oder Doppelsehen;
d) schwere, anhaltende Kopfschmerzen;
e) starke Schmerzen im Bauch, besonders im Oberbauch;
f) wiederholtes Erbrechen;
g) Bauchkrämpfe mit oder ohne Blutabgang aus der Scheide;
h) jede Blutung aus der Scheide, die irgendwann nach Beginn der Schwangerschaft auftritt;
i) deutliche Verringerung der Harnmenge;
j) wiederholte Ohnmachtsanfälle;
k) nach dem 6. Schwangerschaftsmonat: länger als einen Tag ausbleibende Kindesbewegungen.

Herzleiden in der Schwangerschaft

Darf sich eine herzleidende Patientin eine Schwangerschaft zumuten? Das ist abhängig von der Art und dem Schweregrad der Herzkrankheit, der sich darin ausdrückt, inwieweit die Patientin fähig ist, normale Alltagstätigkeiten zu verrichten. Vor der Planung einer Schwangerschaft sollten sich Frauen mit chronischen Herzleiden aber eingehend mit ihrem Internisten oder Kardiologen beraten.

In welchen Fällen sind die Schwierigkeiten, eine Herzkranke durch die Schwangerschaft durchzubringen, am größten? In Fällen, wo bereits zeitweise ein Herzversagen aufgetreten ist, oder wo die Patientin schon vor der Schwangerschaft den körperlichen Belastungen des Alltagslebens nicht gewachsen war.

Muß eine Herzkranke während der Schwangerschaft besonders betreut werden? Ja. Sie soll sowohl beim Geburtshelfer als auch beim Herzspezialisten unter Beobachtung stehen. Sie wird häufiger als herzgesunde Schwangere untersucht und wird angewiesen, viel zu ruhen. Wenn sich Zeichen des Herzversagens einstellen, muß sie sofort ins Krankenhaus.

Ist bei Herzkranken immer eine Schnittentbindung erforderlich? Nein. Das Herzleiden ist an sich kein Grund für einen Kaiserschnitt, wenn auch der Herzkranken oft besser mit einer Schnittentbindung gedient ist, die ihr die Anstrengung des Gebärens erspart.

Nierenbeckenentzündung in der Schwangerschaft
(Pyelonephritis)

Was ist eine Pyelonephritis? Die Pyelonephritis ist eine bakteriell bedingte Entzündung des Nierenbeckens mit Beteiligung des übrigen Nierengewebes. Sie wird während der Schwangerschaft häufiger beobachtet als bei nichtschwangeren Frauen.

Wie kommt es zu einer Pyelonephritis in der Schwangerschaft? Die Pyelonephritis beruht auf einer bakteriellen Infektion, die vom Darm, der Harnblase oder irgendeiner anderen Quelle ihren Ausgang nimmt. Während der Schwangerschaft liegt ein erhöhter Druck auf den Harnleitern, der ihre Durchgängigkeit beeinträchtigt und den ungestörten Abfluß des Harns aus den Nieren behindert. Diese Harnstauung begünstigt die Entwicklung einer Infektion. Zusätzlich sind die ableitenden Harnwege durch hormonelle Einflüsse weit gestellt, wodurch ebenfalls die normale Entleerung verzögert abläuft.

Ist eine Pyelonephritis während der Schwangerschaft eine ernste Krankheit? Nein, da sie sich mit Antibiotika leicht behandeln läßt. Wenn sie unbehandelt bleibt, besteht allerdings die Gefahr eines bleibenden Nierenschadens. Bei der Gabe von Antibiotika an Schwangere sind allerdings bestimmte Präparate wegen einer möglichen Keimschädigung nicht erlaubt.

Schwangerschaftskomplikationen

Wirkt sich eine Pyelonephritis der Mutter auf das Kind aus? Nicht, wenn sie richtig behandelt wird.

In welchem Stadium der Schwangerschaft kommt es am ehesten zu einer Pyelonephritis? Während der späteren Monate, wenn der Druck auf die Harnleiter am größten ist.

Wie zeigt sich eine Pyelonephritis? Mit häufigem Harndrang, Fieber, Brennen beim Harnlassen und Schmerzen in der Nierengegend. Außerdem können Schüttelfrost, Übelkeit und Erbrechen auftreten.

Wie wird eine Pyelonephritis behandelt?
a) Mit einer bedeutenden Steigerung der Flüssigkeitszufuhr;
b) mit der Gabe von Antibiotika, evtl. in Kombination mit krampflösenden Mitteln.

Wie lange dauert eine Pyelonephritis gewöhnlich? Bei ordnungsgemäßer Behandlung klingen die akuten Erscheinungen innerhalb von 3–4 Tagen ab.

Zuckerkrankheit in der Schwangerschaft

Ist es immer Anzeichen einer Zuckerkrankheit, wenn sich Zucker im Harn einer Schwangeren findet? Nicht unbedingt. Während der späteren Schwangerschaftsmonate kann sich die sog. Nierenschwelle, d.h., die Blutzuckerkonzentration, ab der Zucker in den Urin übertritt, ändern. Dennoch sollte ein Zuckernachweis im Urin unbedingt zu einer Blutzuckermessung führen.

Wie wird eine Zuckerkrankheit während der Schwangerschaft diagnostiziert?
a) Im Harn findet sich der Zucker Glukose;
b) durch bestimmte Untersuchungen läßt sich eine Erhöhung des Blutzuckerspiegels nachweisen;
c) der sog. Glukosetoleranztest, bei dem unter bestimmten Belastungsverhältnissen das Verhalten des Blutzuckerspiegels verfolgt wird, ergibt eine Abweichung von der normalen Verlaufskurve.

Werden alle diese Untersuchungen bei jeder Schwangeren gemacht? Nein. Routinemäßig wird der Harn auf Zucker (Glukose) untersucht. Wenn der Befund positiv ist oder wenn in der Familie der Patientin Zuckerkrankheit vorkommt, werden weitere Untersuchungen angeschlossen.

Schwangerschaft und Entbindung

Gibt es einen bestimmten Frauentyp, der mit besonderer Sorgfalt auf die Entwicklung einer Zuckerkrankheit hin beobachtet werden muß? Ja. Frauen, bei denen vorangegangene Schwangerschaften nicht ungestört verlaufen sind und die z. B. Fehlgeburten, Totgeburten, Toxikosen oder Riesenkinder mit einem Geburtsgewicht von mehr als 4500 g gehabt haben. Außerdem müssen Patientinnen, in deren Familie Zuckerkrankheit vorgekommen ist, mit besonderer Gründlichkeit durchuntersucht werden.

Welche Bedeutung hat es für eine Mutter, wenn sie ein Kind mit sehr hohem Geburtsgewicht zur Welt bringt? Die Geburt von Kindern mit über 4500 g Geburtsgewicht gilt nach den WHO-Richtlinien als Hinweis auf einen sog. »Prädiabetes«, d. h., diese Mütter haben ein erheblich erhöhtes Risiko, in den folgenden Jahren einen manifesten Diabetes mellitus zu bekommen.

Widmet man einer Schwangeren, bei der mit der Möglichkeit einer Zuckerkrankheit zu rechnen ist, besondere Aufmerksamkeit? Ja. Sie wird noch genauer auf Zeichen einer Toxikose oder anderer Schwangerschaftskomplikationen beobachtet.

Bildet eine Zuckerkrankheit, die schon vorher bestanden hat, während der Schwangerschaft ein besonderes Problem? Ja. Zuckerkranke Patientinnen, vor allem solche mit insulinpflichtigem Diabetes mellitus, müssen sowohl beim Geburtshelfer als auch beim Internisten während der ganzen Schwangerschaft unter Kontrolle stehen. Eine gute Einstellung der Zuckerkranken ist wegen der Bedürfnisse der wachsenden Frucht und der veränderten Hormonsituation in der Schwangerschaft schwieriger aufrechtzuerhalten.

Muß bei Zuckerkranken immer eine Schnittentbindung gemacht werden? Nein.

Wie wirkt sich die Schwangerschaft auf die Zuckerkrankheit aus? Die Schwangerschaft wirkt sich oft ungünstig auf die diabetische Stoffwechsellage aus und erschwert die Einstellung, daher muß man die Diät und die Insulindosis häufig ändern, um sie den wechselnden Situationen anzupassen. Zur Regulierung des Zuckerhaushalts müssen manche Diabetikerinnen im Verlaufe der Schwangerschaft mehrfach für einige Zeit ins Krankenhaus aufgenommen werden.

Wie wirkt sich die Zuckerkrankheit auf die Schwangerschaft aus?
a) Es kommt häufiger als bei Nichtzuckerkranken zu Fehlgeburten;
b) bei zuckerkranken Frauen besteht die Neigung zu Riesenkindern, deren Geburt oft schwierig ist. Weil die Kinder zu groß sind, kommt es in einem hohen Prozentsatz zu einem Mißverhältnis zwischen kindlichem Kopf und mütterlichem Becken;

c) bei Diabetikerinnen sind Schwangerschaftstoxikosen häufiger, die ein erhöhtes Risiko für Mutter und Kind bedingen;
d) während der letzten Schwangerschaftsmonate kommt es bei schwerem Diabetes öfter als in anderen Schwangerschaften zum Fruchttod.

Schwangerschaftstoxikosen
(Gestosen)

Was sind Schwangerschaftstoxikosen? Eine Schwangerschaftstoxikose oder Gestose ist eine Krankheit, die ursächlich durch die Schwangerschaft bedingt ist. Die Schwangerschaftstoxikosen der 2. Schwangerschaftshälfte sind durch einen erhöhten Blutdruck sowie durch Gefäßschäden und durch Störungen der Nieren- und Leberfunktion charakterisiert. Im Grunde sind alle Stoffwechselprozesse im Körper bei einer Schwangerschaftstoxikose gestört.

Wie häufig kommt es zu Schwangerschaftstoxikosen? Man nimmt an, daß sie in 10 % aller Schwangerschaften auftreten, sie verlaufen aber in der überwiegenden Mehrzahl der Fälle leicht.

Wie kommt es zu einer Toxikose? Die Ursache ist unbekannt.

Welche verschiedenen Formen der Schwangerschaftstoxikosen gibt es?
a) Die sogenannten Frühgestosen im ersten Schwangerschaftsdrittel; die schwerste Form ist das übersteigerte Schwangerschaftserbrechen (Hyperemesis gravidarum);
b) die sogenannten Spätgestosen im letzten Schwangerschaftsdrittel; sie manifestieren sich bei schwerem Verlauf als Präeklampsie und Eklampsie. Die Spätgestosen treten entweder ohne erkennbare Ursache auf oder sie entstehen auf dem Boden einer früheren Erkrankung wie z. B. Hochdruck, Nierenleiden, Gefäßerkrankungen oder Lebererkrankungen.

Bei welchen Patientinnen entwickelt sich am ehesten eine Präeklampsie oder Eklampsie? Bei Frauen, die schon früher einen hohen Blutdruck, Nierenleiden oder eine Leberkrankheit gehabt haben. In vielen Fällen kann es aber auch zur Entwicklung einer Schwangerschaftstoxikose kommen, wenn keine Krankheiten vorangegangen sind.

Neigen Zuckerkranke in besonderem Maß zur Entwicklung einer Toxikose? Ja.

Schwangerschaft und Entbindung

Präeklampsie

In welchen Fällen ist die Wahrscheinlichkeit einer Präeklampsie erhöht? Bei jungen Erstgebärenden, Diabetikerinnen, übergewichtigen Frauen und bei Frauen mit Mehrlingsschwangerschaft.

Welche Beschwerden hat die Patientin bei der Präeklampsie? In leichten Fällen können Krankheitserscheinungen überhaupt fehlen, bei der schwereren Form, in den letzten drei Schwangerschaftsmonaten, können folgende Symptome vorhanden sein:
a) Übelkeit und Erbrechen;
b) Kopfschmerzen;
c) verringerte Harnausscheidung;
d) Flimmern vor den Augen oder Doppeltsehen.

Welche krankhaften Veränderungen sind bei der Präeklampsie nachweisbar?
a) Schwellungen (Ödeme) des Gesichts, der Hände und am häufigsten der Knöchel und Füße;
b) Eiweiß im Harn;
c) Blutdruckerhöhung;
d) über das Normale hinausgehende starke Gewichtszunahme;
e) abnorme blutchemische Befunde.

Kann man der Präeklampsie vorbeugen? Die moderne Schwangerenvorsorge ist vorwiegend darauf ausgerichtet, der Entwicklung von Toxikosen vorzubeugen und ihre frühesten Vorboten zu erkennen. Die routinemäßigen Kontrolluntersuchungen von Blutdruck, Harn, Körpergewicht, Schwellungen usw. haben alle den Zweck, Frühzeichen der Toxikosen aufzudecken. Bei einer frühzeitigen Erkennung ist es möglich, Vorbeugungsmaßnahmen durchzuführen.

Wie wird die Präeklampsie behandelt? Es empfehlen sich folgende Maßnahmen:
a) Starke Beschränkung der Kochsalz- und Natriumzufuhr;
b) Verabreichung von leichten Beruhigungsmitteln;
c) medikamentöse Behandlung des Bluthochdrucks;
d) eine Aufnahme ins Krankenhaus ist ratsam, wenn die Patientin auf die genannten Maßnahmen nicht anspricht;
e) wenn die Krankenhausbehandlung erfolglos bleibt, Beendigung der Schwangerschaft;
f) frühzeitige Entbindung.

Schwangerschaftskomplikationen

Wie kann die Schwangerschaft bei einer Präeklampsie beendet werden?
a) Wenn mit einem kurzen Geburtsverlauf gerechnet werden kann, ist eine künstliche Einleitung der Geburt und Entbindung auf natürlichem Weg angezeigt;
b) wenn ein relativ kurzer Geburtsverlauf nicht zu erwarten ist, empfiehlt sich eine Schnittentbindung. Das trifft bei Erstgebärenden zu.

Welche Folgen hat die Präeklampsie? Während der Schwangerschaft besteht aus folgenden Gründen Gefahr für Mutter und Kind:
a) Eine vorzeitige Plazentalösung, die zu einer Blutung führt, ist bei der Präeklampsie ziemlich häufig;
b) die Krankheit kann zur echten Eklampsie mit gefährlichen Krampfanfällen fortschreiten;
c) sie kann einen bleibenden Nierenschaden bewirken, wenn keine gewissenhafte Behandlung durchgeführt wird;
d) die Kindersterblichkeit ist bei präeklamptischen Müttern viel höher als normal.

Wie groß sind die Aussichten auf eine vollständige Heilung der Präeklampsie? Mit der oben umrissenen Behandlung läßt sich die Präeklampsie in den meisten Fällen bis zur Geburt des Kindes unter Kontrolle halten. Nach der Entbindung erholen sich fast alle Patientinnen rasch; Nierenfunktion und Blutdruck normalisieren sich binnen weniger Tage. Nur bei ganz wenigen Patientinnen dauert es unter Umständen einige Wochen, bis wieder normale Verhältnisse hergestellt sind.

Schwindet die Präeklampsie oft von selbst ohne Behandlung? Nein!

Neigt die Präeklampsie dazu, in späteren Schwangerschaften wiederzukommen? Ja, es besteht eine Rückfallsneigung.

Hat die Präeklampsie manchmal ernste Nachwirkungen? Ja, wenn ihr eine schon vor der Schwangerschaft bestehende Nieren- oder Gefäßerkrankung zugrunde gelegen ist. In solchen Fällen bewirkt die Präeklampsie eine weitere Verschlimmerung der Blutdruckerhöhung, der Nierenfunktionsschädigung und der Gefäßschädigung.

Müssen nach der Entbindung einer präeklamptischen Patientin Vorsichtsmaßregeln befolgt werden? Wenn sich Nierenfunktion, Leberfunktion, Blutdruck usw. wieder normalisiert haben, ist keine Nachbehandlung nötig. Es ist aber wichtig, daß bei diesen Patientinnen regelmäßige Kontrolluntersuchungen vorgenommen werden.

Kann eine Frau, die eine Präeklampsie durchgemacht hat, sich eine weitere Schwangerschaft zumuten? Bevor eine weitere Schwangerschaft zugelassen werden kann, müssen die Schwere der Krankheit, das Ansprechen auf die Behandlung, das Vorliegen eines chronischen Grundleidens und der Umstand, wieviel Kinder die Frau bereits hat, sorgfältig abgewogen werden. Die Tatsache allein, daß einmal eine Präeklampsie aufgetreten war, ist jedoch kein Gegengrund für eine weitere Schwangerschaft.

Eklampsie

Was ist die Eklampsie? Bei der Eklampsie kommt es zu Krampfanfällen in tiefer Bewußtlosigkeit. Im allgemeinen steht sie am Ende des Verlaufs der Präeklampsie. In seltenen Fällen kommt die Eklampsie aber auch ohne präeklamptische Vorboten zum Ausbruch.

Wie häufig ist die Eklampsie? Sie findet sich etwa bei einer von 700 Schwangerschaften.

Was ist die Ursache der Eklampsie? Die Ursache ist unbekannt.

Wann tritt die Eklampsie auf? Gewöhnlich in den letzten Schwangerschaftsmonaten, am häufigsten kurz vor Beginn der Geburt; sie kann aber manchmal während der Geburt oder in den ersten 24 Stunden nach der Entbindung auftreten.

Ist die Eklampsie gefährlich? Ja. Bei einer Eklampsie ist das Risiko für Mutter und Kind stark erhöht.

Wie äußert sich die Eklampsie? Die Zeichen der Eklampsie sind:
a) Krämpfe und Zuckungen;
b) verminderter oder fehlender Harnabgang;
c) sehr starker Blutdruckanstieg;
d) hohe Eiweißausscheidung im Harn;
e) tiefe Bewußtlosigkeit (Koma);
f) starke Verschiebungen in der chemischen Zusammensetzung des Blutes.

Wie wird die Eklampsie behandelt?
a) Die Patientin wird sofort ins Krankenhaus gebracht;
b) zur Beherrschung der Krampfanfälle gibt man beruhigende Mittel;
c) mit intravenöser Flüssigkeitszufuhr;
d) mit Mitteln zur Anregung der Harnausscheidung;
e) mit blutdrucksenkenden Mitteln;
f) mit der Entleerung der Gebärmutter, sobald mit der Behandlung ein Ausbleiben der Krampfanfälle für 12–18 Stunden erreicht ist. Wenn eine

Einleitung der Geburt möglich ist, wird auf normalem Weg entbunden; wenn das nicht durchführbar ist, macht man eine Schnittentbindung.

Wie groß sind die Heilungsaussichten bei der Eklampsie? Wenn sie frühzeitig erkannt und behandelt wird, sind die Aussichten auf eine völlige Wiederherstellung gut; wenn sie unerkannt und unbehandelt bleibt, kann sie den Tod von Mutter und Kind zur Folge haben. Aus diesem wichtigen Grund sollen Schwangere *im Verlaufe* der Schwangerschaft regelmäßig zur ärztlichen Untersuchung gehen.

Hinterläßt die Eklampsie bleibende Folgen? Wenn die Eklampsie früh und wirksam behandelt wird, bleiben im allgemeinen keinerlei Dauerfolgen zurück, vorausgesetzt, daß nicht schon vorher eine Nieren- oder Gefäßkrankheit bestanden hat.

Placenta praevia

Was ist eine Placenta praevia? Praevia bedeutet wörtlich »vor dem Weg, vorausgehend«. Man spricht von einer Placenta praevia, wenn der Mutterkuchen seinen Sitz im unteren Teil der Gebärmutter ganz oder teilweise vor dem vorliegenden Kindesteil hat. Der Mutterkuchen kann dabei bis über die Öffnung des Muttermunds zur Scheide hin reichen.

Wie kommt es zu einer Placenta praevia? Die Ursache ist nicht genau bekannt.

Welche Formen der Placenta praevia gibt es?
a) Die Placenta praevia partialis, bei der nur ein Teil des inneren Muttermunds vom Mutterkuchen bedeckt ist;
b) die Placenta praevia totalis, bei der die ganze Öffnung des Gebärmutterhalskanals vom Mutterkuchen überdeckt ist;
c) daneben gibt es noch den tiefen Sitz der Plazenta, die zwar im untersten Abschnitt der Gebärmutter sitzt, aber den Muttermund nicht überdeckt.

Wie oft findet sich eine Placenta praevia? Ungefähr in einem von 800 Fällen.

Welche Bedeutung haben die anatomischen Verhältnisse bei der Placenta praevia? Statt höher oben in der Wand der Gebärmutter ist der Mutterkuchen am Rand des inneren Muttermundes angewachsen. Wenn der untere Teil der Gebärmutter während der Eröffnungsperiode der Geburt zur Vorbereitung der Austreibung des Kindes ausgezogen wird, erweitert sich der innere Muttermund. Das führt zu einer Ablösung des Mutterkuchens von seiner Unterlage in diesem Bereich, die mit einer Blutung einhergeht.

Schwangerschaft und Entbindung

Kann man die Entwicklung einer Placenta praevia verhüten? Nein.

Wie zeigt sich eine Placenta praevia an? Das Hauptsymptom und eigentlich das einzige Zeichen ist die schmerzlose Blutung während der letzten Schwangerschaftsmonate. Von der geringfügigen Sickerblutung bis zum schweren Blutsturz gibt es alle Übergänge. Eine solche Blutung kann sofort zum Stillstand kommen oder so lange anhalten, daß sie lebensbedrohlich wird.

Welche Gefahren bringt die Placenta praevia mit sich?
a) Es besteht die Gefahr einer schweren Blutung;
b) die Placenta praevia macht häufig eine vorzeitige Beendigung der Schwangerschaft erforderlich. Die Folge ist oft eine Unreife des Kindes mit allen Nachteilen einer Frühgeburt.

Wie wird die Diagnose der Placenta praevia gestellt? Mit einer Ultraschalluntersuchung läßt sich die Lage der Plazenta nachweisen.

Ist bei einer Placenta praevia eine Aufnahme ins Krankenhaus immer absolut unerläßlich? Ja.

Wann tritt eine Störung des Schwangerschaftsverlaufs durch eine Placenta praevia am häufigsten ein? Während der letzten zwei, drei Schwangerschaftsmonate.

Wie geht man bei einer Placenta praevia vor?
a) Die Patientin muß Bettruhe einhalten, um ein normales Austragen des Kindes zu ermöglichen;
b) Bei einer Placenta praevia partialis ist oft die Entbindung auf natürlichem Weg möglich.
c) Bei einer Placenta praevia totalis ist eine Schnittentbindung erforderlich.

Wie groß sind die Heilungsaussichten bei einer Placenta praevia? Mit einer gewissenhaften Behandlung im Krankenhaus werden fast alle Patientinnen gerettet.

Hinterläßt die Placenta praevia nach der Entbindung noch Nachwirkungen? Nein, abgesehen davon, daß eine stärkere Blutarmut durch den Blutverlust entstanden sein kann.

Ist eine weitere Schwangerschaft für eine Frau, die eine Placenta praevia hatte, unbedenklich? Ja, weitere Schwangerschaften sind nicht mit einem erhöhten Risiko für eine erneute Placenta praevia belastet.

Vorzeitige Plazentalösung

Was ist eine vorzeitige Plazentalösung? Man versteht darunter die vorzeitige Ablösung eines normal sitzenden Mutterkuchens von der Gebärmutterwand.

Wann tritt die vorzeitige Plazentalösung gewöhnlich ein? Bei starker Blutdruckerhöhung oder bei schlecht eingestelltem Diabetes mellitus.

Was ist die Ursache der vorzeitigen Lösung? Genau kennt man die Ursache nicht, doch besteht eine enge Verbindung zwischen der vorzeitigen Plazentalösung und den verschiedenen Formen der Schwangerschaftstoxikosen. Man vermutet, daß die Plazenta bei einer starken Blutdruckerhöhung, wie sie bei der Toxikose vorkommt, von der Gebärmutterwand abgedrängt wird bzw. die Blutgefäße der Plazenta verstärkt arteriosklerotische Veränderungen aufweisen.

Wie häufig kommt es zu einer vorzeitigen Plazentalösung? Einmal in etwa 500 Fällen.

Welche Folge hat es, wenn sich der Mutterkuchen von der Gebärmutterwand ablöst? Es kommt zu einer Blutung zwischen Gebärmutterwand und Mutterkuchen, die ihrerseits wiederum zu einer weiteren Ablösung des Mutterkuchens und damit zu einer Verstärkung der Blutung führen kann.

Kann man eine vorzeitige Plazentalösung verhindern? Nur insofern, als man mit einer guten vorgeburtlichen Betreuung und mit der Frühbehandlung jeder Toxikose gewisse begünstigende Faktoren ausschaltet.

Wie zeigt sich eine vorzeitige Plazentalösung an? Von den folgenden Zeichen können einzelne oder mehrere nachweisbar sein:
a) Blutabgang aus der Scheide;
b) Schmerzen oder Druckempfindlichkeit der Gebärmutter in den letzten Tagen der Schwangerschaft;
c) die Gebärmutter fühlt sich beim Abtasten des Leibes abnorm gespannt oder hart an;
d) Übelkeit und Erbrechen;
e) Toxikosezeichen einschließlich Blutdruckerhöhung;
f) Ohnmacht mit schwachem Puls und Zeichen eines Blutverlusts.

Kommt es bei einer vorzeitigen Plazentalösung immer zu einer Blutung nach außen? Nein. Die Blutung kann verborgen sein, das Blut kann innerhalb der Gebärmutterhöhle verbleiben.

Schwangerschaft und Entbindung

Welche Folgen hat die vorzeitige Plazentalösung?
a) Eine außerordentlich hohe kindliche Sterblichkeit;
b) es kann zu einer Störung des Blutgerinnungsmechanismus bei der Mutter kommen, in deren Gefolge eine lebensbedrohliche Blutung auftreten kann.

Wie wird die vorzeitige Plazentalösung behandelt? Zunächst zielt die Behandlung auf die Schockbekämpfung ab. Gegebenenfalls muß der Blutverlust sofort mit Blutübertragungen ausgeglichen werden. In der Regel muß die Schwangerschaft beendet werden; entweder leitet man die Geburt ein oder man führt eine Schnittentbindung durch. Eine vorliegende Gerinnungsstörung muß behoben werden, etwa mit der Zufuhr von Gerinnungsfaktoren. Ist die Gebärmutterwand massiv mit Blutungen durchsetzt und somit schwer geschädigt, muß in manchen Fällen die ganze Gebärmutter bei der Schnittentbindung operativ entfernt werden.

Wie groß sind die Aussichten, daß die Mutter bei einer vorzeitigen Plazentalösung durchkommt? Wenn die Diagnose früh gestellt werden kann und sofort eine geeignete Behandlung ausgeführt wird, ist das Leben der Mutter in der Mehrzahl der Fälle zu retten.

Welche Aussichten hat man bei einer vorzeitigen Plazentalösung auf ein lebendes Kind? Das hängt ab vom Ausmaß der Plazentalösung, der Stärke der Blutung, dem Auftreten eines Schockzustands der Mutter und der Dauer bis zum Beginn von Behandlungsmaßnahmen.

57 Seelische Störungen und Geisteskrankheiten

Siehe auch Kapitel 20, Erbliche und angeborene Merkmale und Krankheiten; Kapitel 32, Kindliche Verhaltensweisen; Kapitel 42, Nervensystem und Neurochirurgie; Kapitel 50, Pubertät und Jugendalter

Was ist die Psychiatrie? Die Psychiatrie ist ein Spezialgebiet der Medizin, das sich dem Studium, der Verhütung und der Behandlung von Gemüts-, Verhaltens- und Geistesstörungen widmet und von Ärzten mit mehrjähriger Spezialausbildung in diesem Fach ausgeübt wird. Manche dieser psychiatrischen Krankheiten stehen mit anatomischen oder chemischen Veränderungen in Zusammenhang und werden als organische Krankheiten bezeichnet. Andere, sogenannte funktionelle Störungen, sind die Folge einer mangelhaften Anpassung an die Umwelt. Heute gilt als erwiesen, daß viele schwere Geisteskrankheiten wie z. B. die Schizophrenie sowohl einen organischen als auch einen funktionellen Ursprung haben können. Psychische Krankheiten treten nicht selten familiär gehäuft auf, es handelt sich allerdings nicht um Erbkrankheiten.

Was ist die Psychologie? Die Psychologie ist die Lehre von der Funktion des Bewußtseins und des Verhaltens, von den Ursachen und Wirkungen bewußter Vorgänge und Zustände und deren Rolle bei der Entwicklung der Persönlichkeit. Sie ist ein wissenschaftliches Fach, das sich mit dem Studium und der Beurteilung der geistigen und emotionalen Vorgänge befaßt. Das Wort »Psyche« bedeutet Seele, Psychologie heißt demnach »Seelenkunde«. Die Bezeichnung Seele wird jedoch von der moderen Psychologie wegen anderer Vorstellungen, die mit ihr verbunden sind, nur ungern gebraucht.

Was ist ein Psychologe? Ein Psychologe arbeitet aufgrund seiner speziellen Ausbildung entweder in Unterricht und Forschung auf dem Gebiet der Psychologie oder er ist im klinischen Rahmen mit der Durchführung von Intelligenztests, psychologischen Untersuchungen und auch mit der Behandlung von leichteren seelischen Störungen beschäftigt. Er ist im allgemeinen kein Arzt, wobei allerdings immer mehr Psychologen sich als Psychotherapeut niederlassen und gleich einem Arzt Patienten behandeln. In Deutschland muß derzeit der Patient aber von einem Arzt zum Psychologen überwiesen werden.

Wie häufig kommen seelische und geistige Störungen vor? Psychische Störungen sind häufig. Man rechnet, daß mindestens ein Viertel bis ein Drittel der Bevölkerung im Lauf des Lebens den Rat eines Psychiaters oder Psychotherapeuten sucht. Im Jugendalter und bei jungen Erwachsenen sind am häufigsten Verhaltensstörungen, Drogenabhängigkeit und Schizophrenie, im mittleren Lebensalter Suchtprobleme, Erschöpfungszustände und psychosomatische Krankheiten, im höheren Lebensalter Depressionen und degenerative Hirnleistungsstörungen. Die Fortschritte der letzten 30 Jahre haben es ermöglicht, daß bei vielen Patienten, die sich einer entsprechenden Behandlung unterziehen, eine deutliche Besserung erreicht wird.

Was sind Emotionen? Emotionen sind die Gefühle des menschlichen Erlebens. Die bekanntesten sind Furcht, Liebe, Haß und Zorn. Angst ist die Furcht vor einer unbekannten Bedrohung, die mit körperlichen Symptomen wie Unruhe, Zittern, Schweißausbruch, Herzklopfen, Schlaflosigkeit und geistiger Blockierung einhergehen kann.

Was sind Neurosen? Neurosen sind psychische und gesundheitliche Störungen aufgrund fehlerhafter Verarbeitung seelischer Belastungen. An ihrer Wurzel steht der Konflikt zwischen zwei Bestrebungen in demselben Menschen, welche dieser als widersprüchlich oder unvereinbar ansieht. Synonym verwendet werden Begriffe wie neurotische Entwicklung, neurotische Fehlhaltung, Konfliktreaktion, abnorme Erlebnisreaktion und psychogene Reaktion. Neurosen werden nicht durch hirnorganische Veränderungen hervorgerufen, sie führen nicht zu einem Persönlichkeitszerfall oder zu einem Verlust der Anpassung an die Realität.

Was sind typische Symptome von Neurosen? Ängste (Platzangst, Höhenangst), Phobien (Schlangen, Spinnen), Zwänge (Waschzwang, Zählzwang, Reimzwang), reaktive Depressionen (Verlust, Enttäuschung) und Erregungen (Wut, Verzweiflung), Hypochondrie, Wahnvorstellungen (Verfolgung, Verarmung, Eifersucht).

Wie werden Neurosen behandelt? Mit einer Psychotherapie, die zum Ziel hat, die inneren Konflikte des Patienten zu lösen. Die einfachste Form der Psychotherapie, das Zuhören und Anteilnehmen, kann von jedem Laien und auch jedem praktischen Arzt durchgeführt werden. Viele Patienten empfinden allein schon dadurch Erleichterung, allerdings finden längst nicht alle Patienten eine entsprechende Gelegenheit dazu. Länger dauernde und gezielt vorgehende Psychotherapieverfahren werden von verschiedenen psychotherapeutisch geschulten Personen geleitet, etwa von Psychiatern, ärztlichen Psychotherapeuten und Psychologen. Neuere Medikamente wie die Tranquillantien, die nur unter strenger ärztlicher Überwachung verabreicht werden dürfen, können dazu beitragen, Neurosesymptome zu beseitigen.

Welche prinzipiellen Formen der Psychotherapie gibt es? Es ist nicht leicht, sich in der verwirrenden Vielfalt der psychotherapeutischen Richtungen zurechtzufinden. Neben dem ärztlichen Gespräch mit einer biographisch orientierten Erhebung der Vorgeschichte unterscheidet man prinzipiell:

1. Stützende Verfahren; dazu gehören, neben vielen anderen, Suggestionstherapie, Hypnose und autogenes Training;
2. aufdeckende oder analytische Verfahren; am bekanntesten sind die von Sigmund Freud begründete Psychoanalyse und die individualpsychologische Psychotherapie;
3. verhaltenstherapeutische Verfahren; diese Verfahren gehen weniger den Ursachen einer Störung auf den Grund, sondern versuchen das Symptom durch Einübung eines anderen Verhaltens in der Konfliktsituation zu beseitigen. Einige Beispiele dafür sind Psychodrama, Selbstbehauptungstraining, negative Übung und Desensibilisierungsverfahren.

Die unter Punkt 1. und 3. genannten Verfahren werden als Einzel- und Gruppentherapie angeboten, die analytischen Verfahren bedingen eine intensive persönliche Beziehung zu einem Psychotherapeuten und können daher nur als Einzeltherapie ablaufen.

Was versteht man unter Neurasthenie? Neurotische Konflikte treten oft in Form von Erschöpfung, die als Reaktion auf ganz geringe Belastungen auftritt, in Erscheinung. Die Beschwerden werden vom Patienten oft überbewertet; Appetitlosigkeit und dementsprechender Gewichtsverlust können ebenfalls zum Bild gehören, ferner Kopfdruck, Schwindel, Schlaflosigkeit, Konzentrationsunfähigkeit, Schweißausbrüche, Globusgefühl, Herzjagen, Bauchschmerzen, Durchfälle, Verstopfung und viele andere körperliche Beschwerden. Diese auch mit den Begriffen funktionelle Beschwerden, vegetative Dysfunktion, Befindensstörungen, somatisierte Neurose und vielen anderen Bezeichnungen belegte Störungen sind heute die quantitativ bedeutendste Krankheitsgruppe in der ärztlichen Praxis. In dem Bestreben, keine gravierende körperlichen Krankheiten zu übersehen, und auch auf Drängen der Patienten werden diese Störungen mit einer Fülle von technischen Untersuchungen abgeklärt. Da viele der Beschwerden auch Ausdruck einer larvierten Depression sein können, sollte auch eine psychiatrische Untersuchung erfolgen.

Was versteht man unter »Nervenzusammenbruch«? Das ist eine laienhafte Bezeichnung für alle möglichen seelischen oder geistigen Störungen, die mit heftigen Gefühlsausbrüchen wie Weinen, Schreien, aggressivem Verhalten usw. einhergehen.

Kann man durch Überarbeitung einen Nervenzusammenbruch bekommen? In seltenen Fällen können persönliche Überforderungen durch Arbeit oder ungünstige Arbeitsverhältnisse eine Person derart belasten, daß dadurch eine akute seelische Krise ausgelöst wird.

Kann man durch eine große Enttäuschung oder einen schweren Schicksalsschlag einen Nervenzusammenbruch erleiden? Verluste und Enttäuschungen können eine depressive Reaktion in Form einer abnormen Traueraktion oder eine neurotische reaktive Depression hervorrufen, wobei hier die Grenzen zwischen der normalen und der abnormen Trauerreaktion natürlich fließend sind. Anhaltende Geisteskrankheiten werden durch den Verlust eines lieben Menschen aber nur in den seltensten Fällen ausgelöst.

Was sind Psychosen? Darunter versteht man schwere seelische und geistige Störungen, die zu einer solchen Persönlichkeitsveränderung führen, daß der Patient seine Aufgaben im Arbeits-, Familien- und Sozialleben nicht mehr erfüllen kann. Psychosen gehen oft mit einem Zerfall des Gefühlslebens, asozialem Verhalten, Unfähigkeit zur Konzentration und zum klaren Denken, Realitätsverlust und Verlust des Erinnerungsvermögens einher. Manchmal treten Wahnvorstellungen und Sinnestäuschungen auf, die zumeist den Seh- und Hörbereich betreffen.

Was versteht man unter Geisteskrankheit? Gemeinhin bezeichnet man mit diesem Begriff psychiatrische Krankheiten, die keine (zumindest bis heute bekannte) organische Ursache haben, z. B. die Schizophrenie. Die geistigen Störungen aufgrund von organischen Hirnschäden, z. B. durch Entzündungen, Alter, Alkohol usw. werden dagegen als hirnorganisches Psychosyndrom bezeichnet. Im juristischen Sinn ist es jede geistige Störung erheblichen Ausmaßes (Voraussetzung zur Entmündigung).

Gehen Neurosen oft in Psychosen über? Zwischen dem psychotischen Geschehen und den Neurosen gibt es so gut wie keine Beziehungen.

Was ist eine Angstneurose? Die Angstneurose ist eine Form der seelischen Störungen, die durch krankhaft übersteigerte Angst gekennzeichnet ist. Angstneurotiker sind reizbar, mißtrauisch, verkrampft und reagieren vielfach auf alltäglich Konfliktsituation übertrieben. Oft bestehen Schlaflosigkeit und bestimmte körperliche Symptome wie Zittern, Pulsbeschleunigung, Herzklopfen, Schweißausbrüche, Schwindel und Kopfschmerzen. Es können auch Symptome von seiten des Magendarmtrakts wie Übelkeit, Erbrechen und Durchfall vorkommen. Die Symptome können in unmittelbar verständlichem Zusammenhang mit äußeren Umständen auftreten, oft aber erscheinen die Attacken ohne offensichtlichen Anlaß. Die körperlichen Beschwerden sind mit einem starken Gefühl der Bedrohung verbunden.

Was versteht man unter Schuldfähigkeit oder Zurechnungsfähigkeit? Diese Ausdrücke haben juristische Bedeutung. Wenn ein Täter zur Zeit der Tat aufgrund einer geistigen Störung nicht imstande ist, das Unrecht seiner Handlungen einzusehen, ist er unter Umständen unzurechnungsfähig und daher für seine Taten nicht verantwortlich. Zur Beurteilung der Zurechnungsfähigkeit oder Schuldfähigkeit des Täters wird in solchen Fällen vom Gericht ein psychiatrischer Sachverständiger beigezogen. Auch bei Geisteskrankheiten ist die Einsichtsfähigkeit nicht immer so gestört, daß Unzurechnungsfähigkeit vorliegt, so daß der Täter für seine Tat verantwortlich gemacht werden kann.

Welche Symptome können Warnsignale darstellen, daß jemand psychiatrische Hilfe braucht?
a) Häufig oder ständig niedergeschlagene Stimmung (Depression);
b) wiederkehrende Angstzustände und unbegründete Befürchtungen;
c) Reizbarkeit und unbeherrschte Wutausbrüche;
d) ständige Müdigkeit;
e) Unfähigkeit zu ausdauernder Arbeit;
f) häufige Auseinandersetzungen mit den Menschen der Umgebung;
g) Appetitlosigkeit und fortschreitende Gewichtsabnahme;
h) häufiges Kranksein ohne klare körperliche Ursache.

Kann ein Besuch beim Psychiater seelischen oder geistigen Störungen vorbeugen helfen? Ja, in vielen Fällen.

Kann man unbedenklich in eine Familie einheiraten, in der ein Mitglied geistesgestört ist? Im allgemeinen läßt sich das bejahen. Wenn allerdings bei mehreren Familienmitgliedern geistige Störungen aufgetreten sind, besteht Grund zu Bedenken. Die meisten Störungen reaktiver Art sowie solche, die auf nachweisbare organische Ursachen zurückgeführt werden können, sind nicht als Ehehindernis zu betrachten.

Welche Rolle spielt die Vererbung bei Geisteskrankheiten? Untersuchungen haben gezeigt, daß die Vererbung bei manchen schweren nichtorganischen Geistesstörungen eine gewisse Rolle spielt. Immer mehr Anzeichen sprechen dafür, daß auch bei bestehender Veranlagung das Einwirken von schwer belastenden Umwelteinflüssen notwendig ist, damit die Krankheit voll zum Ausbruch kommt.

Welche Rolle spielt das Sexualleben für die seelische Gesundheit? In der Regel sind sexuelle Probleme eher die Folge als die Ursache von seelischen Störungen. Man kann sagen, daß ein gesundes Sexualleben der seelischen Gesundheit förderlich ist.

Hat ein ausschweifendes Liebesleben nachteilige Folgen für die seelische Gesundheit? Nein.

Führt ein Mangel an sexueller Betätigung zu einer Störung der seelischen Gesundheit? Im allgemeinen führt ein eingeschränktes Sexualleben zu keinen seelischen Störungen. Tatsächlich leben ja sehr viele Menschen sichtlich ohne seelische Störungen im Zölibat und in geschlechtlicher Enthaltsamkeit. Reaktive Störungen können sich bei Menschen ergeben, bei denen ein befriedigendes Sexualleben durch Schicksalsereignisse zerstört worden ist, z. B. durch Erkrankungen und Operationen im Genitalbereich, Vergewaltigungen usw.

Wie ernst sind Selbstmordabsichten zu nehmen? Selbstmord stellt ein schweres Problem in unserer Gesellschaft dar. Der Grad einer seelischen und geistigen Störung ist nicht unbedingt für Selbstmordabsicht, -drohungen und -handlungen ausschlaggebend. In der Regel ist die Selbstmordgefahr bei Menschen, die Selbstmordgedanken äußern und Selbstmordversuche unternommen haben, durchaus gegeben. Selbstmorddrohungen sind immer ernst zu nehmen; eine fachärztliche Behandlung ist in solchen Fällen geboten.

Was ist eine Zwangsneurose? Zwangshandlungen und Zwangsvorstellungen sind häufige Neurosesymptome. Sie sind durch immer wiederkehrende Gedanken oder Handlungen gekennzeichnet, die der Patient nicht beherrschen oder unterdrücken kann. Ein bekannter Zwang ist das ständig wiederholte Händewaschen ohne vernünftigen Grund oder ein krankhaft übersteigertes, den eigenen Körper oder den Haushalt betreffendes Reinlichkeitsbedürfnis.

Welche Bedeutung hat die abnorme Bindung an einen Elternteil, wie etwa im Falle des »Muttersöhnchens«? Eine solche abnorme Bindung zeigt gewöhnlich, daß die seelische Reifung und Entwicklung zur Unabhängigkeit nicht vollzogen worden ist. Solche Menschen haben auch oft große Schwierigkeiten, mit den normalen Gegebenheiten des Lebens fertig zu werden.

Was versteht man unter Ödipuskomplex? Dieser, von Sigmund Freud, dem Begründer der Psychoanalyse, geprägte Begriff ist aus der griechischen Mythologie entnommen. Er bezeichnet die unbewußte Bindung eines Sohnes an die Mutter, die gewöhnlich mit Eifersucht auf den Vater und Angst vor diesem einhergeht. Aus dem Wunsch, den Vater zu beseitigen und den daraus entstehenden Schuldgefühlen können schwere seelische Konflikte resultieren.

Was versteht man unter Kastrationskomplex? In der psychoanalytischen Theorie bezieht sich dieser Ausdruck auf Angstgefühle, die das Sexualleben betreffen. Der Kastrationskomplex kann im Zusammenhang mit einem Ödipuskomplex stehen. Zugrunde liegt eine tiefsitzende Angst vor einer Kastration bzw. einem Verlust der Geschlechtsteile oder vor einer Unzulänglichkeit der Geschlechtsorgane.

Was sind Phobien? Phobien sind Ausdrucksformen von Neurosen, die in unvernünftiger Angst vor alltäglichen Gegenständen oder Situationen bestehen. Die häufigsten Phobien sind die Klaustrophobie (Angst vor engen geschlossenen Räumen wie z. B. Aufzügen, Tunneln usw.) und die Agoraphobie (Angst vor freien Plätzen, die sogenannte Platzangst). Weitere, häufig vorkommende Phobien sind Spinnen- und Schlangenphobien.

Was versteht man unter Hypnose? Hypnose ist eine veränderte Bewußtseinslage (Teilschlaf), in der der Patient für Suggestionen sehr empfänglich ist. Die Hypnose beseitigt oft die normalerweise vorhandenen Hemmungen des Patienten. In der Hand eines erfahrenen Psychotherapeuten kann die Hypnose dazu dienen, bestimmte Neurosesymptome zu beseitigen oder Aussagen zu gewinnen, die dem Patienten im bewußten Zustand schwerfallen. Sie kann auch helfen, Dinge aufzudecken, die dem Patienten nicht bewußt sind.

Darf eine Hypnose auch von jemand anderem als von ausgebildeten Psychotherapeuten durchgeführt werden? Nein. Die Anwendung der Hypnose außerhalb der medizinischen Therapie ist abzulehnen, weil sie bei empfänglichen und leicht beeinflußbaren Menschen schwere psychische Störungen auslösen kann.

Ist die Anwendung von Tranquillantien bei seelisch Kranken günstig oder gefährlich? Unter strenger ärztlicher Überwachung verabreicht, können Tranquillantien eine sehr günstige Wirkung haben. Wegen des Problems der Suchtentwicklung und der Gewöhnung an immer höhere Dosen (zunehmende Toleranz) kann es jedoch gefährlich sein, sie lange Zeit einzunehmen. Die Tablettensucht ist heute ein großes gesundheitliches Problem, der Einstieg dazu wird nicht selten von Ärzten verordnet.

Ist der Schlaf für die seelische Gesundheit notwendig? Neuere Untersuchungen haben gezeigt, daß Schlaf für die Erhaltung der seelischen Gesundheit wesentlich ist. Bei vielen psychiatrischen Krankheiten besteht eine Tendenz zu Schlafstörungen. In der akuten Phase der Erkrankung kann es notwendig sein, Schlafmittel einzunehmen, doch sollte man so bald wie möglich damit aufhören.

Sind Schlafstörungen ein ernstes Symptom? Anhaltende Schlaflosigkeit sollte als ausreichender Grund angesehen werden, psychiatrische Hilfe in Anspruch zu nehmen.

Was ist Hysterie? Die Hysterie ist eine krankhafte Form der Reaktion, die oft bei Menschen mit großer Einbildungskraft zu Symptombildungen führt, die keine anatomische oder medizinische Grundlage haben. Diese Reaktion, die häufig dramatische Formen annimmt, kann sogar vorübergehende Funktionsausfälle von Gliedmaßen und Sinnesorganen beinhalten (z. B.

Seelische Störungen und Geisteskrankheiten

hysterische Lähmungen, Gangstörungen, Blindheit, Taubheit usw.). Die Behandlung der Hysterie besteht in der Lösung des zugrundeliegenden seelischen Konflikts des Patienten.

Was sind psychosomatische Symptome und Krankheiten? Wechselwirkungen zwischen dem psychischen Befinden und den körperlichen Symptomen fehlen bei keiner Krankheit. Es gibt allerdings eine Reihe von Krankheiten, für deren Auslösung bzw. Verschlimmerung direkt psychische Konflikte verantwortlich gemacht werden, zumindest nach der psychosomatischen Theorie. Dazu gehören Asthma bronchiale, Colitis ulcerosa, Duodenalulkus, Anorexie und Bulimie (siehe Eßstörungen) sowie verschiedene allergische Hautkrankheiten. Im Unterschied zu den funktionellen Störungen liegen also bei den psychosomatischen Krankheiten faßbare organische Veränderungen vor. Dennoch werden auch viele Befindens- und Funktionsstörungen als psychosomatische Erkrankungen bezeichnet – die Grenze ist hier fließend. Im weiteren Sinn rechnet man dazu auch Herzneurosen, Reizkolon und Reizmagen, migräneartige Kopfschmerzen, Gelenkschmerzen und weitere allergische Krankheiten. Bei psychosomatischen Krankheiten ist eine kombinierte medizinische und psychotherapeutische Behandlung erforderlich.

Sind seelisch bedingte Krankheitserscheinungen eingebildet? Nein, dieser Ausdruck zeugt von einem Unverständnis für die ablaufenden Vorgänge. Auch wenn die Befindensstörung in den Augen des Arztes harmlos sein kann, so empfindet sie der betroffene Patient doch unter Umständen als für ihn lebensbedrohlich. Aus seiner Sicht handelt es sich dabei um *echte* Krankheitserscheinungen. Die Vorstellung, daß es sich bei Krankheitserscheinungen, die keine körperliche Ursache haben, um eingebildete Beschwerden handelt, ist falsch.

Soll man zum Psychiater gehen, wenn man deprimiert ist? In eine niedergeschlagene Stimmung zu geraten, ist etwas, das jedem passieren kann. Diese Tatsache an sich erfordert keine spezielle psychiatrische Behandlung. Sollte die Depression jedoch über Monate hinweg anhalten und ständig zunehmen, so soll man einen Psychiater zu Rate ziehen. Er kann die zugrundeliegende Ursache herausfinden und behandeln, sei es, daß es sich um eine reaktive, durch äußere Einflüsse ausgelöste Depression oder um eine endogene, aus dem Inneren kommende Depression handelt.

Wann ist eine psychiatrische Krankenhausbehandlung angezeigt? Bei schweren akuten psychiatrischen Symptomen ist eine Krankenhausbehandlung am günstigsten. Unter Umständen ist nur ein kurzer Aufenthalt – oft in der psychiatrischen Abteilung eines allgemeinen Krankenhauses – erforderlich. Die durchschnittliche Dauer des Krankenhausaufenthalts beträgt etwa

2 Wochen. Wenn in diesem Zeitraum keine vollständige Wiederherstellung erfolgt, kann eine intensive Psychotherapie in der Facharztpraxis oder die längerfristige Behandlung in einer psychiatrischen Klinik angezeigt sein.

Unter welchen Voraussetzungen wird ein Daueraufenthalt in einer psychiatrischen Klinik empfohlen? Aufgrund der Fortschritte in der Behandlung und Betreuung ist diese Form der stationären Behandlung heute nur noch in wenigen Fällen erforderlich. Die meisten Patienten können zumindest phasenweise wieder in ihre gewohnte Umgebung oder in sozial unterstützte Einrichtungen entlassen werden. Die Tendenz der Psychiatrie geht überhaupt in den letzten Jahrzehnten dahin, daß die Patienten so lange wie möglich ambulant und wenn stationär, dann möglichst teilstationär und nahe am Heimatort behandelt werden. Die meisten Geistesstörungen können heute so weit gebessert werden, daß ein Aufenthalt in einer beschützten sozialen Umgebung außerhalb der Klinik möglich ist. Wegen der Neigung zu Rückfällen ist aber meistens ein längerfristiger, wenn auch oft nur loser Kontakt mit der Klinik erforderlich. Allerdings kann bei manchen Patienten mit organisch bedingten Geistesstörungen und bei gewalttätigen oder gemeingefährlichen Geisteskranken eine andauernde Beaufsichtigung und Anstaltsbetreuung unumgänglich sein.

Was ist die Psychotherapie? Die Behandlung von seelischen Störungen, Verhaltensstörungen und Geisteskrankheiten durch einen qualifizierten Therapeuten. Es können verschiedene Behandlungsverfahren, die von den einzelnen psychotherapeutischen Schulen entwickelt worden sind, zur Anwendung kommen.
a) Die unterstützende Psychotherapie befaßt sich mit dem speziellen vorliegenden Problem und kann von verständigen, teilnahmsvollen Personen – etwa Verwandten, engen Freunden, Seelsorger, Hausarzt usw. – durchgeführt werden.
b) Die aufdeckende Psychotherapie befaßt sich mit den tieferliegenden und dauerhafteren Problemen und wird von geschulten, erfahrenen Psychiatern ausgeführt.
c) Die verhaltenstherapeutischen Verfahren. Diese Verfahren versuchen das Symptom durch Einübung eines anderen Verhaltens in der Konfliktsituation zu beseitigen.
Viele Psychotherapieverfahren werden als Einzel- und als Gruppentherapie angeboten.

Was ist das Hauptziel der Psychotherapie? Das Ziel ist, dem Patienten die seelischen Konflikte, die ihn bedrängen, bewußt zu machen, damit er sie verarbeiten kann, und durch diese neu gewonnenen Erkenntnisse eine Verminderung oder Behebung der Krankheitserscheinungen zu erreichen.

Was ist die kognitive Psychotherapie? Das ist eine Technik, die den Patienten hilft, sich selbst besser zu verstehen, eine richtige Einstellung zu ihren Schwierigkeiten zu gewinnen und mit ihren Problemen sowie mit den Menschen ihrer Umgebung besser zurechtzukommen. Zum Ziel der Behandlung gehört auch die Entwicklung besserer Wertvorstellungen und Maßstäbe.

Was ist die Psychoanalyse? Die Psychoanalyse ist ein psychotherapeutisches Spezialverfahren. Sie hat zum Ziel, dem Patienten in die unbewußten seelischen Vorgänge, die seiner Persönlichkeit und seinen Schwierigkeiten zugrunde liegen, Einsicht zu verschaffen. Damit hofft man, die Störung zu beseitigen und eine Besserung des Reaktionsverhaltens zu erreichen. Als die wichtigsten Methoden, zum Unbewußten vorzudringen, werden Träume und freie Assoziationen verwendet, wobei der Arzt möglichst wenig eingreift.

Was ist die Gruppentherapie? Bei dieser psychiatrischen Behandlungsmethode nimmt eine Reihe von Patienten unter der Leitung eines Therapeuten an den Sitzungen teil und wird als Gruppe behandelt.

Welche Ziele hat die Gruppentherapie? Im wesentlichen die gleichen wie die individuelle Behandlung. Die Gruppentherapie ist besonders bei Patienten angezeigt, die Schwierigkeiten im Umgang mit anderen Menschen haben. Die Gruppensituation fördert die Kontaktfähigkeit. Sie macht auch dem Patienten die Erfahrungen anderer zugänglich, so daß er sich in seiner Krankheit nicht allein fühlt. Ein weiterer Vorteil der Gruppentherapie ist, daß sie nicht so teuer ist wie die Einzeltherapie.

Welche Nachteile hat die Gruppentherapie? Es kann für den Patienten schwierig sein, seine persönlichen Probleme vor der Gruppe auszusprechen. Er spürt vielleicht auch, daß der Psychotherapeut nicht ausschließlich für ihn da ist.

Wie lange dauert es, bis die Psychotherapie Erfolg zeigt? Der Erfolg hängt von vielen Faktoren ab. Nachdem sich der Patient und der Psychotherapeut ein Ziel gesetzt haben, richtet sich die Dauer der psychotherapeutischen Betreuung meist nach der Schwere der Störung und der Häufigkeit der Einzelbehandlungen. Nach dem erfolgreichen Abschluß der Psychotherapie bleiben viele Patienten noch zur nachsorgenden Betreuung mit ihrem Therapeuten in Kontakt, eventuell über einen Zeitraum von ein paar Monaten bis zu zwei Jahren oder mehr.

Ist eine Psychotherapie teuer? Sie wird vielfach als teuer angesehen, aber wenn man in Betracht zieht, wieviel Zeit aufgewendet werden muß, um einen Erfolg zu erreichen, ist sie eigentlich nicht teuer. Eine große Operation, die sehr viel Geld kostet, dauert nur einige Stunden. Eine Psychotherapie kostet weniger, kann aber Hunderte von Stunden intensiver Behandlung erfordern. In der Regel werden die Kosten auch von den Krankenkassen übernommen, wenngleich bei langdauernden Verfahren die Genehmigung der Krankenkasse im Einzelfall vorher einzuholen ist.

Gibt es eine chirurgische Behandlung für Geisteskrankheiten? In der Vergangenheit hat man bei bestimmten Arten von Geisteskrankheit versucht, die Krankheitssymptome durch chirurgische Zerstörung kleiner Hirngebiete zu bessern (Lobotomie). Überzeugende Erfolge brachte diese Methode nicht, so daß man sie heute nicht mehr anwendet.

Welche verschiedenen Formen von Psychosen gibt es? Zu den wichtigsten Formen gehören:
a) Schizophrenie;
b) affektive Psychosen: Involutionsdepression, manisch-depressive Psychose;
c) paranoide Syndrome;
d) Demenzen (senil, präsenil);
e) Alkoholpsychosen und Psychosen im Rahmen von Entzugssyndromen;
f) Psychosen bei Infektionen des ZNS;
g) Psychosen bei anderen organischen Hirnstörungen (Arteriosklerose, Epilepsie, Verletzungen, Tumoren);
h) Psychosen bei anderen körperlichen Krankheiten (endokrine und Stoffwechselkrankheiten, Vergiftungen).

Was ist eine Depression? Eine Depression ist eine seelische Störung, die in einer gedrückten Stimmung, Antriebslosigkeit und in einer düsteren, hoffnungslosen Einstellung zum Ausdruck kommt. Sie ist oft mit Angstgefühlen, nervöser Anspannung und Unruhe verbunden. Der Patient klagt über mangelnde Energie, hat an nichts Interesse, fühlt sich unfähig, seine normalen Tätigkeiten zu verrichten, und möchte in Ruhe gelassen werden. Mit dieser Gemütsstörung gehen oft Schlaflosigkeit, Appetitlosigkeit und Gewichtsverlust einher. In schweren Fällen besteht ausgesprochene Selbstmordgefahr.

Welche verschiedenen Formen der Depression gibt es? Es gibt Depressionen, die Ausdrucksformen einer Neurose sind und in Reaktion auf äußere Umstände auftreten; man bezeichnet sie als *reaktive Depressionen*. Sie sind zu unterscheiden von der *endogenen* (»aus dem Inneren kommenden«) Depression, die biochemisch verankert sein kann, wie bei den psychotischen Depressionen der manisch-depressiven Erkrankungen.

Was ist eine Involutionsdepression? Wenn die erste melancholische Phase nach dem 50. Lebensjahr bzw. bei Frauen in der Menopause auftritt, so spricht man von einer Involutionsdepression. Ob es sich dabei wirklich um eine eigenständige Krankheit oder nur um eine Sonderform der endogenen Depression handelt, ist umstritten.

Was versteht man unter Melancholie? Dieser Ausdruck, der in der modernen Psychiatrie kaum mehr gebraucht wird, ist eine ältere Bezeichnung für Depression, im engeren Sinne für die endogene Depression.

Wie wird eine Depression behandelt?
a) Bei Patienten, die Selbstmordgedanken geäußert haben, müssen Maßnahmen zur Selbstmordverhütung getroffen werden. Das ist am besten durch einen kurzen Krankenhausaufenthalt in einer psychiatrischen Abteilung zu erreichen.
b) Es werden Medikamente, sogenannte Antidepressiva, die chemisch auf das Gehirn einwirken, z. B. Lithiumsalze, verabreicht.

Was ist eine Elektroschockbehandlung? Die Elektroschockbehandlung ist eine Form der physikalischen Therapie, bei der elektrischer Strom von geringer Stärke für den Bruchteil einer Sekunde zum Gehirn geleitet wird. Der Schock führt zu einer kurzdauernden Bewußtlosigkeit, manchmal gefolgt von einer leichten vorübergehenden Verwirrtheit, die innerhalb von 3–5 Wochen schwindet. Diese Behandlungsform ist heute weitgehend verlassen worden.

Was sind die manisch-depressiven Erkrankungen? Bei diesen Gemütskrankheiten gibt es Phasen von extremen Stimmungslagen. In der manischen Phase ist der Patient hochgestimmt, ständig rastlos, erregt, redselig, heiter, sorglos und optimistisch und kommt kaum zum Schlafen. In der depressiven Phase entsprechen die Erscheinungen der oben beschriebenen Depression. Dauer und Schwere der Erscheinungen sowie der Abstand zwischen den einzelnen Krankheitsschüben schwanken außerordentlich.

Welchen Verlauf nehmen manisch-depressive Erkrankungen? Der einzelne Krankheitsschub geht vorüber und der Patient bleibt längere oder kürzere Zeit frei von Krankheitserscheinungen. Die Krankheitsschübe können im Abstand von einigen Monaten, aber auch von mehreren Jahren auftreten. Manische und depressive Phasen können sich abwechseln (bipolare Form), oder es treten nur depressive oder (selten) nur manische Phasen auf (monopolare Form). Zwischen den einzelnen Krankheitsschüben weisen die Patienten keine äußeren Zeichen einer psychiatrischen Störung auf.

Welche Medikamente sollen Patienten mit manisch-depressiven Erkrankungen nehmen? Thymoleptika oder Lithiumsalze. Wenn sie ständig unter ärztlicher Überwachung eingenommen werden, lassen sich zukünftige Rückfälle oft verhindern.

Seelische Störungen und Geisteskrankheiten

Können Medikamente Depressionen und andere Psychosen heilen? Eine Heilung wie bei einer Infektionskrankheit ist nur selten möglich. Meistens kommt es aber durch die Einnahme von Thymoleptika und anderen Präparaten zu deutlichen Besserungen der Symptome, so daß der Patient in die Lage versetzt wird, seinen täglichen Verrichtungen nachzugehen und am sozialen Leben teilzunehmen. Die Neigung zu Rückfällen bleibt aber bestehen, vor allem, wenn der Patient die Behandlung unterbricht.

Welche Gefahr besteht bei der medikamentösen Behandlung von Psychosen? Manche Thymoleptika bessern zwar kaum die depressive Stimmung des Patienten, beseitigen aber die Antriebsarmut. In dieser Situation besteht die Gefahr, daß sich der Patient das Leben nimmt. Die Einnahme von Thymoleptika muß daher vom Psychiater angeordnet und überwacht werden.

Kann die Schwangerschaft oder Mutterschaft eine seelische oder geistige Störung verursachen? Eine spezielle Ursache für eine psychiatrische Krankheit stellt die Mutterschaft als solche nicht dar. Die Belastung der Schwangerschaft und Entbindung kann jedoch als unspezifischer Reiz wirken, der eine seelische Reaktion auslöst, die vielleicht schon im verborgenen ruhend vorhanden war.

Was ist eine Wochenbettpsychose? In seltenen Fällen entwickelt sich bald nach der Entbindung ein akutes psychotisches Krankheitsbild, das einer Schizophrenie, einem manischen Zustand oder einer Depression ähnlich sein kann. Viele Psychiater sind heute der Ansicht, daß diese Psychosen keine besondere, für die Periode nach der Entbindung typische Krankheitsform darstellen, sondern daß Entbindung und Wochenbett nur einen auslösenden Faktor bilden.

Was ist die Schizophrenie? Die Schizophrenie ist eine Psychose, die mit einer Störung des Denkens und des Wirklichkeitsbezugs, verbunden mit Wahnvorstellungen (z.B. Verfolgungswahn) und akustischen Sinnestäuschungen (Hören von Stimmen) in Erscheinung tritt. Diese Geistesstörung tritt gewöhnlich erstmals im Jugendalter auf. Sie verläuft in Schüben, die im Lauf des Lebens wiederkehren, besonders in Perioden seelischer Belastung. Die Ursache der Geistesstörung ist unbekannt. Die Anzeichen sprechen dafür, daß sie mit einer Störung von chemischen Faktoren im Gehirn in Zusammenhang steht. Erbfaktoren spielen eine Rolle.

Wie häufig ist die Schizophrenie? Die Schizophrenie ist die häufigste Psychose, die Erkrankungswahrscheinlichkeit im Lauf des gesamten Lebens liegt für die Durchschnittsbevölkerung bei 1%, zu einem bestimmten Zeitpunkt haben 0,3% der Bevölkerung diese Krankheit. Die Schizophrenie ist mit Abstand der häufigste Grund für eine dauernde Unterbringung in einem psychiatrischen Krankenhaus.

Wie wird die Schizophrenie behandelt? Die Schizophrenie wird heute hauptsächlich mit Medikamenten und Psychotherapie behandelt. Der Schwerpunkt der Behandlung liegt bei den sog. Neuroleptika, die viele Patienten in einen Zustand bringen können, in dem sie für eine Psychotherapie zugänglich sind. Die im Volksmund berüchtigten Maßnahmen zur Beruhigung wie Zwangsjacken oder Elektroschockbehandlung sind heute nicht mehr erforderlich, da sich in der breiten Palette der Neuroleptika immer ein wirksames Mittel findet. Ein wiederholter kurzzeitiger Krankenhausaufenthalt kann notwendig sein. Durch Einbeziehung der Familie in die Behandlung, die sogenannte »Familientherapie«, haben sich die Aussichten für den Verlauf gebessert. Wenn man herausfinden kann, welche Belastungen für die Auslösung der psychotischen Schübe verantwortlich sind, kann man dem Kranken durch Vermeiden dieser Belastungen helfen.

Wie sind die Aussichten bei der Schizophrenie? Die Schizophrenie ist eine chronische, in wiederkehrenden Schüben verlaufende Krankheit. Mit einer medikamentösen Erhaltungstherapie und mit der Mitarbeit des Patienten kann es jedoch gelingen, die Symptome über lange Zeit unter Kontrolle zu halten. Eine vollständige Rückkehr in die alten Lebensverhältnisse gelingt jedoch meist nicht, da sich ein schizophrener Residualzustand ausbildet, der vor allem durch eine affektive Verflachung gekennzeichnet ist.

Was sind paranoide Reaktionen? Paranoide Reaktionen sind Geistesstörungen, die durch das Auftreten von Wahnideen gekennzeichnet sind; oft handelt es sich dabei um Verfolgungsideen. Der Kranke ist in seinem Wahn überzeugt, daß man ihm Schaden zufügen will und verdreht die wirklichen Gegebenheiten so, daß sie als Beweis für seine Wahnvorstellungen dienen. Der Laie nennt das »Verfolgungswahn«. Auch andere Wahnideen wie Größenideen, wahnhafte Eifersucht, Querulantentum usw. gehören zu dieser Gruppe. Viele schwere psychiatrische Krankheiten gehen mit paranoiden Wahnvorstellungen einher.

Wie sind die Aussichten für den Paranoiker? In den meisten Fällen bleiben die Symptome bestehen und werden chronisch. Bei diesen Patienten sind die Aussichten ungünstig, die Geistesstörung bleibt bestehen. In einer kleineren Zahl der Fälle ist der Zustand von begrenzter Dauer, besonders wenn er mit einer vorübergehenden toxischen körperlichen Erkrankung in Zusammenhang steht.

Gibt es für die Paranoia eine spezielle Behandlung? Nein, die Behandlung erfolgt so, wie bei den übrigen Formen der Schizophrenie auch. Vor allem im höheren Lebensalter ist eine Paranoia aber nur schwer zu beeinflussen.

Was bedeutet IQ? Diese Buchstaben sind die Abkürzung für Intelligenzquotient. Er wird im Intelligenztest bestimmt und gibt mit einer Zahl die Position der Testperson im Vergleich zum Durchschnittswert seiner Altersgruppe an. Der Durchschnittswert liegt bei 100, Werte unter 80 sprechen für Schwachsinn, Werte über 150 für hohe Intelligenz.

Was versteht man unter Schwachsinn? Unter Schwachsinn oder Oligophrenie versteht man einen anlagebedingten oder erworbenen Intelligenzmangel, verbunden mit einer mangelhaften Differenzierung der Persönlichkeit. Schwachsinn ist nicht unbedingt als Krankheit anzusehen, sondern eher als das eine Ende des Spektrums menschlicher Fähigkeiten. Die höheren Grade des Schwachsinns haben aber sicher Krankheitswert. Durch die mangelhafte Entwicklung der Intelligenz sind Verständnis und Auffassungsvermögen unvollkommen und das Lernen ist erschwert. Man unterscheidet verschiedene Grade des Schwachsinns, die Idiotie, die Imbezillität und die Debilität oder zurückgebliebene geistige Entwicklung. Die Störung ist im wesentlichen organisch bedingt und kann mit einer Hirnschädigung, die vor, bei oder nach der Geburt eingetreten ist, in Zusammenhang stehen. Es können daher auch begleitende Zeichen einer Hirnschädigung wie Lähmungen, abnorme Bewegungen und gelegentlich eine zerebrale Kinderlähmung vorhanden sein. Der Kopf kann ungewöhnlich klein oder auch ungewöhnlich groß sein. Im letzteren Fall handelt es sich um einen Hydrozephalus (Wasserkopf) durch eine vermehrte Ansammlung von Flüssigkeit im Schädelinnern.

Was ist das Down-Syndrom? Mit Down-Syndrom oder Mongolismus bezeichnet man eine Form des Schwachsinns, bei dem das Gesicht des Betroffenen ein charakteristisches, leicht mongolisch wirkendes Aussehen hat. Es liegt ein genetischer Defekt vor, das heißt eine Störung, welche die Erbmasse betrifft. Mit der Untersuchung und Zählung der Chromosomen, der Träger der Gene und des Erbguts, konnte festgestellt werden, daß bei Mongoloiden eine charakteristische Chromosomenanomalie vorliegt, die in einem überzähligen Chromosom des normalerweise doppelt angelegten Chromosoms 21 besteht. Daher wird die Krankheit auch als Trisomie 21 bezeichnet. Mongoloide Kinder sind geistig mäßig zurückgeblieben, aber oft fügsam, freundlich und in beschränktem Ausmaß lernfähig (siehe auch Kapitel 50, Säuglings- und Kinderkrankheiten).

Was versteht man unter Idiotie? Die Idiotie ist die niederste Form der geistigen Entwicklung. Sie ist schon früh im Leben leicht erkennbar. Das Intelligenzalter entwickelt sich nie über das Niveau eines Zweijährigen hinaus. Der Intelligenzquotient ist unter 25. Auch körperliche Mißbildungen können vorhanden sein und Krampfanfälle sind häufig. Ein so hochgradiger Schwachsinniger lernt unter Umständen niemals sprechen. Er kann sehr wenig für sich selber tun und braucht ständige Beaufsichtigung. Auf etwa 3500 Geburten kommt ein idiotisches Kind.

Was ist Imbezillität? Imbezille erreichen ein etwas höheres Intelligenzniveau als Idioten. Ihre Sprache ist beschränkt, sie lernen schlecht, können aber zu einfachen Arbeiten angeleitet werden. Die geistige Entwicklungsstufe entspricht einem Alter von 2 bis 7 Jahren, und der Intelligenzquotient liegt zwischen 25 und 50. Auf etwa 1500 Geburten kommt ein Imbeziller.

Sollen Idioten und Imbezille in Anstalten untergebracht werden? In der Vergangenheit hielt man es für am besten, solche Kinder in einer spezialisierten Anstalt zu betreuen, doch heute geht man daran, sie in aufnahmewilligen Familien oder kleinen Heimen unterzubringen. Damit wird eine bessere Anpassung an die Erfordernisse des Lebens erreicht. Bei der Überlegung, ob ein solches Kind in eine Anstalt gegeben werden soll, sollten die Eltern in erster Linie an das Wohlergehen des Kindes denken.

Was ist Debilität? Dieser Ausdruck wird für die leichte Form des Schwachsinns verwendet, bei der der Intelligenzquotient zwischen 50 und 70 liegt. Debile Kinder sind in der Entwicklung etwas zurückgeblieben, was aber in ihrem Verhalten unter Umständen unauffällig bleibt. Sie sehen wie andere Kinder aus, lernen gehen und sprechen, grobe Auffälligkeiten fehlen oft. Erst in der Schule fällt gewöhnlich ihre geistige Behinderung auf, weil sie im Unterricht nicht mitkommen.

In welche Gruppe fällt ein Kind mit einem Intelligenzquotienten zwischen 70 und 90? Ein solches Kind ist etwas zurückgeblieben, kann sich aber mit einer entsprechenden Schulung in die Gesellschaft einpassen und ein nützliches Leben führen. Man spricht in solchen Fällen von schwachbegabt oder grenzdebil.

Ist Schwachsinn erblich? Die meisten Fälle von Schwachsinn sind durch äußere Einwirkungen entstanden, z. B. durch einen gestörten Geburtsverlauf oder durch erworbene Krankheiten, Infektionen usw. In einer Minderzahl der Fälle ist der Schwachsinn jedoch erblich bedingt. Man kann bereits beim ungeborenen Kind im Mutterleib mit Chromosomenuntersuchungen bestimmte Formen des erblich bedingten Schwachsinns diagnostizieren.

Was sind die häufigsten Ursachen des Schwachsinns?
a) Erblich bedingte Störungen;
b) eine Krankheit der Mutter während der Embryonalentwicklung des Kindes, beispielsweise Röteln, Drogenmißbrauch oder Alkoholismus;
c) Schädigungen durch eine schwere Geburt oder durch Komplikationen während der Schwangerschaft oder Entbindung;

Seelische Störungen und Geisteskrankheiten

d) Hirnverletzung, Hirninfektion oder andere Hirnkrankheiten während des Säuglings- oder Kleinkindesalters;
e) erblich bedingte angeborene Stoffwechselstörungen, bei denen es infolge des Fehlens eines Enzyms zur Ansammlung von abnormen chemischen Substanzen im Blut kommt. Eine Form dieser Stoffwechselstörungen ist die Phenylketonurie. Die abnormen Substanzen können im Harn nachgewiesen werden; es ist dann möglich, mit einer geeigneten Diät die Ansammlung dieser abnormen Substanzen zu verhindern und damit der Hirnschädigung vorzubeugen (siehe auch Kapitel 50, Säuglings- und Kinderkrankheiten).

Gibt es eine Behandlung für Schwachsinn? Die Betreuung geistig behinderter Kinder ist darauf ausgerichtet, die vorhande geistige Kapazität voll auszunützen. Kinder mit leichterem Schwachsinn können eine geeignete Ausbildung erhalten, damit sie eine nützliche Arbeit in der Gesellschaft leisten können.

Läßt sich Schwachsinn verhüten? Nein, doch kann viel getan werden, um seine Häufigkeit herabzusetzen:
a) Durch gewissenhafte Befolgung der Anweisungen des Geburtshelfers hinsichtlich des Verhaltens während der Schwangerschaft – wenig oder besser gar nicht rauchen, keine Suchtmittel nehmen, wenig Alkohol trinken, nahrhafte und ausgewogene Kost essen und ausreichend schlafen;
b) durch eine genetische Beratung *vor* der Schwangerschaft, wenn in der Familie Schwachsinn vorgekommen ist.

Was versteht man unter Legasthenie? Die Legasthenie ist eine selektive Lese- und Rechtschreibschwäche. Sie fällt bei Kindern in der Grundschule auf, die nur beim Erlernen des Lesens und des orthographisch richtigen Schreibens auffallende Defizite zeigen. Die Intelligenz dieser Kinder ist in der Regel durchschnittlich bis gut.

Wie äußert sich die Legasthenie meistens? Die Kinder verwechseln häufig einzelne Buchstaben (z. B. b und d) oder ganze Wortteile.

Kann die Legasthenie behandelt werden? Ja, sogar sehr gut durch spezielle Förderungsmaßnahmen. Entscheidend ist es, die Störung als solche zu erkennen und das Kind nicht als leistungsschwach oder dumm abzutun.

Streß

Was versteht man unter Streß und welche Vorstellungen verbinden sich damit? Aus dem englischen Sprachgebrauch hat man auch bei uns das Wort »Streß« übernommen, um Belastungssituationen zu bezeichnen, die bestimmte Reaktionen auslösen. Der menschliche Organismus verfügt über gewisse angeborene Mechanismen, die es ihm erlauben, sich vor von außen kommenden Belastungen zu schützen. Ein solcher »Streß« kann den Körper betreffen, etwa extreme Hitze oder Kälte, oder er kann die Gemütsverfassung beeinflussen, wie beispielsweise eine drohende Gefahr oder eine bevorstehende Belastungssituation. Die Reaktion des Körpers auf den Streß nennt man »Adaptation« d. h. Anpassung. Die Adaptation ist ein komplexer Mechanismus, an dem das Nervensystem und das endokrine Drüsensystem beteiligt sind. Die Form der Anpassung ist je nach der Art des Streß und der Anlage des Individuums verschieden. Im allgemeinen folgt auf einen körperlichen Streß eine körperliche Adaptationsreaktion; die Adaptationsreaktion auf einen seelischen Streß ist sowohl seelischer als auch körperlicher Natur. Sie kann als emotionelle Reaktion zum Ausdruck kommen – Zorn, Angst, Wut, Abscheu usw.

Welche körperlichen Streßreaktionen gibt es unter anderem? Eine der wichtigsten ist die Reaktion auf eine unvermittelte oder schwere Verletzung oder absehbare akute Gefahr für Gesundheit und Leben. Zu den Anpassungsmechanismen gehören eine Steigerung von Pulsfrequenz und Blutdruck und die Ausschüttung der Streßhormone Adrenalin, Cortisol und Glukagon. Die stärkste Streßreaktion stellt der sog. Schock dar, wobei sich in diesem Fall die als Schutzmechanismus gedachte Reaktion in das Gegenteil verkehrt und zu einer Schädigung des Organismus führen kann. Dabei wird die Gesamtblutmenge des Körpers so umverteilt, daß jene Organe möglichst viel Blut bekommen, die es am meisten benötigen. Wenn der Schock zu lange andauert, kann er – wie viele Adaptationsmechanismen – seine Schutzwirkung verlieren und zum Tode führen. Eine weitere verbreitete körperliche Adaptionsreaktion auf einen körperlichen Streß ist die allergische Reaktion, die, ob als Heufieber, Asthma oder Nesselausschlag, eine Verteidigung des Körpers gegen eine Fremdsubstanz (z. B. Pollen) darstellt. Wenn die Abwehrreaktion aber zu extrem wird, wie beim Bronchialasthma, kann die Reaktion dem Organismus aber mehr schaden als nützen.

Welche emotionalen Streßreaktionen gibt es unter anderem? Ebenso wie ein körperlicher Streß (Pollen) eine körperliche Reaktion (Asthma) hervorrufen kann, so kann ein seelischer Streß (drohende Gefahr) eine seelische Reaktion (Angst) auslösen. Die Angst als Adaptationsreaktion hat den biologischen Zweck, den Menschen besser auf die Gefahr vorzubereiten. So schütten die Nebennieren bei drohender Gefahr bestimmte Sekrete aus, die den Körper besser befähigen, dem Streß standzuhalten. Die psychologischen Elemente der Angst können aber so überwältigend werden, daß man völlig aktionsunfähig wird, während die körperlichen Elemente, wenn sie lange genug bestehen, eine echte körperliche Krankheit auslösen können. Körperliche Krankheiten, die durch seelischen Streß aufgrund ungelöster Konflikte entstehen, werden auch psychosomatische Krankheiten genannt.

Welche Rolle spielt der Streßmechanismus für die Gesundheit? Gewisse Streßreaktionen sind für die Gesundheit von wesentlicher Bedeutung. So ist z. B. die allergische Reaktion, die den Heufieberkranken solche Beschwerden macht, der gleiche Mechanismus wie jener, der uns eine Immunität gegen bestimmte Krankheiten erwerben läßt. Entwicklungsgeschichtlich sind Steigerung der Herzfrequenz, Blutdruckanstieg und Ausschüttung von Streßhormonen ein sinnvoller Mechanismus, da es zu Zeiten unserer Stammväter als mögliche Reaktionen auf Gefahren nur Flucht oder Kampf gab. In der heutigen zivilisierten Welt und den heutigen Formen von Streß sind uns diese beiden Reaktionsweisen, zumindest in der Form einer körperlichen Betätigung bzw. Auseinandersetzung, weitgehend genommen. Dadurch kehren sich die an sich sinnvollen Mechanismen in ihr Gegenteil und wenden sich gegen das Individuum selbst. Sie verselbständigen sich und können z. B. zu andauernd erhöhtem Blutdruck mit den bekannten Folgekrankheiten führen.

Welche Rolle spielt der Streßmechanismus bei einer körperlichen Krankheit? Man glaubt, daß gestörte Adaptationsreaktionen, die entweder zu stark oder zu schwach ablaufen, zu einer echten körperlichen Krankheit führen können. Die allergische Reaktion kann, wie oben erwähnt, als Beispiel einer überschießenden körperlichen Adaptationsreaktion gelten. Auch der Bluthochdruck wird vielfach als Folge einer zu starken emotionellen Adaptationsreaktion angesehen. Bei Aufregungen steigt der Blutdruck und der Organismus gerät in einen Zustand erhöhter Spannung, Erregung und Reizempfindlichkeit. Wenn aber ein ständiger Spannungszustand besteht, kann es zu einer Fixierung des Bluthochdruckes kommen und man wird körperlich krank. Umgekehrt reagieren bei bestimmten Krankheiten die Adaptationsorgane so, als ob sie erschöpft wären. Es kann z. B. vorkommen, daß die Nebennieren eine ungenügende Hormonmenge ausschütten; in diesem Fall ist das Reaktionsvermögen des Körpers unter Umständen mangelhaft.

Ist die Streßreaktion förderlich für die Gesundheit oder ist sie schädlich? Das hängt von der Schwere des Stresses und dem Ausmaß der Adaptationsreaktion ab. Grundsätzlich ist die Streßreaktion vorteilhaft, da sie ein biologisches System des Selbstschutzes ist. Wenn es aber im Adaptationssystem entweder zu einer Überfunktion oder zu einer Ermüdung kommt, kann eine echte körperliche oder seelische Krankheit entstehen.

In welchem Zusammenhang steht der Streßmechanismus mit den sogenannten »psychosomatischen Krankheiten«? Psychosomatische Krankheiten werden von vielen Ärzten als die körperliche Folge langdauernder seelischer Spannungen infolge ungelöster Konflikte angesehen. Dazu gehören Krankheiten wie Bluthochdruck, Colitis ulcerosa und Bronchialasthma.

Welche Rolle spielt der Streß vermutlich beim Vorgang des Alterns? Bis zu einem gewissen Grad scheint vorzeitiges Altern auch das Ergebnis von häufigen und wiederholten Schädigungen zu sein, die der Körper über lange Zeit erleidet. Es ist bekannt, daß Menschen durch eine extreme Streßsituation in kurzer Zeit um Jahre älter erscheinen und sogar graue Haare bekommen können. Eine lange bestehende Blutdruckerhöhung kann zu vorzeitiger Alterung der arteriellen Blutgefäße im Sinne einer Arteriosklerose führen und wäre damit als Adaptationsreaktion zu betrachten. Besonders die endokrinen Drüsen scheinen sich durch gehäufte schwere Belastungen und Anforderungen des Lebens eher zu erschöpfen. Wahrscheinlich sollte man, um lange zu leben, extreme Belastungen jeder Art meiden. Eine Unterforderung scheint aber für den Menschen ebensowenig vorteilhaft zu sein.

Was versteht man unter Eustreß? Darunter versteht man den Streß, der sich letztlich für den Menschen positiv auswirkt. Ein bestimmter äußerer Druck treibt die Menschen oft zu letztlich für sie sehr befriedigenden Leistungen an. Wer nie unter Druck gesetzt wird, der ist auch nur selten in der Lage, seine Fähigkeiten zu entwickeln.

58 Sexualorgane, Sexualverhalten und Fortpflanzung

Siehe auch Kapitel 17, Brustdrüse; Kapitel 22, Geschlechtskrankheiten; Kapitel 27, Hirnanhangsdrüse; Kapitel 32, Kindliche Verhaltensweisen; Kapitel 44, Nieren und Harnwege; Kapitel 50, Pubertät und Jugendalter; Kapitel 56, Schwangerschaft und Entbindung; Kapitel 57, Seelische Störungen und Geisteskrankheiten

Die männlichen Geschlechtsorgane

Männliches Glied, Hodensack, Hoden, Vorsteherdrüse (Abb. 164).

Glied

Welchen Aufbau hat das männliche Glied? Das männliche Glied oder der Penis setzt sich aus drei zylindrischen Schwellkörpern zusammen, von denen zwei an der oberen Seite und der dritte an der Unterseite des Organs liegen. Letzterer umgibt die Harnröhre oder Urethra, durch die Harn und Samen abgeleitet werden. Alle drei Schwellkörper, die sogenannten Corpora cavernosa, bestehen aus schwammartigem Gewebe und versteifen sich, wenn sie mit Blut gefüllt sind, so daß eine Aufrichtung oder Erektion des Glieds eintritt. Das vordere Ende des Glieds, die Eichel, ist im Ruhezustand des Glieds von der Vorhaut bedeckt. Bei der Beschneidung entfernt man diese Vorhaut.

Welche Funktion hat die männliche Harnröhre?
a) Die Ableitung des Harns;
b) den Transport der Samenflüssigkeit, in der die Samenzellen aufgeschwemmt sind.

Beschneidung
(Zirkumzision)

Was versteht man unter Beschneidung? Die Entfernung der Vorhaut (Abb. 165).

Aus welchen Gründen wird eine Beschneidung durchgeführt?
a) Bei manchen Völkern stellt die Beschneidung ein religiöses Ritual dar;

Sexualorgane, Sexualverhalten und Fortpflanzung

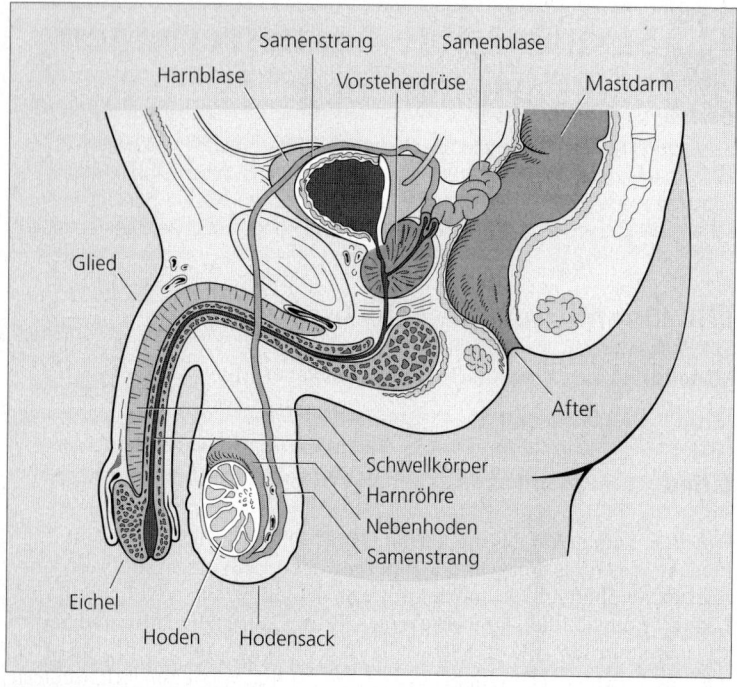

Abb. 164 *Die männlichen Geschlechtsorgane.* Die Zeichnung zeigt im Schnitt das Glied mit den Schwellkörpern, Hoden und Nebenhoden, Samenstrang, Samenblase und Vorsteherdrüse und deren Beziehungen zu den Nachbarorganen. Die Samenzellen werden in den Hoden gebildet und durch den Samenleiter bis zu den Samenblasen transportiert. Hier sammeln sich die Samenzellen an und werden dann gemischt mit den Flüssigkeiten, die von Samenblasen und Vorsteherdrüse ausgeschieden werden, ausgestoßen.

b) in manchen Ländern, etwa in den Vereinigten Staaten, wird sie auch allgemein empfohlen, weil sie eine fast vollkommene Sicherung gegen den Peniskrebs darstellt, der bei Beschnittenen fast nicht vorkommt. Auch hygienische Gründe werden zugunsten der Beschneidung angeführt, weil sie eine leichtere Reinigung des Glieds erlaubt. Bei normaler Genitalhygiene ist der Peniskrebs jedoch extrem selten, so daß in Staaten mit guten hygienischen und sozialen Verhältnissen die Beschneidung aller Knaben wenig Sinn macht.

Die männlichen Geschlechtsorgane

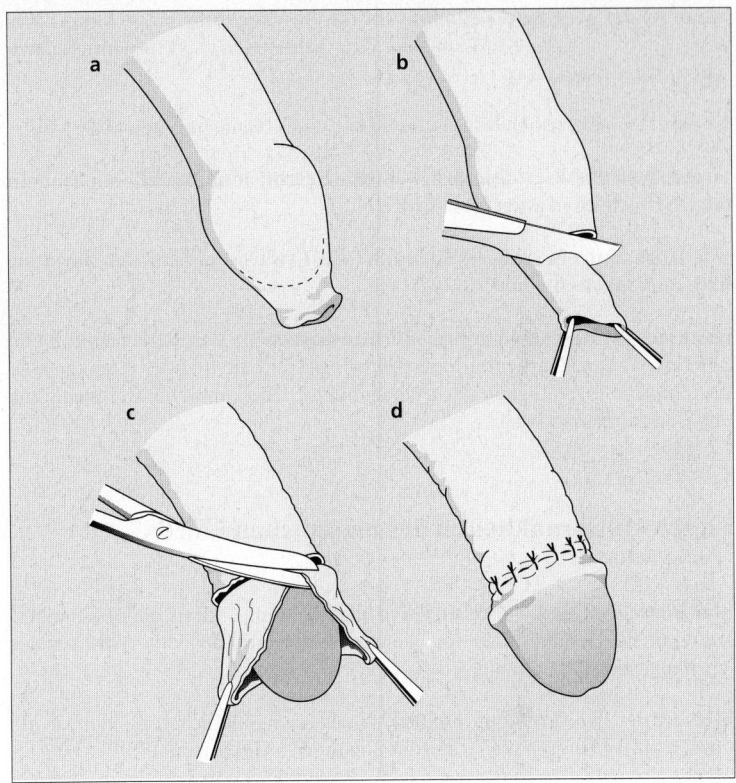

Abb. 165 *Beschneidung* a) gestrichelt ist die Eichel innerhalb des Vorhautsackes angedeutet; b) die Vorhaut wird vorgezogen und durchtrennt; c) das überschüssige Gewebe wird entfernt; d) die Wunde wird mit Nähten verschlossen, die Eichel liegt nun vollkommen frei.

Ist es wahr, daß Frauen, die mit beschnittenen Männern verheiratet sind, mit geringerer Wahrscheinlichkeit einen Gebärmutterhalskrebs bekommen? Ja, es gibt Hinweise dafür. Epidemiologische Untersuchungen zeigen, daß Frauen von beschnittenen Männern seltener an Gebärmutterhalskrebs erkranken als Frauen unbeschnittener Männer. Als Ursache für dieses Phänomen vermutet man krebserzeugende Stoffe, die im Sekret unter dem Vorhautsack enthalten sind. Ob dieser Zusammenhang auch für Männer mit guter Genitalhygiene zutrifft, ist nicht bekannt. Ganz allgemein können epidemiologische Beobachtungen nur Zusammenhänge beobachten, aber keine Kausalitäten klären.

Wann ist der geeignete Zeitpunkt für die Beschneidung eines Neugeborenen? Bevor man das Kind aus dem Krankenhaus nach Hause nimmt, zwischen dem 5. und 8. Tag.

Ist eine Anästhesie bei der Beschneidung eines Neugeborenen nötig? Nein.

Ist eine Anästhesie erforderlich, wenn die Beschneidung bei älteren Kindern oder Erwachsenen ausgeführt wird? Ja.

Wie lange muß ein größeres Kind oder ein Erwachsener zur Beschneidung im Krankenhaus bleiben? 1 bis 2 Tage.

Kann sich die Beschneidung schädlich auswirken? In der Regel nicht; ab und zu kommt es zur Narbenbildung. Allerdings sollte man auch bedenken, daß die Empfindungsfähigkeit der freiliegenden Eichel durch die Beschneidung etwas herabgesetzt wird.

Geschwulstkrankheiten des männlichen Glieds
(Penistumoren)

Sind bösartige Geschwülste am Glied häufig? Nein, und wie bereits erwähnt, treten sie bei Beschnittenen und bei normaler Genitalhygiene (Waschen des Vorhautsackes!) selten auf.

Wo sitzt der Peniskrebs gewöhnlich? Im Bereich der Eichel; er sieht wie ein vorgewölbter Knoten oder wie ein tiefes, hartes Geschwür aus.

In welcher Altersgruppe tritt der Peniskrebs am häufigsten auf? Im mittleren und höheren Alter. In der Jugend kommt er kaum vor.

Wie wird die Diagnose des Peniskrebses gestellt? Mit einer Biopsie: man entnimmt aus der Geschwulst eine Gewebeprobe und unterzieht sie einer mikroskopischen Untersuchung.

Mit welcher Erkrankung kann ein Peniskrebs verwechselt werden? Der Krebs muß von Veränderungen unterschieden werden, die bei Geschlechtskrankheiten auftreten, z. B. vom Schanker.

Steht der Peniskrebs in Zusammenhang mit der sexuellen Aktivität? Nein.

Wie wird der Peniskrebs behandelt? Die beste Form der Behandlung ist die teilweise oder vollständige Absetzung des Glieds mit der Entfernung der Leistenlymphknoten, die zum Lymphabzugsgebiet des Glieds gehören.

Wie kann der Patient nach der Absetzung des Glieds Harn lassen? Zur Erhaltung dieser Funktion wird ein kleiner Stumpf des Glieds belassen.

Kann der Peniskrebs durch Geschlechtsverkehr übertragen werden? Nein.

Hodensack und Hoden

Was ist der Hodensack? Der Hodensack oder das Skrotum ist ein halbelastischer muskulöser Hautsack, der unter dem Glied liegt. Er ist in zwei Kammern unterteilt, von denen jede einen Hoden mit Nebenhoden und Samenstrang enthält.

Welchen Bau und welche Funktion hat der Hoden? Der Hoden oder Testis besteht aus zahlreichen winzigen Drüsenschläuchen, den sogenannten Hodenkanälchen, in denen die Samenzellen gebildet werden. Der Hoden enthält auch Zellen, die das männliche Geschlechtshormon, das Testosteron, erzeugen. Die Funktion des Hodens liegt in der Entwicklung, Reifung und Aufgabe von Samenzellen, die durch den Samenleiter in die Harn-Samenröhre gelangen und beim Geschlechtsverkehr ausgestoßen werden.

Hodenverletzungen

Wie werden Hodenverletzungen behandelt? Die meisten Verletzungen sind zwar außerordentlich schmerzhaft, aber nicht schwer und heilen von selbst. Offene Verletzungen bedürfen einer chirurgischen Versorgung. Eine ausgedehnte Operation oder Zerreißung des Hodens macht dessen operative Entfernung notwendig.

Kann eine Hodenverletzung zur Unfruchtbarkeit führen? Wenn ein Hoden schwer verletzt ist, kann er unter Umständen die Fähigkeit zur Samenproduktion verlieren. Wenn der andere Hoden normal bleibt, kommt es nicht zur Unfruchtbarkeit.

Sind Verletzungen beider Hoden sehr häufig? Nein. Offenbar versteht es die Natur, diese Organe zu schützen; eine Verletzung beider Hoden ist sehr ungewöhnlich.

Hodengeschwülste

Wie häufig kommen Hodengeschwülste vor? Bösartige Hodengeschwülste machen ungefähr 5 % aller bösartigen Neubildungen beim männlichen Geschlecht aus.

Finden sich Hodengeschwülste häufiger in abnorm entwickelten Hoden und in Hoden, die nicht in die normale Lage abgestiegen sind? Ja. Das ist auch der Grund, warum Hoden, die mit keiner Maßnahme zum Absteigen gebracht werden konnten, entfernt werden sollten. Sie können ihre Funktion ohnehin nicht erfüllen und stellen nur ein erhöhtes Karzinomrisiko dar.

Wann treten Hodengeschwülste am häufigsten auf? Im 3. und 4. Lebensjahrzehnt.

Sind alle Hodengeschwülste bösartig? Nein, aber bösartige Geschwülste sind viel häufiger als gutartige.

Woran kann man erkennen, daß eine Hodengeschwulst vorhanden ist? Am Auftreten einer langsamen, schmerzlosen Vergrößerung des Organs.

Wodurch entstehen Hodengeschwülste? Die Ursache ist unbekannt.

Wie werden diese Geschwülste behandelt? Sofort, wenn die Diagnose gestellt ist, soll der befallene Hoden operativ entfernt werden. Wenn die Neubildung bösartig ist, wird eine Radikaloperation ausgeführt, zu der auch die Entfernung von Lymphknoten im Bauchraum gehört.

Haben Röntgenbestrahlungen bei Hodentumoren eine Wirkung? Ja. Nach der Operation wird oft eine Röntgenbestrahlung angeschlossen, besonders wenn es sich bei dem Tumor um ein sogenanntes Seminom handelt.

Bewähren sich chemische Mittel in der Behandlung von Hodentumoren? Ja, durch bestimmte Kombinationen von Zytostatika können manche bösartigen Hodengeschwülste außerordentlich wirkungsvoll bekämpft werden. Sie eignen sich auch zur Vernichtung von Tochtergeschwülsten, die durch Absiedlung von Geschwulstzellen in anderen Körperregionen entstanden sind.

Hodenhochstand

Was versteht man unter Hodenhochstand? Während der Embryonalentwicklung liegen die Hoden im Bauchraum. Wenn der Keimling heranwächst, steigen die Hoden in die Leistengegend ab und zur Zeit der Geburt haben sie den Hodensack erreicht. Wenn dieses Absteigen ausbleibt oder unvollständig ist, spricht man von Hodenhochstand oder retinierten Hoden, je nach der Lage z. B. von einem Bauchhoden oder Leistenhoden. Auch der Ausdruck Kryptorchismus ist gebräuchlich, das bedeutet »verborgener Hoden«. Diese Lageanomalie kann einseitig oder beidseitig bestehen (Abb. 166).

Bleibt es beim Hodenhochstand, wenn der Hoden bei der Geburt noch nicht abgestiegen ist? Nicht unbedingt. In einer Reihe von Fällen steigt der Hoden während des ersten Lebensjahres oder zur Zeit der Geschlechtsreife ab.

Wie kann man einen Hoden auf medikamentösem Weg zum Absteigen in den Hodensack veranlassen? Manchmal bewirken Hormoninjektionen ein Wachstum und Absteigen des Hodens in den Hodensack. Ein Versuch mit dieser Hormonbehandlung sollte im frühen Kindesalter gemacht werden, bevor man an eine Operation geht.

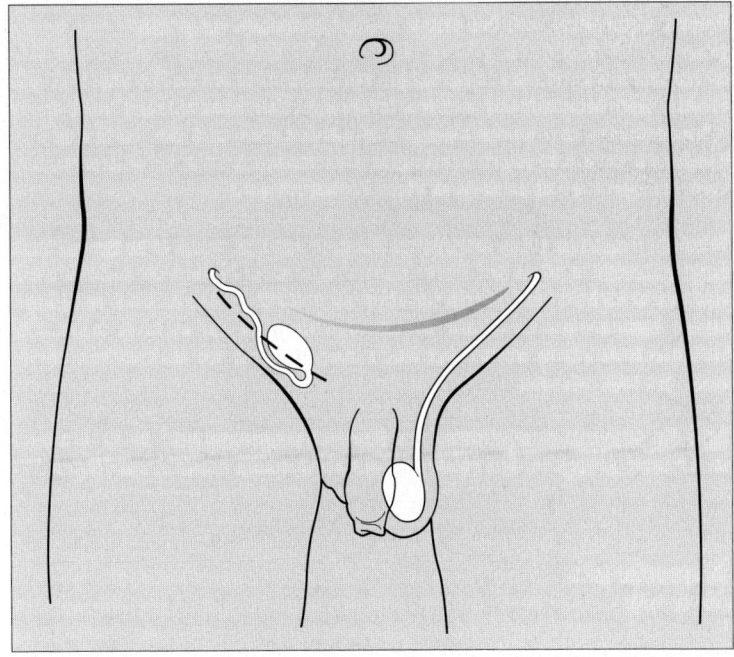

Abb. 166 *Hodenhochstand.* Während der linke Hoden normal im Hodensack liegt, ist der rechte Hoden im Leistenkanal liegengeblieben. Die Schnittführung für die Operation ist angedeutet.

Findet sich in Zusammenhang mit dem Hodenhochstand oft ein Leistenbruch? Ja.

Wann ist die beste Zeit für die Operation des Hodenhochstands? Vor dem Schulalter, doch sind viele Chirurgen der Ansicht, daß bereits Einjährige operationsreif sind.

Muß bei einem Hodenhochstand in jedem Fall operiert werden? Wenn der Hoden nach einer Serie von Hormoninjektionen absteigt, erübrigt sich die Operation.

Ist die Behebung des Hodenhochstands eine schwere Operation? Nein, diese Operationen sind nicht schwerer als Bruchoperationen.

Wie lange muß man wegen einer solchen Operation im Krankenhaus bleiben? Etwa 5 bis 7 Tage.

Welche Operation wird bei einem Hodenhochstand ausgeführt? Für die sogenannte Orchidopexie gibt es viele Operationsmethoden. Bei einem Leistenhoden wird ein 7 bis 12 cm langer Hautschnitt in der Leiste angelegt, und Hoden und Samenstrang werden freigelegt. Der Samenstrang wird durch Abpräparieren des überschüssigen Bindegewebes und der vielleicht vorhandenen Verwachsungen verlängert. Der Hoden wird dann in den Hodensack verlagert, wo er an seinem Platz verankert wird.

Wird die Funktion eines retinierten Hodens normal, wenn er in die normale Lage gebracht worden ist? Nicht immer, weil diese Hoden oft äußerst klein und unentwickelt sind. Wenn sie aber auch nicht imstande sind, zeugungsfähige Samenzellen zu bilden, so scheiden sie doch das wichtige männliche Geschlechtshormon weiter aus und erhalten damit die männlichen Merkmale des Individuums.

Sind die Operationsergebnisse der Hodenverlagerung gut? Ja. In den meisten Fällen gelingt es, den Hoden in den Hodensack hinunterzubringen.

Wasserbruch
(Hydrozele)

Was ist eine Hydrozele? Mit Wasserbruch oder Hydrozele bezeichnet man eine Ansammlung von klarer Flüssigkeit in der membranösen Hülle, die den Hoden umgibt. Eine solche Flüssigkeitsansammlung kann auch im Samenstrang auftreten (Abb. 167).

Die männlichen Geschlechtsorgane

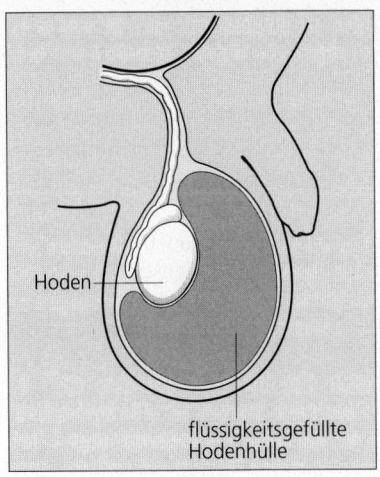

Abb. 167 *Hydrozele*. Die Hüllen, die den Hoden umgeben, sind mit Flüssigkeit gefüllt.

Wodurch wird eine Hydrozele verursacht? Die Ursache ist unbekannt.

Gefährdet eine Hydrozele den Hoden? Nein, sie verursacht bei entsprechender Größe allerdings lokale Beschwerden.

Wir wird eine Hydrozele behandelt? Hydrozelen bei jungen Säuglingen neigen zur spontanen Rückbildung. Wenn sie bei größeren Kindern oder Erwachsenen auftreten und eine gewisse Größe erreicht haben, ist eine chirurgische Behandlung angezeigt.

Wie wird eine Hydrozele chirurgisch behoben? Der Hydrozelensack wird durch einen kleinen Einschnitt am Hodensack vollständig herausoperiert, oder er wird nur teilweise entfernt und der Rest wird mit der Innenseite nach außen umgestülpt und hinter den Hoden genäht.

Ist die Beseitigung einer Hydrozele eine schwere Operation? Nein, sie ist als kleiner Eingriff zu bewerten.

Führt eine Hydrozelen-Operation zur Heilung? Ja, fast in allen Fällen.

Kann man eine Hydrozele auch ohne Operation behandeln? Ja. Man kann die Flüssigkeit, die den Hydrozelensack füllt, mit einer Nadel absaugen und eine Lösung einspritzen, welche die Wände des Sackes zum Verkleben bringt. Diese Form der Behandlung ist nicht so wirksam wie die Operation und kann gelegentlich eine Infektion zur Folge haben. Auch sind bei diesem Verfahren Rezidive möglich.

Kommen Leistenbrüche und Hydrozelen oft gemeinsam vor? Ja, und in einem solchen Fall sollen beide Veränderungen chirurgisch behoben werden.

Stieldrehung des Hodens
(Hodentorsion)

Was ist eine Hodentorsion? Aus ungeklärten Gründen kann bei Knaben und jungen Männern plötzlich eine Achsendrehung des Samenstrangs und Hodens eintreten. Das kann auf einer besonderen Länge des Samenstranges, einem Entwicklungsfehler oder einer Verletzung beruhen.

Welche Krankheitserscheinungen treten bei der Hodentorsion auf? Es kommt zu schlagartig einsetzenden Schmerzen, starker Druckempfindlichkeit und Schwellung in der Hodengegend und längs des Samenstrangs. Übelkeit und Erbrechen können folgen. Wenn man den Hodensack aufhebt, nehmen die Schmerzen zu. Durch dieses Symptom läßt sich die Stieldrehung des Hodens von der Nebenhodenentzündung unterscheiden. Durch die Stieldrehung wird die Blutzufuhr zum Hoden abgeschnitten. Wenn der Zustand nicht schnell behoben wird, kann der Hoden absterben und zugrunde gehen.

Wir wird die Stieldrehung des Hodens behandelt? Mit der sofortigen Operation, bei der die Verdrehung des Samenstrangs behoben wird. Um den Hoden zu retten, sollte die Operation innerhalb von 6–8 Stunden nach dem Auftreten der Torsion durchgeführt werden. Wenn sich bei der Operation bereits ein schwerst geschädigter Hoden findet, der nicht mehr zu retten ist, muß er entfernt werden.

Ist die Hodentorsion eine ernste Erkrankung? Sie ist insofern ernst, als sie zum Verlust eines Hodens führen kann, aber sie ist nicht lebensbedrohlich. Es ist ein etwa einwöchiger Krankenhausaufenthalt notwendig.

Hodenentzündung
(Orchitis)

Sind Hodenentzündungen häufig? Nein, sie sind im Vergleich zu Nebenhodenentzündungen selten.

Wie kommt es zu Hodenentzündungen? Bakterielle Infektionen des Hodens auf dem Blutweg oder Infektionen nach Verletzungen sind Raritäten. Häufiger kommt es dagegen zu Mitbeteiligungen des Hodens bei Virusinfektionen, vor allem bei Mumps. Die Mumps-Orchitis betrifft aber nur Knaben in oder nach der Pubertät. Gelegentlich können auch Entzündungen des Nebenhodens auf den Hoden übergreifen, z. B. eine Tuberkulose. Diese Infektionen können so schwerwiegend verlaufen, daß es zur Zerstörung eines Hodens kommt. Sind beide Hoden betroffen, so resultiert daraus eine Zeugungsunfähigkeit (Impotentia generandi).

Nebenhodenentzündung
(Epididymitis)

Was ist der Nebenhoden? Der Nebenhoden oder die Epididymis ist ein Organ, das dem Hoden unmittelbar aufliegt und mit ihm verbunden ist. Er besteht aus zahllosen Kanälchen, die die im Hoden gebildeten Samenzellen enthalten.

Sind Infektionen des Nebenhodens häufig? Heute nicht mehr. Früher, als gonorrhoische Infektionen und die Tuberkulose so schwer beherrschbar waren, sah man die Nebenhodenentzündung oft. Mit der antibiotischen Behandlung und dem Rückgang der Tuberkulose sind Nebenhodenentzündungen heute dagegen seltener geworden.

Welche Ursachen können außer dem Tripper und der Tuberkulose noch zu einer Nebenhodenentzündung führen? Meist handelt es sich heute um sog. unspezifische Entzündungen, d.h., man kann keinen bestimmten Erreger dafür verantwortlich machen. Am häufigsten werden Nebenhodenentzündungen durch ein Absteigen der Infektion von der Prostata oder Harnblase über den Samenstrang in den Nebenhoden hervorgerufen. Auslöser können Manipulationen an Harnröhre und Harnblase (Katheter, Zystoskopie), eine Prostatitis oder Harnröhren-Verengungen sein.

Welche Folgen hat eine Nebenhodenentzündung? Abgesehen davon, daß die Nebenhodenentzündung eine sehr schmerzhafte Erkrankung mit Fieber, Schwellung und außerordentlicher Druckempfindlichkeit der Hodengegend ist, hat sie oft Unfruchtbarkeit zur Folge, wenn beide Seiten befallen sind.

Wie wird die akute Nebenhodenentzündung behandelt? Die Behandlung besteht in Bettruhe, reichlicher Flüssigkeitszufuhr, Lagerung des Skrotums auf einem Hodenbänkchen, Tragen eines Suspensoriums, Eisumschlägen auf der kranken Seite und evtl. in der Verabreichung von Antibiotika.

Wie lange dauert die akute Phase der Nebenhodenentzündung? Ungefähr 5 bis 7 Tage, aber die Schwellung kann noch einige Monate lang bleiben.

Ist manchmal eine Operation wegen einer Nebenhodenentzündung notwendig? Ja, wenn sich ein Abszeß gebildet hat. Dann ist die Ableitung des Eiters erforderlich.

Kann eine akute Nebenhodenentzündung chronisch werden? Ja. Es gibt Fälle, bei denen die Entzündung nur unvollständig zurückgeht und von Zeit zu Zeit wieder aufflackert.

Wie wird eine chronische oder wiederkehrende Nebenhodenentzündung behandelt? Mit der operativen Entfernung des Nebenhodens.

Krampfaderbruch
(Varikozele)

Was ist eine Varikozele? Mit Varikozele oder Krampfaderbruch bezeichnet man eine krampfaderartige Erweiterung der Venen, die den Samenstrang begleiten (Abb. 168).

Wodurch entsteht eine Varikozele? Man hält sie für eine angeborene Fehlbildung. In 90 % der Fälle tritt sie auf der linken Seite auf.

Wie wird die Diagnose der Varikozele gestellt? Bei der Untersuchung fühlt sich der Hodensack wie ein »Sack voll Würmer« an.

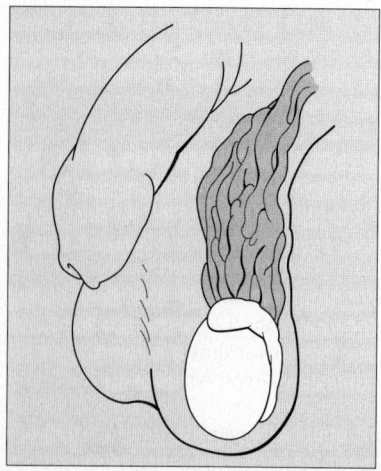

Abb. 168 *Varikozele*, eine krampfaderartige Erweiterung der Venen, die vom Hoden abgehen.

Welche Beschwerden hat eine Varikozele zur Folge? Im allgemeinen keine, doch manchmal besteht ein ziehendes Gefühl und eine unbestimmte unangenehme Empfindung auf der befallenen Seite des Hodensacks.

Wie wird die Varikozele behandelt? In den meisten Fällen ist keine Behandlung nötig. Wenn die Varikozele eine erhebliche Größe erreicht, werden einige der Venen operativ entfernt oder unterbunden. Allerdings ist die Varikozele oft Ursache für eine eingeschränkte Fertilität oder sogar Unfruchtbarkeit des Mannes, da die Beweglichkeit der Samenfäden aus nicht näher bekannten Gründen eingeschränkt ist. Daher werden oft auch kleine, mechanisch nicht störende Varikozelen operativ entfernt.

Ist die Behandlung einer Varikozele eine schwere Operation? Nein. Der Zugang von einem Hautschnitt oberhalb (bzw. parallel) der Leiste wird bevorzugt; die Operation läßt sich auch mit einer Eröffnung des Hodensacks machen, aber das kann eher zu einer Schrumpfung des Hodens führen.

Gibt es eine nicht-operative Behandlung der Varikozele? Ja. Man kann ein gutsitzendes Suspensorium zur Stütze des Hodensacks tragen. In bestimmten Fällen kann man die erweiterten Venen durch Einspritzen eines Verödungsmittels in die Vena spermatica veröden.

Kann eine Varikozele die Fruchtbarkeit beeinträchtigen? Ja; Varikozelen gehen in vielen Fällen mit Unfruchtbarkeit einher. In mehr als 50 % der Fälle kann die Qualität des männlichen Samens durch die Beseitigung der Varikozele verbessert und die Unfruchtbarkeit behoben werden.

Vorsteherdrüse
(Prostata)

Wo liegt die Vorsteherdrüse und welche Funktion hat sie? Die Vorsteherdrüse oder Prostata ist ein Teil des männlichen Geschlechtsapparats, sie liegt am Blasenausgang und umgibt den Anfangsteil der Harnröhre. Sie hat die Größe einer Roßkastanie; ihre Hauptaufgabe besteht in der Ausscheidung einer Flüssigkeit, welche die Masse des Samenergusses ausmacht.

Was sind die wichtigsten Erkrankungen der Vorsteherdrüse?
a) Infektion und Entzündung (Prostatitis);
b) Vergrößerung des Drüsenkörpers in Zusammenhang mit dem Alterungsprozeß (synonym verwendete Begriffe sind Prostatahyperplasie, gutartiges Prostata-Adenom, benigne Prostatahyperplasie = BPH);
c) Krebs.

Wie wird die Vorsteherdrüse untersucht?
a) Wegen ihrer Nähe zum Mastdarm kann der untersuchende Arzt durch die Austastung des Mastdarms mit dem Finger viele Aufschlüsse über die Drüse erhalten;
b) Größe und Zusammensetzung der Drüse können gut bei der sonographischen Untersuchung beurteilt werden, am besten, wenn man den Schallkopf in den After einführt;
c) weitere Befunde können durch die Untersuchung mit dem Blasenspiegel gewonnen werden (Abb. 169).

Auf welchem Weg erreicht eine Infektion die Vorsteherdrüse gewöhnlich?
a) Von außen direkt durch die Harnröhre aufsteigend;
b) seltener durch Bakterien, die auf dem Blutweg zu der Drüse gelangen.

Von welchen Bakterien wird die Vorsteherdrüse am häufigsten infiziert? Von Koli-Bakterien, Streptokokken, Proteus-Bakterien sowie von Gonokokken – den Erregern des Tripper.

Welche Krankheitserscheinungen finden sich bei einer Prostata-Entzündung? Fieber, Schmerzen im unteren Teil des Rückens, häufiger Harndrang, Schmerzen beim Harnlassen, eitriger und blutiger Harn.

Wie werden Entzündungen der Vorsteherdrüse behandelt?
a) Mit Bettruhe;
b) Verabreichung eines geeigneten Antibiotikums;
c) reichlicher Flüssigkeitszufuhr;

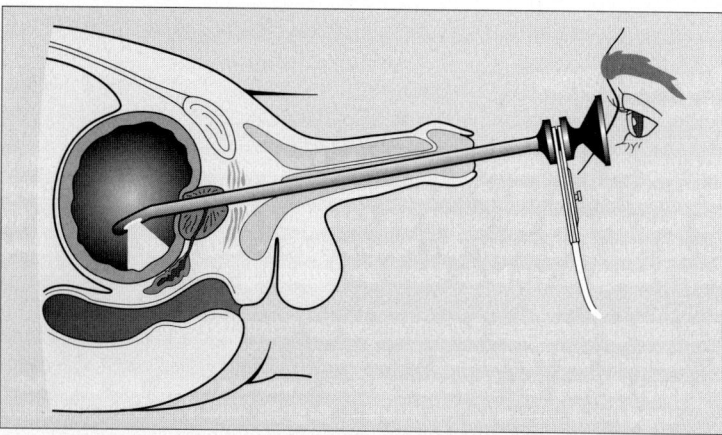

Abb. 169 *Blasenspiegelung.* Lage des Zystoskops in der Harnblase.

d) Meiden alkoholischer Getränke und scharf gewürzter Speisen;
e) mit beruhigenden und schmerzstillenden Mitteln;
f) Unterlassung des Geschlechtsverkehrs;
g) mit heißen Sitzbädern.

Was ist eine chronische Prostatitis? Eine leichte ständige Entzündung, die sich in Kreuzschmerzen, Störungen beim Harnlassen und beim Geschlechtsverkehr und manchmal in einer morgendlichen Absonderung aus der Harnröhrenöffnung zeigt.

Wie wird eine chronische Prostatitis behandelt?
Mit Antibiotika und heißen Bädern.

Sind Infektionen der Vorsteherdrüse in den meisten Fällen heilbar? Ja, wenngleich hartnäckigere und chronische Entzündungen dazu neigen, von Zeit zu Zeit wiederzukehren.

Gutartige Vergrößerung der Vorsteherdrüse
(benigne Prostatahyperplasie – Prostataadenom)

Was versteht man unter einer gutartigen Vergrößerung der Vorsteherdrüse? Eine Veränderung, bei der sich Teile der Drüse über einen Zeitraum von Jahren langsam vergrößern. Diese Art der Vergrößerung stellt keinen bösartigen Prozeß dar.

Ist es natürlich, daß bei allen Männern mit zunehmendem Alter eine Vergrößerung der Vorsteherdrüse eintritt? Ja. Im Alter von 40–45 Jahren beginnt sich die Vorsteherdrüse bei fast allen Männern langsam zu vergrößern.

Verursacht die Vergrößerung der Vorsteherdrüse bei jedem Mann Beschwerden? Nein. Die meisten Männer gehen ohne derartige Störungen durchs Leben. Man muß sich vor Augen halten, daß die Vergrößerung der Vorsteherdrüse eine Begleiterscheinung des normalen Alterungsprozesses ist.

Wie kann man wissen, ob die Vergrößerung der Vorsteherdrüse eine ärztliche Untersuchung erforderlich macht? Man erkennt es an der Beeinträchtigung der normalen Harnentleerung.

Warum führt die Vergrößerung der Vorsteherdrüse zu Schwierigkeiten beim Harnlassen? Weil sie den Blasenausgang einengt.

Was kann bei einer Prostatavergrößerung schließlich geschehen? Der Patient kann plötzlich unfähig sein, Harn zu lassen. Diesen Zustand bezeichnet man als akute Harnverhaltung. Es handelt sich dabei um einen Notfall, der schnell behandelt werden muß.

Besteht ein Zusammenhang zwischen dem Ausmaß der sexuellen Aktivität und der Vergrößerung der Vorsteherdrüse? Nein.

Müssen sich alle Männer mit einer Prostatavergrößerung einer Operation unterziehen? Nein. Von vier Männern hat nur einer überhaupt Beschwerden. Von den Männern die Beschwerden haben, braucht wieder nur jeder vierte eine Operation.

Warum wechseln die Beschwerden beim Wasserlassen oft in kurzen Abständen, während sich die Größe der Drüse nicht in dieser kurzen Zeit ändert? Es kommt nicht nur auf die Größe der Drüse an, sondern auch auf den Tonus der glatten Muskulatur, der den in der Vorsteherdrüse verlaufenden Teil der Harnröhre umgibt. Dieser Muskeltonus unterliegt nervösen Einflüssen, so daß die Beschwerden des Patienten auch von seiner augenblicklichen Stimmungslage und anderen seelischen Faktoren abhängen können. Man spricht von einer starken funktionellen Komponente der Beschwerden. Weil das so ist, muß man zur Überprüfung der Wirksamkeit von Medikamenten, die zur Behandlung der Prostatavergrößerung angepriesen werden, immer ein Scheinmedikament (Plazebo) mitprüfen. Aus diesem Grund haben oft alternative Behandlungsversuche von sog. Wunderheilern durchaus einen günstigen Effekt, wenn der Patient nur an die Wirkung glaubt.

Gibt es eine erfolgversprechende nicht-operative Behandlung gegen die Vergrößerung der Vorsteherdrüse? Vielversprechende Ergebnisse wurden mit der Substanz Finasterid erzielt, die seit kurzem als verordnungsfähiges Präparat erhältlich ist. Es werden auch eine Reihe von pflanzlichen Präparaten, z. B. Kürbiskernmehl, empfohlen, doch sind die Erfolge wahrscheinlich nur als Plazebo-Effekt anzusehen.

Welche Krankheitszeichen finden sich bei einer Prostatavergrößerung am häufigsten?
a) Häufiger Harndrang während des Tags;
b) das Bedürfnis, nachts mehrmals die Blase zu entleeren (Nykturie);
c) verzögerter Beginn des Harnabflusses;
d) Verringerung von Dicke und Stärke des Harnstrahls;
e) Harnträufeln vor und nach dem Harnlassen;
f) Brennen beim Harnlassen;
g) schließlich Unmöglichkeit der Blasenentleerung (akute Harnverhaltung);
h) Blutung beim Harnlassen.

Die männlichen Geschlechtsorgane

Wie wirkt sich eine Vergrößerung der Vorsteherdrüse auf Harnblase und Nieren aus? Da die Hauptarbeit der Harnblase in der Entleerung des Harns besteht, ist leicht verständlich, daß eine Behinderung der Harnaustreibung, wie sie durch die Drüsenvergrößerung zustande kommt, die Blase zu stärkerer Anstrengung bei der Harnausscheidung zwingt. Als Folge wird die Blasenwand dicker, muskulöser und kräftiger (»Balkenblase«). Schließlich kommt es soweit, daß sich die Blase jedesmal beim Harnlassen nicht mehr vollständig entleert. Es bleibt eine Restharnmenge zurück, die immer größer wird (»Überlaufblase«) und schließlich eine abnorme Harnrückstauung in die Harnleiter und die Nieren hinauf bewirkt. Mit der Erweiterung der Harnleiter geht auch eine Schädigung der Nierenfunktion einher, und der allgemeine Gesundheitszustand des Patienten verschlechtert sich. Wenn man diesen Prozeß ungehindert fortschreiten läßt, kann er zum völligen Nierenversagen und damit zur Harnvergiftung (Urämie) und zum Tode führen. Diese letzte Entwicklung tritt aber nur bei einer kleinen Minderheit der Betroffenen ein.

Welche Folgen hat die unvollständige Blasenentleerung? Ein Liegenbleiben von Harn in der Harnblase mit nachfolgender Infektion, die gewöhnlich über die Harnleiter auch auf die Nieren übergreift. Die ständige Harnansammlung in der Blase kann im Laufe von Jahren zur Bildung von Blasensteinen führen. Durch die gesteigerte Arbeit und den Druck auf die Blasenwand können sich schließlich örtliche Vorwölbungen, sogenannte Divertikel, bilden. Es sind dies sackartige Ausbuchtungen der Blasenwand, in denen sich eventuell Harn ansammelt oder Steine entstehen. Die unvollständige Blasenentleerung kann zur Folge haben, daß der Patient Tag und Nacht häufig Harn lassen muß.

Welche Operationen kommen bei einer Vergrößerung der Vorsteherdrüse in Frage?
a) Die suprapubische Prostatektomie; bei dieser Operation wird in der Mittellinie des Unterbauchs ein Hautschnitt angelegt und die Harnblase eröffnet. Durch die offene Blase wird die Vorsteherdrüse entweder gleich oder in einer zweiten Operation entfernt. In die Blase wird für einige Tage ein Katheter eingelegt; wenn er herausgenommen wird, fließt der Harnstrom wieder wie vor der Operation durch die Harnröhre ab (Abb. 170).
b) Die retropubische Prostatektomie; hier wird der Hautschnitt im Unterbauch direkt über der Vorsteherdrüse angelegt, und die Drüse wird ohne Eröffnung der Harnblase entfernt.
c) Die perineale Prostatektomie; dabei verschafft man sich durch einen Hautschnitt im Damm Zugang zur Vorsteherdrüse und entfernt sie auf diesem Weg. Der Damm oder das Perineum ist der Raum zwischen dem Hodensack und dem After.

Sexualorgane, Sexualverhalten und Fortpflanzung

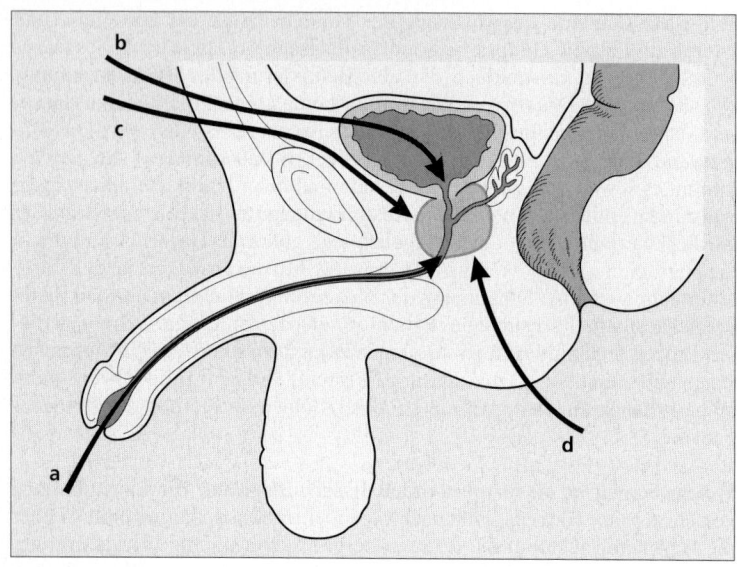

Abb. 170 *Zugang zur Vorsteherdrüse bei operativen Eingriffen:* a) transurethral (Elektroresektion), b) suprapubisch durch die Harnblase, c) retropubisch außerhalb der Harnblase, d) perineal.

d) Die transurethrale Prostataresektion; bei diesem Verfahren wird die Drüse mit einer Schlinge, die durch ein Zystoskop eingeführt wird, von der Harnröhre aus abgetragen. In diesem Fall unterbleibt ein Hautschnitt.

Wovon hängt es ab, welche Operationsverfahren man wählt?
a) Von der Größe der Vorsteherdrüse;
b) ob Blasensteine oder eine Blaseninfektion vorhanden sind oder nicht;
c) ob Blasendivertikel bestehen oder nicht;
d) vom Zustand der Nierenfunktion;
e) vom allgemeinen Gesundheitszustand des Patienten.

Ist eines dieser Verfahren besonders vorzuziehen? Nein. Jedes dieser Operationsverfahren hat seinen bestimmten Anwendungsbereich, und die Wahl hängt von den speziellen Befunden im Einzelfall ab.

Was versteht man unter einer »zweizeitigen« Prostataoperation? In machen Fällen – bei schlechtem Allgemeinzustand, Schädigung der Nierenfunktion, Harninfektion, Blasensteinen oder Begleitkrankheiten wie Herzleiden oder

Bluthochdruck – ist die direkte Entfernung der Drüse zu riskant. In diesen Fällen ist es erforderlich, zunächst für eine gewisse Zeit für die Harnableitung zu sorgen, was mit einem durch die Haut eingelegten Blasenkatheter geschehen kann, der längere Zeit getragen werden muß. Wenn sich die Nierenfunktion erholt hat, wird die Vorsteherdrüse vom Urologen entfernt. Diesen Vorgang nennt man den zweiten Schritt der Operation.

Wird bei der Prostatektomie die ganze Drüse entfernt? Eigentlich nicht. Ein Saum von normalem Drüsengewebe wird meist zurückgelassen.

Was ist eine Zystostomie? Das ist der erste Schritt der »zweizeitigen« Prostataoperation, bei der ein Katheter durch einen Einschnitt in der Bauchwand in die Blase eingeführt wird. Eine Zystostomie oder ein sog. suprapubischer Blasenkatheter wird auch als Dauerlösung in Fällen gelegt, bei denen der Harnabfluß verlegt ist, aber eine Prostataentfernung wegen des schlechten Allgemeinzustandes des Patienten nicht mehr in Frage kommt.

Muß man manchmal eine Prostataoperation als dringliche Notmaßnahme durchführen? In der Regel nicht. Wenn sich als Folge der Prostatavergrößerung eine akute Harnverhaltung entwickelt, kann man als Notmaßnahme den Harn mit Katheter ableiten.

Welcher Abstand liegt bei einer zweizeitigen Operation zwischen den beiden Schritten? Das kann eine Woche dauern oder unbestimmbar lange, je nachdem, wie sich der Allgemeinzustand des Patienten bessert.

Ist die Entfernung der Vorsteherdrüse eine schwere Operation? Ja, aber beim gegenwärtigen Stand der Wissenschaft, mit der verbesserten chirurgischen Technik und der Möglichkeit der antibiotischen Behandlung, kann die überwiegende Mehrzahl der Prostata-Operierten einen gefahrlosen Operationsverlauf und ein gutes Heilungsergebnis erwarten.

Kann sich die Vorsteherdrüse nach der Operation neuerlich vergrößern und eine Harnverhaltung verursachen? Nicht, wenn eine vollständige Prostatektomie vorgenommen wurde.

Mit welchen Nebenwirkungen muß der Patient nach der operativen Entfernung der Prostata rechnen? In manchen Fällen kommt es nach der Operation zu Impotenz, sofern sie nicht schon bereits vorher bestand. Bleibt die Potenz erhalten, so erfolgt die Ejakulation beim Orgasmus retrograd, d.h., der Samen wird nicht in die Harn-Samenröhre durch den Penis ausgestoßen, sondern in die Harnblase entleert.

Krebs der Vorsteherdrüse
(Prostatakarzinom)

Wie häufig ist ein Krebs der Vorsteherdrüse? Übereinstimmend wird angegeben, daß zwischen 10 und 20 % aller Männer über 50 Jahren einen Krebs in der Vorsteherdrüse, ein sogenanntes Prostatakarzinom, bekommen; seine Häufigkeit steigt mit dem Alter, so daß von den Männern, die über 90 Jahre alt werden, fast alle ein bösartig zu nennendes Gewebe in der Drüse haben. Es neigt aber wenig zum Wachstum und Fortschreiten, so daß diese Männer meist anderen Krankheiten erliegen. Der bloße feingewebliche Befund eines Prostatakarzinoms besagt also nicht, daß der Patient daran versterben wird und ist somit in der Bedeutung für den Betroffenen nicht mit dem Befund eines Lungen- oder Bauchspeicheldrüsenkrebses gleichzusetzen.

In welchem Alter kann ein Prostatakarzinom am ehesten auftreten? Im höheren Alter, etwa von 60 Jahren an.

Welche Krankheitszeichen finden sich bei einem Prostatakarzinom? Die Symptome des Prostatakarzinoms sind im Frühstadium, wenn überhaupt vorhanden, nur gering. Erst wenn die Krankheit fortgeschritten ist, macht sie sich bemerkbar. Die einzige Möglichkeit, den Krebs im Frühstadium zu erkennen, ist die regelmäßige Untersuchung der Drüse. Aus diesem Grund ist für Männer über 50 Jahren eine jährliche Untersuchung der Vorsteherdrüse wichtig. Als beste Screening-Methode gilt heute die Kombination aus der Tast-Untersuchung mit dem Finger (rektale Untersuchung), einer Ultraschalluntersuchung mit der durch den After eingeführten Sonde (transrektale Sonographie) und die Bestimmung des Prostata-spezifischen Antigens (PSA) im Blut. Dabei handelt es sich um eine Substanz, die beim Vorliegen eines Prostata-Krebses im Blut in erhöhter Konzentration gefunden wird.

Wie wird die Diagnose eines Prostatakarzinoms gesichert?
a) Ein Krebs der Vorsteherdrüse fühlt sich bei der Untersuchung durch den Mastdarm viel härter und unregelmäßiger an als eine gutartige Drüsenvergrößerung.
b) Die Unterscheidung von der gutartigen Vergrößerung erfolgt mit einer Biopsie; gewöhnlich entnimmt man mit einer Nadel vom Damm oder Mastdarm aus Drüsensubstanz und unterzieht sie einer mikroskopischen Untersuchung (Abb. 171).

Rufen alle Prostatakarzinome Krankheitserscheinungen hervor? Nein. Man hat die Erfahrung gemacht, daß die Geschwulst in vielen Fällen unbegrenzte Zeit in einem Ruhestadium verharren kann und weder jemals Beschwerden noch Tochtergeschwülste in anderen Körperregionen verursacht.

Die männlichen Geschlechtsorgane

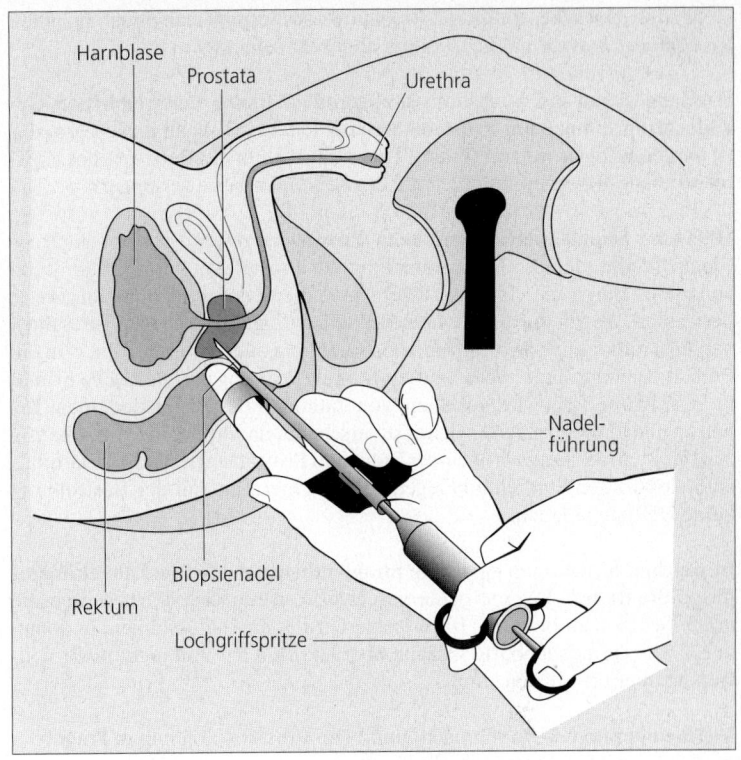

Abb. 171 *Stanzbiopsie aus der Prostata;* der tastende Finger des Arztes ist mit einem Ring versehen, der mit dem Führungskanal für die Biopsienadel fest verbunden ist. Damit ist die Gewähr gegeben, daß die Biopsie aus Stellen der Prostata entnommen wird, die vom Tastbefund her verdächtig sind.

Bedeutet eine Erhöhung des Prostata-spezifischen Antigens (PSA) immer, daß ein Prostatakrebs vorliegt? Keineswegs. In niedrigeren Bereichen gibt es starke Überschneidungen mit der gutartigen Prostatavergrößerung bei älteren Männern, bei der ebenfalls das PSA erhöht sein kann.

Gibt es eine medikamentöse Behandlung gegen das Prostatakarzinom? Ja. Eine gewisse Besserung kann mit der Verabreichung *weiblicher* Geschlechtshormone in hohen Dosen erzielt werden. Mit dieser Behandlung wird die Ausscheidung männlicher Geschlechtshormone unterdrückt und damit in manchen Fällen das Geschwulstwachstum gebremst.

Sexualorgane, Sexualverhalten und Fortpflanzung

Geht eine einfache, gutartige Prostatavergrößerung manchmal in einen Krebs über? Das ist möglich, kommt aber sehr selten vor.

Wie lange kann die wachstumsverzögernde Wirkung der weiblichen Geschlechtshormone beim Prostatakarzinom anhalten? Wenn diese Form der Behandlung auch keine Heilung bewirkt, so kann sie doch oft das Fortschreiten des Krebses hemmen und das Leben um Jahre verlängern.

Hilft eine Strahlenbehandlung beim Prostatakarzinom? Es gibt mehrere Möglichkeiten der Strahlenbehandlung des Prostatakarzinoms. Man kann von außen durch die Haut mit Röntgenstrahlen oder schnellen Neutronen bestrahlen. Wegen der relativ oberflächlichen Lage der Prostata ist es auch möglich, radioaktive Substanzen, z. B. Radiogold oder Radiojod direkt in die Prostata einzubringen, wo sie nur eine lokale Wirkung entfalten. Die primäre Strahlentherapie wird vor allem von Patienten bevorzugt, denen die Erhaltung der Potenz als das wichtigste erscheint, da es dabei weniger häufig zur Impotenz kommt, als nach der radikalen Prostataentfernung. Allerdings ist in den frühen Stadien im Gegensatz zur Operation mit der Bestrahlung keine Heilung möglich.

In welchen Situationen spielt die Strahlentherapie des Prostatakarzinoms die größte Rolle? a) Wenn Tochtergeschwülste in den Knochen bestehen, die große Schmerzen bereiten; b) in fortgeschrittenen Tumorstadien, in denen der Krebs auf benachbarte Organe übergegriffen hat und nicht mehr vollständig operiert werden kann.

Welche operative Behandlung kommt beim Prostatakarzinom in Frage?
a) Bei Frühfällen besteht die Behandlung in einer Entfernung der ganzen Drüse (radikale Prostatektomie);
b) in fortgeschritteneren Fällen müssen auch die Hoden entfernt werden;

Kommt es nach der operativen Entfernung der Vorsteherdrüse zur Impotenz? Die gewöhnliche Prostatektomie führt nicht immer zur Impotenz, wohl aber im allgemeinen eine radikale Prostatektomie. Da sich das aktive Sexualleben vieler dieser Patienten schon dem Ende zuneigt, fällt dieser Umstand oft nicht so sehr ins Gewicht.

Haben Prostataoperationen zur Folge, daß die Harnblase nicht mehr willkürlich entleert werden kann? Ausgedehnte Prostataoperationen haben vorübergehend den Verlust über die Kontrolle der Blasenentleerung zur Folge. In der überwiegenden Mehrzahl der Fälle stellt sich jedoch innerhalb von einigen Wochen oder Monaten die normale Schließfunktion wieder ein.

Geht nach der gewöhnlichen Prostatektomie wegen einer gutartigen Vergrößerung die Fähigkeit zur willkürlichen Harnentleerung verloren? Sehr selten, und dann nur für ein paar Wochen.

Wie lange muß man bei Prostataoperationen im Krankenhaus bleiben? Bei einzeitigen Operationen 12–14 Tage, bei zweizeitigen 3 bis 4 Wochen.

Macht man bei Prostataoperationen Bluttransfusionen? Ja, wenn es bei der Operation zu größeren Blutverlusten kommt, was manchmal unvermeidlich ist.

Wie lange braucht man nach einer Prostataoperation zur Erholung? 4 bis 5 Wochen.

Können sich Steine in der Vorsteherdrüse bilden? Ja, das ist kein seltener Befund, besonders, wenn jahrelang eine bakterielle Entzündung der Drüse bestanden hat. Diese Steine werden oft zufällig bei der sonographischen Untersuchung entdeckt.

Wie geht man bei Prostatasteinen vor? Man operiert nur, wenn sie mit Krankheitserscheinungen einhergehen, die denen der Prostatavergrößerung entsprechen.

Wie erfolgt die Schmerzausschaltung bei Prostataoperationen? Das hängt vom Allgemeinzustand des Patienten ab. Die Methode der Wahl ist eine kontinuierliche Epiduralanästhesie, doch kann auch eine Spinalanästhesie oder eine Allgemeinnarkose angewandt werden.

Ist es allgemein üblich, die von den Hoden abgehenden Samenleiter bei der Prostatektomie zu unterbinden? Ja, das geschieht als Vorbeugungsmaßnahme, damit sich keine Entzündung der Nebenhoden, die den Hoden aufliegen, entwickelt (Abb. 172). Bei einer transurethralen Prostatektomie ist die Samenleiterunterbindung oft nicht erforderlich.

Auf welchem Weg verläßt der Harn nach einer Prostataoperation den Körper? Der Harn wird in der Regel über einen Harnröhrenkatheter abgeleitet, in Einzelfällen aber auch aus der Blase durch die Operationswunde.

Wie lange dauert es gewöhnlich, bis die Harnentleerung wieder normal funktioniert? Nach einer suprapubischen Prostatektomie ungefähr 9 Tage, nach einer retropubischen Prostatektomie etwa eine Woche und nach einer transurethralen Resektion annähernd 5 bis 7 Tage.

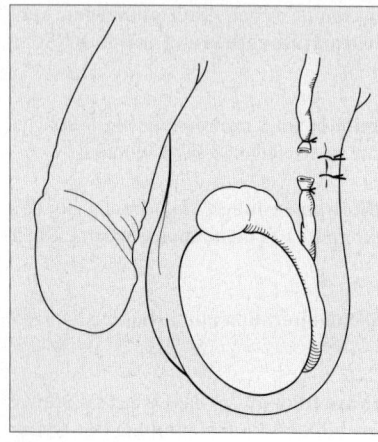

Abb. 172 *Samenleiterdurchtrennung*. Der Samenleiter ist durchschnitten, und die beiden Enden sind abgebunden. Der kleine Hautschnitt im Hodensack wird mit zwei Stichen geschlossen. Die Operation, die als Vorbeugung gegen eine Nebenhodenentzündung bei einer Prostataoperation durchgeführt wird, führt auch zur Zeugungsunfähigkeit, da die Samenzellen nicht mehr von den Hoden abtransportiert werden können.

Die weiblichen Geschlechtsorgane

Die äußeren Geschlechtsteile
(Äußeres Genitale)

Was ist die Vulva? Die Vulva oder weibliche Scham wird von den großen Schamlippen und den kleinen Schamlippen mit dem Kitzler, die den Scheidenvorhof umschließen, gebildet. Der Scheidenvorhof enthält die Harnröhrenöffnung, den Scheideneingang mit dem Jungfernhäutchen und die Bartholinischen Drüsen (Abb. 173).

Was ist der Kitzler und welche Funktion kommt ihm zu? Mit Kitzler oder Klitoris bezeichnet man das kleine, knötchenartige Gebilde, das vorn im Scheidenvorhof liegt, an der Stelle, an der die kleinen Schamlippen zusammenlaufen. Der Kitzler besitzt wie der männliche Penis schwellungsfähiges Gewebe und vergrößert sich bei sexueller Erregung. Die Stimulation der Klitoris beim Geschlechtsverkehr ist der wichtigste Mechanismus für die sexuelle Erregung und die Auslösung des Orgasmus der Frau.

Was ist das Jungfernhäutchen? Jungfernhäutchen oder Hymen nennt man die Hautfalte, die die Scheidenöffnung ganz oder teilweise verschließt. Dieses Häutchen wird beim ersten Geschlechtsverkehr zerrissen.

Die weiblichen Geschlechtsorgane

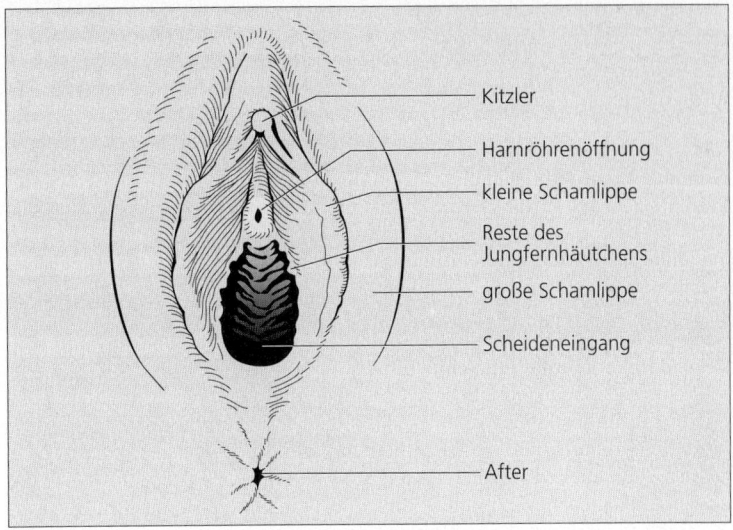

Abb. 173 *Die äußeren Geschlechtsteile der Frau* mit den großen und kleinen Schamlippen, Kitzler und Scheideneingang.

Ist das Jungfernhäutchen recht unterschiedlich ausgebildet? Ja. Bei den meisten Mädchen bildet es keinen vollständigen Verschluß, sondern läßt Öffnungen frei, die den Blutabgang bei der Regel ermöglichen. In seltenen Fällen fehlen diese Öffnungen, so daß das Häutchen chirurgisch eingeschnitten werden muß, damit es zu keiner Stauung bei der Regelblutung kommt.

Was ist eine Hymenotomie? Die operative Durchtrennung des Jungfernhäutchens zur Erweiterung der Scheidenöffnung.

Wann macht man eine Hymenotomie?
a) Wenn das Jungfernhäutchen die Scheidenöffnung vollständig verschließt;
b) wenn ein verdickter oder starrer Hymenalring den Verkehr erschwert oder unmöglich macht.

Ist eine Hymenotomie eine große Operation? Nein. Sie ist ein einfacher Eingriff, der unter leichter Anästhesie im Krankenhaus ausgeführt wird.

Ist immer eine Hymenotomie erforderlich, wenn der Geschlechtsverkehr erschwert ist? Nein. In den meisten Fällen beruhen Schmerzen beim Geschlechtsverkehr auf einem Scheidenkrampf, der durch Nervosität und

Angst vor geschlechtlichen Beziehungen ausgelöst wird. Nach einer entsprechenden Beratung und Unterweisung können oft die Ängste überwunden und der Krampf damit beherrscht werden. Außerdem ist in vielen Fällen nur eine Dehnung des Jungfernhäutchens notwendig, die der Frauenarzt in der Sprechstunde vornehmen kann.

Kommt es häufig vor, daß die Zerreißung des Jungfernhäutchens Schwierigkeiten macht? Nein, das ist verhältnismäßig selten.

Wie bald nach einer Hymenotomie kann man versuchen, den Verkehr aufzunehmen? Nach etwa 3 Wochen.

Aus welchem Grund kann der Geschlechtsverkehr bei Frauen, die jahrelang normalen Verkehr hatten, schmerzhaft werden?
a) Schmerzen beim Geschlechtsverkehr (Dyspareunie), die in späteren Jahren auftreten, haben oft eine seelische Grundlage;
b) weniger häufig haben die Schmerzen organische Ursachen, wie etwa eine Scheidenentzündung oder eine Entzündung der Unterleibsorgane;
c) vor allem bei älteren Frauen kann eine mangelhafte Befeuchtung der Vaginalschleimhaut (Lubrifikation) bzw. eine Schrumpfung der Vaginalhaut zu Schmerzen beim Verkehr führen.

Was sind die Bartholinischen Drüsen? Sie sind zwei kleine knollenartige Gebilde, die im hinteren Drittel der Schamlippen zu beiden Seiten des Scheideneingangs liegen. Sie münden durch einen engen Ausführungsgang in den Scheidenvorhof.

Welche Aufgabe haben die Bartholinischen Drüsen? Sie scheiden eine schleimartige Flüssigkeit aus, die als Gleitmittel für die Innenfläche des Scheideneingangs dient.

Was ist eine Bartholinische Zyste? Eine Auftreibung des Ausführungsgangs oder des Gangs und der Drüse, die durch einen Verschluß der Gangmündung zustande kommt. Diese Zysten können erbsen- bis pflaumengroß sein.

Wie macht sich eine Bartholinische Zyste gewöhnlich bemerkbar?
a) Durch Schmerzen beim Gehen oder beim Geschlechtsverkehr;
b) durch eine Schwellung in der Schamlippe.

Wie wird eine Bartholinische Zyste behandelt? Entweder mit der operativen Entfernung oder mit einer Eröffnung der Zyste und Bildung eines neuen Ausführungsgangs (Marsupialisationsoperation).

Ist für eine Operation dieser Art ein Krankenhausaufenthalt nötig? Ja, etwa 3 Tage.

Was ist ein Bartholinischer Abszeß? Eine bakteriell bedingte Eiterung der Bartholinischen Drüse.

Wie wird ein Bartholinischer Abszeß behandelt?
a) Mit Antibiotika, heiß-feuchten Umschlägen und schmerzstillenden Mitteln;
b) in schweren Fällen wird es notwendig, die Drüse operativ zu eröffnen und den Eiter zu entleeren oder eine neue bleibende Öffnung mit einer Marsupialisationsoperation zu bilden.

Ist für die Eröffnung und Drainage eines Bartholinischen Abszesses ein Krankenhausaufenthalt erforderlich? Ja. Für diese Operation sind eine Allgemeinnarkose und ein Krankenhausaufenthalt von ein paar Tagen nötig. Gelegentlich wird die Eröffnung und Drainage des Abszesses unter örtlicher Betäubung in der Praxis des Arztes durchgeführt.

Was ist eine Vulvitis? Mit Vulvitis bezeichnet man eine Entzündung oder Infektion im Bereich der äußeren Geschlechtsteile. Sie ist sehr häufig mit einer Infektion der Scheide verbunden.

Was ist eine Leukoplakie der Vulva? Unter Leukoplakie versteht man die Verhornung eines normalerweise nicht verhornenden Plattenepithels, also etwa eine Art von Weiterentwicklung von Schleimhaut zu Haut. Diese Veränderung von Schleimhäuten, die auch in der Mundhöhle vorkommt, gilt als sog. Präkanzerose, sie neigt dazu, bösartig zu werden. Leukoplakieherde sind weißlichgrau und bekommen ein pergamentartiges Aussehen.

Wodurch entsteht eine Leukoplakie der Vulva? Genau kennt man die Ursache nicht, doch steht die Veränderung vermutlich in Zusammenhang mit der Abnahme der Eierstockhormonproduktion nach der Menopause.

Wann kann man am ehesten eine Leukoplakie bekommen? Jenseits der Menopause.

Ist die Leukoplakie der Vulva ein häufiger krankhafter Befund? Nein. Sie ist verhältnismäßig selten.

Wie macht sich eine Leukoplakie der Vulva bemerkbar? Ihr auffälligstes Symptom ist der Juckreiz. Kratzen führt oft zu einer Sekundärinfektion mit Hautbakterien, die Schmerzen, Entzündung, Schwellung, Rötung und sogar Blutung aus der Umgebung zur Folge haben kann.

Kann aus einer Leukoplakie ein Krebs der Vulva werden? Ja. Einem Vulvakrebs geht in den meisten Fällen eine Leukoplakie voran; das heißt aber nicht, daß alle Frauen mit einer Leukoplakie einen Krebs bekommen werden.

Wie wird eine Leukoplakie der Vulva behandelt?
a) Wenn eine Infektion vorliegt, werden örtlich und innerlich Antibiotika gegeben;
b) bei schwerem Juckreiz werden anästhesierende Salben aufgetragen;
c) da die Leukoplakie als Krebsvorläufer anzusehen ist, entschließt man sich oft zur chirurgischen Entfernung der Krankheitsherde.

Schwindet eine Leukoplakie manchmal von selbst? Die medikamentöse Behandlung bewirkt oft eine vorübergehende Besserung, aber eine wirkliche Heilung von dieser Krankheit bringt nur die Operation.

Wie lange dauert es, bis aus einer Leukoplakie ein Krebs wird? Dieser Prozeß verläuft sehr langsam über eine Zeitspanne von Jahren bis Jahrzehnten.

Wie wird ein Vulvakrebs behandelt? Mit einer Vulvektomie, d. h. mit der operativen Entfernung aller Gebilde, die zur Vulva gehören. Zur radikalen Beseitigung eines ausgedehnten Vulvakrebses werden auch die Leistenlymphknoten mitentfernt.

Ist ein Vulvakrebs heilbar? Ja, wenn er in seinem Frühstadium sachgerecht mit einer Vulvektomie behandelt wird. Schätzungsweise können mehr als 60 % aller Vulvakrebse dauerhaft geheilt werden.

Wie wird die Diagnose eines Vulvakrebses gestellt? Ein Gewebsstückchen wird operativ entfernt und einer mikroskopischen Untersuchung unterzogen.

Wie häufig ist der Vulvakrebs? Er ist eine seltene Krankheit.

Wann tritt der Vulvakrebs am häufigsten auf? Bei Frauen jenseits des 60. Lebensjahres.

Ist die Vulvektomie eine schwere Operation? Ja, aber in fast allen Fällen wird die Operation gut überstanden.

Was ist die Scheide? Die Scheide oder Vagina ist ein schlauchartiger Kanal, der etwa 8–10 cm lang ist und im Körperinnern von der Scheidenöffnung in der Vulva bis zum Gebärmutterhals verläuft. Sie ist von einer faltenreichen, sehr elastischen Schleimhaut ausgekleidet.

Die weiblichen Geschlechtsorgane

Welche Funktionen hat die Scheide?
a) Sie ist das eigentliche Organ für den Geschlechtsverkehr bei der Frau;
b) sie dient als Aufnahmeorgan für den männlichen Samen;
c) sie leitet das Menstrualblut ab;
d) sie stellt einen Teil des Kanals dar, durch welchen die Geburt des Kindes erfolgt.

Soll eine Frau regelmäßige Scheidenspülungen vornehmen? Nein, da Scheidenspülungen die normale Scheidenflora stören. In der gesunden Scheide befinden sich Milchsäure-produzierende Bakterien, die für einen leicht sauren pH-Wert der Scheide sorgen. Dadurch wird die übermäßige Vermehrung von Krankheitskeimen verhindert. Somit ist die normale Scheidenflora der beste Schutz vor Infektionen. Scheidenspülungen, vor allem mit Desinfektionsmitteln, zerstören diese natürliche Flora und tragen zu einer Besiedelung mit Pilzen und anderen Krankheitserregern bei.

Was ist von Lösungen zu halten, die zur Bekämpfung von Gerüchen im Intimbereich angeboten werden? Die Anwendung dieser Lösungen ist eher schädlich als nützlich. Das normale gesunde Scheidensekret hat einen leicht säuerlichen Geruch. Man sollte diesen Geruch und die zugehörige Bakterienflora aus den o.g. Gründen nicht durch Scheidenspülungen bekämpfen. Äußerliche Waschungen sind selbstverständlich notwendig.

Sollen Frauen mit übelriechendem Ausfluß Spülungen vornehmen? Nein. Sie sollten den Frauenarzt aufsuchen, da der Ausfluß meist durch eine behandlungsbedürftige Erkrankung bedingt ist.

Kommt ein Scheidenkrebs sehr häufig vor? Nein. Er ist eine sehr seltene Krankheit.

Wie wird ein Scheidenkrebs behandelt? Entweder chirurgisch oder mit einer Strahlenbehandlung (Radiumeinlage, Röntgenbestrahlung).

Welche anderen Geschwülste können in der Scheide auftreten?
a) Polypen;
b) Zysten;
c) gutartige Geschwülste, etwa Fibrome der Scheidenwand.

Wie werden gutartige Geschwülste der Scheide behandelt? Bei allen obengenannten Veränderungen bringt die einfache operative Entfernung Heilung.

Was versteht man unter Gebärmuttersenkung und Gebärmuttervorfall? Mit Gebärmuttersenkung oder Descensus uteri bezeichnet man das abnorme

Tiefertreten der Gebärmutter in die Scheide. Auch die Scheidenwände selbst können sich senken. Oft sind damit Blasen- und Mastdarmstörungen verbunden. Wenn die Senkung so hochgradig ist, daß die Gebärmutter teilweise oder ganz aus dem Scheideneingang herausragt, spricht man von Vorfall oder Prolaps.

Wodurch entsteht eine Gebärmuttersenkung? In den meisten Fällen ist sie die Folge einer Gewebeschädigung und -überdehnung, die während einer Entbindung eingetreten ist. Bei Frauen, die mehrere Kinder zur Welt gebracht haben, können Dehnungen oder Zerreißungen der Bänder und Muskeln eintreten, die normalerweise die Gebärmutter und die Scheide stützen.

Ist die Gebärmuttersenkung die Folge einer schlechten geburtshilflichen Betreuung? Nein. Trotz ausgezeichneter geburtshilflicher Versorgung kann es zur Zerreißung im stützenden Bandapparat kommen.

Welche Beschwerden finden sich bei der Gebärmuttersenkung und beim Gebärmuttervorfall? Es besteht ein Druck- und Völlegefühl in der Scheide und die Empfindung, daß etwas herausfällt. Diese Beschwerden verstärken sich beim Gehen oder beim Heben schwerer Lasten. Die tiefergetretenen Gebilde können den Geschlechtsverkehr behindern; Harnentleerung und Stuhlgang sind unter Umständen gestört. Die Beschwerden hängen weitgehend vom Ausmaß der Senkung bzw. des Vorfalls ab. Besonders häufig ist eine sog. »Streßinkontinenz«, d. h., daß bei Erhöhungen des Drucks in der Bauchhöhle beim Husten, Niesen, Lachen und schweren Heben unwillkürlich Urin abgeht.

Kann man die Entstehung eines Gebärmuttervorfalls verhüten? Die geburtshilfliche Betreuung zielt darauf ab, es möglichst nicht dahin kommen zu lassen. Ein wichtiges Mittel hierzu ist die Erlernung und regelmäßige Durchführung einer Beckenbodengymnastik, bei der zumindest der muskuläre Anteil des Beckenbodens gekräftigt und dadurch einem Vorfall entgegengewirkt wird. Die bindegewebigen Anteile des Beckenbodens und des Gebärmutter-Halteapparates sind allerdings keinem Training zugänglich, weshalb selbst bei optimaler Mitarbeit eine Beckenbodensenkung bzw. ein Vorfall nicht in allen Fällen zu verhindern sind.

Wie werden Senkung und Vorfall behandelt? Die Behandlung besteht in einer Operation, und zwar entweder in einer Scheidenplastik zur Wiederherstellung des Band- und Muskelapparates oder bei Frauen jenseits der Menopause in der Entfernung der ganzen Gebärmutter (vaginale Uterusexstirpation) mit gleichzeitiger Scheidenplastik.

Gibt es eine nicht-operative Behandlung der Senkung und des Vorfalls? Ja, man kann ein Pessar einsetzen, welches die Scheide und Gebärmutter in ihrer normalen Lage halten kann. Die Pessarbehandlung bewirkt jedoch keine Heilung und sollte nur dann als Ersatz für die Operation dienen, wenn sich eine Patientin aus irgendwelchen Gründen keiner Operation unterziehen kann.

Warum kann man ein Pessar nicht unbegrenzt lang benützen?
a) Es heilt das Grundleiden nicht;
b) es kann zu Geschwüren in der Scheide, einer Entzündung der Scheidenwand oder zur Infektion kommen;
c) wenn man ein Pessar trägt, muß man monatlich nach der Menstruation zum Arzt gehen, der das Pessar herausnimmt, reinigt und wieder einsetzt.

Was ist eine Zystozele? Eine Vorwölbung der Blasenwand in die Scheide. Die Größe der Zystozele kann von einer leichten Ausbuchtung bis zu einer maximalen Senkung, bei der fast die ganze Blase durch die Scheidenöffnung austritt, reichen.

Was ist eine Rektozele? Eine Rektozele ist eine Vorwölbung der Mastdarmwand in die Scheide. Auch hier schwankt das Ausmaß der Aussackung stark von Fall zu Fall.

Wodurch entstehen Zystozelen und Rektozelen? Sie haben die gleiche Ursache wie die Gebärmuttersenkung, nämlich eine Entbindungsschädigung mit Überdehnung und Zerreißung des stützenden Bandapparates.

Wie häufig kommen Zystozele und Rektozele, Senkung und Vorfall vor? Unter diesen Veränderungen leiden sehr viele Frauen im mittleren und höheren Lebensalter. Die Häufigkeit ist bei Frauen, die viele Kinder zur Welt gebracht haben, größer. Auch Frauen über 40 Jahren bekommen eher derartige Veränderungen, da ihr Stützgewebe schwächer zu werden und nachzugeben beginnt.

Welche Beschwerden macht eine Zystozele? Die geläufigsten Symptome sind häufiger Harndrang, unwillkürlicher Harnabgang beim Husten, Niesen, Lachen oder bei körperlicher Anstrengung. Es kann auch das Gefühl einer Auftreibung in der Scheide vorhanden sein (Abb. 174).

Wie macht sich eine Rektozele bemerkbar? Durch Druckgefühl in Scheide und Mastdarm und Erschwerung der Darmentleerung (Abb. 175).

Können Zystozele, Rektozele und Prolaps zum Krebs führen? Nein.

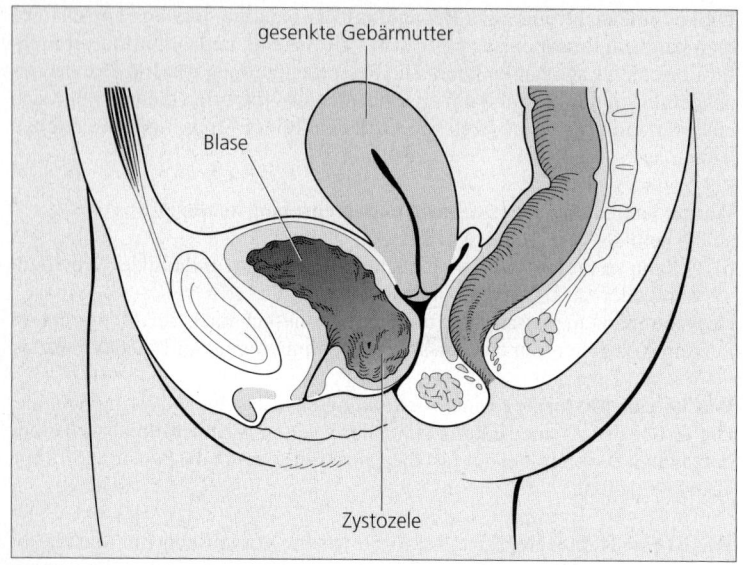

Abb. 174 *Zystozele.* Vorwölbung der vorderen Scheidenwand und der Harnblase.

Wie werden Zystozele und Rektozele behandelt? Mit einer operativen Scheidenplastik, bei der der Halteapparat durch Raffung der geschädigten Bänder und Muskeln wiederhergestellt und überdehntes oder überschüssiges Gewebe herausgeschnitten wird.

Sind die Operationsergebnisse der Scheidenplastik zufriedenstellend? Ja. In fast allen Fällen kann eine Heilung erreicht werden.

Können Zystozele, Rektozele, Senkung und Vorfall auf nicht-operativem Weg behoben werden? Nein, aber die Beschwerden können durch den Gebrauch von Stützringen oder Pessaren zeitweilig erleichtert werden. Derartige Behelfe bewirken keine Heilung.

Wann ist bei einer Zystozele, Rektozele, Senkung oder bei einem Gebärmuttervorfall eine Operation notwendig? Wenn die oben erwähnten Beschwerden so erheblich sind, daß ein normales, unbeschwertes Leben unmöglich ist oder wenn eine Schädigung der Blasen- oder Mastdarmfunktion eintritt. Eine Inkontinenz von Urin oder Stuhl ist für die meisten Menschen sehr belastend und führt in vielen Fällen sogar zu einer erheblichen Einschränkung des sozialen Lebens.

Die weiblichen Geschlechtsorgane

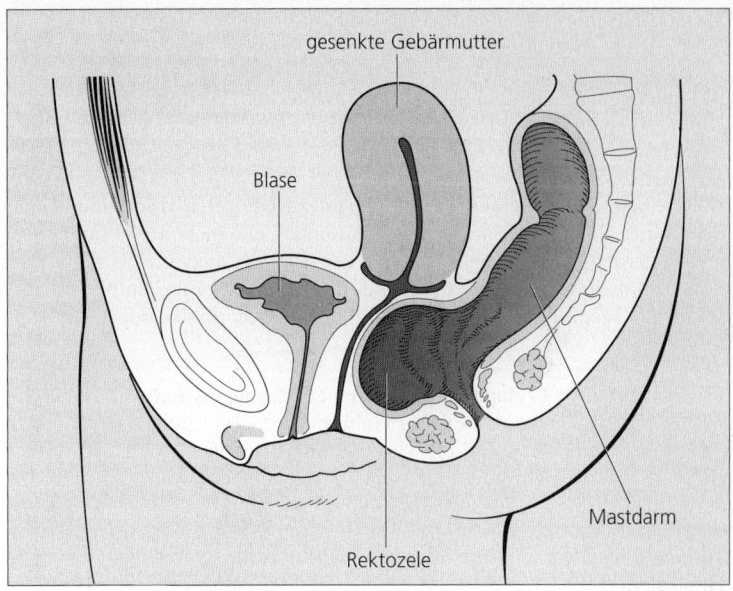

Abb. 175 *Rektozele*. Vorwölbung der hinteren Scheidenwand und des Mastdarms.

Wie groß ist die Gefahr eines Rückfalls nach der Operation? Nach einer sachgemäß ausgeführten Operation sind Rückfälle in weniger als 5 % der Fälle zu befürchten.

Bleiben nach einer Scheidenplastik sichtbare Narben zurück? Nein.

Wie erfolgt die Schmerzausschaltung bei diesen Operationen? Mit einer Spinal- oder Epiduralanästhesie oder mit einer Allgemeinnarkose.

Sind Scheidenoperationen sehr schmerzhaft? Nein.

Sind nach der Operation besondere Maßnahmen erforderlich? Ja. Unter Umständen legt man einen Katheter für ein paar Tage in die Blase ein, um die Wiederherstellung der normalen Blasenfunktion zu erleichtern.

Wie wirkt sich eine Scheidenplastik auf Blase und Mastdarm aus? Gelegentlich kann in den ersten 1 bis 2 Wochen die Harnentleerung erschwert sein. Ebenso kann nach Rektozelen-Operationen der Stuhlgang während einer ähnlichen Zeitspanne Schwierigkeiten machen. Diese Komplikationen sind vorübergehend und geben sich von selbst.

Müssen nach diesen Operationen Nähte entfernt werden? Nein. Die Fäden lösen sich auf und müssen nicht herausgezogen werden.

Behindert eine Scheidenplastik den Geschlechtsverkehr? Nein. Nach der Heilung der Gewebe kann der Verkehr wieder aufgenommen werden, im allgemeinen nach 6 bis 8 Wochen.

Kann eine Frau nach einer Zystozelen- oder Rektozelen-Operation Kinder bekommen? Ja, aber es muß unter Umständen eine Schnittentbindung gemacht werden, da sich möglicherweise der Geburtskanal infolge der Operation nicht mehr genügend dehnen und erweitern kann. Eine Entbindung auf normalem Weg könnte auch zu einem Rückfall der Zysto- oder Rektozele führen.

Kann nach einer Prolaps-Operation eine Schwangerschaft eintreten? Ja, wenn nur der Scheidenanteil des Gebärmutterhalses entfernt worden ist. Auch in diesem Fall sollte die Entbindung durch Kaiserschnitt erfolgen. Natürlich ist eine Schwangerschaft nicht mehr möglich, wenn zur Behebung des Gebärmuttervorfalls die ganze Gebärmutter entfernt worden ist.

Wann ist die beste Zeit für eine plastische Korrektur? Nach Beendigung der Gebärperiode.

Wie bald nach einer Scheidenplastik kann man folgendes tun?
Brausen: nach 1–2 Tagen
Baden: nach 4 Wochen
Das Haus verlassen: nach 1–2 Wochen
Den Haushalt besorgen: nach 3 Wochen
Auto lenken: nach 4 Wochen
Geschlechtsverkehr wieder aufnehmen: nach 8 Wochen
Wieder zur Arbeit gehen: nach 6 Wochen
Scheidenspülungen vornehmen: nach 6 Wochen

Was ist eine Kolpitis? Eine Entzündung der Scheide.

Was kann Ursache einer Scheidenentzündung sein?
a) Eine Trichomonadeninfektion;
b) ein Pilzbefall, etwa Soor;
c) ein Befall mit Chlamydien;
d) eine gewöhnliche bakterielle Infektion mit Staphylokokken, Streptokokken usw;
e) altersbedingte Veränderungen bei Greisinnen (senile Kolpitis);
f) als Komplikation einer antibiotischen Behandlung, durch die normale Scheidenbakterien vernichtet wurden, findet sich gelegentlich eine Kolpitis.

Die weiblichen Geschlechtsorgane

Ist die gesunde Scheide von Bakterien besiedelt? Ja. Sie sind zum großen Teil nützlich und sorgen durch die Produktion von Milchsäure für das richtige saure Scheidenmilieu. Diese Bakterien sind keine Krankheitserreger, vielmehr handelt es sich um einen Fall von Symbiose, da beide Lebewesen, Mensch und Bakterium, voneinander profitieren.

Welche Ursache hat eine Trichomonaden- oder Pilzinfektion der Scheide? Zunächst muß es zu einer Übertragung von Erregern kommen. In den meisten Fällen geschieht das durch den Geschlechtsverkehr. Zum anderen müssen die übertragenen Erreger auch einen fruchtbaren Boden finden, um sich vermehren zu können. Eine Veränderung der Säureverhältnisse in der Scheide ermöglicht es diesen Organismen, die normale Bakterienflora der Scheide zu überwuchern.

Können Trichomonaden- oder Chlamydieninfektionen durch Geschlechtsverkehr übertragen werden? Ja. Diese Infektionen finden sich daher besonders häufig bei Personen mit häufig wechselnden Sexualpartnern. Sowohl Männer als auch Frauen können eine Trichomonaden- oder Chlamydieninfektion haben, ohne irgendwelche Beschwerden im Genitalbereich zu haben. Manchmal macht aber auch starker Ausfluß auf die Infektion aufmerksam.

Was vermindert die Säure im Scheidenmilieu? Das Menstrualblut setzt oft den Säuregrad herab und erlaubt schädlichen Organismen Wachstum und Vermehrung, so daß es zur Scheidenentzündung kommt. Aber auch häufige Scheidenspülungen können die normale Bakterienflora der Scheide zerstören.

Wie äußert sich eine Scheidenentzündung? Das hängt von der Ursache der Infektion ab. Eine trichomonadenbedingte, pilzbedingte oder bakterielle Scheidenentzündung führt gewöhnlich zu folgenden Erscheinungen:
a) Jucken in der Vulva;
b) Ausfluß aus der Scheide;
c) Brennen beim Geschlechtsverkehr;
d) schmerzhaftes und häufiges Harnlassen;
c) Schwellung im Bereich der äußeren Geschlechtsteile.

Welche Symptome finden sich bei einer senilen Kolpitis? Jucken, aber wenig Ausfluß. Auch Schmerzen beim Geschlechtsverkehr und in seltenen Fällen Blutungen aus der Scheide kommen vor.

Welche Untersuchungen macht man, um festzustellen, welche Form der Scheidenentzündung vorliegt? Man macht einen Ausstrich des Ausflusses und untersucht ihn mikroskopisch. Zum Nachweis von Chlamydien ist ein kräftiger tiefer Abstrich aus dem Zervikalkanal mit einem Watteträger bzw. eine Urinuntersuchung erforderlich. Damit läßt sich nachweisen, ob die Infektion auf Soor, Trichomonaden, Chlamydien oder Bakterien zurückzuführen ist.

Wie wird eine Scheidenentzündung behandelt? Das hängt von der Ursache ab:
a) Pilzinfektionen behandelt man heute erfolgreich mit verschiedenen fungiziden (pilzfeindlichen) Mitteln, die sowohl innerlich einzunehmen sind als auch örtlich in den Scheidenkanal eingebracht werden;
b) Trichomadeninfektionen werden mit Metronidazol (Flagyl, Clont) behandelt, das beide Partner 7–10 Tage einnehmen müssen.
c) Chlamydieninfektionen werden mit Tetrazyklinen behandelt, wobei ebenfalls eine Partnerbehandlung erforderlich ist;
d) eine bakteriell bedingte Scheidenentzündung wird mit innerlicher und örtlicher Verabreichung eines Antibiotikums behandelt;
d) die Scheidenentzündung des Greisenalters wird örtlich mit einer östrogenhaltigen Creme behandelt.

Neigt die Scheidenentzündung zum Rückfall?
Ja. Bei vielen Formen der Scheidenentzündung trifft das tatsächlich zu. Aus diesem Grund muß die Behandlung über längere Zeit fortgesetzt werden. Die Behandlung wird von den Patientinnen gewöhnlich zu früh abgebrochen, weil die Beschwerden verschwinden – sofern überhaupt welche vorhanden waren. Auch die Partnerbehandlung erfolgt oft nicht oder zumindest nicht ausreichend lange. Es kommt dann zum sog. Ping-Pong-Effekt, d. h., der eine, gerade nicht behandelte Partner wird durch den anderen angesteckt und umgekehrt. Auf diese Weise gelingt es oft über Monate hinweg nicht, die Infektion zu beseitigen. Da viele Infektionen asymptomatisch verlaufen, können die Betroffenen nicht wissen, wann die Infektion bei ihnen ausgeheilt ist.

Warum haben gerade Chlamydieninfektionen große Bedeutung? Die chronische und meistens unbemerkte Chlamydieninfektion der Frau führt in vielen Fällen zu einer Entzündung der Eileiter, die anschließend verkleben. Dadurch kommt es bei jungen Frauen im gebärfähigen Alter zu einer Infertilität. Auch beim Mann kann ein Befall der Samenleiter und der Nebenhoden zur Infertilität führen. In den westlichen Industrieländern ist die chronische Chlamydieninfektion heute die häufigste Ursache für die Infertilität der Frau geworden.

Kommt eine Scheidenentzündung auch im Kindesalter vor? Ja. Eine Vulvovaginitis findet sich bei Mädchen von 2 bis 15 Jahren nicht so selten. Unzureichende Hygiene, mangelnde Reinlichkeit beim Besuch der Toilette, übermäßige Selbstbefriedigung oder in die Scheide eingeführte Fremdkörper sind die Ursache der Ansteckung.

Wie wird die Scheidenentzündung bei Kindern behandelt? Gegen die im Einzelfall vorliegende Infektion sind die entsprechenden Mittel zu verabreichen; dazu können die Einnahme von Medikamenten und eine örtliche Salbenbehandlung gehören. Eventuell ist entsprechende Aufklärung über eine notwendige Verhaltensänderung zu leisten.

Wie kommt es zu einer Trippererkrankung (Gonorrhö) bei der Frau? Fast in jedem Fall ist der Tripper auf einen Geschlechtsverkehr mit einem infizierten Mann zurückzuführen. Nur in Ausnahmefällen kann eine Übertragung des Trippers durch infizierte Hände oder Badeartikel und dergleichen erfolgen, wenngleich dieser Übertragungsweg immer wieder als Schutzbehauptung angeführt wird.

Welche Organe der Frau werden vom Tripper befallen? Vulva, Bartholinische Drüsen, Harnröhre, Scheide und Gebärmutterhals sind fast immer an der Infektion beteiligt. Wenn die Infektion weiter fortschreitet, steigt sie durch den Gebärmutterhalskanal in die Gebärmutter und über die Eileiter bis zu den Eierstöcken auf und greift schließlich auf die Bauchhöhle über, wo sie eine gonorrhoische Bauchfellentzündung erzeugt.

Wie äußert sich der Tripper bei der Frau? Manchmal bestehen überhaupt keine Symptome, wodurch die Erkrankung nicht selten zu spät oder gar nicht behandelt wird. Die ersten Zeichen sind Brennen beim Wasserlassen, häufiger Harndrang, leichte Scheidenbeschwerden, Ausfluß und Bauchschmerzen. Diese Symptome verstärken sich in der Regel und werden in den ersten Krankheitstagen immer deutlicher.

Wie wird die Diagnose des Tripper gestellt? Die verantwortlichen Gonokokken können bei der mikroskopischen Untersuchung des Vaginalsekrets bzw. im Zervikalabstrich identifiziert werden. Die definitive Diagnose wird nur gestellt, wenn Gonokokken mikroskopisch nachweisbar sind.

Wie wird der Tripper bei der Frau behandelt? Mit der Verabreichung von Antibiotika, in der Regel Penizillin. Bei sofortiger Behandlung lassen sich alle schädlichen Dauerfolgen des Trippers vermeiden. Nicht selten hält die Scham, eine (meldepflichtige) Geschlechtskrankheit zu haben, junge Frauen davon ab, frühzeitig zur Behandlung zu kommen. Das führt dann dazu, daß es bereits zu Folgeschäden gekommen ist, ehe eine energische Behandlung eingeleitet wird. Manchmal kann dann eine Infektion der Eileiter, Eierstöcke und der Bauchhöhle auch mit der Anwendung von Antibiotika nicht mehr ganz beseitigt werden.

Heilt der Tripper vollständig aus, wenn er sofort und ausreichend behandelt wird? Ja.

Kommt ein Tripper als Ursache für die Unfruchtbarkeit einer Frau in Frage? Der unbehandelte Tripper oder der chronische Tripper, der Eileiter und Eierstöcke ergriffen hat, ist eindeutig einer der ursächlichen Faktoren der Unfruchtbarkeit. Frauen mit chronischem Tripper sind sehr häufig unfruchtbar.

Macht der Tripper manchmal eine chirurgische Behandlung notwendig? Ja, unter folgenden Umständen:
a) Bei einer Beteiligung der Bartholinischen Drüsen kann ihre operative Eröffnung oder Entfernung erforderlich sein;
b) bei einer schweren chronischen Infektion der Eileiter oder der Eierstöcke ist unter Umständen deren Entfernung nötig.

Wie äußert sich eine Syphilis-Infektion der weiblichen Geschlechtsorgane? Im Bereich der äußeren Scham oder der Scheide kann irgendwo ein schmerzloses syphilitisches Geschwür, ein sog. harter Schanker, auftreten. Häufig sitzt aber das Geschwür auch innen in der Scheide oder am Muttermund und wird von der Frau selbst nicht bemerkt.

Wie wird die Diagnose der Syphilis bei der Frau gestellt? Die Syphilis wird mit der direkten Untersuchung des verdächtigen Krankheitsherdes diagnostiziert. Der Arzt schabt die Oberfläche des Geschwürs ab und macht einen Ausstrich, den er unter dem Mikroskop untersucht. Eine weitere Bestätigung der Diagnose liefert die serologische Untersuchung, bei der auch festgestellt werden kann, ob es sich um eine frische oder eine durchgemachte und ausgeheilte Infektion handelt.

Wie wird die Syphilis gewöhnlich übertragen? Durch Geschlechtsverkehr mit einem infizierten Partner.

Wie wird die Syphilis behandelt? Siehe Kapitel 22, Geschlechtskrankheiten.

Kann die Syphilis dazu führen, daß eine Frau keine Kinder bekommen kann? Wenn die Syphilis nicht frühzeitig und ausreichend lang behandelt wird, kann sie durch Verklebung der Eileiter eine Unfruchtbarkeit zur Folge haben. Früher, als die Syphilis stärker verbreitet war, war sie auch eine häufige Ursache von Fehl- und Totgeburten.

Menstruation

Was ist die Menstruation? Als Menstruation, Monats-, Perioden- oder Regelblutung bezeichnet man den Blutabgang aus der Scheide, der in mehr oder weniger regelmäßigen Abständen während der Fortpflanzungsperiode im Leben der Frau auftritt. Jeden Monat bereitet sich die Gebärmutter mit bestimmten Schleimhautveränderungen für eine Schwangerschaft vor. Wenn sich kein befruchtetes Ei in der Gebärmutterwand einnistet, zerfällt die Schleimhaut und geht mit dem Menstrualblut aus der Gebärmutter ab.

Was ist der Zyklus und welche Vorgänge spielen sich dabei ab? Von Menstruation zu Menstruation laufen unter dem Einfluß der Hirnanhangsdrüse im geschlechtsreifen weiblichen Organismus immer wieder die gleichen Vorgänge ab; dieses periodische Geschehen wird als Zyklus bezeichnet:
Nach jeder Menstruation beginnt in einem Bläschen an der Oberfläche des Eierstocks ein Ei zu reifen. Etwa in der Mitte des Zyklus kommt es zur Ovulation, das heißt, das Eibläschen springt und die reife, befruchtungsfähige Eizelle wird ausgestoßen und vom Eileiter aufgenommen. Die Reste des Eibläschens am Eierstock wandeln sich in der zweiten Zyklushälfte zum Gelbkörper um, der sich gegen Ende des Zyklus wieder zurückzubilden beginnt, wenn keine Schwangerschaft eintritt. Eibläschen (Follikel) und Gelbkörper (Corpus luteum) bilden ihrerseits Hormone, die den Aufbau der Gebärmutterschleimhaut anregen. Mit der Rückbildung des Gelbkörpers ist auch ein Absinken der Hormonproduktion verbunden. Der Abfall des Hormonspiegels am Ende des Zyklus löst die Abstoßung der Schleimhaut und die Menstruation aus. Ein Zyklus ist vollendet, ein neuer beginnt (Abb. 176). Das Auf und Ab der Hormonproduktion wirkt sich auch auf Scheidenschleimhaut, Brustdrüsen und im weiteren Sinn auf den ganzen Organismus aus. Die Eierstockhormone beeinflussen ihrerseits in ständigem Wechselspiel die Hormonausscheidung der Hirnanhangsdrüse.

Wann setzt die Menstruation ein? Die erste Menstruation, die sog. Menarche, tritt im Alter von 11 bis 16 Jahren auf. Das ist von verschiedenen Faktoren abhängig, so vom Klima, der Rasse und dem allgemeinen Gesundheitszustand. In seltenen Fällen können normale Menstruationen schon vor dem 11. oder erst nach dem 16. Lebensjahr einsetzen.

Wie lange hat eine Frau Menstruationen? Sie treten gewöhnlich bis zum Alter von 45 bis 55 Jahren auf.

Wie lang ist der Abstand zwischen zwei Regelblutungen normalerweise?
Der normale Menstruationszyklus dauert ungefähr 28 Tage. Diese Zeitspanne unterliegt aber großen Schwankungen, und bei manchen Frauen entwickelt sich ein Zyklus von 21, 30, 35 oder sogar 40 Tagen. Ein Mädchen, das

Sexualorgane, Sexualverhalten und Fortpflanzung

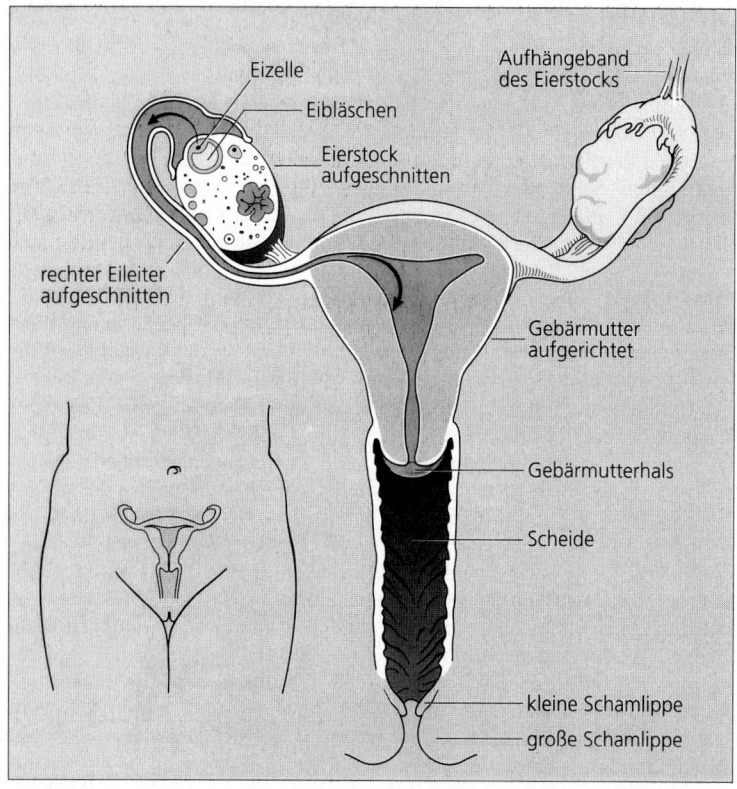

Abb. 176 *Übersicht über die weiblichen Fortpflanzungsorgane* im Schnitt, von vorne gesehen. Es sind die verschiedenen Phasen der Eireifung im Eierstock dargestellt.

alle 28 Tage menstruiert und dann zu einem 21tägigen oder 35tägigen Zyklus überwechselt, sollte zum Arzt gehen.

Welche Umstände sind, abgesehen von der Schwangerschaft, häufig für das Ausbleiben einer Regelblutung verantwortlich?
a) Ein plötzlicher Klimawechsel;
b) eine heftige seelische Erschütterung;
c) ein akuter Infekt oder eine andere Krankheit;
d) eine Störung des hormonalen Gleichgewichts oder eine Unterfunktion der endokrinen Drüsen;

e) eine Zyste oder Geschwulst des Eierstocks;
f) Unterernährung oder Vitaminmangel;
g) erhebliche Blutarmut;
h) chronische zehrende Krankheiten wie Tuberkulose, Krebs usw.;
i) das Eintreten der Menopause (Wechsel).

Wie bald nach dem Ausbleiben der Regelblutung kann festgestellt werden, ob eine Schwangerschaft besteht? Mit einem Schwangerschaftstest kann diese Frage etwa 10 Tage nach dem Ausfall der Blutung beantwortet werden (siehe Kapitel 56, Schwangerschaft und Entbindung).

Können Medikamente oder andere Mittel mit Erfolg dazu verwendet werden, eine Regelblutung künstlich auszulösen, wenn sie wegen einer Schwangerschaft ausgeblieben ist? Nein. Mit heißen Bädern, Abführmitteln oder Medikamenten kann man keine Regelblutung herbeiführen, wenn eine Schwangerschaft besteht.

Hat es schädliche Folgen, wenn man Medikamente nimmt, um eine Regelblutung zu erzeugen, wenn sie nicht rechtzeitig eintritt? Ja. Eine Patientin sollte sich niemals eigenmächtig behandeln, um eine Regelblutung künstlich zu erzwingen. Die Anwendung derartiger Medikamente ist unbedingt mit Gefahren verbunden. Falls eine Schwangerschaft besteht, könnte überdies der Embryo geschädigt werden.

Wie lange dauert die Regelblutung im allgemeinen? Ungefähr 4 bis 5 Tage. Auch hier gibt es Schwankungen von 1 bis zu 7 oder 8 Tagen. Was man beachten muß, ist eine Abweichung von der gewohnten Dauer. Eine Blutung, die über 8 Tage hinaus anhält, ist nicht mehr als normal anzusehen.

Wie schaut das Menstrualblut normalerweise aus? Das normale Menstrualblut ist von rötlicher bis dunkelroter Farbe und gerinnt nicht. Das Auftreten von Gerinnseln oder Blutklumpen oder erhebliche Veränderungen in der Menge des Abgangs oder der Dauer der Blutung erfordern eine ärztliche Untersuchung.

Hat das normale Menstrualblut einen merkbaren Geruch? Nein.

Ist es normal, wenn manche Frauen während der Regelblutung an Gesicht, Hals, Brüsten und Bauch leicht gedunsen sind? Ja. Das beruht oft auf einer hormonell bedingten vermehrten Flüssigkeitsansammlung im Körper und ist kein Grund zur Beunruhigung.

Sexualorgane, Sexualverhalten und Fortpflanzung

Hat es eine Bedeutung, wenn die Regelblutung schwach ist?
a) Wenn eine Schwangerschaft unwahrscheinlich ist, ist eine einmalige schwächere Periodenblutung ohne Bedeutung;
b) wiederholte, ständige schwache Monatsblutungen beruhen oft auf einem Versagen des Blutungsmechanismus, bedingt durch eine Störung der Drüsen, die die Menstruation steuern (Hirnanhangsdrüse, Eierstöcke oder Schilddrüse);
c) bei Frauen über 40 oder Anfang 50 können schwächere Blutungen dem endgültigen Aufhören vorangehen.

Was ist schuld, wenn die Regelblutungen überhaupt nicht einsetzen? Ein vollständiges Ausbleiben der Menstruation hat seine Ursache fast immer in einer Drüsenfunktionsstörung. Seltener ist ein mechanisches Hindernis dafür verantwortlich, etwa ein Jungfernhäutchen ohne Öffnung, welches die Scheide verschließt.

Sollen Mädchen von 16 Jahren und darüber, die noch keine Menstruation haben, einer ärztlichen Untersuchung zugeführt werden? Ja. Eine entsprechende Behandlung kann eine evtl. vorliegenden Störung aufdecken.

Was macht man bei schwachen Regelblutungen? Eine Behandlung wegen schwacher Regelblutungen während des gebärfähigen Alters ist nicht erforderlich, wenn nachweislich regelmäßig Ovulationen stattfinden, d. h., wenn jeden Monat von einem Eierstock ein reifes Ei freigesetzt wird. Findet kein Eisprung statt, so sind weitere Untersuchungen angezeigt, die eine Aktivitätsbestimmung der einzelnen endokrinen Drüsen einschließen sollen. Falls sich herausstellt, daß die Ausscheidung eines bestimmten Hormons zu gering ist, wird die Behandlung entweder die Unterfunktion zu beheben versuchen oder, wenn dies nicht möglich ist, das ungenügend produzierte Hormon durch Zufuhr von außen ersetzen.

Läßt sich eine schwache Menstruationsblutung oder das Ausbleiben der Menstruation mit entsprechenden Hormongaben meist korrigieren? Wenn richtig vorgegangen wird, führt die Hormonbehandlung gewöhnlich zur Regulierung und Normalisierung des Zyklus.

Wie kann man prüfen, ob Ovulationen vorhanden sind? Am einfachsten und zuverlässigsten geschieht das mit der Messung der morgendlichen Basaltemperatur. Kann man einen Temperaturanstieg von 0,5 °C in Zyklusmitte feststellen, so ist das der Beweis, daß eine Ovulation stattfindet (siehe auch unter Fruchtbarkeit und Unfruchtbarkeit, im Kapitel 58).

Zeigen schwache Regelblutungen bei Frauen Ende der Vierzig oder darüber oft den Beginn der Wechseljahre an? Ja.

Die weiblichen Geschlechtsorgane

Hat es etwas zu bedeuten, wenn die Menstruationsblutungen unregelmäßig sind? Diese Erscheinung ist je nach der Art der Unregelmäßigkeit unterschiedlich zu bewerten. Zu geringfügigen Verschiebungen um 1 bis 2 Tage, die entweder die Zykluslänge oder die Dauer der Periodenblutung betreffen, kommt es bei den meisten Frauen. Wenn aber deutliche Abweichungen von Termin, der Dauer oder der Stärke der Blutung auftreten oder wenn es zu Blutungen außerhalb der Menstruation kommt, ist eine frauenärztliche Untersuchung erforderlich. Auch leichten Schmierblutungen unmittelbar vor oder nach der Regelblutung soll nachgegangen werden.

Was kann unter anderem daran schuld sein, wenn die Menstruationen unregelmäßig sind?
a) Eine Infektion im weiblichen Geschlechtsapparat;
b) eine gutartige Gebärmutter- oder Eierstockgeschwulst;
c) eine bösartige Gebärmutter- oder Eierstockgeschwulst;
d) ein gestörtes Gleichgewicht im Wechselspiel der endokrinen Drüsen (Hirnanhangsdrüse, Schilddrüse oder Eierstöcke);
e) eine ektopische Schwangerschaft (eine Schwangerschaft außerhalb der Gebärmutter, meist im Eileiter);
f) manche Allgemeinerkrankungen, etwa eine Leberentzündung, Lungenentzündung und andere Infektionen, oder auch körperliche Belastungen, Sport, Sorgen und Streß beeinflussen häufig den Menstruationszyklus.

Hat es etwas zu bedeuten, wenn die Regelblutungen sehr stark sind? Ein sehr starker Blutabgang während der Menstruation ist nicht normal und verlangt eine Untersuchung. Er kann Zeichen einer Drüsenstörung, einer Endometriose oder einer Gebärmutter- oder Eierstockgeschwulst sein.

Was ist eine Dysmenorrhö? Mit diesem Ausdruck bezeichnet man eine schmerzhafte Menstruation.

Welche Ursache hat die Dysmenorrhö? Bei manchen Patientinnen, besonders solchen, die noch nicht geboren haben, können die Schmerzen mit der Enge des Zervikalkanals (des Gebärmutterausgangs) zusammenhängen. Eine übermäßige Flüssigkeitsansammlung innerhalb der Gebärmutter kann eine schmerzhafte Menstruation bedingen. Auch verschiedene seelische Störungen werden in Verbindung mit Dysmenorrhö beobachtet, besonders bei Patientinnen mit niedriger Schmerzschwelle.
Weitere häufige Ursachen von schmerzhaften Menstruationen sind organische Veränderungen wie Zysten oder Tumoren der Eierstöcke, Gebärmuttertumoren, Endometriose (siehe den Abschnitt über Endometriose in diesem Kapitel) sowie Verwachsungen infolge vorangegangener Infektionen oder Operationen im Beckenbereich.

Leichte Beschwerden kurz vor und während der Menstruation sind normal und müssen nicht vom Arzt abgeklärt werden.

Wie wird die Dysmenorrhö medikamentös behandelt?
a) Mit schmerzstillenden und krampflösenden Medikamenten.
b) In vielen Fällen hilft die Einnahme von empfängnisverhütenden Hormonpräparaten (Antibabypille).

Kann manchmal eine Operation bei schmerzhaften Regelblutungen helfen?
Wenn die Dysmenorrhö so schwer ist, daß sie die Patientin arbeitsunfähig macht, kann eine Operation in Betracht gezogen werden. Sie besteht in einer Erweiterung des Zervikalkanals. Wenn die Dysmenorrhö auf einer Eileiter-, Eierstock- oder Gebärmuttererkrankung beruht, müssen diese Veränderungen beseitigt werden.

Wird die Dysmenorrhö durch eine Schwangerschaft behoben? Nach einer Entbindung ist die Dysmenorrhö oft verschwunden.

Was versteht man unter »prämenstruellem Spannungssyndrom«? Dieser Begriff wird in zweifacher Bedeutung verwendet. Einmal faßt er die Beschwerden von Frauen zusammen, die sich durch die vermehrte Flüssigkeitseinlagerung kurz vor der Menstruation aufgedunsen fühlen, ohne daß man deshalb Wassereinlagerungen im Gewebe mit bloßem Auge erkennen muß. Zum zweiten meint man damit die psychischen Veränderungen, welche etwa um die Mitte des Menstruationszyklus einsetzen und mit dem Näherkommen der Menstruation stärker werden. Mit großer individueller Variabilität handelt es sich dabei um allgemeine Reizbarkeit, Kopfschmerzen, Nervosität, depressive Verstimmungen und vieles mehr. Dieses »Spannungssyndrom« läßt nach, wenn die Blutung einsetzt.

Welche Symptome können im Rahmen des prämenstruellen Spannungssyndroms auftreten? Es kann zu Persönlichkeitsveränderungen, Reizbarkeit, Stimmungsschwankungen, Wein- und Schreiphasen kommen. Körperliche Symptome wie Rückenschmerzen, schwere Unterleibskrämpfe, Schmerzhaftigkeit und Druckempfindlichkeit der Brüste, Kopfschmerzen und Beinschwellungen gehören zu den besser faßbaren Erscheinungen.

Wie wird das prämenstruelle Spannungssyndrom behandelt?
Zu den einfachen Maßnahmen gehören
a) Einschränkung der Salzzufuhr vor der Menstruation;
b) Verabreichung von Medikamenten zur Förderung der Harnausscheidung und damit zur Verminderung der Gewebeflüssigkeit;
c) Einnahme von Ovulationshemmern (Antibabypille).

Hat eine Frau, die ovulationshemmende Mittel (»Antibabypille«) einnimmt, weiterhin regelmäßig Monatsblutungen? Ja, aber die Blutung steht nicht in Zusammenhang mit einer Ovulation (der Freisetzung eines befruchtungsfähigen Eies vom Eierstock), sondern wird durch eine Unterbrechung der regelmäßigen Hormonzufuhr hervorgerufen. Je nach Präparat werden im letzten Viertel des Zyklus die Tabletten einfach weggelassen bzw. es werden wirkstofffreie Tabletten eingenommen, um nicht aus dem regelmäßigen täglichen Einnahmerhythmus zu kommen.

Ist die Verwendung von Tampons, die in die Scheide eingeführt werden, schädlich? Für die überwiegende Mehrheit der Frauen nicht. In einigen wenigen Fällen ist allerdings eine schwere Infektion mit dem Syndrom des toxischen Schocks nach dem Gebrauch von Scheidentampons aufgetreten.

Wie häufig ist ein durch Scheidentampons bedingter toxischer Schock? Millionen Frauen verwenden Tampons – über einen septischen Schock wurde nur in ein paar Dutzend Fällen berichtet.

Soll man mit einem Mädchen von 10 oder 11 Jahren über die Menstruation sprechen? Ja. Die wahrheitsgetreue Vorbereitung des Mädchens auf die Menstruation ist eine sehr wichtige elterliche Pflicht. Man sollte ein Kind das Menstruationsalter nicht ohne entsprechende vorangehende Aufklärung erreichen lassen.

Stimmt es, daß ein Mädchen, dessen Mutter Schmerzen bei der Monatsblutung hat, ebenfalls welche bekommen wird? Die Dysmenorrhö ist nicht erblich, aber ein Kind neigt unbewußt dazu, die Reaktionen der Mutter nachzuahmen. Eine kluge Mutter wird daher die Unannehmlichkeiten der monatlichen Blutung bagatellisieren.

Kann man während der Regelblutung unbesorgt brausen? Ja.

Ist es gefährlich, während der Regelblutung schwimmen zu gehen oder ein Bad zu nehmen? Nein.

Ist der Verkehr während der Regelblutung gefährlich oder schädlich? Nein, er sollte aber aus hygienischen Gründen unterlassen werden. Geschlechtskrankheiten und eine HIV-Infektion werden beim Verkehr während der Menstruation leichter übertragen.

Gebärmutterhals
(Zervix)

Was ist die Zervix?
Zervix oder Kollum heißt der Hals der Gebärmutter; dabei handelt es sich um das untere Drittel der Gebärmutter, das bis in die Scheide hineinragt. Der Gebärmutterhals ist ein kleines, festes, muskulöses Gebilde mit einem Kanal in der Mitte, dem sogenannten Zervikalkanal (Gebärmutterhalskanal), der vom Innern des Gebärmutterkörpers hinaus in die Scheide führt. Den Übergang von der Gebärmutterhöhle in den Zervikalkanal bildet der sogenannte innere Muttermund, die scheidenwärts gelegene Öffnung des Kanals bezeichnet man als äußeren Muttermund. Der in der Scheide gelegene Teil des Gebärmutterhalses, die sogenannte Portio vaginalis, ist der einzige Abschnitt der Gebärmutter, den der Frauenarzt bei der Unterleibsuntersuchung direkt sehen kann.

Wie wird die Portio untersucht? Der Frauenarzt führt ein spezielles Instrument, ein Spekulum (Mutterspiegel), in die Scheide ein (Abb. 177).

Welche Funktion hat der Gebärmutterhals?
a) Er schützt die Gebärmutterhöhle vor dem Eindringen von Bakterien oder anderen Fremdkörpern;
b) er läßt den Samen in die Gebärmutterhöhle aufsteigen;
c) er schützt die junge Schwangerschaft;
d) er öffnet sich während der Wehen, damit das Kind durchtreten kann.

Was ist eine Zervizitis? Eine Entzündung des Gebärmutterhalses.

Welche Ursachen hat die Zervizitis?
a) Chlamydien, Pilze oder Parasiten;
b) Verletzungen durch eine Entbindung oder Operation.
Die wichtigste zugrundeliegende Ursache für den Komplex bakteriellen Fehlbesiedelung der Scheide und Zervizitis sind häufig wechselnde Sexualpartner. Wegen der veränderten Sexualmoral hat diese Erkrankung daher in den letzten 20 Jahren enorm zugenommen.

Wie zeigt sich eine Zervizitis?
a) Das hervorstechendste Symptom ist ein Ausfluß aus der Scheide (Fluor). Er kann wie ein farbloser Schleim oder weißlich bis gelblich aussehen;
b) mit Blutungen aus der Scheide nach dem Geschlechtsverkehr;
c) in schweren Fällen kann die Regelblutung stärker als normal sein, oder es kann eine 1- bis 2tägige Schmierblutung vorangehen oder nachfolgen.

Kann eine Zervizitis manchmal schuld daran sein, daß keine Schwangerschaft zustande kommt? Gelegentlich. In diesem Fall muß die Zervizitis beseitigt werden, damit eine Schwangerschaft eintreten kann.

Wie wird eine Zervizitis behandelt? Wenn eine Infektion vorliegt, muß sie mit entsprechenden speziellen Medikamenten behandelt werden; wichtig ist dabei vor allem auch die Partnerbehandlung, in besonderen Fällen sogar eine sexuelle Abstinenz für die Dauer der Behandlung. Ziel soll es sein, die normale Scheidenflora wieder herzustellen.

Was geschieht bei der Elektrokoagulation der Zervix? Dieses Verfahren wird vom Frauenarzt in seiner Praxis durchgeführt. Mit einem elektrisch erhitzten Instrument, das vorne eine Metallspitze oder -kugel trägt, wird das krankhaft veränderte Gewebe verschorft. Das verschorfte Gewebe wird von dem darunterliegenden gesunden Gewebe abgestoßen, und das gesunde Gewebe ist imstande, in einiger Zeit nachzuwachsen und wieder eine gesunde Oberfläche zu bilden.

Ist die Koagulation der Zervix ein schmerzhaftes Verfahren? Nein. Sie bringt nur verhältnismäßig geringe Unannehmlichkeiten mit sich. In der Scheide kann ein Wärmegefühl auftreten, oder es können geringe krampfartige Beschwerden folgen. Das Allgemeinbefinden bleibt aber ungestört (Abb. 177).

Wie lange dauert eine solche Elektrokoagulation? In der Hand eines erfahrenen Frauenarztes nur ein paar Minuten.

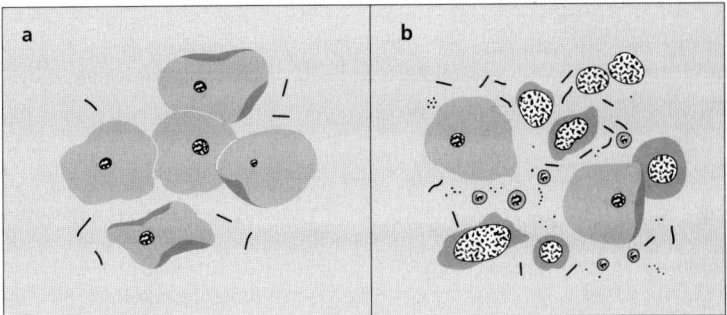

Abb. 177 *Zytologische Abstriche* von der Portiooberfläche. *Links:* unverdächtiger Abstrich. *Rechts:* eindeutig verdächtiger Abstrich bei einem abklärungsbedürftigen Befund (schematisch).

Welche Vorsichtsmaßnahmen sind nach einer Zervixkoagulation einzuhalten? Die Patientin sollte 12 bis 14 Tage auf Geschlechtsverkehr und Scheidenspülungen verzichten.

Wie lange dauert es, bis die Heilung nach der Koagulation abgeschlossen ist? Annähernd 6 Wochen.

Neigt die Zervizitis zum Rückfall? Ja. Wenn sie wiederkehrt, soll erneut mit der Behandlung begonnen werden. Leichte Rückfälle sind nicht selten, sprechen aber gut auf die Behandlung an, wenn sie gleich aufgenommen wird.

Macht der Frauenarzt an der Zervix immer eine Krebsuntersuchung? Ja, bei sexuell aktiven Frauen alle 1–3 Jahre.

Was ist ein Zellabstrich zur Krebsfährtensuche (Papanicolaou-Abstrich)? Mit dieser Methode werden Oberflächenzellen aus der Scheide und dem Gebärmutterhalskanal entnommen und mit speziellen Färbeverfahren auf bestimmte, für den Krebs typische Veränderungen untersucht. Man erfaßt dabei also nur ganz oberflächliche Zellen, die abgeschilfert (desquamiert) werden.

Welchen Wert hat ein Zellabstrich? Er kann Krebszellen in einem *sehr frühen Stadium* ihrer Entwicklung aufdecken und dadurch eine ganz frühzeitige Behandlung möglich machen.

Sollten sich alle Frauen einen Zervixzellabstrich machen lassen? Jede Frau, die über 18 Jahre alt ist, sollte jährlich routinemäßig einen Abstrich aus der Scheide machen lassen. Außerdem sollte immer, wenn eine verdächtige Veränderung vorliegt, ein Abstrich gemacht werden. In Deutschland ist die Vorsorgeuntersuchung eine Leistung der gesetzlichen Krankenkassen. Jede Frau vom 30. Lebensjahr an kann sich einmal im Jahr einen Zellabstrich machen lassen. In Verdachtsfällen kann der Zellabstrich natürlich mehrfach im Jahr wiederholt werden.

Was heißt »Pap«? »Pap« ist eine Abkürzung für Papanicolaou-Abstrich.

Ist das Abnehmen eines Zellabstrichs schmerzhaft? Keineswegs. Der ganze Vorgang dauert nur ein paar Sekunden und besteht in einem Abstreichen des Gebärmutterhalskanals und der Oberfläche von Zervix und Scheide. Lediglich der Abstrich für den Nachweis von Chlamydien ist wegen der besonderen Abnahmetechnik etwas mit Schmerzen verbunden.

Was ist ein Zervixpolyp? Das ist eine kleine, gutartige Geschwulst, die vom Gebärmutterhals ausgeht. Sie hat meist einen dünnen Stiel und kann steck-

Die weiblichen Geschlechtsorgane

nadelkopf- bis kirschkerngroß werden. Größere Polypen sind außerordentlich selten.

Wodurch entstehen Zervixpolypen? Die Ursache ist unbekannt. Sie können während der Lebensperiode, in der eine Frau Menstruationen hat, jederzeit auftreten.

Welche Krankheitszeichen finden sich bei Zervixpolypen? Ausfluß aus der Scheide, Schmierblutungen zwischen den Monatsblutungen, Schmierblutungen vor und nach der Monatsblutung und Kontaktblutungen (Schmierblutungen im Anschluß an den Verkehr). Diese Symptome können einzeln oder gemeinsam auftreten, unter Umständen bestehen aber auch überhaupt keine Krankheitserscheinungen.

Wie werden Zervixpolypen behandelt? Sie sollen in der Praxis des Frauenarztes oder – unter bestimmten Umständen – im Krankenhaus entfernt werden. Der Eingriff ist klein und mit nur wenig Unannehmlichkeiten verbunden.

Können Polypen wiederkehren? Wenn ein Polyp vollständig entfernt worden ist, wächst er nicht wieder nach, doch neigen Frauen, die einen Polypen gehabt haben, zur Entwicklung weiterer Polypen. Auch diese sollen entfernt werden.

Sind Zervixpolypen manchmal bösartig? Selten.

Sind Polypen ein Schwangerschaftshindernis? In der Regel nicht.

Kommt der Krebs des Gebärmutterhalses, das sogenannte Kollum- oder Zervixkarzinom, häufig vor? Mit ca. 25 % gehört es zu den häufigsten Karzinomen der Frau.

Welche Ursache hat der Gebärmutterhalskrebs? Die genaue Ursache ist, wie bei den meisten Krebserkrankungen, unklar, es sind aber mehrere Risikofaktoren für ein Zervixkarzinom bekannt (siehe übernächste Frage).

In welchem Alter wird der Gebärmutterhalskrebs gewöhnlich angetroffen? Er kann in jedem Alter auftreten, wird aber am häufigsten bei Frauen zwischen 30 und 60 Jahren beobachtet.

In welchen Fällen ist die Wahrscheinlichkeit der Entwicklung eines Gebärmutterhalskrebses erhöht?
a) Bei Frauen, die schon in einem frühen Alter Geschlechtsverkehr aufgenommen haben;

b) bei Frauen mit häufig wechselnden Geschlechtspartnern;
c) bei Frauen, die schon in einem sehr frühen Alter Kinder bekommen haben;
d) bei Frauen, die mit unbeschnittenen Männern verheiratet sind oder häufigen Geschlechtsverkehr haben;
e) bei Frauen mit chronischer Zervizitis aufgrund von Chlamydieninfektionen oder Virusinfektionen, z. B. Kondylome oder Herpes genitalis der Geschlechtsteile;
f) bei Frauen, in deren Familie bereits ein Zervixkarzinom vorgekommen ist.

Sollte man sich vernünftigerweise bei jeder Veränderung am Gebärmutterhals frühzeitig in Behandlung begeben, um einem Krebs vorzubeugen? Ja, unbedingt. Oberflächenveränderungen, Einrisse, Entzündungen oder gutartige Geschwülste des Gebärmutterhalses können wahrscheinlich die Krebsentwicklung begünstigen.

Kann man dem Gebärmutterhalskrebs vorbeugen? Bis zu einem gewissen Grad ja, durch weitgehende Vermeidung der o.g. Risikofaktoren, soweit sie vermeidbar sind. Besonders wichtig sind regelmäßige ärztliche Untersuchungen, da das Zervixkarzinom sich aus gut behandelbaren Vorstufen entwickelt. Erfolgt eine Behandlung bereits im Stadium dieser Vorstufe bzw. im Frühstadium des Krebses, so ist eine sicher Verhütung bzw. eine Heilung möglich.

Welche Frühsymptome finden sich bei einem Gebärmutterhalskrebs? Ein Krebs in einem sehr frühen Stadium erzeugt unter Umständen überhaupt keine Krankheitserscheinungen. Das ist einer der Hauptgründe für regelmäßige frauenärztliche Kontrollen einschließlich Zellabstrichuntersuchungen. Später kann es zu Ausfluß, Blutung nach dem Geschlechtsverkehr (Kontaktblutungen) oder zu ungeklärten Blutungen zwischen den Menstruationen (Zwischenblutungen) kommen.

Kann ein Gebärmutterhalskrebs im Frühstadium durch einen Zellabstrich entdeckt werden? Ja.

Was ist ein nicht-invasiver Gebärmutterhalskrebs? Bei dieser Veränderung, die auch Carcinoma in situ genannt wird, ist der Krebs auf die oberflächlichsten Zellschichten beschränkt und greift nicht auf tiefer gelegene Gewebe über. Man gebraucht diesen Ausdruck, um ihn vom invasiven Krebs abzugrenzen, bei dem der Krebs über die oberflächlichen Zellschichten hinaus in die tieferen Gewebe vorgedrungen ist und Lymphkanäle und Blutbahn erreicht hat.

Wie verläßlich ist die Zellabstrich-Untersuchung für die Krebsdiagnose? Ein positives Ergebnis des Zellabstrichs ist in etwa 97 % der Fälle richtig. Ein Problem stellen leichte Atypien des Zellbildes dar, da man weiß, daß sich diese auch spontan wieder zum Besseren entwickeln können. Die meisten Frauenärzte führen in diesen Fällen eine zusätzliche Untersuchung der Zervix mit einer Vergrößerungsoptik (Kolposkopie) durch. Ergibt sich dabei wieder kein eindeutiger Befund, so wartet der Arzt zu und und bestellt die Frau zu engmaschigen Kontrollen ein. Sobald sich der Zellbefund verschlechtert, erfolgen weitere Maßnahmen (siehe unten).

Ist ein Gebärmutterhalskrebs mit einem positiven Zellabstrich ausreichend diagnostisch geklärt? Nein. Wenn sich ein positiver Krebsabstrich findet, soll immer eine Gewebsentnahme zur mikroskopischen Untersuchung angeschlossen werden, damit man absolute Sicherheit über die Diagnose, den Sitz und die Ausdehnung des Krebses erhält.

Welche Untersuchungen werden zur Feststellung eines Gebärmutterhalskrebses noch gemacht? Zunächst die genaue Untersuchung der Zervix mit einer Vergrößerungsoptik (Kolposkopie). Dann eine ausgedehntere Biopsie mit Hilfe einer sogenannten Konisation. Darunter versteht man die Entnahme eines Gewebekegels, der die gesamte Schleimhaut des Gebärmutterhalskanals enthält. Mit der Untersuchung dieses großen Gewebestückes läßt sich nicht nur das Vorhandensein eines Krebses, sondern auch der Ausbreitungsgrad feststellen (Abb. 178).

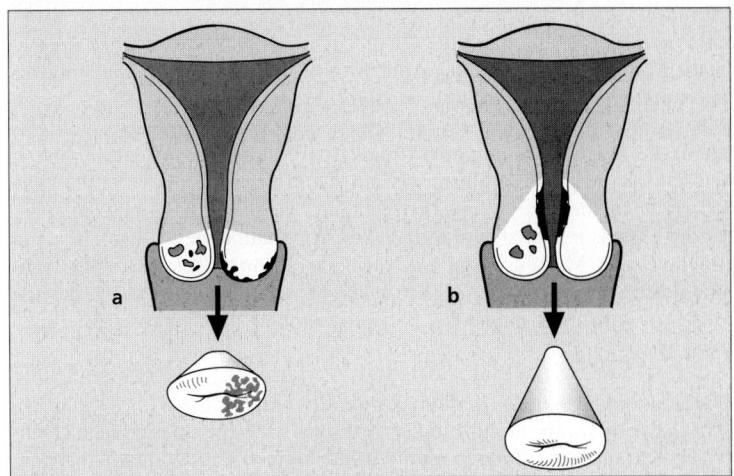

Abb. 178 *Grundprinzip der Konisation* zur Abklärung verdächtiger Zervixbefunde.

Sexualorgane, Sexualverhalten und Fortpflanzung

Kann ein Gebärmutterhalskrebs mit einer Konisation sogar geheilt werden? Ja, wenn es sich um ein oberflächliches Carcinoma in situ handelt. Man kann sich mit der Konisation nur begnügen, wenn die mikroskopische Untersuchung ergibt, daß der Krebs vollständig im Gesunden entfernt worden ist. Sobald der Pathologe sich dabei nicht ganz sicher ist, muß operiert und die Gebärmutter entfernt werden.

Wie wird ein Gebärmutterhalskrebs behandelt? Das hängt ganz davon ab, welches Entwicklungsstadium der Krebs zum Zeitpunkt seiner Entdeckung bereits hat. Es gibt drei Möglichkeiten zur Behandlung dieser Krankheit:
a) die ausgedehnte operative Entfernung der gesamten Gebärmutter mit Eileitern, Eierstöcken und allen Lymphbahnen, die zum Abzugsgebiet dieser Region gehören;
b) die Strahlenbehandlung;
c) die Kombination von Strahlenbehandlung und Operation.

Wer entscheidet, welche Form der Behandlung angewendet werden soll? Der Frauenarzt kann nach der Bestimmung der Ausdehnung des Krebses beurteilen, welche Behandlung einzuleiten ist.

Wie groß sind die Heilungsaussichten beim Gebärmutterhalskrebs? Krebse im Frühstadium können in fast allen Fällen geheilt werden – entweder durch eine Operation oder eine Strahlenbehandlung. Mit zunehmender Ausdehnung der Erkrankung und eingreifenderen Operationsverfahren sinkt die Heilungsziffer ab.

Ist die Einführung von Radium in die Scheide schmerzhaft? Ja, daher muß es im Krankenhaus unter Anästhesie ausgeführt werden.

Bleibt das Radium ständig im Körper? Nein. Radium wird gewöhnlich in Kapseln eingelegt, die entfernt werden, wenn die abgegebene radioaktive Strahlung ausreichende Werte errreicht hat. Wegen der großen Strahlenbelastung für das Personal wird die direkte Applikation von Radium heute in zunehmendem Maß durch das sog. Nachladeverfahren **(After-loading-Technik)** ersetzt. Dabei wird ein Rohr in die Scheide eingelegt, durch das die Strahlungsquelle aus einem mit Blei gesicherten Raum automatisch eingeführt wird.

Wie lange beläßt man das Radium gewöhnlich am Ort? Etwa 15–30 Stunden, je nach der Dosis, die im Einzelfall erforderlich ist. Wegen dieser langen Dauer versucht man, mit anderen Isotopen, die höhere Strahlendosen abgeben, zu arbeiten. Derzeit scheint die Verwendung von Caesium 137 ein Optimum zwischen Anzahl und Dauer der Bestrahlungen und Effektivität darzustellen.

Wie lange muß man wegen einer Radiumeinlage im Krankenhaus bleiben?
6 Tage.

Treten nach der Radiumeinlage Beschwerden auf? Ja, weil die Scheide bei der Radiumbehandlung reichlich mit Verbandmaterial austamponiert wird. Dagegen werden schmerzstillende Mittel gegeben.

Wird die Radiumbehandlung oft mit einer Röntgenbestrahlung kombiniert?
Ja, man macht die Röntgenbestrahlung in den Wochen nach der Radiumeinlage, um die Gegenden, die vom Radium nicht erreicht werden, auch zu erfassen.

Kommt es im Anschluß an die Radiumeinlage zu Gesundheitsstörungen? Ja. Eine Störung der Darmentleerung, Brennen beim Harnlassen und häufiger Harndrang sind ziemlich oft Komplikationen der Radiumbehandlung im Gebärmutterhalsbereich. Als unangenehmste Komplikation kann es zu Blasen-Scheiden-Fisteln oder zu Scheiden-Mastdarm-Fisteln kommen.

Kann es nach der Radiumbehandlung des Gebärmutterhalskrebses zu einem Rückfall kommen? Nicht sehr oft. Manche Krebse sprechen nicht auf Radium an oder werden von den Strahlen nicht zur Gänze erreicht. Ob ein Rückfall eintritt, hängt davon ab, in welchem Stadium der Krebs war, als die Strahlenbehandlung durchgeführt wurde.

Kann eine Patientin nach der Radiumbehandlung eines Gebärmutterhalskrebses wieder ihre normale Lebensweise aufnehmen? Ja.

Kann eine Patientin nach der Radiumbehandlung eines Gebärmutterhalskrebses schwanger werden? Die Radiumbehandlung zerstört die Gebärmutterschleimhaut und bringt auch die Eierstockfunktion häufig zum Erlöschen. Daher kann eine Schwangerschaft nicht mehr eintreten, und aus dem gleichen Grund hören auch die Monatsblutungen auf.

Welche Operationen kommen bei einem Gebärmutterhalskrebs in Frage?
a) Bei einem Carcinoma in situ (Krebs im Frühstadium) begnügt man sich bei jungen Frauen mit einer sogenannten Konisation, bei welcher der Gebärmutterhals im Bereich der Veränderung kegelförmig ausgeschnitten wird. Bei Frauen ohne Kinderwunsch und älteren Frauen entschließt man sich zur Entfernung der ganzen Gebärmutter (Uterusexstirpation);
b) bei einem invasiven Krebs ist eine Radikaloperation notwendig, d. h., es werden außer der Gebärmutter auch die angrenzenden Gewebe, Lymphknoten, ein Teil der Scheide, die Eileiter und meist auch die Eierstöcke entfernt. Eine Radikaloperation kann mit der Eröffnung der Bauchhöhle oder von der Scheide her durchgeführt werden;

Sexualorgane, Sexualverhalten und Fortpflanzung

c) die Eviszeration bei einem ausgedehnten und fortgeschrittenen Krebs.

Was versteht man unter einer Eviszerationsoperation wegen eines Gebärmutterhalskrebses? Es handelt sich um ein extrem radikales Operationsverfahren, bei dem die gesamte Gebärmutter, Scheide, Eileiter, Eierstöcke, Lymphknoten, Harnblase und/oder Mastdarm wegen eines ausgedehnten Krebses entfernt werden. Für den Abgang von Harn und Stuhl werden künstliche Öffnungen geschaffen. Glücklicherweise ist eine solche Operation selten notwendig, weil die Krankheit gewöhnlich in einem früheren Entwicklungsstadium entdeckt wird.

Welche Aussichten werden Patientinnen mit einem Gebärmutterhalskrebs in Zukunft haben? Eine frühzeitige Erfassung des Krebses kann dazu führen, daß in kommenden Jahren eine wesentlich höhere Heilungsziffer erreicht wird. Die Einführung der Zellabstriche zur Krebsfrüherkennung erlaubt es heute, die Diagnose in früheren Entwicklungsstadien der Erkrankung zu stellen. Voraussetzung dazu ist aber eine höhere Beteiligung an den Früherkennungsuntersuchungen als es bislang der Fall ist.

Gebärmutter
(Uterus)

Was ist der Uterus? Der Uterus oder die Gebärmutter ist ein birnenförmiges, muskulöses Hohlorgan, das in der Beckenmitte liegt. Sie ist ungefähr 7,5 cm lang, 5 cm breit und 2,5 cm dick. Sie besitzt eine äußere glatte Hülle, eine mittlere dicke Schicht, die aus Muskelgewebe besteht, und einen inneren Hohlraum, der mit Schleimhaut ausgekleidet ist. Die Gebärmutterhöhle steht mit der Scheide durch den Gebärmutterhalskanal und mit der Bauchhöhle durch die Eileiter in Verbindung. Die schlauchförmigen Eileiter öffnen sich in der Bauchhöhle in unmittelbarer Nähe der Eierstöcke. Die Gebärmutter ist an mehreren Bändern aufgehängt, die sie stützen und halten (Abb. 179).

Wo liegt die Gebärmutter genau? Sie liegt gerade über dem Schambein, hinter der Harnblase, vor dem Mastdarm und oberhalb der Scheide.

Welche Funktion hat die Gebärmutter?
a) Die Vorbereitung für die Aufnahme eines befruchteten Eies;
b) die Ernährung und Beherbergung der Frucht während ihrer Entwicklung (daher der deutsche Name Fruchthalter);
c) die Ausstoßung des Kindes, wenn es fertig entwickelt und reif für die Geburt ist.

Die weiblichen Geschlechtsorgane

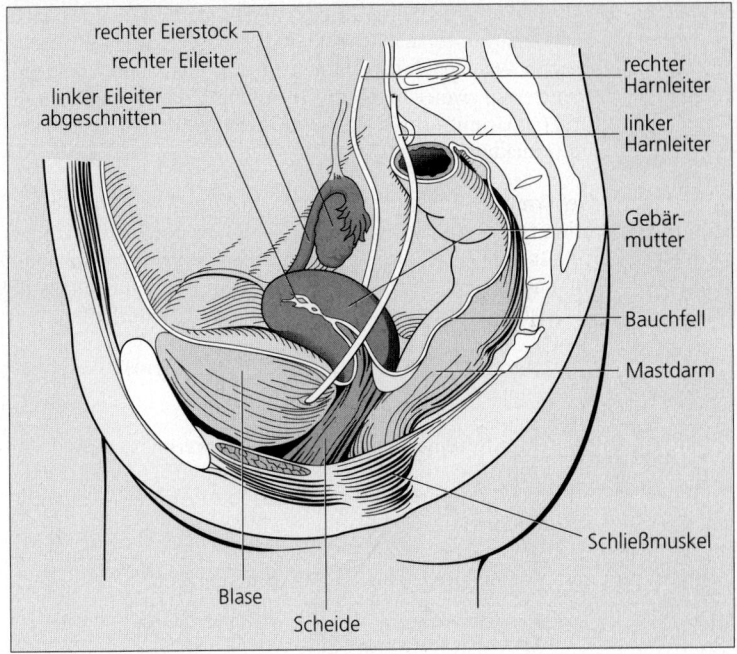

Abb. 179 *Die inneren weiblichen Geschlechtsorgane* und ihre Lagebeziehung zu den Nachbarorganen, von der Seite gesehen.

Welche Einflüsse lösen die Vorbereitung der Gebärmutter auf die Schwangerschaft aus? Hormone, die von den Eierstöcken und anderen endokrinen Drüsen ausgeschieden werden. Wenn kein befruchtetes Ei auf dem Wege ist, kommt es zur Regelblutung, bei der die Gebärmutterschleimhaut abgestoßen wird. Dieser Prozeß wiederholt sich jeden Monat von der Pubertät bis zur Menopause, außer bei einer Drüsenstörung oder natürlich außer beim Vorliegen einer Schwangerschaft.

Welche Bedeutung hat eine »Gebärmutterknickung«?
Die normale Gebärmutter ist nach vorne geneigt und nach vorne geknickt (antevertiert und anteflektiert). Eine Rückwärtsneigung der Gebärmutter, die sogenannte Retroflexio uteri, wurde früher als »Gebärmutterknickung« bezeichnet. Sie ist gewöhnlich bedeutungslos.

Welche Beschwerden hat eine Gebärmutterknickung zur Folge?
Meist keine. In seltenen Fällen können bei einer stark nach hinten geneigten Gebärmutter Rückenschmerzen und ein ziehendes Gefühl im Unterleib vor-

Sexualorgane, Sexualverhalten und Fortpflanzung

kommen. Meistens wird der (sonographisch entdeckte) Befund einer nach hinten geknickten Gebärmutter als Ursache für unspezifische Unterbauchschmerzen angesehen. Wahrscheinlich handelt es sich dabei aber um ein zufälliges Zusammentreffen zweier häufiger Phänomene. Es gibt mindestens so viele Frauen mit Gebärmutterknickung ohne Beschwerden wie es Frauen ohne Gebärmutterknickung mit Beschwerden gibt.

Wie wird eine Gebärmutterknickung behandelt? In den allermeisten Fällen ist überhaupt keine Behandlung erforderlich. Die Operationen, die früher häufig zur »Aufrichtung« der Gebärmutter vorgenommen wurden, hat man heute als unnötig aufgegeben. In seltenen Fällen wird ein Scheidenpessar benützt, um die Vorwärtsneigung der Gebärmutter aufrechtzuerhalten.

Ist eine Gebärmutterknickung ein Schwangerschaftshindernis? Bestimmt nicht.

Behindert eine Gebärmutterknickung den Geschlechtsverkehr? Nein.

Was ist ein infantiler Uterus? Man verwendet diesen Ausdruck bei erwachsenen Frauen, deren Uterus die Größe eines Mädchens vor der Menarche hat. Es handelt sich dabei überwiegend um Störungen der geschlechtlichen Reifung bei Chromosomenanomalien. Meistens ist dabei aber auch die Menstruation nie eingetreten, ein Befund, der wesentlich bedeutsamer ist, als die zu kleine Gebärmutter.

Welche Bedeutung hat es, wenn die Gebärmutter klein ist? Keine, sofern die Gebärmutterfunktion normal ist. Mit anderen Worten: Wenn die Menstruation normal ist und eine Schwangerschaft eintreten kann, ist die geringere Größe der Gebärmutter bedeutungslos.

Ist bei Frauen mit infantilem Uterus das Zustandekommen einer Schwangerschaft erschwert? Nicht, wenn der Menstruationszyklus normal funktioniert.

Was ist eine Kürettage? Mit Kürettage oder Ausschabung bezeichnet man einen operativen Eingriff an der Gebärmutterhöhle, der von der Scheide aus vorgenommen wird. Er besteht in der Abschabung der Gebärmutterschleimhaut. Der Gebärmutterhalskanal muß zuvor mit Metallstiften gedehnt und erweitert werden.

Aus welchen Gründen wird eine Kürettage gemacht?
a) Zu diagnostischen Zwecken;
b) zu therapeutischen Zwecken, auch zum Schwangerschaftsabbruch;
c) oft dient die Kürettage der Diagnose und Behandlung zugleich, z. B. bei einer Schleimhauthyperplasie oder bei Polypen der Gebärmutter.

Wann macht man eine diagnostische Kürettage?
a) In Fällen ungeklärter Gebärmutterblutungen und sehr starker Blutungen;
b) bei Verdacht auf einen Polypen der Gebärmutterhöhle;
c) bei Verdacht auf einen Krebs des Gebärmutterkörpers.

Wann macht man eine therapeutische Kürettage?
a) Wenn bereits eine krankhafte Veränderung der Gebärmutterschleimhaut, etwa ein Polyp, diagnostiziert ist, kann er mit einer Kürettage entfernt werden;
b) wenn eine Wucherung der Gebärmutterschleimhaut, eine sogenannte glandulär-zystische Hyperplasie, diagnostiziert ist, bringt eine Kürettage oft Heilung;
c) im Anschluß an eine Fehlgeburt, wenn Teile der Frucht oder des Mutterkuchens zurückgeblieben sind, um die Gebärmutterhöhle durch die Kürettage zu entleeren und wieder normale Verhältnisse herzustellen.

Ist eine Kürettage schmerzhaft?
Nein. Sie wird im Krankenhaus in Allgemeinnarkose durchgeführt.

Wie lange muß man nach einer Kürettage im Krankenhaus bleiben? Ungefähr 1 – 2 Tage, manchmal nur wenige Stunden.

Ist von der Kürettage nachher äußerlich etwas sichtbar? Nein. Der Eingriff wird ausschließlich von der Scheide her vorgenommen.

Wie bald nach einer Kürettage kann man wieder zur Arbeit gehen? Binnen einer Woche.

Was muß man nach einer Kürettage unterlassen? Geschlechtsverkehr muß 2 Wochen unterbleiben.

Ist eine normale Schwangerschaft nach einer Kürettage möglich? Ja. Eine Kürettage, die von einem erfahrenen Frauenarzt in einem Krankenhaus ausgeführt wird, beeinträchtigt nachfolgende Schwangerschaften nicht. Allerdings ist nach gehäuften Kürettagen das Risiko für Extrauterinschwangerschaften und eine Placenta praevia erhöht.

Was ist eine Endometritis? Eine Infektion und Entzündung der Gebärmutterschleimhaut.

Wodurch entsteht eine Endometritis?
a) Durch bakterielle Infektionen wie Tripper (Gonorrhö);
b) sie kann einer Fehlgeburt oder Abtreibung folgen;

c) sie kann einer normalen Entbindung folgen, wenn es durch ungünstige Umstände zur Infektion der Gebärmutter gekommen ist.

Welche Krankheitserscheinungen finden sich bei einer Endometritis? Unregelmäßige Blutungen, Ausfluß, Schmerzen und Druckempfindlichkeit im Unterbauch, Schwächegefühl, Fieber, Beschwerden beim Wasserlassen usw.

Wie wird eine Endometritis behandelt? Als erstes ist die eigentliche Ursache zu bestimmen. Wenn eine unvollständige Fehlgeburt vorangegangen ist, muß die Gebärmutterhöhle mit einer Kürettage entleert werden. War eine bakterielle Infektion die Ursache der Endometritis, sind Antibiotika zu geben. Falls die Infektion über die Schleimhaut hinaus auf die Gebärmutterwand übergegriffen hat, muß man unter Umständen die Gebärmutter entfernen, um eine Heilung zu erreichen.

Heilt eine Endometritis manchmal von selbst aus? Ja, in gewissen Fällen. Öfter aber schreitet die Infektion nach außen fort, um die tieferen Wandschichten der Gebärmutter, die Eileiter, Eierstöcke und sogar die Bauchhöhle zu befallen.

Was ist ein Korpuspolyp? Ein Gewächs, das von der Gebärmutterschleimhaut ausgeht und in die Gebärmutterhöhle hineinragt. Polypen finden sich oft in der Mehrzahl.

Welche Krankheitszeichen treten bei einem Korpuspolypen auf? In manchen Fällen ist er symptomlos. In anderen Fällen können die Regelblutungen verstärkt und von krampfartigen Schmerzen begleitet sein. Ferner sind Schmierblutungen zwischen den Menstruationen und Ausfluß aus der Scheide zu beobachten.

Wie wird die Diagnose eines Korpuspolypen gestellt? Mit einer diagnostischen Kürettage, der sonographischen Untersuchung oder mit der Hysterographie.

Was ist die Hysterographie? Eine Röntgenuntersuchung der Gebärmutterhöhle, bei der ein schattengebendes Kontrastmittel durch den Gebärmutterhalskanal in die Gebärmutterhöhle eingespritzt wird, so daß auf den Röntgenaufnahmen die Gebärmutterhöhle zur Darstellung kommt. Diese Untersuchung wird heute nur noch sehr selten durchgeführt, sie ist weitgehend durch die sonographischen Verfahren verdrängt worden.

Werden Korpuspolypen manchmal bösartig? Ja, gelegentlich.

Wie werden Korpuspolypen behandelt? Sie werden mit einer Kürettage entfernt. Wenn sie durch den Gebärmutterhals in den Scheidenkanal austreten, können sie von der Scheide aus mit einem Instrument entfernt werden. Falls der Polyp Anzeichen einer bösartigen Veränderung zeigt, muß eine totale Uterusexstirpation mit Entfernung der Eileiter und Eierstöcke vorgenommen werden.

Was ist eine glandulär-zystische Hyperplasie des Endometriums? Eine gutartige Wucherung der Gebärmutterschleimhaut.

Wodurch entsteht eine glandulär-zystische Hyperplasie? Sie hängt gewöhnlich mit einer übermäßigen und verlängerten Produktion eines weiblichen Geschlechtshormons, des Östrogens, in den Eierstöcken zusammen. Häufig ist eine Zyste oder Geschwulst des Eierstocks, die für die Überproduktion von Östrogen verantwortlich sein kann, vorhanden.

Wie äußert sich eine glandulär-zystische Hyperplasie? Sie ist durch vollkommen unregelmäßige und nicht vorhersehbare Blutungen gekennzeichnet; die Blutungsanomalie kann von einem totalen Ausfall der Menstruation bis zu Blutungen reichen, die häufiger als normal auftreten, und die Blutungsstärke kann von leichten Schmierblutungen bis zu schweren Blutverlusten schwanken. Charakteristisch für die Blutungen bei der glandulär-zystischen Hyperplasie ist ihre Schmerzlosigkeit.

Besteht ein Zusammenhang zwischen glandulär-zystischer Hyperplasie und Unfruchtbarkeit? Ja. Bei Frauen mit einer glandulär-zystischen Hyperplasie bleibt der Eisprung meist aus, so daß keine Schwangerschaft eintreten kann.

Wie wird die glandulär-zystische Hyperplasie diagnostiziert? Eine Verdachtsdiagnose ergibt sich bereits aus dem sonographischen Befund. Durch die mikroskopische Untersuchung von Gebärmutterschleimhautstückchen, die bei einer Endometriumbiopsie oder Kürettage gewonnen werden, sichert man die Diagnose.

Wo und wie wird eine Endometriumbiopsie durchgeführt? Sie wird in der Praxis des Frauenarztes gemacht und besteht einfach darin, daß ein Spezialinstrument durch Scheide und Gebärmutterhalskanal in die Gebärmutterhöhle eingeführt wird; ein kleines Gewebestück wird entfernt und mikroskopisch untersucht.

Verursacht eine Endometriumbiopsie Schmerzen? Nein. Sie ist ein einfacher Sprechstundeneingriff, der kaum mit Beschwerden verbunden ist.

Besteht eine Verbindung zwischen der glandulär-zystischen Hyperplasie und einem Gebärmutterkrebs? Man nimmt an, daß bei Frauen jenseits des gebärfähigen Alters bestimmte Formen der Schleimhauthyperplasie mit der

Entwicklung eines Gebärmutterkrebses einhergehen können. Aus diesem Grund empfiehlt sich bei älteren Frauen mit glandulär-zystischer Hyperplasie eine radikalere Behandlung, z. B. eine Entfernung der Gebärmutter.

Wie wird eine glandulär-zystische Hyperplasie behandelt? Das hängt vom Alter der Patientin, der Form der Hyperplasie, die man bei der mikroskopischen Untersuchung gefunden hat, und davon ab, ob begleitende Eierstockgeschwülste vorhanden sind oder nicht. Bei jungen Frauen, die noch im gebärfähigen Alter stehen, wird eine einfache Hyperplasie mit einer Kürettage und mit der Verabreichung der Eierstockhormone Östrogen und Progesteron in Nachahmung des normalen Menstruationszyklus behandelt. Man nennt dies eine zyklische Therapie.

Nach der Menopause kann die Behandlung abhängig von der Form der Hyperplasie, in einer einfachen Kürettage oder in der Entfernung der Gebärmutter bestehen. Wenn die Hyperplasie wiederholt auftritt oder wenn man bei der mikroskopischen Untersuchung des hyperplastischen Gewebes ein Überwiegen bestimmter Zellformen findet, wird, sofern die Patientin über das gebärfähige Alter hinaus ist, die Uterusexstirpation wahrscheinlich die beste Behandlung sein.

Soll eine Frau mit einer glandulär-zystischen Hyperplasie häufig zu regelmäßigen Kontrolluntersuchungen gehen? Ja. Jede Unregelmäßigkeit im Menstruationszyklus bei einer Frau im gebärfähigen Alter sollte Anlaß geben, den Frauenarzt aufzusuchen.

Wie häufig ist der Krebs des Gebärmutterkörpers? Der Krebs des Gebärmutterkörpers, oder besser der Gebärmutterhöhle, das sogenannte Korpuskarzinom, ist der zweithäufigste Krebs des weiblichen Geschlechtstrakts. Der Gebärmutterhalskrebs ist jedoch 5mal häufiger als der Krebs des Gebärmutterkörpers.

Wer bekommt am ehesten einen Gebärmutterhöhlenkrebs? Er tritt später auf als der Gebärmutterhalskrebs und findet sich vorwiegend bei Frauen über 50. Im Gegensatz zum Gebärmutterhalskrebs bestehen keine Assoziationen mit chronisch entzündlichen Erkrankungen und Infektionen der Scheide.

Gibt es eine ererbte Anlage zum Gebärmutterhöhlenkrebs? Nein.

Was ist der Unterschied zwischen einem Karzinom und einem Sarkom des Gebärmutterkörpers? Das Karzinom geht von der Gebärmutterschleimhaut aus, während das Sarkom, eine ebenso bösartige Geschwulst, seinen Ursprung in der Muskelschicht der Gebärmutter hat. Letzteres ist wesentlich seltener.

Welche Symptome finden sich beim Krebs des Gebärmutterkörpers?
a) Unregelmäßige Blutungen bei Frauen, die noch Menstruationen haben;
b) Blutungen nach der Menopause;
c) Vergrößerung der Gebärmutter.

Wie wird der Gebärmutterhöhlenkrebs diagnostiziert? Mit einer diagnostischen Kürettage. Jede Blutung bei einer Frau nach der Menopause muß als verdächtig angesehen und mit einer Kürettage zum Ausschluß eines Krebses geklärt werden.

Welche Behandlung empfiehlt sich beim Gebärmutterhöhlenkrebs? Auch beim Krebs des Gebärmutterkörpers ist die Behandlung vom Stadium des Krebses abhängig. Im allgemeinen kommt der Gebärmutterkrebs jedoch früher zur Behandlung als der Gebärmutterhalskrebs, da er früher klinische Erscheinungen (Blutungen) macht. In den meisten Fällen wird so vorgegangen, daß 4 – 6 Wochen nach einer Radiumvorbestrahlung die totale Uterusexstirpation vorgenommen wird.

Ist das eine größere Operation? Ja, aber sie wird in fast allen Fällen gut überstanden.

Wie hoch ist die Heilungsziffer beim Krebs des Gebärmutterkörpers? Wenn der Krebs entdeckt wird, bevor er die Grenze der Gebärmutter überschritten hat, können etwa 4 von 5 Fällen geheilt werden. In jenen Fällen, in denen er sich bereits über die Gebärmutter hinaus ausgebreitet hat, betragen die Heilungsaussichten nur mehr 1 von 8 Fällen.

Ist es möglich, einem Gebärmutterhöhlenkrebs vorzubeugen? Er kann nicht verhütet werden, aber er kann früher entdeckt werden, wenn die Frau den Arzt umgehend aufsucht, sobald sie eine abnorme Blutung aus der Scheide bemerkt.

Was sind Gebärmuttermyome? Myome sind gutartige Geschwülste, die aus Muskelgewebe bestehen. Sie stellen gewöhnlich rundliche, derbe Knoten dar (Abb. 180).

Wie häufig finden sich Myome? Ungefähr 25 % aller Frauen haben Gebärmuttermyome. Diese Gewächse bleiben in der Mehrzahl symptomlos und bedürfen keiner Behandlung.

Wodurch entstehen Myome? Die eigentliche Ursache ist zwar unbekannt, doch hat sich gezeigt, daß die Wachstumsgeschwindigkeit stark von bestimmten Eierstockhormonen beeinflußt wird. Nach der Menopause, wenn nurmehr sehr wenig Eierstockhormon produziert wird, hören die Myome auf zu wachsen und können sogar schrumpfen.

Sexualorgane, Sexualverhalten und Fortpflanzung

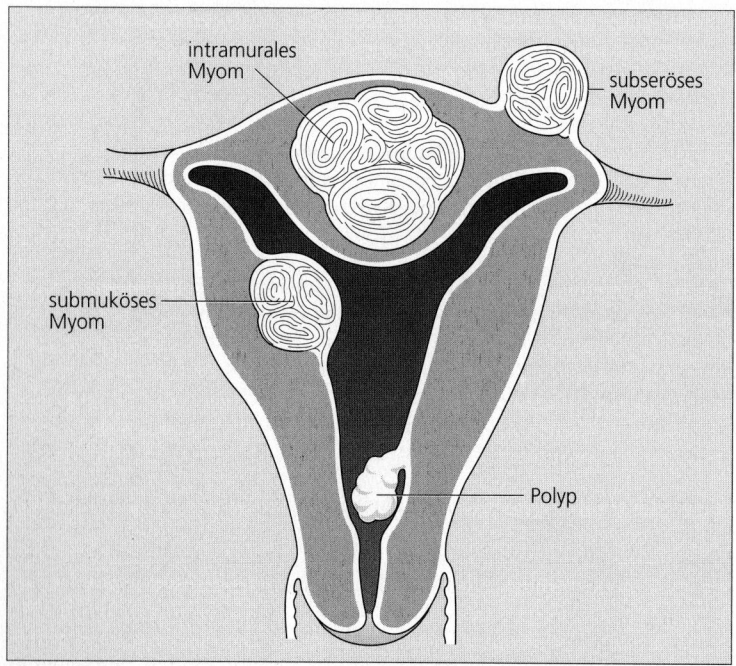

Abb. 180 *Myome.* Diese gutartigen Muskelgewebsgeschwülste können, wie die Zeichnung zeigt, in der Tiefe der Gebärmuttermuskulatur, an ihrer Oberfläche oder unmittelbar unter der die Gebärmutterhöhle auskleidenden Schleimhaut liegen.

In welchem Lebensalter bekommen Frauen am häufigsten Myome? In den letzten Abschnitten der gebärfähigen Phase, also etwa zwischen 35 und 45 Jahren. Myome können sich aber gelegentlich auch bei Frauen Anfang 20 oder noch nach der Menopause finden.

Kommen Myome familiär gehäuft vor? Eine regelrechte Vererbung gibt es nicht, aber da jede vierte Frau Myome hat, ist es nicht selten, daß man sie bei mehr als einem Familienmitglied findet.

Ist die Größe von Myomen sehr unterschiedlich? Ja. Sie können so klein wie ein Stecknadelkopf oder so groß wie eine Wassermelone sein. Fast immer treten sie in der Mehrzahl auf.

Die weiblichen Geschlechtsorgane

Welche Krankheitserscheinungen sind die Folge von Myomen?
a) Viele Myome bleiben symptomlos und werden zufällig bei einer routinemäßigen Unterleibsuntersuchung oder einer Ultraschalluntersuchung gefunden;
b) Myome können zu heftigen Monatsblutungen Anlaß geben oder aber keinerlei Beschwerden erzeugen;
c) wenn die Myome zu beträchtlicher Größe anwachsen und auf Harnblase oder Mastdarm drücken, kann es zu häufigem Harndrang oder zur erschwerten Stuhlentleerung kommen;
d) gelegentlich treten Kreuz- oder Unterleibsschmerzen auf;
e) wenn das Myom die Gebärmutterhöhle verzieht, kann Unfruchtbarkeit die Folge sein;
f) Myome können die Ursache von wiederholten Fehlgeburten sein.

Wie werden Myome diagnostiziert? Die beste Methode ist die Ultraschalluntersuchung, bei der bereits Myome von wenigen Zentimetern Durchmesser nach Größe, Form und anderen Eigenschaften zu charakterisieren sind. Auch mit der frauenärztlichen Untersuchung von der Scheide her lassen sich größere Myome feststellen. Eine Hysterosalpingographie zur Diagnose kleiner, submuköser Myome wird heute kaum noch durchgeführt.

Ist ein Gebärmuttermyom eine bösartige Geschwulst? Nein, Myome sind gutartige Gewächse.

Kann ein Myom bösartig werden? Sehr selten. Gelegentlich entwickelt sich ein Krebs in einer Gebärmutter, die Myome enthält, aber das Myom selbst begünstigt die Krebsentwicklung nicht. Ein Sarkom kann sich in seltenen Fällen aus einem Myom entwickeln.

Wie werden Myome behandelt? Wenn sie Krankheitserscheinungen verursachen oder schnell wachsen, sollen sie operativ entfernt werden.

Welche Operationen macht man bei Myomen? Entweder eine konservative Myomoperation, eine sogenannte Enukleation, bei der nur die Myome selbst ausgeschält werden, oder eine Uterusexstirpation – die Entfernung der ganzen Gebärmutter.

Wovon hängt es ab, ob sich der Frauenarzt für eine Myomausschälung oder für die Uterusexstirpation entscheidet? Vom Alter der Patientin und davon, ob sie noch Kinder bekommen möchte. Wenn Kinderwunsch besteht, versucht man die Gebärmutter zu erhalten und schält nur die Myome aus.

Gibt es außer der Myomausschälung und der Uterusexstirpation noch andere Möglichkeiten zur Behandlung von Myomen? Ja. Manche kleinen

Myome, die sich zu polypenartigen Gewächsen entwickeln, können mit einer einfachen Kürettage entfernt werden.

Neigen Myome zum Rückfall? 10 % kommen nach der Myomausschälung wieder. Nach einer Uterusexstirpation sind natürlich keine Rückfälle möglich.

Müssen alle Myome operiert werden? Nein. Ziemlich oft ist überhaupt keine Behandlung nötig.

Wann ist die operative Entfernung der Myome angezeigt?
a) Bei verstärkten, verlängerten und zu häufigen Menstruationsblutungen;
b) bei schweren Blutstürzen;
c) bei Drucksymptomen, die zu Blasen- oder Mastdarmstörungen führen;
d) bei schnellem Größenwachstum des Myoms;
e) jedes Myom, das größer als eine Gebärmutter im dritten Schwangerschaftsmonat ist, soll entfernt werden, auch wenn die Patientin keine Beschwerden hat;
f) bei akuten Schmerzen infolge des Zerfalls oder einer Stieldrehung eines Myoms;
g) bei wiederholten Fehlgeburten oder Unfruchtbarkeit.

Treten Myome manchmal während der Schwangerschaft auf? Ja. Bestehende Myome können im Verlaufe der Schwangerschaft größer werden.

Soll ein Myom während der Schwangerschaft behandelt werden? Nein. Am besten wird die Behandlung bis nach der Entbindung aufgeschoben.

Kann eine Frau nach einer Myomoperation schwanger werden? Wenn eine Myomausschälung ausgeführt wurde, ist eine nachfolgende Schwangerschaft möglich. In solchen Fällen ist allerdings unter Umständen eine Schnittentbindung nötig.

Führt die operative Behandlung der Myome meist zum Erfolg? Ja, in fast allen Fällen wird eine Heilung erreicht.

Gibt es eine erfolgversprechende nichtchirurgische Behandlung gegen Myome? Nein.

Ist die Myomausschälung als große Operation zu bewerten? Ja, weil sie mit einer Eröffnung der Bauchhöhle verbunden ist. In fast allen Fällen wird die Operation aber gut überstanden. Gewöhnlich ist ein 7 – 10tägiger Krankenhausaufenthalt erforderlich.

Wird die Menstruation nach der Myomausschälung wieder normal? Ja.

Wie lange soll eine Frau nach einer Myomausschälung zuwarten, bevor sie eine Schwangerschaft anstrebt? 3 Monate.

Was ist eine Uterusexstirpation? Eine Operation zur Entfernung der Gebärmutter.

Welche verschiedenen Arten der Uterusexstirpation gibt es?
a) Die supravaginale Uterusamputation, bei der nur der Gebärmutterkörper entfernt und der Gebärmutterhals belassen wird; diese Operation wird heute allerdings nur noch selten durchgeführt;
b) die totale Uterusexstirpation, bei der die ganze Gebärmutter, also Gebärmutterkörper und Gebärmutterhals, entfernt werden;
c) die erweitere radikale Uterusexstirpation, bei der zusammen mit der ganzen Gebärmutter ein guter Teil der Scheide, Eileiter und Eierstöcke, Stützgewebe und Lymphknoten mitentfernt werden;
d) die vaginale Uterusexstirpation, bei der die Entfernung der ganzen Gebärmutter von der Scheide her und nicht, wie bei den anderen Methoden, durch die eröffnete Bauchhöhle vorgenommen wird.

Wann kann eine Uterusexstirpation angezeigt sein?
a) Bei Myomen, die Krankheitserscheinungen verursachen;
b) bei einer chronischen, unbeeinflußbaren entzündlichen Erkrankung von Gebärmutter, Eileitern und Eierstöcken;
c) bei schwerer, wiederkehrender glandulär-zystischer Hyperplasie;
d) bei Krebs des Gebärmutterkörpers oder des Gebärmutterhalses;
e) bei Krebs der Eileiter oder der Eierstöcke;
f) bei chronischer Endometriose, wenn sie der Patientin starke Beschwerden macht;
g) in seltenen Fällen bei unbeherrschbarer Blutung nach einer Entbindung;
h) bei Zerreißung der Gebärmutter während der Schwangerschaft und unter der Geburt.

Ist eine Uterusexstirpation eine große Operation? Ja, aber sie gilt nicht als gefährliche Operation und wird in fast 100 % der Fälle gut überstanden.

Treten nach einer Uterusexstirpation noch Regelblutungen auf? Nein.

Kann eine Frau nach einer Uterusexstirpation schwanger werden? Nein.

Müssen die Eierstöcke bei einer Uterusexstirpation immer mitentfernt werden? Wenn es sich bei der Krankheit, die die Uterusexstirpation notwendig macht, um einen Krebs handelt, müssen Eileiter und Eierstöcke mitentfernt werden. Wenn die Erkrankung gutartig und die Frau noch jünger als 40 Jahre ist, kann man einen oder beide Eierstöcke belassen, damit nicht sofort die unangenehmen Beschwerden der Wechseljahre auftreten. Falls die Patientin noch jung ist, wird alles versucht, um die Eierstöcke zu erhalten, bei älteren Patientinnen nimmt man sie heraus. Bei Entzündungen oder Abszessen der Eierstöcke oder beim Vorliegen einer Endometriose werden die Eierstöcke bei der Uterusexstirpation in jedem Fall mit entfernt.

Folgen einer Uterusexstirpation immer Wechseljahrsbeschwerden? Nein. Wenn ein oder beide Eierstöcke zurückgelassen werden, kommt es nicht zu Wechseljahrsbeschwerden; diese treten nur ein, wenn beide Eierstöcke herausgenommen wurden oder wenn die Eierstockfunktion erlischt.

Kann man die Wechseljahrsbeschwerden nach der Uterusexstirpation unter Kontrolle halten? Ja. Richtig bemessen sind weibliche Geschlechtshormone ausgezeichnete Mittel zur Bekämpfung der klimakterischen Ausfallserscheinungen.

Beeinträchtigt die Entfernung der Gebärmutter auf irgendeine Weise das Geschlechtsleben? Nein. Die Entfernung der Gebärmutter, ob mit oder ohne Eierstöcke, beeinträchtigt die Fähigkeit zum Geschlechtsverkehr oder das sexuelle Verlangen nur in wenigen Fällen und auch dann nicht aufgrund anatomischer Veränderungen, sondern aufgrund psychischer Probleme. Manche Frauen fühlen sich nach Entfernung der Gebärmutter nicht mehr als »vollständige« Frau. Mindestens ebensoviele Frauen geben jedoch an, daß ihr Liebesleben seit der Uterusexstirpation glücklicher ist als vorher, da keine Angst mehr vor unerwünschter Schangerschaft besteht.

Werden bei der Uterusexstirpation die äußeren Geschlechtsteile verändert? Nein. Scheide und äußere Geschlechtsteile bleiben von der Uterusexstirpation unberührt.

Verursacht die Uterusexstirpation Veränderungen in der körperlichen Erscheinung einer Frau? Nein. Das ist ein verbreiteter Irrtum. Eine Uterusexstirpation führt nicht zu einer Neigung zum Dickwerden oder zum Verlust der weiblichen Körperformen! Man muß aber bedenken, daß die Uterusexstirpation in den meisten Fällen im 5. und 6. Lebensjahrzehnt vorgenommen wird, wo auch normalerweise Alterserscheinungen auftreten. Die Entfernung der Eierstöcke führt allerdings manchmal zu einer Gewichtszunahme.

Ist die Narbe nach einer Uterusexstirpation entstellend? Nein. Sie besteht in einer einfachen Linie am Unterbauch. Eine vaginale Uterusexstirpation hinterläßt überhaupt keine sichtbare Narbe.

Die weiblichen Geschlechtsorgane

Wann ist eine vaginale Uterusexstirpation angezeigt? Wenn eine Gebärmuttersenkung mit einer Zystozele und Rektozele besteht, ist es im allgemeinen zweckmäßig, die Gebärmutter durch die Scheide zu entfernen, damit gleichzeitig eine Scheidenplastik gemacht werden kann. Das ist aber undurchführbar, wenn die Gebärmutter so stark vergrößert ist, daß sie sich nicht durch die Scheide befördern läßt. Bei Verdacht auf einen invasiven bösartigen Prozeß ist die vaginale Uterusexstirpation im allgemeinen nicht angezeigt.

Ist die vaginale Uterusexstirpation ein gefährliches Operationsverfahren? Nein. Das Risiko ist eher geringer als bei einer Uterusexstirpation mit Eröffnung der Bauchhöhle.

Ist die Uterusexstirpation eine schmerzhafte Operation? Die Beschwerden sind dieselben wie nach jeder anderen Bauchoperation. Die Schmerzen lassen sich meist leicht mit Medikamenten beherrschen.

Wie lange muß man nach einer Uterusexstirpation im Krankenhaus bleiben? 7 – 10 Tage.

Welche Beschwerden folgen einer Uterusexstirpation? 1 oder 2 Wochen lang können eine Blutung oder Ausfluß aus der Scheide bestehen. Außerdem kann nach der Uterusexstirpation der Abgang von Harn oder Stuhl eine Woche oder länger erschwert sein.

Wie bald nach einer Uterusexstirpation kann man folgendes tun?
Brausen: nach 1 Woche
Baden: nach 4 Wochen
Das Haus verlassen: nach 8 – 10 Tagen
Ein Auto lenken: nach 4 – 5 Wochen
Alle Haushaltspflichten erledigen: nach 6 Wochen
Geschlechtsverkehr wieder aufnehmen: nach 8 Wochen
Wieder zur Arbeit gehen: nach 8 Wochen
Alle körperlichen Tätigkeiten wieder aufnehmen: nach 3 Monaten.

Was ist eine Endometriose? Eine Erkrankung, bei der sich Zellen der Gebärmutterschleimhaut – Endometriumzellen – an Stellen finden, wo sie nicht hingehören. Sie können tief in der Gebärmutterwand, an der Außenhülle der Gebärmutter, an Eileitern, Eierstöcken, Scheide, Gebärmutterbändern, Darm, Harnblase oder an anderen Stellen der Bauchhöhle angetroffen werden.

Wie können diese Endometriumzellen in ihrer abnormen Lage existieren? Sie pflanzen sich auf der Oberfläche anderer Organe ein und bilden kleine Zellnester. Die Ausdehnung eines solchen Endometrioseherds kann von

Stecknadelkopfgröße bis zu Orangengröße schwanken. Oft bilden sie Zysten, die eine Flüssigkeit von schokoladenartigem Aussehen enthalten; dieser Zysteninhalt besteht aus altem eingedickten Blut.

Welche krankhaften Veränderungen werden von diesen Endometriumnestern hervorgerufen? Sie können feste Verwachsungen zwischen den Eileitern und Eierstöcken oder der Harnblase, dem Darm oder der Gebärmutter verursachen. Sie können Zysten bilden, die sich unter Umständen um ihren Stiel drehen oder platzen und damit Erscheinungen einer akuten schmerzhaften Baucherkrankung auslösen.

Funktionieren diese Endometriumzellnester wie normale Gebärmutterschleimhautzellen? Ja. Vor jeder Monatsblutung kommt es zur Vergrößerung und Blutanschoppung und gleichzeitig mit der Menstruation zur Blutung.

Was ist die Ursache der Endometriose? Die eigentliche Ursache ist nicht bekannt. Eine Möglichkeit ist, daß Gebärmutterschleimhautzellen durch eine in verkehrter Richtung ablaufende Wellenbewegung der Eileitermuskulatur nach der freien Bauchhöhle hin verschleppt werden. Eine andere Möglichkeit ist die Verschleppung solcher Zellen bei chirurgischen Eingriffen an der Gebärmutter. Es gibt aber offensichtlich auch noch andere Ursachen der Endometriose.

Welche Krankheitserscheinungen können bei einer Endometriose vorkommen?
a) Manchmal erzeugt sie überhaupt keine Symptome und ist ein Zufallsbefund bei einer Operation aus anderen Gründen;
b) vor und während der Menstruation können starke Schmerzen auftreten;
c) die Entleerung von Harn und Stuhl oder der Geschlechtsverkehr sind oft sehr schmerzhaft;
d) die Monatsblutung kann erheblich verstärkt sein;
e) Unfruchtbarkeit ist eine häufige Komplikation einer ausgedehnten Endometriose.

Wie wird eine Endometriose behandelt?
a) Bei vielen Fällen kommt man mit einer medikamentösen Behandlung aus. Sie besteht in der Verabreichung von weiblichen Geschlechtshormonen. Man kann dabei eine Dosis wählen, bei der die Menstruationen vorübergehend unterdrückt werden, diese Behandlung kann aber nicht über lange Zeit fortgesetzt werden. Dagegen ist die Behandlung mit Ovulationshemmern (»Pille«) über Jahre möglich. Hierbei wird die Menstruationsblutung zwar nicht ganz unterdrückt, sie ist aber sehr schwach;
b) in hartnäckigen Fällen einer Endometriose mit starken Beschwerden muß man unter Umständen die Gebärmutter und die Endometrioseher-

de entfernen. Die Uterusexstirpation bleibt Fällen jenseits des gebärfähigen Alters oder besonders schweren Verlaufsformen vorbebalten;
c) bei jungen Frauen im gebärfähigen Alter führt eine Schwangerschaft vorübergehend zur Beschwerdefreiheit, weil der zyklische Einfluß, der die Krankheitserscheinungen der Endometriose verursacht, unterbrochen ist.

Führt die Endometriose zu Krebs? Nein.

Was kann geschehen, wenn man eine Endometriose unbehandelt läßt? Die Krankheitserscheinungen können fortschreiten und den Allgemeinzustand der Patientin stark beeinträchtigen. Wenn die Endometriose den Darm in Mitleidenschaft zieht, kann ein Darmverschluß eintreten. In manchen Fällen werden die Endometriosezysten so groß, daß sie einen Druck auf andere Organe erzeugen und schon deshalb operiert werden müssen. Manchmal kommt es zur Stieldrehung oder Zerreißung von Endometriosezysten, die einen sofortigen chirurgischen Eingriff nötig machen.

Fehlgeburt
(Abortus)

Was ist ein Abortus? Mit Abortus oder Fehlgeburt bezeichnet man die Ausstoßung des Schwangerschaftsprodukts aus der Gebärmutter während der ersten 6 Schwangerschaftsmonate, also zu einem Zeitpunkt, zu dem das Kind noch nicht selbständig lebensfähig ist.

Was bedeuten die Ausdrücke »Frucht«, »Embryo« und »Fetus«?
Damit bezeichnet man das ungeborene Kind im Mutterleib. Der Ausdruck Embryo bezieht sich auf den jungen Keim in der Entwicklung bis zum 3. Schwangerschaftsmonat, danach wird das Ungeborene Fetus genannt.

Bedeutet der Ausdruck »Abortus« immer, daß ein künstlicher Schwangerschaftsabbruch erfolgt ist? Nein. Unter Medizinern versteht man unter diesem Ausdruck lediglich, daß die Beendigung der Schwangerschaft zu einer Zeit erfolgt, in der die Frucht noch nicht so weit entwickelt ist, daß sie am Leben erhalten werden kann.

Welche verschiedenen Arten des Aborts gibt es?
a) Den natürlichen oder spontanen Abort, bei dem keine künstlichen Mittel zu seiner Auslösung angewendet wurden;
b) den induzierten oder eingeleiteten Abort, wo der Abbruch der Schwangerschaft mit Hilfe von Medikamenten, Instrumenten oder einem operativen Eingriff herbeigeführt wird.

Gibt es verschiedene Formen der spontanen Fehlgeburt?
Ja, und zwar:
a) die drohende Fehlgeburt;
b) die beginnende Fehlgeburt;
c) die unvollständige Fehlgeburt;
d) die vollständige Fehlgeburt;
e) die infizierte Fehlgeburt;
f) die verhaltene Fehlgeburt (»missed abortion«).

Was ist meist Ursache einer spontanen Fehlgeburt?
a) Fehlbildungen von Eizelle, Samenzelle, befruchtetem Ei oder Mutterkuchen;
b) Krankheiten der Gebärmutter, etwa eine Infektion oder ein Myom;
c) eine Entgleisung im Hormondrüsensystem, die mit einer Funktionsstörung von Eierstöcken, Schilddrüse oder Hirnanhangsdrüse in Zusammenhang steht;
d) Allgemeinerkrankungen wie Zuckerkrankheit, Unterernährung, Syphilis, Tuberkulose usw.;
e) stärkere Strahlenbelastung durch Röntgenstrahlen, Einnahme von Giften usw.

Was ist eine drohende Fehlgeburt? Um eine drohende Fehlgeburt handelt es sich, wenn es in der frühen Schwangerschaft zu Schmierblutungen aus der Scheide und zu wehenartigen Unterleibskrämpfen kommt, aber keine Eröffnung des Muttermundes eintritt und die Leibesfrucht nicht ausgestoßen wird.

Was ist eine beginnende Fehlgeburt? In diesem Zustand sind Blutung und Erweiterung des Muttermundes bereits so fortgeschritten, daß nichts mehr getan werden kann, um die Ausstoßung der Frucht aus der Gebärmutter zu verhindern.

Was ist eine unvollständige Fehlgeburt? Von unvollständiger Fehlgeburt spricht man, wenn das Schwangerschaftsprodukt nur teilweise ausgestoßen wurde.

Was ist eine vollständige Fehlgeburt? Eine vollständige Fehlgeburt liegt vor, wenn die Frucht mit allen Eihüllen und dem Mutterkuchen zur Gänze aus der Gebärmutter ausgestoßen wurde.

Wie zeigt sich eine spontane Fehlgeburt an?
a) Im Frühstadium einer drohenden Fehlgeburt sind Schmierblutungen das einzige Zeichen. Dann können sich leichte, wehenartige Krämpfe oder Rückenschmerzen entwickeln. Dieser Zustand kann tage- oder sogar wochenlang anhalten;

b) bei der beginnenden Fehlgeburt ist die Blutung stärker, die Wehen werden regelmäßig, stark, sie nehmen zu, und der Muttermund beginnt sich zu erweitern;
c) bei der unvollständigen Fehlgeburt sind Teile des Schwangerschaftsproduktes abgegangen. Blutung und Wehen sind meist stark; der Muttermund ist weitgehend eröffnet, es gehen Gewebestücke oder Klumpen geronnenen Blutes ab. Häufig wird die Frucht ausgestoßen, Reste der Eihäute und des Mutterkuchens bleiben jedoch in der Gebärmutter zurück;
d) bei der vollständigen Fehlgeburt entleert sich die Gebärmutter ganz; in der frühen Schwangerschaft kann der geschlossene Eihautsack mit der Frucht im Ganzen abgehen.

Kommt es nach langdauernder Einnahme von Ovulationshemmern häufiger zu Fehlgeburten? Nein. Die Neigung zu Fehlgeburten ist bei Frauen, die vor der Schwangerschaft über lange Zeit Ovulationshemmer eingenommen haben, statistisch nicht erhöht.

Soll man Geschlechtsverkehr meiden, wenn während der Schwangerschaft Schmierblutungen oder stärkere Blutungen auftreten? Ja. Wenn Anzeichen bestehen, daß die Möglichkeit einer Fehlgeburt vorhanden ist, soll man Geschlechtsverkehr meiden.

Kann bei einer intakten Schwangerschaft durch Geschlechtsverkehr eine Fehlgeburt ausgelöst werden? Nein.

Kann ein seelischer Schock oder eine starke Gemütsbewegung eine Fehlgeburt auslösen? Derartige Fälle sind vorgekommen, aber selten.

Kann durch Arbeit oder körperliche Tätigkeit eine Fehlgeburt ausgelöst werden? Nur wenn bereits ein spontaner Abort droht. Daher sollen Frauen mit Abortgefahr unbedingt Bettruhe einhalten.

Sind Schmerzen im Unterbauch ein Zeichen, daß eine Fehlgeburt droht? In manchen Fällen können krampfartige Bauchschmerzen bedeuten, daß die Möglichkeit einer Fehlgeburt besteht. Wenn die Schmerzen anhalten, soll man den Frauenarzt verständigen.

Wie wird eine beginnende Fehlgeburt behandelt? Wenn die Fehlgeburt offensichtlich nicht mehr aufzuhalten ist, sollte die Gebärmutter entleert werden. Die Beurteilung, ob eine Fehlgeburt unaufhaltbar ist, ist schwierig. Jeder Frauenarzt wird jedoch alle Möglichkeiten ausschöpfen, um die Schwangerschaft zu erhalten. Wenn klar ist, daß das nicht mehr geht, ist am besten, die Gebärmutter mit einer Kürettage vollständig zu entleeren.

Wie wird eine unvollständige Fehlgeburt behandelt? Zur vollständigen Ausräumung der Gebärmutterhöhle wird eine Kürettage gemacht. Wenn die Fehlgeburt mit einer starken Blutung einhergegangen ist, sind evtl. Bluttransfusionen angebracht.

Wie wird eine vollständige Fehlgeburt behandelt? Es ist keine Behandlung nötig, sofern kein schwerer Blutverlust eingetreten ist. In diesem Fall sind Bluttransfusionen zu geben. Wenn eine Infektion auftritt, werden Antibiotika verordnet.

Was ist eine verhaltene Fehlgeburt? Von verhaltener Fehlgeburt oder »missed abortion« spricht man bei einem Schwangerschaftsverlauf, bei dem es zum Absterben der Frucht und ihrer Ablösung von der Gebärmutterwand, nicht aber zu ihrer Ausstoßung gekommen ist, so daß sie in der Gebärmutterhöhle zurückbleibt. In bestimmten Fällen gibt man Medikamente, um den Abgang der Frucht einzuleiten. Am sichersten ist es aber oft, wenn man abwartet, bis sich die Gebärmutter von selbst entleert.

Was ist ein habitueller Abort? Wenn kein Kind ausgetragen wurde, sondern 4 oder mehr Spontanaborte erfolgten, spricht man von habituellem Abort.

Was hält man für die Ursachen des habituellen Aborts?
a) Hormonale Störungen von Hirnanhangsdrüse, Schilddrüse oder Eierstöcken;
b) Gebärmutteranomalien;
c) genetische Anomalien in den Chromosomen des Embryos;
d) das Vorhandensein bestimmter Antikörper bei der Mutter (Cardiolipin-Antikörper).

Kann bei Neigung zu habituellen Aborten manchmal eine medikamentöse Behandlung helfen? Ja, aber das erfordert eine gründliche Untersuchung, die alle Gesichtspunkte berücksichtigt, und eine eingehende ärztliche Behandlung.

Wann ist bei einer Fehlgeburt ein Krankenhausaufenthalt notwendig? Wenn die Blutung sehr heftig ist oder wenn die wehenartigen Bauchkrämpfe stark und anhaltend sind.

Welche Hauptgefahren bestehen bei einer Fehlgeburt?
a) Bei einer unvollständigen Fehlgeburt kann die Blutung ein lebensgefährliches Ausmaß erreichen. In solchen Fällen sind prompte Bluttransfusionen lebensrettend;
b) eine Infektion nach einer Fehlgeburt ist keine seltene Komplikation, besonders bei einer Abtreibung unter schlechten Bedingungen. Sie muß un-

bedingt antibiotisch behandelt werden. Früher sind viele junge Frauen nach illegalen Aborten an septischen Komplikationen verstorben.

Welche Folgen hat es, wenn eine Fehlgeburt nicht richtig behandelt wird?
a) Es kann eine Infektion eintreten, die unter Umständen die Entfernung von Gebärmutter, Eileitern und Eierstöcken notwendig macht;
b) es kann zur Unfruchtbarkeit kommen.

Kann eine Infektion bei jeder Form einer Fehlgeburt zustande kommen? Ja, aber bei einem erlaubten Schwangerschaftsabbruch, der im Krankenhaus im Operationssaal durchgeführt wird, ist sie selten.

Welche Beschränkungen muß man sich nach einer Fehlgeburt auferlegen?
a) 1 bis 2 Wochen Schonung;
b) 2 Wochen kein Geschlechtsverkehr.

Wie ist die Frage des Schwangerschaftsabbruchs in der Bundesrepublik Deutschland gegenwärtig gesetzlich geregelt? Gegenwärtig besteht in Deutschland eine Fristenlösung mit Beratungspflicht. Der Schwangerschaftsabbruch wird im Prinzip als illegal angesehen, er ist aber bis zur 12. Woche erlaubt, wenn die Frau ihn auch nach einer Beratung durch einen Arzt, der selbst nicht den Abbruch durchführt, wünscht. Die Beratung soll dabei möglichst auf die Erhaltung der Schwangerschaft hinwirken. Daneben bestehen medizinische (schwere Mißbildungen), forensische (Vergewaltigung) und soziale (Armut, Kinderreichtum) Indikationen zum Schwangerschaftsabbruch. Der Abbruch darf nur von einem Arzt vorgenommen werden. Schwangerschaftsabbrüche, die von einem »Kurpfuscher« oder einer »Engelmacherin« ausgeführt wurden, sind in allen Fällen strafbar. Die Gesetzeslage zum Schwangerschaftsabbruch ist nach wie vor in der Diskussion.

Unter welchen Voraussetzungen ist ein Schwangerschaftsabbruch erlaubt?
Die Gründe nach dem Gesetz, die sogenannten *Indikationen,* sind:
a) Gefahr für das Leben oder die Gesundheit der Schwangeren – die sogenannte medizinische Indikation. (Zeitlich unbefristet.)
b) Gefahr einer nicht behebbaren körperlichen oder geistigen Schädigung des Kindes – die sogenannte eugenische oder kindliche Indikation. (Befristet bis zum Ende der 22. Woche nach der Empfängnis.)
c) Vergewaltigung (oder sexuelle Nötigung, sexueller Mißbrauch von Widerstandsunfähigen oder Kindern) – die sogenannte ethische oder kriminologische Indikation. (Befristet bis zum Ende der 12. Woche nach der Empfängnis.)
d) Gefahr einer schwerwiegenden Notlage für die Schwangere, die nicht auf andere Weise abgewendet werden kann – die sogenannte Notlagenindikation. (Befristet bis zum Ende der 12. Woche nach der Empfängnis.)

Ob eine solche Indikation vorliegt, muß ein Arzt entscheiden und darüber eine schriftliche Feststellung abgeben. Es darf nicht der Arzt sein, der den Schwangerschaftsabbruch vornimmt.

Weiterhin verlangt das Gesetz, daß die Schwangere eine medizinische Beratung und mindestens 3 Tage vor dem Eingriff eine soziale Beratung in Anspruch nimmt.

Wohin kann sich die Schwangere zur sozialen Beratung wenden? An eine anerkannte Beratungsstelle für Schwangerschaftsfragen, an das Gesundheitsamt oder an einen Arzt ihres Vertrauens, der über alle zur Verfügung stehenden sozialen Hilfen entsprechend unterrichtet ist.

Wo kann man nähere Angaben über Fragen der Familienplanung, Sexualberatung, soziale Hilfen usw. bekommen? Bei der Bundeszentrale für gesundheitliche Aufklärung, Aktion Familienplanung, bei den Familienberatungsstellen der Gesundheitsämter, der Gemeinden und der Landkreise.

Warum ist die soziale Beratung wichtig? Oft glaubt sich eine Schwangere in einer ausweglosen Situation, weil sie die Möglichkeiten nicht kennt, die sich ihr bieten; vielleicht wird sie sogar von ihrem Partner oder der Familie zu einem Schritt getrieben, den sie von sich aus eigentlich nicht tun möchte. In einem Beratungsgespräch können alle Punkte (z.B. Berufs- oder Ausbildungsprobleme, familiäre Probleme, Wohnungsprobleme, rechtliche und finanzielle Probleme) eingehend erörtert werden, und die werdende Mutter kann erfahren, welche Ansprüche und Rechte sie hat und welche Hilfen ihr vom Staat und von privaten Organisationen geboten werden. Die Beratung soll die Schwangere davor bewahren, in einer Panikreaktion einen Entschluß zu fassen, der sie später vielleicht sehr belastet. Die Beratung ist kostenlos. Falls ein Arzt die soziale Beratung übernimmt, bekommt er den Krankenschein der Versicherten. Dieser darf nicht identisch sein mit dem Arzt, der den Schwangerschaftsabbruch durchführt.

Warum ist die medizinische Beratung wichtig? Ein Schwangerschaftsabbruch ist wie jeder andere operative Eingriff nicht frei von Gefahren. Der Arzt ist verpflichtet, die Schwangere über alle möglicherweise auftretenden Komplikationen und Folgen aufzuklären, damit sie ihre Entscheidung nach reiflicher Überlegung treffen kann.

Welche Gesundheitsschäden und Spätfolgen können durch einen Schwangerschaftsabbruch hervorgerufen werden? Auch bei einem in der Klinik regelrecht ausgeführten Schwangerschaftsabbruch sind Komplikationen nicht ausgeschlossen. Je weiter fortgeschritten die Schwangerschaft ist, um so schwieriger ist der Eingriff und um so größer ist die Gefahr von Komplikationen. Es besteht die Möglichkeit von Gebärmutterverletzungen und von

fieberhaften Entzündungen, die zu einem Eileiterverschluß und nachfolgender Unfruchtbarkeit führen können. Außerdem wird nach einem Schwangerschaftsabbruch das Risiko größer, daß es in späteren Schwangerschaften zu einer Fehlgeburt, Bauchhöhlenschwangerschaft oder Frühgeburt kommt. Bei Frühgeborenen ist die Krankheitsanfälligkeit und Sterblichkeit größer als bei voll ausgetragenen, reifen Kindern, und es besteht die Gefahr, daß die körperliche und geistige Entwicklung beeinträchtigt ist.
Der Entschluß zu einem Schwangerschaftsabbruch bedeutet meist eine schwere seelische Belastung für die Frau, die seelische Störungen zur Folge haben kann.

Sind die Berater gesetzlich zum Schweigen verpflichtet? Ja.

Kann sich ein Arzt weigern, einen Schwangerschaftsabbruch durchzuführen? Ja. Nach dem Gesetz ist niemand verpflichtet, an einem Schwangerschaftsabbruch mitzuwirken. (Eine Ausnahme wäre in dem Sonderfall gegeben, daß der Schwangerschaftsabbruch wegen einer unmittelbaren Gefährdung der Frau notwendig wäre.) Manche Krankenhäuser verlangen aber von den dort tätigen Ärzten die grundsätzliche Bereitschaft, an Schwangerschaftsabbrüchen mitzuwirken.

Wer übernimmt die Kosten für einen legalen »indizierten« Schwangerschaftsabbruch? Die Krankenkasse oder die Sozialhilfe.

Muß der Arzt, der den Schwangerschaftsabbruch vornimmt, die Indikation nochmals überprüfen? Ja, dazu ist er gesetzlich verpflichtet. Er muß sich die Indikationsfeststellung, die ein anderer Arzt ausgestellt hat, vorlegen lassen. Oft verlangt er auch eine Bestätigung, daß eine soziale Beratung stattgefunden hat.

Wie wird ein Schwangerschaftsabbruch durchgeführt?
a) Mit einer Kürettage. Dazu muß zuerst der Gebärmutterhals erweitert (dilatiert) werden; dann wird die Gebärmutter mit einer Kürette ausgeschabt.
b) Mittels Absaugung. Bei dieser Methode wird ein spezielles Absauginstrument durch den erweiterten Gebärmutterhals in die Gebärmutterhöhle eingeführt und der Gebärmutterinhalt abgesaugt.

Gibt es Präparate zum Einnehmen, mit denen ein Spontanabort ausgelöst werden kann? Ja, wenngleich sie in Deutschland noch nicht zugelassen sind. Das Präparat mit dem Codenamen RU 486 ist ein Prostaglandin-Analogon, das innerhalb von wenigen Stunden nach Einnahme in über 95 % der Fälle zu einer raschen und zuverlässigen Beendigung der Schwangerschaft führt. Bislang ist dieses Medikament, das auf großen Widerstand vor allem in Kreisen der katholischen Kirche gestoßen ist, nur in einigen europäischen Ländern erhältlich.

Gibt es eine ungefährliche Methode, mit der eine Schwangere selbst eine Abtreibung durchführen könnte? Nein! Abgesehen davon, daß eine solche Handlung strafbar wäre, kommt es dabei sehr oft zur Infektion, zu Blutungen und zu Todesfällen.

Welche Gefahren bringt eine Abtreibung mit sich? Die Abtreibung, also der illegale oder kriminelle Schwangerschaftsabbruch, ist mit großen Gefahren für die Frau verbunden. Die Sterblichkeit ist beim kriminellen Abort groß. Sie macht einen erheblichen Prozentsatz aller Todesfälle im Zusammenhang mit Schwangerschaft, Geburt und Wochenbett aus. Ein Schwangerschaftsabbruch sollte ausschließlich in einem Krankenhaus durchgeführt werden, wo immer sterile Arbeitsbedingungen sowie entsprechende Anästhesie- und Transfusionseinrichtungen zur Verfügung stehen. Eine tödliche Blutung, eine Infektion oder die Durchbohrung der Gebärmutterwand sind nur zu häufige Komplikationen von illegalen Abtreibungsversuchen.

Kommt es nach einem kriminellen Abort sehr oft zur Unfruchtbarkeit? Ja. Er ist eine der häufigsten Ursachen der ungewollten Kinderlosigkeit.

Eileiter
(Tuben)

Was sind die Eileiter? Die Eileiter oder Tuben sind zwei schlauchförmige, etwa 10–12 cm lange Hohlorgane, die von den Gebärmutterecken oben abgehen und nach beiden Seiten ins Becken ziehen. Jeder Eileiter ist nicht ganz bleistiftdick und öffnet sich an seinem äußersten Ende trichterförmig. Die Eileiter bestehen aus einer äußeren Muskel- und einer inneren Schleimhautschicht mit einem Flimmerhärchenbesatz. Diese haarförmige Zellausläufer erzeugen mit ihrer Hin- und Herbewegung einen Flimmerstrom, der an der Beförderung des Eies in die Gebärmutter beteiligt ist und der vielleicht auch die Aufwärtswanderung des Samens durch die Eileiter zur Eizelle unterstützt.

Welche Funktion haben die Eileiter? Aufgabe der Eileiter ist es, die vom Eierstock freigesetzte Eizelle in die Gebärmutterhöhle weiterzubefördern und die Wanderung des Samens aus der Gebärmutterhöhle zur Eizelle zu ermöglichen.

Was ist eine Salpingitis? Der Fachausdruck für eine Eileiterentzündung (Abb. 181).

Die weiblichen Geschlechtsorgane

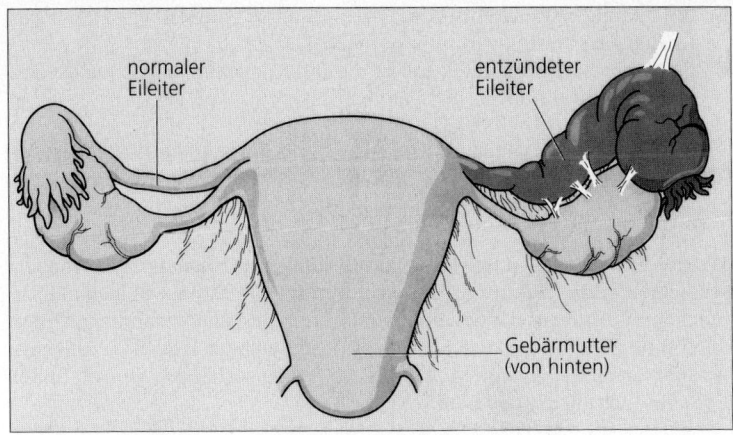

Abb. 181 *Eileiterentzündung.* Links normaler Eileiter und Eierstock; rechts entzündlich veränderter Eileiter mit Verwachsungen. Es ist leicht begreiflich, daß ein derart krankhaft veränderter Eileiter nicht mehr imstande ist, eine Eizelle vom Eierstock aufzunehmen und weiterzutransportieren.

Was sind die häufigsten Gründe für eine Eileiterentzündung?
a) In den letzten Jahren haben sich Infektionen mit Chlamydien, eine sexuell übertragbare Erkrankung, zur häufigsten Ursache für Eileiterentzündungen entwickelt;
b) eine Gonorrhö (Tripper), die von der Scheide durch den Gebärmutterhalskanal und die Gebärmutterhöhle bis in die Eileiter aufgestiegen ist;
c) Staphylokokken-, Pneumokokken-, Streptokokken- und Koliinfektionen.
d) die Tuberkulose, die gewöhnlich von einem Primärherd in einem anderen Organ ihren Ausgang nimmt, kommt heute nur noch sehr selten vor;
e) Intrauterinspiralen, Manipulationen am Genitale bei Abtreibungen u. dgl.

Ist die Eileiterentzündung eine häufige Erkrankung?
Ja, vor allem mit Zunahme der sexuellen Freizügigkeit ist die Zahl der durch Chlamydien bedingten Eileiterentzündungen massiv angestiegen. Besonders tückisch ist dabei, daß diese Erkrankungen oft asymptomatisch verlaufen und die Betroffenen daher keinen Anlaß sehen, sich behandeln zu lassen.

Welche Folgen kann eine Eileiterentzündung haben?
a) Unfruchtbarkeit;
b) eine Eileiterschwangerschaft (ektopische Schwangerschaft);

c) die Bildung eines chronischen Abszesses unter Mitbeteiligung von Eileiter und Eierstock;
d) die Ausbreitung der Infektion in die freie Bauchhöhle, die zur Bauchfellentzündung führt.

Welche Behandlung ist bei schweren chronischen Eileiterentzündungen oft erforderlich?
Die operative Entfernung von Gebärmutter, Eileitern und Eierstöcken.

Welche Erscheinungen macht die akute Eileiterentzündung? Unterbauchschmerzen, Fieber, Schüttelfröste, erschwertes Harnlassen, Übelkeit und Erbrechen, Ausfluß aus der Scheide, verstärkte Menstruationsblutung, Unterleibsblutungen zwischen den Menstruationen, Schmerzen beim Geschlechtsverkehr usw. Diese Symptome können vollzählig vorhanden sein, oft finden sich aber auch nur einige davon.

Wie beugt man einer Eileiterentzündung am besten vor? Geschlechtsverkehr mit einem infizierten Partner sollte natürlich vermieden werden. Wenn sich aber doch nach einem Geschlechtsverkehr ein Ausfluß aus der Scheide entwickelt, soll sofort eine frauenärztliche Behandlung durchgeführt werden. Damit kann in den allermeisten Fällen ein Aufsteigen der Infektion über die Gebärmutter in die Eileiter verhindert werden.

Wie wird eine Eileiterentzündung behandelt, wenn sie sich nun einmal entwickelt hat? Eine akute Eileiterentzündung wird mit Antibiotika behandelt. Die Patientin muß Bettruhe einhalten und bekommt schmerzstillende Mittel. Wenn sich ein Abszeß gebildet hat, der nicht zurückgeht, kann eine Operation zur Entfernung des Eileiters notwendig sein.

Wird die Operation meist während der akuten Phase der Eileiterentzündung durchgeführt? Nein. Der Frauenarzt wird alles versuchen, um die Entzündung zunächst mit anderen Mitteln unter Kontrolle zu bringen. Eine sofortige Operation kann *dann* nötig sein, wenn ein Eileiterabszeß durchzubrechen droht und damit die Gefahr einer Bauchfellentzündung heraufbeschwört.

Ist in jedem Fall einer Eileiterentzündung ein Krankenhausaufenthalt nötig? Nein. Im Frühstadium der Erkrankung kann unbedenklich eine ambulante Behandlung durchgeführt werden. Wenn die Entzündung aber nicht ausreichend darauf anspricht, ist die Aufnahme in ein Krankenhaus angezeigt.

Verschwindet eine Eileiterentzündung manchmal von selbst? Nein. Jeder Fall bedarf einer gründlichen Behandlung.

Die weiblichen Geschlechtsorgane

Wie groß sind die Heilungsaussichten bei der Eileiterentzündung? Eine Eileiterentzündung führt in den seltensten Fällen zum Tode, bei der chronischen Form der Krankheit ist eine Heilung aber nur mit der Entfernung der Eileiter möglich. Eine akute Eileiterentzündung kann ausheilen, wenn die Behandlung frühzeitig begonnen und energisch durchgeführt wird.

Kann ein chronischer oder nicht mehr frischer Eileiterabszeß mit Antibiotika geheilt werden? In der Regel nicht. Wenn sich einmal ein Abszeß gebildet hat, ist die Entfernung des Eileiters die einzige befriedigende Form der Behandlung.

Welche Operationen kommen bei einer Eileiterentzündung in Frage? Wenn die Krankheit auf einen Eileiter beschränkt ist, genügt die einfache Entfernung dieses Eileiters. In fortgeschritteneren Fällen kann es notwendig werden, beide Eileiter, Eileiter und Eierstöcke oder beide Eileiter mit Eierstöcken und Gebärmutter zu entfernen.

Wie lange muß man nach einer Eileiteroperation im Krankenhaus bleiben? Ungefähr 5–9 Tage.

Wie bald nach der Operation kann die Patientin aus dem Bett aufstehen? Am Tag nach der Operation.

Kommt es manchmal nach der Operation zum Rückfall der Eileiterentzündung? Wenn die Eileiter entfernt wurden, gibt es keinen Rückfall. Wurde nur ein Eileiter entfernt, so ist es möglich, daß die Entzündung wiederkehrt und den gleichseitigen Eierstock oder den anderen Eileiter und Eierstock befällt.

Neigt die Eileiterentzündung bei einer nicht-operativen Behandlung zum Rückfall? Ja.

Wie oft beschränkt sich die Eileiterentzündung auf einen Eileiter? Das kommt nicht oft vor. Meistens befällt die Entzündung beide Eileiter. Nicht immer ist aber die Entfernung beider Eileiter notwendig; manchmal ist es möglich, einen Eileiter zu retten.

Wird der Geschlechtsverkehr durch eine Eileiterentfernung beeinträchtigt? Nein.

Löst die Entfernung der Eileiter Wechseljahrsbeschwerden aus? Nein. Nur wenn auch die Eierstöcke zusammen mit den Eileitern entfernt werden, kommt es zur Menopause.

Wie bald nach der operativen Entfernung eines oder beider Eileiter kann man folgendes tun?

Brausen: nach 1 Woche
Baden: nach 4 Wochen
Häusliche Arbeit verrichten: nach 1 Woche
Ein Auto lenken: nach 6 Wochen
Geschlechtsverkehr wieder aufnehmen: nach 6 Wochen
Wieder zur Arbeit gehen: nach 6 Wochen

Was ist eine ektopische Schwangerschaft? Ektopisch bedeutet wörtlich »außerhalb des Ortes«; man bringt damit zum Ausdruck, daß sich das befruchtete Ei nicht in der Gebärmutter, sondern außerhalb dieser normalen Einnistungsstelle ansiedelt und zu wachsen beginnt. Man spricht daher auch von einer »Extrauteringravidität« (Schwangerschaft außerhalb der Gebärmutter). Die weitaus häufigste Form ist die Eileiterschwangerschaft. Seltener siedelt sich das befruchtete Ei auf dem Eierstock, in der Bauchhöhle oder auch ganz unten im Gebärmutterhalskanal an (Abb. 182).

Was ist die Ursache einer Eileiterschwangerschaft?

a) Eine vorausgegangene Eileiterentzündung ist bei weitem die häufigste Ursache einer Eileiterschwangerschaft. Ungefähr 25 % aller Fälle betreffen Frauen, die vorher eine Eileiterentzündung durchgemacht hatten;

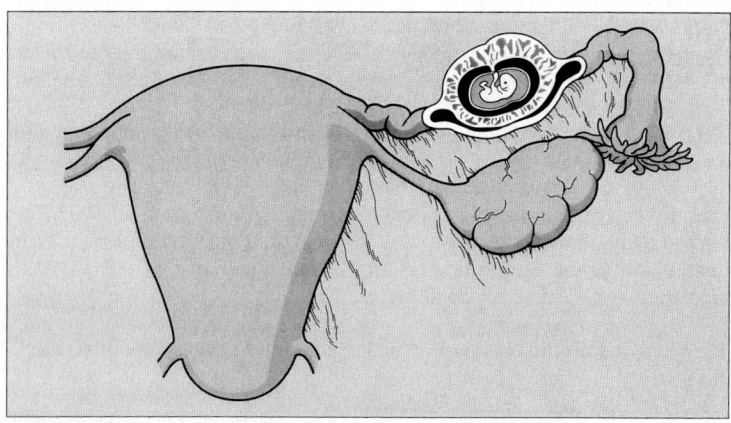

Abb. 182 *Eileiterschwangerschaft.* Das befruchtete Ei wurde nicht bis in die Gebärmutterhöhle transportiert, sondern hat sich gleich in der Eileiterwand eingenistet, und der junge Keim hat sich zu entwickeln begonnen. Eine solche Eileiterschwangerschaft hat gewöhnlich nur ein paar Wochen Bestand. Es besteht die Gefahr eines Eileiterdurchbruchs und einer schweren inneren Blutung.

b) eine Infektion im Anschluß an eine Fehlgeburt oder eine Entbindung;
c) Eierstock- oder Gebärmuttergeschwülste, die einen mechanischen Druck auf einen Eileiter ausüben, ihn verziehen oder blockieren;
d) eine vorangegangene Bauchfellentzündung, die zu Verwachsungen an einem Eileiter mit Verziehung seiner Lichtung geführt hat;
e) angeborene Mißbildungen des Eileiters;
f) unbekannte Ursachen bei Frauen, die sonst vollkommen gesund sind.

Wie oft kommt eine Eileiterschwangerschaft vor? Einmal unter etwa 300 bis 400 Schwangerschaften.

Wie rasch nach der Befruchtung des Eies kann es zur Eileiterschwangerschaft kommen? 2–4 Tage nach der Befruchtung.

Wann nach der Entstehung einer Eileiterschwangerschaft kann die Diagnose gestellt werden? Gewöhnlich binnen 4 bis 6 Wochen.

Welche Symptome erzeugt eine Eileiterschwangerschaft? Im Frühstadium einer intakten Eileiterschwangerschaft fällt meist das Ausbleiben einer Regelblutung auf, die Patientin hat aber eine geringfügige Schmierblutung. Es entwickeln sich leichte Unterleibsschmerzen, besonders nach dem Geschlechtsverkehr. Alle Zeichen einer jungen Schwangerschaft wie morgendliche Übelkeit, Vergrößerung der Brüste usw. können vorhanden sein. Wenn es zum Durchbruch einer Eileiterschwangerschaft kommt, können zusätzlich zu den oben genannten Symptomen ein schwerer Schock, Ohnmacht, starke Blässe, Leibschmerzen, Schmerzen in der Schultergegend und Druck auf den Mastdarm auftreten.

Wodurch entsteht das schwere Krankheitsbild beim Durchbruch der Eileiterschwangerschaft? Es kommt buchstäblich zum Platzen des Eileiters, verbunden mit einer starken Blutung in die Bauchhöhle.

Was versteht man unter dem Ausdruck »Tubarabort«? Beim sogenannten Tubarabort wird das befruchtete Ei oder der junge Keimling aus der Eileiteröffnung in die Bauchhöhle ausgestoßen. Im allgemeinen sind die Symptome beim Tubarabort nicht so schwer und akut wie beim Durchbruch einer Eileiterschwangerschaft (Tubarruptur), weil der Eileiter mit seinen Gefäßen intakt bleibt und der Blutverlust viel geringer ist.

Ist der Schwangerschaftstest bei einer Eileiterschwangerschaft immer positiv? Nein. Der Ausfall der Schwangerschaftsreaktion hängt davon ab, ob die Schwangerschaft noch intakt ist. Ist die Frucht bereits abgestorben, so ist die Schwangerschaftsreaktion im allgemeinen negativ.

Wie stellt der Frauenarzt die Diagnose einer Eileiterschwangerschaft? Das Auftreten der oben beschriebenen Symptome zusammen mit dem Befund eines Druckschmerzes im Unterbauch, einem Anschwellen in der Gegend des Eileiters und der sonographische Befund erlauben dem Arzt die Diagnose. Eine positive Schwangerschaftsreaktion trägt zur Sicherung der Diagnose bei. Bei Verdacht auf eine Eileiterschwangerschaft kann auch eine Punktionskanüle zum Nachweis von Blut oder ein optisches Instrument zur Besichtigung der Eileiter durch die Bauchdecke oder Scheide in das Becken eingeführt werden.

Wie geht man bei Verdacht auf eine Eileiterschwangerschaft am besten vor? Kann die Diagnose nicht mit Sicherheit gestellt werden, so wird häufig eine Laparoskopie durchgeführt. Dabei wird durch einen ganz kleinen Schnitt ein optisches Instrument in die mit Luft gefüllte Bauchhöhle eingeführt. Die Eileiter können dann direkt besichtigt und evtl. sofort eine Operation der Eileiter in laparoskopischer Technik durchgeführt werden. Ist dies nicht möglich, so ist das sicherste Verfahren die operative Eröffnung der Bauchhöhle und die direkte Kontrolle der Eileiter.

Kennt man irgendeinen Weg zur Verhütung einer Eileiterschwangerschaft? Die Vermeidung von Eileiterentzündungen wäre ein guter Weg, doch findet das risikoreiche Verhalten und die daraus folgenden Entzündungen häufig bei jungen Frauen in einem Alter statt, in dem sie noch nicht daran denken, Kinder zu haben. Zumindest müssen alle Unterleibserkrankungen behandelt werden, ehe man eine Schwangerschaft plant.

Wie wird eine Eileiterschwangerschaft behandelt?
a) Sobald die Diagnose feststeht, soll die Patientin sofort operiert und der Eileiter entfernt werden;
b) wenn ein stärkerer Blutverlust eingetreten ist, sind rasch Bluttransfusionen zu geben;
c) bei Verdacht auf eine Eileiterschwangerschaft muß die Patientin genau beobachtet und angewiesen werden, den Arzt zu rufen, wenn eine Veränderung in ihrem Zustand eintritt.

Werden die Eierstöcke entfernt, wenn wegen einer Eileiterschwangerschaft operiert wird? Nein, außer sie zeigen sich krankhaft verändert.

Was ist die größte Gefahr bei einer Eileiterschwangerschaft? Eine akute Blutung in die Bauchhöhle!

Wie groß sind die Heilungsaussichten bei einer Eileiterschwangerschaft? Wenn man moderne Einrichtungen zur Verfügung hat und sofort operiert, ist praktisch jede Patientin zu retten.

Ist die Operation selbst ein schwerer Eingriff? Nicht schwerer als die Entfernung eines Eileiters aus anderen Gründen.

Wie erfolgt die Schmerzausschaltung bei der Operation? Mit einer Allgemeinnarkose.

Ist nach einer Eileiterschwangerschaft eine normale Schwangerschaft möglich? Ja, die Entfernung eines Eileiters oder Eierstocks ist kein Hindernis für eine spätere Schwangerschaft, und es ist auch nicht unbedingt gesagt, daß es neuerlich zu einer Eileiterschwangerschaft kommen wird.

Besteht nach einer Eileiterschwangerschaft eine erhöhte Neigung, daß sich auch ein zweites Mal eine fehlortige Schwangerschaft entwickelt? Ja.

Wie bald nach der Operation wegen einer Eileiterschwangerschaft kann die Patientin wieder schwanger werden? Nach 2 Monaten.

Wie bald nach einer Eileiterschwangerschaft treten Menstruationen auf? Gewöhnlich nach 6 bis 8 Wochen.

Eierstöcke
(Ovarien)

Was sind die Eierstöcke? Die Eierstöcke oder Ovarien sind zwei paarig angelegte, mandelförmige drüsige Organe mit einem Durchmesser von ungefähr 4 x 2 cm. Sie liegen zu beiden Seiten der Gebärmutter im kleinen Becken und sind an der Beckenwand seitlich hinten in unmittelbarer Nähe der trichterförmigen Eileiteröffnung aufgehängt. Jeder Eierstock besteht aus einer äußeren Kapsel von grauweißer Farbe, einer Rinden- oder Hauptsubstanz, und einem Hilus oder Stiel mit den zu- und abführenden Blutgefäßen.

Welche Funktionen haben die Eierstöcke?
a) Die periodische Erzeugung und Freisetzung eines reifen Eies. Die Rinde jedes Eierstocks enthält mehrere tausend unreife Eizellen; eine davon reift jeden Monat heran und wird beim Platzen des Eibläschens in die trichterförmige Eileiteröffnung ausgeschwemmt. *Dieser Vorgang heißt Ovulation oder Eisprung.* Wenn die Eizelle von einer männlichen Samenzelle befruchtet wird, kommt der zyklische Eireifungsprozeß zum Stillstand. Wenn keine Befruchtung eintritt, erfolgt 14 Tage später die Menstruation;
b) die Eierstöcke erzeugen geschlechtsspezifische Hormone und geben sie in die Blutbahn ab. Diese Hormone heißen Östrogen und Progesteron.

Sie regeln Ovulation und Menstruation, helfen eine bestehende Schwangerschaft erhalten und sind für die Entwicklung der weiblichen Körpermerkmale verantwortlich, also für die Entwicklung der Brustdrüsen, die typisch weibliche Haarverteilung, die weiblichen Körperformen und die weibliche Stimme.

Sind für die normale Eierstockfunktion beide Eierstöcke notwendig? Nein. Für die Erhaltung der normalen Funktion genügt ein Eierstock oder sogar nur ein Teil des Eierstocks.

In welchem Alter beginnen die Eierstöcke zu arbeiten? Vom Beginn der Pubertät an, in einem Alter von ungefähr 12 bis 14 Jahren.

Kann der Eierstock von einer Entzündung oder Infektion befallen werden? Ja. Wegen der engen Nachbarschaft zum Eileiter breiten sich Krankheiten dieses Organs oft auf den Eierstock aus.

Welche Symptome treten bei einer Entzündung oder Infektion eines Eierstocks auf? Die gleichen wie bei einer Eileiterentzündung.

Was versteht man unter dem Ausdruck »ovarielle Dysfunktion«? Bei diesem Zustand ist die Produktion oder das Mengenverhältnis der Eierstockhormone gestört; kennzeichnend dafür sind Zyklusanomalien und die Unfähigkeit, schwanger zu werden oder die Schwangerschaft auszutragen. Diese Störungen können ihren Ursprung im Eierstock selbst haben oder die Folge einer Fehlfunktion übergeordneter endokriner Drüsen, wie der Hirnanhangsdrüse, oder seltener auch anderer Drüsen, wie z. B. der Schilddrüse, sein.

Welche Krankheitserscheinungen können sich nach einer längerdauernden Eierstockdysfunktion unter anderem entwickeln?
a) Vollständige Entgleisung des Menstruationszyklus und Veränderungen in der Häufigkeit, Dauer und Stärke der Blutung;
b) Fettsucht;
c) Entwicklung übermäßiger Körperbehaarung (Hirsutismus);
d) Wucherung der Gebärmutterschleimhaut (glandulär-zystische Hyperplasie);
e) Unfruchtbarkeit (Unfähigkeit, schwanger zu werden).

Wie wird eine ovarielle Dysfunktion behandelt? Zuerst muß der eigentliche Grund für das Mißverhältnis der Hormone festgestellt werden. Mit Hormonbestimmungen in Blut und Harn versucht man, den Sitz der Störung zu finden und zu klären, ob sie ihren Ursprung im Eierstock, der Schilddrüse oder der Hirnanhangsdrüse hat. Endometriumbiopsie und Scheidenabstriche dienen als weitere Hilfsmittel für die exakte Diagnosestellung.

a) Wenn bei einer ovariellen Dysfunktion Eierstockzysten bestehen, hilft oft die operative Entfernung eines keilförmigen Ausschnitts aus jedem Eierstock, die Störung zu beseitigen;
b) in bestimmten Fällen kann man Medikamente verabfolgen, welche die Aktivität der Hirnanhangsdrüse anregen. Die gesteigerte Produktion von Hypophysenhormonen fördert ihrerseits die Hormonausschüttung der Eierstöcke;
c) wenn sich herausstellt, daß eine Fehlfunktion der Schilddrüse oder der Hirnanhangsdrüse an der Eierstockfunktionsstörung schuld ist, muß sie mit entsprechenden Medikamenten behandelt werden, ehe die ovarielle Dysfunktion behoben werden kann;
d) günstig ist oft eine zyklische Therapie in Nachahmung des normalen Menstruationszyklus mit den Hormonen Östrogen und Progesteron in ganz bestimmter Dosierung;

Kann sich eine Eierstockfunktionsstörung auch von selbst geben? Ja. Das geschieht häufig ohne jede Behandlung.

In welchem Alter kann eine Eierstockfunktionsstörung vorkommen? Sie kann von der Pubertät bis zur Menopause jederzeit eintreten, findet sich aber am häufigsten bei Jugendlichen oder jungen Frauen.

Kann nach einer Eierstockfunktionsstörung eine Schwangerschaft eintreten? Wenn die ovarielle Dysfunktion mit dem Ausfall der Ovulation verbunden ist, kommt es zu keiner Schwangerschaft. Sobald die Funktionsstörung aber behoben ist, ist eine Schwangerschaft möglich!

Gibt es Medikamente, die bei ausbleibender Ovulation helfen können? Ja. Es gibt einige Medikamente, die diese Störung beseitigen können. In manchen Fällen haben diese Mittel nicht nur Eisprung und Schwangerschaft gefördert, sondern auch Mehrlingsgeburten (Zwillinge, Drillinge, Vierlinge usw.) ausgelöst.

Was sind Follikelzysten? Es handelt sich um kleine, flüssigkeitshaltige Bläschen an der Oberfläche des Eierstocks. Sie entstehen, wenn ein Eibläschen nicht springt; es bleibt dann bestehen, statt wieder abgebaut zu werden.

Wie groß können Follikelzysten werden? Sie können Erbsen- bis Pflaumengröße erreichen.

Welche Ursachen haben Follikelzysten?
a) Eine vorangegangene Infektion, die zu einer Verdickung der äußeren Eierstockhülle geführt hat;
b) eine Störung der Eierstockfunktion.

Sexualorgane, Sexualverhalten und Fortpflanzung

Welche Krankheitserscheinungen sind die Folge von Follikelzysten? Follikelzysten können symptomlos bleiben oder eine ovarielle Dysfunktion, wie oben beschrieben, auslösen. Größere Einzelzysten verursachen manchmal Schmerzen im Unterbauch, Beschwerden beim Harnlassen, Schmerzen beim Geschlechtsverkehr und unregelmäßige Menstruationen.

Können Follikelzysten platzen? Ja. Dieses Ereignis kann mit starken Schmerzen im Unterbauch, Druckempfindlichkeit, Übelkeit, Erbrechen oder sogar mit einem Schockzustand einhergehen. Es ist oft schwierig für den Frauenarzt, eine geplatzte Follikelzyste von einer Blinddarmentzündung oder einer Eileiterschwangerschaft zu unterscheiden.

Wie werden Follikelzysten behandelt? Bei einer einfachen kleinen Zyste oder bei mehreren Zysten, die symptomlos bleiben, ist selten eine Behandlung erforderlich. Sind die Zysten in der Mehrzahl vorhanden und verursachen sie Krankheitserscheinungen und eine ovarielle Dysfunktion, so soll die Behandlung in einer Operation mit keilförmiger Ausscheidung von Eierstockteilen bestehen. Wenn eine Einzelzyste durchbricht oder eine Stieldrehung erleidet und die Krankheitserscheinungen nicht binnen ein, zwei Tagen zurückgehen, kann eine Operation nötig sein.

Schwinden Eierstockfollikelzysten manchmal von selbst? Ja.

Ist bei Follikelzysten eine Rückfallsneigung gegeben? Ja. Patientinnen, die einmal Follikelzysten gehabt haben, müssen beim Frauenarzt in regelmäßiger Beobachtung bleiben.

Wie wird die Diagnose einer Eierstockzyste oder eines Eierstocktumors gestellt?
a) Mit einer frauenärztlichen Untersuchung;
b) mit einer Ultraschalluntersuchung;
c) mittels Laparoskopie (Einführung eines optischen Instruments in die Bauchhöhle durch einen kleinen Einschnitt in der Bauchdecke).

Was ist eine Corpus-luteum-Zyste (Gelbkörperzyste) des Eierstocks? Nach dem Eisprung soll das Eibläschen normalerweise eine Schrumpfung durchmachen und verschwinden. In manchen Fällen bleibt die Rückbildung aus, und aus dem Eibläschen wird eine Zyste, die mit Blut gefüllt sein kann und unter Umständen zitronen- bis orangengroß oder noch größer wird.

Welche Krankheitserscheinungen werden von einer Gelbkörperzyste hervorgerufen? Sie kann symptomlos bleiben; wenn sie groß ist, kann sie Schmerzen, eine Verzögerung der Menstruation oder Beschwerden beim Geschlechtsverkehr verursachen. Wenn die Zyste platzt, können plötzlich starke Unterbauchschmerzen, Übelkeit, Erbrechen und Harnbeschwerden auftreten, so daß wie bei einer Blinddarmentzündung oder Eileiterschwangerschaft das Bild einer akuten Baucherkrankung entsteht, welche einen operativen Eingriff erforderlich macht.

Wann muß bei einer durchgebrochenen Gelbkörperzyste operiert werden?
Wenn die Krankheitserscheinungen nicht zurückgehen oder wenn es zu einer starken Blutung in die Bauchhöhle gekommen ist.

Gibt es auch Eierstockzysten anderer Art? Ja. Es gibt viele Arten, zu denen auch die einfachen Einzelzysten oder die zystischen Geschwülste gehören (Abb. 183).

Können diese Zysten sehr groß werden? Ja. Manche können die ganze Bauchhöhle ausfüllen und die Größe einer Wassermelone erreichen.

Wie werden solche Zysten behandelt? Man soll sie so schnell wie möglich operativ entfernen.

Kommen Eierstockgeschwülste sehr häufig vor? Ja.

Welche Formen von Eierstockgeschwülsten gibt es?
a) Gutartige solide oder zystische Geschwülste;
b) bösartige solide oder zystische Geschwülste;
c) hormonbildende Geschwülste.

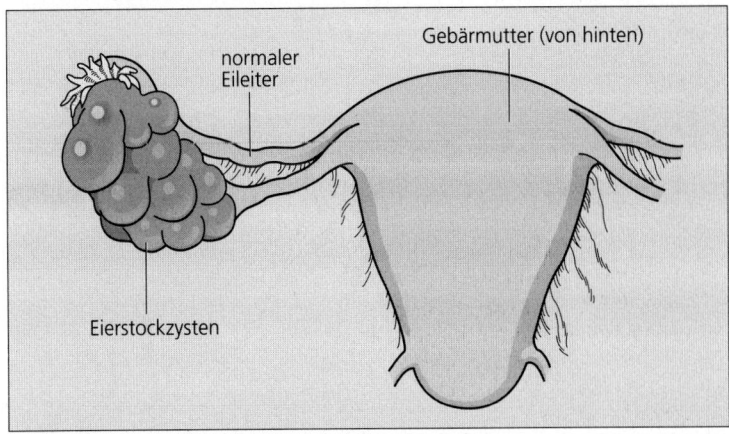

Abb. 183 *Zystisch veränderter Eierstock.* Die krankhafte Vergrößerung des Organs ist durch den Tastbefund feststellbar.

Warum bilden sich im Eierstock so oft Geschwülste oder Zysten? Die Eier in den Eierstöcken enthalten die unspezifischen Primitivzellen, die bei der Bildung eines neuen menschlichen Wesens mitwirken, und es ist nicht überraschend, daß manche davon eine abnorme Wucherung durchmachen können. Da außerdem der Eierstock selbst so vielen großen und unterschiedlichen Funktionsschwankungen unterworfen ist, kann man sich leicht vorstellen, daß irgendeine Fehlentwicklung zum Wachstum einer Geschwulst führen könnte.

Kommen Eierstockgeschwülste bei Frauen jeden Alters vor? Ja. Sie treten von frühester Kindheit bis zum höchsten Lebensalter auf.

Was ist eine Dermoidzyste des Eierstocks? Eine Dermoidzyste ist eine Geschwulst, die meist bei 20- bis 50jährigen Frauen vorkommt. Sie findet sich häufig in beiden Eierstöcken und kann bis zu Orangengröße anwachsen. Eine solche Zyste besteht aus vielen Zellarten und kann sogar Haare, Knochen und Zähne enthalten. In Dermoidzysten haben sich auch noch andere Gewebe gefunden, die Organen in einem primitiven Entwicklungsstadium ähneln.

Sind Dermoidzysten bösartig? In der überwiegenden Mehrzahl sind sie nicht bösartig, aber manche werden es, wenn man sie nicht entfernt.

Wie wird die Diagnose einer Dermoidzyste gestellt? Mittels frauenärztlicher Untersuchung, Ultraschalluntersuchung und Laparoskopie (Abb. 184).

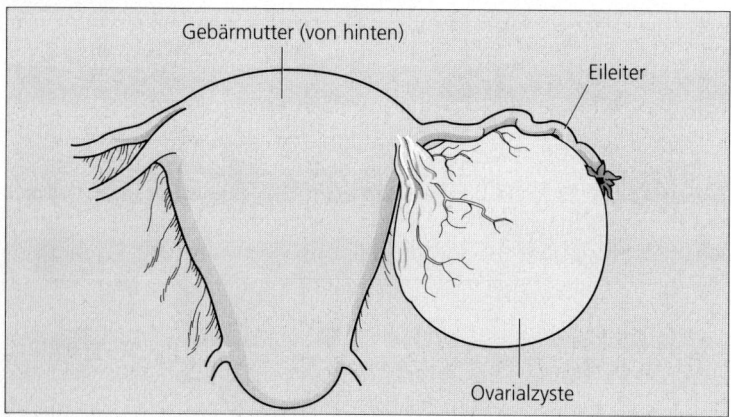

Abb. 184 *Blick auf die Gebärmutter von hinten;* im Bereich des rechten Eierstocks sieht man nur noch eine einzige große Zyste, an die sich der Eileiter anschmiegt; eigentliches Eierstockgewebe ist nicht mehr erkennbar.

Wie wird eine Dermoidzyste des Eierstocks behandelt? Im gebärfähigen Alter mit der Entfernung der Zyste, später mit der Entfernung des befallenen Eierstocks oder beider Eierstöcke und der Gebärmutter.

Was sind hormonbildende Geschwülste der Eierstöcke? Man versteht darunter Geschwülste, die entweder weibliche oder männliche Geschlechtshormone in erheblichen Mengen erzeugen. Eine Eierstockgeschwulst, die ein männliches Hormon produziert, hat zur Folge, daß sich bei der Patientin männliche Körpermerkmale wie Haarwuchs auf Gesicht und Brust und Tieferwerden der Stimme entwickeln und daß sie ihr weibliches Aussehen verliert.

Sind hormonbildende Eierstockgeschwülste sehr häufig? Nein.

Welche Behandlung kommt bei hormonbildenden Eierstockgeschwülsten in Frage? Das hängt in hohem Maße vom Alter der Patientin ab. In manchen Fällen ist die operative Entfernung des kranken Eierstocks angezeigt; bei älteren Frauen sollte auch die Gebärmutter mitgenommen werden.

Bilden sich die körperlichen Veränderungen nach der Entfernung der hormonbildenden Eierstockgeschwulst zurück? Ja.

Was sind Eierstockfibrome? Eierstockfibrome sind solide Geschwülste, die etwa 5 % aller Neubildungen im Eierstock ausmachen. Sie gehen gewöhnlich mit einer Flüssigkeitsausscheidung in die Bauchhöhle einher und müssen wegen ihrer Ähnlichkeit mit bestimmten bösartigen Eierstockgeschwülsten nach ihrer Entfernung sehr sorgfältig untersucht werden.

Gibt es eine Endometriose des Eierstocks? Ja. Bei etwa jedem 8. Endometriosefall handelt es sich um eine Eierstockendometriose. Fast immer finden sich gleichzeitig auch Endometrioseherde an anderen Stellen.

Kommt der Eierstockkrebs häufig vor? Leider ja. Es gibt solide oder zystische bösartige Neubildungen im Eierstock, die entweder einseitig sind oder von beiden Eierstöcken ausgehen. Auch aus gutartigen Eierstockgeschwülsten, etwa aus Dermoidzysten, kann sich ein Eierstockkrebs entwickeln.

Finden sich im Eierstock manchmal Tochtergeschwülste anderer Krebse? Ja, das ist recht häufig; diese Krebsabsiedlungen gehen von Magen-, Brustdrüsen- oder Gebärmutterkrebsgeschwülsten aus.

Bei welcher Altersgruppe kommt der Eierstockkrebs am häufigsten vor? Am häufigsten sind 35- bis 45jährige Frauen betroffen, doch findet er sich manchmal auch bei jungen Mädchen und älteren Frauen.

Sexualorgane, Sexualverhalten und Fortpflanzung

Wie stellt der Arzt die Diagnose eines Eierstockkrebses? Mittels frauenärztlicher Untersuchung, Ultraschalluntersuchung und Laparoskopie. Häufig findet sich eine Flüssigkeitsansammlung in der Bauchhöhle, die für einen bösartigen Prozeß im Eierstock spricht.

Welche Behandlung ist bei bösartigen Eierstockgeschwülsten am Platz? Man führt eine Radikaloperation mit vollständiger Entfernung von Gebärmutter, beiden Eileitern, beiden Eierstöcken und den umgebenden Bändern und Geweben durch. Der Operation wird oft eine Chemotheraphie und in manchen Fällen eine Strahlenbehandlung angeschlossen.

Wie groß sind die Heilungsaussichten bei einem Eierstockkrebs? Wenn die Patientin frühzeitig operiert wird, bevor der Krebs auf andere Gewebe oder Organe übergegriffen hat, sind die Aussichten ziemlich gut. Die Operation an sich hat kein besonders hohes Risiko und wird von fast allen Patientinnen gut überstanden.

Wie kann man einem Eierstockkrebs am besten vorbeugen? Häufige, regelmäßige frauenärztliche Untersuchungen werden eine krankhafte Veränderung am Eierstock aufdecken und die Patientin gegebenenfalls auf die Notwendigkeit einer Operation aufmerksam machen. Wenn bei verdächtigen Geschwülsten frühzeitig operiert wird, können viele Patientinnen gerettet werden, bevor noch die Geschwulst bösartig geworden oder eine Ausbreitung auf andere Organe erfolgt ist.

Welche Behandlung ist bei einer Zyste oder einer Geschwulst des Eierstocks am günstigsten? Wenn sie sich nicht zurückbildet oder Wachstumszeichen zeigt, soll man operieren, damit man die Art der Veränderung durch eine mikroskopische Untersuchung des Gewebes genau beurteilen kann. Auf diese Weise kann man viele Eierstockgeschwülste, die vielleicht in Zukunft bösartig geworden wären, rechtzeitig entfernen. Außerdem kann durch die Frühentfernung eines andauernd zystisch veränderten oder vergrößerten Eierstocks die Gefahr einer Stieldrehung oder eines Durchbruchs gebannt werden.

Kommt bei Eierstockgeschwülsten auch eine medikamentöse Behandlung statt der Operation in Betracht? Nein.

Welche Charakteristika sind unter anderem dafür entscheidend, ob der Arzt bei einer krankhaften Veränderung des Eierstocks zu einer Operation rät?
a) Jede Eierstockgeschwulst, die größer als 5 cm im Durchmesser ist und bei wiederholten Untersuchungen keine Rückbildung zeigt, soll entfernt werden;
b) jede schnell wachsende Eierstockgeschwulst soll operiert werden;

c) freie Flüssigkeit in der Bauchhöhle bei Bestehen einer Eierstockgeschwulst bildet eine Anzeige für die Operation;
d) das Auftreten von Gewichtsverlust, Blutarmut und Schwäche bei Vorliegen einer Eierstockgeschwulst erfordert eine Operation.

Kann man während der Operation feststellen, ob eine Eierstockgeschwulst bösartig ist? Ja. Während die Patientin auf dem Operationstisch liegt, macht der Pathologe einen Gefrierschnitt von der Geschwulst und untersucht ihn mikroskopisch. Der Befund, ob die Geschwulst bösartig ist oder nicht, weist dem Chirurgen den Weg dafür, wie weit er die Operation ausdehnen muß.

Können auch während der Schwangerschaft Eierstockgeschwülste auftreten? Ja. Gelegentlich bilden sich während der Schwangerschaft Eierstockzysten.

Schädigen Zysten, die während der Schwangerschaft auftreten, das Kind? Nein.

Lösen Zysten oder Geschwülste des Eierstocks manchmal eine akute operationsbedürftige Baucherkrankung aus? Ja. Eierstockzysten oder -geschwülste neigen sehr zur Stieldrehung, die unter dem Bild einer akuten Baucherkrankung verläuft und eine sofortige Operation verlangt.

Kommt es manchmal zum Durchbruch einer Eierstockzyste? Gelegentlich; wenn das geschieht, ist eine dringliche Operation angezeigt.

Verändert sich der Geschlechtstrieb durch die Entfernung der Eierstöcke? Nein, in den meisten Fällen nicht. Wenngleich dafür kein Grund besteht, fühlen sich aber manche Frauen nach der Eierstockentfernung nicht mehr als vollwertige Frau und beobachten an sich eine Abnahme der Libido.

Wie bald nach einer Eierstockoperation kann man folgendes tun?
Brausen: nach 1 Woche
Baden: nach 2 Wochen
Ein Auto lenken: nach 4 Wochen
Die Hausarbeit wieder aufnehmen: nach 6 Wochen
Wieder zur Arbeit gehen: nach 6 Wochen
Geschlechtsverkehr wieder aufnehmen: nach 6 Wochen

Kann eine Frau nach der Entfernung eines Eierstocks schwanger werden? Ja. Ihre Chancen auf eine Schwangerschaft verringern sich dadurch nicht, sofern der zweite Eierstock intakt ist.

Führt die Entfernung beider Eierstöcke immer die Menopause herbei? Ja, sofern die Patientin nicht ohnehin schon die Wechseljahre hinter sich hat.

Hat eine Patientin mit nur einem Eierstock regelmäßige Menstruationen? Ja.

Wechseljahre
(Klimakterium)

Was ist das Klimakterium? Klimakterium oder Wechseljahre heißt jene Periode im Leben der Frau, in der Ovulation (die Produktion reifer Eizellen) und Menstruation zu Ende gehen. Die Wechseljahre stellen mit anderen Worten den natürlichen Alterungsprozeß dar.

Was ist die Menopause? Mit Menopause bezeichnet man die allerletzte Regelblutung.

Wann tritt die Menopause ein? Bei den meisten Frauen zwischen dem Alter von 45 bis 50 Jahren, unter Umständen aber auch schon mit 35 oder erst mit 55 Jahren.

Was versteht man unter dem Ausdruck »künstliche Menopause«? Die Menopause wird künstlich herbeigeführt, wenn durch die operative Entfernung oder Strahlenbehandlung der Eierstöcke die Ovulationen aufhören.

Wieso kommt es zu den Wechseljahren? Die Eierstockhormonproduktion läßt nach und versiegt schließlich, die Wechseljahre sind also die Folge des Hormonausfalls.

Wie reagiert eine Frau auf diese Umstellung? Die klimakterischen Ausfallserscheinungen sind sehr unterschiedlich, sie können überhaupt fehlen oder ganz geringfügig sein, sie können stark und beschwerlich sein. Der wichtigste Faktor für die Beschwerden ist die seelische Einstellung der Frau zu den Wechseljahren. Bei Frauen, die sich nur schwer mit der Tatsache des Alterns abfinden können, sind die Beschwerden des Klimakteriums meist schwerwiegender als bei seelisch ausgeglichenen Frauen.

Was sind die üblichen Allgemeinerscheinungen der Wechseljahre?
a) Hitzewallungen;
b) Ausbrüche von kaltem Schweiß;
c) Kopfschmerzen;
d) Müdigkeitsgefühl;

e) Nervosität und ein Gefühl der seelischen Belastung und Anspannung;
f) Niedergeschlagenheit und ein Gefühl des Leistungsabfalls.

Mit welchen typischen Zeichen kündigen sich die Wechseljahre an? Mit unregelmäßigen Monatsblutungen und einer Abnahme der Blutungsstärke.

Wie kann man zwischen unregelmäßigen Blutungen, die klimakterisch bedingt sind, und solchen, die auf einer Geschwulst oder anderen Störung der Unterleibsorgane beruhen, unterscheiden? Wenn die Ursache der Blutungsunregelmäßigkeit zweifelhaft ist, wird ihr der Frauenarzt nachgehen und Zellabstriche aus der Scheide oder eine Biopsie vom Gebärmutter- oder Portiogewebe machen. Häufig wird er eine Kürettage empfehlen, damit er die Natur der Veränderung genau beurteilen kann.

Wie lange dauern die Wechseljahre gewöhnlich? Subjektiv können Wechseljahrsbeschwerden ein paar Monate, aber auch ein paar Jahre anhalten.

Wie werden Wechseljahrsbeschwerden behandelt?
a) Der wichtigste Schritt in der Behandlung klimakterischer Beschwerden ist es, die Patientin zu beruhigen und ihr das Wesen dieses Zustands ausführlich zu erklären;
b) wenn die Beschwerden nicht stark sind, ist die beste Behandlung keine Behandlung, schon um die Frauen nicht in der Ansicht zu bestätigen, es handle sich um eine Krankheit;
c) Hormonpräparate zum Ersatz der körpereigenen Hormone sollen nur gegeben werden, wenn die Ausfallserscheinungen schwer sind, und dann nur unter der Leitung eines erfahrenen Frauenarztes;
d) Beruhigungsmittel von der Art der Tranquilizer und Sedativa haben sich in manchen Fällen zur Linderung der Beschwerden gut bewährt.

Lassen sich die klimakterischen Beschwerden mit Hormongaben beheben? Ja. Eine solche Behandlung sollte aber nur unter der ständigen Überwachung eines Frauenarztes durchgeführt werden.

Ist die Einstellung zur Hormonbehandlung der klimakterischen Ausfallserscheinungen in Wandlung begriffen? Ja. Früher haben viele Frauenärzte eine fortgesetzte Hormonersatzbehandlung befürwortet. Heute macht man das nicht mehr routinemäßig, weil der Verdacht besteht, daß das die Entwicklung eines Gebärmutterkrebses begünstigen könnte.

Beheben Tranquilizer klimakterische Beschwerden wirksam? Ja, aber nur in leichten Fällen. Man sollte sich immer der Gefahr bewußt sein, daß Tranquilizer Medikamente mit hohem Suchtpotential sind und die Tablettenabhängigkeit bereits nach wenigen Wochen des kontinuierlichen Gebrauchs einsetzen kann.

Gehen die klimakterischen Beschwerden in allen Fällen nach einiger Zeit zurück? Ja, nach einigen Monaten oder ein paar Jahren verschwinden die Beschwerden in den meisten Fällen von alleine.

Ist es natürlich, daß seelisch gestörte Frauen schwerere und länger anhaltende Wechseljahrsbeschwerden haben? Ja.

Verändert sich das Bedürfnis nach geschlechtlichem Umgang mit der Menopause? Es kann sein, daß die Libido abnimmt und das Bedürfnis nach sexueller Betätigung zurückgeht. Das muß aber keineswegs so sein. Manche Frauen berichten das Gegenteil: endlich spielt die Furcht vor unerwünschter Schwangerschaft keine Rolle mehr, wodurch das Sexualleben auch neuen Auftrieb bekommt.

Soll sich die persönliche Intimhygiene einer Frau nach der Menopause ändern? Nein.

Ist es normal, daß mit der Menopause die Stimme tiefer wird und Haarwuchs an Gesicht und Körper auftritt? Durchaus nicht.

Kann nach der Menopause eine Schwangerschaft eintreten? Nein. Wenn Ovulation und Menstruation aufgehört haben, tritt keine Schwangerschaft mehr ein.

Wie lange nach der offenbar letzten Menstruation kann noch eine Schwangerschaft eintreten? Eine Schwangerschaft wäre theoretisch während der ersten 6 bis 12 Monate nach der Menopause noch möglich.

Treten nach der Menopause äußerliche Organveränderungen der Eierstöcke oder der Gebärmutter ein? Diese Organe bilden sich im Lauf von Jahren zurück und sind bei Greisinnen meist sehr klein.

Welche Bedeutung kommt einer Blutung aus der Scheide zu, nachdem die Menstruationen schon mit Sicherheit aufgehört haben? Eine Blutung, die später als 1 Jahr nach dem Ende der Menstruationen auftritt, ist immer als mögliches Zeichen einer Geschwulst von Gebärmutterhöhle oder Gebärmutterhals anzusehen. Eine eingehende Untersuchung ist notwendig.

Sind die klare Denkfähigkeit und die geistige Regsamkeit einer Frau nach der Menopause ebenso groß wie vorher? Ja, ganz gewiß.

Ist die Anlage zu einer frühen oder späten Menopause erblich? Wahrscheinlich ja. Frauen, deren Menarche früh eingesetzt hat, bekommen in der Regel die Menopause früher als Frauen mit später eingesetzter Menarche.

Zeigt eine frühe Menopause eine kurze Lebensdauer an? Auf keinen Fall. Der Zeitpunkt der Menopause hat mit der Lebensdauer nichts zu tun.

Geschlechtsentwicklung und Geschlechtsbestimmung

Siehe auch die Abschnitte über die männlichen und weiblichen Geschlechtsorgane im Kapitel 58.

Wovon wird das Geschlecht eines Kindes bei der Zeugung bestimmt? Vom Typ der männlichen Samenzelle, die die Eizelle befruchtet. Gewöhnlich besitzt etwa die Hälfte der männlichen Samenzellen das Y-Geschlechtschromosom und die andere Hälfte das X-Geschlechtschromosom. Wenn eine Samenzelle, die das Y-Chromosom enthält, die Eizelle befruchtet, wird das Kind ein Knabe; erfolgt die Befruchtung durch eine Samenzelle, die das X-Chromosom enthält, so wird das Kind ein Mädchen.

Hat die weibliche Eizelle irgend etwas mit der Geschlechtsbestimmung zu tun? Nein.

Wie kommt es, daß manche Frauen vorwiegend Knaben zur Welt bringen, andere aber vorwiegend Mädchen? Das liegt daran, daß das Verhältnis von X- und Y-Chromosomen im Samen mancher Männer nicht ausgeglichen ist. Ein Mann, in dessen Samen die Zellen mit dem X-Chromosom überwiegen, wird daher mit größerer Wahrscheinlichkeit Mädchen zeugen; bei einem Vorwiegen des Y-Chromosoms ist es umgekehrt.

Kann man eine Samenuntersuchung durchführen, um das Verhältnis von X- und Y-Chromosomen festzustellen? Ja, eine mikroskopische Untersuchung.

Kann man das Geschlecht vor der Geburt voraussagen? Ja, mit einer sogenannten Amniozentese. Bei dieser Untersuchung wird eine lange, dünne Nadel durch die Bauchwand in die Gebärmutter eingeführt. Von der Flüssigkeit, die den Fetus umgibt, wird eine kleine Menge abgesaugt und einer mikroskopischen Untersuchung unterzogen. Dieses Fruchtwasser enthält immer abgeschilferte oberflächliche Hautzellen des Fetus. Man untersucht diese Zellen auf das Vorhandensein von Chromatinkörperchen. Wenn man sie findet, ist der Fetus weiblichen Geschlechts, denn Zellen von männlichen Individuen enthalten keine Chromatinkörperchen.

Ist eine Amniozentese ungefährlich? Ja, wenn sie richtig durchgeführt wird, beeinträchtigt sie die Schwangerschaft kaum; es bleibt aber ein geringes Risiko, daß durch die Amniozentese ein Abort ausgelöst wird. Im Einzelfall muß der Arzt mit der betroffenen Frau eine sorgfältige Nutzen-Risiko-Abwägung vornehmen, zumal es sich häufig um ältere Erstgebärende handelt, bei denen ein langjähriger Kinderwunsch besteht und die den Abgang eines gesunden Kindes aktuell als ebenso belastend empfinden wie die Geburt eines behinderten Kindes.

Wie bald nach der Empfängnis läßt sich das Geschlecht des Kindes im Mutterleib feststellen? Etwa um den vierten Schwangerschaftsmonat.

Gibt es eine Geschlechtsumwandlung wirklich? Ja, in einem gewissen Ausmaß, wobei nur die Umwandlung eines Mannes zu einer Frau befriedigend gelingt, nicht jedoch die einer Frau zu einem Mann. Ein Mann, der sich einer Geschlechtsumwandlung unterziehen will, kann sich den Penis und die Hoden entfernen lassen; mit einer plastischen Operation kann eine künstliche Scheide gebildet werden. Durch ständige Einnahme von weiblichen Geschlechtshormonen kann er eine Entwicklung der Brüste und ein Verschwinden des Bartwuchses erreichen. Ebenso könnte sich eine Frau Brustdrüsen, Gebärmutter, Eileiter, Eierstöcke und Scheide chirurgisch entfernen lassen. Die Konstruktion eines männlichen Penis ist aber nicht in einer Weise möglich, daß er als zufriedenstellendes Sexualorgan Verwendung finden kann. Durch die Einnahme von männlichen Geschlechtshormonen können der Bartwuchs und ein Tieferwerden der Stimme angeregt werden.

Kann jemand, der sich zu einem Mann umwandeln ließ, ein Kind zeugen? Nein.

Kann jemand, der sich zu einer Frau umwandeln ließ, schwanger werden? Nein.

Was ist ein Zwitter? Bei einem echten Hermaphroditen oder Zwitter liegt eine angeborene Fehlbildung vor; es findet sich sowohl männliches als auch weibliches Keimdrüsengewebe (Hodengewebe und Eierstockgewebe). Je nachdem, welches Gewebe vorherrscht, ist das äußere Erscheinungsbild des echten Zwitters überwiegend männlich oder überwiegend weiblich geprägt. Oft ist es notwendig, ein Stück Keimdrüsengewebe mit einer Operation herauszunehmen und einer mikroskopischen Untersuchung zu unterziehen, damit man feststellen kann, ob es von einem Eierstock oder von einem Hoden stammt. Auch durch bestimmte Untersuchungen an Blutkörperchen und Hautzellen läßt sich nachweisen, ob jemand vorwiegend männlich oder weiblich ist.

Was ist ein Transsexueller? Transsexuelle sind Menschen, die in sich den Drang verspüren, das andere Geschlecht anzunehmen. Obwohl äußerlich als

Männer gestaltet, haben sie z. B. den Wunsch, eine Frau zu sein. Ihr Fühlen und Denken bewegt sich in einer weiblichen Rolle, sie leiden an ihrer männlich ausgebildeten Körperlichkeit und haben den Wunsch, diese weiblich umzugestalten. In diesen Fällen ist es legitim, an ihnen eine geschlechtsumwandelnde Operation vorzunehmen.

Was ist ein Pseudohermaphrodit? Ein Mensch, der eindeutige Geschlechtsdrüsen, also entweder Eierstöcke oder Hoden besitzt, dessen äußere Geschlechtsmerkmale aber durch einen Überschuß oder Mangel an bestimmten Hormonen gegengeschlechtlich verändert sind.

Sexualverhalten

Wann erwacht das sexuelle Interesse? Schon im frühen Kindesalter. In den ersten Lebensjahren entdecken Kinder, daß ihre Genitalzone eine Quelle des Lustgewinns ist. Sie beschäftigen sich oft damit, ihre Geschlechtsteile manuell zu stimulieren. Das gilt als normale Erscheinung. Eltern sollten ihre Kinder wegen derartiger Handlungen nicht strafen oder mit Drohungen ängstigen.

In welchem Alter soll ein Kind »aufgeklärt« werden? Dafür gibt es kein bestimmtes Alter; aber wenn ein Kind Fragen stellt, sollen diese ehrlich, für das Kind verständlich und ohne Zeichen von Verlegenheit beantwortet werden. Es ist falsch, wenn man diesen Fragen aus dem Weg geht. Unklug ist es auch, wenn man mehr Aufklärung gibt als gefragt wurde oder wenn man eine unzutreffende Auskunft erteilt (siehe auch Kapitel 50, Pubertät und Jugendalter).

Welchen Wert hat die Sexualerziehung? Die meisten Schulen machen sich Sexualerziehung zur Aufgabe, sie stellt einen sehr wichtigen Teil im Lernprozeß des Kindes dar. Genaue Informationen, richtig vermittelt, können viel zur Verhütung von sexuellen Problemen im Jugend- und Erwachsenenalter beitragen.

Wie sollen sich Eltern dem Kind gegenüber verhalten, wenn es masturbiert? Im allgemeinen ist es am vernünftigsten, darüber hinwegzusehen. Man soll sich hüten, durch Drohung und Strafen neurotische Schuldgefühle zu erzeugen, die das Sexualverhalten in der Zukunft negativ beeinflussen könnten (siehe auch Kapitel 32, Kindliche Verhaltensweisen).

Ist die Masturbation ein Zeichen von seelischen oder geistigen Störungen oder kann sie zu solchen Störungen führen? Nein. Die alte Vorstellung, daß

Masturbation Neurosen oder Geisteskrankheiten verursachen kann, ist falsch. Schuldgefühle wegen der Masturbation können jedoch emotionale Ängste erzeugen.

Sind Geschlechtsbeziehungen für ein normales Leben unbedingt notwendig? Nein. Es ist eine verbreitete Anschauung, daß der Geschlechtsverkehr für das Leben des normalen Erwachsenen einen notwendigen Bestandteil darstellt. Es gibt zweifellos Menschen, die ein glückliches, erfülltes Leben im Zustand völliger sexueller Enthaltsamkeit führen. In vielen Fällen ist jedoch der Mangel an geschlechtlichem Kontakt Teil oder Folge einer seelischen Störung. (Siehe auch Kapitel 57, Seelische Störungen.)

Können fehlende Sexualbeziehungen zu körperlichen oder seelischen Schäden führen? Viele verhaltensgestörte Menschen schreiben es irrigerweise dem Mangel an Geschlechtsbeziehungen zu, daß sie unglücklich sind. In Wirklichkeit ist das Fehlen von Sexualbeziehungen die Folge ihrer Kontaktarmut.

Welche Rolle spielen die Hormone für den Geschlechtstrieb? Zusammen mit der seelischen Grundeinstellung spielen die Hormone eine entscheidende Rolle für das sexuelle Verhalten eines Menschen; im allgemeinen regen die Hormone das sexuelle Verhalten an.

Ist es wahr, daß die frühkindliche Entwicklung sexueller Verhaltensweisen in erheblichem Maße das spätere Sexualverhalten des Erwachsenen bestimmt? Ja, zweifellos.

In welchem Alter ist die sexuelle Aktivität physiologischerweise bei Mann und Frau am größten? Einigen Untersuchern zufolge liegt die Periode der größten sexuellen Aktivität beim Mann vor dem 20. Lebensjahr. Dagegen sind die sexuellen Bedürfnisse der Frau Ende der 30 und Anfang der 40 am stärksten.

Ist das geschlechtliche Verlangen beim Mann normalerweise stärker ausgeprägt als bei der Frau? Im Prinzip nein. Allerdings äußert sich die Libido beim Mann oft aggressiver und auffälliger als bei der Frau, so daß man daraus fälschlicherweise auf ein größeres sexuelles Verlangen schließen könnte.

Ändert sich das Verlangen nach geschlechtlicher Befriedigung von Zeit zu Zeit oder bleibt ein Mensch, der daran kein Interesse hat, sein ganzes Leben so? Nein. Das geschlechtliche Verlangen kann zeitweise stärker und zu anderen Zeiten schwächer sein.

Was ist die Nymphomanie? Mit Nymphomanie bezeichnet man eine neurotische Verhaltensweise von Frauen, bei denen ein übersteigerter Sexualtrieb und eine gesteigerte Aktivität ohne echte Befriedigung bestehen.

Welche Bedeutung hat der erotische Traum? Er ist eine normale Erscheinung, die am häufigsten in den Entwicklungsjahren und bei jugendlichen Erwachsenen auftritt.

Soll ein schwer herzkranker Mensch seine sexuelle Aktivität einschränken? Ja, weil sie eine zu große körperliche Belastung für das Herz mit sich bringen kann. Patienten, die vor kurzem einen Herzinfarkt durchgemacht haben, sollten sich von ihrem Arzt beraten lassen, wann sie wieder Geschlechtsverkehr aufnehmen sollen.

Welche sexuellen Störungen kommen am häufigsten vor? Beim Mann sind es vorzeitiger Samenerguß und Impotenz, bei der Frau Frigidität und Schmerzen beim Geschlechtsverkehr.

Was sind die häufigsten Ursachen sexueller Funktionsstörungen?
a) Tiefliegende seelische Probleme;
b) körperliche Krankheiten wie etwa Zuckerkrankheit, neurologische Störungen, Arteriosklerose usw.;
c) Defekte im Bau der Geschlechtsteile, besonders angeborene Mißbildungen;
d) Veränderungen infolge von Operationen, die wegen Krankheiten oder Verletzungen durchgeführt werden mußten, wie etwa die chirurgische Entfernung von Penis oder Hoden beim Mann oder von der Vagina bei der Frau.

Was ist Frigidität? Frigidität oder Geschlechtskälte ist der Mangel an sexuellem Verlangen und die Unfähigkeit einer Frau, einen Orgasmus zu erreichen.

Was ist die Ursache der Frigidität? Sie ist fast immer eine seelisch bedingte Erscheinung, die ihren Ursprung in einer neurotischen Fehleinstellung zur Sexualität hat. Vieles von dieser Haltung wurzelt in der frühen Kindheit und liegt, wenn das Individuum heranreift, tief in den unbewußten Erinnerungen, wo es fortgesetzt einen bedeutenden Einfluß auf die Gefühle und das Verhalten ausübt.

Hat die Frigidität eine Auswirkung auf die Fähigkeit einer Frau, Kinder zu bekommen? Überhaupt nicht. Es ist eine verbreitete Fehlmeinung, daß für eine Empfängnis der Orgasmus der Frau nötig ist.

Kann Frigidität erfolgreich behandelt werden? Psychotherapeutische oder sexualtherapeutische Maßnahmen können helfen, aber es ist eine eingehende und langdauernde Behandlung nötig.

Was ist Impotenz? Das Unvermögen des Mannes, den Geschlechtsakt befriedigend zu vollziehen, meist weil keine ausreichende Erektion erreicht wird oder weil kein Höhepunkt mit Samenerguß zustande kommt (siehe auch den Abschnitt über Potenz und Impotenz in diesem Kapitel).

Was versteht man unter vorzeitiger Ejakulation? Man meint damit die allzu rasche Erreichung des sexuellen Höhepunkts, so daß der Samenerguß noch vor der Einführung des Penis in die Scheide oder kurz darauf erfolgt. Dadurch wird der Geschlechtsverkehr für beide Partner unbefriedigend, und der Mann fühlt sich oft als Versager.

Kann diese Störung behoben werden? Ja. Die Behandlung der vorzeitigen Ejakulation durch den Hausarzt, Facharzt, Psychiater oder Sexualtherapeuten gelingt in den meisten Fällen. Beide Partner müssen viel Geduld aufbringen, damit die Störung vollständig beseitigt werden kann.

Welche Ursache hat die Homosexualität? Im allgemeinen wird angenommen, daß sie aus seelischen Problemen und aus einem Fehlverhalten der Familie während der frühen Kindheit hervorgeht. Die Entwicklung zur Homosexualität wird sicher von den Beziehungen des Kindes zu seinen Eltern und Geschwistern beeinflußt. Es gibt aber auch Hinweise, wonach die Homosexualität wenn schon nicht genetisch bestimmt, so doch erheblichen genetischen Einflüssen unterliegen soll. Wahrscheinlich sind in jedem Menschen homo- und heterosexuelle Neigungen vorhanden. Welche Richtung dominierend wird, hängt von genetischen und Umweltfaktoren ab, wozu das Verhältnis zu den Eltern, die sexuelle Erziehung, Verführungssituationen und Erfahrungen bei ersten sexuellen Erlebnissen zählen können. Viel häufiger noch als die ausschließliche und öffentlich bekennende homosexuelle Ausrichtung ist wahrscheinlich bisexuelles Verhalten. Dabei spielen Männer und Frauen, nicht zuletzt aus gesellschaftlichen Gründen, die traditionelle Rolle als Mann und Frau, Vater oder Mutter, pflegen aber gelegentlich auch homosexuelle Kontakte.

Wie früh im Leben sind homosexuelle Neigungen erkennbar? Sie können manchmal in den frühen Jugendjahren aufgedeckt werden, wenngleich sich der Betroffene diese Neigungen oft nicht einmal selbst eingestehen möchte. Daher führen manche Männer einen lebenslangen Kampf gegen diese Neigungen, manche bekennen sich erst im reiferen Alter ganz dazu. Andere wiederum sehen sich von Anfang an nur in einer aktiv bekennenden Homosexualität verwirklicht. Sexualität ist nicht isoliert, sondern eingebettet in die soziale Rolle eines Menschen zu sehen.

Sexualverhalten

Was soll man tun, wenn bei einem jungen Menschen ein Hang zur Homosexualität auftritt? Man soll den Betroffenen zu einem erfahrenen Psychiater bringen, der entscheiden wird, ob eine Behandlung angezeigt ist.

Kann Homosexualität in Heterosexualität umgewandelt werden? Wenn der Betroffene stabile heterosexuelle Beziehungen haben möchte, ist unter psychiatrischer Leitung in manchen Fällen eine Änderung der sexuellen Präferenz möglich. Allerdings besteht wahrscheinlich zeitlebens eine Rückfalltendenz in homosexuelles Verhalten.

Kann ein heterosexueller Mensch zu Homosexualität verleitet werden? Nur, wenn die Anlage bereits versteckt vorhanden war oder auch wenn die äußeren Umstände für längere Zeit ein heterosexuelles Sexualleben verhindern.

Ist die Homosexualität heutzutage im Ansteigen begriffen? Das ist nicht anzunehmen. Im Zuge der allgemeinen gesellschaftlichen Pluralität und der sexuellen Liberalisierung bekennen sich heute aber mehr Menschen als früher offen zu ihrer Homosexualität. Daher könnte der Eindruck entstehen, sie sei im Zunehmen begriffen.

Ist es zweckmäßig, wenn man sich vor der Eheschließung in den sexuellen Fragen vom Arzt beraten läßt? Ja, jedes Paar sollte sich vor der Heirat mit dem Hausarzt besprechen. Viele junge Leute haben nicht die richtigen Kenntnisse über die Sexualität und hegen falsche Vorstellungen, die dann unbegründete Ängste auslösen und manchmal die Entwicklung eines gesunden Ehelebens stören.

Kann der Arzt auf Grund einer Untersuchung sagen, ob die jungen Eheleute körperlich zueinander passen? Es kommt außerordentlich selten vor, daß zwei Partner aus anatomischen Gründen oder körperlich »nicht zueinander passen«. Eine fehlende Übereinstimmung ist fast immer seelischen und nicht körperlichen Ursprungs.

Kann sich eine langdauernde Hemmung der Sexualität durch Verbote und unzureichende Sexualaufklärung in der Jugend nachteilig auf spätere Sexualbeziehungen auswirken? Ja. Kinder und Jugendliche sollten über sexuelle Fragen genauso unterrichtet sein wie über jede andere wichtige Lebensphase. Das Fehlen einer geeigneten Sexualerziehung kann beim Erwachsenen sexuelle Kontaktschwierigkeiten zur Folge haben.

Wo kann man verläßliche Informationen über Fragen der Geschlechtlichkeit bekommen? Brauchbare Informationen liefert der Sexualatlas des Bundesministeriums für Familie und Gesundheit. Ausführliches Informationsmaterial über Familienplanung und Empfängnisverhütung erhält man von der Vereinigung »Pro Familia«.

Ist der erste Geschlechtsverkehr für die Frau immer schmerzhaft? Nein. Er kann zwar etwas schmerzhaft sein, aber bei rücksichtsvollem Verhalten des Mannes und entsprechender vorehelicher Beratung lassen sich Schmerzen weitgehend vermeiden.

Haben Jungfrauen beim ersten Verkehr immer eine Blutung? Nein. Das ist ein verbreiteter Irrtum.

Was ist die häufigste Ursache für eine fehlende sexuelle Harmonie? Eine seelische Störung bei einem oder bei beiden Partnern.

Ist bei gestörter sexueller Harmonie eine Behandlung erfolgversprechend? Ja, eine Psychotherapie und/oder Sexualtherapie.

Ist es für harmonische eheliche Beziehungen notwendig, daß beide Partner gleichzeitig zum Orgasmus kommen? Nein, aber es ist wünschenswert. Viele junge Paare lernen mit der Zeit, diesen Zustand zu erreichen.

Ist die Unfähigkeit der Frau, zum Orgasmus zu gelangen, ein Zeichen dafür, daß sie ihren Partner nicht liebt? Nein.

Ist es natürlich, daß der Mann früher zum Orgasmus (Höhepunkt) kommt als die Frau? Im allgemeinen ja.

Kann es körperliche oder seelische Schäden zur Folge haben, wenn die sexuellen Beziehungen unvollständig bleiben? Nicht, wenn beide Partner damit zufrieden sind. Schädlich kann es sein, wenn ein Partner unbefriedigt bleibt.

Ist übertriebener Verkehr gesundheitsschädlich? Das hängt davon ab, was man unter »übertrieben« versteht. Bei mangelnder Anpassungsfähigkeit eines oder beider Partner kann ein Schaden entstehen. Wenn beide glücklich und zufrieden sind, gibt es kein »zu viel Liebe«.

Was gilt als normale Häufigkeit des Verkehrs? Dafür gibt es keine Norm.

Gibt es eine Norm für das Sexualverhalten eines Paares? Ein gültiges »Normalverhalten« gibt es nicht. Das, was die beiden Menschen am glücklichsten macht, ist für sie passend und normal. Das umfaßt breite Variationen in der sexuellen Technik und in der Häufigkeit der Liebesbeziehungen.

Ist der Verkehr während der Menstruation ohne schädliche Auswirkungen möglich? Ja, er wird aber oft als unästhetisch empfunden.

Sexualverhalten

Kann eine Frau schwanger werden, ohne richtigen Geschlechtsverkehr zu haben? Das kommt nur höchst selten vor. Dazu ist unbedingte Voraussetzung, daß reichlich Samen in und um den Scheideneingang ergossen wird. (Natürlich kann vom Küssen oder vom Baden in derselben Badewanne, die kurz zuvor ein Mann benützt hat, *keine* Schwangerschaft entstehen.)

Was ist Dyspareunie? Ein schmerzhafter Geschlechtsverkehr.

Hat es seelische oder körperliche Ursachen, wenn der Geschlechtsverkehr Schmerzen verursacht? Meist ist das seelisch bedingt. Manchmal bestehen jedoch körperliche Komponenten, etwa bei einer Entzündung, einem Abszeß oder einer anatomischen Anomalie der weiblichen Beckenorgane.

Kann die Dyspareunie erfolgreich behandelt werden? Ja, mit psychotherapeutischen oder sexualtherapeutischen Maßnahmen, wenn die Störung seelischen Ursprungs ist; wenn körperliche Faktoren vorhanden sind, mit einer entsprechenden Behandlung der krankhaften Veränderung.

Was stellt eine Anomalie in den Geschlechtsbeziehungen dar? Das ist äußerst schwierig zu beantworten. Was in einer Gesellschaft als abwegig angesehen wird, gilt in einer anderen als normal. Der Hauptmaßstab sollte das Glück des Paares und die beiderseitige Übereinstimmung in den sexuellen Praktiken sein. Die meisten Ärzte stimmen folgendem zu: Wenn beide Partner miteinander glücklich sind, dann fallen die von ihnen geübten sexuellen Praktiken unter den weiten, sehr schwer definierbaren Begriff »normal«. Sadismus und Masochismus, die einen Partner anekeln, stellen eine Abwegigkeit dar.

Was ist meist die Ursache für mangelnde sexuelle Befriedigung?
a) Die Unfähigkeit des Paares, sexuelle Angelegenheiten offen und ehrlich zu besprechen. Einer der beiden Partner (oder beide) läßt den anderen über seine wahren Empfindungen hinsichtlich ihrer sexuellen Beziehungen im unklaren.
b) Die Angst vor dem Versagen beim Geschlechtsakt. Der Mann, die Frau oder beide halten sich für sexuell unzulänglich.
c) Verborgene Gefühle von Groll und Ärger gegenüber dem Partner können der sexuellen Ansprechbarkeit entgegenwirken und die erotische Lustempfindung zunichte machen.
d) Mangelnde Variation des Geschlechtsakts.
e) Ausführung des Geschlechtsakts an einem ungeeigneten Ort, wo man plötzlich gestört werden könnte.
f) Mangelnde Sauberkeit und Hygiene bei einem oder beiden Partnern.

Wie können sexuelle Schwierigkeiten behoben werden? Die Sexualtherapie geht davon aus, daß manche Störungen seelisch bedingt sind, während andere körperliche Ursachen haben. Bevor eine Behandlung begonnen wird, müssen die Ursachen mit einer medizinischen Untersuchung und psychologischen Befragung genau geklärt werden. Erst dann kann eine wirkungsvolle Behandlung durchgeführt werden. Ein wichtiges Mittel der Bewältigung sexueller Schwierigkeiten ist es, offen mit dem Partner darüber zu sprechen. Allerdings sind viele Paare gerade dazu nicht in der Lage, da sie sich von Tabuvorstellungen nicht frei machen können.

Wie lange ist der Mensch sexuell aktiv? Entgegen der landläufigen Ansicht beginnt die Sexualität bereits im frühen Alter und hält in unterschiedlichem Ausmaß das ganze Leben lang an. Manche Menschen haben von der frühen Kindheit bis ins hohe Alter intensive sexuelle Interessen, andere bleiben ihr ganzes Leben lang eher unbeteiligt.

Ändert sich die sexuelle Aktivität wesentlich, wenn man einmal an die 50 kommt? Im Zusammenhang mit der abnehmenden Hormonsekretion kann eine gewisse Verringerung der sexuellen Aktivität eintreten. Es muß aber nicht unbedingt sein, daß diese körperlichen Faktoren die sexuelle Aktivität herabsetzen, denn psychologische Faktoren spielen dabei eine wichtigere Rolle. (In diesem Zusammenhang sei auf die Beobachtung verwiesen, daß viele Witwen und Witwer, die in ihren letzten Ehejahren sexuell inaktiv waren, beim Eingehen einer neuen Partnerschaft sexuell sehr aktiv werden.)

Welche Gründe sind recht oft für ein Abnehmen des sexuellen Verlangens ausschlaggebend?
a) Schwere körperliche Krankheit;
b) Depression, Streß, Angst, Müdigkeit;
c) Furcht vor sexueller Unzulänglichkeit;
d) jeder Zustand, bei dem das Liebesleben durch Schmerzen beeinträchtigt wird, etwa starke Kreuzschmerzen, Gelenkschmerzen usw.

Welche Auswirkungen hat Alkoholgenuß auf das Sexualverhalten? Alkohol in kleinen oder mäßigen Mengen kann die Begierde steigern und Hemmungen ausschalten. In großen Mengen genossen, wirkt Alkohol jedoch dämpfend und hemmt die Nerven, die die Sexualzentren im Gehirn steuern. Betrunkene werden beim Geschlechtsverkehr viel weniger Genuß empfinden.

Welche Auswirkungen haben Medikamente auf die Sexualität? Manche Medikamente, etwa Schlafmittel und blutdrucksenkende Mittel, setzen das sexuelle Verlangen (die Libido) herab.

Fruchtbarkeit und Unfruchtbarkeit

Siehe auch die Abschnitte Sexualorgane und Sexualverhalten in diesem Kapitel; Kapitel 56, Schwangerschaft und Entbindung

Was ist Sterilität? Sterilität ist die Unfähigkeit zur Fortpflanzung. Weil diese Definition zugleich bedeutet, daß dieser Zustand endgültig, nicht rückbildungsfähig und meist auch nicht behebbar ist, sollte man besser den zutreffenderen Ausdruck *Infertilität oder Unfruchtbarkeit* gebrauchen. Unfruchtbarkeit bezeichnet einen eher augenblicklichen Zustand, der unter bestimmten Umständen rückgängig gemacht werden kann. Man spricht von primärer Sterilität, wenn ein Ehepaar nach mindestens einjährigem Bestreben (regelmäßiger Verkehr, keine Empfängnisverhütung) keine Empfängnis erreichen konnte. Der Begriff sekundäre Sterilität bezieht sich auf jene Ehepaare, bei denen nach der Geburt von einem oder mehreren Kindern keine weitere Schwangerschaft mehr eingetreten ist, obwohl sie längere Zeit ständig darum bemüht waren. Auch Ehepaare, bei denen die Frau zwar schwanger wurde, die Schwangerschaft jedoch vorzeitig endete, so daß aus der Ehe keine lebenden Kinder hervorgegangen sind, werden als unfruchtbar bezeichnet. Denn das Ziel der Fortpflanzung sind lebende, gesunde Kinder.

Wie häufig sind unfruchtbare Ehen? Es gibt zwar keine absolut genaue Statistik, aber schätzungsweise bleiben etwa 20 % aller Ehen ungewollt kinderlos. In ca. 50 % liegt die Ursachen bei der Frau, in 40 % beim Mann, bei 10 % bleibt die Ursache unklar.

Wie lange dauert es im Durchschnitt, bis es in einer jungen Ehe zur ersten Schwangerschaft kommt? In der Regel tritt innerhalb eines Jahres eine Schwangerschaft ein, vorausgesetzt, daß das Paar 2- bis 3mal wöchentlich Geschlechtsverkehr hat und keine Empfängnisverhütung betreibt. Eine Empfängnis bereits im ersten oder zweiten Monat der Bemühungen ist nicht die Norm; es ist vielmehr keineswegs ungewöhnlich, daß normale junge Leute acht oder zehn Monate brauchen, bis eine Schwangerschaft zustande kommt.

Ist für eine Empfängnis der Orgasmus der Frau notwendig? Nein! Für die Empfängnis spielt der Höhepunkt der sexuellen Erregung bei der Frau überhaupt keine Rolle.

Welche Bedingungen müssen erfüllt sein, damit eine Schwangerschaft eintreten kann? Von einem Eierstock der Frau muß eine Eizelle freigesetzt werden; die Eileiter müssen durchgängig sein; eine gesunde Samenzelle muß die Eizelle erreichen, solange sie im Eileiter ist; die befruchtete Eizelle muß sich an einer Stelle der Gebärmutterschleimhaut einpflanzen können; der Organismus der Frau muß bestimmte Hormone erzeugen, die die Ernährung des befruchteten, in der Gebärmutterschleimhaut eingebetteten Eies sichern (Abb. 185).

Die Sterilität der Frau

Was sind die häufigsten Ursachen für die Sterilität (Unfruchtbarkeit) der Frau?

a) Es wird kein reifes Ei produziert oder freigegeben; das kann die Folge eines angeborenen Chromosomenfehlers sein, wie es beim Turner-Syndrom zu beobachten ist, oder es kann auf einer erworbenen Anomalie bei einem normal angelegten weiblichen Organismus beruhen;

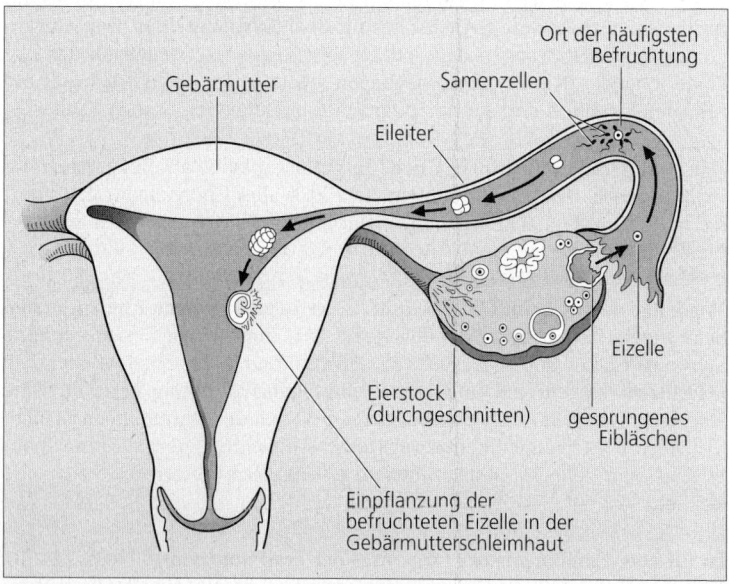

Abb. 185 *Weg der befruchteten Eizelle.* Beim Eisprung wird eine reife Eizelle vom Eileiter aufgenommen und in Richtung Gebärmutterhöhle weitertransportiert. Steigen zu diesem Zeitpunkt befruchtungsfähige Samenzellen durch Scheide, Gebärmutterhals, Gebärmutterhöhle und Eileiter bis zur Eizelle auf, so kommt es zur Befruchtung. Damit wird die Keimentwicklung in Gang gesetzt; das befruchtete, bereits in Entwicklung befindliche Ei wird in die Gebärmutterhöhle transportiert, wo es sich in der Schleimhaut einnistet.

b) Undurchgängigkeit beider Eileiter, entweder infolge einer Entzündung oder, viel seltener, infolge einer Mißbildung (angeborener Eileiterverschluß);
c) hormonale Störungen, insbesondere solche, die die Hirnanhangsdrüse, Schilddrüse, Nebennieren oder Eierstöcke betreffen;
d) die Samenzellen können nicht durch den Gebärmutterhalskanal in die Gebärmutter hinaufwandern. Das kann die Folge eines Verschlusses oder einer Entzündung des Gebärmutterhalskanals sein;
e) es werden im Körper der Frau Antikörper gegen die Samenzellen des Mannes gebildet, welche zur Zerstörung der Samenzellen führen;
f) seelische Faktoren, die oft schwer faßbar, unklar und schwierig zu beurteilen sind. Man weiß jedoch, daß manche unfruchtbare Frauen nach über längere Zeit durchgeführten psychotherapeutischen Maßnahmen empfängnisfähig werden;
g) es gibt immer noch eine große Gruppe von Frauen, die ohne jeden erkennbaren Grund nicht schwanger werden.

Müssen alle diese Faktoren vorhanden sein, um den Eintritt einer Schwangerschaft unmöglich zu machen? Es liegt auf der Hand, daß dies nicht notwendig ist, sondern daß ein einzelner Faktor oder die Kombination einiger weniger Faktoren genügt. Der Ausdruck Unfruchtbarkeit ist relativ zu verstehen. Begreiflicherweise können mehrere geringfügige Teilursachen zusammen ebenso wirksam eine Empfängnis verhindern wie ein Hauptfaktor allein.

Was versteht man unter den »fruchtbaren Tagen« des Zyklus? Man meint damit die Zeit des Eisprungs in der Mitte des Menstruationszyklus. Bei einem 28tägigen Zyklus ist das gewöhnlich etwa 12 bis 16 Tage nach dem Beginn der Monatsblutung.

Was sind die »unfruchtbaren Tage« des Zyklus? 7 bis 9 Tage vor der Menstruation, die Tage während der Blutung und die 3 bis 5 Tage nach der Menstruation, abhängig vom Zyklus und der Blutungsdauer.

Wie lange ist in einem Monatszyklus eine Empfängnis möglich? Nachdem gesunde Samenzellen frühestens 2 Tage vor bis spätestens 2 Tage nach dem Eisprung in die Scheide gelangen müssen, ist einleuchtend, daß während des ganzen 28tägigen Zyklus nur an 3 bis 4 Tagen eine Befruchtung der Eizelle stattfinden kann.

Kann man die »fruchtbaren« und die »unfruchtbaren« Tage genau bestimmen? Bei einer Frau mit regelmäßigen Menstruationen können diese Perioden mit einiger Genauigkeit an Hand der Aufwachtemperaturkurve, die sich aus der täglichen Temperaturmessung ergibt, bestimmt werden (Abb. 186).

Sexualorgane, Sexualverhalten und Fortpflanzung

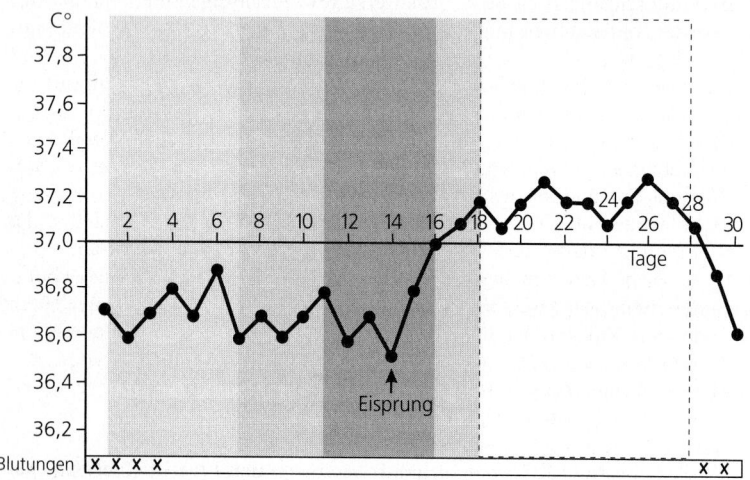

Abb. 186 *Aufwachtemperaturkurve einer gesunden Frau.* Kurz nach dem Eisprung kommt es unter hormonalem Einfluß zu einem charakteristischen Temperaturanstieg.

Wie kann man das Ausbleiben von Ovulationen erkennen?
a) Aufgrund der genauen Erfassung der bisherigen Menstruationsverhältnisse und der Beobachtung jeder Unregelmäßigkeit;
b) mit der Aufzeichnung der Aufwachtemperatur über einen Zeitraum von mehreren Monaten können bestimmte Kurven erhalten werden, die erkennen lassen, ob Ovulationen vorhanden sind oder nicht;
c) durch die sonographische Untersuchung des Eierstocks, an dem sich bei Ausbleiben der Ovulation nicht die typischen zystischen Veränderungen zeigen;
d) mit Hilfe der mikroskopischen Untersuchung (Endometriumbiopsie), für die unmittelbar vor dem erwarteten Menstruationstermin Gewebe aus der Gebärmutterschleimhaut entnommen wird, kann der Frauenarzt sagen, ob ein Eisprung stattgefunden hat oder nicht;
e) mit der mikroskopischen Untersuchung von Zellabstrichen aus der Scheide und Untersuchung des Vaginalschleims läßt sich klären, ob ein Eisprung erfolgt ist.

Kann eine Frau, die keinen Eisprung hat, erfolgreich behandelt werden? Ja. In der Mehrzahl der Fälle werden Hormonanalysen die Ursachen für das Ausbleiben des Eisprungs aufdecken und den Weg für eine entsprechende Hormonbehandlung weisen. Dazu gehört eine genaue Untersuchung der

Drüsenfunktion von Hirnanhangsdrüse, Schilddrüse, Nebennieren und Eierstöcken. Bei Vorliegen einer Drüsenstörung im Bereich des Hypothalamus kann eine Behandlung mit Hormonpräparaten wie Epimestrol, einem Östrogenderivat, Ovulationen auslösen. Bei ungenügender Funktion des Gelbkörpers gibt man Ovulationsauslöser wie z. B. Clomifen oder menschliches Choriongonadotropin. Bei etwa einem Drittel der so behandelten Frauen tritt eine Schwangerschaft ein. Allerdings ist mit Mehrlingsschwangerschaften zu rechnen. Auch Ovarialzysten können als Nebenwirkungen auftreten.

Wie wird das Material für eine Endometriumbiopsie gewonnen? Die sogenannte Strichkürettage wird in der Sprechstunde auf dem Untersuchungsstuhl vorgenommen. Der Frauenarzt führt ein Spekulum in die Scheide ein und faßt den Gebärmutterhals mit einer Klemme; dann geht er mit einem kleinen Metallinstrument durch den Gebärmutterhalskanal in die Gebärmutter ein und schabt damit Schleimhaut ab.

Was ist gewöhnlich die Ursache eines Eileiterverschlusses?
a) Eine vorangegangene Entzündung der Unterleibsorgane, die am häufigsten von einer Chlamydieninfektion oder einer Gonorrhö, seltener von einer Tuberkulose oder einer anderen bakteriellen Infektion hervorgerufen wurde;
b) eine Bauchfellentzündung, am häufigsten im Gefolge eines Blinddarmdurchbruchs;
c) ein Myom im oberen Abschnitt der Gebärmutter, das die Eileitermündung verlegt;
d) eine Endometriose.

Wie wird die Diagnose eines Eileiterverschlusses gestellt?
a) Mit einer sog. Pertubation oder Eileiterdurchblasung. Dazu läßt man ein Gas (Kohlendioxid) durch den Gebärmutterhalskanal in die Gebärmutter einströmen; wenn die Eileiter durchgängig sind, kann man feststellen, daß das Gas in die Bauchhöhle eintritt;
b) mit einer Röntgenuntersuchung, der sog. Hysterosalpingographie. Dabei wird ein schattengebendes Kontrastmittel durch den Gebärmutterhalskanal eingespritzt, damit die Gebärmutterhöhle und die Eileiter zur Darstellung kommen. Man kann damit auch Mißbildungen des Uterus, Polypen und Endometriosen der Tuben feststellen. Dennoch wird diese Untersuchung wegen der Strahlenbelastung heute kaum noch durchgeführt;
c) mit der Laparoskopie oder Pelviskopie. Diese Methode hat den Vorteil, daß man nicht nur die Tubenöffnungen direkt betrachten, sondern auch die Beschaffenheit der Eierstöcke beurteilen kann. Zur genaueren Feststellung der Durchgängigkeit der Tuben wird blaue Farblösung in die Gebärmutter eingespritzt. Im Normalfall kann man diese Lösung in der freien Bauchhöhle sehen.

Wie wird die Eileiterdurchblasung gemacht? Die Patientin wird angewiesen, ungefähr 5 bis 7 Tage nach der Menstruation in die Sprechstunde zu kommen; sie wird auf dem Untersuchungstisch gelagert; der Arzt macht sich den Gebärmutterhals zugänglich, faßt ihn mit einer Klemme und führt ein dünnes, röhrenförmiges Instrument in den Gebärmutterhalskanal ein. Dieses Instrument wird mit einem Kohlendioxidbehälter und einem Meßgerät verbunden. Durch entsprechende Bedienung der Ventile läßt man Kohlendioxid unter einem bestimmten Druck in die Gebärmutterhöhle einströmen. Dieses Gas findet nur durch die Eileiter in die Bauchhöhle einen Auslaß. Wenn die Eileiter durchgängig sind, entweicht das Gas in die Bauchhöhle, und das Meßgerät zeigt einen Druckabfall an. Wenn das Gas nicht in die Bauchhöhle abströmt, bleibt der Druck auf dem Anzeiger gleich oder steigt an. Mit einem Stethoskop kann man durch die Bauchwand das Entweichen des Gases aus den Eileitern direkt hören.

Spürt die Patientin Schmerzen bei der Eileiterdurchblasung, wenn die Eileiter durchgängig sind? Ja. Das Gas, das in die Bauchhöhle eintritt, erzeugt oft nach 5 bis 10 Minuten Schmerzen in der Schultergegend. Sie gehen aber nach kurzer Zeit zurück und sind unbedenklich.

Ist die Eileiterdurchblasung mit Gefahren verbunden? Es besteht die Gefahr, daß Erreger aus der Scheide in die Bauchhöhle verschleppt werden und dort zu einer Entzündung führen. Daher sollte vor der Untersuchung evtl. eine antibiotische Behandlung erfolgen. Wenn entsprechende Vorsichtsmaßnahmen beachtet werden, ist die Untersuchung nur mit einem gringen Risiko behaftet. In wenigen Einzelfällen kann allerdings die Pertubation eine entzündliche Erkrankung der Eileiter verschlimmern.

Kann bei einem Eileiterverschluß jemals wieder die Durchgängigkeit hergestellt werden? Ja. In ungefähr 20 % der Fälle gelingt es mit einer Operation, der sogenannten Tubenplastik, die Durchgängigkeit der Eileiter wiederherzustellen, vorausgesetzt, die Eileiterschleimhaut wurde durch vorangegangene Entzündungen nicht zerstört. Gelegentlich bewirkt schon die Eileiterdurchblasung durch die Auftreibung der Eileiter mit dem Gas eine Lösung des Verschlusses.

Gibt es besondere Untersuchungen zum Nachweis oder zum Ausschluß von hormonalen Störungen? Ja. Es gibt Spezialmethoden für Hormonanalysen in Blut und Harn. Außerdem liefert eventuell die chemische Analyse des Blutserums einen Hinweis auf das Bestehen einer hormonalen Störung.

Kann eine hormonale Störung behoben werden? Ja, in manchen Fällen, mit einer entsprechenden Hormonbehandlung, die am besten von einem Endokrinologen durchgeführt wird.

Kommt es vor, daß der Gebärmutterhalskanal für den Durchgang von gesunden Samenzellen blockiert ist? Ja, in seltenen Fällen ist der Schleim am Gebärmutterhals für die Samenzellen nicht durchgängig. Der Organismus der Frau kann sogar Antikörper gegen die männlichen Samenzellen bilden, wodurch diese zerstört werden.

Kann man mit bestimmten Untersuchungen die Eindringungsfähigkeit der Samenzellen in den Gebärmutterhalskanal nachweisen? Ja. Beim Sims-Huhner-Test werden die Samenzellen, nachdem sie in die Scheide ausgestoßen worden sind, untersucht. Die Patientin kommt etwa 2 Stunden nach dem Geschlechtsverkehr in die Sprechstunde, wo Proben aus dem Scheidenkanal und aus dem Gebärmutterhalskanal entnommen und mikroskopisch untersucht werden. Wenn normale Samenzellen vorhanden sind, gibt der Vergleich der Samenzellen aus der Scheide mit jenen aus dem Gebärmutterhalskanal einen Anhaltspunkt dafür, ob die Samenzellen fähig sind, in die Gebärmutter einzudringen.

Soll die Frau, wenn sie eine Schwangerschaft anstrebt, nach dem Geschlechtsverkehr etwa 10 – 15 Minuten in Rückenlage bleiben? Ja, damit der Samen genügend Zeit hat, in den Gebärmutterhalskanal einzudringen.

Welche Behandlung kommt in Frage, wenn anzunehmen ist, daß die Unfruchtbarkeit auf seelischen Faktoren beruht? In vielen Fällen dieser Art haben sich psychotherapeutische Maßnahmen bewährt; häufig kommt es nachher zur Empfängnis.

Liegt oft die Ursache der Unfruchtbarkeit im langdauernden Gebrauch von samenfeindlichen Gelees begründet? Nein. Es wurde nie der Beweis erbracht, daß diese Substanzen noch nachträglich empfängnishemmend wirken, wenn ihre Verwendung einmal eingestellt wurde.

Beeinträchtigt der langzeitige Gebrauch von Ovulationshemmern die spätere Empfängnisfähigkeit? In der Regel nicht, doch kann die Empfängnisfähigkeit nach langdauerndem Gebrauch der Pille in Einzelfällen nach Absetzen der Pille einige Monate herabgesetzt sein.

Kann ein Übermaß an sexueller Betätigung zur Unfruchtbarkeit führen? Nein, bei guter Qualität des männlichens Samens nicht. Allerdings wurde in den letzten Jahren eine kontinuierliche Verminderung der Spermienanzahl im Samen von Männern der westlichen Industrieländer beobachtet. Daher kann es sich bei Kinderwunsch und gezieltem Geschlechtsverkehr empfehlen, daß der Mann fünf Tage vor der Ovulation der Frau enthaltsam bleibt, um ein Optimum des Samens zu erreichen. Der Wert dieser Maßnahme ist aber umstritten.

Was versteht man unter künstlicher Befruchtung (Insemination)? Man meint damit das Einbringen von lebenden Samenzellen, die entweder vom Ehemann oder von einem Spender stammen, mittels eines Instruments in den Gebärmutterhalskanal.

Wann wird eine künstliche Befruchtung angewendet?
a) In Fällen, in denen der Sims-Huhner-Test zeigt, daß die Samenzellen des Ehegatten (obwohl sie gesund sind) nicht in den Gebärmutterhalskanal gelangen oder die Zahl beweglicher Spermien zu gering für eine natürliche Befruchtung ist, wird der Samen durch Masturbation gewonnen und vom Frauenarzt in den Gebärmutterhalskanal eingebracht (homologe Insemination);
b) falls der Ehemann keine lebenden Samenzellen besitzt, kann man Samen von einem Spender verwenden, wenn beide Ehegatten damit einverstanden sind. Nur selten ist der Spender ein Verwandter (etwa der Bruder des Ehemannes). Im allgemeinen bleibt der Spender dem Ehepaar unbekannt, seine Identität muß aber vom Frauenarzt, der die Behandlung durchführt, dokumentiert werden. Dem Frauenarzt ist es nicht gestattet, den Samen verschiedener Spender zu mischen, so daß nicht feststellbar ist, wer der Vater des zukünftigen Kindes ist. Wegen der möglichen rechtlichen Probleme weigern sich allerdings viele Frauenärzte, Fremdsamenspenden (heterologe Insemination) durchzuführen.

Wie wird die künstliche Befruchtung durchgeführt? Zunächst bestimmt man durch Messung der Morgentemperatur den Zeitpunkt des Eisprungs. Die Patientin kommt dann zur verabredeten Zeit in die Sprechstunde, wird auf dem Untersuchungstisch gelagert und in die Scheide ein Spekulum eingeführt. Lebende Samenzellen, entweder vom Ehemann oder vom Spender, werden mit einer Spritze in die Öffnung des Gebärmutterhalskanals injiziert; dann wird eine passende kleine Gummikappe auf den Gebärmutterhals aufgesetzt, damit der Samen etwa eine halbe Stunde lang mit dem Gebärmutterhalskanal in Kontakt bleibt.

Zu welchem Zeitpunkt des Zyklus wird die Insemination vorgenommen? Wenn mit einer der genannten Methoden festgestellt wurde, daß gerade der Eisprung fällig ist.

Wie oft versucht man eine künstliche Befruchtung? Während eines Menstruationszyklus soll sie etwa dreimal vorgenommen werden und zwar unmittelbar vor, während und nach dem Ovulationstermin. In den folgenden vier bis sechs Monaten wäre sie monatlich in gleicher Weise zu wiederholen.

Wie oft hat eine künstliche Befruchtung Erfolg? In einem hohen Prozentsatz der Fälle, wenn die Frau körperlich normal ist.

Wie wird der Samenspender ausgewählt? Der Spender muß ein gesunder Mann sein, bei dem mit einer Untersuchung jede Erkrankung ausgeschlossen wurde. Außerdem muß mit einer gründlichen Erfassung der Familienkrankengeschichte sichergestellt werden, daß die Familie des Spenders frei von erblichen körperlichen Gebrechen oder Geisteskrankheiten ist. Der Spender muß dem Ehepaar unbekannt bleiben! Auch das Ehepaar muß dem Spender unbekannt bleiben! Der Arzt muß aber die Identität des Spenders dokumentieren, da das zukünftige Kind ein Recht darauf hat zu erfahren, wer sein Vater ist. Alle Beteiligten müssen völlig einverstanden sein und Ehemann, Ehefrau und Spender müssen ihre schriftliche Zustimmung, am besten in Gegenwart eines Notars, geben. Wegen der möglichen rechtlichen Schwierigkeiten schrecken vielen Gynäkologen vor einer heterologen Insemination zurück.

Welche Gefahren sind mit einer künstlichen Besamung verbunden? Die Gefahr eines körperlichen Schadens besteht nicht. Wenn nicht der Samen des Ehemannes, sondern Spendersamen verwendet wird, gibt es jedoch zahlreiche andere Probleme. Das gilt besonders für den Ehemann, bei dem seelische Konflikte ausgelöst werden können, da das mit fremdem Samen erzeugte Kind für ihn die ständige Konfrontation mit seiner eigenen Zeugungsunfähigkeit sein kann. Aber auch juristische Komplikationen sind trotz aller vertraglichen Regelungen möglich, und nicht zuletzt können sich auch seelische Konflikte aus religiösen Überzeugungen heraus entwickeln. All diese Gesichtspunkte sollten sehr sorgfältig überlegt werden, bevor man eine künstliche Besamung durchführen läßt.

Die Sterilität des Mannes

Ist der männliche Partner ein wichtiger Faktor in einer unfruchtbaren Ehe? Ja. Jeder Versuch zur Behebung der Unfruchtbarkeit, bei dem der Ehemann nicht voll mitarbeitet, ist wertlos und sollte nicht unternommen werden. *In ungefähr 40 % aller unfruchtbaren Ehen liegt die Ursache beim Mann und nicht bei der Frau!* In jedem Fall einer unfruchtbaren Ehe muß eine vollständige Untersuchung des Ehemannes vom Urologen vorgenommen werden.

Wann ist ein Mann unfruchtbar? Ein Mann ist zeugungsunfähig, wenn er entweder keine Samenzellen hat oder wenn die Zahl der normalen, aktiven Samenzellen so gering ist, daß eine Empfängnis praktisch unmöglich wird.

Welcher Unterschied besteht zwischen Sterilität und Infertilität beim Mann? Sterilität besagt, daß eine Befruchtung absolut unmöglich ist; beim Mann ist das der Fall, wenn keine Samenzellen ausgestoßen werden können. Mit Infertilität oder Unfruchtbarkeit meint man dagegen, daß eine Zeugung und Befruchtung zwar möglich, aber unwahrscheinlich ist, weil der Samen nicht vollwertig ist.

Was versteht man unter Spermienzahl? Der Samenerguß, der gewöhnlich etwa einen Teelöffel Flüssigkeit ausmacht, enthält normalerweise 60 – 80 Millionen Samenzellen pro Kubikzentimeter und mehr. Die Zahl der Samenzellen oder Spermien wird mit einer mikroskopischen Untersuchung der Samenflüssigkeit ermittelt.

Gibt es noch andere Eigenschaften des Samenergusses, die bei der Untersuchung berücksichtigt werden müssen? Ja. Die Samenzellen müssen auf ihre Beweglichkeit, ihren anatomischen Bau und ihre Merkmale beobachtet werden.

Woran liegt es, wenn bei einem Mann keine Samenzellen vorhanden sind?
a) Es gibt bestimmte Entwicklungsanomalien, chromosomale Störungen und Stoffwechselerkrankungen beim Mann, die eine angeborene Unfähigkeit zur Samenerzeugung zur Folge haben können;
b) mit dem Greisenalter geht oft das Erlöschen der Samenbildungsfähigkeit des Hodens einher. Der Zeitpunkt dieses Erlöschens ist individuell sehr unterschiedlich, manchmal liegt er erst im 8. oder 9. Lebensjahrzehnt;
c) die Orchitis oder Hodenentzündung kann zum Verlust der Samenbildung führen. Das kommt nicht selten als Folge einer Mumpserkrankung vor. Auch andere Infektionen können auf die gleiche Weise Sterilität verursachen;
d) die Samenzellen können fehlen, weil ihnen der Weg vom Hoden nach außen abgeschnitten ist. Eine vorangegangene Infektion, etwa ein Tripper, kann einen Verschluß des Samenleiters, der vom Hoden zu den Samenblasen zieht, zur Folge haben;
e) wenn die Hoden fehlen oder wenn sie nicht in den Hodensack abgestiegen sind, werden keine Samenzellen erzeugt (siehe bei Hodenhochstand).

Wie kann man feststellen, ob die Hoden zur Samenbildung fähig sind? Mit der gründlichen Untersuchung des Samens. In manchen Fällen wird auch eine Hodenbiopsie gemacht, wenn man noch weitere Aufschlüsse braucht.

Wie wird eine Hodenbiopsie gemacht? Sie wird im Operationssaal eines Krankenhauses in leichter Allgemeinnarkose durchgeführt. Von einem kleinen Hautschnitt im Hodensack aus wird ein Stückchen Hodengewebe entnommen und einer mikroskopischen Untersuchung zugeführt.

Wann ist die Spermienzahl verringert? Der Samenzellgehalt des Samenergusses erleidet eine natürliche Verminderung nach häufigem Geschlechtsverkehr, einer schwächenden Allgemeinerkrankung, Operationen oder allgemein in allen Situationen, die die Körperfunktionen zeitweilig schwächen oder herabsetzen. In solchen Fällen kann die Verminderung der Spermienzahl des Ergusses vorübergehender Natur sein. Es kommt aber auch vor, daß die Spermienzahl bei Männern, die in jeder anderen Beziehung vollkommen normal sind, niedrig ist.

Welche Ursachen hat eine verringerte Samenzellbildung bzw. verminderte Beweglichkeit der Spermien zumeist?
a) Hormonale Störungen;
b) Folgezustand nach einer Hodenentzündung bei Mumps, Tripper, Tuberkulose oder anderen Krankheiten;
c) Erkrankungen der Hoden, die zu ihrer Schrumpfung (Atrophie) führen, etwa Durchblutungsstörungen usw.;
d) hohes Alter;
e) langdauernd erhöhte Temperatur im Bereich des Hodensacks;
f) Vorliegen einer Varikozele;
g) unbekannte Ursachen.

Ist eine Behandlung bei Zeugungsunfähigkeit erfolgversprechend? Ja, in bestimmten Fällen. Wenn das Problem in einer niederen Spermienzahl liegt, läßt sich unter Umständen mit verschiedenartigen Hormonbehandlungsverfahren eine Erhöhung der Spermienzahl erreichen. Bei Vorliegen einer Varikozele kann die Zeugungsunfähigkeit in 50 % der Fälle durch eine operative Korrektur behoben werden. Auch eine langdauernde Senkung der Hodentemperatur kann zu einer deutlichen Steigerung der Spermienzahl und damit zu einer Behebung der Zeugungsunfähigkeit führen kann.

Hat die Behandlung der Zeugungsunfähigkeit immer Erfolg? Nein, das Behandlungsergebnis läßt sich im Einzelfall nicht vorhersagen. Trotzdem sollte immer eine Behandlung versucht werden, da sie in einem gewissen Prozentsatz dazu führt, daß eine Schwangerschaft zustande kommt.

Kann eine Zeugungsunfähigkeit auch noch mit anderen Maßnahmen beeinflußt werden? Ja. Jede örtliche Erkrankung ist zu beseitigen. Wenn eine Entzündung oder Verengung der Harnröhre besteht, muß man sie behandeln. Falls eine Entzündung der Vorsteherdrüse vorliegt, muß sie behoben werden. Bei einer Erkrankung im Bereich des Hodensacks, etwa einer Hydrozele oder einer Varikozele, soll eine Operation erfolgen. Besteht Impotenz, so soll sie behandelt werden. Oft liegt es an einer chronischen psychischen Belastung des Mannes, wenn die Qualität des Samens schlecht ist. Man sollte daher auch einen Zeugungsversuch nach einer Phase der Entspannung und Erholung machen.

Wie kommt es, daß Partner einer unfruchtbaren Ehe, bei denen keine Anomalie bei der Untersuchung zu entdecken war, nach einer Scheidung und Wiederverehelichung manchmal Kinder bekommen? Bei manchen Paaren gibt es eine psychologische oder chemische Barriere gegen eine Empfängnis, obwohl jeder Partner für sich als körperlich gesund befunden wird. Man nimmt an, daß in diesen Fällen auch Antikörper der Frau gegen den Samen des Mannes dabei eine Rolle spielen. Nach einer Wiederverehelichung sind diese Barrieren unter den geänderten Umständen vielleicht nicht mehr vorhanden, und es kommt zur Schwangerschaft.

In welchem Alter werden die meisten Männer unfruchtbar? Das ist sehr unterschiedlich. Manche Männer bleiben ihr ganzes Leben lang fruchtbar, sogar bis ins 8. und 9. Jahrzehnt, andere werden es vielleicht infolge von angeborenen Störungen überhaupt nie im Leben.

Potenz und Impotenz

Was versteht man unter Impotenz? Im allgemeinen bezeichnet man als Impotenz die Unfähigkeit, den Geschlechtsakt zu vollziehen (Impotentia coeundi). Weniger geläufig ist der Ausdruck Impotenz im Zusammenhang mit einer Zeugungsunfähigkeit (Impotentia generandi).

Wie häufig kommt Impotenz vor? Zur Impotenz kommt es viele Male im Leben des normalen Mannes. Derartige Episoden sind gewöhnlich von begrenzter Dauer und gehen von selbst vorüber. Eine echte, anhaltende Impotenz kann auf seelischen Störungen, auf einer seit langem bestehenden Zuckerkrankheit, auf einer Arteriosklerose der Gefäße, die den Penis versorgen, oder auf dem Altersprozeß beruhen.

In welchem Prozentsatz der Fälle beruht die Impotenz auf seelischen Störungen? Bis vor kurzem hat man angenommen, daß die Impotenz in etwa 90 % der Fälle seelisch bedingt ist. Das mag für die Fälle von vorübergehender Impotenz bei ansonsten jungen gesunden Männern zutreffen, nicht jedoch auf die Gesamtzahl der Fälle von Impotenz. Insgesamt betrachtet dürften 60 – 70 % der Fälle von Impotenz organische Ursachen haben. Darunter sind vor allem Patienten mit Gefäßerkrankungen und Störungen des vegetativen Nervensystems, insbesondere Diabetiker, Patienten mit allgemeiner Arteriosklerose und Alkoholkranke.

Hängen Potenz und Unfruchtbarkeit des Mannes miteinander zusammen? Nein.

Fruchtbarkeit und Unfruchtbarkeit

Welche Ursachen hat die Impotenz häufig?
a) Seelische Störungen.
b) Alterungsvorgänge, die zu einer schlechten Durchblutung des Penis führen.
c) Örtliche Erkrankungen der Geschlechtsorgane.

Kann ein Mann potent und dennoch zeugungsunfähig sein? Ja. Viele Männer sind in der Lage, den Geschlechtsakt auf normale Weise zu vollziehen, aber ihr Samenerguß enthält keine lebenden Samenzellen; es besteht also Zeugungsunfähigkeit trotz erhaltener Potenz.

In welchem Alter werden Männer gewöhnlich impotent? Wenn der Mann seelisch und körperlich gesund ist, kann er unter Umständen bis weit ins 7. und 8. Jahrzehnt potent bleiben. Wenn er sich zu einer speziellen Partnerin nicht hingezogen fühlt oder psychische Hemmnisse bestehen, kann er natürlich in jedem Alter impotent werden, schon im 2. und 3. Lebensjahrzehnt. Diese Störung ist meist durch einen Partnerwechsel oder durch eine Änderung der Umstände zu beheben.

Kann die Impotenz mit der Verabreichung männlicher Hormone behoben werden? Nur in jenen Einzelfällen, in denen die Hoden so geschädigt sind, daß sie keine Geschlechtshormone ausscheiden.

Führt ein ausschweifendes Liebesleben zur frühen Impotenz? Nein. Es gibt keinen Beweis dafür, daß sich die sexuelle Aktivität des Mannes organisch darauf auswirkt, in welchem Alter er impotent wird.

Gibt es so etwas wie »Wechseljahre des Mannes«? Die Produktion von Keimzellen wird beim Mann nicht so wie bei der Frau in einem bestimmten Alter eingestellt. Das Alter, in dem Männer zeugungsunfähig werden, ist sehr unterschiedlich, ebenso das Alter, in dem sie impotent werden. Impotenz und Unfruchtbarkeit können unabhängig voneinander eintreten. In anderen Worten, ein Mann kann schon früh impotent werden, aber bis ins höhere Alter befruchtungsfähige Samenzellen besitzen. Umgekehrt kann ein Mann noch weit über 70 potent sein, aber keine befruchtungsfähigen Samenzellen mehr produzieren.

Wie kann die Impotenz behandelt werden?
a) Wenn festgestellt wurde, daß sie seelischen Ursprungs ist, soll eine Psychotherapie, am besten in Form einer Partnertherapie, eingeleitet werden.
b) Wenn eindeutig feststeht, daß eine Drüsenstörung die Ursache ist (sehr selten), sollen Hormone gegeben werden.
c) Wenn die Impotenz auf einer Arteriosklerose der Gefäße beruht, die den Penis versorgen, oder wenn die ursächlichen seelischen Probleme trotz

intensiver Behandlung nicht gelöst werden konnten, kann eines der drei folgenden Verfahren angewandt werden:
1. Man kann die Schwellkörper-Autoinjektions-Therapie (SKAT) erlernen und anwenden. Dabei wird kurz vor dem Geschlechtsverkehr das Medikament Papaverin in die Schwellkörper des Penis injiziert, das eine anhaltende Erektion hervorruft.
2. Es kann ein Kunststoffimplantat chirurgisch in den Penis eingelegt werden. Der eine Typ bewirkt eine dauernde Erektion des Glieds, die ausreichend ist, um Geschlechtsverkehr zu ermöglichen; der andere Implantattyp ist mit einem Pumpenmechanismus verbunden, mit dessen Hilfe der Patient eine solche Silikonfüllung erzeugen kann, daß während der Dauer des Geschlechtsverkehrs die Erektion erhalten bleibt.
3. Man hat Operationsverfahren zur Verlagerung einer Bauchwandarterie in den Penis ausgearbeitet, um die Blutversorgung des Penis zu verbessern, so daß eine Erektion möglich wird.

Sind die Verfahren zur Behebung der Impotenz erfolgversprechend?
1. Die SKAT hat sich als zumindest vorübergehend erfolgreich erwiesen. Langfristig können sich aufgrund der häufigen Einstiche in den Schwellkörper allerdings Narben bilden, welche die Erektion behindern. Auch akzeptieren nicht alle Frauen die Manipulationen vor dem Geschlechtsverkehr.
2. Die Verwendung von Kunststoffimplantaten hat sich in einer großen Zahl von Fällen sehr erfolgreich erwiesen.
3. Die Operationen zur Besserung der Blutversorgung des Penis stehen noch im Versuchsstadium und sollten nur von Urologen vorgenommen werden, die sich auf dieses Teilgebiet besonders spezialisiert haben.

Geburtenregelung

Siehe auch die übrigen Abschnitte dieses Kapitels und Kapitel 56, Schwangerschaft und Entbindung

Was ist Geburtenregelung? Zur Geburtenregelung gehören alle Maßnahmen, die zum Ziel haben, daß Kinder nur beabsichtigt gezeugt werden, daß somit nur noch »Wunschkinder« zur Welt kommen; in der Praxis handelt es sich also bei diesen Maßnahmen um die Vermeidung ungewollter und unerwünschter Schwangerschaften.

Was versteht man unter Empfängnisverhütung? Unter Empfängnisverhütung, Antikonzeption oder Kontrazeption werden alle Methoden zusammengefaßt, die darauf abzielen, daß ein Geschlechtsverkehr nicht zur Schwangerschaft führt.

Welche Fragen sind unter anderem zu berücksichtigen, bevor man sich zur Empfängnisverhütung entschließt?

a) Die religiösen Anschauungen. Viele fromme Katholiken und manche orthodoxen Juden glauben zutiefst, daß es eine Sünde ist, Empfängnisverhütung zu betreiben. Wer eine Ehe eingeht, sollte sich mit seinem Partner über diese Frage aussprechen und zu einer beiderseits akzeptierten Lösung kommen. Unter Umständen hilft ein Gespräch mit einem Geistlichen weiter. Die Verletzung der religiösen Überzeugungen eines Partners kann auf lange Sicht eine schwerwiegende Störung der partnerschaftlichen Beziehung bewirken und sollte nicht auf die leichte Schulter genommen werden;

b) das Alter. Paare anfangs der Zwanzig werden wahrscheinlich viel eher einige Jahre lang eine Empfängnisverhütung praktizieren wollen als ältere Paare, die vielleicht bald nach der Eheschließung ein Kind haben möchten. Es gibt viele Gründe, warum ältere Paare, besonders wenn die Frau über 30 ist, nicht mehr lange mit einer Schwangerschaft zuwarten wollen. Die Statistik zeigt, daß bei Kindern von Müttern, die bereits über 30 Jahre alt sind, angeborene Fehlbildungen häufiger vorkommen. Außerdem beginnt die Fertilität von Männern und Frauen bereits nach dem 30. Lebensjahr abzunehmen. Ein älterer Mann wünscht sich vielleicht bald nachdem er geheiratet hat Kinder, damit er an ihrem Heranwachsen noch in körperlich und geistig guter Verfassung teilnehmen kann;

c) die geistige und körperliche Gesundheit. Wenn der Gesundheitszustand der Frau schlecht ist, wird sie sich vielleicht entschließen, so lange Empfängnisverhütung zu betreiben, bis sie eine Schwangerschaft besser durchstehen kann. Ebenso wird ein Mann mit einem ernsten Leiden unter Umständen nicht riskieren wollen, ein Kind in die Welt zu setzen, weil er befürchtet, daß sein Kind schon in frühem Alter vaterlos zurückbleibt. Wenn Mann oder Frau seelisch gestört oder geisteskrank sind, sollten sie es vernünftigerweise überhaupt zu keiner Schwangerschaft kommen lassen, bevor die Krankheit nicht vollständig ausgeheilt ist. Seelisch gestörte oder geisteskranke Menschen sind höchst schlechte Eltern für ein neugeborenes Kind;

d) Familienplanung. Wenn die Eheleute bereits so viele Kinder haben, wie sie sich wünschen, ist es natürlich, daß sie Empfängnisverhütung betreiben möchten. Manche Eltern möchten zwar noch mehr Kinder, aber in größeren Abständen. Die Geburtenregelung erfolgt in solchen Fällen oft durch periodenweise Empfängnisverhütung. Nicht zuletzt spielen auch wirtschaftliche Faktoren eine bedeutende Rolle für Beschränkung der Kinderzahl auf eines oder zwei. In Deutschland wurde in den letzten Jahren die Ein-Kind-Familie fast die Regel, Familien mit drei oder mehr Kindern die große Ausnahme.

e) vorangegangene Schnittentbindungen. Als allgemeine Regel gilt, daß eine Frau, die zwei oder drei Schnittentbindungen durchgemacht hat, entweder Empfängnisverhütung betreibt oder ihren Geburtshelfer ermächtigt, bei der letzten operativen Entbindung die Eileiter zur Sterilisierung zu durchtrennen;

f) *erbliche Mißbildungen und Krankheiten.* Es gibt eine beträchtliche Anzahl von Krankheiten, die von Generation zu Generation durch die Gene, die Träger der Erbanlagen in den Chromosomen, weitergegeben werden (die Bluterkrankheit ist eines der bekanntesten Leiden dieser Art). Die Erfahrung zeigt, daß in Familien, in denen schon erbliche Mißbildungen aufgetreten sind, die Wahrscheinlichkeit erhöht ist, daß auch weitere Kinder mit diesen Mißbildungen zur Welt kommen werden. Wo in der Familiengeschichte keine erblichen Mißbildungen oder Krankheiten bekannt sind, ist die Aussicht auf gesunden Nachwuchs dagegen viel größer. Wenn ein Ehepaar vom Arzt erfährt, daß das Risiko, ein Kind mit einer Anomalie zu bekommen, überdurchschnittlich groß ist, entschließt es sich vielleicht zur Empfängnisverhütung. Es ist aber zu berücksichtigen, daß sogar in erblich belasteten Familien auf die Geburt des mißgebildeten Kindes mit großer Wahrscheinlichkeit ein normales Kind folgen wird. Glücklicherweise werden die meisten erblichen Krankheiten und Anomalien rezessiv vererbt und kommen daher nur gelegentlich zum Vorschein.

Ist in der Welt von heute eine Geburtenbeschränkung notwendig? Nach einer Jahrtausende langen Stagnation der Bevölkerungszahl hat sich das Wachstum der Weltbevölkerung in den letzten 50 Jahren massiv beschleunigt. Zwar würden die Ressourcen der Erde ausreichen, mindestens die dreifache Zahl der heute lebenden Menschen zu ernähren, jedoch nicht unter den Bedingungen der modernen westlichen Industriegesellschaften. Die Umweltbelastungen würden unter diesen Bedingungen auf ein unerträgliches Maß zunehmen, so daß entweder dieser Lebensstil geändert werden müßte oder man Maßnahmen zur Geburtenkontrolle ergreifen muß.

Warum sind die Bemühungen um eine Geburtenbeschränkung in den am stärksten von der Bevölkerungsexplosion betroffenen Ländern so wenig erfolgreich? Es bestand schon immer ein umgekehrt proportionaler Zusammenhang zwischen Lebensstandard und Kinderzahl. Die Geburtenrate sinkt immer dann, wenn der Lebensstandard steigt und umgekehrt. Obgleich die Ernährungslage in den Entwicklungsländern, vor allem Afrikas, immer schlechter wird, wächst die Bevölkerung unaufhaltsam, da Kinder dort zum privaten System der Altersvorsorge der Eltern gehören. Dazu kommt, daß gerade in diesen Ländern das Wissen um empfängnisverhütende Maßnahmen wenig verbreitet ist, Aufklärungskampagnen an den fehlenden Kommunikationsmitteln scheitern und die Mittel für medikamentöse oder instrumentelle Hilfsmittel fehlen.

Wie groß ist der Anteil der Weltbevölkerung, der Anleitungen zur geplanten Elternschaft und Geburtenregelung braucht? Schätzungsweise zwei Drittel der ungefähr sechs Milliarden Erdbewohner verfügen nicht über ausreichende Kleidung, Nahrung und Wohnstätten und sind nicht in der Lage, einen anständigen Arbeitslohn zu verdienen. Sie benötigen zweifellos Informationen über die Möglichkeiten der Geburtenregelung.

Werden die Nahrungsvorräte der Welt ausreichen, wenn die Vermehrung der Weltbevölkerung in gleichem Maße wie bisher fortschreitet? Experten schätzen, daß schon in wenigen Generationen zu wenig Nahrung für die Erdbewohner vorhanden sein wird, wenn nicht neue, ergiebige Nahrungsquellen erschlossen werden. Die planmäßige Bewirtschaftung des Meeres und die Entwicklung synthetischer Nahrungsmittel könnten Möglichkeiten für die zukünftige Lösung dieses ernsten Problems sein, allerdings sicher nicht unter Beibehaltung des konsumtiven Lebensstils der westlichen Industriegesellschaften.

Wie kann die Bevölkerung der Entwicklungsländer eine erfolgreiche Geburtenregelung durchführen? Der beste Weg wäre eine Verbesserung der Lebensverhältnisse, doch reicht dazu die Zeit wohl nicht aus, selbst wenn die Hilfsmaßnahmen der Industriestaaten intensiviert würden. Daher wird der erreichte bescheidene Wohlstand immer gleich von einer gewachsenen Bevölkerung wieder mehr als wettgemacht, und es verschlechtert sich die wirtschaftliche Lage. Somit müssen direkte technische Maßnahmen zur Geburtenkontrolle ergriffen werden. Das ist äußerst schwierig. Die Maßnahmen müssen sehr einfach sein und dürfen keine Vorkenntnisse erfordern, sie sollen zuverlässig und vor allem billig sein. In Indien ging man zeitweise den Weg von Kampagnen zur massenweisen Sterilisation. In China wird vom dortigen kommunistischen Regime mit großem ideologischen Druck die Ein-Kind-Familie propagiert, was sich unter den dortigen Verhältnissen als sehr erfolgreich erwiesen hat. Die Einnahme oraler Ovulationshemmer ist zu teuer und kompliziert, Intrauterinspiralen zu aufwendig, Kondome zu wenig akzeptiert. In Feldversuchen haben sich die Beachtung der fruchtbaren Tage der Frau durch Beobachtung des Vaginalschleims und die Frühabort-Induktion durch die Einnahme des Malariamittels Chloroquin bewährt, doch steht der Beweis der Brauchbarkeit dieser Methoden für breite Bevölkerungsschichten noch aus.

Neigen auch die wirtschaftlich gesicherten Völker zu einem starken Wachstum? Nein, im Gegenteil. Aufgrund geringer Kinderzahl steht bereits heute fest, daß z.B. die deutsche Wohnbevölkerung in den nächsten Jahrzehnten um ca. 10 Millionen Menschen abnehmen wird. Gleichzeitig erfolgt eine Verdreifachung der über 60jährigen. Es ist ein auf der ganzen Welt zu beobachtendes Phänomen, daß die Familiengröße mit höherer Bildung und steigendem Wohlstand abnimmt.

Gibt es Organisationen, die Auskünfte und Anleitungen für die Geburtenregelung geben? Beratungsstellen für Familienplanung bestehen an allen Universitäts-Frauenkliniken sowie an vielen (größeren) staatlichen oder städtischen Kliniken. Daneben existiert die Organisation »Pro Familia«. An allen diesen Stellen erfolgt die Beratung kostenlos. Im übrigen stellt die Weltgesundheitsorganisation der Vereinten Nationen jedem, der darum ersucht, Daten über die Geburtenregelung zur Verfügung.

Welche Methoden zur Empfängnisverhütung gibt es? Es gibt annähernd ein Dutzend solcher Methoden, von denen manche nur etwa zu 85 %, andere beinahe zu 100 % wirksam sind. Die verbreitetsten Methoden sind:
a) Enthaltsamkeit;
b) biologische Methode (Vermeidung der »fruchtbaren Tage«);
c) Coitus interruptus (Abbruch der Vereinigung vor dem Samenerguß);
d) Kondom;
e) Scheidenspülung;
f) Scheidendiaphragma und spermizide Substanzen in Form von Gelees, Schaum, Cremes, Zäpfchen usw.;
g) Intrauterinschlingen und -spiralen;
h) Ovulationshemmer (»Antibaby-Pille«);
i) operative Sterilisierung.

Ist die Enthaltsamkeit eine empfehlenswerte Empfängnisverhütungsmethode? Nein. Vor der Einführung wirksamer Empfängnisverhütungsmethoden pflegten die Ärzte zu sagen, daß die einzige wirklich verläßliche Methode zur Empfängnisverhütung die Enthaltsamkeit wäre. Heute ist uns bekannt, daß es außerordentlich zuverlässige Methoden gibt, die bei richtiger Anwendung fast hundertprozentige Sicherheit bieten. Außerdem ist nicht einmal der Verzicht auf Geschlechtsverkehr ein hundertprozentiger Schutz, da über Fälle berichtet wurde – zugegeben in sehr geringer Zahl – wo eine Schwangerschaft zustande kam, ohne daß ein richtiger Geschlechtsverkehr stattgefunden hatte. Es wurde nachgewiesen, daß in solchen Fällen Samenflüssigkeit, die in der Nähe des Scheideneingangs ausgestoßen wird, durch Verschleppung in die Scheide gelangte. Aus Versuchen ist gut bekannt, daß die Samenzellen die Fähigkeit haben, aus der Samenflüssigkeit auszuwandern und selbständig den Scheidenwänden entlang bis zum Eingang der Gebärmutter hinaufzuschwimmen. Nur wenige Ehen unter jungen Leuten hätten Bestand, wenn die Enthaltsamkeit die einzige Methode zur Empfängnisverhütung wäre.

Biologische Methode nach Knaus-Ogino
(Vermeidung der fruchtbaren Tage)

Was ist die biologische Methode? Die biologische oder »natürliche« Methode geht von der Vorstellung aus, daß es bei der Frau in jedem Monat bestimmte Perioden gibt, in denen mit größter Wahrscheinlichkeit keine Schwangerschaft zustande kommen kann; diese Methode verlangt Verzicht auf Geschlechtsverkehr nur während jener Tage, in denen eine Befruchtung möglich ist. Man spricht daher von »periodischer Enthaltsamkeit«.

Worauf beruht die biologische Methode? Bei einer gesunden Frau im gebärfähigen Alter wird jeden Monat ein befruchtungsfähiges Ei vom Eierstock freigesetzt. Diesen Vorgang nennt man *Eisprung* oder *Ovulation*. In Durchschnittsfällen mit regelmäßigem 28tägigem Abstand zwischen den Menstruationen erfolgt der Eisprung irgendwann um die Mitte dieser Zeitspanne, mit größter Wahrscheinlichkeit also etwa 14 Tage nach Beginn der Menstruation. Es besteht jedoch die Möglichkeit, daß der Eisprung auch bei sonst sehr regelmäßigen Zyklen auf den 12., 13., 15. oder 16. Tag statt auf den 14. fällt. Darüber hinaus kann auch bei einer Frau, die gewöhnlich regelmäßig menstruiert, die gewohnte Pünktlichkeit der Monatsblutung durch verschiedene Umstände zeitweilig aus dem Gleis kommen. Sollte in einem solchen Fall der Abstand vielleicht nur 24 statt der üblichen 28 Tage betragen, kann der Eisprung schon 10 Tage nach dem Beginn der vorangegangenen Menstruation eintreten. Genauso gut kann bei einer zufälligerweise einmal verspäteten Menstruation mit 32tägigem Abstand der Eisprung unter Umständen erst am 20. Tag nach Beginn der letzten Menstruation stattfinden.

Man nimmt an, daß die Lebensdauer der Samenzellen in den Eileitern, dem Ort, an dem die Befruchtung erfolgt, mindestens zwei Tage betragen kann. Wenn daher bei einer Frau der Abstand zwischen den Menstruationen unerwartet auf 24 Tage verkürzt ist, so kann bereits am 10. Tag nach Beginn der letzten Menstruation ein Ei den Eileiter erreichen. Samenzellen von einem Geschlechtsverkehr, der zwei Tage vorher stattgefunden hat, können im Eileiter schon warten, wenn das Ei hinkommt. In einem solchen Fall kann die Befruchtung und Schwängerung schon 8 Tage nach dem Beginn der Menstruation erfolgen. Hatte die Frau in diesem Monat etwa eine sechstägige Menstruationsblutung, so wird sie von einem Geschlechtsverkehr, der nur zwei Tage nach dem Ende der Blutung stattgefunden hat, tatsächlich schwanger. Gleichermaßen kann bei einer Frau, die mit einem 28tägigen Abstand rechnet, aber unvermutet einen 32tägigen Zyklus hat, das Ei am 20. Tag nach Beginn der letzten Menstruation den Eileiter erreichen. Man nimmt an, daß ein Ei zwei Tage für seine Wanderung durch die Eileiter in die Gebärmutter braucht und daß es während dieser beiden Tage befruchtungsfähig ist. In einem solchen Fall kann also ein Geschlechtsverkehr, der erst 22 Tage nach Beginn der letzten Monatsblutung stattfindet, noch zu einer Schwangerschaft führen.

Aus dem Gesagten wird verständlich, daß die biologische Methode eine genaue Bestimmung nicht immer zuläßt; wenn ein Paar im Laufe eines Jahres 100mal oder öfter Geschlechtsverkehr hätte, wären die Chancen, daß einer Menstruationsunregelmäßigkeit eine Schwangerschaft folgt, beträchtlich.

Wird die biologische Methode von den meisten Ärzten empfohlen? Nein, weil anzunehmen ist, daß sie nur in etwa *85–90 %* der Fälle wirksam ist. Statistisch gesehen ist daher eine Frau, die 100mal im Jahr Geschlechtsverkehr hat, dabei 10- bis 15mal der Möglichkeit einer Schwangerschaft ausgesetzt.

Wie kann eine Frau wissen, wann bei ihr der Eisprung stattfindet? Es gibt eine Methode, mit der sich der ungefähre Zeitpunkt des monatlichen Eisprungs feststellen läßt: die Messung der Aufwachtemperatur (Abb. 186). Jeden Morgen, gleich nach dem Aufwachen und noch vor dem Aufstehen, wird die Körpertemperatur im After gemessen. Diese Temperatur wird einige Monate lang täglich aufgezeichnet. Es wird sich dabei zeigen, daß es in jedem Monat einen Morgen gibt, an dem die Temperatur um 1/2° oder mehr gegenüber den Vortagen erhöht ist. Zusammen mit der Temperaturkurve wird jeden Monat der Menstruationsbeginn genau verzeichnet. Der charakteristische Temperaturanstieg tritt, wie man annimmt, kurz nach dem Eisprung ein. Wenn man die Temperaturkurven von mehreren Monaten vergleicht und ähnliche Verläufe feststellt, kann man den Zeitpunkt bestimmen, an dem mit größter Wahrscheinlichkeit jeden Monat der Eisprung stattfindet. Diese Bestimmung ist natürlich nur bei Frauen mit regelmäßigen Menstruationen möglich.

Kann man sich vollständig auf die Voraussage des Eisprungdatums verlassen? Nein, weil auch bei Frauen mit größter Regelmäßigkeit der Eisprung unerwartet früher oder später erfolgen kann. Wenn eine Frau während eines solchen Monats die Enthaltsamkeitsperiode wie üblich einhält und der Eisprung um mehrere Tage verschoben ist, wäre eine Befruchtung möglich. Bei fortlaufender Messung der Aufwachtemperatur läßt sich allerdings jeden Monat erkennen, wann der Eisprung erfolgt ist; nach dem Tag der Temperaturerhöhung ist die darauf folgende Periode bis zur nächsten Menstruation tatsächlich als »sicher« zu betrachten.

Coitus interruptus

Ist der Coitus interruptus eine befriedigende Empfängnisverhütungsmethode? Der Coitus interruptus, das Zurückziehen des Glieds aus der Scheide kurz vor dem Samenerguß, ist die älteste Methode der Empfängnisverhütung und auch heute noch für Millionen Menschen auf der ganzen Welt durchaus akzeptabel. Wenn der Mann die entsprechende Kontrolle über seinen Samenerguß besitzt und das Paar nichts gegen die Praktik hat, ist medizinisch nichts dagegen einzuwenden.

Kann der Coitus interruptus schädliche Folgen haben? Nein.

Verhindert die Unterbrechung des Geschlechtsakts manchmal den Orgasmus der Frau? Ja, weil manche Frauen nur beim Samenerguß des Partners einen Höhepunkt erreichen.

Ist der Coitus interruptus eine vollkommen verläßliche Empfängnisverhütungsmethode? Nein. Von Zeit zu Zeit kann es vorkommen, daß der Mann glaubt, das Glied vor dem Samenerguß ganz zurückgezogen zu haben, aber in Wirklichkeit wurde doch schon etwas von der Samenflüssigkeit in die Scheide entleert.

Wann ist die Empfängnisverhütung mittels Coitus interruptus besonders unzuverlässig? Wenn der Mann keine gute Kontrolle über den Samenerguß oder vorzeitige Ejakulationen hat.

Was versteht man unter dem Ausdruck »Geschlechtsverkehr ohne Samenerguß«? Manche Männer, die ihre Partnerin befriedigen und gleichzeitig jede Furcht vor einer Schwangerschaft ausschalten wollen, lassen sich auf Geschlechtsverkehr ein, halten aber den Samenerguß zurück. Wenn das regelmäßig betrieben wird, ist es als Empfängnisverhütungsmethode abzulehnen. Beim Mann besteht ein großes Bedürfnis, einen einmal begonnenen Geschlechtsakt auch zu vollenden. Versagt sich der Mann wiederholt die Erfüllung, so werden sich zweifellos Spannungen und Verstimmungen entwickeln.

Kondom

Was ist ein Kondom? Ein Kondom oder Präservativ ist eine dünne Gummihülle, die über das männliche Glied gezogen wird, um die Samenflüssigkeit, die beim Erguß entleert wird, aufzufangen.

Ist die Verwendung von Kondomen heute sehr verbreitet? In Deutschland und anderen europäischen Ländern ist das Kondom noch immer das meistgebrauchte Empfängnisverhütungsmittel.

Empfiehlt es sich, ein Kondom als Empfängnisverhütungsmittel zu benützen? Ja, wenn die Frau aus diesem oder jenem Grund nicht selbst die Empfängnisverhütung übernimmt, also weder ein Scheidendiaphragma und spermatozide Gelees noch Intrauterinspiralen oder Ovulationshemmer verwendet.

Sind Kondome zuverlässig im Gebrauch? Ja, vorausgesetzt sie reißen nicht und werden nach jedem Samenerguß weggeworfen.

Verändert das Kondom die körperlichen Empfindungen während des Geschlechtsakts? Ja. Die meisten Männer haben eine Abneigung gegen den ausschließlichen Gebrauch von Kondomen; sie geben an, daß die Empfindungen während des Verkehrs mit einem Kondom deutlich herabgesetzt sind. Den gleichen Vorbehalt äußern auch Frauen.

Welche Haupteinwände bestehen gegen die Anwendung eines Kondoms als einziges Mittel zur Empfängnisverhütung?
a) Die Empfindungen während des Geschlechtsverkehrs sind verringert;
b) das vorangehende Liebesspiel muß zum Anlegen des Kondoms unterbrochen werden;
c) wenn das Kondom nicht richtig angewendet wird, kann es während des Geschlechtsverkehrs reißen;
d) manche minderwertigen Kondome sind fehlerhaft und haben winzige Löcher, so daß etwas Samenflüssigkeit austreten kann;
e) manchmal rutscht das Kondom nach dem Samenerguß herunter, bevor das Glied aus der Scheide zurückgezogen wurde.

Wie wird ein Kondom richtig benützt? Zur Kontrolle, ob das Kondom kein Loch hat, kann es vor dem Gebrauch aufgeblasen werden. Beim Aufrollen des Kondoms über das Glied ist darauf zu achten, daß die Spitze für die Aufnahme des Samengusses frei bleibt, sie soll aber keine Luft enthalten. Nachdem der Samenerguß erfolgt ist, muß das Glied zurückgezogen werden, bevor es erschlafft, damit nicht Samen aussickert oder das Kondom heruntergleitet (Abb. 187).
Natürlich darf das Kondom niemals erneut verwendet werden, falls der Geschlechtsverkehr nach einer Ruhepause wieder aufgenommen wird. Das gebrauchte Kondom ist wegzuwerfen; der Mann soll Harn lassen und seine Geschlechtsteile und Hände gründlich waschen. Dann kann er ein neues Kondom anlegen.

Was soll eine Frau machen, wenn ein Kondom nach dem Samenerguß reißt?
Die Frau soll sofort ein oder zwei spermizide Scheidenzäpfchen bzw. reichlich spermizides Gelee oder dergleichen tief in die Scheide einbringen. Sie soll *keine* Scheidenspülung machen.

Geburtenregelung

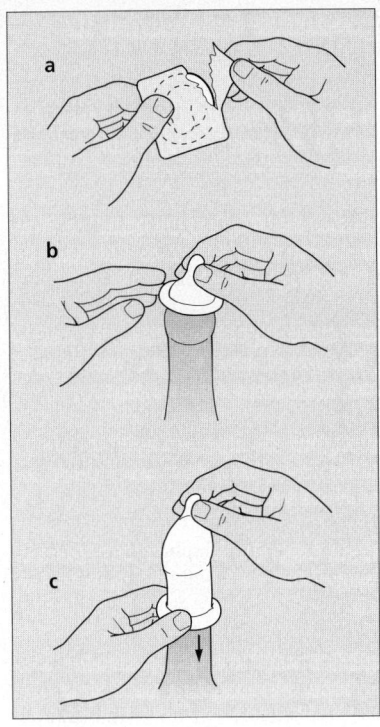

Abb. 187 *Anwendung des Kondoms.* Einreißen der Packungsfolien (a), Aufsetzen des Kondoms auf die Eichel (b), Aufrollen des Kondoms über das steife Glied (c).

Scheidenspülung

Was ist eine Scheidenspülung? Eine Reinigung des Scheidenkanals mit Wasserstrahl und Spritze.

Läßt sich mit einer Scheidenspülung nach dem Geschlechtsverkehr eine Empfängnis sicher verhindern? Nein. Das ist eine der unzulänglichsten Methoden, weil die eingesickerte Samenflüssigkeit aus allen Buchten und Falten der Scheide schwer ganz auszuwaschen ist. Außerdem sind schon 3 Minuten nach dem Samenerguß Millionen aktiver Samenfäden in den Gebärmutterhalskanal eingedrungen und lassen sich mit einer Scheidenspülung nicht ausschwemmen.

Scheidendiaphragmen und spermizide Substanzen als Gelee, Schaum oder Creme

Was ist ein Scheidendiaphragma? Das ist eine Gummihalbschale mit kreisförmigem, festem Rand, die dicht sitzend in die Scheide eingepaßt wird und den Gebärmutterhals vollständig überdeckt.

Soll eine Frau zum Arzt gehen, bevor sie sich ein Diaphragma kauft? Ja, denn der Arzt muß zuerst bestimmen, welche Größe erforderlich ist, und dann der Frau Anweisungen geben, wie sie das Diaphragma einführen soll.

Was ist beim Einsetzen des Diaphragmas unbedingt zu beachten? Es muß an der *Hinterwand* der Scheide so weit hochgeschoben werden, wie es geht, dann wird der vordere Rand hinter dem Schambein eingeklemmt.

Braucht man zum Einführen des Diaphragmas ein eigenes Gerät? Es gibt eigens für diesen Zweck Spezialinstrumente (Adapter), aber viele Frauen setzen das Diaphragma lieber nur mit der Hand ein.

Wie kann sich eine Frau von der richtigen Lage des Diaphragmas überzeugen? Wenn ein Finger in die Scheide eingeführt wird, soll über dem Gebärmutterhals die Gummihülle tastbar sein.

Darf ein eingesetztes Diaphragma spürbar sein? Ein gut passendes Diaphragma ist bei richtigem Sitz weder beim Herumgehen noch beim Geschlechtsverkehr zu spüren. Wenn das Diaphragma vor oder während des Verkehrs Schmerzen verursacht, ist es falsch eingesetzt worden und soll in die richtige Lage gebracht werden.

Ist ein Diaphragma an sich ein wirksamer Empfängnisschutz? Das Diaphragma gewährt einen gewissen mechanischen Schutz vor dem Eindringen von Samenfäden, wenn es den Gebärmutterhals gegen die Scheide gut abdichtet. Es ist aber trotzdem *nicht* zu empfehlen, daß es ohne den Zusatz von samentötenden Mitteln verwendet wird. Samenzellen sind so winzig, daß einige auch an einem sehr fest an der Scheidenwand sitzenden vorbei in den Gebärmutterhalskanal wandern können.

Wie groß ist die Sicherheit, die diese Empfängnisverhütungsmethode mit Diaphragma plus Spermizid bietet? Bei richtiger Anwendung erfüllt sie in annähernd 99 % ihren Zweck.

Was sind spermizide oder samenfeindliche Gelees, Schäume, Cremes, Tabletten und Zäpfchen? Spermizide oder Spermatozide sind chemische Handelspräparate, die eine zerstörende Wirkung auf die Samenzellen ausüben.

Wenn diese Substanzen richtig, in ausreichender Menge, frühestens eine Stunde vor dem Geschlechtsverkehr in die Scheide eingebracht werden, eignen sie sich in befriedigender Weise zur Empfängnisverhütung.

Wie sind die spermiziden Substanzen mit dem Diaphragma zu verwenden?
Vor dem Einsetzen des Diaphragmas wird das Gelee, der Schaum oder die Creme auf seiner Hohlseite etwa 2 Finger hoch aufgetragen. Eine gleiche Menge soll rund um seinen Rand verteilt werden. Spermizide haben auf der Tube meist eine ausführliche Gebrauchsanweisung.

Wann wird das Diaphragma nach dem Geschlechtsverkehr entfernt? Am nächsten Morgen oder etwa 5 Stunden nach Beendigung des Verkehrs.

Wie wird ein Scheidendiaphragma herausgenommen? Der Zeigefinger wird unter den Rand des Diaphragmas geschoben und übt einen Druck nach unten aus; damit läßt sich das Diaphragma mit Daumen und Zeigefinger fassen und leicht entfernen.

Muß die Scheide nach der Anwendung von samenfeindlichen Substanzen gereinigt werden? Nicht unbedingt, doch kann ein paar Stunden nach dem Verkehr eine Scheidenspülung gemacht werden.

Intrauterinschlingen und -spiralen

Was ist eine Intrauterinschlinge oder -spirale? Ein Gebilde aus Kunststoff oder Kunststoff-Metall, das in die Gebärmutterhöhle eingesetzt wird. Passend für unterschiedlich große Gebärmutterhöhlen gibt es verschiedene Größen.

Wie wird eine Intrauterinspirale eingesetzt? Der Gebärmutterhals wird gedehnt, gewöhnlich während einer Menstruation, und die Spirale wird in die Gebärmutterhöhle eingeschoben.

Ist das Einführen einer Spirale schmerzhaft? Die Beschwerden sind nur gering. Der Frauenarzt besorgt es in der Sprechstunde ohne Anästhesie.

Wie verläßlich ist die Wirkung der Intrauterinspirale? Die Wirksamkeit beträgt etwa 98 %.

Auf welche Weise verhindert die Intrauterinspirale eine Schwangerschaft?
Genau weiß man es nicht. Manche Untersucher glauben, daß sie das Eindringen von Samenzellen in die Eileiter, in denen normalerweise die Be-

fruchtung stattfindet, blockiert. Andere nehmen an, daß sie eine chemische Reaktion oder Antikörperreaktion auslöst, die die normale Einpflanzung des befruchteten Eis in der Gebärmutterwand verhindert.

Wie lange darf eine Intrauterinspirale eingelegt bleiben? Sie soll etwa alle drei Jahre ausgewechselt werden.

Können alle Frauen diese Art der Empfängnisverhütung betreiben? Bei Frauen mit sehr starken Menstruationsblutungen, Myomen oder extrem schmerzhaften Menstruationen sind Intrauterinspiralen wohl nicht zu empfehlen.

Welche Nachteile hat die Intrauterinspirale?
a) Manche Frauen bekommen Unterleibskrämpfe.
b) Gelegentlich kommt es zu sehr starken Menstruationsblutungen oder zu Zwischenblutungen.
c) In einer kleinen Zahl der Fälle tritt eine Infektion ein.

Was macht man, wenn eine der genannten Komplikationen eintritt? Die Spirale läßt sich leicht sofort entfernen. Krämpfe und übermäßige Blutungen werden dann von selbst aufhören. Eine Infektion kann mit Antibiotika wirksam behandelt werden.

Welche Frauen eignen sich für das Tragen von Spiralen am besten? Frauen, die bereits Kinder haben. Es können zwar auch Frauen, die noch nicht geboren haben, gefahrlos Spiralen tragen, doch sind die meisten Fachleute der Ansicht, daß es wegen der Möglichkeit der Infektion und deren etwaigen Folgen für die zukünftige Fruchtbarkeit ratsamer ist, auf andere Methoden der Empfängnisverhütung auszuweichen.

Kann durch den langdauernden Gebrauch einer Intrauterinspirale ein Gebärmuttertumor entstehen? In seltenen Fällen hat sich der Verdacht ergeben, daß ein Geschwulstwachstum durch eine Intrauterinspirale ausgelöst worden ist. Diese Komplikation ist allerdings so selten, daß sie im allgemeinen nicht als echte Gefahr zu betrachten ist.

Wie kann eine Frau erkennen, ob die Spirale aus der Gebärmutter ausgestoßen worden ist? An der Spirale ist ein Faden befestigt, der aus dem Gebärmutterhalskanal in die Scheide hinunterhängt. Die Frauen werden angewiesen, in regelmäßigen Abständen mit dem Finger nachzutasten, ob der Faden noch da ist. Wenn die Spirale ganz oder teilweise in die Scheide ausgetreten ist, wird es die Frau bemerken. Außerdem werden die Frauen angewiesen, sich regelmäßig frauenärztlich untersuchen zu lassen.

Was ist zu tun, wenn trotz Spirale eine Schwangerschaft eingetreten ist? Sobald die Frau weiß, daß sie schwanger ist, soll die Spirale gleich in den nächsten Tagen entfernt werden. In solchen Fällen wird die Schwangerschaft keinen Schaden erleiden. Falls jedoch ernste Bedenken wegen einer Schädigung des Kindes bestehen, soll sich die Frau von ihrem Arzt beraten lassen, ob ein Schwangerschaftsabbruch in Betracht kommt.

Hormonale Empfängnisverhütung mit Ovulationshemmern
(»Antibabypille«)

Welche Wirkungsweise hat die sogenannte »Antibabypille«? Sie enthält Östrogene und Gestagene (Hormone) in bestimmter Zusammensetzung, die bei den einzelnen Handelspräparaten etwas unterschiedlich ist. Diese Hormonpräparate wirken, wenn sie vorschriftsmäßig eingenommen werden, als Ovulationshemmer, d. h., sie verhindern das Heranreifen und die Freisetzung eines befruchtungsfähigen Eies; es kommt also nicht zum Eisprung. Ohne Ovulation ist eine Schwangerschaft nicht möglich, gleichgültig wieviel Samenzellen in die Scheide gelangen und die Eileiter erreichen. Daneben spielen noch andere Faktoren bei der Konzeptionsverhütung durch die Pille eine Rolle, unter anderem wird das Aufsteigen der Spermien durch den Zervixschleim erschwert.

Wie verläßlich wirken diese Präparate? Bei vorschriftsmäßiger Einnahme sind sie hundertprozentig wirksam.

Nach welchem Zeitplan müssen Ovulationshemmer eingenommen werden? Bei den einzelnen handelsüblichen Präparaten bestehen geringe Unterschiede im Zeitplan. Bei den meisten Präparaten wird 3 Wochen (21 Tage) lang einmal täglich ungefähr um die gleiche Zeit 1 Tablette eingenommen. Nach einer Pause von 7 Tagen beginnt man wieder von neuem mit der 21tägigen Einnahme. Für Frauen, die sich nicht die Mühe machen wollen, in jedem Zyklus eine Woche auszusetzen, gibt es Präparate in Packungen, die 7 andersgefärbte »leere« Tabletten enthalten (sogenannte Achtundzwanzigerpackungen).

Soll eine Frau zum Arzt gehen, bevor sie Ovulationshemmer nimmt? Unbedingt! Eine Verschreibung sollte nur nach einer vollständigen körperlichen Untersuchung erfolgen. Außerdem gibt es mehrere gute Präparate im Handel, und der Arzt kann entscheiden, welches für die Patientin im Einzelfall am besten geeignet ist.

Welche Vorteile haben die Ovulationshemmer gegenüber anderen Empfängnisverhütungsmitteln? Die meisten Frauen, die sie verwenden, finden, daß sie bei weitem die angenehmste Empfängnisverhütungsmethode darstellen. Sie ermöglichen den Geschlechtsverkehr ohne unmittelbare Vorbereitung oder Unterbrechung des Vorspiels. Maßnahmen im Anschluß an den Verkehr, wie etwa die Entfernung eines Diaphragmas oder die Vornahme einer Scheidenspülung, entfallen. Die Kontaktbeziehung ist vollständig natürlich und unbeeinflußt von jedem Gefühl eines Diaphragmas, klebriger Gelees oder Cremes oder eines Kondoms. Man kann gleich einschlafen, ohne daß man noch einmal aufstehen müßte, um Reste des Gelees oder der Creme wegzuspülen. Auch jeder unangenehme Geruch eines Spermizids fällt weg.

Was bedeutet es, wenn eine Frau während der Zeit der Tabletteneinnahme Schmierblutungen oder Zwischenblutungen hat? Eine solche »Durchbruchsblutung« zeigt meist an, daß eine höhere Dosis des Hormonpräparats erforderlich ist. Die empfängnisverhütende Wirkung bleibt davon unberührt.

Können bei der Einnahme von Ovulationshemmern Komplikationen eintreten? Ja, aber die Mehrzahl der Frauen ist davon nicht betroffen. Es können Kopfschmerzen, Übelkeit, ein Gefühl des Gedunsenseins und eine leichte Gewichtszunahme infolge vermehrter Flüssigkeitsspeicherung im Körper vorkommen. In seltenen Fällen wurde eine Herzattacke oder Embolie auf den langdauernden Gebrauch der Pille zurückgeführt; die Embolien betrafen Frauen mit ausgeprägten Krampfadern oder einer Venenentzündung. In manchen Fällen entwickelt sich während der Zeit, in der Ovulationshemmer genommen werden, ein Bluthochdruck.

Entwickelt sich bei manchen Frauen eine Schwellung und Druckempfindlichkeit der Brüste als Folge der Einnahme von Ovulationshemmern? Ja, aber diese Erscheinungen neigen zum Rückgang und schwinden oft binnen einiger Monate.

Verursachen Ovulationshemmer eine Venenentzündung? Von Fachleuten wurde festgestellt, daß die Einnahme von Ovulationshemmern bei gesunden Frauen *nicht* zu einer Venenentzündung führt. Wenn eine Frau jedoch an starken Krampfadern leidet oder schon früher einmal eine Venenentzündung hatte, sollte sie besser keine Ovulationshemmer nehmen.

Wer soll keine Ovulationshemmer einnehmen?
a) Sehr fettleibige Frauen;
b) Frauen mit starken Krampfadern oder Zeichen einer Venenentzündung;
c) Frauen mit chronischem Bluthochdruck;

d) Frauen mit bekanntem Leberleiden;
e) starke Raucherinnen, besonders ältere;
f) Frauen mit Gebärmuttermyomen;
g) Frauen, die einen Brusttumor hatten oder zystische Veränderungen der Brustdrüse aufweisen und in deren Familie Brustdrüsenerkrankungen oder -tumoren vorgekommen sind.

Haben die Ovulationshemmer eine krebsfördernde Wirkung? Nein.

Wird eine Schwangerschaft noch verhindert, nachdem man mit der Einnahme von Ovulationshemmern aufgehört hat? Manche Frauenärzte sind dafür, daß man mit der Pille drei Monate vorher aufhört, bevor man eine Schwangerschaft anstrebt.

Ist die »Antibabypille« das ideale Empfängnisverhütungsmittel? Vom Standpunkt der empfängnisverhütenden Wirkung aus gesehen ist sie als das derzeit sicherste Mittel zu bezeichnen. Bei gesunden Frauen wurden außer harmlosen Unannehmlichkeiten keine ernsten Nebenwirkungen beobachtet.
Als Idealmethode kann sie trotzdem nicht betrachtet werden, da sie in letzter Konsequenz von der Pubertät bis zur Menopause – vielleicht mit der Unterbrechung von zwei Schwangerschaften – unentwegt genommen werden müßte, was doch einen erheblichen Eingriff in den Hormonhaushalt des Körpers darstellt, ganz abgesehen von der dauernden Abhängigkeit der Frau von einem Medikament. Die meisten Ärzte empfehlen daher, nach einer längerdauernden Einnahme Pausen zur Kontrolle der Eierstockfunktion einzulegen.

Gibt es ein empfängnisverhütendes Medikament für Männer? Noch nicht, doch beschäftigt sich die Forschung mit mehreren Substanzen, die die Samenbildung zu hemmen scheinen.

Empfängnisverhütung durch operative Maßnahmen
(Sterilisierungsoperation)

Welche Operationsverfahren werden zur Unfruchtbarmachung angewendet? Bei der Frau besteht die Sterilisierungsoperation in der Unterbindung und Durchtrennung beider Eileiter. Beim Mann werden zur Unfruchtbarmachung beide Samenleiter durchtrennt, durch die der Samen von den Hoden zu den Samenbläschen gelangt.

Welche Auswirkung hat die Eileiterunterbindung oder -durchtrennung? Sie verhindert, daß Samenzellen zur Eizelle gelangen und schaltet so die Möglichkeit einer Befruchtung und Empfängnis aus.

Wann käme eine Eileiterunterbindung bzw.-durchtrennung in Betracht?
Wenn eine Frau bereits mehrere Kinder hat und ganz sicher keine weiteren mehr will und auch nicht ständig andere Formen der Empfängnisverhütung betreiben möchte. Am häufigsten wird eine Eileiterdurchtrennung bei Frauen mit unheilbaren Leiden oder Geisteskrankheit empfohlen, da diese Frauen in der Regel nicht in der Lage sind, eine Schwangerschaft auszutragen oder später für ein Kind zu sorgen. Die Operation wird auch bei Frauen ausgeführt, die die Weitergabe eines ernsten Erbleidens vermeiden möchten. Wenn eine Frau eine Eileiterdurchtrennung durchführen lassen will, müssen sie und ihr Ehemann eine schriftliche Einwilligung zur Operation geben.
In Deutschland gibt es gegenwärtig keine eindeutige gesetzliche Regelung in der Frage der freiwilligen Sterilisierung. Aus medizinischen Gründen kann sie selbstverständlich immer vorgenommen werden, z.B., wenn weitere Schwangerschaften eine ernsthafte Gefährdung der Mutter bedeuten würden.

Auf welche Weise verhindert die Durchtrennung der Samenleiter beim Mann eine Empfängnis? Durch die Samenleiterdurchtrennung wird der Transport der im Hoden gebildeten Samenzellen verhindert; die Flüssigkeit, die am Höhepunkt der geschlechtlichen Erregung ausgestoßen wird, enthält daher keine Samenzellen.

Wann käme eine Samenleiterdurchtrennung in Betracht? Wenn ein Ehepaar schon viele Kinder hat und der Ehemann seiner Frau die Unannehmlichkeiten einer Operation ersparen möchte. Die Samenleiterdurchtrennung behindert in keiner Weise die normale Ausübung des Geschlechtsverkehrs oder die Lustempfindung.

Wie wird die Sterilisierungsoperation bei der Frau technisch durchgeführt?
a) Von einem Operationsschnitt im Unterbauch aus werden die Eileiter mit einem Instrument gefaßt und in der Mitte unterbunden oder unterbunden und in der Mitte durchtrennt, oder mit einem Elektrokauter verödet.
b) Durch einen kleinen Einschnitt am Nabel wird ein Laparoskop eingeführt. Ein Laporoskop ist ein optisches Instrument zur Besichtigung der Bauchhöhle, bestehend aus einem mit einem Lichtträger versehenen Metallrohr. Durch das Laparoskop wird ein Elektrokauter eingeführt, mit dem der Operateur unter direkter Sicht des Auges die Eileiter in der Mitte durch Hitzekoagulation verschließt.

Wie erfolgreich ist die Eileiterunterbrechung als Mittel zur Schwangerschaftsverhütung? Bei richtiger Durchführung ist sie praktisch hundertprozentig effektiv.

Hat die Operation irgendeine Auswirkung auf die Sexualsphäre der Frau? Nein. Ovulation und Menstruation gehen so wie vorher weiter, auch das sexuelle Verlangen und die Fähigkeit zu Geschlechtsverkehr und Orgasmus bleiben unbeeinflußt.

Wie lange muß eine Frau nach einer Sterilisierungsoperation im Krankenhaus bleiben? Wenn die Bauchhöhle geöffnet wurde, 5–6 Tage, wenn eine Kauterisation durch ein Laparoskop vorgenommen wurde, 2–3 Tage.

Wie bald nach einer Sterilisierungsoperation kann der Geschlechtsverkehr wieder aufgenommen werden? Nach etwa 3 Wochen.

Wo kann eine Samenleiterdurchtrennung durchgeführt werden? In der Facharztpraxis oder im Krankenhaus. Der Krankenhausaufenthalt beträgt 1 oder 2 Tage.

Soll ein Mann, der eine Samenleiterdurchtrennung vornehmen ließ, seinen Samenerguß untersuchen lassen, bevor er wieder Geschlechtsverkehr aufnimmt? Ja. Es ist wichtig, daß der Erguß keine Samenzellen enthält. Es könnten noch lebende Samenzellen vorhanden sein, die vor der Operation durch die Samenleiter in die Samenblasen gelangt sind und dort gespeichert wurden.

Kann die Fruchtbarkeit mit einem neuerlichen chirurgischen Eingriff nach einer Sterilisierungsoperation wieder hergestellt werden? Die chirurgische Wiederherstellung von Ei- oder Samenleitern, die kauterisiert, unterbunden oder durchtrennt worden sind, gelingt nur in wenigen Fällen – eher noch bei Samenleitern mit Hilfe der Mikrochirurgie als bei Eileitern.
Da die Sterilisierung also in den meisten Fällen *nicht* rückgängig gemacht werden kann, ist unbedingt geboten, sich nur nach gründlicher und reiflicher Überlegung dazu zu entschließen.

59 Strahlendiagnostik und Strahlenbehandlung

Strahlendiagnostik

Was sind Röntgenstrahlen? Röntgenstrahlen sind elektromagnetische Wellen von sehr kurzer Wellenlänge, die entstehen, wenn elektrischer Strom mit hoher Spannung durch eine luftleere Elektronenröhre geschickt wird; dabei treffen Elektronen mit hoher Geschwindigkeit auf ein Metallplättchen. Bei ihrer Abbremsung entstehen die Röntgenstrahlen. Diese haben die Eigenschaft, Materie und lebende Gewebe zu durchdringen und den photographischen Film zu schwärzen. Je nach ihrer Dichte sind die Körpergewebe für die Röntgenstrahlen unterschiedlich durchlässig. Auf dem photographischen Film zeichnen sich daher Schatten ab, wenn man Röntgenstrahlen durch den zu untersuchenden Körperteil schickt. Aufgrund der Dichteunterschiede der einzelnen Gewebe ergeben diese Schatten bestimmte Bilder. Die Auslegung und Deutung des Schattenbildes ist die Aufgabe des Radiologen, der nach dem Studium der Röntgenaufnahme oft imstande ist, eine spezielle Diagnose zu stellen.

Was ist ein Radiologe? Ein Radiologe ist ein Facharzt mit einer speziellen Ausbildung und Schulung, die ihn befähigt, Röntgenstrahlen, Radium, Kobalt und andere radioaktive Substanzen in der Diagnostik und Therapie von Krankheiten und Anomalien des menschlichen Körpers anzuwenden.

Was ist eine Röntgenassistentin bzw. medizinisch-technische Assistentin? Röntgenassistentinnen oder -assistenten arbeiten im radiologisch-technischen Dienst. Sie sind aufgrund einer speziellen Ausbildung und Übung befähigt, mit Röntgengeräten umzugehen und Röntgenaufnahmen anzufertigen oder die Anordnungen des Arztes in der Strahlentherapie auszuführen. Auch die photographische Ausarbeitung der belichteten Röntgenfilme gehört zu ihrem Aufgabenbereich.

Können alle Körpergewebe mit Röntgenstrahlen sichtbar gemacht werden? Nein. Es gibt viele Weichteilgewebe im Körper, die mit der direkten Röntgenuntersuchung nicht abgrenzbar sind. Das beruht auf der Tatsache, daß diese Gewebe ebenso viele Röntgenstrahlen aufnehmen wie die unmittelbar umgebenden Gewebe, so daß ein Kontrast fehlt. Mit Hilfe von Kontrastmitteln, wie etwa schattengebenden Flüssigkeiten oder Luft, können jedoch fast alle Teile des Körpers zur Darstellung gebracht werden.

Strahlendiagnostik

Ist es ganz unbedenklich, wenn die Röntgenaufnahmen von der Röntgenassistentin gemacht werden? Ja. Die Röntgenassistentin oder der Röntgenassistent haben eine Spezialausbildung für die radiologisch/technischen Arbeiten durchgemacht und arbeiten unter der Aufsicht des Radiologen. Sie haben bei Abschluß ihrer Ausbildung ein entsprechendes Diplom erworben, das für die Zulassung zur Berufsausübung erforderlich ist.

Warum steht die Röntgenassistentin hinter einem Schirm oder in einem anderen Raum, wenn sie Röntgenaufnahmen macht? Diese Schirme oder Trennwände enthalten Blei, das die in der Röntgenabteilung beschäftigten Mitarbeiter vor den Wirkungen der Streustrahlen schützt; wenn die Strahlenmenge bei jeder einzelnen Aufnahme auch nur gering sein mag, so würde sich ihre Wirkung mit der Zeit doch summieren.

Besteht die Gefahr, daß durch einen Röntgenapparat ein elektrischer Schock ausgelöst wird? Nein. Heute sind alle Röntgenapparate vollständig abgesichert, ebenso die Kabel usw.

Stellt die Röntgenaufnahme ein getreues Abbild des untersuchten Körperteils dar? Nein. Das Röntgenbild ist eine Projektion von Schatten, die beim Durchgang von Röntgenstrahlen durch Gewebe verschiedener Dichte entstehen. Erst die Deutung dieser Schatten führt zur Diagnose.

Was ist die Xeroradiographie? Das ist ein spezielles Röntgenaufnahmeverfahren, bei dem ein elektrostatisches Ladungsbild entsteht. Dieses wird auf Papier übertragen, das man bei normalem Licht betrachten kann. Es wird kein lichtempfindlicher Film verwendet wie bei der konventionellen Röntgenaufnahme. Die Xeroradiographie wurde bis vor einigen Jahren für die Mammographie verwendet, weil die Feinheiten auf dem Bild sehr gut herauskommen. Der Nachteil des Verfahrens ist die relativ hohe Strahlenbelastung.

Werden Röntgenstrahlen nur in der Medizin verwendet? Nein. Sie werden auch in Forschung, Industrie (Materialprüfung), zur Aufdeckung von Kunstfälschungen und bei Gerichtsverfahren eingesetzt.

Kann man auch bewegte Röntgenfilme machen? Ja. Dieses Verfahren heißt Kineradiographie oder Röntgenkinematographie.

Sind die Röntgenbilder Eigentum des Patienten? Nein. Die Röntgenbilder sind ein Teil der ständig aufzubewahrenden Befundaufzeichnungen einer ärztlichen Untersuchung und sind als solche Eigentum des untersuchenden Arztes. Das ist gesetzlich geregelt. Der Patient hat jedoch Anspruch auf einen Befundbericht oder die Röntgendiagnose des Arztes.

Kann es vorkommen, daß Röntgenaufnahmen verschiedener Patienten verwechselt werden? Das ist fast unmöglich, weil der Film vor der Belichtung mit dem Namen des Patienten und einer Kennzahl markiert wird.

Was ist ein Durchleuchtungsapparat? Das ist ein Röntgenapparat, der das Bild des untersuchten Körperteils auf einem Bildschirm darstellt. Der Arzt kann mit dieser sog. Durchleuchtung Bewegungsvorgänge, z. B. im Magen-Darm-Trakt, beobachten und den Patienten für Spezialaufnahmen in die richtige Stellung bringen. Nachdem die Abbildungsqualität aber längst nicht so gut ist wie auf einem richtigen Röntgenbild, kommt man um die Anfertigung von Bildern nicht herum.

Was ist ein Bildverstärker? Das ist ein Gerät, das in einen Durchleuchtungsapparat eingebaut ist und das gewöhnliche Durchleuchtungsbild in ein wesentlich helleres und schärferes Bild umwandelt. Der Bildverstärker erlaubt eine Durchleuchtung auch im hellen Raum.

Kann man das Bild des Durchleuchtungsschirms photographieren? Ja. Auch die Herstellung eines bewegten Films und die Projektion auf Fernsehsysteme sind möglich.

Warum trägt der Radiologe Blei-Gummi-Handschuhe und eine Bleischürze beim Durchleuchten? Nachdem der Radiologe ständig im Strahlenbereich arbeitet, könnte durch die Summierung der Strahlenwirkung eine Schädigung eintreten, wenn er nicht Vorsichtsmaßnahmen gegen eine zu große Strahlenbelastung trifft. Schürze und Handschuhe bilden einen Schutz, weil sie Blei enthalten, das für die Röntgenstrahlen nicht durchlässig ist.

Könnte man auch allzuoft durchleuchtet werden? Ja. Zu viel Strahlen sind für den Patienten sicherlich schlecht. Der Radiologe kennt die Strahlenmenge, die man ohne Schaden erhalten kann, und wird immer dafür sorgen, daß die Gesundheit des Patienten nicht gefährdet wird.

Bekommt man bei den gängigen Untersuchungsverfahren zu viel Röntgenstrahlen? In der Regel nicht, doch sollte vor jeder Röntgenaufnahme eine Nutzen-Risiko-Abwägung vorgenommen werden. Da es keine Schwellendosis gibt, ab der nicht mit einer Schädigung der Erbsubstanz zu rechnen ist, sollte man vor allem bei jungen Menschen die Keimdrüsen, wann immer möglich, mit einem Bleischutz abdecken.

Welche Auswirkung kann eine zu starke Röntgenbestrahlung der Keimdrüsen haben?
a) Wenn eine sehr große Strahlenmenge direkt die Eierstöcke trifft, kann sie ein zeitweiliges oder endgültiges Aufhören der Monatsblutungen bewirken und unter Umständen Unfruchtbarkeit zur Folge haben;

b) die wiederholte Einwirkung von kleinen Strahlenmengen kann, wie man annimmt, einen Einfluß auf die Eizellen im Eierstock haben. Dadurch können Mißbildungen in der Nachkommenschaft, sogar bis zur 2. und 3. Enkelgeneration, entstehen;
c) eine *Überdosis* auf die Hodengegend kann ebenfalls zur Unfruchtbarkeit führen.

Was ist ein »Kontrastmittel«? Kontrastmittel sind Substanzen, die ein Organ oder ein Körpergebiet, das wegen des ungenügenden Dichteunterschieds bei der gewöhnlichen Röntgenuntersuchung nicht sichtbar ist, durch die künstliche Schaffung eines Dichteunterschieds zur Darstellung bringen. Eines der am häufigsten verwendeten Kontrastmittel ist Bariumsulfat, das zur Darstellung des gesamten Magen-Darm-Traktes dient. Es gibt auch Kontrastmittel, die zur Darstellung von Organen oder Blutgefäßen direkt in die Venen oder Arterien gespritzt werden.

Zeigt sich eine kleine Metallnadel, die verschluckt wurde, auf dem Röntgenbild? Ja. Metallische Fremdkörper sind bei der Röntgenuntersuchung sehr gut sichtbar.

Kann ein in den Körper eingedrungener Glassplitter auf einem Röntgenbild gesehen werden? Ja, falls das Glas genügend schattengebend, z.B. bleihaltig ist. Ein ganz winziger Splitter, der dieselbe Dichte wie das umgebende Gewebe hat, wird nicht sichtbar sein.

Ist ein hölzerner Fremdkörper im Gewebe auf dem Röntgenbild nachweisbar? Nein, im allgemeinen nicht.

Sind Luft oder andere Gase in verschiedenen Körperteilen auf den Röntgenaufnahmen zu sehen? Ja, weil sie sich durch ihre geringere Dichte von den umgebenden Geweben abheben.

Was ist die Computertomographie? Die Computertomographie (CT) ist ein Röntgenuntersuchungsverfahren, bei dem gemessen wird, wie viele von den eintretenden Röntgenstrahlen eine bestimmte Körperschicht durchdringen. Die erhaltenen Meßwerte geben Aufschluß über die Dichte der Gewebe; Knochen läßt beispielsweise weniger Strahlen durch als Weichteile oder gar Luft. Die zahlreichen gewonnenen Meßdaten verarbeitet der Computer zu einem Bild der untersuchten Körperschicht, indem er die verschiedenen Dichtewerte in Graustufen umsetzt. Der Radiologe kann die einzelnen Schichtbilder, die Computertomogramme, studieren und daraus Diagnosen mit hoher Genauigkeit stellen, auch wenn die Größenausdehnung der krankhaften Veränderung gering ist. (Diese neue Technik wird so hoch bewertet, daß ihr Erfinder, der Engländer Godfrey Hounsfield, im Jahre 1979 mit dem Nobelpreis für Medizin ausgezeichnet wurde.)

Welche Vorteile hat die Computertomographie gegenüber konventionellen Röntgenaufnahmen? Es ist damit möglich, sehr kleine Tumoren zu entdecken, die auf gewöhnlichen Röntgenaufnahmen nicht zur Darstellung kommen. Außer Tumoren können auch andere krankhafte Veränderungen in Weichteilorganen, etwa in Gehirn, Leber, Bauchspeicheldrüse, Nieren, Harnblase, Nebennieren, Unterleibsorganen usw., ausfindig gemacht werden (Abb. 188).

Kann man mit dem Computertomographen Bilder von allen Teilen des Körpers machen? Ja, aber den größten Wert hat die Untersuchung bei Krankheitsprozessen im Gehirn, in der Brust und im Bauchraum.

Arbeitet der Computertomograph sehr rasch? Ja, vor allem Geräte der neuesten Bauart.

Wird der Patient bei der Untersuchung einer hohen Strahlendosis ausgesetzt? Nein, weil die Strahlenexposition so kurz und die Strahlenmenge klein ist.

Ist die Untersuchung schmerzhaft? Nein. Die Computertomographie ist viel weniger belastend für den Patienten als bestimmte ältere Untersuchungsverfahren, die früher bei der Diagnostik von Hirntumoren notwendig waren. Manche Patienten empfinden allerdings das Liegen in einer relativ engen Röhre als psychisch belastend und zeigen klaustrophobe Reaktionen.

Dauert eine Ganzkörper-Computertomographie lang? Etwa eine halbe Stunde.

Soll sich jedermann regelmäßig einer computertomographischen Untersuchung unterziehen? Das ist aufgrund der begrenzten Kapazitäten nicht möglich und auch nicht notwendig. Die Computertomographie sollte jenen Patienten vorbehalten bleiben, bei denen Verdacht auf eine ernste Krankheit besteht. Eine routinemäßige Anwendung würde mehr Probleme schaffen als lösen, da viele nicht eindeutige, aber prinzipiell harmlose Befunde erhoben würden, die dann weiter abgeklärt werden müßten.

Kann jeder Arzt die computertomographischen Befunde interpretieren? Nein. Um eine Diagnose stellen zu können, braucht man das Fachwissen eines gutausgebildeten Radiologen.

Läßt sich ein Hirntumor mit der Computertomographie nachweisen? Ja, in der Regel lassen sich alle Hirntumoren ab einer gewissen Größe (ca. 0,5–1 cm) im CT sehen, wenngleich es Stellen im Gehirn gibt, die einer computertomographischen Untersuchung nicht gut zugänglich sind. Dazu gehö-

Strahlendiagnostik

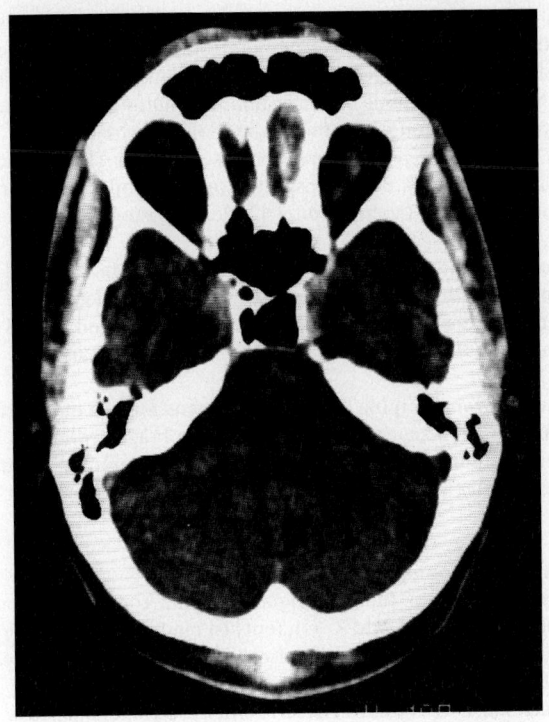

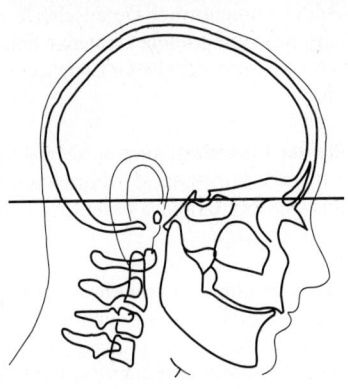

Abb. 188
Schädel-CT

ren vor allem die Hirnbasis und der Hirnstamm. Tatsächlich war das ursprüngliche Anwendungsgebiet der Computertomographie die Untersuchung des Gehirns, wodurch die neurologische Diagnostik revolutioniert wurde. Hirntumoren (auch kleine), Hirnzysten, Hirnblutungen und viele andere krankhafte Veränderungen kommen im Computertomogramm sehr deutlich zur Darstellung. Eine weitere Verbesserung der Hirndiagnostik wurde durch die Einführung der Kernspintomographie oder Magnetresonanz-Tomographie möglich (siehe Kapitel 42, Nervensystem).

Kann die Computertomographie zur Untersuchung von Unfallopfern eingesetzt werden? Ja, das ist ein sehr wichtiges Anwendungsgebiet. Innere Verletzungen können oft rasch und schonend diagnostiziert werden, so daß eine entsprechende Behandlung unverzüglich eingeleitet werden kann.

Macht die Computertomographie oft andere Untersuchungen entbehrlich? Das trifft in vielen Fällen zu, es kommt aber auf die Fragestellung im Einzelfall an. Ultraschalluntersuchung und Computertomographie ergänzen einander oft und bringen zusammen ein Höchstmaß an diagnostischer Genauigkeit.

Was ist die Kernspintomographie?
Die Kernspintomographie (auch Magnetresonanz-Tomographie oder Nuclear Magnetic Resonance, NMR, genannt) ist ein bildgebendes Verfahren, das die freiwerdenden elektromagnetischen Wellen aufzeichnet, welche die Wasserstoffatome des Gewebes unter Einwirkung eines starken Magnetfeldes aussenden. Das Verfahren ist mit keinerlei Strahlenbelastung verbunden. Mit der Kernspintomographie können vor allem im Gehirn, aber auch in anderen Körpergegenden Bilder von enormer Detailschärfe angefertigt werden. Im Gegensatz zur Computertomographie kann man den Körper nicht nur in der horizontalen Ebene, sondern auch in der Längsachse und in schrägen Achsen »durchschneiden«.

Worin liegen die besonderen Vorteile der Kernspintomographie gegenüber der Computertomographie? Besonders die Hirnbasis, der Hirnstamm und das Rückenmark können mit der Kernspintomographie wesentlich genauer dargestellt werden als mit der Computertomographie.

Kann man bei jedem Patienten eine Kernspintomographie durchführen?
Nein. Wenn ein Patient magnetisierbares Metall im Körper implantiert hat, z.B einen Schrittmacher oder eine Hüftprothese, könnte dieser Metallkörper durch das starke Magnetfeld beschleunigt werden und unkontrolliert »umherfliegen«.

Hat die Kernspintomographie auch Nachteile? Ja. Die Untersuchungsdauer ist ziemlich lang, und der Patient muß still in einer Röhre liegen. Das Verfahren eignet sich daher nicht für unruhige Patienten. Außerdem sind die Anschaffungs- und Unterhaltskosten für die Geräte sehr hoch.

Was ist eine Bronchographie? Das ist ein Verfahren zur Sichtbarmachung der Bronchialröhren, bei dem man ein jodiertes Kontrastmittel durch die Luftröhre in die Bronchien einbringt. Weil diese Substanz weniger strahlendurchlässig ist als die umgebenden Gewebe, sind die Bronchien auf dem Röntgenbild gut sichtbar.

Kann man unbesorgt wiederholt Lungenröntgenaufnahmen machen? Ja. Die Strahlenmenge, die der Patient dabei erhält, ist sehr gering, und die Streustrahlen, die die Keimdrüsen erreichen, sind unbedeutend. Der Radiologe muß aber eine Kontrolle über die Strahlenmenge haben. Dennoch sollte man sich vor der Aufnahme überlegen, ob das Ergebnis, wie immer es auch ausfallen mag, wirklich das weitere Vorgehen beeinflußt oder nicht.

Kann mit einer Lungenröntgenaufnahme eine Tuberkulose, die sonst keine Krankheitserscheinungen verursacht, aufgedeckt werden? Ja. Aus diesem Grund sollten Personen, bei denen der Tuberkulin-Test positiv ausgefallen ist, sich einer Röntgenaufnahme unterziehen. Von einer generellen Röntgen-Reihenuntersuchung *ohne* vorherigen Tuberkulin-Test ist man aber bei der heutigen epidemiologischen Situation in Deutschland abgekommen, da die Rate zufällig entdeckter Tuberkulosen zu gering war, um diesen Aufwand zu rechtfertigen.

Kann eine Lungenröntgenaufnahme einen Lungenkrebs zeigen? Mit dem Röntgenbild läßt sich ein Lungentumor oft lange, bevor irgendwelche Beschwerden oder Krankheitszeichen auftreten, nachweisen. Andererseits gibt es auch Tumoren, die bereits Metastasen abgesiedelt haben und die trotzdem noch nicht im Röntgenbild erkennbar sind.

Kann man mit einer Röntgenuntersuchung die Größe des Herzens bestimmen? Ja. Man kann Größe, Umriß und Lage des Herzens erkennen. Mit der Echokardiographie lassen sich aber wesentlich genauere Angaben über die Dicke des Herzmuskels und die Klappenfunktion machen.

Kann man mit einer Röntgenuntersuchung das Innere des Herzens sehen? Ja, mit der Ventrikulographie, bei der ein schattengebendes Kontrastmittel in die Herzräume eingespritzt wird. Das Mittel wird über einen von der Leistenarterie aus bis zum Herzen vorgeschobenen Katheter direkt in das Herz injiziert. Unter Durchleuchtung lassen sich die Größe der Herzhöhlen und die Klappenfunktion beurteilen.

Strahlendiagnostik und Strahlenbehandlung

Kann ein Herzfehler mit einer Röntgenaufnahme festgestellt werden? Manche Fehler lassen sich bei der Übersichtsaufnahme des Herzens vermuten. Zur genauen Diagnosestellung sind jedoch Echokardiographie und Ventrikulographie erforderlich.

Kann man Schlagadern auf dem Röntgenbild sehen? Wenn die Arterien verhärtet (sklerosiert) sind, können sie durch die begleitenden Kalkablagerungen sichtbar werden. Die meisten normalen Gefäße sind nicht schattengebend, können aber mit einer Arteriographie zur Darstellung gebracht werden. Bei dieser Spezialuntersuchung injiziert man ein schattengebendes Kontrastmittel direkt in das Arteriensystem.

Was heißt Angiographie und Arteriographie? Mit Angiographie bezeichnet man ganz allgemein Kontrastmitteluntersuchungen von Gefäßen, Arteriographie ist die Kontrastmitteluntersuchung speziell von Schlagadern.

Sind Venen auf einer Röntgenaufnahme zu sehen? Nein, aber sie können mit der Injektion einer schattengebenden Substanz sichtbar gemacht werden.

Können Lymphgefäße auf einem gewöhnlichen Röntgenbild gesehen werden? Nein, aber es besteht die Möglichkeit, sie mit der Injektion eines schattengebenden Kontrastmittels direkt in die Lymphbahn zur Darstellung zu bringen. Dieses Verfahren heißt Lymphographie.

Warum muß der Patient bei der Röntgenuntersuchung des Magen-Darm-Trakts eine Bariumsulfataufschwemmung trinken? Wenn sich die Hohlorgane des Magen-Darm-Trakts mit Bariumsulfat füllen, ist bei der Röntgenuntersuchung die von der Schleimhaut begrenzte Kontrastfüllung zu sehen. Krankheiten oder Anomalien zeigen sich durch Verformungen oder Abweichungen vom Normalbild.

Warum darf der Patient vor dem Magenröntgen nichts essen? Speisen im Magen verfälschen das Bild, wenn sie sich mit dem Bariumbrei mischen.

Warum ist es notwendig, Magenaufnahmen in so vielen verschiedenen Richtungen zu machen? Der Magen und der übrige Verdauungstrakt sind in ständiger Bewegung. Es ist daher wesentlich, daß man viele Bilder aus verschiedenen Richtungen aufnimmt, um vollständige Klarheit über Umriß und Aktion des Magens zu erlangen.

Wird die Röntgenuntersuchung des Magens heute noch oft durchgeführt? Nein, sie wird zunehmend seltener, da sie weitgehend durch die Endoskopie verdrängt wurde, vor allem zur Diagnostik der häufigsten Magenkrankheiten Geschür und Magenkrebs. Nur noch bei bestimmten klinischen Fragestellungen wird heute zuerst oder zusätzlich der Magen geröntgt.

Kann eine Zwerchfellhernie, bei der das obere Ende des Magens in die Brusthöhle aufsteigt, mit einer Röntgenuntersuchung diagnostiziert werden? Ja, vor allem, wenn dabei der Kopf des Patienten tief gelagert wird.

Warum ist manchmal vor der Röntgenuntersuchung die Einnahme eines Abführmittels oder ein Einlauf notwendig? Man will damit Gas oder festen Darminhalt beseitigen, damit keine störenden Überlagerungen oder Verfälschungen des Befundes entstehen.

Sieht man die Gallenblase bei einer direkten Röntgenuntersuchung? In der Regel nicht, es sei denn, es wären Kalkablagerungen in ihrer Wand.

Zeigen sich Gallensteine im allgemeinen bei der direkten Röntgenuntersuchung? Die meisten Gallensteine kommen auf einem gewöhnlichen Röntgenbild nicht zur Darstellung; nur solche, die Kalzium enthalten, sind zu erkennen.

Wie werden Gallenblase und Gallensteine auf Röntgenaufnahmen sichtbar gemacht? Mit einer Spezialuntersuchung, der sog. Cholezystographie. Dazu bekommt der Patient am Abend vor der Röntgenuntersuchung ein spezielles Kontrastmittel in Tablettenform zum Einnehmen. Dieses Kontrastmittel wird mit der Galle ausgeschieden. Falls keine Erkrankung vorliegt, ist die Gallenblase am nächsten Tag kontrastgefüllt. Kommt die Gallenblase auf dem Röntgenbild nicht zur Darstellung, so kann man annehmen, daß sie krank ist, vorausgesetzt, daß die Aufnahme des Kontrastmittels durch den Darm und seine Ausscheidung durch die Leber nicht gestört sind. Wenn sich die Gallenblase mit dem Kontrastmittel füllt, lassen sich gegebenenfalls Steine nachweisen, die als Aussparung in der Kontrastfüllung zu erkennen sind.

Bedeutet es immer, daß die Gallenblase krank ist, wenn sie nach der Kontrastmittelgabe nicht auf dem Röntgenbild zur Darstellung kommt? Ja. In mehr als 95 % der Fälle zeigt der Füllungsausfall eine Erkrankung der Gallenblase an.

Ist die Röntgenuntersuchung der Gallenblase heute noch gebräuchlich? Nein, sie wird von vielen Ärzten praktisch gar nicht mehr gemacht, da mit der Ultraschalluntersuchung auf einfachere Weise eine bessere Aussage zu erzielen ist. Allerdings hat mit Einführung der Stoßwellenzertrümmerung von Gallensteinen die Röntgendiagnostik der Gallenblase und der Gallenwege eine Renaissance erfahren. Man muß nämlich vor diesem Eingriff nachweisen, daß die Gallensteine nicht verkalkt und die Gallenwege durchgängig sind, damit man die Steine auch zertrümmern kann und der Steinschutt auch in den Darm abfließen kann.

Was ist eine Cholangiographie? Das ist eine Kontrastmitteluntersuchung zur Darstellung der Gallenwege. Dazu spritzt man bestimmte Kontrastmittel in die Blutbahn oder, wenn die Untersuchung während einer Gallenblasenoperation durchgeführt wird, direkt in die Gallengänge.

Warum ist die Sichtbarmachung der Gallenwege wichtig? Man kann mit dieser Untersuchung feststellen, ob in den Gallenwegen Steine liegen, die entfernt werden müssen. Außerdem lassen sich damit Anomalien der Gänge nachweisen. Weiterhin muß man vor Durchführung einer Stoßwellenlithotripsie nachweisen, daß die Gallenwege durchgängig sind (siehe Abschn. Gallenblase und Gallenwege).

Sind die Nieren bei der Röntgenuntersuchung zu sehen? Ja, weil der Dichteunterschied gegen das umgebende Gewebe ausreicht, um die Nierenschatten bei der direkten Untersuchung abzugrenzen.

Was ist eine intravenöse Urographie? Das ist eine Röntgenuntersuchung der ableitenden Harnwege nach der intravenösen Injektion eines schattengebenden Kontrastmittels. Dieses Kontrastmittel wird von den Nieren mit dem Harn ausgeschieden und bringt dadurch den ganzen Harntrakt zur Darstellung; mit dieser Methode können Funktionsstörungen, Anomalien oder Erkrankungen diagnostiziert werden.

Sind Nierensteine auf Röntgenbildern zu sehen? Steine, die vermindert strahlendurchlässig sind, werden bei der direkten Untersuchung sichtbar. Nicht-schattengebende Steine können mit der intravenösen Urographie im Harntrakt nachgewiesen werden, bei der sie als Aussparungen in der Kontrastfüllung erscheinen.

Was ist eine Zystographie? Eine Röntgenuntersuchung der Harnblase nach Einbringung eines schattengebenden Kontrastmittels.

Können Zysten und Tumoren der Brustdrüse röntgenologisch nachgewiesen werden? Ja, in den meisten Fällen. Das Untersuchungsverfahren heißt Mammographie.

Wie groß ist die Treffsicherheit der Mammographie bei der Krebsdiagnose? Etwa 80–95 %. Sie ist das mit Abstand zuverlässigste Verfahren.

Bedeutet ein negativer Mammographiebefund, daß ein Knoten in der Brust nicht operiert werden muß? Absolut nicht! Da 8–15 % der Brustkrebse bei der Mammographie nicht sichtbar sind, sollten alle verdächtigen Knoten chirurgisch entfernt und einer mikroskopischen Untersuchung unterzogen werden. Es wäre sehr gefährlich, das zu unterlassen.

Strahlendiagnostik

Bedeutet ein positiver Mammographiebefund immer, daß ein Krebs vorhanden ist? Nein, in etwa 8–15 % der Fälle spricht der mammographische Befund für einen Krebs, doch die chirurgische Biopsie ergibt, daß es sich um eine gutartige Veränderung handelt.

Besteht die Gefahr, daß sich durch wiederholte Mammographien ein Krebs entwickelt? Bei den modernen Geräten, die mit einer sehr geringen Strahlenmenge arbeiten, ist die Gefahr sehr gering. Bei Patientinnen, bei denen ein erhöhtes Brustkrebsrisiko besteht, ist die Gefahr, *keine* Mammographie durchzuführen, vermutlich viel größer. Außerdem wären jährliche Mammographien über einen Zeitraum von 10 Jahren erforderlich, um das Krebsrisiko signifikant zu erhöhen.

Sollen sich alle Frauen regelmäßig der Mammographie unterziehen? Zu dieser Frage gibt es noch keine einheitliche Meinung. Nach den Empfehlungen amerikanischer Fachgesellschaften sollten sich wegen der Häufigkeit des Mammakarzinoms alle Frauen zwischen dem 50. und 75. Lebensjahr jährlich einer Mammographie unterziehen. Wenn bei einer Verwandten 1. Grades ein Brustkrebs vorgekommen ist, so wird diese Empfehlung sogar auf Frauen über 35 Jahre ausgedehnt. Nach den Empfehlungen aus Deutschland sollte bei allen Frauen zwischen dem 30. und 40. Lebensjahr eine sog. Basismammographie vorgenommen werden, die bei späteren Untersuchungen als Vergleich verwendet werden kann. Bei einem verdächtigen Tastbefund und beim Vorliegen von Risikofaktoren (siehe unten) werden zwischen dem 40. und 50. Lebensjahr Mammographien im Abstand von zwei Jahren, zwischen dem 50.–60. Lebensjahr sogar in jährlichen Abständen empfohlen.

Was sind Risikofaktoren für einen Brustkrebs? Ein erhöhtes Risiko für ein Mammakarzinom tragen folgende Gruppen von Frauen:
a) Frauen, deren Mutter, Tante oder Schwester einen Brustkrebs hatten;
b) Frauen, die in der anderen Brust einen Krebs hatten;
c) Frauen, die wiederholt gutartige Zysten oder Geschwülste in der Brust hatten;
d) Frauen mit Knoten in der Brust, die der Arzt für krebsverdächtig hält.

Können Gebärmutter und Eileiter mit einer Röntgenuntersuchung dargestellt werden? Ja, und zwar mit der Einbringung einer schattengebenden Substanz durch den Gebärmutterhalskanal. Diese Untersuchung heißt Hysterosalpingographie.

Zeigt sich im Röntgenbild das Bestehen einer Schwangerschaft? Theoretisch ja, aber Röntgenuntersuchungen werden bei Schwangeren nur durchgeführt, wenn eine vitale Indikation besteht, d. h. wenn das Leben der Mutter durch die Unterlassung der Röntgenaufnahme gefährdet wäre. Schwangere werden heute, wenn immer möglich und sinnvoll, sonographisch untersucht.

Zeigen sich Knochenbrüche auf Röntgenaufnahmen? Ja, aber zur Aufdeckung der Bruchstelle sind u. U. Aufnahmen in mehreren Ebenen oder in verschiedenen Lagen des Knochens erforderlich. Diese Röntgenaufnahmen lassen auch die Stellung der Knochenbruchstücke zueinander erkennen.

Kann das Röntgenbild Muskelzerrungen, Bänderverletzungen oder Meniskusrisse nachweisen? Muskelzerrungen nicht, aber Bänderverletzungen und Meniskusrisse können u. U. mit Hilfe eines Kontrastmittels, z. B. Luft oder eine schattengebende Flüssigkeit, röntgenologisch festgestellt werden.

Was ist eine Arthrographie? Die Arthrographie ist die Röntgendarstellung der Gelenkhöhle nach Einspritzung eines Kontrastmittels.

Ist eine Knochenmarkseiterung auf der Röntgenaufnahme sichtbar? Nicht im Frühstadium ihrer Entwicklung. Sie gibt sich aber zu erkennen, sobald es zu einem Untergang von Knochengewebe gekommen ist.

Zeigen Röntgenbilder eine Knochengeschwulst? Ja.

Warum empfiehlt es sich bei einer Verletzung im allgemeinen, nicht nur vom verletzten, sondern auch vom gesunden Glied eine Röntgenaufnahme zu machen? Zu Vergleichszwecken, damit man sichergeht, daß der anscheinend krankhafte Befund nicht eine anatomische Abweichung ist, etwa ein zusätzlicher Knochen.

Was ist eine Myelographie? Das ist eine Röntgenuntersuchung des Wirbelkanals, bei der mit einer Lumbalpunktion eine schattengebende Substanz in den Kanal eingebracht wird. Mit dieser Untersuchung läßt sich oft nachweisen, ob ein Bandscheibenvorfall oder eine Rückenmarkgeschwulst vorhanden ist oder nicht.

Strahlenbehandlung

Was ist die Strahlentherapie? Die Strahlentherapie ist die Behandlung von Krankheiten, besonders Geschwülsten, mit Röntgenstrahlen oder Radium oder anderen radioaktiven Substanzen.

Welche Strahlenarten werden heute therapeutisch genützt? Röntgenstrahlen, Hochvoltelektronenstrahlen und die Strahlen von Kobalt, Radium, Cäsium, Iridium, radioaktivem Jod, radioaktivem Gold, radioaktivem Phosphor und vielen anderen.

Welche Formen der Strahlenbehandlung werden am häufigsten verwendet? Bestrahlungen mit Röntgenstrahlen verschiedener Wellenlänge, Radium und Kobalt.

Was ist ein Kilovolt? Ein Kilovolt sind 1000 Volt (das Volt ist die Einheit der elektrischen Spannung).

Was bedeutet »MeV«? MeV heißt Mega-Elektronenvolt, das bedeutet eine Million Elektronenvolt und bezieht sich meist auf Hochvolt-Therapiegeräte. Elektronenvolt ist die Einheit der Energie.

Was ist ein R? Ein »R« ist ein »Röntgen«. Das ist eine Einheit, die zur Messung der Menge ionisierender Strahlen verwendet wird.

Was ist ein »rd«? Ein »rd« ist ein rad, die Einheit der absorbierten Strahlendosis. Man kann die Einheiten R und rad zwar noch gelegentlich lesen, sie dürfen aber seit 1985 offiziell nicht mehr verwendet werden, da sie nicht in das Internationale Einheitenmeßsystem (SI) passen. Die heute verwendete Einheit für die Strahlenenergie heißt Gray (Gy).

Was ist ein »Gy«? Ein Gray (Gy) entspricht der Energie von 1 J/kg oder von 6,24 EeV/kg (E = Exa = 10^{18} eV). Bezogen auf die alte Einheit der Energiedosis, ist 1 rad = 0,01 Gy. Die für die Bestrahlung von bösartigen Tumoren verwendeten Strahlenenergien bewegen sich zwischen 20 – 80 Gy und werden nur in einem umschriebenen Bestrahlungsfeld angewendet. Eine gleichmäßig im ganzen Körper verteilte Dosis von 10 Gy wäre für einen Menschen sicher tödlich.

Warum müssen bei einer Strahlenbehandlung so viele Einzelbestrahlungen durchgeführt werden? Wenn ein Krankheitsherd behandelt wird, muß die Strahlenmenge, die zu seiner Beeinflussung erforderlich ist, in eine Anzahl kleiner Dosen aufgeteilt werden, damit das normale Gewebe in der Umgebung des Krankheitsherdes nicht unzumutbar geschädigt wird.

Bringt die Strahlenbehandlung Heilung? Manche Geschwülste werden durch die Strahlenbehandlung vollständig beseitigt; in anderen Fällen, wo der Prozeß bereits das Stadium überschritten hat, in dem eine Dauerheilung noch möglich gewesen wäre, kann die Strahlenbehandlung oft eine Besserung bewirken und das Leben um viele Monate oder Jahre verlängern. Mit sinnvoll eingesetzten Bestrahlungen gelingt es häufig, die Schmerzen zu beheben.

Kann die Bestrahlung im Verlauf der Behandlung unangenehme Nebenwirkungen auslösen? Ja, eine Bestrahlung ist von der körperlichen Belastung her sicher einem mittelschweren operativen Eingriff gleichzusetzen. Viele Patienten leiden unter dem sog. Strahlenkater, d. h. sie fühlen sich nach der Bestrahlung unwohl, appetitlos, leistungsschwach und schlapp. Wird der Magen-Darm-Trakt mitbestrahlt, so können Durchfälle auftreten. Auch eine spezielle Form der Lungenentzündung kommt vor. Die Haut muß während der Bestrahlung besonders gepflegt werden, Waschen ist zu vermeiden. Die meisten Nebenwirkungen sind voll rückbildungsfähig.

Hat die Strahlenbehandlung bei Kindern die gleiche Wirkung wie bei Erwachsenen? Nein. Je jünger das Kind, um so größer ist die Möglichkeit einer schädlichen Strahlenwirkung. Eine Strahlenbehandlung kommt nur in Betracht, wenn es unbedingt notwendig ist.

Ist eine Strahlenbehandlung nur für bösartige Geschwülste brauchbar? Nein, man verwendet sie gelegentlich auch bei einigen nichtbösartigen Krankheiten mit Erfolg.

Spürt der Patient während der Bestrahlung Schmerzen oder Unbehagen? Nein. Während der Bestrahlung fühlt man die Strahlen nicht.

Warum wird die Haut nach einer Serie von Bestrahlungen rot? Weil die Haut auf die Strahlen in ähnlicher Weise reagiert wie auf Sonnenstrahlen. Bei manchen Leuten ist diese Reaktion stärker ausgeprägt, bei anderen geringer. Nach Beendigung der Behandlung klingt die Hautreaktion ab, bei vielen Patienten kommt es aber auch zu einer anhaltenden Braunverfärbung.

Verursacht die Strahlenbehandlung einen Haarausfall im bestrahlten Gebiet? Ja, das ist möglich; ob ein Haarausfall eintritt und ob der Zustand rückbildungsfähig ist oder nicht, hängt ab von der verabreichten Strahlenmenge, die zur Behandlung notwendig ist.

Was ist die Strahlenkrankheit? Bei manchen Patienten entwickeln sich nach einer Serie von Bestrahlungen Übelkeit, Schwäche, Appetitlosigkeit und vielleicht auch Erbrechen; diese Erscheinung bezeichnet man als Strahlenkrankheit. Sie läßt sich mit geeigneten Medikamenten und, wenn nötig, durch eine Abänderung von Dosis und Häufigkeit der Bestrahlungen beherrschen.

Wie lange hält die Strahlenkrankheit nach dem Absetzen der Behandlung meist noch an? Im allgemeinen nicht länger als einige Tage.

Werden durch die therapeutischen Bestrahlungen die normalen Zellen in der Umgebung des Krankheitsherdes zerstört? Die krankhaft veränderten Zellen sind strahlenempfindlicher als die gesunden Zellen, und die Bestrahlung wird so angelegt, daß nur die kranken Zellen vernichtet werden. Die normalen Zellen erholen sich von der vorübergehenden Schädigung, die sie durch die Strahlenwirkung erleiden.

Kann mit Bestrahlungen die Rückbildung einer vergrößerten Schilddrüse, die einen Druck im Halsbereich verursacht, erreicht werden?
Die »innere« Bestrahlung von Schilddrüsenadenomen und von Schilddrüsenkrebs mit radioaktivem Jod ist ein elegantes Verfahren, das aber nur bei jodspeichernden Befunden und bei älteren Patienten anwendbar ist. Bei jüngeren wäre die Gefahr einer Keimdrüsenschädigung zu groß, und man bevorzugt die Operation.

Behandelt man Gebärmuttermyome mit Bestrahlungen? Nein. Wenn sie überhaupt behandelt werden müssen, dann werden sie operiert.

Kann die Größe eines Narbenkeloids mit Röntgenbestrahlung vermindert werden? Ja. In vielen Fällen sprechen Narbenwucherungen auf die Bestrahlung an. Wenn die Strahlenbehandlung aber Erfolg haben soll, muß sie sofort nach der operativen Entfernung des Keloids einsetzen.

Werden Röntgenbestrahlungen zur Behandlung von Gelenkleiden herangezogen? Die Strahlenbehandlung wurde früher bei manchen Formen von Gelenkerkrankungen versucht, sie hat sich aber nicht gut bewährt. Wenn man überhaupt Strahlen anwendet, dann in Form einer Gabe von radioaktivem Yttrium bei entzündlichen Gelenkerkrankungen. Dieses Radionuklid wird in das betroffene Gelenk eingespritzt und führt dort zu einer Zerstörung der entzündlich gewucherten Gelenkinnenhaut. Naturgemäß kann das Verfahren nur beim Befall eines oder weniger Gelenke angewendet werden.

Können Röntgenstrahlen die Fortpflanzungsorgane schädigen, so daß bei den Nachkommen Mißbildungen mit erhöhter Wahrscheinlichkeit auftreten werden? Ja. Diese Möglichkeit besteht immerhin in Einzelfällen, wenn sehr hohe Strahlendosen gegeben werden. Das Risiko einer solchen Keimzellschädigung ist jedoch minimal, wenn die Bestrahlungen von einem erfahrenen Radiologen überwacht werden. Allerdings sollten bestrahlte Patienten mindestens ein Jahr zuwarten, ehe sie versuchen, ein Kind zu zeugen bzw. zu empfangen.

Wie wird Radium verwendet? Radium wird in Röhrchen, Nadeln oder Platten gepackt.

Was ist Radon? Radon oder Radiumemanation ist ein Gas, das beim Zerfall von Radium entsteht.

Ist die Auswirkung des radioaktiven Niederschlags von Atombombenexplosionen auf den menschlichen Körper ähnlich wie die der Röntgen- oder Radiumstrahlen? Ja.

Was sind Isotope? Isotope sind verschiedene Formen eines chemischen Elements, die sich durch ihr Atomgewicht (Atommasse) unterscheiden. Manche chemischen Elemente haben Isotope, die unter Abgabe von Strahlung leicht zerfallen. Radioaktive Isotope (Radionuklide) können auch künstlich im Atommeiler hergestellt werden, sie dienen als Markierungs- oder Fährtenstoffe für Untersuchungszwecke oder zur Strahlenbehandlung. Dieses Teilgebiet der Strahlenheilkunde wird als Nuklearmedizin bezeichnet.

Was sind die wichtigsten Aufgaben der Nuklearmedizin? Die Nuklearmedizin arbeitet diagnostisch und therapeutisch. In der Diagnostik liegt der Schwerpunkt auf den bildgebenden Darstellungsverfahren von Organen und Organsystemen durch Injektion oder Inhalation von Radioisotopen. Durch deren Verteilung in bestimmten Organen können Aussagen über die Lokalisation, Größe, Durchblutung und Funktion verschiedener Organe gemacht werden, z. B. Schilddrüse, Herz, Lunge, Leber, Niere, Gehirn, Knochen und viele andere. Besonders wichtig sind nuklearmedizinische Verfahren auch bei der Suche nach versteckten Tochtergeschwülsten von Tumoren. Therapeutisch sind am wichtigsten die »inneren« Bestrahlungen von Tumoren oder anderen vermehrt speichernden Prozessen durch die Anwendung von Isotopen mit hoher Strahlendosis, die sich selektiv im Tumor anreichern. Am bekanntesten ist die Radiojodtherapie von Schilddrüsenkarzinomen und Adenomen.

Wie viele radioaktive Isotope kennt man gegenwärtig? Heute sind mehr als 1000 Isotope bekannt.

Ist der Umgang mit radioaktiven Isotopen gefährlich? Ja. Nur Ärzte mit einer besonderen Ausbildung und Genehmigung dürfen mit radioaktiven Substanzen umgehen. Zahlreiche Vorsichtsmaßnahmen gelten der Sicherung des gesamten Personals, das mit der Produktion, dem Transport und der Anwendung aller radioaktiven Materialien befaßt ist.

Strahlenbehandlung

Was versteht man unter der »Markierung« mit einem Isotop? Man meint damit, daß eine Substanz, etwa ein Nahrungsstoff oder ein Medikament, mit einem radioaktiven Isotop kombiniert wird, dessen Weg im Körper dann von außen mit einem Strahlensuchgerät verfolgt werden kann.

Verlieren radioaktive Isotope mit der Zeit ihre Strahlungskraft? Ja. Manche Isotope bleiben nur ein paar Stunden strahlend, andere einige Tage, Monate oder Jahre. Die Halbwertszeit einiger radioaktiver Isotope, die in der Strahlenbehandlung verwendet werden, ist wie folgt:

Gold	64,6	Stunden
Jod	8,1	Tage
Iridium	2,48	Monate
Kobalt	5,3	Jahre.

Werden radioaktive Isotope in der Industrie verwendet? Ja. Sie werden zu Markierungs- und Untersuchungszwecken benützt. In der Bodenkultur dienen sie der Forschung für die Produktion besserer Pflanzensorten.

Welche Isotope finden breitere Verwendung? Technetium 99, Jod 131, Thallium 201, Kobalt 60, Gold 198, Eisen 59, Phosphor 32, Cäsium 137 und Strontium 90.

Was ist Kobalt 60? Kobalt 60 ist das chemische Element Kobalt, das im Atommeiler radioaktiv gemacht wurde; es gibt Gammastrahlen ab, die denen des Radiums ähnlich sind.

Welchen Anwendungsbereich haben Jodisotope? Jod 131 wird von der Schilddrüse aufgenommen und zur Strahlentherapie benützt. Wenn eine Überfunktion der Schilddrüse besteht, unterdrückt es manchmal die Schilddrüsenhormonausscheidung und führt zu einer Beruhigung der Drüsentätigkeit. Man wendet es auch in bestimmten Fällen von Schilddrüsenkrebs an, wo es gelegentlich schon Heilungen bewirkt hat.

Welchen Verwendungszweck haben Phosphorisotope? Phosphor 32 eignet sich zur Behandlung bestimmter Blutkrankheiten, etwa der Leukämie und Polyzythämie.

Was ist die Szintigraphie? Das ist die Aufzeichnung der Strahlung einer radioaktiven Markierungs- oder Fährtensubstanz in der Drüse oder in dem Organ, in dem sich dieses Isotop anreichert. Das gewonnene Bild, das sog. Szintigramm, zeigt entweder die normale oder eine abnorme Form.

Wie wird das gemacht? Mit einem Szintillationszähler, heute meist in Form einer sog. Gamma-Kamera, welche die örtliche Strahlung des Isotops, das in der Drüse oder dem Organ gespeichert ist, registriert und über eine Elektronik ein Bild von dem betreffenden Organ aufbaut.

An welchen Organen kann eine Szintigraphie durchgeführt werden? An Gehirn, Schilddrüse, Herz, Lunge, Leber, Niere und Knochen.

Wie geht die Untersuchung vor sich? Zunächst wird dem Patienten eine kleine Menge der radioaktiven Substanz injiziert. Kurz darauf legt er sich auf den Untersuchungstisch, über dem sich die Gamma-Kamera befindet. Der Apparat registriert die Strahlung, die von dem Organ, in dem sich die radioaktive Substanz angereichert hat, ausgesandt wird, und bildet das Organ auf einem Monitor ab.

Ist eine Gefährdung des Patienten durch die Strahlung gegeben? Nein. Bei den diagnostischen Eingriffen ist die Strahlendosis gering und verursacht keine Schädigung. Bei der Anwendung höherer Dosen in der nuklearmedizinischen Therapie geht es entweder um bösartige Krankheiten, bei denen der Schutz des Patienten vor Strahlung nicht im Vordergrund steht, oder man beschränkt sich, z. B. bei der Behandlung von Schilddrüsenfunktionsstörungen, auf ältere Patienten, deren generative Phase abgeschlossen ist.

Können mit Hilfe der Szintigraphie Krankheiten entdeckt werden? Ja. Nuklearmedizinische Untersuchungsmethoden können in der Diagnostik von Tumoren und anderen Krankheitsprozessen eingesetzt werden. Besonders wertvoll erweisen sie sich in der Diagnostik von Metastasen und versteckten Entzündungsprozessen.

Welche anderen Krankheiten außer Tumoren können mit der Szintigraphie erfaßt werden? Mit der Szintigraphie lassen sich Blutgerinnsel in der Lunge, Lungen- und Leberabszesse und Durchblutungsstörungen nachweisen. Außerdem können Funktionsuntersuchungen an vielen Organen durchgeführt werden, wobei verschiedene radioaktive Isotope und Trägersubstanzen sowie diverse Nachweisverfahren zur Anwendung kommen, je nachdem, um welches Organ es sich handelt.

60 Tuberkulose

Siehe auch Kapitel 37, Lunge

Was ist Tuberkulose? Die Tuberkulose ist eine ansteckende Krankheit, die von Tuberkelbakterien hervorgerufen wird; die Übertragung erfolgt vorwiegend von Mensch zu Mensch durch »Tröpfcheninfektion«, das heißt durch Niesen, Husten oder Spucken.

Welche Fortschritte sind bei der Tuberkulosebekämpfung erzielt worden? In Deutschland starben vor 50 Jahren noch jährlich etwa 200000 Menschen an Tuberkulose, das waren 320 pro 100000 Einwohner. Die Sterblichkeit ist heute auf etwa 12,8 von 100000 Einwohnern abgesunken.

Befällt die Tuberkulose immer die Lunge? Nein. Die Lunge ist zwar als Eintrittspforte des Erregers am häufigsten befallen, aber die Krankheit kann auch Haut, Knochen, Gelenke, Eingeweide, Nieren, Harnblase, Geschlechtsorgane, Lymphknoten oder Gehirn und Nervensystem ergreifen.

Gibt es verschiedene Typen von Tuberkelbakterien? Ja. Das Mycobacterium tuberculosis (Erreger der menschlichen Tuberkulose), das Mycobacterium bovinum (Rindertuberkulose) und das Mycobakterium avium (Geflügeltuberkulose). Letzteres spielt für Infektionen des Menschen weitaus seltener eine Rolle als die anderen Typen. Der bovine (Rinder-)Typ ist in Ländern, in denen die Rindertuberkulose bereits ausgemerzt werden konnte und die Milch durchwegs pasteurisiert wird, heute praktisch bedeutungslos. In manchen Ländern, in denen die Rindertuberkulose noch verbreitet ist, ruft dieser (Tb-)Typ noch immer eine beträchtliche Anzahl von Erkrankungen hervor. Die Infektion erfolgt in der Regel über den Nahrungsweg und führt beim Menschen meist zu einer extrapulmonalen (außerhalb der Lunge gelegenen) Form mit Befall von Lymphknoten, Nieren, Eingeweiden, Knochen und Gelenken, doch können auch Lungenherde entstehen.

Wie gelangen die Tuberkelbakterien in den Körper? In der Regel auf drei Wegen:
a) Durch Einatmen von Keimen in Tröpfchen oder Staubteilchen, die durch Husten, Niesen oder Spucken von Tuberkulosepatienten ausgestreut werden.
b) Über den Nahrungsweg durch keimverseuchte Nahrungsmittel und Eßgeräte sowie durch die Milch tuberkulosekranker Kühe.

c) Selten kommt es zu einer direkten Kontaktinfektion der Haut durch irgendeine Infektionsquelle.

Kann die Tuberkulose erblich auftreten? Nein. Bei manchen Volksgruppen (amerikanischen Negern und Indianern, Mexikanern usw.) findet sich eine erhöhte Erkrankungsbereitschaft für schwere, rasch zum Tode führende Verlaufsformen der Tuberkulose. Aber das beruht wahrscheinlich auf den größeren Ansteckungsmöglichkeiten, die von den schlechten Lebensbedingungen und beengten Wohnverhältnissen herrühren. Solche Voraussetzungen ergeben sich zumeist, wenn diese Menschen vom Land in große Städte übersiedeln. Ähnlich war es in Europa zu Beginn der Industrialisierung und in den Notzeiten während und nach den beiden Weltkriegen. Man nimmt zwar an, daß es eine gewisse anlagebedingte Tuberkuloseanfälligkeit gibt, mißt ihr aber nicht mehr die gleiche Bedeutung zu wie früher.

Warum ist die Früherkennung von Tuberkuloseerkrankungen so wichtig? Für den infizierten Patienten ist eine Früherkennung wichtig, weil eine frühzeitige Behandlung die Chance auf eine rasche Beherrschung der Krankheit erhöht. Durch eine frühzeitige Erkennung der Krankheit können rechtzeitig Maßnahmen zur Eindämmung der Infektionsverbreitung eingeleitet werden, Dazu gehört die Isolierung und Behandlung des Erkrankten und die Untersuchung von Personen in seiner Umgebung. Wegen der weiten Verbreitung der Infektion wurden in vielen Ländern staatliche Stellen geschaffen, die sich speziell mit der Tuberkulosebekämpfung beschäftigt haben.

Gibt es Menschen, die gegen Tuberkulose gefeit sind? Nein. Jedermann, ob arm, ob reich, kann sich die Krankheit zuziehen, aber sie tritt eher auf unter ungünstigen Lebensbedingungen und bei Leuten, deren allgemeiner Gesundheitszustand schlecht ist. Sie kann leicht von einem Familienmitglied zum anderen übertragen werden, vom Lehrer zu seinen Schülern, von einem Schüler zum anderen und sogar durch weniger engen Kontakt, z.B. durch Husten, Niesen oder Spucken auf öffentlichen Plätzen, Verkehrsmitteln usw. Kinder können infiziert werden, wenn sie von Eltern oder Verwandten, die sich ihrer Krankheit nicht bewußt sind, geküßt werden oder wenn sie mit keimbehafteten Eßgeräten oder Spielsachen Tuberkelbakterien in den Mund bringen.

Wie kann man der Tuberkulose vorbeugen? Indem man vernünftige Gesundheitsregeln befolgt: Man sollte ausreichend ruhen, nahrhaft essen und überfüllte Wohn- und Spielstätten oder Massenverkehrsmittel meiden; außerdem soll man Personen aus dem Weg gehen, die niesen, husten oder spucken. Der Tuberkulosebekämpfung dient auch die Untersuchung aller Kontaktpersonen eines Patienten, bei dem die Tuberkulinprobe positiv ausfällt, und die Behandlung jener, bei denen sich eine aktive Tuberkulose findet.

Tuberkulose

Spielt das Lebensalter bei der Tuberkuloseinfektion eine Rolle? Ja. Säuglinge und Kleinkinder bis zum Alter von 5 Jahren laufen eher Gefahr, eine schwere, rasch tödlich verlaufende Form der Krankheit zu bekommen. Zwischen 5 und 15 Jahren ist die Häufigkeit von tödlichen Verlaufsformen am niedrigsten und nimmt dann allmählich wieder zu. Die größte Anzahl von chronischen Fällen findet sich im mittleren Lebensalter (30 – 50 Jahre). Wenn die Tuberkulose beim älteren Menschen erstmalig auftritt, kann sie akut und schwer verlaufen.

Welche Personen haben heute das größte Risiko, eine Tuberkulose zu bekommen? Mit dem Auftreten der HIV-Infektion hat sich in den letzten Jahren die Zahl der Tuberkulosefälle beträchtlich erhöht. HIV-infizierte Patienten sind wegen des ausgeprägten zellulären Immundefekts besonders gefährdet. Weitere Risikogruppen sind Alkoholkranke und Obdachlose.

Findet man bei der Tuberkulose immer Frühsymptome? Nein. Manche Leute, die augenscheinlich völlig gesund sind, können eine Tuberkulose haben, die nur durch eine Röntgenuntersuchung entdeckt werden kann, bevor sich irgendwelche Krankheitserscheinungen bemerkbar machen.

Welche Symptome erzeugt die Tuberkulose? Die ersten Warnzeichen sind oft spärlich; wenn man sie nicht gleich richtig bewertet und beachtet, können die Krankheitserscheinungen vernachlässigt werden und fortschreiten. Diese sind:
a) bis zur Erschöpfung führende Ermüdung,
b) Gewichtsabnahme und Nachtschweiß,
c) Verdauungsbeschwerden und Appetitlosigkeit,
d) Husten; dieser wird oft mißachtet und als »Raucherhusten« abgetan.
Gelegentlich kann die Krankheit plötzlich und dramatisch einsetzen; sie kann mit einer plötzlichen Lungenblutung oder mit akuten Schmerzen in der Brust durch eine Rippenfellentzündung beginnen.

Wie wird die Tuberkulose diagnostiziert? Am verläßlichsten mit Röntgenaufnahmen und der Untersuchung des Auswurfs. Die ärztliche Untersuchung mit dem Hörrohr und die Röntgendurchleuchtung können zur Diagnose hinführen, genügen allein aber nicht, um sie endgültig zu sichern.

Was ist die Tuberkulinprobe? Mit dieser Probe sucht man festzustellen, ob auf Tuberkulin – ein Produkt des Tuberkelbakteriums – eine Hautreaktion auftritt. Eine positive Probe bedeutet, daß der Mensch irgendwann in seinem Leben infiziert worden ist, sagt aber nichts darüber aus, ob die Krankheit aktiv ist. Nur mit der Röntgen- und Sputum-Untersuchung läßt sich nachweisen, ob die Krankheit aktiv ist oder nicht.

Tuberkulose

Welche Bedeutung hat eine negative Tuberkulinprobe? Eine negative Tuberkulinprobe hat ebenfalls große diagnostische Bedeutung, da sie eine Tuberkulose weitgehend ausschließt. Man kann in diesem Fall sicher sagen, daß vieldeutige und unspezifische Beschwerden eines Patienten nicht durch eine Tuberkulose bedingt sind.

Wie ist ein positiver Tuberkulintest zu bewerten? Bei der Interpretation des Tests spielt das Alter des Patienten eine große Rolle. Ein positiver Tuberkulintest hat heute bei einem Kind und einem Jugendlichen viel größere Bedeutung als bei einem alten Menschen, da es sich bei älteren Menschen in der Regel um die Residuen einer in der Jugend durchgemachten Tuberlose handelt, bei jüngeren jedoch mit größerer Wahrscheinlichkeit eine frische Infektion vorliegt. Menschen über 60 hatten in ihrer Jugend bei der damaligen epidemiologischen Situation in Deutschland nahezu alle Kontakt mit dem Erreger und wurden damals Tuberkulin-positiv. Bei bestimmten Risikogruppen, z. B. HIV-infizierten Patienten, kommt eine vorbeugende Behandlung mit Medikamenten in Betracht, wenn die Tuberkulinprobe positiv ausfällt.

Bei wem sollen routinemäßig Tuberkulinproben durchgeführt werden? Bei Kindern wird diese Maßnahme heute routinemäßig nicht mehr für nötig gehalten, ausgenommen bei solchen, die aus ungünstigen sozialen Verhältnissen kommen (siehe auch Abschn. Impfungen). Wenn der Test positiv ausfällt, sollte man eine Röntgenuntersuchung durchführen und sämtliche Kontaktpersonen zwecks Ermittlung aktiver Fälle durchuntersuchen.

Hat es einen Sinn, daß sich offensichtlich gesunde Leute regelmäßig einer Röntgenuntersuchung der Lunge unterziehen? Nein, heute nicht mehr. Bis vor etwa 30 Jahren wurden Röntgen-Reihenuntersuchungen von den Gesundheitsämtern durchgeführt. Mit dem weitgehenden Verschwinden der Tuberkulose steht der Aufwand dafür in keiner Relation mehr zum Nutzen, da die Fälle von zufällig entdeckter Tuberkulose zu selten sind. Eine routinemäßige Untersuchung wäre allenfalls noch bei Personen in besonderen Risikosituationen, z. B. Ärzten und Pflegepersonal in Tuberkulose- oder AIDS-Stationen, zu rechtfertigen. Die heute gegebene Situation kann sich allerdings auch wieder einmal ändern.

Ist es nötig, daß Kinder regelmäßig röntgenuntersucht werden? Nein. Die Häufigkeit der aktiven Lungentuberkulose ist bei Kindern bis zu 16 Jahren sehr gering. Nur wenn die Tuberkulinprobe positiv ist, sind regelmäßige Röntgenkontrollen erforderlich.

Welche Faktoren, abgesehen von ungünstigen Lebensverhältnissen, verringern die Widerstandskraft gegen Tuberkuloseinfektionen? Ständige Übermüdung, Alkoholismus, schwere Krankheiten, vor allem eine HIV-Infektion; ferner berufsbedingte Einwirkung von Quarzstaub, beispielsweise am Sandstrahlgebläse usw.

Wovon hängt es ab, wer von den Personen mit positiver Tuberkulinreaktion eine aktive Tuberkulose bekommt? Ob das Eindringen von Tuberkelbakterien auch tatsächlich zur Erkrankung führt, hängt von der Anzahl und Virulenz (Infektionskraft) dieser Bakterien und dem Grad der Immunität oder Widerstandskraft des Patienten ab. Zahlreiche »kräftige« Keime können die Abwehrkräfte einer verhältnismäßig widerstandsfähigen Person besiegen, aber auch eine geringe Anzahl »schwacher« Krankheitskeime kann genügen, um bei einem empfänglichen Individuum oder bei einem, dessen Widerstandskraft durch Unterernährung, Alkoholismus usw. herabgesetzt ist, eine Erkrankung auszulösen.

Was bezeichnet man als tuberkulösen Primärinfekt? Dies ist der Prozeß, der nach dem ersten Kontakt des Patienten mit dem Tuberkuloseerreger abläuft. An einer Stelle entsteht ein kleiner Entzündungsbezirk (wie ein kleiner Lungenentzündungsherd), und es kommt auch zur Entzündung der regionalen Lymphknoten, die aber eine weitere Ausbreitung der Infektion abschirmen. Wenn die Infektion nicht übermächtig ist, beginnt die Heilung einzusetzen, und das entzündete Lungengewebe wird von Narbengewebe und schließlich von Verkalkungen ersetzt. Dann kann der Primärkomplex auf der Röntgenaufnahme als kleiner Verkalkungsherd (Kalkeinlagerung) erkannt werden. Beim frischen Primärkomplex zeigt sich röntgenologisch eine Lymphknotenschwellung (Hilusvergrößerung). Als Ergebnis dieser Erstinfektion wird der Tuberkulintest positiv. Die positive Hautprobe ist nichts anderes als eine Reaktion von Abwehrzellen gegen das Tuberkulin, das in den Körper aufgenommen wurde.

Was geschieht weiter, wenn man einen Primärinfekt durchgemacht hat? In etwa 9 von 10 Fällen gar nichts. Bei einzelnen kommt es zu einem späteren Zeitpunkt zu einer aktiven, chronischen Lungentuberkulose. Das ist die Verlaufsform, die man meist bei Erwachsenen sieht; sie kann Monate oder Jahre nach der Erstinfektion auftreten zu einem Zeitpunkt, wenn die Widerstandskraft dieser Person so weit abgenommen hat, daß der Erreger nicht mehr »kleingehalten« werden kann.

Wie kann die Primärtuberkulose erkannt werden? Gewöhnlich treten außer einer ungeklärten Temperaturerhöhung und einem Gewichtsverlust keine Krankheitszeichen auf. Der Röntgenbefund des »Primärkomplexes« wird oft erst nach Jahren sichtbar, wenn es zu Kalkeinlagerungen gekommen ist. Der Umschlag von einer »negativen« zu einer »positiven« Tuberkulinhautreaktion zeigt an, daß eine Tuberkuloseinfektion irgendwo im Körper stattgefunden hat.

Ist die chronische Form der Lungentuberkulose die Folge einer Neuinfektion oder des Aufflackerns eines alten Primärinfekts? So gut wie immer geht sie von der früheren Primärtuberkulose aus.

Welchen Verlauf nimmt die chronische Tuberkulose? Es sind zwei verschiedene Verlaufswege möglich: Sie kann entweder unter Narbenbildung ausheilen, oder sie kann unter Gewebszerstörung innerhalb der Lunge weiterschreiten bzw. auch anderswo im Körper Krankheitsprozesse verursachen.

Ist der Heilungsprozeß bei der Tuberkulose jemals völlig abgeschlossen? Wahrscheinlich nicht. Manche Bakterien können tief im kranken Gewebe so lange im Ruhezustand liegen bleiben, bis einmal die Widerstandskraft des Patienten verringert ist, und dann wieder aktive, zerstörende Prozesse bewirken. Die Tuberkulose kann allerdings an einer Stelle abheilen, während sie in anderen Regionen noch aktiv ist.

Welche Frühzeichen finden sich bei einer chronischen Lungentuberkulose? Manchmal bestehen keine Frühzeichen, und das Röntgenbild liefert oft den ersten Hinweis. Manche Fälle fangen wie eine akute Lungenentzündung an, andere wie eine Grippe mit Fieber, Abgeschlagenheit und allgemeinem Krankheitsgefühl von oft wochenlanger Dauer. Die meisten Fälle beginnen jedoch ausgesprochen schleichend mit langsam zunehmendem Müdigkeitsgefühl, Schwäche, Appetitlosigkeit, Gewichtsverlust und leichtem Fieber. Der Husten und der manchmal blutige Auswurf können Früh- oder Spätzeichen der Erkrankung sein. Es kann zu starkem Nachtschweiß kommen. Brustschmerzen treten gewöhnlich nur auf, wenn der Krankheitsprozeß mehr an der Oberfläche, nahe dem Brustfell, liegt. Wenn die Bronchien teilweise mit Auswurf verlegt sind, kann ein pfeifendes, ziehendes Atemgeräusch hörbar sein.

Kann der Arzt die Lungentuberkulose immer durch die körperliche Untersuchung allein diagnostizieren? In der Regel nicht. Im Frühstadium kann der befallene Lungenbezirk zu klein sein, um Krankheitszeichen, die bei der körperlichen Untersuchung erkennbar sind, zu verursachen. Bei Verdacht auf Tuberkulose ist es daher von größter Wichtigkeit, immer eine Röntgenuntersuchung der Lunge vornehmen zu lassen.

Ist die Röntgenuntersuchung allein ausreichend, um eine Tuberkulose mit Sicherheit zu diagnostizieren? Nein. Viele andere Krankheiten können Verschattungen am Röntgenbild verursachen, die von jenen der Tuberkulose nicht zu unterscheiden sind. Das ist mit einer der Gründe, warum man bei der heute sehr selten gewordenen Krankheit von einer routinemäßigen Reihenuntersuchung abgekommen ist.

Welches Verfahren ist bei einer Lungentuberkulose neben der ärztlichen Untersuchung und der Röntgenuntersuchung zur Erhärtung der Diagnose am wichtigsten? Die dreimalige Untersuchung des Auswurfs (Sputumuntersuchung), des Urins und des Magensaftes zum Nachweis von Tuberkelbakterien.

Ist ein Nachweis von Tuberkelbakterien auch möglich, wenn der Patient keinen Auswurf aushustet? Ja. Wenn der Patient seinen Auswurf verschluckt, kann der Nachweis durch die Untersuchung des Mageninhalts erbracht werden.

Ist eine negative Sputumuntersuchung nach der üblichen »Ausstrichmethode« ein sicherer Beweis dafür, daß keine Tuberkulose vorliegt? Nein, in diesem Fall legt man eine Kultur an, damit sich eventuell vorhandene Keime vermehren können.

Wann spricht man von einer aktiven Tuberkulose? Solange der Krankheitsprozeß nicht zur Ruhe gekommen ist und eine röntgenologisch nachweisbare Neigung zum Fortschreiten zeigt, bezeichnet man die Tuberkulose als aktiv. Von »offener« Tuberkulose spricht man, wenn der Auswurf oder der Mageninhalt Tuberkelbakterien enthält; von »geschlossener«, wenn dies nicht der Fall ist. Solange im Auswurf bzw. Magensaft Tuberkelbakterien gefunden werden, ist der Patient als infektiös zu betrachten, d. h. er kann die Infektion als Tröpfcheninfektion (Husten, Niesen, Sprechen) weiterverbreiten. Bei einer »geschlossenen« Tuberkulose ist das nicht mehr möglich.

Was ist eine sogenannte Kaverne? Mit Kaverne bezeichnet man einen Hohlraum, der durch einen Gewebezerfall infolge der Entzündungsvorgänge entstanden ist.

Wann kann man annehmen, daß die Krankheit inaktiv oder zum Stillstand gekommen ist? Wenn das Allgemeinbefinden des Patienten gut und das Sputum negativ ist und die Röntgenaufnahmen über lange Zeit keine Veränderungen mehr zeigen.

Welche Krankheiten müssen u. a. von einer Lungentuberkulose abgegrenzt werden? Alle Erkrankungen der Lunge, die mit Husten, Fieber und Veränderungen des Röntgenbildes einhergehen; dazu gehören Lungenentzündungen anderer Ursache, Bronchiektasen, Lungenabszesse, Lungentumoren, Staubkrankheiten, Krankheiten, die durch Hefe- und andere Pilze hervorgerufen werden, und die Sarkoidose. Auch Herzleiden können Lungenveränderungen zur Folge haben, die mit Tuberkulose verwechselt werden können.

Tuberkulose

Auf welchen Wegen kann von einer Lungentuberkulose aus eine Streuung erfolgen, die zu tuberkulösen Veränderungen in anderen Organen führt?
a) Durch direkte Ausbreitung entlang den Bronchien zum Brustfell und zum Kehlkopf sowie durch Verschlucken des Auswurfs in den Verdauungstrakt;
b) über die Blutbahn in den ganzen Körper (generalisierte Miliartuberkulose) – zu Nieren, Leber, Milz. Gehirn, Nebenhoden, Nebennieren und sogar zu den Augen.

Wie wirkt sich die Tuberkulose auf eine Schwangerschaft aus? Schwangerschafts- und Geburtsverlauf werden nicht beeinflußt. Die meisten Patientinnen, auch solche mit aktiver Tuberkulose, können das Kind austragen und vertragen Wehen und Entbindung gut. Dennoch sollte man eine Schwangerschaft erst planen, wenn die Tuberkulose ausgeheilt ist.

Welchen Einfluß hat die Schwangerschaft auf die Tuberkulose? Einen ungünstigen. Wenn die Krankheit länger als zwei Jahre inaktiv war, ist eine Schwangerschaft ziemlich unbedenklich und zulässig, aber wenn eine aktive Tuberkulose vorliegt oder während der beiden letzten Jahre bestanden hat, soll sie möglichst vermieden werden. Die Patientin mag zwar Schwangerschaft und Entbindung gut vertragen, sie muß jedoch nach der Entbindung sorgfältig beobachtet werden, denn zu dieser Zeit kann die Krankheit am ehesten wieder aufflammen.

Wie sind die Aussichten (Prognose) bei einer Lungentuberkulose? Dies hängt von mehreren Faktoren ab:
a) vom allgemeinen Gesundheitszustand und der Widerstandskraft des Patienten,
b) von der Art und Ausdehnung des Lungenbefalls,
c) von der Disziplin des Patienten.
Je besser der Allgemeinzustand des Patienten ist und je kleiner der Krankheitsbezirk, um so besser sind die Aussichten. Die Krankheit ist schwerer, wenn Kavernen vorhanden sind. Je größer die Kavernen, um so ungünstiger sind die Aussichten.
Die Krankheit hat im Säuglings- und frühen Kindesalter eine schlechtere Prognose. Dank der modernen medikamentösen Behandlungsmöglichkeiten haben sich die Aussichten in den letzten Jahrzehnten enorm gebessert.

Welche gesundheitspolitischen Maßnahmen dienen der Tuberkulosebekämpfung?
1. Maßnahmen gegen schlechte und gedrängte Wohnverhältnisse;
2. Sanierung von Elendsvierteln;
3. Pasteurisierung der Milch;
4. Bekämpfung der Rindertuberkulose;

5. Untersuchung der bekannten Kontaktpersonen offener Tuberkulosekranker in der Familie oder Gemeinde;
6. Röntgenreihenuntersuchungen zum Aufspüren unerkannter Fälle.

Was bedeutet BCG? Das sind die Anfangsbuchstaben von *B*acille *C*almette-*G*uérin. Man bezeichnet damit einen Impfstoff, der in Frankreich entwickelt worden ist; er wird aus abgeschwächten Tuberkelbakterien gewonnen. Man nimmt an, daß er eine gewisse Immunität gegen Tuberkulose erzeugen kann und daß die Impfung bei Personen mit negativer Tuberkulinprobe, die unvermeidlicherweise einer Ansteckungsgefahr ausgesetzt sind – Ärzte, Medizinstudenten, Schwestern –, vorteilhaft ist.

Was bewirkt die BCG-Impfung? Sie wandelt Menschen, die nicht auf Tuberkulin reagieren (solche mit negativer Tuberkulinprobe), in reagierende (Tuberkulin-positive). Der Körper wird dadurch in die Lage versetzt, bei einer Ansteckung so zu reagieren, daß die Krankheit örtlich begrenzt bleibt und leichter ausheilt.

Soll man alle Kinder mit BCG impfen? Bei der derzeitigen epidemiologischen Situation in Deutschland ist eine routinemäßige Impfung aller Säuglinge nicht erforderlich. Empfohlen wird die Impfung nur beim Vorliegen besonders ungünstiger sozialer Bedingungen, z. B. beengte Wohnverhältnisse (Asylbewerber, sehr kinderreiche Familien) oder Risikosituationen (siehe Kapitel 29, Impfungen).

Tuberkulosebehandlung

Ist bei der Behandlung der Lungentuberkulose strenge Bettruhe notwendig? Das hängt vom Stadium und der Verlaufsform ab. In schweren, rasch fortschreitenden Fällen ist Bettruhe erforderlich. Ansonsten brauchen die Patienten oft nur zu Beginn der medikamentösen tuberkulostatischen Behandlung zu liegen; die meisten Patienten können ambulant behandelt werden.

Warum werden viele Tuberkulosekranke dennoch über längere Zeit stationär behandelt? Ein nichtmedizinischer Grund für die stationäre Behandlung liegt in der meist schlechten Therapietreue (Compliance) typischer Tuberkulosepatienten (z. B. obdachlose Alkoholkranke). Wer einen unsteten Lebenswandel führt, neigt dazu, seine Medikamente nicht regelmäßig einzunehmen, und braucht entsprechende Hilfestellung. Die konsequente Behandlung ist auch aus epidemiologischen Gründen empfehlenswert. Wird zu kurz oder mit ungenügender Dosis behandelt, so besteht die Gefahr der Aus-

Tuberkulose

bildung resistenter Bakterienstämme, die gegen alle gängigen Mittel unempfindlich sind. Werden diese Erreger auf andere Menschen übertragen, so gibt es in absehbarer Zeit keine Behandlungsmöglichkeit mehr.

Wann ist absolute Bettruhe nötig? Kritisch kranke und fiebernde Patienten müssen vollständige Bettruhe einhalten und auch im Bett essen und gewaschen werden.

Wann kann sich der Patient wieder normal körperlich betätigen? Die Sputumkulturen müssen negativ sein, Fieber, Husten, Auswurf und Gewichtsrückgang müssen verschwunden sein, und der Röntgenbefund muß zeigen, daß der Krankheitsprozeß zur Ruhe gekommen ist. Eine Fortsetzung der medikamentösen Behandlung ist aber für die Dauer eines Jahres notwendig, allerdings in geringerem Umfang.

Ist bei der Behandlung der Lungentuberkulose das Klima von Bedeutung? Nein. Früher hat man geglaubt, daß das Klima eine große Rolle spielt. Aber heute nimmt man an, daß es belanglos ist, ob sich der Patient in der Stadt oder auf dem Land, im Norden oder im Süden aufhält, solange extreme Hitze, Kälte und Höhenlagen gemieden werden.

Darf der Tuberkulosekranke an die Sonne gehen? Ja, aber eine übermäßige direkte Sonnenbestrahlung der Brust bis zum Sonnenbrand soll vermieden werden; sie könnte zu einer Reaktivierung der Krankheit und zu Blutungen (Blutspucken) führen.

Gibt es bei Tuberkulose eine spezielle Diät? Nein. Wünschenswert ist eine vollwertige, vielseitige Kost mit einem Kaloriengehalt, der ausreicht, um einen mäßigen Gewichtsansatz zu ermöglichen sowie eine ergänzende Vitaminzufuhr.

Wie lange soll sich der erfolgreich behandelte Patient schonen? Eine gewisse Rückfallsgefahr besteht noch etwa 5 Jahre nach Beendigung der Behandlung. Während dieser Zeit soll die körperliche Betätigung in Grenzen gehalten werden. Ruhepausen während des Tages und ausreichender Nachtschlaf sind wünschenswert.

Darf der Tuberkulosekranke rauchen? Da der Tabakrauch (abgesehen von seinen Gefahren hinsichtlich des Lungenkrebses) eine große Reizwirkung hat, sollte er von einem Patienten, der eine Tuberkulose hat oder hatte, gemieden werden.

Wie oft soll ein Patient, der die Krankheit überwunden hat, zur Röntgenuntersuchung gehen? Mindestens alle 6 Monate während mehrerer Jahre. Noch

Tuberkulosebehandlung

häufigere Röntgenuntersuchungen sind in Fällen angezeigt, bei denen der Verdacht besteht, daß etwas von der Krankheit zurückgeblieben ist.

Gibt es Medikamente, die die Tuberkulose *heilen*? Nein. Es gibt aber mehrere Medikamente, sogenannte Tuberkulostatika, die hochwirksam gegen diese Krankheit sind, wenn sie richtig eingesetzt werden. In den meisten Fällen wird die Tuberkulose prompt durch die Behandlung mit diesen Medikamenten zum Stillstand gebracht, und die Heilung wird durch ihre langfristige Anwendung beschleunigt. Letztlich müssen die Abwehrkräfte des Körpers selbst den Erreger so eindämmen, daß funktionell eine Heilung entsteht. In vielen Fällen bleiben zwar lebensfähige Erreger in der Lunge, doch sind sie sozusagen versiegelt und können keinen Schaden mehr anrichten.

Gibt es irgendein spezielles Medikament, eine Medikamentenkombination oder festgelegte Dosierung, die bei der Behandlung routinemäßig verwendet wird? Nein. Jeder Fall muß vom Arzt individuell beurteilt werden. Im Einzelfall braucht man oft ein, zwei, drei oder sogar vier Tuberkulostatika, die kürzere oder längere Zeit im Verlauf der Behandlung eingesetzt werden.

Soll jeder Patient mit aktiver Tuberkulose tuberkulostatisch behandelt werden? Ja. Wenn eine aktive Tuberkulose aufgedeckt wird, soll sie behandelt werden, doch muß die Frage der Medikamente, der ambulanten Haus- oder stationären Krankenhausbehandlung und der Behandlungsdauer dem Einzelfall entsprechend angepaßt werden.

Wie lange dauert die Behandlung gewöhnlich? Die medikamentöse Behandlung soll noch mindestens 1 Jahr, nachdem man die letzte positive Kultur erhalten hat, fortgeführt werden. Bei Patienten mit einem chronischen Immundefekt, z. B. eine HIV-Infektion, kann eine medikamentöse Dauerbehandlung nötig sein.

Welche Medikamente sind gegen die Tuberkulose wirksam? Am gebräuchlichsten sind Myambutol, PAS (Paraaminosalizylsäure), INH (Isonikotinsäurehydrazid) und PZA (Pyrazinamid), die einzeln oder kombiniert angewandt werden. In bestimmten Fällen können auch verschiedene andere Mittel zum Einsatz kommen. Die Zusammenstellung der Medikamente richtet sich auch nach dem sog. Resistenzspektrum der isolierten Erreger. Dabei überprüft man im Reagenzglas, auf welche Tuberkulostatika die Tuberkelbakterien besonders empfindlich und gegen welche sie widerstandsfähig sind.

Wie sind angesichts der heute verfügbaren Behandlungsmethoden die früher angewandten Verfahren einzuschätzen?
a) Ein Krankenhausaufenthalt ist gewöhnlich nicht nötig;

b) die Bettruhe kann weniger streng und von kürzerer Dauer sein;
c) die langen Sanatoriumsaufenthalte und Liegekuren in guter Luft sind nicht mehr erforderlich;
d) auf die Kollapstherapie kann man fast gänzlich verzichten;
e) eine Operation ist selten erforderlich;
f) auch heute noch sind eine angemessene Ernährung, ausreichende Ruhe unter den bestmöglichen Lebensverhältnissen und das Meiden von Reizstoffen der Atmungsorgane – wie etwa Tabakrauch – von Bedeutung.

Wie häufig kommt es bei der Tuberkulose zu Rückfällen? Vor der Zeit der medikamentösen Behandlung wurden ungefähr 50 % der zum Stillstand gebrachten Fälle rückfällig. Heute sind es bei entsprechender moderner Behandlung nur 10 %.

Was versteht man unter »Lungenresektion«? Die chirurgische Entfernung eines Teiles der Lunge zur Beseitigung des kranken Gewebes.

Welche Fälle eignen sich für die Resektionsbehandlung? Das muß in jedem einzelnen Fall von internistischer und chirurgischer Seite reiflich überlegt werden. Fälle, die in Betracht kommen, sind solche mit offenen Kavernen und positivem Sputum, die auf eine entsprechende medikamentöse Behandlung nicht angesprochen haben. Man hat auch schon bei Patienten mit offenen Kavernen und negativem Sputum die Kaverne reseziert, weil man damit einem Blutsturz durch Zerfall der Kavernenwand oder einer Zweitinfektion der Kaverne vorbeugen wollte.

Ist die operative Behandlung der Lungentuberkulose gefahrlos und wirksam? Ja. Bei geeigneten Fällen sind die Ergebnisse sehr ermutigend.

Warum wird die Lungentuberkulose nicht häufiger operativ behandelt? Weil die meisten Fälle auf konservative Maßnahmen befriedigend ansprechen, so daß eine Operation nicht erforderlich ist.

61 Ultraschalldiagnostik

Worauf beruht die Ultraschalldiagnostik? Sie beruht auf der Tatsache, daß Ultraschallwellen, die von einer Sonde in den Körper gesandt werden, an den Grenzflächen zwischen verschiedenartigen Geweben reflektiert werden. Diese zurückgeworfenen Schallwellen, die Echos, werden bezüglich ihrer Intensität und Laufzeit analysiert und mit Hilfe der Elektronik auf einem Monitor als Bild dargestellt.

Was erkennt man auf dem Monitor des Ultraschallgerätes? Es handelt sich um ein Schnittbild, wobei der Untersucher die Schnittebene mit dem Schallkopf frei wählen kann. Man kann den Schallkopf mit einem Messer vergleichen: Schneidet man eine Wurst durch, so kann man auf der Schnittfläche den Inhalt einer Wurst betrachten.

Gibt es noch andere Bezeichnungen für Ultraschalluntersuchung? Ja, Sonographie, beim Herzen auch Echokardiographie.

Wie wird die Ultraschalluntersuchung des Bauchraums ausgeführt? Der Patient liegt auf einer Untersuchungsliege, der Arzt führt den Ultraschallkopf locker über den Bauch. Er fordert den Patienten häufig auf, tief einzuatmen und die Luft anzuhalten. Vom Schallkopf werden Ultraschallwellen ausgesandt, die in den Körper eindringen. Wenn die Schallwellen auf Grenzflächen zwischen unterschiedlichen Strukturen im Körperinneren auftreffen, werden sie reflektiert, das heißt nach außen zurückgeworfen. Der Schallkopf nimmt sie auf und wandelt sie mit Hilfe eines Computers in richtige Bilder um, die auf einem Bildschirm beobachtet werden können. Man kann die Bilder fotografieren oder die ganze Untersuchung auf Videoband aufzeichnen.

Wie kommen die völlig schwarzen, die hell-weißen und die grauen Echos auf dem Monitor zustande? Durch Flüssigkeiten gehen die Ultraschallwellen ungehindert hindurch, es entsteht kein Echo, der Monitor bleibt schwarz. Daher sind Gefäße, flüssigkeitsgefüllte Hohlräume (Zysten) und freie Flüssigkeit auf dem Monitor schwarz oder echofrei. Die meisten Organe (Leber, Milz, Nieren) stellen sich als hell- oder dunkelgraue Echos dar. An Knochen und Luft werden die Schallwellen total reflektiert; man erkennt auf dem Monitor eine sehr helle Linie, durch die man nicht »hindurchsehen« kann.

Besteht irgendeine Beziehung zwischen Ultraschallwellen und Röntgenstrahlen oder Radioaktivität? Überhaupt nicht. Die Ultraschallwellen sind *keine* Röntgenstrahlen. Damit entsteht für den Patienten keine Strahlenbelastung. Die Sonographie beruht auch auf einem völlig anderen technischen Prinzip als die Röntgenuntersuchung.

Reagiert der Körper auf die Ultraschallwellen, die in ihn eindringen? Nicht bei den Schallintensitäten und der üblichen Einwirkdauer, wie sie beim diagnostischen Ultraschall üblich sind.

Ist die Ultraschalluntersuchung schmerzhaft? Nein. Die Untersuchung ist vollkommen nichtinvasiv. Es werden keine Injektionen verabreicht, und es muß vor der Untersuchung kein Medikament eingenommen werden. Man sollte jedoch 12 Stunden lang vor der Untersuchung nichts essen, dagegen reichlich Flüssigkeit ohne Kohlensäure trinken. Bei einer gutgefüllten Harnblase können die Organe des Unterbauches besser sonographisch beurteilt werden.

Wer interpretiert die Ultraschallbefunde? Die meisten Ultraschalluntersuchungen werden heute von niedergelassenen Ärzten, vor allem Allgemeinärzten, Internisten, Gynäkologen, Kinderärzten, Urologen und Radiologen, durchgeführt und beurteilt. In vielen Krankenhäusern steht das Ultraschallgerät in den Röntgenabteilungen, so daß dort die Radiologen die Befunde interpretieren.

Sehen Ultraschallbilder ähnlich aus wie Röntgenbilder? Nein, die Bilder sind völlig verschieden. Das Ultraschallbild ist ein Schnittbildverfahren, das ähnliche Bilder wie das Computertomogramm liefert. In der konventionellen Röntgendiagnostik werden dagegen sog. Summationsbilder angefertigt, d.h. alle von den Röntgenstrahlen durchdrungenen Organe werden übereinander auf der Filmfolie in einer Ebene abgebildet.

Liefert die Ultraschalluntersuchung immer eine Diagnose? Nein, keineswegs. Es gibt Krankheiten, bei denen der Ultraschallbefund praktisch die endgültige Diagnose ergibt. Dazu gehören z.B. die Gallensteine. Bei vielen Krankheiten des Bauchraums leistet die Sonographie zwar einen wichtigen Beitrag, allerdings kann die Diagnose damit allein nicht gestellt werden. Schließlich gibt es auch viele schwerwiegende Krankheiten, bei denen das Ultraschallbild der Bauchorgane völlig unauffällig ist. Dazu gehört z.B. das Magen- oder Zwölffingerdarmgeschwür.

Ist die Ultraschalluntersuchung gefährlich? Sie ist von der Untersuchungstechnik her zwar völlig harmlos, doch hängt die Beurteilung der Befunde sehr von der Erfahrung des untersuchenden Arztes ab. Interpretiert der Arzt an sich normale Befunde nicht richtig, so werden Patienten oft zu weiteren, dann nicht mehr so harmlosen Untersuchungen überwiesen.

Ist die Ultraschalluntersuchung in der Schwangerschaft ein wertvolles und risikoloses Untersuchungsverfahren? Ja. Sie kann folgende Aussagen ermöglichen:
a) Aufschluß über die Dauer der Schwangerschaft;
b) Aufschluß über den Ort der Schwangerschaft – ob in der Gebärmutter oder im Eileiter;
c) Aufschluß, ob der Fetus der Dauer der Schwangerschaft entsprechend normal groß ist;
d) Aufschluß über die Lage des Fetus in der Gebärmutter;
e) Aufschluß, ob der Fetus normal gebaut ist – ob der Kopf normal groß ist, ob alle vier Gliedmaßen vorhanden und normal sind usw.;
f) Aufschluß über den Sitz der Plazenta. Das ist in Fällen, in denen Verdacht auf eine Placenta praevia besteht, sehr wichtig (siehe im Kapitel 56 bei Placenta praevia).

Kann das Geschlecht des ungeborenen Kindes mit einer Ultraschalluntersuchung festgestellt werden? Gelegentlich zeichnen sich in fortgeschrittenen Stadien der Schwangerschaft die männlichen Geschlechtsteile auf einem Ultraschallbild ab. Die Methode ist aber nicht besonders zuverlässig, und Irrtümer sind möglich (Abb. 189).

Hat jemals eine Mutter oder ein ungeborenes Kind eine Schädigung durch eine Ultraschalluntersuchung erlitten? Es sind keine Fälle bekanntgeworden, in denen Mutter oder Kind von einer Ultraschalluntersuchung einen Schaden davongetragen haben. Mit der massenhaften Anwendung der So-

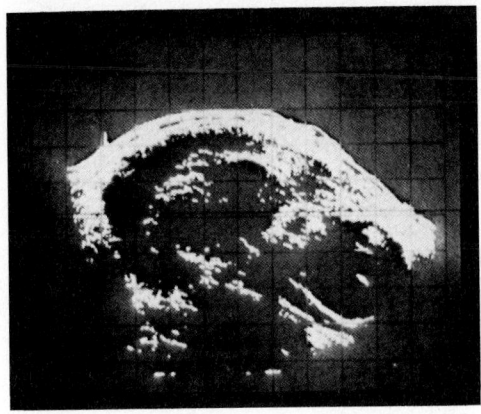

Abb. 189 Ultraschallbild einer Schwangerschaft am Ende der Zeit.

nographie seit etwa 20 Jahren hätte sich z. B. die Zahl von Mißbildungen erhöhen müssen, wenn die Ultraschalluntersuchung irgendwelche genetische Schäden hervorrufen würde.

Was gehört zu den Hauptanwendungsgebieten der Ultraschalluntersuchung?
Es gibt heute fast kein Organ mehr, das nicht auch sonographisch untersucht würde. Ärzte aller Fachrichtungen wenden sonographische Verfahren in verschiedenen technischen Variationen an. Die wichtigsten Anwendungsgebiete sind:

a) Feststellung von Herzkrankheiten: Dicke der Herzwände, Herzklappenfehler, Pumpfunktion des Herzens, Thrombosen und Tumoren des Herzens;
b) Krankheiten der Organe des Bauchraumes und des Halses: Mißbildungen, Tumoren, Zysten, Entzündungen oder Abszesse von Leber, Bauchspeicheldrüse, Niere, Milz, Nebenniere, des Magen-Darm-Trakts sowie der Schilddrüse; Diagnose von Gallenblasen- und Gallengangssteinen, Nieren- und Blasensteinen;
c) Auffinden von Lymphknotenvergrößerungen;
d) Feststellung von Harnabflußstörungen und von freien Flüssigkeiten im Bauchraum (Ergüsse, Blut);
e) Erstuntersuchung bei Appendizitis und Darmverschluß;
f) Diagnose von Aneurysmen oder anderen Veränderungen der Aorta;
g) Diagnose von Krankheiten der inneren und äußeren Geschlechtsorgane bei Mann und Frau, etwa Zysten oder Tumoren von Hoden, Nebenhoden und Prostata, der Gebärmutter, der Eileiter und der Eierstöcke; Schwangerschaftsfeststellung und -verlauf;
h) ultraschallgezielte Punktionen von Befunden an den genannten Organen;
i) Untersuchung der Durchblutung von Blutgefäßen, vor allem der Arterien, an den unteren Extremitäten und der Halsschlagader, Feststellung von Verengungen, Thromben und Wandauflagerungen; Diagnose von Thrombosen;
j) Untersuchung der Hüftgelenke bei Säuglingen zur Früherkennung der Hüftluxation;
k) Untersuchung von Gelenken und Sehnenscheiden zur Erkennung von Ergüssen.

Was versteht man unter der Doppler-Sonographie? Mit diesem Verfahren wird vor allem die Blutströmung in den Gefäßen und am Herzen nach Größe und Richtung untersucht. Die Kombination aus der normalen bildgebenden Sonographie und dem Doppler-Verfahren bezeichnet man als Duplex-Sonographie. Dabei können gleichzeitig das Gefäß im Längs- oder Querschnitt dargestellt und die Strömungsverhältnisse gemessen werden.

Ultraschalldiagnostik

Was ist die Echokardiographie? Die sonographische Untersuchung des Herzens wird oft so bezeichnet. Man kann die Ultraschallsonde auf die Brustwand aufsetzen (transthorakale E.) oder sie an der Spitze eines Endoskops in die Speiseröhre einbringen (transösophageale E.), von wo aus man näher an das Herz herankommt und keine störende Lungenluft zwischen Sonde und Herz hat.

Was versteht man unter Endosonographie? Man kann eine kleine Ultraschallsonde an die Spitze eines Gastroskops montieren und zunächst den Magen direkt ansehen. Verdächtige Befunde werden dann mit dem Ultraschallgerät zusätzlich untersucht. Diese Methode bewährt sich vor allem bei kleinen Tumoren der Bauchspeicheldrüse.

Was ist die transrektale und die transvaginale Sonographie? Diese sonographischen Methoden werden von Urologen bzw. Gynäkologen häufig angewendet. Bei der transrektalen Sonographie wird eine stabförmige Ultraschallsonde in den Mastdarm eingeführt, um so in möglichst große Nähe zur Vorsteherdrüse (Prostata) zu gelangen. Die dabei erhaltenen Bilder sind wesentlich genauer als bei der Untersuchung durch die Bauchwand. Ähnlich geht man bei der transvaginalen Sonographie vor, bei der eine stabförmige Ultraschallsonde in die Scheide eingeführt wird.

Eignet sich die Ultraschalluntersuchung zur Diagnose von Veränderungen im Knochen? Nein. Die Ultraschallwellen können dicke Knochen nicht durchdringen, sondern werden vollständig reflektiert.

Eignet sich die Ultraschalluntersuchung zur Diagnose von Krankheiten des Magen-Darm-Trakts? Ja, wenngleich diese Organe wegen der teilweisen Gasfüllung nicht so gut untersucht werden können wie Leber oder Nieren. Wandverdickungen, z.B. bei Entzündungen oder Karzinomen, oder vermehrte Flüssigkeitsfüllung bei einem Darmverschluß können sonographisch jedoch gut erkannt werden.

Macht die Ultraschalluntersuchung Röntgenuntersuchungen entbehrlich? Das hängt von dem anstehenden Problem ab. Bei bestimmten Fragestellungen kann die Ultraschalluntersuchung das Röntgen voll ersetzen, z.B. bei der Diagnose von Gallensteinen, bei vielen Nierenkrankheiten, bei der Untersuchung der Säuglingshüfte und in der Geburtshilfe. Bei anderen diagnostischen Fragen, z.B. dem Nachweis oder Ausschluß eines Knochenbruchs, kann man von einer Ultraschalluntersuchung keinen Beitrag erhoffen. Der Arzt weiß, von welchem Verfahren bei welcher Fragestellung am meisten zu erwarten ist.

62 Verdauungstrakt

Siehe auch Kapitel 10, Bauchspeicheldrüse; Kapitel 33, Krebs; Kapitel 35, Leber, Gallenblase und Gallenwege; Kapitel 59, Strahlendiagnostik und Strahlenbehandlung

Speiseröhre
(Ösophagus)

Was ist die Speiseröhre? Die Speiseröhre oder der Ösophagus ist ein muskulöser Schlauch, der den hinteren Teil des Rachens, den sog. Schlund oder Pharynx, mit dem Magen verbindet. Sie hat keine Verdauungsfunktion, sondern dient nur zum Transport der verschluckten festen und flüssigen Nahrung in den Magen (Abb. 190). Der Transport der gekauten Nahrung erfolgt nicht durch Schwerkraft, sondern durch die Muskelkraft der Speiseröhre.

Schadet es der Speiseröhre, wenn man sehr heiße Flüssigkeiten trinkt? Ja, weil die Schleimhaut verbrüht werden kann. Außerdem gibt es Hinweise, daß der langjährige Genuß von sehr heißen Speisen und Getränken mit einer häufigeren Krebsbildung zusammenhängt.

Schadet es der Speiseröhre, wenn man eiskalte Flüssigkeiten trinkt? Der Speiseröhre nicht, wohl aber dem Magen.

Kann man ersticken, wenn man zuviel auf einmal hinunterschluckt? Wenn die Nahrung in die Speiseröhre und nicht in die Luftröhre kommt, erstickt man nicht. Ein zu großer Bissen oder ein Fremdkörper (Hühnerknochen!) kann aber irgendwo im Verlauf der Speiseröhre stecken bleiben und muß dann unter Umständen vom Arzt mit einem Osophagoskop (Instrument zur Spiegelung der Speiseröhre) entfernt werden.

Abb. 190 *Übersicht über den Verdauungstrakt.* Nach Zerkleinerung der ▶ Nahrung in der Mundhöhle und Vermischung mit Speichel gelangt der Speisebrei über die Speiseröhre in den Magen. Dort erfolgt unter dem Einfluß von Salzsäure und Enzymen die Vorverdauung. Der Speisebrei wird portionsweise in den Dünndarm vorwärtsbewegt, im Zwölffingerdarm erfolgt die Vermischung mit Galle und Verdauungssekreten der Bauchspeicheldrüse, die die Nahrung chemisch in die Einzelbestandteile aufspalten. Über die Schleimhaut des Dünndarms werden die aufgespaltenen Nahrungsbestandteile in das Blut aufgenommen. Unverdauliche Nahrungsbestandteile werden an den Dickdarm abgegeben, wo ihnen 99% des Wassers entzogen wird. Über den Mastdarm erfolgt die Ausscheidung der eingedickten unverdaulichen Nahrungsreste als Stuhl.

Speiseröhre

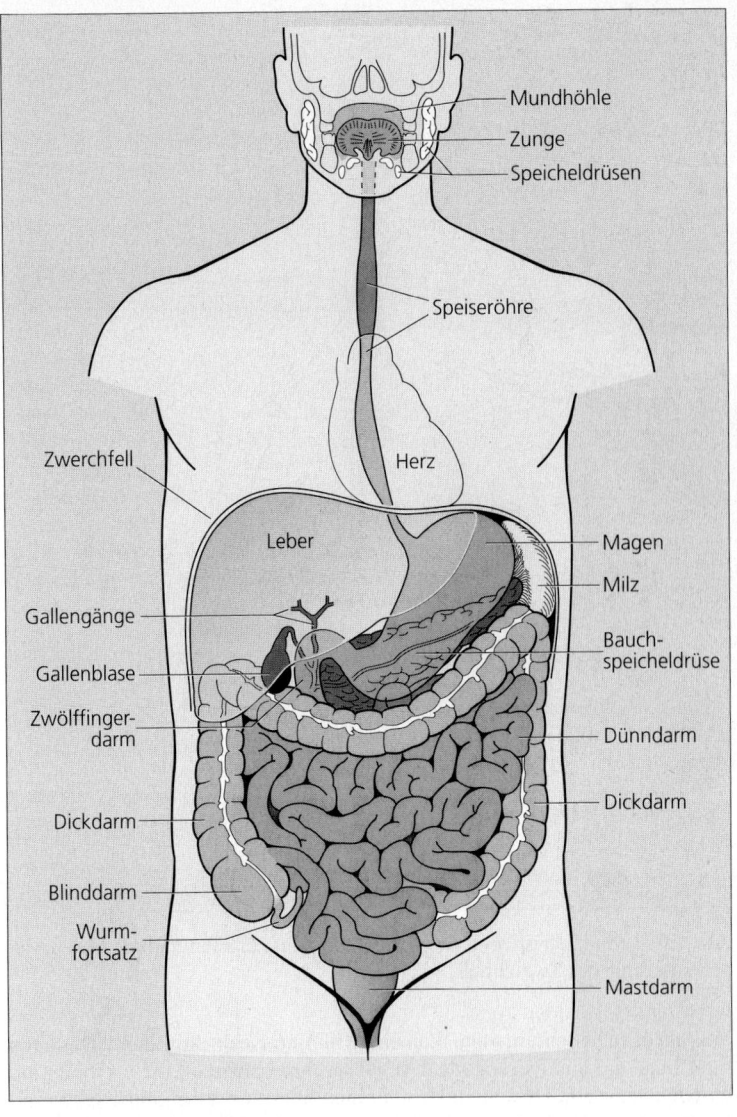

Verdauungstrakt

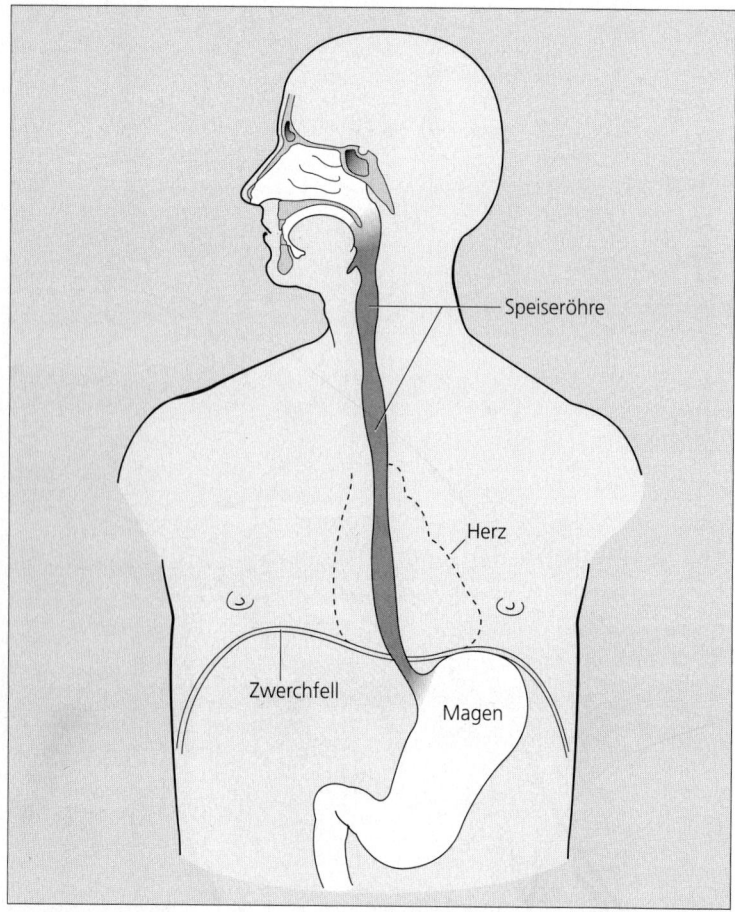

Abb. 191 *Verlauf der Speiseröhre* vom Schlund bis zur Einmündung in den Magen unterhalb des Zwerchfells.

Was hat es zu bedeuten, wenn man nichts hinunterschlucken kann? Das kann manchmal auf eine Verengung der Speiseröhre hinweisen, die entweder auf eine mechanische Ursache oder auf einen Spasmus (krampfartige Zusammenziehung der Muskulatur) zurückzuführen ist. Häufiger liegt aber eine psychische oder neurologische Störung vor. Der Schluckakt unterliegt einer komplizierten nervösen Steuerung und kann durch psychische Probleme gestört werden.

Speiseröhre

Was hat es zu bedeuten, wenn unverdaute Speisen wieder hochkommen? Das zeigt an, daß entweder eine Verengung der Speiseröhre oder ein Speiseröhrendivertikel (Aussackung) vorhanden ist.

Was bedeutet es, wenn sauerschmeckender Speisebrei oder Mageninhalt wieder heraufkommt? Das kann entweder als harmlose vorübergehende Störung, z. B. nach einer üppigen Mahlzeit, auftreten oder auch Hinweis auf einen ungenügenden Schluß des unteren Speiseröhrenmuskels sein. Wenn sich das oft wiederholt, kann durch Rückfluß von saurem Mageninhalt (Reflux) eine Entzündung im Bereich des unteren Speiseröhrendrittels entstehen, die sehr schmerzhaft ist. Typisches Symptom dafür ist das sog. Sodbrennen.

Hat es etwas zu sagen, wenn, insbesondere bei jüngeren Frauen, das Gefühl einer zugeschnürten Kehle oder eines Kloßes im Hals auftritt? Das ist in den meisten Fällen auf eine psychische Störung zurückzuführen, die man in die große Gruppe der funktionellen Beschwerden einordnet. Sehr oft glauben die Patienten, es liege eine Schilddrüsenvergrößerung vor, was jedoch nur selten zutrifft.

Was sind die wichtigsten krankhaften Veränderungen, die sich an der Speiseröhre finden können?
a) Angeborene Mißbildungen;
b) entzündliche Veränderungen, vor allem bei Reflux;
c) Verletzungen, einschließlich solcher durch Verätzungen und Fremdkörper;
d) Speiseröhrendivertikel;
e) Kardiospasmus (Achalasie);
f) Ösophagusvarizen (Venenerweiterungen);
g) Geschwülste.

Angeborene Mißbildungen

Welche angeborenen Mißbildungen der Speiseröhre gibt es? Am häufigsten ist die sog. Ösophagotrachealfistel, eine abnorme Verbindung zwischen Speiseröhre und Luftröhre (Trachea). Durch die abnorme Öffnung geraten Speichel, Milch oder andere verschluckte Substanzen in die Lunge und bewirken eine Reizung, die oft zu einer Lungenentzündung führt.

Ist eine Ösophagotrachealfistel gefährlich? Ja. Wenn sie nicht operativ beseitigt wird, hat sie immer den Tod zur Folge.

Welche weiteren angeborene Mißbildungen der Speiseröhre gibt es? Die Speiseröhre kann verschlossen sein, so daß keine bis zum Magen durchgehende Verbindung vorhanden ist. Diese Fehlbildung wird als kongenitale Atresie (angeborener Verschluß) bezeichnet. In einzelnen Fällen findet sich eine Membran (Häutchen), die die Speiseröhrendichtung verlegt. Ein solches Speiseröhrendiaphragma kann den Speiseröhrenkanal vollständig verschließen. Auch diese Mißbildungen müssen frühzeitig operiert werden.

Speiseröhrenentzündung
(Ösophagitis)

Wodurch kann eine Speiseröhrenentzündung entstehen? Eine Speiseröhrenentzündung oder Ösophagitis entsteht am häufigsten durch einen säurebedingten Schleimhautschaden. Man findet sie entweder bei einem Zwerchfellbruch (Hiatusgleithernie) oder im Rahmen einer peptischen Ulkuskrankheit. Bei der Hiatusgleithernie ist die Durchtrittspforte der Speiseröhre durch das Zwerchfell abnorm erweitert, so daß ein Teil des Magens in die Brusthöhle gleiten kann; Magensaft und Mageninhalt können in die Speiseröhre zurückfließen, wo sie oft eine Reizung bewirken und in der Folge eine entzündliche Reaktion in Gang setzen. Bei der peptischen Ulkuskrankheit entsteht ein Geschwür im Ösophagus auf ähnliche Weise wie im Magen oder im Zwölffingerdarm, meist durch eine Übersäuerung des Mageninhalts.

Ist eine Speiseröhrenentzündung eine ernste Krankheit? Ja, weil sie nicht nur sehr schmerzhaft und unangenehm ist, sondern auch zu einem Speiseröhrengeschwür, zu Blutungen oder zur narbigen Einengung mit nachfolgender Schluckbehinderung führen kann. Bei langjährigem Bestehen einer Speiseröhrenentzündung kann es auch zur Entwicklung eines Krebses kommen.

Welche Patienten sind besonders für einen Speiseröhrenkrebs gefährdet? Wenn sich ein sog. Barrett-Ösophagus ausbildet. Man versteht darunter eine Umwandlung der Schleimhautauskleidung der Speiseröhre in ein Gewebe, wie es normalerweise nur im Magen vorkommt. Die Grenze zwischen der normalen Schleimhaut des Magens und der Speiseröhre ist dabei in Richtung Speiseröhre vorgeschoben.

Wie wird eine Speiseröhrenentzündung zweckentsprechend behandelt? Man muß die zugrundeliegende Ursache beseitigen, d. h. vor allem die Bildung von Magensäure weitgehend unterbinden. Das geschieht heute am besten mit sog. Protonenpumpenblockern. Seit Einführung dieser Behandlung wurden operative Korrekturen von Hiatusgleithernien weitgehend überflüssig und bleiben nur noch speziellen Fällen vorbehalten.

Ist die teilweise Entfernung der Speiseröhre eine schwere Operation? Ja, aber sie wird von etwa 95 % der Patienten gut überstanden.

Speiseröhrenverletzungen

Wie können Speiseröhrenverletzungen entstehen? Am häufigsten kommt es durch Trinken von Ätzmitteln (starken Laugen und Säuren) zu Verletzungen der Speiseröhre. Nur zu oft sind Kleinkinder die Opfer solcher Unfälle, weil die Eltern diese gefährlichen Substanzen unvorsichtigerweise nicht außerhalb der Reichweite des Kindes aufbewahrt haben. In seltenen Fällen kann es auch zu Verletzungen durch ärztliche Eingriffe kommen, z. B. wenn sich ein Magenschlauch in einem Divertikel verfängt und dieses durchstoßen wird.

Zu welchen Veränderungen kommt es in der Speiseröhre, wenn ätzende Substanzen verschluckt werden? Es kann eine schwere Speiseröhrenentzündung entstehen, die akut durchbrechen und eine lebensbedrohliche Entzündung in der Brust hervorrufen kann. Meistens passiert das jedoch nicht, sondern es kommt Wochen bis Monate nach dem Ereignis zur Narbenbildung mit hochgradiger Verengung der Speiseröhre.

Wie wird eine Verätzung behandelt? Man sollte dem Verletzten sofort große Mengen von Flüssigkeit zu trinken geben, um die Lauge oder Säure zu neutralisieren. Zur Feststellung des entstandenen Schleimhautschadens ist eine sofortige Endoskopie erforderlich, die häufig wiederholt werden muß. Um Narbenbildungen zu vermeiden, gibt man entweder Steroide oder führt prophylaktische Dehnungen der Speiseröhre mit sog. Bougies durch. Diese Behandlung muß manchmal über Monate hinweg fortgesetzt werden. Falls damit keine ausreichende Erweiterung der Speiseröhrenlichtung zu erreichen ist, kann die operative Entfernung des verengten Speiseröhrenabschnitts erforderlich werden.

Wie wird ein Speiseröhrendurchbruch behandelt? Es ist eine sofortige Operation notwendig, bei der die Öffnung verschlossen und die Brusthöhle drainiert wird. In manchen Fällen, wenn der Zustand des Patienten zu schlecht für eine Operation ist, begnügt man sich mit einer Drainage der Brusthöhle; wenn die Speiseröhre in der Folge dauernd undicht bleibt, ist später eine operative Korrektur erforderlich.

Verdauungstrakt

Speiseröhrendivertikel

Was ist ein Speiseröhrendivertikel? Mit Divertikel bezeichnet man eine Ausstülpung der Schleimhaut durch die Muskelwand der Speiseröhre, wodurch eine sackartige Ausbuchtung in dem sonst glatten Schleimhautkanal entsteht (Abb. 192).

Wo liegen Divertikel meistens? Am häufigsten im Halsteil der Speiseröhre; sie können aber auch innerhalb des Brustraums im mittleren oder im untersten Abschnitt der Speiseröhre nahe dem Zwerchfell sitzen.

Verursachen Divertikel im allgemeinen Beschwerden? Im Halsteil gelegene Divertikel rufen meist Krankheitserscheinungen hervor, weil sie sich leicht mit Flüssigkeit füllen und erweitern und dadurch zu einer Speiseröhrenverengung führen. Außerdem können Flüssigkeiten oder Speisereste, die sich im Divertikel gesammelt haben, in den Hauptweg der Speiseröhre entleert werden und Aufstoßen oder Erbrechen verursachen. Gelegentlich kommt es zu einer Blutung aus einem Divertikel, und in seltenen Fällen kann sich in einer dieser Ausstülpungen ein bösartiger Tumor bilden.

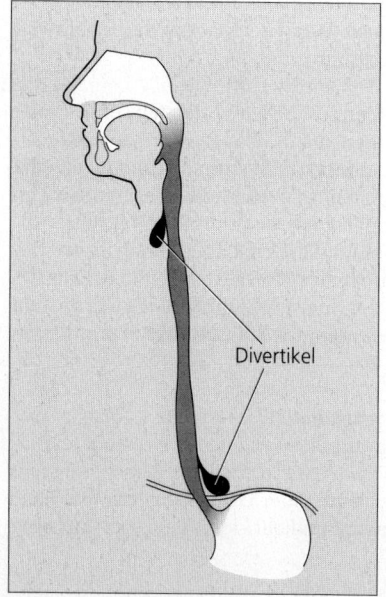

Abb. 192 *Speiseröhrendivertikel,* sackförmige Ausstülpungen der Speiseröhrenschleimhaut.

Welche Behandlung empfiehlt sich bei Speiseröhrendivertikeln? Divertikel, die Krankheitserscheinungen verursachen, sollten chirurgisch entfernt werden. Bei einem Divertikel im Halsbereich wird der Hautschnitt am Hals angelegt, bei einem tiefsitzenden Speiseröhrendivertikel muß die Brusthöhle eröffnet werden.

Achalasie

Was versteht man unter Achalasie? Die Speiseröhre wird an ihrem oberen und an ihrem unteren Ende durch je einen Muskelring abgeschlossen. Der obere ist willkürlich, der untere unwillkürlich zu öffnen. Beim Schluckakt öffnet sich normalerweise der untere Muskelring und gibt den Weg für den Speisebrei in den Magen frei. Diese Erschlaffung im Bereich des Magenmundes (Kardia) erfolgt bei der Achalasie aus ungeklärten Gründen nicht oder nur ungenügend. Häufig beginnt die Störung nach einem schweren psychischen Trauma (Abb. 193).

In welchen Altersgruppen findet sich diese Krankheit gewöhnlich? Im 3. und 4. Lebensjahrzehnt.

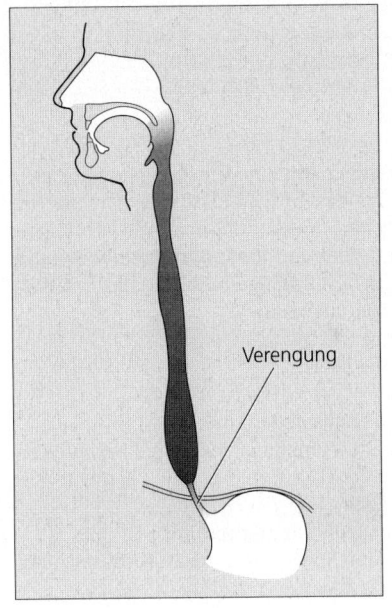

Abb. 193 *Achalasie.* Die Speiseröhre ist in ihrem untersten Teil spastisch verengt und oberhalb davon abnorm erweitert.

Verdauungstrakt

Welche Krankheitserscheinungen treten bei einer Achalasie auf? Am häufigsten klagen diese Patienten, daß sie nicht normal hinunterschlucken können, ohne daß Schmerzen vorhanden sind. Typisch ist vor allem, daß die Schluckprobleme bei festen und flüssigen Speisen in gleicher Weise bestehen. Diese Beschwerden werden mit der Zeit immer schlimmer. Dazu kommt oft ein übler Atemgeruch, der durch die in der Speiseröhre aufgestauten Speisereste entsteht. Diese können auch wieder hochkommen und überlaufen. Achalasiepatienten sind unterernährt und sichtlich stark abgemagert. Oft haben sie geradezu Angst vor dem Essen.

Wie wird die Achalasie behandelt? 75 % der Achalasiepatienten sprechen auf eine medikamentöse Behandlung und wiederholte Dehnungen der Speiseröhre gut an, bei den restlichen 25 % ist eine operative Behandlung erforderlich.

Was versteht man unter einem Ösophagospasmus? Die Ringmuskulatur der Speiseröhre kann sich bei bestimmten auslösenden Traumen (Reflux, großer Bissen, kalte Getränke, Schreck) auch auf der ganzen Länge spastisch zusammenziehen. Dieses Ereignis ist mit heftigen Schmerzen im Brustbereich verbunden. Die Symptome sind zwar im Prinzip harmlos, doch werden sie meistens als Angina pectoris (siehe Kapitel 26, Herz) gedeutet und beunruhigen daher Patient und Arzt.

Ösophagusvarizen
(Venenerweiterungen in der Speiseröhre)

Wodurch entstehen Ösophagusvarizen? Durch eine Pfortaderstauung, d. h. eine Behinderung des Blutdurchgangs durch die Leber, wie man sie bei Zirrhosen sieht (siehe Kapitel 35, Leber). Wegen dieser Abflußstörungen umgeht das Blut vom Darmtrakt die Leber und fließt durch die Venen der Speiseröhre. Die enorme Zunahme der Blutmenge bewirkt eine Erweiterung und Varizenbildung der Speiseröhrenvenen.

Wie werden Ösophagusvarizen diagnostiziert?
a) Daran denken sollte man
1. wenn Zeichen einer Leberzirrhose festzustellen sind;
2. wenn eine Blutung, bei der große Blutmengen in den Mund heraufquellen, beobachtet wird.
b) Eine genaue Diagnose ist nur möglich
1. durch die Speiseröhrenspiegelung (Ösophagoskopie);
2. durch die Röntgenuntersuchung der Speiseröhre nach Verabreichung eines Schluckes Bariumbrei.

Warum sind Ösophagusvarizen gefährlich? Wenn der Druck in den erweiterten Venen zu groß wird, können diese platzen und eine schwere Blutung hervorrufen, an der viele Patienten versterben. Ösophagusvarizen sind die häufigste Todesursache von Patienten mit Leberzirrhose.

Was kann man gegen Ösophagusvarizen tun? Varizen, die noch nicht geblutet haben, müssen nicht behandelt werden. Bei einer Blutung versucht man heute zunächst eine Verödung der Varizen über das Endoskop bei gleichzeitiger Gabe von Vasopressin oder Somatostatin zur Drucksenkung im Pfortadergebiet. Ist die Blutung zu stark, kann man oft nur vorübergehend eine Ballonsonde zur Kompression der Varizen einbringen. Zur Vermeidung von erneuten Blutungen sollte man entweder noch mehrfach endoskopisch veröden und/oder eine Verbindung (Shunt) der Pfortader mit der unteren Hohlvene herstellen. Durch diese Maßnahme werden die Varizen entlastet. Medikamentös kann durch die Verabreichung des Betablockers Propranolol der Druck in den Varizen gesenkt werden.

Welche Arten von Shunts gibt es? Die Pfortaderstauung kann chirurgisch durch die Herstellung einer Gefäßverbindung zwischen der Pfortader und der unteren Hohlvene (portokavaler Shunt) oder durch den Anschluß der Milz-Hauptvene an die Hauptvene der linken Niere (splenorenaler Shunt) behoben werden. Seit kurzem ist das auch ohne Operation durch die Technik des transjugulären intrahepatischen portosystemischen Shunts (TIPS) möglich. Dabei wird ein Katheter von der Halsvene bis in die Leber vorgeführt und dort eine Verbindung zwischen der Pfortader und einer Lebervene in Form eines sog. Stents hergestellt. Ein Stent ist ein röhrenförmiges, sich selbst ausdehnendes Metallgitter. Diese Methode wird allerdings erst an wenigen Zentren angewendet.

Speiseröhrengeschwülste

Welche Arten von Speiseröhrengeschwülsten gibt es?
a) Gutartige Tumoren,
b) bösartige Tumoren.

Wie häufig sind Speiseröhrengeschwülste bösartig? Es heißt, daß annähernd 1% aller Krebstodesfälle durch einen Speiseröhrenkrebs verursacht sind. Gutartige Geschwülste kommen viel seltener vor.

Treten Speiseröhrengeschwülste bei beiden Geschlechtern gleich häufig auf? Nein. Männer sind viel öfter befallen als Frauen. Zu den Risikofaktoren gehören hoher Alkoholkonsum und Rauchen.

Verdauungstrakt

In welcher Altersgruppe findet sich der Speiseröhrenkrebs gewöhnlich? Bei 50- bis 70jährigen.

Welche Krankheitserscheinungen finden sich bei bösartigen Speiseröhrengeschwülsten?
a) Schluckbeschwerden, zunächst für feste, später auch für flüssige Speisen;
b) mangelnde Eßlust;
c) körperliche Schwäche und Gewichtsverlust.

Wie wird der Speiseröhrenkrebs behandelt? Entweder chirurgisch oder mittels Strahlenbehandlung oder mit einer Kombination dieser beiden Behandlungsverfahren.

Wie groß ist der Erfolg dieser Behandlungsmethoden? Mit der Strahlenbehandlung kann die Heilung eines Speiseröhrenkrebses nur selten erreicht werden; die Operation vermag bei einem Krebs im untersten Teil der Speiseröhre in ungefähr 20 % der Fälle Heilung zu bringen.

Wie werden bösartige Speiseröhrengeschwülste operiert? Am erfolgreichsten können im allgemeinen Geschwülste im mittleren oder unteren Drittel der Speiseröhre angegangen werden. In diesen Fällen kann sich der Operateur durch Eröffnung der Brustwand Zugang verschaffen und hat die Möglichkeit, den krebsbefallenen Abschnitt samt einer breiten Zone der angrenzenden gesunden Speiseröhre zu entfernen. Durch eine im Zwerchfell angelegte Öffnung wird der Magen in den Brustraum heraufgezogen und mit dem verbliebenen Speiseröhrenstumpf durch Naht verbunden.

Welche Operationsverfahren kommen bei einem Speiseröhrenkrebs noch in Betracht? Bei einer anderen, seltener angewandten Operation werden der Tumor und die angrenzende Speiseröhre weit im Gesunden ausgeschnitten und durch ein Stück Dickdarm oder eine Kunststoffprothese ersetzt. Als Notmaßnahme kann man bei Patienten, die aus bestimmten Gründen nicht mehr operiert werden können, eine röhrenförmige Prothese mit dem Endoskop in die durch den Krebs verengte Speiseröhre einbringen, damit der Patient wieder Nahrung zu sich nehmen kann.

Ist die chirurgische Entfernung eines Speiseröhrenkrebses eine schwere Operation? Ja. Sie ist eine der schwierigsten Operationen überhaupt und sollte nur von einem speziell ausgebildeten Chirurgen durchgeführt werden.

Magen und Zwölffingerdarm

Was ist der Magen? Der Magen ist ein beutelförmiges Hohlorgan, das unterhalb des Zwerchfells im linken Oberbauch unter dem Rippenbogen liegt. Der leere Magen ist ein Sack von etwa 15 bis 20 cm Länge und 8 bis 10 cm Breite.

Welche Aufgabe hat der Magen? Hauptfunktion des Magens ist es, die aufgenommenen Speisen zu mischen, durchzuarbeiten und zu zerkleinern. Sein saurer Saft leitet die Verdauung ein und dient dazu, Krankheitserreger abzutöten. Die wichtigeren Phasen der Verdauung finden aber erst im Dünndarm statt. Durch die Magenwand wird – abgesehen von bestimmten Mineralien, Wasser und Alkohol – nur sehr wenig direkt aufgenommen.

Was sind die häufigsten Magenerkrankungen?
a) Magenverstimmung, »verdorbener Magen« (Dyspepsie); Reizmagen;
b) Hyperchlorhydrie (zu viel Magensäure);
c) akute Gastritis;
d) chronische Gastritis;
e) Magengeschwür (Ulcus ventriculi);
f) Pylorusstenose (Einengung des Magenausgangs);
g) Zwerchfellhernie (Hiatusgleithernie, Magenverlagerung);
h) gutartige Geschwülste;
i) Krebs und Lymphom.

Wo liegt der Zwölffingerdarm? Der Zwölffingerdarm oder das Duodenum ist jener etwa 25 bis 30 cm lange Dünndarmabschnitt (»zwölf Finger breit«), der unmittelbar an den Magen anschließt. Funktionell ist er als Teil des Magens anzusehen, weil sich in Magen und Zwölffingerdarm oft die gleichen krankhaften Prozesse abspielen.

Welche Funktion hat der Zwölffingerdarm? In der Wand des Zwölffingerdarms befinden sich spezialisierte hormonbildende Zellen, die beim Eintritt von Nahrung in den Zwölffingerdarm Hormone in das Blut abgeben. Dadurch wird die Bauchspeicheldrüse zur Sekretion von Bikarbonat, Wasser und verschiedenen Verdauungsenzymen angeregt, die bei der Verdauung der Nahrung mitwirken. Außerdem entleert sich durch diesen Reiz die Gallenblase, sie stellt Galle für die Fettverdauung zur Verfügung.

Was sind Enzyme? Enzyme oder Fermente sind von lebenden Zellen erzeugte aktive Eiweißkörper, die als Vermittler biochemischer Vorgänge eine wichtige Rolle im Körperhaushalt spielen.

Was ist die häufigste Zwölffingerdarmerkrankung? Das Zwölffingerdarmgeschwür (Ulcus duodeni). Einmal im Leben bekommen etwa 10–20 % der Bevölkerung ein Ulcus.

Treten Krankheiten des Magens oder des Zwölffingerdarms familiär auf, oder sind sie erblich bedingt? Ja, die Anlage dazu kommt in bestimmten Familien gehäuft vor.

Welcher Menschentyp neigt am ehesten zu Magen- oder Zwölffingerdarmerkrankungen? Es besteht eine gewisse, wenn auch schwache Assoziation zwischen Körperbau und psychischer Grundstruktur und Magenerkrankungen. Der asthenische, energische, sensible und nervöse Typ neigt am ehesten zu Magen- und Zwölffingerdarmgeschwüren. Männer sind öfter betroffen als Frauen. Die psychosomatischen Hypothesen der Entstehung der Ulkuskrankheit wurden in den letzten Jahren seit Entdeckung des Bakteriums Helicobacter pylori (siehe unten) weitgehend in den Hintergrund gedrängt.

Kann man etwas tun, damit man möglichst keine Magenbeschwerden bekommt? Ja. Man sollte ein geordnetes, vernünftiges, ausgeglichenes Leben führen, mäßig und mild essen sowie regelmäßige Mahlzeiten einhalten. Übermäßiges Rauchen und Trinken wirkt sich ebenfalls ungünstig auf den Magen aus.

Welche Untersuchungen sind nötig, um eine genaue Diagnose von Magen- und Zwölffingerdarmerkrankungen stellen zu können?
a) Eine exakte Erhebung der Vorgeschichte (Anamnese);
b) eine Magenspiegelung; dabei wird ein flexibles optisches Instrument, ein sogenanntes Endoskop, durch den Mund in den Magen und weiter in den Zwölffingerdarm eingeführt. Damit kann man die Magen- und Zwölffingerdarmschleimhaut direkt betrachten. Diese Methode ist weit zuverlässiger als die früher übliche Röntgenuntersuchung, bei der Bariumkontrastbrei verwendet wurde.

Wie äußern sich Störungen im Magen oder Zwölffingerdarm zumeist?
a) Sodbrennen,
b) Aufstoßen (Rülpsen),
c) Übelkeit,
d) Erbrechen,
e) Schmerzen im Oberbauch,
f) Appetitlosigkeit,
g) Gewichtsverlust.

Können unzweckmäßige Ernährung und schlechte Eßgewohnheiten zu Magen- und Zwölffingerdarmerkrankungen führen? Sie können zur Verschlimmerung einer bestehenden Erkrankung beitragen, spielen aber für die Auslösung keine wesentliche Rolle.

Ist es wahr, daß bestimmte Speisenzusammenstellungen eine »Nahrungsmittelvergiftung« verursachen? Nein. Eine Nahrungsmittelvergiftung entsteht nur durch Speisen, die verdorben sind oder Krankheitserreger enthalten.

Kann man ein normales Leben führen, wenn ein Teil des Magens oder der ganze Magen entfernt worden ist? Ja. Verhältnismäßig viele Menschen leben so, wenn Geschwüre oder eine Krebserkrankung eine teilweise oder vollständige Entfernung des Magens notwendig machten (siehe den Abschnitt über peptische Geschwüre in diesem Kapitel). Allerdings haben doch viele dieser Patienten Probleme mit der Verdauung und neigen häufig zu Aufstoßen, Völlegefühl und Durchfällen.

Kann man normal essen, wenn ein Teil des Magens entfernt worden ist? Ja, die Mahlzeiten sollten aber etwas kleiner und dafür häufiger sein.

Stimmt es, daß ein unausgeglichenes Gefühlsleben, Überarbeitung oder Sorgen Magenleiden hervorrufen können?
Ja, bei vielen Menschen besteht ein deutlicher Zusammenhang zwischen seelischen Problemen, Streß und Ärger einerseits und Magenkrankheiten andererseits. Oft liegt dabei aber keine für den Arzt bei der Endoskopie erkennbare Erkrankung der Magenschleimhaut vor, sondern es handelt sich um Störungen der Magenmotorik (siehe Reizmagen).

Reizmagen
(Dyspepsie)

Was bedeutet Dyspepsie? Mit diesem Ausdruck bezeichnet man ganz allgemein Verdauungsstörungen. In bezug auf den Magen wird dieser Ausdruck heute in Anlehnung an die angloamerikanische Literatur für alle Magenbeschwerden verwendet, denen keine faßbaren organischen Veränderungen, z.B. Geschwüre, zugrunde liegen. Man spricht daher auch von nicht-ulzeröser Dyspepsie. Der traditionelle deutsche Ausdruck für diese Störung ist Reizmagen.

Welche Beschwerden bestehen bei einem Reizmagen hauptsächlich? Man unterscheidet zwischen den säurebedingten Beschwerden wie Schmerzen und Sodbrennen und den Störungen der geregelten Magenmotorik wie Aufstoßen, Blähungen, Übelkeit, Erbrechen und Völlegefühl.

Was ist Sodbrennen? Ein brennender Schmerz, der vom Oberbauch in die Brust aufsteigt sowie ein säuerlicher Geschmack im Schlund, hervorgerufen durch Mageninhalt, der vom Magen in die Speiseröhre zurückfließt.

Was sind die Ursachen für die Beschwerden des Reizmagens?
Das ist individuell sehr verschieden, doch wissen die meisten Patienten sehr wohl, was bei ihnen diese überwiegend chronisch anhaltenden bzw. immer wieder auftretenden Beschwerden auslöst. Am häufigsten werden angegeben:
a) zu hastiges Essen;
b) zu reichliches Essen;
c) sehr kalte oder sehr warme Speisen und Getränke;
d) stark gewürzte, gebratene oder sehr fette Speisen;
e) ganz bestimmte Nahrungs- und Genußmittel wie Kohlgemüse, trockener Rot- oder Weißwein, Schokolade, Kaffee usw.;
f) zu reichlicher Alkoholgenuß;
g) starkes Rauchen;
h) Streß in Form von Ärger, Angst oder Hetze.
Die genauen Ursachen für den Reizmagen sind nicht bekannt. Was bei dem einen Menschen eine heftige Magenverstimmung auslöst, wird von einem anderen problemlos vertragen.

Wie wird eine Magenverstimmung behandelt? Man sollte
a) einige Stunden oder sogar einen ganzen Tag lang fasten;
b) eine leichte, milde Kost zu sich nehmen;
c) die bekannten Auslöser meiden;
d) ein Medikament einnehmen, das die überschießende Säurebildung neutralisiert oder unterbindet;
e) ein krampflösendes Medikament nehmen, um die gestörten Bewegungsabläufe von Magen und Zwölffingerdarm zu hemmen.

Gibt es Menschen, die für eine Magenverstimmung oder einen verdorbenen Magen nicht anfällig sind? Gewisse Leute haben tatsächlich veranlagungsmäßig einen besonders »starken« Magen. Allerdings kann die Aufnahme unbekömmlicher Nahrung oder keimverseuchter Speisen auch beim stärksten Magen zu heftigen Reaktionen führen.

Sollte man versuchen zu erbrechen, wenn man das Gefühl eines verdorbenen Magens hat? Wenn man es ohne allzuviel Quälerei fertigbringt, ist es oft günstiger, wenn der Magen entleert wird.

Werden die Ausdrücke »akute Gastritis«, »verdorbener Magen« und »akute Magenverstimmung« wirklich für die Beschreibung des gleichen Zustandes verwendet? Ja, doch ist nicht jede Übelkeit gleichbedeutend mit einer Entzündung der Magenschleimhaut (Gastritis).

Wie äußert sich ein »verdorbener Magen«? Mit Übelkeit, Erbrechen, Krämpfen im Oberbauch, Ekel vor Speisen. Diese Symptome erscheinen gewöhnlich ein, zwei Stunden, nachdem man etwas gegessen hat, was man nicht verträgt.

Wie kann man zwischen einem verdorbenen Magen und einer ernsteren Erkrankung, etwa einer Blinddarmentzündung, einer Gallenkolik oder einem Herzanfall, unterscheiden? Die Unterscheidung ist häufig schwierig, deshalb sollte man bei starken Schmerzen im Oberbauch immer den Arzt zu Rate ziehen. In einem solchen Fall wäre es unklug, sich auf eigene Faust zu behandeln.

Darf man unbedenklich gegen einen verdorbenen Magen oder eine akute Magenverstimmung ein Abführmittel einnehmen? Nein, wenn es nicht der Arzt ausdrücklich empfiehlt.

Wann soll man bei Bauchschmerzen den Arzt holen?
Auf jeden Fall bei
a) unerträglichen Schmerzen;
b) Schmerzen, die länger als ein paar Stunden anhalten, insbesondere vor Anbruch der Nacht.

Gibt es bestimmte Speisen, von denen man besonders leicht Magenbeschwerden bekommt? Ja, verdorbene Speisen oder Speisen, die stundenlang bei heißem Wetter in der Küche offen herumstanden (z. B. Salate), ferner stark gewürzte und fette Speisen.

Trifft es zu, daß man bestimmte Speisen nicht mit anderen zusammen essen darf, weil sie sich »nicht vertragen«?
Nein. Das ist eine weitverbreitete irrige Vorstellung.

Ist es eine schlechte Gewohnheit, wenn man zu den Mahlzeiten trinkt? Im Gegenteil, es fördert die Verdauung.

Soll man bei heißem Wetter leichtere Speisen essen als bei kaltem? Ja.

Soll man üppige Mahlzeiten abends vor dem Schlafengehen meiden? Ja. Am besten sollte man allen Organen während des Schlafes Ruhe gönnen.

Ist es gefährlich, wenn man vor dem Schwimmen ein reichliches Mahl zu sich nimmt? Ja, weil dann mehr Blut in den Verdauungstrakt strömt und die Muskulatur, die ja beim Schwimmen am meisten Blut braucht, weniger gut durchblutet wird. Es ist jedoch nicht erwiesen, daß das Essen vor dem Schwimmen Krämpfe bewirkt und dadurch das Leben des Schwimmers in Gefahr bringt.

Wie groß ist die Rolle, die Gemütsbewegungen bei der Magenverstimmung spielen? Sie ist sehr groß. Jedes nur erdenkliche Symptom im Bereich des Bauches kann durch eine seelische Störung bedingt sein. Der Magen-Darm-Trakt ist eines der häufigsten Manifestationsorgane des Körpers für psychische Konflikte und Beschwerden.

Gibt es bestimmte Nahrungsmittel, die man meiden soll, wenn man alkoholische Getränke zu sich nimmt? Nein. Es ist ein Irrtum zu glauben, daß man heftige Magenbeschwerden bekommt, wenn man bestimmte Speisen zugleich mit alkoholischen Getränken genießt. Natürlich kann man einen verdorbenen Magen bekommen, wenn man im Übermaß Alkohol trinkt, ganz gleich, was man dazu ißt.

Schaden eisgekühlte Getränke, wenn man überhitzt ist? Im allgemeinen nicht. Es gibt aber Menschen, die beim Genuß sehr kalter Getränke regelmäßig Bauchschmerzen bekommen.

Magensäure

Enthält der normale Magen Säure? Ja. Von den Magenzellen wird Salzsäure ausgeschieden, die bei der Verdauung mitwirkt und den Organismus vor Keimen schützt. Der normale pH-Wert im Magen beträgt im Nüchternzustand etwa 1.

Warum wird bei normalen Verhältnissen die Magenschleimhaut durch die starke Säure nicht angedaut? Die Magenschleimhaut ist vor Andauung durch eine dicke, zähe Schleimschicht geschützt. Der intakte Schleim ist einer der wichtigsten Schutzmechanismen des Magens vor Selbstverdauung und Geschwürsbildung.

Führt eine Übersäuerung des Magens zu Beschwerden? Nicht unbedingt. Früher hat man der Übersäuerung eine große Bedeutung für die Geschwürsbildung zugemessen und daher viele Untersuchungsverfahren entwickelt, welche die Übersäuerung beweisen sollten. Heute weiß man, daß die Säure zwar eine notwendige, aber keineswegs hinreichende Bedingung für die Entstehung von Geschwüren in Magen und Zwölffingerdarm ist. Es gibt viele Menschen mit reichlich Magensäure, die nie im Leben Magenbeschwerden bekommen. Bei ihnen sind die Schutzfaktoren ebenso stark ausgeprägt wie die aggressiven Faktoren.

Führt ein Magensäuremangel zu Beschwerden? Der Säuremangel selbst nicht, da die Säure für eine normale Verdauung nicht unbedingt nötig ist. Allerdings gehen Erkrankungen der Magenschleimhaut, die zum Säuremangel führen, oft mit Beschwerden einher. Außerdem neigen diese Patienten in erhöhtem Maße zur Entwicklung von Magenkrebs.

Kann man ohne Magensäure normal leben? Ja. Annähernd 10 % aller Menschen haben wenig oder gar keine Magensäure.

Wie kommt es zu einem Magensäuremangel?
a) Durch die autoimmunologisch entstandene Typ A – Gastritis, die bei älteren Personen (über 60 Jahre) häufig auftritt;
b) bei sehr alten Menschen mit allgemeiner Schleimhautatrophie;
c) im Rahmen von anderen Autoimmunkrankheiten, z. B. dem Sjögren-Syndrom (siehe dort).

Wie äußert sich ein Magensäuremangel? Im allgemeinen verursacht er keine Beschwerden.

Akute Gastritis und Gastroenteritis

Was ist eine akute Gastritis? Eine Entzündung der Magenschleimhaut, die durch Bakterien, Viren, chemische Reizstoffe oder durch den Genuß verdorbener Nahrungsmittel hervorgerufen wird.

Welche Symptome finden sich bei einer akuten Gastritis? Je nach Schweregrad der Entzündung treten Übelkeit, Erbrechen, Krämpfe im Oberbauch, Fieber und Blutungen aus der Magenschleimhaut auf.

Ist eine Gastritis meist mit einer gleichartigen Entzündung des Dünndarms vergesellschaftet? Ja, in diesem Fall spricht man von einer Gastroenteritis.

Ist eine »Fleisch«- oder »Wurstvergiftung« dasselbe wie eine akute Gastritis oder Gastroenteritis? Ja, sie wird durch Bakterien bzw. Bakteriengifte verursacht, die mit verdorbenen Fleisch- oder Wurstwaren aufgenommen wurden.

Wie wird eine akute Gastritis oder Gastroenteritis behandelt? Mit:
a) Nahrungsentzug;
b) mäßige Flüssigkeitszufuhr, wenn die Übelkeit nachläßt;
d) krampflösende und säureneutralisierende Präparate;
e) Medikamente, die die allzu lebhafte Darmtätigkeit beruhigen und den Durchfall zum Halten bringen.

Wie lange dauert es, bis man eine akute Gastritis oder Gastroenteritis überwindet? Die Erkrankung geht meist in ein bis drei Tagen zurück; wenn das nicht der Fall ist, sollte durch Untersuchungen geklärt werden, ob nicht eine ernstere Krankheit dahintersteckt.

Wie unterscheidet man zwischen der akuten Gastritis und der akuten Gastroenteritis? Letztere ist von heftigen Krämpfen in Mittel- und Unterbauch und Durchfällen begleitet. Wenn nur der Magen betroffen ist, tritt kein Durchfall auf, wohl aber Erbrechen.

Chronische Gastritis

Was ist eine chronische Gastritis? Eine langanhaltende Entzündung der Magenschleimhaut. Je nach Grad und Aktivität der Entzündung kommt es zu mehr oder weniger ausgedehnten Infiltrationen der Magenschleimhaut mit Lymphozyten und Granulozyten.

Welche Bedeutung hat die chronische Gastritis? Nachdem die meisten Patienten mit chronischer Gastritis keine Beschwerden haben, wurde sie früher als eine unbedeutende Altersveränderung angesehen. Seit Entdeckung des Zusammenhangs zwischen dem Bakterium Helicobacter pylori und der chronischen Gastritis, möglicherweise auch mit dem Magenkarzinom, schenkt man dieser Veränderung mehr Aufmerksamkeit.

Wodurch wird eine chronische Gastritis verursacht? Es gilt heute als sicher, daß ein bestimmtes Stäbchenbakterium, Helicobacter pylori, die chronische Gastritis auslöst und unterhält. Dieser in den Grübchen der Magenschleimhaut im Magenschleim lebende Erreger bildet die Grundvoraussetzung für die Entstehung der chronischen Gastritis. Andere Faktoren wie Rauchen, Alkohol, scharfe Gewürze, bestimmte Medikamente usw. bewirken eine zusätzliche Schleimhautschädigung.

Wie kann Helicobacter pylori im sauren pH des Magens überleben? Der Keim lebt in den Grübchen der Magenschleimhaut, wo der pH-Wert höher ist. Außerdem kann er über seine spezielle Enzymausstattung mit Urease um sich herum ein neutrales Milieu herstellen und so im Magen überleben.

Wie infiziert man sich mit Helicobacter pylori? Man nimmt an, daß die Infektion über die gemeinsame Benutzung von Gebrauchsgegenständen erfolgt, die Durchseuchung ist altersabhängig. In Deutschland findet man den Keim bei etwa 20 % der 30jährigen, bei der Hälfte der 50jährigen und bei 70–80 % der 70jährigen Personen, unabhängig davon, ob Magenbeschwerden vorliegen oder nicht. In Afrika sind nahezu alle Menschen bereits in der Kindheit Träger des Keims. Offensichtlich besteht ein kausaler Zusammenhang mit mangelhaften hygienischen Verhältnissen.

Wie kann man Helicobacter nachweisen? Der Keim kann in der bei der Gastroskopie entnommenen Schleimhaut mittels Schnelltest oder unter dem Mikroskop nachgewiesen werden. Weiterhin steht ein Atemtest zur Verfügung, bei dem die chemischen Eigenschaften des Erregers genützt werden. Auch serologisch kann man die Infektion mit Helicobacter pylori feststellen.

Welche Formen der chronischen Gastritis unterscheidet man heute? Die Typ A-Gastritis – **a**utoimmun bedingt; die Typ B-Gastritis – **b**akteriell bedingt; die Typ C-Gastritis – **c**hemisch, d..h. durch bestimmte entündungshemmende Medikamente bedingt.

Welche Symptome zeigen sich bei der chronischen Gastritis? Bei sehr vielen Menschen bleibt die chronische Gastritis völlig symptomlos. Sie kann aber auch mit häufigem Unbehagen, Völlegefühl und Schmerzen im Oberbauch einhergehen, Sodbrennen, Appetitlosigkeit, Gewichtsabnahme, Übelkeit und Erbrechen bewirken. Vor allem aber wird die chronische Gastritis als Vorläufer einer Geschwürskrankheit angesehen, d. h. immer wiederkehrender Magen- oder Zwölffingerdarmgeschwüre.

Wie stellt der Arzt die Diagnose einer chronischen Gastritis? Mittels einer endoskopischen und feingeweblichen Untersuchung der Magenschleimhaut, möglichst in Verbindung mit einer Untersuchung auf Helicobacter pylori.

Wie wird eine chronische Gastritis behandelt?
Wenn keine Beschwerden vorliegen, muß die chronische Gastritis nicht behandelt werden. Sind jedoch Magenbeschwerden und vor allem Geschwüre aufgetreten, sollte man einen Behandlungsversuch machen. Dazu gehört in erster Linie die Beseitigung des Keimes Helicobacter pylori mit Antibiotika (siehe unten). Unterstützend kann sein, wenn man alle Faktoren wegläßt, die den Magen belasten. Dazu gehören:
a) Mit dem Rauchen aufhören;
b) alkoholische Getränke meiden;
c) häufige, kleine, reizstofffreie Mahlzeiten zu sich nehmen;
d) stark gewürzte Speisen meiden.

Verschwindet eine chronische Gastritis jemals wieder? Es hat sich gezeigt, daß der Grad der chronischen Gastritis mit Beseitigung von Helicobacter pylori deutlich zurückgeht und die Entzündung in vielen Fällen ganz zum Verschwinden gebracht werden kann.

Folgen einer chronischen Gastritis manchmal andere Krankheiten? Ja. Es wird angenommen, daß die chronische Gastritis die Entwicklung von Magenkrebs und vor allem des Magenlymphoms begünstigt. Die Weltgesundheitsorganisation (WHO) hat den Keim daher als karzinogen eingestuft.

Wie kann man den Fortgang einer chronischen Gastritis beurteilen?
a) Anhand der feingeweblichen Schleimhautveränderungen;
b) durch jährliche Kontrolluntersuchungen mit Magenspiegelung und Untersuchung auf Helicobacter pylori.

Ulcus pepticum

Was versteht man unter der Bezeichnung »Ulcus pepticum«? Dieser allgemeine Ausdruck dient zur Beschreibung eines durch den Einfluß der Magensäure ausgelösten Geschwürs im Magen, Zwölffingerdarm, im unteren Ende der Speiseröhre oder – nach Magenoperationen – im Dünndarm (Jejunum) (Abb. 194).

Wodurch wird ein peptisches Geschwür verursacht? Ein peptisches Geschwür entsteht, wenn ein Mißverhältnis zwischen aggressiven Faktoren (Säure, Pepsin, Helicobacter pylori) und schützenden Faktoren (Magenschleim, intakte Durchblutung der Schleimhaut, Bikarbonatsekretion, Prostaglandine) besteht. Unter anderem tragen Streß, bestimmte Medikamente, Nikotin, Alkohol, Fehlernährung usw. zur Störung dieses Gleichgewichts bei. Letztlich ist aber nicht genau bekannt, warum manche Menschen diese Faktoren problemlos vertragen, andere dagegen mit einem Geschwür reagieren.

Welche peptischen Geschwüre gibt es?
a) Die häufigste Form ist das Zwölffingerdarmgeschwür;
b) am zweithäufigsten ist das Magengeschwür;
c) ein Speiseröhrengeschwür wird seltener angetroffen;
d) nach erfolgter Magenresektion wegen eines Geschwürleidens kann es in manchen Fällen im späteren Verlauf zu einem peptischen Geschwür im Dünndarm (Ulcus pepticum jejuni) kommen. Meistens erfolgte die Magenoperation in diesen Fällen nicht in optimaler Technik.

Wie häufig sind Magen- und Zwölffingerdarmgeschwüre? Man nimmt an, daß annähernd jeder 10. Erwachsene irgendwann einmal in seinem Leben ein Zwölffingerdarmgeschwür hat. Manchmal tritt das Magengeschwür nur ein einziges Mal auf, in den meisten Fällen kommt es aber immer wieder dazu. Man spricht dann von einer Ulkuskrankheit.

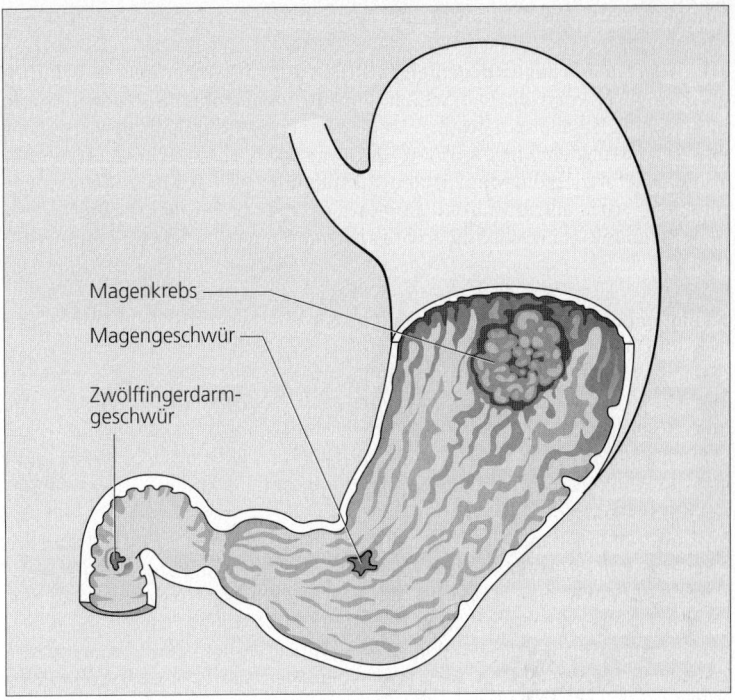

Abb. 194 *Magenkrebs, Magengeschwür und Zwölffingerdarmgeschwür.* Auf der Zeichnung sind diese verschiedenartigen krankhaften Veränderungen zusammengestellt.

Welcher Menschentyp bekommt am ehesten ein peptisches Geschwür? Der energische, dynamische, überempfindliche Typ, der sich oft unerfüllt und enttäuscht fühlt, aber dem Zeit- und Leistungsdruck einer hochzivilisierten Gesellschaft ausgesetzt ist. Er ist nicht in der Lage, seine Frustrationen abzureagieren, und setzt sie vorwiegend in Aggression gegen sich selbst um. Männer bekommen öfter Geschwüre als Frauen.

Treten Magen- und Zwölffingerdarmgeschwüre familiär gehäuft auf, oder sind sie erblich bedingt? Eine regelrechte Vererbung gibt es nicht, abgesehen davon, daß Kinder sich oft in der gleichen Richtung wie ihre Eltern entwickeln. Da man weiß, daß Infektionen mit Helicobacter pylori familiär gehäuft auftreten, spielt dieser Vorgang möglicherweise eine wichtige Rolle bei der Entstehung von peptischen Geschwüren in bestimmten Familien.

Sind oft mehrere Geschwüre zugleich vorhanden? Ja, das kommt vor.

Welche Veränderungen liegen eigentlich bei einem Magen- oder Zwölffingerdarmgeschwür vor? Die Schleimhautauskleidung ist auf einer pfennigbis markstückgroßen Stelle angedaut und weggefressen. Meistens bleibt das Geschwür auf den Magen- oder Zwölffingerdarm beschränkt. Es kommt aber auch vor, daß die Magenwand vollständig durchbrochen und eine Verbindung zur freien Bauchhöhle hergestellt wird. Peptische Geschwüre können so klein wie ein Stecknadelkopf sein oder bis zu mehreren Zentimetern groß werden.

Kann man etwas tun, damit man möglichst keine Geschwüre bekommt?
a) Man sollte nicht rauchen;
b) man sollte alkoholische Getränke nur in bescheidenen Mengen genießen;
c) man sollte mild, ohne scharfe Würze essen;
d) man sollte versuchen, innerhalb der Grenzen seiner Fähigkeiten und Möglichkeiten zu leben.

Woran erkennt man, ob man ein Zwölffingerdarmgeschwür hat? Das typischste Symptom ist ein zwischen den Mahlzeiten auftretender nagender Hungerschmerz im Oberbauch. Wenn man etwas ißt, vergehen die Schmerzen meist für ein paar Stunden. Zu den weiteren Krankheitserscheinungen gehören ein saurer Geschmack im Mund, Aufstoßen und Sodbrennen; diese Beschwerden werden durch die Einnahme säurehemmender oder säureneutralisierender Medikamente gebessert.

Mit welchen Untersuchungen läßt sich die Diagnose eines peptischen Geschwürs erhärten? Die zuverlässigste Diagnose gelingt mit der Magen- und Zwölffingerdarmspiegelung (Endoskopie), bei der auch, falls nötig, Gewebeproben entnommen werden können. Durch Röntgenuntersuchungen können zwar ebenfalls große Geschwüre erkannt werden, die Zuverlässigkeit ist aber viel geringer. Mit der Sonographie kann man Geschwüre nur in Ausnahmefällen erkennen.

Welche Folgen können Geschwüre haben? Über die Schmerzen und ständigen Beschwerden des Ulkuspatienten hinaus sind folgende Komplikationen möglich:
a) Geschwüre können durch die Magen- oder Darmwand brechen und eine Bauchfellentzündung hervorrufen;
b) aus Geschwüren können schwere Blutungen erfolgen, die zum Verbluten führen können;
c) chronische Geschwüre können durch Narbenbildung den Magenausgang verengen;

d) in chronisch bestehenden Magengeschwüren kann Krebs entstehen. Dazu kommt es bei ungefähr einem von fünfzehn Fällen.

Wie wird ein peptisches Geschwür medikamentös behandelt? Mehr als 90 % aller Geschwüre sprechen auf internistische, konservative Maßnahmen an und erfordern keine Operation. Zur Ulkus-Standardbehandlung gehören:
a) Viele kleine Mahlzeiten über den Tag verteilt;
b) Meiden von allen Reizstoffen, stark gewürzten Speisen, Alkohol, Nikotin usw.;
c) säureblockierende und säureneutralisierende Mittel; seit Mitte der 70er Jahre gibt es die sog. H_2-Blocker, die die Säureproduktion des Magens zumindest für kurze Zeit weitgehend unterbinden. Noch effektiver sind die Protonenpumpen-Blocker, die den Säureausstoß des Magens vollständig über lange Zeit hinweg unterbinden können. Mit diesen Medikamenten heilen über 90 % der Geschwüre im Verlauf von vier Wochen ab;
d) Eradikation (d. h. vollständige Entfernung) von H. pylori durch Antibiotika, die gleichzeitig mit den säureblockierenden Medikamenten eingenommen werden sollen. Damit wird vor allem verhindert, daß später weitere Geschwüre auftreten. Ob man diese Behandlung bereits bei der ersten Episode eines Geschwürs durchführen soll, wird derzeit noch diskutiert.

Muß man Geschwüre auch manchmal operieren? Ja, auch das kommt gelegentlich noch vor, wenngleich durch die großen medizinischen Fortschritte der letzten 20 Jahre Magenoperationen wegen eines Geschwürs heute eine Seltenheit geworden sind. Es bleibt aber ein kleiner Rest von Patienten, die auf die konservative Behandlung nicht ansprechen. Am häufigsten müssen jene Patienten operiert werden, die wegen einer akuten, sonst nicht stillbaren Magenblutung ins Krankenhaus kommen. Weitere Operationsindikationen sind die krebsige Entartung eines lange Zeit bestehenden Geschwürs, der Magendurchbruch und die narbige Verengung des Magenausgangs.

Müssen Patienten mit blutenden Geschwüren immer operiert werden? Nein, man versucht zunächst eine Blutstillung über das Endoskop. Dabei werden blutstillende Medikamente mit einer dünnen Nadel an der Stelle der Blutung in die Schleimhaut eingespritzt, oder das eröffnete Blutgefäß wird mit einer Sonde elektrisch verschorft.

Welche Patienten sind besonders gefährdet für Magenblutungen? Besonders alte Menschen neigen bei einem Geschwür zu Blutungen. Wahrscheinlich liegt das an der im Alter dünner werdenden Schleimhaut des Magens und den brüchigeren Blutgefäßen.

Können nach der durch internistische Maßnahmen erreichten Geschwürsheilung wieder neue Geschwüre entstehen? Ja, das ist sogar fast die Regel. Viele Menschen, die einmal ein Geschwür hatten, neigen zu Rückfällen.

Welche Ursachen sind für Rückfälle nach der Geschwürsheilung verantwortlich? An erster Stelle ist die Besiedelung des Magens mit dem Keim Helicobacter pylori zu nennen. Daher strebt man heute eine Eradikation dieses Bakteriums durch eine antibiotische Behandlung an. Weitere Faktoren sind fortgesetztes Rauchen und Alkoholgenuß sowie Beibehaltung eines streßbeladenen Lebensstils bzw. seelische Konflikte. Bei älteren Menschen spielt die Einnahme von Medikamenten gegen Gelenk- und Rückenschmerzen (nichtsteroidale Antirheumatika) die größte Rolle bei der Entstehung von Magengeschwüren.

Was spielt sich in der Magenschleimhaut bei der Geschwürsheilung eigentlich ab? Die Schleimhaut (Mukosa) und etwas Narbengewebe wachsen über die wunde Geschwürsoberfläche. Wenn das Geschwür eine bestimmte Größe hatte, kann man bei einer späteren Endoskopie noch eine Narbe erkennen.

Warum ist es wichtiger, ein Magengeschwür zu beseitigen als ein Zwölffingerdarmgeschwür? Ein Magengeschwür kann ein Krebs sein, ein Zwölffingerdarmgeschwür praktisch nie! Daher muß auch ein Magengeschwür bis zur vollständigen Abheilung endoskopisch kontrolliert werden, bei einem Zwölffingerdarmgeschwür ist das nicht unbedingt nötig.

Sind Ulkusoperationen schwere chirurgische Eingriffe? Ja, aber annähernd 99 von 100 Patienten überstehen die Operation.

Welche Operationen kommen bei peptischen Geschwüren in Betracht? Es gibt mehrere Ulkusoperationsverfahren; jedes hat ein bestimmtes Anwendungsgebiet und bringt in mehr als 90 % der Fälle Heilung. Die heute durchgeführten Magenoperationen sind:
a) die 2/3-Resektion des Magens mit Herstellung einer Verbindung zwischen Magenstumpf und Zwölffingerdarm (Gastroduodenostomie, Billroth I);
b) die 2/3-Resektion des Magens mit Herstellung einer Verbindung zwischen Magenstumpf und oberem Dünndarm (Gastrojejunostomie, Billroth II);
c) die vollständige Magenentfernung;
d) die Vagotomie, das heißt Durchschneidung des Nervus vagus (der den Magen zur Säureproduktion anregt). Dabei wird nichts vom Magen weggeschnitten, manchmal aber eine sog. Pyloroplastik durchgeführt, d. h. der Magenausgang erweitert, um die durch die Nervendurchtrennung verzögerte Magenentleerung wiederherzustellen (Abb. 195).

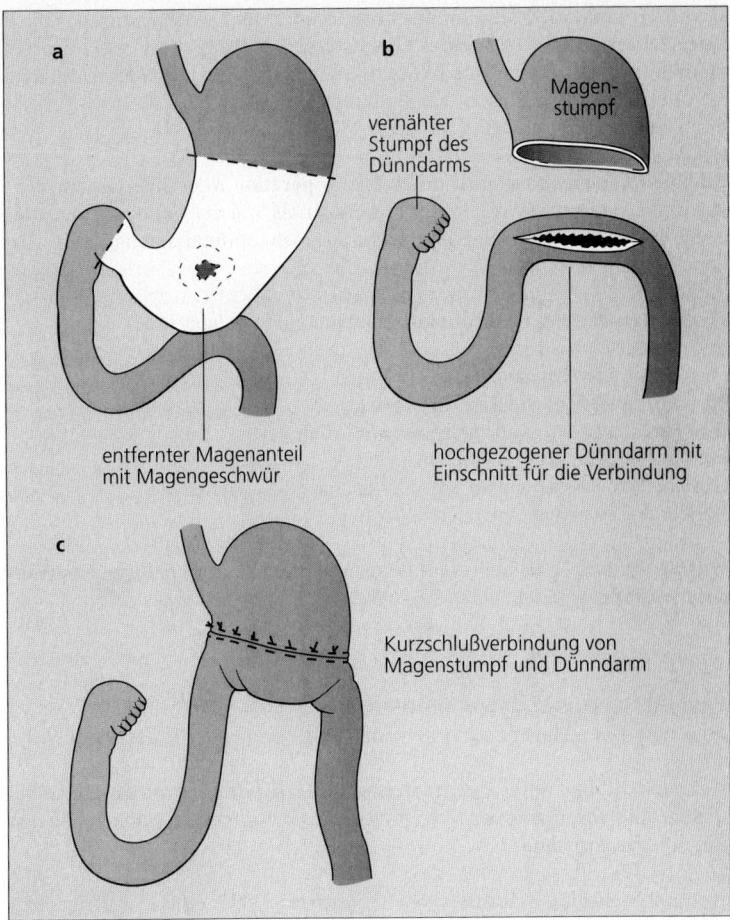

Abb. 195 *Magenteilresektion* wegen eines Geschwürs und Verbindung des Magenstumpfes mit dem Dünndarm: Der Zwölffingerdarm wird blind verschlossen und aus dem Speisenweg ausgeschaltet.

Werden diese Operationen häufig durchgeführt? Nein, sie sind in den letzten Jahrzehnten laufend zurückgegangen. Das liegt vor allem an den besseren konservativen Behandlungsmöglichkeiten der Geschwürskrankheit. Die meisten Magenoperationen werden heute wegen eines Magenkarzinoms durchgeführt, wobei aber auch der Magenkrebs rückläufig ist.

Wer übernimmt die Funktion des Magens oder des Zwölffingerdarms nach einer Teilresektion wegen eines Geschwürs? Der Magenrest erweitert sich im Laufe einiger Monate und bildet zusammen mit dem Dünndarm, mit dem er verbunden ist, eine Tasche zur Aufnahme der Speisen (diese Tasche erfüllt ihren Zweck sehr gut).

Bilden sich manchmal nach einer Ulkusoperation neuerlich Geschwüre? Rückfälle sind selten – sie treten in weniger als 3 % der Fälle auf. Meistens ist die Operation in diesen Fällen technisch nicht optimal durchgeführt worden.

Wie bald nach einer Ulkusoperation kann man folgendes tun?
Baden: nach 10 bis 15 Tagen
Das Haus verlassen: nach 10 bis 15 Tagen
Treppen steigen: nach 10 bis 15 Tagen
Den Haushalt besorgen: nach 5 bis 6 Wochen
Ein Auto lenken: nach 8 Wochen
Geschlechtsverkehr wieder aufnehmen: nach 6 Wochen
Wieder zur Arbeit gehen: nach 8 Wochen.

Wie häufig sollte man nach einer Ulkusoperation zu regelmäßigen Kontrolluntersuchungen gehen? Alle 4 bis 6 Monate.

Pylorusstenose, Pylorospasmus
(Verengung des Magenausgangs beim Neugeborenen, Pförtnerkrampf)

Was versteht man unter Pylorusstenose? Der Ausdruck Pylorusstenose bezeichnet die Verengung des Magenausgangs (Pylorus) bei Säuglingen in den ersten Lebenswochen.

Wodurch wird eine Pylorusstenose verursacht? Durch eine zu kräftige Entwicklung der Muskulatur, die den Pylorus oder Magenpförtner umgibt; daher kommt die Bezeichnung Pylorospasmus oder Pförtnerkrampf.

Sind männliche Säuglinge häufiger als weibliche betroffen? Ja, bei Knaben ist die Pylorusstenose 3mal häufiger.

Wie verbreitet ist die Pylorusstenose? Sie kommt bei einem von etwa tausend Neugeborenen vor.

Welche Symptome finden sich bei der Pylorusstenose?
a) Heftiges, manchmal strahlartiges Erbrechen;

b) meist ist im rechten Oberbauch eine etwa walnußgroße Anschwellung tastbar;
c) Gewichtsverlust als Folge des wiederholten Erbrechens;
d) bei der Ultraschalluntersuchung erkennt man den verdickten Muskelring am Magenpförtner;
e) bei der Röntgenuntersuchung zeigt sich, daß der Durchgang der Nahrung aus dem Magen in den Zwölffingerdarm behindert ist.

Wie wird die Pylorusstenose behandelt? In den meisten Fällen ist eine Operation notwendig. Ab und zu hat eine Behandlung mit krampflösenden Medikamenten Erfolg.

Wie lange soll man zuwarten, bis man sich zur Operation entschließt, wenn das Erbrechen anhält? Nicht länger als 1 bis 2 Wochen.

Worin besteht die Operation? Im rechten Oberbauch wird ein kleiner Hautschnitt von etwa 5 cm Länge angelegt. Der Operateur faßt das Gebiet des Magenpförtners und durchtrennt die Muskelfasern. Die Schleimhautauskleidung bleibt dabei unversehrt.

Wie groß ist der Erfolg dieser Operation bei der Pylorusstenose? Die Operation bewirkt in praktisch allen Fällen Heilung.

Wie erfolgt die Schmerzausschaltung bei der Pylorusstenosen-Operation? Mit einer Inhalationsnarkose.

Wie lange muß das Kind gewöhnlich im Krankenhaus bleiben? 5 bis 7 Tage.

Wie bald nach der Operation wird das Kind wieder gefüttert? Nach 24 bis 48 Stunden.

Besteht die Gefahr, daß die Pylorusstenose nach der Operation wiederkommt? Nein.

Wird sich das Kind nach Beseitigung der Pylorusstenose vollkommen normal entwickeln? Ja. Sobald durch die Operation eine Heilung erreicht wurde, verläuft die Entwicklung ungestört.

Kann eine Pylorusstenose auch bei älteren Menschen vorkommen? Ja, aber das ist eine seltene Erscheinung.

Zwerchfellgleithernie
(Magenverlagerung)
(Siehe Kapitel 16, Bruchleiden)

Magenkrebs

Wodurch entsteht ein Magenkrebs? Die genaue Ursache ist nicht bekannt, doch kennt man bestimmte Risiken für den Magenkrebs. Dazu gehören die durch Helicobacter pylori verursachte chronische Gastritis und der reichliche Genuß von geräuchertem Fleisch und Fisch. Durch das Räuchern entsteht 3,4-Benzpyrin, ein sicheres Karzinogen sowie ihm verwandte polyzyklische Kohlenwasserstoffe. Auch das in vielen Wurstsorten enthaltene Nitrosamin wird als Karzinogen angesehen. Von manchen Krebsgeschwülsten nimmt man an, daß sie aus chronischen Magengeschwüren hervorgehen.

Ist jeder Magentumor ein Krebs? Nein. Es gibt Tumoren der Magenschleimhaut oder der Muskelwand, die nicht bösartig sind. Die häufigsten nicht-bösartigen Tumoren sind Schleimhautpolypen, Lipome (Fettgeschwülste) und Myome (Muskelgewebsgeschwülste).

Sind gutartige Geschwülste des Magens heilbar? Ja, sie können operativ entfernt werden, entweder durch örtliche Ausschneidung oder durch Entfernung des Magenteils, in dem sie wachsen.

Wie häufig ist der Magenkrebs? Er ist eine häufig anzutreffende Krebsform, sein Vorkommen ist aber in den letzten 20–30 Jahren aus unerklärlichen Gründen deutlich zurückgegangen.

Welche Altersgruppen sind am meisten vom Magenkrebs betroffen? Er kommt am häufigsten im mittleren und höheren Lebensalter vor.

Tritt der Magenkrebs familiär gehäuft auf, oder ist er erblich bedingt? Ja, es ist bekannt, daß der Magenkrebs familiär gehäuft auftritt. Allerdings ist nicht klar, ob es sich dabei mehr um Umwelteinflüsse handelt, die alle Familienmitglieder belasten, oder ob eine erbliche Disposition vorliegt.

Gibt es eine Möglichkeit, dem Magenkrebs vorzubeugen? Die konsequente Behandlung und Überwachung eines Magengeschwürs kann verhüten, daß ein Krebs daraus wird. Ferner könnte der Krebs dann öfter im Frühstadium erfaßt werden. Da der Krebs im Frühstadium aber keine Beschwerden macht und die Frühdiagnose nur durch Endoskopie und Biopsie gestellt werden kann, ist ein regelmäßiges Screening wohl nicht praktikabel, wenngleich zumindest in Japan damit große Erfolge erzielt wurden. Ein vielversprechender Ansatz ist die Eradikation von Helicobacter pylori mit Antibiotika. Vielleicht gelingt damit eine echte Prävention des Magenkarzinoms.

Wie wird die Diagnose eines Magenkrebses gestellt? Durch die Endoskopie und feingewebliche Untersuchung. Bei der Endoskopie kann der untersuchende Arzt einen Tumor direkt sehen und gezielt Biopsien entnehmen.

Welche Krankheitserscheinungen treten bei einem Magenkrebs auf? Es gibt nur sehr wenige Frühsymptome. Chronische Magenbeschwerden, Appetitverlust, geringe Gewichtsabnahme oder Blässe sollten den Betroffenen jedoch veranlassen, zum Arzt zu gehen.

Wie wird ein Magenkrebs behandelt? Mit einer sofortigen Operation, einer sogenannten Gastrektomie (Entfernung des gesamten Magens bis auf einen kleinen Rest).

Welche besonderen Maßnahmen sind vor einer Magenkrebsoperation erforderlich? Die gleichen wie vor einer Ulkusoperation.

Wie lange dauert eine Magenkrebsoperation? 2 bis 5 Stunden, je nachdem, ob der Magen vollständig oder nur teilweise entfernt wird. Außerdem hängt sehr viel davon ab, wie weit sich der Krebs ausgebreitet hat und welche technischen Probleme sich stellen.

Kann der Chirurg bei der Operation immer beurteilen, ob er ein bösartig gewordenes Magengeschwür vor sich hat? Nicht immer; er führt aber auf jeden Fall eine Gastrektomie bzw. Magenresektion durch. Das Gewebe wird einer mikroskopischen Untersuchung unterzogen, und binnen einiger Minuten weiß man, woran man ist. Wenn der mikroskopische Befund nicht eindeutig ist, erhält man nach ein paar Tagen Klarheit, sobald die eingehende feingewebliche Untersuchung der fixierten Gewebeschnitte abgeschlossen ist.

Welchen Verlauf nehmen Heilung und Nachbehandlung nach einer Magenkrebsoperation im allgemeinen? Praktisch den gleichen wie nach einer Ulkusoperation, abgesehen davon, daß der Patient nach einer Gastrektomie wegen eines Krebses bedeutend mehr mitgenommen ist (siehe den Abschnitt über peptische Geschwüre in diesem Kapitel).

Werden nach einer Magenkrebsoperation oft Chemotherapeutika zur unterstützenden Behandlung gegeben? Ja, das wirkt sich manchmal günstig aus. Insgesamt sind die Ergebnisse der adjuvanten Chemotherapie beim Magenkrebs aber enttäuschend.

Verdauungstrakt

Dünndarm und Dickdarm

Was ist der Dünndarm? Der Dünndarm ist jener Darmabschnitt, der von dem unmittelbar an den Magen anschließenden Zwölffingerdarm bis zur Einmündung in den Dickdarm an der Ileozäkalklappe im rechten Unterbauch reicht.

Wie lang ist der Dünndarm? Ausgestreckt, ohne Schlingen, wäre er ungefähr 6 m lang.

Welche Hauptfunktion hat der Dünndarm? Vom Dünndarm werden bestimmte chemische Verbindungen, sog. Enzyme, ausgeschieden, die die verschiedenen Nahrungsstoffe in ihre Grundbestandteile aufspalten, so daß sie von der Dünndarmschleimhaut aufgenommen (resorbiert) werden können. Die Nahrungselemente gelangen in den Lymph- und Blutstrom und werden der Leber zugeführt, wo sie noch weiter ab- oder umgebaut werden, so daß sie schließlich von den Geweben des Körpers verwertet werden können.

In welcher Form werden die Nahrungsstoffe von der Dünndarmwand aufgenommen? Als Kohlenhydrate (Zucker), Fette und Eiweißkörper (Proteine). Auch die anorganischen Bestandteile der Nahrung wie Kalium, Natrium, Chloride, Kalzium, Eisen, Phosphor usw. werden von der Dünndarmschleimhaut resorbiert.

Nimmt die Dünndarmschleimhaut Wasser auf? Ja.

Ist der Dünndarm lebensnotwendig? Ja, denn die Resorption der Nahrungsstoffe und Mineralien findet hauptsächlich im Dünndarm statt. Er kann jedoch, wenn es eine Krankheit erfordert, mindestens zur Hälfte entfernt werden, da der zurückbleibende Teil ausreicht, um Ernährung und Verdauung normal aufrechtzuerhalten.

Was ist der Dickdarm? Der Dickdarm ist jener Abschnitt des Darmtrakts, der an der Verbindungsstelle mit dem Dünndarm – der im rechten Unterbauch liegenden Ileozäkalklappe – beginnt und an der Afteröffnung endet.

Gibt es für den Dickdarm noch andere Bezeichnungen? Ja, er wird auch Grimmdarm oder Kolon genannt.

Wie lang ist der Dickdarm? Ungefähr 1,20 bis 1,50 Meter.

Welche Hauptaufgabe hat der Dickdarm? Aufgabe des Dickdarms ist es, dem aus dem Dünndarm kommenden, noch dünnflüssigen Darminhalt Wasser und Salze zu entziehen und ihn vorwärts zu bewegen, bis er schließlich durch die Afteröffnung entleert wird. Der Dickdarm ist von Bakterien besiedelt, die bei der Erfüllung seiner Aufgaben eine wichtige Funktion haben. Der Mensch lebt mit diesen Erregern in Symbiose.

Spielt der Dickdarm bei der Verdauung und Resorption der Nahrung eine wichtige Rolle? Nein. Seine Hauptfunktion ist die Wasser- und Salzrückresorption, doch werden auch bestimmte lebenswichtige chemische Stoffe im ersten Dickdarmabschnitt aufgenommen.

Ist der Dickdarm lebensnotwendig? Nein. In Fällen fortgeschrittener Colitis ulcerosa ist manchmal die Entfernung des gesamten Dickdarms einschließlich des Mastdarms und Afters notwendig. Der Zustand nach dieser Operation ist nach individueller Gewöhnungsphase mit einem aktiven Leben vereinbar.

Wer übernimmt die Funktion des Dickdarms nach dessen Entfernung? Das letzte Stück des Dünndarms. Das Dünndarmende läßt man als künstlichen After an der Bauchdecke münden, man nennt dies eine Ileostomie.

Chronische Verstopfung
(Obstipation)

Was versteht man unter Obstipation? Von Obstipation oder Stuhlverstopfung spricht man, wenn man mit der Stuhlentleerung Schwierigkeiten hat oder wenn der Stuhlgang unregelmäßig und zu selten ist.

Was sind die häufigsten Formen der Verstopfung?
a) Die funktionelle Verstopfung, die durch Bewegungsmangel, sitzende Lebensweise, mangelnde Gewöhnung an geregelten Stuhlgang, eine Beckenbodensenkung, falsche Ernährungsgewohnheiten, ein Reizkolon (irritables Kolon) oder durch seelische Störungen bedingt ist;
b) die organische Verstopfung, die durch eine Darmlähmung oder eine mechanische Behinderung der Darmpassage hervorgerufen wird. Verwachsungen, Darmtumoren, narbige Verengung des Afters oder Mastdarms oder entzündliche Veränderungen können eine organische Obstipation erzeugen.

Wie oft sollte man normalerweise Stuhlgang haben? Der Rhythmus der Darmentleerungen ist recht unterschiedlich und hängt unter anderem von der Ernährung ab. Menschen mit einem hohen Anteil pflanzlicher Kost, z. B. in den Entwicklungsländern, haben häufiger Stuhlgang als die Bewohner der westlichen Industrieländer. Manche Menschen haben ein- oder zweimal täg-

Verdauungstrakt

lich Stuhlgang, andere jeden zweiten oder dritten Tag. Weit verbreitet sind falsche Vorstellungen darüber, was auf diesem Gebiet normal ist und was nicht: Normal ist von dreimal täglich bis zu jeden dritten Tag einmal.

Gibt es einen bestimmten Typ, der besonders zur Verstopfung neigt? Sie kommt bei Frauen wesentlich häufiger als bei Männern vor. Nervöse und verkrampfte Menschen neigen zu Dickdarmspasmen (eine krampfartige Zusammenziehung der Muskulatur), die eine Verstopfung zur Folge haben.

Kann man Beschwerden wie Kopfschmerzen, Mißlaunigkeit, Mattigkeit usw. bekommen, wenn man einen oder zwei Tage lang keinen Stuhlgang hat? Nein, wenngleich viele Menschen diese Beschwerden damit begründen. Es handelt sich aber meist um Befindensstörungen, die überwiegend durch psychische Probleme bedingt sind.

Wovon hängt es ab, ob man regelmäßig Stuhlgang hat?
a) Davon, ob man sich schon seit früher Kindheit an regelmäßigen Stuhlgang gewöhnt hat;
b) von der Ernährung; die Kost soll vielseitig sein und reichlich frisches Obst und Gemüse enthalten;
c) von der körperlichen Bewegung.

Welche Rolle spielt die Ernährung bei der Bekämpfung der Verstopfung?
Die Ernährung trägt viel zur Entstehung einer chronischen Verstopfung bei. Eine schlackenreiche Kost mit frischem Obst, frischem Gemüse und Kleie unterstützt die normale Darmfunktion. Dabei gelangen unverdauliche Bestandteile der Nahrung bis in den Dickdarm und tragen dort dazu bei, daß der Darminhalt wasserreicher wird. Stärke und fettreiche Speisen werden dagegen im Dünndarm fast ohne Rückstände verwertet, so daß nur noch wenig Volumen in den Dickdarm gelangt.

Welche Ursachen kann eine Verstopfung beim Kind haben?
a) Funktionelle Störungen bei mangelnder Gewöhnung an regelmäßige Entleerungen;
b) sehr selten organische Störungen, etwa die Hirschsprung-Krankheit (Megacolon congenitum).

Muß man dem Auftreten von Blut im Stuhl Beachtung schenken? Ja, zumindest beim ersten Mal muß dieses Symptom *auf jeden Fall* durch eine Untersuchung geklärt werden. Wenn erst einmal bekannt ist, daß die Blutung durch Hämorrhoiden, die häufigste Ursache von Blutungen, bedingt ist, muß nicht jedes Mal eine erneute Untersuchung erfolgen.

Welche Abweichungen im Stuhlgang und in der Beschaffenheit der Stühle sollten einen veranlassen, zum Arzt zu gehen?
a) Wechsel zwischen kurzzeitigem Durchfall und zeitweiliger Verstopfung;
b) Veränderungen im Aussehen der Stühle oder in der Dicke der Kotsäule;
c) Blut im Stuhl (siehe unter Hämorrhoiden im Kapitel 62);
d) Schwarzfärbung des Stuhls;
e) Schleim im Stuhl;
f) Schmerzen beim Stuhlgang.

Soll man ein Abführmittel nehmen, wenn man Bauchschmerzen hat?
Niemals! Das kann sehr gefährlich sein – besonders, wenn hinter den Beschwerden eine Blinddarmentzündung oder ein anderer entzündlicher Prozeß im Darmtrakt steckt.

Wann darf man ein Abführmittel nehmen? Bei einzelnen Gelegenheiten, wenn bei sonst normaler Darmfunktion gerade eine Periode der Verstopfung besteht. Das passiert am häufigsten bei längerer Bettruhe nach Operationen oder sonstigen Erkrankungen.

Welche Abführmittel sind vorzuziehen? Je milder das Abführmittel, um so besser. Am besten eignen sich Mittel, die den Dickdarminhalt flüssiger machen, da sie nichtresorbierbare Substanzen enthalten, z. B. Lactulose. Diätetische Maßnahmen (Kompotte usw.) und Gleitmittel sind mehr zu empfehlen als drastische Abführmittel, die durch Reizung der Darmschleimhaut wirken.

Schadet es, wenn man langfristig Abführmittel nimmt? Ja. Abführmittel bringen die regelmäßige, normale Darmfunktion in Unordnung und können in manchen Fällen zu einer Reizung der Darmschleimhaut führen. Langfristig angewendet führen sie zu einer Zunahme der Verstopfung, so daß schließlich der Darm ohne Abführmittel gar nicht mehr entleert werden kann.

Schadet es, wenn man Gleitmittel, z. B. Paraffinöl, längere Zeit gegen die Verstopfung nimmt? Nein, wenn es zur Darmentleerung wirklich nötig ist. Paraffinöl ist kein Abführmittel und dient nur dazu, den Stuhl gleitend zu machen und damit die Darmentleerung zu erleichtern. Eine Beeinträchtigung der Vitaminresorption aus dem Darmtrakt ist nicht zu befürchten, besonders, wenn man das Paraffinöl abends kurz vor dem Schlafengehen und nicht unmittelbar nach einer vitaminreichen Mahlzeit nimmt.

Wann darf man bei einer Verstopfung einen Einlauf machen? Nur wenn man im übrigen gesund ist und von seiten des Darmtrakts keine anderen Krankheitszeichen vorliegen.

Verdauungstrakt

Schadet es, wenn man häufig Einläufe macht? Ja, weil sie die normalen rhythmischen Bewegungen des Darms u. U. stören. Überdies können zu häufige oder unsachgemäß ausgeführte Einläufe die Dickdarmschleimhaut verletzen.

Wie wird eine chronische Verstopfung behandelt?
a) Bei einer funktionellen Verstopfung muß der Patient angewiesen werden, den Gebrauch von Abführmitteln, Einläufen, Darmspülungen usw. einzustellen. Er soll sich richtig ernähren und regelmäßige Darmentleerungen angewöhnen. Eine psychotherapeutische Beeinflussung ist erforderlich, damit der Patient aufhört, sein körperliches Wohlbefinden vom Stuhlgang abhängig zu machen. Dazu gehört auch, falsche Vorstellungen von der normalen Darmtätigkeit zu korrigieren.
b) Bei einer organisch bedingten Verstopfung muß man aktiv vorgehen, um die Krankheit, die das Hindernis und die Verstopfung verursacht, entweder mit chirurgischen oder internistischen Mitteln zu beseitigen.

Ist eine Heilung der Verstopfung auf Dauer möglich? Ja, wenn man sich auf Dauer an die Anweisungen des Arztes hält.

Soll ein Patient mit chronischer Verstopfung rektal untersucht werden? Ja. Es empfiehlt sich auf jeden Fall, die Möglichkeit einer organischen Ursache der Verstopfung durch eine Mastdarmuntersuchung auszuschließen. In den meisten Fällen kann eine organische Ursache der Verstopfung schon deshalb ausgeschlossen werden, weil die Neigung zur Verstopfung schon seit vielen Jahren besteht.

Helfen Darmspülungen bei der Behandlung der chronischen Verstopfung? Gewöhnlich nicht. Darmspülungen werden von manchen Vertretern der alternativen Medizin empfohlen in der Vorstellung, den Körper von Giften zu entschlacken (siehe Kapitel 6, Alternative Medizin).

Neigt man, wenn man älter wird, mehr zur Verstopfung? Ja, weil die Bauchmuskeln, die eine so wichtige fördernde Rolle bei der Darmentleerung spielen, schwächer werden und sich die meisten Menschen im Alter weniger bewegen.

Wie behandelt man eine Verstopfung bei Kindern?
a) Man soll das Kind zu regelmäßigem Stuhlgang erziehen; dazu können gewisse Rituale helfen.
b) Das Kind soll eine vielseitige Vollkost bekommen.
c) Wenn nötig, gibt man dem Kind Gleitmittel, um die Darmentleerung zu unterstützen, bis eine Regulierung eintritt.

Was kann man gegen eine chronische Verstopfung bei Erwachsenen oder älteren Leuten unternehmen?
a) Es muß sichergestellt werden, daß keine Krankheit des Dickdarms, Mastdarms oder Afters dahintersteckt.
b) Man soll die Kost entsprechend umstellen.
c) Der Patient soll sich regelmäßigen Stuhlgang angewöhnen.
d) Er kann Füllmittel oder, wenn nötig, Gleitmittel einnehmen.

Welche Ursachen kann es haben, wenn Blut im Stuhl ist?
a) Übermäßiges Pressen beim Stuhlgang, wenn Verstopfung besteht;
b) Hämorrhoiden oder eine andere Erkrankung des Afters, vor allem bei hartem Stuhl (siehe unten);
c) eine akute Dickdarmentzündung (Kolitis), die mit Durchfällen einhergeht;
d) eine chronische Kolitis;
e) ein gutartiger Tumor, etwa ein Polyp;
f) ein bösartiger Tumor des Mastdarms oder des übrigen Darms.

Was hat schwarzer Stuhl zu bedeuten? Schwarzer Stuhl entsteht durch eine Blutung, die im Bereich des oberen Verdauungstrakts, z. B. von einem peptischen Geschwür im Magen oder Zwölffingerdarm, ausgegangen ist. Das Blut wird durch den Kontakt mit der Salzsäure des Magens schwarz verfärbt (»Teerstuhl«). Allerdings kann auch die Einnahme bestimmter Eisenpräparate den Stuhl schwarz färben (ebenso bestimmte Speisen, etwa Blutwurst, Leber, Spinat u. a.). Echter Teerstuhl ist nicht nur pechschwarz, sondern auch glänzend wie Fett.

Was hat es zu bedeuten, wenn Schleim im Stuhl erscheint? Schleim muß nicht unbedingt einen Krankheitsprozeß anzeigen, da viele Leute, besonders Frauen in mittleren Jahren, Schleim im Stuhl haben, ohne daß eine richtige Krankheit besteht. Man sollte diesem Symptom aber nachgehen und sich beim Arzt vorstellen.

Ist es schädlich, wenn man beim Stuhlgang andauernd stark preßt? Ja. Das kann zur Entstehung von Hämorrhoiden führen.

Durchfall
(Diarrhö)

Was versteht man unter Diarrhö? Von Diarrhö oder Durchfall spricht man, wenn gehäuft dünne, ungeformte Stühle abgehen. Im medizinischen Sinn besteht Durchfall, wenn pro Tag mehr als fünf Entleerungen bestehen bzw. das

Stuhlgewicht pro Tag über 250 g beträgt. Einmaliger dünner Stuhl, von vielen Laien bereits als Durchfall bezeichnet, ist im medizinischen Sinn also kein Durchfall!

Was ist zumeist Ursache des Durchfalls?
a) Meist ist es einfach eine Gastroenteritis, die durch den Genuß von verdorbenen oder keimhaltigen Speisen oder solchen, gegen die man allergisch ist, ausgelöst wurde.
b) Häufig handelt es sich um sog. Durchfallskrankheiten, zu denen Ruhr, Colitis ulcerosa, Enteritis regionalis, Divertikulitis usw. gehören.
c) Einige Infektionskrankheiten, z. B. Typhus und Cholera, rufen schwere Durchfälle hervor.
d) Die Einnahme von Abführmitteln in hohen Dosen führt zu einem vorübergehenden Durchfall.
e) Durchfälle finden sich oft als funktionelle Störung bei nervös verkrampften, neurotischen Personen.

Gibt es einen bestimmten Typ, der besonders zu Durchfällen neigt? Ja. Der nervöse, überempfindliche Mensch scheint besonders leicht auf aufregende oder spannungsgeladene Situationen mit dünnem Stuhl zu reagieren.

Wann soll man den Arzt wegen eines Durchfalls zu Rate ziehen?
a) Wenn der Durchfall länger als ein paar Tage unvermindert anhält;
b) wenn er von anderen Krankheitszeichen, etwa von hohem Fieber, Gliederschmerzen und einem allgemeinen Krankheitsgefühl begleitet wird;
c) wenn sich Blut im Stuhl findet;
d) wenn der Durchfall kurz nach einem Tropenaufenthalt auftritt.

Wie kann man zwischen funktionellen Durchfällen und solchen, die auf eine ernste Darmerkrankung zurückgehen, unterscheiden? Eine funktionelle Diarrhö hört spontan binnen weniger Tage auf. Bei funktioneller Diarrhö treten nachts keine Entleerungen auf, wohl aber bei organisch bedingtem Durchfall. Durchfälle, die durch eine ernste Grundkrankheit bedingt sind, können wochenlang anhalten, mit Zeichen einer Allgemeinerkrankung und unter Umständen mit blutigen Stühlen einhergehen. Außerdem lassen sich bei der Stuhluntersuchung in einem Fachlabor vielleicht Krankheitserreger oder Parasiten, die die Ursache der Durchfälle sind, nachweisen.

Soll bei einem langdauernden Durchfall immer der Mastdarm untersucht werden? Unter allen Umständen – und zwar sowohl durch Austasten mit dem Finger als auch mit dem Sigmoidoskop. Nach Möglichkeit soll auch eine Koloskopie durchgeführt werden.

Sollen bei anhaltenden Durchfällen Röntgenuntersuchungen des Darmtrakts gemacht werden? Röntgenuntersuchungen sollten heute nur noch in Ausnahmefällen durchgeführt werden. Untersuchungsverfahren der Wahl ist die Koloskopie.

Sind zur Feststellung der Ursache von langwierigen Durchfällen unbedingt Stuhluntersuchungen notwendig? Ja. Der Stuhl muß gründlich nach Parasiten, Parasiteneiern und Bakterien durchsucht werden.

Wie werden Durchfälle behandelt? Das hängt von der Ursache ab. Durchfälle, die durch den Genuß verdorbener oder infektiöser Nahrungsmittel bedingt sind, hören meist von selbst auf. Durchfälle anderer Herkunft verlangen die ursächliche Behandlung und Beseitigung der jeweiligen Grundkrankheit.

Eignen sich Mittel mit stopfender Wirkung zur Behandlung von Durchfällen? Sie bekämpfen zwar nicht die Ursache des Durchfalls, bewirken aber eine gewisse Erleichterung.

Kann die Einnahme von Antibiotika manchmal Durchfälle zur Folge haben? Ja, sogar nicht selten. Fast alle Antibiotika können zu einer Störung der Darmflora führen und damit Durchfälle auslösen. Vor allem bei schwerkranken Patienten im Krankenhaus kommt es nicht selten zu einer sog. pseudomembranösen Kolitis mit schweren und langwierigen Durchfällen. Das ist einer der Hauptgründe, warum man Antibiotika nur auf ausdrückliche Empfehlung des Arztes nehmen soll.

Wieso verursachen Antibiotika manchmal Durchfälle? Sie vernichten bestimmte, normalerweise im Darmtrakt wachsende notwendige Bakterien; dadurch können sich andere Bakterien, die gegen das zur Behandlung verwendete Antibiotikum unempfindlich sind (in der Regel Staphylokokken), reichlich vermehren und eine Reizung der Darmschleimhaut hervorrufen. Mit Kulturen von bestimmten Bakterienstämmen, die als Tablette eingenommen werden können, versucht man, die normale Darmflora wiederherzustellen.

Gastroenteritis
(Siehe den Abschnitt über Magen und Zwölffingerdarm in diesem Kapitel)

Was ist eine Gastroenteritis? Eine akute Entzündung der Magen- und Dünndarmschleimhaut.

Verdauungstrakt

Wodurch entsteht eine akute Gastroenteritis?
Es gibt verschiedene Ursachen:
a) Viren, wie z. B. bei der Darmgrippe;
b) Allergie gegen bestimmte Speisen und Getränke;
c) Genuß verdorbener Nahrungsmittel;
d) Nahrungsmittelvergiftung;
e) Einnahme bestimmter Medikamente, die eine übersteigerte Dünndarmtätigkeit auslösen;
f) Einnahme von Giften;
g) Alkoholgenuß im Übermaß;
h) Bakterien, die eine echte Entzündung hervorrufen, etwa Typhus-, Ruhr- oder Choleraerreger usw.

Wie äußert sich eine akute Gastroenteritis? Die Gastroenteritis beginnt meist plötzlich mit Appetitlosigkeit und Übelkeit, nachfolgenden Bauchkrämpfen, Erbrechen und Durchfall. Nach den Entleerungen fühlt man sich sehr mitgenommen und erschöpft. Wenn die Gastroenteritis infektiösen Ursprungs ist, besteht Fieber. Der Leib wird aufgetrieben und druckempfindlich, und zwar meist in der Dünndarmregion im Mittel- oder Unterbauch.

Wie lange hält eine akute Gastroenteritis gewöhnlich an? Zwei bis drei Tage.

Wie kann man zwischen einer akuten Gastroenteritis und anderen Krankheiten unterscheiden? Anhand der Symptome und ihrer Vorgeschichte sowie durch die Feststellung, daß Anzeichen von ernsteren Störungen, etwa eine Bauchdeckenspannung, fehlen.

Muß man wegen einer akuten Gastroenteritis operiert werden? Nein. Aber sie muß gegen andere Erkrankungen, die eine Operation erfordern würden, z. B. eine Blinddarmentzündung, einen Darmdurchbruch usw., abgegrenzt werden.

Wie wird eine akute Gastroenteritis behandelt?
a) Mit Bettruhe;
b) mit 24- bis 48stündigem Fasten;
c) mit Mitteln gegen Erbrechen und Durchfall, wenn beides nicht zu ertragen ist.

Heilt eine Gastroenteritis in der Regel aus? Ja, sofern nicht eine Überdosis echten Giftes oder Botulismus die Ursache ist. Letzterer ist eine schwere Nahrungsmittelvergiftung durch den Genuß von Speisen (Konserven!), welche Gifte des Bazillus botulinus enthalten.

Morbus Crohn
(Enteritis regionalis)

Was ist ein Morbus Crohn? Eine entzündliche Erkrankung verschiedener Dünndarmabschnitte, am häufigsten unter Beteiligung der untersten Ileumschlinge (am Dünndarm wird ein oberer Teil, das Jejunum, und ein unterer, das Ileum, unterschieden). Die Erkrankung kann sich allerdings am gesamten Magen-Darm-Trakt manifestieren, angefangen vom Lippenrot bis hin zum Anus.

Was ist die Ursache der regionären Enteritis? Man weiß es nicht; möglicherweise sind es Krankheitserreger (Bakterien oder Viren, die noch nicht isoliert werden konnten) bzw. eine abnorme Gewebereaktion auf bestimmte Erreger. Auch Autoimmunvorgänge könnten eine Rolle spielen.

Gibt es für diese Krankheit auch andere Bezeichnungen? Ja. Sie wird auch Ileitis terminalis oder Ileitis regionalis genannt, weil sich die Krankheitserscheinungen am häufigsten abschnittsweise im Bereich des Ileums abspielen.

Welche Symptome zeigen sich bei dieser Krankheit? Sie kann mit akut auftretenden Krämpfen im Mittel- und Unterbauch, mehreren dünnen Stühlen pro Tag, Appetitlosigkeit und leichtem Fieber einsetzen. Diese Erscheinungen gehen oft nach ein paar Tagen zurück, kommen aber in Abständen wochenlang immer wieder. Schließlich kann die Entzündung des Dünndarms zu einer Behinderung des Stuhldurchgangs mit starker Auftreibung des Leibes, Übelkeit, Erbrechen und Stuhlverhaltung führen.

Kommt die regionäre Enteritis oft vor? Sie ist nicht selten und wird am häufigsten bei jüngeren Menschen beobachtet.

Wie wird die Diagnose einer regionären Enteritis gestellt? Sie ergibt sich gewöhnlich durch den charakteristischen Koloskopiebefund in Verbindung mit entsprechenden Entzündungszeichen im Blut.

Wie verläuft diese Krankheit? Das ist je nach Ausdehnung der Veränderungen recht unterschiedlich. Bei schwererem Verlauf treten wiederholt Schübe mit Fieber, Bauchkrämpfen und dünnen Stühlen auf. Es kann schließlich zur Bildung von Fisteln, Darmabszessen und zum Dünndarmverschluß kommen.

Wie wird die regionäre Enteritis behandelt?
a) In leichteren Fällen mit Bettruhe, reizloser Diät unter Ausschluß von Gewürzen und Alkohol und mit bestimmten Medikamenten, z. B. Azulfidine. Besonderer Nachdruck liegt auf der Vermeidung von Überarbeitung

und seelischen Belastungen. In schweren Fällen ist meist zusätzlich eine Behandlung mit Steroidpräparaten (Kortison) nicht zu umgehen.
b) Wenn die Krankheit weit fortgeschritten ist bzw. Komplikationen aufgetreten sind, muß chirurgisch vorgegangen werden. Die Operation kann in der Entfernung des entzündeten Abschnitts und Verbindung des oberhalb gelegenen normalen Dünndarms mit dem Colon transversum (querverlaufender Abschnitt des Dickdarms) bestehen (Ileotransversostomie). In bestimmten Fällen wird der entzündete Darmabschnitt nicht entfernt, sondern nur der oberhalb der Entzündung gelegene normale Dünndarm mit dem Dickdarm verbunden und damit der entzündete Darm ausgeschaltet. In den meisten Fällen geht daraufhin die Entzündung zurück, nachdem die Darmpassage nicht mehr über den kranken Darm verläuft.

Besteht nach dem Rückgang einer regionären Enteritis die Gefahr eines Rückfalls? Ja, die Krankheit ist im Prinzip nicht heilbar und verläuft chronisch, wobei Phasen hoher Krankheitsaktivität mit langen Phasen relativer Beschwerdefreiheit wechseln.

Kann man ein normales Leben führen, nachdem ein Teil des Dünndarms entfernt oder ausgeschaltet worden ist? Ja. Der Dünndarm hat eine Länge von mehr als 6 m; für die Aufrechterhaltung einer normalen Darmfunktion ist weniger als die Hälfte nötig. Allerdings benötigt der Darm in der Regel einige Zeit, um sich auf die neuen Verhältnisse einzustellen. Auf die ausreichende Zufuhr der fettlöslichen Vitamine A, D, E, K in Form von Spritzen ist zu achten, da diese bei ausgedehnten Darmresektionen nicht mehr in ausreichendem Maß resorbiert werden.

Soll man Diät halten, nachdem man eine regionäre Enteritis durchgemacht hat? Ja. Man soll einige Monate hindurch oder sogar jahrelang eine milde, reizstofffreie Diät einhalten, z.B. nur Nahrungsmittel mit mittelkettigen Fettsäuren zu sich nehmen.

Meckel-Divertikel

Was ist ein Meckel-Divertikel? Das ist eine Ausbuchtung oder ein fingerartiger Fortsatz der Dünndarmwand im Bereich des letzten Dünndarmstücks. Es handelt sich um eine angeborene Entwicklungsfehlbildung.

Kommt ein Meckel-Divertikel häufig vor? Nein, es ist selten.

Welche Bedeutung hat ein Meckel-Divertikel? Manchmal kommt es zu einer Entzündung des Divertikels, die ähnliche Symptome wie bei einer aku-

Dünndarm und Dickdarm

ten Wurmfortsatzentzündung (Appendizitis) hervorrufen kann. Bei der Entfernung des Wurmfortsatzes (Appendektomie) sieht der Chirurg immer auch nach, ob nicht ein Meckel-Divertikel vorhanden ist, das entzündet sein könnte.

Woraus ergibt sich die Diagnose eines entzündeten Meckel-Divertikels? Beim Patienten, meist einem Kind, bestehen Leibschmerzen, Druckempfindlichkeit im Mittelbauch, leichtes Fieber und blutiger Durchfall.

Wie wird diese Erkrankung behandelt? Sobald sie diagnostiziert ist, soll sofort operiert werden, da es zu einer Blutung oder zum Durchbruch des entzündeten oder vereiterten Divertikels kommen kann. Bei der Operation, die einer Blinddarmoperation recht ähnlich ist, wird das Divertikel entfernt.

Invagination
(Intussuszeption, Darmeinstülpung)

Was ist eine Invagination? Eine Einstülpung des Darms in den nächstfolgenden Darmabschnitt.

Wie kann es zu einer Invagination kommen? Sie entsteht meist dann, wenn die normalen Darmbewegungen durch eine Entzündung oder einen Tumor gestört werden. Die Bewegungen des gesunden Darms oberhalb des Hindernisses laufen weiter und sind energischer als im unterhalb gelegenen Darmabschnitt; dadurch wird das obere Darmstück in den unteren Darmteil hineingeschoben. Bei Kindern kann es auch ohne entzündliche oder tumoröse Darmerkrankungen zu einer Invagination kommen.

An welcher Stelle findet sich eine Invagination am häufigsten? Dort, wo der Dünndarm in den Dickdarm mündet, stülpt sich der Dünndarm in den Dickdarm ein; diese Stelle liegt im rechten Unterbauch (Abb. 196).

Wer bekommt am ehesten diese Erkrankung? Die meisten Fälle ereignen sich bei etwa 1- bis 3jährigen Kindern.

Wie wird die Diagnose einer Invagination gestellt? Es bestehen Leibschmerzen, im rechten Unterbauch ist eine Anschwellung tastbar, und die Ultraschall- und/oder Röntgenuntersuchung ergibt einen charakteristischen Befund. Auch blutige Durchfälle sind bei dieser Erkrankung häufig.

Wie wird die Invagination behandelt? In den meisten Fällen mit einer Bauchoperation, bei der der eingestülpte Darmteil vorsichtig in seine normale Lage zurückgezogen wird.

Verdauungstrakt

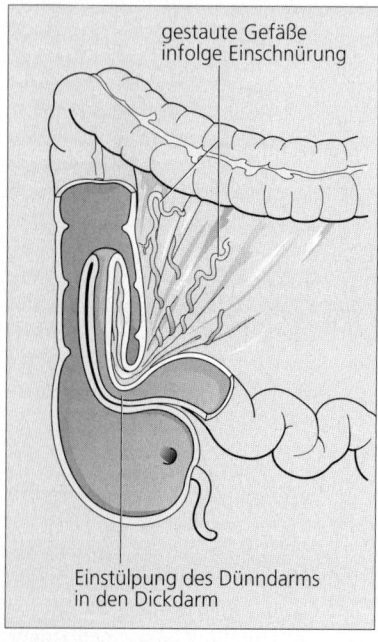

Abb. 196 *Darmeinstülpung* (Invagination): Der Dünndarm hat sich in den Dickdarm hineingeschoben; es besteht die Gefahr einer Abklemmung der Blutgefäße.

Kann sich der Darm neuerlich einstülpen, nachdem er in seine normale Lage gebracht worden ist? Wenn die Darmeinstülpung einmal operativ behoben worden ist, ist es höchst unwahrscheinlich, daß sie nochmals eintritt.

Welche Gefahr besteht bei einer Invagination? Der eingestülpte Darm kann durch die Abschnürung der Blutzufuhr zugrunde gehen; wenn die Erkrankung unerkannt bleibt, kann sie zu einer Bauchfellentzündung und zum Tod führen.

Volvulus
(Darmverschlingung)

Was ist ein Volvulus? Mit Volvulus oder Darmverschlingung bezeichnet man eine Rotation oder Achsendrehung einer Dünndarm- oder Dickdarmschlinge um ihren Gekrösestiel (Mesenterium). Durch diese Drehung kann die Blutzufuhr dieses Darmabschnittes abgeklemmt werden, so daß er abstirbt und eine Gangrän (Brand) entsteht (Abb. 197).

Dünndarm und Dickdarm

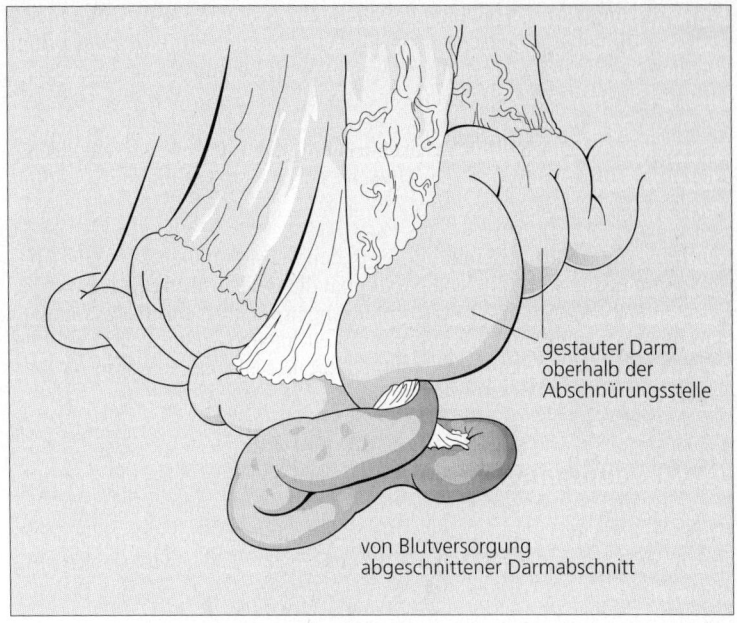

Abb. 197 *Darmverschlingung* (Volvulus): Durch die Drehung des Darms um seinen Gekrösestiel werden die Blutgefäße abgeschnürt.

Wo kommt es am leichtesten zu einer Darmverschlingung? Im Dickdarm, am häufigsten im Sigmoid, einem S-förmigen, im linken Unterbauch gelegenen Dickdarmabschnitt.

Wodurch wird ein Volvulus verursacht? Häufig entsteht er durch einen Dickdarmtumor oder durch Verwachsungen, die die Folge einer vorangegangenen Entzündung oder Operation sind. In manchen Fällen wird er auf einen abnorm langen Mesenterialstiel zurückgeführt.

Wer bekommt am ehesten eine Darmverschlingung? Man sieht sie am häufigsten bei älteren Leuten oder bei Patienten, die stark abgenommen haben.

Welche Symptome treten bei einer Darmverschlingung auf? Akute Bauchschmerzen, Übelkeit und Erbrechen, Darmverschluß, Fieber und Druckempfindlichkeit des Leibes. Der Röntgenbefund ist charakteristisch.

Verdauungstrakt

Wie wird eine Darmverschlingung behandelt? Mit einer sofortigen Operation, bei der man den gedrehten Darm wieder in seine normale Lage bringt und die Ursache der Verdrehung, etwa eine Verwachsung oder Geschwulst, entfernt.

Besteht die Gefahr, daß die Achsendrehung nach der operativen Lösung erneut auftritt? Nicht, wenn die Ursache der Darmverschlingung beseitigt wurde.

Führt die Operation zur Heilung? Ja, in den meisten Fällen, wenn die Diagnose rasch genug gestellt wird. Stellt man die Diagnose zu spät, sind unter Umständen bereits gangränöse Veränderungen eingetreten, und es kann sich schon eine Bauchfellentzündung entwickelt haben. Wenn es dazu gekommen ist, sind die Heilungsaussichten bedeutend schlechter.

Divertikulitis und Divertikulose

Was ist eine Divertikulose? Bei der Divertikulose finden sich Schleimhautaussackungen, die sich durch die Muskelwand des Dickdarms vorstülpen (Abb. 198).

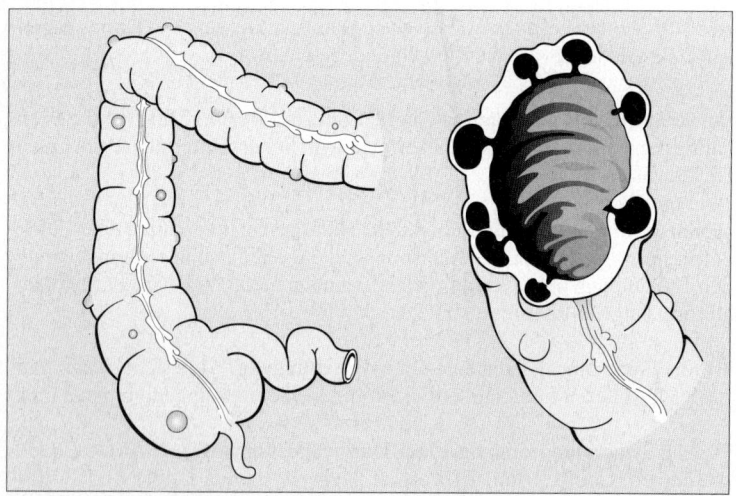

Abb. 198 *Divertikulose*. Die Dickdarmschleimhaut stülpt sich an vielen Stellen durch die Muskelwand vor und bildet kleine Aussackungen, die harmlos sind, solange keine Entzündung und kein Durchbruch eintritt.

Dünndarm und Dickdarm

Worauf beruht die Divertikulose? Vermutlich auf einer Schwäche der Darmwand an verschiedenen Stellen, wo Blutgefäße hindurchtreten.

Was ist der Unterschied zwischen Divertikulitis und Divertikulose? Bei der Divertikulitis besteht in einer oder mehrerer dieser Ausstülpungen oder Vorwölbungen eine Entzündung.

Kommt eine Divertikulose häufig vor? Ja. Man nimmt an, daß etwa jeder zehnte Mensch solche Divertikel hat und sie mit zunehmendem Alter immer häufiger auftreten. Meistens bleiben sie aber symptomlos.

Wie kann eine symptomlose Divertikulose überhaupt entdeckt werden? Sie wird gewöhnlich anläßlich einer routinemäßigen Endoskopie- oder Röntgenuntersuchung des Magen-Darm-Trakts an ihren charakteristischen Zeichen erkannt.

Wie groß ist die Gefahr, daß man eine Divertikulitis bekommt, wenn man Divertikelträger ist? Die meisten Divertikelträger haben überhaupt niemals Beschwerden von seiten ihrer Divertikulose. Nur bei etwa 10 % entwickelt sich eine Entzündung bzw. Divertikulitis.

Welche Maßnahmen werden bei Divertikulose empfohlen, um ein Fortschreiten der Veränderungen sowie Komplikationen zu verhüten? Diätetische Maßnahmen zur Anregung der Darmtätigkeit und Erzielung eines nicht zu festen Stuhls, insbesonders Einnahme von Weizenkleie sowie Gewöhnung an regelmäßigen Stuhlgang.

Wie wird eine Divertikulitis behandelt? In leichten Fällen ist nur eine internistische Behandlung nötig. Diese umfaßt:
a) Bettruhe,
b) Nahrungskarenz, intravenöse Flüssigkeitszufuhr,
c) intensive antibiotische Behandlung zur Beherrschung der Entzündung.

Läßt sich die Divertikulitis in den meisten Fällen mit internistischen Maßnahmen beherrschen? Ja. Nur bei einer von 10 Ersterkrankungen ist eine Operation erforderlich.

Wann ist eine Operation bei einer Divertikulitis notwendig?
a) Wenn es wiederholt zu Rückfällen gekommen ist;
b) bei drohendem oder bereits eingetretenem Divertikeldurchbruch mit Bauchfellentzündung;
c) wenn die entzündlichen Prozesse ein solches Ausmaß annehmen, daß sich örtliche Abszesse oder vom Darm ausgehende Fistelgänge zu den Nachbarorganen bilden, etwa Dickdarm-Blasenfisteln;
d) bei wiederholten massiven Blutungen aus den Divertikeln.

Verdauungstrakt

Welche Operationen kommen bei einer Divertikulitis in Betracht?
a) Wenn es zu einem Durchbruch der entzündeten Divertikel mit Bildung von Abszessen gekommen ist, müssen die Abszesse drainiert werden. In solchen Fällen muß man unter Umständen eine Kolostomie (d. h. einen künstlichen After mit Öffnung des Dickdarms an der Bauchdecke) anlegen, um den Darminhalt von dem erkrankten Gebiet abzuleiten.
b) Die ideale Behandlung einer örtlich begrenzten Divertikulitis ist die operative Entfernung des kranken Darmstücks und Verbindung der beiden gesunden, oberhalb und unterhalb davon gelegenen Darmabschnitte.

Muß man bis zur endgültigen Heilung oft mehrmals operieren? Ja. Die erste Operation wird vielleicht nur in der Drainage eines Abszesses, der durch einen Divertikeldurchbruch entstanden ist, und in der Kolostomie zur Ableitung des Darminhalts bestehen; die zweite Operation kann der Entfernung des erkrankten Darmabschnitts gelten; schließlich mag ein dritter Operationsgang erforderlich sein, um den künstlichen After zu schließen und die normale Darmpassage wiederherzustellen.

Kann der Patient nach einer Divertikulitis wieder ein normales Leben führen? Ja, er muß nur auf seine Diät und seinen Stuhlgang achten.

Reizkolon
(Irritables Kolon)

Was versteht man unter einem Reizkolon? Von Reizkolon spricht man, wenn sich der Dickdarm schon beim geringsten Reiz heftig zusammenzieht und mit Spasmen (Krämpfen) reagiert. Er scheidet dabei oft reichlich Schleim ab, der dann im Stuhl erscheint. Die schmerzhaften Krämpfe und der Schleimabgang wurden früher als »Colica mucosa« bezeichnet.

Wodurch entsteht ein Reizkolon? Es gehört zu den sog. funktionellen Störungen des Magen-Darm-Trakts. Bei Personen mit Reizkolon führen seelische Belastungen und psychische Probleme zu schmerzhaften Kontraktionen des Magen-Darm-Trakts und zu vermehrter Sekretion von Schleim (siehe funktionelle Beschwerden).

Wer neigt am meisten dazu, ein Reizkolon zu bekommen? Junge Frauen und Männer.

Welche Symptome finden sich bei einem Reizkolon?
a) Beschwerden im Bauch, Blähungen und unbestimmte krampfartige Schmerzen;

b) unregelmäßiger Stuhlgang mit abwechselnder Verstopfung und Durchfällen;
c) reichlicher Schleimabgang mit dem Stuhl.

Wie kommt man zur Diagnose eines Reizkolons? Es ist sehr wichtig, daß ernstere Erkrankungen, etwa eine Colitis ulcerosa oder ein Darmtumor, ausgeschlossen werden. Diese Unterscheidung läßt sich vor allem durch die genaue Beobachtung und Abfrage der Krankheitserscheinungen, eine sigmoidoskopische Untersuchung des unteren Darmabschnitts und evtl. einen Laktosetoleranztest treffen.

Welche Angaben aus der Vorgeschichte sind typisch für ein Reizkolon?
a) Junge Leute;
b) Beeinflussung durch äußere Faktoren;
c) langer, wechselnder Verlauf;
d) nachts keine Beschwerden.

Wie wird das Reizkolon behandelt?
a) Beruhigung und Beratung, zunächst durch den Allgemeinarzt, daß es sich um eine Erkrankung handelt, die zwar subjektiv unangenehm, objektiv aber nicht gefährlich ist;
b) Weglassen aller Medikamente, welche die Darmfunktion stören könnten, vor allem Abführmittel;
c) Gabe von Medikamenten aus der Gruppe der Anticholinergika;
d) in schweren Fällen psychotherapeutische Behandlung.

Kann man wieder gesund werden, wenn man ein Reizkolon hat? Ja. Aber bei seelischen Belastungen, bei Nichteinhaltung der Diät oder bei Wiederaufnahme des Gebrauchs von Abführmitteln und Einläufen besteht Rückfallsneigung. Mit zunehmendem Alter gehen die Beschwerden meist zurück.

Ist ein Reizkolon gefährlich? Nein. Wenn man daran leidet, kann man trotzdem ein aktives, normales Leben führen.

Führt ein Reizkolon zur Entwicklung eines Krebses? Nein.

Helfen krampflösende Medikamente oder Tranquillantien bei dieser Störung? Ja. Durch die krampflösende Wirkung dieser Mittel wird es oft möglich, eine Regelung des Stuhlgangs zu erreichen. Tranquillantien können manchmal etwas dazu beitragen, seelische Spannungen zu lösen. Sie sollten allerdings nur vorübergehend und kurzzeitig angewendet werden, da sie ein erhebliches Suchtpotential darstellen.

Kolitis
(Dickdarmentzündung)

Was ist eine Kolitis? Eine Kolitis ist eine Entzündung des Dickdarms; es gibt verschiedene Formen, so die Colitis ulcerosa, die Kolitis bei Ruhr usw.

Colitis ulcerosa

Was ist eine Colitis ulcerosa? Der Name bedeutet »geschwürige Dickdarmentzündung«. Es handelt sich um eine chronisch wiederkehrende entzündliche Erkrankung des Dickdarms, die manchmal auch den untersten Dünndarmabschnitt mitbefällt. Sie geht im akuten Stadium mit Fieberschüben, Blutarmut, blutigen Durchfällen, Appetitlosgkeit und Gewichtsabnahme einher. Da auch Gelenkentzündungen, Hauterscheinungen und Augensymptome auftreten können, ist die Colitis ulcerosa keine lokale Erkrankung des Dickdarms, sondern eine Allgemeinerkrankung mit besonderer Manifestation am Dickdarm.

Wodurch entsteht eine Colitis ulcerosa? Die genaue Ursache ist unbekannt. Es scheint sich um eine Autoimmunkrankheit zu handeln, bei der Abwehrfreßzellen die Dickdarmschleimhaut zerstören. Auch psychische Vorgänge scheinen eine wichtige Rolle zu spielen: Die Colitis ulcerosa gehört zu den klassischen psychosomatischen Krankheiten. Sie befällt überwiegend sensitive, emotional labile Menschen mit Neigung zu depressiven Verstimmungen, die sich eher passiv verhalten und ein großes Bedürfnis nach Anlehnung und Zuwendung haben. Oft bestehen enge Beziehungen zur Mutter oder zu mutterähnlichen Bezugspersonen. Der Abbruch solcher Beziehungen oder schon die Befürchtung einer Trennung von der geliebten Person geht häufig mit dem Auftreten des ersten Schubs einer Colitis ulcerosa einher.

Welche Symptome finden sich bei dieser Erkrankung? Die Colitis ulcerosa hat ihren Beginn oft im frühen Jugend- oder Erwachsenenalter mit ständigen Durchfällen, Bauchkrämpfen und dem Auftreten von Blut und Schleim im Stuhl. Es können pro Tag 15 bis 20 oder sogar 30 Darmentleerungen stattfinden. Wenn das anhält, kommt es zu starkem Wasserverlust, hohem Fieber und Blutarmut.

Wie verläuft eine Colitis ulcerosa gewöhnlich? Die Erkrankung kann einige Wochen lang andauern und dann zurückgehen, um zu späterer Zeit in den folgenden Monaten oder Jahren wiederzukehren.

Dünndarm und Dickdarm

Wie wird die Diagnose der Colitis ulcerosa gestellt?
a) Anhand der typischen Symptome;
b) durch den Nachweis der charakteristischen entzündlichen und geschwürigen Veränderungen bei der sigmoidoskopischen oder koloskopischen Untersuchung des Dickdarms.
Die Röntgenuntersuchung sollte heute nur noch in besonderen Ausnahmefällen eine Rolle spielen.

Wie wird die Colitis ulcerosa behandelt?
a) In leichten Fällen ist eine internistische Behandlung angezeigt, die eine reizfreie Diät und die Verabreichung von Kortisonpräparaten (lokal als Schaum oder systemisch als Tablette) und anderen Medikamenten (z.B. Sulfasalazin, 5-Aminosalicylsäure) umfaßt. Frühfälle gehen in der Mehrzahl unter diesen Maßnahmen zurück.
b) Fortgeschrittene Erkrankungen oder Rückfälle erfordern oft eine Operation. Es kann sich die Entfernung des gesamten Dickdarms als notwendig erweisen. Im Anschluß daran wird mit dem Dünndarm (Ileum) eine bleibende, künstliche Afteröffnung (Ileostomie) an der Bauchdecke geschaffen. Insgesamt benötigen nur etwa 10 % aller Kolitis-Patienten eine chirurgische Behandlung.

Besteht bei einem schweren Fall von ulzeröser Kolitis Aussicht auf Heilung?
Die Heilungsaussichten sind günstig unter der Voraussetzung, daß jene Patienten, die nach einem eingehenden Versuch nicht auf die medikamentöse Behandlung ansprechen, zum geeigneten Zeitpunkt operiert werden. Mit der Entfernung des gesamten Dickdarms sind die Patienten geheilt, da die Entzündung nicht auf andere Darmabschnitte übergreift.

Bleibt dem Patienten, wenn der gesamte Dickdarm entfernt worden ist, die Ileostomieöffnung für immer? Ja, aber die meisten Patienten lernen es, damit zurechtzukommen.

Ist es manchmal möglich, den Mastdarm bei der Operation zu erhalten? In einer kleinen Zahl der Fälle ist der Mastdarm nicht in den Krankheitsprozeß einbezogen und kann erhalten werden. In jüngster Zeit ist es in einigen Fällen auch bereits gelungen, eine Verbindung zwischen dem Ileum und dem Anus herzustellen, wobei aus einer Darmschlinge ein künstlicher Mastdarm gebildet wird. Somit kann man dem Patienten den künstlichen After in der Bauchdecke ersparen. In anderen Fällen legt man bei der Erstoperation eine Ileostomie an und läßt dem Patienten zunächst Zeit, sich von der Operation zu erholen. Einige Monate oder Jahre später, wenn sich zeigt, daß der Mastdarm von dem Krankheitsgeschehen vollkommen frei ist, kann man die Ileostomie verschließen und das Ileum an den Mastdarm anschließen. Dieses Verfahren ist aber bei der Mehrzahl der Patienten, die wegen einer Colitis ulcerosa operiert werden müssen, nicht durchführbar.

Ist man mit einer Ileostomie imstande, ein normales Leben zu führen? Ja. Es gibt viele Menschen mit einer Dauerileostomie, die ihren Geschäften nachgehen und ebenso wie Gesunde alle Funktionen ausüben. Dank der modernen Pflegeartikel ist eine Geruchsbelästigung ausgeschlossen, auch öffentliches Baden ist möglich.

Hat die Psychotherapie bei der Colitis ulcerosa Erfolg? Ja, aber nur, wenn der Patient im Frühstadium der Erkrankung zur Behandlung kommt.

Gibt es eine Möglichkeit, einer Colitis ulcerosa vorzubeugen? Nein, aber wenn sie prompt und frühzeitig behandelt wird, kann viel getan werden, um eine Verschlimmerung der Krankheit abzuwenden.

Was kann geschehen, wenn ein Patient mit einer schweren Colitis ulcerosa nicht operiert wird?
a) Ein akuter Schub mit Fieber, Wasserverlust und unbeherrschbaren Durchfällen kann schließlich zum Tod führen.
b) In einem beträchtlichen Prozentsatz jener Fälle, bei denen eine aktive Colitis ulcerosa länger als 20 Jahre besteht, entwickelt sich ein Darmkrebs. Deshalb ist bei derart langem Krankheitsverlauf eine regelmäßige koloskopische Überwachung erforderlich.

Bakteriell oder parasitär bedingte Kolitis

Welche Krankheitserreger erzeugen eine Ruhr-Kolitis? Das Krankheitsbild der Ruhr (Dysenterie) kann entweder durch Bakterien (Bakterienruhr) oder durch parasitäre Amöben (Amöbenruhr) hervorgerufen werden.

Wie bekommt man die Ruhr? Durch den Genuß von Speisen oder Wasser, die mit den spezifischen Krankheitserregern (Shigellenbakterien bzw. Entamoeba histolytica) verunreinigt sind (siehe auch Kapitel Infektionskrankheiten).

Wie kann man einer Erkrankung an Ruhr vorbeugen? Man meide bei Auslandsreisen Speisen, die nicht einwandfrei sind, und minderwertige Restaurants, wo das hygienische Verhalten des Personals nicht ausreichend überwacht wird. Faustregel: Boil it, peel it or forget it! (Abkochen, schälen oder sein lassen!).

Gibt es eine wirksame Behandlung gegen die Ruhr? Ja. Spezifisch wirkende Medikamente können die Krankheit heilen, vorausgesetzt, daß sie frühzeitig im Krankheitsverlauf eingesetzt werden.

Kommt die Ruhr-Kolitis häufig vor? Infolge des zunehmenden Reiseverkehrs in tropische Länder sieht man sie heute viel öfter als früher. Die Bakterienruhr war in Kriegszeiten seit jeher eine Geißel der kämpfenden Truppe.

Kann eine Amöben- oder Bazillenruhr vollständig ausheilen? Ja, falls sie frühzeitig und gründlich behandelt wird. Unbehandelt neigt die Ruhr zu chronischem Verlauf und zur Entwicklung ernster Komplikationen. Zu diesen gehört bei der Amöbenruhr die Bildung von Abszessen in der Leber oder in anderen Organen.

Neigt die Ruhr zu Rückfällen? Wenn sie nicht durchgreifend beseitigt wurde, treten immer wieder neue Schübe auf.

Darmverschluß
(Ileus)

Was ist ein akuter Darmverschluß? Ein akuter Darmverschluß oder Ileus gehört zu den schwersten chirurgischen Krankheiten des Bauchraums. Er entsteht, wenn die Vorwärtsbeförderung des Darminhalts im Darmkanal behindert ist.

Welche Formen des Darmverschlusses gibt es?
a) Mechanischer Darmverschluß (mechanischer Ileus), bei dem ein lokales Hindernis innerhalb oder außerhalb des Darmes den Darm abschnürt.
b) Beim Lähmungsverschluß (paralytischer Ileus) ist die Darmmotorik weitgehend aufgehoben, so daß der Darminhalt nicht mehr von oben nach unten weiterbewegt wird.

Welche krankhaften Veränderungen führen am häufigsten zu einem Darmverschluß?
a) Ein Tumor innerhalb oder außerhalb des Darms, der die Darmpassage entweder verlegt oder durch Druck von außen blockiert;
b) Verwachsungen, die eine Abschnürung des Darms bewirken;
c) eine Achsendrehung des Dickdarms, wie es bei der Darmverschlingung (Volvulus) der Fall ist;
d) die Einklemmung einer Darmschlinge, die durch eine Bruchpforte in einen Bruchsack ausgetreten ist: eingeklemmter Bruch (Hernie).
e) Darmlähmungen, vor allem nach großen Operationen im Bauchraum.

Welche Symptome finden sich bei einem Darmverschluß?
a) Auftreibung des Leibes,
b) es können weder Stuhl noch Darmgase abgehen,

c) wiederholtes Erbrechen,
d) kolikartige Bauchschmerzen,
e) Ultraschalluntersuchung: reichlich Flüssigkeit im Darm,
f) Röntgenuntersuchung: typische Zeichen des Verschlusses mit Spiegelbildung der Flüssigkeit.

Ist der Darmverschluß immer vollständig? Nein. Zuerst entsteht ein teilweiser Verschluß, der sich durch eine im Laufe einiger Tage zunehmende Verstopfung und Auftreibung des Bauches bemerkbar macht.

Was geschieht, wenn der Darmverschluß nicht behoben wird? Der Leib wird stark aufgetrieben, das Erbrechen nimmt zu, bis es schließlich zum Koterbrechen kommen kann. Der Verlust von Darmsäften bringt den Mineralhaushalt aus dem Gleichgewicht, und es treten Veränderungen in der Blutzusammensetzung ein, die so schwerwiegend sein können, daß sie den Tod zur Folge haben. In anderen Fällen kann ein Durchbruch des übermäßig geblähten Darms eintreten, der eine rasch zum Tode führende Bauchfellentzündung verursacht.

Schwindet ein Darmverschluß manchmal ohne Operation? Ja, in Einzelfällen, wenn er die Folge einer Darmlähmung, Achsendrehung, Knickung, Darmeinstülpung oder Darmschleimhautentzündung war. Diese Veränderungen gehen manchmal von selbst zurück und damit auch der Darmverschluß.

Wie wird ein teilweiser Darmverschluß behandelt? Man führt durch die Nase einen Schlauch durch den Magen bis in den Dünndarm ein und schließt ihn an einen Saugapparat an; auf diese Weise wird die Aufblähung des Darms beseitigt und Flüssigkeit sowie Gas zum Großteil entfernt. Zur Hebung des Allgemeinzustands erhält der Patient Flüssigkeit, Zucker und notwendige Mineralien intravenös zugeführt.

Wie wird die Diagnose eines Darmverschlusses endgültig gesichert? Anhand der Symptome und durch Röntgenaufnahmen. Eine Narbe von einer vorangegangenen Bauchoperation wird den Verdacht auf einen mechanischen Verschluß lenken und legt die Vermutung nahe, daß der Darmverschluß auf der Knickung bzw. Abschnürung einer Darmschlinge infolge einer Verwachsung beruht (Abb. 199).

Worin besteht die Operation bei einem Darmverschluß? Wenn der Darmverschluß durch eine Verwachsung oder Abschnürung entstanden ist, wird das einschnürende Gewebe mit der Schere durchtrennt; wenn er die Folge eines Tumors ist, muß der betroffene Darmabschnitt entfernt werden.

Dünndarm und Dickdarm

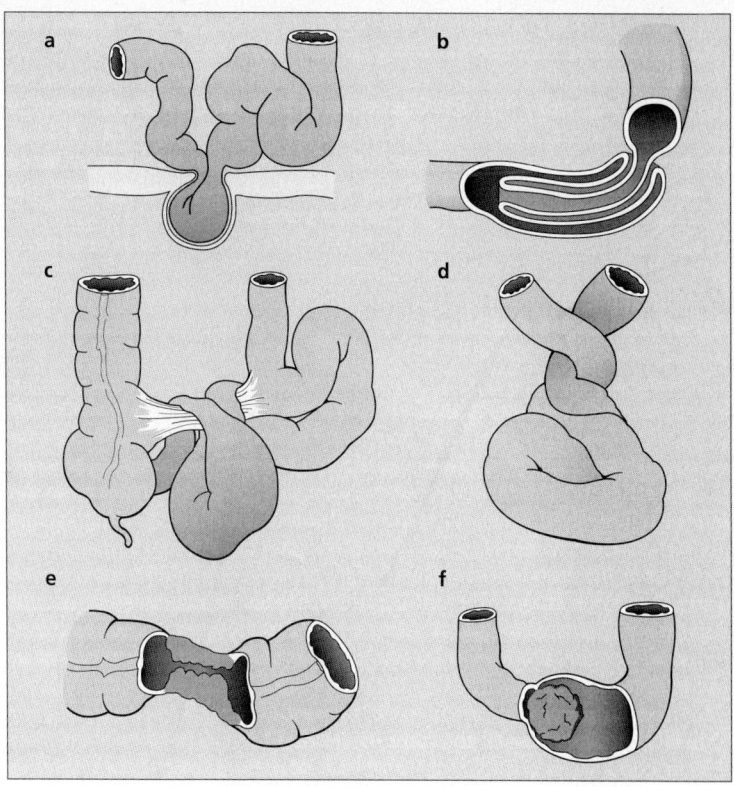

Abb. 199 *Ursachen des Darmverschlusses:* **a** Hernienkarzeration, **b** Darminvagination, **c** Strangulation durch Briden, **d** Volvulus, **e** Tumorstenose, **f** Gallenstein (Fremdkörper).

Sind manchmal mehrere Operationen wegen eines akuten Darmverschlusses notwendig? Ja. Im Vordergrund steht die Aufgabe, den Verschluß so rasch wie möglich zu beheben. Dazu ist oft eine einleitende Kolostomie erforderlich, die darin besteht, daß man den Darm an die Bauchdecke heraufholt und eine kleine Öffnung anlegt, so daß sich der Stuhl nach außen entleeren kann.

Muß nach einem Darmverschluß die Kolostomie für immer bestehen bleiben? In der Regel nicht. Wenn sich der Allgemeinzustand nach der Behebung des Verschlusses gebessert hat, kann der Chirurg den Patienten eingehender untersuchen, um Ursache und Lage des Verschlusses ganz genau abzuklären. Dann wird er bei einer neuerlichen Operation die ursächliche

Verdauungstrakt

Veränderung beseitigen, zu einem späteren Zeitpunkt die Kolostomie schließen und die normale Darmpassage wiederherstellen.

Besteht die Aussicht, daß der Patient einen vollständigen Darmverschluß übersteht? Patienten, die binnen 24 bis 48 Stunden nach Beginn der Erkrankung operiert werden, erholen sich in den allermeisten Fällen wieder. Wenn der Krankheitsprozeß einige Tage lang seinen Fortgang genommen hat, sind trotz aller Bemühungen viele Patienten nicht mehr zu retten.

Hirschsprung-Krankheit
(Megacolon congenitum)

Was ist die Hirschsprung-Krankheit? Die Hirschsprung-Krankheit oder das Megacolon congenitum ist eine angeborene Veränderung, die durch eine enorme Erweiterung und Dehnung des Dickdarms bei Kleinkindern gekennzeichnet ist. Diese Erweiterung besteht oberhalb einer Engstelle im Bereich des unteren Dickdarmabschnitts. (Siehe auch Kapitel 54, Säuglings- und Kinderkrankheiten.)

Warum ist beim Megacolon ein Stück des Darms zusammengezogen und verengt? Man nimmt an, daß bestimmte Nervenstrukturen, die die Erschlaffung und Erweiterung des Darms ermöglichen, in diesem Bereich der Darmwand fehlen.

Welche Symptome zeigen sich beim Megacolon?
a) Das Kind kann keinen Stuhl absetzen. Manche Kinder haben niemals normalen Stuhlgang und können ihren Darm nur entleeren, wenn sie einen Einlauf bekommen.
b) Der Bauch ist durch den erweiterten Darm riesig aufgetrieben (Froschbauch).

Wie wird die Diagnose eines Megacolons gestellt? Aufgrund der Krankheitserscheinungen und mittels Röntgenuntersuchung; diese zeigt das charakteristische Bild einer enormen Erweiterung des Darms oberhalb eines Engpasses.

Wie wird die Hirschsprung-Krankheit behandelt? Bei den allermeisten Fällen ist eine Operation erforderlich. Das verengte Darmstück wird entfernt, und das obere Darmende wird mit dem unterhalb gelegenen Mastdarm verbunden.

Kann ein Kind nach einer Megacolonoperation ein normales Leben führen?
Ja. Nach der Heilung entwickeln sich die Kinder körperlich und geistig erstaunlich rasch.

Geschwülste des Dünn- und Dickdarms

Wo liegen die meisten Geschwülste des Darmtrakts? Überwiegend im Dickdarm. Im Vergleich dazu sind Dünndarmtumoren selten (Abb. 200).

Welche Geschwulstformen gibt es im Darmtrakt?
a) Gutartige, nichtkrebsige Geschwülste, wie etwa Polypen oder Muskelgewebsgeschwülste (Myome);
b) bösartige Geschwülste – Darmkrebs, Lymphome, Sarkome.

Wird aus gutartigen Darmtumoren manchmal ein Krebs? Ja, das ist sogar die Regel. Zunächst entstehen gutartige Tumoren (Adenome), aus denen sich, abhängig von der Größe und der Zeit, im Lauf von Jahren ein bösartiger Krebs entwickeln kann. Werden die gutartigen Polypen koloskopisch entfernt, so hat man damit die beste Vorsorge gegen den Darmkrebs getroffen. Dies ist einer der Hauptgründe, warum in letzter Zeit die routinemäßige Koloskopie bei Personen über 50 Jahre empfohlen wird. Routinemäßig deshalb, weil die Polypen in der Regel keine Beschwerden verursachen.

Woran kann man erkennen, ob man eine Geschwulst im Darm hat? Blutabgang aus dem Mastdarm und die Beobachtung, daß der Stuhlgang anders ist als üblich, sind die beiden verläßlichsten Warnzeichen. Diese beiden Merkmale sind aber bereits Spätsymptome. Wenn Darmkrebse erst einmal Stuhlveränderungen hervorrufen, sind sie meistens nicht mehr kurativ heilbar. Kurativ bedeutet, daß der Patient nach der Operation als völlig gesund anzusehen ist und bei ihm auch keine Bestrahlung oder Chemotherapie erfolgen muß.

Kann man der Entwicklung einer Geschwulst vorbeugen? Daß Polypen entstehen, kann man nicht verhindern. Man sollte aber im 50.- 55. Lebensjahr in jedem Fall eine Koloskopie machen lassen, um nachzusehen, ob Polypen vorhanden sind oder nicht. Wenn nein, genügt eine weitere Untersuchung in 5–10 Jahren. Wenn ja, sollte man diese Polypen ab einer gewissen Größe endoskopisch entfernen lassen und danach regelmäßig zu Kontrolluntersuchungen gehen.

Was ist die Koloskopie? Die Untersuchung des Dickdarms mit einem flexiblen optischen Instrument, mit dem man den Dickdarm in seiner ganzen

Verdauungstrakt

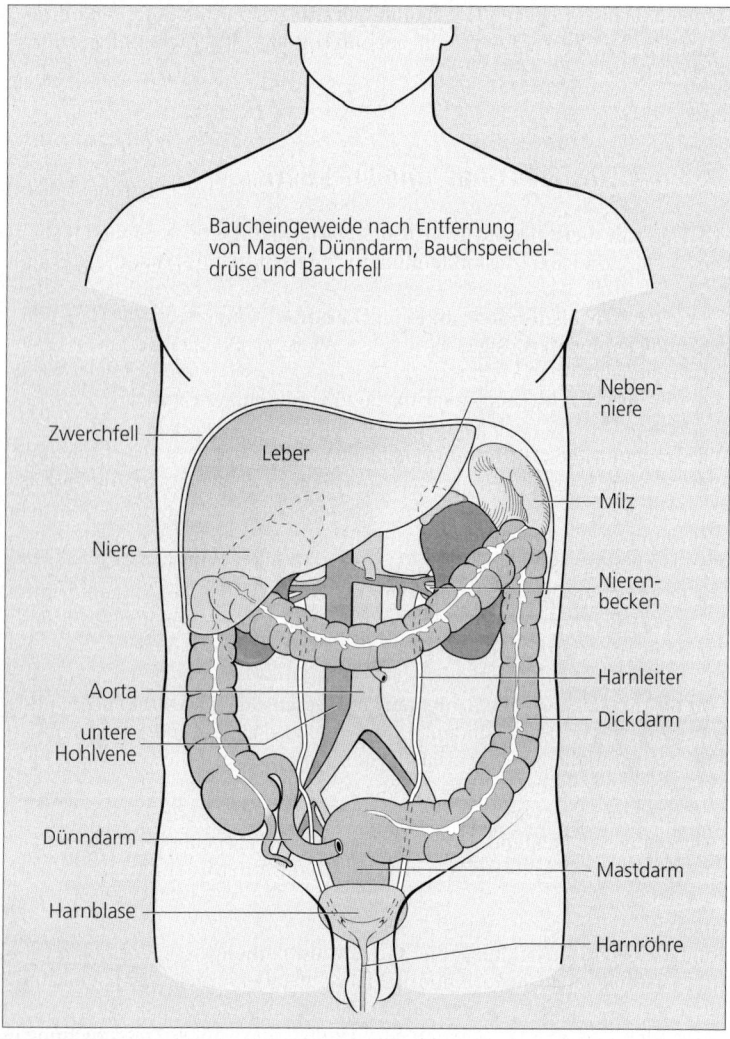

Abb. 200 *Übersicht:* Lage der Organe in der Bauchhöhle.

Länge inspizieren kann. Außerdem läßt sich durch das Koloskop ein Instrument einführen, mit dem Polypen entfernt und histologisch untersucht werden können.

Dünndarm und Dickdarm

Welche Darmtumoren kommen häufiger vor? Die am häufigsten anzutreffende Geschwulstform ist der gutartige Polyp, aus dem aber ein Krebs entstehen kann.

Wie kann man erkennen, ob man einen Polypen hat? Die meisten Polypen machen überhaupt keine Beschwerden. Größere Polypen können eine schmerzlose Blutung aus dem Mastdarm oder sogar zweitweise auftretende Darmverschlußerscheinungen verursachen.

Wie werden Polypen behandelt? Polypen, die nicht sehr weit vom After entfernt sind, können durch ein Sigmoidoskop entweder in den Praxisräumen des Gastroenterologen oder im Krankenhaus entfernt werden. Höher sitzende Polypen entfernt man durch ein Koloskop, wobei nur eine kurze stationäre Überwachung erforderlich ist. Sehr flache, breitbasig aufsitzende Polypen können mit der elektrischen Schlinge des Koloskops nicht gefahrlos abgetragen werden, sondern bedürfen einer operativen Entfernung.

Wie häufig ist der Darmkrebs? Er ist eine der häufigsten Krebsformen (Abb. 201).

Wann kommt es am ehesten zur Darmkrebsentwicklung? Während des 6. und 7. Lebensjahrzehnts.

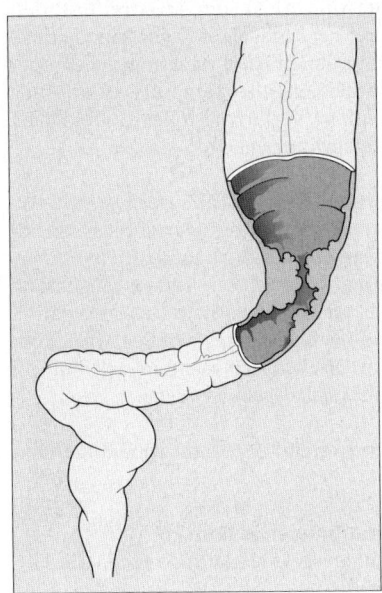

Abb. 201 *Darmkrebs.* Die Zeichnung zeigt eine von der Darmwand ausgehende Krebsgeschwulst, die in die Darmlichtung hineinwächst.

Verdauungstrakt

Liegt die Anlage zum Darmkrebs in der Familie bzw. ist sie erblich? Nein, aber die Anlage zur Entwicklung von Polypen und anderen Veränderungen, die als Krebsvorläufer anzusehen sind, kann in der Familie liegen. Zusätzlich gibt es auch sog. familäre Polypose-Syndrome. Dabei handelt es sich um eine dominant vererbte Erkrankung, bei der der gesamte Dickdarm mit Polypen übersät ist. Meist kommt es vor dem 40. Lebensjahr zu einer bösartigen Entartung. Bei diesen Patienten muß daher schon um das 20. Lebensjahr der Dickdarm vollständig entfernt werden.

Kann ein Darmkrebs mit Röntgenuntersuchungen verläßlich diagnostiziert werden? Die Röntgenuntersuchung liefert sehr genaue Ergebnisse: Dort, wo der Tumor sitzt, zeigt sich eine Unregelmäßigkeit in der Begrenzung des Darmes. Heute sollte aber bei jedem Verdacht auf Darmkrebs die Koloskopie die Erstuntersuchung sein. Man kann mit dieser Methode die Darmschleimhaut direkt betrachten und Gewebeproben entnehmen.

Was versteht man unter dem Hämoccult-Test? Mit diesem Test sucht man Blut im Stuhl, das mit dem bloßen Auge nicht zu erkennen ist. Da Blut im Stuhl als Zeichen eines Darmkrebses zu werten ist, hofft man damit, auf einfache und schnelle Weise Personen zu identifizieren, die an Darmkrebs leiden.

Wie geht der Hämoccult-Test vor sich? Man erhält vom Arzt drei Testbriefchen, auf deren Testfelder man an drei verschiedenen Tagen eine geringe Menge Stuhl streicht. Diese Briefchen können beim Arzt abgegeben oder dorthin geschickt werden. Der Arzt träufelt einen Tropfen Entwicklerlösung auf die Testfelder. Wenn Blut vorhanden ist, verfärbt sich das Testfeld blau. In der Regel folgen dann weitere Untersuchungen.

Welchen diagnostischen Wert hat der Hämoccult-Test? Dieser Test wird von den Krankenkassen als Vorsorge-Untersuchung gegen Darmkrebs angeboten. Tatsächlich handelt es sich aber nicht um Vorsorge, sondern um Früherkennung. Doch auch die Früherkennung ist damit nicht immer möglich, da der Test oft negativ ist, obwohl bereits ein Krebs vorliegt (falsch negativ). Noch häufiger ist der Test aber positiv, obwohl *kein* Krebs vorliegt (falsch positiv). Im ersten Fall wiegt man sich in falscher Sicherheit, im zweiten Fall muß man eine unnötige Koloskopie über sich ergehen lassen.

Wie müssen Darmtumoren behandelt werden? Operativ, sobald die Diagnose endgültig feststeht.

Welche Operationen kommen bei Darmtumoren in Betracht?
a) Beim gutartigen, nichtkrebsigen Tumor ist es lediglich notwendig, die Geschwulst an ihrem Ansatz abzutragen.

b) Bei einer bösartigen Geschwulst wird, wenn möglich, das tumortragende Darmstück samt dem angrenzenden Darm weit im Gesunden entfernt. Das obere Ende des gesunden Darms wird dann mit dem unteren verbunden (Abb. 202). Wenn die Darmpassage nicht wiederhergestellt werden kann, wird ein künstlicher After (Kolostomie) in der Bauchdecke angelegt. Entscheidend ist dabei die Höhe, in welcher der Tumor sitzt. Ist er weniger als 7 cm vom After entfernt, muß ein künstlicher Ausgang angelegt werden; bei einer Lokalisation weiter entfernt kann man eine Verbindung der beiden Darmenden versuchen. Das Hauptziel des Chirurgen ist die totale Entfernung der bösartigen Geschwulst, wenn auch manchmal die Anlegung eines bleibenden künstlichen Afters dadurch notwendig wird.

Ist die Entfernung eines Darmtumors eine schwere Operation? Ja, aber sie wird in mehr als 95 % aller Fälle gut überstanden.

Wie oft kann beim Darmkrebs durch die Operation eine Dauerheilung erzielt werden? Das hängt entscheidend vom Stadium ab, in dem operiert wird. Von 100 Personen leben nach fünf Jahren noch 90, wenn vor der Operation keine Beschwerden bestanden; 70, wenn etwa drei Monate lang Symptome vorhanden waren; 50, wenn sieben Monate lang Beschwerden bestanden.

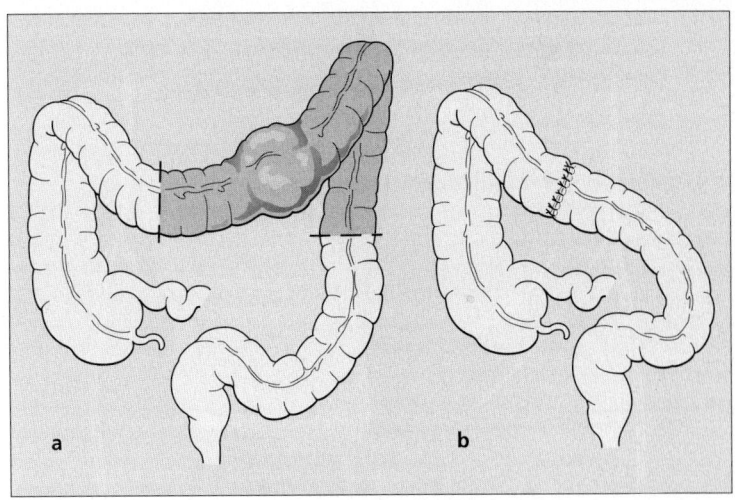

Abb. 202 *Darmresektion:* a) Darmzone, die wegen eines Tumors entfernt werden muß. b) Vereinigung der freien Darmenden und Wiederherstellung der Darmpassage.

Verdauungstrakt

Kann eine Darmgeschwulst wiederkehren? Die Geschwulst, die entfernt worden ist, kommt meist nicht mehr wieder, aber in 5 % bis 10 % der Fälle entwickelt sich ein Tumor an einer anderen Stelle des Darms.

Wie oft sollte man nach der Entfernung eines Darmtumors zu einer Kontrolluntersuchung gehen? Mindestens einmal im Jahr bzw. immer dann, wenn neue Krankheitserscheinungen auftreten.

Ist ein künstlicher After in jedem Fall endgültig? Nein. Manchmal wird er nur angelegt, um einen Darmverschluß, der durch einen Darmtumor verursacht wurde, zu beheben.

Wann entscheidet sich der Chirurg zur Schließung der Kolostomie? Wenn er weiß, daß er die normale Darmpassage wiederherstellen kann. Das kann einige Wochen oder Monate nach der Erstoperation der Fall sein.

Kann man mit einem bleibenden künstlichen After ein normales Leben führen? Ja. Die meisten Patienten lernen es, ihren künstlichen After so unter Kontrolle zu bringen, daß der Stuhl fast mit der gleichen Regelmäßigkeit entleert wird wie früher unter normalen Bedingungen.

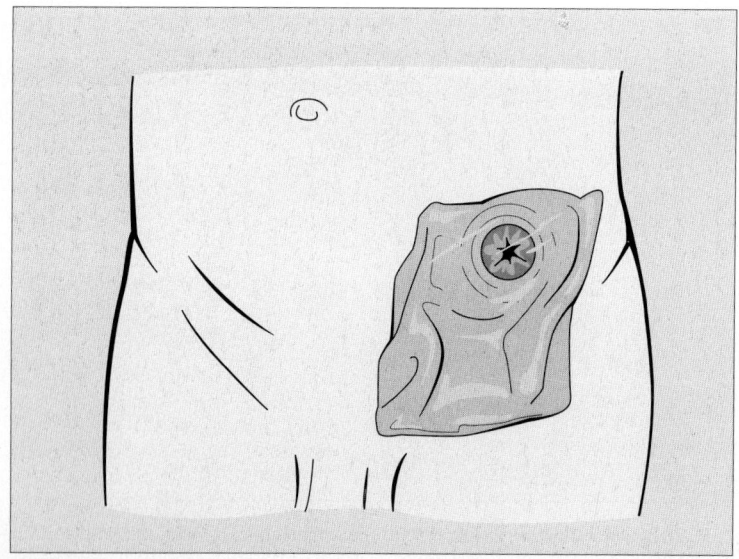

Abb. 203 *Künstlicher Darmausgang,* mit Beutel versorgt.

Hat man mit einem künstlichen After einen üblen Geruch? Nein. Man lernt es, die Darmöffnung die meiste Zeit sauberzuhalten. Außerdem gibt man oft einen speziell konstruierten Beutel über die Öffnung, um jeden Geruch abzudichten und zu binden, falls eine Darmentleerung erfolgen sollte, während man außer Haus oder bei der Arbeit ist. Viele Patienten mit einem künstlichen After gehen sogar in öffentliche Badeanstalten.

Können andere Leute merken, daß jemand einen Kolostomiebeutel trägt oder einen künstlichen After hat? Nein. Es gibt viele Tausende solcher Menschen, die alle Tätigkeiten in voller Bewegungsfreiheit ausüben, ohne Unannehmlichkeiten für sie selbst oder andere in ihrer Umgebung.

Kann man ein normales Leben führen, wenn ein großer Teil des Darms entfernt worden ist? Ernährung und Verdauung können sogar dann normal sein, wenn der ganze Dickdarm entfernt worden ist. Auch vom Dünndarm kann mindestens die Hälfte entfernt werden, ohne daß die Ernährung darunter leidet.

Kann der Chirurg bei der Untersuchung des Bauches immer erkennen, ob der Patient einen Darmtumor hat? Nein. Aus diesem Grund ist es so wichtig, daß man routinemäßig eine Koloskopie durchführt, wenn irgendwelche Krankheitserscheinungen im Bereich des Darms auftreten. Jenseits des 50. Lebensjahrs sollte man, auch wenn keine Beschwerden bestehen, zumindest einmal eine endoskopische Untersuchung vornehmen lassen.

Wie lange muß man bei einer Dickdarmoperation im Krankenhaus bleiben? Diese Operationen zählen zu den kompliziertesten in der ganzen Chirurgie und können einen mehrwöchigen Krankenhausaufenthalt erforderlich machen. Vor und nach der Operation sind ganz besondere Betreuungsmaßnahmen notwendig, wozu die Vorbereitung des Darms mit häufigen Reinigungseinläufen und die Verabreichung von Antibiotika gehört. Diese Mittel beugen der Entstehung einer Bauchfellentzündung nach der Operation vor.

Mastdarm und After

Was ist der After? Mit After oder Anus bezeichnet man die letzten 2 bis 3 cm des Darmtrakts mit der Darmöffnung.

Was ist der Mastdarm? Der Mastdarm, auch Enddarm oder Rektum genannt, ist jener Darmabschnitt, der etwa 12 bis 14 cm vom After aufwärts reicht.

Verdauungstrakt

Sind Erkrankungen des Mastdarms oder Afters häufig? Fast ¹/₃ aller Erwachsenen leidet irgendwann einmal an einer örtlichen Erkrankung des Afters oder Mastdarms, z. B. an Hämorrhoiden, Fissuren oder Fisteln.

Hämorrhoiden

Was sind Hämorrhoiden? Sie sind Erweiterungen des arteriell gespeisten Schwellkörpers, der zum dichten Verschluß des Anus beiträgt. Es handelt sich nicht um venöse Gefäße (Abb. 204).

Wodurch werden Hämorrhoiden hervorgerufen? Auf dem Boden einer erblichen Anlage begünstigen Faktoren wie sitzende Lebensweise, Überge-

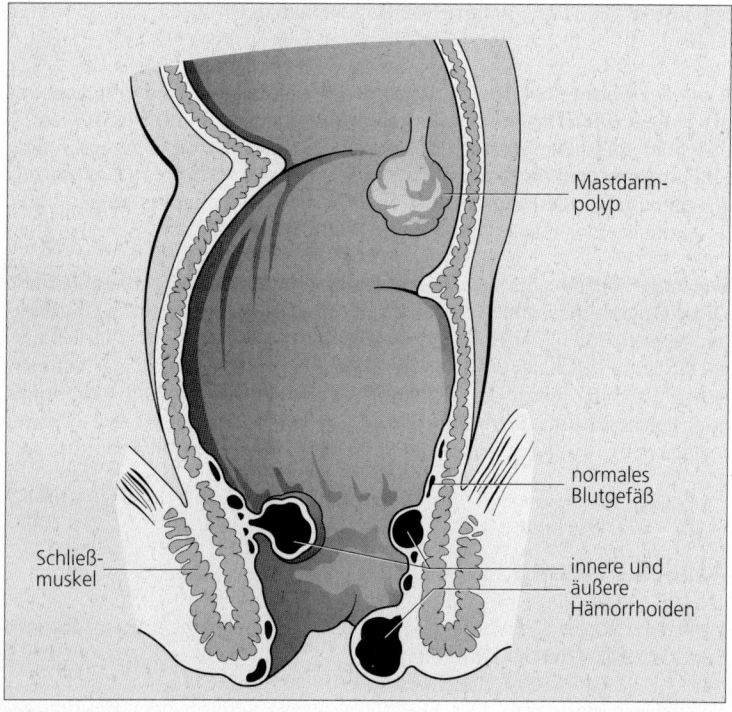

Abb. 204 *Mastdarmpolyp und Hämorrhoiden.* Darmpolypen sind gutartige Gewächse, können sich aber krebsartig entwickeln. Hämorrhoiden sind varikös erweiterte Gefäße im Afterbereich.

wicht, Schwangerschaften und vor allem starkes Pressen beim Stuhlgang die Entstehung von Hämorrhoiden. Damit wird klar, daß die chronische Verstopfung eine weiterer wichtiger Faktor ist.

Wie häufig kommen Hämorrhoiden vor? Sie sind die häufigste krankhafte Veränderung in der Aftergegend, und fast 25 % der Bevölkerung haben irgendwann einmal damit zu tun.

Welche Symptome treten bei Hämorrhoiden auf? Es bestehen Schmerzen beim Stuhlgang, Juckreiz, Nässen und Wundsein am After, dumpfer Druck am Enddarm und gehäufter oder auch falscher Stuhldrang. Am häufigsten kommt es zu kleineren Blutungen nach dem Stuhlgang. Um den After finden sich eine oder mehrere Schwellungen oder Knoten, die beim Stuhlgang deutlicher hervortreten.

Wie sieht das Blut bei einer Hämorrhoidalblutung aus?
a) Hellrot, da es sich um arterielles Blut handelt.
b) Das Blut ist dem Stuhl aufgelagert.
c) Am Toilettenpapier befindet sich Blut.
d) Je härter der Stuhl, um so leichter und mehr blutet es.

Was ist der Unterschied zwischen inneren und äußeren Hämorrhoiden? Äußere Hämorrhoiden sind Erweiterungen der venösen Gefäße des Afters, sie sitzen weiter außen. Im Vergleich zu inneren Hämorrhoiden, der Erweiterung des arteriellen analen Schwellkörpers, sind sie selten.

Kann man die Entstehung von Hämorrhoiden verhüten? Ja, in einem gewissen Ausmaß. Es werden sich weniger leicht Hämorrhoiden bilden, wenn man sich regelmäßige Darmentleerungen angewöhnt, eine verdauungsfördernde Kost mit ausreichendem Schlackengehalt zu sich nimmt und es unterläßt, beim Stuhlgang zu pressen.

Wie können Hämorrhoiden nachgewiesen werden? Der Arzt ist bei der Untersuchung des Mastdarms mit dem Proktoskop in der Lage, festzustellen, ob Hämorrhoiden vorhanden sind.

Welche Möglichkeiten zur Behandlung von Hämorrhoiden gibt es?
a) Die medikamentöse Behandlung mit Einnahme von Gleitmitteln zur Regelung des Stuhlgangs und mit Medikamenten-Zäpfchen, die in den Mastdarm eingeführt werden;
b) die Injektionsbehandlung, wenn es sich um innere Hämorrhoiden handelt; bei dieser am häufigsten angewendeten Methode wird eine gewebsirritierende Substanz in die Knoten gespritzt, wonach es zu einer Gewebeschrumpfung und Abschnürung der Blutversorgung der Hämorrhoiden kommt;

Verdauungstrakt

c) die Gummibandligatur, bei der mit einem speziellen Gerät kleine Gummiringe um die Hämorrhoidalknoten gelegt werden, welche die Blutversorgung abschnüren und den Knoten zum Veröden bringen;
d) die Infrarotkoagulation, wobei die zuführenden Gefäße zum Knoten mit Hitze verkocht werden;
e) die chirurgische Beseitigung der Hämorrhoiden.

Eignet sich die Injektionsbehandlung für alle Formen von Hämorrhoiden?
Nein. Nur die inneren Hämorrhoiden lassen sich manchmal mit dieser Methode erfolgreich beseitigen.

Was kann geschehen, wenn Hämorrhoiden unbehandelt bleiben?
a) Es können schwere Blutungen auftreten, die eine starke Blutarmut mit all ihren ernsten Folgen verursachen.
b) Die Hämorrhoiden können thrombosieren, d.h. es können sich darin Blutgerinnsel bilden, was äußerst schmerzhaft ist.
c) Es kann zu einem Vorfall (Prolaps) der Hämorrhoiden kommen, d.h. sie können aus dem Mastdarm austreten und nicht mehr zurückgehen.
d) Die Hämorrhoiden können eingeklemmt und gangränös (brandig) werden.
e) Es kann zur Geschwürsbildung und Infektion kommen.

Kann sich ein Mastdarmkrebs entwickeln, wenn man die Hämorrhoiden vernachlässigt? Nein, aber eine plötzliche Entstehung von Hämorrhoiden ist gelegentlich die Folge eines Tumorwachstums im Dickdarm.

Wovon hängt es ab, ob die Hämorrhoiden operiert werden sollen? Vielfach verursachen Hämorrhoiden überhaupt keine Beschwerden und erfordern keine Behandlung. Wenn sie Beschwerden machen und eine entsprechende medikamentöse Behandlung erfolglos bleibt, ist eine Operation notwendig.

Macht man vor der Hämorrhoidenoperation noch andere Untersuchungen? Ja. Man führt eine Rektoskopie durch, um krankhafte Veränderungen höher oben im Mastdarm, oberhalb der Hämorrhoiden, mit Sicherheit auszuschließen.

Kann man mit dem Rektoskop einen Krebs im Mastdarm erkennen? Ja, das ist der Hauptzweck dieser Untersuchung. Mit einem etwas längeren Instrument, einem sogenannten Sigmoidoskop, kann man auch noch das Sigmoid kontrollieren.

Wie und wo wird die Rektoskopie ausgeführt? Der Chirurg oder der Gastroenterologe macht diese Untersuchung in der Sprechstunde. Dabei wird ein Rektoskop mit einer Lichtquelle in den Mastdarmkanal eingeführt. Ein

Rektoskop ist ein starres Metallrohr von etwa 30 cm Länge, das die direkte Besichtigung des gesamten Mastdarms gestattet. Alternativ kann man auch das flexible Sigmoidoskop verwenden.

Ist die Rekto- bzw. Sigmoidoskopie eine schmerzhafte Untersuchung? Nein. Sie ist zwar etwas unangenehm, verursacht aber keine Schmerzen.

Zeigen Hämorrhoiden manchmal an, daß eine andere Krankheit im unteren Darmtrakt besteht? Ja, das ist der Grund, warum der Arzt eine Rekto-Sigmoidoskopie und eine Koloskopie empfiehlt, bevor er sich zur Entfernung der Hämorrhoiden entschließt.

Ist ein Krankenhausaufenthalt nötig, wenn man die Hämorrhoiden entfernen lassen will? Ja, man muß 4 – 5 Tage im Krankenhaus bleiben.

Wie groß sind die Aussichten auf vollständige Heilung nach der Entfernung der Hämorrhoiden? Über 95 %.

Können Hämorrhoiden wiederkehren? Ja, aber die Zahl dieser Fälle ist klein.

Hat man nach der Hämorrhoidektomie starke Schmerzen? Ja, während der ersten ein, zwei Wochen nach der Operation beim Stuhlgang. Je weicher der Stuhl gemacht wird, um so weniger Beschwerden hat man nach der Operation.

Was geschieht bei der Hämorrhoidektomie? Das erweiterte Gefäßgeflecht wird aus dem umgebenden Gewebe herauspräpariert und freigelegt, unterbunden und weggeschnitten.

Wie erfolgt die Schmerzausschaltung bei der Hämorrhoidektomie? Meist mit einer tiefen Spinal- oder Kaudalanästhesie oder einer Allgemeinnarkose; gelegentlich wird eine örtliche Betäubung gemacht.

Sind vor der Hämorrhoidektomie spezielle vorbereitende Maßnahmen erforderlich? Nein. Es ist nur dafür zu sorgen, daß der Darm vor der Operation leer ist.

Wie lange dauert es nach der Hämorrhoidenoperation, bis der Darm wieder normal funktioniert? Es kann einige Wochen dauern, bis sich der Stuhlgang wieder völlig normalisiert.

Welche Maßnahmen werden nach der Operation gewöhnlich empfohlen? Zweimal täglich ist ein Gleitmittel, etwa Paraffinöl, zu nehmen, und der Patient wird angewiesen, zwei- oder dreimal täglich ein warmes Sitzbad zu nehmen. Nach der Operation sind häufige Kontrolluntersuchungen durch den Chirurgen nötig.

Wie bald nach einer Hämorrhoidenoperation kann man folgendes tun?
Baden: nach 3–4 Tagen
Das Haus verlassen: nach 4–5 Tagen
Treppen steigen: nach 1–2 Tagen
Den Haushalt besorgen: nach 7 Tagen
Ein Auto lenken: nach 2 Wochen
Geschlechtsverkehr wieder aufnehmen: nach 3–4 Wochen
Wieder zur Arbeit gehen: nach 2–3 Wochen
Alle körperlichen Betätigungen wieder aufnehmen: nach 4–6 Wochen

Mastdarm- und Afterpolypen

Was sind Polypen? Polypen sind warzenartige Gewächse der After- oder Mastdarmschleimhaut von Erbsen- bis Golfballgröße oder sogar noch darüber (Abb. 204).

Wo finden sich Polypen? Polypen können überall im Dickdarm von der Afteröffnung aufwärts angetroffen werden.

Wodurch werden Polypen verursacht? Polypen sind gutartige oder bösartige Neubildungen wie andere Tumoren auch. Man kennt ihre eigentliche Ursache nicht. Der Ausdruck »Polyp« bedeutet lediglich, daß eine umschriebene Schleimhautvorwölbung vorliegt. Über die Entstehung wird dabei nichts ausgesagt.

Wie häufig sind Polypen? Sie sind die verbreitetsten Geschwülste des Darmtrakts.

Wer bekommt am ehesten Polypen? Polypen finden sich in allen Altersgruppen, treten aber während des 4., 5. und 6. Lebensjahrzehnts am häufigsten in Erscheinung.

Liegt die Anlage zu Polypen in der Familie bzw. ist sie erblich? Das trifft nur bei den sog. familiären Polypose-Syndromen zu, die durch das gleichzeitige Vorhandensein zahlreicher Polypen im Dickdarm gekennzeichnet sind. Die familiäre Polypose ist eine eigene Krankheit, die von den isoliert auftretenden Einzelpolypen, die sich so oft im Mastdarm oder in der Aftergegend finden, abgegrenzt werden muß.

Woran kann man erkennen, ob man einen Polypen hat? Polypen in Afternähe werden manchmal bei der Darmentleerung herausgetrieben und können getastet werden. Das häufigste Symptom ist aber eine schmerzlose Blutung aus dem Mastdarm beim Stuhlgang in Fällen, wo keine andere krankhafte Veränderung des Afters oder Mastdarms vorliegt.

Welche Folgen kann es haben, wenn Polypen unbehandelt bleiben? Manche Polypen können krebsig entarten, wenn man sie nicht abträgt. Mit der einfachen Entfernung der Polypen kann man verhindern, daß es dazu kommt!

Wie werden Polypen behandelt? After- und Mastdarmpolypen werden auf die gleiche Weise behandelt, wie Polypen, die weiter oben im Dickdarm lokalisiert sind (siehe auch Seite 1235).

Wie kann man feststellen, ob ein Polyp in Entartung begriffen ist? Der abgetragene Polyp wird in ein histologisches Labor eingeschickt und mikroskopisch untersucht.

Wie rasch erhält man den Laborbefund? Innerhalb von 4 bis 7 Tagen.

Was geschieht, wenn sich der Polyp als bösartig erwiesen hat? Das kommt auf die Eindringtiefe des bösartigen Gewebes an. Weiterhin ist entscheidend, ob sich an den Rändern des abgetragenen Gewebsstücks noch normales Gewebe befindet oder ob sich das bösartige Wachstum über den Abtragungsrand hinaus erstreckt. Sind die Abtragungsränder frei von Krebs, so kann man es mit der endoskopischen Behandlung bewenden lassen. Falls nicht, ist eine Operation zur Entfernung des betroffenen Darmabschnitts erforderlich. In jedem Fall sind aber weitere endoskopische Kontrolluntersuchungen erforderlich.

Kommen Polypen oft wieder? Der Polyp, der entfernt worden ist, kommt kaum wieder, sofern er nicht bösartige Veränderungen aufgewiesen hat. Wer jedoch *einen* Polypen hatte, kann auch weitere bekommen. Ebenso gilt, daß Personen, die Polypen in unteren Darmabschnitten hatten, mit größerer Wahrscheinlichkeit auch in oberen Darmabschnitten dazu neigen.

Analfissur
(Afterschrunde)

Was ist eine Analfissur? Mit Analfissur oder Afterschrunde bezeichnet man eine Geschwürbildung oder einen Einriß in der Afterschleimhaut. Sie ist eine der schmerzhaftesten Erkrankungen im Afterbereich (Abb. 205).

Verdauungstrakt

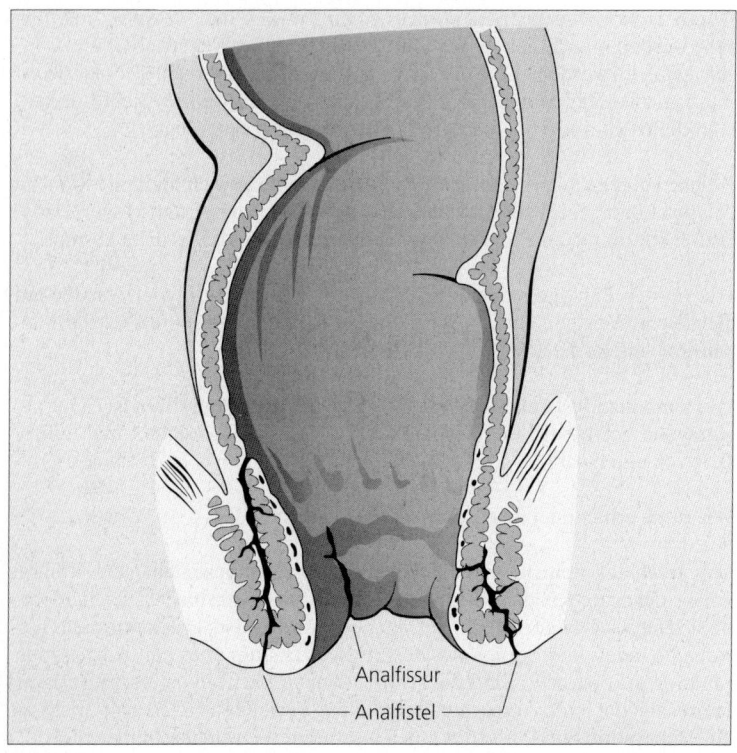

Abb. 205 *Analfissur und Analfisteln.* Eine Analfissur ist eine oberflächliche krankhafte Veränderung, während eine Fistel die Folge von Entzündungsvorgängen in der Tiefe der Gewebe ist.

Wodurch entsteht eine Analfissur? Durch Überdehnung der Schleimhaut am Afterausgang bei chronischer Verstopfung. Die rissige Oberfläche wird infiziert, und es bildet sich ein Geschwür. Das Geschwür zeigt keine Heilungstendenz, weil es durch die Dehnung bei der Darmentleerung offengehalten wird bzw. immer wieder aufreißt.

Welche Symptome treten bei einer Afterschrunde auf? Schmerzen beim Stuhlgang, die von einer geringfügigen Blutung begleitet werden.

Wie wird eine Afterschrunde behandelt? In vielen Fällen führt eine medikamentöse Behandlung zur Heilung, wenn sie früh genug durchgeführt wird. Sie besteht in der Einnahme von Gleitmitteln, wie z. B. Paraffinöl, und der

Einführung von Medikamentenzäpfchen in den Mastdarmkanal. Die Behandlung ist wegen der schlechten Heilungstendenz oft problematisch. Patienten, die auf die medikamentöse Behandlung nicht ansprechen und bei denen sich eine chronische Fissur entwickelt hat, müssen operiert werden.

Worin besteht die Operation bei einer Afterschrunde? Die Fissur wird mit einem kleinen elliptischen Schnitt entfernt, und der darunterliegende Schließmuskel wird eingeschnitten, damit der After für eine Weile erschlafft.

Welche Vorbereitungs- und Nachbehandlungsmaßnahmen sind bei der Operation einer Analfissur notwendig? Die gleichen wie bei einer Hämorrhoidenoperation. (Siehe den Abschnitt über Hämorrhoiden in diesem Kapitel.)

Wie lange dauert die Wundheilung nach der Operation? 3–4 Wochen.

Heilt der Schließmuskel, und normalisiert sich die Darmentleerung nach einer Fissuroperation? Ja. Nach wenigen Wochen ist die Heilung abgeschlossen, und der Stuhlgang funktioniert wieder normal.

Abszesse und bakterielle Infektionen in der Umgebung des Afters
(Periproktitische Abszesse)

Wodurch werden diese Abszesse verursacht? Vermutlich geht die Infektion von der After- oder Mastdarmschleimhaut aus und bahnt sich in der Tiefe der Gewebe den Weg zur Haut.

Wie werden diese Abszesse behandelt? Sie sollten sehr frühzeitig eröffnet und breit drainiert werden.

Heilen solche Abszesse immer völlig aus? Nein. Manche öffnen und schließen sich im Laufe mehrerer Wochen oder Monate immer wieder und führen schließlich zur Fistelbildung (siehe unten bei Analfistel).

Ist zur Operation dieser Abszesse ein Krankenhausaufenthalt nötig? Nur große, ausgedehnte Abszesse, die mit starken Schmerzen und hohem Fieber einhergehen, müssen im Krankenhaus in Narkose eröffnet werden. In leichteren Fällen kann der Chirurg den Abszeß in seiner Sprechstunde in örtlicher Betäubung spalten.

Verdauungstrakt

Analfistel

Was ist eine Analfistel? Eine Analfistel ist eine abnorme Verbindung zwischen dem schleimhautbekleideten Inneren des Mastdarms oder Afters und der Hautoberfläche in der Umgebung des Afters; sie ist also ein Tunnel oder Gang (Abb. 205).

Wie entstehen Fisteln? Sie stellen den Folgezustand einer eitrigen Infektion, die sich von einem Ausgangspunkt in der Wand des Mastdarms oder Afters den Weg zur Hautoberfläche gebahnt hat, dar.

Wie tritt eine Analfistel in Erscheinung? Meist gibt der Patient an, daß er vor einiger Zeit einen schmerzhaften Furunkel oder Abszeß neben dem After hatte, der aufging und Eiter absonderte. Der Abszeß öffnete und schloß sich abwechselnd im Laufe einiger Wochen oder Monate und hinterließ schließlich eine geringfügige Absonderung, verursachte aber nur verhältnismäßig wenig Schmerzen.

Was geschieht, wenn eine Analfistel nicht behandelt wird? Die Fistelbildung kann fortschreiten und die Gegend um den Mastdarm unterminieren, um schließlich an verschiedenen Punkten die Oberfläche im Bereich des Afters zu befallen. Überdies kann der Afterschließmuskel geschädigt werden, wenn die Fistel nicht beseitigt wird.

Wie wird eine Fistel behandelt? Fisteln, die über mehrere Wochen nicht abheilen, sollten operiert werden.

Worin besteht die Fisteloperation? Der Fistelgang wird entfernt oder breit freigelegt; dazu muß meist der Schließmuskel wie bei der Analfissurenoperation eingeschnitten werden.

Welche Maßnahmen gelten der Operationsvorbereitung und -nachbehandlung? Die gleichen wie bei der Analfissuren- und Hämorrhoidenoperation. (Siehe den Abschnitt über Hämorrhoiden in diesem Kapitel.)

Kann man mit einem guten Operationserfolg rechnen? Ja. Die Aussichten auf die endgültige Abheilung der Fistel sind sehr gut; nur selten kommt eine Fistel wieder. Rückfälle gibt es ab und zu bei großen, ausgedehnten, chronischen Fisteln; sie erfordern eine Nachoperation zur Erzielung einer Dauerheilung.

Normalisiert sich der Stuhlgang nach einer Fisteloperation wieder? Ja, binnen weniger Wochen.

Wie lange braucht die Fistelheilung? Die Operation ist ausgedehnter als eine Fissurenoperation, und es kann 6 bis 10 Wochen dauern, bis die Gewebe vollkommen verheilen.

Afterjucken
(Pruritus ani)

Was versteht man unter Pruritus ani? Man bezeichnet damit ein chronisches Hautjucken in der Umgebung des Afters.

Welche Ursachen hat das Afterjucken?
a) Die Haut in diesem Gebiet ist feucht, sehr empfindlich und wird immer wieder vom Stuhl verunreinigt.
b) Dieser Hautbezirk reagiert oft auf Reizung durch Seife, Bekleidung usw. allergisch.
c) Gleichzeitig bestehende krankhafte Veränderungen im Enddarmbereich, beispielsweise Hämorrhoiden, Fissuren, Dickdarmentzündungen usw., können eine Hautreizung bedingen und einen Juck-Kratz-Kreislauf in Gang setzen.
d) Hautpilzerkrankungen im Afterbereich sind nicht selten.
e) Menschen mit Neurosen oder anderen seelischen Störungen bekommen viel häufiger Afterjucken als andere.
f) Bei Kindern kann Afterjucken auf eine Wurmerkrankung hinweisen.

Wie äußert sich das Afterjucken?
a) Mit unerträglichem Jucken, das in der Hitze und bei Nacht schlimmer wird;
b) mit Reizung und Brennen der Haut um den After.

Wie wird das Afterjucken behandelt? Keines der vielen vorgeschlagenen Behandlungsverfahren hat sich in allen Fällen als voll wirksam erwiesen. Wenn eine Allergie vorliegt, muß sie geklärt und behandelt werden; eine Hautpilzerkrankung ist mit entsprechenden pilztötenden Präparaten zu behandeln; besteht eine Begleitkrankheit im Afterbereich, so muß sie ausgeschaltet werden. Der After ist sauber und trocken zu halten, zur Reinigung nach dem Stuhlgang sollte ein Öltuch verwendet werden, wie man es für die Säuglingspflege benutzt. Es gibt viele Salben, die bei richtigem Gebrauch ausgezeichnet helfen, besonders jene, die Kortison und juckreizstillende Bestandteile enthalten.

Kann beim Afterjucken eine allzu häufige Reinigung mit Seife und Wasser schaden? Ja. Seife und Wasser können diese Beschwerden durch die Hautreizung eher verschlimmern als mildern. Statt Seife sollte man zur Reinigung eine Syndet-Waschlösung verwenden.

Wie lange kann das Afterjucken anhalten? Es wird oft chronisch – viele Leute leiden jahrelang daran.

Kommt es manchmal spontan zur Heilung? Ja. Oft schwinden die Beschwerden von selbst.

Kann das Afterjucken in manchen Fällen psychotherapeutisch behandelt werden? Ja, wenn eine seelische Störung vorliegt.

Mastdarmvorfall
(Rektumprolaps)

Was ist ein Mastdarmvorfall? Von einem Mastdarmvorfall oder Prolaps spricht man, wenn die Mastdarmschleimhaut durch die Afteröffnung herausgedrängt wurde.

Wann kommt es am häufigsten zum Vorfall? Beim Pressen während des Stuhlgangs.

Wer bekommt am ehesten diese Veränderung? Kleine Kinder und ältere Leute.

Wie entsteht ein Vorfall? Durch zu starkes, manchmal im Zusammenhang mit Durchfall oder Verstopfung stehendes Pressen beim Stuhlgang, bei Leuten mit konstitutioneller Bindegewebsschwäche und Frauen mit vielen Geburten.

Wie wird ein Mastdarmvorfall behandelt? In manchen Fällen muß man lediglich für besseren Stuhlgang sorgen und den begleitenden Durchfall oder die Verstopfung beseitigen. In anderen Fällen kann es notwendig sein, daß man auf chirurgischem Wege dem muskulären Stützapparat des Analkanals in irgendeiner Form Halt gibt und die überschüssige Schleimhaut abträgt.

Welche Operationen kommen bei einem Mastdarmvorfall in Betracht? Bei einem kleineren Vorfall wird eine plastische Operation vom After her vorgenommen. Bei ausgedehnteren Formen wird eine Bauchoperation mit Verkürzung des Mastdarms und Wiederherstellung seines muskulären Halteapparats durchgeführt.

Haben Prolapsoperationen Erfolg? Im allgemeinen ja; in fortgeschrittenen Fällen bei älteren Patienten gibt es allerdings viele Versager.

Krebs des Mastdarms und Afters

Ist der Krebs des Mastdarms oder Afters eine häufige Erkrankung? Ja. Er gehört zu den häufigsten bösartigen Neubildungen im ganzen Körper.

Kann man einem Mastdarmkrebs vorbeugen? In einem gewissen Ausmaß insoweit, als regelmäßige Mastdarmuntersuchungen und sigmoidoskopische Untersuchungen eine gutartige Veränderung aufdecken können, die vielleicht krebsig entartet wäre, wenn man sie nicht entfernt hätte.

Wie wird die Diagnose eines Mastdarmkrebses gestellt?
a) Durch Austasten des Mastdarmkanals mit dem untersuchenden Finger;
b) durch Entnahme und mikroskopische Untersuchung eines Gewebestückchens vom Tumor. (Die Gewebsentnahme ist ein einfacher Sprechstundeneingriff.)

Welche Symptome erzeugt ein Mastdarmkrebs?
a) Das hervorstechendste Zeichen ist Blut im Stuhl.
b) Der Stuhlgang kann anders sein als früher gewohnt.

In welchem Lebensalter wird der Mastdarmkrebs am häufigsten beobachtet? Er ist im mittleren und höheren Alter am häufigsten.

Welche Operation wird bei einem Mastdarmkrebs durchgeführt? Das hängt vom Sitz und von der Ausdehnung ab. Es gibt es drei Hauptmethoden:
a) Der gesamte Mastdarm und etwa 60 bis 90 cm des Dickdarms werden entfernt. An der Bauchdecke wird eine Öffnung zum Abgang des Stuhls gebildet. Diese künstlich geschaffene Öffnung nennt man Kolostomie oder künstlichen After (Abb. 206).
b) In manchen Fällen, wenn der Krebs hoch im Mastdarm sitzt, ist es möglich, den krebsbefallenen Teil des Mastdarms zu entfernen und den Zusammenhang des Darms wiederherzustellen; dann ist eine künstliche Afteröffnung nicht nötig.
c) Bei einem örtlich begrenzten, oberflächlichen Mastdarmkrebs ist es mitunter ratsam, den Tumor lediglich mit einem Instrument, das durch den After eingeführt wird, auszubrennen. Dieses Verfahren kommt vorwiegend bei älteren Patienten und solchen, die aufgrund ihres schlechten Allgemeinzustands eine ausgedehntere Operation vielleicht nicht vertragen würden, in Betracht.

Verdauungstrakt

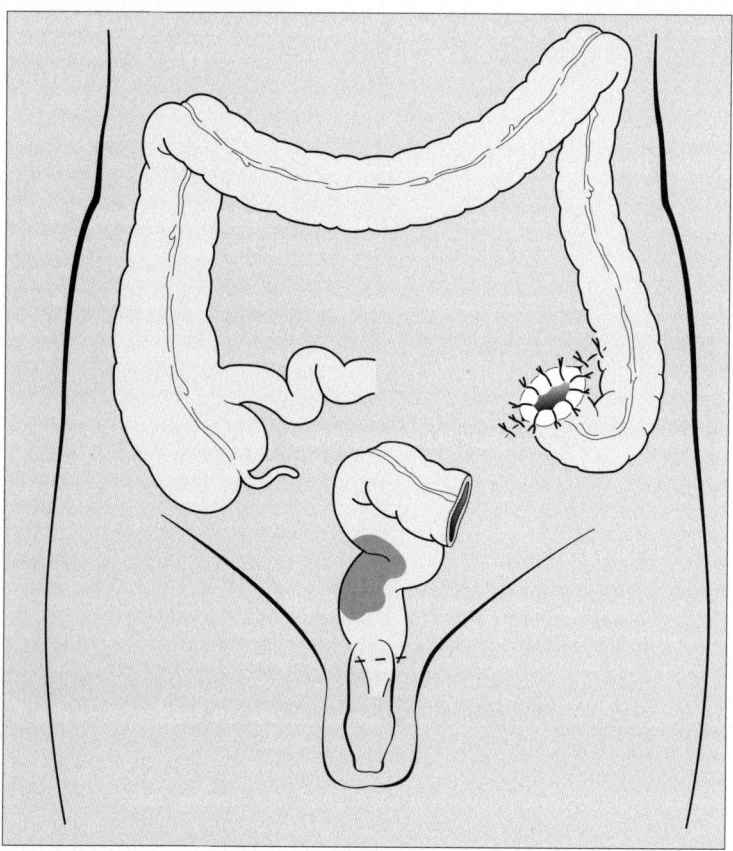

Abb. 206 *Kolostomie*. Wegen eines Krebses müssen der Mastdarm und der angrenzende Dickdarmabschnitt entfernt werden. Das Ende des verbleibenden Dickdarms mündet als künstlicher After an der Bauchdecke.

Ist eine Mastdarmkrebsoperation gefährlich? Heute überstehen mehr als 95 % der Patienten die Operation. Es ist jedoch eine schwere Operation, die zwei bis drei Stunden dauert und einen mehrwöchigen Krankenhausaufenthalt erforderlich macht.

Ist der Mastdarmkrebs überhaupt heilbar? Ja, im Frühstadium. Mehr als die Hälfte der Fälle kann geheilt werden, wenn man sie in einem Stadium antrifft, in dem sich der Krebs noch nicht weiter im Körper ausgebreitet hat.

63 Vitamine

Siehe auch Kapitel 5, Altern; Kapitel 18, Ernährung; Kapitel 53, Säuglingsernährung; Kapitel 56, Schwangerschaft

Was sind Vitamine? Vitamine sind besondere chemische Verbindungen, die für den normalen Stoffwechsel und die Gesundheit unentbehrlich sind. Der Körper kann sie nicht selbst erzeugen, sondern erhält sie hauptsächlich mit der Nahrung zugeführt.

Erhöhen Vitamine den Kalorienwert der Nahrung? Nein.

Sind Vitamine lebensnotwendig? Ja. Man kann jedoch lange Zeit mit ungenügender Vitaminaufnahme leben, bevor Mangelkrankheiten in Erscheinung treten.

Wie kann man erkennen, ob man Vitamine braucht? Vitaminmangelerscheinungen sind oft äußerst schwierig zu diagnostizieren. Es ist für den Patienten völlig unmöglich, selbst die Diagnose eines Vitaminmangels korrekt zu stellen; er sollte sich deshalb nicht auf eine »Eigentherapie« mit wahlloser Einnahme von Vitaminpräparaten einlassen. Allerdings leidet in den westlichen Industrieländern kein gesunder Mensch, der sich vielseitig und ausgewogen ernährt, an Vitaminmagel.

Erhöht es die allgemeine Widerstandsfähigkeit gegen Erkrankungen, wenn man neben einer vollwertigen Ernährung zusätzlich Vitaminpräparate einnimmt? Nein. Wenn die Vitaminaufnahme mit der Nahrung und die Vitaminresorption im Körper normal sind, steigert eine zusätzliche Vitaminzufuhr in Form von Tabletten oder anderen Präparaten die Widerstandskraft gegen Krankheiten nicht.

Wie lange muß man Vitamine nehmen, um einen Vitaminmangelzustand zu beheben? Wenn der Mangel lange Zeit bestanden hat, kann es mehrere Wochen oder länger dauern, bis sich der Vitaminhaushalt im Körper wieder normalisiert. Bei einem kurzdauernden Mangel wird sich eine entsprechende Vitaminzufuhr wahrscheinlich sofort auswirken.

Welche Ursachen liegen einem Vitaminmangel zugrunde?
a) Ungenügende Nahrungsaufnahme oder einseitige Kost;
b) ungenügende Vitaminresorption im Körper infolge einer Funktionsstörung oder Krankheit des Darms;

Vitamine

c) gestörter Vitaminstoffwechsel als Folge von Krankheitsprozessen in verschiedenen Organen;
d) über die Norm erhöhter Vitaminbedarf, wie er während Krankheiten, Schwangerschaft, sehr starkem Längenwachstum, Perioden der Belastung oder besonderer Aktivität und bei schweren Operationen vorkommt.

Welche Krankheiten oder Störungen werden durch einen Vitaminmangel verursacht?

a) Vitamin A-Mangel:
   - Nachtblindheit (schlechtes Sehen in der Dämmerung);
   - Austrocknung der Deckgewebe von Augen, Haut und Atmungstrakt;
   - verminderte Widerstandskraft gegen Infektionen.
b) Vitamin B_1- oder Thiaminmangel:
   - Beriberi, eine schwere Mangelkrankheit, die durch hochgradigen Gewichtsverlust, Schwund der Muskelkraft, Nervenentzündungen, geistige Verwirrung und Herzschädigung gekennzeichnet ist;
   - ein leichterer Vitamin B_1-Mangel führt zu geringerer Gewichtsabnahme, Appetitlosigkeit, Schwäche und Nervenschädigung;
c) Vitamin B_2- oder Riboflavin-Mangel:
   Hautrisse an den Mundwinkeln (»Faulecken«), schuppige Hautabschilferung in den Falten, die von den Nasenflügeln zum Mund ziehen, ferner Reizung und purpurrote Verfärbung der Mundschleimhaut und Zungenoberfläche.
d) Nikotinsäureamid- oder Niacinamidmangel:
   Pellagra, eine schwere Mangelkrankheit, die durch Hautausschläge an den dem Sonnenlicht ausgesetzten Stellen infolge erhöhter Lichtempfindlichkeit gekennzeichnet ist. Sie geht auch mit Krankheitserscheinungen von seiten des Magen-Darm-Trakts, geistigen Störungen und Verwirrtheitszuständen einher.
e) Folsäuremangel:
   Verschiedene Formen schwerer Blutarmut.
f) Vitamin B_6- oder Pyridoxin-Mangel:
   Krankheitserscheinungen des Magen-Darm-Trakts, allgemeine Schwäche, Nervosität, Reizbarkeit und Nervenentzündungen.
g) Vitamin B_{12}-Mangel:
   Perniziöse Anämie und Erkrankungen des zentralen und peripheren Nervensystems.
h) Vitamin C- oder Ascorbinsäuremangel:
   Der Skorbut ist eine schwere Mangelkrankheit, die durch hochgradige Schwäche gekennzeichnet ist und mit einer Blutungsneigung einhergeht. Diese äußert sich in ausgedehnten Hautblutungen, Zahnfleischblutungen oder Blutungen anderen Ursprungs.
i) Vitamin D-Mangel:

Vitamine

Die Rachitis, eine schwere Mangelkrankheit von Säuglingen und Kindern, ist charakterisiert durch mangelhafte Kalziumresorption aus der Nahrung, verbunden mit Knochenbildungsstörungen. Im fortgeschrittenen Stadium kann dadurch eine starke Verbiegung der Beine oder Verformung des Beckens oder Brustkorbs zustande kommen.

j) Vitamin E-Mangel:
Die Rolle des Vitamins E für den Stoffwechsel ist vorläufig ungeklärt; man schreibt ihm eine Wirkung gegen Krebs und Arteriosklerose zu.

k) Vitamin K-Mangel:
Dieses Vitamin ist an der Erzeugung eines der wichtigsten Grundstoffe, die für die normale Blutgerinnung erforderlich sind, beteiligt. Ein Vitamin K-Mangel, wie man ihn bei gewissen Formen der Gelbsucht antrifft, kann zu schweren Blutungen aus Schleimhäuten und inneren Organen führen.

Entstehen bei diesen Vitaminmangelzuständen immer die typischen Krankheitsbilder? Nein. Am häufigsten sieht man heute Fälle, bei denen nur ein leichter Vitaminmangel besteht und die Krankheit nicht voll ausgeprägt in Erscheinung tritt; eher findet man bestimmte Spurensymptome.

Beschränkt sich ein Vitaminmangelzustand gewöhnlich auf nur ein Vitamin?
Im allgemeinen ist ein isolierter Vitaminmangel eher die Ausnahme als die Regel. Ein Vitaminmangelzustand betrifft gewöhnlich mehrere Vitamine.

Welche Nahrungsmittel sind besonders reich an Vitaminen?
a) Vitamin A: Butter, Eier, Milch, Leber, Fisch, Leberöle, grüne Blattgemüse, gelbe Gemüse;
b) Vitamin B_1 (Thiamin): Fleisch, Vollkornbrot, Hefe, Gemüse, Leber, Eier;
c) Vitamin B_2 (Riboflavin): Milchprodukte, Fleisch, Eier;
d) Niacinamid (Nikotinsäureamid): Erdnüsse, Leber, Hefe, Innereien, Weizenkeime;
e) Vitamin B_6 (Pyridoxin): Fleisch, Fisch, Getreide, Gemüse, Leber, Hefe;
f) Vitamin B_{12}: Fleisch, Leber, Eier, Milchprodukte;
g) Vitamin C: Orangen, Zitronen, Grapefruit und andere Zitrusfrüchte, Kartoffeln, Kohl, Tomaten, grüne Paprika;
h) Vitamin D: Fischleberöle, Eier, Milchprodukte;
i) Folsäure: Grüne Gemüse, Hefe, Leber, Niere;
j) Vitamin K: ein fettlösliches Vitamin, dessen Aufnahme wesentlich von einer normalen Fettresorption im Darmtrakt abhängig ist;
k) Vitamin E: Weizenkeime, Vollkornbrot.

Was versteht man unter dem Tagesmindestbedarf an einem Vitamin? Die kleinste Menge, die bei ständiger täglicher Zufuhr die Entstehung einer Vitaminmangelkrankheit verhütet.

Vitamine

Was sind therapeutisch dosierte Multivitaminpräparate? Es gibt Vitaminpräparate, die eine Kombination aller bekannten Vitamine in einer Dosierung enthalten, wie sie gewöhnlich zur Behandlung oder Verhütung der meisten Vitaminmangelzustände ausreichend ist. Die Dosis entspricht meist einem Vielfachen des Tagesmindestbedarfs.

Soll man diese Vitaminkombinationspräparate routinemäßig nehmen, wenn anscheinend irgendein Vitaminmangel besteht? Nein. Das wäre kostspielige Vergeudung und wissenschaftlich nicht begründet.

Ist eine Überdosierung von Vitaminen möglich? Ja. Eine Überdosierung bestimmter Vitamine, besonders Vitamin A und D, kann schwere Vergiftungserscheinungen und manchmal bleibende Schäden hervorrufen.

Soll jedermann routinemäßig Vitaminpräparate einnehmen, um gesund zu bleiben? Nein. Man soll nur Vitamine einnehmen, wenn ein Vitaminmangel oder eine Mangelernährung erwiesen ist oder wenn ein begründeter Verdacht darauf besteht. Da jedoch viele Menschen in unserer hektischen Welt an Befindensstörungen leiden und diese Beschwerden für die Auswirkungen eines Vitaminmangels halten, werden Vitamine von vielen eingenommen, die es eigentlich nicht nötig hätten. In der entsprechenden Werbung werden Vitamine zudem als Allheilmittel gegen vielerlei Beschwerden des Alltags angepriesen.

Darf man Vitamine auf eigene Faust nehmen, oder soll man den Arzt fragen, bevor man routinemäßig Vitamine nimmt? Man soll den Arzt fragen. Die meisten Leute nehmen unter dem Einfluß der Reklame viel zu viel Vitamine. Das ist nicht nur Verschwendung, sondern kann in einigen Fällen – bei Überdosierung – sogar schädlich sein.

Wann müssen Vitamine injiziert werden?
a) Wenn sie nicht eingenommen werden können, wie es nach bestimmten Operationen oder bei schweren Magen-Darm-Störungen der Fall ist;
b) wenn die Vitaminaufnahme im Darmtrakt ungenügend ist;
c) wenn bei schweren Mangelzuständen eine hohe Anfangsdosis erforderlich ist und der Arzt eine rasche Aufnahme großer Vitaminmengen erreichen möchte.
d) wenn nach Darmoperationen zu wenig Darmoberfläche für die Aufnahme von Vitaminen zur Verfügung steht.

Welche Vitamine werden Neugeborenen routinemäßig gegeben? Neugeborene erhalten in der Regel eine tägliche Beigabe von Vitamin A, B, C und D.

Vitamine

Brauchen Kinder während des Wachstums normalerweise eine zusätzliche Vitaminzufuhr in Form von Tabletten? Bei vielseitiger Ernährung ist das nicht notwendig. Vitamine sollten nur auf Anweisung des Arztes zusätzlich verabreicht werden.

Brauchen alte Leute zusätzlich Vitamine? Im Prinzip nein. Allerdings haben alte Menschen nicht selten ungewöhnliche Ernährungsgewohnheiten oder ernähren sich aus Sparsamkeit, Verarmung oder wegen einer geistigen Störung oft falsch und einseitig.

Welche Vitaminzusätze erhalten schwangere Frauen gewöhnlich? Wegen des erhöhten Vitaminbedarfs während der Schwangerschaft gibt man werdenden Müttern allgemein Vitamin A, C, D und den Vitamin B-Komplex, manchmal dazu noch Vitamin E und K. Die Einnahme von Vitaminpräparaten sollte aber kein Ersatz für eine vielseitige Ernährung sein.

Sollen Fettleibige, die eine strenge Abmagerungsdiät einhalten, Vitamine nehmen? Ja. In diesem Fall ist eine zusätzliche Verabreichung von Multivitaminpräparaten, die die meisten bekannten Vitamine enthalten, von Vorteil.

Haben Vitamine bei nervösen Menschen eine beruhigende Wirkung? Nur wenn die Nervosität die Folge eines Vitaminmangels ist, was aber selten zutrifft.

Helfen Vitamine bei der Behandlung der Blutarmut? Sehr wenige Formen der Blutarmut sind durch einen Vitaminmangel allein bedingt. *Wenn* die Blutarmut jedoch die Folge eines Vitaminmangels ist, müssen bestimmte Vitamine verabreicht werden.

Bekommt man weniger leicht Schnupfen, Erkältungen und Grippe, wenn man Vitamine, vor allem Vitamin C, zusätzlich zuführt? Diese Ansicht wurde vor allem durch den Nobelpreisträger Linus Pauling populär gemacht und fand seither viele Anhänger. Tatsächlich gibt es jedoch zu wenig wissenschaftliche Beweise für die Richtigkeit dieser Theorie. Zumindest kann man sich durch die Einnahme auch von hohen Dosen Vitamin C nicht schaden, da es unverändert mit dem Urin ausgeschieden wird.

Verbessert die Gabe von Vitamin A das Sehvermögen? Nein, außer in Fällen, wo das verminderte Sehvermögen die Folge eines erwiesenen Vitamin A-Mangels ist.

Spielt es beim Kauf eine Rolle, von welcher Herstellerfirma die Vitaminpräparate stammen? Die gesamte Vitaminerzeugung und der Handel sind gesetzlich geregelt. Man kann beruhigt jede beliebige Marke kaufen, sofern die enthaltenen Mengen deutlich auf der Packung angegeben sind.

Vitamine

Führt die Einnahme von Vitaminen zu einer Gewichtszunahme? Nur, wenn die Ernährung vorher vitaminarm war und dieser Mangel auf irgendeine Weise zu Appetitlosigkeit und unzureichender Nahrungsaufnahme geführt hat.

64 Zuckerkrankheit

Siehe auch Kapitel 10, Bauchspeicheldrüse; Kapitel 18, Ernährung; Kapitel 34, Laboratoriumsdiagnostik

Was ist die Zuckerkrankheit? Die Zuckerkrankheit oder der Diabetes mellitus ist eine Stoffwechselkrankheit, die in erster Linie durch die Unfähigkeit des Organismus bedingt ist, Zucker (Glukose) und andere chemische Verbindungen richtig zu verwerten. Sie ist durch eine Konzentrationszunahme des Zuckers im Blut (Erhöhung des Blutzuckerspiegels) und auch durch das Auftreten von Zucker im Harn gekennzeichnet.

Wie hoch ist die Blutzucker-Konzentration normalerweise? Im Normalfall schwankt der Blutglukosespiegel zwischen 60–80 mg/dl im Nüchternzustand und 120–140 mg/dl eine Stunde nach einer zuckerhaltigen Mahlzeit.

Was ist die Ursache der Zuckerkrankheit? Im wesentlichen gibt es zwei Formen des Diabetes mellitus mit grundverschiedener Ursache:
a) Den (selteneren) Typ 1-Diabetes, der vorwiegend junge Menschen betrifft und bei dem es durch eine Zerstörung der Insulin-produzierenden Zellen der Bauchspeicheldrüse, wahrscheinlich infolge eines Virusinfekts, zu einem absoluten Insulinmangel kommt;
b) den (häufigen) Typ 2-Diabetes, bei dem eine starke erbliche Disposition besteht und im höheren Lebensalter infolge eines meist bestehenden Übergewichts ein relativer Insulinmangel auftritt, was bedeutet, daß sich die Stoffwechselstörung in diesen Fällen normalisieren könnte, wenn das Übergewicht abgebaut würde.
c) Ein sog. sekundärer Diabetes tritt auch auf, wenn die Bauchspeicheldrüse operativ entfernt oder durch eine chronische Entzündung zerstört wurde.

Ist die Neigung zur Zuckerkrankeit erblich? Die Vererbung des Diabetes mellitus ist eine schwierige Frage, da für die Manifestation sowohl genetische als auch Umweltfaktoren eine wichtige Rolle spielen. Grundsätzlich gilt, daß das Risiko für die Nachkommen von Personen mit Typ 1-Diabetes, selbst einen Typ 1-Diabetes zu bekommen, nur ganz geringfügig erhöht ist (ca. 2 % Wahrscheinlichkeit bei einem diabetischen Elterteil). Ganz anders beim Typ 2-Diabetes: Die Nachkommen von Typ 2-Diabetikern sind mit einer Wahrscheinlichkeit von ca. 30 % belastet, wobei diese »Prädisposition« ganz entscheidend vom Grad des Übergewichts und vom Lebensalter abhängt.

Wie häufig ist die Zuckerkrankheit? Schätzungsweise sind etwa zwei bis vier Prozent der Gesamtbevölkerung zuckerkrank. Da die Stoffwechselstörung über lange Zeit fast ohne Symptome ablaufen kann, wissen viele Menschen nichts davon. Erst eine Blut- oder Urinuntersuchung deckt die Erkrankung oft zufällig auf.

Kommt die Zuckerkrankheit auch bei Kindern vor? Ja, wobei Kinder fast ausschließlich an Typ 1-Diabetes erkranken. Am häufigsten tritt ein Diabetes zwischen dem 5.–7. Lebensjahr und in der Pubertät auf.

Kann ein Infekt zur Zuckerkrankheit führen? Der Typ 1-Diabetes tritt oft nach einem Infekt auf. Man nimmt an, daß bei der Zerstörung der insulinproduzierenden Zellen der Bauchspeicheldrüse virale Infektionen eine Rolle spielen. Zusätzlich muß aber eine genetisch festgelegte Bereitschaft dafür bestehen. Eine bereits bestehende Zuckerkrankheit kann sich bei Infektionen verschlimmern oder verstärken. Das bedeutet, daß die Blutzuckerwerte höher sind als sonst und sich der Insulinbedarf des Kranken beträchtlich erhöhen kann.

Wird man zuckerkrank, wenn man zuviel Süßigkeiten oder Kohlenhydrate ißt? Nein, aber eine verborgene Neigung zur Erkrankung kann dadurch verstärkt und ans Licht gebracht werden.

Kann man durch seelische Belastung zuckerkrank werden? Nicht direkt, aber man weiß, daß eine Zuckerkrankheit durch seelische Krisen verschlimmert oder zutage gefördert werden kann.

Wie tritt die Zuckerkrankheit in Erscheinung?
a) Leichte Fälle von Typ 2-Diabetes können völlig symptomlos sein, und die Krankheit wird vielleicht nur durch den Zuckernachweis bei einer routinemäßigen Harnanalyse oder durch Blutzuckerbestimmungen entdeckt.
b) In schwereren Fällen gehören starker Durst, übermäßige Harnausscheidung, Gewichtsverlust sowie Kraft- und Energielosigkeit zu den Krankheitserscheinungen. In Einzelfällen ist ein Koma (Bewußtlosigkeit) das erste Zeichen der Zuckerkrankheit, weil sie unerkannt zu einer schweren Stoffwechselentgleisung geführt hat. Meistens tritt der Typ 1-Diabetes mit schweren allgemeinen Krankheitszeichen auf, der Typ 2-Diabetes manifestiert sich dagegen eher schleichend.

Wie kann die Diagnose der Zuckerkrankheit mit Sicherheit gestellt werden?
a) Durch den Nachweis eines erhöhten Blutzuckerspiegels bei der chemischen Analyse des Blutes;
b) durch den Nachweis von Zucker im Harn.

Bedeutet das Auftreten von Zucker im Harn immer, daß der Patient zuckerkrank ist? Nein. Außer der Zuckerkrankheit gibt es eine Reihe verhältnismäßig seltener Zustandsbilder, bei denen die Zuckerprobe im Harn positiv ausfällt. Diese harmlosen Anomalien gehen mit einer Erniedrigung der sog. Nierenschwelle für Glukose einher. Darunter versteht man den Blutzuckerwert, ab dem die Niere für Glukose durchlässig wird. Normalerweise liegt dieser Wert bei einer Blutzuckerkonzentration von 180 mg/dl. In Zweifelsfällen kann der Diabetes-Verdacht durch eine gleichzeitige Urin- und Blutzuckerbestimmung ausgeräumt werden.

Kann man auch zuckerkrank sein, wenn der Harn zuckerfrei ist? Ja. Wenn der Harn auch keinen Zucker enthält, so kann doch der Blutzuckerspiegel erhöht sein, allerdings in der Regel unterhalb der sog. Nierenschwelle, d.h. unter 180 mg/dl. Dennoch ist auch dieser Wert höher als normal (siehe oben).

Was ist ein Glukose-Toleranztest? Der Patient bekommt 50, 75 oder 100 g Glukose in Wasser aufgelöst zu trinken. Dann werden in halbstündigen Abständen zwei Stunden lang Blutproben entnommen und die Blutglukosekonzentration bestimmt. Der Test ist ein Härtetest für die Leistung der insulinproduzierenden Zellen der Bauchspeicheldrüse. Er wird angewendet, wenn der Nüchtern-Blutzuckerspiegel sich in grenzwertig hohen Bereichen bewegt. Patienten mit einer sog. gestörten Glukosetoleranz haben ein erhöhtes Risiko, später einen manifesten Diabetes mellitus zu bekommen. Ist bereits der Nüchtern-Blutzuckerspiegel erhöht, erübrigt sich der Test (siehe auch Kapitel 34, Laboratoriumsdiagnostik).

Müssen alle Zuckerkranken Insulin bekommen? Nein, nur Patienten mit einem Typ 1-Diabetes. Beim Typ 2-Diabetes hängt die Indikation zur Insulinbehandlung davon ab, wie hoch die Blutzuckerwerte sind. Bei vielen Patienten kann die Zuckerkrankheit nur mit Diät oder mit antidiabetischen Tabletten unter Kontrolle gebracht werden.

Stimmt es, daß einmal Insulin – immer Insulin bedeutet? Nein, keineswegs. Oft ist Insulin nur in bestimmten Situationen, z.B. bei Infekten oder vor und nach Operationen, erforderlich und kann später wieder abgesetzt werden. Bei Übergewicht kann die Notwendigkeit für Insulin durch eine drastische Gewichtsreduktion entfallen.

Kann man auf irgendeine Weise verhindern, daß man zuckerkrank wird? Das gelingt nur für den Typ 2-Diabetes, der aber mit ca. 90 % die bei weitem häufigste Form ist. Der entscheidende Beitrag zur Prävention der Zuckerkrankheit ist die Erhaltung des Normalgewichts bzw. die Vermeidung von Übergewicht. Wie entscheidend dieser Faktor ist, konnte man in Deutschland in der unmittelbaren Nachkriegszeit sehen. In den Jahren 1945–47 war der Typ 2-Diabetes wegen der schlechten Ernährungslage der Bevölkerung fast vollständig verschwunden. Vor allem genetisch vorbelastete Personen sollten besonders auf ihr Gewicht achten.

Was ist Insulin? Insulin ist eine chemische Substanz, die normalerweise von bestimmten Zellen der Bauchspeicheldrüse in die Blutbahn abgegeben wird. Insulin ist für die richtige Verwertung und Steuerung des Zuckers durch die Zellen des Muskel-, Fett- und Lebergewebes lebenswichtig. Wenn es in ungenügenden Mengen ausgeschieden wird, kann die Glukose durch diese Zellen nicht in ausreichendem Maß aufgenommen werden und reichert sich im Blut an. Es kommt somit zur Zuckerkrankheit.

Wie wird Insulin für die Behandlung hergestellt? Noch bis vor einigen Jahren mußte tierisches Insulin aus den Bauchspeicheldrüsen von Schweinen und Rindern gewonnen werden. Heute kann menschliches Insulin gentechnologisch hergestellt werden.

Wie ist die Insulinausschüttung geregelt? Die Insulinausschüttung der Bauchspeicheldrüse unterliegt einer feinen Steuerung in einem Regelkreis. Je höher der Blutzuckerspiegel, um so mehr Insulin wird ausgeschüttet – und umgekehrt. Um Blutzuckerspitzen zu vermeiden, wird die Insulinausschüttung bereits beim Gedanken an Essen oder beim Anblick von Speisen durch einen nervalen Stimulus gesteigert.

Kann die Zuckerkrankheit durch Insulinzufuhr unter Kontrolle gebracht werden? Ja, wenngleich die Feinregulation des Glukosestoffwechsels trotz aller Bemühungen nicht auf die perfekte Weise gelingt, wie es der Körper auf natürlichem Weg möglich macht.

Kann man Insulin durch den Mund einnehmen? Nein, da es durch die Enzyme des Magen-Darm-Trakts zerstört wird. Es muß daher unter die Haut oder in die Vene eingespritzt werden. Ein alternativer Applikationsweg ist das Schnupfen von Insulin. Seit vielen Jahren laufen Versuche, ein praktikables Präparat herzustellen, doch ist das bislang noch nicht gelungen.

Wer injiziert das Insulin? Die Patienten – sogar kleinere Kinder – können angelernt werden, sich selbst Insulin zu spritzen.

Ist es schmerzhaft, wenn man sich selbst Insulin spritzt? Es ist nur ein kleiner Nadelstich spürbar, an den sich der Zuckerkranke sehr rasch gewöhnt. Sogar Kinder können dazu gebracht werden, sich selbst die Spritzen zu geben, ohne daß ihnen der geringfügige Schmerz des Nadelstiches etwas ausmacht.

Wie oft muß der Zuckerkranke Insulin bekommen? Das hängt ab von der Schwere der Zuckerkrankheit, dem Alter des Patienten, seiner Mitarbeit und Bereitschaft zu häufigen Injektionen und ebenso häufigen Blutzuckerkontrollen. Alte Menschen mit Typ 2-Diabetes kommen oft mit einer oder zwei Injektionen eines langwirkenden Insulins aus. Junge Menschen mit Typ 1-Diabetes sollten heute nach dem sog. Basis-Bolus-Prinzip eingestellt werden. Dabei bestimmt der Patient 3–5mal täglich seinen Blutzucker selbst; er spritzt sich ein kurzwirkendes Insulin ca. 30 Minuten vor den Mahlzeiten. Zusätzlich injiziert er sich am Abend ein sehr lange wirkendes Insulin für den Basisbedarf. Aber auch mit diesem aufwendigen Regime gelingt nicht die exakte Feineinstellung des Blutzuckerverlaufs, wie ihn der Organismus physiologisch erzielt.

Welche Hilfsmittel für die Insulininjektion gibt es? Neben feinen Einmalkanülen und Spritzen stehen heute für die mehrfache Injektion sog. Pens zur Verfügung. In diesen Geräten von der Größe eines Füllfederhalters ist Insulin in einer Art von Patrone enthalten. Der Patient kann sich ohne große Vorbereitungen durch Einstechen der fest montierten Kanüle in die Haut und Knopfdruck am Gerät die vorher eingestellte Dosis verabreichen.

Was sind Insulinpumpen? Dabei handelt es sich um Geräte, die wie ein Herzschrittmacher unter die Bauchhaut eingepflanzt werden. Sie enthalten ein Insulinreservoir, das von außen durch die Haut alle vier Wochen einmal gefüllt werden muß. Über eine von außen steuerbare Elektronik kann die Insulinabgabe reguliert und dem Blutzuckerspiegel angepaßt werden. Bis heute ist es aber noch nicht gelungen, dauerhaft betriebssichere Systeme mit geschlossenem Regelkreis zu entwickeln. Dabei würde die Insulinabgabe selbsttätig anhand der automatisch gemessenen Blutzuckerwerte gesteuert werden.

Wie kann man den Blutzucker selbst bestimmen? Es gibt dafür zuverlässige elektronische Geräte, mit denen der Blutzucker fast so exakt wie im Labor gemessen werden kann. Man benötigt Teststreifen, auf die ein Tropfen Blut aufgebracht wird. Nach etwa einer Minute kann man das Ergebnis am Gerät ablesen.

Ändert sich die erforderliche Insulindosis von Zeit zu Zeit? Ja, sicher. Bei geringer Nahrungsaufnahme und hoher körperlicher Aktivität ist auch der Insulinbedarf geringer, bei großen Mahlzeiten, Bewegungsmangel oder einer Erkrankung kann er höher sein. Der Diabetiker sollte seine Blutzuckermessungen in eine Art von Tagebuch eintragen, um in Zusammenarbeit mit seinem Arzt die Insulindosis festzulegen.

Warum wird der Harn auf Zucker kontrolliert? Die Bestimmung des Harnzuckers mit Teststreifen ist einfacher als die Blutzuckermessung, da sich der

Patient nicht selbst in den Finger stechen muß. Sie ist allerdings auch weniger aussagekräftig. Früher hat man sich damit zufriedengegeben, wenn der Harn zuckerfrei war. Heute wissen wir, daß dies ein zu grobes Maß für die Stoffwechselkontrolle ist. Man kann heute die Harnzuckerkontrolle nur noch sehr alten Patienten mit relativ geringer Lebenserwartung empfehlen.

Kann die Zuckerkrankheit medikamentös mit Tabletten beherrscht werden? Ja, aber nicht bei Patienten mit Typ 1-Diabetes, d. h. vor allem bei Kindern und jungen Menschen. Tabletten, auch orale Antidiabetika genannt, eignen sich nur für Patienten, die erst später, gewöhnlich nach dem 40. Lebensjahr, zuckerkrank werden. Der langdauernde Gebrauch dieser Tabletten hat aber gewisse Nachteile; sie sollten daher nur unter strenger ärztlicher Überwachung eingenommen werden.

Wie wirken orale Antidiabetika? Die am meisten verwendeten Tabletten bewirken eine zusätzliche Anregung der Bauchspeicheldrüse zur Insulinausschüttung. Damit wird klar, daß die Anwendung dieser Medikamente bei übergewichtigen Typ 2-Diabetikern problematisch ist, da hier meist ohnehin eine erhöhte Insulinausschüttung vorliegt, gleichzeitig aber auch eine Insulinresistenz der Gewebe vorhanden ist. Dennoch werden diese Medikamente viel verwendet, da sich so der Blutzuckerspiegel zumindest für einige Jahre normalisieren bzw. erniedrigen läßt.

Was versteht man unter Hypoglykämie? Vor allem bei gut eingestellten Typ 1-Diabetikern kommt es gelegentlich vor, daß der Blutzuckerspiegel zu weit absinkt, weil der Patient relativ zur verabreichten Insulindosis zu wenig gegessen hat. Er bemerkt dann Symptome wie Schwitzen, Heißhunger, Zittrigkeit, schnellen Herzschlag, Konzentrationsschwäche, Unruhe, Sehstörungen, Verwirrtheit und Schwindel. Wenn der Betroffene nichts ißt, verfällt er in Bewußtlosigkeit. Kommt keine fremde Hilfe, so befindet sich der Patient in einem lebensbedrohlichen Zustand.

Was kann man tun, um den Insulinschock zu beheben? Er kann leicht und schnell beseitigt werden, wenn man z. B. Orangensaft, Zucker oder etwas anderes Zuckerhaltiges zu sich nimmt.

Warum sind wiederholte Hypoglykämien gefährlich? Je häufiger der Patient Hypoglykämien bekommt, um so weniger bemerkt er die o.g. Warnzeichen. Es kann sich dann plötzliche Bewußtlosigkeit einstellen, ohne daß sich die drohende Gefahr durch Schwitzen, Heißhunger und Zittrigkeit angekündigt hat, die den Patienten sonst zum Essen veranlassen.

Wann bezeichnet man einen Zuckerkranken als »gut eingestellt«? Man spricht von einer guten Einstellung, wenn die diabetische Stoffwechselstörung durch die Behandlungsmaßnahmen – Diät, Antidiabetika und Insulingaben – so weit unter Kontrolle gebracht wurde, daß der Blutzuckerspiegel normal oder nur leicht erhöht ist und im Harn kein oder nur wenig Zucker ausgeschieden wird. Ferner dürfen keine Stoffwechselentgleisungen im Sinne einer Hypoglykämie oder Azidose auftreten.

Was ist das Hämoglobin A₁? Ein Teil des roten Blutfarbstoffs Hämoglobin geht mit der Glukose eine chemische Verbindung ein, das sog. glykosylierte Hämoglobin, genannt auch Hämoglobin A₁ (HbA₁). Normalerweise beträgt es etwa 4–6,5 % des Gesamthämoglobins. Bei erhöhten Blutzuckerwerten kann sich dieser Wert auf 12–15 % erhöhen. Unabhängig von der aktuellen Blutzuckersituation ist das HbA₁ ein Parameter, mit dem eine Aussage über die durchschnittliche Blutzuckerhöhe in den vergangenen drei Monaten möglich ist.

Wie kann ein Zuckerkranker erkennen, ob er gut eingestellt ist? Indem er
a) seinen Harn untersucht;
b) seinen Blutzucker selbst untersucht und in regelmäßigen Abständen eine Blutzuckerbestimmung machen läßt;
c) sein HbA₁ regelmäßig kontrollieren läßt.

Was versteht man unter Azidose? Die Azidose ist ein Zeichen dafür, daß die Zuckerkrankheit außer Kontrolle geraten ist. Kann Zucker wegen des Insulinmangels nicht verwertet werden, so wird Fett abgebaut. Aus dem Fettabbau stammt eine Substanz, Aceton, die im Harn nachweisbar ist. Der Zuckerkranke muß also lernen, seinen Harn nicht nur auf Zucker, sondern auch auf Aceton zu untersuchen.

Ist die Azidose schädlich? Ja, sie ist Ausdruck der Stoffwechselentgleisung und im Extremfall für die Bewußtlosigkeit beim diabetischen Koma mitverantwortlich.

Wodurch kann eine Azidose beim Zuckerkranken ausgelöst werden?
a) Durch Diätfehler,
b) durch unrichtige Insulindosierung,
c) durch jeden akuten Infekt oder jede Krankheit, die die bisherige Einstellung des Zuckerkranken durcheinanderbringt.

Sind Zuckerkranke besonders anfällig für Infektionen? Ja, vor allem bei schlechter Einstellung. Aus diesem Grund muß der Diabetiker Fieber und andere Zeichen einer Infektion ernster nehmen, als es sonst jemand tut, und sollte früher ärztlichen Rat suchen. Umgekehrt kann jede Infektion auch den Zuckerstoffwechsel erheblich stören.

Warum ist die sorgfältige Einstellung des Zuckerstoffwechsels beim Diabetiker so wichtig? Das aktuelle Befinden ändert sich kaum, ob nun der Blutzuckerspiegel 80 mg/dl oder 160 mg/dl ist. Allerdings macht es erhebliche Unterschiede für die Entwicklung von Spätfolgen des Diabetes. Ihr Auftreten kann durch eine gute Einstellung um viele Jahre hinausgeschoben oder sogar ganz verhindert werden.

Welche Folgen hat eine jahrelang bestehende Zuckerkrankheit? Die Zuckerkrankheit führt nach jahrzehntelangem Bestehen zu einer Reihe von Spätfolgen, vor allem Gefäßschäden. Spezifisch sind die diabetische Augenhintergrundveränderung, Nierenschäden und Nervenschäden. Zusätzlich bekommen schlechtbehandelte Diabetiker viel häufiger Herzinfarkte, hohen Blutdruck, Schlaganfälle und eine Verschlußkrankheit der unteren Beinarterien. Die Zuckerkrankheit ist einer der häufigsten Gründe für Erblindung und Nierenfunktionsschwäche, die zur Dialysebehandlung führt.

Kann man diesen Spätkomplikationen der Zuckerkrankheit vorbeugen? Ja, es ist heute erwiesen, daß das Auftreten von Spätkomplikationen durch genaueste Einstellung des Glukosestoffwechsels zu vermeiden ist oder zumindest lange hinausgeschoben werden kann. Leider gelingt es aber nur wenigen Patienten, ein Leben lang die dafür notwendige Disziplin aufzubringen, so daß Diabetiker auch heute immer noch eine deutlich erhöhte Sterblichkeit an Gefäßkrankheiten aufweisen. Leider besteht auch immer noch ein großes Defizit an Kenntnissen der Diabetiker über ihre Krankheit. Spezielle Schulungen bei niedergelassenen Ärzten und in Spezialkliniken versuchen hier, Abhilfe zu schaffen.

Kann ein Zuckerkranker mit einem langen und gesunden Leben rechnen? Das kommt auf die Schwere der Zuckerkrankheit und das Alter an, in dem diese erstmalig auftrat. Während die Lebenserwartung von Typ 1-Diabetikern, die ihren Diabetes 40 Jahre lang haben, meist eingeschränkt ist, kann sie bei Patienten mit einem milden Altersdiabetes durchaus normal sein.

Welche Speisen muß der Zuckerkranke am gewissenhaftesten meiden? Speisen, die einen großen Anteil an schnell resorbierbaren Zuckern haben, wie Bonbons und Süßigkeiten, Speiseeis, Mehlspeisen, Konditorwaren, Kuchen und Zucker – es sei denn, sie sind mit Süßstoff statt Zucker zubereitet. Außerdem sollten stärkereiche Nahrungsmittel wie Brot, Kartoffeln, Teigwaren und Reis nur in solchen Mengen aufgenommen werden, die nach der vom Arzt festgelegten Diät erlaubt sind.

Wie ist die Zusammensetzung einer Diabetes-Diät? Der normalgewichtige Diabetiker kann die normale Kalorienzahl (z. B. 2500 kcal/Tag) zu sich nehmen. Die Zusammensetzung der Nahrung sollte zu 50–55 % aus Kohlenhydraten, 20–25 % aus Eiweiß und 20–25 % aus Fett bestehen. Die Kohlenhydratmenge sollte pro Tag etwa 14 Broteinheiten (1 Broteinheit BE = 12 g Kohlenhydrate, d. h. eine Scheibe Brot von 30 g oder andere Kohlenhydrate mit dieser Menge) betragen, wobei es vorteilhaft ist, diese Menge auf 6–7 kleine Mahlzeiten zu verteilen.

Dürfen zuckerkranke Frauen schwanger werden? Ja. Aber sie müssen während der Schwangerschaft von ihrem Arzt und vom Geburtshelfer besonders intensiv betreut werden, da es bei Zuckerkranken häufiger zu Komplikationen kommt.

Bekommen Diabetikerinnen normale Kinder? Ja. Die meisten zuckerkranken Frauen haben völlig normale Kinder (siehe Kapitel 52, Schwangerschaft und Entbindung).

Was muß der Zuckerkranke zur Vermeidung von Infektionen besonders beachten? Der Zuckerkranke im mittleren Alter, der Zeichen einer Arteriosklerose aufweist, muß seinen Füßen besondere Pflege widmen. Infektionen im Bereich der Zehen und Zehennägel sind beim Zuckerkranken äußerst gefährlich, da sie zu unbeherrschbaren Entzündungen und zur Gangrän (Brand) führen können. Wegen der oft gleichzeitig vorhandenen Gefühlsstörung aufgrund einer diabetischen Nervenschädigung bemerkt der Betroffene die Veränderungen nicht selten erst in einem weit fortgeschrittenen Stadium.

Soll sich der Zuckerkranke über Maßnahmen zur Fußpflege und Infektionsverhütung regelmäßig vom Arzt beraten lassen? Ja, unbedingt. Außerdem soll der Zuckerkranke seine Füße regelmäßig von einem Fußpfleger untersuchen lassen, wenn er selbst dazu wegen Unbeweglichkeit nicht in der Lage ist.

Was kann geschehen, wenn der Zuckerkranke nicht auf sich achtet und die ärztlichen Anweisungen nicht befolgt?
a) Es kann eine unbeherrschbare Infektion eintreten, die zum Verlust eines Gliedes oder gar zum Tode führen kann.
b) Wenn die Zuckerkrankheit nicht unter Kontrolle ist, kann es zur Azidose und zum Koma mit tödlichem Ausgang kommen.

Können Zuckerkranke ohne Risiko operiert werden? Ja. Dank der modernen Betreuungsmethoden ist eine Operation für den Zuckerkranken fast ebenso gefahrlos wie für den Nicht-Diabetiker.

Kann der zuckerkranke Patient ein erfülltes, aktives Leben führen und sich uneingeschränkt körperlich betätigen? Ja. Aber man muß berücksichtigen, daß bei körperlicher Tätigkeit Zucker verbrannt wird und daß sich dadurch der Insulinbedarf vermindern kann. Durch die modernen Hilfsmittel kann der entsprechend geschulte Diabetiker selbst mehr Verantwortung für seine Stoffwechselkontrolle übernehmen und ist somit weniger an medizinische Institutionen gebunden.

Liste amerikanischer Autoren

David I. Atkinson
Anästhesie

Selwyn J. Baptist
Laboratoriumsdiagnostik

Aaron J. Berman
Hirnanhangsdrüse, Neurologie, Neurochirurgie

Arcangelo M. Calobrisi
Alkoholismus, Psychiatrie, Sexualität

Martin Finkel
Endoskopie, Parasitologie

A. James Gewirtz
Dermatologie

Richard J. Hirschman
Blut und lymphatisches System, Milz,
Krebs und andere bösartige Geschwülste

Jonatban Korn
Bewegungsapparat

Raymond D. Laraja
Bauchspeicheldrüse, Intensivstation, Leber,
Nebenschilddrüsen, Schilddrüse

Alfred E. Mamelok
Augen

Charles P. Melone jr.
Hand, Replantationschirurgie

David Merksamer
Allergie

Paul S. Metzger
Fruchtbarkeit und Unfruchtbarkeit, Geburtenregelung,
Gynäkologie und Geburtshilfe

Norman Ostrov
Hals-Nasen-Ohren-Krankheiten

Lawrence S. Reed
Plastische Chirurgie

Alfred Rosenbaum
Ultraschall, Radiologie

Robert E. Rotbenberg
Bauchfellentzündung, Blinddarmentzündung, Bruchleiden,
Brustdrüse, Erste Hilfe, Furunkel und Karbunkel, Gallenblase
und Gallenwege, Milz, Operationsvorbereitung und Nachbehandlung,
Organtransplantation, Pilonidalzyste, Verdauungstrakt

Howard A. Rusk
Physikalische Therapie und Rehabilitation

Gerald M. Spielman
Impfungen, Infektionskrankheiten, Kinderheilkunde

Stanley J. Wittenberg
Diät, Herz, Infektionskrankheiten, Lunge und Atemwege,
Medikamente und Suchtgifte, rheumatische Erkrankungen
und andere Gelenkleiden, Tuberkulose, Vitamine

Adrian W. Zorgniotti
Fruchtbarkeit und Unfruchtbarkeit, Geschlechtskrankheiten,
männliche Geschlechtsorgane, Nieren und Harnwege

Die Bearbeitungen und Beiträge der Doktoren *Atkinson, Baptist, Berman, Calobrisi, Finkel, Gewirtz, Hirschman, Korn, Laraja, Ostrov, Reed, Rosenbaum, Spielman, Wittenberg* und *Zorgniotti* basieren teilweise auf früheren Bearbeitungen und Beiträgen der Doktoren *F. P. Ansbro, J. Bergida, A. Ellman, E. H. Feiring, H. R. Fisber, I. S. Freiman, M. Goodman, I. N. Holtzman, T. G. Holzsager, J. J. Kelter, O. C. Kestler, B. Kissin, M. Krinsky, P. Rosenblatt, B. Small* und *A. K. Swersie.*

Bildnachweis

Folgende Abbildungen wurden übernommen:

Abb. 18	Thomann, Das Rückenbuch, TRIAS
Abb. 87, 88	Achenbach, Gesunde und kranke Haut, TRIAS
Abb. 114	Kienzle/Wuchter, Gallensteinleiden, Thieme
Abb. 130	Röthlin, Sonographie für Chirurgen, Thieme
Abb. 139	Lang, Tropenmedizin, Thieme
Abb. 149	Tischendorf, Der diagnostische Blick, Schattauer
Abb. 188	Möller/Reif, Taschenatlas der Schnittbildanatomie, Thieme
Abb. 189	Martius, Ich bekomme ein Kind, TRIAS

Sachverzeichnis

A

Abbinden 287
Abbindung, Lockerung 286
Abendfläschchen 896
Abführmittel 672 f, 1195, 1213
- Darmschädigung 673
- nach der Entbindung 974
- Gewöhnung 673
- vor Röntgenuntersuchung 1153
- Säugling 900
- Schwangerschaft 945
Abgase 623
Abhören 628, 632
Abklatschungen nach der Operation 806
Abklopfen 628, 632
Ablatio mammae 222
Abmagerungsdiät 232 ff, 236 f
- Vitaminzufuhr 1259
Abmagerungsmittel 674
Abnabelung 958, 962
Abortus s. Fehlgeburt
Absaugung, bronchoskopische 651
- Schwangerschaftsabbruch 1083
Abschleifen bei Gesichtshautnarben 374
Abschnürung durch Verband 296
Abstillen 218, 889 f
- plötzliches 889
- schrittweises 889
- Verhalten der Mutter 890
Abstinenzgemeinschaft 16
Abstinenzverbände 16
Abstoßungsimmunreaktion nach Organtransplantation 818
- Vorbeugung 818
Abstrich 562
AB0-System 810
Abszeß 375
- Afterregion 1249 f
- Bartholinischer 1035
- Bauchspeicheldrüse 100
- Brustdrüse 218
- bei Divertikulitis 1226
- Drainage 197
- bei Eileiterentzündung 1086 f
- Gaumenmandelumgebung 315
- Kehlkopfverengung 326
- Milz 682
- Ohrspeicheldrüse 363

- bei Pankreatitis 99
- periproktitischer 1249
- Unterkieferspeicheldrüse 361
Abszeßhöhle 633
Abteilung, psychiatrische, geschlossene 5
Abtreibung 1080 f, 1084
- Gefahren 1084
- Sterblichkeit 1084
AB0-Unverträglichkeit zwischen Mutter und Kind 914
Abwehrlage 470
Abwehrreaktion nach Nierentransplantation 784
ACE-Hemmer 410
Aceton 1267
Acetylsalizylsäurepräparate 873
Achalasie 1183, 1187 f
- Behandlung 1188
Achselbehaarung 854
Achselhöhle, Pilzerkrankung 384
Achsenfehlstellung 864
Aciclovir 702
Acne conglobata 373
ACTH 676
Adamsapfel 320
Adaptation 1006
Adaptationsreaktion, gestörte 1007
Addison-Krankheit 687 f
- Symptome 687
Adenom 1235
- Bauchspeicheldrüse 101, 104
- Brustdrüse 219
- Nebenschilddrüse 134
- Zunge 621
Adenomatose, Brustdrüse des Mannes 220
Adenotomie 312 ff, 316
- Blutuntersuchung 316
- Jahreszeit 314
- Nachblutung 317
- - Spätform 317
- Nachwirkungen 317
- Pflege 317
- Schmerzausschaltung 314
Aderhaut 86
Aderhautmelanom 90
Aderlaßbehandlung 47
Adipositas s. auch Übergewicht
- Arteriosklerose 161
- familiäres Vorkommen 232
- Koronarerkrankung 423

Sachverzeichnis

- Körpermasseindex 230
- Adrenalin 32, 37, 675
- bei Oberflächenanästhesie 56
- Wirkungen 686
- Adrenocorticotropes Hormon 676
- Adrenogenitales Syndrom 859
- Aedes aegypti 515
- Affektkrampf, respiratorischer 534
- Afrikanische Schlafkrankheit 825 f
- After 1210, 1241 f
  - künstlicher 1239 f
  - – bleibender 1240
  - – bei Divertikulitis 1226
  - – bei Mastdarmkrebs 1253 f
- Afterdehnung 899
- Afterjucken 1243, 1251 f
  - Behandlung 1251
  - beim Kind 1251
  - Ursache 1251
- Afterkrebs 1253 f
- After-loading-Technik 1060
- Afterpolyp 1246 f
  - Behandlung 1247
- Afterreinigung, häufige 1251
- Afterschrunde s. Analfissur
- Agoraphobie 995
- Ahornsirupkrankheit 256 f
- AIDS (s. auch HIV-Infektion) 9 ff
  - Infektiosität 10
  - Lebenserwartung 9
  - Übertragung 447
- AIDS-Fachpraxis 10
- AIDS-Skandal 811
- AIDS-Test 9, 448 f
- Akkommodation 64 f
- Akne 25, 373 f, 677
  - diätetische Gesichtspunkte 374
  - Entwicklungsjahre 857
  - Narben 374
  - Sonnenlichteinfluß 374
  - Ultraviolettbestrahlung 374
- Akromegalie 443
  - Zungenvergrößerung 621
- Aktivität, körperliche, Schwangere 941
  - sexuelle 1106, 1112, 1125
  - – Einfluß auf das Altern 40
  - – bei Herzkrankheit 1107
  - – übermäßige 1119
- Aktivkohle 291
- Akupunktur 48, 51, 880
- Akustikustumor 351, 357
- Akustisch evozierte Potentiale 729
- Akutkrankenhaus 4
- Alarmsystem, Intensivstation 528 f
- Aldosteron 689
- Aleppobeule 825
- Alkaloide 671
- Alkalose 569
  - metabolische 569
  - respiratorische 569
- Alkohol 659, 715
  - als Antiseptikum 677
  - Barbiturateinnahme 666
  - Wirkung, dosisabhängige 669
  - – auf das Herz 406
- Alkoholabhängigkeit 12
- Alkoholbestimmung in der Ausatemluft 13
  - im Blut 13
- Alkoholdelir 14
- Alkoholentzug 12
- Alkoholiker, Anlage 13
  - Behandlungsprogramm 16
  - Selbsthilfevereinigung 16
  - Tuberkuloseinfektion 1165
- Alkoholische Getränke 30, 236
- Alkoholismus 12 ff
  - Altern 41
  - Behandlung 15 f
  - chronischer, Lebensdauer 14
  - Entgiftungsphase 16
  - Entwöhnungskur 16
  - erbliche Neigung 13
  - Kehlkopfkrebs 324
  - Leberzirrhose 586
  - Nachsorgephase 16
  - Organschädigung 14
  - Pankreatitis 98 f
  - Polyneuropathie 699
  - Psychotherapie 16
  - Schädigung des ungeborenen Kindes 15
  - Schwangerschaft 15
  - Selbsthilfemaßnahmen 15
  - Ursachen 13
- Alkoholkonsum 12, 415
  - Arteriosklerose 161
  - Einfluß auf Heuschnupfen 30
  - Hypertonie 415
  - Krebshäufigkeit 553
  - Magenschleimhautschädigung 1198 f
  - Nierenerkrankung 764
  - Operationsvorbereitung 804
  - Schwangere 941
  - Sexualverhalten 1112
  - Speiseröhrengeschwulst 1189
  - Stillzeit 15
  - übermäßiger, Pankreatitis 98
- Alkoholmenge, Leberschaden 586
- Alkoholmißbrauch 12
  - Kehlkopfkrebs 324
  - Leberzirrhose 586
  - Pankreatitis 98
  - Polyneuropathie 699
  - Schwangere 15
- Alkoholpsychose 999
- Alkoholsyndrom, fetales 15
- Allergen 18
- Allergie 18 ff
  - gegen Analgetika 665

1275

Sachverzeichnis

Allergie, gegen Antibiotika 663
- Desensibilisierung 24, 27 f, 37
- Diätformen 24
- Haustier 24
- Hautreaktion 393 f
- Hauttest 22 ff
- gegen Insektengift 262
- physikalische 38
- Säuglingsdyspepsie 902
Allergiker, Impfung 454
Allergische Arzneimittelreaktion 36
- Krankheit 18, 996
- - der Haut 34 ff
- - psychosomatischer Einfluß 22
- Reaktion 18
- - Kortisonwirkung 676
- - Symptome 18
- - des Verdauungstraktes 33
- Reaktionsbereitschaft 20
Allergologie 25
Allgemeinanästhesie 53, 56
- Kinder 58
- Medikamente 55
Allgemeinerkrankung, Zungenveränderung 621
Allgemeinnarkose bei Schnittentbindung 971
Allopurinol 875
Alopecia areata 385
Alopezie 385
Alpdrücken 538 f
Alpträume 539
Altern 39 ff, 1100
- Alkoholmißbrauch 41
- Arbeit, körperliche 42
- Arteriosklerose 160
- Ernährung 41
- geschlechtliche Aktivität 40
- Hautspannung 371
- Hormoneinfluß 41
- Labortests 41
- Medikamenteneinfluß 41
- Menopause, frühe 43
- Potenz 41
- Rauchen 41
- Schlaf 41
- Schwangerschaften, zahlreiche 42
- seelische Erkrankung 41
- sportliche Aktivität 40
- vorzeitiges 43
Alternative Medizin 45 ff
Altersosteoporose 136
Alterssichtigkeit 65 ff
- bei Kurzsichtigkeit 67
- Unterschied zur Weitsichtigkeit 66
- bei Weitsichtigkeit 66
Altersvorsorge, Kinderzahl 1128
Alterungsprozeß 39, 1100
Alveolen 623

Alzheimersche Erkrankung 43, 722
- - Prognose 723
- - Ursache 723
Amboß 343 f
Ameisenbisse 262
Ameisenlaufen 700
Amerikanische Trypanosomenkrankheit 826
5-Aminosalicylsäure 1229
Aminosäuren 229, 771
- essentielle 229
Ammoniak 595
Amnesie, alkoholbedingte 13
Amniozentese 259, 1103 f
- Down-Syndrom 917
- Geschlechtsfeststellung 1103
- bei Mißbildungsverdacht 254
- Nutzen-Risiko-Abwägung 1104
Amöbe 824
Amöbenruhr 471, 824, 1230 f
- Heilungsaussichten 824
- Leberinfektion 585
- Symptome 824
Amphetamine 232, 668, 674
Ampicillin 508 f
Ampulla Vateri 596
Amputation 112 ff
- bei bösartigem Knochentumor 146
- Höhe 113
- Komplikation 113
Amputierter, Prothesengebrauch 844
- Rehabilitation 842
Alpha-Amylase 566
Amylasewert 98
Amyloid 584
Amyloidose, Karpaltunnelsyndrom 368
- in der transplantierten Niere 819
Amyloidprotein 723
Analfissur 1242, 1247 ff, 1251
- Behandlung 1248 f
- Symptome 1248
- Ursache 1247
Analfistel 1242, 1248, 1250
- Operation 1250
Analgetika s. Schmerzstillende Mittel
Anämie (s. auch Blutarmut) 191 ff
- angeborene 193
- Behandlung 194
- Diagnose 564
- Ernährung 192
- hämolytische 193 f, 680
- perniziöse 192, 1256
- - Magensaftuntersuchung 574
- - Nasenbluten 339
- toxische 194
Anaphylaxie-Besteck 37
Anästhesie 52, 56
- Barbiturate 666
- bei Entbindung 956
- geburtshilfliche 52

- leerer Magen 58
- präanästhetische Beurteilung 53
- Prämedikation 53
Anästhesieart 57
Anästhesiologie 52
Anästhesist 52, 56
Anastomosierung 860
Ancylostoma brasiliense 830
- duodenale 828
Aneurysma 167 f, 174, 712
- an der Hirnbasis 712
- arteriovenöses 168
- chirurgische Maßnahmen 179 f
- Gefäßersatzoperation 820
- intrakranielles 712, 739
- - Operation 740
- Platzen 168
- Ultraschalluntersuchung 1178
Anfall, epileptischer 713 ff
- - Erste Hilfe 715
- - großer 713 f
- psychomotorischer 713
Anfälle 269 ff
- tetanische 693 f
Anfallsleiden, zerebrales 713
- - Elektroenzephalographie 729
Angina 315
- pectoris 159, 407, 419 f
- - Vorbeugung 420
- Syphilis 302
Angiographie 728, 1152
- bei Hirngefäßmißbildung 739
- bei Hirngeschwulst 737
- Nierengefäße 776
- bei Nierentumor 775
Angiom, arteriovenöses 712 f
- - intrakranielles 712 f, 739
- - - Operation 740
Angioplastie, transluminale, perkutane 435
Angst, kindliche 539 f
- krankhafte 540, 992
Angstneurose 990, 992
Angstzustände 993
Anhängigkeit, psychische 659
Anlaufschmerz 877
Anomalie, angeborene 111
- ererbte, Verhütung 253
Anonyme Alkoholiker 16
Anopheles 513, 826
Anpassung 1006
- soziale, Behinderter 842
Anregungsmittel 668 f
Anstaltsbetreuung 997
Ansteckende Krankheit 470
Anthrax 525
Antibaby-Pille s. Ovulationshemmer
Antibiotika 378, 471, 662 f
- Allergie 663
- bei Bakterienruhr 509

- bei Bißwunde 261
- Durchfall 1217
- bei Durchfall 1217
- Erkältungskrankheit 646
- Erregerempfindlichkeit 562
- Erregerresistenz 662
- Erregerresistenz-Bestimmung 580
- bei Gelenkerkrankung 882
- bei Grippe 653
- bei Infektionskrankheit 471
- bei Keuchhusten 500 f
- bei Lyme-Borreliose 513
- Masern 484
- bei Mukoviszidose 909
- Mumps 486
- nach der Operation 808
- bei Organtransplantation 819
- Pneumonieverhütung 629
- bei Pyelonephritis 770
- bei Rachenentzündung 319
- Röteln 481
- bei Scharlach 496
- bei Tumorbehandlung 663
- bei Typhus abdominalis 508
- bei Virusinfektion 662
- Wirkung 662
Antibiotikaprophylaxe 619
- Endokarditisvorbeugung 431
- Frühgeborenes 757
- nach Keuchhustenkontakt 500 f
- beim Neugeborenen 923
Antibiotikaspiegel 566
Antidepressiva 671, 1000
Antidiabetika, orale 1263, 1266
Anti-D-Immunglobulin 914
Antiepileptikaspiegel 566
Antigen 18, 450, 579, 678
- karzinoembryonales 568
- Prostata-spezifisches 568, 1028 f
Antigen-Antikörper-Komplexe 18
- Ablagerung in den Glomeruli 765
Antigen-Antikörper-Reaktion 18
Antigennachweis 579
Antihistaminika 24, 29, 645
Antikoagulantien 422, 634
Antikonzeption s. Empfängnisverhütung
Antikörper 450, 579, 818
- Abort, habitueller 1080
- gegen HIV 9
- gegen Infektionserreger 562
- gegen Rhesusfaktor 573
- gegen Samenzellen 1119, 1124
- gegen Schilddrüsengewebe 927
- spezifische 18
Antikörperbildung 18, 680
Antikörpernachweis 579
Antikörperübertragung, passive 485, 490
Antilymphozytenglobulin 786, 818
Antirheumatika, nichtsteroidale 664, 883

1277

Sachverzeichnis

Antirheumatika, nichtsteroidale, bei Brustfellentzündung 632
– – bei Gichtanfall 875
– – bei Spondylitis ankylosans 870
– – Ulcus-pepticum-Rückfall 1204
– – bei Weichteilrheumatismus 880
Antiseptika 266, 677
Antitoxin bei Diphtherie 476
Antriebsarmut 1001
Antriebslosigkeit 668
Aorta 156 f, 403, 405, 419
– Kunststoffprothese 819
Aortenaneurysma, Gefäßersatzoperation 820
– Platzen 168
– Ultraschalluntersuchung 1178
Aortenisthmusstenose 431, 433
– Operationserfolg 433
Aortenklappe 403 f
Aphasie 711
Aphthen 617
Apoplexie s. Schlaganfall
Appendektomie 153 ff
– Hautschnitt 155
– laparoskopische 154
Appendix s. Wurmfortsatz
Appendizitis s. Blinddarmentzündung
Appetitlosigkeit 993, 1192
– bei Krebserkrankung 558
Appetitzügler 232, 674
Arachnoidea 697, 712
Arbeit, körperliche, Altern 42
Armlymphstauung 841
Armnervenlähmung, Neugeborenes 962
Armschlagader 405
Armschwäche, plötzliche 710
Armschwellung nach Mamma-Amputation 223
Armverkürzung nach Fraktur 145
Arrhythmie (s. auch Herzrhythmusstörung) 421, 424 ff, 439
– absolute 428
Arteria brachialis, Abdrücken 289
– carotis, Abdrücken 288
– – arteriosklerotische Verengung 710
– – Endarteriektomie 740
– facialis, Abdrücken 288
– femoralis, Abdrücken 289
– mammaria interna 435
– meningea media, Zerreißung 733
– temporalis, Abdrücken 288
– thoracica interna 174
Arteria-thoracica-interna-Implantation 177
Arterie(n) 156, 414
– der Extremitäten, Ultraschalluntersuchung 1178
Arterielle Verschlußkrankheit 163 f, 175
Arterienverkalkung 158, 567
Arterienverletzung 173

Arterienverschluß, chirurgische Maßnahmen 174 f
Arteriitis temporalis 863
Arteriographie 160, 728, 1152
– Nierenarterie 177
Arteriosklerose 112, 156, 158 ff
– Aneurysmaentstehung 167
– chirurgische Maßnahmen 174 ff
– Cholesterinspiegel 234, 424
– Ernährungseinfluß 424
– frühzeitige 158
– Gefahren 162
– genetische Anlage 158
– Herzkranzgefäße 406, 419, 424
– beim Kind 158
– Körperhauptschlagader 819
– Manifestationsorte 159
– Netzhautthrombose 91
– Nierenarterienverengung 763
– Nierengefäße 762
– Psychose 999
– Risikofaktoren 158, 567
– Schlaganfall 709 f, 739
– Ursachen 158
– Verhütung 160
Arteriovenöse Fistel 187 f
Arthritis 864
– bakterielle 879
– kristallinduzierte 875 f
– reaktive 869 f
– – Prognose 870
– rheumatoide 864
– traumatische 878
Arthrodese 137
Arthrographie 1156
– Kniegelenk 129
Arthroplastik 137 f
Arthrose 864, 876 f
– primäre 864
– sekundäre 864, 878
Arthrosis deformans 876 f
– – Krankheitserscheinungen 877
– – Prognose 877
– – Vorbeugung 877
Arthroskopie, Kniegelenk 129
Arzneimittel s. auch Medikament
Arzneimittelallergie 36
Arzneimittelmißbrauch 659 f
– Unterschied zur Sucht 660
Arzt, Honorar 2
– Schweigepflicht 2
Asbestfasern 635 f
Ascaris lumbricoides 822, 828, 831
Ascorbinsäuremangel 1256
Asiatische Grippe 654
Aspergillom 471
Aspiration 630
– Abszeßentstehung 633
Aspirationspneumonie 630

Sachverzeichnis

Aspirin 421 f, 664 f, 711
- bei rheumatischem Fieber 873
- bei rheumatischer Erkrankung 883

Aspiviper 264
Assistentin, medizinisch-technische 1144
Assoziation, freie 998
Asthma s. Bronchialasthma
Asthmaanfall 31 f
- Prophylaxe 32

Astigmatismus 67
Ataxie 721
Atelektase 626
- des Neugeborenen 920 f
- Ursache 920

Atem, schlechter 616, 1188
Atemflußmessung 32
Atemfunktion, Selbstkontrolle 31
Atemgeruch, übler 616, 1188
Atemgymnastik nach der Operation 806
Atemmuskulatur, Lähmung bei Diphtherie 476
Atemnot 2, 409, 624
- Silikose 635

Atemnotsyndrom 919
- akutes 630

Atemspende 271, 276, 291, 294
Atemstillstand 273, 294 ff
- Wegbleiben beim Kind 534

Atemtechnik, Geburt, natürliche 954
Atemwege, Freihalten nach der Operation 806
- freimachen 272
- Öffnung 320
- Verschluß 320

Atemwegserkrankung, Arztbesuch 654
Atemwegsinfekt, akuter 325 f
Äther 53
Atherom 394 f
Atmung, keuchende 627
- Luftstrom 644
- Neugeborenes 749
- übermäßige 569

Atmungsbehinderung 476
Atmungsstörung, Frühgeborenes 919 f
- Neugeborenes 919 f
- Vergiftung 292

Atomgewicht 1160
Atommeiler 1160
Atresie, kongenitale, der Speiseröhre 1184
Atrioventrikularknoten 411
Attacke, transitorisch ischämische 710
- - - Operation 740

Ätzmittel, Speiseröhrenverletzung 1185
Audiometer 343
Auffrischimpfung 452
Aufklärung des Kindes 1105
- des Mädchens 856

Aufputschmittel 669
Aufschrecken, nächtliches, Kind 538

Aufstehen nach der Operation 806
Aufstoßen 1192
- nach Magenentfernung 1193
- Reizmagen 1193
- Säugling 897
- Zwölffingerdarmgeschwür 1202

Aufwachtemperaturkurve 1115 f
Aufwachtemperaturmessung 1132
Augapfelbewegung 698
Auge(n), blaues 61
- Bluterguß bei Keuchhusten 501
- brennende 68
- Fremdkörper 61, 69, 278
- Gonokokkeninfektion, Vorbeugung beim Neugeborenen 752
- hervortretende 927, 935
- juckende 68
- kirschroter Fleck 916
- Schädigung bei Bluthochdruck 416
- Stahlsplitter 70
- Überanstrengung 60, 67
- Untersuchung 59
- Verätzung 265
- vorstehende 61

Augenbank 70
Augenbrennen 60
Augendruckmessung 76
Augenentzündung 61
- bei Bakterienruhr 509

Augenfacharzt 59
Augenfarbe 60
- Säugling 752

Augengläser 60
Augenhintergrund 59, 79
- Arteriosklerose 159
- Zuckerkrankheit 1268

Augeninfektion, Gonorrhö, Vorbeugung beim Neugeborenen 752
- Tripper 301

Augeninnendruck 75
Augenlider 698
Augenlidkorrektur 847
- Ergebnis 848

Augenlinse s. Linse
Augenmuskeln 82
Augenmuskelnerven 698
Augensalbe 71
Augenschäden, diabetische 89
Augenspiegel 65, 80, 87, 159
Augensymptome bei Colitis ulcerosa 1228
Augentropfen 68, 77
- Neugeborenes 751

Augentumor 90
Augenübungen, orthoptische 83
- pleoptische 83

Augenwinkel, innerer, Gerstenkorn 72
- - Schwellung 74

Ausatemluft, Alkoholbestimmung 13
Ausatmung 623

Sachverzeichnis

Auseinandersetzungen 993
Ausfallserscheinungen, endokrine 675
Ausfluß aus der Harnröhre 300, 306, 800
– aus der Scheide 229, 300, 825
– – nach der Entbindung 975
– – Schwangerschaft 947
– – übelriechender 1037
– – Zervizitis 1054
Auslandsreise, Impfplanung 468 f
– Impfung 467
– – Information 468
Aussatz 520
Ausschabung s. Kürettage
Ausscheidung, Parasitennachweis 823
Ausscheidungsurographie 776
Ausschlag, Bläschen 308, 702
– Dreitagefieber 493
– Masern 480, 482
– bei rheumatischem Fieber 871
– Röteln 478, 480
– Scharlach 480, 494
– Syphilis 302
– Windpocken 473
Ausspucken von Nahrung, Säugling 897
Austastung des Mastdarms 1022, 1214
Austauschtransfusion, Neugeborenes 812, 912 ff
Austreibungsperiode 951, 958
Auswärtsschielen 83
Auswurf 624 f
– Beschaffenheit 650
– blutiger 324, 625, 650
– Menge 650
– Untersuchung 578, 1165, 1169
Autoimmunkrankheit 1197
– Colitis ulcerosa 1228
– Glomerulonephritis 765
– Lupus erythematodes 868
– Polyarthritis, chronische 866
– Vitiligo 393
– Zytokine 678
Autoimmunprozeß 676
– Schilddrüse 927, 932
Autotransplantat 817
AV-Block 427
Ayurveda 48
Azidose 569
– diabetische 569
– metabolische 569
– respiratorische 569
– bei Zuckerkrankheit 1267
Azulfidine 1219

B

Baby, blaues 418, 573
– – Herzoperationserfolg 433

Babymilch, Zubereitung 890
Babynahrung 896
– Gläser 896
– Konserven 896
Babyöl 750
Babysprache 541
Bacille Calmette Guerin 1171
Bacillus botunlinus 1218
Bad 380
– nach der Entbindung 975
– während der Regelblutung 1053
– Schwangere 941
Baden, Neugeborenes 754
Badeöl 380
Bäder für Ältere 845
– bei Bandscheibenvorfall 701
– heiße 837
Bakteriämie 196
Bakterien 470 f
– Genveränderung 260
– Unterschiede zu Viren 471
Bakterienkultur 562
– Harnröhrenabstrich 306
Bakterienruhr 509 f, 1230 f
– Behandlung 509
– Blutuntersuchung 509
– Diagnose 509
– Inkubationszeit 509
– Komplikationen 509
– Stuhluntersuchung 509
Balantidium coli 822
Baldrian 667
Balggeschwulst 394 f
Balkenblase 1025
Ballaststoffe 228 f
Ballen, entzündeter 123 f
Ballonkatheter 174
Ballonsonde 1189
Balneotherapie 835
Bandscheibe 114
– Gallertkern 114 f
Bandscheibendegeneration 114
Bandscheibenhernie 114
Bandscheibenprolaps s. Bandscheibenvorfall
Bandscheibenvorfall 114 f, 701, 743 f
– Behandlung 701, 744
– Bewegungsübungen 841
– Diagnose 744
– Halswirbelsäule 700
– Lähmungserscheinungen 744
– Myelographie 1156
– Operation 743 f
– Operationserfolg 744
– Rückfall 744
Bandverletzung, Röntgenbild 1156
Bandwurmabtreibung 834
Bandwurmbefall, Diagnose 833
– Vorbeugung 833
Bandwürmer 822, 832 ff

Sachverzeichnis

Bandwurmkopf 833 f
Bandwurmlarve 832
Bandzerreißung 366
Bang-Krankheit 518
Barbiturate 55, 666, 668
– Überdosierung 666
Barbituratnachweis im Blut 566
Barbituratvergiftung 292
Bariumkontrastbrei 1192
Bariumsulfat 1147, 1152
Barrett-Ösophagus 1184
Bartholinische Drüsen 1032, 1034
– – Aufgabe 1034
– – Beteiligung bei Tripper 1046
– Zyste 1034
– – Marsupialisationsoperation 1034
Bartholinischer Abszeß 1035
Bartwuchs 854
– vorzeitiger 859
Basaliom 399 f
Basalmembran der Glomeruli, Antigen-Antikörper-Komplexe 765
Basaltemperatur, morgendliche 1050, 1115 f, 1132
Basalzellkarzinom 399
Basenüberschuß 569
Basismammographie 1155
Bauchaorta, arteriosklerotische Veränderungen 175 f
Bauchaortenaneurysma, Operation 180
Bauchfell 93
Bauchfellentzündung 93 ff, 211
– bei Appendizitis 152, 154
– Bauchpunktion 814
– bei Eileiterentzündung 1086
– bei Gallenblasengangrän 605
– gonorrhoische 1045
– nach Magengeschwürdurchbruch 1202
– bei Tripper 307
Bauchglatze 588
Bauchhoden 1015
Bauchhöhle 93, 1236
Bauchmuskeln, Normalzustand nach der Entbindung 976
– Stärkung 117
Bauchhöhlenpunktion 814
Bauchorgane 1236
Bauchpunktion 814
Bauchraum, Ultraschalluntersuchung 1175
Bauchschmerzen 672, 1195, 1213
– akute 94
– Blinddarmentzündung 152
– Darmverschluß 1232
– Volvulus 1223
Bauchspeicheldrüse (s. auch Pankreas) 96 ff, 441, 762, 1180
– Abszeß 100
– Adenom 101, 104
– Ausführungsgang 96
– Entfernung, operative 1261
– Entzündung s. Pankreatitis
– Geschwulst, gutartige 104
– Hormonbildung 675, 1261
– Krebs 104 f
– – Heilungsaussichten 105
– – Krankheitserscheinungen 104
– – Lebenserwartung 105
– Pseudozyste 103
– Punktion 815
– Zyste 103
Bauchspeicheldrüsenenzyme 910
Bauchspeicheldrüsentransplantation 818
Bauchspeicheldrüsen-Zellen, Insulin-produzierende 1261
Bauchtrauma, Ultraschalluntersuchung 1178
Bauchtyphus s. Typhus abdominalis
Bauchwandbruch 208
Bauchwassersucht 586
Baumwollfasern 635
Baustoffwechsel 228
BCG (Bacille Calmette Guerin) 1171
BCG-Impfung 452, 461, 465, 1171
– beim Kind 1171
Beatmung bei Asthmaanfall 32
– maschinelle 630
Beatmungsgerät 528 f
Bechterew-Krankheit s. Spondylitis ankylosans
Becken, knöchernes, Form 944
Beckenausgang 944
Beckenbodengymnastik 1038
Beckenbodensenkung 790 f, 1038, 1211
Beckenebenen 944
Beckeneingang 944
Beckenendlage 950, 963 f
– Diagnose 964
– Erstgebärende 970
– Krankenhausaufnahme 964
– Schnittentbindung 970
– Ursache 963
Beckengürtel, Muskelschmerzen, symmetrische 881
Beckenmaße 944
Beckenmitte 944
Beckenvenenthrombose, Lungeninfarkt 634
Befindensstörung 1, 45, 106 ff, 991, 996
– Charakteristika 107
– Gewinn 107
– Vorgeschichte, biographische 106
Befriedigung, sexuelle, mangelnde 1111
Befruchtung 1114
– künstliche 1120 f
– – Durchführung 1120
– – Gefahren 1121
Begleitarthritis 870 f
Behandlung 7 f
– allgemeine 8
– ambulante 8

1281

Sachverzeichnis

Behandlung, homöopathische 8
- konservative 7
- stationäre 8
- symptomatische 8
- ursächliche 8

Behandlungskosten 2
Behelfsschiene 279 ff
Behinderter, Anpassung, soziale 842
- Rehabilitation 842

Beikost 889, 893
- bei Zöliakie 907

Beinarterien, Tastpunkte 160
- Verschlußkrankheit 162

Beinschienung 280
Beinschwäche, plötzliche 710
Beinschwellung 409, 762
- Schwangerschaft 977

Beinvene, tiefe, thrombosierte 165
Beinvenenthrombose 165
- Lungeninfarkt 634
- tiefe 169 ff

Beinverkürzung nach Fraktur 145
Bekleidung, Operationsvorbereitung 805
- Schwangere 941

Beklemmungsgefühl 419
Belastung, psychische, chronische, des Mannes 1123
- - fehlerhafte Verarbeitung 990
- - Herzinfarkt 423
- - Reizkolon 1226
- - Wirkung auf das Herz 406 f
- - Zuckerkrankheit 1262

Belastungs-EKG 410
Belastungssituation 1006
Benommenheit 668
Benzedrin 669
Benzinvergiftung 290
Benzodiazepine, Operationsvorbereitung 804
Benzol, Knochenmarkschädigung 194
3,4-Benzpyrin 1208
Beobachtungsraum 806
Beratung, genetische 254, 260, 1005
- medizinische, vor Schwangerschaftsabbruch 1082
- sexuelle, vor Eheschließung 1109
- soziale, vor Schwangerschaftsabbruch 1082

Beratungspflicht, Schwangerschaftsabbruch 1081 f
Beratungsstelle für Familienplanung 1130
- genetische 252

Beri-Beri 192, 1256
Berufsschulung 835
Beruhigungsmittel 666 f
- Alkoholiker 16
- Operationsvorbereitung 804

Berührungsempfindung 695
Beryllium 635

Beschneidung 753, 803, 1009 ff
- Gründe 1009 f
- Pflegemaßnahmen 753
- religiöses Ritual 1009
- Ritualverfahren 753
- Zeitpunkt 1012

Beschwerden, funktionelle 45, 991
- körperliche, Angstneurose 992

Besenreiser 185
Bestrahlung (s. auch Strahlentherapie) 791
- Nebenwirkungen 1158

Besucher im Krankenhaus 4 f
- Neugeborenes 754

Besuchszeit im Krankenhaus 5
Betablocker 421 f, 427, 1189
Betaisodona 617
Betätigung, sexuelle, Mangel 993
Betäubungsmittel 665, 671 f
- Operationsvorbereitung 805

Betäubungsmittelgesetz 671
Betriebsstoffwechsel 228
Betthupferl 619
Bettnässen 542 ff, 763
- Belohnungssystem 544
- elektrische Anlage 544
- Rückfälle 544
- Ursache, körperliche 542
- - seelische 543

Beule 261
Beurteilung, präanästhetische 53
Bevölkerungsexplosion 1128
Bewegungen 357
Bewegungsablauf, automatisierter 713
- verlangsamter 721 f

Bewegungsapparat, Schleimbeutel 121
- Wiederherstellungschirurgie 137 f

Bewegungsbäder 839
Bewegungsmangel 1211
- Hypertonie 415
- Koronarerkrankung 423

Bewegungsstörung bei rheumatischem Fieber 871
Bewegungstherapie 836
- aktive 836
- passive 836
- im Wasser 836

Bewegungsübungen 841
- aktive 837
- bei Bandscheibenvorfall 701
- passive 836

Bewußtlosigkeit 292
- Kopfverletzung 732 f
- kurzdauernde 428

Bewußtseinsstörung 2
- nach Schädelverletzung 731 ff

Bewußtseinszustand nach Schädelverletzung 732
Beziehung, sexuelle 858
- - Angst 1034

Sachverzeichnis

– – Anomalie 1111
Bienenstich 21, 37, 262
Bikarbonat 1191
Bikarbonatsekretion 1200
Bildverstärker 1146
Bilharziose 832
Bilirubin im Harn 570
Bilirubinpigment-Steine 599
Billroth-I-Operation 1204
Billroth-II-Operation 1204
Binde, elastische 172
Bindegewebserkrankung, diffuse 863
– entzündliche 863
Bindegewebsgeschwulst der Haut 394, 398
Bindehaut 67
Bindehautentzündung 61, 67 ff
– ansteckende 68
– epidemische 69
– Gerstenkorn 71
– gonorrhoische 68
– Hornhautbeteiligung 68
– Komplikation 68
– Krankheitserscheinungen 68
Bindehautsack, Augensalbeeinbringung 71
Bindung, abnorme, an ein Elternteil 994
Biopsie 222, 556, 562, 576 f
– endoskopische 251
– Krebsdiagnostik 556
– zystoskopische 792
Biphenyle, polychlorierte, in der Muttermilch 885
Bircher-Benner-Diät 48
Biß vom Menschen 262, 370
Bißanomalie 616, 618
Bißwunde 261 f
Blähungen 99, 1193
Bläschen 308
– Herpes zoster 702
– Windpocken 473
Bläschenausschlag, eitriger 374
Blase s. auch Harnblase
Blasen-Darm-Fistel 793
Blasendivertikel 1025 f
– Blasensteinbildung 794
Blasenfistel 793 f
– Behandlung 794
Blasengalle 599
Blasengrind 374
Blasenhals 789
Blasen-Haut-Fistel 793
Blasenkatheter, suprapubischer 1027
Blasenkontrolle, Ausfall 746
Blasenkrebs 795
Blasen-Scheiden-Fistel 793
– nach Radiumbehandlung 1061
Blasenschleimhaut 792
Blasenspiegel 791
Blasenspiegeluntersuchung s. Zystoskopie
Blasenstein 794 f, 1026

– Behandlung 794 f
– Diagnose 794
– Lithotripsie 795
– Operation 795
Blasenstörung 721
Blasentumor s. Harnblasengeschwulst
Blaues Auge 61
Blaues Kreuz 16
Blaufärbung 627
– der Fingerendglieder 624
Blei 1145
– Knochenmarkschädigung 194
Blei-Gummi-Handschuhe 1146
Bleischürze 1146
Blepharitis 71
Blinddarm 150
Blinddarmentzündung 150 ff, 1221
– akute 151
– chronisch rezidivierende 152
– Komplikation 154
– Operation 153 ff
– Ultraschalluntersuchung 1178
Blinddarmoperation 153
Blindheit s. auch Erblindung
– Niemann-Pick-Krankheit 916
Blitzlichtaufnahmen 755
Block, atrioventrikulärer 427
Blockierung 49
Blockwirbelbildung, operative 116, 119
Blut 189 ff
– Alkoholbestimmung 13
– Barbituratnachweis 566
– Gallenfarbstoffkonzentration 584
– Gerinnungsfähigkeit 564
– im Harn 764, 766, 773
– – Harnblasenentzündung 790
– – Harnröhreninfektion 800
– – Nierentumor 777
– – Nierenverletzung 780
– – HIV-kontaminiertes 810
– husten 625
– Kohlendioxidgehalt 566
– Kohlenmonoxidgehalt 566
– pH-Wert 569
– Salizylatnachweis 566
– Sauerstoffgehalt 403 f
– im Stuhl 1212 f
– – Colitis ulcerosa 1228
– – Mastdarmkrebs 1253
– – Ursachen 1215
Blutabbau, Milzfunktion 680
Blutalkoholkonzentration 13
Blutarmut (s. auch Anämie) 191 ff, 564, 811
– Behandlung 194
– Diagnose 564
– erbliche 680
– Ernährung 192
– Folsäuremangel 1256
– Frühgeborenes 757

1283

Sachverzeichnis

Blutarmut, Herzmuskelüberbelastung 408
- bei Krebserkrankung 557
- Neugeborenes 911
- Schwangere 940
- Vitaminzufuhr 1259
Blutaustritte der Netzhaut 89
Blutbank 809 f, 812
Blutbild 191 f, 562 ff
Blutbildende Präparate 192
Blutbildung 565
- Milzfunktion 680
Blutbildungsstörung 678
Blutdruck 7, 414 ff, 695
- diastolischer 414
- Einfluß von Gefühlsausbrüchen 416
- hoher (s. auch Hypertonie) 158, 414, 423
- – Conn-Syndrom 689
- – erbliche Veranlagung 415
- – bei Fettleibigkeit 236
- – Gefäßveränderung 415
- – Glomerulonephritis 765
- – Herzkrankheit 409
- – Herzüberbelastung 408, 415 f
- – nephrotisches Syndrom 766
- – bei Nierenarterienverengung 177
- – Nierenleiden 763
- – Organschäden 416
- – Phäochromozytom 686
- – primärer 414 f
- – Sauna 846
- – Schlaganfall 739
- – Schwangerschaft 948, 982, 984
- – sekundärer 415
- – Ursache 414 f
- – vorübergehender 417
- – bei Zuckerkrankheit 1268
- Messung 414
- niedriger 416 f
- systolischer 414
Blutdruckabfall 716
Blutdruckwert, normaler 416
Blütenstaub 21
Bluter 197
- Nasenbluten 339
Bluterguß 261
- im Auge bei Keuchhusten 501
Blutersatzmittel 810
Blutfarbstoffgehalt 563
Blutgasanalyseapparat 569
Blutgase 569
Blutgefäße 156 ff, 695
- Einfluß von hohem Blutdruck 415
Blutgefäßgeschwulst 186 f, 394, 397
- Behandlung 187
- Blutung 398
Blutgefäßsystem 156 f
Blutgefäßtumor 186 f, 394, 397
Blutgerinnsel 164, 166
- Szintigraphie 1162

- bei Venenentzündung 171
Blutgerinnselbildung nach Gefäßverletzung 173
Blutgerinnungsstörung 1257
Blutgruppen 810, 911
Blutgruppenbestimmung 562, 810
Bluthochdruck s. Blutdruck, hoher; s. Hypertonie
Blutkonserve 809
Blutkörperchen, rote 189 ff, 563
- – Hämoglobingehalt 191
- – im Harn 570
- – Hauptaufgaben 189
- – weiße 189 ff, 563
- – abnorme 201
- – im Harn 570
- – Hauptaufgaben 189
- – vermehrte 564
Blutkultur 196, 580, 923
Blutleere 711
Blutmauserung 680
Blutplättchen 189, 563
- Speicherung 680
- verminderte 680
Blutschwamm 186, 394
Blutsenkungsgeschwindigkeit 565
Blutspende 810
Blutspender 828
Blutstauung durch Verband 296
Blutstillung beim Nasenbluten 339
- zystoskopische 793
Blutstreifen, Säuglingsstuhl 899
Blutsverwandtschaft 253
Bluttransfusion 195, 564, 682, 809 ff
- autologe 812
- bei Blutung nach der Geburt 973
- Frühgeborenes 757
- Hepatitisübertragung 590
- HIV-Infektion 810
- Komplikation 809 f
- im Mutterleib 913 f
- beim Neugeborenen 572
- nach der Operation 808
- Operationsvorbereitung 805
- Unverträglichkeit 810
Blutung 261
- nach Abtreibung 1084
- äußere 286
- bei Blutgefäßgeschwulst 398
- aus Dickdarmdivertikeln 1225
- epidurale 733
- in der Eröffnungsperiode 985 f
- Erste Hilfe 285 ff
- gastrointestinale 246
- nach der Geburt 973
- – Ursache 973
- intrazerebrale 733
- bei Leberzirrhose 587
- aus dem Mastdarm 1235

Sachverzeichnis

- – schmerzlose 1247
- – im oberen Verdauungstrakt 1215
- – im Schädel 712 f, 731 ff, 739
- – – Operation 739
- – – Säugling 734
- – – Zeichen 733 f
- – aus der Scheide nach Geschlechtsverkehr 1054, 1057 f
- – – nach der Menopause 1069, 1102
- – – Schwangerschaft 977, 987, 1078
- – schmerzlose, letzte Schwangerschaftsmonate 986
- – nach dem Stuhlgang 1243
- – in den Subarachnoidalraum 712 f
- – den Subduralraum 712 f, 733
- – nach unvollständiger Fehlgeburt 1080

Blutungsanomalie 1067
Blutungsneigung, Gründe 199
- des Neugeborenen 921

Blutungsquelle, Koloskopie 248
Blutungsübel 680
Blutungszeit 564
- verlängerte 680

Blutuntersuchung 562 ff
- chemische 566 ff, 761
- klinisch-chemische 566
- vor Mandeloperation 316
- bei Milzvergrößerung 682
- nach der Operation 809
- bei parasitärer Erkrankung 823

Blutunverträglichkeit zwischen Mutter und Kind 911 f, 914
Blutvergiftung 196 f, 199 f, 377
- Blutkultur 580
- Neugeborenes 922 f

Blutverlust 191 f, 195
- akuter 810
- chronischer 811

Blutwäsche 48, 768, 788
Blutweg, HIV-Infektion 10
Blutzellen 563
- rote 189 ff, 563
- – Hämoglobingehalt 191
- – im Harn 570
- – Hauptaufgaben 189
- weiße 189 ff, 563
- – abnorme 201
- – im Harn 570
- – Hauptaufgaben 189
- – vermehrte 564

Blut-zu-Blut-Kontakt, Hepatitisübertragung 589
Blutzucker 7
Blutzuckerkonzentration 101, 566 f, 582
- Bestimmung 979, 1262
- erhöhte 1261
- Nierenschwelle 979, 1263
- normale 1261
- Selbstbestimmung 1265

Blutzuckerschwankung 89
Blutzuckerspiegel s. Blutzuckerkonzentration
BMI (Körpermasseindex) 230
Bogengänge 344
Borrelia burgdorferi 511
Bösartige Erkrankung, Immunsystem 451
Botulismus 1218
Bougierung, Harnröhre 798
- Speiseröhre 1185

Bougie 798, 1185
Boutonnière-Finger 367
BPH (benigne Prostatahyperplasie) 1021
Brachialarterie, Verletzung 173
Brachialgie 700
Brand 112, 165, 379
Brandblase 264 f
Brandgel 264
Brandwunde 265
Bräunungseffekt, UV-A-Strahlen 838
Brausebad nach der Entbindung 975
- heißes 839

Brechdurchfall, Säugling 901 f
Breimahlzeit, Säuglingsernährung 892
Breinahrung, Nahrungsmenge 895
- Säugling 895

Brennen der Augen 60
- beim Wasserlassen 309, 790

Brennesseln 35
Brennwert 228
Briden 1233
Brille 66
- bei Alterssichtigkeit 66
- bei Kurzsichtigkeit 62
- bei Weitsichtigkeit 64

Brillenträger 63
Brill-Krankheit 517
Bromsalze 667
Bronchialasthma 19, 26, 30 ff, 649
- allergisches 31
- Auswurfuntersuchung 578
- Herzleiden 32
- Klimawechsel 32
- Kortisonwirkung 676
- Krankenhausbehandlung 32
- Lungenblähung 627
- nichtallergisches 31

Bronchialerweiterung 32
Bronchiektasen 625, 639, 649 ff
- Behandlung 652
- Diagnose 650
- Operation 638, 652

Bronchien 320, 648 ff
- Absaugung, bronchoskopische 651
- Lagedrainage 652

Bronchieninfektion bei Masern 484
Bronchitis 648 f
- chronische 569, 625, 627, 649
- – Raucher 650

1285

Sachverzeichnis

Bronchographie 652, 1151
- Bronchiektasennachweis 650

Bronchopneumonie 629
Bronchoskop 249, 627, 651
Bronchoskopie 651, 921
- Bronchiektasennachweis 650

Broteinheit 1269
Brucellen 518
Brucellose 518 f
Bruch 754
- eingeklemmter, Darmverschluß 1231, 1233
- Rückfall 212
- - Vorbeugung 212

Bruchband 210, 213, 837
Brucheinklemmung 210
Bruchheilung, ausbleibende 142
- verzögerte 142

Bruchleiden 206 ff
- Behandlung, chirurgische 210
- - konservative 210

Bruchoperation 211 f
- Krankenhausaufenthalt 212

Bruchpforte 206
Bruchsack 211
Brust, weibliche, Korrektur 847
Brustbein 295
- Herzmassage 295

Brustbeinbruch 640
Brustdrüse 214 ff
- Ausführungsgänge 214
- Chirurgie 220 ff
- - plastische 225 ff
- Infektion 218 f
- des Mannes 220
- Röntgenuntersuchung 1154
- Sonographie 219

Brustdrüsenabszeß 218
Brustdrüsenentzündung, Behandlung 975
- Stillzeit 975

Brustdrüsenkörper 214
Brustdrüsenläppchen 214
Brustdrüsenschwellung, Neugeborenes 752
Brüste, Anschwellung nach der Entbindung 974
- Druckempfindlichkeit bei Ovulationshemmereinnahme 1140
- Einziehung 217
- Entleerung beim Stillen 886 f, 890
- Entwicklung 854, 856
- - seitenunterschiedliche 856
- Form 214 f
- Größe 214
- Grübchenbildung 217
- Haarentfernung 216
- Hochbinden zum Abstillen 890
- kleine 214
- Normalzustand nach der Entbindung 976
- Pilzerkrankung 384

- Selbstuntersuchung 217 f
- Sinnesempfindungen nach Brustplastik 225
- Untersuchungshäufigkeit 217
- Vergrößerung 225, 937
- - beim Knaben 857

Brustentfernung 223
Brustfell 624, 631
Brustfellentzündung 631 f
- Behandlung 632
- Diagnose 632
- feuchte 631
- Krankheitserscheinungen 631
- Punktion 814
- trockene 631

Brustfellkrebs, Pleurapunktion 814
Brustgeschwulst 215 f, 219 f
- gutartige 223 f
- - Entfernung 223

Brusthöhlenpunktion 814
Brustimplantat 227
Brustinfektion, Stillzeit 889
Brustkind, Neugeborenen-Spasmophilie 922
Brustknoten 216, 219, 221
- Mammographiebefund, negativer 1154
- - positiver 1155
- Operation 221

Brustkorbquetschung 640
Brustkrebs 216 f, 219, 561
- familiäres Auftreten 224
- beim Mann 220
- Operation 222
- Risikofaktoren 1155
- Treffsicherheit der Mammographie 1154
- Vorsorgemaßnahmen 217

Brustoperation 221 f
- Nachuntersuchung 225
- Regelblutung 225

Brustpflege, Schwangere 942
Brustrekonstruktion 225, 227
Brustschmerzen 407
- atmungsabhängige 624, 631

Brustspannung vor der Monatsblutung 216
Brusttumor 215 f, 219 f
- gutartiger 223 f
- - Entfernung 223

Brustverletzung 216, 219
Brustwandverletzung 640
Brustwarze(n) 214
- aufgesprungene 975
- blutende 975
- eingezogene 215, 886, 942
- empfindliche 974
- entzündete 975
- Haarentfernung 216

Brustwarzenpflege 889
Brustwarzenrekonstruktion 227
Brustwarzenschrunde 887
Brustwickel 632

Brutkasten 755 f
BSE (Rinderwahnsinn) 723
BSG (Blutsenkungsgeschwindigkeit) 565
Büffelnacken 443
Bundesgesundheitsamt 10, 657
Bundesseuchengesetz 10
Bursitis 121 f, 864
- Behandlung 122
- Rückfall 122
- subacromialis 121
- subdeltoidea 121
Büstenhalter beim Abstillen 890
- nach Brustentfernung 223
- Schwangere 941 f
- Stillzeit 215, 889
Bypass 174 ff, 819
- axillofemoraler 176
Bypass-Operation 435 f
- bei Hirngefäßembolie 740
Byssinose 636

C

Caesium-137 1060
Calculi 794
Campylobacterinfektion, Arthritis, reaktive 863
Candida 923
CAPD (chronisch-ambulante Peritonealdialyse) 789
Carbamazepin 702
Carcinoma in situ, Gebärmutterhals 1058, 1060 f
- - - Operation 1061 f
Cardiolipin-Antikörper 1080
Cardioverter-Defibrillator 425
Cäsium 1157
Cephalosporine 662
Cerumen 345
Chagas-Krankheit 826
Chalazion 71 f
Chemotherapeut 559
Chemotherapeutika, antibakterielle 471
- nach Magenkrebsoperation 1209
Chemotherapie 146, 559
- Antibiotikaeinsatz 663
- nach Brustkrebsoperation 224
- bei Hodgkin-Krankheit 204
- Kortisoneinsatz 676
- bei Krebs 557 f
- bei Leukämie 202
China, Geburtenregelung 1129
Chinidin 427
Chinolon 509, 662
Chiropraktik 49, 880
Chirotherapie 836 f
Chirurgie, kosmetische 847

- plastische, Brustdrüse 225 ff
- - Ergebnisse 848 f
- - beim Kind 849
- - Nase s. Nasenplastik
- - Ohr 358 ff
Chlamydien 92, 309, 471
- Harnröhreninfektion 799
Chlamydien-Infektion 300
- Arthritis, reaktive 863
- Bedeutung 1044
- Behandlung 1044
- Eileiterentzündung 1044, 1085
- genitale 309
- - Bedeutung 309
- - Ping-Pong-Effekt 309, 1044
- Pneumonie 629
- Scheidenentzündung 1043
Chlamydiennachweis 1043 f
Chloramphenicol 508
Chloräthyl 56
Chloräthylvereisung 397
Chlorid 229, 566
Cholangiographie 1154
- intravenöse 602
Cholangio-Pankreatikographie, endoskopisch-retrograde 603 f
Cholera 471, 1216
- asiatica 526 f
- - Behandlung 527
- Schutzimpfung 467 f
Cholesterin 234
Cholesterinkristalle 599
Cholesterinspiegel 566 f
- hoher 158, 161 f, 234, 423, 567
Cholesterin-Unterfraktionen 567
Cholezystektomie 606
- Diät 607
- laparoskopische 604
Cholezystitis s. Gallenblasenentzündung
Cholezystographie 602, 1153
- intravenöse 602
Chondrokalzinose 864, 876
Chondrom 145 f
Chordotomie 747
Chorea 871
- minor 873
Chorioidea 86
Choriongonadotropin 259, 571, 917
Chrom 229
Chromatinkörperchen 1103
Chromosom 21: 916, 1003
Chromosomen 251, 258, 916
Chromosomenanomalie 256, 1064
- Abort, habitueller 1080
- Unfruchtbarkeit 1114
Chromosomenuntersuchung 259
- Down-Syndrom 917
- beim ungeborenen Kind 259, 1004
Chromsäure 339, 617

Sachverzeichnis

Claudicatio intermittens 159
Clip 740
Clofazimin 520
Cocablätter 657
Coitus interruptus 1130, 1132 f
- – Verläßlichkeit 1133
Colchicin 875
Colica mucosa 1226
Colitis s. auch Kolitis
- ulcerosa 1211, 1216, 1227 ff
- – Behandlung 1229
- – Diagnose 1229
- – Operation 1229
- – Psychotherapie 1230
- – Symptome 1228
- – Ursache 1228
- – Vorbeugung 1230
Colon sigmoideum, Endoskopie 248
- – Verschlingung 1223
Commotio cerebri 724
Compliance 1171
Computertomographie 726, 1147 ff
- Bandscheibenvorfall-Nachweis 744
- Bronchiektasennachweis 650
- Herzuntersuchung 412
- Hirngeschwulstlokalisierung 737
- Hirngeschwulstnachweis 706
- Hypophysentumornachweis 442
- klaustrophobe Reaktion 1148
- bei Krebs 555 f
- bei multipler Sklerose 721
- Nebennierenuntersuchung 689
- Nierentumor 775
- Nierenuntersuchung 776
- bei Osteoporose 136
- Pankreasgeschwulst 102
- regelmäßige 1148
- Vorteile 1148
Conn-Syndrom 689
Contergan-Affäre 111
Contre-Coup-Verletzung 724
Contusio cerebri 725
Corpora cavernosa 1009
Corpus luteum 1047
Corpus-luteum-Zyste 1094
Cotrimoxazol 509
C-Peptid 567
Credésche Prophylaxe 752
Creme, östrogenhaltige 1044
- pilzhemmende 383
Creutzfeldt-Jakob-Krankheit 723
Crohn-Krankheit 1216, 1219 f
- Behandlung 1219 f
- Diagnose 1219
- Diät 1220
- Operation 1220
- Rückfall 1220
- Symptome 1219
- Ursache 1219
- Verlauf 1219
Cushing-Krankheit 688
- Behandlung 688
Cushing-Syndrom 443, 677, 688
- durch Kortisonzufuhr 688
- medikamentöses 688
Cyclopropan 53
Cyclosporin bei Nierentransplantation 786
- bei Organtransplantation 818

D

Dacron 819
Dacron-Gefäßprothese 175
Dakryozystitis 74
Dammschnitt 957, 959
- Anästhesie 956
- Zeitpunkt 957
Dammschnittwunde, Naht 957
Dammschutz 960
Dampfbad 836
- ältere Menschen 846
Dampfinhalation 336
- bei Pseudokrupp 905
Dämpfung, Operationsvorbereitung 805
Dapson 520
Darmabszeß, Crohn-Krankheit 1219
Darmbäder 882
Darmblutung 508
Darmdurchbruch 508
Darmeinstülpung s. Invagination
Darmentleerung, Operationsvorbereitung 804
- Rhythmus 1211
Darmerkrankung, chronisch entzündliche, Spondylitis 863
Darmfunktion, Säugling 884 ff
Darmgangrän 1222
Darmgeschwulst, bösartige, Blasen-Darm-Fistel 793
- Operation 1238 ff
- – Kontrolluntersuchung 1240
Darmgeschwüre, Typhus abdominalis 503
Darminfektion, Gelenkerkrankung 870
Darmkolik, Säugling 897 f
Darmkrebs 229, 1235, 1237 ff
- bei Colitis ulcerosa 1230
- Operation 1238 f
- Röntgenuntersuchung 1238
- Vorsorge-Untersuchung 1238
Darmlähmung 1211
Darmlymphom 1235
Darmmyom 1235
Darmparasiten 824
Darmpassagebehinderung, mechanische 1211
Darmpolyp 1235 f, 1242

Sachverzeichnis

- Behandlung 1237
Darmpolypen, familiäre 1238
Darmpolypenentfernung 1236 f
Darmresektion 1239
Darmsarkom 1235
Darmschädigung durch Abführmittel 673
Darmspülung 1214
Darmstrangulation 1233
Darmtätigkeit 695
Darmträgheit 229, 672
Darmtrakt, Geschwulstformen 1235
Darmtraktanomalie 902
Darmtraktinfektion, Säuglingsdyspepsie 900, 902
Darmtumor 1227
Darmtumorentfernung, Kontrolluntersuchung 1240
Darmverschlingung s. Volvulus
Darmverschluß 95, 1231 ff
- Diagnose 1232
- mechanischer 1231
- Operation 1232 f
- paralytischer 1231
- Röntgenuntersuchung 1232
- Symptome 1231 f
- Ultraschalluntersuchung 1178
- Ursache 1231, 1233
- Volvulus 1223
Dauerausscheider, Typhuskeime 502
Dauerbeatmung 52
Dauerkatheter 790
Daumenlutschen 532 f
Daumenschwäche 368
DDT in der Muttermilch 885
Debilität 1003 f
Defekt, neurologischer, Rehabilitation 843
Defibrillator 425, 427, 429
Degeneration, hepatolentikuläre 256 f
- polyzystische, der Niere 777
Dekubitusmatratze 808
Dekubitus-Prophylaxe nach der Operation 807
Delirium tremens 14
Demand feeding 886
Demenz 999
- bei Arteriosklerose 162
Demyelinisation 720
Denguefieber 515 f
Denkstörung 1001
Deodorantien 376, 381
Depression 406, 990, 993, 996, 999
- Alkoholiker 16
- Behandlung 1000
- endogene 996, 999
- larvierte 106, 991
- reaktive 990, 996, 999
Dermabrasion 374
Dermatomykose 383 f
Dermatomyositis 863

Dermoidzyste des Eierstocks 1096 f
Desault-Verband 299
Desensibilisierung 19, 24, 27 f, 37
- lebensbedrohliche Reaktion 24
Desensibilisierungsverfahren, psychotherapeutische 991
Desinfektion 677
Desinfektionslösung 261
Desorientierung, örtliche 722
Desoxyribonukleinsäure 251, 447
Dextran-Infusion 356
Diabetes insipidus 444 f
- mellitus s. Zuckerkrankheit
Diabetes-Diät 1268 f
Diabetiker s. Zuckerkranker
Diabetikerpaß 270
Diagnostik, pränatale 259
Dialyse 768, 787 ff, 1268
Dialysegerät 528, 768, 787 f
Diaphanoskopie, Nasennebenhöhlen 336
Diarrhö s. Durchfall
Diät bei Allergie 24
- nach Cholezystektomie 607
- Crohn-Krankheit 1220
- fettarme 238, 240
- bei Gicht 883
- glutenfreie 907
- kalorienreiche 245
- kohlenhydratarme 243
- bei Mumps 486
- bei Nierensteinbildung 773
- salzarme 239, 764
- bei Zuckerkrankheit 1263, 1268 f
Diathermie für Ältere 845
- bei Kreuzschmerzen 117
- bei rheumatischer Erkrankung 883
Diathermiegerät 837
Diätprogramm 234
Diätwunderkur 233
Dibothriocephalus latus 822, 832
Dickdarm (s. auch Kolon) 1180 f, 1210 f
- Bakterienbesiedelung 1210
- Entfernung 1211
- Harnleitereinpflanzung 796 f
- Hauptaufgabe 1210
Dickdarm-Blasen-Fistel 1225
Dickdarmentfernung, teilweise, bei Divertikulitis 1226
Dickdarmentzündung s. Colitis; s. Kolitis
Dickdarmgeschwulst 1234 ff
Dickdarmkrebs, Hämoccult-Test 578, 1238
- Koloskopie 248
Dickdarmpolypen, Koloskopie 248
Dickdarmspasmus 1211, 1226
Dickdarmspülung 882
Diclofenac 664, 883
Differentialblutbild 564
Digitalis 421
Digitalisbehandlung 410

1289

Digoxinspiegel 566
Diphosphonate 134
Diphtherie 470 f, 475 ff, 504, 506
- Herzmuskelschädigung 476
- Immunität 450, 476
- Isolierung 477
- Komplikation 476
- Krupp 904
- Schulbesuch 477
Diphtherieantitoxin 476
Diphtheriebakterien 475
Diphtheriebazillenträger 477
Diphtheriebelag 475
Diphtherie-Schutzimpfung 452 f, 476
- Auffrischimpfung 477
Diphtherie-Tetanus-Keuchhusten-Impfung 452 f, 458, 462
Diskushernie 701
Diskusprolaps s. Bandscheibenvorfall
Diuretika 231, 410
- bei nephrotischem Syndrom 766
Divertikel, Harnblase 794, 1025 f
- Harnröhre 798 f
- Speiseröhre 1183, 1185
Divertikeldurchbruch 1225 f
Divertikulitis 229, 1216, 1224 ff
- Behandlung 1225
- Blasen-Darm-Fistel 793
- Koloskopie 248
- Operation 1226
Divertikulose 1224 f
- Häufigkeit 1225
- Koloskopie 248
- Maßnahmen 1225
- Operation 1225
- symptomlose 1225
DNA 251
DNS (Desoxyribonukleinsäure) 251, 447
- der Tuberkulose-Erreger, Nachweis 581
Dolantin 774
Doppelniere 778
Doppler-Sonographie 1178
Dosis 661
Down-Syndrom 256, 916 ff, 1003
- Chromosomenuntersuchung 258, 917
- Diagnose 916 f
- - vor der Geburt 259, 917
- Gemütsverfassung 918, 1003
- Intelligenzniveau 918
- Sterblichkeit 918
DPT-Impfung 462
Drahtumschlingung 141
Drain nach Appendektomie 155
Drehmoment von Wasserstoffatomen 727
Drehschwindel 358, 719
- Ménière-Krankheit 719
Dreieckstuch 290
Dreifachimpfung 452 f, 458, 462
Dreimonatskolik 897

Dreitagefieber 479, 483, 493 f, 505, 507
- Ausschlag 493
Drillbohrer 174
Drillingsgeburt 967
Droge 657
- harte 670
Drogenabhängigkeit 659, 990
Drogeneinnahme, Hepatitis 593
- in der Schwangerschaft 253
Druckgeschwür, Vorbeugung s. Dekubitus-Prophylaxe
Drucksteigerung im Auge 76
- im Schädelinnern 725, 733, 736, 739
Druckverband 261
- bei Blutung 286
Drüse 441
- endokrine 441, 674, 927
- - Leistungsschwäche 675
- exokrine 441
- schleimbildende 637
Drüsenstörung 231
Duchenne-Muskeldystrophie 133
Ductus arteriosus Botalli, offener 431 ff
- - - - Operationserfolg 433
- choledochus 596
- cysticus 596
- hepatici 596
- thyreoglossus, Zyste 621
Dünndarm 1180 f, 1210
- Hauptfunktion 1210
Dünndarmentfernung, teilweise 1220
Dünndarmgeschwulst 1234 ff
Dünndarmgeschwür, peptisches, nach Magenresektion 1200
Dünndarmschleimhaut 906, 1210
Dünndarmverschluß, Crohn-Krankheit 1219
Duodenum s. Zwölffingerdarm
Duplex-Sonographie 1178
Dupuytren-Kontraktur 369
Dura mater 697
Durchblutung, Ultraschalluntersuchung 1178
Durchblutungsstörung älterer Menschen 845
- vorübergehende, Hirnbezirk 710
Durchbruchsblutung 1140
Durchfall 99, 569, 578, 1215 ff
- Antibiotika 1217
- Arztbesuch 1216
- Behandlung 1217
- blutiger, Invagination 1221
- Colitis ulcerosa 1228
- ECHO-Viruserkrankung 526
- mit Erbrechen, Säugling 901
- funktioneller 1216
- Gastroenteritis, akute 1198
- Koloskopie 1217
- Krankheitserregernachweis 1216
- langdauernder 1216 f
- nach Magenentfernung 1193

Sachverzeichnis

- Parasitennachweis 1216
- Säugling 900 ff
- Stuhluntersuchung 1217
- Ursache 1216
- Wechsel mit Verstopfung 1213
- Zöliakie 906

Durchfallerkrankung bei Säuglingen in Entwicklungsländern 902
Durchleuchtungsapparat 1146
Durchleuchtungsschirm 1146
Durchseuchungstiter 579
Durst, Conn-Syndrom 689
- übermäßiger 444
- Zuckerkrankheit 1262

Dysenterie 1230
Dysfunktion, ovarielle 1092 ff
- - Behandlung 1092 f
- vegetative 991

Dysgraphie 548
Dyskalkulie 548
Dyskinesie 597, 600 f
Dyslexie 548
Dysmenorrhö 665, 1051 ff
- Behandlung 1052
- Operation 1052
- Ursache 1051

Dyspareunie 1034, 1111
- Behandlung 1111

Dyspepsie 900 ff, 1191, 1193 ff
- nicht-ulzeröse 1193

Dystonie, vegetative 106

E

Echinacin 452
Echinococcus alveolaris 834
- cysticus 834
- granulosus 832

Echinokokken 586
Echinokokkose 834
- Übertragung 834

Echinokokkuszyste der Leber 594
Echokardiographie 410, 412, 430, 1175, 1179
- pränatale 259
- transösophageale 412, 1179
- transthorakale 1179

ECHO-Viruserkrankung 526
EEG (Elektroenzephalographie) 729
EEG-Kurve 729
Ehe, unfruchtbare, Häufigkeit 1113
- - Untersuchung des Ehemannes 1121

Eheschließung, sexuelle Beratung 1109
Eibläschen 1047, 1091
Eichel 802, 1009 f
Eier-Diät 235
Eierstock 441, 675, 1047
- Leistungsschwäche, Hormonzufuhr 676

- zystisch veränderter 1095

Eierstockdermoidzyste 1096 f
Eierstockdysfunktion 1092 ff
- Behandlung 1092 f

Eierstöcke 856 f, 1062 f, 1091 ff
- Arbeitsbeginn 1092
- Entfernung, beidseitige 1074, 1087, 1099 f
- - bei Uterusexstirpation 1073
- Erhaltung bei Uterusexstirpation 1073
- Funktion 1091

Eierstockendometriose 1097
Eierstockentzündung 1092
- bei Mumps 487

Eierstockfibrom 1097
Eierstockgeschwulst 1094 ff
- Behandlung 1098
- bösartige 1098
- Diagnose 1094
- hormonbildende 1097
- - Behandlung 1097
- Operation 1098 f
- Stieldrehung 1099

Eierstockhormone 1047, 1069, 1091 f
- Ausfall 1100

Eierstockinfektion 1092
Eierstockkrebs 561, 1097 f
- Altersgruppe 1097
- Behandlung 1098
- Diagnose 1098
- Heilungsaussichten 1098
- Vorbeugung 1098

Eierstockveränderung, Operation 1098 f
Eierstockzyste 970, 1093 ff
- Behandlung 1098
- Diagnose 1094
- Durchbruch 1099
- in der Schwangerschaft 1099
- Stieldrehung 1099

Eifersucht, wahnhafte 1002
Eigenblut 808, 812
Eigenbluttherapie 49
Eigenständigkeit 857
Eihautsack, Eröffnung, instrumentelle 953
Eileiter 1062 f, 1084 ff, 1114
- Flimmerhärchenbesatz 1084
- Flimmerstrom 1084
- Funktion 1084
- Röntgenuntersuchung 1155

Eileiterabszeß 1086 f
- Behandlung 1087

Eileiterdurchblasung 1117 f
- Gefahren 1118

Eileiterdurchtrennung 1141 ff
Eileiterentfernung 1086 f
- bei Eileiterschwangerschaft 1090

Eileiterentzündung 1084 ff
- Abszeßbildung 1086 f
- Behandlung 1086
- Chlamydieninfektion 1044, 1085

Sachverzeichnis

Eileiterentzündung, chronische 1086
- Folgen 1085
- Häufigkeit 1085
- Heilungsaussichten 1087
- Krankheitserscheinungen 1086
- Operation 1086 f
- Rückfall 1087
- Ursachen 1085
- Vorbeugung 1086

Eileiterschwangerschaft 571, 1051, 1085, 1088 ff
- Behandlung 1090
- Diagnose 1090
- Diagnosezeitpunkt 1089
- Durchbruch 1089
- Häufigkeit 1089
- Heilungsaussichten 1090
- Laparoskopie 1090
- Schwangerschaftstest 1089
- Symptome 1089
- Ursache 1088
- Verdacht, Vorgehen 1090
- Verhütung 1090

Eileiterunterbindung 1141 ff
Eileiterverschluß 1115
- Diagnose 1117
- Operation 1118
- Ursache 1117 f

Einatmung, Fremdsubstanz 630
- Luft, heiße 625
- – kalte 625
- – verunreinigte 623

Eingeweidebruch 206
Eingeweidewürmer, Behandlung 834
Einheitenmeßsystem, internationales 1157
Ein-Kind-Familie 1129
Einlauf 1213 f
- nach der Entbindung 974
- nach der Operation 808
- vor Röntgenuntersuchung 1153

Einsamkeit, nächtliche, Säugling 532
Einschießen der Milch 886, 974
Einschlafritual 546
Einschlußzyste 401
Einstiegsdroge 670
Einwärtsschielen 83
Einweisungsschein 4
Einzelbestrahlung 1157
Einzeller 471, 513, 822
Eireifungsphasen 1048
Eisen 229
Eisenmangel 191
- Zungenveränderung 621
Eisenmangelanämie 192
Eisenpräparat 191, 1215
Eisentropfen, Frühgeborenes 757
Eisenzufuhr, Schwangere 940
Eispackung 836
Eisprung s. Ovulation

Eisprunganregung 968, 1093
Eiter im Harn, Harnblasenentzündung 790
- – Harnröhreninfektion 800
Eiterabstrich, Harnröhre 306
Eiterbläschen, Neugeborenes 751
Eiterkultur 580
Eiterpustel, Lippenbereich 609
Eiterstippchen 311
Eiweiß 228, 562, 1210
- im Harn 570, 763
- – Glomerulonephritis 765 f
- – nephrotisches Syndrom 766
- – Schwangerschaft 982, 984
Eiweißkörper 1210
Eiweißstoffwechsel 582
Eizelle 1091, 1103
- befruchtete, Weg 1114
- reife 1114
Ejakulation 797, 1108
- retrograde 1027
- vorzeitige 1107 f, 1133
EKG (Elektrokardiogramm) 410 f
Eklampsie 981, 983 ff
- Behandlung 984
- Folgen 985
- Heilungsaussichten 985
- Schnittentbindung 970
- Schwangerschaftsbeendigung 984
- Ursache 984
- Zeichen 984
Ektropium 73 f
- Operation 73 f
- seniles 61
Ekzem 19, 34, 379 f
- allergisches 379
- endogenes 379
- im Gehörgang 345
- Kortisonwirkung 676
- seborrhoisches 379
- toxisches 379
- Ursachenklärung 379
Elektroenzephalographie 729
Elektrokardiogramm(-graphie) 410 f
Elektrokaustikbehandlung, Haarentfernung 216
Elektrokauter 1142
Elektrokoagulation, Hämangiom 187
- Harnröhrenkarunkel 799
- bei Nasenbluten 339
- bei Trigeminusneuralgie 702
- bei übermäßigem Haarwuchs 386 f
- – – im Gesicht der Frau 386
- Warzenentfernung 397
- Zervix 1055 f
Elektromyographie 730
Elektronenröhre 1144
Elektroneurographie 730
Elektroresektion, Harnblasengeschwulst 796
Elektroschockbehandlung 1000, 1002

Elektrotherapie 836, 840
Elephantiasis 832
Ellenbogengelenk, Verband 299
Eltern, ältere, Down-Syndrom-Häufigkeit 917
- Konflikte 543, 550
- Verhalten 549 f
- werdende, Unterricht 937
Eltern-Kind-Konflikte 857
Embolie 165 f, 422, 429, 633
- chirurgische Maßnahmen 179
- zerebrale 710 f
- - Operation 740
Embolisierung 165
Embolus 166, 711
- Entfernung 166
Embryo 1077
EMG (Elektromyographie) 730
Emissionscomputertomographie 728
Emotion 990
Empfängnisfähigkeit nach Ovulationshemmereinnahme 1119
Empfängnisverhütung 1126 ff
- Alter 1127
- bei Erbkrankheit 1128
- bei erblicher Mißbildung 1128
- Familienplanung 1127
- Gesundheit, geistige 1127
- - körperliche 1127
- hormonale s. Ovulationshemmer
- Knaus-Ogino-Methode 1131 f
- Methoden 1130
- - biologische 1130 ff
- operative Maßnahmen 1141 ff
- religiöse Anschauungen 1127
- Schnittentbindung, vorangegangene 1127
Empfindungswahrnehmung, Gesichtsbereich 698
Emphysem der Lunge 625, 627, 650
- - Zeichen 627
Emphysemblase, Riß 627
Empyem im Pleuraraum 632, 639
Encephalitis disseminata s. Multiple Sklerose
Endangiitis obliterans 163 f, 174
Endarteriektomie 174 f, 740, 819
- Nierenarterie 178
Endemie 470
Endokarditis 431, 439
- Antibiotikaprophylaxe 431
- bakterielle 430 f, 681
- - Behandlung 430
- - Blutkultur 580
- rheumatische 872
Endokrine Krankheit, Psychose 999
Endometriose 1051, 1075 ff
- Behandlung 1076
- des Eierstocks 1097
- Hormontherapie 1076
- Krankheitserscheinungen 1076

- Schwangerschaftseinfluß 1077
- unbehandelte 1077
- Ursache 1076
- Uterusexstirpation 1073, 1076 f
Endometriosezyste 1076 f
Endometritis 1065 f
- Behandlung 1066
- Krankheitserscheinungen 1066
- Ursache 1065
Endometrium s. Gebärmutterschleimhaut
Endometriumbiopsie 1067, 1116 f
Endometriumzellen 1075
Endoskop 1192
Endoskopie 246 ff
- Ulcus-pepticum-Nachweis 1202
- Zöliakienachweis 906
Endoskopiker 603
Endosonographie 1179
Energieeinheit 228
Enfluran 54, 56
Engelmacherin 1081
Entamoeba histolytica 585, 822, 824, 1230
Entbindung (s. auch Geburt) 949 ff
- Anästhesiemethode 956
- - Wahl 956
- Aufstehen 974
- Dammschutz 960
- Dauer 951
- forensische Probleme 950
- Komplikation 256
- Krankenhausaufenthalt 975
- präklamptische Patientin 983
- Schmerzausschaltung 956
- Teilnahme des Vaters 954
- Vorbereitung, psychologische 953 f
- - Teilnahme des Vaters 954
Entbindungszimmer 955
Enteritis regionalis s. Crohn-Krankheit
Enterobius vermicularis 822, 828, 830
Entgiftung 582, 595
- Dialyse 788
Entgiftungsphase, Alkoholismus 16
Enthaarungsmittel 386
Enthaltsamkeit, sexuelle 994, 1130
- - periodische 1131
Entlastungspunktion bei Brustfellentzündung 632
Entmarkungsprozeß 720
Entmündigung 992
Entropium 73
Entschlackung 882
Entspannungstechniken 108
Entwicklung, frühkindliche, Sexualverhalten 1106 ff
- neurotische 990
Entwicklungsanomalie, Samenbildungsfähigkeit, fehlende 1122
Entwicklungsdefekt, embryonaler, durch Röteln der Mutter 479

Entwicklungsfehlbildung 742
Entwicklungshemmung, geistige 256 ff
- körperliche 256 ff
- im Mutterleib 111
Entwicklungsjahre 854
- Hautveränderungen 857
- seelische Veränderungen 857
Entwicklungsländer, Durchfallerkrankung bei Säuglingen 902
- Geburtenregelung 1129
Entwicklungsrückstand, geistiger, Erythroblastose, fetale 913
Entwicklungsstörung des ungeborenen Kindes 253
Entwicklungsverzögerung 859
- Bettnässen 542
Entwöhnungskur 16
Entzugssyndrom 999
Entzündung, immunologisch vermittelte 765
Entzündungsreaktion, Kortisonwirkung 676
Enukleation, Gebärmuttermyom 1071
Enuresis s. Bettnässen
Enzephalitis 256, 707 f, 722
- Ausgang 707
- Behandlung 707
- Diagnose 707
- Frühsommer-Meningoenzephalitis 510
- Krankheitszeichen 707
- - späte 708
- Liquoruntersuchung 707
- bei Masern 484
- bei Mumps 485
- nach Pockenschutzimpfung 457
- Tripper 301
- Ursache 707
- bei Windpocken 474
- nach Zeckenbiß s. Frühsommer-Meningoenzephalitis
Enzephalopathie, hepatische 181
- spongiöse, bovine 723
Enzym 96, 229, 562, 1180, 1191, 1210
Enzymaktivität 566
Enzymdefekt 914
Ephedrin 669
Epidemie 470
Epididymis 1019
Epididymitis 1019 f
Epiduralanästhesie 54
- bei Entbindung 956
- bei Schnittentbindung 971
Epiduralhämatom 713, 733
Epiglottis 267
Epilation 386
Epilationsnadel 386
Epilepsie 270, 666, 713 ff
- Behandlung 714
- Elektroenzephalographie 729
- Erblichkeit 715
- Häufigkeit 715

- Operation 741
- Psychose 999
- Ursache 714
Epileptiker, Medikamenteneinnahme 716
- Vorsichtsmaßnahmen 715 f
Episiotomie 957, 959
- Anästhesie 956
- Zeitpunkt 957
Epispadie 798, 801 f
Epitheliom 395, 399
Epithelkörperchen s. Nebenschilddrüse
Epstein-Barr-Virus 521
- Antikörpernachweis 590
Epstein-Barr-Virus-Infektion, serologische Untersuchung 579
Erbgang 251
Erbkrankheit, Empfängnisverhütung 1128
- Verhütung 253
Erblindung s. auch Blindheit
- grüner Star 77
- Hirntumor 738
- Idiotie, amaurotische, familiäre 256, 915 f
- Netzhautablösung 88
- Netzhautthrombose 91
- Ostitis deformans Paget 134
- retrolentale Fibroplasie 919
- bei Zuckerkrankheit 1268
Erbmerkmal 251
- dominantes 251
- rezessives 251
Erbrechen 569, 1192
- mit Durchfall, Säugling 901
- Enzephalitis 707
- Gastritis, akute 1197
- gewolltes 291
- - bei verdorbenem Magen 1194
- Keuchhusten 498, 500
- Ménière-Krankheit 358, 719
- Pylorusstenose 1206
- Reizmagen 1193
- Säugling 897
- Schwangerschaft 977
- bei Vergiftung 290
Erbrochenes, Analyse 291
Erbsubstanzschaden, Handmißbildung 370
- durch Strahlen 253, 1146 f
Erbträger 254
ERCP (endoskopisch-retrograde Cholangio-Pankreatikographie) 603 f
Erdölprodukt 291
Erdrosselung 269
Erektion 1009, 1108
Erfahrungsheilkunde 45
Erfrierung 266, 388
Erguß im Pleuraraum 631 f
- - Entlastungspunktion 632
Erkältung 643
- Arbeitsfähigkeit 646
- banale 645

- Behandlung 646
- Komplikation 646
- Unterschied zur Grippe 653
- Vitamingabe 645

Erkältungskrankheit 643, 645 ff
- Antibiotika 646
- Empfänglichkeit 645
- Übertragung 643
- Vorbeugung 645 f

Erkrankung der Zwischenzellsubstanz s. Kollagenose

Erleichterungstrinker 12

Ermüdbarkeit 409
- Addison-Krankheit 687

Ermüdungsgefühl 668

Ernährung 228 ff
- Akne 374
- Altern 41
- Arteriosklerose 424
- Arterioskleroserisiko 158
- Blutarmut 192
- bei Bruchheilung 145
- bei Crohn-Krankheit 1220
- Darmentleerungsrhythmus 1211 f
- fettreiche 424
- Hautzustand 371
- bei Krebs 558
- nach Mandeloperation 318
- Nierenerkrankung 764
- salzarme 410, 415
- salzreiche 415
- schlackenarme 241
- schlackenreiche 673, 1212
- Schwangere 940
- stillende Mutter 884 f
- Tuberkulosekranker 1172
- vitaminarme 373

Eröffnungsperiode 951
- Blutung 985 f
- Dauer 951

Erosion der Hornhaut 70

Erregung, Neurose 990
- sexuelle 1032

Erregungsbildungssystem des Herzens 411, 424

Erregungsleitungssystem des Herzens 411, 424

Erregungszustände 671

Erschöpfung 107, 1165
- nervöse 106

Erschöpfungszustände 990

Erste Hilfe 261 ff
- – epileptischer Anfall 715
- – Erfrierung 266
- – Erstickungsgefahr 327
- – Fremdkörper 278 f
- – Gasvergiftung 284
- – Halsverletzung 283
- – Hausapotheke 658
- – Hitzschlag 285
- – Insektenstich 262
- – Knochenbruch 142, 279 ff
- – Nasenbluten 339
- – Ohnmacht 716
- – Rückenverletzung 284
- – Schock 292 f
- – Strahlenverseuchung 292
- – Wunde 261

Erstgebärende, Beckenendlage 970

Erstgeborenes, Erythroblastose, fetale 913

Erstickung, Krupp 905
- Peritonsillarabszeß 315
- Pseudokrupp 905

Erstickungsanfall 266 ff, 409
- Luftröhrenschnitt 269

Erstickungsgefahr 326
- Erste Hilfe 327

Ertrinken 271 ff
- Reanimationsbemühung 271

Ertrinkungstod 273

Erwärmung des erfrorenen Körperteils 266

Erythroblastose, fetale 256, 572, 812, 911 ff
- – Austauschtransfusion 912 ff
- – Behandlung 912 f
- – Bluttransfusion im Mutterleib 913 f
- – Erstgeborenes 913
- – Gehirnschädigung 913
- – Lichtbehandlung 912
- – Totgeburt 913
- – unbehandelte 913

Erythromycin 662
- bei Scharlach 496

Erythromycin-Prophylaxe nach Keuchhustenkontakt 500 f

Erythropoietin, von Bakterien hergestelltes 260

Erythrozyten s. Blutkörperchen, rote

Esberitox 452

Espundia 825

Eßgewohnheiten, Kind 896
- schlechte 1192

Eßverhalten 232

ESWL (extrakorporale Stoßwellenlithotripsie) 774

Ethionamid 520

Ethran 54

Eurotransplant 787, 820

Eustachische Röhre 344

Eustreß 1008

Eviszerationsoperation 1062

Exanthema subitum s. Dreitagefieber

Exophthalmus 927, 935

Explosion, Hörschaden 343

Exsudat 631 f

Extrasystole 425

Extrauterinschwangerschaft 1088
- nach Kürettage 1065

Extremitätenarterien, Ultraschalluntersuchung 1178

F

Fabrikarbeit, Hörschaden 343
Facharzt 1
Fährtenstoff, radioaktiver 1160
Faktor VIII 197 f
Fallot-Tretralogie 431
Fallsucht s. Epilepsie
Falten, vermehrte 372
Familienberatungsstelle 1082
Familienplanung 1082, 1127
Familientherapie bei Schizophrenie 1002
Fango 701, 836
Fansidar 514, 828
Farbdoppler-Echokardiographie 412
Farbproteine 229
Farmerlunge 636
Faserknorpel 114
Faserstoffe 228 f
Fasziitis 864
Faulecken 1256
Fazialisparese 349, 703
– Behandlung 703
– – elektrische 840
– idiopathische 703
Fehlbildung s. auch Mißbildung
– Frühgeborene 755
– des Harntrakts 768, 770
Fehlentwicklung, embryonale 401
Fehlgeburt 939, 980, 1077 ff
– beginnende 1078
– – Behandlung 1079
– Beschränkungen 1081
– drohende 1078
– eingeleitete 1077
– Endometritis 1065
– habituelle 1080
– – Ursachen 1080
– Hauptgefahren 1080
– illegale 1080
– induzierte 1077
– infizierte 1078
– körperliche Aktivität 941
– Kürettage 1065
– natürliche 1077
– spontane 1077
– – Anzeichen 1078 f
– – Auslösung, medikamentöse 1083
– – Ursache 1078
– bei Syphilis 305
– unvollständige 1066, 1078
– – Behandlung 1080
– verhaltene 1078
– – Behandlung 1080
– vollständige 1078
– – Behandlung 1080
Fehlhaltung, neurotische 990
Fehlsichtigkeit 62

Feinnadelbiopsie 577
Felsengebirgs-Fleckfieber 517
Femoralarterie, Arteriosklerose 175 f
– Verletzung 173
Femoralhernie 208
Femoropoplitealbypass 175
Fenster, ovales 344
Fensterungsoperation 353 f
Ferment 1191
Fernsehen 63
– bei Kurzsichtigkeit 63
– bei Weitsichtigkeit 65
Fertignahrung, Säuglingsernährung 891
Fertilität, eingeschränkte 1021
Alpha-Fetoprotein 259, 568, 917
Fett 228, 234, 1210
Fettentfernung 848
Fettgewebe, Schadstoffspeicherung 885
Fettgewebsgeschwulst 394, 398, 1208
Fettleber 588
Fettleibigkeit s. Adipositas
Fettnekrose der Brustdrüse 219
Fettsäuren, gesättigte 424
– mehrfach ungesättigte 160, 234
– mittelkettige 1220
Fettspeicherung, Leber 582
Fettstuhl, massiger, übelriechender 909
Fettsubstanzen, Ablagerung 914 f
Fetttröpfchenembolie 166
Fettverdauung 1191
Fetus 1077
– Geschlechtsfeststellung 1103 f
Feuchtblattern s. Windpocken
Feuermal 186, 394
Fibroadenom der Brustdrüse 219
Fibrom 394 f, 398
– Behandlung 398
– Eierstock 1097
– Lippe 610
– Nase 337
– Nasennebenhöhle 337
– Zunge 621
Fibromyalgie 864
Fibromyalgiesyndrom 880
Fibroplasie, retrolentale 919
Fibrose, zystische s. Mukoviszidose
Fieber 646
– Brucellose 518
– Colitis ulcerosa 1228
– Dreitagefieber 493
– ECHO-Viruserkrankung 526
– Enzephalitis 707
– Gastritis, akute 1197
– Grippe 653
– bei Harnleiterstein 773
– Herpes simplex 381
– Keuchhusten 498 f
– Kinderlähmung, epidemische 490
– Lungenabszeß 633

Sachverzeichnis

- Lyme-Borreliose 512
- Malaria 514
- Masern 483
- Mononukleose, infektiöse 521
- Mumps 488
- Nierentumor 777
- Pyelonephritis 770
- rheumatisches s. Rheumatisches Fieber
- Rickettsien-Infektion 517
- Rückfallfieber 516
- Scharlach 494 f
- Tuberkulose 1172
- unklares 827, 873
- Volvulus 1223
- Windpocken 473

Fieberanfälle, Malaria 827
Fieberbläschen 308, 381
Fieberkrämpfe 715
Fiebersenkende Mittel 665
Filarien 832
Filariose 832
Filzläuse 390
Finasterid 1024
Finger, Pollizisation 370
- schnappender 368
- schnellender 368
- Schnittverletzung 365
- Stichverletzung 365
- überzähliger 370
- Ulnardeviation 865
- Zellgewebsentzündung 370
Fingerendgelenke, Knoten, arthrotische 878
Fingerendglieder, Blaufärbung 624
Fingernägel 372
Fingerpolyarthrose 878
Fingerspitzen, Freilassen bei Fingerverband 297
Fingerspitzenverletzung 365
Fingerstrecksehnenriß 367
Fingerverband 297
Fingerverrenkung 367
Fingerverstauchung 366
Finne 832
Fischbandwurm 822 f, 832 f
Fischleberöl-Präparat 895
Fissur 1242
Fistel, Afterregion 1242
- arteriovenöse 187 f
- - chirurgisch erzeugte 187 f
- - kongenitale 187
- - traumatische 187 f
- branchiogene 328
- ösophagotracheale 1183
Fistelbildung, Crohn-Krankheit 1219
- Divertikulitis 1225
Fistelgang, Hals 329
Fisteloperation 1249
Fixieren mit den Augen, Neugeborenes 752
Flachwarze 886

Fläschchen 890
- Desinfektion 896
Flaschennahrung 889 ff
- aufhören 896
- Beikost 889, 893
- Fütterungsabstände 892
- Halten des Säuglings 897
- Nahrungsmenge 890
- - pro Mahlzeit 892 f
- - tägliche 893
- Vitamin-D-Gabe 889
Fleck, bläulich-roter, Nacken-Haar-Grenze 751
- kirschroter, im Auge 916
Flecken, braune 372
Fleckensehen 86
Fleckfieber 471, 517
Flecktyphus 517
Fleisch, geräuchertes 1208
Fleischbeschau 829
Fleischvergiftung 1197
Flocken vor den Augen 61
Flohbiß 262
Flughafen-Malaria 827
Fluor 229
- vaginaler s. Ausfluß aus der Scheide
Fluortabletten 619
Fluothan 53
Flüssigkeit, heiße, Speiseröhrenschädigung 1180
Flüssigkeitsansammlung im Körper, Regelblutung 1049
Flüssigkeitsaufnahme nach der Operation 808
Flüssigkeitszufuhr bei Cholera 527
Folienmaske 273
Follikel 1047
Follikelzyste 1093 f
- geplatzte 1094
- Krankheitserscheinungen 1094
- Rückfallneigung 1094
- Ursachen 1093
Folsäuremangel 1256
Fontanelle 749 f
Fortpflanzungsorgane, Röntgenstrahlenwirkung 1159
- weibliche 1048
Fraktur (s. auch Knochenbruch) 139 ff, 279 ff, 367
- pathologische 143
Frauenmilch 884 ff
- abgepumpte 886
- Abpumpen 889
- Phosphor-Kalzium-Verhältnis 922
- Schadstoffgehalt 885
Freihalten der Luftwege nach der Operation 806
Freimachen der Atemwege 272
Freizügigkeit, sexuelle 858

1297

Sachverzeichnis

Fremdblut 810
Fremdgewebe 818
Fremdhauttransplantation 850
Fremdkörper 278 f, 818
- im Atemweg 266 ff, 327, 626, 649
- - Lungenentzündung 630
- im Auge 61, 69, 278
- Darmverschluß 1233
- Erste Hilfe 278 f
- im Gehörgang 345, 352
- in der Harnblase, Entfernung 793
- hölzerner, Röntgenbild 1147
- der Hornhaut 69 f
- metallischer, Röntgenbild 1147
- in der Nase 278, 338
- im Ohr 278
- verschluckter 151
- - Entfernung, endoskopische 247
- in der Wunde 278
Fremdkörperembolie 166
Fremdorgan 818
Fremdsamenspender 1120 f
Frenulum 541, 751
Frigidität 1107 f
- Ursache 1107
Fristenlösung, Schwangerschaftsabbruch 1081
Froschbauch 1234
Frostbeule 388
Frostschaden 266
Frucht 1077
Fruchtbarkeit des Mannes, Varikozeleneinfluß 1021
Fruchtblasensprengung 953
Fruchtblasensprung 951
Fruchtsaft 646
- Säuglingsernährung 894
Fruchttod, Erythroblastose, fetale 913
Fruchtwasser, Untersuchung 917
- - mikroskopische 259, 1103
Fruchtwasserabgang 951
Früherkennungsmaßnahmen 6 f
- gesetzliche, Krebs 574
Früherkennungsuntersuchungen 1062
Frühgeborenenstation 756
Frühgeborenes 755 ff
- Antibiotika 757
- Atmungsstörung 919 f
- Blutarmut 757
- Bluttransfusion 757
- Eisentropfen 757
- Fehlbildung 755
- Frauenmilchgabe 886
- Kalziumzufuhr 757
- Krankenhausentlassung 755
- Lungenfunktion 758
- Lungenkollaps 919
- Nahrungsmengen 757
- Nahrungszusätze 757
- Pflege 755 f
- Sauerstoffzufuhr 756, 919
- Sonde 755, 757
- Überlebensaussichten 755
- Vitamingabe 757
Frühgeburt 755
Frühgestose 981
Frühsommer-Meningoenzephalitis 510 f, 707
- Expositionsprophylaxe 463
- gefährdete Personen 510
- Immunglobulingabe 511
- Inkubationszeit 510
- Schutzimpfung 463 f, 511
- - in Sonderfällen 463
Frühsyphilis 302
Frustfraß 234
FSME s. Frühsommer-Meningoenzephalitis
FSME-Immunglobulin 464
FSME-Impfung 463 f, 511
FSME-Virus 510
Fuchslosung 834
Füllmittel 674
Fünftagefieber 517
Fungizide 1044
- in der Muttermilch 885
Funktionelle Störung 106
- - Charakteristika 107
- - Diagnose 108
- - sexuelle 1107
Furunkel 375 ff
- Afterregion 1250
- Behandlung 378
- im Gehörgang 345
- im Gesicht 377
- Lippenbereich 609
- reifer 378
Fußdeformität 124
Füße, anschwellende 409
Fußgelenk, Verband 298
Fußhygiene 384
Fußpflege 125
- bei Zuckerkrankheit 1269
Fußpilzerkrankung 471
Fußpilzflechte 383 f
- Ansteckungsfähigkeit 384
- Vorbeugung 384
Fußpuder 384
Fußquergewölbe 124
Fußreflexzonenmassage 49
Fußrückenpuls 160
Fußsohlenwarze 397
Fußwölbung 125, 127
Fütterungsschema, Säuglingsernährung 892
Futterverwerter 233

G

Galaktographie 220
Galaktosämie 256 f
Galaktose-Intoleranz 257
Galaktozele 219
Galle 582, 596, 1180, 1191
Gallenausführungsgang, Endoskopie 247
Gallenbeschwerden nach Gallenblasenoperation 607
Gallenblase 596 ff
- Entleerungsreiz 1191
- Entleerungsstörung 597 ff
- - funktionelle 597, 600
- Funktion 596
- funktionelle Störung 599 f, 605
- Reizmahlzeit 602
- im Röntgenbild nicht dargestellte 1153
- Röntgenuntersuchung 601 f, 1153
- Ultraschalluntersuchung 601 f
Gallenblasenempyem 600, 604
Gallenblasenentfernung s. Cholezystektomie
Gallenblasenentzündung 598, 600 f
- akute 601
- chronische 601
Gallenblasenerkrankung 597 f
- Behandlung, konservative 604 f
- unverträgliche Speisen 596 f, 604
- Vorbeugung 600
Gallenblasengang 596 f
Gallenblasengangrän 605
Gallenblaseninfektion 598
Gallenblasenkrebs 605
Gallenblasenoperation 597, 604
- Hautschnitt 606
- Kontrolluntersuchung 608
- laparoskopische 604
- Nachbehandlung 607
- weiterbestehende Beschwerden 607
Gallenfarbstoffkonzentration im Blut 584
Gallengang 596 f
Gallengangstein, Beseitigung, endoskopische 603 f
- - operative 606
Gallengangsverschluß 585
Gallenkolik 604 f
Gallensalze 582
Gallensteinbildung 598 f
- Schwangerschaft 599
- Vorbeugung 607
Gallensteine 98, 585, 598 f, 601
- Auflösung, medikamentöse 603
- ohne Beschwerden 599
- Beseitigung, endoskopische 603
- - nicht-operative 602 f
- Operation 604
- Röntgenbild 602
- Röntgenuntersuchung, direkte 1153
- Sonographie 601 f
- Stoßwellen-Lithotripsie 602 f, 1153
- Zusammensetzung 599
Gallensteinnachweis 247, 601 f, 1153
Gallenwege 582, 596 ff
- Dyskinesie 597
- funktionelle Störung 599 f
- Sichtbarmachung 1154
- Steinverschluß 604 f
Gallenwegsstein, Röntgenuntersuchung 602
Gallenwegsverschluß 583
Galvanisation 836
Gammaglobulin 451, 492
- nach Kontakt mit infektiöser Hepatitis 592
- - mit Masern 460
Gamma-Kamera 928, 1161 f
Gammastrahlen 1161
Ganglien 163
Ganglion 369, 395, 399
- Behandlung 399
Ganglioside 915
Gangrän 112, 379
- Darm 1222
- bei Zuckerkrankheit 1269
Ganzkörper-Computertomographie 7
Gas, Röntgenbild 1147
Gasbrandantitoxin 143
Gastrektomie 1209
Gastrin 104
Gastritis, akute 1191, 1194, 1197 f
- - Behandlung 1197
- - Symptome 1197
- chronische 1191, 1198 ff
- - Behandlung 1199
- - Magenkrebs 1208
- - Symptome 1199
- - Ursache 1198
Gastroduodenoskopie 246
Gastroduodenostomie 1204
Gastroenteritis 508, 1217 f
- akute 1197 f, 1218
- - Symptome 1218
- - Ursache 1218
Gastrojejunostomie 1204 f
Gastroskopie s. Magenspiegelung
Gasvergiftung, Erste Hilfe 284
Gaucher-Krankheit 681
Gaumenmandelentzündung, akute 312
- - Behandlung 315
Gaumenmandeln 311 f
Gaumenmandelumgebung, Abszeß 315
Gaumenspalte 611 ff, 886
- Korrektur 847
- Operation 613 f
- Operationsalter 613
Gebärende, Krankenhausaufnahme 955
- - Zeitpunkt 952
- Untersuchungen im Krankenhaus 955

Sachverzeichnis

Gebärmutter (s. auch Uterus) 856, 1062 ff
- anteflektierte 1063
- antevertierte 1063
- Aufrichtung 1064
- Entfernung s. Uterusexstirpation
- Funktion 1062
- infantile 1064
- kleine 1064
- Lage 1062 f
- Normalzustand nach der Entbindung 976
- Röntgenuntersuchung 1066, 1155
- Rückwärtsneigung 1063
- Vorbereitung auf die Schwangerschaft 1063

Gebärmuttergrund, Höhenstand, Schwangerschaftsverlauf 943

Gebärmutterhals (s. auch Zervix) 1054 ff, 1114
- Carcinoma in situ 1058, 1060
- – – Operation 1061 f
- Elektrokoagulation 1055 f
- Entzündung s. Zervizitis
- Funktion 1054
- Gewebsentnahme 1059
- Krebsuntersuchung 1056
- Untersuchung nach der Entbindung 976
- Veränderung 1058
- Zellabstrich 574, 576, 1956
- – positiver 1059

Gebärmutterhalskanal 1054, 1062
- Abstrich 1044
- Blockierung für Samenzellen 1119
- Dehnung 1064
- Eindringungsfähigkeit der Samenzellen 1119
- Krebssuche 1056
- Zellabstrich 574, 576, 1056
- – positiver 1059

Gebärmutterhalskrebs 1011, 1057 ff
- Behandlung 1060
- Eviszerationsoperation 1062
- Früherkennungsmaßnahme, gesetzliche 574, 576
- Früherkennungsuntersuchungen 1062
- Frühsymptome 1058
- Gewebsentnahme 1059
- Konisation 1059 f
- nicht-invasiver 1058
- Operation 1061 f
- – extrem radikale 1062
- Radiumbehandlung 1060 f
- – Komplikation 1061
- Rückfall 1061
- Untersuchungen 1059
- Vorbeugung 1058
- Wahrscheinlichkeit, erhöhte 1057 f
- Zellabstrich, positiver 1059

Gebärmutterhöhle 1062
- Eizelle 1114

Gebärmutterhöhlenkrebs 1068 f
- Behandlung 1069
- Diagnose 1069
- Heilungsziffer 1069
- Operation 1069
- Radiumvorbehandlung 1069
- Symptome 1069
- Vorbeugung 1069

Gebärmutterknickung 1063
- Beschwerden 1063 f

Gebärmutterkörper, Krebs s. Gebärmutterhöhlenkrebs
- Sarkom 1068, 1071

Gebärmutterkrebs 1067

Gebärmuttermyom s. Myom

Gebärmutterpolyp 1066, 1070
- Kürettage 1064

Gebärmutterriß 973

Gebärmutterschleimhaut, Abschabung 1064
- Biopsie 1067, 1116 f
- Entzündung s. Endometritis
- glandulär-zystische Hyperplasie 1065, 1067, 1092
- – – Behandlung 1068
- – – Diagnose 1067
- – – Kontrolluntersuchungen 1068
- – – Kürettage 1064

Gebärmutterschleimhaut-Zellen, abnormale Lage 1075

Gebärmuttersenkung 1037 ff
- Behandlung, nicht-operative 1039
- – operative 1038
- Beschwerden 1038
- Entstehung 1038
- Operationszeitpunkt 1040

Gebärmuttervorfall 1037 ff
- Behandlung, nicht-operative 1039
- – operative 1038
- Beschwerden 1038
- Operationszeitpunkt 1040
- Verhütung 1038

Gebärmutterwand, Durchbohrung bei Abtreibung 1084

Geburt (s. auch Entbindung) 949 ff
- Austreibungsperiode 951, 958
- Beckenendlage 963 f
- eingeleitete 952 f
- – Vorteile 952 f
- Eröffnungsperiode 951
- – Blutung 985 f
- Fortschreiten 955 f
- Gefährdung des Kindes 966
- Gesichtslage 965
- Komplikation 950
- Kopf 958
- Kopf-Becken-Mißverhältnis 969
- Kopflagen, regelwidrige 965
- Krankenhausaufnahme, Zeitpunkt 952
- Lageanomalie 970

Sachverzeichnis

- Nachblutung 973
- – Ursache 973
- Nachgeburtsperiode 951
- natürliche 953 ff
- – – Atemtechnik 954
- – – Kurs 954
- – – Nachteile 955
- – – Vorteile 954 f
- – – – für das Kind 955
- Schädellage 949, 958 ff
- Scheitellage 965
- Schnittentbindung, frühere 970
- Schultern 960
- Stadien 951
- Steißlage 963 f
- Stirnlage 965
- Zustand des Kindes 957
- Geburtenbeschränkung 1128
- Aufklärungskampagne 1128
- Geburtenregelung 1126 ff
- Auskünfte 1130
- Entwicklungsländer 1129
- Geburtsbeginn, Zeichen 951
- Geburtseinleitung 952 f
- Bedingungen 953
- bei Eklampsie 984
- bei Präeklampsie 983
- Geburtsgewicht, hohes 980
- Geburtshelfer 942, 944, 956
- Geburtshilfe, Anästhesie 52
- Geburtskomplikation 950
- Geburtsmechanismus 949
- Geburtsschädigung 704
- Geburtstermin 940
- Geburtsverlauf, langwieriger 969
- Überprüfung 955 f
- Geburtsverletzung, Subduralhämatom 734
- Geburtswehen s. Wehen
- Geburtszange 957 f
- Gedächtnislücken, Altern, vorzeitiges 43
- Gedächtnisstörung 722
- Gefäßchirurgie 173 ff
- Kunststoffimplantat 819
- Gefäßerkrankung s. auch Arteriosklerose; s. auch Thrombose; s. auch Venenentzündung
- Impotenz 1124
- der Niere 762
- Zuckerkrankheit 1268
- Gefäßersatz, Kunststoffprothese 167, 175, 179 f
- Gefäßersatzoperation 820
- Gefäßkrämpfe 162
- Gefäßmißbildung 728
- intrakranielle, Darstellung 739
- – – Operation 739
- Gefäßplastik 819
- Gefäßprothese 167, 174 f
- Gefäßriß 173

Gefäßtransplantat 176
Gefäßtransplantation 819
Gefäßverschluß 728
Geflügeltuberkulose 1163
Gefrierschnittuntersuchung 222, 556, 577
Gefühllosigkeit 14
Gefühlsausbruch, Blutdruck 416
Gefühlsleben Jugendlicher 858
- Magenleiden 1193
Gefühlsstörung, Hirngeschwulst 736
- bei Zuckerkrankheit 1269
Gehbügel 144
Gehen 357
Gehhilfe 837
Gehirn (s. auch Hirn) 695 f
- Aufbau 697
- chirurgischer Zugang 731
- Computertomographie 1148 ff
- Infektion 735
- Kernspintomographie 1150
- Schädigung bei Bluthochdruck 416
- Sehapparat 59
- Untersuchungsmethoden 726 ff
- – nuklearmedizinische 727 f
Gehirnentzündung s. Enzephalitis
Gehirnerschütterung 724
Gehirnlähmung, fortschreitende 304, 709
Gehirnquetschung 725
Gehirnschädigung bei fetaler Erythroblastose 912
Gehirnschwund 723
Gehör, Empfindlichkeit 343
Gehörgang, äußerer 343 f
- Fremdkörper 345, 352
- Schmerzen 345 f
Gehörgangsentzündung 346, 352
Gehörknöchelchen 343 f, 346
Gehörloser 351
Gehörlosigkeit 350
Gehörorgan, äußeres, fehlendes 360
Gehörschädigung 345
- lärmbedingte 343
Gehörsempfindung 695
Gehstollen 144
Gehtraining 845
Geisteskranker, gewalttätiger 997
Geisteskrankheit 252, 992
- Behandlung, chirurgische 999
- Operation 741
- Vererbung 993
Geistesstörung 989
Gekrösestiel 1222 f
- abnorm langer 1223
Gelähmter, Rehabilitation 842
Gelbfieber 515
- Schutzimpfung 461, 467 f
Gelbkörper 1047
Gelbkörperzyste 1094 f
- durchgebrochene 1095

1301

Sachverzeichnis

Gelbkörperzyste, Krankheitserscheinungen 1094 f
Gelbsucht (s. auch Ikterus) 99, 584, 680
- Blutuntersuchung 566 f
- infektiöse 516
- Nasenbluten 339
- Neugeborenes 256, 572, 751, 912
- bei Pankreaskarzinom 105
- physiologische, des Neugeborenen 751, 912
- schwere, des Neugeborenen s. Erythroblastose, fetale
- Steinverschluß 604 f
- Ursachenabklärung 605
Gelees, samenfeindliche 1119, 1130, 1134, 1136 f
Gelegenheitstrinker 12
Gelenk, Ultraschalluntersuchung 1178
Gelenkdrainage 879
Gelenkentzündung 864
- bei Bakterienruhr 509
- bei Colitis ulcerosa 1228
- Kortisonwirkung 676
- Lyme-Borreliose 511 f
- Tripper 301
Gelenkerguß, Punktion 815
Gelenkerkrankung, metabolische 864
- Röntgenbestrahlung 1159
Gelenkersatz 877, 882
Gelenkersatzoperation 137 f
Gelenkflüssigkeit, Gewinnung 815
- Kalzium-Pyrophosphatkristalle 876
- Kristalle 815
- Uratkristalle 876
- Viskosität 815
Gelenkhöhle, Röntgendarstellung 1156
Gelenkinnenhaut, Zerstörung 879
- - mit Strahlen 1159
Gelenkplastik 137 f
Gelenkprothese 138
Gelenkpunktion 815
- bei traumatischer Arthritis 878
Gelenkrheumatismus, akuter 871
Gelenkschmerzen 996
Gelenksperre 128
Gelenkveränderung, arthritische, Wiederherstellungsoperation 137
Gelenkversteifung 137, 879
Gelenkzerstörung, Gicht-Arthritis 875
Gelüste, abnorme 937
Gemüsebrei, Säugling 895
Gemütsbewegungen, Einfluß auf Heuschnupfen 29
- Magenverstimmung 1195
Gemütsstörung 989
Gemütszustand, Körpergewicht 234
Genchirurgie 259
Gene 258
Genetik, medizinische 258 ff
Genick, steifes, Bewegungsübungen 841

Genitalhygiene, Mann 1009
Genitalzone 1105
Gentherapie 560, 638
Genveränderung bei Bakterien 260
Geopathie 49
Gerinnungsfähigkeit des Blutes 564
Gerinnungsfaktor VIII 197 f
Gerinnungsfaktoren 562
Gerinnungshemmende Mittel 422
Gerinnungsstörung 973
Gerinnungszeit 564
Gerstenkorn 71 f
Geruchsempfindung 695, 697
Geruchsorgan 330
Geruchssinn nach Nasenplastik 342
- Verlust 697
Gesamteiweiß 566
Geschlecht, Voraussage 1103
Geschlechtliche Aktivität s. Aktivität, sexuelle
Geschlechtsbestimmung 1103 ff
Geschlechtsbeziehung 858
- Angst 1034
- Anomalie 1111
Geschlechtschromosomen 1103
Geschlechtsentwicklung 1103 ff
Geschlechtsfeststellung des Fetus 1177
Geschlechtshormone, männliche 675, 1013
- - Bildung durch Eierstocktumor 1097
- - bei Wechseljahrsbeschwerden 1074
- - weibliche 675, 1047, 1091 f
- - bei Endometriose 1076
- - Menopause 43
- - bei Prostatakarzinom 1029 f
Geschlechtskälte 1107
Geschlechtskrankheit 3, 300 ff
- Infektionsweg 300
- meldepflichtige 1045
- im Sinne des Gesetzes 300
- Vorbeugungsmaßnahmen 301
Geschlechtsleben s. Sexualleben
Geschlechtsmerkmale, sekundäre 859
Geschlechtsorgane, männliche 1009 ff
- weibliche 1032 ff
- - innere 1062 f
Geschlechtsteile, Infektion 300
- weibliche, äußere 1032 ff
- - - Entzündung 1035
Geschlechtstrieb, Hormone 1105
Geschlechtsumwandlung 848, 1104
Geschlechtsverkehr 1013, 1032, 1037
- Blutung aus der Scheide 1054, 1057 f
- nach der Entbindung 976
- erster 1032, 1110
- Fehlgeburt 1079
- Häufigkeit 1110
- HIV-Infektion 10, 447
- Infektionsschutz 301, 303, 308, 448
- Infektionsübertragung 300, 1043, 1045 f

Sachverzeichnis

- während der Regelblutung 1053, 1110
- ohne Samenerguß 1133
- nach Scheidenplastik 1041
- Scheidenspülung 1130, 1135
- schmerzhafter 1033 f, 1076, 1107, 1111
- – nach der Entbindung 976
- Schmierblutung 1057
- während der Schwangerschaft 942, 1079
- Syphilisübertragung 1046
- Tripperübertragung 1045
- Unterbrechung 1133
- nach Uterusexstirpation 1074
- Verzicht 1130

Geschmack, saurer 1202
Geschmacksempfindungen 698
Geschmackssinn, Verlust 697
Geschwulst 551
- Bluthochdruck 416
- auf dem Kopf des Neugeborenen 749
- Strahlentherapie 1157 ff
- Szintigraphie 1162

Geschwür, peptisches s. Ulcus pepticum
- Syphilis 300, 302, 1046
- variköses 185
- weicher Schanker 310

Geschwürsheilung 1204
Gesetz über die Bekämpfung von Geschlechtskrankheiten 10
Gesicht, Alterserscheinungen, Korrektur 847
- Haarwuchs, übermäßiger 386

Gesichtsbereich, Empfindungswahrnehmung 698
Gesichtsfeldbestimmung 76
Gesichtsfurunkel 377
Gesichtshautnarben 374
- Abschleifen 374

Gesichtsknochenbruch, Erste Hilfe 282
Gesichtslage 950, 965
Gesichtslähmung 703
- Hornhautgeschwür, chronisches 70
- Ostitis deformans Paget 134

Gesichtsmuskulatur 698
Gesichtsnerv 698
- Verletzung bei Parotistumoroperation 364

Gesichtsnervenlähmung s. Fazialisparese
Gesichtsschlagader, Abdrücken 288
Gesichtsschwellung 762
Gesichtsspalte 611 f
Gestose s. Schwangerschaftstoxikose
Gesundheit, seelische 993, 995
Gesundheitsamt 1082
- Impfstelle 514

Gesundheitskontrolluntersuchung 6 f
Gesundheitszustand, geistiger, Empfängnisverhütung 1127
- körperlicher, Empfängnisverhütung 1127

Getränk, alkoholisches 236
- – Einfluß auf Heuschnupfen 30
- gekühltes 1196

- heißes, Speiseröhrenschädigung 1180

Gewächs 551
Gewalttätigkeit 997
Gewebe, adenoides 311
- lymphatisches 311

Gewebeprobe 222, 247
- Entnahme s. Biopsie
- Untersuchung 562

Gewebetyp 787
Gewebetypisierung 785, 818, 820
Gewebezylinder 813
Gewebsantigene 818
Gewebsthromboplastin-Aktivator 421
Gewicht s. auch Körpergewicht
Gewichtsabnahme 231 f, 415, 588
- bei Zuckerkrankheit 1263

Gewichtsverlust 1192
- Addison-Krankheit 687
- Hyperthyreose 927
- bei Krebs 557
- Neugeborenes 751
- Säugling 906
- seelische Störung 993
- Zuckerkrankheit 1262

Gewichtszunahme nach der Menopause 233
- nach Schilddrüsenoperation 935
- Schwangere 940
- starke, Schwangerschaft 977, 982
- bei Vitamingabe 1260

Gewohnheitstrinker 12
Gewöhnung 659
- Tranquillantien 995

Gewürze, scharfe, Magenschleimhautschädigung 1198 f
Gicht 566, 864, 874
- Blutuntersuchung 567
- Diät 883
- genetische Kompetenz 874
- Karpaltunnelsyndrom 368
- Nierensteinbildung 771 f
- unbehandelte 876

Gichtanfall 875
- Auslösungsfaktoren 875
- Behandlung 875

Gicht-Arthritis 874 ff
- Behandlung 875
- Diagnose 876
- Gelenkzerstörung 875

Gift, nierenschädigendes 762
Giftansammlung im Blut 759
Gifteinnahme, Hepatitis 593
Gipsschale 837
Gipsverband 141, 144
Gläser, Babynahrung 896
Glasfaserendoskop 246
Glaskörper 61
- Entfernung, teilweise 89

Glaskörperblutung 89
Glassplitter, Röntgenbild 1147

1303

Glatze 385
- Erblichkeit 385
Glaukom 75 ff, 677
Gleichgewicht 357
Gleichgewichtsorgan 344, 357, 698, 719
Gleichgewichtsstörungen, Alkoholiker 14
Gleitmittel bei Verstopfung 1213 f
Gliadin 906
Glied, fehlendes 109, 111
- männliches (s. auch Penis) 1009 f
- - Absetzung 1012 f
- - Blutversorgung 1126
- - Geschwulstkrankheit 1012 f
- - Kunststoffimplantat 1126
Gliedmaßenarterienembolie 166
Gliedmaßenmißbildung, angeborene 109 ff
Gliedmaßentumor, bösartiger, Amputation 112
Gliom 736
- der Netzhaut 90
Glomeruli, Antigen-Antikörper-Komplexe 765
- Entzündung, immunologisch vermittelte 765
Glomerulonephritis 762, 765 f
- Behandlung 766
- diffuse 765
- Vorbeugung 766
Glomerulus 759, 761
Glossitis 620
Glotzauge 61
Glukagon 96, 104
Glukose 1261
- im Harn 570
Glukose-Toleranztest 568, 979, 1263
Glutäalhernie 210
Gluten 903, 906 f
Glutenunverträglichkeit 906
Gneis 750
Gold, radioaktives 1157
Golfarm 880
Gonokokken 306
- Arthritis 863, 882
- Harnblasenentzündung 789
Gonokokkeninfektion der Augen, Vorbeugung beim Neugeborenen 752
Gonokokkennachweis 1045
Gonorrhö s. Tripper
Grand Mal 713
Granulom 636
Granulozyten, eosinophile 823
Granulozyteninfiltration, Magenschleimhaut 1198
Gräser, Hautreaktion 393
Gräserpollen 21
Grauer Star 78 ff
- - Anlage 79
- - Diagnose 80
- - bei Zuckerkrankheit 89

Gray 1157
Grenzdebil 1004
Grimmdarm s. Dickdarm
Grind, feuchter 374
Grindflechte 374
Grippe 471, 515, 645, 653 f
- asiatische 654
- Hauptkomplikationen 653
- Immunität 654
- Inkubationszeit 654
- Schutzimpfung 653
- Unterschied zur Erkältung 653
Grippeepidemie 464
Grippe-Schutzimpfung 464 f
- empfohlener Personenkreis 465
- Zeitpunkt 465
Großhirn 697
Großzehengrundgelenk, Deformation 124
- Gichtanfall 875
Gruber-Widal-Reaktion 503
Grundnährstoffe 228
Grüner Star 75 ff, 677
- - kongenitaler 76
- - Operation 77
Grünholz-Fraktur 140
Gruppensituation 998
Gruppentherapie 991, 997 f
- Nachteile 998
- Ziele 998
Gruppenzugehörigkeit 857
Grützbeutel 395
Gummibandligatur, Hämorrhoiden 1244
Gummiringe, Dekubitus-Prophylaxe 808
Gummisauger 890 f
- Desinfektion 896
- Lochgröße 891
Gummistrümpfe 172, 185
- Operationsvorbereitung 806
- Schwangere 941
Gummiunterlage 544
Gurgelwasser 319
Gürtelrose 308, 381 f, 702
- Behandlung 382, 702
Güsse, kalte 836
Guthrie-Test 257
Gy (Gray) 1157
Gymnastik, Einfluß auf die Brüste 215
- bei Kreuzschmerzen 117
Gynäkomastie 220

H

Haar 372, 385 ff
- fettes 386
- Neugeborenes 749
Haarausfall, männlicher Typ 385
- nach Strahlentherapie 1158

Sachverzeichnis

Haarbalginfektion 375
Haarentfernung von der Brust 216
Haarfärbung 387
Haarnestzyste 401
Haartransplantation 385
Haarverlust 385
Haarwäsche 386
Haarwuchs, übermäßiger, im Gesicht 386
Haarwuchsmittel 385
Haarwurzel, Elektrokoagulation 386 f
Haemophilus ducreyi 310
Haftsalbe, kortisonhaltige 617
Haftschalen 63, 65
– nach Staroperation 79 f
Hagelkorn 71 f
Hakenwurm 822, 828, 830
Halbseitenlähmung 710
Hallux valgus 123 f
– Nachtlagerungsschiene 124
Halluzination 670
– optische 14
Halluzinogene 670 f
Halothan 53, 56
Hals 311 ff
Halsentzündung 315
– Diphtherie 475
– ECHO-Viruserkrankung 526
– Scharlach 494
Halsfistelgang 329
Halskrebschirurgie 847
Halslymphknoten, Lippenkrebsausbreitung 611
– Tuberkulose 201
– Zungenkrebsausbreitung 622
Halslymphknotenschwellung 312, 348
– Scharlach 494
Halsmuskelverkrampfung 123
Halsmuskelverkürzung 123
Halsschlagader 405
– Abdrücken 288
– arteriosklerotische Veränderung 174
– Endarteriektomie 740, 819
– Ultraschalluntersuchung 1178
Halsschmerzen 312, 318 f, 648
– Scharlach 494
Halsvenenstauung 409
Halsverletzung, Erste Hilfe 283
Halswirbelsäule, Bandscheibenvorfall 700, 744
– Verletzung 283
Halszyste, seitliche 328 f
Hämangiom 186, 394 f, 397
– Behandlung 187
– Leber 594
– Lippe 610
– Nase 337
– Nasennebenhöhle 337
– Zunge 621
Hämatom der Brustdrüse 219

– epidurales 713, 733
– subdurales 713, 733 f
– – im Säuglingsalter 734
Hammer 343 f
Hammerfinger 366
Hammerzehe 127
Hämoccult-Test 578 f, 1238
Hämochromatose 864
Hämodialyse 168, 787 f
– Fistel, arteriovenöse 187 f, 787
Hämoglobin 564
– Bildungsstörung 681
– im Harn 570
Hämoglobin A_1 567, 1267
Hämoglobingehalt der roten Blutkörperchen 191
Hämolyse 811
Hämolytische Erkrankung des Neugeborenen s. Erythroblastose, fetale
Hämophilie 197 ff
– Diagnose 198
– Erblichkeit 197
– Krankheitszeichen 198
– Nasenbluten 339
Hämorrhoidalblutung, Blutbeschaffenheit 1243
Hämorrhoidektomie 1244 f
Hämorrhoiden 182, 1215, 1242 ff, 1251
– äußere 1243
– Behandlung 1243 f
– – medikamentöse 1243
– Gummibandligatur 1244
– Häufigkeit 1243
– Infrarotkoagulation 1244
– Injektionsbehandlung 1243
– innere 1243
– Nachweis 1243
– Operation 1244
– Schwangerschaft 945 f
– Symptome 1243
– unbehandelte 1244
– Ursache 1242 f
– Verhütung 1243
Hämorrhoidenvorfall 1244
Hand 365 ff
– aufgesprungene Haut 372
– Biß vom Menschen 370
– Infektion 370
– Knochenbruch 367
– – Behelfsschiene 280
– künstliche 113
– Nerveneinklemmung 368 f
– Schmerzen 368 f
– Taubheit 368 f
Handchirurgie 847
Handflächen, gerötete 588
Handgelenk, Ganglion 399
– Schnittverletzung 365
– Stichverletzung 365

1305

Sachverzeichnis

Handgelenkbruch, Osteoporose 136
Handmißbildung 370
Handnervenverletzung 365 f
Handsehnennaht 366
Handsehnenverletzung 365 f
Handverletzung 365 f
Handwurzelknochen 367
Hanf, indischer 657
Hängebrüste 215
- Operation, plastische 226
Härchen, Nasenvorhof 330
Harmonie, sexuelle, gestörte 1110
Harn 759, 789, 1009
- bluthaltiger 764
- - Glomerulonpehritis 766
- - Harnblasenentzündung 790
- - Harnleiterstein 773
- - Harnröhreninfektion 800
- - Nierentumor 777
- - Nierenverletzung 780
- eiterhaltiger, Harnblasenentzündung 790
- - Harnröhreninfektion 800
- Eiweißausscheidung 763
- - Glomerulonephritis 765
- - nephrotisches Syndrom 766
- fleischwasserfarbener, schaumiger 766
- Kontrolluntersuchung bei Scharlach 497
- Parasitennachweis 823
- pH-Wert 570
- spezifisches Gewicht 570
- Tuberkelbakteriennachweis 781
- Zuckerausscheidung 1261 ff
- - Kontrolle 1265
- Zuckernachweis 979
Harnabflußhindernis, Ausscheidungsurographie 776
- Ultraschalluntersuchung 1178
Harnabgang, unwillkürlicher 1038 f
Harnableitung 798
Harnanalyse 761
Harnausscheidung, übermäßige, Conn-Syndrom 689
- vermehrte 444 f
- verringerte, Schwangerschaft 982, 984
Harnblase (s. auch Blase) 759, 789 ff
- Auswirkung einer Scheidenplastik 1041
- Entfernung 796
- Fremdkörperentfernung 793
- Infektionsweg 790
Harnblasenentzündung 789 ff
- Behandlung 790
- chronische 791
- - Blasensteinbildung 794
- Diagnose 791
- Erreger 789 f
- bei Harntraktveränderung 791
- Rückfall 791
- Schwangerschaft 946
Harnblasenfunktion 695

- - nach Prostatektomie 1030
Harnblasengeschwulst 795 ff
- Abtragung, zystoskopische 793
- Behandlung 796
- Blasensteinbildung 794
- Diagnose 795
- Elektroresektion 796
- gutartig 795
- Kobaltbestrahlung 796
- Lasertherapie 796
- Radiumeinlage 796
Harnblaseninfektion 769
- bei Prostatavergrößerung 1025
Harnblasenkrebs 795
Harnblasenpapillom 795
Harnblasentuberkulose 781, 790
Harnblasentumor s. Harnblasengeschwulst
Harndrang, Geschlechtskrankheit 300
- häufiger, Prostatavergrößerung 1024
- - Schwangerschaft 937, 946
- - Zystozele 1039
Harnentleerung, unvollständige 790, 1025
- - Blasensteinbildung 794
Harninkontinenz 1040
Harnkanälchen 759, 761
Harnlassen, Beschwerden beim Mann 1024 f
- nach der Entbindung 974
- häufiges, schmerzhaftes 790, 800
- nächtliches 409
- Schmerz, brennender 790
- schmerzhaftes 309, 764, 790, 800
Harnleiter 759, 789
- Harnrückstauung 1025
Harnleitereinpflanzung in den Dickdarm 796 f
Harnleitergeschwulst 783
- Diagnose 783
Harnleiterknickung 768
Harnleitermündung 792
Harnleiterschienung, innere 774
Harnleiterstein 768, 771, 773
- Krankheitserscheinungen 773
- Spontanabgang 774
- Stoßwellenlithotripsie 774
Harnpflichtige Substanzen, Ansammlung 760
Harnprobe 570
Harnröhre 797 ff
- Ausfluß 300, 800
- - rahmiger 306
- Bougierung 798
- Eiterabstrich 306
- bei der Frau 789, 797
- beim Mann 789, 797, 1009 f
- - Mißbildung 801
Harnröhrenabstrich, Bakterienkultur 306
Harnröhrendivertikel 798 f
Harnröhrenentzündung bei Bakterienruhr 509

Sachverzeichnis

- Reiter-Syndrom 870
Harnröhreninfektion 798 ff
- bakterielle 799
- Behandlung 800
- Erreger 799
- Krankheitserscheinungen 800
- Untersuchungen 800
- Ursache 799 f
- – immunologische 800
Harnröhrenkarunkel 798 f
Harnröhrenmißbildung 798
Harnröhrenmündung, Ausfluß 306
Harnröhrenöffnung bei der Frau 1032
Harnröhrenstriktur 798
Harnsäure 566 f, 771
Harnsäureablagerung 874 f
Harnsäureausscheidung 874
Harnsäurekonzentration im Serum 874, 876
Harnsäurenachweis, chemischer 876
Harnsäureproduktion 874
Harnsäurestein 772
Harnsäurestoffwechsel, Enzymdefekt 772
Harnstauung 768, 771, 1025
- Ultraschalluntersuchung 775
Harnstoff 566, 764
Harntrakt, Fehlbildung 768, 770
Harntraktveränderung, Harnblasenentzündung 791
Harntrübung 764
Harnuntersuchung 570
Harnvergiftung 767
- Blutuntersuchung 566
- Dialyse 768, 787 ff, 1268
- bei Nierenarteriensklerose 177
- Nierentransplantation 768, 784
- bei Prostatavergrößerung 1025
Harnverhaltung, akute, Prostatavergrößerung 1024
- nach der Operation 805
Harnwege, ableitende 760
- – Verschluß 762, 768
Harnzylinder 766
Harter Schanker 302
Haschisch 659, 670
Hasenpest 517
Hasenscharte 254, 611, 886
- Korrektur 847
Hausapotheke 657 ff
Hausarbeit nach der Entbindung 976
Hausarzt 1
Hausbesuch 2
Hausstaub 19, 25
Hausstaubmilbe 25
Haustier, allergische Reaktion 24
- Heuschnupfen 30
Haut 371 ff
- dünne, halbdurchlässige 787
- Pilzkrankheit 383 f
- – Ansteckungsfähigkeit 383

- rissige 372
- Sonneneinwirkung 371
- Straffheit 371
Hautabschürfung, Fremdkörper 279
Hautallergietest 454
Hautalterung 371 f
Hautanhangsgebilde 372
Hautausschlag s. Ausschlag
Hautblutungen bei Keuchhusten 501
Hautcreme 371
Hautdesinfektion 677
Hautentnahmestelle 853
Hautentzündung durch UV-Strahlen 838
Hautfarbe, gelbe, Neugeborenes 751
Hautfehler, Entfernung 848
Hautgeschwulst 371, 394
Hautinfektion, eitrige 374 ff
- – Verhütung 376
Hautkondylome 678
Hautkrankheit 371, 373
- allergische 34 ff
Hautkrebs 395, 399 ff
- Behandlung 401
- Entfernung 848
- Frühzeichen 399
- schwarzer 399
- Ursache 401
Hautlappen 396
Hautleiden 371, 373
Hautmaulwurf 830
Hautnarben 374
Hautpigmentierung, Addison-Krankheit 687
Hautpilzerkrankung 383 f
- Afterbereich 1251
Hautquaddel 34
Hautreaktion, allergische 393 f
- Tuberkulinprobe 1165
Hautreizung durch Baden 380
Hautrötung nach Strahlentherapie 1158
- durch UV-Strahlen 838
- Verbrennung 264
Hautsarkoidose 392
Hautschälung 495
- Neugeborenes 751
Hautschrumpfung, narbige, Hauttransplantation 850
Hautspannung 371
Hautstreifen 688
Hauttalg 752
Hauttest 22 ff
Hauttransplantation 848 ff
- freie 850
- bei Handverletzung 365
Hauttuberkulose 392
Hautunreinheiten 372
Hautveränderungen, Entwicklungsjahre 857
Hautverletzung beim Bluter 198
Hautverpflanzung 848 ff
Hautzustand 372

Sachverzeichnis

Hautzyste 394
HbA$_1$ (Hämoglobin A1) 1267
H$_2$-Blocker 1203
HCB (Hexachlorbenzol) in der Muttermilch 885
HCG (Choriongonadotropin) 571
HDL-Cholesterin 567
Heberden-Knoten 878
Hefen 923
Heilbehandler, seriöse 46
Heilmethoden, sanfte 45
Heilpraktiker 45
Heilverfahren, alternatives, Bezahlung 46
Heilwasser 881
Heimdialyse 788 f
Heimlich-Manöver 267 ff, 327
Heirat, frühe 858
Heiserkeit 321, 647, 698
- Arztbesuch 322, 648
- chronische, Hauptursachen 322
- Kind 904
- Kropf 933
- Pseudokrupp 904
- nach Schilddrüsenoperation 936
- Thyreoiditis 932
- Ursache 647 f
Heißluft 836
Helicobacter pylori 1192, 1198 ff, 1208
- - Durchseuchung 1198
- - Eradikation 1199, 1203 f, 1208
- - Infektion, familiär gehäufte 1201
- - Infektionsweg 1198 f
- - Nachweis 1199
- - Schnelltest 1199
- - Ulcus-pepticum-Rückfall 1204
Heliotherapie 836
Hemiparese 710
Hemmungsmißbildung, angeborene 111
Heparin 170, 634
- nach Gefäßverletzung 173
Heparin-Injektion 169
Heparinisierung nach der Operation 806
Hepatitis 471, 515
- chronische, Zytokine 678
- infektiöse 589 ff
- - Diagnose 591
- - Diät 591
- - Formen 589
- - Heilungsaussicht 591
- - Immunisierung 592
- - Immunität 592
- - Symptome 590
- - Übertragung 592
- - Vorbeugung 590, 592
- bei infektiöser Mononukleose 585, 590
- serologische Untersuchung 579
- toxische 593
Hepatitis A 590
- Immunisierung, passive 593

- Impfstoff 592
- Impfung 593
Hepatitis B 590
Hepatitis C 590
Hepatitisinfektion, Vermeidung 590
Herdnephritis 766
Herdpneumonie 629
Hermaphrodit 1104
Hernia ischiadica 210
Hernie 206 ff
- Behandlung, chirurgische 210
- - konservative 210
- inkarzerierte 210
- innere 209
- rezidivierende 208
Heroin 659
Heroinvergiftung 292
Herpes 308
- genitalis 300, 308 f, 1058
- - Behandlung 308
- - Dauerschäden 308
- - der Mutter, Schnittentbindung 970
- - Rückfall 308
- - Vorbeugung 308
- simplex 308, 381
- - febrilis 381
- - menstrualis 381
- - solaris 381
- zoster 308, 381 f, 702
- - Behandlung 382
Herz 403 ff
- Abhören 407, 410, 430
- Alkoholwirkung 406
- Aufbau 403 f
- Außenhüllenfehler, angeborener 417
- Computertomographie 412
- Einfluß von hohem Blutdruck 415 f
- Erregungsbildungssystem 411, 424
- Erregungsleitungssystem 411, 424
- - Schenkel, linker 411
- - - rechter 411
- Fehlentwicklung, angeborene 408
- gebrochenes 407
- gesundes 404
- Innenauskleidungsfehler, angeborener 417
- Lage 403, 405
- Medikamentenwirkung 406
- Radionukliduntersuchung 412
- Rhythmusstörung s. Herzrhythmusstörung
- Röntgendurchleuchtung 410
- Spätwirkungen des rheumatischen Fiebers 872
- Ströme, elektrische 410
- Ultraschalluntersuchung 412
- Untersuchung 404
- Wirkung psychischer Belastung 406 f
- - des Rauchens 406

Herzattacke 423
Herzbeutel 403, 405
Herzbeutelentzündung 408, 431, 439, 816
Herzbeutelerguß 816
Herzbeutelpunktion 816
Herzblock 427 f
– atrioventrikulärer 427
Herzchirurgie 431 ff
– Hypothermie 437
Herzdekompensation s. Herzversagen
Herzenge 407, 419 f
Herzerkrankung, Lyme-Borreliose 512
– Rückfall 437
Herzfehler, angeborener 408 f, 417 f, 431 ff
– – chirurgischer Eingriff 418
– – Diagnose 417
– – Operationserfolg 433
– – Ursache 417 f
– erworbener 431
– Röntgenuntersuchung 1152
– zyanotischer 431
Herzgeräusch 429 f
– akzidentelles 406
– funktionelles 429
– organisches 430
– zufälliges 406
Herzgeschwulst 409
Herzgröße, Röntgenuntersuchung 1151
Herzhöhlen 403
– Druckmessung 413
Herzinfarkt 2, 162, 178, 419 ff, 567
– Alter 423
– Arbeitsfähigkeit 422
– Behandlung 421 f
– – Intensivstation 438
– bei Frauen 423
– gefährlicher Zeitraum 420
– Krankenhausaufenthalt 422
– bei Männern 407, 423
– Prophylaxe, medikamentöse 422
– Raucher 406
– bei seelischer Belastung 423
– Überlebenschance 420
– Überwachung 421
– Verlauf 420
– Wiederherstellung des Patienten 422
– bei Zuckerkrankheit 1268
Herzinnenhautentzündung 430, 439
– rheumatische 872
Herzinnenwand, Blutgerinnsel 420, 422, 429
Herzinsuffizienz s. Herzversagen
Herz-Intensivstation 438 f
Herzjagen, anfallsweises 426
Herzkammer 403 f
Herzkatheterismus 413
Herzkatheteruntersuchung 413
Herzklappe(n) 408
– künstliche 434
– Schlußunfähigkeit 431

– vom Schwein 817
– Verengung 431
Herzklappenerkrankung 439
Herzklappenfehler 408, 619
– angeborener 417
– Farbdoppler-Echokardiographie 412
– rheumatisch bedingter 431
– – – Operation 434
Herzklappeninfektion 430 f
Herzklappeninsuffizienz 431
– nach rheumatischem Fieber 872
Herzklappenschädigung durch rheumatisches Fieber 872
Herzklappenstenose 431
– nach rheumatischem Fieber 872
Herzklopfen 426
Herzkompression 295
Herzkrankheit 405 ff
– Aktivität, sexuelle 1107
– Bronchialasthma 32
– bei Frauen 407
– im Kindesalter 406
– – Auswachsen 406
– bei Männern 407
– rheumatische 872
– Schwangerschaft 977 f
– Übergewicht 407
– Ultraschalluntersuchung 1178
– Ursache 409
– Vorgeschichte 410
Herzkranzgefäße 419 ff
– Arteriosklerose 406, 419, 424
– arteriosklerotische Veränderungen 174, 176
– Blutgerinnselentfernung 178 f
– Nebenweg 435
– Röntgenuntersuchung 413
Herzkranzgefäßerkrankung 409, 419 ff
– Behandlung, chirurgische 420
– Bereitschaft, Einflußfaktoren 423 f
– erbliche Veranlagung 423
– Operation 434
Herzkranzgefäßverschluß 419
– frischer 421
Herz-Kreislauf-Beschwerden, funktionelle 107
Herzleistung, verminderte 408 f
Herzmassage 269, 271, 276, 291
– äußere 293 f
– indirekte 294
Herzmißbildung 479
Herzmonitor 528
Herzmuskel, Durchblutungsnot 419, 421
– geschwächter 408
– Positronen-Emissions-Tomographie 413
– Szintigraphie 412
– Überbelastung 408
Herzmuskelentzündung 408, 439
– rheumatische 872

1309

Sachverzeichnis

Herzmuskelfehler, angeborener 417
Herzmuskelinfarkt s. Herzinfarkt
Herzmuskelschädigung durch Diphtherie 476
Herzmuskelzellen, Nervenfasernetz 411
Herzneurose 996
Herzoperation, Herzkatheterismus 413
Herzrhythmusstörung (s. auch Arrhythmie) 408, 424 ff, 711
- Behandlung 425
- - Herz-Intensivstation 438
- nach Herzinfarkt 420
- Ohnmacht 716
- Operation 431
- nach rheumatischem Fieber 872
Herzscheidewand, Öffnung, angeborene 408, 417, 431 f
Herzschlag, aussetzender 425
Herzschlagfolge 695
- unregelmäßige s. Arrhythmie; s. Herzrhythmusstörung
Herzschrittmacher, elektronischer 428
- natürlicher 411, 424
Herzschrittmacherträger, Kernspintomographie 1150
Herzschwäche bei Lungenemphysem 627
- bei Sarkoidose 637
Herzseptumdefekt 408, 417, 431 f
Herzstillstand 293 f, 427
Herzstolpern 425
Herztöne 429
- kindliche 957
- - unregelmäßige 966
Herztransplantation 433, 438, 818
Herzversagen 409 ff, 429
- Behandlung 410
- Symptome 409
Herzwandaneurysma 432
Herzzustand, Diagnostik 410
Heterosexualität 1109
Heuschnupfen 19, 26 ff
- Aufenthaltsort 30
- Augenjucken 61
- Desensibilisierung 27 f
- Einfluß alkoholischer Getränke 30
- - von Gemütsbewegungen 29
- ganzjähriger 26
- Haustier 30
- Kind 30
- schwangere Patientin 30
- Wettereinfluß 26
Heuschnupfensaison 30
Hexachlorbenzol in der Muttermilch 885
Hexenmilch 752
Hexenschuß 114 f
- Bewegungsübungen 841
- Unterschied zum Ischias 115 f
Hiatusgleithernie 1184, 1191
Hiatushernie 208

Hilfe, soziale 1082
Hilusvergrößerung der Lunge 1167
Himbeerzunge 495
Hinken, intermittierendes 159
Hinterhauptslage, vordere 949
Hirn s. auch Gehirn
Hirnabszeß 349, 735
- Behandlung, operative 735
Hirnaktin 442
Hirnanhangdrüse 440 ff, 697, 857
- Adenom s. Hypophysenadenom
- chirurgischer Zugang 443 f
- Einfluß auf die Schilddrüsenfunktion 927
- Geschwulst s. Hypophysengeschwulst
- Hinterlappen 440 f
- Hormone 674
- Unterfunktion 446
- Vorderlappen 440, 676
Hirnarteriosklerose 709 f, 722
Hirnbasis 1150
Hirnblutung 710, 712, 732 f, 739 f
- Behandlung 712
- Computertomographie 1150
Hirndiagnostik 726 ff, 1150
Hirndurchblutungsstörung, vorübergehende 710
Hirnembolie 166
Hirnentzündung s. Enzephalitis
Hirnerweichung 304, 709
Hirnfehlbildung 256
Hirngefäße, Darstellung 728, 739
Hirngefäßmißbildung, Darstellung 728, 739
Hirngefäßverschluß 709 ff
- Darstellung 728
Hirngeschwulst 706, 735 ff
- Computertomographie 1148, 1150
- Diagnose 706
- evozierte Potentiale 730
- Häufigkeit 735
- Heilungsaussicht 736
- beim Kind 738
- Krankheitserscheinungen 706
- Lokalisierung 737
- Operation 736
- - Gefäßdarstellung 728
- psychische Störung 741
- Schädelinnendruckmessung 725
- Sehvermögen 738
- Sprechvermögen 738
- Strahlentherapie 738
- Symptome 736
Hirnhaut, harte 697
- weiche 697
Hirnhautentzündung 256, 347, 349, 708
- Behandlung 708
- Diagnose 708
- Frühsommer-Meningoenzephalitis 510
- Lyme-Borreliose 512
- Mumps 485

Sachverzeichnis

- Tripper 301
Hirnhautinfektion 735
Hirnhauttumor 736
Hirnkammern 697
- Liquoransammlung 705, 742
Hirnleistungsstörung 990
Hirnmetastase 736
1. Hirnnerv 697
2. Hirnnerv 698
3. Hirnnerv 698
4. Hirnnerv 698
5. Hirnnerv 698
6. Hirnnerv 698
7. Hirnnerv 698
8. Hirnnerv 698, 720
9. Hirnnerv 698
10. Hirnnerv 698
11. Hirnnerv 698
12. Hirnnerv 698
Hirnnerven 697 f
Hirnnervenneurofibrom 736
Hirnoperation, Hautschnitt 737
- stereotaktische 741
Hirnquetschung 731
Hirnschaden, organischer 992
Hirnschädigung 548
Hirnstamm 1150
Hirnstörung, organische, Psychose 999
Hirnszintigraphie 727
Hirntodfeststellung, Elektroenzephalographie 729
- evozierte Potentiale 730
- Organentnahme 787, 821
Hirntumor s. Hirngeschwulst
Hirnventrikel 697
- Liquoransammlung 705, 742
Hirnverletzung 732 f
- unter der Geburt 704
Hirnzyste, angeborene 704
- Computertomographie 1150
Hirschgeweihstein 772
Hirschsprung-Krankheit 910, 1212, 1234
- Behandlung 1234
- Diagnose 910, 1234
- Operation 910
- Symptome 1234
Hirsutismus 386, 1092
Histochemie 562
Hitzekoagulation 1142
- Hämorrhoiden 1244
Hitzekollaps 285
Hitzewallungen 1100
Hitzschlag 284 f
- Erste Hilfe 285
HIV 9, 447
HIV-Antikörpertest 9, 448 f
HIV-Infektion (s. auch AIDS) 9 f, 300, 447 ff, 471
- bei Bluttransfusion 810

- Halslymphknotentuberkulose 201
- Latenzstadium 448
- der Mutter, Schnittentbindung 970
- Schutz 448 f
- serologische Untersuchung 579
- Tuberkuloseinfektion 201, 1165
- - Dauerbehandlung, medikamentöse 1173
HIV-Übertragung 447
HLA-B27 863, 869 f
HLA-System 869
Hochdruck s. Blutdruck, hoher
Hochfrequenzströme 836
Hochgebirgsaufenthalt bei Bronchialasthma 32
Hochvoltelektronenstrahlen 1157
Hochvolttherapie bei Hirngeschwulst 738
Hoden 441, 1010, 1013 ff
- Absteigen 1014 f
- Hormone 675
- Leistungsschwäche, Hormonzufuhr 676
- Pubertätsbeginn 857
- retinierter 1015
- - Funktion nach Lagenormalisierung 1016
- Stieldrehung 1018
Hodenbänkchen 1019
Hodenbiopsie 1122
Hodenentzündung 1018 f
- bei Mumps 485, 487
- - Vorbeugung 487
- Samenbildungsfähigkeit, fehlende 1122
Hodengeschwulst 1014
- bösartige 1014
- chemische Mittel 1014
- Radikaloperation 1014
- Röntgenbestrahlung 1014
Hodenhochstand 1014 ff
- Hormontherapie 1015
- Karzinomrisiko 1014
- Operationszeitpunkt 1016
Hodenkanälchen 1013
Hodenkarzinomrisiko 1014
Hodenkrebs 561
Hodensack 1013
- Lagerung bei Nebenhodenentzündung 1019
Hodensackschwellung, Neugeborenes 754
Hodentemperatur, Senkung 1123
Hodentorsion 1018
Hodenvergrößerung, schmerzlose 1014
Hodenverlagerung, operative 1016
Hodenverletzung 1013
Hodgkin-Krankheit 203 f, 561
- Diagnose 204
- Krankheitserscheinungen 203
- Milzvergrößerung 681
Höhenangst 990
Hohlhand, Schnittverletzung 365

Sachverzeichnis

Hohlhand, Stichverletzung 365
Hohlhandfaszie 369
Hohlvene, obere 403, 405
- untere 403
Hohlwarze 216
Holzbock, gemeiner 511
Homöopathie 46, 50
Homosexualität 1108 f
- Umwandlung in Heterosexualität 1109
Homotransplantat 817
Honeymoon-Blase 790
Hongkong-Grippe 654
Honorar des Arztes 2
Hordeolum 71 f
Hörgerät 351 f
Hörminderung 355
- Ostitis deformans Paget 134
Hormon(e) 229, 441, 562, 674 ff
- adrenocorticotropes 676
- ärztliche Verschreibung 675
- Einfluß auf das Altern 41
- Geschlechtstrieb 1106
- Thyreoidea-stimulierendes 927 f
Hormonausfall 675
Hormonausschüttung, Regelkreis 927
Hormoncreme 371
Hormondrüse 441
Hormondrüsenerkrankung, Herzmuskelüberbelastung 408
Hormonmangel 675
Hormonstörung, Abort, habitueller 1080
- Bluthochdruck 416
- Untersuchungen 1118
Hormontherapie bei ausbleibender Ovulation 1116
- bei Dysmenorrhö 1052
- bei Endometriose 1076
- bei Entwicklungsverzögerung 859
- bei Hodenhochstand 1015
- bei Krebs 558, 560 f
- bei nichteinsetzender Regelblutung 1050
- bei Prostatakarzinom 1029 f
- bei Wechseljahrsbeschwerden 1074, 1101
Hormonzufuhr 675
- Injektion 675
- Tabletten 675
Hörnerv 343, 350
Hörnervengeschwulst 352, 357
Hornhaut 63, 69 ff
- Fremdkörper 69 f
- Kalkspritzerverätzung 69
- Schutz bei Fazialisparese 703
Hornhauterosion 70
Hornhautgeschwür 68 f
- chronisches 70
Hornhautkontaktlinsen s. Haftschalen
Hornhautkrümmung, unregelmäßige 67
Hornhautriß 70
Hornhauttransplantat 70

Hornhautübertragung 70 f
Hornissenstich 21, 37, 262
Hörorgan 698
- Sinneszellen 343 f
Hörrohr 418
Hörstörung beim Kleinkind, evozierte Potentiale 730
Hörsturz 356
- Prognose 356
Hörverlust 312, 347, 353
Hörvermögen 350
- fehlendes 541
Hörwahrnehmung 343
Hospiz 11
HOT (hämatogene Oxidationstherapie) 48
HTLV-III (Humanes T-Zell-lymphotropes Virus) 447
Hufeisenniere 778
Hüftgelenk, Sonographie 111
- Ultraschalluntersuchung beim Säugling 1178
Hüftgelenkbruch, Behelfsschiene 281
Hüftgelenkersatzoperation 138
Hüftgelenkluxation, angeborene 109 ff
- - Behandlung, chirurgische 111
- - - konservative 111
Hüftgelenkpfanne, Fehlbildung 111
Hühnerauge 124 f
Hühneraugenmittel 125
Hühnereier, Salmonellen-kontaminierte 503
Hühnereiweiß, Allergie 454, 460 f
Human immuno deficiency virus s. HIV
Human Leukocyte Antigen 869
Humane-Immundefizienz-Virus s. HIV
Humaner-Immundefekt-Virus s. HIV
Humanes T-Zell-lymphotropes Virus 447
Hummelbiß 37, 262
Hundebandwurm 586, 832
- Entwicklungszyklus 834
- Übertragung 834
- Zwischenwirt 834
Hundebandwurmbefall der Milz 682
serologische Untersuchung 579
Hundebiß 466 f, 522
- Meldepflicht 467
Hundebißwunde, Ausbrennen 467
Hundekot 833
Hungergefühl 235
Hungerschmerz 1202
Hungerversuch 102
Hüstelzwang 319
Husten 624, 627
- bellender 904
- Bronchitis 649
- Bruchrückfall 212
- chronischer 625
- - Silikose 635
- Kehlkopfgeschwulst 324
- Keuchhusten 498

1312

- Kind 904
- Laryngitis 648
- Luftröhrenentzündung 325
- Raucher 649
- Tuberkulose 1165
Hustenanfälle, krampfartige 498
Hyalin-Membran-Krankheit 758, 919 f
Hydronephrose 768
- Behandlung 769
- doppelseitige 768
Hydrophobie 522
Hydrotherapie 835 ff, 839
Hydrozele 1016 ff, 1123
- Neugeborenes 754
- Operation 1016 f
Hydrozephalus 705, 742
- Operation 742
Hymen 1032
Hymenalring 1033
Hymenotomie 1033
Hyperaktivität 548 f
- Behandlungsmaßnahmen 549
Hyperchlorhydrie 1191
Hypercholesterinämie 567
- familiäre 158
Hyperemesis gravidarum 981
Hyperglykämie 101
Hyperimmunserum 500
Hyperinsulinismus 97, 101 f
- Krankheitserscheinungen 101
Hypermetropie 64 f
Hyperparathyreoidismus 134 f, 691 f
- Blutuntersuchung 568
- sekundärer 134, 692
Hyperplasie, glandulär-zystische 1065, 1067, 1092
- - Behandlung 1068
- - Diagnose 1067
- - Kontrolluntersuchungen 1068
- - Kürettage 1064
Hypersplenismus 680
Hyperthyreose 61, 927, 931
- Schilddrüsenoperation 933
- nach Thyreoiditis 932
Hypertonie (s. auch Blutdruck, hoher) 414 ff, 677
- essentielle 414 f
- - erbliche Veranlagung 415
- sekundäre 415
- Ursache 414 f
Hyperventilation 569
Hypnose 991, 995
Hypochondrie 990
Hypoglykämie 101, 1266
- bei Insulintherapie 1266 f
- Koma 717
- Ohnmacht 715 f
- wiederholte 1266
Hypoparathyreoidismus 693

Hypophyse s. auch Hirnanhangdrüse
Hypophysenadenom 442 ff
- chromophobes 442
- Kortikotropin-sezernierendes 442 f
- Prolaktin-sezernierendes 442 f
- Wachstumshormon-sezernierendes 442 f
Hypophysengeschwulst 442 ff, 688
- Behandlung 443 f
- Computertomographie 442
- Diagnose 442
Hypophysenhinterlappen 440 f
Hypophysenhormone 674
Hypophysenunterfunktion 446
Hypophysenvorderlappen 440 ff, 676
Hypopituitarismus 446
Hypospadie 798, 801 f
Hypothalamus 440
Hypothermie 437
Hypothyreose 927
- nach Schilddrüsenoperation 935
- nach Thyreoiditis 932
- Zungenvergrößerung 621
Hysterie 995
Hysterographie 1066
Hysterosalpingographie 1071, 1117, 1155

I

Ibuprofen 664, 883
Idealgewicht 230
Idiotie 1003
- amaurotische, familiäre 256, 915 f
- - - Diagnose 915
- - - Lebenserwartung 916
- - - Vorbeugung 915
- - - Vorkommen 915
- Anstaltsunterbringung 1004
Ikterus s. auch Gelbsucht
- familiärer, angeborener 680
- hämolytischer, familiärer 194
Ileitis regionalis 1219
- terminalis 1219
Ileostomie 1211, 1229 f
- bei Colitis ulcerosa 1229
Ileotransversostomie 1220
Ileozökalklappe 1210
Ileum-Blasenoperation 796
Ileus s. Darmverschluß
Iliakalarterien, arteriosklerotische Veränderungen 175 f
Iliofemoralbypass 175
Imbezillität 1003 f
- Anstaltsunterbringung 1004
Immunabwehr 869
Immundefekt, zellulärer, Tuberkuloseinfektion 1165
Immundefekt-Syndrom 9

1313

Sachverzeichnis

Immundefektvirus 447
Immunglobuline gegen Hepatitis A 593
- im Liquor 725
- bei Masernkontakt 482
- in der Muttermilch 886
Immunisierung, aktive 450, 524
- passive 451, 524
- Säugling 452 f
Immunität 450 ff, 470, 827
- aktiv erworbene 450
- angeborene 450
- dauernde 450
- passiv erworbene 450
- gegen Viruskrankheit 471
Immunkörper 450
Immunreaktion 678
- Regenbogenhautentzündung 74
Immunstimulanzien 452
Immunsuppression bei Organtransplantation 818
Immunsuppressive Substanzen bei Nierentransplantation 786
- - bei Organtransplantation 818
Immunsystem, Schwankungen 451
- Stärkung 452
Immuntherapie 560 f
Immunthyreoiditis 932
Impetigo contagiosa 374 f
- - Behandlung 375
- - Vorsichtsmaßnahmen 375
Impfbehörde 469
Impfpaß 469
Impfplan 453
Impfpustel 456
Impfreaktion 454
- örtliche 454
Impfstelle des Gesundheitsamtes 514
Impfstoff, gentechnologisch hergestellter 592
Impfung 450 ff, 514
- Allergiker 454
- bei Auslandreise 467
- orale 463
- schädliche Folgen 454
- vorgeschriebene, Information 468
Impfzeugnis 467
Implantat, Brustrekonstruktion 227
Impotentia coeundi 1124
- generandi 1019, 1124
Impotenz 307, 1107 f, 1124 ff
- Alter 1125
- Behandlung 1125 f
- Episoden 1124
- nach Prostatektomie 1027, 1030
- seelisch bedingte 1124
- Ursache 1125
Impressionsfraktur 724, 733
Indikationsimpfung 461
Indomethacin 664, 883
Infekt, akuter 325

- - Tonsillektomie 314
- katarrhalischer 643
Infektanfälligkeit nach der Entbindung 977
Infektarthritis 863, 870
- reaktive 863
Infektion 112, 470
- nach Abtreibung 1084
- bakterielle, Afterregion 1249
- - Herzklappenfehler 408
- Diagnose 564
- nach Fehlgeburt 1080 f
- fliegende 472
- gonorrhoische, Bindehautentzündung 68
- Hand 370
- bei Kortisontherapie 677
- nach Milzentfernung 683
- der Mutter, Schnittentbindung 970
- opportunistische 9
- Säuglingsdyspepsie 900, 902
- in der Schwangerschaft 256
- bei Zuckerkrankheit 1267
Infektionserreger, Antikörpernachweis 562
- Resistenz gegen Antibiotika 580, 662
- - gegen Sulfonamide 664
Infektionsherd 312, 619
Infektionskrankheit 470 ff
- Begleitarthritis 871
- Blutkultur 580
- fieberhafte, Herpes simplex 381
- serologische Untersuchung 579
Infektionsprophylaxe bei Zuckerkrankheit 1269
Infertilität s. Unfruchtbarkeit
Infertilitätsbehandlung 968
Influenza 653 f
Influenzaviren 464
Informationszentrale bei Vergiftung 290
Infrarotbestrahlung 836
Infrarotgerät 837
Infrarotkoagulation, Hämorrhoiden 1244
Inguinalhernie 206 ff, 1017
- direkte 207
- indirekte 208
- beim Neugeborenen 213
INH (Isonikotinsäurehydrazid) 1173
Inhalationsallergen 23
Inhalationsnarkose 53, 57
- bei Entbindung 956
- Gase 56
Injektion, desensibilisierende 19
- Reaktion, örtliche 454
Inkontinenz, Harn 1040
- Stuhl 1040
Inkubationszeit 470
Inkubator 755
Innenknöchelpuls 160
Innenohr 343, 350, 698
- Beteiligung bei Mastoiditis 349
- Gleichgewichtsorgan 719

- Sinneszellen 343 f
Innenohrschwerhörigkeit 350 f, 485
Insektengift 262
Insektengiftextrakt 37
Insekten-Repellents 515 f
Insektenstich 21, 37, 262
- Erste Hilfe 262
Insektizide in der Muttermilch 885
Inselorgan 96, 441
Inselzellen 675
Insemination 1120
- heterologe 1120 f
- homologe 1120
Institut für Arzneimittel und Medizinprodukte 657
Insulin 96, 441, 567, 675, 1264
- von Bakterien hergestelltes 260
- gentechnologisch hergestelltes 1264
- tierisches 1264
- Überdosierung 716 f
- Wirkungen 101
Insulinausschüttung 1264, 1266
- Regelkreis 1264
Insulindosis 1265
Insulininjektion, Basis-Bolus-Prinzip 1265
- Häufigkeit 1265
- Hilfsmittel 1265
Insulinmangel, absoluter 1261
- relativer 1261
Insulinom 101 f, 104
Insulinpumpe 1265
Insulinresistenz 1266
Insulinschock 1266
Insulintherapie 1263 ff
Insulinzufuhr, Kontrolle 1264
Insult, zerebraler, vaskulärer s. Schlaganfall
Intellekt, Erblichkeit 254
- Erweiterung beim Jugendlichen 858
Intelligenz, Erblichkeit 254
Intelligenzdefekt, Down-Syndrom 918
Intelligenzquotient (IQ) 15, 1003
Intelligenztest 989, 1003
Intensivbetreuung 52
Intensivpatient, Gallensteinbildung 599
- Laboruntersuchungen 529
- Überwachung 528
Intensivstation 32, 438 f, 528 ff
- Alarmsystem 528 f
- Speziallabor 810
- nach der Operation 806
- Geräte 528 f
- kardiologische 438 f
- Registrierung der Körperfunktionen 528
- Überwachung des Patienten 439, 528
Interesse, sexuelles 1105
Interferon 452, 678
- von Bakterien hergestelltes 260
Interleukin 452, 678
Internationales Einheitenmeßsystem 1157

Intimbereich, Geruchsbekämpfung 1037
Intimhygiene nach der Menopause 1102
Intrakutantest nach Mantoux 455
Intraokularlinse 79 f
Intrauterinschlinge 1130, 1137
Intrauterinspirale 1130, 1134, 1137 f
- ausgestoßene 1138
- Eileiterentzündung 1085
- Liegedauer 1138
- Wirkungsweise 1137 f
Intubation 53
- bei Krupp 905
- bei Pseudokrupp 905
Intubationsnarkose 53 f, 57
Intussuszeption s. Invagination
Invagination 1221 f
- Behandlung 1222
- Darmverschluß 1233
- Diagnose 1221
Invalider 842
Involutionsdepression 999 f
Ipekakuanhasirup 291
IQ (Intelligenzquotient) 15, 1003
Iridektomie 77
Iridium 1157
Iris 74
Irisdiagnostik 50
Iritis 74 f
- Spondylitis ankylosans 869
Ischämie 711
Ischialgie 115
Ischias 701
- Unterschied zum Hexenschuß 115 f
Ischiasnerv 701
Isonikotinsäurehydrazid 1173
Isotop 1160
- radioaktives (s. auch Radioaktive Substanz) 412, 557, 560, 1160
- - Lungeninfarktnachweis 634
- - Strahlentherapie bei fortgeschrittenem Krebs 557
- - Strahlungskraftabnahme 1161
- - Umgang 1160
Isotopenuntersuchung, Herz 412
- bei Krebs 555
Isthmus 926
Ixodes ricinus 510 f

J

Jackson-Anfall 713
Jod 229
Jod 131, Anwendung 1161
Jod, radioaktives 931, 1157, 1159 f
- - Einbringung in die Prostata 1030
Jodkreislauf 931
Jodmangel 928, 930

Sachverzeichnis

Jodmangelgebiet 930
Jodtabletten 292, 930
Jodtinktur 677
Jodverwertungsstörung 929
Joule 228
Juck-Kratz-Kreislauf 1251
Juckreiz 35
- Afterregion 1243, 1251 f
- Vulva 1035
- Windpocken 473
Jugendalter, seelische Probleme 857
Jugendperiode 854
Jungfernhäutchen 576, 1032
- operative Durchtrennung 1033
- Zerreißung 1032, 1034
Jungfrau 1110
Juniorkost 896

K

Kaffee 669
Kahnbein 367
Kahnbeinbruch 367
Kaiserschnitt s. Schnittentbindung
Kakao 669
Kala Azar 825
Kalium 229, 566
Kalkablagerung in Gefäßen, Röntgenbild 1152
Kalkarmut 136
Kalksalzgehalt des Knochens, Bestimmung 136
Kalkspritzerverätzung der Hornhaut 69
Kallus 144
Kalorie 228
Kalorien, leere 229
Kaloriengesamtaufnahme 230
Kälte, Hautgefäßempfindlichkeit 388
Kältekoagulation bei Netzhautablösung 87
Kältetherapie 836
Kaltwasser-Vernebler 905
Kalzitonin 134
Kalzium 566, 568
Kalziumgehalt des Blutes 922
- erhöhter 691
- niedriger 693, 922
Kalziumoxalat 771
Kalziumphosphat 771
Kalzium-Phosphat-Präparat 135
Kalzium-Phosphor-Stoffwechsel, Regelkreis 691
Kalzium-Pyrophosphatkristalle im Gelenkpunktat 876
Kalziumspiegel 922
- erhöhter 691
- niedriger 693, 922
Kalziumstoffwechsel 691

Kalziumstoffwechselstörung, Nierensteinbildung 772
Kalziumverlust 134
Kalziumzufuhr 693
- Frühgeborenes 757
- Schwangere 940, 945
- stillende Mutter 885
Kammerflimmern 425
Kammerwasser 75
Kapillaren 156
Karbunkel 375 f
- Lippenbereich 609
Kardia 1187
Kardiopulmonale Wiederbelebung 52, 291, 293 ff
Kardiospasmus s. Achalasie
Karies 618 f
- Vorbeugung 619
Karpalband 368
Karpaltunnelsyndrom 368
Kartoffel-Ei-Diät 764
Karunkel, Harnröhre 798 f
Karyotyp 259
Karzinogen 552, 1208
Kastrationskomplex 994
Katarakt 78
Katheter 805
Katheterisierung 790
- nach der Entbindung 974
- nach der Operation 807
- Operationsvorbereitung 805
Kaudalanästhesie 971
- bei Schnittentbindung 971
Kaumuskulatur 698
Kaustäbchen 808
Kavasieb 178
Kaverne 1169
- Operation 638
Kehldeckel 267, 320
Kehle, zugeschnürte 1183
Kehlkopf 320 ff, 647 f, 904
- Spiegeluntersuchung 321
- Untersuchung 320
- als Verschlußklappe 320
Kehlkopfdiphtherie 475 f
Kehlkopfentfernung 324 f
Kehlkopfentzündung 647 f
- akute 321 f
- Behandlung 322
- chronische 322
Kehlkopfgeschwulst 323 ff
- Behandlung durch das Laryngoskop 324
- Diagnose 323
- gutartige 324
- Symptome 323 f
Kehlkopfkatarrh 643
Kehlkopfkrebs 324 f, 647
- Behandlung 324 f
- Operation 324

Sachverzeichnis

- Strahlenbehandlung 324
- Ursache 324
Kehlkopfmuskulatur 320
Kehlkopfpolyp 323 f
Kehlkopfschmerzen 321
- Geschwulst 324
Kehlkopfschwellung 321
Kehlkopfspiegel 925
Kehlkopfstridor, angeborener 925
Kehlkopfverengung 326
Keilbeinhöhle 334 f
Keilbeinhöhlenentzündung 337
Keimdrüsen, Bleischutz bei Röntgenaufnahme 1146
- Röntgenstrahlenwirkung 1159
Keimfreimachung 890
Keimverschleppung 261
Keimzellen 251
Keimzellschädigung durch Röntgenstrahlen 1159
Keloid 388 f
- Behandlung 389
Keratomie, radiäre 63, 65
Kernikterus 256, 913
Kernkraftunfall 292
Kernkraftwerk 292
- Strahlenbelastung 292
Kernspintomographie 727, 1150 f
- Herzschrittmacher-Träger 428, 1150
- Hirndiagnostik 706, 737, 1150
- Hirntumorlokalisierung 737
- Hirntumornachweis 706
- Nachteile 1151
- Nebennierenuntersuchung 689
- nicht durchführbare 727, 1150
- Vorteile 727, 1150
Kerosinvergiftung 290
Ketonkörper im Harn 570
Keuchhusten 470 f, 498 ff, 505, 507
- Chemoprophylaxe 500 f
- Hustenperiode 499
- Immunität 450
- Isolierung 499, 501
- Komplikationen 500 f
- Kontaktpersonen 501
- Nachwirkungen 499
- Rückfall 499 f
- Schulbesuch 499
- Schutzimpfung 452 f, 461 f, 501
- - Auffrischimpfung nach Keuchhustenkontakt 501
- - Verträglichkeit 462
- Symptome 498
- Übertragbarkeit 499
Keuchhustenbakterien 498
Kiefer 614 f
Kieferbruch 614 f
- Erste Hilfe 282
- Operation 615

Kieferchirurg 848
Kiefergeschwulst, bösartige 615
Kieferhöhle 334 f
Kieferhöhlenentzündung 614
Kieferhöhlenoperation 336
Kieferklemme 315, 524
Kieferspalte 611
Kieferzyste 615
Kiemenanlage 328
Kilokalorie 228
Kilovolt 1157
Kind, frühgeborenes s. Frühgeborenes
- kleinwüchsiges 445
- kurzsichtiges, Brillenversorgung 62
- neugeborenes s. Neugeborenes
- ungeborenes, Entwicklungsstörung 253
- weitsichtiges, Brillenversorgung 64
Kinder, ausländische 5
- als Besucher im Krankenhaus 5
- geistig behinderte, Betreuung 1005
- heuschnupfenkranke 30
- Narkose 58
- als Patienten im Krankenhaus 5
- Schlafbedarf 545 f
- Verhaltensweise 531 ff
Kindererziehung 549
Kindergrieß 895
Kinderkrankheiten 470, 504 ff, 904 ff
Kinderlähmung, epidemische 131, 488 ff, 505, 507
- - abortive 490
- - Antikörperübertragung, passive 490
- - aparalytische 490
- - bulbäre 490 f
- - enzephalitische 490 f
- - Häufigkeit 488
- - Immunität 450, 459, 491
- - Injektionsimpfung 458, 491
- - Inkubationszeit 489
- - Nasenabsonderung 490
- - paralytische 489
- - - spinale 490
- - Rachenabsonderung 490
- - Schluckimpfung 452 f, 458 f 491
- - - Auffrischimpfung 459, 491
- - Schutzimpfung 452 f, 458 f, 491
- - - bei Erwachsenen 492
- - Stuhl 490
- - Übertragbarkeit 490
- - Übertragung 489
- - Verlaufsformen 490
- - zerebrale 131, 704 f
- - - Rehabilitation 704 f
Kindermehl 895
Kindersterblichkeit 983
Kinderwunsch bei familiärer erblicher Mißbildung 252
Kinderzahl, Lebensstandard 1128
Kindesbewegungen 937, 943

1317

Kindesbewegungen, ausbleibende 977
Kindeslage, abnorme 950
Kindesteil, vorangehender 949 f
Kindstod, plötzlicher 547
Kineradiographie 1145
Kinnkorrektur 847
Kinnschleuder 297
Kitzler 1032
Klammern, Entfernung 809
Klaustrophobie 995
Klebereiweiß 906
Kleiderläuse 390
Kleinhirn 697
Kleinkind, Schlafbedarf 545 f
Kleinwuchs 445
Klima, Einfluß auf die Lebensdauer 42
– Nasennebenhöhlenentzündung 334
Klimaanlage 29
Klimakterium s. Wechseljahre
Klimatherapie 835
Klimatisationsapparat der Nase 330
Klimawechsel bei Bronchialasthma 32
– bei rheumatischer Erkrankung 881
Klinefelter-Syndrom 256, 258
Klinik, psychiatrische, Daueraufenthalt 997
Klinische Chemie 562
Klitoris 1032
Klopfdrainage in Kopftieflage 638, 909
Klopfschall 628
Kloß im Hals 1183
Klumpfuß 109 f, 254
– Behandlung, chirurgische 110
– – konservative 110
– – unblutige 110
– Sehnenverlängerungsoperation 110
Knaus-Ogino-Methode der Empfängnisverhütung 1131 f
Kniegelenk, Arthrographie 129
– Arthroskopie 129
– – Meniskusoperation 129
Kniegelenkerguß, traumatische Arthritis 878
Kniegelenksperre 128
Kniekehlenpuls 160
Knöchelschwellung 947
Knochen, Kalksalzgehalt, Bestimmung 136
– Ultraschalluntersuchung 1179
Knochenbildungsstörung 1257
Knochenbruch (s. auch Fraktur) 139 ff, 279 ff, 367
– Behandlungsergebnis, anatomisches 142
– – funktionelles 142
– Bruchendenstellung, Kontrolle 142
– Einrichtung 140
– Erste Hilfe 142, 279 ff
– Fixierung nach Reposition 141
– Formen 139 f
– Hand 367
– Heilung 144 f
– – ausbleibende 142

– – Ernährung 145
– – verzögerte 142
– Konsolidierung, knöcherne 142
– offener 143, 280
– Osteoporose 136
– Reposition 140
– – geschlossene 140
– – offene 140
– Röntgenaufnahme 1156
– Ruhigstellung 140
– unvollständiger 140
– Wirbelbehandlung 839
Knochenentkalkung 691
Knochenerweichung 135
Knochengerüst 147
Knochengeschwulst 145 f
– bösartige 145 f
– gutartige 145
– Röntgenbild 1156
Knochenmark 189
Knochenmarkeiterung 130 f, 349
– Behandlung, operative 735
– Kiefer 614
– Röntgenbild 131, 1156
– Schädelnochen 735
Knochenmarkschädigung 194
Knochenmarktransplantation 203, 819
Knochenmarkuntersuchung 565
Knochenmißbildung 109
Knochenschwund durch Kortison 676 f
Knochenszintigraphie 131
Knochentophus 874
Knochentumor 145 f
– Röntgenbild 1156
Knochenverformung 691
Knochenverpflanzung 141
– nach Tumorentfernung 146
Knochenzyste 134, 692
Knollenblätterpilz-Vergiftung 585
Knopflochdeformität 367, 865
Knorpel, Nasenplastik 342
Knorpelabsprengung bei Verstauchung 366
Knötchen 302
– bei rheumatischem Fieber 871
Knoten, arthrotische, Fingerendgelenke 878
– kalter, der Schilddrüse 932
Knotenkropf 930, 933
Kobalt 229, 1157
Kobalt 60: 1161
Kobalttherapie 557
– nach Brustkrebsoperation 224
– Harnblasengeschwulst 796
– Hirngeschwulst 738
Kochsalzzufuhr, Beschränkung 766
Koffein 669
Kohlendioxid 403, 569, 623
Kohlendioxidgehalt des Blutes 566
Kohlenhydrate 228, 1210

Kohlenhydratmenge, tägliche, bei Zuckerkrankheit 1269
Kohlenmonoxidgehalt des Blutes 566
Kohlenwasserstoffe, polyzyklische 1208
Koli-Bakterien, Harnblasenentzündung 789
Kolik 898
Kolikschmerzen beim Säugling, Soforthilfe 898
Kolitis (s. auch Colitis) 1215, 1228 ff
– Afterjucken 1251
– bakteriell bedingte 1230
– Blut im Stuhl 1215
– chronische 1215
– Koloskopie 248
– parasitär bedingte 1230
– pseudomembranöse 1217
– Stuhluntersuchung 578
– ulzeröse s. Colitis ulcerosa
Kollagenkrankheit s. Kollagenose
Kollagenose 392, 863
– Herzklappenfehler 408
– Nierenbeteiligung 765
Kollaps 716
Kollateralen 165
Kollateralkreislauf 160, 165
Kollum s. Gebärmutterhals
Kollumkarzinom s. Gebärmutterhalskrebs
Kolon s. auch Dickdarm
– irritables 1211
Koloniestimulierende Faktoren 678
Koloskopie 248 f, 1216, 1235 f
– Colitis ulcerosa 1229
– Crohn-Krankheit 1219
– bei Durchfall 1217
– Polypenentfernung 1236 f
– routinemäßige 1235
Kolostomie 1233
– bei Darmverschluß 1233
– bei Divertikulitis 1226
– bei Mastdarmkrebs 1253 f
– Schließung 1240
Kolostomiebeutel 1241
Kolostrum 886
Kolpitis s. Scheidenentzündung
Kolposkopie 1059
Koma 717
– Behandlung 717
– Eklampsie 984
– evozierte Potentiale 730
– Ursache 717
– Zuckerkrankheit 1262
Kombinationsimpfung 462
Kombinationsnarkose 53
Kompressionsstrümpfe 169
Kondom 301, 303, 308, 448 f, 1130, 1133 f
– Benützung 1134 f
– Einwände 1134
Kondylome 1058
Konfliktbewältigung 668

Konflikte zwischen den Eltern 543, 550
– zwischen Eltern und Kindern 857
– seelische, Ulcus-pepticum-Rückfall 1204
Konfliktreaktion 990
Konflikttrinker 12
Konisation 1059 ff
Konjunktivitis s. Bindehautentzündung
Konkavlinse 62
Konservendosen, Babynahrung 896
Konservierungsstoffe 896
Kontakt, oral-genitaler, Geschlechtskrankheit 300
Kontaktblutung aus der Scheide 1057 f
Kontaktdermatitis 19, 34
Kontaktfähigkeit 998
Kontaktinfektion 1164
Kontaktlinsen 63
– harte 63
– weiche 63
Kontaktreaktion 38
Kontrastmittel 1144, 1147
– Allergiker 23
– Angiographie 1152
– Arteriographie 728, 1152
– Arthrographie 1156
– Ausscheidungsurographie 776
– Bronchographie 1151
– Cholangiographie 1154
– Cholezystographie 602, 1153
– Einbringen in den Liquorraum 815
– Hysterographie 1066
– jodiertes 1151
– Lymphographie 1152
– Myelographie 726, 743, 1156
– Urographie, intravenöse 1154
– Ventrikulographie 413, 1151
– Zystographie 1154
Kontrazeption s. Empfängnisverhütung
Kontrolluntersuchung 6
Konvexlinse 64
Konzentrationsschwäche, frühgeborenes Kind 758
Kopf des Kindes, Geburt 958
Kopfdüngung 830
Kopfform, Neugeborenes 749
Kopfhängelage, Neugeborenes 961
Kopfhautmassage 385
Kopfhautpflege, Neugeborenes 750
Kopfkrebschirurgie 847
Kopflagen, regelwidrige 965
Kopfläuse 390
Kopfpilzflechte 383
Kopfschmerzen 664 f, 717 ff
– Aneurysma, geplatztes 712
– Arztbesuch 718
– Augenüberanstrengung 60
– Bedeutung 717
– Conn-Syndrom 689
– Enzephalitis 707

Sachverzeichnis

Kopfschmerzen, Hirngeschwulst 706, 736
- Hypophysenadenom 442
- nach Lumbalanästhesie 58
- nach Lumbalpunktion 815
- Ménière-Krankheit 358
- migräneartige 996
- Nasennebenhöhlenentzündung 335 f
- in der Schwangerschaft 977, 982
- Ursache 717
- Weitsichtigkeit 64

Kopfschwartenwunde 731 f
Kopfverband 296, 299
Kopfverletzung 731 ff
Koplik-Flecke 482
Korallenstein 772
Körnerkrankheit 92
Koronarangiographie 436
Koronarangioplastie 420
- transluminale, perkutane 179, 435

Koronararterien s. Herzkranzgefäße
Koronar-Bypass 174, 176, 420
Koronar-Bypass-Operation 435 f
- Lebensverlängerung 436

Koronarerkrankung 419 ff
- Behandlung, chirurgische 420, 434
- Bereitschaft, Einflußfaktoren 423
- erbliche Veranlagerung 423
- Operation 434 f

Koronargefäße s. Herzkranzgefäße
Koronarinsuffizienz 419 f
Koronarographie 413
Koronarthrombose 419
- Behandlung 422
- medikamentöse Auflösung 421

Körperbehaarung, übermäßige, bei der Frau 1092
Körperbehinderter, Rehabilitation 842
Körperflüssigkeit, Untersuchung 562
Körperfunktionen, Registrierung, Intensivpatient 528
Körpergeruch 380 f
Körpergewicht s. auch Gewicht
- Gemütszustand 234
- Rauchen 235

Körperhauptschlagader 156 f, 403, 405, 419
- Aneurysma 168, 820, 1178
- Kunststoffprothese 819

Körpermasseindex 230
Körperteil, erfrorener, Erwärmung 266
- replantierbarer 861
- replantierter, Funktionsfähigkeit 862

Körperteilabtrennung 860
Korpuskarzinom s. Gebärmutterhöhlenkrebs
Korpuspolyp 1066
Korrekturlinsen 63
Korsakow-Psychose 14
Korsett 116
Korsettbehandlung bei Skoliose 119

Kortikosteroide 676, 687
Kortikotropin 442 f
Kortisol 675 f
Kortison 676
- bei allergischer Krankheit 24
- bei Brustfellentzündung 632
- bei Crohn-Krankheit 1220
- Depotpräparat 677
- Nebenwirkungen 676 f
- bei nephrotischem Syndrom 766
- bei Nierentransplantation 786
- bei Polymyalgia rheumatica 881
- bei rheumatischer Erkrankung 882 f
- Wirkungsdauer 677

Kortisonzufuhr 676
Kosmetika 371, 376
Kost s. Ernährung
Koterbrechen 1232
Krampfaderbruch 1020 f
- Behandlung 1021
- Beschwerden 1020
- Diagnose 1020

Krampfadern 170, 172, 182 ff, 1140
- Behandlung, chirurgische 183 ff
- - Ergebnisse 186
- - sklerosierende 183
- Beschwerden 182
- Blutung 185
- Erbfaktor 182
- Häufigkeit 182
- Injektionsbehandlung 183
- - Ergebnisse 186
- Schwangerschaft 941, 946
- der Speiseröhre 587
- Verhütung 183

Krampfadernoperation 183 ff
- Ergebnisse 186

Krampfanfall 713 ff
- bei Fieber 715
- großer 713

Krampfanfälle 666
- Alkoholiker 14
- Eklampsie 983 f
- Hirngeschwulst 736
- Hirntumor 739

Krämpfe 269 ff, 837
- bei Dreitagefieber 493
- hypokalzämische, Neugeborenes 922
- bei Keuchhusten 500
- der Schlundmuskulatur 522
- Tetanus 523 f

Krampfhusten 498
- Rückfall 499 f

Kraniopharyngeom 444
Kraniotomie 731
Krankengeschichte 2 f
- Erfassung bei Schwangerschaft 938 f

Krankengymnastik 835
- bei Spondylitis ankylosans 870

Krankenhaus 3 ff
- Besucher 4 f
- Besuchszeit 5
Krankenhausaufenthalt 3 ff
Krankenhausaufnahme 4
- Vorbefunde 4
Krankenhausbehandlung, psychiatrische 996
Krankenhausentlassung nach der Operation 809
Krankenkasse 3
- Kostenübernahme bei alternativen Heilverfahren 46
- Kulanz-Zahlung 47
Krankheit, Streßmechanismus 1007
Krankheitserreger 470
Krankheitserscheinungen, eingebildete 996
Krätze 389
Krätzmilbe 389, 822
Kratzspuren 390
Kreatinin 566
Krebs 551 ff
- Ausbreitung 554
- - Nachweis 555
- - Verhinderung 555
- der Bauchspeicheldrüse 104 f
- Behandlung, nichtoperative 559 ff
- Biopsie 556
- Blutuntersuchung 556
- Bösartigkeit 553
- Chemotherapie 557 f
- - Antibiotikaeinsatz 663
- - Ergebnisse 561
- Computertomographie 555 f
- Diagnose 556, 568
- Ernährung 558
- Früherkennung 7
- Früherkennungsmaßnahmen, gesetzliche 574
- Früherkennungsuntersuchung 555
- Gefrierschnittuntersuchung 556
- Häufigkeit 552
- Heilungsaussicht 557
- Hormontherapie 558, 560
- - Ergebnisse 561
- Immunsystem 451
- Immuntherapie 560 f
- Isotopenuntersuchung 555
- Kind 555
- Kontrolluntersuchung 559
- mikroskopischer Befund 556
- Operation 557
- Röntgenuntersuchung 555 f
- Strahlentherapie 557 f, 560
- Übergriff auf fernliegende Organe 555
- Ursache 552 f
- Vorbeugung 555
Krebsabsiedlung in Lymphknoten 200 f
Krebsarten 555
Krebsfrüherkennung 7

Krebshäufigkeit 552
- Umweltfaktoren 552
Krebsrückfall 557 f
Krebsvorsorgeuntersuchung 7
Kreißende 956
Kreißsaal 955 f
Kretinismus 927
Kreuz-Darmbein-Gelenke, Entzündung 869
Kreuzotter 263
Kreuzprobe 810
Kreuzschmerzen 114 ff
- Behandlungsmaßnahmen 116
- - aktive Mitarbeit des Patienten 117
- - physikalische 117
- chronische 116
- - bei seelischer Störung 116
- Röntgenuntersuchung 117
- Schwangerschaft 947
- Ursache 114
- Vorbeugung 117
Kribbeln 700
Krippentod 547
Krise, seelische 991
Kristalle, Gelenkflüssigkeit 815
Kristallnadeln, doppelbrechende 876
Kropf 322, 926, 928 ff
- Behandlung 930 f
- diffuser 929
- endemischer 929
- Erbanlage 929
- Größenzunahme 933
- knotiger 930, 933
- Rückfall 934
- Schilddrüsenoperation 933
- Umweltfaktoren 930
- Ursache 928
Krücken 837
Krummdarm, Endoskopie 248
Krupp 326
- echter 475 f, 904 f
- Erstickung 905
- Luftröhrenschnitt 905
Krüppel 842
Krupp-Husten 647
Kryochirurgie, Hämangiom 187
- Staroperation 80
Kryptorchismus s. Hodenhochstand
Kuhmilchintoleranz 902 f
Kuhmilchmischung 890
Kulanz-Zahlung 47
Kuldoskop 250
Kummerspeck 234
Künstliche Niere s. Niere, künstliche
Kunststoff-Fläschen 891
Kunststoffprothese, Gefäßersatz 167, 175, 179 f, 819
Kupferstoffwechselstörung 257
Kur 2
- bei rheumatischer Erkrankung 881

Sachverzeichnis

Kuratorium für Heimdialyse 788
Kürbiskernmehl 1024
Kürettage 1064 f
- diagnostische 1064 f, 1069
- Gewebeuntersuchung 1067
- Myomentfernung 1072
- Schwangerschaftsabbruch 1083
- therapeutische 1064 f
Kurpfuscher 1081
Kurzatmigkeit 409, 624, 627
Kurzsichtigkeit 62 f
- Alterssichtigkeit 67
- Kind, Brillenversorgung 62
- Medikamente 63
- Operationsverfahren 63
- bei vorstehenden Augen 61
Kurzwelle 836
Kurzwellendiathermie 838
Küssen, Geschlechtskrankheit 300
Kußkrankheit 521 f

L

Labilität, seelische 687
Laboratoriumsdiagnostik 562 ff
Laboratoriumsmedizin 562
Labormediziner 564
Laboruntersuchung, Ergebnisbewertung 563
- Nahrungskarenz 563
Labyrinth 344, 719
- Entzündung 347
Lachgas 53, 56
Lactasemangel 903
Lactulose 1213
Lageanomalie des Kindes 970
Lagerung des Patienten nach der Operation 806
Lähmung 131
- bei Bandscheibenvorfall 744
- Conn-Syndrom 689
- Hirngeschwulst 736, 738
- Hydrotherapie 839
- hysterische 996
- Kinderlähmung, epidemische 490 f
- Lyme-Borreliose 512
- Nachbehandlung 839
- Reizstrombehandlung 840
- Rückenmarkverletzung 746
Lähmungsschielen 82
Laienhelfer 273
- bei Verbrennung 264
Laktosetoleranztest 1227
Laktulose 945
Laminektomie 731
Landkartenzunge 620
Landmannshaut 372
Langerhansche Inseln 96

Langlebigkeit 39 f, 254
- Anlage 40
Langzeit-Blutdruckmessung 414
Langzeit-EKG 411
Laparoskop 249
Laparoskopie, Eileiterschwangerschaft 1090
- Eileiterunterbrechung 1142
- Eileiteruntersuchung 1117
Laparoskopische Operationstechnik 154
Lappen 849
- freier 848 f
- gestielter 848, 851
Lariam 514, 828
Lärm 343
Laryngektomie 324 f
Laryngitis 321, 647 f
Laryngoskop 324
Laryngoskopie, direkte 321, 323
- indirekte 321, 323
Larynx s. Kehlkopf
Larynxtumor s. Kehlkopfgeschwulst
Laser-Therapie 836
- arteriosklerotische Gefäßverengung 174
- Gefäßneubildungen der Netzhaut 91
- Hämangiom 187
- Harnblasengeschwulst 796
- Kehlkopfpolyp 324
- Kurzsichtigkeit 63
- Netzhautablösung 87
- Netzhautblutung 89
- Weitsichtigkeit 65
Lauge, Speiseröhrenverletzung 1185
Laugenvergiftung 290
Läuse 390
LAV (Lympadenopathie-assoziiertes Virus) 447
Lavage, bronchoalveoläre 651
Laxantien s. Abführmittel
LDL-Cholesterin 567
Lebensdauer, Vitamineinfluß 43
Lebenserwartung 42
- AIDS 9
- Alkoholismus 14
- Down-Syndrom 918
- durchschnittliche 42
- familiäre amaurotische Idiotie 916
- Klimaeinfluß 42
- Körpergewicht 230
- Mukoviszidose 909
- Pankreaskarzinom 105
- Verheiratete 42
Lebensstandard, Kinderzahl 1128
Lebensstil, streßbeladener 1204
Leber 582 ff
- Entgiftungsfunktion 582, 595
- Parasitenbefall 586
Leberabszeß 585, 593
- Amöbenruhr 1231
Leberchirurgie 593 ff

Sachverzeichnis

Leberdystrophie, akute, gelbe 585
Leberegel, chinesischer 832
Lebererkrankung, Diagnose 584
Leberfleck 394, 396
Leberfunktion 582
– bei Lebererkrankung 584
Leberfunktionsproben 595
Leberfunktionsstörung 583 f
Lebergallengänge 596 f
Leberhämangiom 594
Leberinfektion, bakterielle 585
– Entamoeba histolytica 585
Leberkrebs 588 f
– Operation 594
– primärer 588
– Symptome 589
Leberlymphangiom 594
Lebermetastase 588
Leberoperation 593
Leberpunktion 813
Leberriß 594
Leberschaden 584
– Alkoholmenge 586
Lebershunt 595
Lebertran 895
Lebertransplantation 585, 595, 818
Leberverfettung 584, 588
Leberverletzung 594
Leberzirrhose 199, 584, 586 ff, 594
– Diagnose 587
– Gefäßoperation 180 f
– Gynäkomastie 220
– Hautzeichen 587 f
– Milzvergrößerung 681
– Ösophagusvarizen 1188
– primär biliäre 676
– Shuntoperation 820
– Symptome 587
– Zungenveränderung 621
Leberzyste 594
Legasthenie 548, 1005
Legionärskrankheit 630
Lehmpackung 373
Leibbinde 754
Leichenöffnung 562
Leishmanien 825
Leishmaniose 825
Leistenbeuge, Pilzerkrankung 383 f
Leistenbruch 206 ff, 1017
– direkter 207
– indirekter 208
– beim Neugeborenen 213
Leistenhoden 1015
Leistenpuls 160
Leistungsstimulantien 668 f
Leitgeschwindigkeit eines Nerven 730
Leitungsanästhesie 54
Leitungswärme 837
Lendenbruch 210

Lendenschmerzen, Nierentumor 777
Lendenwirbelsäule, Bandscheibenvorfall 744
Lepra 520, 699
Leprabakterium 520
Leptospirosis ictero-haemorrhagica 516
Lernschwäche 548
– frühgeborenes Kind 758
Lernschwierigkeiten 548 f
Leseschwäche 548
Leukämie 201 ff, 678
– akute 553, 561
– chronische 561, 681
– – Überlebenszeit 202
– Diagnose 564
– Formen 201
– bei Kindern 555
– Lebensverlängerung 202
– Medikamente 202
– Milzvergrößerung 681
– Nasenbluten 339
– Remission 202
– Strahlentherapie 1161
– Symptome 202
Leukoplakie, Mundschleimhaut 618
– Vulva 1035 f
– Zunge 621
Leukozyten s. Blutkörperchen, weiße
Libido, abnehmende 1112
– nach Entfernung der Eierstöcke 1099
– bei der Frau 1106
– beim Mann 1106
– Wechseljahre 1102
Libidoverlust 442
Lichtbehandlung bei fetaler Erythroblastose 912
Lichtblitze 61, 86
Lichtkasten 837
Lichtkoagulation bei Netzhautablösung 87
Lichtschutzfaktor 372
Lichtschutzpräparat 372
Lichttherapie 836
Lidentzündung 71
Lidränder, rote 61
Lidschwellung 61
Lidspaltenstellung, mongoloide 916 f
Liften 848
Lingua geographica 620
– scrotalis 620
Linse 59, 78
– Elastizität 65
– Verlagerung 75
Linsenkrümmung, unregelmäßige 67
Linsentrübung 78 ff
– Rötelnembryopathie 479
– durch Sauerstoffzufuhr 756
Lipase 566
Lipasewert 98
Lipektomie 848
Lipom 394 f, 398

1323

Sachverzeichnis

Lipom, Entfernung 398
- Magen 1208
Lippen 609 ff
- Syphilisinfektion 609
Lippenfibrom 610
Lippengeschwulst 610
- Behandlung 610
Lippenhämangiom 610
Lippenkrebs 610 f
- Operation 611
- Ursache 610
Lippennävus 610
Lippenpapillom 610
Lippenrisse 609
Lippenspalte 611 f, 886
- Korrektur 847
- Operation 611 f
Lippenverfärbung, bläuliche 409
Liquor cerebrospinalis 697, 705, 712
- - Ableitung 742
- - Ansammlung in den Hirnkammern 705
- - blutiger 725
- - Gewinnung 725, 814 f
- - Zusammensetzung 743
Liquorraumdarstellung 726
Liquorstauung 742
Liquorszintigraphie 727
Liquoruntersuchung 707 f, 721, 725, 743
Lispeln 541, 751
Lithiumsalze 1000
Lithotripsie, Blasenstein 795
- Gallenstein 602
Lobärpneumonie 629
Lobektomie 639, 642
Lochien 975
Löffel, scharfer 397
Logopäde 541
Lokalanästhesie 54
Lokalbehandlung 8
Lotio alba aquosa 382
LSD (Lysergsäurediäthylamid) 670
Lubrifikation 1034
Lues s. Syphilis
Luft, heiße, Einatmung 625
- Röntgenbild 1147
Luftabschluß, Tetanuserreger-Vermehrung 524
Luftblasenembolie 166
Luftenzephalographie 726
Luftpassage, Nase 332
Luftröhre 320, 325 f, 405
- abnorme Verbindung zur Speiseröhre 1183
- Schilddrüsenlage 926
Luftröhrenentzündung 325 f
Luftröhrenkatarrh 643
Luftröhrenschnitt 269, 325 f, 905
- Intensivpatient 528
- bei Kehlkopfdiphtherie 476
- bei Krupp 905
- Laienhelfer 273
- Notoperation 327
- bei Pseudokrupp 905
Luftverschmutzung 623
- Nasennebenhöhlenentzündung 334
Luftwege, Kontrolle bei Anästhesie 56
Lumbago 114
Lumbalanästhesie 54 ff
- bei Entbindung 956
- Kopfschmerzen 58
Lumbalhernie 210
Lumbalpunktion 708, 725, 814 f, 1156
Lunge 405, 623 ff
Lungenabszeß 633, 639
- Operation 638
- Röntgenuntersuchung 633
Lungenadenom 641
Lungenblähung 32, 627
Lungenbläschen 623
- hyaline Membranen 758
Lungenchirurgie 638 f
Lungenegel, ostasiatischer 832
Lungenembolie 165 f, 170 f, 633
- Abszeßentstehung 633
- chirurgische Maßnahme 178
Lungenemphysem 625, 627, 650
- Riß 627
- Zeichen 627
Lungenentfernung 639
Lungenentzündung (s. auch Pneumonie) 471, 629 f, 649
- Heilungsaussicht 630
- bei Keuchhusten 500
- bei Masern 484
- bei Windpocken 474
Lungenerkrankung, Anfälligkeit 623
- durch Staubeinwirkung 635
- Zeichen 624
Lungenfell 624, 631
Lungenfibrose 569
Lungenfunktion, Frühgeborenes 758
Lungengeschwulst 625, 641 ff, 649
- gutartige 641
- Heilungsaussicht 643
Lungenhilusvergrößerung 1167
Lungeninfarkt 633 ff
- Bettruhe 635
- Röntgenbild 634
- Symptome 634
- Vorbeugung 634
Lungeninfektion 639
Lungeninsuffizienz 637
Lungenkollaps 627 ff
- Frühgeborenes 919
- bei Lungenriß 640
Lungenkrankheit, chronische, Herzmuskel-
   überbelastung 408
- Herzkrankheit 409

- vererbte 623, 637
Lungenkrebs 625, 641 f
- durch Asbestfasern 636
- Auswurfuntersuchung 578
- Behandlung 642
- Bestrahlung 642
- Chemotherapie 642
- Frühdiagnose 642
- Heilungsaussicht 643
- Pleurapunktion 814
- Raucher 553, 642
- Röntgenaufnahme 1151
- Zeichen 642
Lungenkreislauf 156
Lungenlappenentfernung s. Lobektomie
Lungenödem 569
Lungenoperation, Narbe 642
Lungenpest 519
Lungenresektion 1174
Lungenriß 640
Lungenröntgenaufnahme 1151
Lungenschlagader 405
Lungensegmentresektion 641
Lungenszintigraphie 634
Lungentuberkulose 780, 1163
- Auswurfuntersuchung 1165, 1169
- - negative 1169
- Behandlung, operative 1174
- chronische 1168
- Diagnose 1165, 1168 f
- Klimabehandlung 1172
- Prognose 1170
- Rauchen 1172
- Resektionsbehandlung 1174
- Streuung 1170
Lungentumor 625, 641 ff, 649
- gutartiger 641
- Heilungsaussicht 643
Lungenunreife 919 f
Lungenverletzung 640 f
- Behandlung 640
- Patiententransport 641
Lungenzerreißung 640
Lungenzyste 641
- Heilungsaussicht 643
- Operation 638
Lupus 391 f
- diskoider 392
- erythematodes 392, 676, 863, 868 f
- - Behandlung 869
- - Nierenbeteiligung 765
- - Verlauf 868
- pernio 392
- vulgaris 392
Lutschtabletten 319
Lyme-Arthritis 882
Lyme-Borreliose 511 ff
- Erreger 511 f
- Hautveränderung 512

- serologische Untersuchung 512
- Stadien 512
Lympadenopathie-assoziiertes Virus 447
Lymphadenitis 199
Lymphangiom der Leber 594
Lymphangitis 199 f
Lymphatisches Gewebe 311
Lymphdrainage 841
Lymphgefäße, Röntgenaufnahme 1152
Lymphgefäßinfektion 199 f
Lymphknoten 199, 680
- Krebsabsiedlung 200 f
Lymphknotenabszeß 200
Lymphkноteninfektion 199 ff
Lymphknotenpunktion 815
Lymphknotenschwellung 200, 203 f, 310
- Dreitagefieber 493
- Mononukleose, infektiöse 521, 590
- Röteln 478 f
- Scharlach 494
- Tuberkulose 1167
- Ultraschalluntersuchung 1178
Lymphödem, primäres 841
Lymphogranuloma venereum 309
Lymphogranulomatose, maligne 203
Lymphographie 1152
Lymphom 203
- Darm 1235
- Milzvergrößerung 681
Lymphozyteninfiltration, Magenschleimhaut 1198
Lymphstauung 841
Lyse-Behandlung 178
Lysergsäurediäthylamid 670
Lyssa s. Tollwut

M

Madenwurm 822, 828, 830 f
Magen 1180 f, 1191 ff
- Aufgabe 1191
- Endoskopie 246
- leerer, Anästhesie 58
- 2/3-Resektion 1204
- Röntgenuntersuchung 1152, 1192
- verdorbener 1191, 1194 f
Magenausgang, Narbenbildung 1202 f
Magenausgangverengung beim Neugeborenen s. Pylorusstenose
Magenblutung 1202 f
- gefährdete Patienten 1203
Magen-Darm-Trakt, funktionelle Störung 1226
- Röntgenuntersuchung 1152
- Ultraschalluntersuchung 1179
Magendurchbruch 1202 f
Magenentfernung 1193

1325

Magenentfernung, teilweise 1193, 1204 f
- vollständige 1204
- - bei Krebs 1209
Magenerkrankung, Gefühlsleben 1193
- Symptome 1192
- Untersuchung 1192
Magengeschwulst 1191
- gutartige 1208
Magengeschwür 104, 1191, 1196, 1200 ff
- durch Analgetika 665
- Endoskopie 246
- Häufigkeit 1200
- Heilungsvorgänge 1204
- durch Kortison 677
- wiederkehrendes 1199
Mageninhalt, aufsteigender 1183 f
- pH-Wert 1196
Magenkrebs 1191, 1198, 1200 f, 1208 ff
- Behandlung 1209
- Chemotherapeutika 1209
- bei chronischem Geschwür 1202 f
- Diagnose 1209
- Endoskopie 246
- familiär gehäuftes Auftreten 1208
- Krankheitserscheinungen 1209
- Risiken 1208
- Vorbeugung 1208
Magenlipom 1208
Magenlymphom 1191, 1200
Magenmotorikstörung 1193
Magenmund 1187
Magenmyom 1208
Magenresektion 1200
2/3-Magenresektion 1204
Magenrest, Funktion 1206
Magensaftuntersuchung 574 f
Magensäure 1191, 1196 f, 1200
- Neutralisierung 1202 f
Magensäurebildung, Hemmung 1202 f
- Unterbindung 1184
Magensäuremangel 1196 f
- Ursache 1197
Magenschlauch nach der Operation 807
- Operationsvorbereitung 805
Magenschleimhaut, aggressive Faktoren 1200
- Granulozyteninfiltration 1198
- Lymphozyteninfiltration 1198
- schädigende Faktoren 1198 ff
- Schleimschicht 1196
- schützende Faktoren 1200
Magenschleimhautatrophie 1197
Magenschleimhautblutung 1197
Magenschleimhautdurchblutung 1200
Magenschleimhautentzündung s. Gastritis
Magenschleimhautpolyp 1208
Magenschmerzen 1193
Magenspiegelung 246, 1192
- Magenkrebsdiagnose 1209

- Schleimhautprobenentnahme 1199
- Ulcus-pepticum-Nachweis 1202
Magenteilresektion 1204 f
Magenübersäuerung 1196
Magenverlagerung 1191
Magenverstimmung 1191, 1194
- akute 1194
- Gemütsbewegung 1195
Magnesium 229
Magnesiumphosphat 771
Magnetresonanz-Tomographie s. Kernspintomographie
Malaria 471, 513 ff, 826 ff
- Behandlung 514 f, 828
- Diagnose 514
- Formen 826
- Immunität 827
- Milzvergrößerung 681
- quartana 826
- Resistenz 827
- tertiana 826
- tropica 826 f
- Verlauf 827
Malariagebiete, WHO 514
Malarianfall, Vorbeugung 828
Malariaparasiten 513 f, 822
- Resistenz 828
Malariaprophylaxe 514
- Medikamentenempfehlung der WHO 514
Maltafieber 518
Mamma-Amputation 222
Mammographie 217, 220 f, 1145, 1154
- regelmäßige 1155
- Strahlenbelastung 221
- Strahlenmenge 1155
- Treffsicherheit für Kazinomnachweis 1154
- wiederholte 1155
Mammographiebefund, positiver 1155
Mandelentzündung 311 f
- akute 315
- Folgekrankheiten 316
Mandeln 311
Mandeloperation 30, 312 ff, 459, 874
- Blutuntersuchung 316
- Jahreszeit 314
- Nachblutung 317
- - Spätform 317
- Nachwirkungen 317
- Pflege 317
Mangan 229
Mangelanämie 192
Mangelernährung, Polyneuropathie 699
Manipulationstherapie 837
Manisch-depressive Erkrankung 1000
- - bipolare 1000
- - monopolare 1000
- - Verlauf 1000
Mantoux-Intrakutantest 455

Sachverzeichnis

Marcain 55
Marcumar 170
Marihuana 659, 670
Markierungsstoff, radioaktiver 1160 f
Marknagelung 141
Markscheide 720
Marsupialisationsoperation, Bartholinische Zyste 1034
Masern 470 f, 479, 481 ff, 504, 506
- Antikörperübertragung, passive 481
- Immunität 450, 460
- Impfstoff 482
- Infektiosität 483
- Inkubationszeit 483
- - Schulbesuch 483
- Komplikationen 484
- Krankenhausaufenthalt 484
- Prodromalstadium 483
- serologische Untersuchung 579
- Übertragung 482
Masernausschlag 480, 482
Masernenzephalitis 484
Masernimpfung 459 f, 482
- Reaktion 459
Masern-Mumps-Röteln-Kombinationsimpfung 452 f, 482
Maskengesicht 721
Masochismus 1111
Massage 371, 836, 840 f
- bei Bandscheibenvorfall 701
- Kopfhaut 385
Massenblutung im Gehirn 725
Mastdarm 1180 f, 1241 f
- Auswirkung einer Scheidenplastik 1041
- Blutabgang 1235
- Endoskopie 247
- Untersuchung bei langdauerndem Durchfall 1216
Mastdarmaustastung 1022, 1253
Mastdarmkontrolle, Ausfall 746
Mastdarmkrebs 1244, 1253 f
- Diagnose 1253
- Heilung 1254
- Lebensalter 1253
- Symptome 1253
- Vorbeugung 1253
Mastdarmpolyp 1246 f
- Behandlung 1247
Mastdarmvorfall 1252
Mastoidektomie 349
- Nachbehandlung 349
- Vorbehandlung 349
Mastopathia cystica 221
Masturbation 537, 858, 1105
- Ursache 537
Materialprüfung, Röntgenstrahlen 1145
Matoiditis 348 f
- akute, Behandlung 349
- chronische 348 f

- Innenohrbeteiligung 349
Meckel-Divertikel 1220 f
- Behandlung 1221
- Diagnose 1221
- Entzündung 1220
Medikament(e) (s. auch Arzneimittel) 656 ff
- bei Bluthochdruck 415
- Dosissteigerung 660
- Einfluß auf das Altern 41
- - auf die Sexualität 1112
- empfängnisverhütendes, für Männer 1141
- bei Erfrierung 266
- fiebersenkende 665
- gerinnungshemmendes 170
- Harnblasenentzündung 791
- Knochenmarkschädigung 194
- Langzeitbehandlung 660
- Magenschleimhautschädigung 1198
- Resistenz 660
- säurehemmende 1202 f
- säureneutralisierende 1202 f
- schmerzstillende s. Schmerzstillende Mittel
- in der Schwangerschaft 253, 256, 418, 661, 948
- stillende Mutter 885
- Toleranz 660
- gegen die Transplantatabstoßungsreaktion 818
- Überdosierungserscheinungen 661
- - Behandlung 661
- Ulcus-pepticum-Rückfall 1204
- Verfallsdatum 656
- Wirkstoffmenge 660
- Wirkung auf das Herz 406
Medikamentenausschlag 483
Medikamentenspiegel 562, 566
Medizin, alternative 45 ff
- ganzheitliche 45
- physikalische 49
Megacolon congenitum s. Hirschsprung-Krankheit
Mega-Elektronenvolt 1157
Mehrgebärende 956
Mehrlingsgeburt 967 f
- künstlich herbeigeführte 968
- Leitung 968
- Ultraschalluntersuchung 968
Mekoniumabgang 957, 966
Mekoniumileus 909
Melaena neonatorum 921
Melancholie 1000
Melanom der Aderhaut 90
- malignes 399 f
Melanozyten 393
Meldepflicht, Hundebiß 467
Meldepflichtige Erkrankung 10
Membran, semipermeable 787
Membrana tympani s. Trommelfell

1327

Membranen, hyaline 919
Membransyndrom s. Hyalin-Membran-
 Krankheit
Menarche 1047
Mendelsche Gesetze 251
Ménière-Krankheit 358, 719 f
- Behandlung 358, 720
- Ursache 358
Meningeom, Heilungsaussicht 736
Meningitis s. Hirnhautentzündung
Meningoenzephalitis bei Mumps 488
Meningomyelozele 742
Meningozele 742
Meniskus 128
Meniskusoperation 129 f
- arthroskopische 129
Meniskusriß 128 f
- Diagnose 129
- Operation 129
- Röntgenbild 1156
Meniskusverletzung 128 ff
Menopause 1049, 1100, 1102
- frühe 1103
- - Altern 43
- geschlechtlicher Umgang 1102
- Gewichtszunahme 233
- Intimhygiene 1102
- künstliche 1100
- Organveränderungen 1102
- Zeitpunkt, erbliche Anlage 1102
Menstrualblut 1049
Menstruation s. Regelblutung
Menstruationszyklus 1047
- Dauer 1047
- - Schwankung 1051
- Entgleisung 1092
- Tage, fruchtbare 1115, 1131
- - unfruchtbare 1115
Menstruationszyklusanomalie 1092
Merfentinktur 677
Mesenterialstiel, abnorm langer 1223
Mesenterium 1222
Mesh graft 852
Meshgrafter 852
Metalldetektoren, Herzschrittmacher-Träger 428
Metalle, Ablagerung 914
Metallendoskop 249
Metallgitterrohr, Gefäßeröffnung 174
Metallkörper 1150
Metallnägel 141
Metallschraube 141
Metallstab 119
Metallstifte, Gebärmutterhalskanal-
 Dehnung 1064
Metamizol 664
Metastase 555
Metastasennachweis 555
- Szintigraphie 1162

Methämoglobin 566
Metronidazol 824 f, 830, 1044
MeV (Mega-Elektronenvolt) 1157
Miconazol 924
Migräne 718
- Anfallsbehandlung 718
- Anfallsprophylaxe 718
- Behandlung 718 f
- Ursache 718
Mikrobiologie 562
Mikrochirurgie 860
Mikromelie 109
Mikroorganismen 662
Mikroorganismenextrakt 452
Mikroskop 564
Milben 263
Milch, Abpumpen 889
- Einschießen 886, 974
- bei Vergiftung 290
Milch-Alkali-Syndrom 570
Milchbildung 214, 216
Milchbrei, Säuglingsernährung 895
Milchdrüse 441
Milchgangspapillom 219
Milchnahrung, Neugeborenes 890
- nach Säuglingsdyspepsie 901
Milchpasteurisierung 502, 519, 1163, 1170
Milchpräparat, spezielles, bei Durchfall 902
Milchretentionszyste 219
Milchschorf 20, 34, 379
Milchsekretion 886
- Beginn 886, 974
- bei Hypophysentumor 443
- Reiz 886 f, 890
Milchstauung 889
Miliartuberkulose 1170
Milz 679 ff
- Aufgabe 680
- Entfernung, operative 682 f
- Lage 679
- Überaktivität 680
Milzabszeß 682
Milzbrand 525
Milzbrandbazillus 525
Milzentfernung, Kontrolluntersuchungen 684
- Nachbehandlung 683
Milzexstirpation s. Milzentfernung
Milzgeschwulst 680
Milzinfarkt 681
Milzkapselentzündung 681
Milzkrankheit 680 ff
Milzpunktion, diagnostische 684
Milzruptur 681
Milzvenenthrombose 681
Milzvergrößerung 680 ff
- Beschwerden 681
- Folgen 681
- Mononukleose, infektiöse 521

Sachverzeichnis

- Ursachenabklärung 681 f
Milzzerreißung 681 f
- Operation 682
Minderentwicklung, geistige, Idiotie, amaurotische, familiäre 915
Mineralien 562, 759
Mineralokortikoide 417
Mischkollagenose 863
Mischtumor 363
Mißbildung (s. auch Fehlbildung) 252
- angeborene, der Gliedmaßen 109 ff
- - Hauttransplantation, freie 850
- erbliche, Empfängnisverhütung 1128
- Schwangerschaftsabbruch 1081
- durch Strahlen 1147
Mißbildungsträger, Partnerwahl 254
Missed abortion 1078
- - Behandlung 1080
Mitesser 373
- Entwicklungsjahre 857
Mitralklappe 403 f
Mitralstenose 434
Mittelbauchkrämpfe 1198, 1219
Mittelfrequenzströme 836
Mittelhirn 697
Mittelmeeranämie 193
Mittelmeerfieber 518
Mittelohr 343 f, 346, 350
- Luftausgleich 344
- Luftaustausch 314
- Schmerzen 346
Mittelohrentzündung 312, 346 ff, 352
- Behandlung 347 f
- - chirurgische 347
- Folgen 347
- bei Keuchhusten 500
- bei Masern 484
- bei Windpocken 474
Mittelohrhöhle 344
Mittelohrschwerhörigkeit 352
Mittelstrahlurin 570
Molekularbiologie 562
Molybdän 229
Monatsblutung s. Regelblutung
Mondgesicht 443, 688
Mongolismus s. Down-Syndrom
Mononukleose, infektiöse 521 f
- - Behandlung 521
- - Hepatitis 521, 585, 590
- - Komplikationen 521
- - Leberbeteiligung 521, 585, 590
- - Milzvergrößerung 521, 681
- - Symptome 521
Monozytenangina s. Mononukleose, infektiöse
Moor 836
Moorbad bei Schuppenflechte 391
Morbilli s. Masern
Morbus Bechterew s. Spondylitis ankylosans

- Crohn s. Crohn-Krankheit
- Recklinghausen 134
Moro-Probe 455
Morphin 671
- bei Nierensteinkolik 774
Morphinvergiftung 292
Morphiumsucht 672
MS s. Multiple Sklerose
Müdigkeit 107, 993
Mukopolysaccharide, Ablagerung 914
Mukoviszidose 98, 637 f, 908 ff
- Ambulanz 909
- Bauchspeicheldrüse 103, 637, 908 f
- Behandlung 638, 909 f
- - gentherapeutische Verfahren 638
- Diagnose 638
- Klopfdrainage 909
- Komplikation 638
- Krankheitserscheinungen 909
- Lebenserwartung 638, 909
- Lunge 623, 637 f
- Nachweismethoden 909
- in der transplantierten Lunge 819
- Vitaminzufuhr 910
Multiple Sklerose 676, 720 f, 725
- - Behandlung 721
- - Diagnose 721
- - evozierte Potentiale 730
- - Remission 720 f
- - Ursache 721
- - Verlauf 721
Multivitaminpräparat 1258
- Säugling 894
- bei Zöliakie 907
Mumps 361, 485 ff
- Antikörperübertragung, passive 485
- Diät 486
- Immunität 450, 487
- Inkubationszeit 485
- Komplikationen 485, 488
- Mundpflege 486
- Schulbesuch 486
Mumpsschutzimpfung 461, 485
Mund 616 ff
Mundbeatmung beim Kind 276
Mundform, Daumenlutschen 532
Mundgeruch, schlechter 616
- über 1188
Mundhygiene 618
- Schwangere 945
Mundpflege 486
Mundpilz s. Soor
Mundschleimhautgeschwür 617
Mundschleimhautstippchen, weiße 482
Mundwinkel-Hautrisse 1256
Mund-zu-Mund-Beatmung 269, 271 ff, 291, 293
- Durchführung 274
- Folienmaske 273

1329

Sachverzeichnis

Mund-zu-Nase-Beatmung 275
- Folienmaske 273

Muskelatrophie, spinale, progressive 131 f
Muskeldystrophie, progressive 131 ff, 720
- - Typ Duchenne 133
Muskelerschlaffung, Anästhesie 53
Muskelkrämpfe 693 f
Muskeln, Umschulung 846
Muskelschmerzen 881
Muskelschwäche 131
- Conn-Syndrom 689
- zunehmende 721
Muskelschwund 131, 720
Muskelspasmen 837 f
Muskelstarre 721
Muskelübungen bei Kreuzschmerzen 117
Muskelverhärtung 880
Muskelverkrampfung 131
Muskelzerrung, Röntgenbild 1156
Muskulatur 148 f
Mutagen 885
Mutter und Kind, stationäre Aufnahme 5
Mutterkuchen s. Plazenta
Muttermal 394 ff, 400 f
- Veränderung 396, 401
Muttermilch 451, 884 ff
- abgepumpte 886
- Abpumpen 889
- Einschießen 886, 974
- Immunglobulingehalt 886
- Schadstoffgehalt 885
Muttermund, äußerer 1054
- innerer 1054
Mutterplatte 392
Muttersöhnchen 994
Mutterspiegel 1054
Myambutol 1173
Myasthenia gravis 131 f
Mycobacterium avium 1163
- bovinum 1163
- leprae 520
- tuberculosis 1163
Myelographie 726, 743, 1156
- Bandscheibenvorfall-Nachweis 744
Myelotomie 747
Mykobakterien, Arthritis 863
Mykoplasmen 471
- Harnröhreninfektion 799
Mykoplasmeninfektion, Arthritis, reaktive 863
- Pneumonie 629
Myokardinfarkt s. Herzinfarkt
Myokarditis 408
- akute 439
- rheumatische 872
Myokardszintigraphie 412
Myom 970, 1069 ff
- Behandlung 1071
- Bestrahlung 1159
- Diagnose 1071
- Enukleation 1071
- Größe 1070
- Häufigkeit 1069
- intramurales 1070
- Krankheitserscheinungen 1071
- Lebensalter 1070
- Operation 1071 f
- Operationzeitpunkt 1072
- Rückfall 1072
- submuköses 1070
- subseröses 1070
Myopie 62 ff
Myrrhentinktur 617

N

Nabel, wildes Fleisch 753
Nabelbinde 754
Nabelbruch 206 ff, 753
Nabelentzündung 924
Nabelinfektion 923 f
Nabelpflege, Neugeborenes 753 f
Nabelschnur, Abbindung 753
- Durchtrennung 958, 962
Nabelschnurumschlingung 950
Nabelschnurvorfall 964 ff, 970
- Gefährdung des Kindes 966
Nachamputation 114
Nachgeburt s. Plazenta
Nachgeburtsperiode 951
Nachtblindheit 1256
Nachtmahlzeit, Säuglingsernährung 892
Nachtschweiß 1165
Nacken-Haar-Grenze, Naevus flammeus 751
Nackenlymphknoten, vergrößerte 478, 493
Nackenschmerzen 880
Nackensteife 708
- ECHO-Viruserkrankung 526
Nadel, HIV-Infektion 10
Naevus flammeus, Nacken-Haar-Grenze 751
Nägelbeißen 533
Nagelbettentzündung 370
Nagelbettverletzung 365
Nahanpassung 65
Nährboden 562
Nährstoffe 228, 582
- Resorption 1210
- Verteilung 230
Nahrung s. Ernährung
Nahrungsaufnahme nach der Operation 808
- Operationsvorbereitung 804
Nahrungskarenz vor Laboruntersuchung 563
Nahrungsmittel, Bakterienruhrübertragung 509
- glutenfreie 907

Sachverzeichnis

- Parasitenübertragung 822
- Säuglingsernährung 895
- schlackenreiche 673
- stopfende, bei Säuglingsdyspepsie 901
- Tuberkuloseinfektion 1163
- Typhusübertragung 502
- vitaminreiche 1257

Nahrungsmittelallergie 33, 903
Nahrungsvorräte der Welt 1129
Nähte, Entfernung 809
Narbe nach Brusthöhlenoperation 642
Narben nach Windpocken 474
Narbenbruch 208
Narbenentfernung 847
Narbenepilepsie 741
Narbenkeloid 389
- Röntgenbestrahlung 1159

Narkose 52
- Barbiturate 666
- intravenöse 55
- Kind 58
- mehrstündige 56
- Säugling 58

Narkosegas 56 f
Narkosekomplikation 56
Narkosemittel 53
Narkoseprobleme 58
Narkosezwischenfall 56
Narkotika 665, 668, 671 f
- Rezeptformulare 671
- als Schmerzbekämpfungsmittel 671
- Toleranz 672
- Wirkung, schmerzstillende 671

Narkotisieren 52
Nase 329 ff
- Fremdkörper 278, 338
- Klimatisationsapparat 330
- Luftpassage 332
- plastische Chirurgie s. Nasenplastik
- - Operation 331
- Verletzung 338

Nasenabsonderung, Kinderlähmungserreger 490
Nasenatmung 333
- nach Nasenplastik 342

Nasenbeatmung beim Kind 276
Nasenbeinbruch 330 f
- Einrichtung 330
- Heilungsergebnis, unschönes 331
- Nasenverformung 331
- plastische Operation 331
- Röntgenaufnahme 330

Nasenbluten 338 ff
- Blutstillung 339
- Erste Hilfe 339

Nasenbohren 338
Nasendeformierung 331
- Korrektur 847
- - Zeitpunkt 849

Nasenflügel, Druck bei Nasenbluten 339 f
Nasenform 341
Nasengeschwulst 337 f
- bösartige 338
- gutartige 338
- Operationserfolg 338

Nasenkorrektur, kosmetische 341
Nasennebenhöhlen 334 ff
- Diaphanoskopie 336
- Funktion 334
- Spülung 336

Nasennebenhöhlenentzündung 334 f, 649
- Behandlung 336
- Diagnose 335
- Operation 336
- Röntgenaufnahme 336
- Rückfall 337
- Sonographie 336
- Symptome 335
- Wärmebehandlung 336

Nasennebenhöhlengeschwulst 337 f
- bösartige 338
- gutartige 338
- Operationserfolg 338

Nasennebenhöhleninfektion 25
Nasennebenhöhlensekret, Absaugung 336
Nasenplastik 340 ff, 847
- Arbeitsfähigkeit 342
- Einflußfaktoren 341
- Erfolg 342
- kosmetische 341
- Narben 341
- Wiederholung 342

Nasenpolyp 333 f
- Behandlung 333 f

Nasen-Rachen-Raum 311
Nasenrücken, eingesunkener 340
Nasenscheidewand 329, 332
- plastische Operation 333
- Resektion, submuköse 332 f
- Verkrümmung 332 ff

Nasenschleimhaut, Entzündung, akute 339
- Venen, krampfaderartige 339

Nasenschwellung nach Nasenplastik 342
Nasensekretion 645
Nasenseptum s. Nasenscheidewand
Nasenspray 348
Nasentamponade 340
Nasentropfen 336, 348
Nasenverformung nach Nasenbeinbruch 331
Nasenvorhof, Härchen 330
Nasenwurzel, eingesunkene 340
Nässe, Hautgefäßempfindlichkeit 388
Natrium 229, 566
Naturheilverfahren 45 f
Nävus 394, 396
- der Lippe 610

Nebel, Einatmung 623
Nebelsehen 76

Sachverzeichnis

Nebel-Zelt 910
Nebenhoden 1010, 1019
- Chlamydieninfektion 1044
- Tripperbefall 307
Nebenhodenentzündung 1019 f
- Behandlung 1019
- chronische 1020
- Folgen 1019
Nebenhöhlen s. Nasennebenhöhlen
Nebenmilzen 683 f
Nebennieren 441, 685 ff
- Lage 685
- Untersuchung 689
Nebennierenentfernung 687
Nebennierenerkrankung 676
Nebennierenmark 686
Nebennierenmarkhormone 675, 686
Nebennierenmarktumor 686
Nebennierenrinde 686
- Funktion 687
- Funktionsschwäche 687
Nebennierenrindenhormone 675 f, 687
- Überproduktion 688
Nebennierenrindentumor 688
Nebennierentumor, hormonproduzierender 686, 688 f
Nebenschilddrüsen 441, 690 ff, 922
- Entfernung bei Schilddrüsenoperation 693 f
- Lage 690
- - atypische 693
- Operation 692
- Überfunktion 691
- Unterfunktion 693
Nebenschilddrüsenadenom 134, 692
Nebenschilddrüsenhormon s. Parathormon
Nebenschilddrüsentumor 691
Nebenschilddrüsenvergrößerung 691
Necator americanus 828
Neigung, homosexuelle 1108 f
Nekrose bei Pankreatitis 99
Neomycin, Allergie 460 f
Neonatologie 756, 758
Nephrektomie 777
Nephritis 676, 764
Nephron 759, 761
Nephropexie 782
Nephrotisches Syndrom 765 ff
- - Behandlung 767
- - Heilungsaussichten 767
- - Kochsalzzufuhrbeschränkung 767
Nerv, peripherer 698, 747 f
- - Verletzung 747 f
Nerven, afferente 695
- efferente 695
- motorische 695
- sensorische 695
Nervendurchtrennung zur Schmerzbehandlung 747

Nerveneinklemmung 368 f
Nervenentzündung 699 ff
- bei Bakterienruhr 509
Nervengeschwulst 748
Nervenlähmung am Arm durch Zangenentbindung 962
- bei Diphtherie 476
Nervenleitgeschwindigkeit 730
Nervennaht 748
Nervenoperation 369
Nervenschaden durch Verband 296
- Zuckerkrankheit 1268 f
Nervenschmerzen 665
- Lyme-Borreliose 512
Nervenstimulation, elektrische 836
Nervenstümpfe, Vereinigung 748
Nervensystem 695 ff
- Aufbau 695 f
- autonomes 695
- parasympathisches 695
- peripheres 695
- Schädigung bei Alkoholismus 14
- sympathisches 695
- Syphilis 709
- vegetatives s. Nervensystem, autonomes
- zentrales s. Zentralnervensystem
Nervenverletzung 747 f
- an der Hand 365 f
Nervenwurzel 114 f
Nervenzellen 695
Nervenzusammenbruch 991
Nervus abducens 698
- accessorius 698
- facialis 698
- - Lähmung s. Fazialisparese
- glossopharyngeus 698
- hypoglossus 698
- ischiadicus 116, 701
- medianus 368
- oculomotorius 698
- olfactorius 697
- opticus 698
- trigeminus 698, 702
- trochlearis 698
- vagus 698
- - Durchneidung 1204
- - Lähmung 698
- vestibulocochlearis 698
Nervus-acusticus-Tumor 351, 357
Nesselausschlag 19, 34 ff, 393
- durch Kälte 38
Nesselfieber 34
Nesselsucht 34
Netzdermatom 852
Netzhaut 59, 79, 86
- Blutaustritte 89
Netzhautablösung 86 ff
Netzhautarterien, Arteriosklerose 159
Netzhautgliom 90

Sachverzeichnis

Netzhautriß 86 f
Netzhautthrombose 91
Neubildung, bösartige 551
Neugeborenenatelektase 920 f
- Behandlung 921
- Diagnose 921
- Ursache 920
Neugeborenenblutarmut s. Erythroblastose, fetale
Neugeborenenpemphigoid 751
Neugeborenen-Sepsis 922 f
- Behandlung 923
- Diagnose 923
- Komplikation 923
Neugeborenen-Spasmophilie 922
Neugeborenes 749 ff
- Armnervenlähmung 962
- Atmung 749
- Atmungsstörung 919 f
- Augentropfen 751
- Austauschtransfusion 812, 912 ff
- Baden 754
- Beschneidung, Zeitpunkt 1012
- Besucher 754
- Blitzlichtaufnahmen 755
- Bluttransfusion 572
- Blutungsneigung 921
- Brustdrüsenschwellung 752
- Eiterbläschen 751
- Erbrechen 1206
- Ernährung am ersten Tag 890
- Fixieren mit den Augen 752
- Gelbsucht 256, 572, 912
- – physiologische 751, 912
- Geschwulst auf dem Kopf 749
- Gewicht 751
- Guthrie-Test 257
- Haare 749
- Hautfarbe, gelbe 751
- Hautschälung 751
- Hodensackschwellung 754
- Immunität gegen Kinderlähmung 490
- – gegen Masern 481
- – gegen Mumps 485
- Kalziumgehalt des Blutes, verminderter 922
- Kopfform 749
- Kopfhängelage 961
- Kopfhautpflege 750
- Krämpfe, hypokalzämische 922
- Leistenbruch 213
- Magenausgangverengung s. Pylorusstenose
- Milchnahrung 890
- Nabelpflege 753 f
- Nahrungsmenge 890
- Schielen 752
- Stuhlentleerungen 898
- Vitamingabe 1258
- Vitamin-K-Mangel 921

Neugier, sexuelle 858
Neuralgie 665
Neuralrohrdefekt 259
Neuraltherapie 51
Neurasthenie 106, 991
Neuritis 699 ff
- Ursache 699
Neurochirurgie 730 ff
Neurodermitis 19, 379
- disseminata 34
Neurofibrom 736
Neuroleptika 671, 1002
Neurolues 709
Neuromuskuläre Erkrankung 131 ff
Neuropathie 699 ff
- Krankheitserscheinungen 700
Neurose 990, 992, 994
- Afterjucken 1251
- Behandlung 990
- somatisierte 991
- Symptome 990
Neutralfette 566 f
Niacinamidmangel 1256
Niederfrequenzströme 836
Niemann-Pick-Krankheit 916
Niere 759 ff
- Angiographie 776
- Aufgabe 759
- Blutversorgungsstörung 762
- Computertomographie 776
- Degeneration, polyzystische 777
- ektope 778
- Entfernung bei Nierentuberkulose 781
- – bei Tumor 777
- Gefäßkrankheit 762
- künstliche 768, 778, 784, 787 ff
- Röntgenuntersuchung 761, 1154
- Schädigung bei Bluthochdruck 416
- – durch Phenacetin 665
- – durch Präeklampsie 983
- – bei Zuckerkrankheit 762, 1268
- Sonographie 768, 775
Nierenabszeß 770
Nierenanomalie 762, 778
Nierenarterie, Arteriosklerose 174, 177
Nierenarterienstenose 762
Nierenarterienverengung 177 f, 762 f
- Behandlung 763
- Operation 178
Nierenbecken 759
Nierenbeckenausgang, Abknickung 781
- Verengung 778 f
- – Operation 779
Nierenbeckenentzündung s. Pyelonephritis
Nierenbeckeninfektion 769
Nierenbeckenstein 768, 771 f
Nierendrainage 774
Nierenentnahme, Widerspruchslösung 787
- Zustimmungslösung 786

1333

Nierenentzündung bei Scharlach 497
Nierenerkrankung 762
- Blutdruck, hoher 763
- Ernährung 764
- zystische 777
Nierenfehlbildung 778 ff
Nierenfistel 774
Nierenfunktion 61
- Untersuchung 761
Nierenfunktionsproben 761
Nierenfunktionsschwäche bei Zuckerkrankheit 1268
Nierenfunktionsstörung 759
- Glomerulonephritis 765
- Ursache 762
Nierengefäße, Darstellung 776
Nierengeschwulst 561, 762, 775 ff
- Diagnose 775
- Krankheitserscheinungen 776 f
- Ultraschalluntersuchung 775
Nierengröße 775
Niereninfektion 779
Niereninsuffizienz 784
Nierenkarzinom, hypernephroides 775
Nierenkelchstein 771
Nierenkrankheit, Bluthochdruck 416
- Osteomalazie 135
Nierenmißbildung 778
- Ultraschalluntersuchung 775
Nierenpunktion 813
- Ultraschallkontrolle 813
Nierenschaden durch Bluthochdruck 416
- durch Phenacetin 665
- durch Präeklampsie 983
- Zuckerkrankheit 762, 1268
Nierenschwelle, Blutzuckerkonzentration 979, 1263
Nierensenkung 781 f
Nierenspülung 762
Nierenstein(e) 771 ff
- Auflösung, medikamentöse 773
- Entfernung, chirurgische 773
- Größe 772
- Hyperparathyreoidismus 691 f
- beim Kind 772
- Röntgenbild 1154
- Ursache 771
Nierensteinabgang, Beschleunigung 774
Nierensteinkolik 692, 773 f
- Schmerzbekämpfung 774
Nierentransplantat, Abstoßung 784 f
- Abwehrreaktion 784 f
Nierentransplantation 768, 778, 784 ff, 818
- Erfolg 786
- Gewebetypisierung 785
- Immunsuppression 786
Nierentuberkulose 780 f
Nierentumor s. Nierengeschwulst
Nierenverletzung 780

Nierenversagen 569, 691, 760, 767
- bei Arteriosklerose 162
- Dialyse 788
Nierenzellkarzinom 775
Nierenzyste 777 f
- Ultraschalluntersuchung 775
Niesen, Bruchrückfall 212
Nikotin 659
Nikotinkonsum s. Rauchen
Nikotinsäureamidmangel 1256
Nitrit 570
Nitrosamin 1208
NMR (Nuclear Magnetic Resonance) s. Kernspintomographie
Non-A-non-B-Hepatitis 590
Non-Hodgkin-Lymphom 203 ff
- Milzvergrößerung 681
Noradrenalin 675, 686
Normalgewicht 1263
Normalnahrung nach Säuglingsdyspepsie 901
Notfallkarte 270
Notoperation bei eingeklemmtem Bruch 211
- bei Embolie 179
- Luftröhrenschnitt 327
Novalgin 774
Novocain 54
Nuclear Magnetic Resonance s. Kernspintomographie
Nucleus pulposus 114 f
Nuklearmedizin 1160
Nuklearunfall 194
Nukleinsäuren 874
Nulldiät 232
- Gallensteinbildung 599
Nymphomanie 1107

O

Obdachlose, Tuberkuloseinfektion 1165
Oberarmbruch, Behelfsschiene 280
Oberarmschlagader, Abdrücken 289
Oberbauchkolik 601
Oberbauchkrämpfe, Gastritis, akute 1197
Oberbauchschmerzen 107
- akute 96, 98
- Bauchspeicheldrüsenentzündung 98 f
- Bauchspeicheldrüsen-Funktionsstörung 96
- Gallenblasenentzündung, akute 601
- Magenstörung 1192
- wiederkehrende 99
- Zwölffingerdarmstörung 1192
Oberbauchsonographie 689
Oberflächenanästhesie 56
Oberhauttransplantat 849, 851
Oberherrschaft, elterliche 857

Oberkieferknochen, Nasennebenhöhle 334
Oberschenkelbruch, Behelfsschiene 281
Oberschenkelschlagader, Abdrücken 289
Obstbrei, Säuglingsernährung 895
Obstipation s. Verstopfung
Ödem 765
– nephrotisches Syndrom 766
– Schwangerschaft 982
Ödipuskomplex 994
Ofloxacin 508
Ohnmacht 277 f, 716
– Erste Hilfe 716
Ohnmachtsanfälle, Schwangerschaft 948, 977
Ohr(en) 343 ff
– abstehende 358 f
– – plastische Korrektur 359
– Fremdkörper 278
– Pilzinfektion 346
– plastische Chirurgie 358 ff
– – – Ergebnis 360
Ohrakupunktur 51
Ohrenarzt 345
Ohrendeformierung, Korrektur 847
– – Zeitpunkt 849
Ohrenklingen 358
Ohrensausen 358
Ohrenschmalz 345, 352
– Ausspülung 345
Ohrenschmerzen, Ursachen 346
– wiederholte 346
Ohrgeräusche 353, 355 f
– Ménière-Krankheit 719
Ohrinfektion 313
Ohrmißbildung 358
– angeborene 360 f
– – Operation 360 f
Ohrmuschel, fehlende 360
Ohrspeicheldrüse 361 f
– Abszeß 363
– Entzündung 361
– Geschwulst 363, 703
– Schwellung, beidseitige 485 f
Ohrtrompete 312, 346 f
Ohrtrompetenverschluß 352
Oligophrenie 1003
Ölvergiftung 290
Omphalitis 924
Onanie 537, 858, 1105
– Ursache 537
Onkologie 559
Operation, ambulante 809
– Angst des Kindes 540
– Blutuntersuchung 564
– Gewebsprobenuntersuchung 562
– Krankenhausentlassung 809
– plastische 847 f
– – Ergebnisse 848 f
– – beim Kind 849
Operationsmikroskop 353, 731, 748

Operationstechnik, laparoskopische 8, 154
Operationsvorbereitung 804 ff
– Bekleidung des Patienten 805
– Beruhigung 804
– Bluttransfusion 805
– Dämpfung 805
– Darmentleerung 804
– Katheterisierung 805
– Magenschlauch 805
– Thrombosevorbeugung 806
– Wundgebietvorbereitung 805
– Zahnbehandlung 804 f
Operieren, ambulantes 8
Ophthalmie, sympathische 91
Ophthalmoskop s. Augenspiegel
Opiat 671 f
Opium 671
Opiumtinktur 901
Optiker 59
Optisch evozierte Potentiale 729
Orangensaft, Säuglingsernährung 894 f
Orchidopexie 1016
Orchitis 1018 f
– bei Mumps 485, 487
– – Vorbeugung 487
– Samenbildungsfähigkeit, fehlende 1122
Organe, Normalzustand nach der Entbindung 976
Organentnahme, Hirntodfeststellung 787, 821
– Widerspruchslösung 787, 820
– Zustimmungslösung 786, 820
Organneurose 106
Organpunktion 813
Organspendeangebot 820
Organspender 820
Organspenderausweis 820
Organtransplantation 817 ff
– Gewebetypisierung 818
Orgasmus 1032, 1107, 1110
Orthopäde 49
Ösophagitis s. Speiseröhrenentzündung
Ösophagoskop 246, 1180
Ösophagoskopie 246, 1188
Ösophagospasmus 1188
Ösophagotrachealfistel 1183
Ösophagus s. auch Speiseröhre
Ösophagusvarizen 1183, 1188 f
– Diagnose 1188
– Kompression 1189
– Verödung 1189
Ösophagusvarizenblutung 246, 587, 1189
– Behandlung 1189
Osteodensitometrie 136
Osteodystrophia fibrosa generalisata 134 f, 691
Osteom 145 f
Osteomalazie 135
Osteomyelitis s. Knochenmarkeiterung
Osteoporose 136

Osteoporose, Röntgenbild 136
Osteosynthese 141
Osteotomie 137
Ostitis deformans Paget 133 f
Östradiole 259
Östrogen 1091
Otitis media s. Mittelohrentzündung
Otosklerose 350, 352 f
- Behandlung 353
Ovarialzyste s. Eierstockzyste
Ovarielle Dysfunktion 1092 ff
- - Behandlung 1092 f
Ovarien s. Eierstöcke
Ovulation 1050, 1091, 1114, 1131
- Aufwachtemperatur 1116
- ausbleibende 1116
- - Behandlung 1116 f
- Auslösung, medikamentöse 968, 1093
- Feststellung 1132
- Nachweis 1050
Ovulationshemmer 1053, 1130, 1134, 1139 ff
- Achtundzwanzigerpackung 1139
- bei Dysmenorrhö 1052
- Einnahme, langdauernde 1079
- Einnahmezeitplan 1139
- Komplikation 1140
- Vorteile 1140
- Wirkungsweise 1139
Ovulationshemmereinnahme, langdauernde 1119
Oxidationstherapie, hämatogene 48
Oxytozin 441
Oxyuris vermicularis 822, 828, 830
Ozon 623
Ozonloch 552

P

Paget-Krankheit 133 f
Palmarerythem 588
Palpitationen 426
Paludrine 514, 828
Panaritium 370
Panarteriitis nodosa 863
Panikreaktion 670
Pankreas s. auch Bauchspeicheldrüse
Pankreasabszeß 100
Pankreasadenom 101 f, 104
Pankreasfibrose, zystische s. Mukoviszidose
Pankreaskarzinom 104 f
- Heilungsaussichten 105
- Krankheitserscheinungen 104
- Lebenserwartung 105
Pankreaspseudozyste 103
Pankreastumor, gutartiger 104
Pankreaszyste 103
- Operation 103

Pankreatitis 97 ff
- chronische 99
- Operation 99
Pansinusitis 334
Pap (Papanicolaou-Abstrich) 574 f, 1056
Papageienkrankheit 630
Papanicolaou-Abstrich 574 f, 1056
Papaverin 1126
Papillom, Harnblase 795
- der Lippe 610
- Nase 337
- Nasennebenhöhle 337
- Stimmband 323
- der Zunge 621
Papillotomie 603
Paraaminosalizylsäure 1173
Paracetamol 664
Paradontose 616 f
Paraffinöl 899, 945, 1213
Paralyse, progressive 304, 709
Paralysis agitans 722
Paranoide Reaktion 1002
- Syndrome 999
Paranoiker, Aussichten 1002
Paraphimose 803
Parasitäre Erkrankung 822 ff
- - Blutveränderungen 823
Parasiten 389, 513, 822 ff
- Nachweis 823
Parasitenbefall, Kolitis 1230
- der Leber 586
- Stuhluntersuchung 578
- Verhütung 823
Parathormon 134, 568, 674, 691
- Überproduktion 691
Parathormonspiegel, niedriger 693
Paratyphus 508
- Auffrischimpfung 508
- Schutzimpfung 508
Parazentese 348
Parkinson-Erkrankung 721 f
- Behandlung 722
- Hirnoperation, stereotaktische 741
- Rehabilitation 844
- Ursache 722
Paromomycin 824
Paronychie 370
Parotis (s. auch Ohrspeicheldrüse) 361 f
Parotistumor 363, 703
Parotitis epidemica s. Mumps
PAS (Paraaminosalizylsäure) 1173
Patch 174
Pathologie 562
PCB (polychlorierte Biphenyle) in der Muttermilch 885
PCP (primär chronische Polyarthritis) 864
PCR (Polymerasekettenreaktion) 581
Peitschenschlagverletzung, Bewegungsübungen 841

Peitschenwurm 828 ff
Pektine 229
Pellagra 1256
Peloid-Wärmetherapie 836
Pelviskopie, Eileiteruntersuchung 1117
Pen 1265
Pendeln 51
Penicillin 662
– bei Scharlach 496
Penis s. auch Glied, männliches
Peniskrebs 1012
– Altersgruppe 1012
– Behandlung 1012
– Diagnose 1012
– Vorbeugung 1010
Penistumor 1012 f
Pentothal 53, 55
Pepsin 1200
Perikarditis 408, 431, 439
Perisplenitis 681
Peritonealdialyse 789
– chronisch-ambulante 789
Peritonealhöhle 93
Peritoneum 93
Peritonitis s. Bauchfellentzündung
Peritonsillarabszeß 315
Perkussion 628
Persönlichkeitsmerkmale 255
Persönlichkeitsveränderung 992
Persönlichkeitsverfall 990
Pertubation 1117 f
Pertussis s. Keuchhusten
Pes planus 126 f
Pessar 1039, 1064
Pest 519
PET (Positronen-Emissions-Tomographie) 413, 728
Petit Mal 713
Pfeifenrauchen, Lippenkrebs 610
Pfeiffersches Drüsenfieber s. Mononukleose, infektiöse
Pflanzen, Hautreaktion, allergische 393 f
Pflasterprobe 455
Pflege 4
Pfortader 582 f, 820
– Verbindung mit der unteren Hohlvene 181, 587, 595, 1189
PET (Positronen-Emissions-Computertomographie) 413, 728
Pfortadergefäßnetz, Stauung 180 f
Pfortaderhochdruck 681
Pfortaderstauung 1188
– Shuntoperation 1189
Pfortadersystem 582 f
Pförtnerkrampf 1206
Phantasieerlebnis 670
Phantomschmerz 113
Phäochromozytom 686
– Behandlung 687

– Diagnose 686
Pharyngitis 318 ff
– chronische 319 f
– – Behandlung 320
Phenacetin, Nierenschädigung 665
Phenylketonurie 256 f, 1005
Phimose 802 f
Phlebographie 170
– vor Krampfadernoperation 185
Phlebothrombose 169 f
– chirurgische Maßnahme 178
– Diagnose 170
– Krankheitszeichen 170 f
– Neigung 170
– riskante Situationen 170
– Unterschied zur Thrombophlebitis 169
Phobie 990, 994 f
Phokomelie 109
Phosphatase, alkalische 568
Phosphatasen 566
Phosphor 566, 568
– radioaktiver 1157
Phosphorisotope, Anwendung 1161
Phosphorspiegel, niedriger 691
Phosphorstoffwechsel 691
pH-Wert, Blut 569
– Harn 570
– Magen 1196
– Scheide 1037
Physikalische Allergie 38
– Therapie 835 ff
– – für Ältere 845 f
– – bei chronischer Polyarthritis 866
– – bei Weichteilrheumatismus 880
Physiotherapie bei Mukoviszidose 909
Pia mater 697
Pickel 375 f
– Lippenbereich 609
Pigmentverlust 393
Pilonidalzyste 401 f
– Folgen 402
– Nachbehandlung 402
Pilz 383
Pilzinfektion 471
– Behandlung 1044
– Harnröhre 799
– Ohr 346
– Scheide 1043
Pilzkrankheit der Haut 383 f
– – Ansteckungsfähigkeit 383
– Mundschleimhaut 923
Pilzsporen 25
Ping-Pong-Effekt bei genitaler Chlamydieninfektion 309, 1044
– bei genitaler Trichomonadeninfektion 800, 825
Piroxicam 883
Pityriasis rosea 392 f
Placenta praevia 950, 970, 985 f

1337

Placenta praevia, Geburtsbeendigung 986
- – Gefahren 986
- – nach Kürettage 1065
- – partialis 985
- – Sonographie 1177
- – totalis 985
- – Ultraschalluntersuchung 986
Plantarkeratose 125
Plaque mère 392
Plasma 189
- Hauptaufgaben 189
Plasminogenaktivator 170
Plasmodium falciparum 826
- malariae 826
- vivax 826
Plastische Chirurgie 847 ff
- – Brustdruse 225 ff
- – Ergebnisse 848 f
- – beim Kind 849
- – Nase s. Nasenplastik
- – Ohr 358 ff
Plattenverschraubung 141
Plattfuß 126 f
Plattwürmer 832
Platysmamuskel 848
Platzangst 990, 995
Plazebo 1024
Plazebo-Effekt 48, 835
Plazenta 950 f, 985
- Entfernung 957, 961
Plazentalösung, manuelle 957
- vorzeitige 970, 987 f
- – Behandlung 988
- – Folgen 988
- – bei Präklampsie 983
- – Ursache 987
- – Zeichen 987
Plazentasitz, tiefer 985
Pleura 631
Pleuraempyem 632, 639
- Ableitung 639
Pleuraerguß 631 f
- Entlastungspunktion 632
- Punktion 814
Pleurapunktion 632, 814
Pleuraraum, Ventilmechanismus 628
Pleuraschwarte 632
Pleuritis 631 f
Pneumenzephalographie 726
Pneumokokkeninfektion nach Milzentfernung 465, 683
- Schutzimpfung 465, 683
Pneumokoniose 635 f
Pneumonektomie 639, 642
Pneumonie (s. auch Lungenentzündung) 471, 629 f, 649
- atypische 629
- hypostatische 630 f
Pneumothorax 627 f

- Behandlung 640
- Ursache 628
Pocken 471
- Immunität 450
- Schutzimpfung 452, 456 f, 461, 467
Polarisationsmikroskop 876
Polioenzephalitis 490 f
Polioimpfung 452 f, 458 f, 491
- Auffrischimpfung 459, 491
- bei Erwachsenen 492
Poliomyelitis s. Kinderlähmung, epidemische
Pollen 18, 21 f, 25
Pollenvorhersage 26
Pollenzahl 30
Pollizisation eines Fingers 370
Polyarthritis, chronische 863 ff
- – Allgemeinmaßnahmen 866
- – Gelenkbefall 865
- – Hilfsmittel, allgemeine 867
- – Karpaltunnelsyndrom 368
- – Therapie 866 f
- – – chirurgische 867
- – – medikamentöse 867
- – – physikalische 866
- – Therapieerfolg 868
- – Ursache 866
- primär chronische 864
- seronegative 868
- seropositive 868
Polycythaemia vera 195
Polydaktylie 109, 112, 370
Polyglobulie 195
Polymerasekettenreaktion 581
Polymyalgia rheumatica 863, 881
Polymyositis 863
Polyneuropathie, paraneoplastische 700
- Ursache 699
Polyp(en) 246, 1246
- Abtragungsrand 1247
- bösartiger 1246 f
- Darm 1235 f
- Entartung 1247
- Entfernung 1236 f
- – endoskopische 247 ff
- familiäre 1246
- gutartiger 1246
- Magenschleimhaut 1208
- Rezidiv 1247
- Symptom 1247
- unbehandelter 1247
Polypeptid, pankreatisches 104
Polypose-Syndrom, familiäres 1238, 1246
Polyzythämie, echte 195 f
- Strahlentherapie 1161
Porphyrie 566
Portio vaginalis 1054
- – Untersuchung 1054
- – zytologischer Abstrich 1055 f
Positronen-Emissions-Tomographie 728

- Herzmuskeluntersuchung 413
Postkommotionelles Syndrom 734
Poststreptokokken-Glomerulonephritis 765
Posttraumatisches Syndrom 734
Potentiale, akustisch evozierte 729
- evozierte 729 f
- optisch evozierte 729
Potenz 41, 1124
Prädiabetes 980
Präeklampsie 981 ff
- Behandlung 982
- Beschwerden 982
- Entbindung, Vorsichtsmaßregeln 983
- Folgen 983
- Rückfallneigung 983
- Schnittentbindung 970
- Schwangerschaftsbeendigung 983
- Vorbeugung 982
Präferenz, sexuelle, Änderung 1109
Präkanzerose 1035
Praktiken, sexuelle 1111
Prämedikation 53
Prämenstruelles Syndrom 1052
Pränataldiagnostik 259
Präservativ s. Kondom
Prävention 835
Preßsaft, Säuglingsernährung 894
Primäraffekt, syphilitischer 302
Primärharn 759, 761
Primärinfekt, tuberkulöser 1167
Primärkomplex, tuberkulöser 1167
Primärtuberkulose 1167
Primärtumor 555
Primel, Hautreaktion 393
Primitivzellen 1096
Pro Familia 1109, 1130
Procain 54
Processus xiphoideus 295
Progesteron 1091
Proktoskopie 248, 1243
Prolaktin 442 f
Prolaps der Gebärmutter s. Gebärmuttervorfall
Promiskuität, sexuelle 309
Propranolol 1189
Prostaglandin-Analogon 1083
Prostaglandine 1200
Prostata s. auch Vorsteherdrüse
Prostata-Adenom 1023 ff
- gutartiges 1021
Prostata-Entzündung 1021 ff
- Behandlung 1022
- chronische 1023
- Krankheitserscheinungen 1022
Prostatahyperplasie 1021
- Ausscheidungsurographie 776
- benigne 1021, 1023 ff
Prostatakarzinom 553, 561, 1021, 1028 ff
- Alter 1028

- Behandlung, medikamentöse 1029
- Biopsie 1028 f
- Diagnose 1028
- Hormontherapie 1029 f
- Krankheitszeichen 1028
- Screening-Methode 1028
- Strahlenbehandlung 1030
- Ultraschalluntersuchung 1028
- Untersuchung, rektale 1028
Prostataoperation, zweizeitige 1026 f
Prostataresektion, transurethrale 1026
Prostata-spezifisches Antigen 1028 f
Prostatastein 1031
Prostatavergrößerung 790 f
- gutartige 1021, 1023 ff
- - Behandlung, nichtoperative 1024
- - Krankheitszeichen 1024
- - Operation 1025
- - Wirkung auf die Harnblase 1025
Prostatektomie 795, 1025 ff
- Impotenz 1027, 1030
- Nebenwirkungen 1027
- perineale 1025 f
- radikale 1030
- retropubische 1025 f
- suprapubische 1025 f
Prostatitis 1021 ff
- Behandlung 1022
- chronische 1023
- Krankheitserscheinungen 1022
Prostigmin 131
Protein s. Eiweiß
Proteus-Bakterien, Harnblasenentzündung 789 f
Prothese 112 f, 837
Protonenpumpen-Hemmstoff 104, 1203
Protozoen 471, 513, 822
Pruritus ani s. Afterjucken
PSA (Prostata-spezifisches Antigen) 1028 f
Pseudogicht 864, 876
Pseudohermaphrodit 1105
Pseudokrupp 322, 326, 904 ff
- Behandlung 905
- Erstickung 905
- Folgen 905
- Isolierung 905
- Luftröhrenschnitt 905
- Rückfall 905
- Zeichen 904
Psittakosepneumonie 630
Psoriasis 391
Psoriasis-Arthritis 863, 870
Psyche 989
Psychedelische Mittel 670 f
Psychiatrie 989
Psychoanalyse 991, 994, 998
Psychochirurgie 741
Psychodrama 991
Psychogene Reaktion 990

Psychogenes Syndrom 106
Psychologe 989
Psychologie 989
Psychopharmaka 667 f, 671
- Wirkung auf das Herz 406
Psychose 992, 999
- affektive 999
- Behandlung 1001
- manisch-depressive 999
- ZNS-Infektion 999
Psychosomatische Krankheit 990, 996, 1007 f, 1228
Psychosomatischer Einfluß, allergische Krankheit 22
Psychostimulantien 671
Psychosyndrom, hirnorganisches 992
Psychotherapeut 989, 995
Psychotherapie 674, 990 f, 997 f
- Alkoholiker 16
- analytische 991, 997
- aufdeckende 991, 997
- Colitis ulcerosa 1230
- Dauer 998
- Einzeltherapie 991, 997
- Gruppentherapie 991, 997 f
- - Nachteile 998
- - Ziele 998
- Hauptziel 997
- individualpsychologische 991
- kognitive 998
- Kosten 998 f
- stützende 991, 997
- Verfahren 990 f, 997
- verhaltenstherapeutische 991, 997
PTCA (perkutane transluminale Koronarangioplastie) 179, 435
Pubertät 40, 854, 1092
- Hautveränderungen 857
- beim Knaben 854
- - Hauptzeichen 854
- beim Mädchen 854
- - Hauptzeichen 854
- vorzeitige 859
Pubertätsgynäkomastie 220
Pudendus-Blockade bei Entbindung 956
Pulmonalklappe 403 f
Pulmonalstenose 431
Puls, Tastpunkte an der unteren Extremität 160
Pulvermilch, Säuglingsernährung 891
Punktion 562, 813 ff
- ultraschallgezielte 1178
Punktionsnadel 222
Pupille 59
Pupillenweite 734
Purine 874
Purinstoffwechsel 874
Purpura, Nasenbluten 339
Pustel(n) 376

- Entwicklungsjahre 857
- Gehörgang 345
- Gesicht 373
- Lippenbereich 609
Pyelographie, retrograde 783, 792
Pyelonephritis 769 ff
- Behandlung 770, 979
- Krankenhausaufenthalt 770
- Krankheitserscheinungen 769
- Rückfall 770
- Schwangerschaft 978 f
Pyloroplastik 1204
Pylorospasmus 1206
Pylorusstenose 1191, 1206 f
- Behandlung 1207
- Symptome 1206 f
- Ultraschalluntersuchung 1207
Pyonephrose 768
- Behandlung 769
Pyrazinamid 1173
Pyridoxinmangel 1256
PZA (Pyrazinamid) 1173

Q

Q-Fieber 517
Quaddeln 880
Quallen 35
Quallenverbrennung 21
Quartalssäufer 12
Quarzstaub 635
Quarzstaublungenerkrankung 635
Querbruch 139
Querschnittlähmung, komplette 746
- Rehabilitation 844
- Übungsbehandlung 746
Querulantentum 1002
de-Quervain-Krankheit 368
Quetschung 261
Quetschwunde 261
Quincke-Ödem 19, 35

R

R (Röntgen) 1157
Rabies s. Tollwut
Rachenabsonderung, Kinderlähmungserreger 490
Rachenabstrich 476
- Scharlach 495 f
- Streptokokkennachweis 495 f
Rachenentzündung 318 ff, 347
- Behandlung 319
- chronische 319 f
- - Behandlung 320

Rachenkatarrh 318, 643
Rachenmandel 311 ff
– vergrößerte 346
Rachenmandelentzündung 347
– akute 312
– Verlauf 312
Rachenmandelregion 698
Rachenuntersuchung 311
Rachitis 1257
Rad 1157
Radioaktive Substanz (s. auch Isotop, radioaktives) 1157
– – Anomalie, angeborene 253
– – Schilddrüsenszintigramm 928, 932
– – Strahlentherapie nach Knochentumoroperation 146
– – Verbrennung 264
Radioästheten 49 f
Radiogold 1030
Radioisotop s. Isotop, radioaktives
Radiojod 931, 1157, 1159 f
– Einbringung in die Prostata 1030
Radiojodtherapie 931, 1160
Radiologe 1144
Radionuklid s. Isotop, radioaktives
Radium 1157
– Einführung in die Scheide 1060
– Knochenmarkschädigung 194
– Verwendung 1160
Radiumapplikation, Nachladeverfahren 1060
Radiumbehandlung bei Blutgefäßgeschwulst 187
– bei Gebärmutterhalskrebs 1060 f
– Komplikation 1061
– bei Zungengeschwulst 622
Radiumeinlage, Harnblasengeschwulst 796
– Krankenhausaufenthalt 1061
– Nachladeverfahren 1060
Radiumemanation 1160
Radon 1160
Ratten 516
Rauch, Einatmung 623
Rauchen, Altern 41
– Arteriosklerose 158, 161
– Husten 649 f
– Kehlkopfkrebs 324
– Koronarerkrankung 423 f
– Körpergewicht 235
– Lippenkrebs 610
– Lungenerkrankung 625
– Lungenkrebs 553, 642
– Magenschleimhautschädigung 1198 f
– Nierendurchblutung 764
– Operationsvorbereitung 804
– Schwangere 941
– Speiseröhrengeschwulst 1189
– Tuberkulosekranker 1172
– Wirkung auf das Herz 406
Raucherbein 162

Raucherhusten 649
Räuchern 1208
Raumluftfilter 29
Raumorientierung 357
Raumtemperatur, Säuglingszimmer 754
Rauschgift 672
Räusperzwang 319
Raynaud-Krankheit 162 f
Raynaud-Phänomen 162, 174 f
rd (Rad) 1157
Realitätsverlust 992
Reanimationsbemühung 271
Rechenschwäche 548
Recklinghausen-Krankheit 134
Reduktionsdiät 674
Reflexreaktion 38
Reflux 1183
Regelblutung 854, 1047 ff, 1091
– Aufklärung 856, 1053
– ausbleibende 937 f, 1048 f
– Ausfall 442 f
– Baden 1053
– Beginn 855
– – verspäteter 859
– Blutverlust 191
– Brustoperationstermin 225
– Brustspannung 216
– Dauer 1049
– – Schwankung 1051
– nach der Entbindung 975
– erste 1047
– Flüssigkeitsansammlung im Körper 1049
– Geschlechtsverkehr 1053, 1110
– Herpes simplex 381
– künstliche Auslösung 1049
– letzte s. Menopause
– nicht einsetzende 1050
– – – Hormontherapie 1050
– schmerzhafte 664, 1051 f
– – Behandlung 1052
– – Endometriose 1076
– – Operation 1052
– – Ursache 1051
– schwache 1050
– Schwimmen 1053
– sehr starke 1051
– unregelmäßige 855, 1051, 1069, 1101
– – Ursache 1051
– verstärkte 1076
– vorzeitige 859
Regelkreis 442, 691
– doppelter 927
– Insulinausschüttung 1264
– Kalzium-Stoffwechsel 691
– Rückkopplung, negative 442
Regenbogenhaut 60, 74
Regenbogenhautentzündung 74 f
Rehabilitation 835, 842 ff
– für Ältere 843 ff

Sachverzeichnis

Rehabilitation, Methoden 842
- psychologische Faktoren 845
- Querschnittlähmung 746
- Spezialist 844
- zerebrale Kinderlähmung 704 f
Reifungsalter 857
Reimzwang 990
Reinlichkeitsbedürfnis 994
Reiseimpfung 463, 467 f
- Information 468
Reiter-Syndrom 800, 863, 869 f
Reizbarkeit 993
Reizblase 790
Reizdarm 107
Reizhusten mit Auswurf 649
- trockener 648
Reizkolon 996, 1211, 1226 f
- Behandlung 1227
- Symptome 1226 f
- Ursache 1226
- Vorgeschichte 1227
Reizmagen 107, 996, 1191, 1193 ff
- Beschwerden 1193
- - Auslöser 1194
Reizmahlzeit 602
Reizstrombehandlung 840
Reizstromuntersuchung 840
Reizüberflutung 549
Rekonstruktionschirurgie, verwendete Körpergewebe 849 f
Rekonstruktionsoperation 847
Rekonvaleszentenserum 451
Rekonvaleszenz, Rehabilitationsmaßnahmen 843
Rektoskop 246
Rektoskopie 247, 1244
- vor Hämorrhoidenoperation 1244
Rektozele 1039 ff
- Behandlung 1040
- Operationszeitpunkt 1040
Rektum, Endoskopie 247
Rektumprolaps 1252
Rektusdiastase 208
Renin 763
Repellents 463, 515 f
Replantation 860
- Chirurgenteam 860
- Funktionsfähigkeit des Körperteils 862
Replantationsoperation 860 f
Replantationschirurgie 848, 860 ff
RES (retikulo-endotheliales System) 680
2/3-Resektion des Magens 1204
Resistenz 470
- gegen Malaria 827
Resistenzbestimmung 580
Resochin 514, 828
Resorption 1210
Respirator 528 f
Restharnmenge 1025

Retikulo-endotheliales System 680
Retina 86
Retinoblastom 90
Retroflexio uteri 1063
Retrolentale Fibroplasie 919
Retrovirus 9, 447
Rhesusfaktor 911
- Schwangerschaft 572 f
Rhesusfaktorbestimmung 572 f
Rhesusfaktorkrankheit s. Erythroblastose, fetale
Rhesusnegative Frau 572 f, 911
Rhesus-Unverträglichkeit 572 f, 812, 911 ff
Rheumaserologie 868
Rheumatische Krankheit 863 ff
- - Behandlung 881 ff
- - Diathermie 883
- - Heilbehandlung 881
- - Klimawechsel 881
- - Regenbogenhautentzündung 74
- - Steroidtherapie 882 f
- - - Erhaltungsdosis 882
- - Wärmetherapie 883
Rheumatisches Fieber 871 ff
- - Herzklappenfehler 408
- - Herzkrankheit 409, 872
- - Organschäden, bleibende 872
- - Rückfall 873
- - bei Scharlach 496 f
- - Schubvorbeugung 873
- - Spätwirkungen auf das Herz 872
- - Symptome 871
- - Warnzeichen 873
Rheumatismus 863
Rheumatoid 497
Rh-Faktor s. Rhesusfaktor
Rhinitis, allergische 19
- vasomotorica 19
Rhinoplastik s. Nasenplastik
Rhizotomie 747
Rh-negativ 911
Rh-positiv 911
Rhythmusstörung des Herzens s. Herzrhythmusstörung
Riboflavinmangel 1256
Ribonukleinsäure 447
Rickettsien 471
Rickettsien-Infektion 517
Rickettsienpocken 517
Riesenkind 980
Riesenwachstum 443
Riesenzelltumor des Knochens 145
Rifampicin 520
Rindenhormon 687
Rinderbandwurm 822, 832 f
Rindertuberkulose 1163
Rinderwahnsinn 723
Rippenbruch 640
Rippenfell 624, 631

Rippenfellentzündung 631
Rippen-Wirbel-Gelenke, Versteifung 869
Rißwunde 261
- Fremdkörper 279
Ritualverfahren, Beschneidung 753
RNS (Ribonukleinsäure) 447
Rocky-Mountain-Fleckfieber 517
Rohschinken 829
Rollstuhl 746
Röntgen 1157
Röntgenassistentin 1144 f
Röntgenaufnahme 1145
- Bleischutz der Keimdrüsen 1146
- Brustkorb 628
- Nutzen-Risiko-Abwägung 1146
- Trennwände 1145
- vergleichende 1156
Röntgenbestrahlung bei Blutgefäßgeschwulst 187, 397
- nach Brustkrebsoperation 224
- nach Radiumbehandlung 1061
- bei Zungengeschwulst 622
Röntgenbild 3
- Befundbericht 1145
Röntgendiagnose 1145
Röntgendurchleuchtung 410
Röntgenfacharzt 3
Röntgenkinematographie 1145
Röntgenkonstrastmittel s. Kontrastmittel
Röntgen-Reihenuntersuchung 1166, 1170
Röntgenstrahlen 264, 1145, 1157
- Abschirmung 1145
- Anomalie, angeborene 253
- Erbsubstanzschädigung 1146 f
- Knochenmarkschädigung 194
Röntgenuntersuchung bei Endoskopie 247
- bei Krebs 555 f
- regelmäßige 1166
Röntgenweichbestrahlung 389
Roseolen 503
Röteln 478 ff, 483, 504, 506
- Ansteckungsfähigkeit 481
- Befinden des Patienten 478
- Immunität 450, 479 f
- Schwangerschaft 255, 479
- serologische Untersuchung 579
Rötelnausschlag 478, 480
Rötelnembryopathie 460, 479
Rötelnimpfung 460 f, 480
- Auffrischimpfung 480
Rötelnvirus 478
Rötung um Zeckenbißstelle 512 f
RU 486: 1083
Rubeolen s. Röteln
Rückengeradehalter 116
Rückenlage nach Geschlechtsverkehr 1119
Rückenmark 695 f, 731, 742 ff
- Entwicklungsfehlbildung 742
- Fallverletzung 746

- Mißbildung 742
- operative Freilegung 731
- Schußverletzung 746
- Untersuchungsmethoden 726 ff
Rückenmarkdarre 304
Rückenmarkgeschwulst 743 f
- Diagnose 743
- Myelographie 1156
Rückenmarknerven s. Spinalnerven
Rückenmarkoperation zur Schmerzbehandlung 747
Rückenmarkschwindsucht 709
Rückenmarkskanal, Anästhetikuminjektion 54 f
- Druckmessung 815
Rückenmarkverletzung 746
- Heilungsaussichten 746
Rückenmarkwasser 725
Rückenmuskulatur, Stärkung 117
Rückenschmerzen 880
- Nierenerkrankung 762
- Nierentumor 777
- Osteoporose 136
- Schwangerschaft 947
Rückenstütze 117
Rückenverletzung, Erste Hilfe 284
Rückfallfieber 516
Rückgratverkrümmung, seitliche s. Skoliose
Rückkopplung, negative 442
Ruhr 578, 1216, 1230
- durch Amöben s. Amöbenruhr
- durch Bakterien s. Bakterienruhr
- Behandlung 1230
- Heilung 1231
- Rückfall 1231
- Vorbeugung 1230
Ruhramöbe 824
Ruhrgeschwür, Durchbruch 509
Ruhr-Kolitis 1230
Rülpsen 1192
Rülpssprache 325
Rundwürmer 822, 828 ff

S

Sabin-Impfung s. Schluckimpfung gegen Kinderlähmung
Sachverständiger, psychiatrischer 993
Sadismus 1111
Salbe, antibiotikahaltige 378
- kortisonhaltige 617
- pilzhemmende 383
- bei Verbrennung 265
Salbeneinreibprobe nach Moro 455
Salizylate 495, 664
- bei rheumatischer Erkrankung 883
Salizylatnachweis im Blut 566

Sachverzeichnis

Salk-Impfung 458, 491
Salmonella paratyphi B 508
- typhi 502
- - Nachweis 503
Salmonelleninfektion, Arthritis, reaktive 863
Salmonellose 503
Salpingitis s. Eileiterentzündung
Salze 229, 562
Salzgehalt des Schweißes 638, 909
Salzrückresorption 1211
Salzsäure 1180, 1196
Salzzufuhr 236
- Schwangere 940
Samenbildung, Hemmung, medikamentöse 1141
Samenbildungsfähigkeit, erlöschende 1122
- fehlende 1122
Samenblase 797, 1010
Samenerguß 1108, 1122
- Eigenschaften 1122
- Untersuchung nach Samenleiterdurchtrennung 1143
- vorzeitiger 1107 f
Samenfeindliche Substanzen 1119, 1130, 1134, 1136 f
Samenflüssigkeit 797, 1122, 1133
- Ableitung 1009
Samenleiter 1010
- Chlamydieninfektion 1044
Samenleiterdurchtrennung 1031, 1141 ff
Samenleiterverschluß 1122
Samenspender 1120 f
Samenstrang 1010, 1016
Samenuntersuchung 1103
Samenzellen 1010, 1013, 1114, 1122
- anatomischer Bau 1122
- Antikörper 1119
- Beweglichkeit 1122
- - verminderte 1123
- Bildung, verringerte 1123
- Eindringungsfähigkeit 1119
- fehlende 1121 f
- Geschlechtsbestimmung des Kindes 1103
- Merkmale 1122
Samenzellenanzahl 1119, 1121 ff
- verringerte 1121, 1123
Sammelröhrchen 759, 761
Sandflöhe 262
Sandviper 264
Sarkoidose 636 f
- Diagnose 637
Sarkom des Gebärmutterkörpers 1068, 1071
- osteogenes 145
Sattelnase 340
Sauberkeit, Altersnorm 542
Sauerstoff 53, 56, 569, 623
- Frühgeborenes 756
Sauerstoff-Flasche 528
Sauerstoffgehalt des Blutes 403 f

Sauerstoffinhalation bei Hyalin-Membran-Krankheit 920
Sauerstoff-Mehrschritt-Therapie 51
Sauerstofftransport 564
Sauerstoffvergiftung 919
Saugapparat 528
Sauger s. Gummisauger
Saugglocke 749, 962
Saughütchen 887
Säugling, Abführmittel 900
- Aufenthalt im Freien 754
- Aufstoßen 897
- Augenfarbe 752
- Ausspucken von Nahrung 897
- Darmfunktion 884 ff
- Darmkolik 897 f
- - Soforthilfe 898
- - Ursache 898
- Durchfall 900 ff
- - Behandlung 900 f
- - mit Erbrechen 901
- - Medikamente 901
- - Milchnahrung 901
- - Milchpräparat, spezielles 902
- - Nahrung, milchfreie 902
- - Normalnahrung 901
- - Rückfall 902
- - Ursache 900
- Einsamkeit, nächtliche 532
- Entwicklungsrückschritt 915
- Erbrechen 897
- - mit Durchfall 901
- - Gewichtsverlust 906
- Halten beim Füttern 897
- Immunität gegen Kinderlähmung 490
- - gegen Masern 481
- - gegen Mumps 485
- Keuchhusten 498
- Kuhmilchallergie 902
- Schlafbedarf 545 f
- Schluckauf 897
- Schreien 531 f
- Stuhlgang 898 ff
- Verstopfung 899
- Zäpfchen bei Verstopfung 899
- Zusatz-Nahrung 889
Säuglingsdyspepsie 900 ff
- Behandlung 900 f
- - im Krankenhaus 901
- in Entwicklungsländern 902
- Medikamente 901
- Milchpräparat, spezielles 902
- Nahrung, milchfreie 902
- Normalnahrung 901
- Rückfall 902
- Ursache 900
Säuglingsernährung 884 ff
- Breimahlzeit 892, 895
- Fruchtsaft 894

Sachverzeichnis

- Fütterungsschema 892
- Gemüsebrei 895
- Gläser 896
- Konserven 896
- künstliche 890 ff
- – Anfangsnahrung 890
- – Fertignahrung 891
- – Halten des Säuglings 897
- – Nahrungsmenge 890
- – Pulvermilch 891
- Milchbrei 895
- Nachtmahlzeit 892
- neue Speisen 896
- Obstbrei 895
- selbst essen lassen 896
- aus der Tasse trinken 896
- Tee 893
- Vitamine 894
- Vollmilch 891

Säuglingskrankheiten 904 ff
Säuglingsnahrung, allergische Reaktion 20
- Frühgeborenes 757
- Grundbestandteile 891
- milchfreie, bei Durchfall 902
- Zubereitung, Unterrichtung der Mutter 890

Säuglingsstuhl 899
- Blutstreifen 899

Säuglingszimmer, Temperatur 754
Saugreiz, Milchsekretion 886 f, 890
Saugwürmer 832
Sauna 836
- ältere Menschen 846

Säure, Speiseröhrenverletzung 1185
Säure-Basen-Gleichgewicht 569
Säure-Basen-Verhältnis 569
Säurevergiftung 290
Säureverlust 569
Scandicain 55
Schädelbasis 440
Schädelbruch 723 f
- Erste Hilfe 281

Schädel-CT 1149
Schädelfehlbildung 256
Schädel-Hirn-Verletzung, Defekt, neurologischer 843
- Rehabilitation 842 f

Schädelimpressionsfraktur 724, 733
Schädelinnendruck 725
- erhöhter 725, 733, 736, 739

Schädelknochenosteomyelitis 735
Schädellage 949
Schädelverletzung 731 f
- Bewußtseinszustand 732
- bleibende Folgen 734
- Operation 733

Schadstoffe in der Muttermilch 885
Schafblattern s. Windpocken
Schälblasenkrankheit 751

Schalldruck 343
Schalleitungsschwerhörigkeit 350, 352
- Besserung 352
- Ursache 352

Schalleitunngskette 346
Schallempfindungsschwerhörigkeit 350 f, 485
Schallschatten 602
Schallwellen 343 f, 1175
Schallwellenaufnahme 350
Schallwellenecho 1175
Schallwellenweiterleitung 350
Scham, weibliche 1032
Schambehaarung 854
Schamhaare 390
- Rasur vor der Entbindung 955

Schamlippen, große 1032
Schamspalte, Ausfluß 306
Schanker, harter 302, 1046
- weicher 309 f

Scharlach 470, 479 f, 494 ff, 505, 507
- Behandlung 495 f
- Diagnose 495
- Harnkontrolluntersuchung 497
- Hautschälung 495
- Immunität 497
- Isolierung 496
- Komplikationen 496 f
- Rekonvaleszenz 496
- Schulbesuch 496
- Zweiterkrankung 497

Scharlachausschlag 480, 494
Scharlatan 46
Schattenprobe 62, 65
Scheckhaut 393
Scheide (s. auch Vagina) 1036 f, 1062, 1114
- Bakterienbesiedelung 1043
- Chlamydieninfektion 1043
- Funktion 1037
- pH-Wert 1037
- Pilzinfektion 1043
- Trichomonadeninfektion 1043
- Zellabstrich 1056, 1116

Scheidenausfluß 229, 300, 825
- nach der Entbindung 975
- Schwangerschaft 947
- übelriechender 1037
- Zervizitis 1054

Scheidendiaphragma 1130, 1133, 1136
- Einsetzen 1136
- Empfängnisschutz 1136
- Herausnehmen 1137

Scheideneingang 1032
Scheidenentzündung 471, 1034, 1042 ff
- Behandlung 1044
- im Kindesalter 1044 f
- – Behandlung 1045
- Rückfall 1044
- senile 1043

Sachverzeichnis

Scheidenentzündung, senile, Behandlung 1044
- Symptome 1043
- Ursache 1042

Scheidengeschwulst 1037
Scheideninfektion, Ping-Pong-Effekt 309, 800, 825, 1044
- Schwangerschaft 947

Scheidenkrampf 1033
Scheidenkrebs 1037
Scheiden-Mastdarm-Fistel nach Radiumbehandlung 1061
Scheidenmilieu, saures 1043
- - Störung 1043

Scheidenplastik 1040 ff
- Auswirkung auf die Harnblase 1041
- - auf den Mastdarm 1041
- Geschlechtsverkehr 1041

Scheidenplastik-Operation 970
Scheidensekret, Untersuchung, mikroskopische 1116
Scheidenspülung 947, 1037
- nach dem Geschlechtsverkehr 1130, 1135
- Scheidenmilieustörung 1043

Scheidentampon 1053
Scheidenvorhof 1032
Scheidewand des Herzens s. Herzscheidewand
- der Nase s. Nasenscheidewand

Scheinmedikament 1024
Scheitellage 965
Schenkelblock 427
Schenkelbruch 208
Schenkelhalsbruch, Osteoporose 136
Schick-Test 455
Schiefhals 123
- rheumatischer 123

Schiefnase 340
Schielbrille 84
Schielen 82 ff
- Neugeborenes 752

Schieloperation 84 f
Schiene 279 ff, 844
Schilddrüse 441, 926 ff
- Autoimmunprozeß 927, 932
- Funktion 928
- - nach Schilddrüsenoperation 935
- Größe 928
- Isthmus 926
- Knoten, kalter 932
- Leistungsschwäche, Hormonzufuhr 676
- Sonographie 928, 1178
- Überfunktion 776, 927
- Unterfunktion 927
- Volumenbestimmung 928

Schilddrüsenadenom 933
- Operation 934

Schilddrüsendiagnostik 928
Schilddrüsenentzündung 929, 932 f
- Behandlung 932
- Krankheitszeichen 932

Schilddrüsengeschwulst 929
Schilddrüsenhormone 231, 674, 927 f
- Ausschüttung 927
- Funktion 927

Schilddrüsenhormonzufuhr bei Kropf 930
- nach Schilddrüsenoperation 936
- bei Thyreoiditis 932

Schilddrüsenkrebs 933
- Operation 936
- Radiojodtherapie 1160

Schilddrüsenoperation 693, 933 ff
- Kontrolluntersuchungen 936
- Medikamente 936
- Narbe 934
- Risiko 934
- Vorbereitung 933

Schilddrüsenpunktion 815
Schilddrüsenschwellung 932
Schilddrüsenszintigramm 928
- Knoten, kalter 932

Schilddrüsenüberfunktion 61, 927, 931
- Operation 933
- nach Thyreoiditis 932

Schilddrüsenunterfunktion 927
- nach Schilddrüsenoperation 935
- nach Thyreoiditis 932
- Zungenvergrößerung 621

Schilddrüsenvergrößerung 928 ff
- Strahlentherapie 1159
- Ursache 928 f

Schimmel 25
Schimmelpilzsporen 22
Schistosomen 586, 832
Schizophrenie 671, 990, 992, 999, 1001 f
- Aussichten 1002
- Behandlung 1002
- Erhaltungstherapie, medikamentöse 1002
- Familientherapie 1002

Schlackenstoffe 882
Schlaf 995
- Altern 41
- Operationsvorbereitung 804

Schlafdauer bei Kindern 545 f
Schläfenbeinbruch 352
Schläfenschlagader, Abdrücken 288
Schlafenszeit 547
Schlafentzug 716
Schlafkrankheit, afrikanische 825
Schlaflosigkeit 666
- nach Kaffeegenuß 669

Schlafmittel 666
- Überdosierung 666

Schlafmohn 657, 671
Schlafprobleme beim Kind 545 ff
Schläfrigkeit 668
Schlafstörung 107, 995
- bei adenoiden Vegetationen 312

Sachverzeichnis

Schlafwandeln 539
Schlagadern 156
- Röntgenbild 1152
Schlagaderverhärtung s. Arteriosklerose
Schlagaderverletzung 173
Schlaganfall 162, 166, 709 ff, 739
- Rehabilitationsbeginn 843, 845
- Rehabilitationserfolg 843
- bei Zuckerkrankheit 1268
Schlamm 836
Schlammbad 373
- bei Schuppenflechte 391
Schlangenbiß 263 f
Schlangenphobie 990, 995
Schlangenserum 264
Schlappohren 358
Schleim im Stuhl 1215
- - Colitis ulcerosa 1228
- zähflüssiger 637, 909
Schleimbeutel 121
- Entfernung 122
Schleimbeutelentzündung 121 f
- Ballen 123
- Behandlung 122
- Rückfall 122
Schleimdrüse 441
Schlingentisch 701
Schluckakt 247, 267, 698
Schluckauf, Säugling 897
Schlucken 320
Schluckimpfung gegen Kinderlähmung
  452 f, 458 f, 491
- - Auffrischimpfung 459, 491
Schluckstörung 1182, 1187
- Diphtherie 476
- Kehlkopfgeschwulst 324
Schlundkrämpfe 522
Schlüsselbeinbruch, Erste Hilfe 282
Schmerzausschaltung bei Tonsillektomie 314
Schmerzbehandlung 52
- Akupunktur 48
Schmerzempfindung, Rückenmarksbahnen-
  durchtrennung 747
Schmerzen, Behandlung, operative 747
- im Gehörgang 345 f
- Hand 368 f
- Herpes zoster 381
- kolikartige, Harnleiterstein 773
- im Mittelohr 346
- Rückenmarkoperation 747
- schwerste 671
- Selbstbehandlung 664
Schmerzmittel s. Schmerzstillende Mittel
Schmerzstillende Mittel 664 ff, 668
- - Allergie 665
- - Dosierung 665
- - Dosissteigerung 660
- - bei Entbindung 956
- - bei Nierensteinkolik 774

- - nach der Operation 808
- - stark wirksame 671
Schmetterlingsflechte 392
Schmierblutung 1051, 1054, 1057, 1067
- Eileiterschwangerschaft 1089
- Frühschwangerschaft 1078
- nach dem Geschlechtsverkehr 1057
- bei Ovulationshemmereinnahme 1140
Schmierinfektion, Hepatitis, infektiöse 589,
  592
- Hundebandwurmeier 834
- Kinderlähmung, endemische 489
Schmutzinfektion 489
Schnarchen bei adenoiden Vegetationen
  312
Schnecke 344
Schnellschnitt 577
Schnittbildverfahren 1176
Schnittentbindung 969 ff, 978, 980
- Anästhesie 53, 971 f
- Anzeigen 969 f
- Dauer 972
- bei Eklampsie 984
- Krankenhausaufenthalt 972
- künftige Schwangerschaft 972
- bei Lageanomalie 950
- bei Placenta praevia 986
- bei Präeklampsie 983
- Schmerzausschaltung 971 f
- Schnittlage 971
- vorangegangene, Empfängnisverhütung
  1127
- Zeitpunkt 970
Schnittverletzung, Finger 365
- Handgelenk 365
- Hohlhand 365
Schnuller 533, 755
Schnupfen 339, 347, 465, 643, 646, 1259
- Vorbeugung 645 f
Schock 292 f, 529
- Erste Hilfe 292 f
- bei Lungenverletzung 640
- seelischer, Fehlgeburt 1079
- toxischer, bei Tamponverwendung 1053
- bei Verbrennung 265
Schocklunge 630
Schockzustand 2
Schorf 750
Schrägbruch 139
Schreibschwäche 548
Schreien 531 f, 754
- Ursache 531
Schrunde der Brustwarze 887
Schuhe, orthopädische 125, 127
Schuldfähigkeit 992
Schulmedizin 45, 106
Schulter, schmerzhafte 880
Schulter-Arm-Syndrom 369
Schulterbruch, Erste Hilfe 282

1347

Sachverzeichnis

Schultergürtel, Muskelschmerzen, symmetrische 881
Schultern des Kindes, Geburt 960
Schulversagen 548
Schuppen 388
Schuppenbildung 61
Schuppenflechte 25, 391
- Arthritis 863, 870
- Behandlung 391
- Spezialklinik 391
Schuppenröschen 392 f
Schürfwunde 261
Schußverletzung, Brustwand 640
- Rückenmark 746
Schüttelfrost 827
Schüttellähmung 722
Schutzimpfung s. Impfung
Schwachbegabt 1004
Schwachsinn 1003
- Behandlung 1005
- Erblichkeit 1004
- Niemann-Pick-Krankheit 916
- Ursachen 1004 f
Schwanenhalsdeformität 865
Schwangere, Alkoholmißbrauch 15
- ältere, Down-Syndrom-Häufigkeit 917
- Baden 941
- Beckenmaße 944
- Bekleidung 941
- Beratungsgespräch 1082
- Gewichtszunahme 940
- herzkranke 978
- Heuschnupfen 30
- körperliche Aktivität 941
- Laboruntersuchungen 939
- Mundhygiene 945
- Normalkost 940
- Panikreaktion 1082
- Reisen 942
- rhesusnegative 572 f, 911
- Stimmungsschwankungen 948
- Untersuchungen 939
- – innere 939
- Verstopfung 937, 945
- Zahnbehandlung 945
- Zahnpflege 945
- zuckerkranke 980
Schwangerenvorsorge 982
Schwangerschaft 937 ff
- Abführmittel 945
- alkoholische Getränke 941
- Arztbesuche 942
- Ausfluß 947
- Bedingungen 1113
- Beinschwellung 977
- Blutarmut 940
- Blutdruck, hoher 948, 982, 984
- Blutfaktorenunverträglichkeit 256, 911 f, 914

- Blutung aus der Scheide 977, 987, 1078
- – schmerzlose 986
- Blutunverträglichkeit zwischen Mutter und Kind 572 f, 812, 911 ff, 914
- Brustform 215
- nach Brustknotenentfernung 224
- Diagnose, sichere 938
- Drogeneinwirkung 253
- Eierstockzyste 1099
- nach Eileiterschwangerschaft 1091
- Einfluß auf die Zuckerkrankheit 980
- Eisenzufuhr 940
- Eiweiß im Harn 982, 984
- ektopische (s. auch Eileiterschwangerschaft) 1051, 1085, 1088
- bei Endometriose 1077
- erneute 976
- frühe, Schmierblutung 1078
- nach Gallenblasenoperation 607
- Gallensteinentstehung 599
- Geschlechtsverkehr 942, 1079
- Gewichtszunahme, starke 977, 982
- Hämorrhoiden 945 f
- Harnausscheidung, verringerte 982, 984
- Harnblasenentzündung 946
- Harndrang, häufiger 937, 946
- Herzleiden 977 f
- Höhenstand des Gebärmuttergrundes 943
- Infektion 256
- bei Intrauterinspirale 1139
- Kalziumzufuhr 940, 945
- Knöchelschwellung 947
- Komplikation 977 ff
- – Gefahrenzeichen 977
- Krampfadern 941, 945
- Krampfanfälle 983 f
- nach Krebserkrankung 559
- Kreuzschmerzen 947
- nach Kürettage 1065
- Lage des Kindes 949 f
- Lageanomalie 950
- Medikamenteneinnahme 418, 661, 948
- Medikamenteneinwirkung 253, 256
- nach der Menopause 1102
- Myom 1072
- nach Myomausschälung 1073
- Nachweis 571, 1049
- Nierenbeckenentzündung 978 f
- Ödeme 982
- Phlebothrombose 170
- psychologische Vorbereitung 953
- Pyelonephritis 769
- Rauchen 941
- Rhesusfaktor 572 f, 812, 911 ff, 914
- Röntgenbild 1155
- Röteln 255, 479
- Salzzufuhr 940
- Scheideninfektion 947

Sachverzeichnis

- Schwindelanfälle 948
- seelische Störung 1001
- Senkung des Leibes 944
- Sodbrennen 948
- Sonographie 259, 938, 1156, 1177
- Strahlenbelastung 253, 256
- Syphilis 305
- Tumorwachstum 559
- ungewollte 1126
- Unterernährung 256
- Unterleibsblutung 938
- Unterleibskrämpfe 1078 f
- Vergrößerung des Leibes 942 f
- Viruserkrankung 417
- Vitaminpräparate 940
- Vitaminzufuhr 940, 1259
- Vorbereitung der Gebärmutter 1063
- Vorgeschichte 938
- Wadenkrämpfe 947
- Wirkung auf die Tuberkulose 1170
- Zeichen 937
- Zuckerkrankheit 979 ff, 1269

Schwangerschaften, zahlreiche, Altern 42
Schwangerschaftsabbruch 1064
- Beratungspflicht 1081 f
- Durchführung 1083
- Fristenlösung 1081
- gesetzliche Regelung 1081
- Gesundheitsschäden 1082
- illegaler 1081, 1084
- Indikation, ethische 1081
- - eugenische 1081
- - forensische 1081
- - kindliche 1081
- - kriminologische 1081
- - medizinische 1081
- - soziale 1081
- Indikationsfeststellung 1083
- Komplikation 1082 f
- Kostenübernahme 1083
- krimineller 1084
- künstlicher 1077
- Notlagenindikation 1081
- Präparate 1083
- Spätfolgen 1082
- Weigerung des Arztes 1083

Schwangerschaftsbeendigung bei Eklampsie 984
- bei Placenta praevia 986
- bei Präklampsie 983

Schwangerschaftserbrechen 937, 977
- Behandlung 944
- übersteigertes 981

Schwangerschaftsgymnastik 944
Schwangerschaftstest 938
- Eileiterschwangerschaft 1089

Schwangerschaftstoxikose 947, 980 f
- Plazentalösung, vorzeitige 987

Schwangerschaftswehen 951 f

Schwarzer Tod 519
Schweigepflicht, ärztliche 2
Schweinebandwurm 832 f
Schweinebrucellose 518
Schweinefleisch, trichinöses 828
Schweinehack, rohes 829
Schweiß 380
- Natriumgehalt 909
- Salzgehalt 638, 909
- Untersuchung bei Mukoviszidose 638
Schweißbildung 381
Schweißdrüsenfunktion 695
Schweißgeruch 381
Schweißtest 638, 909
Schwellkörper 1009 f
- Anusverschluß 1242
Schwellkörper-Autoinjektions-Therapie 1126
Schwerhörigkeit 314, 350 ff
- Hörgerät 352
- Ménière-Krankheit 358
Schwierigkeiten, sexuelle 1112
Schwimmbäder 836
- ältere Menschen 846
Schwimmbad-Konjunktivitis 69
Schwimmen nach reichlicher Mahlzeit 1195
- während der Regelblutung 1053
Schwimmhautbildung 370
Schwindel 357, 719
Schwindelanfall 277 f, 948
Schwitzen, übermäßiges 380
Seborrhö 61, 386, 388
Sectio caesarea s. Schnittentbindung
Sedativa 667
Seeaufenthalt bei Bronchialasthma 32
Seekrankheit 719
Seelenkunde 989
Seelische Erkrankung, Altern 41
- Störung 989 ff
- - Kreuzschmerzen, chronische 116
- - Warnsignale 993
- - Wechseljahrsbeschwerden 1102
- Veränderungen, Entwicklungsjahre 857
Seemannshaut 372
Segmentresektion der Lunge 641
Sehapparat 59
Sehbahn 59
Sehfehler 60
Sehloch 59
Sehnennaht 366
Sehnenrekonstruktion 366
Sehnenscheidenentzündung 368, 880
Sehnentransplantation 366
Sehnenverlängerungsoperation bei Klumpfuß 110
Sehnenverletzung an der Hand 365 f
Sehnerv 698
Sehstörung, Blutzuckerschwankung 89
- Hirngeschwulst 736
- Hypophysenadenom 442

1349

Sachverzeichnis

Sehvermögen, Verlust, Hirntumor 738
- – Schädelinnendrucksteigerung 738
- Vitamin A 1259
Sehwahrnehmung 59
Seife, rückfettende 380
Seitenlage, stabile 270
Sekret 441
- zähflüssiges 637 f, 908
Sekundärarthrose 864, 878
Selbstbefriedigung 537, 858, 1105
- Ursache 537
Selbstbehandlung 2
- bei Schmerzen 664
Selbstbehauptungstraining 991
Selbsthilfemaßnahmen, Alkoholiker 15
Selbsthilfeorganisation 47
Selbsthilfevereinigung, Alkoholiker 16
Selbstkontrolle der Atemfunktion 31
Selbstmord 666, 994
Selbstmordabsichten 994
Selbstmordgedanken 994
Selbstmordgefahr 994, 999
- unter Thymoleptikatherapie 1001
Selbstmordversuch 994
Selbstwertgefühl, Übergewicht 230
Selen 229
Sella turcica 440
- – Röntgenuntersuchung 442
Senilität 39
Senkwehen 944, 951
Sensibilisierung 18
Sepsis 196, 200
- Neugeborenes 922 f
Septikämie 196, 377
- Blutkultur 580
Septumdefekt des Herzens 408, 417, 431 f
Septumdeviation 332
Septumplastik 333
Septumresektion, submuköse 332 f
Sequester, Kiefer 614
Serumbilirubin 566
Serumeiweißuntersuchung 566
Serumelektrolyte 566
Sexualaufklärung 856, 1105
- unzureichende 1109
Sexualberatung 1082
Sexualerziehung 858, 1105
Sexualhormone s. Geschlechtshormone
Sexualität, Hemmung 1109
- Informationen 1109
- Medikamenteneinfluß 1112
Sexualkontakt 449
Sexualleben 993 f
- nach Bruchoperation 213
- nach Uterusexstirpation 1074
- Wechseljahre 1102
Sexualpartner, häufig wechselnder 1043, 1054, 1058
Sexualpropleme 1112

Sexualtherapie 1112
Sexualverhalten 1105 ff
- Alkoholeinfluß 1112
- eines Paares 1110
- frühkindliche Entwicklung 1106 ff
Sexuell übertragbare Krankheit 300, 1043 ff, 1085
- – – Gelenkerkrankung 870
Sexuelle Störung 1107
Shigellen 509, 1230
Shigelleninfektion, Arthritis, reaktive 863
Shunt, arteriovenöser, zur Dialyse 168
- lienorenaler 181, 595
- mesenterikokavaler 181, 587, 595, 820
- portokavaler 181, 587, 595, 1189
- portosystemischer, intrahepatischer, transjugulärer 181, 595, 1189
- splenorenaler 1189
- ventrikuloperitonealer 742
Shunt-Chirurgie 594
Shuntoperation bei Pfortaderstauung 1189
SI (Internationales Einheitenmeßsystem) 1157
Sichelzellanämie 193, 680
Siebbein 334
Siebbeinzellen 334 f
- Ausräumung 337
- Operation 337
Sigmoidoskop 246
Sigmoidoskopie 248, 1216, 1245
- Colitis ulcerosa 1229
- Polypenentfernung 1237
Sigmoidverschlingung 1223
Silberblick 83
Silbernitrat 339, 799
Silbernitratlösung 617, 752
Silbernitratpinselung 319
Silikongel 225
Silikose 635 f
- Behandlung 636
- Diagnose 635
- Symptome 635
- Vorbeugung 636
Silofüllerkrankheit 636
Sims-Huhner-Test 1119 f
Single-Photon-Emissionscomputertomographie 728
Sinneseindrücke 695
Sinnesreize 698
Sinnestäuschungen, akustische 1001
Sinneszellen, Innenohr 343 f
- Sehapparat 59
Sinus nasales s. Nasennebenhöhlen
Sinusitis 334
Sinusknoten 404, 411, 424
Sitzbad 836
Sitztraining 117
Sjögren-Syndrom 863, 1197
Skabies 389

SKAT (Schwellkörper-Autoinjektions-
  Therapie) 1126
Skidaumen 367
Sklerodermie 863
Sklerose, multiple s. Multiple Sklerose
Sklerosierung von Krampfadern 183
Skoliose 118 ff
– Korsettbehandlung 119
– Operation 119
– Verlauf 119
Skorbut 192, 199, 1256
– Nasenbluten 339
Skorpion 263
Skrotum 1013
– Lagerung bei Nebenhodenentzündung
  1019
Slow-virus-Infektion 723
Sodbrennen 1183, 1192 ff
– Behandlung 948
– Schwangerschaft 948
– Zwölffingerdarmgeschwür 1202
Sohlenwarze 125
Sojabohnen 903
Solarium 839
Somatisierungsstörung 106
Somatoforme Störung 106
Somatostatin 1189
Sommersmog 623
Sonde, Frühgeborenes 755, 757
Sonnenbrand 264
Sonnenbräunung 371
Sonneneinstrahlung, Einfluß auf Akne 374
– Hautkrebsentstehung 401
– Herpes simplex 381
– Lippenkrebs 610
– bei Lupus erythematodes 392
– Tuberkulosekranker 1172
– transplantierte Haut 853
Sonographie (s. auch Ultraschalldiagnostik)
  1175 ff
– Blasensteinnachweis 794
– Brustdrüse 219
– Diagnose 1176
– Gallenblase 601 f
– Gallensteinnachweis 601 f
– Hüftgelenk 111
– – des Säuglings 1178
– Mehrlingsgeburt 968
– Nebennierenuntersuchung 689
– Niere 768, 775
– Nierentumornachweis 775
– Placenta praevia 986
– pränatale 259
– Prostata 1179
– Schilddrüse 928
– Schwangerschaft 1156, 1177
– Schwangerschaftsnachweis 938
– transrektale 1022, 1028, 1179
– transvaginale 1179

– Uretertumornachweis 783
– Vorsteherdrüse 1022, 1028
Soor 471, 923 f
– Behandlung 924
– Vorbeugung 924
Spalthauttransplantat 848 ff
Spannen des Gesichts 848
Spannungspneumothorax 628
Spannungssyndrom, prämenstruelles 1052
– – Behandlung 1052
– – Symptome 1052
Spasmophilie, Neugeborenes 922
Spasmus 600
– Speiseröhre 1182, 1188
Spastiker 704
Spastizität 704
Spätentwickler 859
Spätgestose 981
Spätimmunreaktion 311
SPECT (Single-Photon-Emissionscomputer-
  tomographie) 728
Speichel 361, 1180
Speicheldrüsen 361 ff, 441
Speicheldrüsenentzündung 361
Speicheldrüsengeschwulst 363 f
Speicheldrüsenoperation 363
Speicheldrüsenschwellung 485 f
Speichelfluß, vermehrter, Schwangere 937, 945
Speicherfunktion der Leber 582
Speicherkrankheiten 914
Speisebrei, aufsteigender 1183 f
Speisenzusammenstellung 1193
Speiseröhre (s. auch Ösophagus) 405, 1180 ff
– Atresie, kongenitale 1184
– Aussackung 1183, 1186
– Dehnung 1185
– Endoskopie 246
– Entfernung, teilweise 1185
– Kunststoffprothese 1190
– Mißbildung 1183
– Röntgenuntersuchung 1188
– Spasmus 1188
– Venenerweiterung s. Ösophagusvarizen
– Veränderungen 1183
Speiseröhrenblutung bei Leberzirrhose 587
Speiseröhrendiaphragma 1184
Speiseröhrendivertikel 1183, 1185 ff
– Behandlung 1187
Speiseröhrendurchbruch 1185
Speiseröhrenentzündung 1184
– durch ätzende Substanz 1185
– Behandlung 1184
– Durchbruch 1185
Speiseröhrengeschwulst 1189 f
– bösartige, Operation 1190
– Risikofaktoren 1189
Speiseröhrengeschwür 1184, 1200
Speiseröhrenkrebs 1184
– Behandlung 1190

1351

Sachverzeichnis

Speiseröhrenkrebs, Operation 1190
Speiseröhrenschleimhaut, magensäurebedingte Schädigung 1184
Speiseröhrenspasmus 1182
Speiseröhrenvenen, varikös erweiterte 180 f
Speiseröhrenverätzung 1185
Speiseröhrenverengung 1184 f
Speiseröhrenverletzung 1185
Speisesalz, jodhaltiges 930
Spekulum 1054
Spenderherz 438
Spenderniere 786
Spenderorganangebot 820
Spermienbeweglichkeit, verminderte 1123
Spermienzahl 1121 ff
– verringerte 1121, 1123
Spermizide Substanzen 1130, 1136 f
Spezialbüstenhalter nach Brustoperation 222
Spezialisierung 1
Spiegelung 246
Spiegeluntersuchung, Kehlkopf 321
Spin 727
Spina bifida occulta 742
Spinalanästhesie 54
– bei Schnittentbindung 971
Spinaliom 399
Spinalnerven 695, 697 f, 731
Spinalnervenwurzel 698
– motorische 698
– sensible 698
Spinnenbiß 263
Spinnenflecken 587
Spinnenphobie 990, 995
Spinnentier 263
Spiralbruch 139
Spirochäten 301, 516
– Arthritis 863
Spitzkopfotter 264
Splenektomie s. Milzentfernung
Splitter 278
Spondylarthritis, seronegative, HLA-B27-assoziierte 863, 869
Spondylarthrose 114
Spondylitis 114, 863
– ankylosans 863, 869 f
– – Behandlung 870
– – Verlauf 869
Spondylolisthesis 120 f
– Behandlung 120 f
– Röntgenuntersuchung 120
Spondylose 114
Spontangeburt 955
Spontanpneumothorax 627 ff
– Behandlung 628
– Diagnose 628
Sporen 524
Sport, Einfluß auf das Altern 40
– Lebensalter 43
Sportlerherz 426

Sprachbildung, Gaumenspalte 613
– nach Kehlkopfentfernung 325
Sprachfehler 540 ff, 751
Sprachstörung, Hirntumor 738
– Schlaganfall 710
Sprachtherapeut 541
Spray, bronchialerweiterndes 32
Sprechenlernen, spätes 541
Sprechfehler 540 f
Sprechstörung bei Diphtherie 476
Sprechtherapie 844
Sprechvermögen, Verlust, Rehabilitation 844
Spreizfuß 124
Spreizhose 111
Sprue 578
Spulwurm 822, 828, 831
Spurenelemente 228 f
– Ablagerung 914
Sputumuntersuchung 1165, 1169
Stäbchenbakterium 1198
Stabkernige 564
Stabsichtigkeit 67
Stachelzellkrebs 399
Stahlsplitter im Auge 70
Stammhirn 697
Stanger-Bad 836
Stanzbiopsie, Prostata 1029
Stapedektomie 353 f
Staphylokokken 375
– Arthritis 863
– Harnröhreninfektion 799
Star, grauer s. Grauer Star
– grüner s. Grüner Star
Starbrille 79, 81
Staroperation 79 f
– Nachbehandlung 81
Startschmerz 877
Staub 22
Staubinde bei Insektenstich 262
– nach Schlangenbiß 263
Staubkrankheit 635 f
Staubteilchen, Tuberkuloseinfektion 1163
Staubteilchengröße 635
Stechfliegen 826
Stechmücken 262, 513, 823
Stehen 357
Steigbügel 343 f
– Unbeweglichkeit 352
Steigbügelfußplatte 344
Steigbügeloperation 353 f
Steingallenblase 598, 604
Steinläufer 263
Steinverschluß, Gallenwege 585, 604 f
– Unterkieferdrüse 361
Steißgeburt 963
Steißlage 950, 963 f
Stempeltest 455
Stent 174, 1189
Sterilisationsmethoden 890

1352

Sterilisierung, massenweise 1129
- operative 1130
Sterilisierungsoperation 1141 ff
- bei der Frau 1141 ff
- - Durchführung 1142
- beim Mann 1141 ff
Sterilität 1113 ff
- primäre 1113
- sekundäre 1113
- Tripper 307
Steroide 676, 687
Steroidtherapie bei allergischer Krankheit 24
- bei Crohn-Krankheit 1220
- bei Fazialisparese 703
- bei nephrotischem Syndrom 766
- bei Organtransplantation 818
- bei Polymyalgia rheumatica 881
- bei rheumatischer Erkrankung 882 f
Stethoskop 410, 418
Steuerungszentrum, hormonelles 442
Stiche von Insekten 21, 37
Stichverletzung, Finger 365
- Handgelenk 365
- Hohlhand 365
Stichwunde 261
- Brustwand 640
- Fremdkörper 278
- Tetanus 524
Stickoxydul 53, 56
Stickstoff, flüssiger 397
Stiernacken 688
Stillen 215, 884 ff, 974
- Auslassen einer Mahlzeit 887
- Beikost 889 f
- Brustinfektion 218, 889
- Brustwarzenpflege 889
- Büstenhalter 215, 889
- Dauer jeder Mahlzeit 887
- Entleerung der Brust 887, 890
- Entwöhnen 889
- Ernährung der Mutter 884 f
- Gesamtdauer 889
- Haltung der Mutter 887 f
- Medikamenteneinnahme 885
- Nachteile für das Kind 885
- Nahrungsergänzung bei der Mutter 885
- psychologische Vorteile 884
- Ruhepause des Säuglings 887
- nach Schnittentbindung 972
- Trinkmenge 887
- Vitamin-D-Gabe für das Kind 889
- Vorteile für die Mutter 884
- Zähne der Mutter 885
- Zeitabstände 886
Stillende Mutter, Alkoholkonsum 15
Stillpause 218
Stillsche Krankheit 868
Stillzeiten 886
Stimmbänder 320

Stimmbandgeschwulst 322
Stimmbandlähmung 322
Stimmbandpapillom 323
Stimmbildung 320
Stimmbruch 854
- vorzeitiger 859
Stimme nach Schilddrüsenoperation 935
Stimmritze 320
Stimmritzenkrampf 273
Stimmung, niedergeschlagene, nach der Entbindung 977
Stimmungsschwankungen, Schwangere 948
Stimmverlust 647 f, 698
- Kind 904
Stimulation, elektrische, bei Bruchheilungsstörung 142
Stippchen, weiße, Mundschleimhaut 482
Stirnbein 334
Stirnhirntumor 741
Stirnhöhle 334 f
Stirnhöhlenoperation 336 f
Stirnlage 950, 965
Stirnmuskeln 698
Stoffwechselkrankheit, Psychose 999
Stoffwechselprodukte 562
Stoffwechselschlacken 759
Stoffwechselstörung, erbliche 256, 908, 914 f
- - Schwachsinn 1005
- geistige Unterentwicklung 256 f
- Polyneuropathie 699
Stomatitis aphthosa 617, 621
- ulzerierende 617
Storchenbiß 394, 751
Stoßwellen-Lithotripsie, Blasenstein 795
- extrakorporale 1153
- - Gallenstein 602 f, 1153
- - Harnleiterstein 774
Stottern 540 f
Strabismus 82 ff
- convergens 83
- divergens 83
Strahlen, ionisierende 1157
Strahlenarten 1157
Strahlenbehandlung s. Strahlentherapie
Strahlenbelastung 1145, 1176
- Kernkraftwerk 292
- des Radiologen 1146
- Schwangerschaft 253, 256
Strahlendiagnostik 1144 ff
Strahlendosis 253
- absorbierte 1157
Strahleneinwirkung, Hauttransplantation, freie 850
- Linsentrübung 79
Strahlenenergie 1157
Strahlenkater 1158
Strahlenkrankheit 1158 f
Strahlenmenge 1146, 1151, 1157
Strahlenschaden 264

1353

Sachverzeichnis

Strahlentherapie (s. auch Bestrahlung) 146, 1157 ff
- Gebärmutterhalskrebs 1060
- Hodengeschwulst 1014
- Hodgkin-Krankheit 204
- Isotop, radioaktives 1160
- bei Kindern 1158
- Krebs 557 f, 560
- Nebenwirkungen 1158
- Prostatakarzinom 1030
- Zungengeschwulst 622
Strahlenüberdosis 194
Strahlenverseuchung 292
Strangulierung 269
Strecksehnenriß 367
Streptokinase 170, 421
Streptokokken 375, 494
- beta-hämolysierende, der Gruppe A 495
- der Gruppe A 871
- im Rachenabstrich 496
Streptokokkenangina 315
Streptokokkeninfektion, Arthritis 882
- - reaktive 863
- Harnblasenentzündung 789
- Harnröhre 799
- Mundhöhle 616
- rheumatisches Fieber 871
Streptomyzin 518
Streß 1006 ff
- Adaptationsreaktion, gestörte 1007
- Hypertonie 415
- körperliche Krankheit 1007
- psychosomatische Krankheit 1008
- Ulcus-pepticum-Rückfall 1204
Streßhormone 686
Streßinkontinenz 1038 f
Streßreaktion, emotionale 1006 f
- körperliche 1006
Streustrahlen 1145
Streustrahlung 1151
Strichkürettage 1117
Stridor, angeborener 925
Striktur, Harnröhre 798
Strippen 183 f
Strom, elektrischer, Unterbrechung 277
- - Verbrennung 264
Ströme, faradische 840
- galvanische 840
Strommarke 277
Stromschock 427
Stromunfall 277
Struma s. Kropf
Strümpfe, elastische 172, 183, 185
- - Operationsvorbereitung 806
Stückbruch 140
Stuhl, bluthaltiger 1212 f
- - Colitis ulcerosa 1228
- - Mastdarmkrebs 1253
- - Ursachen 1215

- Kinderlähmungserreger 490
- massiger, übelriechender 906, 909
- Parasitennachweis 823
- Ruhrbakteriennachweis 509
- schleimhaltiger 1215
- - Colitis ulcerosa 1228
- schwarzer 1215
- Typhuserregernachweis 503
Stuhlgang, Abweichungen 1213
- Blutung 1243
- nach der Entbindung 974
- nach Fisteloperation 1250
- Häufigkeit 1211
- regelmäßiger, Gewöhnung 1211 f, 1243
- Säugling 898 ff
- schmerzhafter 1243
Stuhlinkontinenz 1040
Stuhluntersuchung 578 f
- bei Durchfall 1217
Stuhlverstopfung s. Verstopfung
Stütze 844
Stützeinlage 127
Stützgewebe 695
Stützmieder 210, 213, 837
Subarachnoidalraum 712
- Blutung 712 f
Subduralhämatom 713, 733 f
- im Säuglingsalter 734
Subduralraum, Blutung 712 f
Sublingualdrüse 361 f
Submandibulärdrüse 361 f
Sucht 659, 667, 672
- Unterschied zum Arzneimittelmißbrauch 660
Suchtberatungsstelle 15
Suchtmittel 657, 659
Suchtprobleme 990
Suggestion 995
Suggestionstherapie 991
Suizid s. Selbstmord
Sulfasalazin 1229
Sulfonamide 663 f
- Erregerresistenz 664
Sulfonamidgel 261
Summationsbilder 1176
Superinfektion, bakterielle, bei Virusinfektion 662
Surfactant 756, 758, 919
- künstlicher 920
Suspensorium 1019
Süßigkeiten 1262
Süßstoff 1268
Symbiose 1210
Sympathektomie 163, 174
Symptome, psychosomatische 996
Syndaktylie 370
Syndet-Waschmittel 380, 1252
Synkope 428
Synovialis 879

Syphilis 300 ff
- angeborene 302 f
- Ansteckungsgefahr 304 f
- – für den Ehepartner 305
- Ausheilung 304
- Behandlung 304, 1046
- Diagnose 302
- der Frau 1046
- – Diagnose 1046
- Frühstadium 302
- Häufigkeitsanstieg 301
- Herzklappenfehler 408
- Immunität 301
- Infektionsschutz 303
- Kehlkopfentzündung 647
- Kontrolluntersuchungen 306
- Lippeninfektion 609
- Mundinfektion 621
- des Nervensystems 709
- Regenbogenhautentzündung 75
- Schwangerschaft 305
- serologische Untersuchung 303 f, 579 f
- – – falsch positive 303
- Spätkomplikation 304
- Spätstadium 304 f
- 2. Stadium 302
- Symptome 302
- Tertiärstadium 304 f
- Übertragung 1046

Szintigramm 1161
Szintigraphie 1161 f
- Funktionsuntersuchungen 1162
- Gehirn 727
- Herzmuskel 412
- Herzventrikeldarstellung 412
- Knochen 131
- Liquor 727
- Nebenniere 689
- Schilddrüse 928, 932

Szintillationszzähler 1161

T

T3 s. Trijodthyronin
T4 s. Thyroxin
Tabakrauchen s. Rauchen
Tabatière 367 f
Tabes dorsalis 304, 709
Tachykardie, paroxysmale 426
Taenia saginata 822, 832
- solium 832
Tage, fruchtbare, im Menstruationszyklus 1115, 1131
- unfruchtbare, im Menstruationszyklus 1115
Talgfluß 388
Talgzyste 394

Talkum 635
Tampon 1053
Tape-Verband 880
Tarantel 263
Tastempfindung 695
Taubheit 350 ff
- angeborene 350
- – Ursache 350
- Formen 350
- Ursache 350
Taubstummeninstitut 542
Taubstummer 350 f
Tausendfüßler 263
Tay-Sachs-Krankheit s. Idiotie, amaurotische, familiäre
T-Drain 606
Teamchirurgie 860
Tee 669
- Säugling 893
Teerstuhl 1215
Teilbad 836
Teillähmung, Rehabilitationserfolg 843
- Schlaganfall 710
Teilnahmslosigkeit 668
Teilschlaf 995
Tellermahlzeit, erste 889
Temperamentsausbruch, Blutdruck 416
Tendinitis 864
Tendovaginitis stenosans 368
Tennisarm 880
Tenosynovitis 864
Testis s. Hoden
Testosteron 1013
Teststreifen, Harnzucker 1265
Tetanie 693
Tetanus 523 ff
- Behandlung 525
- Diagnose 524
- Immunisierung, aktive 524
- – passive 524
- Inkubationszeit 524 f
- Schutzimpfung 452 f
Tetanusantitoxin 143, 261, 524 f
Tetanuserreger, Vermehrung unter Luftabschluß 524
Tetanustoxin 524
Tetanustoxoid 524
Tetrachlorkohlenstoff-Vergiftung 585
Tetrazyklin 662, 824, 1044
Thalamonal 53, 55
Thalassämie 193, 681
Theophyllinspiegel 566
Therapie s. Behandlung
- physikalische s. Physikalische Therapie
Thermographie 219
Thermotherapie 835
Thiaminmangel 1256
Thiobarbiturate 55
Thorakoplastik 643

1355

Sachverzeichnis

Thorakotomie 641
Thoraxoperation 639
Thrombangiitis obliterans 163
Thrombophlebitis 168 f, 179
- Unterschied zur Phlebothrombose 169
Thrombose 164 f
- chirurgische Maßnahmen 178 f
- Folgen 165
- Lyse-Behandlung 178
- Ursache 165
- zerebrale 709 f
Thrombosevorbeugung, Operationsvorbereitung 806
Thrombozyten 422, 563
Thrombozytopenie 199
- essentielle 199
- idiopathische 680
Thrombus 164
Thrombusauflösung 170
Thymoleptika 1000 f
Thymus 441
Thymusextrakt 452
Thyreoidea-stimulierendes Hormon 927 f
Thyreoiditis 929, 932 ff
- Behandlung 932
- Krankheitszeichen 932
Thyreostatika 929, 931
Thyroxin 568, 674, 927
TIA (transitorisch ischämische Attacke) 710
- Operation 740
Tic douloureux 702
Tick 535 f
Tiefendurchblutung älterer Menschen 845
Tiefenwirkung 837
Tierbiß 522
Tierhaare 22
Tierversuch, Tuberkulosenachweis 581
Tinea capitis 383
- corporis 383
- inguinalis 383
- pedum 383 f
Tinktur, pilzhemmende 383
Tinnitus 355
Tinnitus-Masker 356
TIPS (transjugulärer intrahepatischer portosystemischer Shunt) 595, 1189
T-Lymphozyten 678
Tochtergeschwulst 555
- der Leber 588
- zerebrale 736
Toilettensitz, unsauberer 300
Toleranz 660
- Narkotika 672
- Tranquillantien 668, 995
Tollwut 522 f
- Behandlung 467
- Inkubationszeit 522
- Krankheitserscheinungen 522
- Schutzimpfung 261, 466 f, 523
- - Durchführung 466
- Verhütung 523
Tollwutantiserum 466
Tongenerator 356
- elektronischer 325
Tonometer 76
Tonsillae palatinae 311
Tonsillektomie 312 ff, 316, 874
- nach akutem Infekt 314
- Blutuntersuchung 316
- Jahreszeit 314
- Nachblutung 317
- - Spätform 317
- Nachwirkungen 317
- Pflege 317
- Schmerzausschaltung 314
Tonsillen 311
Tonsillitis 315
- akute 315
Tophus 875
Torticollis 123
Totes Meer 391
Totgeburt 980
- Erythroblastose, fetale 913
- Syphilis 305
Toxikose s. Schwangerschaftstoxikose
Toxin 524
TPHA-Test 580
Trachea 325 f, 926, 1183
Trachealkanüle 325, 327 f
Trachealstenose 327
Tracheotomie s. Luftröhrenschnitt
Trachom 92, 471
Training, autogenes 415, 991
- körperliches 415, 417
Tränen 60 f, 68
Tränenfilm 63
Tränengang 61
Tränennasengang 74
Tränenpünktchen 73
Tränensackentzündung 74
Tranquillantien 14, 667 f, 671, 995
- Alkoholiker 16
- Entzugserscheinungen 668
- Gewöhnung 995
- bei klimakterischen Beschwerden 1101
- Suchtentwicklung 995
- Toleranz 668, 995
Transaminasen 566
Transfusionsreaktion 812
Transitorisch ischämische Attacke 710
- - - Operation 740
Transkriptase, reverse 447
Transplantat, komplexes 849
Transplantatabstoßung 784 f, 818
Transplantation 817 ff
- Abstoßungsimmunreaktion 818
- Brustrekonstruktion 227
Transplantationsgesetz 786, 820

Transplantationsimmunität 818
Transplantationswesen 787, 820
Transplantationszentrale 787, 820
Transsexualität 848
Transsexueller 1104 f
Trauerreaktion 992
Traum, erotischer 1107
Träume 998
Tremor 721
Trennungsangst 532
Trepanation 731
Treponema pallidum 301
Trichine 828 f
Trichinella spiralis 828
Trichinose 828 f
– Behandlung 829
– Diagnostik 829
– Symptome 829
– Vorbeugung 829
Trichomonadeninfektion 800
– Behandlung 1044
– Harnblasenentzündung 789
– Harnröhre 799
– Ping-Pong-Effekt 800, 825
– Scheidenentzündung 825, 1043
Trichomonadenkolpitis 825, 1043
Trichomonas vaginalis 825
Trichuris trichiura 828 f
Trigeminusneuralgie 702
Triglyzeride 566 f
Trijodthyronin 568, 674, 927
Trikuspidalklappe 403 f
Trinken, kontrolliertes 12, 16
– zu den Mahlzeiten 1195
Trinker, periodischer 12
– süchtiger 12
Trinkmenge, gestilltes Kind 887
Trinkwasser, Chlorierung 489
– Fluoridierung 619
– Jodierung 930
– Parasitenübertragung 822
Tripper 300 f, 306 f
– Bindehautentzündung 68
– chronischer 307
– Diagnose 1045
– Eileiterentzündung 1085
– Endometritis 1065
– der Frau 1045
– – Behandlung 1045
– – Symptome 1045
– Harnblasenentzündung 789
– Harnröhreninfektion 799
– Komplikationen 307
– Organbeteiligung 301
– Risikogruppen 306
– Rückfall 307
– Selbstbehandlung 307
– Symptome 306
– Unfruchtbarkeit 307

Trisomie 21 s. Down-Syndrom
Trommelfell 343, 345 f, 355
Trommelfelldurchbruch 347
Tropenaufenthalt, Durchfall 1216
Tröpfcheninfektion 471
– Diphtherie 475
– Kinderlähmung, endemische 489
– Mononukleose, infektiöse 521
– Tuberkulose 1163
– Viruskrankheit 471
– Windpocken 472
Trugwahrnehmung 670
Trümmerbruch 140
Trunkenheit 12
Trunksucht 12
– Formen 12
Trypanosomen 825 f
Trypanosomenkrankheit, amerikanische 826
Trypsin 907
Tsetsefliegen 826
TSH (Thyreoidea-stimulierendes Hormon) 568, 927 f
Tsutsugamushi-Fieber 517
Tubarabort 1089
Tubarruptur 1089
Tubenplastik 1118
Tuberkelbakterien 1163
– Aufnahme 1163
– im Harn 781
– Nachweis 1169
– resistente 1171
– Virulenz 1167
Tuberkulin 1165
Tuberkulinprobe 455 f, 637, 1164 f
– Hautreaktion 1165
– negative 1166, 1171
– positive 1165 f
Tuberkulose 471, 625, 636, 649, 1163 ff
– aktive 1169
– Aktivierung durch Kortison 677
– Auswurfuntersuchung 578, 1165, 1169
– Behandlung 1171 ff
– – medikamentöse 1173
– – – Dauer 1173
– – – Dauerbehandlung 1173
– Bettruhe 1171 f
– chronische 1168
– Diagnose 1165, 1168 f
– Diät 1172
– Eileiterentzündung 1085
– Erkrankungsbereitschaft 1164
– Früherkennung 1164
– Frühsymptome 1165
– geschlossene 1169
– Halslymphknoten 201
– Harnblasenbeteiligung 781
– Harnblasenentzündung 789
– Heilungsaussicht 643
– Infektionswege 1163 f

1357

Sachverzeichnis

Tuberkulose, Kehlkopfentzündung 647
- Klimabehandlung 1172
- Kollapstherapie 1174
- Liegekur 1174
- der Lunge s. Lungentuberkulose
- Lungenröntgenaufnahme 1151
- Magensaftuntersuchung 574
- menschliche 1163
- Milzinfektion 682
- Milzvergrößerung 681
- Nierenbeteiligung 780 f
- offene 1169
- Operationsverfahren 639
- Primärinfekt 1167
- Primärkomplex 1167
- Prognose 1170
- Rauchen 1172
- Regenbogenhautentzündung 74 f
- Resektionsbehandlung 1174
- Röntgenaufnahme 1165
- Röntgendurchleuchtung 1165
- Rückfall 1174
- Sanatoriumsaufenthalt 1174
- Schutzimpfung s. BCG-Impfung
- serologische Untersuchung 579
- bei Silikose 635
- Sonnenbestrahlung 1172
- Symptome 1165
- Therapietreue des Patienten 1171
- Vorbeugung 1164
- Wirkung auf eine Schwangerschaft 1170

Tuberkulosebakterien s. Tuberkelbakterien
Tuberkulosebekämpfung 1163 f
- gesundheitspolitische Maßnahmen 1170

Tuberkulose-Erreger, Nachweismethoden 581
Tuberkulose-Erreger-DNS, Nachweis 581
Tuberkuloseinfektion 1163 ff
- Lebensalter 1165
- Risiko 1165
- Vorbeugung 1164

Tuberkulosenachweis, Tierversuch 581
Tuberkuloseschutzimpfung s. BCG-Impfung
Tuberkulostatika 1173
- Resistenzspektrum 1173

Tubuli 759
Tubus 528
- endotrachealer 53, 57

Tularämie 517 f
- Lungenentzündung 630

Tumor 551
- bösartiger 551
- - Amputation 112
- gutartiger 551
- intrakranieller 735

Tumorentwicklung bei Fettleibigkeit 236
Tumormarker 556
Tumornekrosefaktor 678
Tumorwachstum, Schwangerschaftseinfluß 559

Türkensattel 440
Turner-Syndrom 256, 258, 1114
Turnübungen bei Rückgratverkrümmung 119
Tympanoplastik 355, 361
Typ-1-Diabetes 1261
Typ-2-Diabetes 1261, 1266
Typ-A-Gastritis 1197, 1199
Typ-B-Gastritis 1199
Typ-C-Gastritis 1199
Typhus abdominalis 471, 502 f, 508, 515, 1216
- - Auffrischimpfung 502
- - Ausbreitung 502
- - Behandlung 508
- - Diagnose 503
- - Erregernachweis 503
- - Immunität 463
- - Inkubationszeit 503
- - Schutzimpfung 462 f, 502 f
- - - orale 462
- - - Totimpfstoff 462
- - - Zeitpunkt 463
- - Stuhluntersuchung 503, 508
- - Verlauf 503
- - Vorbeugung 502
Typhuskeimträger 502
Typhuskultur 508

U

Übelkeit 1192
- Gastritis, akute 1197
- morgendliche 937
- - Behandlung 944
- Reizmagen 1193
Überbein 369, 395, 399
- Behandlung 399
Überdruckbeatmung 905
Überempfindlichkeit 21
Überempfindlichkeitsreaktion 776
Überforderung 991
Übergewicht (s. auch Adipositas) 230 ff, 1263
- Bruchoperation 211
- Herzkrankheit 407
- Hypertonie 415
- Körpermasseindex 230
- Zuckerkrankheit 1261
Überlaufblase 1025
Übertreibung 858
Überwachung 3
Überwärmungsbad 836
Überweisung 3
Übungstherapeut 705
Übungstherapie 841 f
Uhrglasverband 703
Ulcus cruris 185
- duodeni s. Zwölffingerdarmgeschwür
- molle 309 f

Sachverzeichnis

- pepticum 1200 ff
- – aggressive Faktoren 1200
- – Behandlung 1203
- – Blutstillung, endoskopische 1203
- – Blutung 1202
- – Diagnose 1202
- – Durchbruch 1202 f
- – Endoskopie 1202
- – Folgen 1202
- – Heilungsvorgänge 1204
- – jejuni 1200
- – Kontrolluntersuchungen 1206
- – Menschentyp 1201
- – Operation 1203 f
- – Reizstoffmeidung 1203
- – Röntgenuntersuchung 1202
- – Rückfall im Magenrest 1206
- – – Ursachen 1204
- – schützende Faktoren 1200
- – Sonographie 1202
- – Untersuchungen 1202
- – Vorbeugung 1202
- ventriculi s. Magengeschwür

Ulkus, peptisches s. Ulcus pepticum
Ulkuskrankheit, peptische 1184
Ulkusoperationsverfahren 1204
Ulnardeviation der Finger 865
Ultraschalldiagnostik (s. auch Sonographie) 1175 ff
- Bauchraum 1178
- Diagnose 1176
- Gefäße 1178
- Gelenke 1178
- Geschlechtsfeststellung des Fetus 1177
- Hauptanwendungsgebiete 1178
- Herz 412
- Hüftgelenk des Säuglings 1178
- Knochen 1179
- Magen-Darm-Trakt 1179
- bei Milzvergrößerung 681
- Nierenarterie 177
- Phlebothrombosenachweis 170
- Prostata 1179
- Schädigung 1177

Ultraschallgerät, Staroperation 80
Ultraschall-Stoßwellen, Steinzertrümmerung s. Stoßwellen-Lithotripsie
Ultraschalltherapie 836
Ultraschallvernebler 910
Ultraschallwellen 1175
Ultraviolettbestrahlung 372, 836, 838 f
- bei Akne 374
- für Ältere 845
- bei Schuppenflechte 391
Ultraviolett-Strahlen 838
- Wellenlänge 838
Umbilikalhernie 206 ff
Umgehungskreislauf 160
Umkehrisolierung 818

Umschläge 836
Umschulung 835
Umweltfaktoren, Kropfentstehung 930
- Zuckerkrankheit 1261
Unfallpatient, Intensivbetreuung 530
Unfruchtbarkeit 1113 ff
- Behandlung 968, 1123
- der Frau nach Abtreibung 1084
- – nach Chlamydieninfektion 1044
- – Eierstockdysfunktion 1092
- – Eileiterentzündung 1085
- – Endometriose 1076
- – Hyperplasie, glandulär-zystische 1067
- – Syphilis 1046
- – Tripper 1046
- Häufigkeit 1113
- des Mannes 1121 ff
- – im Alter 1124
- – Behandlung 1123
- – nach Chlamydieninfektion 1044
- – Hodenverletzung 1013
- – durch Mumps 485, 487
- – Orchitis 1019
- – nach Samenleiterdurchtrennung 1032
- – Varikozele 1021
- seelische Faktoren 1119
- durch Strahlen 1146
- Tripper 307
- Ursachen 1114 f
Unfruchtbarmachung, Operationsverfahren 1141
Unterarm, Ruhigstellung 290
Unterarmbruch, Behelfsschiene 280
Unterarmverband 298
Unterarmverletzung, Notverband 290
Unterbauchkrämpfe 1198, 1219
Unterbauchschmerzen, rechtsseitige 152, 1221
Unterentwicklung, geistige, Rötelnembryopathie 479
- – bei Stoffwechselstörung 256 f
Unterernährung 583, 630
- Schwangerschaft 256
Unterkieferdrüse 361 f
- Geschwulst 364
- Schwellung 485 f
- Steinverschluß 361
Unterkühlung 273
- im Wasser 271
Unterleibsbestrahlung 791
Unterleibsblutung während der Schwangerschaft 938
Unterleibskrämpfe, Schwangerschaft 1078 f
Unterleibsuntersuchung 1054
Unterlid, schlaffes 61
Unterlidentropium 73
Unterricht für werdende Eltern 937
Unterschenkelgeschwür 185
Untersuchung, chemische 562

1359

Sachverzeichnis

Untersuchung, feingewebliche 562
- hämatologische 563 ff
- mikrobiologische 562
- mikroskopische 562
- neurophysiologische 729 f
- nuklearmedizinische 727 f
- rektale 1022, 1214, 1253
- serologische 562, 579 f
- zytologische 562

Unterzungendrüse 361 f
- Geschwulst 364

Unverträglichkeit bei Bluttransfusion 810
Unzurechnungsfähigkeit 993
Urämie 177, 767, 784, 1025
Uratkristalle im Gelenkpunktat 876
Uratstein, Auflösung, medikamentöse 773
Ureter s. Harnleiter
Ureterostomie, kutane 796
Ureterozele 783 f
Urethra s. Harnröhre
Urin s. Harn
Urobilinogen 570
Urographie, intravenöse 1154
- bei Nierentumor 775
Urothelkarzinom 775
Urtikaria 19, 34
Uterus s. auch Gebärmutter
Uterusamputation, supravaginale 1073
Uterusexstirpation 1061, 1066, 1068, 1071, 1073 ff
- Anzeigen 1073
- Narbe 1074
- radikale 1073
- totale 1069, 1073
- vaginale 1073 ff
UV-A-Strahlen 838
- Bräunungseffekt 838
UV-Bestrahlung 372, 836, 838 f
UV-B-Strahlen 838
UV-C-Strahlen 838
UV-Strahlenbelastung 552

V

Vagina s. Scheide
Vaginal-Ovulum 825
Vaginalschleimhaut, Befeuchtung 1034
Vagotomie 1204
Valium 55
Varikozele 182, 1020 f, 1123
- Behandlung 1021
- - nichtoperative 1021
- Beschwerden 1020
- Diagnose 1020
- Operation 1021
Varizellen s. Windpocken
Varizellenvirus 472

Vaskulitis-Syndrom 863
Vasopressin 1189
Vater, Teilnahme an der Entbindungsvorbereitung 954
- - an der Geburt 954
Vaterschaft 252
VDRL-Test 580
Vegetationen, adenoide 312
Veitstanz 873
Vena mesenterica superior 820
- saphena 176, 183
Vene(n) 156, 414
- krampfaderartige, der Nasenschleimhaut 339
- Röntgenaufnahme 1152
- varikös erweiterte s. Krampfadern
Venenentzündung 170 ff
- Behandlung 171
- im Krampfadergebiet 185
- Krankheitszeichen 171
- oberflächliche s. Thrombophlebitis
- bei Ovulationshemmereinnahme 1140
- Rückfall 172
- Vorbeugung 171
Venenimplantat 819
Venenthrombose 165
- Embolievorbeugung 634
- Lungeninfarkt 634
Venentransplantat 176, 355
Venenverletzung 173
Ventilmechanismus, Pleuraraum 628
Ventrikel 697
Ventrikelszintigraphie 412
Ventrikulographie 413, 1151
Verätzung 265
- Auge 265
- Speiseröhre 1185
Verband 296 f
- keimfreier 261
Verbandwechsel nach der Operation 808 f
Verblutung nach der Geburt 973
Verblutungstod 173, 287
Verbraucherzentrale 47
Verbrennung 264 ff
- 1. Grades 264
- 2. Grades 264
- 3. Grades 264
- Hauttransplantation, freie 850
- Laienhelfer 264
- plastische Chirurgie 847 f
- Schock 265
Verdampfungsapparat 905
Verdauungsbeschwerden, chronische 601
Verdauungsenzyme 441, 906 f, 1191, 1210
Verdauungssekrete 1180
Verdauungsstörung 99
Verdauungstrakt 1180 ff
Vereisung 56
Verfallsdatum, Medikamentenpackung 656

Sachverzeichnis

Verflachung, affektive 1002
Verfolgungsideen 1002
Verfolgungswahn 1002
Verführungstrinker 12
Vergewaltigung, Schwangerschaftsabbruch 1081
Vergiftung 290 ff
- Atemstörung 292
- Blutuntersuchung 566
- Dialyse 788
- Gastroenteritis, akute 1218
- Informationszentrale 290
- Koma 717
- Leberfunktionsstörung 583
- durch Medikament 661
- Psychose 999
Verhalten, bisexuelles 1108
- der Eltern 549 f
- kindliches 531 ff
Verhaltensstörung 989 f
- bei adenoiden Vegetationen 312
- kindliche 543, 550
Verhaltenstherapie 108, 991, 997
Verheiratete, Lebenserwartung 42
Verhornung 372
Verjüngungsoperation 41
Verlangen, geschlechtliches, abnehmendes 1112
- - bei der Frau 1106
- - beim Mann 1106
Verletzung im Gehörgang 345
- innere, Computertomographie 1150
Vernebler 905
Verrenkung 283
Verruca 394
Verrucae plantares 125
Verschlucken 266 f
- ältere Leute 267
- Kinder 267
Verschlußikterus 567, 585, 604 f
Verschlußkrankheit, arterielle 163 f, 175
- der Beinarterien 162
Verstauchung 283, 366
Verstopfung 229, 672, 882
- bei Abmagerungsdiät 235
- chronische 1211 ff
- - Analfissur 1247
- - Behandlung 1214
- - Untersuchung, rektale 1214
- Ernährungseinfluß 1211 f
- funktionelle 1211
- Heilung 1214
- beim Kind 1212
- - Behandlung 1214
- organische 1211
- Säugling 899
- Schwangere 937, 945
- Wechsel mit Durchfall 1213
- Zöliakie 906

Vertigo 719
Verwachsungen 93, 95
- Volvulus 1223
Verwirrtheitszustände bei Leberzirrhose 587
Vestibularapparat 344, 357, 719
Vibrio cholerae 526
Vielfingrigkeit 109, 112
Vierfingerfurche 916 f
Vierlingsgeburt 967
Vierzellenbad 836
Viren 470 f
- Unterschiede zu Bakterien 471
Virologie 562
Virulenz 1167
Virus, humanes T-Zell-lymphotropes 447
- Lympadenopathie-assoziiertes 447
Virushepatitis (s. auch Hepatitis, infektiöse) 300, 585
- chronische, Zytokine 678
Virusinfektion 662
- chronische 678
- Erkältungskrankheit 643, 645
- Immunität 450
- Milzvergrößerung 681
- Superinfektion, bakterielle 662
- Warze 396
- Zuckerkrankheit 1261 f
Viruskrankheit, Immunität 471
- Schwangerschaft 417
- Verbreitung 471
Viruspneumonie 629
Virustatische Substanzen 308
Vitamin A, Sehvermögen 1259
- Überdosierung 1258
Vitamin-A-Mangel 1256
Vitaminaufnahme 1255
Vitamin-B_1-Mangel 1256
Vitamin-B_2-Mangel 1256
Vitamin-B_6-Mangel 1256
Vitamin-B_{12}-Mangel 191 f, 1256
- Zungenveränderung 621
Vitamin C 646, 1259
Vitamin-C-Mangel 1256
Vitamin D 135, 568, 693
- Überdosierung 1258
Vitamin-D-Gabe, Brustkind 889
- Flaschenkind 889
- Säugling 894
Vitamin-D-Gehalt im Serum 922
Vitamin-D-Mangel 135, 1256 f
Vitamine 228 f, 1255 ff
- Einfluß auf die Lebensdauer 43
- fettlösliche 1220
- - bei Mukoviszidose 910
- Tagesmindestbedarf 1257
- Überdosierung 1258
Vitamineinnahme 1258
Vitamin-E-Mangel 1257
Vitamingabe, Abmagerungsdiät 1259

Sachverzeichnis

Vitamingabe, bei alten Menschen 1259
- bei Blutarmut 1259
- bei Erkältung 645
- Frühgeborenes 757
- Gewichtszunahme 1260
- beim Kind 1259
- Neugeborenes 1258
- Säugling 894
- Schwangerschaft 940, 1259
- stillende Mutter 885
- bei Zöliakie 907

Vitamininjektion 1258
Vitamin-K-Mangel 1257
- Neugeborenes 921

Vitaminkombinationspräparat 1258
Vitaminmangel 373, 616, 621, 1255 ff
- Blutarmut 192
- Spurensymptome 1257
- Ursache 1255 f

Vitaminpräparat, Schwangere 940
- bei Zöliakie 907

Vitaminresorption 1213, 1255
Vitiligo 393
Vitrektomie 89
Vollbad 836
Völlegefühl 1193
- nach Magenentfernung 1193
- Reizmagen 1193

Vollhauttransplantat 848 ff
Vollinvalider 843
Vollmilch, Säuglingsernährung 891
Vollwertnahrung 48, 229
Volvulus 1222 f, 1231, 1233
- Behandlung 1224
- Symptome 1223
- Ursache 1223

Vorbefunde, Krankenhausaufnahme 4
Vorgeburtsperiode 937 ff
Vorgeschichte 3
- biographische 106
- bei Reizkolon 1227

Vorhaut 802
- Entfernung s. Beschneidung
- Zurückschieben 802

Vorhautblätter 802
Vorhof 403 f
Vorhofflimmern 428 f
- chronisches, Komplikation 429

Vormilch 886
Vorsorge-Untersuchung 574
- Darmkrebs 1238

Vorsteherdrüse (s. auch Prostata) 789, 1010, 1021 ff
- Adenom s. Prostata-Adenom
- Biopsie 1028 f
- Elektroresektion 1026
- Entfernung, operative s. Prostatektomie
- Entzündung 1021 ff
- - Behandlung 1022

- - chronische 1023
- - Krankheitserscheinungen 1022
- Erkrankung 1021
- Hyperplasie s. Prostatahyperplasie
- Krebs s. Prostatakarzinom
- Operation, zweizeitige 1026 f
- Resektion s. Prostataresektion
- Sonographie 1022, 1028, 1179
- Steinbildung 1031
- Untersuchung, rektale 1028
- Vergrößerung, gutartige 1021, 1023 ff
- - Behandlung, nichtoperative 1024
- - Krankheitszeichen 1024
- - Operation 1025
- - Wirkung auf die Harnblase 1025
- Zugang, operativer 1025 f

Vulva 1032
- Juckreiz 1035

Vulvakrebs 1035 f
- Alter 1036
- Vulvektomie 1036

Vulvaleukoplakie 1035 f
Vulvektomie 1036
Vulvitis 1035

W

Wachstum, körperliches 858
Wachstumsanregung 445
Wachstumsgeschwindigkeit, Jungen 855
- Mädchen 855

Wachstumshormon 442 f, 445
- von Bakterien hergestelltes 260

Wadenkrämpfe, Schwangerschaft 947
Wadenwickel 836
Wahnideen 1002
Wahnvorstellungen 990, 992, 1001
Wanderniere 768, 781 f
Wannenbad 836
- ältere Menschen 846
- nach der Entbindung 975
- heißes 839
- während der Regelblutung 1053
- Schwangere 941

Wärmebett 755
Wärmeeinheit 228
Wärmekissen, elektrisches 845
Wärmelampe 837, 845
Wärmestauung 284
Wärmetherapie 836 ff
- für Ältere 845
- - Vorsichtsmaßnahmen 845 f
- bei Brustfellentzündung 632
- bei Nasennebenhöhlenentzündung 336
- bei rheumatischer Erkrankung 883
- bei Weichteilrheumatismus 880

Wärmflasche 838, 845

Sachverzeichnis

Warnsignal beim Säugling 531
Warze 394 ff
- Entfernung 397
Warzenfortsatz 346
- Entzündung 347 f
Warzenhütchen 974
Waschzwang 990
Wasser 759, 1191
- bei Vergiftung 290
Wasserausschwemmung 231
Wasserbruch 1016 ff
- Operation 1016 f
Wasserdampf 623
Wassergehalt des Körpers 621
Wasserkopf 705
Wasserlassen s. Harnlassen
Wassermann-Reaktion 580
Wasserretention 766
Wasserrückresorption 1211
Wasserstoffatome 727
Wasserverlust 762
- Colitis ulcerosa 1228
- Zungenveränderung 621
Wechselfieber s. Malaria
Wechseljahre 1100 ff
- Allgemeinerscheinungen 1100 f
- Libidoveränderung 1102
- des Mannes 1125
- typische Zeichen 1101
Wechseljahrsbeschwerden 1100 f
- Behandlung 1101 f
- Dauer 1101
- nach Entfernung der Eierstöcke 1074, 1087, 1099 f
- Hormongaben 1101
- bei seelischer Störung 1102
Weckamine 669
Weckerläutwerk bei Bettnässen 544
Wegbleiben 534
- Keuchhusten beim Säugling 498
Wehen 52, 951
- wirkungslose 970
Wehenhormon, synthetisches 953
Wehenschwäche 968 f
- Behandlung 969
- Gründe 968
- primäre 968
- sekundäre 968 f
Weicher Schanker 309 f
Weichteilemphysem 614
Weichteilrheumatismus 864, 879 ff
- Behandlung 880 f
Weichteiltophus 874
Weil-Krankheit 516
Weißkittel-Hypertonie 417
Weißwerden der Finger (Zehen) 162
Weitsichtigkeit 64 f
- Alterssichtigkeit 66
- Einfluß des Alters 65

- Kind, Brillenversorgung 64
- - Untersuchung 65
- Operationsverfahren 65
- Unterschied zur Alterssichtigkeit 66
Weizenkleie 1225
Weltbevölkerung, Wachstum 1128
Weltgesundheitsorganisation, Daten zur Geburtenregelung 1130
- Malariabekämpfung 827
- Malariagebiete 514
Wespenstich 21, 37, 262
Wettereinfluß auf Heuschnupfen 26
Wickel 632, 836
- feuchte 837
- nasse 837
Widerspruchslösung, Organentnahme 787, 820
Widerstandsfähigkeit gegen Erkrankungen 1255
Widerstandskraft 470
Wiederbelebung, kardiopulmonale 52, 291, 293 ff
- - Ausbildung 294
Wiederherstellungschirurgie, Bewegungsapparat 137 f
Wiesenotter 264
Wildschweine, Trichinenbefall 829
Wilms-Tumor 561, 775
Wilson-Krankheit 256 f
Wimmerl 376
Wimpern, Kratzen auf dem Auge 73
Windpocken 381, 470 f, 472 ff, 504, 506
- Ansteckungsfähigkeit 472
- Immunität 450
- Komplikationen 474
- Narbenbildung 474
- Übertragung 472
Windpockenausschlag 473
Winiwarter-Buerger-Krankheit 163
Winterschlaf, künstlicher 436
- - bei Tetanus 525
Wirbelbäder 836, 839
- ältere Menschen 846
- bei Kreuzschmerzen 117
Wirbelbehandlung 839
Wirbelbruch 746
- Operation 746
Wirbelgelenke, kleine 869
Wirbelgleiten 120 f
- Behandlung 120 f
- Röntgenuntersuchung 120
Wirbelkanal 115, 695
- Röntgenuntersuchung 1156
- Verschluß, unvollständiger 742
Wirbelkörperbruch, Osteoporose 136
Wirbelsäule, einseitige Belastung 114
- Einsetzen von Metallstäben 119
- Gelenkserkrankungen 114
- Röntgenuntersuchung 117, 120

Sachverzeichnis

Wirbelsäule, Verrenkung 746
- Versteifung 869
Wirkstoffmenge 660
Witwenbuckel 136
Wochenbett 974 ff
Wochenbettdepression 977
Wochenbettpsychose 1001
Wochenfluß 975
Wolfsrachen 611
Wolhynisches Fieber 471, 517
Woodlicht-Lampe 383
Wortfindungsstörung, Alzheimersche Erkrankung 722
Wuchereria bancrofti 832
Wunde, Erste Hilfe 261 f
- Fremdkörper 278
- plastische Chirurgie 847
Wunderheiler 1024
Wundgebietsvorbereitung 805
Wundheilung 677
Wundstarrkrampf s. Tetanus
Wundverband nach der Operation 808 f
Wünschelrute 49
Wunschkind 1126
Wurmerkrankung, Afterjucken 1251
Wurmfortsatz 150
- Durchbruch 152, 154
- Entfernung 153 ff
Wurmkrankheiten 828 ff
Wurmkur beim Hund 834
Wurstvergiftung 1197
Wutausbrüche 993
- kindliche 535

X

Xenotransplantat 817
Xeroradiographie 1145
X-Geschlechtschromosom 1103
Xylocain 55

Y

Yang 48
Y-Geschlechtschromosom 1103
Yin 48
Yttrium, radioaktives 1159

Z

Zählzwang 990
Zahnabszeß 614, 619
Zahnausfall 44

Zahnbehandlung, Operationsvorbereitung 804 f
- Schwangere 945
Zähne 618 f
- schlecht gepflegte 616
Zahneiterung 619
Zähneknirschen 534
Zähneputzen 616
Zahnersatz 619
Zahnextraktion 881
Zahnfäule 618
Zahnfleischblutung 1256
Zahnfleischentzündung 616
Zahnfleischschwund 616
Zahnherd 619
Zahnhygiene, mangelhafte 616
Zahnkaries s. Karies
Zahnpflege, Schwangere 945
Zahnring 533
Zahnstein 616
Zahnstellung, Daumenlutschen 532
Zahntasche, eitrige 616
Zahnwurzeleiterung 334
Zahnwurzelspitze 619
Zahnwurzelspitzen-Resektion 619
Zangenentbindung 958 f, 962
Zäpfchen bei Verstopfung, Säugling 899
Zecken 263, 463 f, 823
- Expositionsprophylaxe 463
Zeckenbiß, Frühsommer-Meningoenzephalitis 510 f
- gefährdete Personen 510
- Immunglobulingabe gegen FSME 511
- Lyme-Borreliose 511 f
- Rückfallfieber 516
Zeckenbißstelle, Rötung 512 f
Zeckenenzephalitis s. Frühsommer-Meningoenzephalitis
Zeckenfieber 516
Zellabstrich, Gebärmutterhalskanal 1056
- Scheide 1056
Zellatypien 1059
Zellen, Insulin-produzierende 1261
- retikuloendotheliale 683
Zellgewebsentzündung, Finger 370
Zellkern 251
Zellulose 229
Zelluloseprodukte 232
Zellwachstumshemmung 677
Zelt, keimfreies 818
Zentralnervensystem 695 f
- Infektion, Psychose 999
Zerrsichtigkeit 67
Zervikalkanal s. Gebärmutterkanal
Zervix s. auch Gebärmutterhals
Zervixkarzinom s. Gebärmutterhalskrebs
Zervixpolyp 1056 f
- Behandlung 1057
- Krankheitszeichen 1057

Zervizitis 1054 f
- Behandlung 1055
- Rückfall 1056
Zeugungsunfähigkeit 1121, 1124
- Behandlung 1123
- nach Orchitis 1019
- nach Samenleiterdurchtrennung 1032
Ziegenpeter s. Mumps
Ziliarmuskel 65
Zink 229
Zinköl 382
Zirbeldrüse 441
Zirkumzision s. Beschneidung
Zirrhose der Leber s. Leberzirrhose
Zittern 721
ZNS s. Zentralnervensystem
Zökum 150
Zöliakie 578, 902 f, 906 ff
- Behandlung 907
- Beikost 907
- Diagnose 907
- Diät 907
- Rückfall 908
- Symptome 906
- Ursache 906
Zölibat 994
Zollinger-Ellison-Syndrom 104
Zucker 228, 1210
- im Harn 1261 ff
- - Kontrolle 1265
- - Nachweis 979
- schnell resorbierbare 1268
Zuckerkranker, Disziplin 1268
- gut eingestellter 1266 f
- Kenntnisse über die Krankheit 1268
- Kohlenhydratmenge, tägliche 1269
- Operation 1270
- Schulung 1268
- Verantwortung für Stoffwechselkontrolle 1270
- zu meidende Speisen 1268
Zuckerkrankheit 96, 762, 1261 ff
- Arterioskleroserisiko 158
- Augenveränderungen 89
- Blutuntersuchung 566 ff
- Blutzuckerspiegel 568
- Diagnose 1262
- Diät 1263, 1268 f
- - Kohlenhydratmenge, tägliche 1269
- - zu meidende Speisen 1268
- Einfluß auf die Schwangerschaft 980
- erbliche Disposition 1261
- bei Fettleibigkeit 236
- Folgen 1268
- Fußpflege 1269
- Gefäßschäden 1268
- genetische Faktoren 1261
- Gewichtsreduktion 1263
- grauer Star 89
- Harn, zuckerfreier 1263
- Harnanalyse 1262
- Häufigkeit 1262
- Hornhautgeschwür, chronisches 70
- Infektionsanfälligkeit 1267
- Infektionsprophylaxe 1269
- Insulintherapie 1263 ff
- Karpaltunnelsyndrom 368
- beim Kind 1262
- Koma 717
- durch Kortison 677
- Linsentrübung 79
- Nervenschaden 699, 1268 f
- Nierenschaden 762, 1268
- Polyneuropathie 699
- Prävention 1263
- Schwangerschaft 979 ff, 1269
- sekundäre 1261
- Spätkomplikationen, Vorbeugung 1268
- Stoffwechseleinstellung 1266 ff
- Stoffwechselentgleisung 1267
- Stoffwechselkontrolle 1270
- Symptome 1262
- Tabletten 1266
- Umweltfaktoren 1261
- Ursache 1261
Zuckerrohrstaub 635
Zunge 620 ff, 698
- Aussehen 620 f
- Betastung 622
- Entfernung 622
- Veränderung bei Allgemeinerkrankung 621
Zungenadenom 621
Zungenbändchen 541
- kurzes 750
Zungenbelag 494 f
Zungenfibrom 621
Zungengeschwulst 621 f
- Behandlung 622
Zungengeschwür 622
Zungenhämangiom 621
Zungenkrebs 621 f
- Diagnose 622
Zungenmuskulatur 698
Zungenpapillom 621
Zungenrelief 620
Zungenschlundgebiet 698
Zungenverhärtung 622
Zungenzyste 621
Zurechnungsfähigkeit 992
Zusatz-Nahrung, Säugling 889
Zustimmungslösung, Organentnahme 786, 820
Zwänge 990
Zwangshandlung 994
Zwangsjacke 1002
Zwangsneurose 990, 994
Zwangsvorstellungen 994

Sachverzeichnis

Zwerchfell 405, 1181 f
Zwerchfellhernie 206, 208 f, 1184, 1191
- Operation 211
- Röntgenuntersuchung 1153
Zwergwuchs, hypophysärer 446
Zwillinge, eineiige 967
- zweieiige 967
Zwillingsgeburt 967
Zwischenblutung 1058
- bei Ovulationshemmereinnahme 1140
Zwischenhirn 697
Zwischenwirbelscheibe s. Bandscheibe
Zwischenwirt 471, 834
Zwitter 1104
Zwölffingerdarm 96, 597, 1180 f, 1191 ff
- Endoskopie 246
- Funktion 1191
- Galle 596
- Verdauungsenzyme 441
Zwölffingerdarmerkrankung, Symptome 1192
- Untersuchung 1192
Zwölffingerdarmgeschwür 104, 1192, 1200 ff
- Häufigkeit 1200
- Symptome 1202
- wiederkehrendes 1199
Zwölffingerdarm-Schleimhaut, aggressive Faktoren 1200
- schützende Faktoren 1200
Zwölffingerdarmspiegelung, Ulcus-pepticum-Nachweis 1202
Zyanose 627
Zyklus s. Menstruationszyklus
Zyklusanomalie 1092
Zylinder im Harn 570, 766
Zystadenom der Brustdrüse 219
Zyste 399, 401
- Bartholinische 1034
- Bauchspeicheldrüse 103
- branchiogene 328, 360
- dentogene 615
- Ductus thyreoglossus 621
- Echinokokkose 594, 834
- Eierstock 970, 1093 ff
- Gehirn 704, 1150
- Haut 394
- Kiefer 615
- Knochen 134, 692
- Leber 594
- Lunge 638, 641, 643
- Niere 775, 777 f
- schokoladenartige 1076
- der Zunge 621
Zystektomie 796
Zystenniere, angeborene 777
Zystin 771
Zystinstein 774
Zystische Fibrose s. Mukoviszidose
Zystitis s. Harnblasenentzündung
Zystographie 1154
Zystoskop 250, 774 f
- Prostataresektion 1026
Zystoskopie 791 ff
- bei der Frau 792
- Gewebeprobe 792
- beim Kind 792
- Krankenhausaufenthalt 793
- beim Mann 792
- Vorsteherdrüsenuntersuchung 1022
Zystostomie 1027
Zystotomie 795
- Harnableitung 798
Zystozele 791, 1039 f
- Behandlung 1040
- Beschwerden 1039
- Operationszeitpunkt 1040
Zytokine 452, 678
- therapeutischer Einsatz 678
Zytologie 562
Zytostatika 557, 560 f, 677
- bei Hodentumor 1014
- bei Leukämie 202